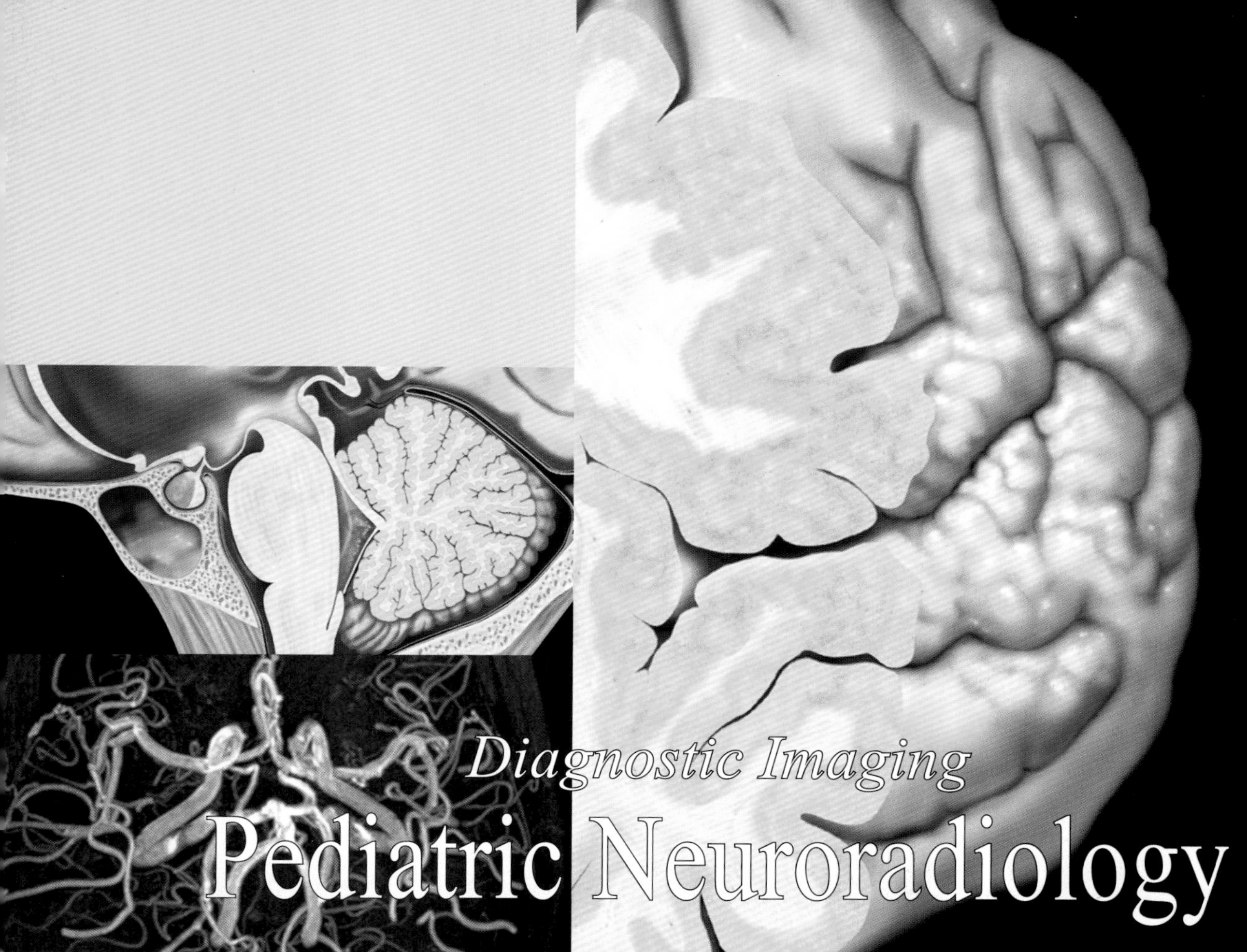

儿童神经影像诊断学

（原著第 2 版）

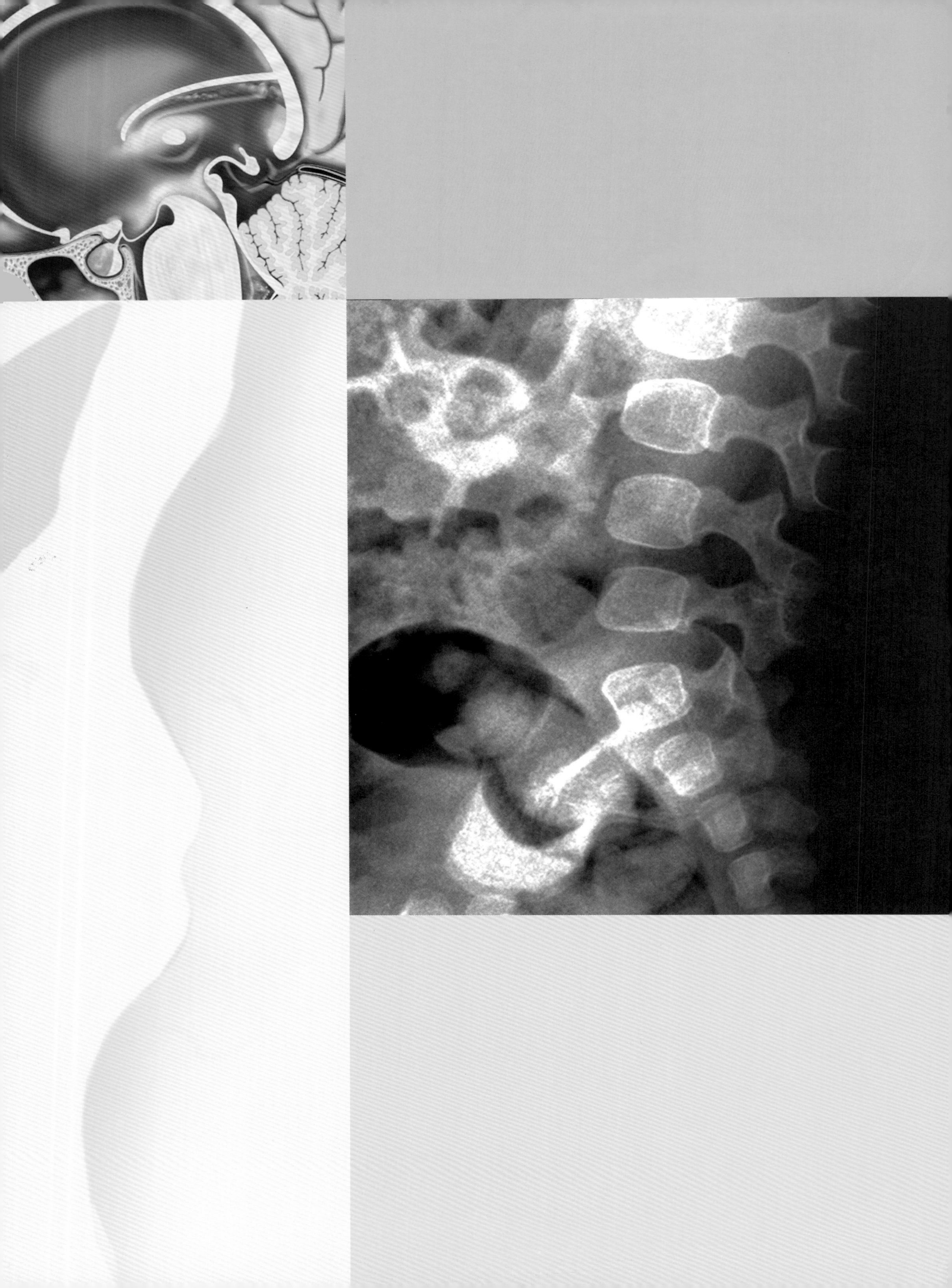

国际经典影像诊断学丛书

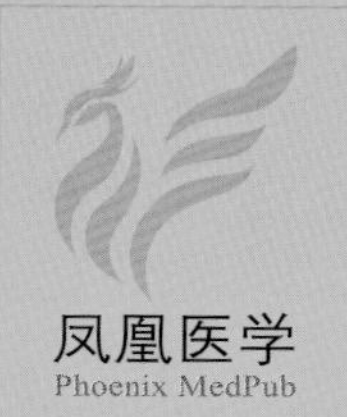

Diagnostic Imaging

Pediatric Neuroradiology

儿童神经影像诊断学

（原著第 2 版）

原　　著　[美] A. 詹姆斯 · 巴尔科维奇 (A. James Barkovich)
　　　　　[美] 贝尔纳黛特 · L. 科赫 (Bernadette L. Koch)
　　　　　[美] 凯文 · R. 穆尔 (Kevin R. Moore)

总 主 译　王振常

主　　译　马　军　卢　洁　彭　芸

副 主 译　陈绪珠　杨延辉

翻译秘书　韦　人

江苏凤凰科学技术出版社

图书在版编目（CIP）数据

儿童神经影像诊断学：原著第 2 版 /（美）A. 詹姆斯 · 巴尔科维奇，（美）贝尔纳黛特 · L. 科赫，（美）凯文 · R. 穆尔著；马军，卢洁，彭芸主译. —— 南京：江苏凤凰科学技术出版社，2019.11

（国际经典影像诊断学丛书）

ISBN 978-7-5713-0279-5

Ⅰ. ①儿… Ⅱ. ① A… ②贝… ③凯… ④马… ⑤卢… ⑥彭… Ⅲ. ①小儿疾病 – 神经系统疾病 – 影像诊断 Ⅳ. ① R748.04

中国版本图书馆 CIP 数据核字 (2019) 第 073741 号

江苏省版权局著作合同登记号：图字 -10-2018-396

国际经典影像诊断学丛书

儿童神经影像诊断学（原著第 2 版）

原　　著	[美] A. 詹姆斯 · 巴尔科维奇 (A. James Barkovich)
	[美] 贝尔纳黛特 · L. 科赫 (Bernadette L. Koch)
	[美] 凯文 · R. 穆尔 (Kevin R. Moore)
总 主 译	王振常
主　　译	马　军　卢　洁　彭　芸
特约编辑	高爱英
责任编辑	杨　淮
助理编辑	赵晶晶
责任校对	郝慧华
责任监制	刘文洋

出版发行	江苏凤凰科学技术出版社
出版社地址	南京市湖南路 1 号 A 楼，邮编：210009
出版社网址	http://www.pspress.cn
印　　刷	江苏凤凰印务有限公司

开　　本	889mm × 1194mm　1/16
印　　张	63.5
插　　页	4
版　　次	2019 年 11 月第 1 版
印　　次	2019 年 11 月第 1 次印刷

标准书号	ISBN 978-7-5713-0279-5
定　　价	528.00 元（精）

ELSEVIER

Elsevier (Singapore) Pte Ltd.
3 Killiney Road
#08-01 Winsland House I
Singapore 239519
Tel: (65) 6349-0200
Fax: (65) 6733-1817

DIAGNOSTIC IMAGING: PEDIATRIC NEURORADIOLOGY, SECOND EDITION

ISBN: 978-1-931884-85-3

This translation of Diagnostic Imaging: Pediatric Neuroradiology, 2/E, by A. James Barkovich, Bernadette L. Koch, and Kevin R. Moore was undertaken by Phoenix Science Press, Ltd. and is published by arrangement with Elsevier (Singapore) Pte Ltd.

Diagnostic Imaging: Pediatric Neuroradiology, 2/E, by A. James Barkovich, Bernadette L. Koch, and Kevin R. Moore 由江苏凤凰科学技术出版社进行翻译，并根据江苏凤凰科学技术出版社与爱思唯尔（新加坡）私人有限公司的协议约定出版。

《儿童神经影像诊断学（原著第 2 版）》（马军，卢洁，彭芸主译）

ISBN: 978-7-5713-0279-5

注　意

本译本由 Elsevier (Singapore) Pte Ltd. 和江苏凤凰科学技术出版社完成。相关从业及研究人员必须凭借其自身经验和知识对文中描述的信息数据、方法策略、搭配组合、实验操作进行评估和使用。由于医学科学发展迅速，临床诊断和给药剂量尤其需要经过独立验证。在法律允许的最大范围内，爱思唯尔、译文的原文作者、原文编辑及原文内容提供者均不对译文或因产品责任、疏忽或其他操作造成的人身及 / 或财产伤害及 / 或损失承担责任，亦不对由于使用文中提到的方法、产品、说明或思想而导致的人身及 / 或财产伤害及 / 或损失承担责任。

丛书译者审校委员会

译者名单

总主译 王振常

主　译 马　军　卢　洁　彭　芸

副主译 陈绪珠　杨延辉　单　艺　刘　玥

翻译秘书 韦　人

译　者（以姓氏笔画为序）

马　天　王佳红　韦　人　仇小路　孔　磊　冯晨璐
刘亚欧　刘逸冰　齐志刚　闫少珍　孙胜军　杜佳晨
杜祥颖　杜静文　李　晖　李　笛　李　清　李倩倩
李雪静　杨晓旭　吴　玉　吴　芳　沈慧聪　张　苗[1]
张　苗[2]　张　越　张小琨　张明宇　陈　楠　陈红燕
武　晔　武春雪　屈洪颖　荆利娜　段云云　侯欣怡
饶　波　袁　菁　顾卫彬　黄　靖　詹　迥　翟　硕
熊茜萌　樊　响　滕佳岐

注：1. 张　苗，国家儿童医学中心，首都医科大学附属北京儿童医院
　　2. 张　苗，首都医科大学附属北京宣武医院

献 词

感谢我的妻子 Karen，感谢我们的子女、家人与朋友们，是你们让我得以专注于重要的事业。

AJB

感谢 Barkovich 博士和 Moore 博士，与你们共事我倍感荣幸。感谢 Amirsys 产品团队的努力与出色工作。感谢辛辛那提大学医学院附属辛辛那提儿童医院的同事和教员，是你们激励我日日精进。最后，感谢我的家庭，感谢他们无私的爱、鼓励与支持。

BLK

感谢 Margaret，感谢她结婚 25 年来对我的职业与爱好的耐心与包容。感谢 Hannah 与 Andrew，他们小时候甚至以为每个晚上趴在电脑上的人都在写书。感谢老师对我的栽培，为我打开了新世界的大门，我希望我能对得起各位恩师的信任。最后，感谢各位读者与我取得联系，一同讨论（以及向我抱怨）第一版中我贡献的部分。

KRM

原著者名单

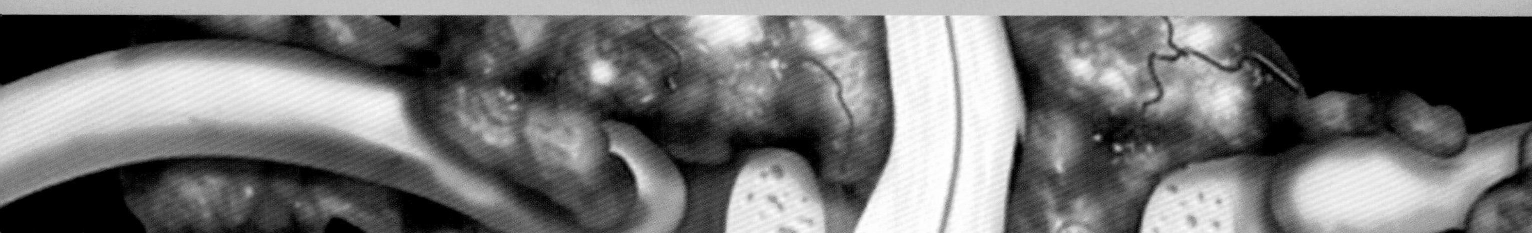

Jeffrey S. Anderson, MD, PhD
Associate Professor of Radiology and Bioengineering
University of Utah School of Medicine
Salt Lake City, Utah

Susan I. Blaser, MD, FRCPC
Staff Neuroradiologist
The Hospital for Sick Children
Professor of Neuroradiology
University of Toronto
Ontario, Canada

Bryson Borg, MD
Chief of Neuroradiology
David Grant Medical Center
Travis Air Force Base
Fairfield, California

Rebecca S. Cornelius, MD, FACR
Professor of Radiology and Otolaryngology-Head and Neck Surgery
University of Cincinnati College of Medicine
University of Cincinnati Medical Center
Cincinnati, Ohio

Julia Crim, MD
Chief of Musculoskeletal Radiology
Professor of Radiology
University of Missouri at Columbia
Columbia, Missouri

H. Christian Davidson, MD
Associate Professor of Radiology
University of Utah School of Medicine
Salt Lake City, Utah

Christine M. Glastonbury, MBBS
Professor of Radiology and Biomedical Imaging
Otolaryngology-Head and Neck Surgery and
Radiation Oncology
University of California at San Francisco
San Francisco, California

P. Ellen Grant, MD
Associate Professor of Radiology
Harvard Medical School
Founding Director
Center for Fetal-Neonatal Neuroimaging &
Developmental Science
Director of Fetal & Neonatal Neuroimaging Research
Children's Hospital Boston Chair in Neonatology
Children's Hospital Boston
Boston, Massachusetts

Bronwyn E. Hamilton, MD
Associate Professor of Radiology
Oregon Health & Science University
Portland, Oregon

Sheri L. Harder, MD, FRCPC
Assistant Professor of Radiology
Division of Neuroradiology
Loma Linda University Medical Center
Loma Linda, California

H. Ric Harnsberger, MD
Professor of Radiology and Otolaryngology
R.C. Willey Chair in Neuroradiology
University of Utah School of Medicine
Salt Lake City, Utah

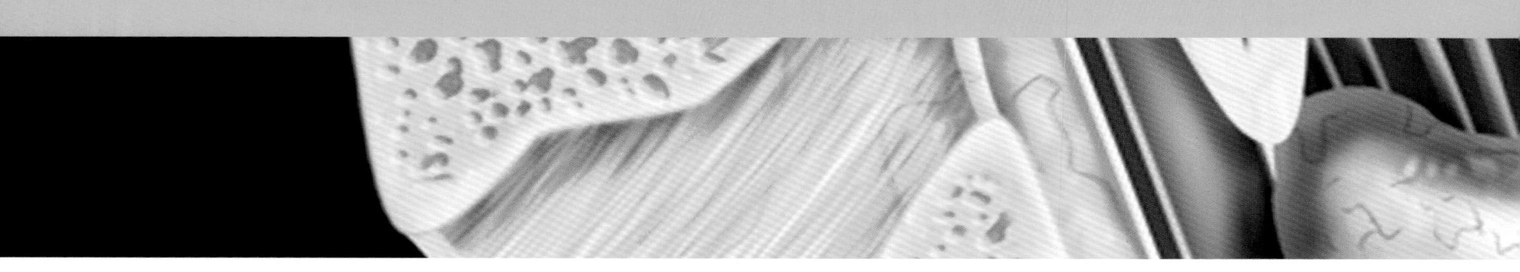

Gary L. Hedlund, DO
Adjunct Professor of Radiology
University of Utah School of Medicine
Pediatric Neuroradiologist
Director of Pediatric Neuroradiology
Department of Medical Imaging
Primary Children's Medical Center
Salt Lake City, Utah

Chang Yueh Ho, MD
Assistant Professor of Radiology
Director of Pediatric Neuroradiology
Program Director of Pediatric Neuroradiology Fellowship
Riley Hospital for Children
Indiana University School of Medicine
Indianapolis, Indiana

Anna Illner, MD
Pediatric Neuroradiologist
Texas Children's Hospital
Assistant Professor of Radiology
Baylor College of Medicine
Houston, Texas

Miral D. Jhaveri, MD
Associate Professor
Director of Neuroradiology
Department of Diagnostic Radiology & Nuclear Medicine
Rush University Medical Center
Chicago, Illinois

Blaise V. Jones, MD
Associate Director of Radiology
Neuroradiology Section Chief
Cincinnati Children's Hospital Medical Center
Professor of Clinical Radiology and Pediatrics
University of Cincinnati College of Medicine
Cincinnati, Ohio

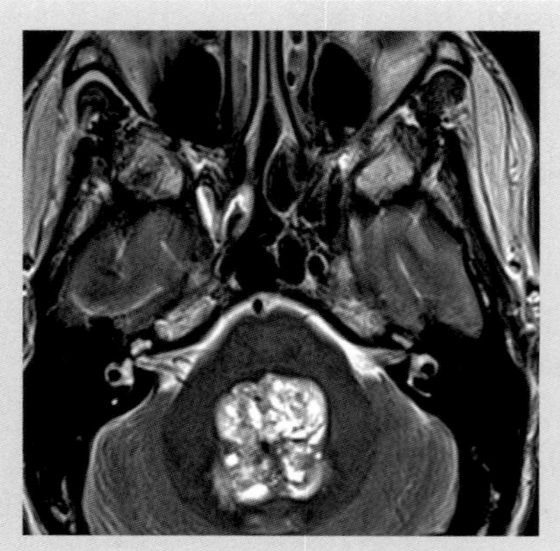

Gregory L. Katzman, MD, MBA
Associate Professor of Neuroradiology
Vice-Chair of Clinical Operations
Chief Quality Officer
Chief Business Development Officer
Department of Radiology
University of Chicago
Chicago, Illinois

Laurie A. Loevner, MD
Professor of Radiology, Otorhinolaryngology-Head & Neck Surgery, Neurosurgery
Perelman School of Medicine
University of Pennsylvania
Chief, Neuroradiology Division
University of Pennsylvania Health System
Philadelphia, Pennsylvania

Michelle A. Michel, MD
Professor of Radiology and Otolaryngology
Department of Radiology
Medical College of Wisconsin
Milwaukee, Wisconsin

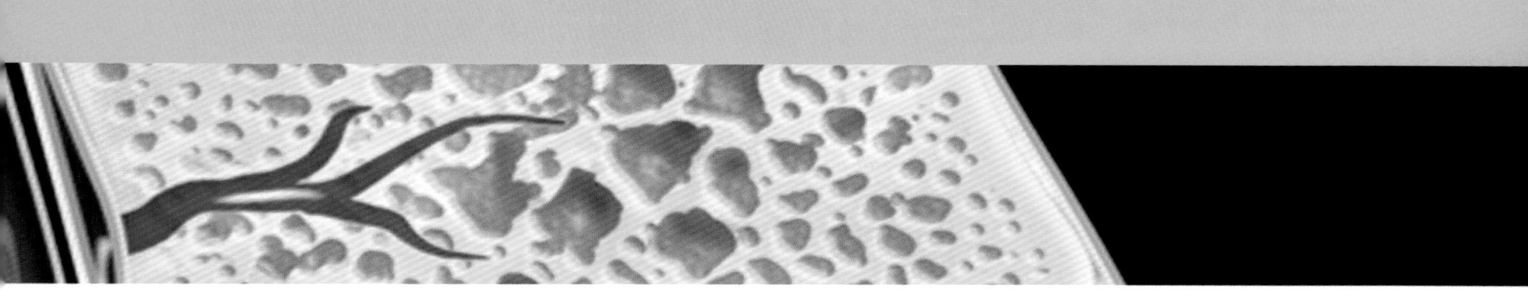

Perry P. Ng, MBBS (Hons), FRANZCR
Assistant Professor
Department of Radiology
Interventional Neuroradiologist
University of Utah School of Medicine
Salt Lake City, Utah

Anne G. Osborn, MD, FACR
University Distinguished Professor
Professor of Radiology
William H. and Patricia W. Child
Presidential Endowed Chair in Radiology
University of Utah School of Medicine
Salt Lake City, Utah

Cheryl Petersilge, MD, MBA
Clinical Professor of Radiology
Cleveland Clinic Lerner College of Medicine
Case Western Reserve University
Cleveland, Ohio

C. Douglas Phillips, MD, FACR
Professor of Radiology
Director of Head and Neck Imaging
Weill Cornell Medical College
NewYork-Presbyterian Hospital
New York, New York

James M. Provenzale, MD
Professor of Radiology
Duke University Medical Center
Durham, North Carolina

Charles Raybaud, MD, FRCPC
Derek Harwood-Nash Chair in Medical Imaging
Division Head of Neuroradiology
The Hospital for Sick Children
Professor of Radiology
University of Toronto
Toronto, Ontario, Canada

John H. Rees, MD
Neuroradiologist
Assistant Professor of Radiology
Georgetown University
Previously: Visiting Scientist
Armed Forces Institute of Pathology
Washington, DC

Caroline D. Robson, MBChB
Operations Vice-Chair of Radiology
Chief of Neuroradiology & Head and Neck Imaging
Boston Children's Hospital
Associate Professor of Radiology
Harvard Medical School
Boston, Massachusetts

Jeffrey S. Ross, MD
Neuroradiology
Barrow Neurological Institute
St. Joseph's Hospital
Phoenix, Arizona

Karen L. Salzman, MD
Professor of Radiology
Leslie W. Davis Endowed Chair in Neuroradiology
University of Utah School of Medicine
Salt Lake City, Utah

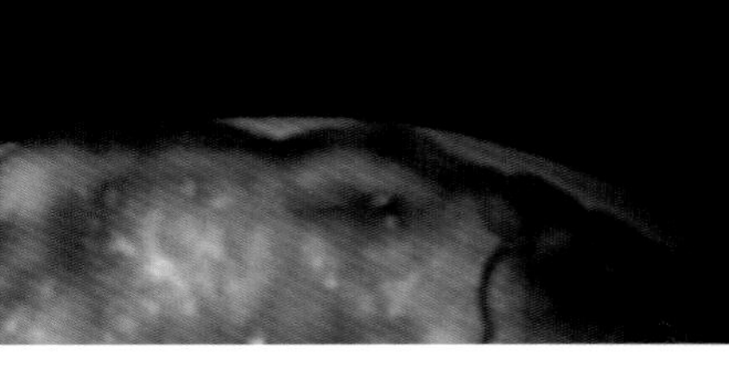

Lubdha M. Shah, MD
Associate Professor of Radiology
Division of Neuroradiology
University of Utah School of Medicine
Salt Lake City, Utah

Deborah R. Shatzkes, MD
Professor of Radiology
Hofstra North Shore-LIJ School of Medicine
Chief, Head & Neck Radiology
Lenox Hill Hospital and
The New York Head & Neck Institute
North Shore-LIJ Health System
New York, New York

Hilda E. Stambuk, MD
Attending Radiologist
Clinical Head of Head and Neck Imaging
Memorial Sloan-Kettering Cancer Center
Associate Professor of Clinical Radiology
Weill Medical College of Cornell University
New York, New York

Majda M. Thurnher, MD
Associate Professor of Radiology
Medical University of Vienna
Department of Biomedical Imaging and
Image-Guided Therapy
Vienna, Austria

Gilbert Vézina, MD
Director, Program in Neuroradiology
Children's National Medical Center
Professor of Radiology and Pediatrics
The George Washington University
School of Medicine and Health Sciences
Washington, DC

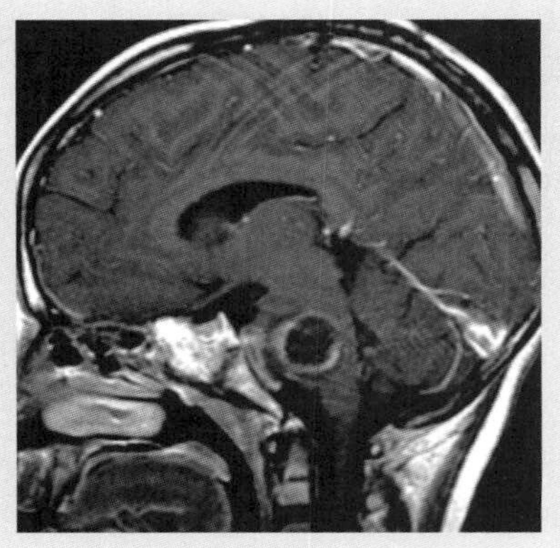

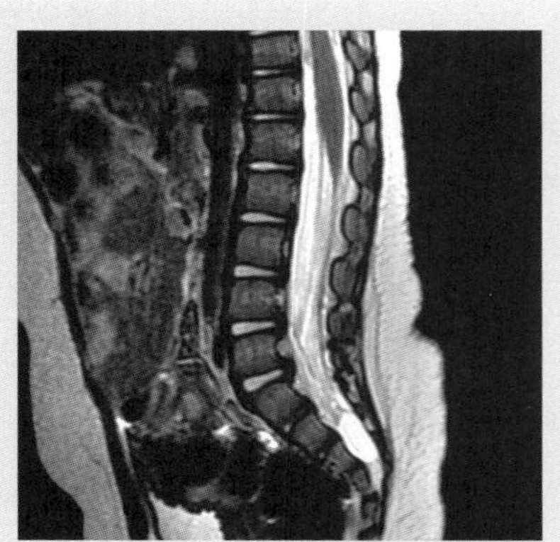

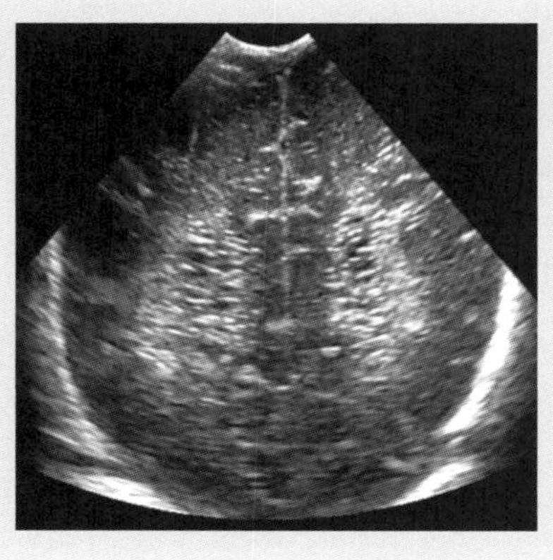

译者序

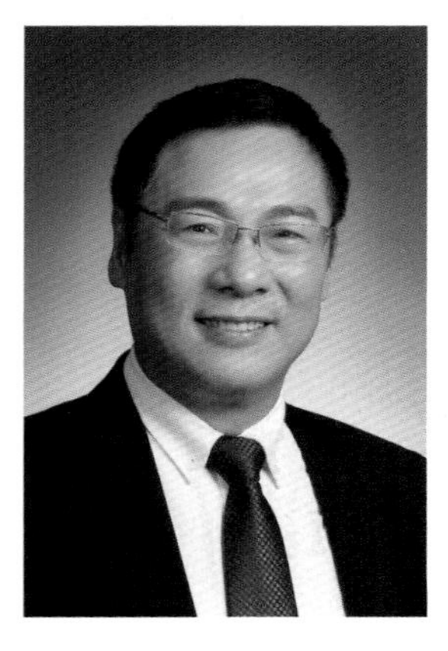

"国际经典影像诊断学丛书（Diagnostic Imaging）"是影像诊断的权威巨著，图文精美，出版后深受国内外读者喜爱。本系列丛书中文版由首都医科大学医学影像学系主译，共分为《头颈部影像诊断学》《消化影像诊断学》《骨肌影像诊断学（非创伤性疾病）》《儿童神经影像诊断学》《介入影像诊断学（操作技术）》等5个分册，内容不但涵盖了系统的、全面的、最新的影像学知识和进展，还提供了影像医师临床必备的基本知识。新版译著较上一版内容更加丰富精彩，同时配有大量高质量的图片，还为每个疾病的诊断提供了多维度知识解读，更加适合放射学医师的临床学习、参考使用。

本套丛书的翻译工作启动于2018年1月，先后经过了初译、初审、二审及终审过程，历时16个月，于2019年5月完成整套丛书的翻译和出版工作。在丛书的翻译过程中得到了首都医科大学附属及直属9家医院多名专家、教授们的大力支持。所有译者对书稿翻译工作也都夜以继日、倾尽全力，他们在翻译过程中查询了大量国内外文献，在充分保留和表达原著的基础上，用最符合中文的表达习惯和最规范的医学术语对原著进行阐释，以努力做到"信、达、雅"。但由于本系列英文原著的作者众多，原书写作风格不统一的情况也时有发生，为此，即便临床工作极其繁忙，首都医科大学医学影像学系的编委会也在百忙之中多次召开研讨会，反复探讨本系列丛书的翻译原则、用语规范，并最终达成共识。此外，我们还有幸邀请了首都医科大学医学影像学系的多名专家对译稿进行审校，对丛书的翻译质量进行严格把控，力求更好地将原著内容呈现给广大读者。

最后，衷心感谢所有参与翻译、审校的同行和专家们付出的宝贵时间和精力，使得我们能在有限的时间内高质量完成这套"国际经典影像诊断学丛书"的翻译，为提高国内影像医师的专业技能奉献绵薄之力。

本套丛书虽经编委会反复推敲，不妥及错误之处在所难免，恳请各位专家、同道批评指正，以期修正补充。

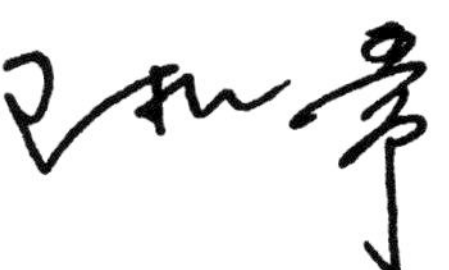

医学博士、主任医师、教授、博士生导师
首都医科大学附属北京友谊医院副院长、影像中心主任
首都医科大学医学影像学系主任
中国医师协会放射医师分会会长

2019年4月

原著前言

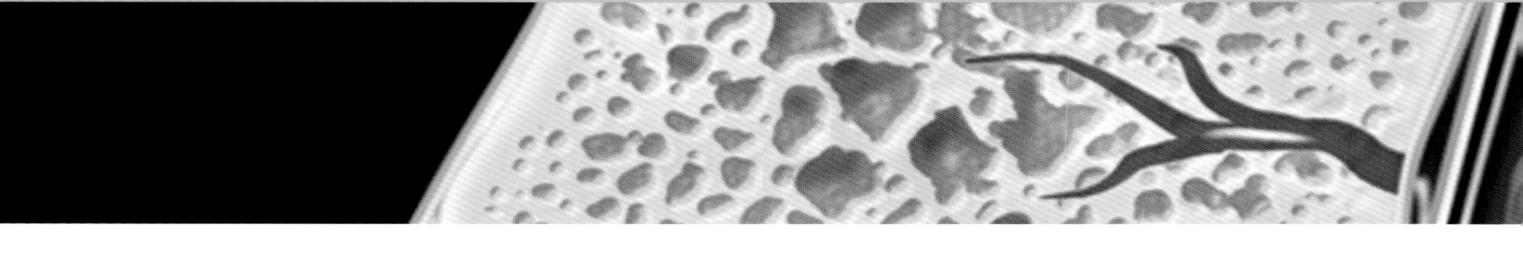

本次出版的《儿童神经影像诊断学》第 2 版相比 2007 年的第 1 版作出了很多改动。本书所叙述的许多疾病的概念发生了显著变化，这与医学界对疾病了解的深入、对部分疾病的重新分类以及对新疾病与疾病组的认识是同步的。代谢性疾病与畸形方面的变化最为明显，而分子或遗传学机制的研究也让我们发现一些疾病的病因与我们原先的猜测完全不一样。在这些变化之外，本书的结构与第 1 版基本一致，关键信息简明，参考文献全面，而图片与表格依然丰富多彩且高质量。本次新增了一个栏目向读者介绍每一章节的胚胎学、解剖学、生理学背景，以期帮助读者更好地把握相应章节中所叙述疾病的基础概念。

我们希望这些信息能让对应章节叙述的疾病更易于理解，从而更利于诊断。总的来说，本书对于放射科医师以及常常接触发育迟缓患儿的小儿神经内科医师或儿科医师会极有益处。

编纂任何一本书都非常艰难，上一版也是如此。本书是众多同行（实在无法一一列名）心血的结晶，我们花费了大量的心血和宝贵的时间，交换了大量的专业意见，以期在计划的时间内高质量完成稿件的编写工作。所有编者的付出以及 Amirsys 工作人员持续不断的指导和帮助都是不可或缺的，所有的努力促使这一本优秀的教科书能如期出版。本书囊括了大量常见的或是罕见的累及儿童大脑、头颅、颈和脊髓的疾病。对于同时累及成人和儿童的疾病，本书编撰的原则是尽量强调这些疾病在儿科中的表现。这些疾病的影像学表现一般通过典型的 MR 影像呈现，并在必要时辅以 CT、超声、血管造影和质子 MR 波谱学影像。

作者希望《儿童神经影像诊断学》第 2 版既能成为读者日常工作的参考书。也能成为读者案头的良师益友。

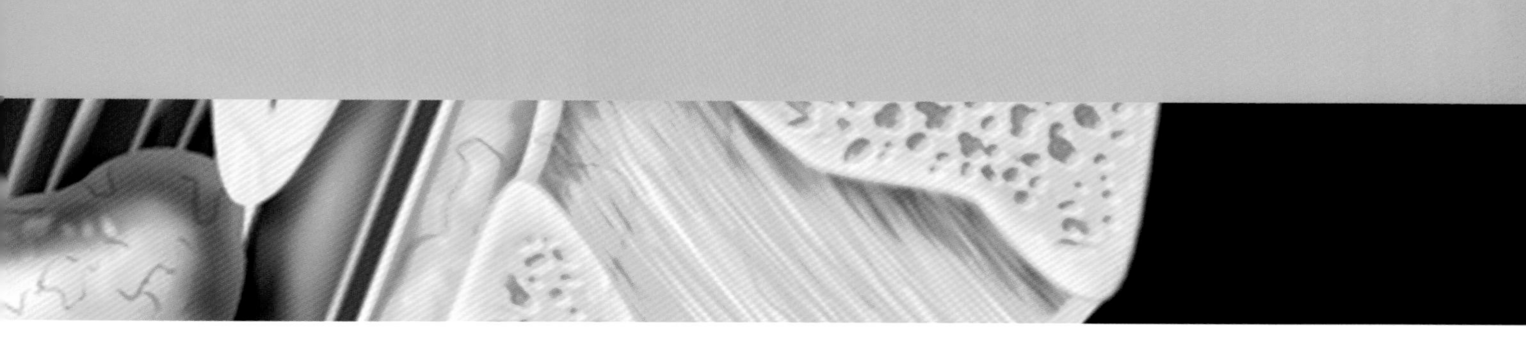

A. James Barkovich, MD

Professor of Radiology, Neurology, Pediatrics, and Neurosurgery
Department of Radiology and Biomedical Imaging
University of California San Francisco Hospital and UCSF-Benioff Children's Hospital
San Francisco, California

Bernadette L. Koch, MD

Professor of Radiology and Pediatrics
Associate Director of Radiology Cincinnati Children's Hospital
University of Cincinnati College of Medicine
Cincinnati, Ohio

Kevin R. Moore, MD

Pediatric Neuroradiologist
Intermountain Pediatric Imaging
Vice-Chair, Department of Medical Imaging
Primary Children's Hospital
Salt Lake City, Utah

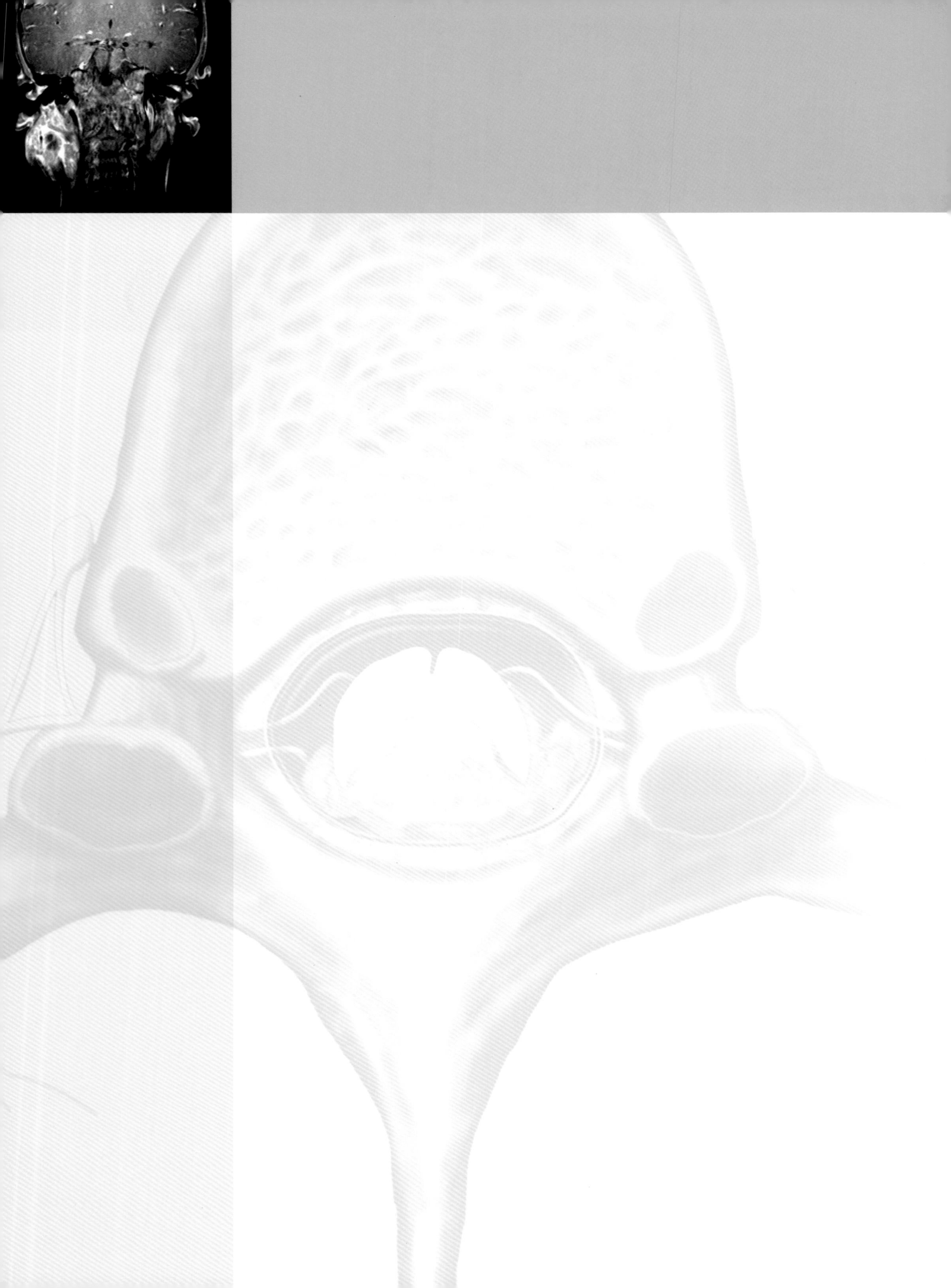

致　谢

文字编辑

Dave L. Chance, MA, ELS
Arthur G. Gelsinger, MA
Angela M. Green Terry, BA
Sarah J. Connor, BA
Tricia L. Cannon, BA
Jason D. Cronin, BA

图像编辑

JeFFreyJ. Marmorstone, BS
Lisa A. M. Steadman, BS

医学编辑

Nicholas A. Koontz, MD

插图绘制

Richard Coombs, MS
Lane R. Bennion, MS
Laura C. Sesto, MA

艺术指导与设计

Laura C. Sesto, MA
Tom M. Olson, BA

责任编辑

Kellie J. Heap, BA

出版

Katherine L. Riser, MA
Rebecca L. Hutchinson, BA

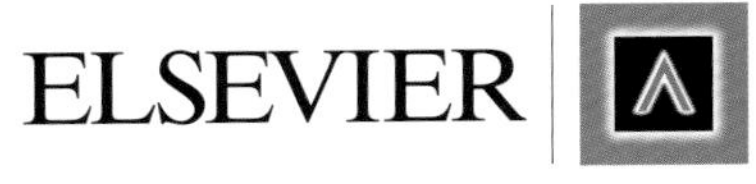

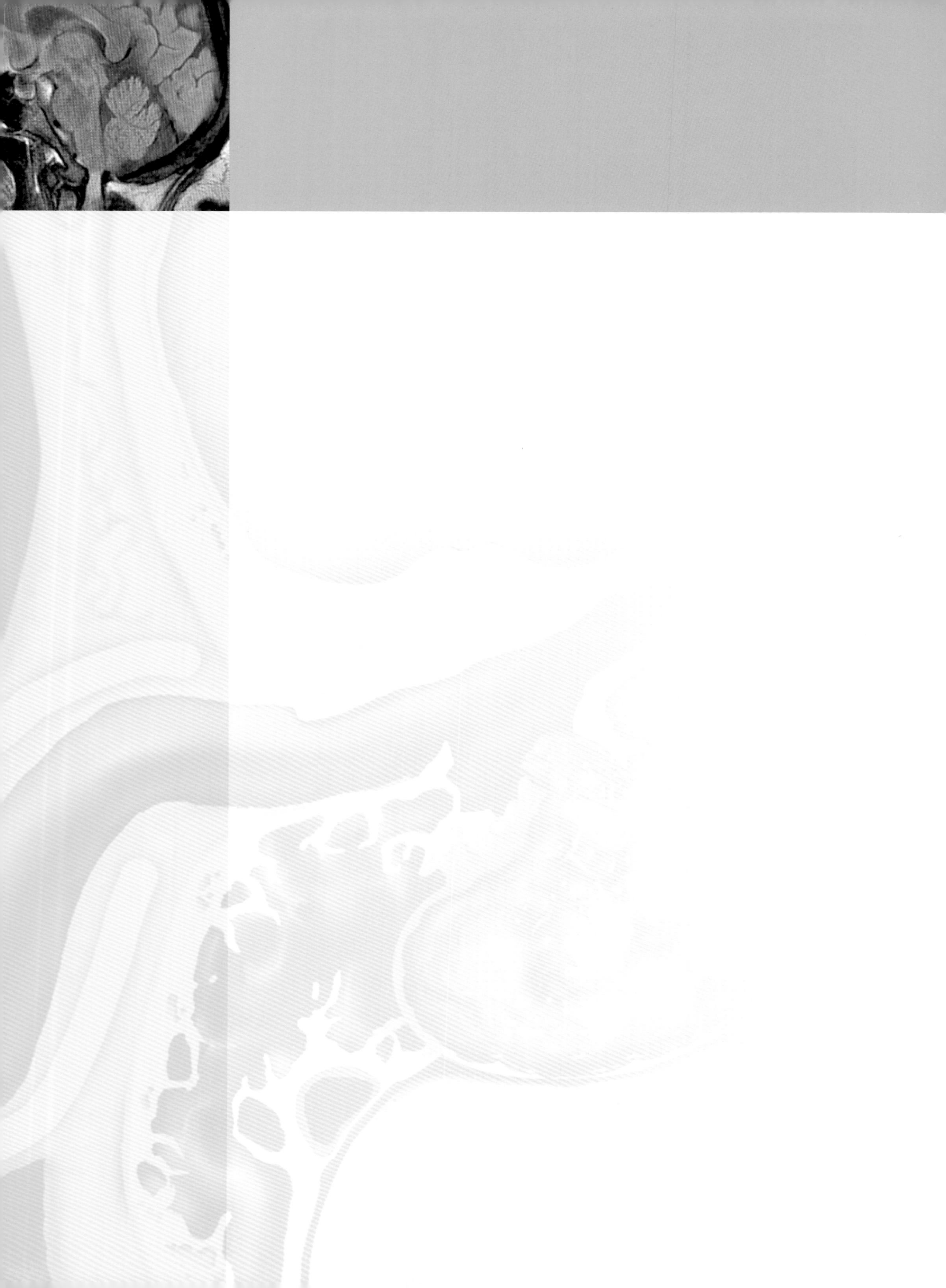

章节目录

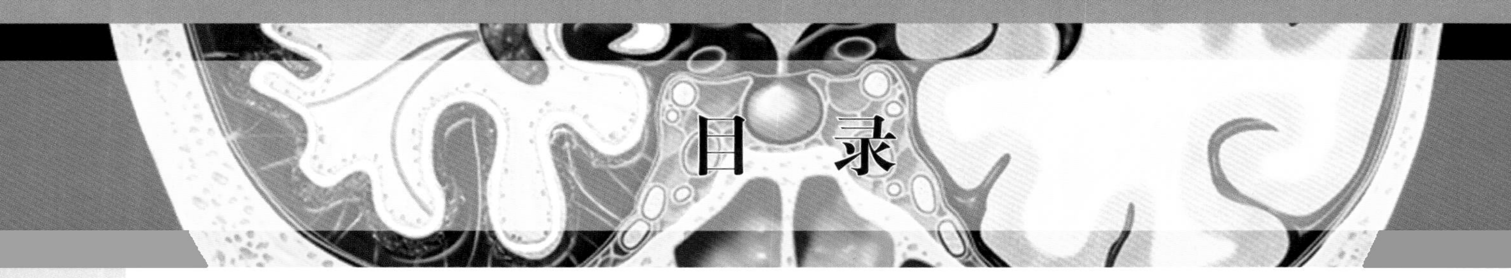

目 录

第一部分 大 脑

第 1 章 大脑半球病变

第 6 章 脑膜、脑池、颅骨、颅底病变

第 7 章 脑血管病变

第 8 章 大脑其他病变

斑痣性错构瘤病（皮肤神经综合征）

创伤性疾病

畸形

感染性／炎性疾病

第三部分 脊柱

第 1 章 颅颈交界区病变

介绍与概述

颅颈交界

第 2 章 脊椎病变

第 3 章 硬膜外病变

第 4 章 髓外硬膜下病变

第 5 章 髓内病变

第 6 章 脊柱其他病变

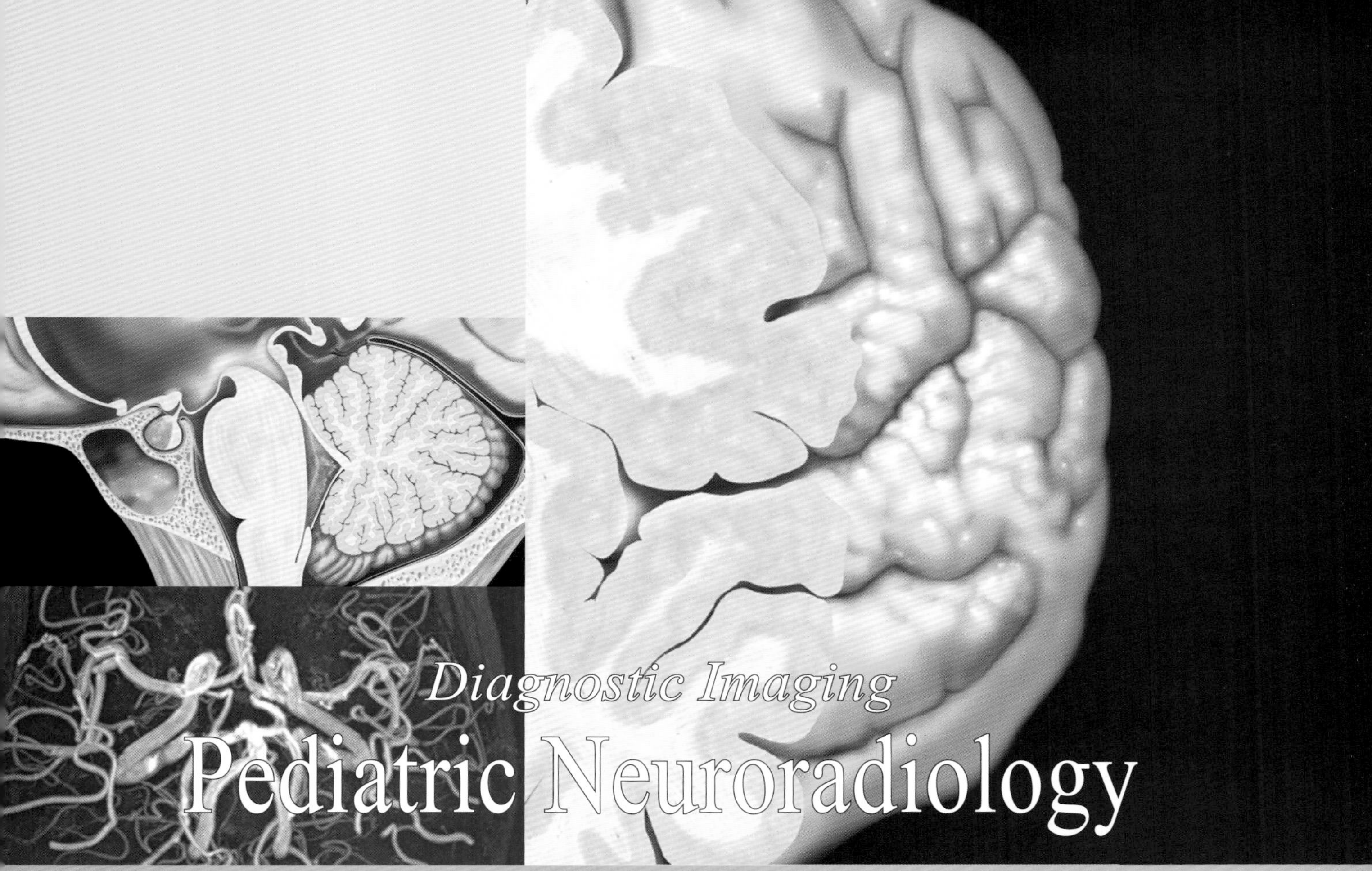

Diagnostic Imaging

Pediatric Neuroradiology

儿童神经影像诊断学

（原著第 2 版）

第 1 章
大脑半球病变

畸形

代谢性疾病

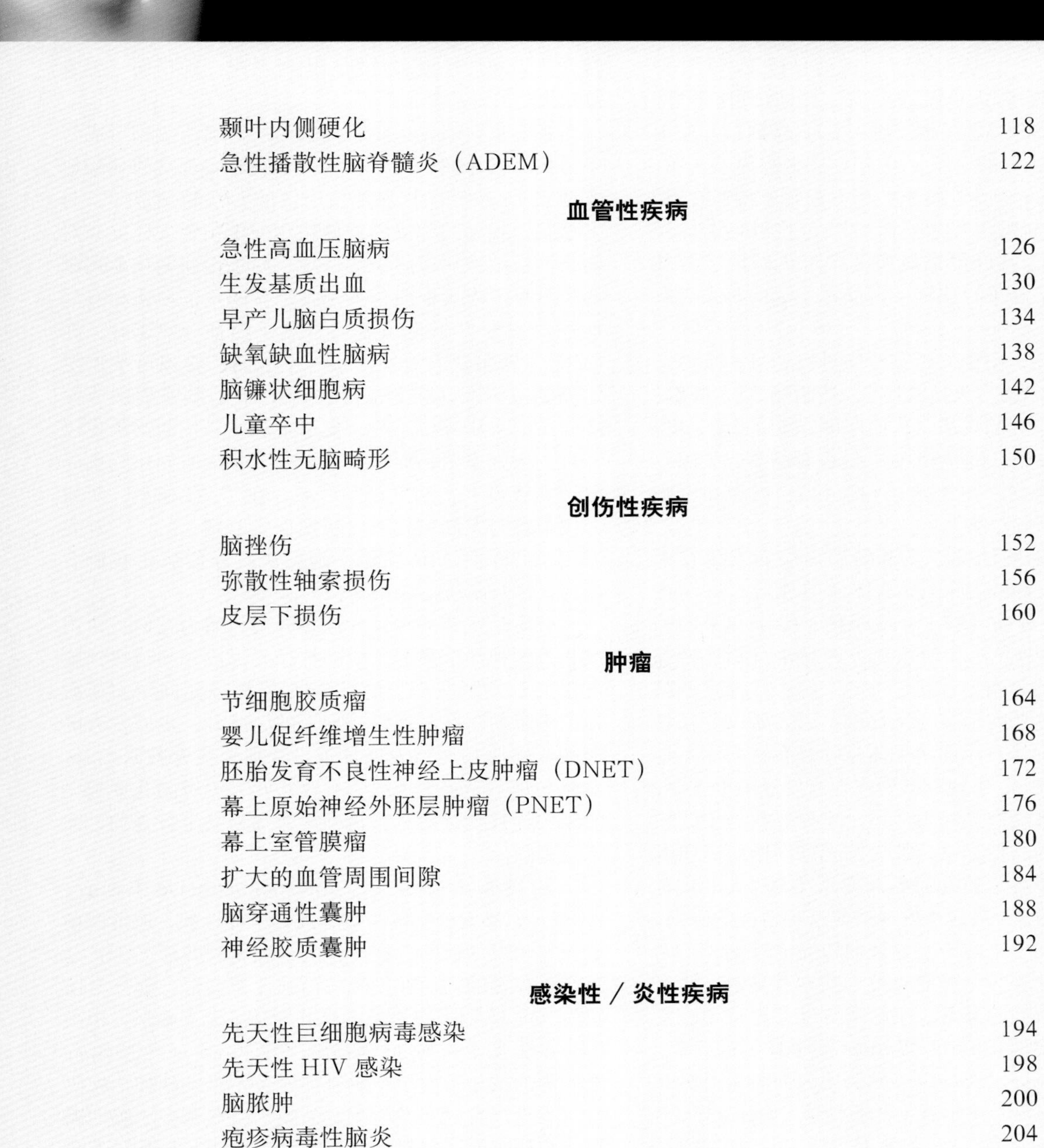

脑畸形的影像学概述

当婴儿或儿童因癫痫发作或发育迟缓而行影像检查时，可能的病因就是脑畸形。如果儿童出现异常形态特征（如低位耳、异常面容、眼距过窄），则脑畸形的可能性更高，而外观正常也不能保证大脑正常。在所有这些情况下，影像学应着眼于显示结构异常，成像序列应该做到灰、白质对比最大化和高空间分辨率，使所获得的容积数据可以做任何平面的重建及表面渲染。高分辨率和重建有助于细微异常的诊断。高分辨率容积 T_1WI 是必不可少的，如果可能的话，也应该做容积 T_2WI 像，但 T_2WI 像必须具有良好的空间分辨率和高灰、白质对比度，目前容积 T_2WI 并不容易做到。如果容积 T_2WI 的灰质、白质对比不好，则应在至少 2 个方位上采集二维（2D）序列，并使用相对较薄（≤ 3mm）的层厚。FLAIR 图像在显示灰质、白质对比上较差，因此在检出畸形方面并不特别有用。DWI 并不是诊断常用程序，而 DTI 可获得各向异性分数（FA）图，其纤维束成像技术可更好地了解畸形的脑（特别是脑干）连接，可能在不远的将来会有临床应用价值。

获得图像后，图像分析需按序进行，每一个患者需要观察：中线结构（包括脑连合、透明隔、鼻、嗅脑、垂体、下丘脑）、大脑皮质（皮层厚度，脑回形态，皮、白质交界）、脑白质（髓鞘形成，是否有结节或裂隙）、基底节、脑室系统（脑室大小和形状）、纵裂和中脑后脑结构（脑干和小脑）。

首先观察中线结构。儿童的许多疾病发生在中线，包括脑连合部畸形（胼胝体、前连合、海马连合）、中线部位肿瘤（鞍上、松果体、脑干和第四脑室）、小脑蚓部的异常和颅颈交界区异常。脑连合部畸形是最常见的脑畸形，超过 130 个综合征都累及脑连合部。由于这些畸形多与下丘脑有关，所以要注意观察下丘脑和垂体，应确认垂体后叶是在鞍内而不是在下丘脑正中隆起。中线软脑膜在连合发展中很重要，所以当脑连合部缺失或畸形时，一定要寻找与中线软脑膜异常相关的其他异常，如大脑半球间脂肪瘤和囊肿。记住，在颅后窝的大的脑脊液池（大枕大池）有时与小脑异常相关，最近才发现造成这种情况的原因，一些小脑生长因子来源于小脑表面覆盖的软脑膜，因此，小脑的软脑膜异常可能导致小脑本身异常，并引起周围的脑脊液池的异常。小脑本身发育异常和被覆软脑膜的异常也是 Dandy-Walker 畸形发展的基础。看中线图像，还可以通过观察颅面比来判断相对头部大小。在中线图像，正常新生儿的颅顶 - 面比是 5 : 1 或 6 : 1；2 岁时，颅顶 - 面比是 2.5 : 1；10 岁时，颅顶 - 面比应该是 1.5 : 1。

观察中线结构后，由表及里地观察大脑。从大脑皮层开始。皮层厚度是否正常（2~3mm）？如果太厚，则应考虑巨脑回畸形或多小脑回畸形。皮质白质交界区是平滑的、还是不规则的？如果是不规则的，考虑多小脑回畸形或鹅卵石皮质，可能与先天性肌营养不良症（如肌肉 - 眼 - 脑疾病）相关。这些异常的位置也很重要。巨脑回畸形在顶叶和枕叶较严重，提示 *LIS1* 或 *TUBA1A* 突变（*TUBA1A* 也与小头畸形有关），而巨脑回畸形在额叶最严重，提示 *DCX* 突变。同样，许多不同的多小脑回综合征取决于其发生的位置。双侧额叶多小脑回畸形与双侧外侧裂多小脑回畸形或双侧矢状窦顶 - 枕多小脑回畸形具有本质的不同，因此诊断报告中描述异常的位置是非常重要的。如果皮质异常薄并与潜在的白质减少有关，特别是如果异常变薄为局灶性或多灶性，则应考虑产前损伤（感染或缺血）。

观察皮层后，应观察大脑白质，确认髓鞘形成与年龄相符（在期刊论文和教材上有许多正常的髓鞘形成图表）。然后寻找深部白质区的异常髓鞘形成。与多小脑回相关的弥漫的低髓鞘化或髓鞘脱失应提高对先天性巨细胞病毒感染的怀疑。局灶性髓鞘化延迟或缺失常见于先天性肌营养不良患者的深部白质和有局灶性皮质发育不良患者的皮层下白质（FCDs）。在 FCDs，髓鞘缺失可局限于一个脑回，亦或可从皮层达侧脑室旁区（穿通征）。另外，寻找脑室周围或深部白质的灰质异位结节。皮层下灰质异位通常从皮层一直到侧脑室壁，而脑室周围结节状灰质异位则更局限于室管膜下 / 脑室周围区域。在 T_1WI 像上，灰质异位很难与无髓鞘化或白质损伤相鉴别，所以一定要看 T_2WI 和 FLAIR 图像，确保灰质异位病变在所有序列上都与灰质信号相同。

有时基底节的神经元迁移异常，因为它们是由内侧和外侧神经节隆起生成的神经元形成，与迁移到脑皮层的生发区所产生的 GABA 能神经元同层。灰质异位患者的基底节通常是异形的。此外，皮质发育畸形的双侧海马通常表现异常，特别是在无脑回患者，其海马是不完全折叠的。有时，发育迟缓的儿童唯一的结构异常就是海马，请确认海马是完全折叠的，而不是太圆。

要观察大脑纵裂（interhemispheric fissure，IHF）。如果大脑半球跨越中线、呈连续状，应考虑前脑无裂畸形的诊断。在严重的前脑无裂畸形，IHF 是完全不存在的，而在较轻的前脑无裂畸形，部分 IHF 缺失（前部 IHF 缺失见于半叶性前脑无裂畸形，中央 IHF 缺失见于端脑融合畸形）。另外，要观察透明隔，透明隔的缺如可发生于胼胝体发育不良或缺如、视隔发育不良，有时亦发生于脑裂畸形、双侧多小脑回畸形。在检查透明隔时，观查侧脑室大小和形状是否正常。异常扩大的侧脑室三角区和颞角常与胼胝体异常和巨脑回畸形有关。增大的侧脑室前角通常提示双侧额叶多小脑回畸形。

脑异常诊断要点	
异常	**表现**
脑皮层异常	
无脑回 / 巨脑回	皮层增厚，内缘平滑，脑沟少、浅
多小脑回	皮层薄，呈波浪状，内缘不规则
卵石样皮层	皮层增厚，内缘不规则，髓鞘异常
局灶性脑皮质发育不良	灰白质界限模糊，± 髓鞘形成异常
伴有皮质畸形的白质异常	
多小脑回	血管周围间隙扩大
卵石样皮层	髓鞘发育延迟，斑片状低髓鞘化
先天性巨细胞病毒感染	深层的低髓鞘化 / 胶质增生
局灶性脑皮质发育不良	局灶性皮层下低髓鞘化
透明隔缺失相关畸形	
透明隔 – 视神经发育不良	
前脑无裂畸形	
双侧脑裂畸形	
双侧多小脑回	
菱脑融合	
伴有长期重度脑积水的畸形	

别忘了仔细观查颅后窝，脑干和小脑的异常常被忽视。确认第四脑室和小脑蚓部大小是否正常。在新生儿，小脑蚓部从下丘延伸到闩，而婴儿和年龄较大的儿童小脑蚓部从丘间沟到闩。另外，确认看到正常的蚓部裂池。如果小脑蚓部裂池看起来异常，再从横断位或冠状位图像确认小脑蚓部是否存在；如果小脑半球间是连续的，无小脑蚓部，可诊断菱脑融合。如果第四室呈直角形状（上缘变平），且峡部变窄和蚓部变小，考虑磨牙畸形，而要证实这一诊断，需要寻找中脑下部的"磨牙征"，由向后延伸的大而水平的小脑上脚和小脑蚓部纵向裂构成。确认脑干正常，在儿童中线矢状图像上，脑桥的高度应该是中脑的两倍，另一种方法是比较脑桥与小脑蚓的大小。由于脑桥前部的大部分是由小脑中脚交叉而成，小脑的发育不全常与腹侧脑桥发育不全紧密相关。如果脑桥正常而小脑变小，那么很可能小脑在妊娠末期或出生后体积减少。记住，颅后窝较小时，颅内压降低或颅内高压都会导致小脑下降，低于枕骨大孔下缘。在诊断 Chiari 1 型畸形前，要找到小颅后窝的原因（斜坡异常、颅颈交界处的异常），颅内高压（占位、脑积水），或颅内低压的证据（大的硬膜静脉窦，垂体大，"下滑"脑干）。最后，记得看看颅后窝 CSF 腔大小，CSF 腔的扩大可提示软脑膜发育异常。

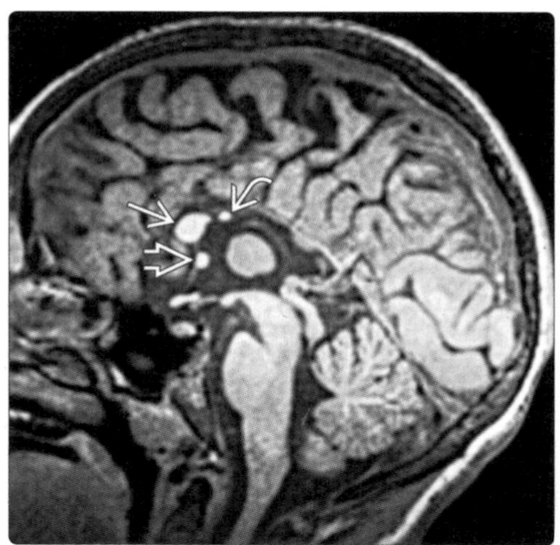
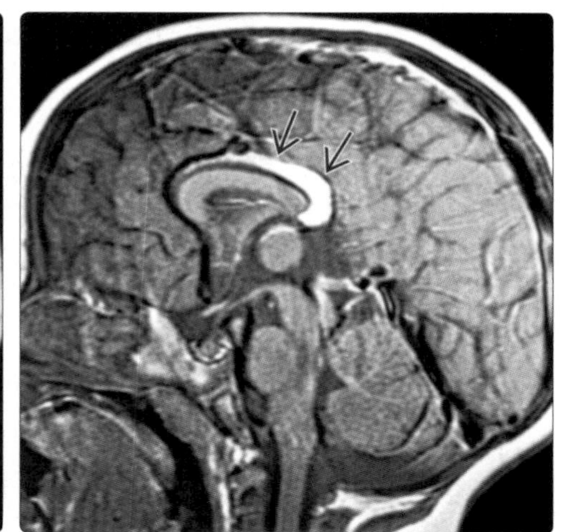

（左图）正中矢状位 T_1WI 示连合部异常，可见胼胝体残余➡，另一个可能是海马连合残余↪，可见前连合增大⇨，可能为胼胝体的部分代偿。（右图）矢状位 T_1WI 示胼胝体发育不良，和大脑半球间脂肪瘤→，脂肪瘤继发于中线间质发育不全

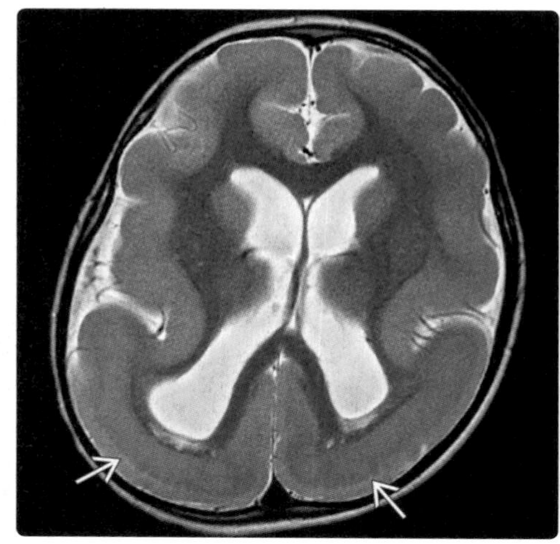
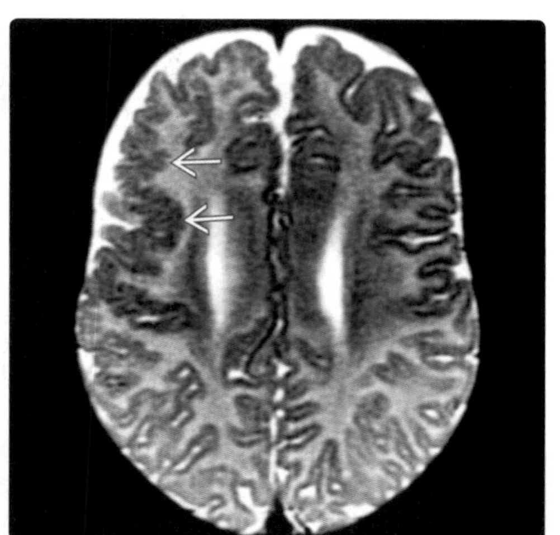

（左图）横断位 T_2WI 示大脑皮层厚，伴细胞稀疏区➡和明显脑沟消失。此患者为前巨脑回畸形和后无脑回畸形，提示无脑回畸形继发于 *LIS1* 基因突变。双侧脑室扩大。（右图）横断位 T_2WI 示皮层增厚，但不同于无脑回 - 巨脑回畸形的表现，其受累皮质呈波浪状➡，提示诊断为右额叶多小脑回畸形

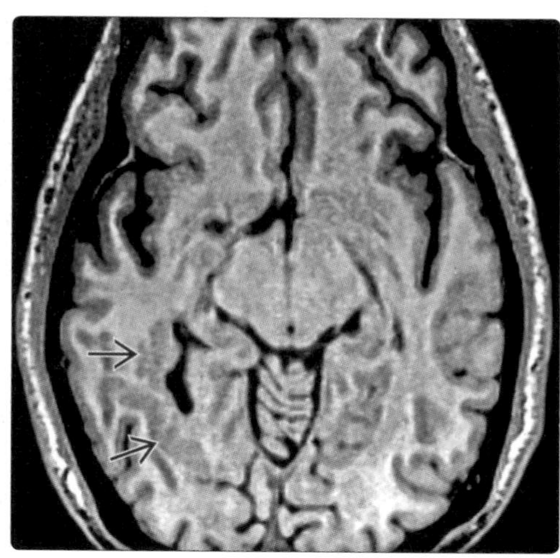
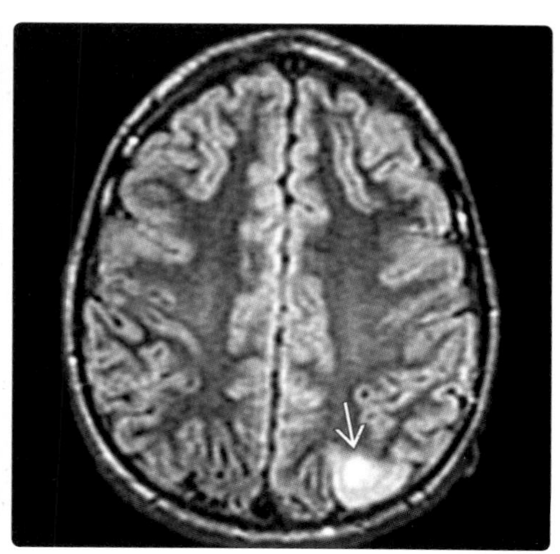

（左图）癫痫患者 T_1WI 示在右侧颞叶、室旁白质区一不规则结节状灰质信号影→，为灰质异位。（右图）部分性癫痫少年横断位 FLAIR 示左顶叶皮质下白质区的高信号病灶➡，其周围皮层信号亦增高，诊断为局灶性皮质发育不良

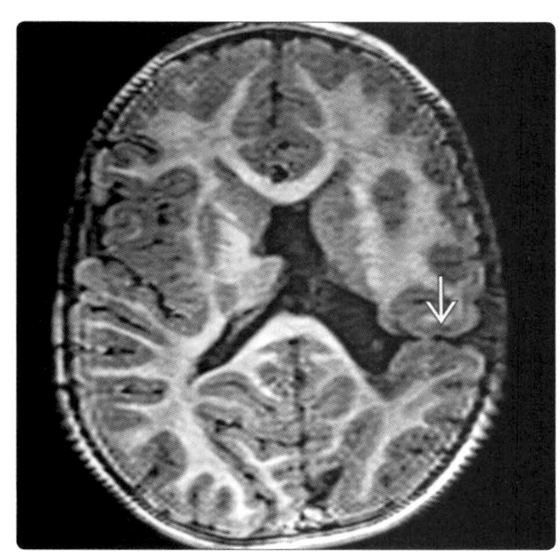

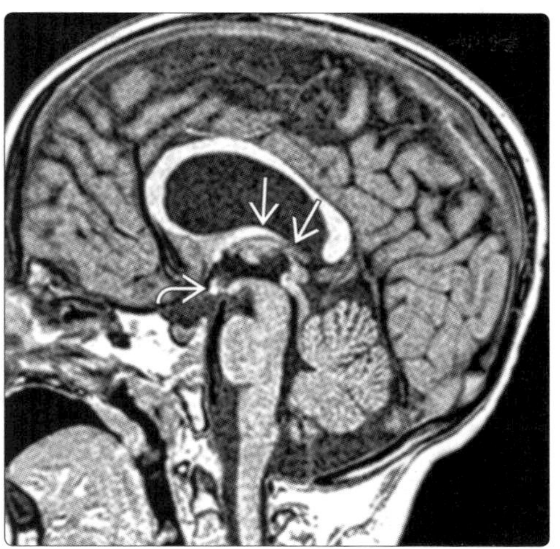

（左图）MR 横断位 T_1WI 示一条灰质围绕的裂隙➡自皮层延伸至左侧脑室三角区，诊断为脑裂畸形。注意中线结构透明隔缺如，这在双侧脑裂畸形中很常见。（右图）MR 矢状位 T_1WI 示穹隆低位➡，提示透明隔缺失，观察下丘脑（常累及）可以提示异位垂体后叶↪

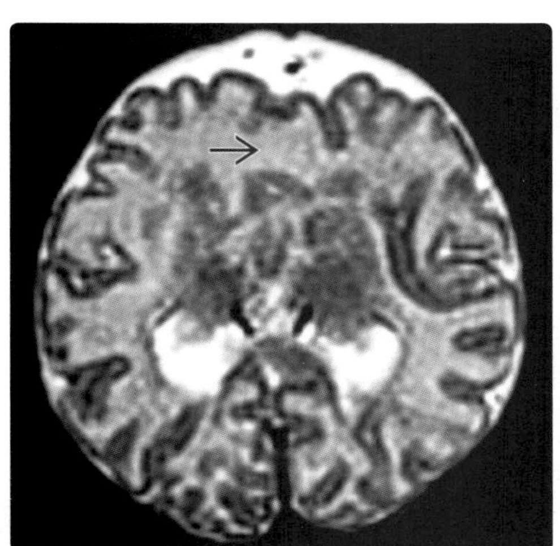

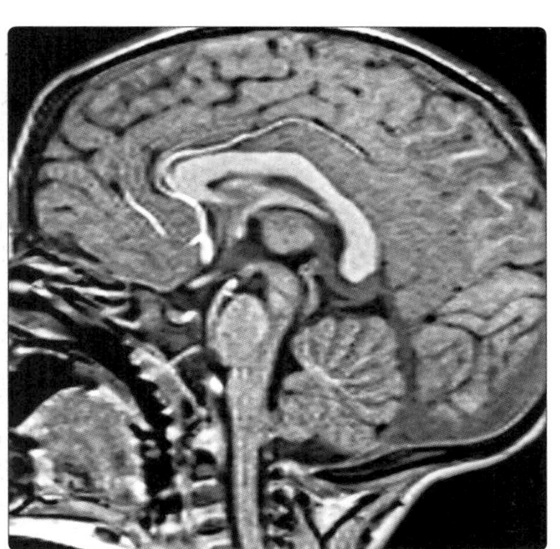

（左图）MR 横断位 T_2WI 可以观察中线结构，图中显示额部纵裂缺如（白质延续跨越中线➡）。这一表现加上侧脑室前角缺如，提示诊断前脑无裂畸形。（右图）18 月龄儿，共济失调。MR 矢状位 T_1WI 观察颅后窝中线小脑蚓部脑裂异常。小脑蚓部发育不全需要仔细观察蚓部脑裂才能诊断

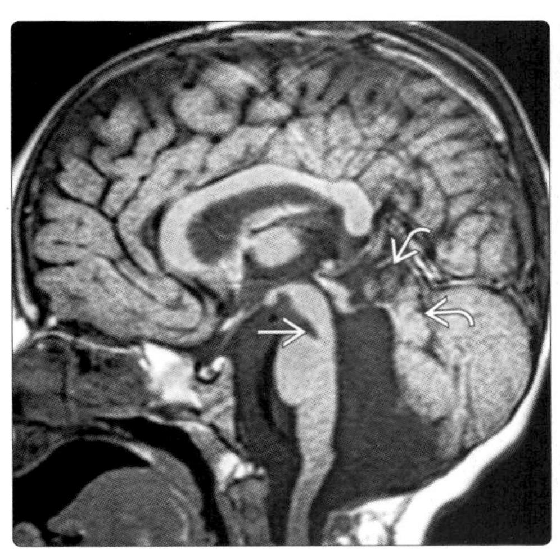

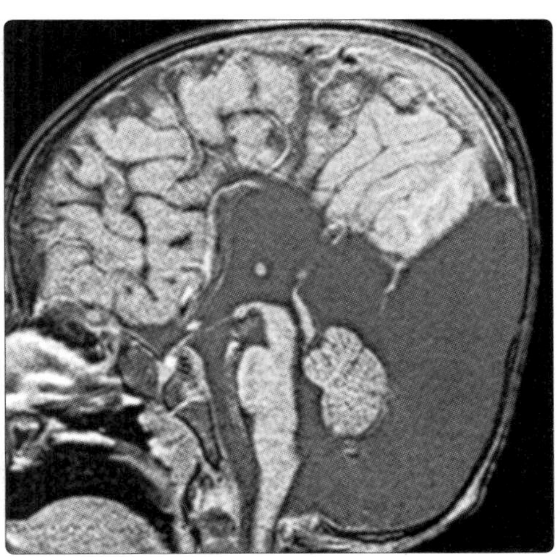

（左图）MR 矢状位 T_1WI 提示颅后窝大量 CSF 积聚。小脑蚓部体积很小↪，而第四脑室明显扩张近似矩形。这些表现加上峡部体积减小➡可以诊断磨牙畸形。（右图）MR 矢状位 T_1WI 提示多处中线异常。胼胝体、前联合缺如，小脑蚓部、脑桥体积小，而颅后窝 CSF 间隙（枕大池）明显扩张

端脑融合畸形（半球中央变异型）

关键点

术语
- 端脑融合畸形：前脑无裂畸形（HPE）半球中央亚型（MIH）

影像
- 单一脑室（100%）
- 背侧中或后大脑半球皮质融合（100%）(定义如此)
- 单支大脑前动脉（ACA）(100%)
- 异常外侧裂（SF）跨越双侧半球（86%）
- 灰白质异位，皮层畸形（86%）
- 胼胝体（CC）发育不全
- 眶距过宽（大部分 HPE 表现为眶距过窄）

主要鉴别诊断
- 经典前脑无裂畸形
- 视隔发育不良
- 双侧脑裂畸形
- 双侧外侧裂旁多小脑回（PMG）

病理
- 端脑融合畸形（以及其他前脑无裂畸形）在糖尿病孕妇所产胎儿中有较高发生率
- 5%~6% 的患者可见 13q32 染色体上的 *ZIC2* 突变

临床问题
- 肌痉挛（86%），肌张力降低（57%），肌张力障碍（50%），癫痫（40%），发育迟缓（常见）
- 轻度面部畸形常见：眶距增宽，唇/腭裂

诊断要点
- 观察纵裂（IHF）及透明隔
- 关注胼胝体样结构上缘覆盖的跨越半球的皮层

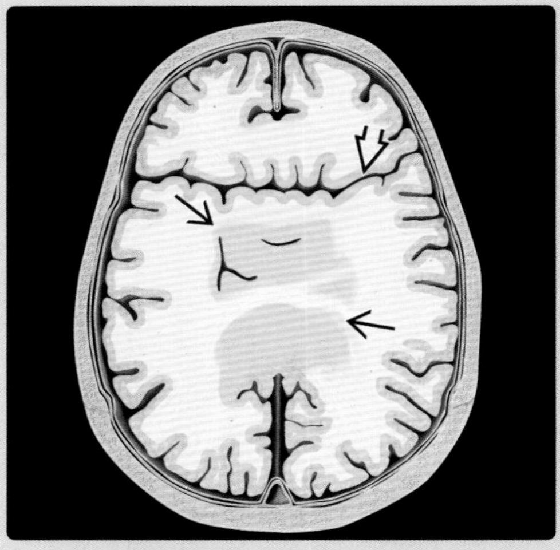

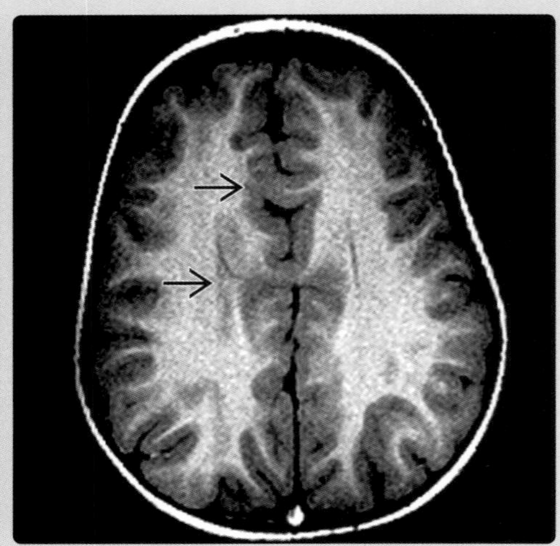

（左图）横断位示意图所示为端脑融合畸形的典型表现，可见异常的冠状脑裂➾，以及多处灰质（GM）与白质（WM）形成皮质桥跨越纵裂➙。跨越纵裂的灰质皮层可见增厚与发育不良。（右图）MR 横断位 T_1WI 可见中线附近灰白质跨越纵裂➙，形成多处跨半球的皮质桥

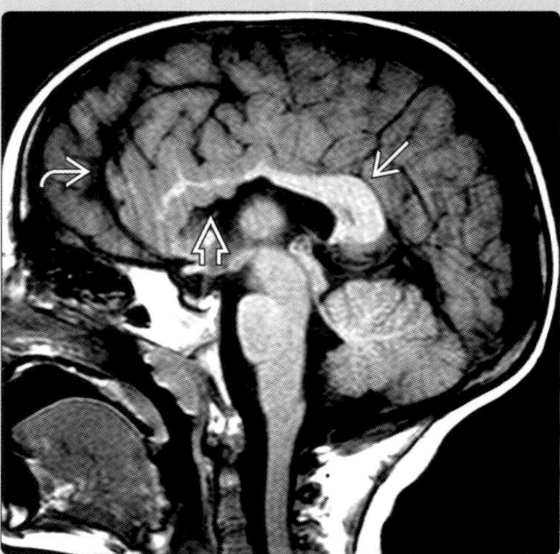

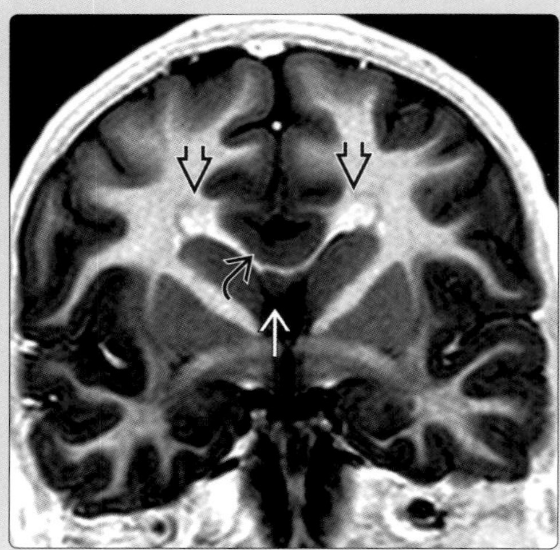

（左图）MR 矢状位 T_1WI 示半球间额叶后部融合。注意到胼胝体体部后部➙发育良好，单支大脑前动脉（ACA）↪，异位的灰质于融合部分下方突入脑室➾。（右图）同一病例 MR 冠状位 T_1WI 示一厚层皮质跨越纵裂↪，少许灰质突入室间孔➙。注意双侧旁矢状位可见明亮的短 T_1 信号白质束➾，可能为走行混乱的胼胝体纤维

术 语

同义词

- 端脑融合畸形
- 前脑无裂畸形（HPE）半球中央亚型（MIH）

定义

- HPE 的一种变种，特征为双侧半球中部未分离

影 像

一般特征

- 最佳诊断线索
  - 额顶叶皮层后部中线区未正常分离，而双侧额极正常分离
  - 单一脑室
- 位置
  - 中线区
- 大小
  - 大脑大小一般正常
- 形态
  - 背侧大脑半球部分区域未分裂，通常为额叶后部未分裂
  - 单一脑室
  - 单支大脑前动脉
  - 腹侧大脑半球、基底节与下丘脑大致正常

CT 表现

- 横断位：透明隔缺如
- 矢状位重建：胼胝体部分缺如（典型表现仅膝部和压部存在）
- 冠状位重建：纵裂中部可见皮质桥形成，侧脑室上缘凸起
- 骨算法重建面部骨骼：唇裂、腭裂、眶距增宽
  - 从不表现为眶距减小（与真正的 HPE 不同）

MR 表现

- T_1WI
  - 大脑半球
    - 背侧半球间皮层未分离（“融合”）（100%）（定义如此）
    - 单一脑室（100%）
    - 单一异常外侧裂（SF）自背侧跨越两个半球（86%）
    - 灰白质异位、皮层畸形（86%）
      - 厚层皮质沿前纵裂分布
      - 异位的灰质结节常分布在侧脑室体部的顶部
    - 胼胝体（CC）发育不全
      - 仅膝部与压部（61%）
      - 膝部或压部（22%）
      - 膝部、压部、部分体部（20%）
    - 嗅沟正常（57%），嗅球正常（64%）
    - 海马发育不全
  - 深部灰质
    - 豆状核正常，尾状核前基底部融合（11%）
    - 下丘脑通常正常
    - 双侧丘脑融合（33%）
  - 中脑
    - 间脑与中脑分离不全（18%）
  - 颅后窝
    - Chiari 畸形，可伴小脑发育不全
  - 脑膜
    - 背侧囊肿（25%），可能需要脑脊液分流
    - 罕见情况下可能出现大脑半球未分离区域上方的脑积水
  - 其他
    - 无内分泌异常［与前脑无裂畸形（HPE）不同］
    - 体温调节正常［与前脑无裂畸形（HPE）不同］
- T_2WI
  - 大脑形态
    - 与 T_1WI 相似
  - 大脑发育
    - 髓鞘发育与患者年龄相符（与经典 HPE 不同）
- MRA
  - 单支大脑前动脉（100%）

成像推荐

- 最佳影像方案
  - MR
- 推荐检查方案
  - 多序列、三平面成像
  - T_1 加权的 IR、MPRAGE/SPGR 序列可获得良好的灰白质对比
  - DTI 对评估白质分布可能有益处

超声表现

- 灰度超声
  - 透明隔缺如
  - 纵裂中部缺如
- 彩色多普勒超声
  - 单一大脑前动脉

鉴别诊断

经典前脑无裂畸形

- 单一大脑半球、单一脑室
- 下列部位未分裂
  - 下丘脑
  - 基底节
  - 大脑半球前额叶

视隔发育不良

- 透明隔发育不全或缺如
- 大脑半球正常分裂
- 基底节、丘脑正常分裂
- 胼胝体正常

- 双侧大脑前动脉存在

双侧脑裂畸形

- 裂隙与脑室沟通
- 大脑半球正常分裂
- 双侧大脑前动脉存在

双侧外侧裂旁多小脑回（PMG）

- 大脑半球与诸脑室正常分裂
- 双侧大脑前动脉存在

病 理

一般特征

- 病因
  - 神经管闭合后（胎龄 3～4 周），胚胎神经管顶板细胞的有丝分裂与凋亡形成纵裂
    - 顶板特征表达受阻造成有丝分裂与凋亡特征改变→背侧纵裂形成障碍，大脑半球分裂不全
  - 端脑融合畸形（以及其他前脑无裂畸形）在糖尿病孕妇所产胎儿中有较高发生率
- 遗传学
  - 或许与背侧诱导相关基因有关
    - 与经典前脑无裂畸形相关的基因［如 sonic hedgehog（*SHH*）］主要影响腹侧诱导
      - 这一点也许可以解释面部发育异常在经典前脑无裂畸形中的重要性
    - 然而，端脑融合畸形中背侧诱导异常更为突出
      - 或许是此病无严重中线面部畸形的原因
      - 推测形成面部中线骨骼的神经嵴正常诱导出现
    - 5%～6% 的患者可出现 13q32 上 *ZIC2* 的突变
      - 与胚胎神经管顶板的分化相关
- 相关异常
  - 眶距增宽
  - 唇腭裂

分期、分级和分类

- 经典 HPE 的疾病谱从无分叶至有分叶均有发病
- 端脑融合畸形可以认为是该疾病谱中较轻的一端
  - 临床症状较重，但仍轻于完全 HPE

直视病理特征

- 额极、颞极纵裂存在
  - 额颞叶后部大脑半球融合
- 豆状核正常，尾状核融合
- 1/3 有丘脑融合
- 下丘脑不融合

临床问题

临床表现

- 最常见的体征 / 症状
  - 发育异常
    - 肌痉挛（86%）
    - 肌张力降低（57%）
    - 肌张力障碍（50%）
    - 癫痫（40%）
    - 发育迟缓（语言等）（100%）
    - 无舞蹈手足徐动症［经典前脑无裂畸形（HPE）常见］
- 其他体征 / 症状
  - 常见轻度面部畸形
    - 眶距增宽
    - 唇腭裂
- 临床特征
  - 发育迟缓
  - 肌痉挛
  - 癫痫

人群分布特征

- 年龄
  - 婴儿期出现

自然病史及预后

- 静态病程

治疗

- 康复

诊断要点

关注点

- 在胎儿和发育迟缓的患儿影像上务必确认纵裂与透明隔

读片要点

- 关注脑室
- 关注胼胝体样结构上缘覆盖的跨越半球的皮层

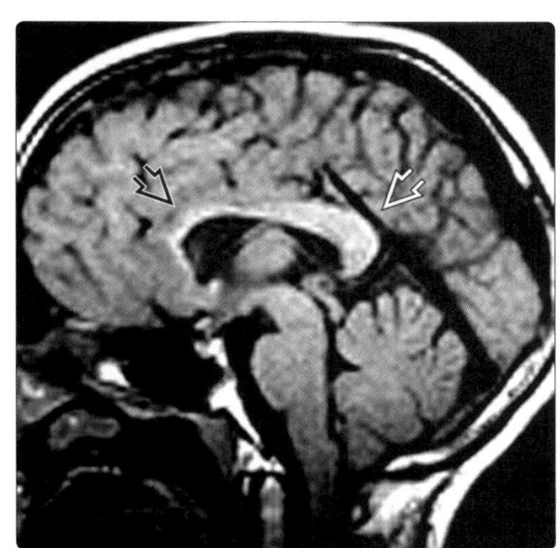

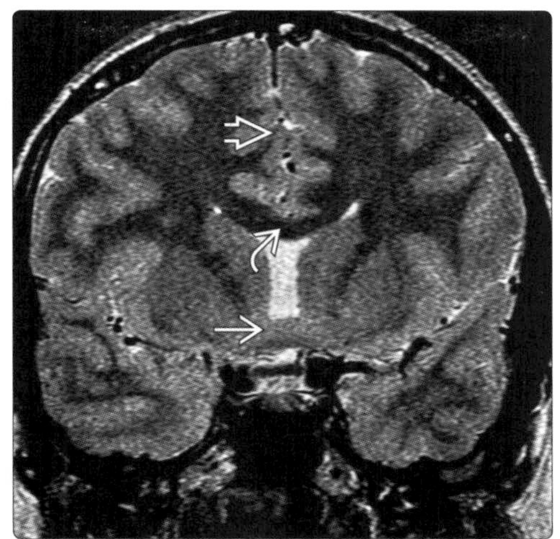

（左图）MR 矢状位 T_1WI 示患者双侧额叶大脑半球融合，胼胝体后部发育正常➡，但前部发育不全➡。（右图）MR 冠状位薄扫 T_2WI 示一连续的皮质桥跨越纵裂于前方连接双侧额叶↪，纵裂存在于该结构背侧➡。图示单一脑室腔，透明隔与穹隆柱未见。注意到尾状核前基底部（伏隔核）融合➡

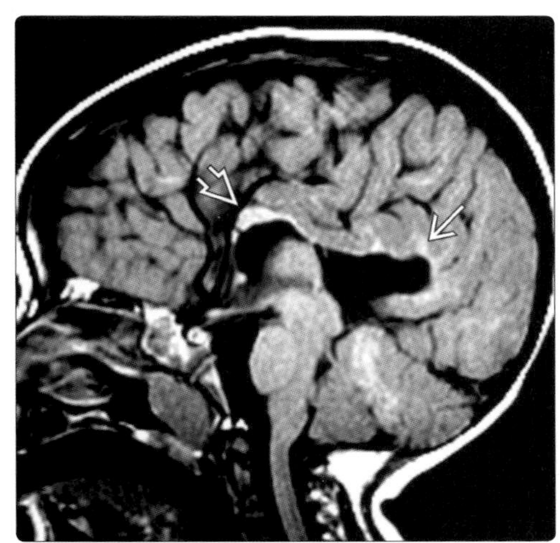

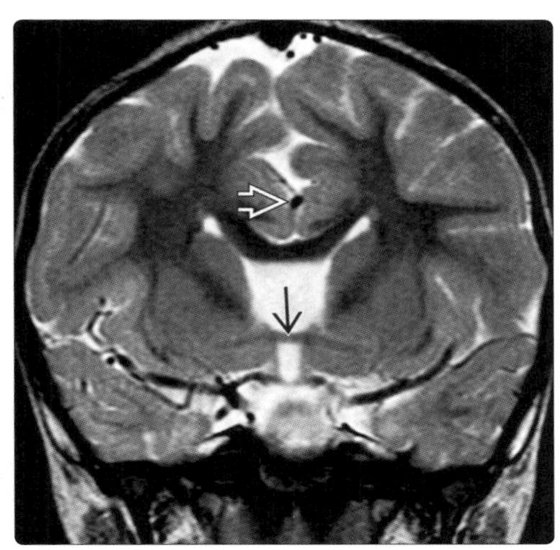

（左图）MR 矢状位 T_1WI 示该患者大脑半球后部融合，见不到明显的胼胝体结构，侧脑室上方似有少许白质纤维跨过中线➡，胼胝体膝部存在，但是发育不良➡。（右图）MR 冠状位 T_2WI 可明显看出双侧额叶分裂，单支大脑前动脉➡。透明隔未见，白质前连合似无明显异常➡，下丘脑在视交叉上方分离良好

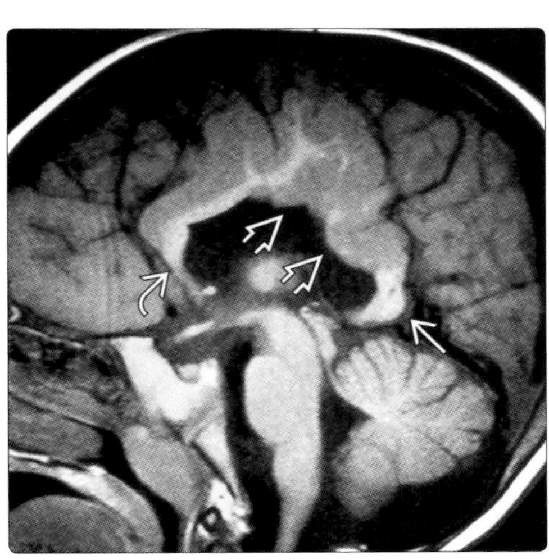

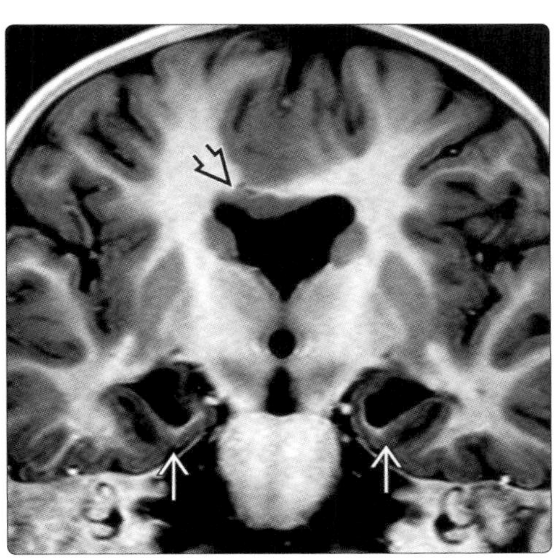

（左图）MR 矢状位 T_1WI 示该患者大脑半球中部融合。胼胝体压部➡、喙部↪发育良好。两半球融合区可见灰质侵犯室间孔➡。纵裂在前额部和顶枕部均正常。（右图）MR 冠状位 T_1WI 示单一脑室腔，皮质成桥跨越中线。注意到脑室顶部异位的灰质➡以及未发育的海马➡

连合异常

关键点

术语

- 局部或完全性胼胝体和海马联合缺失

成像

- 矢状位、冠状位上的胼胝体缺失
- 脑室腔 / 枕角扩大（“空洞脑”）
- CT：侧脑室枕角扩大作为诊断要点
- DTI：胼胝体缺如，胼胝体纤维束在胼胝体缺失处形成 Probst 束而未越过中线交叉
- 垂直向上并向后走行的大脑前动脉（膝部缺如，因此无法绕过膝部走行）

病理

- 在 CNS 畸形中见到的最常见特征
  - > 130 种综合征
- 可能是完全缺如，也可能是程度不同的部分缺如
- 可能有半球间发育不良：脑膜囊肿、脂肪瘤
- 可能表现为综合征的一部分

临床问题

- 任何年龄段均可发病。幼儿期常见的畸形，胎儿中最常见的畸形
- 癫痫发作、发育迟缓、颅骨畸形 / 眶距增宽
- 散发性 / 孤立性的胼胝体发育不全 / 发育不良：3 岁时正常 / 接近正常（75%），但随着学习任务的日益复杂，认知缺陷明显
- 伴有相关性或综合征性异常的胼胝体发育不全 / 发育不良 = 预后最差

诊断要点

- 直接寻找胼胝体缺如或胼胝体不完整的表现，而不是间接征象
- 全面评估其他相关病变

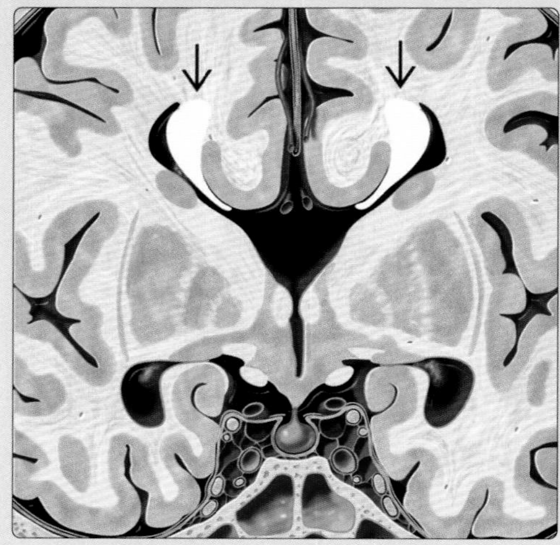
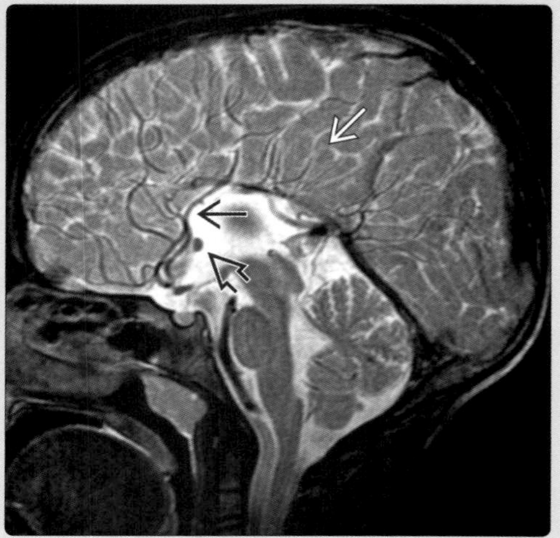

（左图）冠状位示意图示胼胝体缺失，双侧脑室分离，大脑半球间裂延伸至第三脑室。Probst 束➡中包含沿上矢状窦旁走行的胼胝体纤维。（右图）矢状位中线区 T_2WI 示胼胝体和海马联合完全缺失。前连合正常➡。注意垂直向上并向后走行的大脑前动脉➡及放射状的扣带沟➡

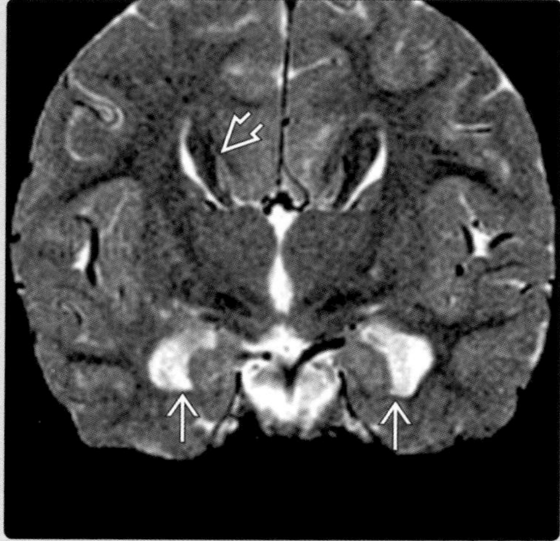
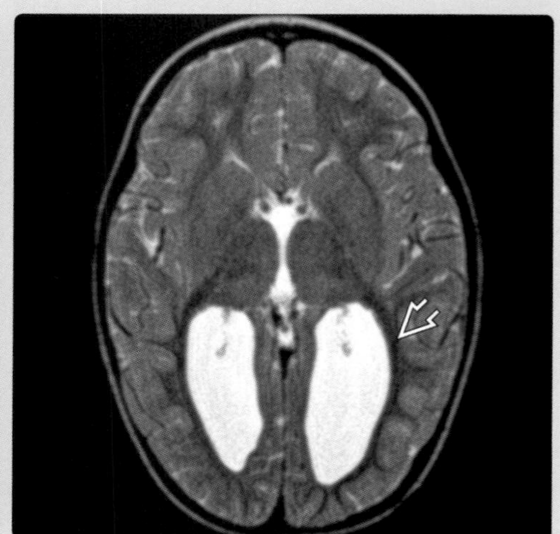

（左图）冠状位 T_2WI 示脑室体分离，偏离中线。室间孔被透明隔叶向内侧挤压➡，透明隔叶上方包含重新分布的胼胝体纤维（Probst 束），下方包含重新分布穹隆柱白质纤维。大脑镰和半球间裂延伸至第三脑室顶。圆形的海马周围有增大的颞角包围➡。（右图）横断位 T_2WI 表现为三角区 / 枕角扩张➡（空洞脑）

连合异常

术 语

缩写

- 胼胝体发育不全 / 发育不良（ACC）

同义词

- 胼胝体发育不全 / 发育不良症，连合纤维发育不全 / 发育不良症

定义

- 胼胝体（CC）、海马连合（HC）或前连合（AC）的部分或全部缺失

影 像

一般特征

- 最佳诊断线索
  - 在矢状位和冠状位中线胼胝体的部分或全部缺失
  - 侧脑室分离、平移（横断位），“牛头”“三叉戟”“海盗头盔”或“驼鹿头”征（冠状位）
- 大小
  - 若胼胝体可见，则残余胼胝体的大小、范围、形状各不相同
    - 髓鞘成熟前，可能难以辨认（T_2WI 更易观察）
- 形态
  - 顺时针方向的连合板
    - 前连合
    - 胼胝体嘴板 / 胼胝体嘴
    - 膝部，体部与峡部，压部
    - 海马连合低于胼胝体，最多向后延伸至透明隔

CT 表现

- 平扫 CT
  - 横断位 CT 上侧脑室是诊断的关键
    - 侧脑室体分离且相互平行
    - 脑室腔 / 枕角扩大（“空洞脑”）
- CTA
  - 大脑前动脉（ACA）在半球间裂直接向上走行

MR 表现

- T_1WI
  - 矢状位
    - 联合缺如或不完整，第三脑室顶扩大
    - 异常扣带回：扣带沟呈放射状
    - 前连合可能缺如，缩小，或正常
  - 冠状位
    - 半球间裂向下延伸至第三脑室顶
    - Probst 束：内侧沿上矢状窦旁走行的白质束，T_1WI 上比其他髓鞘亮，侧脑室受压（“牛头征”等）
    - 双裂颞角和圆形海马
  - 横断位
    - 相互分离且平行的侧脑室，空洞脑
- T_2WI
  - 与 T_1WI 形态学相同
    - Probst 束较其余白质暗
  - 变异及相关畸形
    - 第三脑室位置升高
    - 部分发育不全常影响胼胝体及海马连合的后束
    - 多发性半球间囊肿（脑膜发育不良）
    - 脂肪瘤：结节状，曲线状
    - 皮质发育畸形（MCD）：多小脑回样皮质畸形（常沿中线成囊状），皮质下或室周结节性异位
    - 眼畸形，后脑畸形（Dandy-Walker），下丘脑 - 垂体畸形、脊髓畸形、心脏畸形
- DWI
  - DTI：胼胝体纤维束在胼胝体缺失处形成 Probst 束而未越过中线交叉
  - 胼胝体残余部分可能包含来自大脑任何部位的轴突
- MRA
  - 垂直向上并向后走行的 ACA（膝部缺如，因此无法绕过膝部走行），± 不成对的 ACA
- MRV
  - 偶有中线静脉畸形，永存镰状窦

超声表现

- 灰阶超声
  - 冠状位
    - 胼胝体缺如，“牛头”样侧脑室，侧脑室分离，空洞脑
  - 矢状位
    - 脑回呈放射状排列“指向”第三脑室
- 彩色多普勒
  - 异常向后走行的 ACA

成像推荐

- MR 为最佳成像工具
- 推荐检查方案
  - 多平面 MR（寻找相关畸形）
  - 如果无 MR，多层螺旋 CT 可用于诊断 ACC
  - 针对胎儿检查，可使用高速单次成像方法在 3 个平面上获取 T_2WI

鉴别诊断

胼胝体损伤

- 外科手术（胼胝体切开术），创伤
- 缺血缺氧性脑病（HIE），脑梗死，脑出血
- 代谢障碍（Marchiafava-Bignami 病）伴坏死，胼胝体纵向分裂

胼胝体过度延展

- 胼胝体变薄（如脑积水），但未见缺失

胼胝体发育不良

- 胼胝体变薄，但未见缺失

胼胝体发育未成熟

- 未髓鞘化的胼胝体可能难以确认，可通过扣带回辨认

病　理

一般特征

- 病因
  - 轴突无法形成
    - 罕见：CRASH 综合征 /*L1CAM* 基因缺陷，"鹅卵石"样无脑畸形
  - 轴突未及中线（黏附分子的突变）
  - 轴突达到中线，但不能交叉（中矢状导向基板不存在或功能缺失）
    - 旋转并形成巨大、异常的沿矢状窦旁分布的 Probst 束
  - 其他
    - 中毒：胚胎时期酒精暴露可能影响 L1CAM
    - 感染：宫内巨细胞病毒（CMV）感染
    - 先天代谢障碍：非酮症高血糖，丙酮酸脱氢酶缺乏，母亲苯丙酮尿症（PKU），Zellweger 综合征
- 遗传学
  - 胼胝体（CC）异常相关 / 综合征的遗传学研究
    - 中枢神经系统畸形中最常见的：＞ 130 个综合征
    - Chiari 2 型畸形、额鼻发育不良、颅缝早闭综合征、皮质发育畸形（MCD）、微管蛋白突变等
    - Aicardi 综合征：X 连锁遗传的 ACC，PMG 及灰白质异位、婴儿痉挛症、视网膜凹陷，发育迟缓
- 相关异常
  - MCD：灰白质异位、无脑回、PMG 等
  - 眼 / 下丘脑 - 垂体 / 脐带 / 面部畸形
  - 心脏、四肢畸形
  - ACC 可能本身是畸形或是许多畸形综合征表现之一

分期、分级和分类

- 可单独或作为其他综合征的一部分；完全的或部分的
- 可有半球间发育不良：脑膜囊肿，脂肪瘤
- 可能是综合征的一部分（见于超过 130 种综合征）

直视病理特征

- 含 Probst 束的透明隔叶向外侧移位
- Probst 束中上矢状窦旁胼胝体束
  - 前提是胼胝体神经元存在
  - 纤维束大小多变，但仍小于正常胼胝体纤维束
- 相关发育异常脑病变

临床问题

临床表现

- 最常见的体征 / 症状
  - 癫痫发作、发育迟缓、颅畸形 - 眶距过宽
  - 垂体功能低下 - 下丘脑功能障碍
  - 自闭症谱系疾病
- 临床特征
  - 无特殊

人群分布特征

- 年龄
  - 任何年龄，典型表现者发生在幼儿时期，最常见的畸形发生在胎儿期
- 性别
  - 男性＞女性
- 流行病学
  - 发病率为（0.5～70）/10 000 出生人口
  - 4% 罹患中枢神经系统畸形
  - 可以孤立存在（通常是男性），也可以与其他中枢神经系统畸形伴发

自然病史及预后

- 散发 / 孤立的 ACC：3 岁时正常 / 接近正常（75%），但随着学校任务的日益复杂，认知缺陷逐渐明显
- 伴有相关 / 综合征异常的 ACC 预后最差

诊断要点

关注点

- 常见综合征相关

读片要点

- 寻找缺失 / 不完整的胼胝体而不是间接征象
- 充分评估相关病变

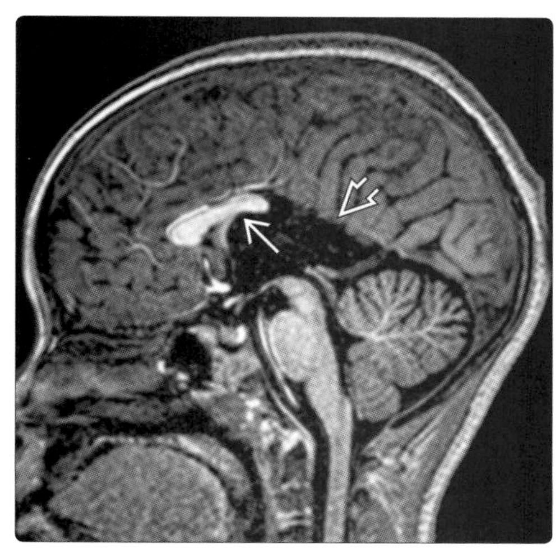

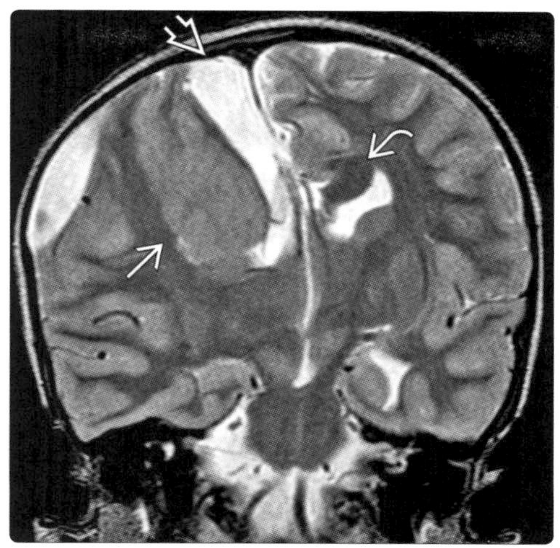

（左图）矢状位 T_1WI 示胼胝体单纯部分发育不全／发育不良（ACC）。胼胝体后部缺失→，但与穹隆→的交界处似乎依然存在。后方的冠状位图像可见 Probst 束，而前方的冠状位图像正常。（右图）冠状位 T_2WI 示 ACC 伴（分流）半球间脑膜囊肿→。注意患者右侧→的巨大结节状灰白质异位。左侧→形成一个 Probst 束，但右侧没有形成

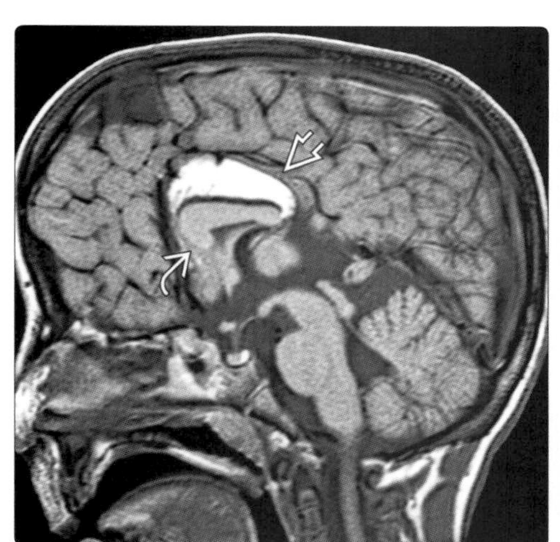

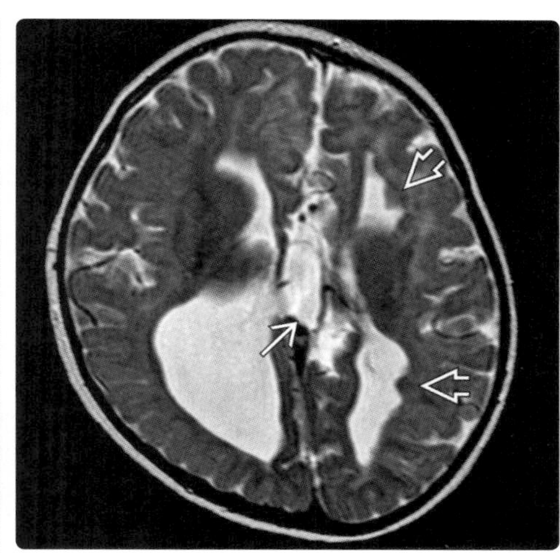

（左图）矢状位 T_1WI 示大脑半球间脂肪瘤→伴部分局部 ACC→。脂肪瘤多位于胼胝体上方，可包裹在胼胝体周围或位于脉络丛后和脉络丛内。ACA 分支通常发育不良。（右图）婴儿痉挛症和 Aicardi 综合征的女童横断位 T_2WI 示 ACC、半球间囊肿→，室管膜周围结节状灰白质异位→，和不对称的半球。常见眼组织缺如和脉络丛肿瘤

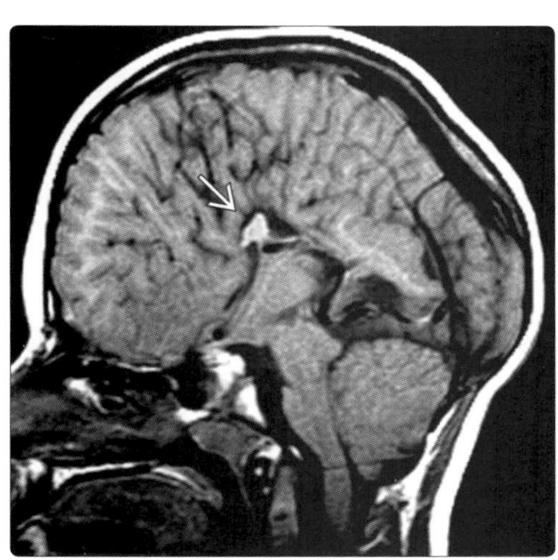

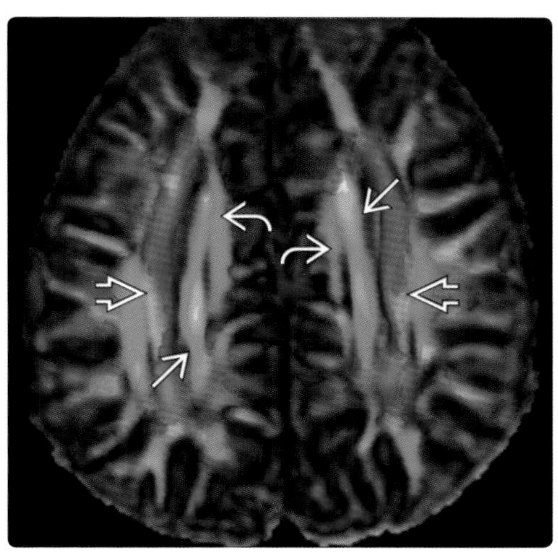

（左图）Chiari 2 型畸形患儿的矢状位 T_1WI 示胼胝体发育不全→，无 Probst 束。注意 Chiari 2 型畸形中多个幕上和幕下的特征性改变。（右图）完全胼胝体发育不全患儿的横断位 DTI。左右方向为红色，背腹方向为绿色，头尾方向为蓝色。Probst 束（不交叉的胼胝体纤维→）在中线两侧沿腹背方向形成厚纤维束，位于放射冠内侧→，扣带回外侧→

小头畸形

关键点

术语

- 原发性（遗传性）小头畸形（MCPH），继发性（非遗传性）MCPH
- 结构出现等比例或不等比例的容积缩小

影像

- 影像表现因病因而异
  - 畸形或破坏性改变
  - 脑部异常提供了鉴定致病基因的线索
- 考虑使用平扫 CT 辅助检测钙化
- 脑部 MR 成像：检测血肿与钙化用 SWI 或 GRE 成像，生成脑地形图用 3D GRE 像，检测硬膜下积液使用 FLAIR 像
- 关注 TORCH 感染与假 TORCH 综合征引起的钙化

主要鉴别诊断

- 产前：产妇出现先兆子痫、感染 TORCH、糖尿病或出现胎儿酒精综合征（FAS）
- 围生期：出现缺血缺氧性脑病（HIE）或感染
- 产后：出现长时间的癫痫持续状态、HIE、低血糖、脑膜脑炎、神经退行性疾病、虐待性颅脑损伤

病理

- 病因多样，包括脑部发育迟缓及神经胶质细胞和神经元的增殖减少
- 简单型脑回（少脑回）或畸形发育

临床问题

- 诊断 MCPH 的标准：头围≤同龄同性别儿童均值 3 个标准差

诊断要点

- 如果 MCPH 同时出现中线异常，应考虑胎儿 FAS

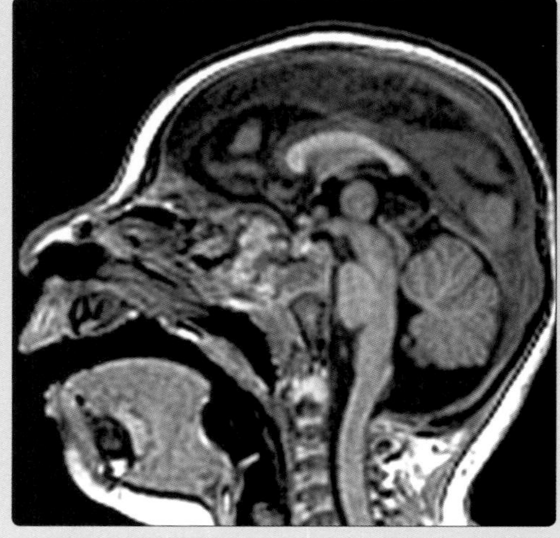

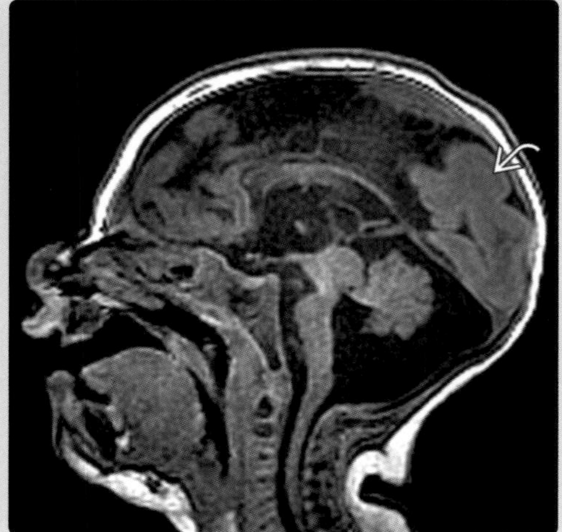

（左图）11 月龄的重度小头畸形患儿矢状位 T_1WI 示颅后窝结构正常。注意该患儿颅 - 面比极小（<1）。小脑和脑干较大脑半球显大。（右图）一名患小头畸形的新生儿的矢状位 T_1WI（颅 - 面比略大于 1.5）。患儿的胼胝体特别小，脑桥、小脑与大脑相比非常小。枕叶的脑回纹路较简单

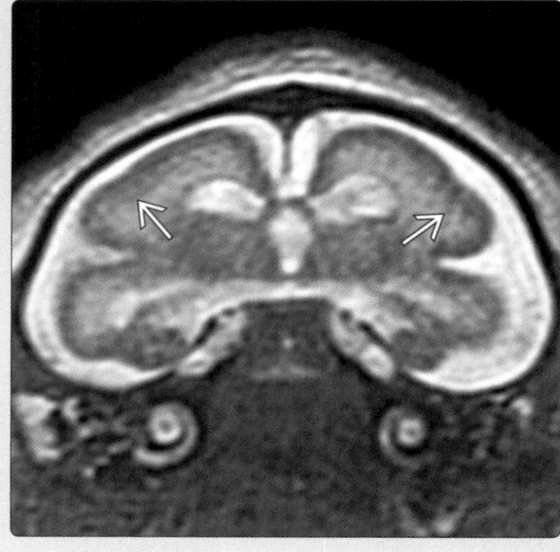

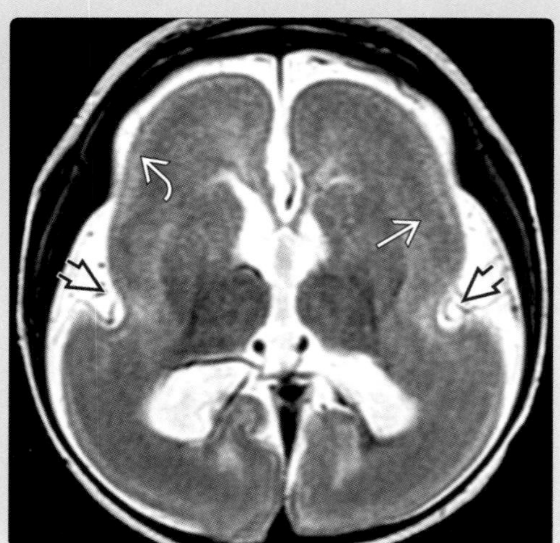

（左图）5 型脑回简单小头畸形（MSG）新生儿冠状位 T_2WI。患儿的头围低于均值 3 个标准差以上。图示皮层表面光滑，白质体积较小，皮层 - 白质界面模糊。（右图）一名小头畸形患儿的横断位 T_2WI。患儿同时患有经典无脑回畸形（1 型，LIS1），图示较厚的大脑皮层内层，细胞稀疏区较薄的皮层外层，大脑侧裂浅，脑部整体呈“沙漏”形

术　语

缩写

- 小头畸形（microcephaly，MCPH）

同义词

- 简化型脑回 MCPH（MSG）

定义

- 原发性（遗传性）：孟德尔遗传或与遗传综合征同时出现
    - 简化型脑回 MCPH（MSG）：头围低于均值 3 个标准差（SD）或以上，脑回简单，脑沟浅
    - MCPH 并无脑回畸形：头围低于均值 3 个标准差（SD）或以上，患巨脑回或无脑回畸形
- 继发性（非遗传性）：胎儿、新生儿或婴儿的脑部发育受毒剂影响

影　像

一般特征

- 最佳诊断线索
    - 颅面部比例小，骨缝重叠，简单型脑回，脑沟浅
    - MCPH 病因引起的其他影像表现
    - 较严重的 MCPH 会与简单型脑回一同发生
    - 可根据已知的基因突变进行区分，其他分类方法包括：
        - 幕上区与幕下区结构的相对大小
        - 幕上的异常情况（PMG 畸形、灰白质异位、胼胝体的异常）
        - 同时出现中枢神经系统以外的异常，包括肌肉骨骼、心脏、胃肠道等异常
- MCPH 影像：因 MCPH 的病因而异
    - 原发性（遗传性）MCPH：出生前 / 出生后 MCPH，发育迟缓（DD）常同时出现
        - 出生前 MCPH：出生时出现严重的 MCPH（低于均值 3 个标准差或以上）
        - 出生后 MCPH：出生时头大小正常但偏小，在婴儿期期间缩小（从 10% 到＜ 1%）
    - 继发性（非遗传性）MCPH
        - HIE：± 皮层、白质或基底节缩小
        - TORCH 感染：显示钙化、白质异常、脑神经元迁移异常、生发层溶解性囊肿
        - 虐待性头部损伤：显示脑软化、慢性硬膜下积液，± 实质内挫裂伤
- 侧位平片、CT 定位像或 MR 矢状位像：颅面部比例较小
    - 正常颅面部比例：早产儿（5 : 1），正常新生儿（4 : 1），2 岁（3 : 1），3 岁（2.5 : 1），12 岁（2 : 1），成人（1.5 : 1）

平片表现

- 平片
    - 颅面部比例较小，前额向后倾斜，颅顶骨缝小或重叠

CT 表现

- 平扫 CT
    - 颅顶小：颅缝窄或重叠，± 继发性颅缝早闭
    - TORCH 感染及假 TORCH 综合征所致的钙化
    - 皮层表面：呈正常、简单型脑回或显示迁移异常、MCPH 并无脑回畸形

MR 表现

- T_1WI
    - 原发性（遗传性）MCPH 和 MSG
        - 脑体积较小但形态正常↔简单型脑回（少脑回）↔ MCPH 并无脑回畸形
        - 髓鞘形成正常↔髓鞘形成减少↔脱髓鞘
    - 继发性（非遗传）MCPH
        - 破坏性改变：脑软化，±TORCH 感染伴钙化，± 硬膜下积液
- T_2WI
    - 原发性（遗传性）MCPH、MSG 或 MCPH 并无脑回畸形
        - 脑沟变浅（正常深度的 1/4～1/2），皮层纹理简单↔巨脑回↔灰白质异位↔ PMG ↔ MCPH 并无脑回畸形
        - 白质成熟情况：正常↔髓鞘形成减少↔脱髓鞘
        - 可能出现的中线异常：无胼胝体、前脑无裂畸形
    - 继发性（非遗传性）MCPH
        - 白质：神经胶质增生，出现空洞、脱髓鞘、体积缩小，± 低信号（钙化）
        - 皮层：正常↔纹理简单↔多脑回（TORCH 感染）
        - 有时可见颅骨增厚，以及脑缩小导致的硬膜下积液
- 质子密度 / 中等像
    - 继发性 MCPH（感染性）患者较常出现神经胶质增生（高信号）和钙化（低信号）
- FLAIR 像
    - 脑室周围：显示空洞（低信号）、神经胶质增生（高信号），± 慢性硬膜下积液的高信号
- T_2* GRE
    - 非意外创伤后遗症：出血性实质性剪切伤呈高信号
- DWI
    - T_2 透射效应与神经胶质增生或脱髓鞘相关
- MRS
    - N- 乙酸门冬氨酸（NAA）降低；存在脱髓鞘和神经退化症状时肌醇、胆碱可能升高

超声表现

- 灰阶超声
    - ± 基底节或丘脑钙化（TORCH 感染或 HIE），± 生发层溶解性囊肿（TORCH 感染）

成像推荐
- 最佳影像方案
  - 平扫 CT 可用于检测：钙化（TORCH 感染，假 TORCH 综合征，HIE）、脑软化及虐待性头部伤害所致的硬膜下积液
  - MR 可用于呈现：脑回纹理、皮层组成／迁移、髓鞘形成情况、中线异常、大脑与颅后窝结构的相对大小、神经胶质增生及出血
- 推荐检查方案
  - 可考虑使用平扫 CT 辅助检测钙化情况
  - 脑部 MR 成像：检测血肿与钙化用 SWI 或 GRE 成像，生成脑地形图用三维梯度回波序列 T_1 像，检测硬膜下积液使用 FLAIR 像

鉴别诊断

继发性（非遗传性）MCPH
- 产前
  - 产妇出现先兆子痫、感染 TORCH、患糖尿病，胎儿出现 FAS
- 围生期
  - HIE、感染

病　理

一般特征
- 病因
  - 病因多样，包括脑部发育迟缓及神经胶质细胞和神经元的增殖分裂减少
- 遗传学
  - 原发性（遗传性）MCPH 是通过常染色体隐性遗传的典型遗传病，例如家族型发病率可达 1/40 000
  - 相关综合征
    - MCPH 存在遗传异质性：其中最常见致病基因为 *MCPH5*（1q31）
    - 唐氏综合征（21- 三体综合征）、爱德华综合征（18- 三体综合征）、猫叫综合征（5p- 综合征）、德朗热综合征、阔拇指巨趾综合征

分期、分级和分类
- MCPH 的遗传类型
  - MCPH，合并胎儿宫内生长迟缓（IUGR）及矮小身材
  - MCPH，合并不同程度的矮小身材、中度到重度发育迟缓以及简单型脑回
  - MCPH，正常身材，合并发育迟缓与灰白质异位
  - MCPH，接近正常身材，合并重度发育迟缓、皮层发育不良，± 胼胝体异常
  - MCPH，± 胼胝体异常，± 小脑发育不全

直视病理特征
- 极严重的 MCPH（重量最低仅 300 克，头围＜均值 5~10 个标准差）
- 简单型脑回（少脑回，oligogyria），中央沟短，枕顶沟增宽（月状沟）
- 脑岛顶盖缺如（大脑侧裂不完全）

显微镜下特征
- MCPH5：没有证据显示其导致神经元异常迁移或结构异常
- 其他类型可与多种皮层发育不良同时出现（PMG、巨脑回、鹅卵石样畸形）

临床问题

临床表现
- 最常见的体征／症状
  - 重度智力迟钝，± 癫痫，发育迟缓
- 诊断 MCPH 的标准：头围小于同龄同性别儿童均值 3 个标准差或以上

人群分布特征
- 年龄
  - 原发性（遗传性）MCPH 常于宫内检出或出生后不久检出
  - 继发性（非遗传性）MCPH 通常是由 2 岁前受损伤所致
- 性别
  - 因类型而异：原发性（常染色体隐性遗传）与继发性（非遗传性）
- 种族
  - 常见遗传类型~泛种族；某些引发 MCPH 的综合征可能在某些种族中多发
- 流行情况
  - MCPH 在人群中的发病率：0.06%~0.16%
  - 遗传性 MCPH 的发病率：家族型为 1/40 000，唐氏综合征为 1/800

自然病史及预后
- 因 MCPH 的病因而异，包括不同程度的癫痫、智力迟钝和运动障碍

治疗
- 支持性治疗，某些 MCPH 障碍可由基因测试检出

诊断要点

关注点
- 原发性 MCPH 患者中小脑发育不全较为常见
- 如果 MCPH 同时出现中线异常，应考虑 FAS

读片要点
- 磁共振成像对检测 MCPH 的皮层纹理简单具有最高的敏感性

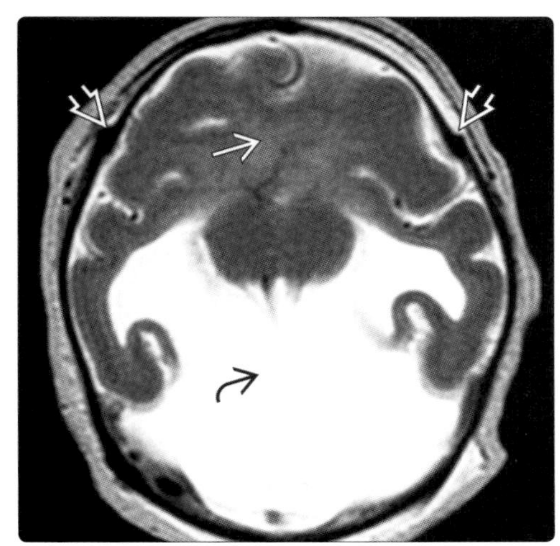

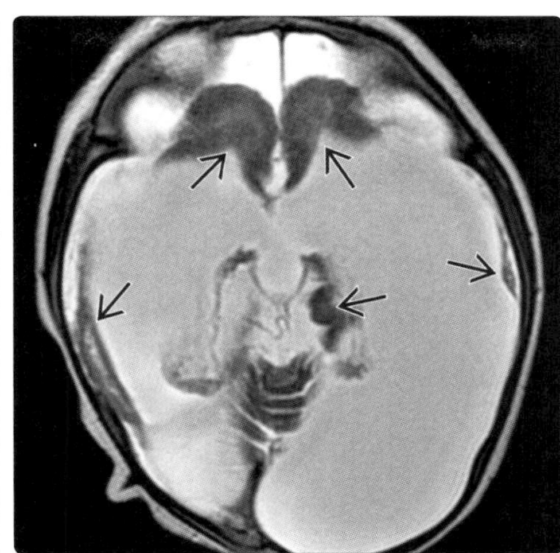

（左图）MCPH 新生儿横断位 T_2WI。该患者也患有前脑无叶无裂畸形，图中可见前侧脑部组织未分裂→单脑室的背侧未被遮盖（背侧囊肿）→冠状缝重叠→表明该患者存在脑过小畸形。（右图）一名重度 MCPH 患儿的 MR 横断位 T_2WI。患儿也患有积水性无脑，图中可见颈动脉附近组织模糊不清。注意额叶和颞叶的若干细小残余组织→

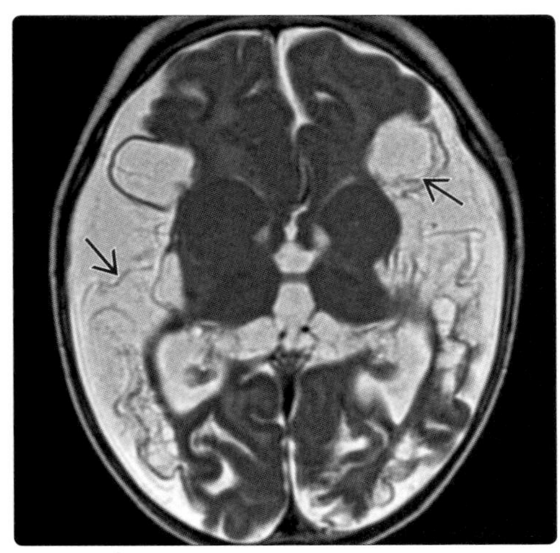

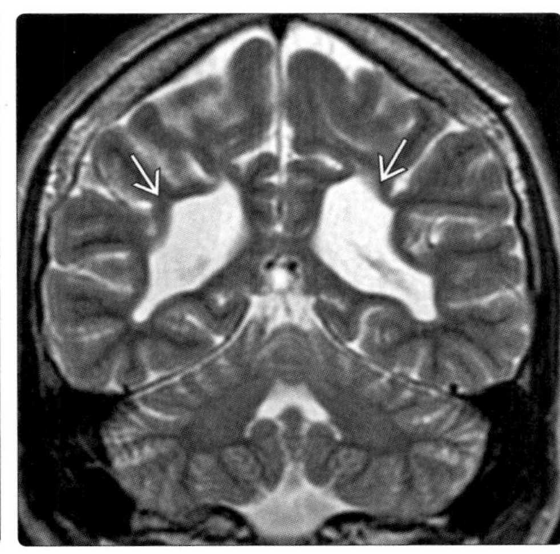

（左图）一名 MCPH 婴儿的横断位 T_2WI。患儿的小头畸形由宫内大脑中动脉区域梗死引起，图示患儿出现广泛的半球囊性脑软化→。（右图）一名早产 MCPH 婴儿的冠状位 T_2WI。产妇有绒毛膜羊膜炎病史。图中可见脑室周围及深部的白质明显较少→。横断位 FLAIR 像（无图）有脑室周围神经胶质增生的表现，说明在围产期较早期发生过脑损伤

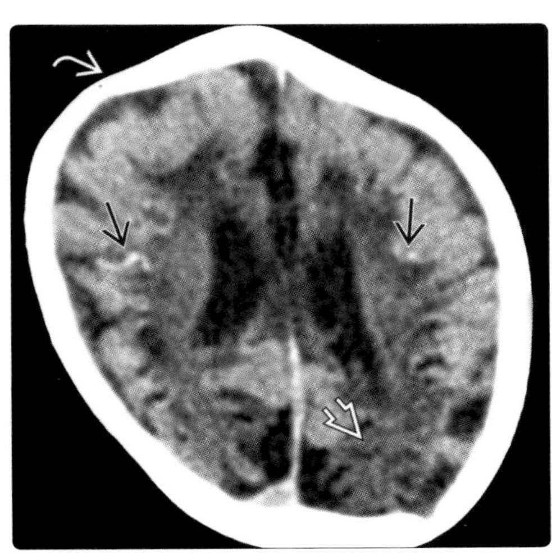

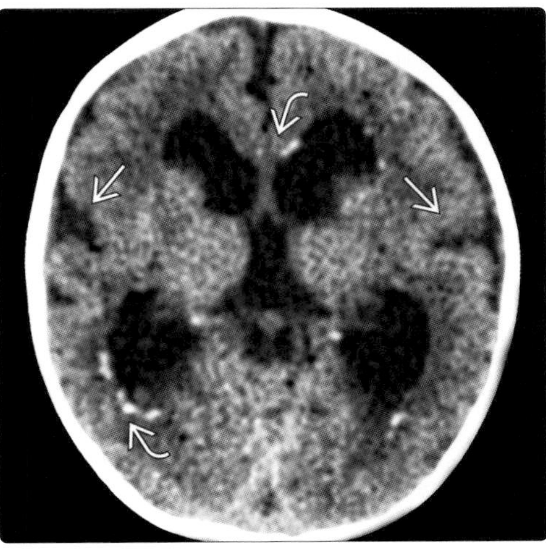

（左图）一名 MCPH 婴儿的横断位平扫 CT 像。孕妇因胎盘早剥而短时间内结束分娩。图中可见皮层下有零星的钙化灶→出现大脑皮层萎缩→。冠状缝右侧重叠→，显示该婴儿患过 MCPH。（右图）一名 MCPH 婴儿的横断位平扫 CT。该患儿有先天性巨细胞病毒（CMV）感染。图中可见脑室周围零星出现钙化→。大脑侧裂较浅→，出现了相关联的脑回简单症状（MR 示多小脑回）

半侧巨脑畸形

关键点

术语

- 半球部分或全部呈错构瘤样过度生长
- 细胞组织缺陷、神经元移行异常

影像

- 单侧大脑半球增大，颅骨增大
  - 大脑镰后部和枕极向对侧“摆动”
  - 侧脑室扩大，伴额角畸形
- 白质（WM）信号常增高
  - 可能加速髓鞘化、矿化或脑发育紊乱
- 侧脑室扩张，额角突出
- 受影响半球的大小和信号强度随时间而变化
  - 可出现萎缩和低信号，并伴有持续的癫痫活动
- 可能需要通过多次影像检查来记录完整的异常表现
- 对侧半球的情况在临床决策中有重要意义

病理

- 巨大神经元、“气球”样细胞、肥大／非典型细胞
- 脑白质肥大和胶质细胞增生

临床问题

- 抗癫痫药物通常无效
- 解剖性或功能性半球切除术
  - 解剖性半球切除术可能需要手术腔的分流

（左图）左侧巨脑畸形患儿的横断位 T_2WI 示增厚、呈低信号的岛叶皮质，基底节和外囊呈异常高信号，以及左侧侧脑室内发育异常的结节状灰质病灶➡。此患者的特点在于病理的异质性，这也使得其病因难以明确。（右图）横断位 ^{18}F-FDG PET 结果显示受累的整个左半球葡萄糖代谢下降

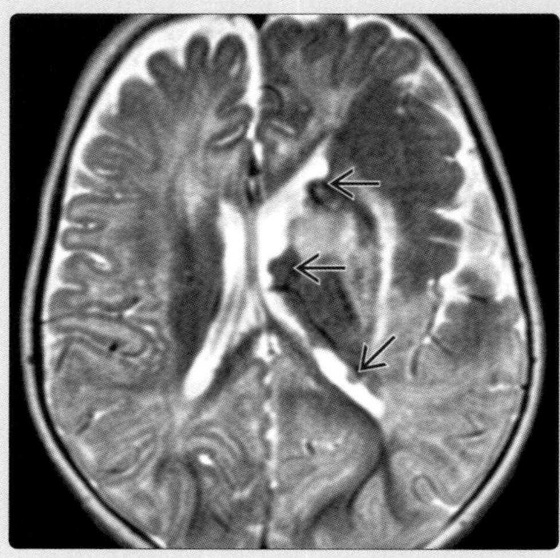

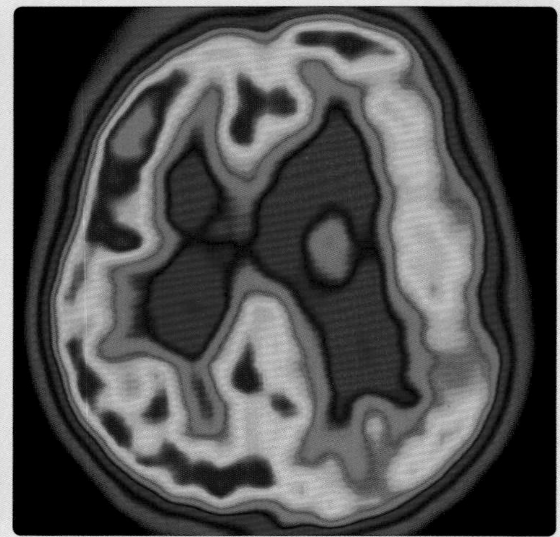

（左图）33 周胎儿的横断位 T_2WI 示整个左大脑半球增大，并伴有枕角增大。注意覆盖于外侧裂的原始静脉结构↩。（右图）横断位 FLAIR 示异常左半球白质内广泛的高信号，提示胶质增生、神经元及胶质成分紊乱。半侧巨脑畸形是引起大脑半球和同侧脑室同时扩大的唯一疾病

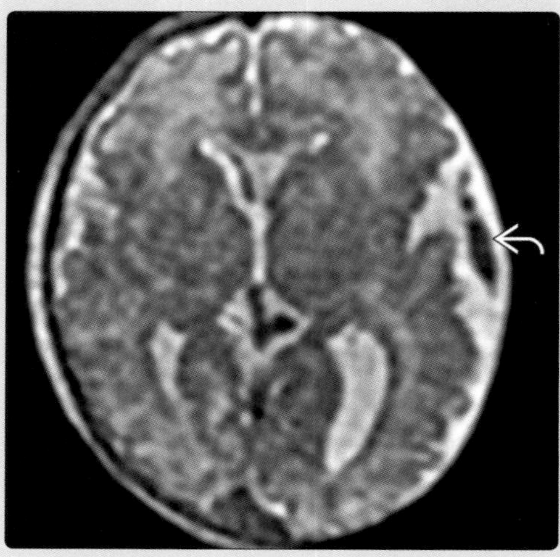

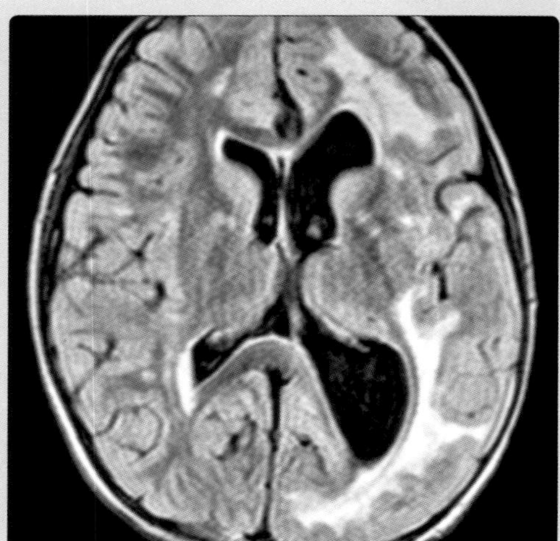

术 语

缩写

- 半侧巨脑畸形（HMEG）

同义词

- 单侧巨脑畸形
- 局灶性巨脑畸形

定义

- 半球部分或全部呈错构瘤样过度生长
- 细胞组织缺陷、神经元移行异常

影 像

一般特征

- 最佳诊断线索
  - 发育异常半球的局部或全部轻、中度或明显扩大
  - 畸形皮质、异常脑回、异常白质
  - 大脑镰后部移位
  - 侧脑室偏大，伴额角畸形
- 位置
  - 任何脑叶都可能受累（额叶最常见）
    - 同侧小脑较少受累
- 大小
  - 通常明显扩大，也可轻度扩大
- 形态
  - 多变，从无脑回到 PMG 均可

CT 表现

- 平扫 CT
  - 大脑半球增大，单侧颅骨增大
  - 大脑镰后部和枕极向对侧“摆动”
  - 侧脑室扩大，伴额角畸形
  - 白质或者异常增厚的皮质出现营养不良性钙化
- 增强 CT
  - 可见增大的血管

MR 表现

- T_1WI
  - 大脑皮层增厚
  - 常有增高的白质信号
    - 可能与髓鞘化加速、矿化或脑发育紊乱相关
  - 神经元异位：软脑膜下、皮质下或侧脑室旁
  - 侧脑室常扩张，额角突出
  - 罕见的小脑扁桃体疝（巨大的幕上脑组织挤压小脑扁桃体）
- T_2WI
  - 脑回肥厚、PMG
  - 受累半球的大小及信号强度随时间的变化而变化
    - 随着癫痫发作可能会萎缩并变成低信号
  - 灰白质交界模糊不清
    - 发育异常的神经元散布于白质之中
  - 有或无单侧小脑过度生长，异位
- FLAIR
  - 白质内可见胶质增生样高信号
- T_2* GRE
  - 营养不良钙化
- DWI
  - 可以显示连接半球的异常纤维束
    - 有助于评估功能性半球切除术后的残余连接
- 增强 T_1WI
  - 可出现奇异的强化
  - 原始皮层静脉强化、发育性的静脉异常
- MRS
  - 随着癫痫的发作，NAA 进行性下降，肌酸、胆碱和肌醇进行性升高
- 脑磁图（MEG）
  - 体感图预测皮质层缺损的严重程度

超声表现

- 灰阶超声
  - 胎儿和新生儿期可以作出诊断

核医学表现

- PET
  - 葡萄糖代谢减退（见于 50% 的病例）
- SPECT
  - 受损侧示踪剂摄取增加（癫痫发作期间）或减少

成像推荐

- 最佳影像方案
  - 多层面 MR
- 推荐检查方案
  - 可能需要通过多次影像学检查来记录完整的异常表现
    - 正常区域的髓鞘形成使得异常区域变得更加明显
  - 白质（WM）中的异常信号可能是反映异常程度的最佳指标
  - 对侧半球的情况对临床决策有重要意义

鉴别诊断

2 型局灶性皮质发育不良

- 灰白质交界模糊不清的区域可大可小
- 潜在白质的高信号，范围通常比 MR 所见的更广

Rasmussen 脑炎

- 单侧脑炎伴进行性萎缩
- 几乎总是单侧的

结节性硬化（TSC）

- 偶尔可表现为脑叶或半球的扩大
- 结节较大时可以类似 HME
  - 双侧分布

大脑神经胶质瘤病

- 弥漫性浸润性胶质瘤
- 儿童罕见
  - 多中心胶质瘤更常见

病 理

一般特征

- 病因
  - 神经元异常增殖、迁移和分化
  - 胚胎学
    - 生发基质中神经元、胶质细胞增殖过程中的异常“停止”信号
    - 导致所有类型的众多细胞的增殖
      - 不同的过度生长模式反映了体细胞突变的镶嵌型
- 遗传学
  - mTORC 1 分子通路突变导致正常和异常细胞过度生长
    - HMEG 是由该途径中基因的体细胞镶嵌突变引起的
    - 嵌合体意味着只有一些细胞有突变，大脑（或身体）的一些 / 许多部分并无异常
  - 其他体细胞嵌合体突变影响皮肤 / 血管 / 大脑
    - Klippel-Trenaunay-Weber 综合征
    - Proteus 综合征
    - Ito 型黑色素过少症
- 相关异常
  - 视神经（同侧）扩大
  - 同侧脑干扩大
  - 小脑扩大和发育不良

直视病理特征

- 半球增大、脑沟变浅、脑回融合紊乱
- 局部 PMG、巨脑回和灰质异位

显微镜下特征

- 巨大神经元，神经元排列紊乱
- “气球”样细胞，肥大 / 非典型细胞
  - 溶酶体、微丝、微管极少
  - 神经元和神经胶质蛋白的活性不一
  - 丰富的脂褐素颗粒
- 脑白质肥大和胶质增生
- 营养不良钙化
- 对侧半球可能存在隐匿性灰质异位和皮质发育不良
- 在 MR 上看起来正常的脑区通常有组织学异常
- HMEG 的显微特征与 TSC、FCD2a 的显微特征相同

临床问题

临床表现

- 最常见的体征 / 症状
  - 癫痫发作，发育迟缓
  - 巨颅畸形
- 其他体征 / 症状
  - 偏瘫，偏身肥大
- 临床特征
  - 早期为癫痫发作；可能进展为癫痫持续状态
  - 严重的发育延迟和对侧轻瘫

人群分布特征

- 年龄
  - 通常在 1 岁以内诊断
- 流行病学
  - 在通过影像学诊断的皮质发育不良中约占 3%

自然病史及预后

- 难治性癫痫伴进行性偏瘫
- 难治性癫痫和发育迟缓导致不良结局

治疗

- 抗惊厥药通常无效
- 解剖或功能性半球切除术
  - 先确认对侧半球正常！
  - 可能需要手术腔分流
    - 分流状态异常有重大风险

诊断要点

关注点

- 受累半球可能萎缩（因慢性癫痫发作）

读片要点

- 多次重复影像学检查中随髓鞘成熟可出现明显的信号变化
- 半侧巨脑畸形是唯一一种同侧脑室体积增加和脑实质体积增加同时出现的疾病

报告提示

- 影像学目标：识别 / 量化病变，识别对侧异常

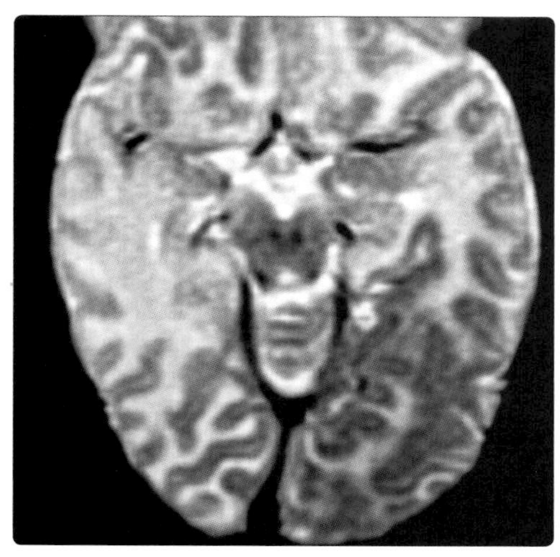

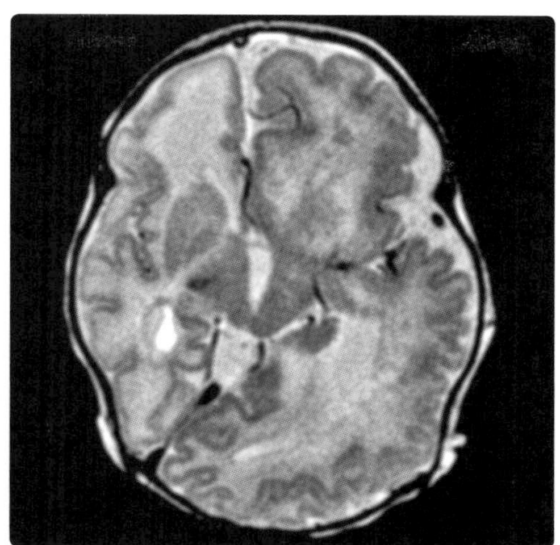

（左图）新生儿癫痫。横断位 T_2WI 示左枕极过度发育伴脑沟异常，内见异常信号，表现为巨脑畸形。（右图）新生儿半侧巨脑畸形。横断位 T_2WI 示左颞、枕叶过度发育，导致大脑镰后部显著向右“旋转”。左侧大脑半球白质无髓鞘形成，这种混杂信号反映神经元异位及发育不良

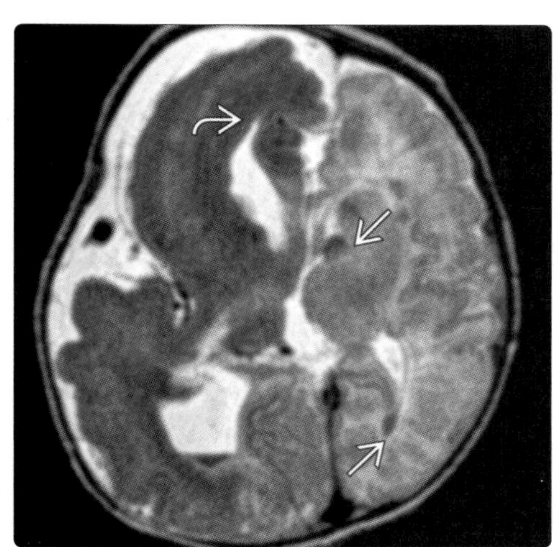

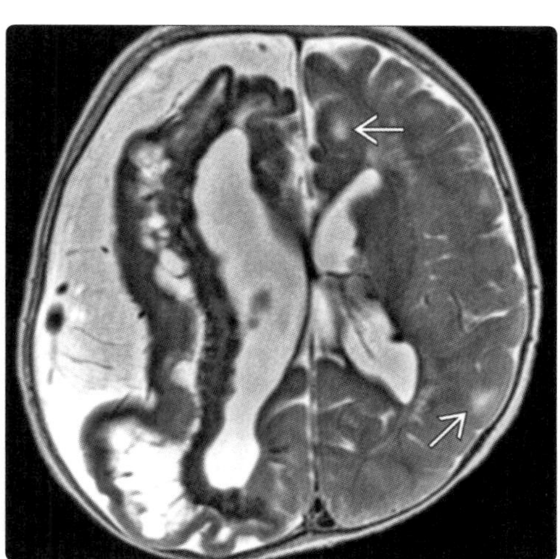

（左图）新生儿结节性硬化横断位 T_2WI 示右侧大脑半侧巨脑畸形（HME）伴皮质变薄，典型者见前角旁箭头所指↪。左侧侧脑室室管膜下结节→。结节性硬化是 HME 引起的众多过度发育综合征中的一种。（右图）同一患儿，1 年后横断位 T_2WI 示右侧大脑半球显著萎缩，继发持续性癫痫。左侧大脑半球多发皮层下结节→

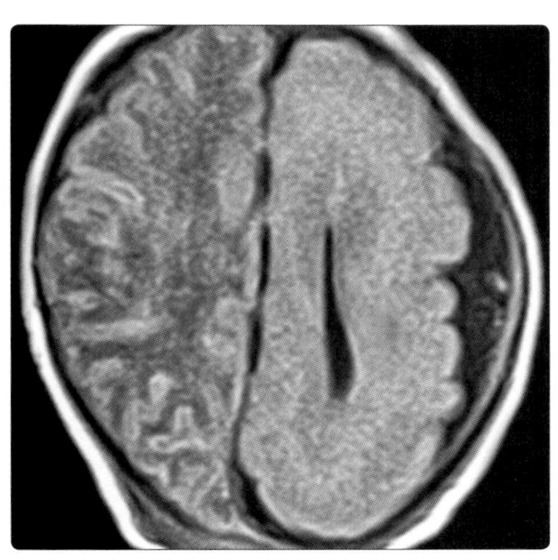

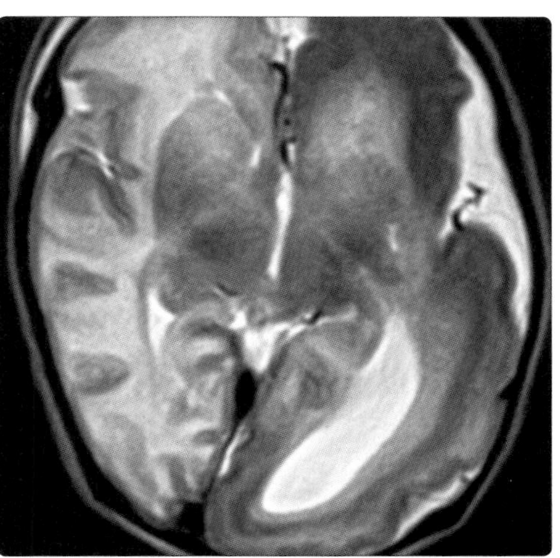

（左图）新生儿半侧巨脑畸形横断位 FLAIR 示左侧大脑半球灰白质界限消失，尽管白质中“髓鞘形成加速”。信号升高可能不代表髓磷脂沉积。（右图）儿童半侧巨脑畸形横断位 T_2WI 示左侧枕叶高低信号交替的异位带。HME 形态多样

无脑回畸形

关键点

术语
- 皮质形成障碍引起神经元移行停滞，导致 4- 皮质层增厚、脑表面平滑
- 显著的灰质异位（BH）重叠

影像
- 大脑半球呈“沙漏”样或“8 字”征
- 白质树枝状截断
- 新生儿 T_2WI 可区分 3 层细胞层
  - 内部、增厚的被抑制的神经元细胞层类似于灰质异位
  - 中间为细胞稀疏层
  - 外层细胞层可能相对薄、脑表面光滑
- 在 LIS1 中脑受累区域后部 > 前部

主要鉴别诊断
- 带状灰质异位
- 脑回结构简单的小头畸形
- “鹅卵石样”无脑回畸形（无脑回畸形 2 型）
  - 先天性肌营养不良症
- 未成熟脑

病理
- 由基因突变引起，导致表型谱
- 17p13.3 上 *LIS1* 突变基因
  - Miller-Dieker 综合征
- Xq22.3-q23 上 *DCX* 突变基因
- 7q22 上 *RELN* 突变基因
  - Norman-Roberts 综合征
- Xp21.1 上 *ARX* 突变基因
- 12q12-q14.3 上 *TUBA1A* 突变基因

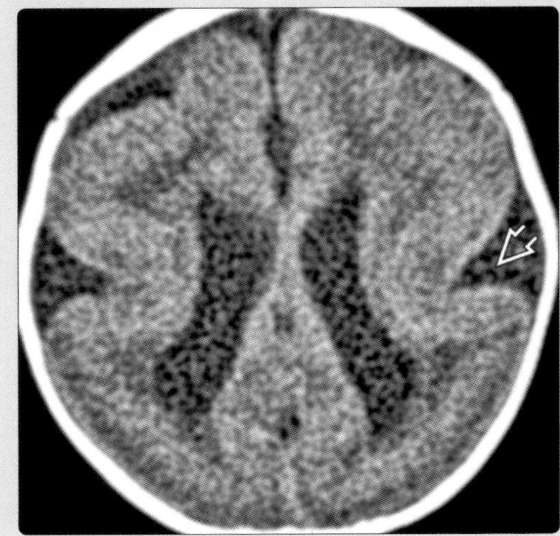
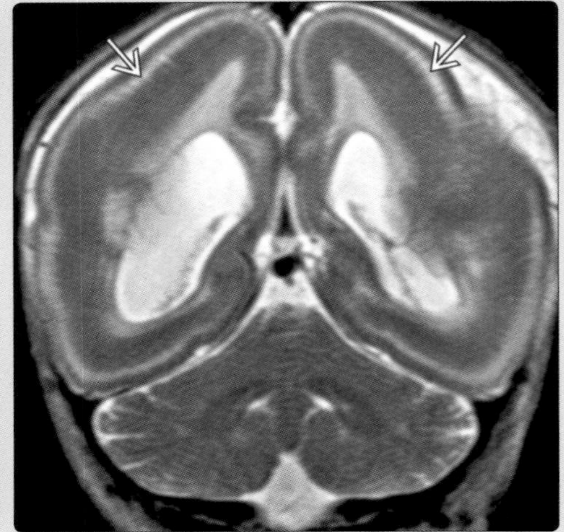

（左图）儿童无脑回畸形Ⅰ型。横断位平扫 CT 示大脑半球外形呈典型“沙漏”样。脑表面光滑、侧裂变宽变浅 ⇨。（右图）冠状位 T_2WI 示脑沟完全缺失，但并未累及小脑。高信号的细胞稀疏区 → 将薄的皮质带与较厚的无组织神经元带分离，后者通过白质与侧脑室分离

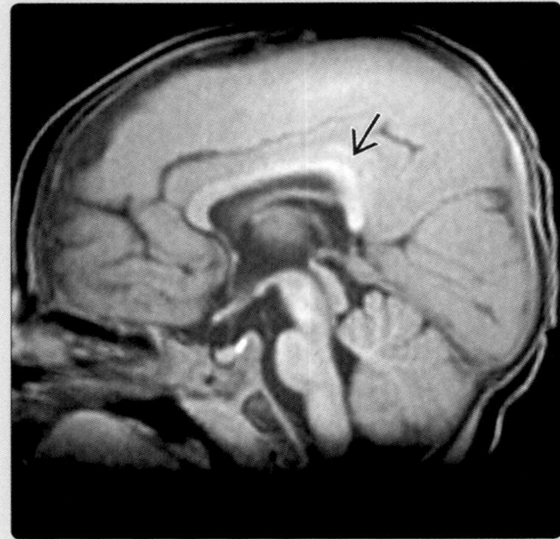
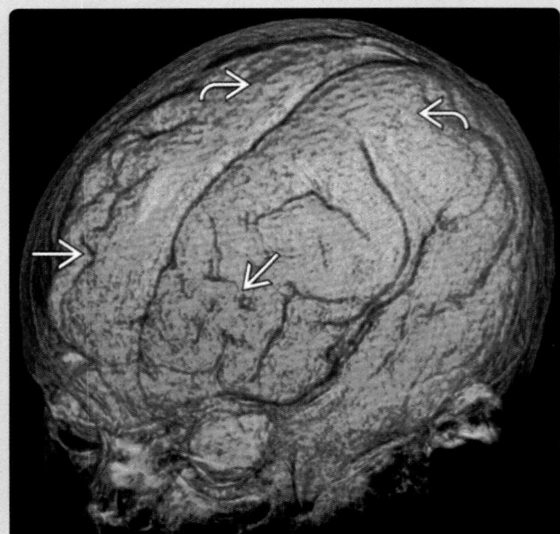

（左图）正中矢状位 FLAIR 示额、枕极相对正常，但两者之间的脑叶所含脑沟较少。注意胼胝体体部与压部间的 90° 夹角 →。（右图）同一患儿，容积重建示前部脑沟相对正常 →，顶后方脑沟较少 ↪

术 语

缩写

- 无脑回畸形（LIS）

同义词

- 经典 LIS，LIS1 型，复杂巨脑回畸形，X- 遗传 LIS

定义

- 皮质形成障碍引起神经元移行停滞，导致 4- 皮质层增厚、脑表面光滑
- 显著的灰质异位（BH）重叠
  - BH 多见于女性，与 *DCX* 基因变异有关
    - 被认为是 LIS 中预后最好的
  - BH 最外层皮层结构有相对正常的厚度及脑沟

影 像

一般特征

- 最佳诊断线索
  - 整个大脑半球脑沟缺失或数目减少伴皮层增厚
  - 大脑半球呈“沙漏”样或“8 字征”
- 位置
  - 大脑半球
- 大小
  - 正常头围或小头畸形

CT 表现

- 平扫 CT
  - 增厚的无神经元带的轮廓通常比正常婴儿的灰质更清晰
  - Miller-Dieker 综合征中，可见中线结构小部分钙化
  - 巨细胞病毒感染相关的无脑回畸形中，可见侧脑室周围钙化
- 增强 CT
  - 大脑外侧裂见大血管

MR 表现

- T_1WI
  - 少而浅的脑沟伴脑回增宽
    - 皮层表面光滑
  - 侧脑室轻至中度扩大
  - 白质呈树枝状截断
  - 深层灰质带增厚，类似于有髓白质
  - 微管蛋白基因突变相关的 LIS 中，小脑及胼胝体较小，内囊前肢缺失
- T_2WI
  - 是观察新生儿皮质层最好的序列
    - 可区分三层细胞层
      - 最外层细胞层通常较薄、光滑
      - 中间层细胞稀疏
      - 深层较厚的受阻的神经元层类似于异位带
  - 大脑外侧裂见明显血管
- T_2^* GRE
  - Miller-Dieker 综合征可见中线结构钙化
  - 巨细胞病毒感染相关的无脑回畸形可见侧脑室旁、皮层下钙化
- MRS
  - 受累皮层 NAA ↓

超声表现

- 灰阶超声
  - 孕期即可显示无脑回畸形

核医学表现

- PET
  - 内层细胞层与外层细胞层相比，摄取葡萄糖较多（胎儿）

成像推荐

- 最佳影像方案
  - MR
- 推荐检查方案
  - T_2WI 能较好显示新生儿皮层结构
  - T_1WI 多平面容积重建可完美显示儿童完整的髓鞘结构
  - 容积再现技术可使临床医师更好地观察脑沟下结构

鉴别诊断

灰质异位

- 双皮层结构
  - 正常白质（WM）将光滑的灰质带与皮层分离
    - 皮质内可见浅脑沟
- 全部或部分
- 大多见于女性

小头畸形伴脑回平滑

- 头围低于正常值的 3 个标准差
- 灰质少，脑沟浅
- 无三重脑沟

“鹅卵石样”无脑回畸形

- 无脑回畸形 2 型（LIS2）
- 先天性肌营养不良症
  - Fukuyama 先天性肌营养不良症，Walker-Warburg 综合征，肌肉 - 眼睛 - 脑疾病
- “鹅卵石样”表面的大脑、小脑和眼部畸形，先天性肌营养不良症

未成熟脑

- 妊娠 40 周脑沟完全发育

病 理

一般特征

- 病因
  - 遗传或后天因素
    - 正常神经元移行所需蛋白的编码基因突变
    - 巨细胞病毒感染的细胞不能移行或移行阻滞
- 遗传学

- 由基因突变引起的，导致表型谱
  - 17p13.3 上 *LIS1* 突变基因
    - 调控微管动力蛋白、胞质动力蛋白
    - 缺失导致顶枕叶无脑回，经典无脑回畸形
  - Xq22.3-q23 上 *DCX* 突变基因
    - 编码微管相关蛋白（微管结合蛋白）、稳定蛋白
    - 男性相关基因突变导致额叶无脑回畸形
    - 女性相关基因突变导致灰质异位
  - 7q22 上 *RELN* 突变基因
    - 细胞外基质蛋白调节神经元移行及突触可塑性
    - 突变引起 Norman-Roberts 综合征，特征为小脑变小、脑干发育不全，皮质沟回轻度减少
  - Xp21.1 上 *ARX* 突变基因
    - 同源盒基因
    - 突变导致额叶巨脑回，顶枕叶无脑回，胼胝体发育不全，外生殖器畸形
  - 12q12-q14.3 上 *TUBA1A* 突变基因
    - 编码微管组成蛋白
    - 突变导致外侧裂周围巨脑回，后部巨脑回畸形，内囊发育不全，小脑发育不全
- 相关异常
  - Miller-Dieker 综合征
    - 心脏、胃肠、肾功能异常
    - 特征性面部特征：额头突出，鼻孔上翘，上唇肥厚，器官间距宽，低耳朵，小下颌
  - Norman-Roberts 综合征
    - 前额低斜，鼻梁突出

显微镜下特征

- 4- 皮质层（*LIS1* 和 *DCX*）
  - 表面分子或边缘层
  - 外层薄的神经元皮质层（大，异常位置）
  - “细胞稀疏”白质区
  - 深层厚的神经元皮质层（无序排列）
- 皮质脊髓束发育不全

临床问题

临床表现

- 最常见的体征 / 症状
  - 癫痫及发育迟缓
- 临床特征
  - 整体发育迟缓及癫痫发作
    - 严重且广泛受累→婴儿期发病
    - 局限性受累，儿童后期发病
  - 患灰质异位的女性可能症状轻微，仅有轻微癫痫发作
  - *ARX*、*RELN* 及 *TUBA1A* 基因突变引起的小头畸形与无脑回畸形相关

人群分布特征

- 年龄
  - 通常发生于幼年
  - 轻度 / 部分病例可能延迟出现
  - 灰质异位可能无临床症状
- 性别
  - *DCX* 基因突变
    - 有灰质异位的女性其母亲灰质异位 >90%
    - 男孩无脑回畸形
- 流行病学
  - 新生儿发病率：(1～4)：100 000

自然病史及预后

- 严重的智力迟钝、运动障碍、癫痫发作、过早死亡
- 排除局灶性灰质异位的患者外，其他类型患者可正常生活

治疗

- 支持治疗

诊断要点

关注点

- 脑回异常提示为遗传性疾病

读片要点

- 怀疑新生儿无脑回畸形时，核实孕龄
  - 评估胎儿的 MRI 或超声表现特别重要
    - 孕龄 26 周前无脑回（皮质光滑）是正常的
  - 在胎儿检查中寻找具体征象
    - 顶枕沟存在或缺失，外侧裂发育不良

报告提示

- 男性患者慎用“带状灰质异位”
- 描述受累区域有助于临床及分类
- “脑回肥厚”为描述性术语，不能作为诊断术语
- 相关发现（胼胝体、小脑、内囊）有助于发现遗传综合征

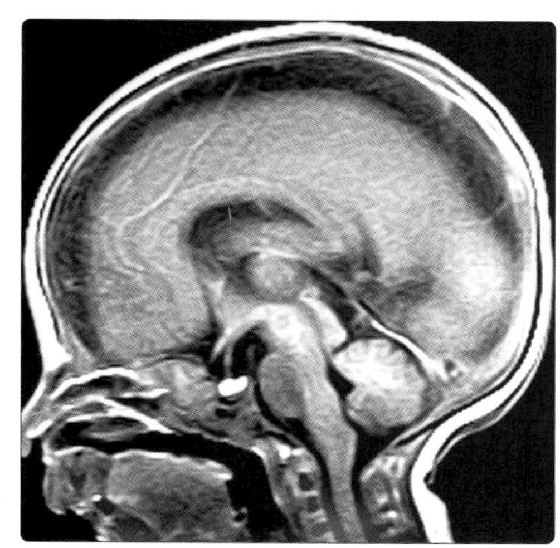

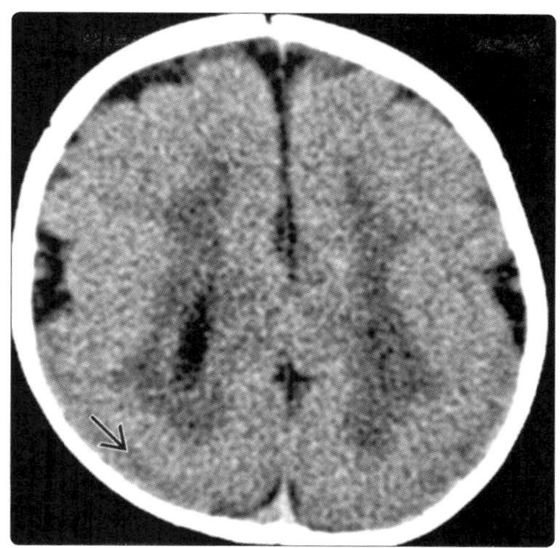

（左图）新生儿 Miller-Dieker 综合征（*LIS1* 基因大部缺失导致）矢状位 T_1WI 示幕上脑实质皮质光滑，小脑及脑干正常。（右图）儿童经典无脑回畸形横断位 CT 平扫示脑白质中缺乏树枝状结构。右枕极箭头所指→细胞稀疏区稍低密度影

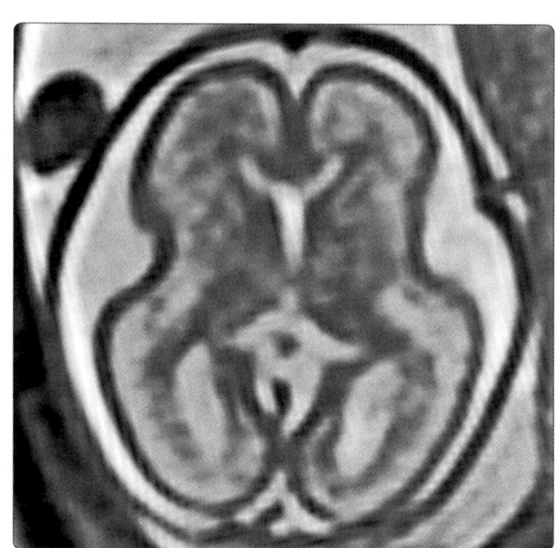

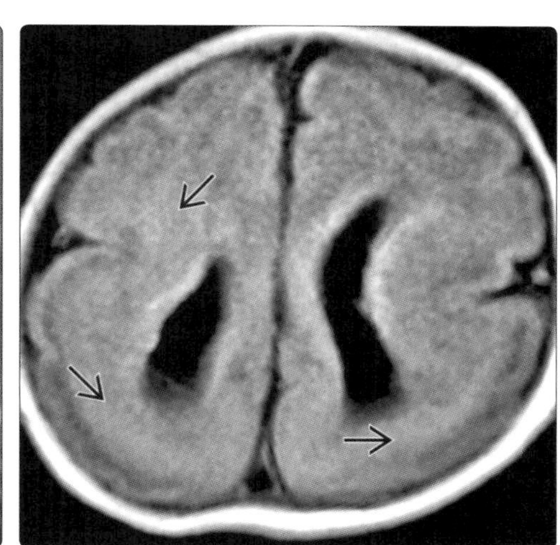

（左图）胎龄 22 周 T_2WI 示“沙漏样”大脑结构，与无脑回畸形 1 型一致。然而，在胎龄 22 周时此为正常表现。（右图）新生儿无脑回畸形横断位 T_1WI 示大脑外侧裂窄，与胎儿期大脑 MR 表现相同。皮层深部稍高信号→代表深部无序神经元区域

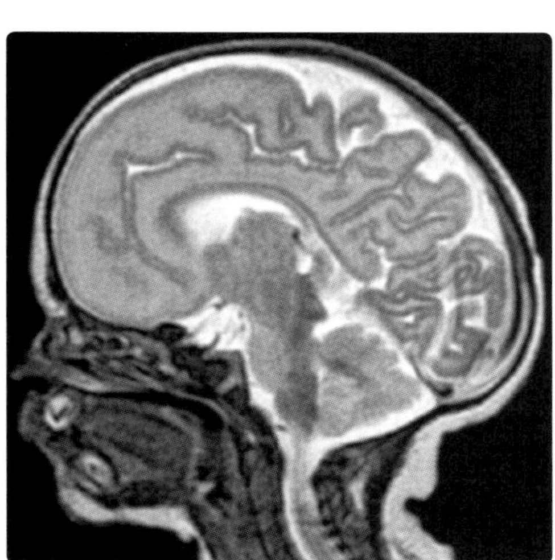

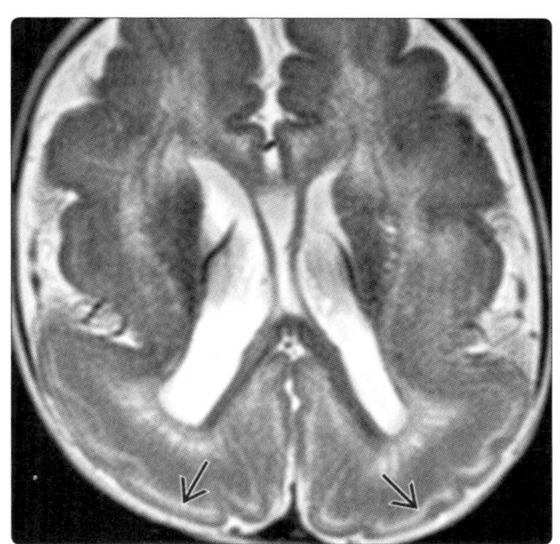

（左图）儿童无脑回畸形矢状位 T_2WI 示额叶为主的巨脑回畸形。额叶为主通常见于 *DCX* 基因突变。（右图）另一儿童横断位 T_2WI 示顶枕叶为主的巨脑回畸形，此表现常见于 *TUBA1A* 及 *LIS1* 基因突变。细胞稀疏区内可见高信号→其位于厚的无序神经元皮质带与薄的表层皮层之间

灰质异位

关键点

术语
- 灰质异位（HTP）
- 神经元自侧脑室旁原始带（GZ）移行至皮层受阻

影像
- 在 MR 所有序列，灰质异位呈等灰质信号
- 侧脑室周围，皮层下 / 横跨大脑，分子层
- 侧脑室周围灰质异位位于侧脑室周白质旁（大脑皮质原始带），但不是位于胼胝体（纤维束）或基底节旁（神经节突起原始带）
- 大小不定：微小到巨大，孤立到弥漫
- 薄层、高分辨率 3D、重加权 T_1 提供最佳对比度和清晰度
- 大的结节样灰质异位：通常窄，多小脑回，类似于皮质重叠

主要鉴别诊断
- 结节性硬化
- “闭合型”脑裂畸形
- 肿瘤

病理
- 侧脑室周围结节弥漫分布时常为遗传性疾病
    - Xq28 的 *FLNA* 基因通常受累（细胞迁移至皮层所必需）
- 灰质异位：轻型的无脑回畸形 1 型（典型 LIS）（无脑回 / 巨脑回 / 双皮层）
    - 后部占优势的无脑回畸形 / 灰质异位：17p13.3 的 *LIS1* 基因缺失
    - 前部占优势的无脑回畸形 / 灰质异位：Xq22.3-q23 的 *DCX* 缺失

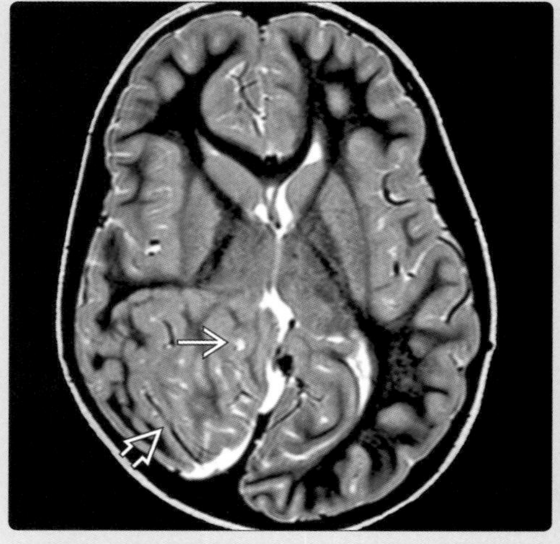

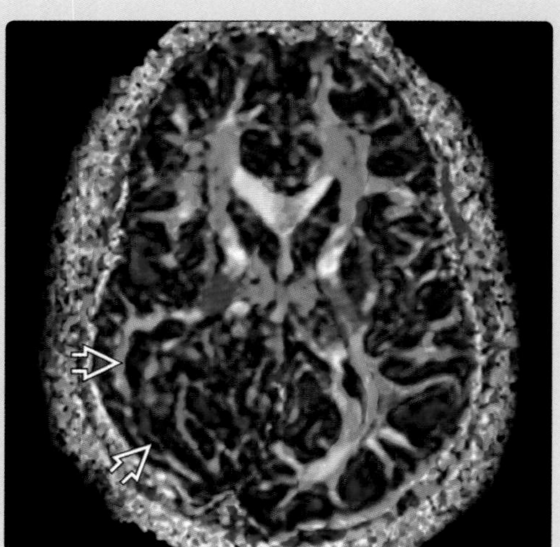

（左图）6 岁女童难治性癫痫横断位 T_2WI 示右后部皮质下巨大的灰质异位，其内包含皮层 - 像白质，灰质，脑脊液间隙➔，血管⇨。该肿块可能为肿瘤，但大脑半球体积小。箭头所指区域皮层薄（右图）同一患者，横断位 DTI 彩色 FA 图示皮层下结节样灰质异位，其内及周围白质结构紊乱⇨。红色代表右 - 左纤维取向，绿色代表前 - 后，蓝色代表上 - 下。其他色调表示中间方向

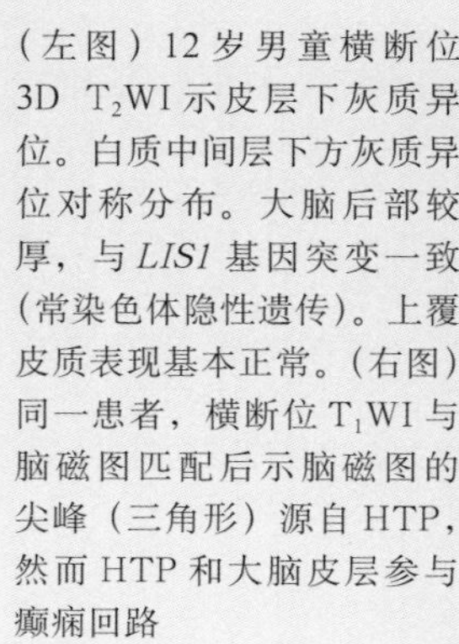

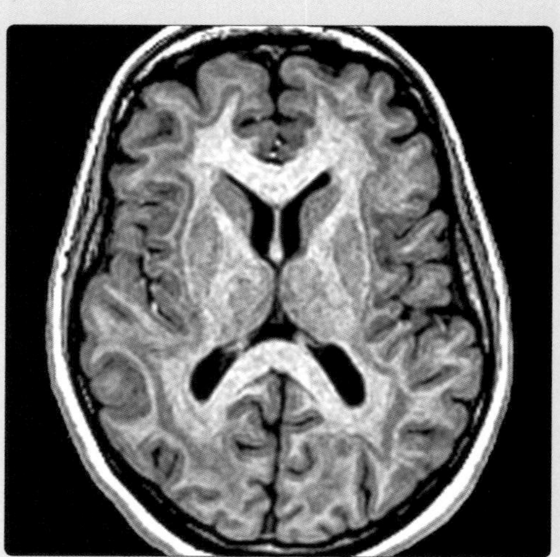

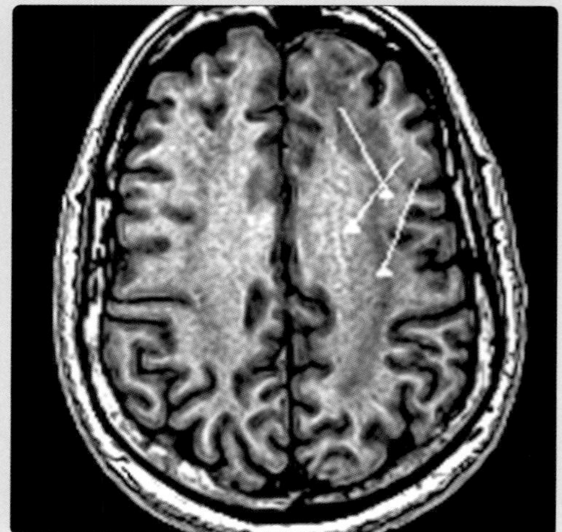

（左图）12 岁男童横断位 3D T_2WI 示皮层下灰质异位。白质中间层下方灰质异位对称分布。大脑后部较厚，与 *LIS1* 基因突变一致（常染色体隐性遗传）。上覆皮质表现基本正常。（右图）同一患者，横断位 T_1WI 与脑磁图匹配后示脑磁图的尖峰（三角形）源自 HTP，然而 HTP 和大脑皮层参与癫痫回路

术 语

缩写

- 灰质异位（HTP）

同义词

- 灰质异位；双层皮质 = 灰质异位带

定义

- 神经元自侧脑室旁原始带（GZ）移行至皮层受阻

影 像

一般特征

- 最佳诊断线索
  - MR 所有序列中，等灰质信号的结节样或条带样异位脑组织
- 位置
  - 可见于室管膜内衬至软脑膜内衬的任何部位
    - 侧脑室周围，皮层下 / 贯穿大脑，分子层
      - 侧脑室周围灰质异位位于侧脑室周白质旁（大脑皮质原始带），但并不位于胼胝体（纤维束）
- 大小
  - 大小不定：微小到巨大，孤立到弥漫
- 形态
  - 侧脑室周结节样灰质异位（最常见）
    - 突入侧脑室的局灶型 / 多灶型不对称的灰质
    - 前部与后部相比灰质分布相对弥漫
  - 异位的灰质
    - 对称分布的皮层下厚灰质带 + 薄皮层
  - 皮层下结节样灰质异位
    - 局灶性 HTP 结节，通常单发
      - 大的结节样 HTP：通常窄，多小脑回 - 同皮层
    - 多发结节样、漩涡样灰质与皮层、侧脑室表面相连，包含灰质、白质、软脑膜、血管及脑脊液
  - 相关的皮质下及侧脑室周围灰质异位

CT 表现

- 平扫 CT
  - 等密度（发育不良性钙化极为罕见）
- 增强 CT
  - 无强化

MR 表现

- T_1WI
  - 等信号
  - 边界清
- T_2WI
  - 等信号
  - 皮层下灰质异位：与皮层、侧脑室表面相连
    - 若同侧大脑半球较大，则同侧侧脑室通常较大（白质发育不良）
- FLAIR
  - 等信号
- DWI
  - DTI 示白质纤维连通模式

超声表现

- 灰阶超声
  - 胎儿超声及 MR 检查均可显示侧脑室周灰质异位

核医学表现

- PET
  - 灰质异位：葡萄糖摄取 > 正常皮质
- SPECT（HMPAO-SPECT）
  - 其灌注类似于正常皮质，灰质异位包括脑回路

成像推荐

- 最佳影像方案
  - 磁共振成像
- 推荐检查方案
  - 薄层高分辨 3D、重加权 T_1 提供最佳对比度和清晰度

鉴别诊断

结节性硬化

- 结节性硬化的室管膜下结节凸入侧脑室腔，沿丘脑尾状核沟，或位于尾状核上方
  - 钙化常见，可强化，与结节样、室管膜下巨细胞星形细胞瘤相关

“闭合性”脑裂畸形

- 灰质从皮质延伸到侧脑室形成线状裂隙（如同“亲吻”侧脑室）
  - 甚至是对侧的脑裂畸形，都可能与皮层下 HTP 相关

肿瘤

- 室管膜起源

巨细胞病毒感染

- 侧脑室周围钙化

病 理

一般特征

- 病因
  - 遗传：基因突变改变多个移行位点分子间的相互作用→移行阻滞→灰质异位
    - 突变阻碍成神经细胞沿辐射状分布的胶质细胞向皮层移行
  - 获得性（罕见）：毒素 / 感染 - 反应性胶质增生 / 巨噬细胞浸润 - 干扰神经元的迁移 / 皮层定位
- 遗传学
  - 侧脑室周结节样 HTP 常为遗传性疾病
    - Xq28 的 *FLNA* 基因（细胞移行至皮层所必需的）通常受累
    - 其他侧脑室周 HTP 突变基因位于 5p15.1，5p15.33，7q11.23
    - 小头畸形伴结节样室周 HTP：*ARFGEF2*

- 灰质异位是轻微的经典无脑回畸形
  - 后部占优势的无脑回畸形／灰质异位：17p13.3 的 *LIS1* 缺失
  - 前部占优势的无脑回畸形／灰质异位：Xq22.3-q23 的 *DCX* 缺失
  - 微管蛋白基因及微管相关蛋白（MAP）基因突变同样可导致灰质异位
- 相关异常
  - 室周 HTP 合并不同部位的畸形
    - 弥漫性／侧脑室前部 HTP 伴胼胝体发育不全
    - 胼胝体发育不全伴纵裂囊肿（例如 Aicardi 综合征）：通常表现为结节样皮层下 HTP
    - 胼胝体发育不全，小脑和海马畸形与侧脑室三角及颞角周 HTP 有关
- 胚胎学
  - 细胞移行：细胞周期调控、细胞黏附、生长因子、神经递质的释放，与基质蛋白的相互作用
    - 产生于侧脑室下原始的锥体细胞在辐射状排列的胶质细胞的引导下移行至脑表面
    - 分子层（将来的皮质层 1）内的 Cajal-Retzius 细胞发出停止信号
    - 在内向外：越表面的神经元越幼稚
    - 通常在胎龄 20 周时完成移行过程
  - 移行异常
    - 位于原始带（脑室周 HTP），覆盖于脑表面但在皮层下（皮层下 HTP），在分子层，跨过软脑膜（软脑膜 HTP=“鹅卵石”样大脑）

分期、分级和分类

- 根据位置、类型、大小分类，表型可预测基因型
  - 脑室旁结节样 HTP
    - 孤立性，多发性，弥漫性／前部／后部，单侧／双侧
  - 灰质异位是无脑回畸形 1 型的一部分
    - 较低级的无脑回畸形
  - 软脑膜的 HTP
    - 可见“鹅卵石样”大脑（常伴先天性肌营养不良）

直视病理特征

- 多种形态的灰质肿块

显微镜下特征

- 多种细胞类型，未成熟／发育不良细胞
  - 兴奋性递质超过抑制性递质

临床问题

临床表现

- 最常见的体征／症状
  - 认知功能，癫痫发作／严重程度取决于位置／程度异常
- 临床问题
  - 发育迟缓、癫痫发作的幼儿

人群分布特征

- 年龄
  - 婴儿期，症状严重者，通常表现为癫痫发作伴严重运动和认知功能障碍
  - 症状轻微者，癫痫可能在 20 岁之后出现且逐渐加重
- 性别
  - X 染色体异常的男性其脑畸形严重且预后不良
- 流行病学
  - 尸检发现 17% 的新生儿中枢神经系统异常
  - 40% 的患者伴顽固性癫痫

自然病史及预后

- 存活时间取决于脑畸形及癫痫严重程度
- 影像学检查或尸体解剖中偶然发现

治疗

- 姑息手术通常用于治疗顽固性癫痫发作

诊断要点

关注点

- 灰质异位常见，通常与其他畸形有关

读片要点

- 灰质异位无强化或钙化
  - 营养不良性钙化极为罕见

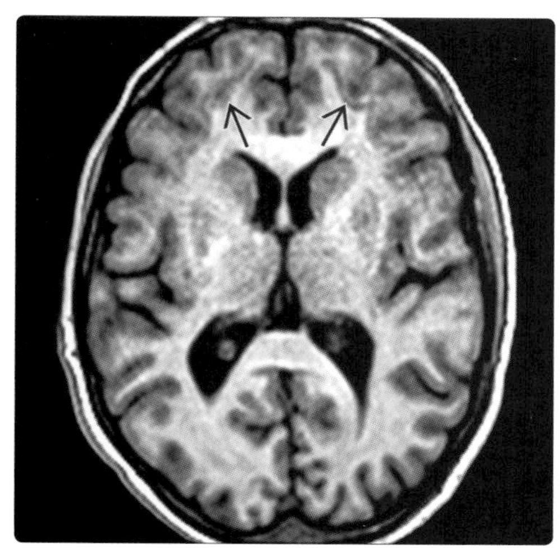

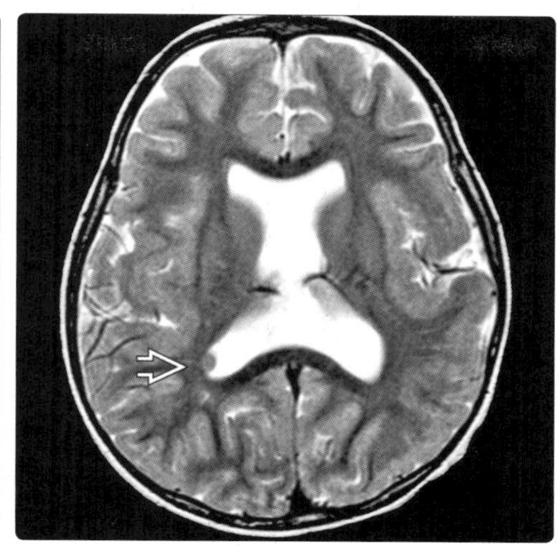

（左图）女性，15岁，严重癫痫，横断位 T_1WI 示额叶内双侧小的灰质异位→位于正常皮层下。位于大脑前部的灰质异位提示 *DCX* 基因缺失（右图）女童，2岁，视神经萎缩，横断位 T_2WI 示双侧外侧裂多小脑回，透明隔缺失，孤立结节样等信号的脑室周灰质异位⇨。小脑内灰质异位极其罕见

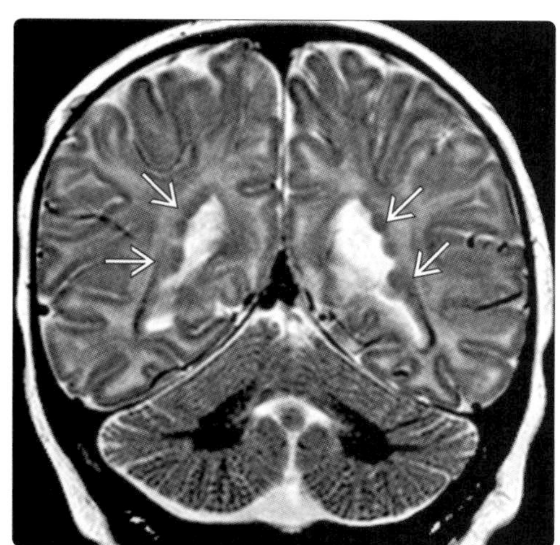

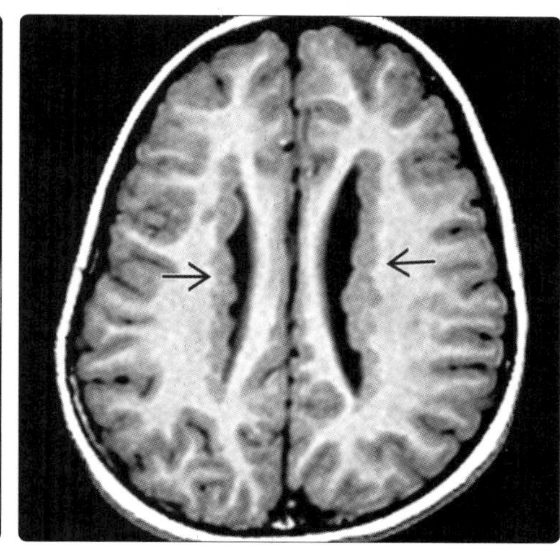

（左图）男童，5岁，冠状位 T_2WI 示脑室轻度扩大伴多发结节样脑室周灰质异位→内衬于脑室壁，同时可见枕大池扩大。（右图）女童，9岁，头痛（无癫痫发作）横断位 T_1WI 示广泛性双侧脑室周等信号结节→沿侧脑室紧密排列，双侧弥漫性结节样脑室周 HTP 提示 *FLNA*（Xq28）基因突变

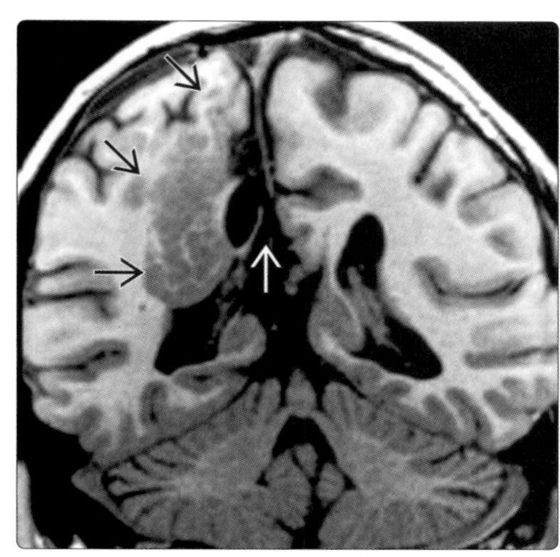

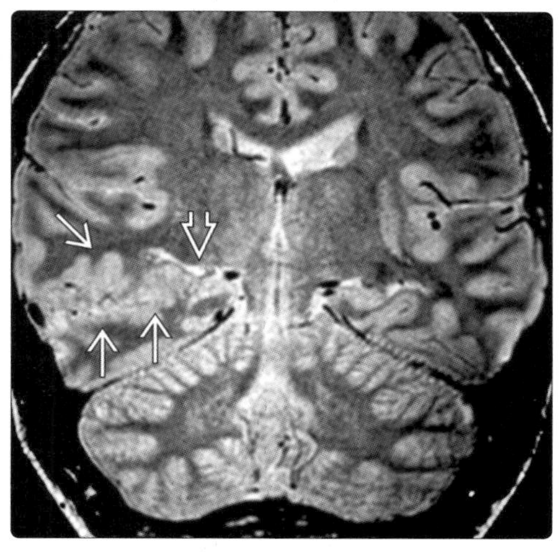

（左图）男性，15岁，癫痫发作。冠状位 T_1WI 示前扣带回内可见纵裂脑膜囊肿及多个结节样皮层下灰质异位→，位于大脑内侧面，与前引流囊肿毗邻⇨。（右图）男童，14岁，难治性颞中回癫痫。冠状位 T_2WI 示大的结节样皮层下灰质异位→，延伸至海马⇨。右侧海马显示不清

多小脑回

关键点

术语

- 神经元移行后期异常导致皮质结构畸形
  - 神经元移行至皮层但分布异常，形成多个小的脑回
  - 最终皮质内包含多个小脑沟，常在大体病理和影像学上出现融合

影像

- 病变极其小且明显卷曲
- 好发于外侧裂周围区域，双侧病变常为综合征的表现之一
- MR 表现呈小的不规则脑沟，但皮层表现正常或增厚
- 表现为有深褶的厚皮层
- MR 可综合评估畸形；怀疑钙化（TORCH）行平扫 CT
- 最佳序列：大脑发育成熟，T_1 加权三维容积 SPGR 序列，无髓鞘，薄层 T_2WI

主要鉴别诊断

- 小头畸形伴脑回光滑
- 半侧巨脑畸形
- 先天性巨细胞病毒感染
- 巨脑回畸形
- “鹅卵石”样畸形

临床问题

- 多小脑回畸形（PMG）通常导致发育迟缓，癫痫发作
- 癫痫发作和严重程度、神经功能的缺失与畸形程度有关，表现为相关的异常

诊断要点

- 损伤、感染、代谢或破坏性疾病均可导致 PMG
- 若伴随视觉或听觉症状或体征，排除宫内感染

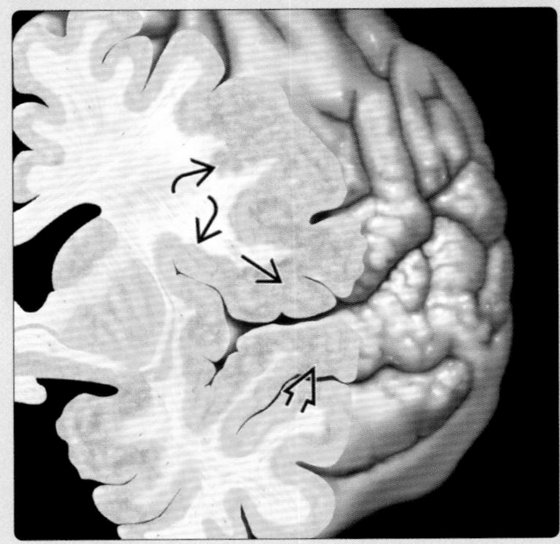

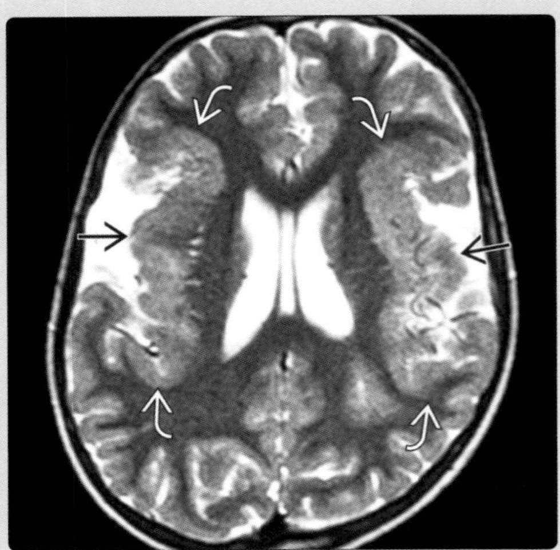

（左图）斜冠状位平面示累及额叶➡、颞叶盖部➡的多小脑回畸形，脑回表现为鹅卵石样。↪受累区域脑沟异常，灰白质界限不规则。（右图）双侧外侧裂周多小脑回畸形横断位 T_2WI 示脑岛➡、额顶盖部↪皮层增厚、形态不规则，偶尔可见透明隔腔

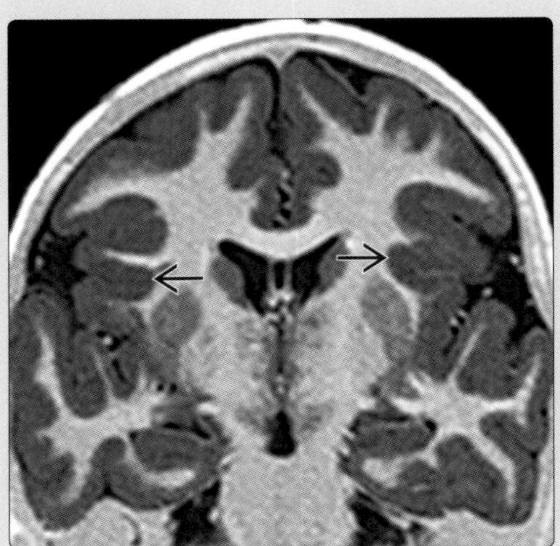

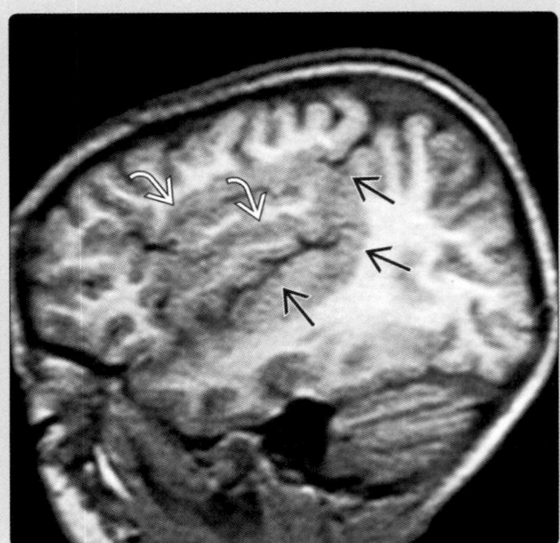

（左图）同一患者的冠状 T_1WI 示脑岛及异常外侧裂周围岛盖增厚呈深波浪状➡。多小脑回畸形通常在冠状面上表现较差，小脑回显示不良。（右图）矢状位 T_1WI 示顶上小叶后方特征性延续的外侧裂周多小脑回畸形➡，可明确诊断。同时可见其他异常的水平脑沟伴皮层不规则增厚↪

术 语

缩写

- 多小脑回畸形（PMG）

定义

- 神经元移行后期异常导致皮质结构畸形
  - 神经元移行至皮层但分布异常，形成多个小的脑回
  - 最终皮层内含有多个小脑沟，皮质分子层（层1）融合
    - 可能会误认为是几个大的厚脑回

影 像

一般特点

- 最佳诊断线索
  - 病变极其小而明显卷曲
- 位置
  - 可为单侧、双侧、多灶性
  - 好发于外侧裂周围区域
  - 双侧病变常为综合征的表现之一
- 大小
  - 从单个脑回到整个大脑
- 形态
  - 小的不规则脑回，皮层正常或增厚
  - 可表现为有深褶的厚皮层

CT 表现

- 平扫 CT
  - 脑沟形态改变；提示 PMG
  - CT 分辨率较差，故无法显示较小的卷曲
  - 若继发于巨细胞病毒感染（CMV），脑室周围可见 Ca^{2+} 沉积

MR 表现

- T_1WI
  - 皮层表面不规则，旁矢状面影像显示最佳
  - 可表现为皮层弧形增厚（5～7mm），灰白质界限不规则，无正常脑沟
  - 可表现为不规则增厚的皮层，皮层可见较深的皱褶
- T_2WI
  - PMG（2 种影像表现）
    - <12 个月：细小波浪状皮层，厚度正常（3～4mm）
    - >18 个月：皮层增厚且不规则（6～8mm），± 血管周围间隙扩大，± 皮层皱褶
- STIR
  - 由于空间分辨率差，用处不大
- FLAIR
  - 皮质和白质之间的对比度差，故可能很难看到小脑回
  - 扩大的血管周围间隙（常见于 PMG）和髓鞘形成不良（提示“鹅卵石样”畸形或产前感染如 CMV）允许存在差异
- T_2^* GRE
  - 脑室周围 Ca^{2+} 沉积形成低密度灶，提示 CMV
- 增强 T_1WI
  - PMG 区域表面可见粗大的发育不良的软脑膜静脉
- MRV
  - 异常皮质表面可见粗大的软脑膜静脉
- MRS
  - 诱发癫痫部位、萎缩部位和（或）低髓鞘部位 NAA 降低

血管造影表现

- PMG 的脑裂之间可见粗大静脉

核医学表现

- PET
  - 发病期间代谢增加
  - 发作间期低代谢

其他表现

- 胎儿 MR 和超声：至胎龄 26 周前，皮层无脑回为正常表现
  - 过早的出现脑沟则提示早期 PMG
- 胎龄 22 周时，产前 MR 便可发现 PMG 以及其他类型的皮层发育异常

成像推荐

- 最佳影像方案
  - MR 可综合评估畸形；怀疑 Ca^{2+} 代谢异常（TORCH）行 CT 平扫
- 推荐检查方案
  - 大脑发育成熟：T_1 加权三维容积 SPGR 序列；无髓鞘：薄层 T_2WI 序列

鉴别诊断

继发于先天性代谢异常的畸形代谢性疾病

- 线粒体和丙酮酸代谢紊乱
- 脑肝肾综合征：缺乏过氧化物酶体，严重的髓鞘形成不良，皮质畸形

小头畸形伴脑回光滑

- 干细胞增殖紊乱，头围低于平均头围的 3 个标准差
- 正常皮质厚度，皮质内缘光滑，正常原发及继发性的脑沟

半侧巨脑畸形（HME）

- 神经元增殖、迁移和分化障碍
- HME 所累及的大脑半球体积增大；单侧 PMG 累及的大脑半球体积减小

先天性巨细胞病毒感染

- 与 PMG 相关；CT 平扫示脑室周 Ca^{2+} 沉积

巨脑回畸形

- 皮层增厚（8～10mm），灰白质界限平滑

“鹅卵石”样畸形

- 与髓鞘形成不良有关，小脑及脑桥发育不全
- 通常与先天性肌营养不良症有关

病　理

一般特点

- 病因
  - 原因：宫内感染、缺血、毒素或基因突变
    - 时间：第二孕期的中期
- 遗传学
  - Xq28，Xq21.33-q23（*SRPX2*），16q12.2-21，1p36，及 22q11.2 基因突变已经确定基因位点在染色体 1p36.3，2p16.1-p23，4q21.21-q22.1，6q26-q27 及 21q21.3-22.1
  - 与其相关的位点较多但基因较少
    - PMG 最常见的基因缺陷：del 22q11.2
- 相关异常
  - 先天性双侧外侧裂综合征（Foix-Chavany-Marie）
  - Aicardi，Zellweger，Delleman，DiGeorge，Warburg micro 综合征

分期、分级和分类

- 多小脑回畸形有分层或四层细胞结构

直视病理特征

- 多个小脑回，其排列方向紊乱
- 分子层（皮质层 1）融合
- 表现不一、部位不定
  - 单侧：局灶性，外侧裂周围或累及整个大脑半球
  - 双侧对称分布：外侧裂周围，额叶，额顶叶，侧顶叶，矢状窦旁内侧顶枕叶
  - 双侧不对称

显微镜下特征

- 组织学范围反映 6 层层压皮质错位排列
  - 最常累及皮质层 4 和 5
  - 畸形表面见软脑膜胚胎血管
  - 皮层下或皮层内纤维髓鞘形成使 T_2WI 上皮层的表现发生变化
  - 可见到第 2、4、6 层皮层

临床问题

临床表现

- 最常见的体征／症状
  - PMG 常导致发育迟缓、癫痫发作
    - 双侧外侧裂周 PMG 可导致面咽舌咀嚼肌麻痹
    - 单侧 PMG 常导致偏瘫／癫痫发作
  - 若为巨细胞病毒感染导致的 PMG，可表现为先天性耳聋
- 临床特征
  - 癫痫发作和严重程度、神经功能的缺失与畸形程度有关

人群分布特征

- 年龄
  - 不同年龄畸形的程度／位置不同
- 性别
  - 无性别差异
- 种族
  - 见于所有人群
- 病因学
  - 难治性癫痫患儿中约 40% 发现皮质发育畸形

自然病史及预后

- 畸形及相关异常取决于基因突变的严重程度
- 许多患者可正常生活

治疗

- 选择、风险、并发症
  - 难治性癫痫患者可切除局灶性 PMG
  - 双侧或弥漫性不可切除的病变可选择胼胝体切开术

诊断要点

关注点

- PMG 通常可伴脑裂畸形
- 先天性偏瘫伴癫痫患者需观察有无 PMG
- 当与巨脑回畸形相关时，考虑为 MPPH 综合征（巨脑回畸形，PMG，多指畸形，脑积水）

读片要点

- PMG 好发于侧裂区
- 侧裂区皮层增厚提示多小脑回畸形

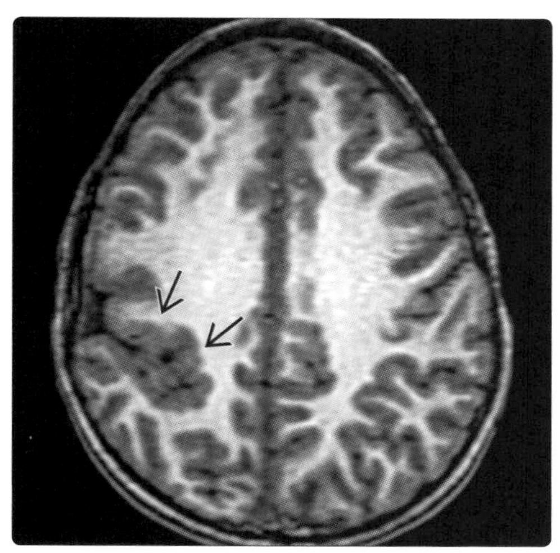

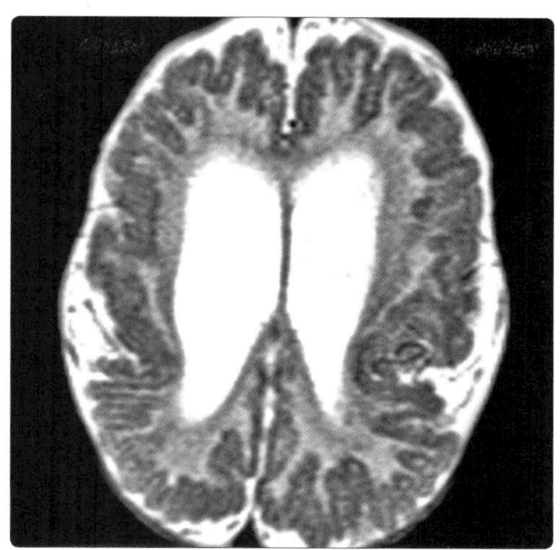

（左图）横断位 T_1WI 示右后额叶增厚的皮质可见大的皱褶→，灰白质界限形态不规则。此为典型局灶性 PMG 的影像表现。（右图）横断位 T_2WI FSE 示弥漫性 PMG。单个脑回中可见明显的小脑回，但这种特殊情况同样见于异常深脑沟分隔异常薄脑回

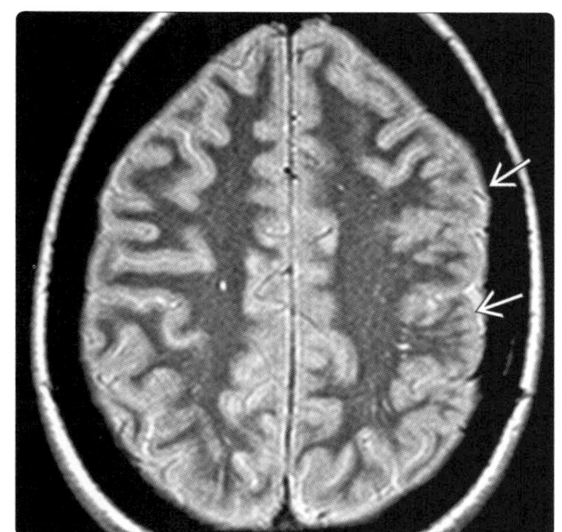

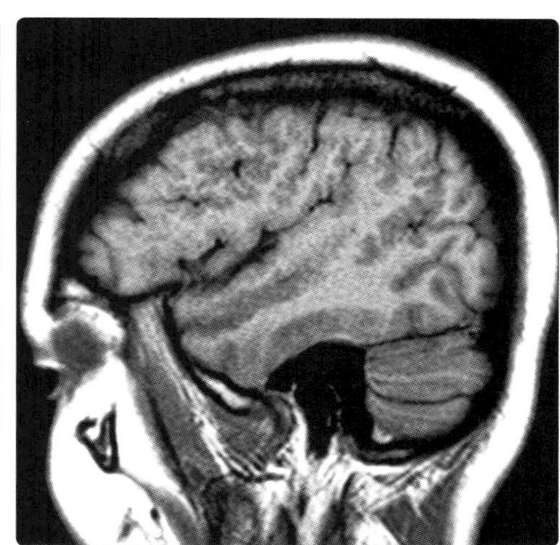

（左图）成人，无症状横断位 PDWI 示左额叶后及顶叶内多个微小脑回→。与先前图像的粗糙外观相比，PMG 的 MR 表现具有一定特征性。（右图）同一患者的矢状位 T_1WI 示：PMG 累及整个额叶、顶叶、及上颞叶。大多数半球 PMG 集中在外侧裂区

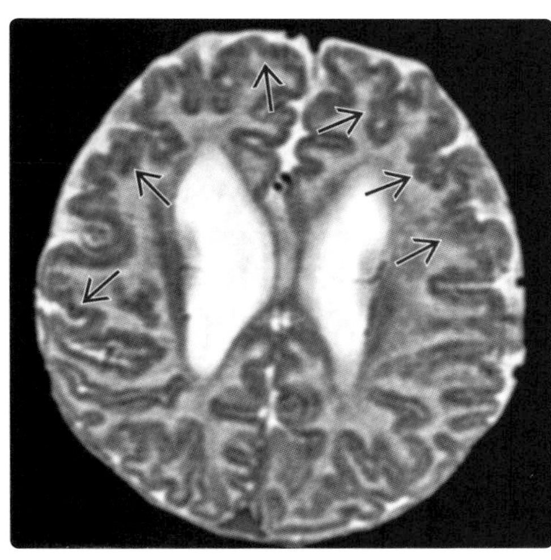

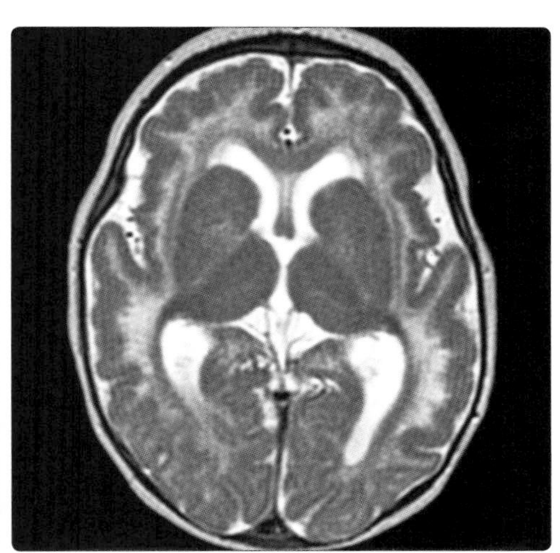

（左图）双侧额叶 PMG 患者横断位 T_2WI 示额叶灰白质交界处见多个细小不规则皱褶→额叶白质体积减少，额角扩大。（右图）先天性巨细胞病毒感染患者横断位 T_2WI 示 PMG 存在于大部分额、颞叶伴白质下异常高信号

脑裂畸形

关键点

影像

- 大脑表面裂隙，边缘内衬灰质
  - 若裂隙狭窄 / 闭合，观察侧脑室壁有无凹陷
- 超过 1/2 的脑裂畸形为双侧
  - 双侧脑裂畸形中 60% 为分离性脑裂畸形
- 裂隙边缘内衬灰质可表现为高密度
- 与 CMV 感染或 *COL4A1* 突变相关时，可见钙化
- 在髓鞘形成之前 T_2WI 更清楚地显示病变

主要鉴别诊断

- 脑穿通畸形
  - 裂隙两旁为胶质瘢痕白质，无灰质结构包绕
- 积水性无脑畸形
  - 残余脑组织由后循环供血
- 半叶前脑无裂畸形
  - 与“分离型”无脑畸形类似

病理

- 宫内损害可影响神经元移行
- 1/3 脑裂畸形的儿童有非中枢神经系统的异常症状
- 感染（巨细胞病毒）、血管损伤、产妇创伤、毒素

临床问题

- 单侧脑裂畸形：癫痫发作或轻度运动障碍
- 双侧脑裂畸形：发育迟缓，偏瘫，小头畸形，强直
- 单侧脑裂畸形常见临床症状为癫痫发作
- 脑裂畸形的大小及存在的相关畸形病变导致严重的损伤

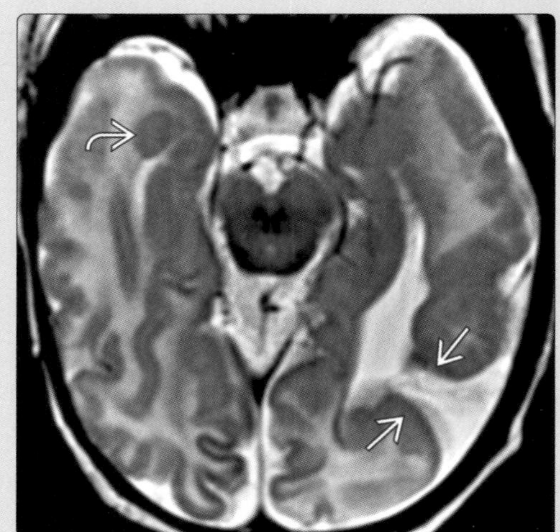
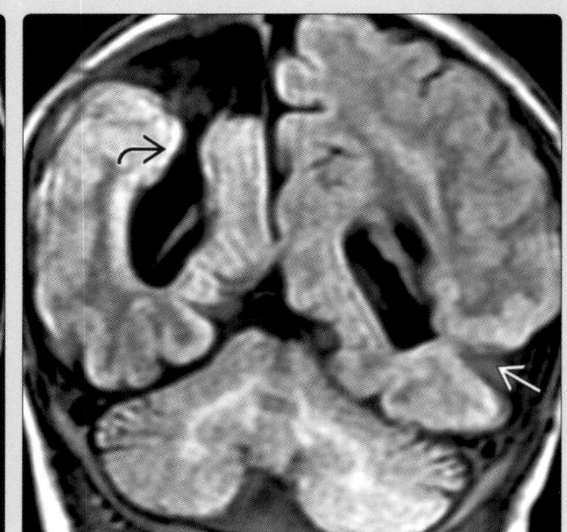

（左图）新生儿癫痫发作。横断位 T_2WI 示左颞顶叶交界处分离型脑裂畸形→，发育不良的灰质延伸至颞叶前部。右颞叶前部见灰质异位↪。（右图）同一患儿冠状位 FLAIR 示右侧顶叶分离型脑裂畸形↪，左外侧裂前部脑裂畸形→约 50% 的脑裂畸形为双侧分布，且大多数为分离型脑裂畸形

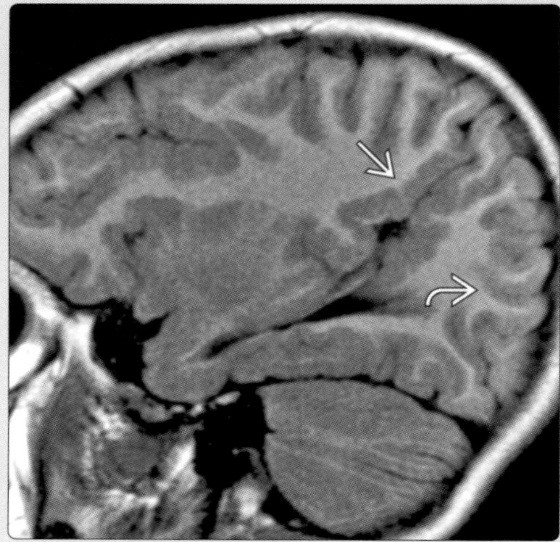
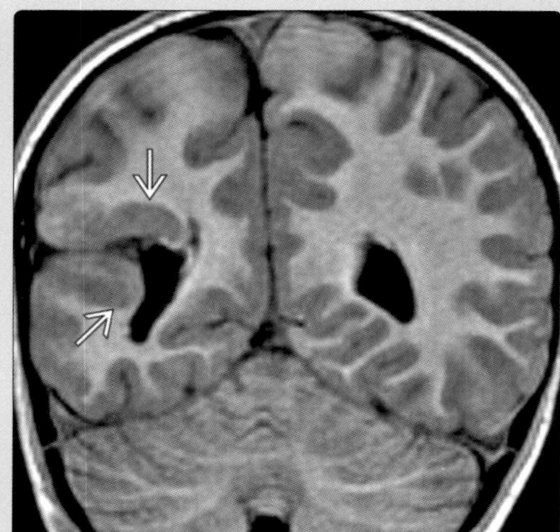

（左图）矢状位 T_1WI 示右额顶叶交界处闭合型脑裂畸形。裂隙内衬发育不良的灰质，与枕叶正常灰质的平滑界面比较→，脑裂畸形处的灰白质交界处形态不规则↪。（右图）同一患者冠状位 T_1WI 示侧脑室后角扩大变形，可见脑裂畸形，畸形边缘内衬增厚的灰质→

术 语

同义词

- 发育性脑穿通畸形

定义

- 脑实质内的裂隙，自脑皮质表面延伸至脑室表面（自软脑膜至室管膜），内衬发育不良的灰质（GM）

影 像

一般特点

- 最佳诊断线索
  - 大脑表面裂隙，边缘内衬灰质
    - 若裂隙狭窄／闭合，观察侧脑室壁有无凹陷
- 位置
  - 中央沟附近的额叶和顶叶
- 大小
  - “闭合型”或“分离型”
- 形态
  - 超过 1/2 的脑裂畸形为双侧
    - 双侧脑裂畸形中 60% 为分离性脑裂畸形

CT 表现

- 平扫 CT
  - 裂隙呈脑脊液密度（“分离型”脑裂畸形）
  - 裂隙边缘内衬的灰质可表现为高密度
  - 侧脑室侧壁上的凹陷提示室管膜边缘脑裂畸形
  - 与巨细胞病毒感染相关时见 Ca^{2+} 沉积
  - 变细扩大的颅盖可见大的分离型脑裂畸形
- 增强 CT
  - 脑裂畸形附近可见粗大的胚胎性静脉

MR 表现

- T_1WI
  - 髓鞘形成之前裂隙边缘内衬的灰质不易发现
  - “闭合型”可表现为不规则灰质束
    - 裂隙边缘或灰白质交接区内衬的灰质可表现为发育不良或波浪状
  - “分离型”可表现为宽的、楔形的或几乎平行的壁
    - 与闭合型脑裂畸形相比，内衬的灰质更难发现
- T_2WI
  - 沿脑裂畸形可见折叠的灰质
    - 在 T_2WI，髓鞘形成之前可更清楚地发现病灶
- FLAIR
  - 后期损伤出现胶质瘢痕病灶
- T_2^* GRE
  - 与 CMV 相关的脑裂畸形可见 Ca^{2+} 沉积
- MRV
  - 发育性静脉异常（DVAs）覆盖裂隙
- 三维容积重建
  - 可清晰地显示大脑皮质内脑裂畸形与邻近脑回／脑沟的关系
- fMR：未受损半球的功能重组报告

超声表现

- 灰阶超声
  - 通过胎儿超声及胎儿 MR 诊断；已经报道了渐进的变化

核医学表现

- PET
  - 葡糖糖代谢及裂隙壁灌注正常或↑（正常灰质活动）

成像推荐

- 最佳影像方案
  - MR
- 推荐检查方案
  - <9 个月，依靠 T_2WI
  - >9 个月，依靠 T_1WI
  - 容积扫描，其允许多平面重组和表面重建

鉴别诊断

脑穿通畸形

- 神经元移行完成后受损在脑内产生的裂隙
- 裂隙边缘内衬为白质，而非灰质

积水性无脑畸形

- 大脑中动脉和大脑前动脉供应区脑组织破坏
  - 残余脑组织由后循环供血：颅后窝、枕叶及内侧颞叶
- 严重脑裂畸形伴脑积水与积水性无脑畸形极其相似，可能是连续发展的过程

半叶前脑无裂畸形

- 类似于双侧“分离型”脑裂畸形

病 理

一般特点

- 病因
  - 在神经元移行前若宫内损伤可影响原始带
    - 感染（CMV），血管损伤、产妇创伤、毒素
    - 有报道称伴同种免疫性血小板减少症
    - 实验表明，腮腺炎病毒可引起脑裂畸形
- 遗传学
  - *COL4A1*，*COL4A2* 突变与脑裂畸性相关
    - 在许多器官的血管基底膜中表达
    - 突变与影响多器官的小血管疾病有关
    - 发生突变的血管壁 2 度缺陷可能导致产前，产期或产后出血
- 相关异常
  - 眼部发育不良（SOD），de Morsier 综合征
    - 以视神经发育不全和透明隔缺失为特征性表现
      - 45% 有垂体功能不全
    - 脑裂畸形 35% 为双侧
    - 在许多脑裂畸形病例中，特别是双侧脑裂畸形中，透明隔缺失

- 额叶发育不良
- 海马及胼胝体发育异常
- 常见对侧多小脑回畸形
- 脑室周灰质异位常见于临近的脑裂

分期、分级和分类

- 1 型（“闭合型”）
  - 15%～20%
- 2 型（“分离型”）
  - 80%～85%

直视病理特征

- 内衬的灰质将裂隙分隔或连接
- 丘脑、皮质脊髓束可能萎缩或未形成

显微镜下特征

- 若有胶质瘢痕，通常较少
- 失去正常的层状结构
- 巨脑回、多小脑回或灰质异位

临床问题

临床表现

- 最常见的体征／症状
  - 单侧脑裂畸形：癫痫发作或轻度运动障碍（先天性偏瘫）
  - 双侧脑裂畸形：发育迟缓、偏瘫、小头畸形，强直
    - 癫痫发作更常见于单侧脑裂畸形
    - 面咽舌咀嚼肌麻痹
      - 自主运动正常，随意运动受损
- 其他体征／症状
  - 精神疾病
  - 外侧裂综合征
    - 假性延髓麻痹

人群分布特征

- 流行病学
  - 1.54/100 000；常见于年轻的母亲，缺乏产前护理
  - 1/3 的脑裂畸形儿童有非中枢神经系统的异常症状
    - >50% 的病例可能是由于血管损伤引起
      - 腹裂，肠闭锁，与羊膜带破裂

自然病史及预后

- 畸形稳定，癫痫发展常见
- 脑裂畸形的大小及存在的相关畸形病变导致严重的损伤

治疗

- 治疗癫痫和脑积水
  - 病灶切除术、大脑半球切除术

诊断要点

关注点

- 影像和确定先天性偏瘫或癫痫的病因
  - 围产期脑卒中 vs. 单侧脑裂畸形

读片要点

- 多平面成像可避免忽略“同一平面”的“闭合型”脑裂畸形
  - 若扫描层面恰好与脑裂畸形同处一个平面，异常可能会被忽略
- 侧脑室外侧壁轮廓应当是平滑的
  - 凹陷可能提示轻度“闭合型”脑裂畸形
- 透明隔缺失应着重观察有无脑裂畸形和（或）多发性骨髓瘤
- 当诊断为半叶全脑畸形或脑萎缩时，应考虑是否为双侧大的“分离型”脑裂畸形
- 双侧脑裂畸形大小可不对称
  - 应仔细观察对侧小的裂隙

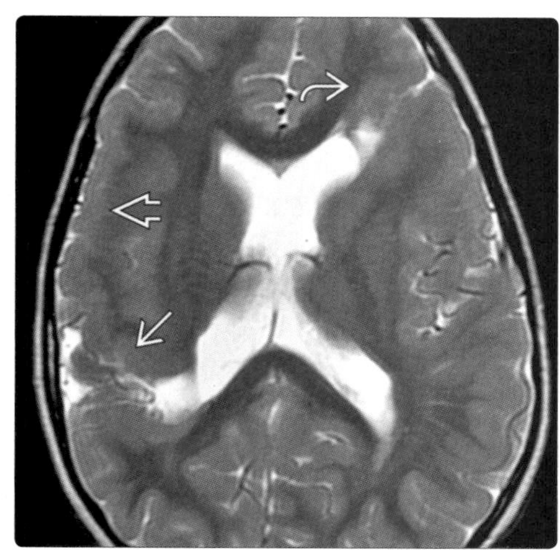

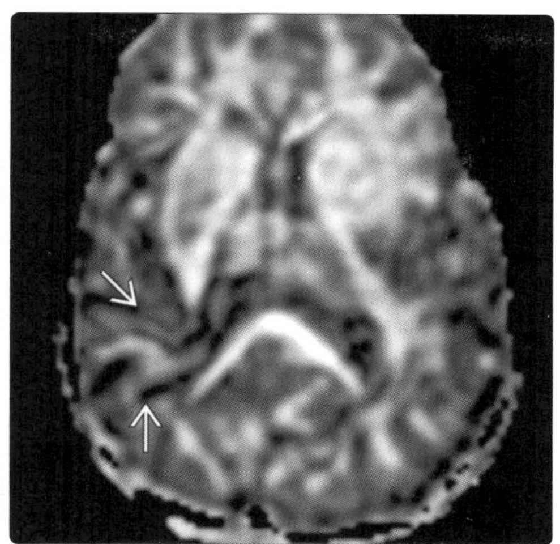

（左图）2 岁，癫痫及发育迟缓患儿。横断位 T_2WI 可见 2 处“闭合型”脑裂畸形。1 处在右侧顶叶，1 处在左侧额叶。此外，可见皮层发育不良，从右侧裂隙沿前额叶向前延伸。（右图）同一患儿横断位 DTI 的 FA 图示右侧顶叶脑裂畸形处白质（WM）束的破坏左侧图像显示白质变性更明显

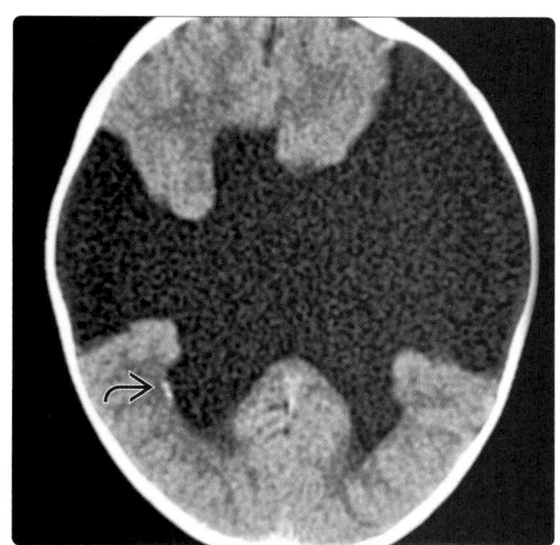

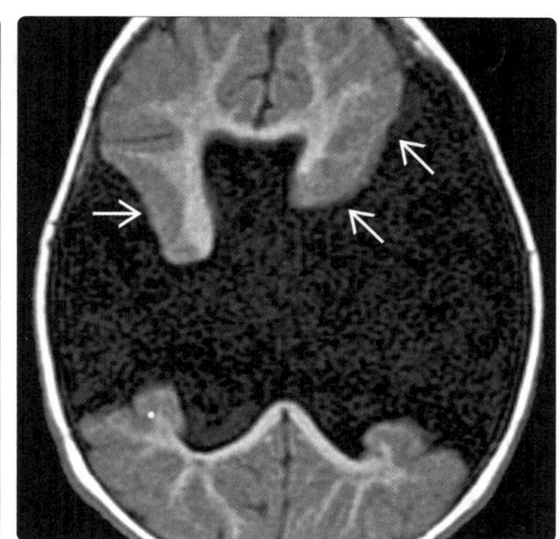

（左图）横断位平扫 CT 示由于双侧大的“分离型”脑裂畸形，侧脑室呈“蝙蝠翼”样。右侧脑室壁营养不良性钙化提示该患儿移行异常原因为宫内 CMV 感染。（右图）同一患儿横断位 T_1WI 示脑裂畸形内衬皮质异常增厚，透明隔缺如

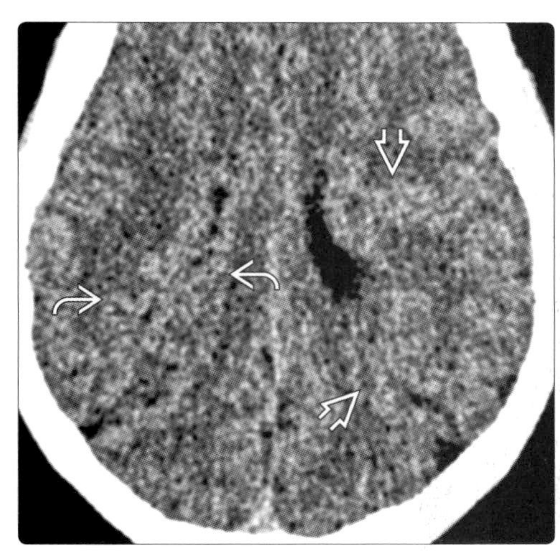

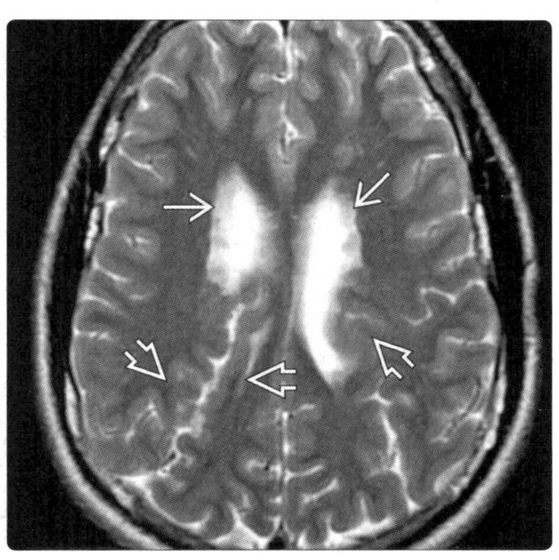

（左图）9 岁，癫痫患儿。横断位平扫 CT 示右侧额顶叶交接区，异常脑灰质自脑表面延伸至侧脑室。此外，左侧可也见灰质异常区域。（右图）同一患儿横断位 T_2WI 更清楚地显示了每个半球脑裂畸形内衬的不规则增厚的灰质。此外，在每侧脑室周可见灰质异位

正常脑发育

从影像学角度来看，正常的大脑发育可分为两个部分：脑沟形成和髓鞘形成。大脑脑沟形成与侧裂形成始于妊娠中期的初始阶段，但真正开始加快是在妊娠中期的中、后时间段，胼胝体沟、海马裂和顶枕裂形成于妊娠23周，距状沟、扣带沟形成于24周，侧副沟和中央沟形成于26周，颞上沟形成于27周，接下来是中央前沟、中央后沟形成于28周，额上、下沟见于第29周。此后至出生前，多条脑沟迅速形成，在出生后第一年内形成了一些第三级和第四级脑沟。

胎儿成像使用单激发扰相快速自旋回波技术（HASTE，SSFSE）还能显示其他成熟表现，如“生发基质”和底板的存在。生发基质包括几个方面结构：神经节隆起（尾侧、内侧和外侧）和脑室下内外区，这些结构是幕上神经元产生的主要部位，而脑室区和菱形唇是大多数小脑神经元产生的区域。在18～24周的胎儿，这些区域表现为第三脑室上部、侧脑室周的线状低信号。在这些结构外侧的等信号区域为中间带，主要由迁移的神经元和轴突组成，构成半球发育的路线。中间带外侧为底板，在T_2WI图像上呈高信号，由稀疏分散的神经元组成，这些神经元与丘脑神经元的轴突形成突触，也可能来自其他底板神经元。最外层是与生发基质类似的低信号，即发育中的大脑皮质。第25～27周，生发基质消失，神经元完成其迁移路径，同时在SSPE图像上底板消失，早期的皮层突触消失，被更长久存在于皮质内的突触取代。然而，高分辨率DWI序列仍可看到底板。

白质成熟也在子宫内开始，但比神经元迁移或脑沟形成更晚。了解这一点很重要，与白质成熟有关的成像变化［T_1和T_2时间缩短，平均扩散率降低，径向扩散率（RD）减少，各向异性分数（FA）增加，磁化传递增加，结合水分数增加］不直接代表髓鞘形成，而代表了与白质和灰质成熟相关的许多变化，这可以最简单地理解为越来越复杂的细胞内和细胞外结构瞬间结合水分子，从而改变它们的弛豫和扩散特性。虽然在早期背侧脑干（中纵束、内侧丘系、外侧丘系）中有一些早期髓鞘形成，但绝大多数的幕上、幕下的成熟变化发生在妊娠末3个月和出生后。大脑和小脑的髓鞘形成是在出生前沿着皮质脊髓束开始的，因此正常新生儿可见T_1和T_2弛豫时间缩短。需要注意的是，所有结构中与白质成熟有关的表现在T_1WI像要早于T_2WI像，因此通常认为T_1成像对髓鞘更敏感，但其原因尚不清楚。在T_1WI像上，内囊后肢的后部在出生时呈高信号，整个后肢（PLIC）在第2个月、前肢（ALIC）在第3个月变成高信号，高信号在其他部位出现顺序分别是：胼胝体压部6个月、膝部8个月、额叶白质9个月，全脑12个月。在T_2WI像上，出生时PLIC的皮质脊髓束可见低信号灶，低信号在其他部位出现顺序分别是：整个PLIC和胼胝体压部6个月、ALIC和胼胝体膝部8～9个月、枕部白质12个月、额部深部白质14个月，皮质下额上白质20个月。T_2WI像上最后变暗的区域是额叶眶区和颞叶前部，与皮质相比，直到28～30个月时信号才减低。

其他成像序列可以用来量化脑成熟（记住，它们不量化髓鞘本身）。其中，此时最容易使用的是磁化传递、扩散张量成像（特别是RD和FA）和T_1/T_2弛豫时间。这些参数在特定年龄的标准值已经确定，然而随着磁场强度和所用参数的改变，量化数值也会变化，因此应谨慎使用标准值。“结合水分数”也称为“髓鞘水分数”成像技术（目前仍是难以应用的临床扫描）对成熟度的量化具有应用前景。

对代谢性疾病的认识

除非有家族史，否则很难做出先天性代谢异常的诊断。症状和体征通常是非特异性的，如癫痫发作、肌张力减低、运动障碍，神经运动发育迟缓，或共济失调。生化测试需要对血液进行化学和基因测试，但仍可能或不能给予诊断。影像有时能给出参考或缩小鉴别诊断范围，但绝大多数病例仅出现非特异性表现。因此，超过60%的疑似代谢紊乱的患者从未得到特异性诊断。如果成像正确，影像学检查将对诊断提供很大帮助。正确的成像方法包括高分辨率图像，它可最大限度地提高正常和异常组织之间的对比度。所有疑似先天性代谢异常的研究应包括平扫或增强T_1WI像、T_2WI像，以评估皮质畸形，应用T_2-FLAIR像评估白质脑病，应用DWI评估扩散性和FA，应用短和长回波质子MRS评估正常代谢物的量和发现异常代谢物。

影像表现

从成像的角度来看，最好是通过评估大脑的受累情况来评估先天性代谢缺陷：大脑的受累部位和类型，对于大脑而言，首先是要区分受累部位是灰质和白质，其次要区分皮质与核团的疾病，第三是受累皮质、特定受累核团的定位。若脑白质受累，要明确是皮质下、深部白质亦或脑室周围白质的受累，其他因素如囊肿、空洞、钙化、炎症（减少扩散）或增强也是重要的。

在儿童，引起弥漫性皮质变性的主要病变是神经退行性疾病，如神经元蜡样脂褐质沉积症（NCL）、黏脂贮积病、Rett综合征及Alpers Huttenlocher综合征。而所有这些疾病没有特异性表现（虽然共济失调、早期小脑萎缩可提示晚期婴儿型NCL），这类疾病的诊断需要影像学表现、临床表现和实验室或基因检测相结合的。

还有一组导致深部灰质核团受累的疾病，特定核团或多核团受累的情况可缩小诊断范围。例如，孤立的苍白球受累提示鉴别诊断包括甲基丙二酸尿症、琥珀酸半醛脱氢酶缺乏症、异戊酸血症或中毒（一氧化碳，氰化物，胆红素）。纹状体的受累提示 Leigh 综合征、3- 甲基谷氨酸尿症、丙酸血症或乙基丙二酸血症等。

对于白质疾病，发病早期影响皮质下白质的疾病包括半乳糖血症、婴儿亚力山大病（主要是额叶受累）和巨脑症伴白质脑病和囊肿（MLC），其中后两者伴有巨头畸形。MLC 影像表现为白质病变而实际上其白质正常，影像上表现为白质病变是由于水通过离子通道泄漏到白质间质间隙的结果。这就是为什么病儿临床表现轻微，而影像学表现严重。

众多的白质疾病在疾病早期不累及皮质下白质，包括异染性脑白质营养不良（MLD）、Krabbe 病、GM2 神经节苷脂（GM2）、X 连锁肾上腺脑白质营养不良（X-ALD）、苯丙酮尿症和枫糖尿症（MSUD）。所有这些疾病在不同年龄段也有发病，而 X-ALD 有炎性成分，MSUD 在受影响的区域中显著降低扩散率，GM2 表现为丘脑 T_1WI 高信号 /T_2WI 低信号。

还有一个更大的疾病群累及白质和深部灰质核团，最常见的是线粒体疾病，如 Leigh 病、海绵状脑白质营养不良、尿素循环障碍、L-2 羟基戊酸尿、戊二醛尿 I 型及 Wilson 病。这些病可根据前面讨论过的关于白质和灰质的因素而分为：皮层下受累、深部白质受累、脑室周围白质受累和特定的灰质核团受累。

最后一类白质疾病是髓鞘形成不良，不同于其他与髓鞘生成消失有关的白质疾病，这类疾病与水肿或炎症有关。髓鞘形成不良时，髓鞘或是没有形成，或形成非常缓慢和不足，致大脑在 T_2WI 像上类似小婴儿（在某些情况下，可在 T_1WI 像上表现成熟），由于没有水肿和炎症，很难确定是髓鞘延迟还是缺乏。因此通常需要 6 个月后进行 MRI 随访：若髓鞘形成有所进步则提示早期延迟，若没有或只有很小的进步则提示髓鞘形成不良。其他功能的障碍，如先天缺牙、性腺功能减退或先天性白内障亦有助于鉴别。这组最常见的疾病包括 Pelizaeus Merzbacher 病、4H 综合征（hypomyelination，hypodontia，hypogonadotropic hypogonadism）、基底神经节和小脑萎缩伴发的髓鞘形成不良（HABC）和 18q 段缺失综合征。

(左图) 2~3 周胎儿的矢状位重建 SSFSE 图像可见到胼胝体，能看到的沟仅为顶枕沟→和距状沟→，小脑因发育较晚而看上去较小，可见脑导水管→和垂体柄在→。(右图) 27 周胎儿的矢状 SSFSE 可见扣带回和胼胝体缘沟→，自 23 周后即有明显发育的脑沟

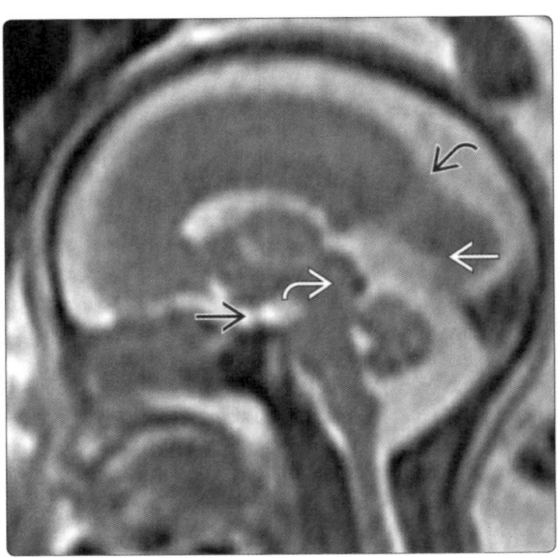

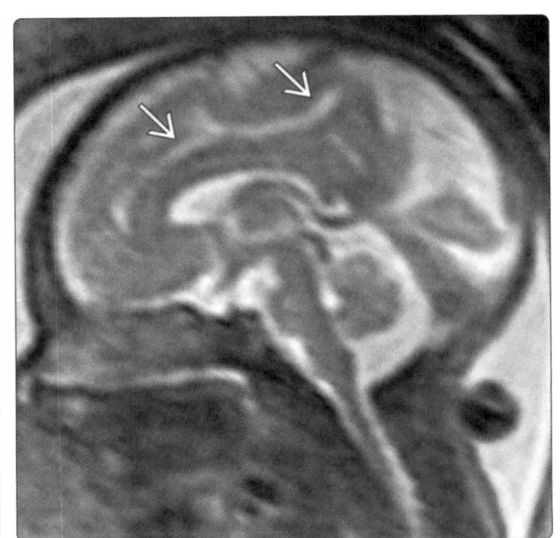

(左图) 35 周调整年龄婴儿的矢状位 T_1WI 表现出比 27 周明显更复杂的脑回形态。出生后第一周，垂体在 T_1WI 像总是亮的。还要注意的是，小脑在这个年龄仍然相对较小，小脑发育多在出生后。(右图) 出生时新生儿的矢状位 T_1WI 表现为沿大脑半球内侧表面的更复杂的脑沟化。颅后窝和小脑的体积增加

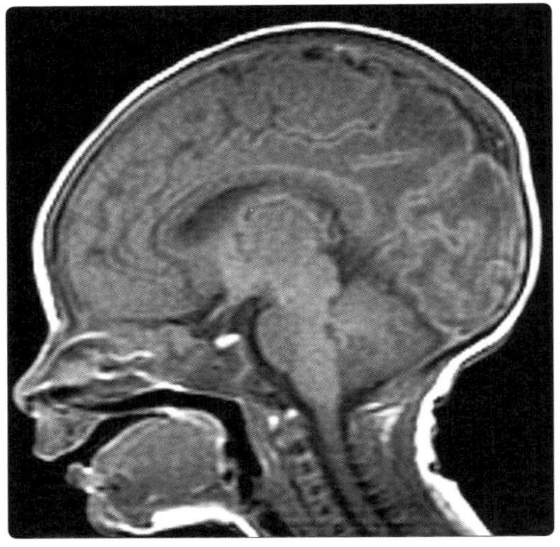

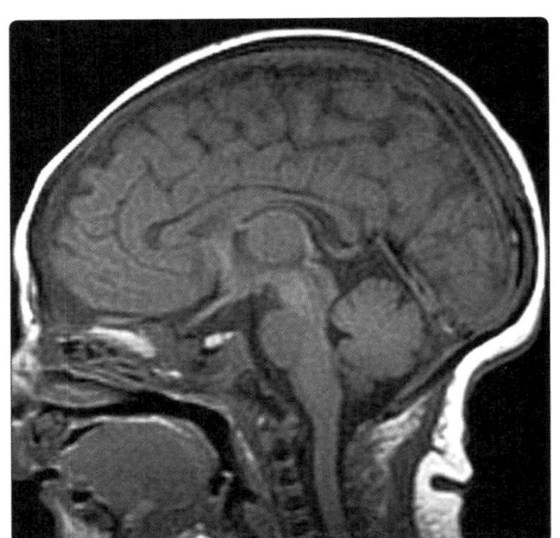

(左图) 6 月龄婴儿的矢状位 T_1WI 示胼胝体后部高信号→，伴胼胝体膝部和压部的增厚。随着小脑的发育，内侧半球的脑沟化复杂程度进一步增加。(右图) 18 个月大幼儿的矢状位 T_1WI 示完全髓鞘化的胼胝体，其比例与成人相同，颅后窝及小脑大小亦与成人相近

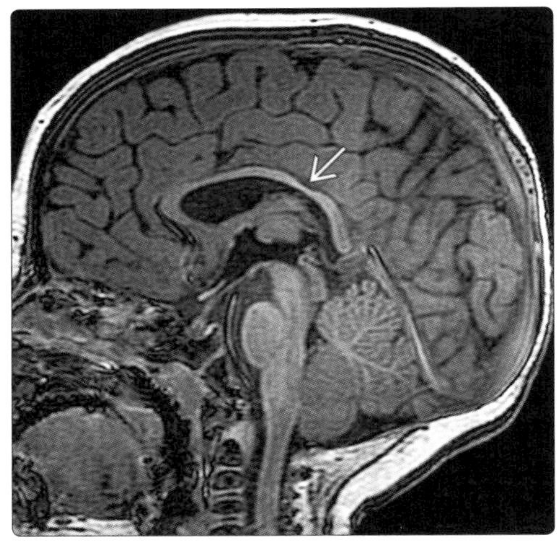

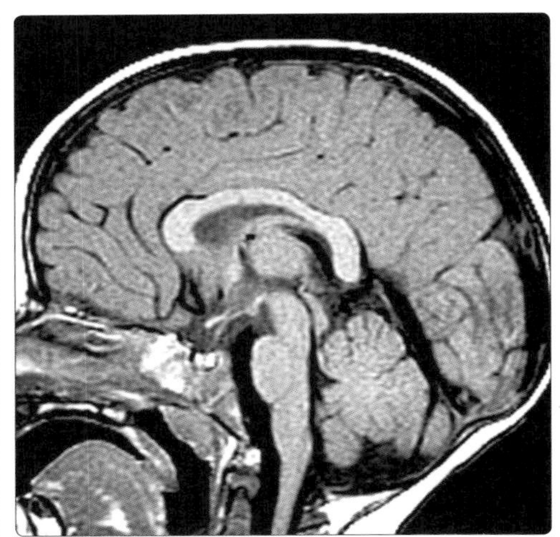

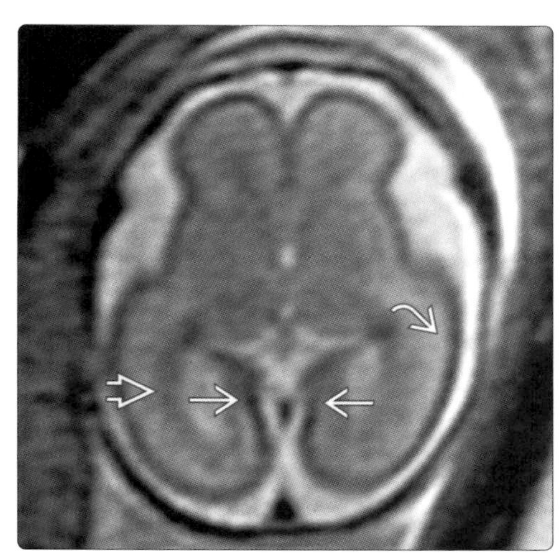

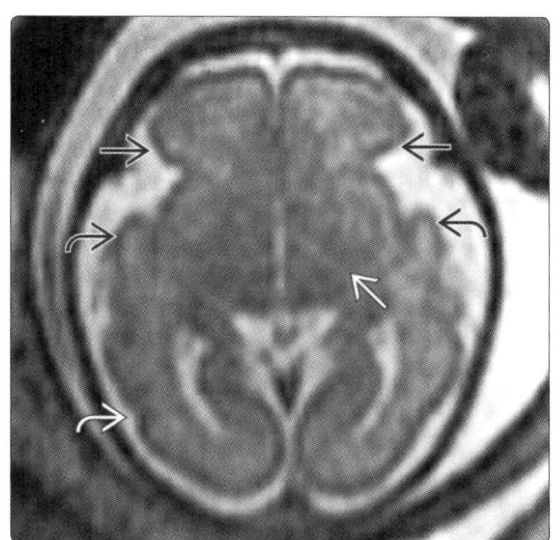

（左图）23周胎儿的横断位SSFSE示侧裂和距状裂锥形➡。低信号的侧脑室生发性基质线⇨。在皮层和中间区之间可见高信号的底板↪。（右图）28周时的横断位SSFSE图像显示侧裂池区域的小顶叶↪和小额叶→。右侧颞上沟↪显示。内囊➡有助于基底节的定位

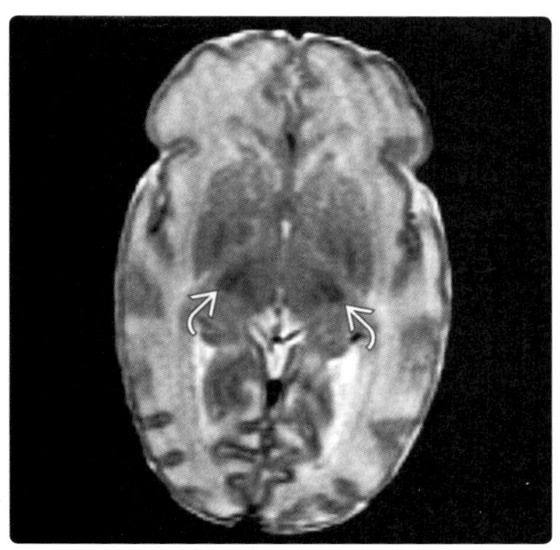

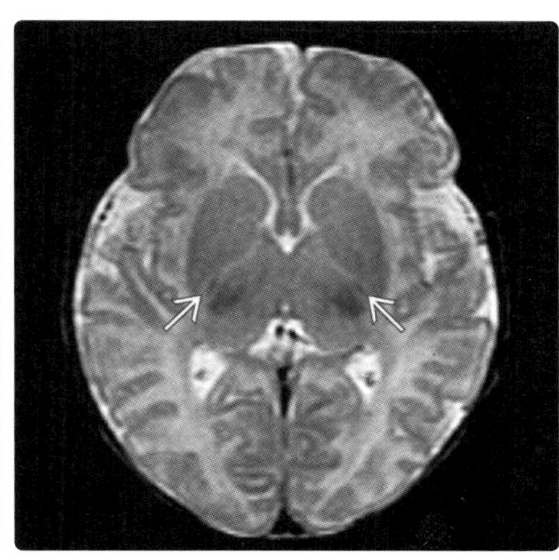

（左图）33周早产儿的横断位T_2WI像示没有任何髓鞘形成。丘脑腹外侧核↪是低信号的结构。次级沟是存在的，但仍然很浅。脑沟刚刚形成。（右图）足月新生儿的T_2WI示脑沟形成，伴较为成熟的岛沟，尽管脑岛尚未覆盖。内囊后肢➡表现为低信号

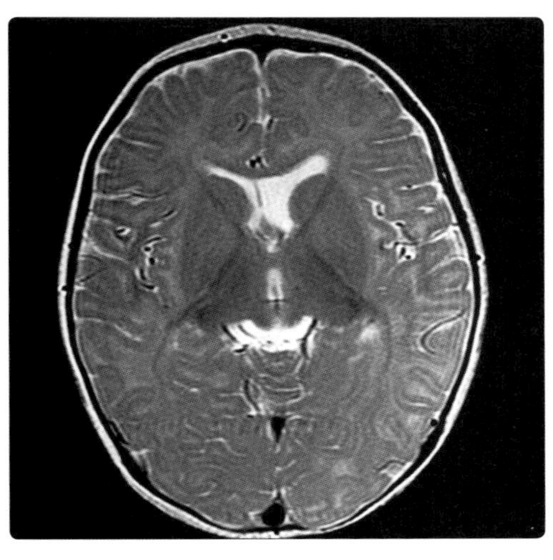

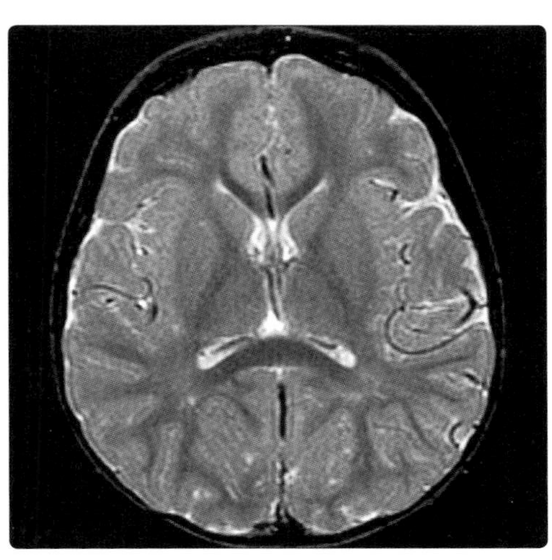

（左图）7月龄儿童横断位T_2WI示完全被覆盖的脑。内囊的前肢和后肢呈低信号（稍早熟）。然而，半球白质仍为高信号。脑沟化接近成熟。（右图）24月龄儿童横断位T_2WI示几近完全髓鞘化，这个年龄的前颞叶和眶额区域仍为等－稍高信号

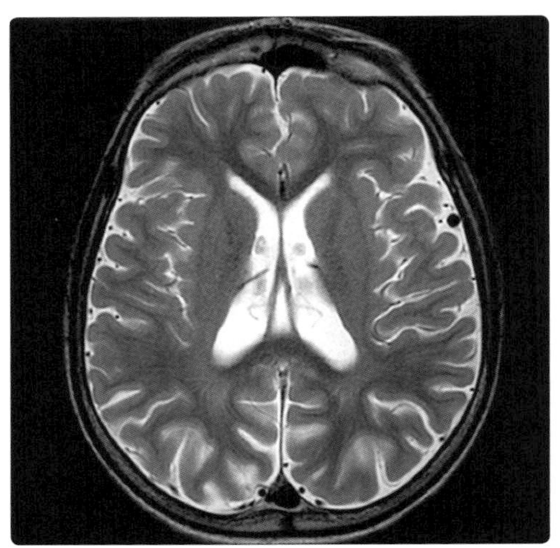

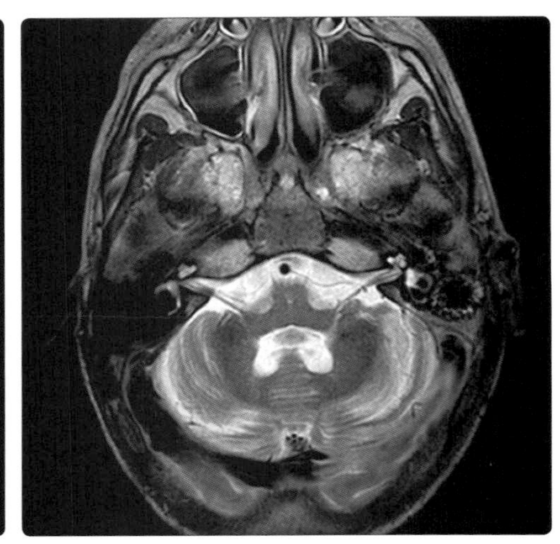

（左图）晚期婴儿神经元蜡样质脂褐质沉积症（late infantile neuronal ceroid lipofuscinosis，LI-NCL），T_2WI 示灰质受累，表现为弥漫性皮质萎缩，伴有部分沟及侧脑室扩大。（右图）同一患儿的小脑横断位 T_2WI 示明显的小脑萎缩，表现为水平向的脑裂增宽，第四脑室显著增大

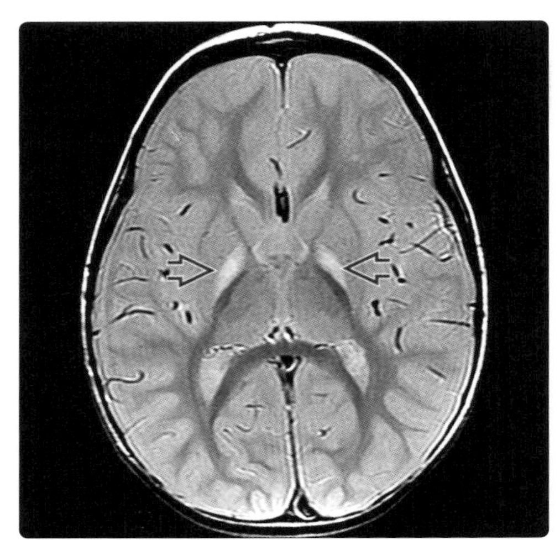

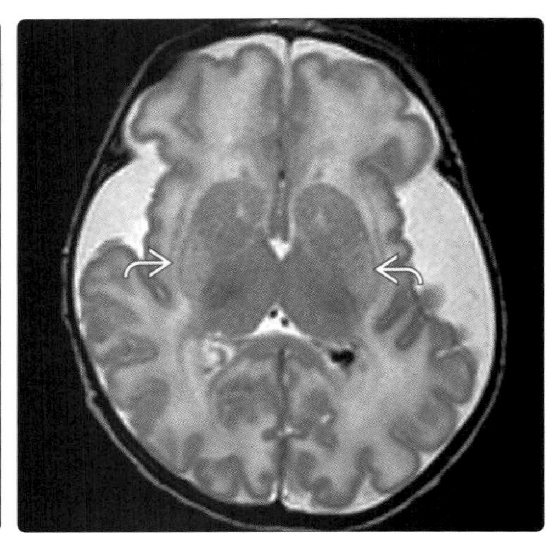

（左图）甲基丙二酸尿症患者横断位质子像示深部灰质受累，双侧苍白球➡异常高信号。（右图）戊二醛尿症 1 型横断位 T_2WI 示额、颞叶发育不良，致侧裂开放。此外，在壳核后部↪可见高信号，这是该病的另一特征

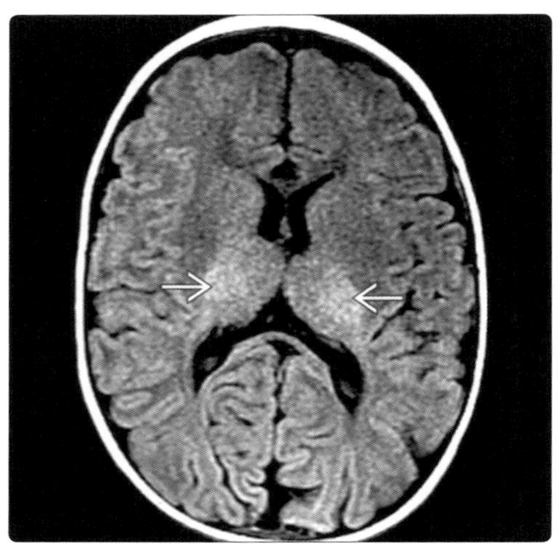

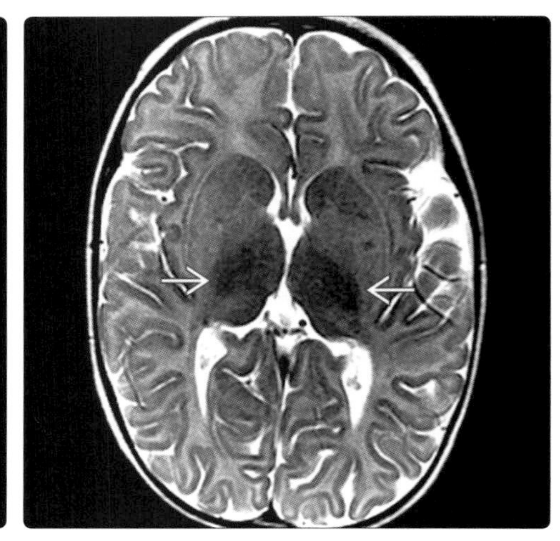

（左图）7 月龄 GM2 神经节苷脂沉积症的患儿横断位 T_1WI 示白质髓鞘化低下，在这个年龄段白质多为高信号，图示双侧丘脑➡异常高信号。（右图）同一患儿的横断位 T_2WI 像示白质高信号缺失（髓鞘化低下），双侧丘脑➡信号异常减低

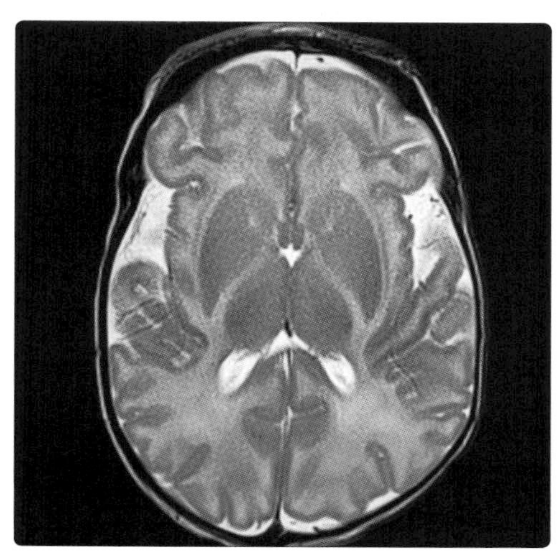

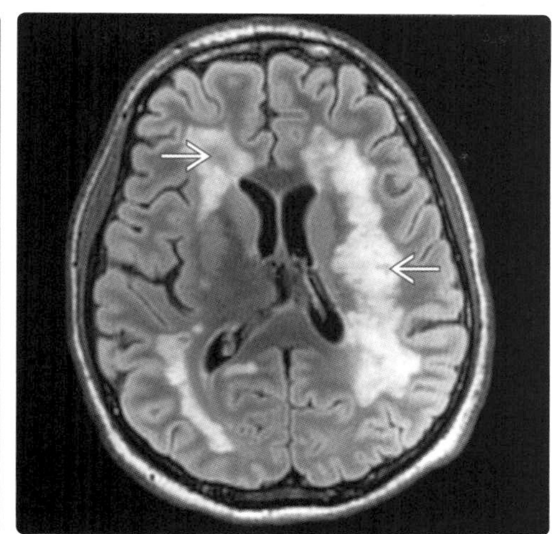

（左图）3 岁的佩 - 梅病患儿横断位 T_2WI 表现为低髓鞘化和弥漫性白质异常高白质。这种表现在新生儿更为典型，新生儿会在内囊后肢有稍低信号。（右图）10 岁的白质消融性脑白质病患儿的横断位 FLAIR 像示深部白质异常高信号，皮层下白质未受累，可见囊腔➡

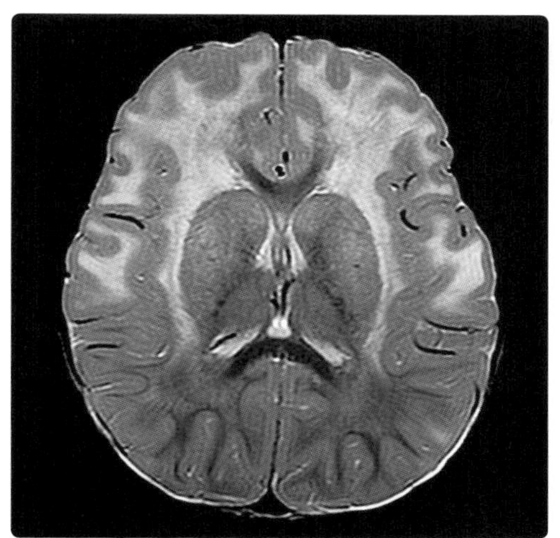

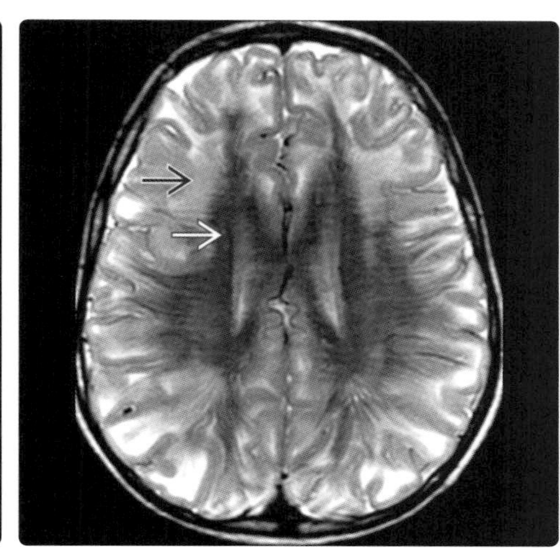

（左图）婴儿型 Alexander 病的患儿横断位 T_2WI 像示额叶白质高信号，累及皮层下、深部和脑室周围白质。基底节呈稍高信号。（右图）7 岁羟基戊二酸尿症患儿的 MR T_2WI 表现为皮层下白质➡异常高信号，而深部白质➡呈正常低信号

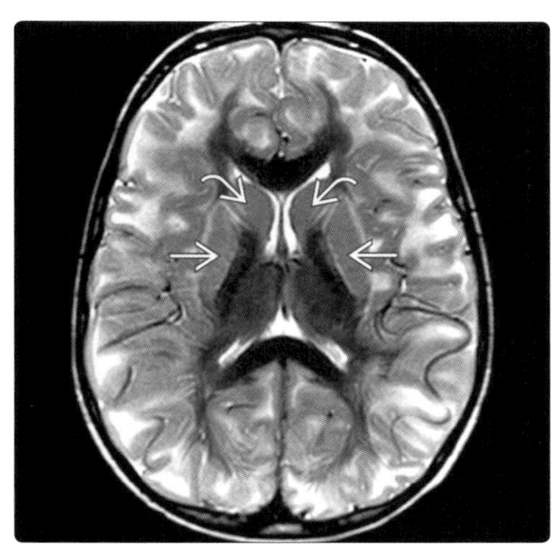

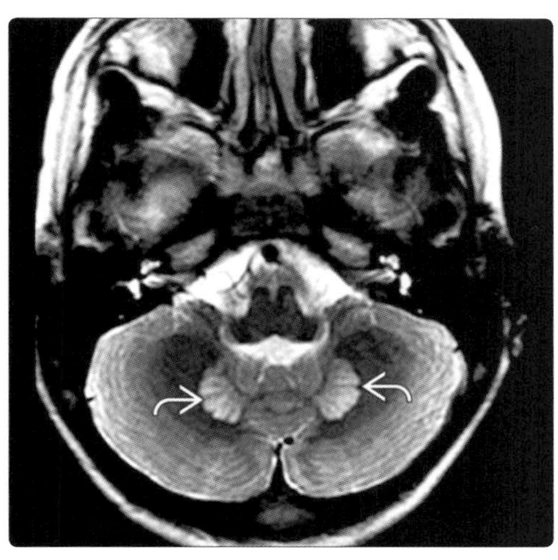

（左图）同一羟基戊二酸尿症患儿的 T_2WI 示白质和深部灰质同时受累，皮层下白质表现为异常高信号，双侧尾状核➡和壳核➡也为异常高信号。（右图）同一患儿的横断位 T_2WI 像示双侧小脑核高信号➡。皮质下白质、基底节和小脑核同时受累是特异性征象

髓鞘形成不良

关键点

术语

- 和年龄相关的白质髓鞘发育不良或缺失
- 可能为原发髓鞘形成减少或者继发于其他病理情况

影像

- T_1 弛豫时间缩短反映成熟的少突胶质细胞和含蛋白脂质蛋白的存在
  - T_1WI 像的髓鞘化在 1 岁前完成
- T_2 缩短反映轴突与包裹在轴突外髓鞘间水的位移
  - T_2WI 上的髓鞘化在 3 岁前完成，通常在 2 岁前完成

主要鉴别诊断

- 髓鞘发育不良的脑白质营养不良（佩 - 梅病，4H 综合征）
- 黏多糖贮积病，线粒体脑病
- 灰质疾病继发髓鞘脱失

病理

- 髓鞘发育不良通常反映少突胶质细胞成熟 / 存活的受损
  - 未成熟的少突胶质细胞不能产生髓磷脂
  - 没有髓磷脂，轴突会营养不良

诊断要点

- 髓鞘发育不良不像髓鞘形成障碍或脱髓鞘一样出现 T_2/FLAIR 高信号
- 确定按年龄划分的髓鞘化程度，用“符合 X 月龄的髓鞘化程度”表述
  - 在了解患者实际年龄前先评估其髓鞘发育

（左图）1 岁 Jacobsen 综合征（11q- 染色体缺失）患者横断位平扫 CT 显示非常严重的皮层下白质不规则低密度➡。（右图）同一患者横断位 T_2WI 证实 CT 低密度和弥漫性的髓鞘发育不良有关

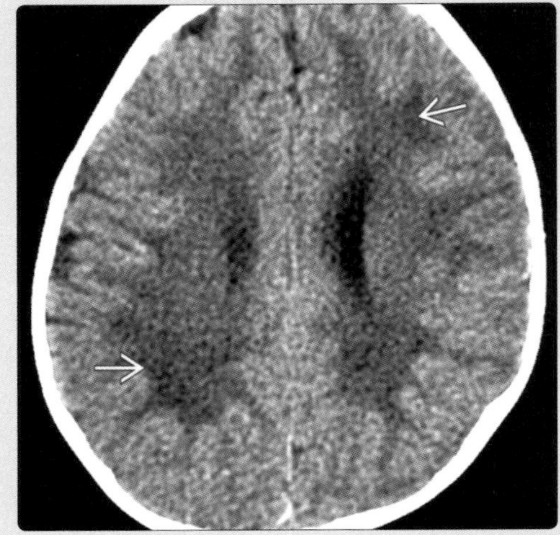

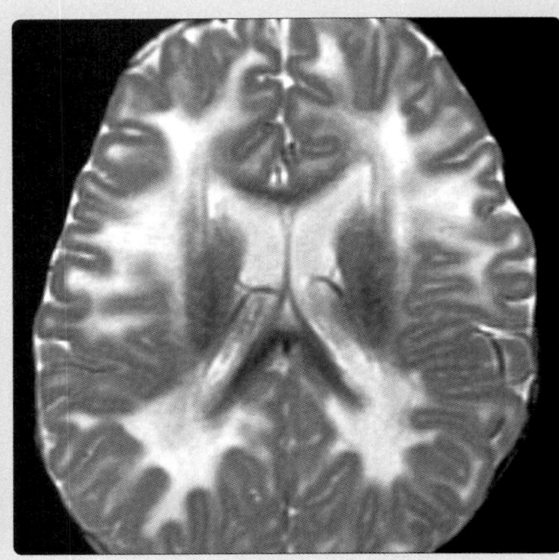

（左图）9 月龄的 18q- 综合征的婴儿横断位 T_1WI 上只有稍短 T_1 信号，局限于内囊和视辐射➡。在 9 月龄时只有白质最远端的分支 T_1WI 不是高信号。（右图）14 岁的冠状位 T_2WI 表现为基底节和小脑髓鞘发育不良和萎缩（H-ABC）。注意除了未髓鞘化的白质异常高信号外，尾状核和胼胝体缺失

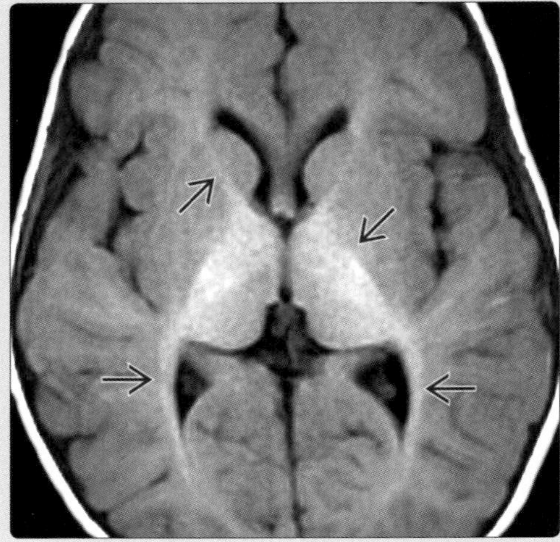

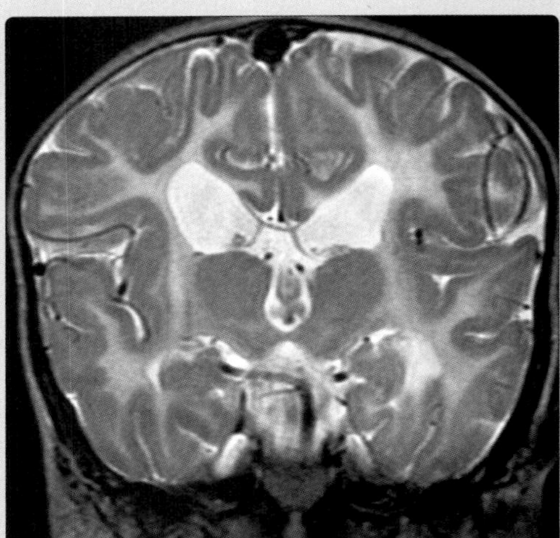

术 语

同义词

- 髓鞘延迟成熟，髓鞘未形成

定义

- 和相应的年龄相比，白质（WM）减少或消失
- 髓鞘的“里程碑”没有出现
- 可能是原发髓鞘发育不良综合征，或继发于其他病变

影 像

一般特征

- 最佳诊断线索
  - 大于 1 岁儿童 T_1WI 上灰白质分界模糊
  - 大于 2 岁儿童 T_2WI 上灰白质分界模糊
- 位置
  - 评估的关键区域是内囊、锥体束和周围额叶 WM 分支
- 大小
  - 髓鞘发育不良将导致脑容量减少
    - 胼胝体变薄在矢状位图像显示清楚
- 形态
  - 通常正常

CT 表现

- 平扫 CT
  - 髓鞘缺失在 CT 上的改变通常很细微，所以很难识别

MR 表现

- T_1WI
  - 髓鞘化的 WM 为高信号
    - T_1 弛豫时间缩短反映成熟的少突胶质细胞和含蛋白脂质蛋白的存在
  - WM 结构按典型的顺序逐渐成为高信号
  - T_1WI 上髓鞘发育在 1 岁前基本完成
- T_2WI
  - 髓鞘化的 WM 为低信号
    - T_2 弛豫时间缩短反映轴突与包裹在轴突外髓鞘间隙水的位移
  - T_2WI 低信号比 T_1WI 高信号滞后 4~8 个月
  - T_2WI 髓鞘发育在 3 岁前完成（通常是 2 岁）
  - “终末区”
    - T_2WI 呈持续高信号的区域，而其他区域正常
    - 通常位于侧脑室三角区
    - 可能由于向脑室迁移的间隙水集中在这些区域
    - 必须区别于脑室周围白质软化或者血管周围间隙
- PD
  - 区分髓鞘发育不良和胶质增生的关键
    - 胶质增生呈更高信号
- FLAIR
  - 小于 2 岁的儿童不推荐
    - 不均匀信号使髓鞘发育的评估和病理学的区别更加困难
- DWI
  - ADC 值早于 T_1WI 和 T_2WI 信号变化
    - ADC，随着脑组织发育成熟，径向扩散系数降低
  - 随着脑组织发育成熟，各向异性分数增加
- 增强 T_1WI
  - 一些脑白质病变出现异常强化
    - 不是严格的髓鞘形成减少
- MRS
  - 随着髓鞘发育的进展，胆碱减少
  - 肌醇、胆碱和脂质的共振与髓鞘发育不良相对增加
  - 胆碱的显著增加可表明脱髓鞘或髓鞘形成障碍

成像推荐

- 最佳影像方案
  - MR
- 推荐检查方案
  - 小于 10 月龄的儿童，T_1WI 最有帮助
  - 大于 10 月龄的儿童，T_2WI 最有帮助

鉴别诊断

原发髓鞘发育不良综合征

- 佩–梅病（Pelizaeus-Merzbacher disease，PMD）
- 痉挛性截瘫 2 型（SPG 2）
- 18q 综合征
- 伴有基底节和小脑萎缩的髓鞘形成减少（H-ABC）
- 4H 综合征（髓鞘形成减少，牙齿缺少，低促性腺激素，性腺功能减退）
- 眼齿指发育不良
- 伴有先天性白内障的髓鞘形成减少
- 髓鞘发育不良伴脑干、脊髓受累和腿部痉挛
- 岩藻糖苷贮积症
- 唾液酸储存疾病
- Aicardi-Goutieres 综合征

早产

- 使用正常的时间表可认定为足月妊娠
- 根据早产程度调整髓鞘发育时间

外部的压力

- 婴儿期慢性虚弱的状况
  - 先天性血管畸形（动静脉瘘）
  - 营养不良
- 新生儿疾病的治疗
  - 器官移植
  - 化疗
- 随原发疾病的治疗，髓鞘形成通常会出现反弹

伴髓鞘发育不良的综合征和其他发现

- 典型的原因是脱髓鞘，而不是髓鞘形成减少
- 黏多糖贮积症
  - Ⅱ型（Hunter 综合征），Ⅰ型（Hurler 综合征）

- 线粒体脑病
  - 电子传递链（ETC）的缺陷
  - 线粒体膜异常
- 脑白质营养不良
  - 异染性脑白质营养不良
  - 球状细胞性脑白质营养不良（Krabbe）
- 毛发低硫营养不良
  - DNA 修复障碍组
  - 中轴骨的骨硬化
  - 偏振光下呈“老虎尾巴”条带样改变
- 神经退行性疾病
  - 随着皮层退变的进展，神经性类蜡脂褐质病可能出现髓鞘减少

病　理

一般特征

- 病因
  - 髓鞘发育不良常反映缺乏成熟的少突胶质细胞
  - *PLP1* 基因的复制导致折叠蛋白应答，少突胶质细胞死亡
    - 结果是几乎完全的髓鞘缺失
  - 其他原因包括营养失调、神经退化
- 遗传学
  - 10%～30% 的 PMD 和 SPG2 是由于含蛋白脂质蛋白（*PLP*）基因缺陷所致（Xq21-q22）
  - 18q 综合征引起 *MBP* 基因的半合子缺失（1 个缺失基因）
- 相关异常
  - 与 18q 综合征有关的颅面畸形
  - PMD 和 18q 综合征是髓鞘发育不良的典型

显微镜下特征

- 佩 - 梅病
  - 弥漫性髓鞘缺乏：看起来不太成熟的大脑
  - 持续存在的血管周围髓鞘导致经典的“虎斑”表现
  - 紧密髓鞘的缺失或减少，“多余的髓鞘球”

临床问题

临床表现

- 最常见的体征 / 症状
  - 发育迟缓，肌张力低下
- 其他体征 / 症状
  - 经典 PMD：抬头不稳，肌张力减退，只有 50% 的患儿能坐
  - 18q 综合征：发育迟缓，身材矮小，骨龄延迟，肢体异常
  - 毛发低硫营养不良：身材矮小，骨硬化

人群分布特征

- 年龄
  - 原发髓鞘发育不良症状通常出现在婴儿期
- 性别
  - 经典 PMD 是 X 连锁隐性疾病，因此只累及男性
  - 其他形式的 PMD 是常染色体隐性疾病，无性别倾向

自然病史及预后

- 一些症状的进展可能会延迟

治疗

- 遗传性髓鞘发育不良目前没有治疗方法

诊断要点

关注点

- 髓鞘发育不良与髓鞘形成障碍和脱髓鞘很难区分
- 婴儿检查时，要根据早产程度调整实际年龄

读片要点

- 在了解患者实际年龄前先评估其髓鞘发育
  - 避免预测偏差
- 将影像学表现与临床病史及神经系统检查相结合，缩小差异范围

报告提示

- 根据年龄确定髓鞘形成的程度更加合适——“符合 X 月龄的髓鞘化程度”表述

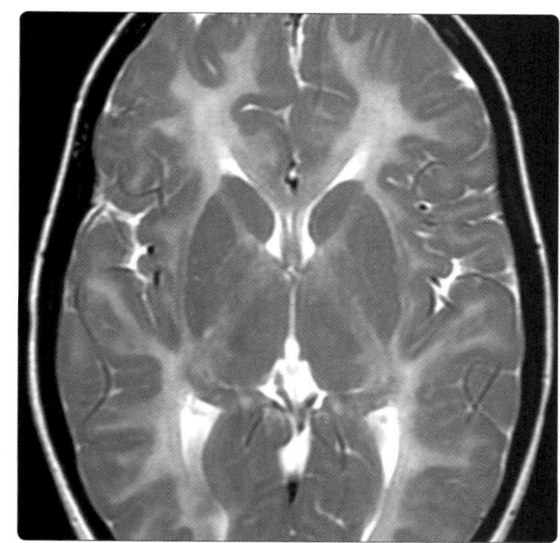

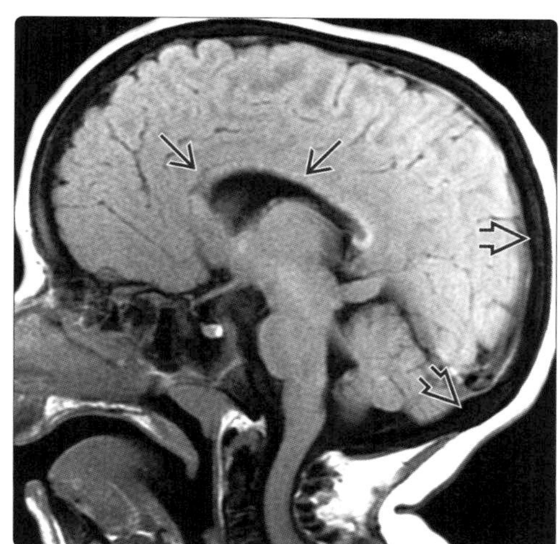

（左图）12 岁毛发低硫营养不良患儿，横断位 T_2WI 显示全脑髓鞘基本完全缺失。在偏振光下对头发的检查显示出了“虎尾”的特征，并显示出中央骨硬化。（右图）同一患儿矢状位 T_1WI 示全脑没有髓磷脂沉积，使胼胝体➔难以在正中图像上显示。注意增厚的后部颅骨➾

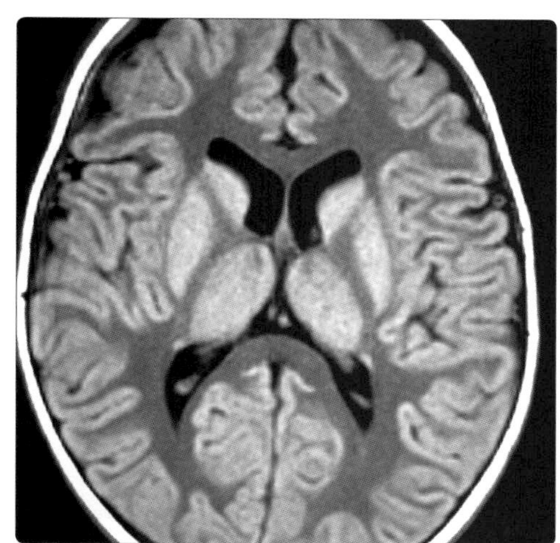

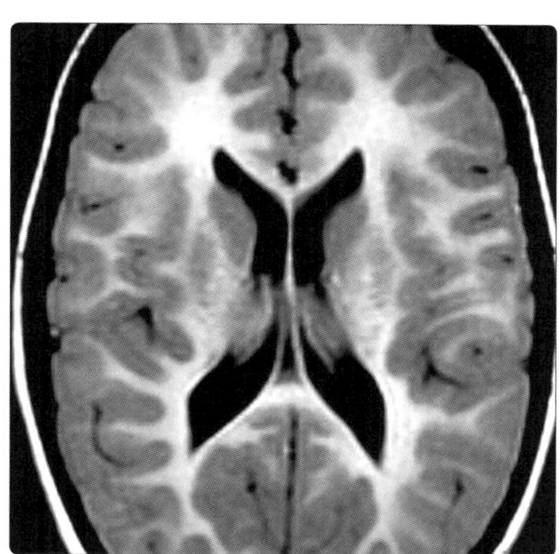

（左图）26 月龄有眼球震颤和头部晃动患儿，横断位 T_1WI 诊断为佩－梅病。均匀的髓磷脂沉积缺失使图像类似正常发育脑的 FLAIR 图像。（右图）6 岁的佩－梅病患儿横断位 FLAIR 像与正常的 T_1WI 相似，全脑白质相对于灰质呈高信号

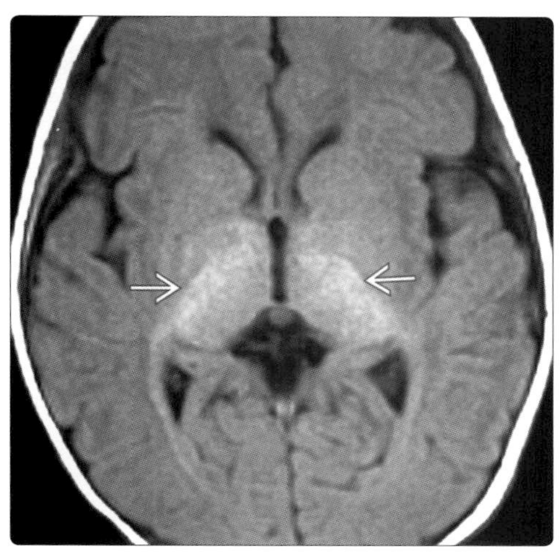

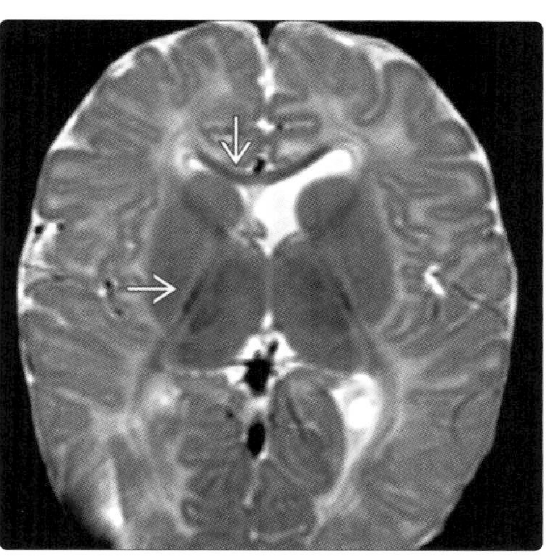

（左图）2 岁眼球震颤患儿横断位 T_1WI 示内囊后肢高信号➔；在这个年龄，T_1WI 应该出现髓鞘化。染色体分析显示 PLP 的突变，证实了佩－梅病的诊断。（右图）14 月龄动静脉瘘患儿，横断位 T_2WI 显示只在胼胝体膝和内囊中有髓鞘成熟的低信号➔。伴发性疾病是髓磷脂成熟延迟的常见原因

线粒体脑病

关键点

影像

- 大多数线粒体功能紊乱会导致基底节病变
- 戊二酸尿症 1 型（GA1），Menkes 病出现硬膜下积液，体积减少
  - GA1 的硬膜下积液类似儿童虐待性外伤硬膜下血肿
- 线粒体脑病（MEs）常在 T_2WI 和 FLAIR 上出现高信号病变
  - Leigh 综合征常导致深部核团斑点样改变
  - PKAN 有特征性的苍白球（GP）T_2 高信号
- MEs 可能或无弥散受限 / 乳酸升高的病灶
- MR 在任何疑似代谢性疾病的检查中都是首选模式

主要鉴别诊断

- 围产期窒息
- 神经纤维瘤病 1 型
- 脑炎

病理学

- Leigh 综合征：终末氧化代谢缺陷导致的一组疾病
- PKAN（"经典"形式）：染色体 22p12.3-13（*PKAN2* 基因）缺陷
- GA1：谷胱甘肽 - 辅酶 A 脱氢酶缺乏；基因位于染色体 19p13.2

临床问题

- 作为一组疾病，MEs 是比较常见的，发病率为 1 ∶ 8500

诊断要点

- 当婴儿出现硬膜下积液，需要考虑 MEs

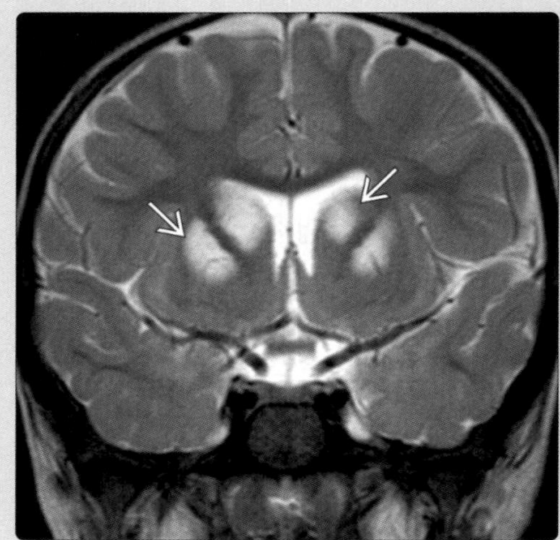

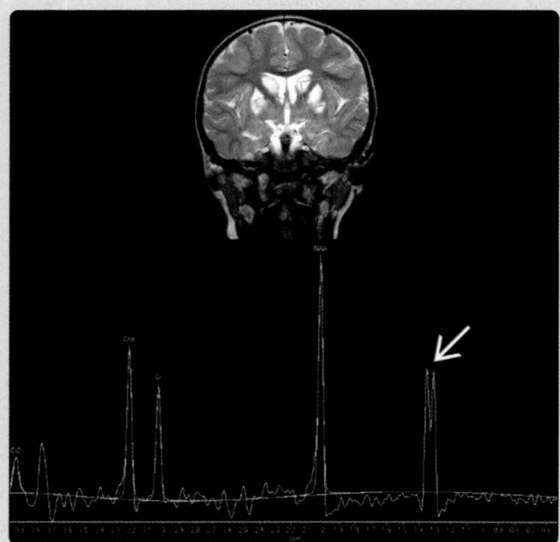

（左图）2 岁发育迟缓患儿，冠状位 T_2WI 示 Leigh 病特征影像学表现，基底节异常高信号➡。（右图）同一患儿 MRS 示左基底节在 1.3ppm 出现典型的脂质乳酸双峰➡。Leigh 病可能是由细胞核 DNA 或线粒体 DNA 的突变引起的，这是一种异质性的疾病，但是成像结果却惊人的一致

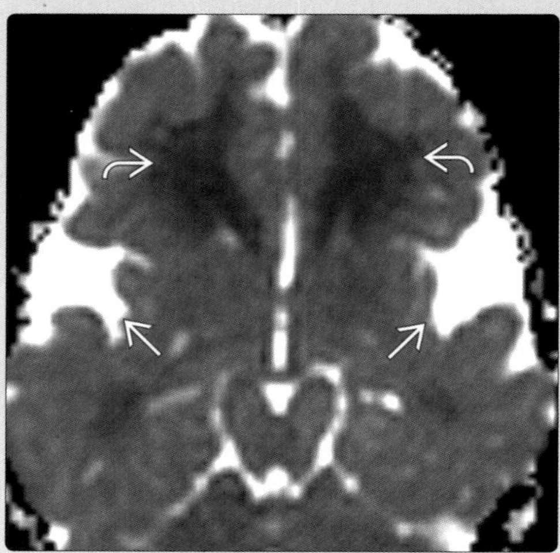

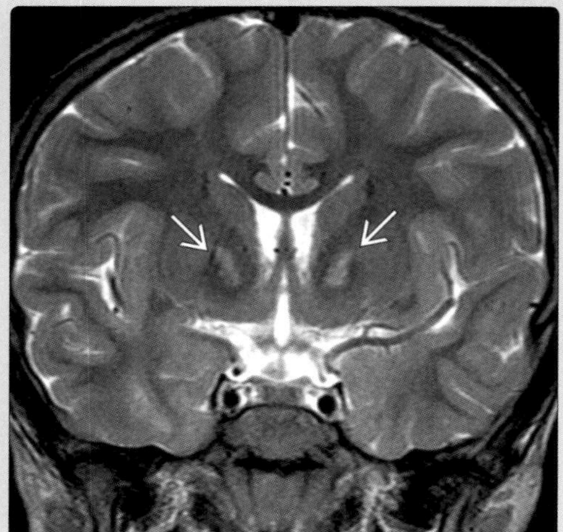

（左图）6 岁戊二酸尿症 1 型患儿，DWI 部分各向异性图示额叶白质弥散受限↪，侧裂池扩大➡。（右图）6 岁严重肌张力障碍的 PKAN 患儿冠状位 T_2WI 示苍白球"虎眼征"异常信号➡。这种表现是低信号的铁沉积引起周边胶质增生所致

术 语

缩写

- 线粒体脑病（mitochondrial encephalopathies，MEs）

同义词

- 线粒体脑脊髓病

定义

- 线粒体功能紊乱导致进展性或间歇性的脑损伤
  - 亚急性坏死性脑脊髓病或 Leigh 综合征（LS）
  - 泛酸激酶相关性神经退行性疾病（PKAN）或 Hallervorden-Spatz 综合征
  - 戊二酸尿症 1 型（GA1）和 2 型（GA2）
  - 线粒体脑肌病伴高乳酸血症和脑卒中样发作（MELAS）
  - Kearns-Sayre 综合征（KSS），眼肌麻痹
  - 门克斯病（毛发灰质营养不良）、Alpers 疾病 Friedreich 共济失调
- 这些疾病大多与其他线粒体疾病相互重叠和（或）互相延续
- 由于酶的缺陷影响了呼吸链（电子传递）、Krebs 循环或线粒体内其他能量产生途径
- 其他疾病可列入本列表，本列表仅包含儿童最常见疾病

影 像

一般特征

- 最佳诊断线索
  - MEs 影像学表现广泛，特征是区域性脑损伤、脑萎缩和（或）钙化
  - 通常影响灰质和白质
  - 大多数线粒体功能障碍会导致脑核团病变
    - 通常为双侧对称性
  - MELAS 引起周边类似卒中的病变
- 位置
  - 多发
    - 最常见于基底神经节（BG）、丘脑、丘脑底核、脑干及小脑核团
    - 少见于弥漫白质（WM）、边缘皮层及小脑
- 大小
  - 局部 / 弥漫性脑萎缩是 GA1 及门克斯病的特点
- 形态
  - 基底节病变通常符合核团的形状
- 急性病灶的特征是水肿 / 肿胀；晚期特征是脑体积减少
- CT 可有 PKAN 和 KSS 的基底节密度增加
  - 钙化可能反映了营养不良
- GA1、Menkes 病有脑组织体积减少伴硬膜下积液
  - GA1 的硬膜下积液类似儿童虐待性外伤硬膜下血肿
  - 积液密度通常高于脑脊液
- MEs 常导致 T_2WI 和 FLAIR 上高信号病变
  - LS 常在深部核团出现斑点灶
    - 血管周围信号正常
  - 复合体 1 突变：胼胝体、脑白质空腔
- PKAN 在苍白球（GP）中出现特征性 T_2 低信号
  - 由于过多和过早的铁沉积
  - 高信号的中心区域反映了胶质增生
  - 低信号和高信号病变组合形成了“虎眼征”
- MEs 可能或不会引起弥散受限
  - DWI 对于发现或排除 MEs 并不可靠
- 检测 MEs 的乳酸特性
  - 然而，缺乏乳酸不能排除这个诊断
  - 可能只在危急期才升高

CT 表现

- 平扫 CT
  - 局部低密度
  - 白质弥漫性密度减低

MR 表现

- T_1WI
  - 低信号病灶
    - 高信号灶可能反映钙化、血液成分及髓磷脂分解（罕见）
  - 弗里德里希共济失调：小脑、脊髓萎缩
- MRS
  - 慢性病灶通常有 fNAA
  - 高乳酸提示 ME，缺乏乳酸没有意义

成像推荐

- 最佳影像方案
  - MR 是任何疑似代谢性疾病检查的首选方法
- 推荐检查方案
  - MRS 有帮助，但非特异
  - 乳酸增加和弥散受限可以为真正的病因学提供线索

鉴别诊断

围产期窒息

- 中枢损伤模式影响腹外侧丘脑和基底节
  - T_2 信号异常可能难以在无髓鞘大脑中识别
  - T_1 高信号明显增加：髓磷脂分解 / 凝结

胆红素脑病

- 在 GP、丘脑底核、海马体中的 T_2WI 高信号
- MRS 看到 NAA 峰降低

溺水

- 有确定的病史
- 乳酸高意味着预后较差

少年亨廷顿疾病

- 对称性豆状核 T_2WI 高信号
- 后期出现尾状核萎缩

神经纤维瘤病 1 型
- 基底节信号异常是最常见的脑内表现
- 随时间的推移病情发展 / 治愈

脑炎
- 病毒性脑炎可引起对称性基底节 T_2WI 高信号
- 急性播散性脑脊髓炎可影响基底神经节，类似 MELAS/ 肌阵挛性癫痫，并伴破碎红色纤维

威尔逊病
- 铜代谢紊乱
- 基底节的信号变化常继发于肝功能衰竭
  - 年龄较大的儿童和青少年 T_2WI 信号变化明显

病　理

一般特征
- 病因
  - 最明显的影响是横纹肌和脑深部核团：可能是 ATP 需求最高
  - 线粒体和核基因的突变可导致线粒体疾病
- 遗传学
  - LS：由终末氧化代谢缺陷引起的一组疾病
    - 丙酮酸脱氢酶复合体的缺陷：X 连锁
    - 细胞色素氧化酶（COX）缺乏症（呼吸链复合物 IV）：9 号染色体上的 *SURF1* 基因
    - 复合体 5：*mtATPase* 突变
    - 复合体 2I：琥珀酸脱氢酶缺乏症
  - PKAN（“经典”形式）：22 号染色体 p12.3-13 的缺陷（*PKAN2* 基因）
  - MELAS：线粒体 DNA 缺陷（*TRNA* 基因）
  - GA1：戊二酰辅酶 A 脱氢酶缺乏；基因位于染色体 19p13.2
  - Menkes 病：X 连锁，Xq12-q13.3
  - Alpers：线粒体 DNA 聚合酶 γ 亚基的突变
- 相关异常
  - KSS：眼肌麻痹，心脏传导阻滞，色素性视网膜炎
  - Alpers：微结节性肝硬化
  - Menkes 病：脆性稀疏的头发（头发缠结病），骨质疏松症
  - Friedreich 共济失调：肥厚性心肌病、糖尿病
- 线粒体的主要作用：产生 ATP 供给细胞能量
  - 线粒体包含自己的 DNA，遗传自母亲
- 大多数 MEs 可能是由影响基于线粒体酶结构 / 功能的突变
- 由于线粒体在各种细胞类型中分布不同而具有广泛的表型表现

临床问题

临床表现
- 最常见的体征 / 症状
  - 精神运动延迟 / 倒退，张力减退
  - 卒中样发作，发作性麻痹
  - 代谢性压力源（如感染）可能暴露疾病或导致恶化
- 其他体征 / 症状
  - 共济失调、眼肌麻痹、上睑下垂、呕吐、吞咽和呼吸困难、肌张力障碍
  - 癫痫发作、周围神经病变

人群分布特征
- 年龄
  - 大多数在婴儿期出现临床症状
  - MELAS 通常在青少年出现症状
  - 发病年龄与严重程度与酶缺乏程度相关
- 流行病学
  - LS 是儿童最常见的线粒体疾病
- 作为一组疾病，MEs 是相对常见的，1：8500

自然病史及预后
- LS：渐进性神经变性导致儿童呼吸衰竭和死亡
- PKAN：进展不一致，诊断后预期寿命 11 年
- GA1：伴严重肌张力障碍的渐进性萎缩
- MELAS：持续进展伴间歇性发作
- KSS、Friedreich 共济失调：显著的发病率是心脏疾病导致的

治疗
- 一般来说，MEs 主要是支持和对症治疗

诊断要点

读片要点
- 遇到卒中、严重脑炎或癫痫的非典型表现时，要考虑 MEs
- 当婴儿有硬膜下问题时，要考虑 ME
  - 也可以有视网膜出血

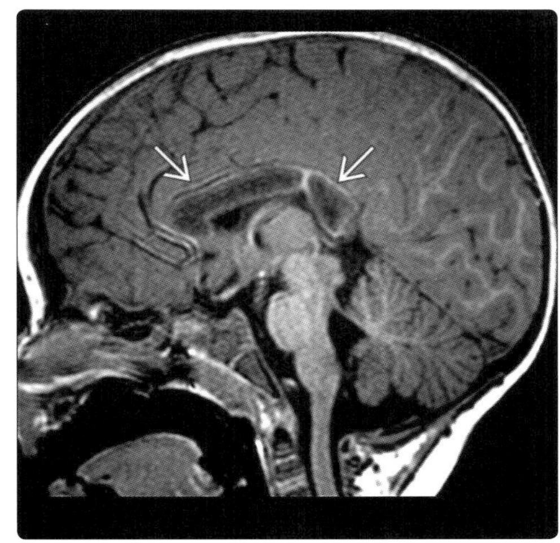

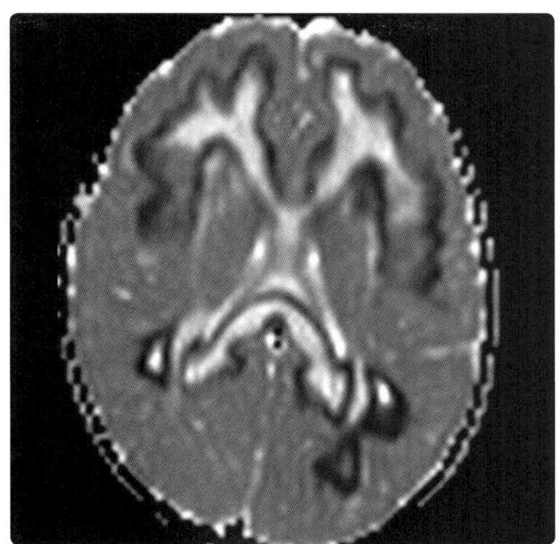

（左图）矢状位 T_1WI 示肿胀、低信号的胼胝体➡。胼胝体空泡化提示线粒体复合体 1 病（L. Brandao，MD. 提供）。（右图）同一患者的横断位 ADC 图显示白质广泛受累并呈高信号，提示弥散增加（可能是空泡化）。周边低信号提示弥散受限和急性损伤（L. Brandao，MD. 提供）

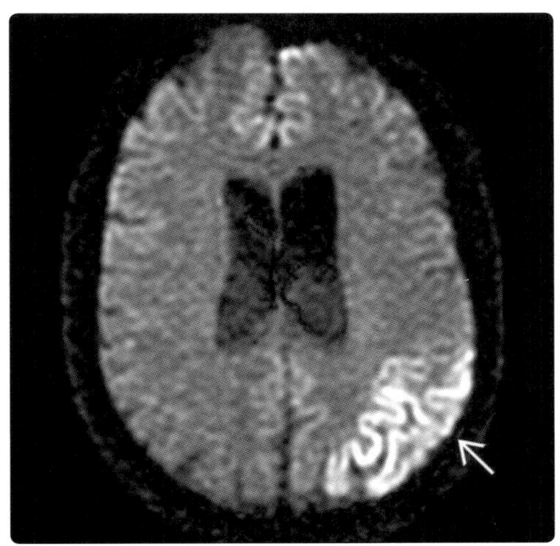

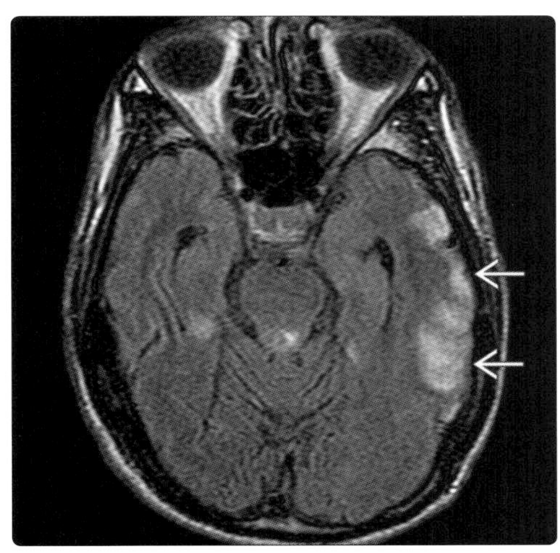

（左图）发育迟缓和脑病伴急性神经功能缺损病史的小儿，横断位 DWI 示左顶叶皮层弥散受限，为急性梗死➡。（右图）同一患儿横断位 FLAIR 示左颞叶高信号➡，弥散增加，提示既往梗死。延迟的病史和两个在不同血管分布区的梗死提示 MELAS 的诊断，并得到证实

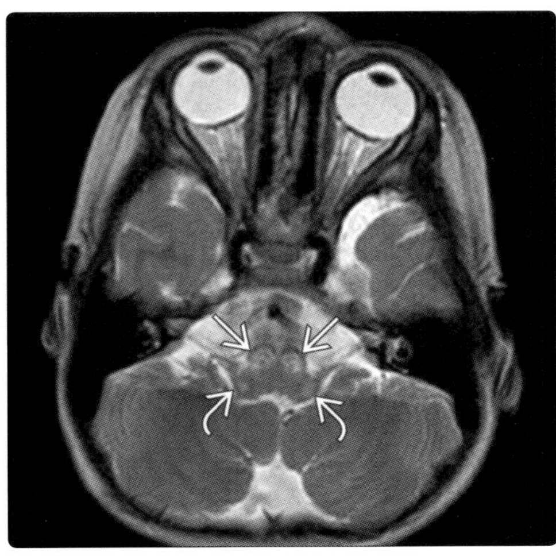

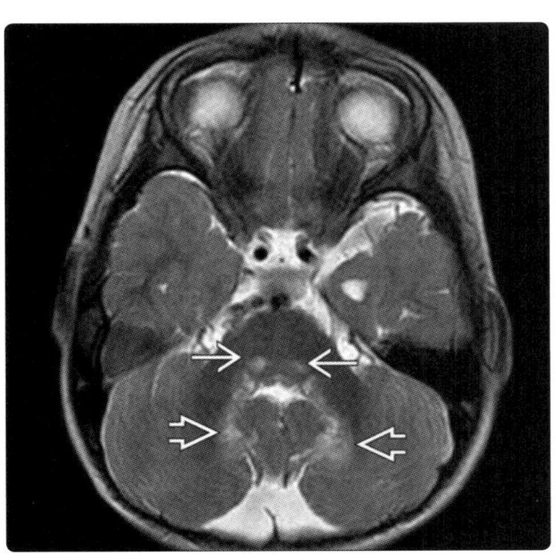

（左图）发育迟缓的 2 岁男孩有小脑症状，26 月龄的延髓水平 T_2WI 示肿大、水肿的下橄榄核➡和小脑下脚➡。（右图）横断位 T_2WI 在较高层面显示高信号小脑核➡和中央被束➡，提示线粒体疾病的可能，并通过遗传分析得到证实

线粒体脑肌病伴高乳酸血症和卒中样发作综合征

关键点

定义

- 线粒体脑肌病伴高乳酸血症和卒中样发作综合征（MELAS）
- 线粒体 DNA 点突变引起的细胞内能量异常的遗传性疾病

影像

- 跨供血区域的卒中样皮层病变
  - 后循环最常见
- 经典表现是“移动传播”（出现，消失，再出现在其他地方）
- 出现乳酸（Lac）“双峰”的比例是 60%～65%
  - CSF 乳酸升高，大脑 MRS 可显示“正常”
- 基底节（BG）病变和钙化

病理

- 对受精卵而言线粒体 DNA 完全是母系遗传的贡献
- 注意：表型与基因型复合体的关系是可变的
- 突变可能表现为 MELAS，也可表现为其他线粒体表型

临床问题

- 经典 MELAS 三联征：乳酸酸中毒，癫痫发作，卒中样发作
  - 类似卒中发作通常发生在儿童或成年早期
- 另外：神经感音性听力丧失，糖尿病，身材矮小
- 异质性和随机有丝分裂线粒体 DNA 分离，组织 - 组织变异导致表型异质性，与其他线粒体综合征“重叠”
- m.3243A>G 突变的携带者患病率为 0.6% 或每 10 万人中 60 人发病

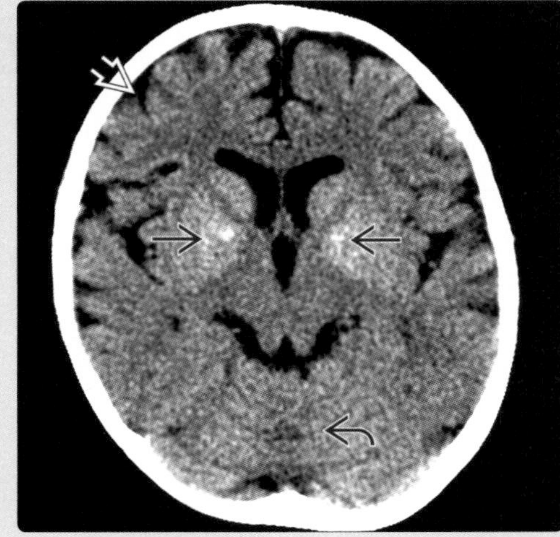

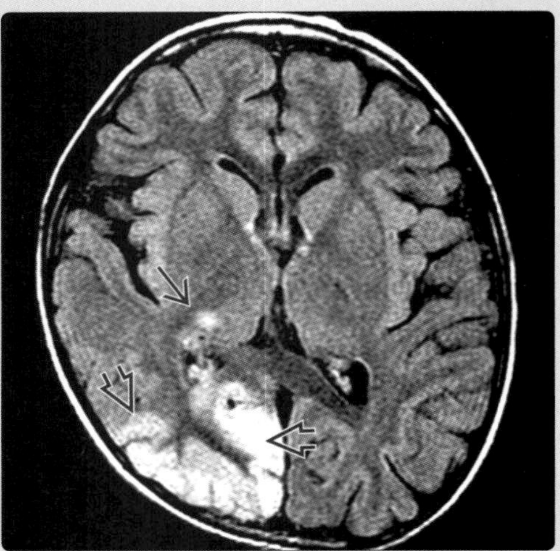

（左图）8 岁女性患儿，身材矮小，新发类似卒中的症状，横断位平扫 CT 表现为双侧基底节钙化→，以及增宽的幕上脑沟→和小脑蚓部脑沟→。（右图）同一患儿横断位 FLAIR 表现为右侧丘脑异常高信号→，右枕叶皮层广泛高信号和异常增厚→

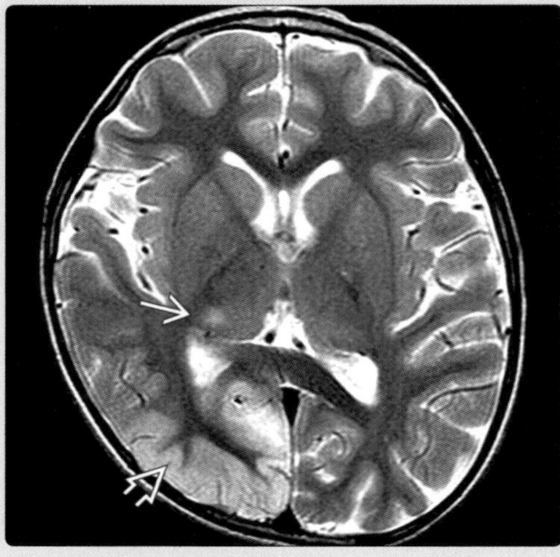

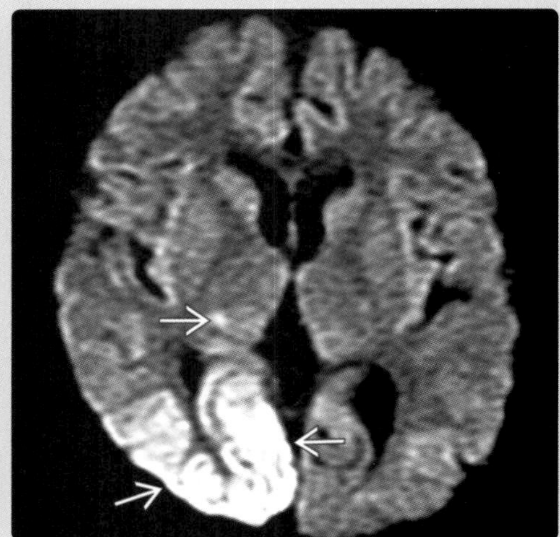

（左图）同一患儿横断位 T_2WI 在右侧丘脑病灶→和右枕叶水肿皮层→显示相似的异常高信号。注意扩大的蛛网膜下腔可能是营养不良、药物或疾病过程本身造成的。（右图）横断位 DWI 示受累区域弥散受限→

线粒体脑肌病伴高乳酸血症和卒中样发作综合征

术语

缩写

- 线粒体脑肌病伴高乳酸血症和卒中样发作综合征（MELAS）

定义

- 线粒体 DNA 中点突变引起的细胞内能量产生的遗传性疾病

影像

一般特征

- 最佳诊断线索
  - 急性：类似中风的皮层病变
    - 经典表现是“移动传播”（出现，消失，再出现在其他地方）
    - 病灶跨典型血管分布区
- 位置
  - 类似中风：顶枕叶 > 颞顶叶
  - 钙化：基底节（BG）
- 大小
  - 可变的、渐进的多病灶
- 形态
  - 急性期：脑回肿胀
  - 慢性期：幕上和幕下脑萎缩、深部白质（WM）和基底节腔隙性梗死

CT 表现

- 平扫 CT
  - 对称基底节钙化
- 增强 CT
  - 可变的脑回样强化

MR 表现

- T_1WI
  - 急性期：脑回肿胀，脑沟变浅
  - 亚急性期：皮层高信号带与层状坏死一致
  - 慢性期：BG，颞叶 - 枕叶渐进性萎缩，而海马和嗅皮质结构保留
- T_2WI
  - 急性期：皮层、皮层下白质高信号
  - 慢性期：基底节多发病灶，深部白质高信号
- FLAIR
  - 梗死样肿胀和占位效应
- T_2^* GRE
  - 没有出血
- DWI
  - 急性期：DWI 阳性，ADC 可变
- 增强 T_1WI
  - 急性期：脑回样强化
- MRA
  - 正常，无大血管闭塞
- MRS
  - 出现乳酸（Lac）“双峰”的比例是 60%～65%
  - 注意：乳酸是可变的
    - 可能 CSF 的 Lac 升高，而脑内不升高（测量脑室的 Lac）
    - Lac 并不总是升高，并可能会早于大脑影像的变化
    - 必须排除其他引起 CNS Lac 升高的原因（如缺氧、缺血、肿瘤、感染）

血管造影表现

- 常规
  - 急性期：皮层动脉扩张，突出毛细血管充盈，没有动脉闭塞

核医学表现

- SPECT
  - 急性期：^{99m}Tc-HMPAO SPECT 显示示踪积累显著增加

其他检查表现

- 氙 CT 显示急性卒中样发作期间局灶性高灌注，晚期灌注不足
- 肌电图表现与大多数病例发现的肌病表现一致
- 脑电图可显示病灶性周期性癫痫发作

成像推荐

- 最佳影像方案
  - MR 加上多体素 MRS
- 推荐检查方案
  - 确定大脑正常表现区域的乳酸水平

鉴别诊断

肌阵挛性癫痫伴肌肉破碎红纤维综合征（MERRF）

- 基底节、尾状核易受累
- 分水岭缺血或梗死常见

Leigh 病

- 突变常累及电子传递链复合物（COs）Ⅰ～Ⅴ
- 亚急性坏死性脑肌病
- *SURF1* 基因突变
  - 特征性地累及丘脑底核和下部脑干

Kearns-Sayre 综合征（KSS）

- 共济失调、眼肌麻痹、色素性视网膜炎
- 基底节、尾状核、皮层下白质弥漫对称的钙化
- T_1WI 和 T_2WI 基底节高信号；小脑白质、脊髓后角常受累

癫痫持续状态

- 可引起短暂的脑回肿胀、强化
- 正常未受影响的脑脊液没有乳酸升高

母系遗传性糖尿病和耳聋（MIDD）

- 线粒体 DNA 也有 *A3243G* 突变
- 糖尿病、感音神经性听力损失、身材矮小 ± 自然流产

- 没有类似卒中的发作
- 平扫 CT 示弥漫性萎缩和 BG 钙化

病 理

一般特征

- 病因
  - 病理生理学仍不清楚
    - 氧化性脑代谢受损
    - 脑小动脉、微动脉、毛细血管的线粒体血管病
  - 急性卒中样发作期间也可能是高灌注，血管源性水肿伴血脑屏障破坏
- 遗传学
  - 受精卵线粒体 DNA 完全是母系遗传的贡献
  - 注意：表型与基因型复合体的关系是可变的
    - 突变可以作为 MELAS 存在，但也可以表现为其他表型
      - MTT_1：线粒体 DNA 核苷酸 3243 处的 A 到 G 突变最为常见
    - 多基因：*MTTQ*，*MTTL1*，*MTTH*，*MTTK*，*MTTC*，*MTTS1*，*MTND1*，*MTND5*，*MTND6*，*MTTS2*
    - MELAS 与 Leigh 综合征、MERRF、KSS 等重叠
- 相关异常
  - 一些与 *A3243G* 突变相关的皮层畸形

直视病理特征

- 弥漫性广泛萎缩
- 多局灶皮质、深层白质 / 基底节梗死
- 基底节显著钙化

显微镜下特征

- 三色染色显示骨骼 / 心肌破碎红色纤维增加
- 灰质和白质可能会发生血管周围钙化
- 免疫组织化学：COX（+）破碎的红色纤维（可能有助于区别于 MERRF）
- 电子显微镜检查：肿胀，平滑肌、小动脉内皮细胞和软脑膜动脉功能失调导致线粒体数量增加

临床问题

临床表现

- 最常见的体征 / 症状
  - 三联征：乳酸酸中毒，癫痫发作，中风样发作
  - 常见：感音神经性听力下降，糖尿病，身材矮小
  - 认知缺陷，抑郁症，精神病，痴呆
  - 共济失调，肌肉无力（肌病），周围神经病变
  - 急性发作性头痛，偏头痛，阵发性呕吐，间歇性肌张力障碍，交替性偏瘫
- 其他体征 / 症状
  - 异质性和随机有丝分裂线粒体 DNA 分离，组织 - 组织变异导致表型异质性，与其他线粒体综合征“重叠”
    - 心脏：心肌病，心脏传导阻滞
    - 眼部问题：盲点，偏盲，眼肌麻痹，黄斑病（进行性黄斑视网膜色素上皮萎缩）
    - 肾功能不全（包括 Fanconi 综合征和局灶节段性肾小球硬化）
    - 胃肠运动障碍，胃轻瘫，假性肠梗阻
- 临床特征
  - 患肌肉无力和癫痫或急性卒中样综合征的年龄较大儿童或年轻成人

人群分布特征

- 年龄
  - 脑卒中发作通常发生在儿童期 / 成年早期
    - 平均发病年龄为 15 岁
    - 40 岁有症状达 90%
- 流行病学
  - 儿科病例中罕见但重要的卒中原因
  - m.3243A>G 突变的携带者患病率为 0.6% 或每 10 万人中 60 人发病
  - 发病率（芬兰）：3240A>G=18.4/100 000 人

自然病史及预后

- 脑卒中反复发作，伴永久或可逆的神经缺陷
- 周期性急性加重的进展性病程

治疗

- 辅助治疗和补充疗法

诊断要点

关注点

- 患急性“卒中样”皮层病灶并且病变跨越常见的血管供血区的患者，需要考虑 MELAS

读片要点

- 在 CSF 以及“未受累”的大脑中获得 MRS 数据

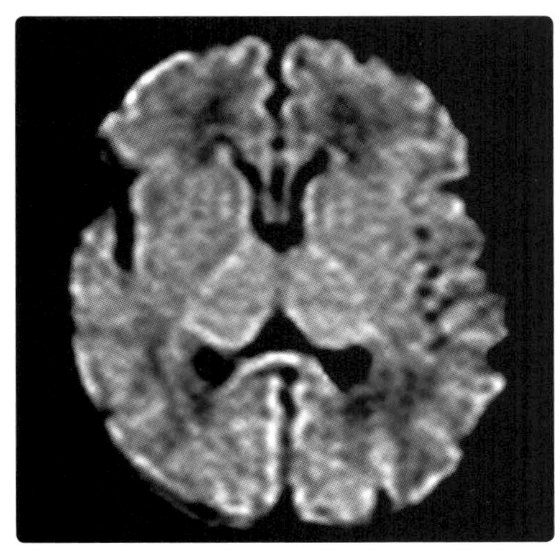

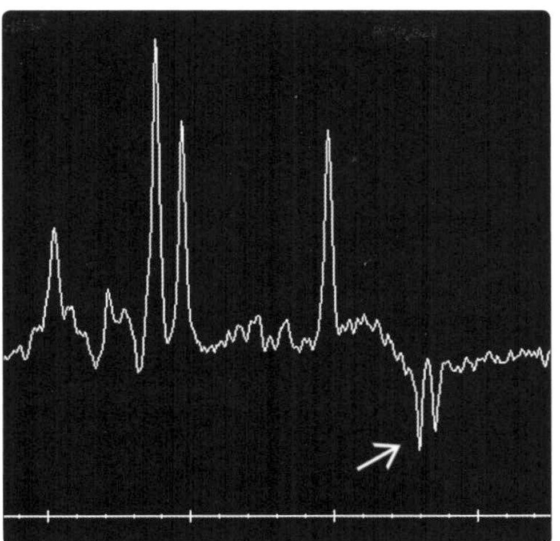

（左图）小头畸形和乳酸性酸中毒的22岁女性患者横断位DWI基本正常，未见任何弥散受限区域。（右图）质子MRS回波时间144毫秒，定位在同一患者的基底节，可见位于1.3ppm的乳酸双峰→。请注意，乳酸峰在回波时间为135～144毫秒时倒置。这种回波时间的质子MRS对区分乳酸和脂质有帮助

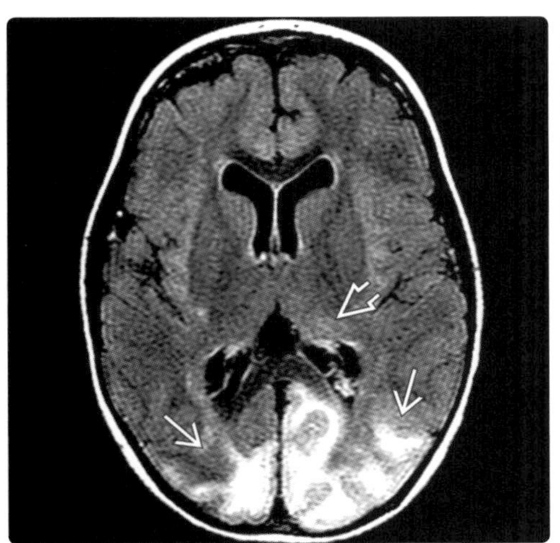

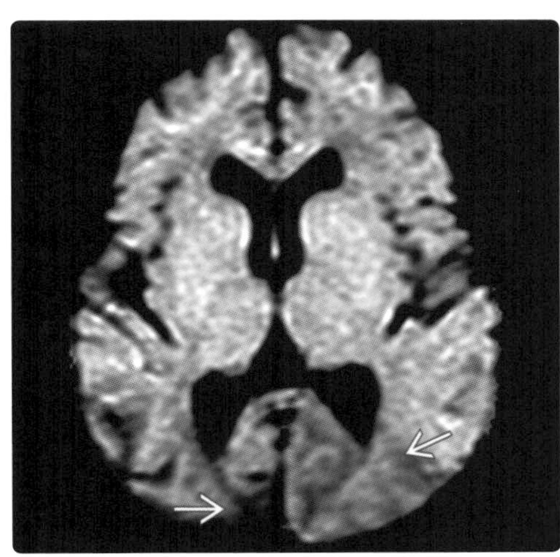

（左图）现年3.5岁患儿的随访横断位FLAIR示左侧丘脑新的轻微异常高信号→以及双侧枕叶皮层及皮层下广泛高信号和肿胀→。（右图）横断位DWI在受累区域显示低信号→，表明病变是亚急性的。质子MRS（未提供）显示乳酸存在，常见于亚急性期

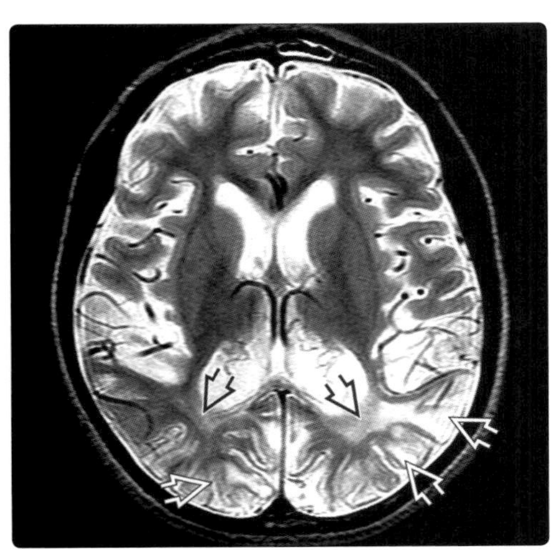

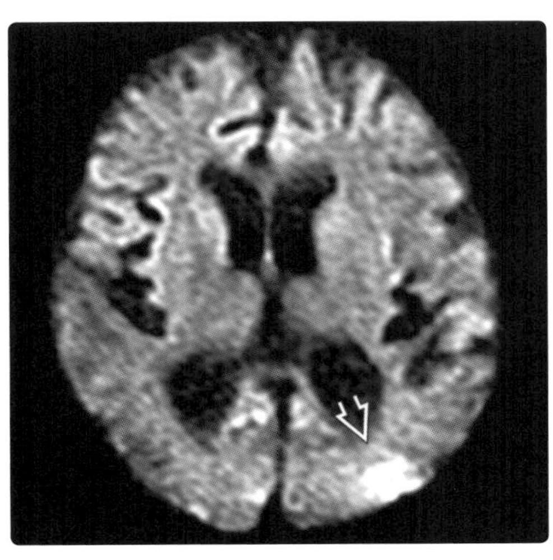

（左图）有较长MELAS病史的12岁女孩的横断位T_2WI示大脑皮质和皮质下白质广泛体积减少，三角区周围白质→和顶枕叶皮层下和皮层→可见高信号。（右图）同一患者横断位DWI示左侧枕极→弥散受限，表明急性加重与慢性改变叠加

GM2 神经节苷脂沉积症

关键点

术语

- Tay-Sachs 病（TS），Sandhpff 病（SD）
- 以脑内 GM2 神经节苷脂累积为特征的遗传性溶酶体贮积症
- TS 和 SD 以婴幼儿、少年和成人形式存在

影像

- 婴儿：丘脑 T_2 低信号，T_1 高信号（CT 高密度）
- 少年 / 成人：小脑萎缩

主要鉴别诊断

- 大理石状态
- 神经元蜡样脂褐质沉积症
- Krabbe 病
- 少年 GM1 神经节苷脂贮积症

病理

- 常染色体隐性遗传
- GM2 神经节苷脂在神经元溶酶体中的蓄积导致神经元退变，伴继发性低 / 脱髓鞘化的细胞凋亡

临床问题

- TS：在阿什肯纳兹犹太法裔加拿大人中的携带率为 1 ∶ 30
- SD：GM2 变体 AB，少年 / 成人 GM2 为泛民族（在小型基因库中增加）
- 临床表现
    - 婴儿：精神运动迟缓 / 退化
    - 少年 / 成人：非典型脊髓小脑性共济失调
- 婴儿期开始发作的 GM2 预后不良
    - 通常在 4 岁时死亡
- 治疗：支持治疗，控制发作

（左图）发育迟缓的 1 岁 Tay-Sachs 病患儿横断位平扫 CT 示典型的丘脑高密度丘脑➡。基底节小，在较低的层面上呈低密度（未显示）。（右图）婴儿，Tay-Sachs 病患儿的横断位 T_2WI 示局限于腹侧丘脑低信号➡，与 Sandhoff 病患者相反。背侧丘脑（未显示）通常是轻度高信号

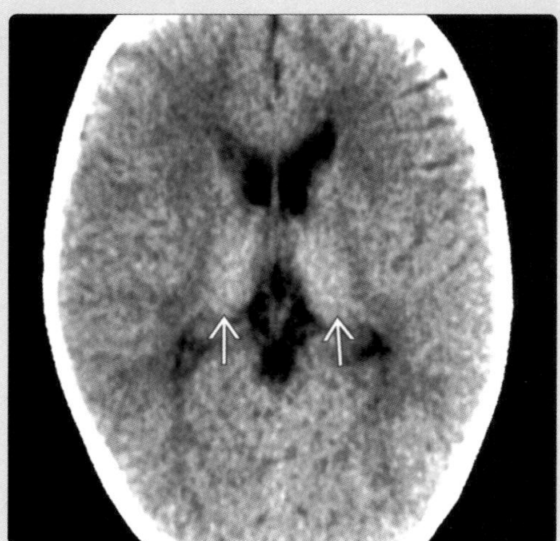

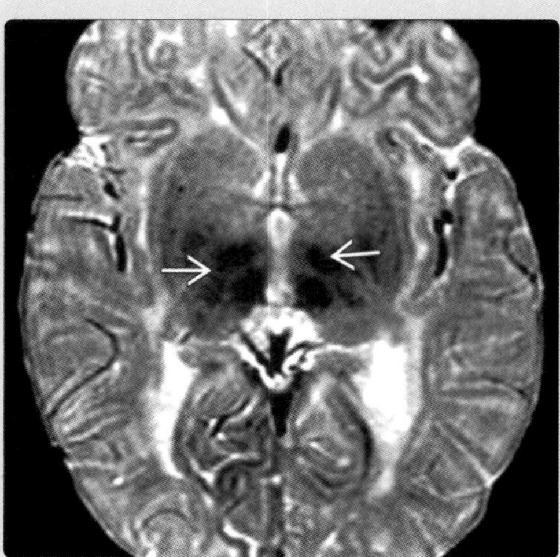

（左图）有精神疾病和锥体外系症状的年龄较大的儿童，矢状位 T_1WI 示扩大的小脑蚓池。小脑萎缩是少年或成人发作的 GM2 患者的主要表现。（右图）少年发病的 GM2 的 15 岁患者冠状位 T_2WI 示小脑萎缩，幕上脑组织正常。脑白质在青少年 / 成人 GM2 中表现多样。深部灰质结构和团块样脑干受累罕见

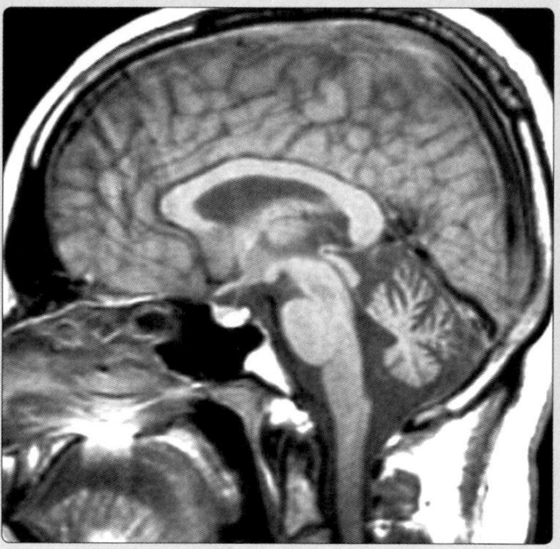

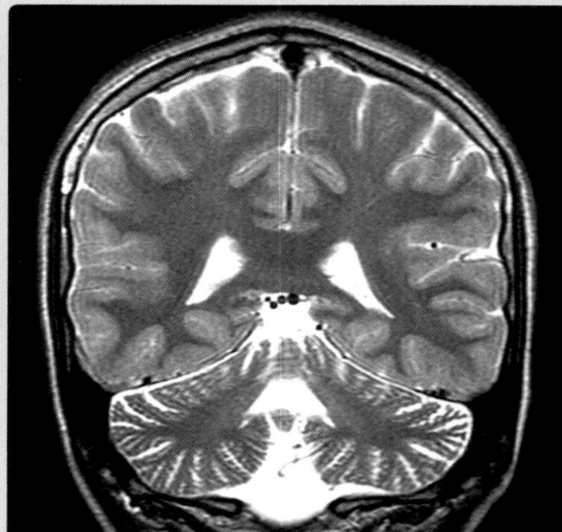

术　语

缩写

- 神经节苷脂贮积症（GM2）

同义词

- Tay-Sachs（TS）病，Sandhoff 病（SD）

定义

- 以脑内 GM2 神经节苷脂累积为特征的遗传性溶酶体贮积症
- 3 个主要的生物化学类型不同，临床上不可区分的类型
  - TS 病
  - SD
  - GM2 变体 AB（罕见）
- TS 和 SD 分为婴幼儿型、少年型和成人型
- GM2 变体 AB 仅以婴儿型存在

影　像

一般特征

- 最佳诊断线索
  - 婴儿
    - 丘脑 T_2 低信号，T_1 高信号（CT 高密度）
    - 纹状体轻度 T_2 高信号
  - 少年 / 成人
    - 小脑萎缩
- 位置
  - 婴儿：丘脑，纹状体，大脑 >> 小脑白质
    - 胼胝体不受累
  - 少年 / 成人：小脑，脑白质
    - 罕见的纹状体和肿块状脑干受累
- 形态
  - 深部灰质结构对称性受累
  - 晚期：萎缩

CT 表现

- 平扫 CT
  - 婴儿
    - 高密度丘脑（经典但可变）
    - 纹状体和白质低密度
  - 少年 / 成人
    - 小脑萎缩
    - ± 大脑白质低密度
- 增强 CT
  - 没有异常强化

MR 表现

- T_1WI
  - 丘脑高信号
  - 纹状体信号多变
  - 脑白质低信号
- T_2WI
  - TS：腹侧丘脑低信号，背侧丘脑高信号
  - SD：丘脑弥漫性低信号
  - 纹状体和脑白质轻度高信号
- DWI
  - TS 弥散受限多变
- 增强 T_1WI
  - 没有异常强化
- MRS
  - 婴儿：NAA 下降，胆碱升高，肌醇高
  - 少年 / 成人：NAA 下降；有报道丘脑和脑白质表现正常

超声表现

- 婴儿：丘脑回声

成像推荐

- 最佳影像方案
  - MR（CT 可能证实丘脑的异常）

鉴别诊断

大理石状态

- 丘脑萎缩、高密度
- 豆状核和中央沟旁萎缩
- 围产期重度缺血史

神经元蜡样脂褐质沉积症

- 丘脑、苍白球高密度，T_2 低信号
- 大脑、小脑萎缩

Krabbe 病

- 丘脑、尾状核和齿状核高密度
- 大脑、小脑白质 T_2 高信号
- 胼胝体受累

少年 GM1 神经节苷脂贮积症

- 影像表现与 SD 相同
- GM1 神经节苷脂在脑和内脏中沉积

病　理

一般特征

- 一般病理表现
  - GM2 的神经节苷脂在神经元的贮积是由于溶酶体酶和 β-氨基己糖苷酶 -A 的缺乏导致的
- 胚胎解剖学
  - GM2 神经节苷脂贮积在神经元细胞膜上，在细胞间识别和突触发生起作用
  - 溶酶体 GM2 神经节苷脂分解代谢需要 β-氨基己糖苷酶 -A（HexA）和 GM2 激活蛋白（GMAP）
  - HexA 是由二聚化 α 和 β 亚基形成的 β-己糖胺酶的 3 种同工酶中的一种
    - HexA=αβ 亚基二聚体，HexB=ββ，HexS=αα
  - HexA 和 HexB 是主要形式；HexS 很少，其生理功能不清楚
  - *HEXA*，Chr 15q23-24，编码 α 亚基

- *HEXB*，Chr 5q13，编码 β 亚基
- *GM2A*，Chr 5q31.3-q33.1，编码 GMAP
- 遗传学
  - 常染色体隐性遗传
  - >100 个不同的 *HEXA* 突变导致 TS
  - >30 个不同的 *HEXB* 突变导致 SD
  - *GM2A* 约 4 个突变引起 GM2 变体 AB
  - 突变后残留 HexA 有活性（0.5%~4% 正常活性）是青少年 / 成人表型较温和的原因
- 病因
  - GM2 神经节苷脂在神经元溶酶体中的蓄积导致神经元退变，伴有继发性低 / 脱髓鞘化的细胞凋亡
    - GM2 神经节苷脂在髓磷脂膜上的积累也可能导致脱髓鞘
  - GM2 神经节苷脂贮积 - 神经元凋亡的确切机制未知
    - 小胶质细胞，巨噬细胞和星形胶质细胞激活提示炎症成分
    - 在 SD 小鼠模型中检出自身抗体表明有自身免疫成分

直视病理特征

- 婴儿：早期巨脑畸形，晚期萎缩
  - 凝胶状，半球形白质，± 空腔
- 少年 / 成人：小脑萎缩

显微镜下特征

- GM2 神经节苷脂在脑神经元中的贮积
- 神经胶质，浦肯野纤维，前角和视网膜神经节细胞中 GM2 神经节苷脂积聚较少
- EM：GM2 神经节苷脂，包含在神经细胞质中的膜质体（MCB）中，近侧神经突起，轴突
  - 细胞质中的 MCB 导致畸变和气球样变
  - 神经突起近端中的 MCB 形成巨神经元
- 髓鞘形成减少，脱髓鞘，华勒变性
- 少年 / 成年 GM2：神经节苷脂在前角细胞，小脑神经元，基底神经节，脑干中贮积
  - MCB 偶尔缺失
- SD：GM2（和红细胞糖苷脂）在内脏中有额外的储存

临床问题

临床表现

- 最常见的体征 / 症状
  - 婴儿：精神运动迟缓 / 退化
  - 青少年 / 成人：非典型脊髓小脑性共济失调
  - 其他体征 / 症状
    - 婴儿：巨颅，张力低下，癫痫发作，失明（90% 伴樱桃红斑），对声音极其敏感
    - 青少年 / 成人：构音障碍，锥体外系和锥体功能障碍，周围神经病，口吃，精神病 / 抑郁症（晚期，30%）
- 临床特征
  - 诊断：记录血清中白细胞、培养的皮肤成纤维细胞、羊水或绒毛膜样本中的 HexA 缺乏情况
  - 结果异常的，应进行 DNA 分析以检测突变和（或）排除假性等位基因

人群分布特征

- 年龄
  - 婴儿：第 1 年出现症状
  - 少年：2~6 岁出现症状
  - 成人：10~30 岁出现症状
- 性别
  - 没有性别倾向
- 流行病学
  - TS
    - 阿什肯纳兹犹太法裔加拿大人携带率为 1 ：30
    - 法裔加拿大人发生率增加
    - 普通人群的携带率正常
  - SD，GM2 变体 AB，少年 / 成人 GM2 为泛民族（在小型基因库中增加）
    - 1 ：1000 犹太人，1 ：600 非犹太人
    - 1 ：16~29 阿根廷科尔多瓦的克里奥尔人口
    - 1 ：7 马龙派基督教人
  - 自 1970 年以来，由于携带者筛查和产前诊断，美国和加拿大的 TS 发病率下降了 >90%

自然病史及预后

- 婴儿：迅速进展的精神运动退化导致瘫痪、失明、耳聋。通常在 4 岁前死亡
- 少年：5~15 岁进展缓慢并死亡
  - 呼吸道感染经常导致继发性死亡
  - 在植物状态死亡前，通常会有数年的去大脑强直
- 成人：60~80 岁的患者可能会长期存活

治疗

- 支持疗法，控制癫痫发作
- 有希望的新疗法：底物剥脱，酶替代，骨髓移植，基因治疗，药物分子伴侣疗法

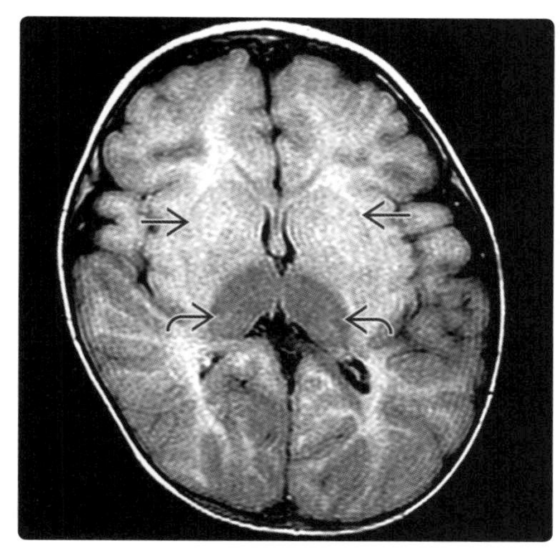

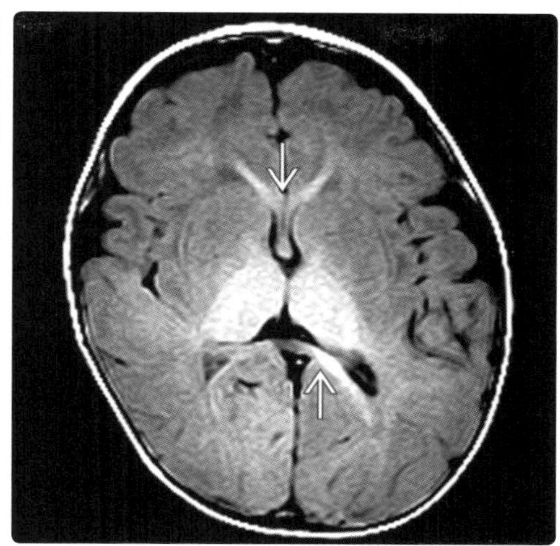

（左图）患 Sandhoff 病的 1 岁婴儿横断位 FLAIR 示丘脑弥漫性低信号。纹状体弥漫性高信号。这个年龄段在 FLAIR 上评估脑白质是困难的。（右图）同一患儿的横断位 T_1WI 示丘脑对称性高信号和脑白质弥漫性低信号（低／脱髓鞘）。在这个年龄段，脑白质在 T_1WI 上应表现为完全髓鞘化。请注意胼胝体保留完好 

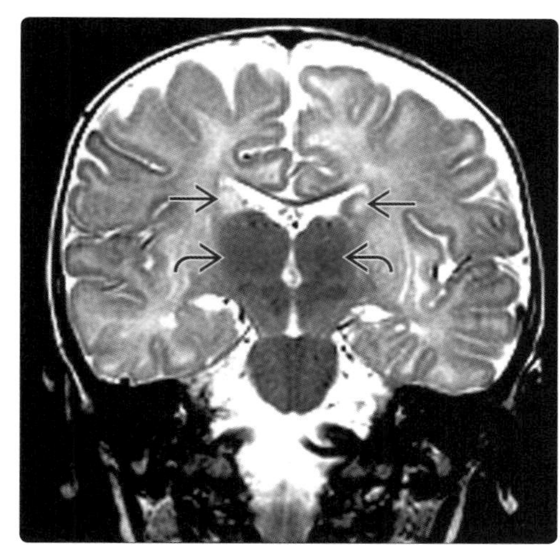

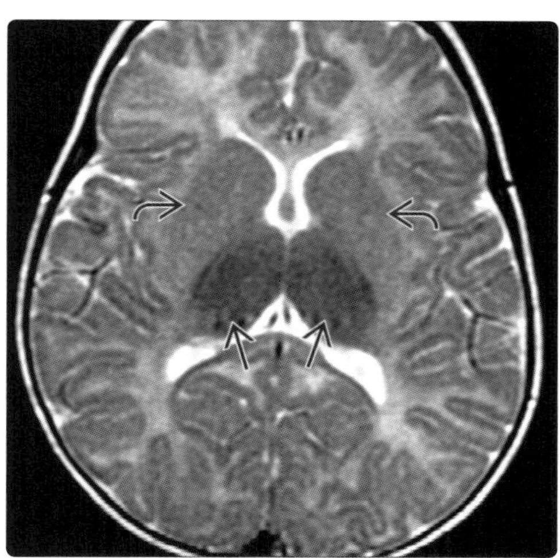

（左图）1 岁的 Sandhoff 病患儿冠状位 T_2WI 示丘脑弥漫性低信号，纹状体异常高信号，特别是尾状核。脑 WM 轻度高信号。（右图）7 月龄的 Sandhoff 病患儿横断位 T_2WI 示丘脑对称性低信号。壳核轻度高信号，后部比前部更明显。髓鞘形成在正常范围内

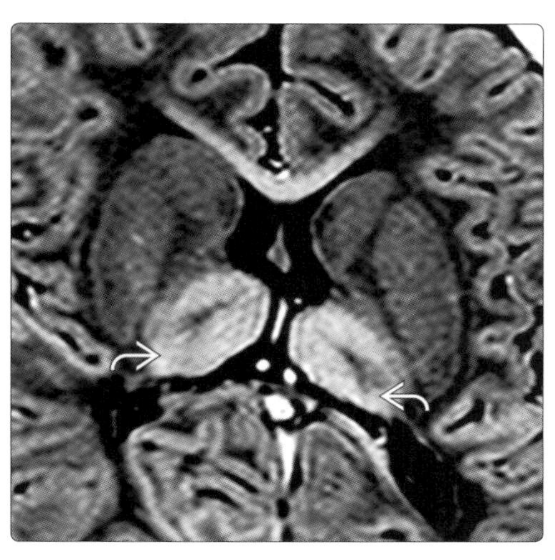

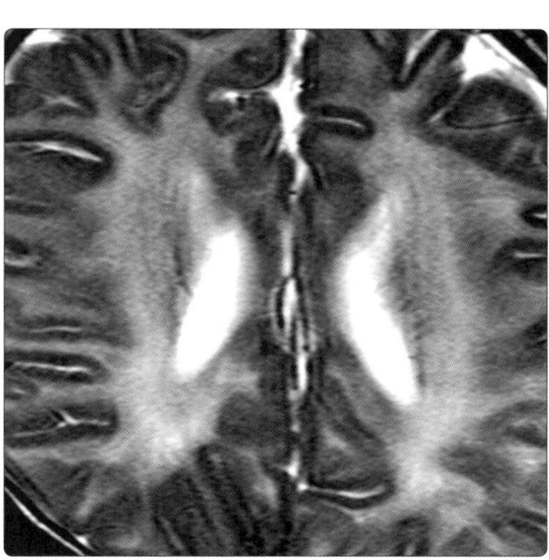

（左图）2 岁的 Sandhoff 病患儿横断位 T_1WI 示丘脑对称性高信号。中央低信号灶不典型。脑白质信号非常低，而胼胝体保留。（右图）同一患儿横断位 T_2WI 示弥漫性 WM 高信号，提示广泛的髓鞘发育减少／脱髓鞘。大脑皮层表现正常

异染性脑白质营养不良

关键点

术语

- 由芳基硫酸酯酶 A（ARSA）引起的溶酶体贮积症导致中枢神经系统（CNS）和外周神经系统（PNS）脱髓鞘
- 3 种临床形式：婴儿晚期（最常见），少年，成人

影像

- 最佳诊断线索：大脑半球深部白质融合的蝶形 T_2 高信号
- 位置：大脑半球深部白质
  - 早期：皮层下的 U 形纤维不受累
  - 晚期：皮层下的 U 形纤维受累
- 血管周围髓磷脂残存 =“虎纹”或“豹斑”模式
- 脑白质不强化
  - 有报道脑神经、马尾神经强化

主要鉴别诊断

- 佩 - 梅病
- TORCH
- 假性 TORCH
- 脑室周围白质软化
- Sneddon 综合征（芳基硫酸酯酶 A 假性缺乏）
- Krabbe 病
- 巨脑畸形伴白质脑病和囊肿

临床问题

- 临床特征：视力运动障碍和腹痛的幼儿
- 治疗：支持
  - 逆转录病毒载体介导的 *ARSA* 基因转移在未来可能会发挥作用
- 年龄：根据不同临床类型发病年龄不同
- 性别：无偏好
- 美国所有类型的流行病学调查：1 ∶ 100 000
  - 在 Habbanite 犹太人中升高（1 ∶ 75 活产）
  - 在纳瓦霍印第安人中升高（1 ∶ 2500 活产）

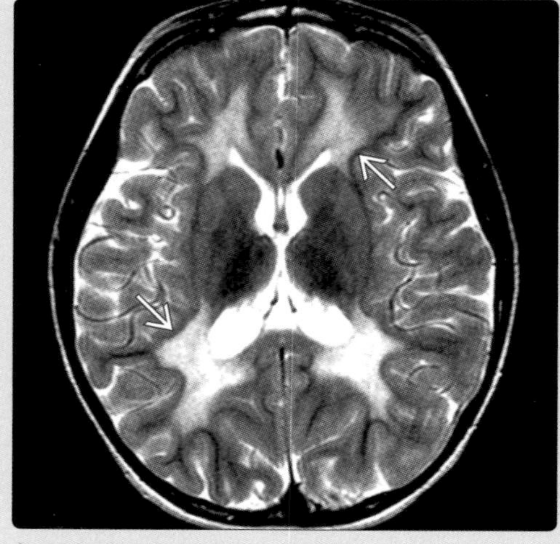

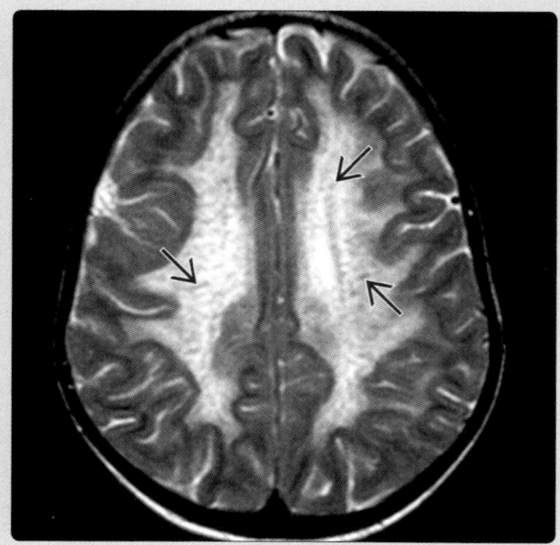

（左图）横断位 T_2WI 示异染性脑白质营养不良（MLD）受累白质呈典型的蝴蝶形。注意内囊 / 外囊和皮层下 U 形纤维➡正常，是典型的早期表现。（右图）横断位 T_2WI 示脑白质融合、对称性高信号。脑白质内的多发线样和点状低信号➡形成 MLD 的特征性“虎纹”或“豹斑”。血管周围髓磷脂未受累是造成这种现象的原因

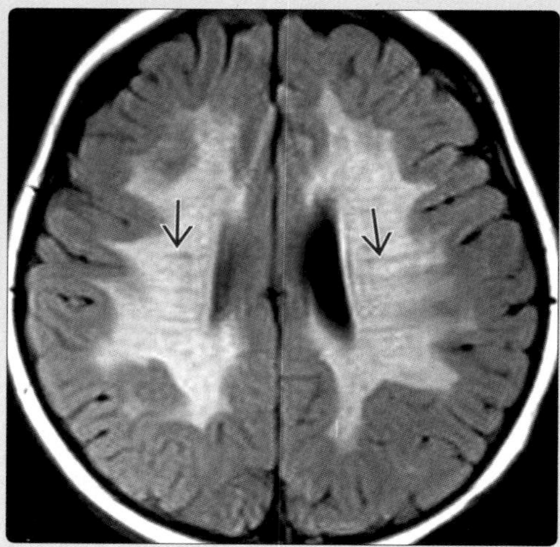

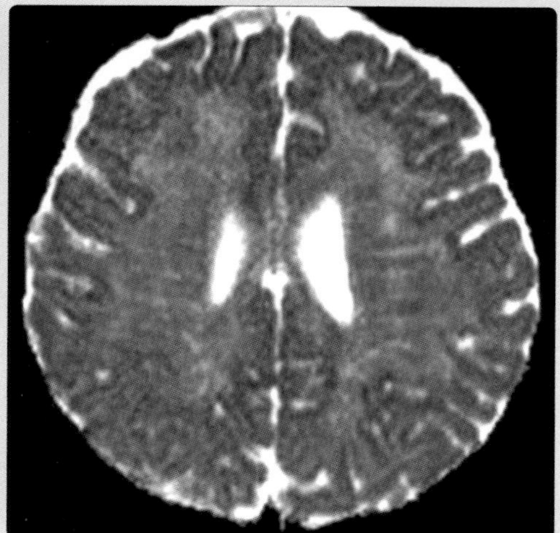

（左图）横断位 FLAIR 示 MLD 特征性的融合、对称、中央白质受累。大脑半球白质的线样➡和点状“虎纹”或“豹斑”很明显。（右图）同一患者横断位 ADC 示受累白质高信号，与弥散增加一致，可能包括水肿。弥散受限（细胞毒性水肿）有时在活动性脱髓鞘区域显示

定 义

缩写

- 异染性脑白质营养不良（MLD）

同义词

- 脑硫酸脂质贮积症

定义

- 由芳基硫酸酯酶 A（ARSA）引起的溶酶体贮积症导致中枢神经系统（CNS）和外周神经系统（PNS）脱髓鞘
- 3 种临床形式：婴儿晚期（最常见），少年，成人

影 像

一般特点

- 最佳诊断线索
  - 大脑半球深部白质融合的蝶形 T_2 高信号
- 位置：大脑半球深部白质
  - 早期：皮层下的 U 形纤维保留
  - 晚期：皮质下的 U 形纤维受累
- 形态：对称性，融合性室旁（PV）和深部白质 T_2 高信号

CT 表现

- 平扫 CT：对称性的大脑半球白质密度减低，晚期萎缩
- 增强 CT：无增强（无炎症）
- CT 灌注：双侧大脑半球白质灌注减低

MR 表现

- T_1WI
  - 早期：PV/ 深层白质内的 T_1 信号减低
  - 晚期：萎缩
- T_2WI
  - 早期
    - 融合的 PV 高信号（蝶形）
    - 保留的血管周围髓磷脂 = “虎纹” 或 “豹斑” 模式
    - 皮质下的 U 形纤维保留
  - 晚期
    - 渐进式向皮层下脑白质延伸
    - U 形纤维，胼胝体，锥体束下行纤维，内囊受累
    - 萎缩
- PD/ 中间：PV/ 深层白质内的信号升高
- FLAIR：脑室周围蝴蝶形高信号
- T_2* GRE：无斑点状出血
- DWI：活动性脱髓鞘区域弥散受限
- 增强 T_1WI：无脑白质增强
  - 有报道脑神经、马尾神经强化
- MRS：胆碱峰升高，± 肌醇峰升高

超声表现

- 增厚的胆囊壁，± 泥沙样物，息肉样生长

核医学表现

- PET：^{123}I-IMP 示脑低灌注

成像推荐

- 最佳影像方案
  - 在无症状的有酶缺乏的兄弟姐妹中进行早期 MR 和 MRS 检查
- 推荐检查方案
  - MR：包含 FLAIR
  - MRS：定位于大脑半球白质中央

鉴别诊断

佩 - 梅病

- 通常在新生儿和婴儿中出现
- 没有髓鞘破坏的髓鞘缺乏
- 小脑可能明显萎缩

TORCH

- 可变的白质高信号（脱髓鞘和胶质增生）
- 不进展
- 不同的钙化模式取决于病因学

假性 TORCH

- 进行性大脑和小脑脱髓鞘
- 脑干、基底节和 PV 钙化
- CSF 神经递质水平升高

脑室周围软化

- 通常对称的 PV T_2 高信号
- PV 体积减少（非进展性）
- 静态痉挛性双瘫或四肢瘫痪

Sneddon 综合征（芳基硫酸酯酶 A 假性缺乏）

- 脱髓鞘
  - 可由缺氧事件引起
- PV 白质 T_2 高信号
- 通过皮肤活检证实

Krabbe 病

- 早期小脑白质受累
- CT 显示丘脑密度减低

巨脑畸形伴白质脑病和囊肿

- 缓慢进展，认知不受累，巨颅

病 理

一般特征

- 一般路径评论
  - ARSA 减少导致硫苷脂在全身贮积
    - 症状性贮积：CNS，PNS，胆囊
    - 无症状：肾脏，肾上腺，胰腺，肝脏
  - 确定性诊断指标
    - 硫尿肽过多
    - 成纤维细胞和（或）白细胞中 ARSA 活性下降或缺失
- 遗传学：常染色体隐性

- *ARSA* 基因位于 22q13.31-qter
- >110 个不同的突变
- 由突变导致 ARSA 水平极低，是较大婴儿型的病因
- 青少年 / 成人型与 ARSA 活性残留相关
- 病因学
  - ARSA 活性下降或缺失→溶酶体贮积硫脂增加→致死性脱髓鞘
- 相关异常：胆囊疾病

直视病理特征

- 早期
  - 脑部扩大和脱髓鞘
  - 脑白质缺乏炎症成分
- 晚期
  - 进行性大脑半球脱髓鞘
  - 脑萎缩

显微镜下特征

- 中枢神经系统
  - PAS（+）异源物质聚积在胶质细胞，神经元，施万细胞，巨噬细胞
  - 硫酸脂沉积在质膜内
  - 硫脂膜结合包裹在髓鞘内层
  - 脱髓鞘可能很广泛，但缺乏炎症成分
  - 较大婴儿型的脑白质硫含量相当高

临床问题

临床表现

- 最常见的体征 / 症状
  - 较大婴儿
    - 在第 2 年隐匿起病
    - 斜视，步态障碍，共济失调，虚弱，张力低下
    - ± 樱桃红色斑点
    - 延髓症状，进行性肌张力减退，去大脑强直，视神经萎缩
    - 诊断后 4 年内死亡
  - 少年
    - 5~10 岁出现
    - 学习成绩下降（非语言学习障碍）
    - 痉挛性步态，共济失调，智力障碍
    - 深反射轻度亢进
    - 渐进性肌肉痉挛→渐进性痴呆→去大脑强直→癫痫发作
    - 生存期难以超过 20 年
  - 成人型
    - 可表现为 MSS
    - 在 30~40 年中发生痴呆
    - 一些成年人患有精神分裂症
    - 渐进性：皮质延髓、皮质脊髓和小脑的变化
- 临床特点：视力运动障碍和腹痛的幼儿

人群分布特征

- 年龄：根据临床类型变化
- 性别：没有偏好
- 在美国所有形式的流行病学：1 ∶ 100 000
  - 在 Habbanite 犹太人中升高（1 ∶ 75 活产）
  - 在纳瓦霍印第安人中升高（1 ∶ 2500 活产）

自然病史和预后

- 不同临床类型表现不同

治疗

- 支持治疗
- 造血干细胞，骨髓和脐带血移植
  - 可能会阻止运动和智力退化
  - 造血干细胞移植显示稳定甚至改善脑白质异常
  - 骨髓 / 脐带血移植疗效的混合报告
    - 只考虑婴儿晚期和少年 / 早期成人型的早期阶段
- 尝试促进 ARSA 酶活性显示效果不佳
- 逆转录病毒载体介导的 ARSA 基因转移未来可能会发挥作用

诊断要点

关注点

- 如果受累显示为“最差情况 MLD”，涉及内囊和脑干，提示疑似 MLD，请考虑本病
  - 假性 TORCH
  - 巨脑畸形伴白质脑病和囊肿

读片要点

- 大脑半球白质的“蝴蝶”样
- T_2WI 上的“虎纹”或“豹斑”图案
- 早期皮质下的 U 形纤维不受累
- 脑白质不增强

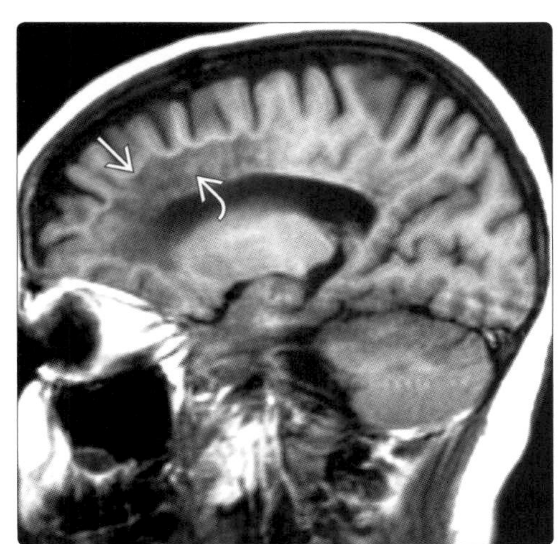

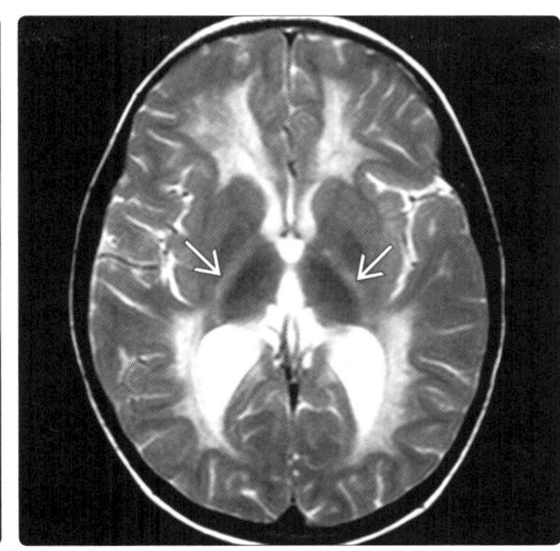

（左图）矢状位 T_1WI 示脑室周围和深部白质中融合的低信号，皮质下 U 形纤维不受累➡。尽管在矢状面上不好评估，但未受累的血管外周髓鞘点状区域可以帮助确认↗。（右图）更为严重的 MLD 横断位 T_2WI 示受累白质呈典型的蝴蝶形图案。尽管皮质下 U 形纤维仍然不受累，但内囊后肢➡受累

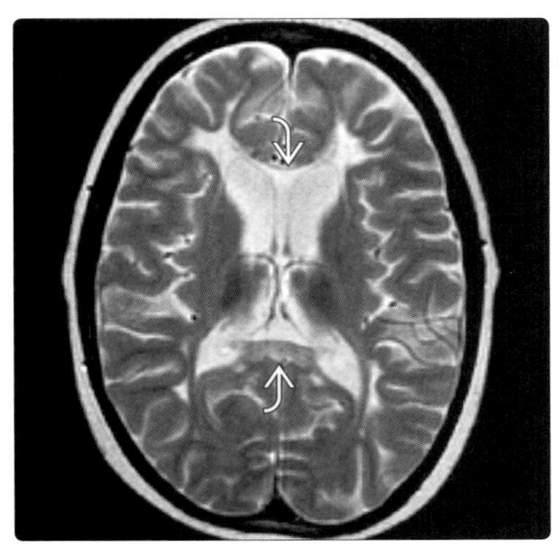

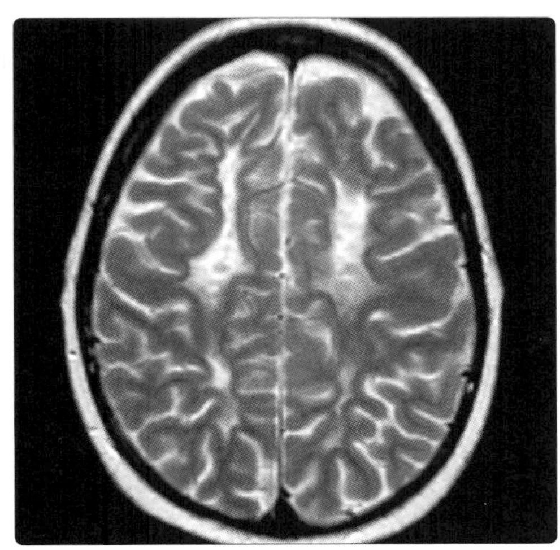

（左图）晚期 MLD 的患者横断位 T_2WI，虽然白质体积严重损失，但可以识别出特征性的蝴蝶形模式。侧脑室扩大（真空），基底节萎缩。胼胝体见高信号↗。（右图）同一患者横断位 T_2WI 示脑白质融合的高信号和明显的白质减少。皮层下的 U 形纤维在疾病晚期经常受累，虽然此患者未受累

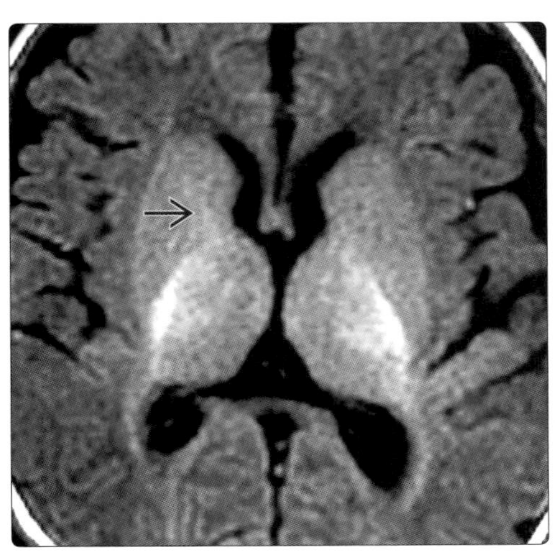

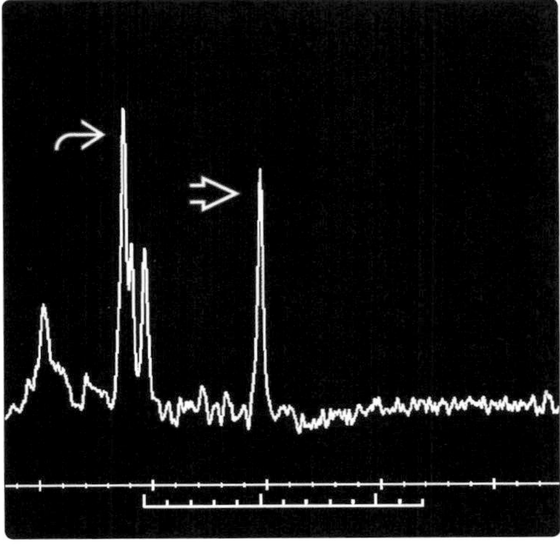

（左图）4 月龄的婴儿横断位 T_1WI，其哥哥姐姐为骨髓移植（BMT）患者。除了内囊前肢➡髓鞘化轻度延迟外，常规图像正常。（右图）从同一患儿的脑室周围白质获得的单体素 MRS（TE=288 毫秒）显示胆碱峰↗的增加。NAA 峰⇨应该是这个年龄段的主峰

球形细胞脑白质营养不良

关键点

术语

- 中枢神经系统（CNS）和外周神经系统（PNS）的渐进性常染色体隐性退行性脑白质营养不良

影像

- CT 示丘脑、基底节对称性高密度
- 视神经和脑神经增粗
- 融合对称的脑室周围深部白质高信号
- T_2WI 示小脑白质高信号，齿状核周围呈环状
- 与对照组相比，皮质脊髓束的各向异性值较低
- 腰部神经根强化
- MRS：胆碱和肌醇明显升高；NAA 中度降低；轻度乳酸堆积

病理

- 溶酶体半乳糖脑苷脂 β－半乳糖苷酶（GALC）缺乏
  - 鞘氨醇半乳糖苷是正常浓度的 100 倍
  - 鞘氨醇半乳糖苷对大脑有毒性
- 婴儿型最为常见且最严重
- “球状”细胞＝含有 PAS（＋）半乳糖脑苷脂的巨噬细胞
  - 在增粗的视神经中明显

临床问题

- 最常见的症状是极度烦躁
- 在纽约和伊利诺斯州开展了新生儿筛查
- 干细胞移植可以阻止疾病进展

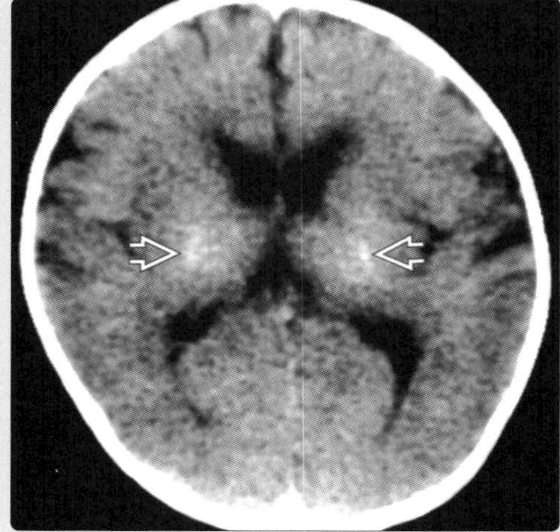

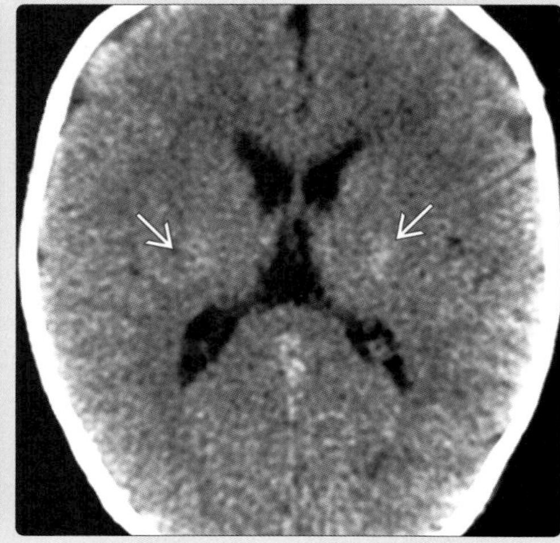

（左图）6 月龄时出现烦躁和喂食困难的患儿横断位平扫 CT 显示丘脑高密度➡。（右图）18 月龄 Krabbe 病患儿的横断位平扫 CT 示丘脑点状高密度➡。婴儿型 Krabbe 病是 CT 特征比 MR 表现明显的少数几种脑白质营养不良之一。然而，DTI 显示出现症状前的新生儿皮质脊髓束各向异性分数下降有优势

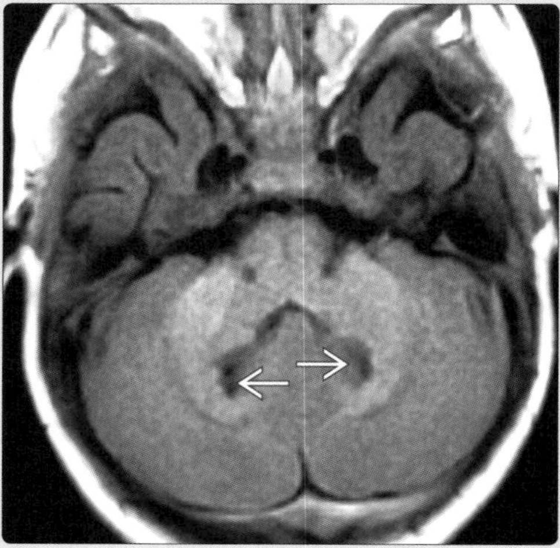

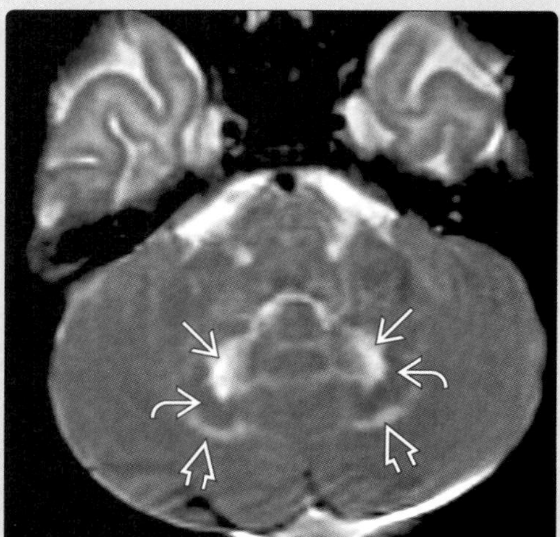

（左图）8 月龄的 Krabbe 男孩横断位 T_1WI 示双侧小脑核门异常低信号➡。CT 上密度增加的区域在 T_1WI 像为高信号。（右图）同一患儿，横断位 T_2WI 示相互交替的高信号（水肿➡），低信号（核团↷），高信号（小脑白质⇨）围绕小脑核。Krabbe 是早期有小脑影像表现的少数脑白质营养不良之一

术 语

缩写

- 球状细胞脑白质营养不良（GLD）

同义词

- Krabbe 病

定义

- 中枢神经系统（CNS）和外周神经系统（PNS）的渐进性常染色体隐性退行性脑白质营养不良

影 像

一般特征

- 最佳诊断线索
  - 易激怒婴儿的丘脑、放射冠和尾状核体部 CT 呈高密度
- 位置
  - 丘脑，基底节（BG），白质（WM），皮质脊髓束和锥体束，PNS

CT 表现

- 平扫 CT
  - 丘脑，基底节，放射冠，小脑对称高密度
    - 具有钙化的球状细胞积聚
    - 随时间推移逐渐消失
  - 深部脑室周围白质低密度
  - 进行性萎缩，导致继发性小头畸形

MR 表现

- T_1WI
  - 深部脑室周围白质低信号
  - 丘脑和基底节微弱的高信号
  - 增粗的视神经和脑神经
- T_2WI
  - 融合对称的脑室周围深部白质高信号
    - 皮层下 U 形纤维不受累
    - 从皮质脊髓束开始，随时间的推移变得弥散
    - 丘脑低信号
  - 小脑白质高信号
    - 齿状核周围的环形
  - 成人发病的疾病经常累及胼胝体
- FLAIR
  - 更好地显示大龄儿童脑白质的高信号
- DWI
  - Krabbe 病新生儿皮质脊髓束的各向异性分数（FA）值显著低于对照组
  - 扩散张量的各向异性参数图显示各向异性扩散异常
    - 基底节，小脑中脚，内囊，胼胝体，脑室周围白质的相对各向异性（RA）不同
    - 干细胞移植后，未接受治疗的患者 RA< 治疗组平均 RA< 对照组 RA
- 增强 T_1WI
  - 脑神经、腰神经根强化
- MRS
  - 婴儿：胆碱和肌醇明显升高；NAA 中度降低；轻度乳酸堆积
  - 较大婴幼儿：胆碱和肌醇升高；NAA 轻度降低
  - 成人：轻度胆碱和肌醇升高，可能接近正常

成像推荐

- 最佳影像方案
  - MR+ 增强对比和 DTI
- 推荐检查方案
  - 注意脑神经
  - 考虑采用平扫 CT 寻找丘脑高密度

鉴别诊断

神经元蜡样质脂褐质症

- Batten 病
- CT 上丘脑高密度
- 渐进性脑萎缩

GM2

- 例如，Tay-Sachs 病
- 由 3 个隐性基因中的 ≥ 1 个突变引起的溶酶体脂质储存障碍：HEXA，HEXB，GM2A
- 丘脑低信号 / 高信号；白质片状高信号

神经纤维瘤病 1 型

- 视神经增粗（视神经胶质瘤）
- 白质斑点状异常信号
- 不进展；婴儿不会出现烦躁

异染性脑白质营养不良（MLD）

- 渐进性脑白质 T_2WI 高信号
- 早期皮质下的 U 形纤维不受累

病 理

一般特征

- 病因
  - 基因缺陷导致溶酶体半乳糖脑苷脂 β - 半乳糖苷酶（GALC）缺陷
    - 帮助从鞘氨醇半乳糖苷和半乳糖神经酰胺分裂半乳糖，分别留下鞘氨醇和神经酰胺
      - 半乳糖神经酰胺酶 2 和 3 可以催化半乳糖神经酰胺而不是鞘氨醇半乳糖苷
    - 导致鞘氨醇半乳糖苷 100 倍于正常浓度的积聚
      - 鞘氨醇半乳糖苷对大脑有毒性，特别是少突神经胶质导致少突胶质细胞破坏
    - 鞘氨醇半乳糖苷积累导致
      - AP-1 的上调（促凋亡途径）
      - NF-κB 通路的下调（抗凋亡途径）
  - 磺基转移酶也可能不足；表明半乳糖神经酰胺降解可能很复杂
- 遗传学

- 常染色体隐性溶酶体障碍
- 定位于 14 号染色体（14q24.3 至 14q32.1）的基因已被克隆
  - 不同的突变与发病年龄和进展的不同严重程度相关
  - 有 65 个突变和多态变化

分期、分级和分类

- 婴儿：2 岁前
  - 最常见也最严重
- 较大婴幼儿：2 岁以后
- 成人：10 岁以后
  - 皮质脊髓束，锥体束症状
  - 类似周围神经病变
  - 常多年不能确诊

直视病理特征

- 小而萎缩的脑

显微镜下特征

- 髓鞘丢失伴星形胶质细胞增生和髓鞘形成障碍
  - 严重的少突胶质细胞丢失
- 脱髓鞘区的血管周围大量多核“球状”和单核上皮样细胞
  - “球状”细胞 = 含有 PAS（+）半乳糖脑苷脂的巨噬细胞
- 大脑、小脑、脑干及脊髓脱髓鞘并伴周围神经的节段性受累
- 增粗的视神经中有“球状”细胞
- “球状”细胞夹杂在汗腺上皮细胞中

临床问题

临床表现

- 最常见的体征 / 症状
  - 新生儿：最常见的症状是极度烦躁
    - 癫痫发作
    - 对感觉刺激过敏（例如，听觉过敏），发热，喂食困难，未能茁壮成长，视神经萎缩，皮质盲
  - 婴幼儿
    - 视力障碍，小脑性共济失调，痉挛状态，多发性神经病，痴呆症，精神病
  - 成人
    - 血管痉挛，痉挛性下肢轻瘫，小脑性共济失调，智力障碍，视力障碍，周围性多发性神经病变，高弓足
- 临床特征
  - 通过白细胞或皮肤成纤维细胞 β - 半乳糖苷酶测定做出诊断
  - 分子检测可用于遗传咨询，产前检测
  - 在纽约和伊利诺斯州开展了全部新生儿的筛查

人群分布特征

- 性别
  - 男 = 女
- 种族
  - 大多数报道的患者有欧洲血统，但可能影响所有人群
- 流行病学
  - 美国和欧洲：1 ∶ 100 000
  - 瑞典：1 ∶（25～50 000）
  - 以色列德鲁兹社区：6 ∶ 1000

自然病史及预后

- 新生儿：快速进展，少数寿命 >2 岁
  - 运动退化，进展到四肢瘫
  - 由于 PNS 参与，高张性变得松弛
  - 失明
- 晚发婴儿型 - 少年型：更长期的病程，进展速度较慢
- 成人：异质性，进展缓慢
  - 即使出现症状，MRI 仍可多年无异常
- 后遗症（例如感染）导致大部分患者死亡

治疗

- 造血干细胞移植
  - 可阻止轻度 Krabbe 病的进展
  - 临床和影像学表现可能会逆转或延缓

诊断要点

关注点

- 考虑脑白质营养不良时需要 MR 增强扫描
- 易激怒婴儿要考虑 Krabbe 病

读片要点

- 在深部大脑核团中寻找 CT 上微弱的高密度

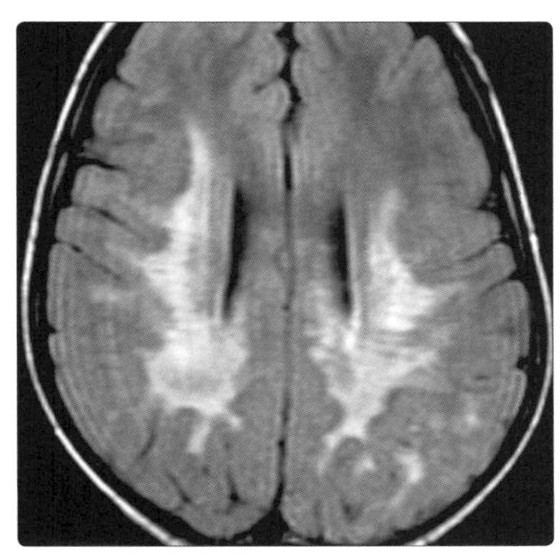

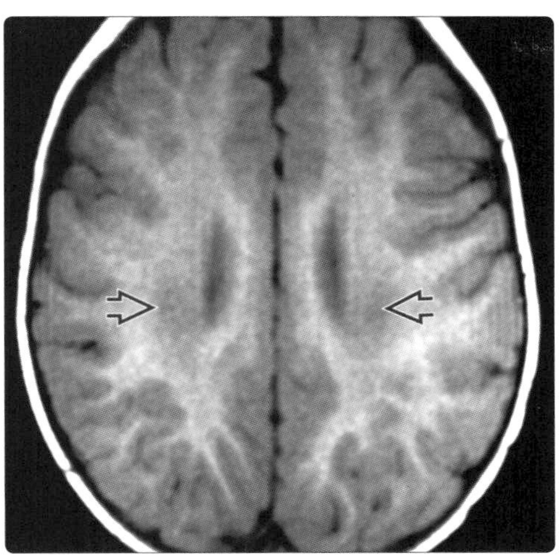

（左图）4岁Krabbe病患儿干细胞移植后横断位FLAIR示脑室周围白质融合的异常高信号，主要位于额叶后部和顶叶。（右图）同一患儿的横断位T_1WI示微弱的低信号➩，范围略小，但分布相同。这些表现在干细胞移植后没有进展

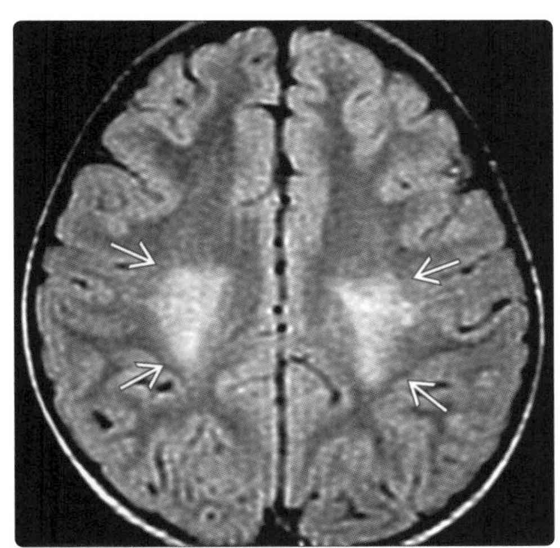

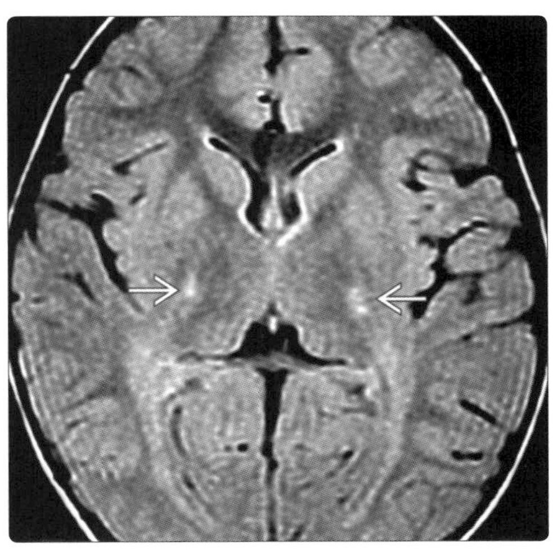

（左侧）30岁的青少年型Krabbe病患者的横断位FLAIR示两侧放射冠异常的高信号➡。皮质脊髓束对称性受累是球形细胞脑白质营养不良的标志。（右图）同一位患者的横断位FLAIR示皮质脊髓束的内囊部分局灶对称性高信号➡。婴幼儿发病的特征是病程更长，发展速度较慢

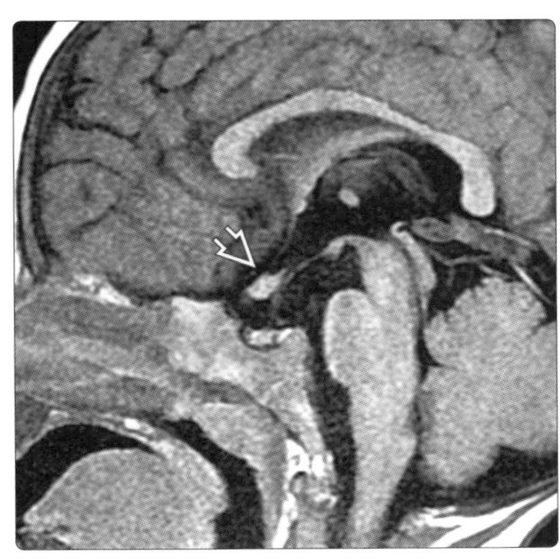

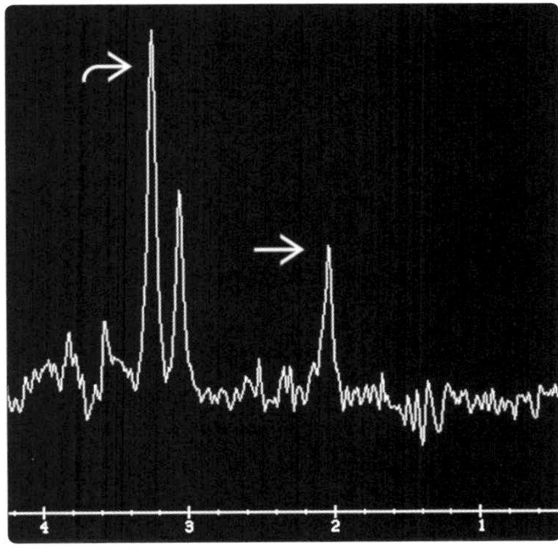

（左图）Krabbe患儿矢状位T_1WI示视交叉扩大➩。是脑白质营养不良的一个独特特征，偶尔会引起视神经增粗，Krabbe在其原始论文中描述了这种情况。（右图）Krabbe患儿的横断位MRS示胆碱升高↪和NAA降低➡。虽然非特异性，却是Krabbe病的典型表现，在未经治疗的情况下会加重

X 连锁肾上腺脑白质营养不良

关键点

术语
- X 连锁肾上腺脑白质营养不良（X-ALD）：严重进展型通常会累及青春期前男性
- 极端长链脂肪酸（VLCFA）受损的 β - 氧化引起的过氧化物酶体代谢遗传障碍
  - 除儿童脑型 X-ALD（CCALD）外，至少还存在 6 种变异体：症状前型 X-ALD，青春期型（AdolCALD），成人脑型（ACALD），肾上腺脊髓神经病型（AMN），Addison 型，有症状的女性携带者

影像
- CCALD：三角区周围脱髓鞘伴强化（CT 或 MR）
- 通常对称，融合，后部受累；额叶受累罕见（10%）

病理
- 临床异质性取决于特定突变和修饰因子
- 表型变异性：即使在同一家族中，CCALD，AMN 也可在症状前出现

临床问题
- Lorenzo 油可延迟症状前 ALD 的症状
- X-ALD 及其变种在 1：16 800 北美洲出生人群

诊断要点
- X-ALD 可在非典型年龄出现非典型表现（无强化，可能有额叶而非后部“渐变”）
- 警惕未知的脑白质营养不良！

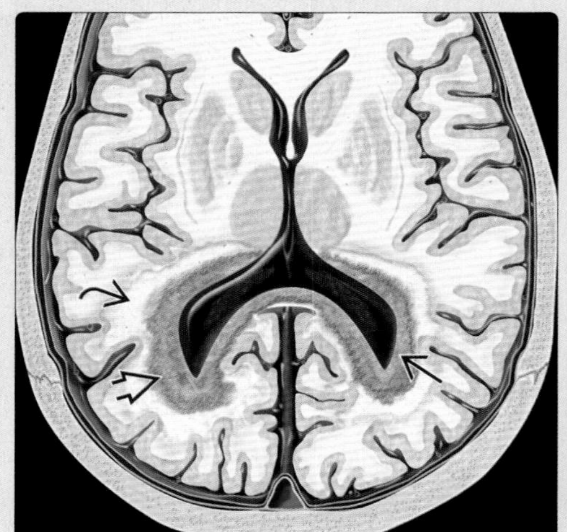
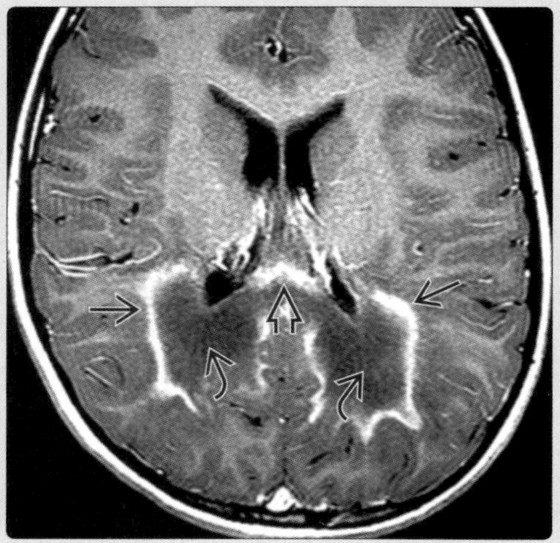

（左图）横断位像示多层脱髓鞘。这些层面在组织病理学上对应于 3 个区域。外层[弯箭头]是活动性破坏，中间层[空心箭头]为活动性炎症。注意，中心区域[箭头]被破坏。（右图）横断位增强 T_1WI 示明显环形强化[箭头]，围绕受损最严重的顶叶白质[弯箭头]和胼胝体压部[空心箭头]，这是典型男性青春期前 CCALD（Lose 模式 1）

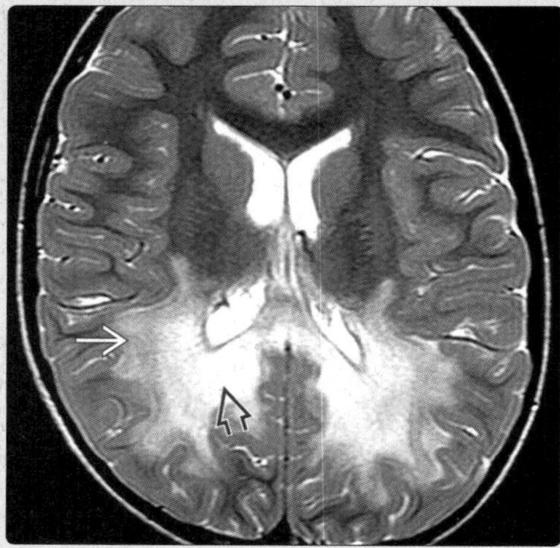
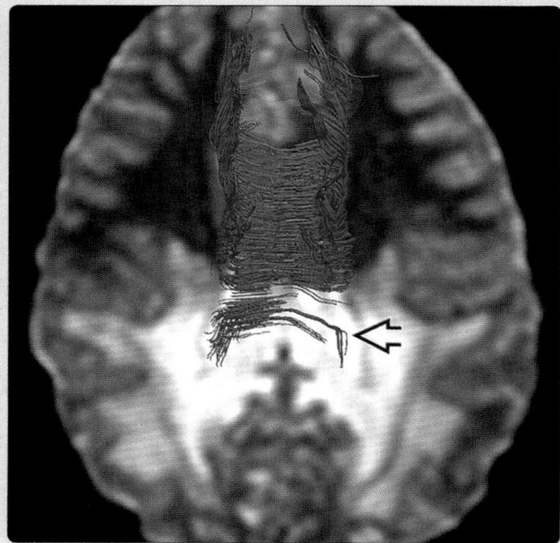

（左图）脑部发育良好的男性青春期患者横断位 T_2WI 显示活动性炎症的外部区域[箭头]与最内层的脑白质破坏的“烧坏”区域[空心箭头]。（右图）另一名有症状的青春前期男性 CCALD 患者 DTI 示穿过胼胝体压部[空心箭头]和钳部白质明显减少

X 连锁肾上腺脑白质营养不良

术　语

缩写

- X 连锁肾上腺脑白质营养不良（X-ALD）

同义词

- Bronze Schilder 病

定义

- 极端长链脂肪酸（VLCFA）受损的 β-氧化引起的过氧化物酶体代谢遗传障碍
  - X 连锁肾上腺脑白质营养不良（X-ALD）：严重进展型通常累及青春期前男性
  - 肾上腺脊髓神经病（AMN）：“轻度”成人（脊髓小脑）型，脑部受累高达 50%
  - 除儿童脑型 X-ALD（CCALD）外，至少还存在 6 种变异体：症状前型 X-ALD，青春期型（AdolCALD），成人脑型（ACALD），肾上腺脊髓神经病型（AMN），Addison 型以及有症状的女性携带者
  - X-ALD 和 AMN 占 80% 的病例

影　像

一般特征

- 最佳诊断线索
  - CCALD：三角区周边强化的脱髓鞘
- 位置
  - 经典 CCALD：三角区周边白质（WM）
    - 模式：胼胝体压部，三角区周边白质，皮质脊髓束/穹隆/连合纤维/视觉和听觉通路
    - 通常皮质下的 U 形纤维不受累
- 形态
  - 完全对称，融合，后部受累；额叶受累罕见
  - 常见中心（胼胝体压部）到外周的渐变

CT 表现

- 平扫 CT
  - 胼胝体压部/后部白质密度↓
  - ± 相关白质的钙化
- 增强 CT
  - CCALD：中间区域的线样强化

MR 表现

- T_1WI
  - 受累白质的 T_1 信号下降
- T_2WI
  - 受累白质的 T_2 信号升高
    - CCALD：胼胝体压部，三角区周边白质，皮质脊髓束/穹隆/连合纤维/视觉和听觉通路
    - AMN：小脑，脊髓；最常见的颅内特征是皮质脊髓束受累，但可能与 CCALD 相似
- FLAIR
  - 与 T_2WI 相同
- DWI
  - 活动期受累白质弥散受限，慢性期受累白质信号增高
  - DTI：在明显的白质病变和症状前脑白质中，大脑“连接度”降低，各项同性升高，各向异性下降
- 增强 T_1WI
  - 前缘（中间区）强化
    - 强化与疾病进展密切相关
- MRS
  - 0.9 和 1.4ppm 之间的峰可能代表 VLCFA 大分子
  - X-ALD：NAA 降低，即使在正常表现的 WM 中也能预测进展；Cho，肌醇，乳酸升高
- 脊髓 MR：AMN 型脊髓萎缩

核医学表现

- PET
  - 枕叶低代谢
- ^{99m}Tc-HMPAO SPECT：增强区局部脑血流量增加（其他地方减少）

成像推荐

- 最佳影像方案
  - MR 增强扫描
- 推荐检查方案
  - DWI/DTI 和 MRS 可以预测症状前期疾病的发作

鉴别诊断

新生儿低血糖症（急性和随访）

- 可累及胼胝体压部、禽距和后部三角区周围白质，但不会强化

脑白质病伴乳酸增高（WML）

- 累及胼胝体压部，三角区周围白质和皮质脊髓束，但不强化

Alexander 病

- 白质强化，在额叶而不是三角区周围白质

病　理

一般特征

- 病因
  - 过氧化物酶体：参与分解代谢途径的无处不在的细胞器
    - 参与髓鞘形成/稳定
    - VLCFA 的前体受损→ VLCFA 的 β-氧化受损
    - VLCFA 在 WM 中累积→脆性髓磷脂
- 遗传学
  - X-ALD：X 连锁隐性遗传
    - Xq28 处 *ABCD1* 基因的突变（所述 >300！）
    - ABCD1 是 ATP 酶转运蛋白：“交通”ATP 酶
    - 过氧化物酶体膜运输亲水性分子所必需
  - 表型变异性：即使在同一家族中，CCALD，AMN 也能以进行症状前型呈现

- 临床异质性（部分）归因于特定突变和修饰因素
  - CBS c.844_845ins68 的插入等位基因可防止中枢神经系统脱髓鞘
  - Tc2 c.776C>G 的 G 等位基因在脱髓鞘中更常见（CCALD）
- 相关异常
  - VLCFA 积累在身体的所有组织中
  - 有症状的积累：CNS 髓鞘，肾上腺皮质，睾丸间质细胞
    - 肾上腺衰竭：皮肤色素沉着
    - 睾丸：成人早期雄激素性脱发

分期、分级和分类

- Loes MR 评分系统：基于位置，疾病程度和萎缩的严重性评分
  - 类型 1：顶枕脑白质（如果存在强化和非常年轻，则快速进展）
  - 类型 2：额叶脑白质（与模式 1 相同）
  - 类型 3：皮质脊髓束（成人，进展缓慢）
  - 类型 4：皮质脊髓束和小脑白质（青少年，进展缓慢）
  - 类型 5：同时伴有顶枕叶和额叶白质（主要是童年，极其迅速）

直视病理特征

- 萎缩，白质软化

显微镜下特征

- 髓鞘完全丢失（保留 U 形纤维），星形胶质细胞增生
- 区域性特点
  - 内部坏死区域，胶质增生 ± 钙化
  - 活动脱髓鞘和炎症的中间区域
  - 无炎症的脱髓鞘外周区

临床问题

临床表现

- 最常见的体征／症状
  - 皮肤色素沉着，行为困难，听力问题
- 临床特征
  - 表型不可预测（甚至家族内）
- 经典儿童脑型 X-ALD（CCALD）：35%～50%，但诊断为类型的百分比下降
  - 青春期前的男性（3～10 岁）：行为、学习、步态、听力、视力困难
  - Addison/ 肾上腺功能不全（皮肤色素沉着，恶心呕吐，疲劳）可能早于 X-ALD 诊断
- AMN（25%）
  - 14～60 岁
  - 脊柱受累 >> 脑部受累；周围神经受累
  - 脑部炎症反应最终达到 50%；可变的脱髓鞘／强化
- 症状前 ALD（12%）
  - 异常基因检测（因兄弟或母亲、叔叔有症状）
- 20%～50% 的女性携带者表现出 AMN 样症状（温和，迟发）
- 其他症状不太常见
  - AdolCALD：10～20 年，症状和病程类似于 CCALD
  - ACALD：可被误诊为精神障碍，发展非常迅速，弥漫性而非后部受累

人群分布特征

- 年龄
  - CCALD：青春期前男性
- 性别
  - 经典 X-ALD 中的男性
  - 女性携带者会出现类似 AMN 的症状
- 种族
  - 在北美和法国 CCALD 占主导地位
  - 在荷兰 AMN 占主导地位
- 流行病学
  - X-ALD 及其变种 =1 ∶ 16 800 北美洲出生人群

自然病史及预后

- CCALD：进展为痉挛性四肢瘫、失明、耳聋、植物人状态
- AMN：痉挛、下肢乏力，括约肌／性功能障碍

治疗

- CCALD：植物状态，2～5 年内若未骨髓移植（BMT）则死亡
  - Lorenzo 油可延迟症状前 ALD 的症状
  - 早期 BMT 可稳定脱髓鞘：逆转脱髓鞘罕见

诊断要点

关注点

- X-ALD 可能出现在非典型年龄，表现为非典型（可能缺乏增强或具有额叶而非后部“渐变”）

读片要点

- 提高对未知的脑白质营养不良的重视！

报告提示

- Loes 评分辅助模式分析

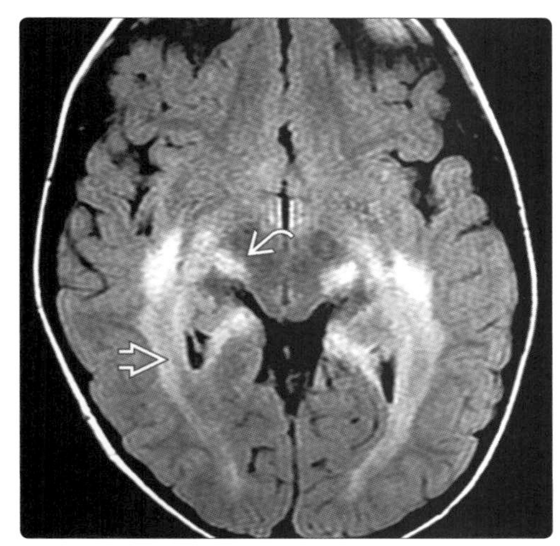

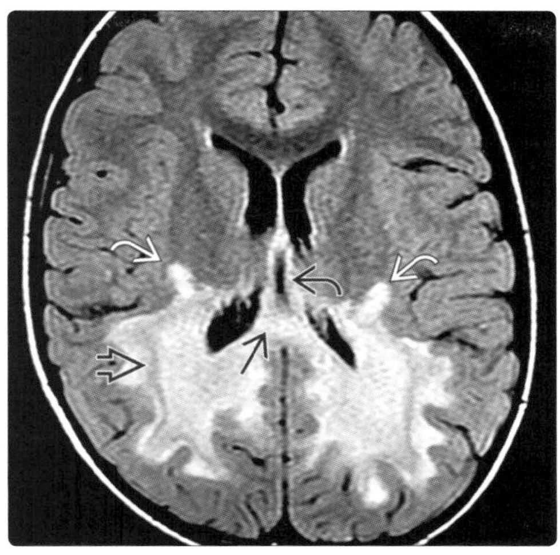

（左图）CCALD（ALD 类型 1）患儿横断位 FLAIR 示内侧膝状体的高信号以及颞叶和枕叶的脑室旁和深部白质高信号。（右图）同一 CCALD 患儿横断位 FLAIR 示穹隆后柱和胼胝体压部高信号，三角区周围白质的多层受累，以及外囊／最外囊病变

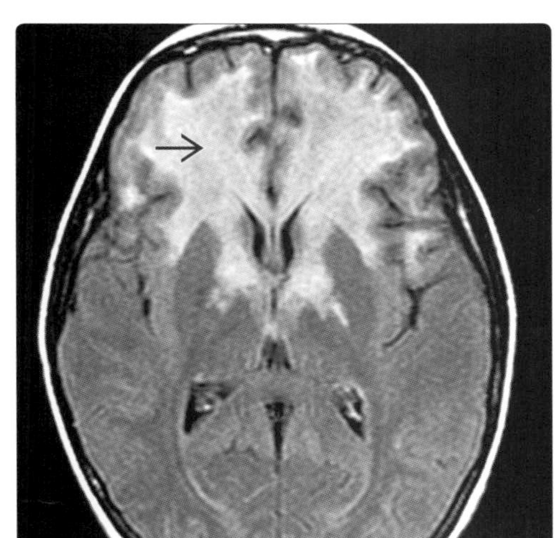

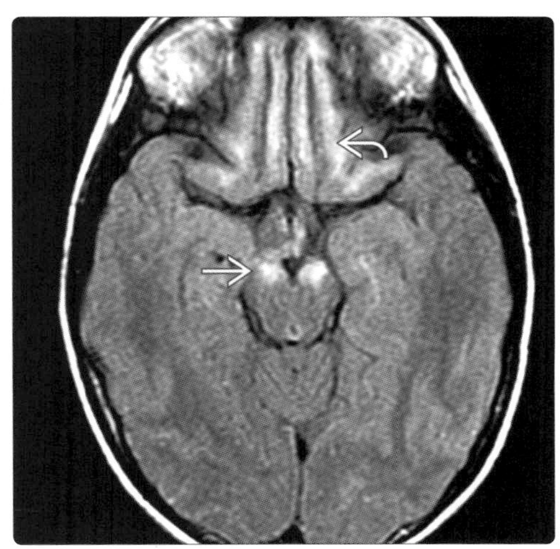

（左图）横断位 FLAIR 示融合的双额叶白质高信号。在证实为 X-ALD 的学龄男性额叶变异病例（Loes 类型 2）中，异常信号延伸至尾状核头部，苍白球和内囊前肢。（右图）同一位患儿的横断位 FLAIR 示内囊对称的白质高信号，延伸到大脑脚以及近皮层的额叶白质

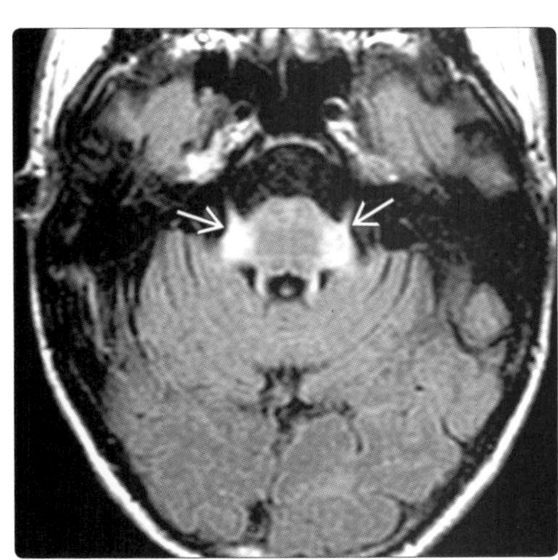

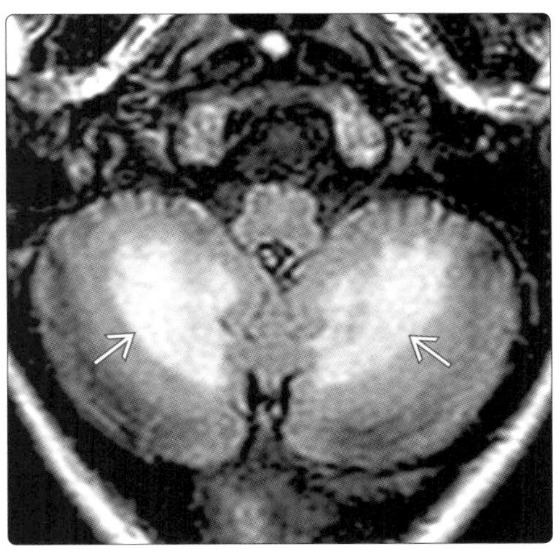

（左图）Loes 类型 4 成人患者，脑桥中部的横断位 FLAIR 示外侧脑桥／神经根入口区域和 CN5s 有明显的脱髓鞘。（右图）三叉神经受累的同一患者横断位 FLAIR 示延髓和下部小脑水平小脑白质对称性高信号

脑肝肾综合征

关键点

定义

- Zellweger 综合征：脑肝肾综合征
- Zellweger 综合征疾病谱（ZSS）：ZS+ 新生儿肾上腺脑白质营养不良 + 婴儿 Refsum 病
- 过氧化物酶体生成障碍：ZSS（80%）+ 肢根型点状软骨发育不全

影像

- 脑回小、增厚，髓鞘脱失，丘脑尾端囊肿
  - 小脑回在外侧裂区最严重的（尤其是脑岛后部）
  - 脑回增厚在额顶叶最常见
- 常见中央部分体积变小
- MRS：NAA 峰下降，Cho 峰升高
- 短 TE MRS：移动的脂质峰在 0.9~1.33ppm
- 弥漫性髓鞘减少，小脑和脑干可受累，尤其是病史 >1 年

主要鉴别诊断

- 先天性 CMV
- 假性 TORCH
- 单一的过氧化物酶体缺陷

病理

- 过氧化物酶体的缺陷
- 由至少 12 个 *PEX* 基因中的任何一个缺陷引起的常染色体 - 隐性表型

临床问题

- 严重的肌张力低下，癫痫发作，吸吮不良
- 大囟门 + 骨缝，额头高，鼻梁宽，眼距过宽
- 肝酶升高，肝大
- 白内障，眼球震颤，色素性视网膜炎或视神经萎缩

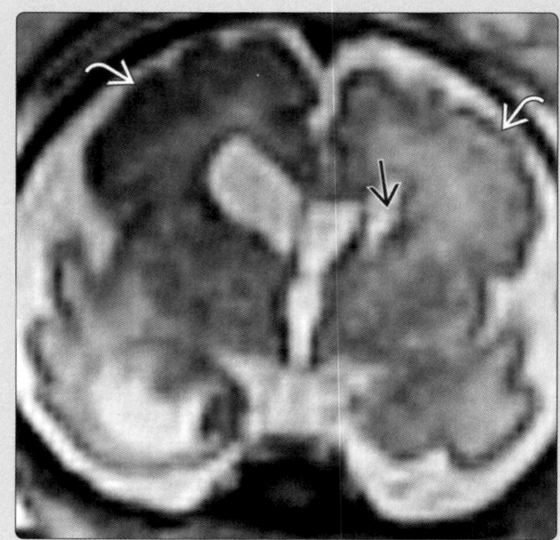

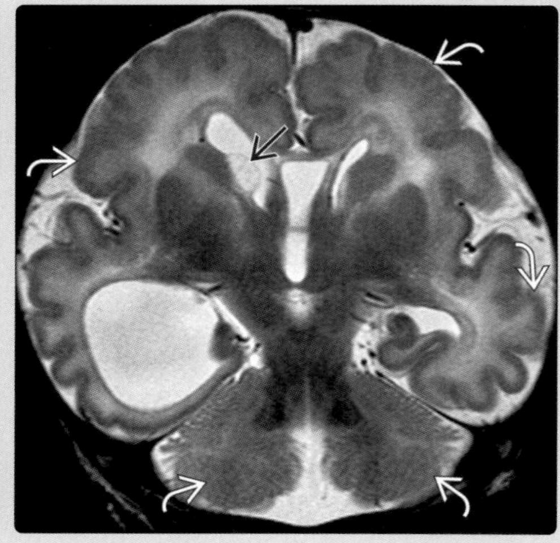

（左侧）胎龄 32 周胎儿孕期的冠状位 T_2WI 示右侧脑室扩大（30mm），左侧额角微小的生发层溶解性囊肿 →，弥漫性小脑回 ↷ 和白质信号异常。（右图）同一患儿足月分娩 2 天后冠状位 T_2WI 示右侧脑室扩大，右前额角有生发层溶解性囊肿 →，弥漫性大脑和小脑小脑回 ↷，以及深部白质异常高信号

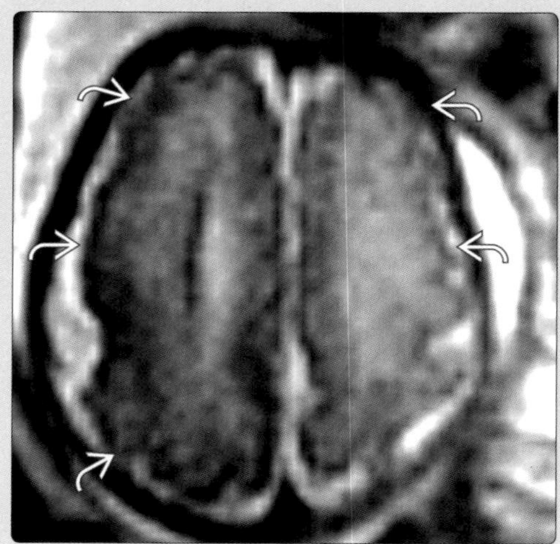

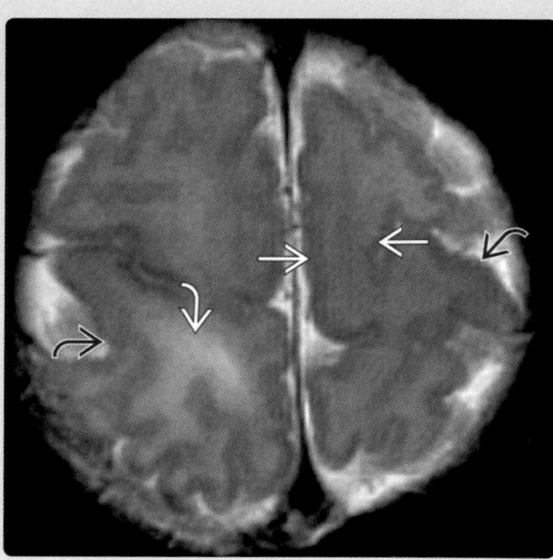

（左图）同一胎儿的横断位 T_2WI 示大脑半球白质弥漫性异常信号，大脑多发小脑回 ↷。（右图）同一患儿足月分娩 2 天后横断位 T_2WI 示弥散性大脑皮层多发小脑回 ↷，和脑沟减少 → 区域一致，白质有异常高信号 ↷

术 语

缩写

- Zellweger 综合征（ZS）

同义词

- 脑肝肾综合征
- Zellweger 综合征疾病谱（ZSS）

定义

- ZSS：ZS+ 新生儿肾上腺脑白质营养不良 + 婴儿 Refsum 病
- 过氧化物酶体生物合成障碍：ZSS（80%）+ 肢近端型点状软骨发育不全（RCDP）

影 像

一般特征

- 最佳诊断线索
  - 小脑回畸形，脑回增厚，髓鞘形成减少，生发层溶解性囊肿
  - 白质脑病；白质体积减少 >1 年
- 位置
  - 小脑回在侧裂旁区域最严重，尤其是脑岛后部
  - 脑回增厚以额顶叶最常见
  - 弥漫性髓鞘减少，小脑和脑干可受累，尤其是病史 >1 年
- 范围
  - 中央白质体积减少常见
- 形态
  - ± 异位（脑室周围或皮层下）

MR 表现

- T_1WI
  - 小脑回，脑回增厚，生发层溶解性囊肿（孟氏孔隙附近），白质（WM）信号下降
  - 高胆红素血症引起的苍白球信号上升
- T_2WI
  - 小脑回，脑回增厚，生发层溶解性囊肿，白质（WM）信号上升
- 增强 T_1WI
  - 脑干皮质脊髓束可强化
- MRS
  - 使用短 TE：NAA 减低；Cho 升高；在 0.9～1.33ppm 的脂质峰

成像推荐

- 最佳影像方案
  - MR+MRS
- 推荐检查方案
  - T_1/FLAIR 测定囊肿的体积，MRS 为 TE=20～30ms

鉴别诊断

先天性 CMV

- 钙化，脑室周围囊肿通常不是丘脑尾端

假性 TORCH

- 基底节，丘脑和室周钙化

单过氧化物酶体缺陷

- 脑 MR 可能相似；生化不同

病 理

一般特征

- 病因
  - 过氧化物酶体的生物合成缺陷
    - 有缺陷的蛋白质转运到过氧化物酶体基质 - 长链脂肪酸的积累
- 遗传学
  - 至少有 12 个 *PEX* 基因中有任何一个 AR 缺陷
- 相关异常
  - 眼睛：Brushfield 斑点，视网膜色素变性
  - 肝大，肾皮质囊肿
  - 骨骼：点状软骨钙化

直视病理特征

- 白质脑病，生发层溶解性囊肿，皮质和小脑畸形
- 皮质下异位，小脑发育不全

显微镜下特征

- 脑回增厚，多小脑回畸形或小脑回畸形
- 嗜苏丹性脑白质营养不良

临床问题

临床表现

- 最常见的体征 / 症状
  - 严重的肌张力低下，癫痫发作，吸吮不良
  - 大囟门 + 缝线，前额高，鼻梁宽，眼距过宽
- 其他体征 / 症状
  - 肝酶升高，肝大
  - 白内障，眼球震颤，色素性视网膜炎或视神经萎缩
- 临床特征
  - Apgar 评分低；脸部畸形

人群分布特征

- 年龄
  - 出生时严重，<6 月龄时较轻，成人罕见

自然病史及预后

- 最严重时寿命 <3 个月，症状轻者寿命 >20 岁

治疗

- 支持治疗，没有经过验证的疗法

其他过氧化物酶体病

关键点

术语

- 过氧化物酶体紊乱：过氧化物酶体生物合成或组装障碍(PBD)；单过氧化物酶体(转运蛋白)缺陷(PED)
- PBD：Zellweger 综合征（ZS），新生儿肾上腺脑白质营养不良（NALD），婴儿 Refsum 病（IRD），肢近端型点状软骨发育不全（RCDP）1 型
- PED 由≥ 16 种疾病组成，这些疾病的基因突变位于影响过氧化物酶体功能的单一蛋白上
- 过氧化物酶体：参与分解代谢和合成代谢途径的膜结合亚细胞器
- *PEX* 基因编码过氧化物（过氧化物酶体生物合成所需的蛋白质）

影像

- ZSD 综合征：ZS 最严重，NALD 居中，IRD 最轻
- D- 双功能蛋白和酰基辅酶 A 氧化酶缺陷：如 ZS
  - 在皮质脊髓束中寻找白质病变
  - 寻找外侧裂周围后部 PMG
- RCDP：脑室周围白质、半卵圆中心、枕叶髓鞘形成延迟，信号升高

病理

- 正常大脑形成所需的完整过氧化物酶体功能，缺陷→新皮层发育不全
- 在髓鞘形成高峰期，过氧化物酶体常位于少突胶质细胞髓鞘形成处
- 遗传学：表型取决于基因突变和基因功能突变的影响

诊断要点

- 使用 MR 与 DWI，MRS

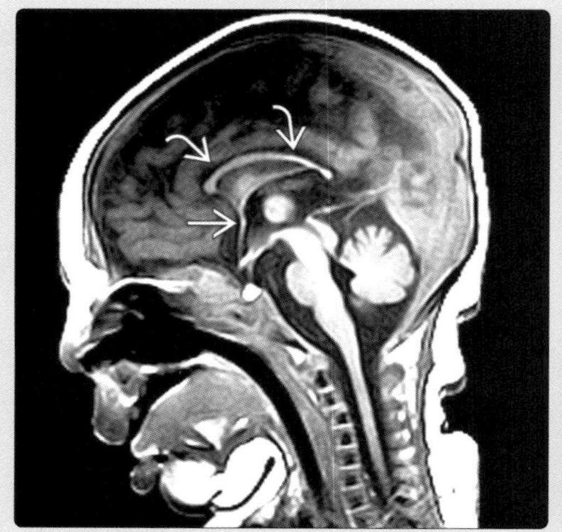
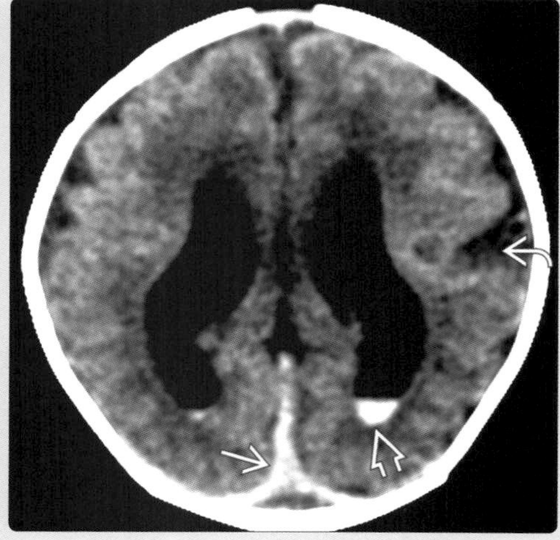

（左图）出生 28 天的非 Zellweger 过氧化物酶体生物发生障碍和面部畸形患儿的矢状位 T_1WI 示面部平坦，明显的小颌畸形，小头畸形，薄薄的胼胝体➚和小的前连合➙。（右图）出生 5 天的非 Zellweger 过氧化物酶体生物发生障碍和肝功能障碍患儿的横断位平扫 CT 示原始外侧裂➚，少量硬膜下积液➙和在侧脑室后角内血液分层⇨

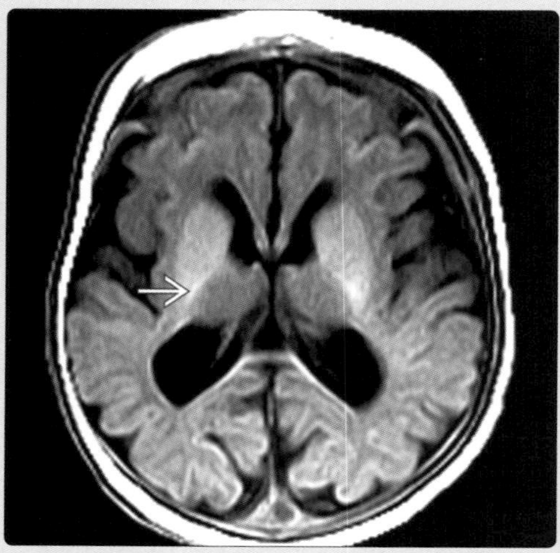
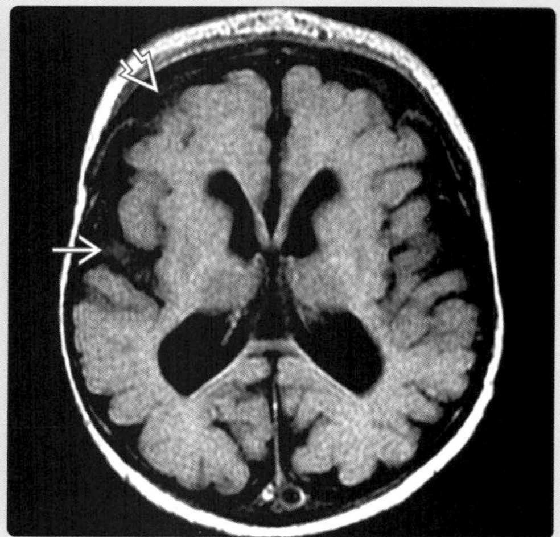

（左侧）非 Zellweger 过氧化物酶体生物发育障碍的足月婴儿横断位 T_1WI 示轻度脑室增大，蛛网膜下腔增大以及内囊后肢内髓鞘未发育成熟➙。豆状核异常高信号。（右图）小头颅婴儿横断位 FLAIR 示大脑周边增宽的液体空间⇨和额盖下的外侧裂➙

其他过氧化物酶体病

术语

缩写

- 过氧化物酶体生物合成或装配障碍（PBD）
- 单过氧化物酶体（转运蛋白）缺陷（PED）
- PBD：Zellweger 综合征（ZS），新生儿肾上腺脑白质营养不良（NALD），婴儿 Refsum 病（IRD），1 型肢根型点状软骨发育不全（RCDP），其他非特异性表型
  - Zellweger 谱系疾病（ZSD）：ZS，NALD，IRD（但不是 RCDP）表型三联体
  - RCDP 类型 1：非常长链脂肪酸（VLCFA）的正常 β- 氧化，因此具有不同的特征
- PED 由≥ 16 种疾病组成，这些疾病的基因突变位于影响过氧化物酶体功能的单一蛋白上
  - 过氧化物酶体脂肪酸 β 氧化
    - 肾上腺脑白质营养不良蛋白（X-ALD）；烷基 -DHAP- 合酶（RCDP 3 型）的缺陷；酰基辅酶 A 氧化酶，D- 双功能蛋白（D-BP），甾醇载体蛋白 X（SCPx）和 2- 甲基酰基辅酶 A 消旋酶（AMACR）
  - 磷脂生物合成（尤其是缩醛磷脂）
    - DHAP- 烷基转移酶（DHAPAT；2 型 RCDP）
  - 植烷酸 α 氧化：成人 Refsum 疾病（ARD）
  - 乙醛酸排毒：1 型原发性高草酸尿症
  - 过氧化氢代谢：过氧化氢酶
  - 甲基支链植烷酸的降解：植烷酸累积

定义

- 过氧化物酶体：参与分解代谢和合成代谢途径的膜结合亚细胞器，与其他细胞器
  - 在过氧化物酶体内含有 >50 种酶，主要是脂质代谢
- *PEX* 基因编码过氧化物（过氧化物酶体生物合成所需的蛋白质）

成像

一般特点

- 最佳诊断线索
  - PBD：皮质脊髓束的异常髓磷脂 ± 齿状核，± 皮质发育不良
- 位置：皮质脊髓束 + 齿状核

平片表现

- 平片
  - ZS 和 RCDP：根茎样、点状骨骺
  - RCDP 和 DHAP 缺陷：冠状椎间隙
  - ARD：短掌骨 / 跖骨（30%）

CT 表现

- 平扫 CT
  - X-ALD：偶尔点状脑白质钙化

MR 表现

- T_2WI
  - ZSD 连续体：ZS 最严重，NALD 居中，IRD 最轻
    - ZS：延迟发育的脑白质 / 髓鞘信号升高、新皮质发育不良 / 多发性骨髓瘤（PMG），外侧裂旁皮质萎缩
      - PMG 最常见于脑岛后部，外侧裂旁皮质后部
    - NALD：PMG，进行性 WM 疾病
    - IRD：无神经元迁移异常，WM 无进展性 ± 改善
  - D-BP 和酰基辅酶 A 氧化酶缺陷：如 ZS
    - D-BP：偶然的丘脑和苍白球受累（不像 PBD）
  - RCDP：脑室周围白质及半卵圆中心信号↑、枕叶髓鞘形成延迟
  - SCPx：丘脑，脑桥，枕叶信号
  - AMACR：深部白质信号升高
- DWI
  - X-ALD：中间区域 ADC 下降
  - PBD：ADC 值升高
- 增强 T_1WI
  - X-ALD：前缘强化
  - 酰基辅酶 A 氧化酶缺陷：半卵圆中心病变强化

超声表现

- ZS：肾囊肿
- ZSD 和 D-BP：肝大

成像推荐

- 最佳影像方案
  - MR
- 推荐检查方案
  - MR，DWI，MRS，C+

鉴别诊断

类似 ZSD

- 双侧外侧裂周围多小脑回
- 先天性巨细胞病毒感染

类似 RCDP 1 型

- X 连锁显性软骨发育不全症状：Conradi-Hunermann-Happle 综合征
- Warfarin 胚胎病

病理

一般特征

- 病因
  - VLCFA 和植烷酸并入细胞膜→细胞功能障碍，萎缩和死亡
- 遗传学
  - 表型严重程度随变异性质而变化
    - *PEX1*：G843D 不完全消除过氧化物酶体蛋白输入→轻度（NALD，IRD），而 c.2097-2098insT 突变完全消除输入→严重（ZS）

- PEX7：L292X →经典，严重的 RCDP 表型，而 A218V →较轻的 RCDPPEX7
  - PED 可能临床上类似于 PBD
    - D-BP 和酰基辅酶 A 氧化酶缺陷：ZS 样
    - 涉及前两步缩醛磷脂（DHAP- 烷基转移酶，DHAP- 合酶缺陷）的缺陷：RCDP/PEX7- 样
- PBD：细胞器未能形成多重过氧化物酶体功能有缺陷
- PBD 具有 PEX 基因突变；障碍取决于受影响的基因和特定的突变
  - *PEX* 1，6，12，26：ZS，NALD，IRD
  - *PEX* 2：ZS，IRD
  - *PEX* 5，10，13：ZS，NALD
  - *PEX* 3，14，16，19：ZS
  - *PEX* 7：RCDP 1
- PED：单一过氧化物酶体酶缺乏症
  - ARD：植物酰辅酶 A 羟化酶
  - X-ALD：*ABCD1* 基因突变
  - 酰基辅酶 A 氧化酶：ZS 样表型（不太严重）
  - D-BP：ZS 样表型（严重）
  - SCPx：固醇载体蛋白 X，单一家族
  - PH1：*AGXT* 基因突变，乙醛酸转氨酶 1（AGT）缺陷（催化乙醛酸转氨酶转化为甘氨酸）→乙醛酸氧化转化为草酸盐增多→肾结石 ± 系统性高草酸尿症
  - 过氧化氢血症：过氧化氢解毒障碍→患糖尿病的风险升高

分期、分级和分类

- 标记的遗传异质性使基因型 - 表型相关复杂化

直视病理特征

- 正常大脑形成所需的完整过氧化物酶体功能，如有缺陷→新皮层发育不全
- 髓鞘形成高峰期，过氧化物酶体常位于少突胶质细胞髓鞘形成处
  - 缺陷→中心白质形成 / 维持和髓磷脂减少的缺陷

显微镜下特征

- 神经病理病灶
  - 神经元分化 / 迁移异常
  - 炎性髓鞘或非炎性脱髓鞘
- 发育好的神经元变性
  - 肾上腺髓质神经病（AMN）：脊髓轴索病变
  - IRD，RCDP：小脑萎缩
- PH1：脑内草酸盐晶体的报道罕见
- ZS：橄榄核发育不良

临床表现

临床表现

- 最常见的体征 / 症状
  - 中枢神经系统表现出现在在发育过程和（或）以后的生活中
- 其他体征 / 症状
  - BPD
    - ZSD：前额凸出，明显的肌张力低下，肝大，围产期呼吸暂停，癫痫发作，黄疸，白内障，视网膜病，耳聋
    - RCDP：发育畸形的短小肢体，侏儒症 / 身材矮小，宽阔的鼻梁（考拉熊脸），表皮赘，小头畸形，智力低下，白内障
  - PED
    - D-BP 和酰基辅酶 A 氧化酶缺陷：ZS 样
    - ARD：外周多发性神经病的典型四联症，小脑共济失调，CSF 蛋白↑，视网膜色素变性；还有鱼鳞病，精神障碍，心律失常，嗅觉丧失，耳聋
    - X-ALD：行为，学习和听力障碍，皮肤色素沉着
    - SCPx：肌张力障碍，无精子症 / 性腺功能减退症，嗅觉障碍
    - AMACR：罕见，表现多变（震颤，锥体征，癫痫发作，感觉运动神经病变）
    - PH1：肾结石或伴全身性草酸盐病的肾衰竭（骨痛，骨折，心肌炎，栓塞性卒中，视网膜病变）

人群分布特征

- 年龄
  - 大多数：新生儿
  - X-ALD，经典 Refsum：儿童或成人发病
- 流行病学
  - 新生儿中过氧化物酶体紊乱发生率为 1 ∶ 5000

自然病史及预后

- PBD：多样的神经发育延迟，视网膜病，耳聋，肝脏疾病
  - ZSD 和表现类似成像和临床表型；严重的在 1 年内死亡
  - RCDP 和类似病例：严重和轻度表型
- PED：多变
  - X-ALD：未经治疗则进入植物状态
  - PH1：进展为全身性的草酸盐沉积症（心肌，骨髓，眼，周围神经）；快速进展（第 1 年死亡）

治疗

- PBD：治疗受到源于宫内的多发畸形和代谢缺陷的限制
- PED：X-ALD（降胆固醇药，限制 VLCFA，骨髓移植），ARD（植烷酸限制），PH1（吡哆醇 →草酸产生减少；碱化尿液使草酸盐溶解度升高）

诊断要点

关键点

- 可能不存在血浆生化异常
- 如果影像和临床高度怀疑本病，需要分析培养的皮肤成纤维细胞

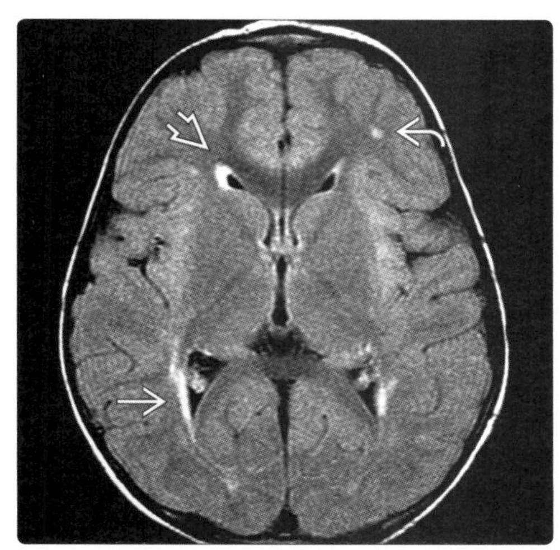

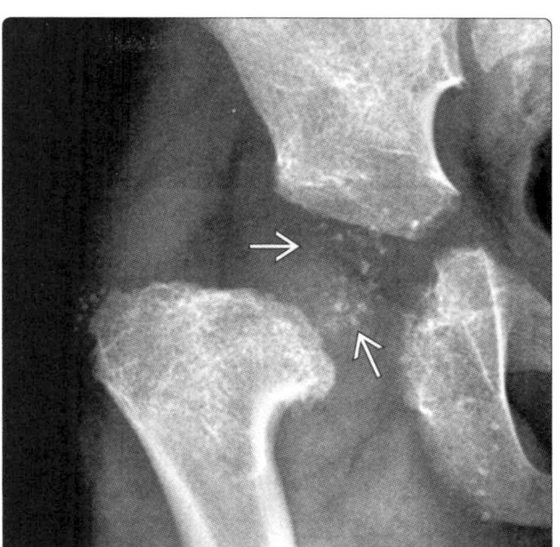

（左图）3岁的过氧化物酶体点状软骨发育不全患儿的横断位FLAIR示三角区旁白质➡和右侧脑室前角旁白质⇨及散在的点状↪异常高信号。（右图）2岁的过氧化物酶体点状软骨发育不全患儿的前后位平片示髋内翻伴Y形软骨斑点状密度增高影➡。骨骼平片对特异性诊断有帮助

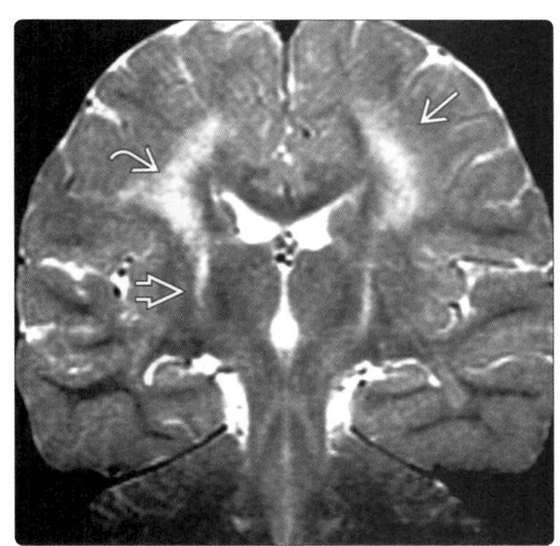

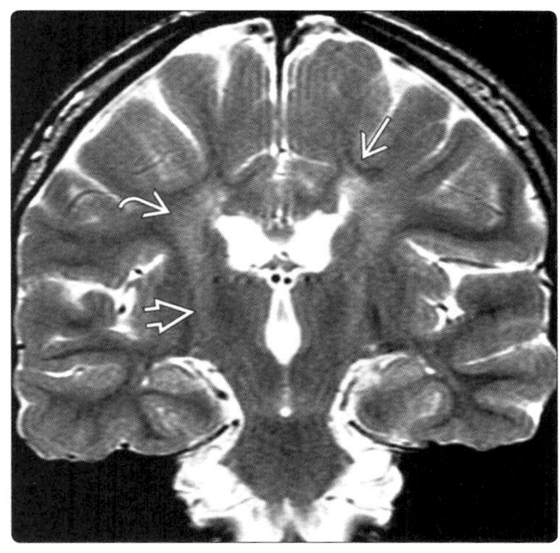

（左图）4岁Refsum病的患儿冠状位T_2WI示皮质脊髓束⇨和脑室周围白质↪异常信号。注意皮质下U形纤维➡髓鞘发育不良。（右图）同一患儿16岁时随访的冠状位T_2WI示只剩部分病灶。注意皮质下U形纤维➡进行性髓鞘发育成熟以及脑室周围白质↪和皮质脊髓束⇨的（不完全）好转

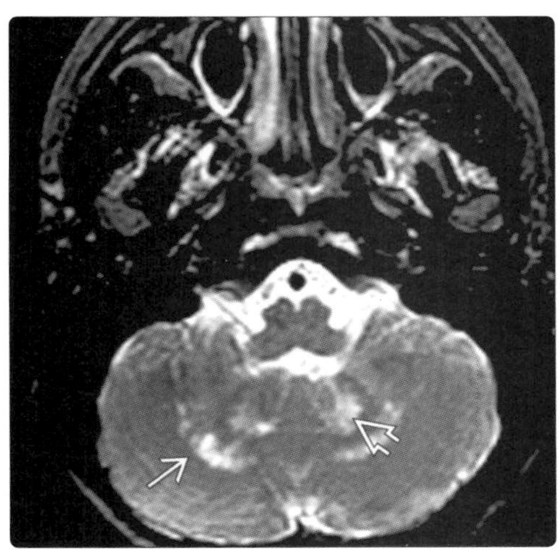

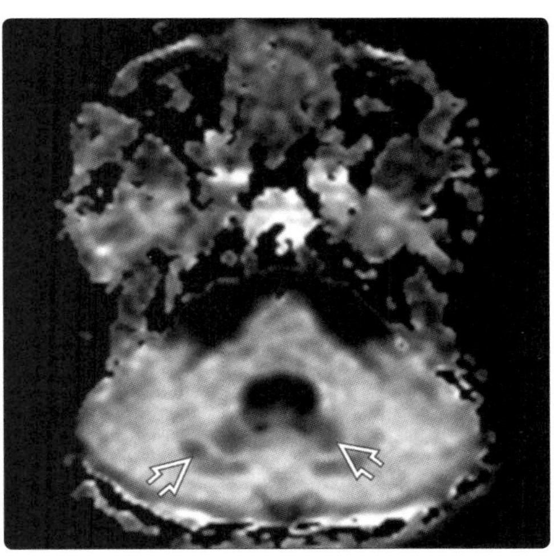

（左图）同一患儿的横断位T_2WI示小脑白质➡和小脑核深部中心⇨的持续、典型的异常信号。脑干显示正常。（右图）同一患儿的横断位DWI示病灶无弥散受限⇨，提示该损伤属亚急性或慢性

枫糖尿病

关键点

术语

- 枫糖尿病（MSUD）
- 支链氨基酸（BCAA）代谢异常的遗传性疾病
- 典型表现为 4~10 天的新生儿出现神经功能恶化、酮症酸中毒、高氨血症

影像

- MR + DWI 是最佳检查，但 CT 可诊断危重婴儿
- 典型的 MSUD 水肿 / 弥散受限
  - 小脑白质、脑干背侧、大脑脚、丘脑、苍白球
  - 锥体束和被盖束
  - 幕下 >>> 幕上的水肿
- 宽峰见于 0.9ppm 化学位移处

病理

- MSUD：支链酮酸脱氢酶复合物（BCKD）的活性下降导致 L- 支链氨基酸（BCAA）和代谢产物堆积（神经性的和白细胞毒性）

临床问题

- 典型 MSUD 初始症状：食欲不佳、呕吐、消瘦、嗜睡、脑病、癫痫
- 危重患者经常（但并非总是）闻起来像枫糖浆（或焦糖）
- 一般人群中发病率为 1∶850 000，但在孤立的人群中发病率为 1∶170
- 严格控制饮食和积极治疗代谢危象，MSUD 可预后良好
- 对治疗的反应不同

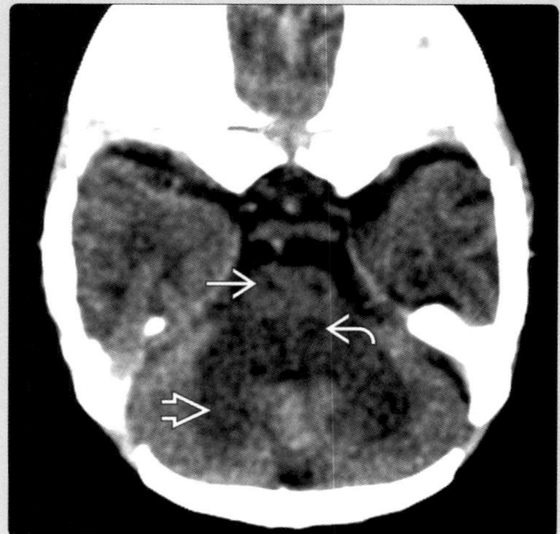

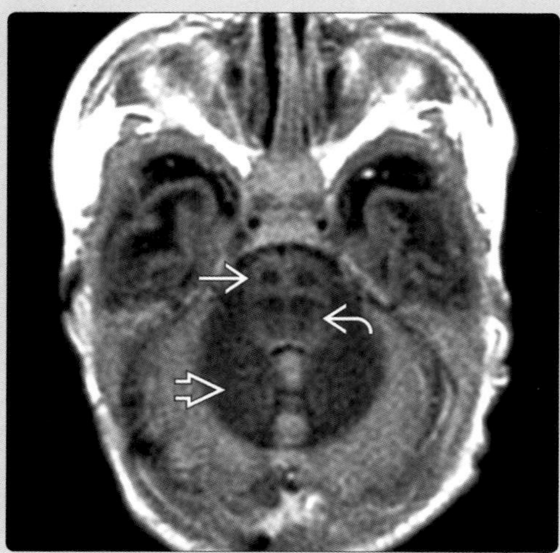

（左图）出生后 10 天新生儿，癫痫发作返回医院，CT 平扫横断位示典型的 MSUD 水肿，注意小脑白质低密度改变➡，脑桥背侧和前部中部的 4 个病灶是对称的锥体束➡和被盖束↗。（右图）另一位嗜睡、喂养困难的患儿，横断位 T_1WI 有相同的 MSUD 表现：低信号出现在小脑白质➡和对称的锥体束➡被盖束↗

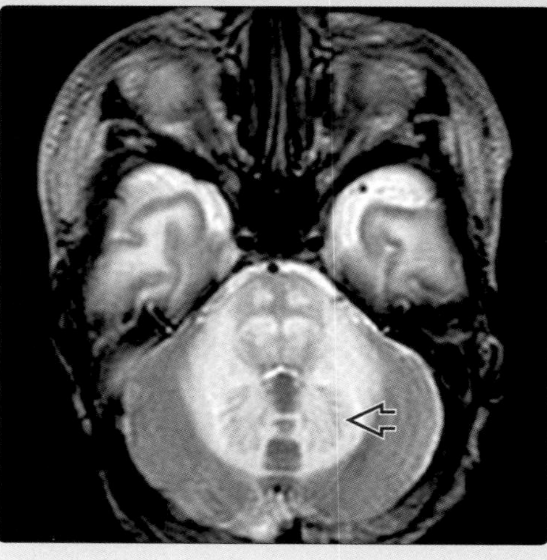

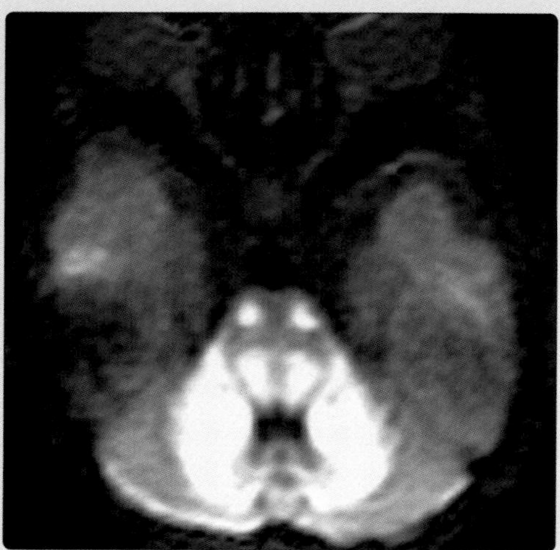

（左图）横断位 T_2WI 示小脑白质信号异常，边缘清晰。可见对称的脑桥异常信号（4 个明亮的脑桥病灶）。在异常的 MSUD 水肿中，信号相反的是齿状核➡。（右图）MSUD 髓鞘内水肿，横断位 DWI 弥散受限（高信号）。对于急性和亚急性期 MSUD，DWI 是非常有用的工具

术 语

缩写

- 枫糖尿病（maple syrup urine disease，MSUD）

同义词

- 亮氨酸脑病

定义

- 支链氨基酸（BCAA）代谢的遗传性疾病
- 中间型表现为较晚的发育迟缓和发育不良
- 间歇型表现为婴儿后期（或稍后）的发作性失代偿
  - 共济失调、迷失方向、行为改变

影 像

一般特征

- 最佳诊断线索
  - 放射科医师基于典型的水肿，可能是能够最早诊断 MSUD 的
    - 小脑白质、脑干、丘脑、苍白球
    - 锥体束和被盖束
- 位置
  - 小脑和脑干水肿 >>> 幕上半球
    - 在脑干、小脑白质中最为明显
    - 皮质脊髓束水肿
    - 这些区域显示弥散受限

CT 表现

- 平扫 CT
  - 早期：包含脑干和小脑的弥散性水肿
    - 认识这点，有利于良好的神经认知预后
  - 亚急性期：快速形成典型的 MSUD 水肿模式
    - 小脑白质、脑干背侧、大脑脚、丘脑、锥体束和被盖束 > 幕上半球
    - 在亚急性期，病灶边缘变清晰

MR 表现

- T_1WI
  - 信号降低，边缘可清晰
- T_2WI
  - 晚期：广泛的 MSUD 水肿消失
    - 转为“苍白”和体积缩小
- FLAIR
  - 新生儿液体位移不敏感
- DWI
  - 显著受限（信号增强），ADC 减低（MSUD 水肿 = 细胞毒性 / 髓鞘内）
  - DTI：各向异性下降
- MRS
  - 长短回波都表现为 0.9ppm 化学位移处的宽峰

超声表现

- 灰阶超声
  - 苍白球、脑室周围白质、脑干、小脑白质回声增强

成像推荐

- 最佳影像方案
  - 超急性期和急性期，采用 DWI
- 推荐检查方案
  - MR DWI 是最佳检查，但 CT 可诊断危重婴儿

鉴别诊断

引起脑干和小脑肿胀的疾病

- 线粒体 SURF1 突变：乳酸峰可与 MSUD 危象期相同
- Alexander 病：脑干和导水管异常信号和强化
- 白质消失：表现持久存在

缺血 - 缺氧性脑病

- 无症状间隔，通常为阳性病史
- 小脑、脑干相对幸免（MSUD 这些区域受累）

Marchiafava-Bignami 病

- 成人酗酒者的脱髓鞘病变
- 胼胝体受累

病 理

一般特征

- 病因
  - MSUD：支链酮酸脱氢酶复合物（BCKD）的活性下降，导致 L- 支链氨基酸（BCAA）和代谢产物堆积（神经性的和白细胞毒性）
  - 脑内亮氨酸升高，替代其他氨基酸，神经递质耗竭，扰乱了大脑的生长发育
  - 支链酮酸积累，破坏 Krebs 三羧酸循环
- 遗传学
  - BCKD 酶成分的基因调控中，>50 种不同突变
    - 如：E1a（33%）、E1P（38%）、E2（19%）
  - 常染色体隐性遗传
- 相关异常
  - 血浆中异亮氨酸升高与枫糖浆的气味相关
  - 在分娩过程中，母体摄入胡芦巴会产生 MSUD 假象
    - 尿液与 MSUD 具有相同的成分和气味

分期、分级和分类

- 经典、中间型和间歇型 MSUD；硫胺反应 MSUD

直视病理特征

- 脑干水肿
- 海绵状变性：白质、基底节

显微镜下特征

- 少突胶质细胞和星形胶质细胞减少
- 神经元移行和成熟的异常
  - 神经元异位树突 / 树突棘异常神经元异位
  - 树突 / 树突棘异常

临床问题

临床表现

- 最常见的体征 / 症状

- 经典 MSUD 初始症状：喂养困难、呕吐、体重增长不良、嗜睡
  - 新生儿，4~7 天内发病
- 危重患者经常（但并非总是）闻起来像枫糖浆（或焦糖）
  - 采用非蛋白口服或静脉输液可以“清除”气味
  - 可能难以在第一时间识别枫糖浆气味，除非尿液浸湿的尿布被晾干
  - 耵聍的燥枫糖浆气味“更易预测”
- 已知的 MSUD 高风险新生儿，数小时内采血即可诊断
  - 如果测试后可立即收到结果并进行治疗，那么预后可能极好
  - 全血滤纸串联质谱法可缩短诊断时间
  - Guthrie 测试在 24 小时内不敏感，需要孵化期且假阳性率高

• 临床特征
  - 出生时正常
  - 在间隔期后出现症状，通常是出生后 48 小时到 2 周内
  - 类似脓毒血症：急性脑病、呕吐、癫痫、嗜睡、昏迷、痛苦不适、白细胞／血小板减少症
    - 此外，游离水潴留、肾盐消耗、低钠血症、脱水
  - 血浆异亮氨酸检测诊断
    - 可能到出生后 6 天才能检测到
  - 酮症或酮症酸中毒和高氨血症
  - 典型心电图：梳状节律
  - 产前诊断可进行羊水细胞或绒毛膜绒毛细胞培养

人群分布特征

• 年龄
  - 如怀疑 MSUD，出生后第 1 天即可诊断
• 种族
  - 在某些孤立人群中发病率为 1/170（旧门诺派的奠基人效应）
  - 在中东和德系犹太人的后代中，携带者比率高
• 流行病学
  - 一般人群中发病率为 1：850 000，但在孤立人群中发病率为 1：170

自然病史及预后

• 母乳喂养可延缓症状的发作至出生后第 2 周
• 严格控制饮食和积极治疗代谢危象，MSUD 可有良好的预后
  - 治疗反应可不同
  - 暴露于高浓度支链氨基酸 BCAAs 及其代谢产物的毒性
  - 未控制的高支链氨基酸 BCAA 水平→可致认知损伤／死亡
  - 治疗前血浆中亮氨酸 >40mg/100ml，或发生脑病超过数日，认知损伤预后差
• 如果控制良好，可以活到成年
  - 任何年龄的代谢“中毒”都可能由感染、损伤、压力、禁食甚至怀孕引起
• 有晚发（成人期）外周神经病的报道
• 因氨基酸摄入不足所致的皮肤剥脱和角膜病变

治疗

• 急性“代谢营救”逆转脑水肿
• 在急性危象期，可行血液透析以减少神经毒性／损伤
• 代谢适当的饮食（蛋白质修饰）可最大限度地减少严重程度
  - 抑制内源性蛋白质分解代谢，同时维持蛋白质合成
  - 预防必需氨基酸的缺乏
  - 保持正常血清渗透压
  - 可食用无支链氨基酸、低支链氨基酸水平配方的市售食物
  - 必须终生饮食治疗
• 新生儿筛查串联质谱可以确诊
• 原位肝脏移植可以增加 BCKD 的有效性（很少使用）
• 试验性的基因治疗

诊断要点

关注点

• 新生儿 MSUD 检测并不普及
• 并非所有 MSUD 发生于孤立的人群
• 即使进行检测，在非流行区，结果可能在 1~2 周后才能等到

读片要点

• 新生儿脑水肿，累及颅后窝及脑干，高度提示 MSUD

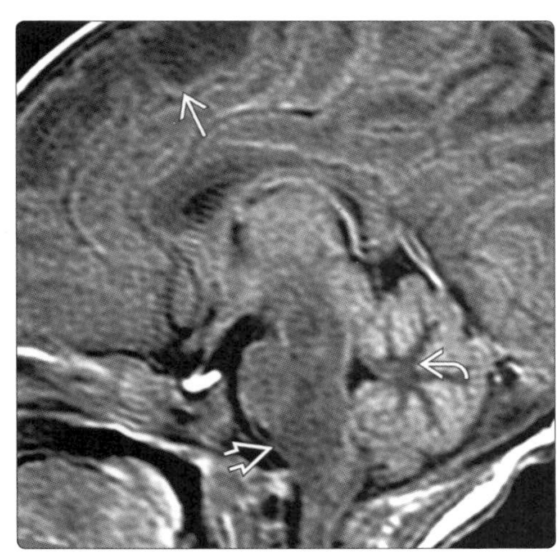

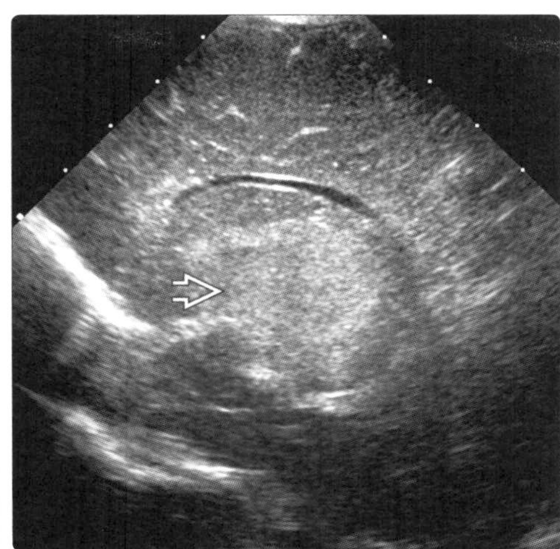

（左图）新生患儿，矢状位 T_1WI 示整个脑干明显肿胀。脑干低信号➡，小脑白质↪和皮层下白质➡均受累。（右图）另一位有症状的 MSUD 新生患儿，旁矢状位超声示由于严重丘脑水肿所致明显的回声增强➡

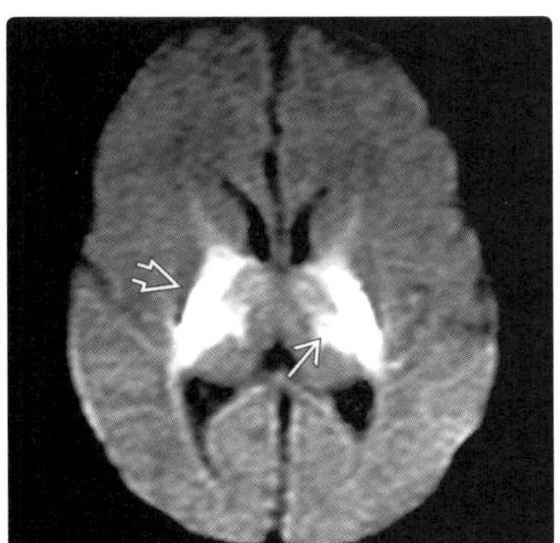

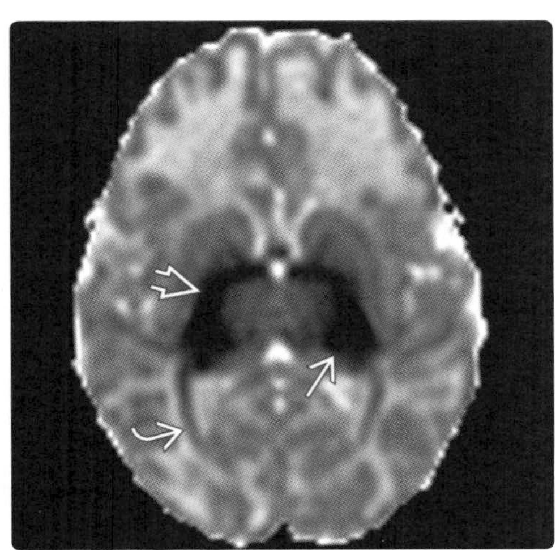

（左图）急性期 MSUD，横断位 DWI 示内囊后肢➡和丘脑内髓板➡弥散受限（高信号）。（右图）同一患者，横断位弥散（ADC 图）示内囊后肢➡和丘脑内髓板➡以及视放射↪信号减低

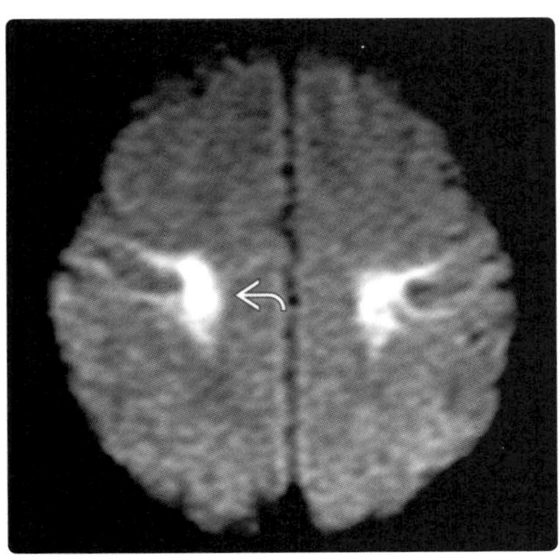

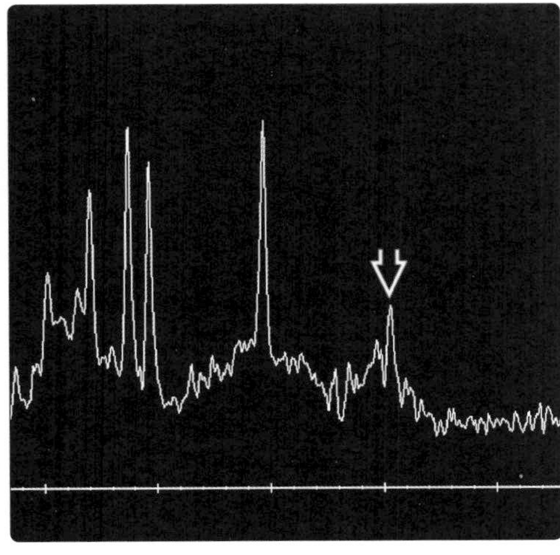

（左图）横断位 DWI 示皮质脊髓束↪的髓鞘内水肿（弥散受限）向上延伸累中央沟周围皮层。（右图）TE 30 毫秒，MRS 在 0.9~1.0ppm ➡出现支链 α-酮酸峰，可出现在 MSUD 急性代谢失代偿期。此峰如同时出现在长 TE 成像中，可有助于确诊

关键点

术语

- 6 种尿素循环障碍
  - 鸟氨酸氨甲酰转移酶缺乏症（OTCD）
  - 氨甲酰基磷酸合成酶 I 缺乏症
  - 瓜氨酸血症或琥珀酸合成酶缺乏症
  - 精氨琥珀酸尿症或琥珀酸裂解酶缺乏症
  - 精氨酸血症或精氨酸酶缺乏症（AD）
  - N- 乙酰谷氨酸合成酶缺乏症

影像

- 新生儿：深部灰质核团、额叶顶叶和岛叶脑沟深度 > 颞叶皮层
- 年长者：同上，或非对称皮层 / 皮层下白质类似卒中
- 颅后窝幸免
- 急性 / 亚急性：T_2 高信号，肿胀区域受累
- 急性 / 亚急性：DWI 呈等或高信号，ADC 呈等或低信号

关键点

- 急性 / 亚急性：肌醇（MI）峰下降、谷氨酰胺 - 谷氨酸（Glx）峰升高、脂质 / 乳酸峰升高

主要鉴别诊断

- 缺血 - 缺氧性脑病
- 动脉缺血性卒中
- 线粒体病
- 有机酸血症
- 非酮症高甘氨酸血症

病理

- 尿素循环结合氮→尿素→尿液，防止含氮毒性产物堆积
- 氨升高→谷氨酸升高→星形细胞中谷氨酰胺升高→肿胀 + 功能障碍

临床问题

- 高氨血症、脑病、呼吸性碱中毒三联征

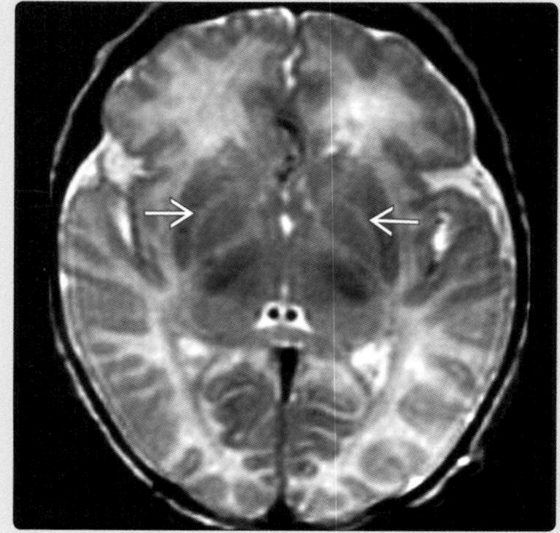

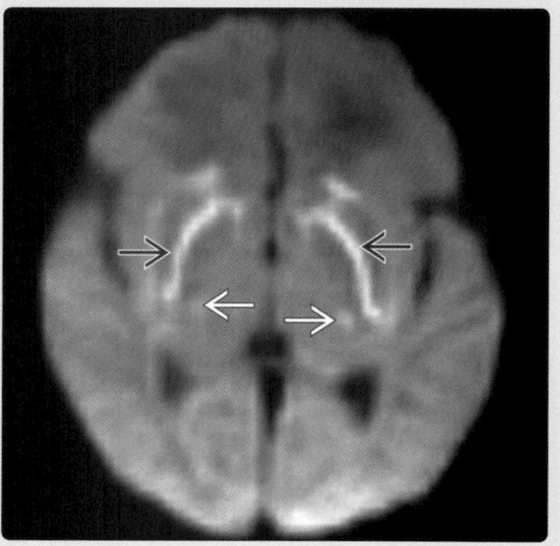

（左图）出生 2 天的新生男婴，患急性鸟氨酸氨甲酰转移酶缺乏症（OTCD），横断位 T_2WI 示苍白球外侧核与壳核之间➡的异常增高信号。（右图）同一患儿，横断位 DWI 示苍白球外侧核与壳核之间➡相同位置弥散减低（异常增高信号），延伸到尾状核；相应 ADC 值降低。还可以看到更细微的丘脑高信号➡ ADC 减低

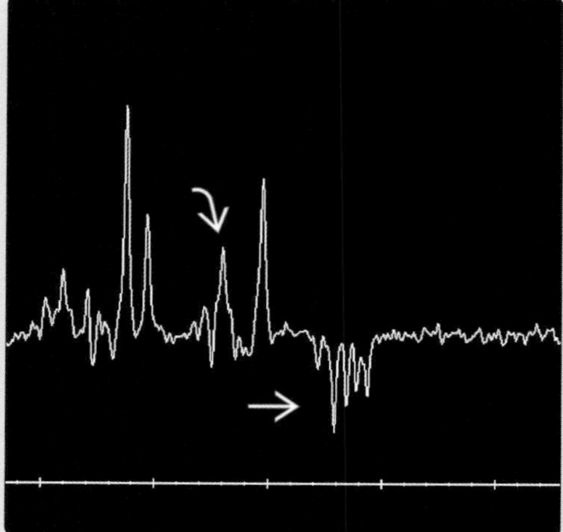

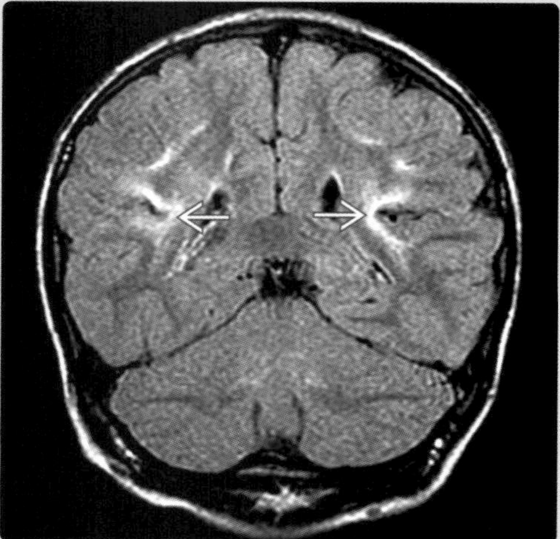

（左图）急性新生患儿，轴向质子 MRS（TE = 144ms）示倒置乳酸双峰➡（1.33ppm）和 1，2- 丙烯二醇峰（见于抗惊厥药，在 1.1ppm）。另外需注意，升高的谷氨酰胺谷氨酸峰（glx）➡，在 2.1~1.4ppm。（右图）另一慢性期 OTCD 患儿，冠状位 FLAIR 示后岛叶、颞顶叶皮质和皮质下信号增加，在脑沟深处最明显➡

术 语

定义

- 6 种尿素循环障碍
  - 鸟氨酸氨甲酰转移酶缺乏症（OTCD）
  - 氨甲酰基磷酸合成酶 I 缺乏症
  - 瓜氨酸血症或琥珀酸合成酶缺乏症
  - 精氨琥珀酸尿症或琥珀酸裂解酶缺乏症
  - 精氨酸血症或精氨酸酶缺乏症（AD）
  - N- 乙酰谷氨酸合成酶缺乏症

影 像

一般特征

- 最佳诊断线索
  - 24～48 小时的新生儿出现基底节（BG）和皮层 DWI 高信号
- 位置
  - 新生儿：深部灰质核团、额叶顶叶和岛叶脑沟深部度 > 颞叶皮层
  - 年长者：同上，或非对称皮层 / 皮层下白质类似中风
  - 颅后窝幸免

CT 表现

- 平扫 CT
  - 深部灰质核团、白质密度下降 + 皮层肿胀→慢性期萎缩

MR 表现

- T_1WI
  - 亚急性 / 慢性期：受累区皮层和深部核团信号升高
- T_2WI
  - 急性 / 亚急性期：受累区肿胀，信号升高
  - 慢性期：体积缩小，胶质增生 ± 囊变
- DWI
  - 急性 / 亚急性：DWI 呈等或高信号，ADC 呈等或低信号
- MRS
  - 急性 / 亚急性：肌醇（MI）峰下降、谷氨酰胺 - 谷氨酸（glx）峰升高、脂质 / 乳酸峰升高

成像推荐

- 最佳影像方案：MR
- 推荐检查方案：T_1WI，T_2WI，DWI，MRS

鉴别诊断

缺血 - 缺氧性脑病

- 壳核外侧和丘脑腹外侧受累；慢性期难以分辨

动脉缺血性卒中

- 血管分布区

代谢性疾病

- 线粒体疾病
- 有机酸血症：苍白球病变，非皮层区；代谢性酸中毒 / 酮症
- 非酮症高甘氨酸血症：基底节不受累

病 理

一般特征

- 病因
  - 尿素循环结合氮→尿素→尿液，防止含氮毒性产物堆积
  - 氨升高→谷氨酸升高→星形细胞中谷氨酰胺升高→肿胀 + 功能障碍
- 遗传学
  - 除 OTCD 外，均为常染色体隐性遗传（X- 连锁）

直视病理特征

- 急性期，脑肿胀；慢性期，萎缩 + 瘢痕性脑回

显微镜下特征

- 灰质 Alzheimer 2 型星形细胞；灰质、白质海绵状改变

临床问题

临床表现

- 最常见的体征 / 症状
  - 高氨血症、脑病、呼吸性碱中毒三联征
  - 进行性嗜睡、低体温、呕吐、呼吸暂停
  - 新生儿发展为脑病 >24～48 小时
  - 年长患者发作（通常是蛋白摄入升高或分解代谢升高）
- 临床特征
  - 血氨水平升高（除 AD 外）
  - 诊断：肝细胞酶检查 /DNA 检测

人群分布特征

- 年龄
  - 重症者多新生儿期发病，轻症者发病年龄较大
- 流行病学
  - 白种人 > 非裔美洲人
  - OTCD 最常见

自然病史及预后

- 治疗可改善，但大多数智力低下
- 新生儿预后差，病死率高

治疗

- 急性期可血液透析
- 重症病例可行肝移植
- 低蛋白摄入、足够的热量、补充剂
- 苯甲酸钠 / 苯 / 苯乙酸
- 禁用丙戊酸钠，因其可导致死亡

戊二酸血症 1 型

关键点

术语

- 戊二酸尿症 1 型（GA1），线粒体戊二酰辅酶 A 脱氢酶（GCDH）缺乏症
- 先天性代谢异常，以脑病危象和由此产生的严重肌张力障碍 - 运动障碍为特征

影像

- 外侧裂增宽（因额、颞叶岛盖发育不全）和 T_2/FLAIR 基底节高信号
  - 常见：尾状核 / 壳核信号↑ > 苍白球
  - 偶见：苍白球和齿状核信号改变，即使在没有危象发生的患者
  - 重症：白质、丘脑、齿状核可受累
  - 疾病晚期基底节明显萎缩
- 类似虐待样表现：扩大的脑脊液间隙内容易撕裂桥静脉→硬膜下血肿

病理

- 堆积物质对纹状细胞和白质有毒
- 多种突变导致不同的临床表现

临床问题

- 触发危象（感染、免疫、手术）
- 每次危象后，基底节高信号 / 萎缩均恶化
- 通常在 1 岁内发病
- 在旧 Amish 教徒中，有 10% 为携带者

(左图）横断位模式图示戊二酸尿症 1 型（GA1）受累表现。外侧裂增宽，弥散性和对称性基底节异常信号。(右图）7 月龄患儿，横断位 T_2WI 示扩大的侧裂➩。注意基底节↷肿胀和异常高信号，包括双侧尾状核头部、壳核和苍白球。髓鞘化延迟

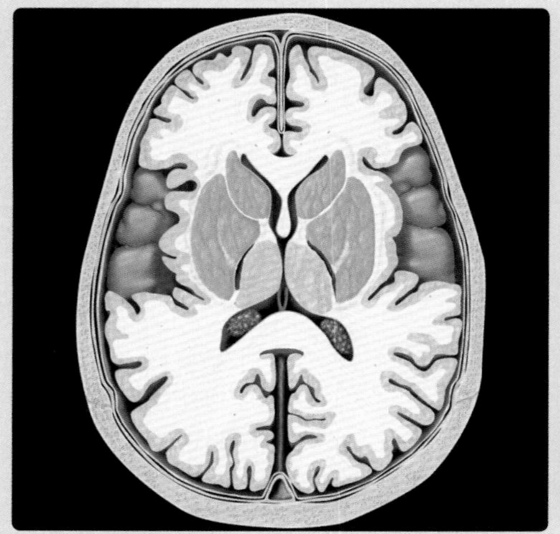

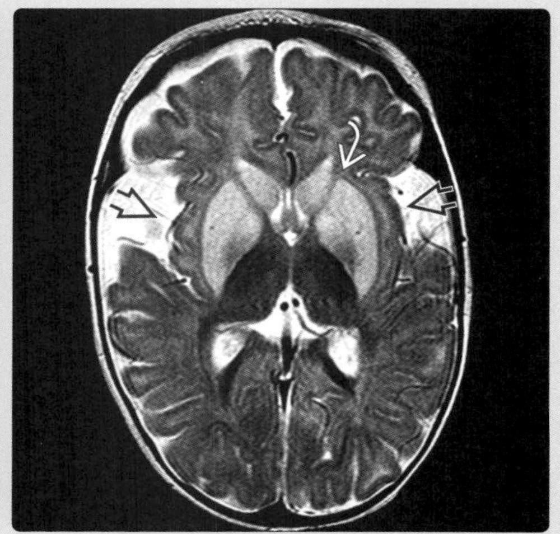

(左图）严重代谢危象中的患儿，横断位 DWI 示由于弥散减低导致的高信号，尾状核头部↷和壳核→受累。(右图）ADC 图示同一区域尾状核壳核↷低信号，证实存在由于弥散减低导致的急性脑损伤，而非 T_2 透射效应

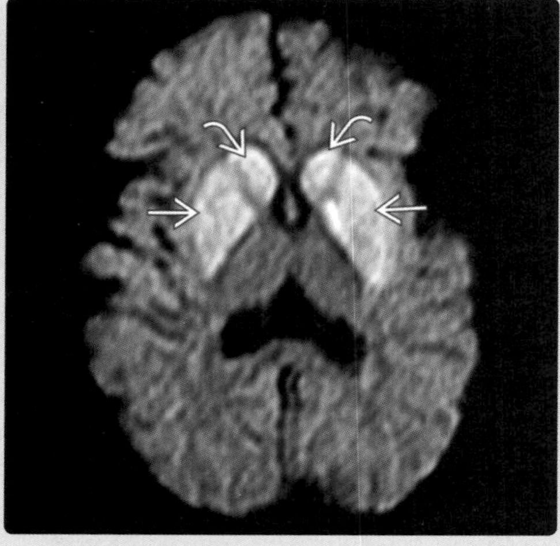

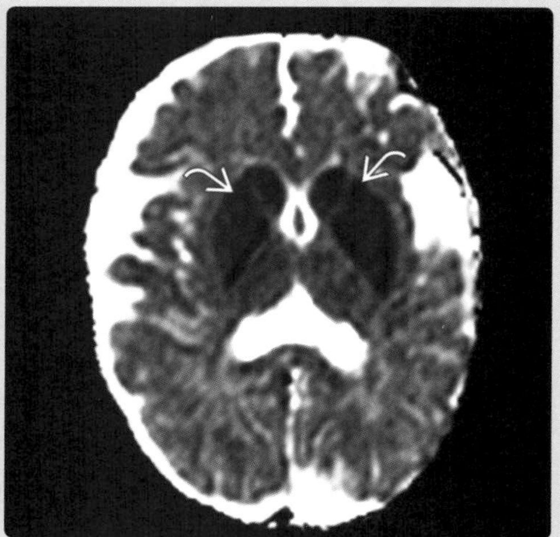

术 语

缩写

- 戊二酸尿症 1 型（GA1）
- 线粒体戊二酰辅酶 A 脱氢酶（GCDH）缺乏症

定义

- 先天性代谢异常，以脑病危象和由此产生的严重肌张力障碍 - 运动障碍为特征

影 像

一般特征

- 最佳诊断线索
  - 外侧裂增宽和基底节（BG）高信号
- 位置
  - 外侧裂、基底节
- 大小
  - 外侧裂增宽
- 形态
  - 额叶颞叶缩小→“蝙蝠翼”状外侧裂增宽

CT 表现

- 平扫 CT
  - >95% 中颅窝底部有宽大囊状脑脊液间隙
    - 外侧裂增宽（93%），环池增宽（86%）
    - 通常覆盖脑岛的额叶、颞叶发育不良
  - 纹状体低密度
  - 早期巨头畸形，晚期萎缩（多数脑室扩大）
  - 轻微外伤可致硬膜下血肿
- 增强 CT
  - 无强化

MR 表现

- T_1WI
  - 外侧裂囊状间隙，等脑脊液信号
    - 随时间增长可能缩小
  - 室管膜下假性囊肿（6 个月后可消失）
  - 额颞发育不良
  - 髓鞘发育延迟
  - 偶见轻度脑回移行不良模式
- T_2WI
  - 常见：尾状核 / 壳核信号升高 > 苍白球
  - 偶见：苍白球和齿状核信号改变，即使在没有危象发生的患者
    - 尾状核和壳核可能早期受累
  - 随时间推移纹状体萎缩
  - 重症：白质、丘脑、齿状核可受累
- FLAIR
  - 同 T_2WI
- DWI
  - 急性期：基底节和受累白质纤维束弥散减低；可能比 CT 或 MR 其他序列显示病变更明显
- 增强 T_1WI
  - 无强化
- MRS
  - Cho/Cr 升高，NAA 下降
  - 危象期：± 乳酸峰升高

成像推荐

- 最佳影像方案
  - MR
- 推荐检查方案
  - MRS，DWI

鉴别诊断

非意外伤害

- 岛盖发育不良可与脑萎缩类似
- GA1 不会引起骨折
- GA1 的硬膜下血肿（SDH）是由于萎缩，脑脊液间隙扩大，桥静脉撕裂所致
- 无脑脊液间隙扩大，GA1 不会发生硬膜下血肿
- 头部外伤 = 最常见的死亡原因
  - 硬膜下血肿最常见，常位于半球之间
  - 颅骨骨折蛛网膜下腔出血和硬膜外血肿
  - 脑水肿、挫裂伤、剪切伤

其他双侧颅中窝囊状间隙的疾病

- 黏多糖贮积症
  - 1～4 型：Hurler 综合征、Hunter 综合征、Sanfilippo 综合征、Scheie 综合征、Maroteaux-Lamy 综合征、Sly 综合征
  - 除 Morquio 4 型外，均有脑脊液样黏多糖沉积在硬脑膜
- “特发性”颅中窝蛛网膜囊肿
  - 5% 可能是双侧，通常无症状
  - 呈脑脊液信号，FLAIR 中信号可不同
  - 无 DWI 弥散受限

导致巨头畸形的病因

- 脑积水
  - 先天性、外伤后、梗阻性
  - 脑室与脑沟明显不成比例
  - 颞角扩大、额角圆钝、脑脊液经室管膜下渗出
- 出生后 1 年内，特发性蛛网膜下腔（SAS）扩大
- 良性家族性巨头畸形：家族有头颅大的倾向

病 理

一般特征

- 病因
  - GCDH 是赖氨酸、羟赖氨酸和色氨酸代谢所必需的
  - GCDH 下降→戊二酸、戊烯二酸和 3- 羟基戊二酸的堆积
  - 堆积物质对纹状体细胞核白质具有毒性
- 遗传学

- 常染色体隐性遗传
- *GCDH* 基因突变（Chr 19p13.2）导致氨基酸替代
- 多种突变导致不同的临床表现
  - 欧洲变异（最常见）：精氨酸 402 → 色氨酸
  - Amish 变异，核黄素敏感：丙氨酸 421 → 缬氨酸
  - 重症，1% 残余酶，治疗后仍有症状：谷氨酸 365 → 赖氨酸
- 罕见成人发病：杂合性缺失与新错义突变
- 相关异常
  - 胚胎学：第 3 孕期，宫内毒性效应阻碍了脑岛发育
  - 危象期，轻度肝细胞功能障碍

分期、分级和分类

- 有症状期：额颞萎缩、基底节信号改变
- 症状前期：无症状、缺乏基底节改变，但脑脊液间隙扩大

直视病理特征

- 巨颅、额颞萎缩 / 发育不良；脑脊液间隙 ↑ ± 硬膜下血肿
- 髓鞘化不良和脱髓鞘

显微镜下特征

- 髓鞘空泡化和分裂，过多的髓鞘内液体
- 海绵状改变，基底节神经元丢失

临床问题

临床表现

- 最常见的体征 / 症状
  - 初期正常发育
  - 急性脑病、癫痫、肌张力障碍、舞蹈手足徐动症、精神发育迟滞
- 急性发作组：占大多数
  - 触发危象的因素（感染、免疫、手术）
    - 急性 Reye 样脑病、酮症酸中毒、NH_4 ↑、呕吐
    - 肌张力障碍、角弓反张、癫痫发作、过度出汗
    - 随诊：易惊患儿（智力保存 >> 运动）；婴儿头颅迅速增大→额部隆起；严重的肌张力障碍
- 起病隐匿（25%）：肌张力障碍无危象
- 症状前期可无症状：诊断，治疗，避免分解代谢压力
- 罕见未经治疗无症状：仍有额颞萎缩，但基底节正常
- 诊断：临床起病后到诊断有较长间隔
  - 串联质谱仪检查新生儿滤纸血样标本
    - 质谱法；尿液光谱分析
  - 成纤维细胞 GCDH 活性不足或缺失
  - 实验室检查（危象间期可以相对正常）
    - 代谢性酸中毒 / 酮症、低血糖、肉毒碱下降
    - 尿液有机酸：戊二酸、戊烯二酸和 3 羟基戊二酸升高

人群分布特征

- 年龄
  - 通常 1 岁内起病
- 性别
  - 无倾向
- 种族
  - 旧 Amish 教徒中，10% 为携带者
- 流行病学
  - 新生儿发病率为 1 ：30 000

自然病史及预后

- 有症状的：多数重度残疾，20% 在 5 岁前死亡
- 症状前期：许多（非全部）在诊断和治疗下，保持无症状
- 第 1 次脑病危象前开始治疗，避免分解代谢危象可改善预后
- 如已经出现脑病危象，预后差

治疗

- 宫内诊断可行
  - DNA 检测：羊水细胞培养和绒毛活检
  - 胎儿超声和 MR：第三孕期，外侧裂区脑脊液扩张
- 早期治疗可预防或改善症状及影像表现
  - 低蛋白饮食（减少色氨酸和赖氨酸），合成蛋白饮料
  - 使用核黄素（维生素 B_2）保证 GCDH 辅助因子供应
  - 口服肉毒碱替代物；γ - 氨基丁酸（GABA），类似物（巴氯芬）

诊断要点

读片要点

- 双侧外侧裂增宽扩大和基底节异常的幼儿，需考虑 GA1
- 苍白球和齿状核可在无危象发生时改变，尾状核和壳核可能早期受累

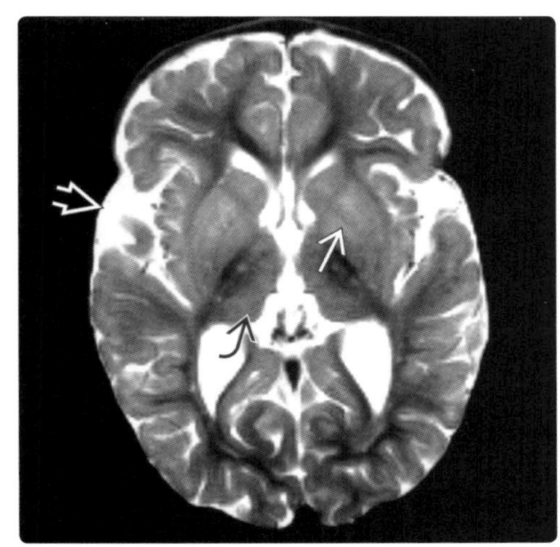

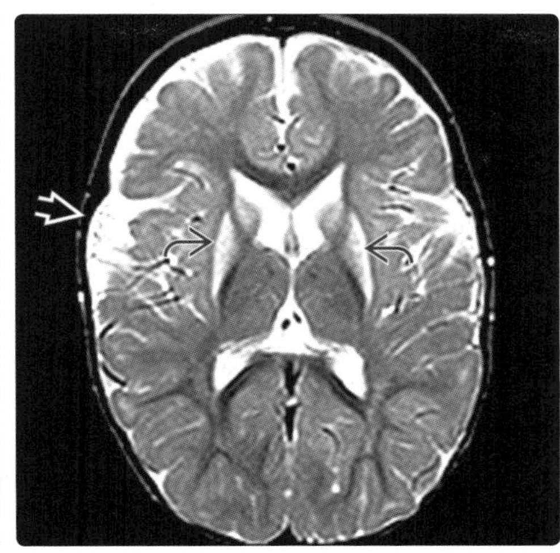

（左图）横断位 T_2WI 示侧裂➡轻度增宽，基底节➡和丘脑↗斑片状早期异常信号。当 GA1 影像学表现轻微时，对巨颅畸形是一个额外的线索。（右图）另一个 21 月龄的患儿，代谢危象缓解很久之后，横断位 T_2WI 示基底节↗裂隙样萎缩、神经胶质增生和外侧裂➡扩大

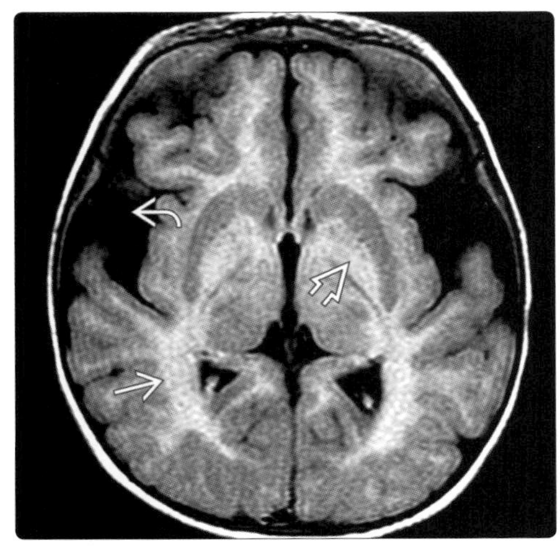

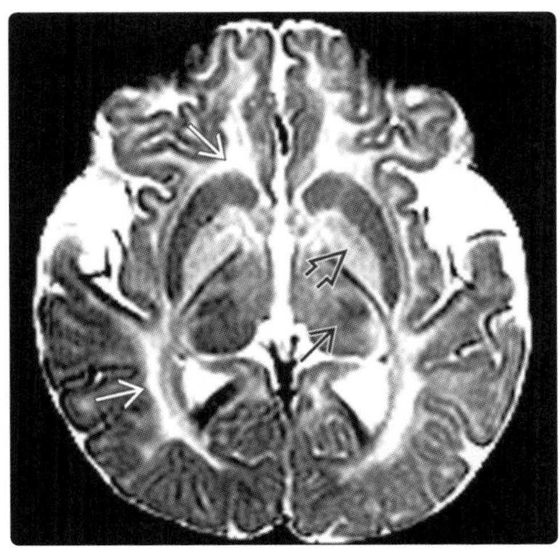

（左图）7 月龄的患儿，横断位 FLAIR 示型的侧裂↗扩大。正如预期，异常信号包括苍白球➡、脑白质➡。后者的不寻常表现，反映了患儿 GA1 和 DHPR 组合缺陷。（右图）同一患儿 T_2WI 示弥漫性白质➡异常，苍白球➡和丘脑➡的异常信号

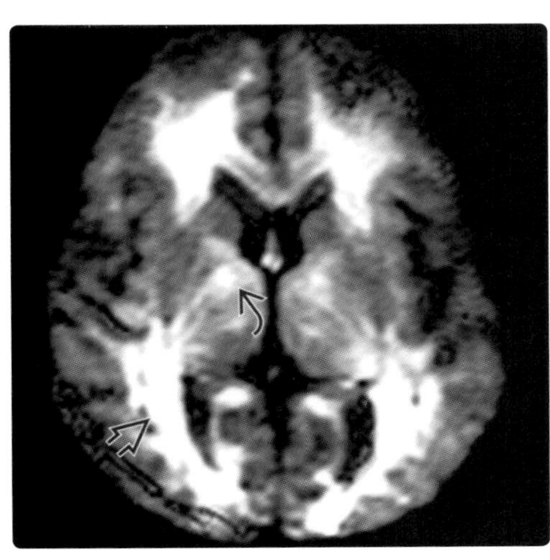

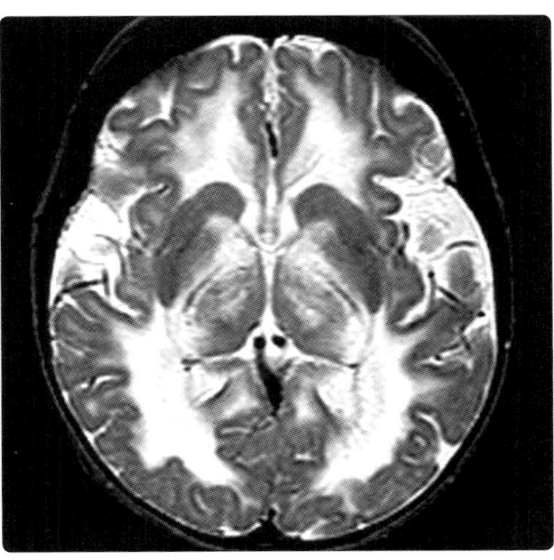

（左图）同一患儿近 2 岁时随诊，DWI 示扩散系数降低，这证实了病变活跃和进展显著，特别是在白质➡。受累的苍白球↗也有扩散系数减低。（右图）同时期 T_2WI 示白质显著异常。白质信号与脑脊液相似。外侧裂明显增宽仍是诊断 GA1 最有力的线索

卡纳万（Canavan）病

关键点

术语

- 进行性常染色体隐性遗传的海绵状脑白质营养不良

影像

- 白质：皮层下 U 形纤维受累，内囊和胼胝体正常
- 丘脑、苍白球（GP）受累、± 齿状核，尾状核和壳核正常
- 受累区域 T_2 + DWI 信号升高、ADC 正常或下降
- NAA/Cr 升高，Ch/Cr 下降

主要鉴别诊断

- 枫糖尿病
- Pelizaeus-Merzbacher 病（佩 - 梅病）
- 层黏连蛋白缺乏的先天性肌营养不良
- Alexander 病（亚历山大病）

病理

- 天门冬酰基酶缺乏→大脑和尿液中 N- 乙酰天冬氨酸升高
- 白质海绵状变性，GP 和丘脑星形胶质细胞肿胀

临床问题

- 早期严重的肌无力和巨脑畸形
- 4 月龄时发病
- 德系犹太人发病风险增大（携带者 1 ：40）
- 持续进展性神经退行性疾病：慢性植物状态自发危象→ 10 岁内死亡
- 无有效的治疗方法（基因治疗和醋酸盐补充需评估）

（左图）6 月龄男孩，横断位 T_2WI 示弥漫性脑白质高信号、丘脑⇨、右侧苍白球➡，而内囊、胼胝体、尾状核、壳核相对保留。（右图）同一患儿横断位 T_1WI 示弥漫性白质、丘脑➡和苍白球⇨信号降低。在内囊、胼胝体、尾状核和壳核，信号强度正常

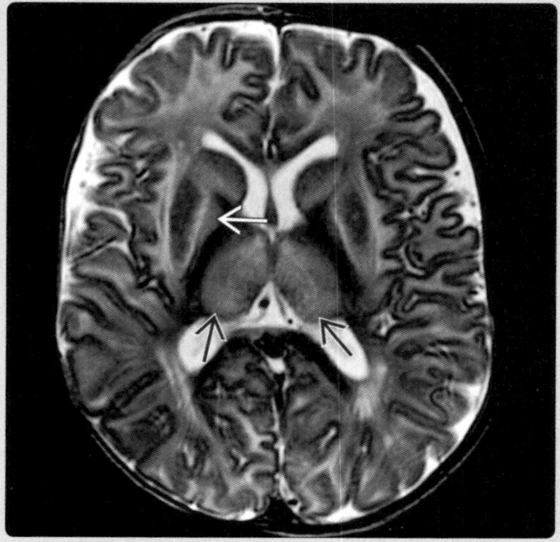

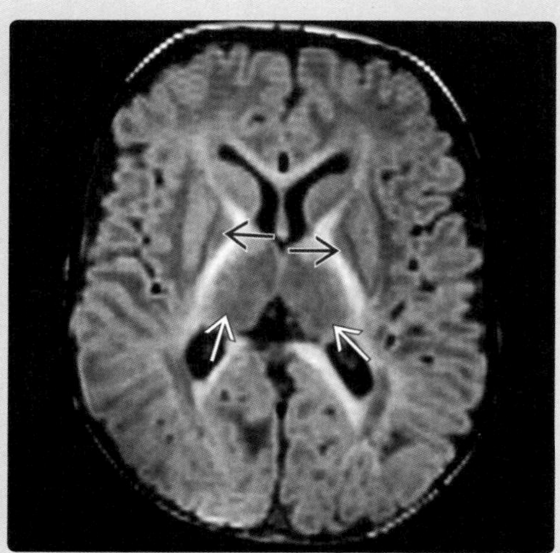

（左图）同一个患儿，横断位 DWI 示脑白质和苍白球➡弥漫性高信号（扩散减低）。在髓鞘形成的内囊和胼胝体中，扩散系数正常。尾状核和壳核未受累。（右图）1.5T（TE=144 毫秒）采集半卵圆中心 MRS 示相对这个年龄的 Cr 明显的 NAA ↑➡和 Cho ↓⇨

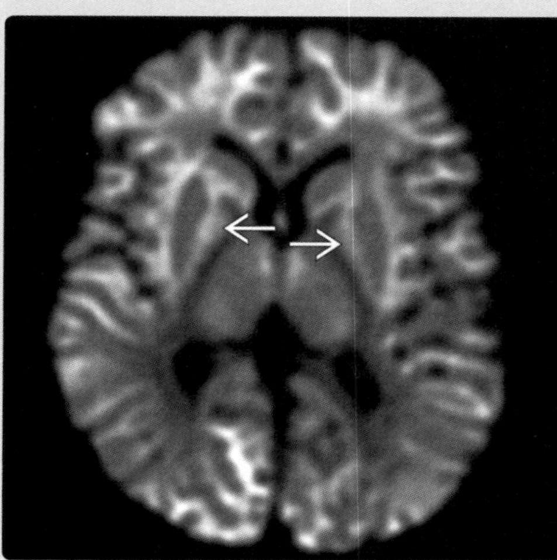

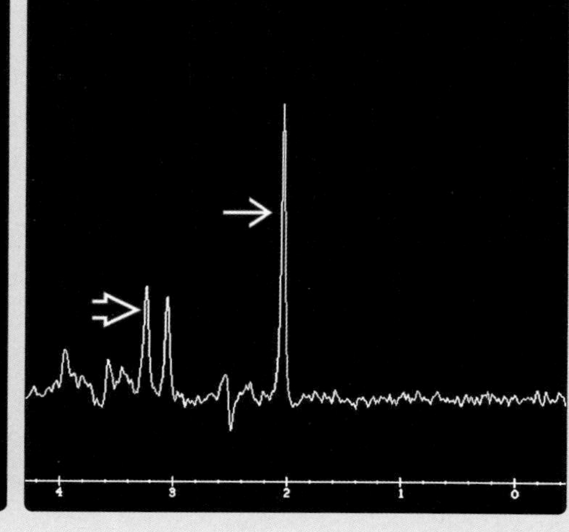

卡纳万（Canavan）病

术 语

同义词

- 海绵状脑白质营养不良、中枢神经系统海绵状变性、Canavan-van Bogaert-Bertrand 病、天门冬酰基酶缺乏、ASPA 缺乏、ASP 缺乏、氨基酰化酶 2 缺乏、ACY2 缺乏

定义

- 进行性常染色体隐性遗传的海绵状脑白质营养不良

影 像

一般特征

- 最佳诊断线索
  - 巨脑畸形伴弥漫性脑白质 T_2 和 DWI 信号升高、NAA 升高
- 位置
  - 白质：皮层下 U 形纤维受累，内囊和胼胝体正常
  - 丘脑、苍白球（GP）受累、± 齿状核，尾状核和壳核正常

CT 表现

- 平扫 CT
  - 受累区域弥漫性密度降低

MR 表现

- T_1WI
  - 受累区域低信号
- T_2WI
  - 受累区域高信号
- DWI
  - 受累区域 DWI 高信号，ADC 正常或降低
- 增强 T_1WI
  - 无强化
- MRS
  - NAA/Cr 升高、Ch/Cr 下降

成像推荐

- 最佳影像检查
  - MR
- 推荐检查方案
  - T_2WI，DWI，and MRS

鉴别诊断

枫糖尿病

- 支链氨基酸升高 + 酮酸

佩 - 梅病

- ADC 升高、苍白球和丘脑正常

层黏连蛋白缺乏的先天性肌营养不良

- ADC 升高、苍白球和丘脑正常

Alexander 病

- 好发于额叶白质，有强化

病 理

一般特征

- 病因
  - 天门冬酰基酶缺乏→大脑和尿液中 N- 乙酰天冬氨酸升高
- 遗传学
  - 常染色体隐性遗传→ *ASPA* 基因 =17 号染色体长臂

分期、分级和分类

- 早发型→快速进展

直视病理特征

- 脑肿胀

显微镜下特征

- 白质海绵状变性；苍白球和丘脑星形胶质细胞肿胀

临床问题

临床表现

- 最常见的体征 / 症状
  - 3 种临床变异
    - 先天型（生后数天）
      - 肌无力、迅速死亡
    - 婴儿型（3～6 月龄），最常见类型
      - 肌张力低下、头部低垂、巨头→癫痫、痉挛、视力丧失
    - 少年型
      - 在 4～5 岁发病，进展缓慢
- 临床特征
  - 早期严重的肌无力和巨头畸形

人群分布特征

- 年龄
  - 4 月龄时起病
- 性别
  - 无性别倾向
- 种族
  - 德系犹太人发病风险升高（携带者 1∶40）

自然病史及预后

- 持续进展性神经退行性疾病：慢性植物状态自发危象→ 10 岁内死亡

治疗

- 无有效的治疗方法（基因治疗和醋酸盐补充需评估）

诊断要点

读片要点

- 脑肿胀伴白质 T_2 和 DWI 信号升高，苍白球和丘脑受累

Alexander 病

关键点

术语

- 罕见的白质脑病，特点是 Rosenthal 纤维、星形胶质细胞胞浆内包涵体
- 3 种临床类型：婴儿型（最常见）、少年型、成人型
- 有强化的少数代谢性疾病之一

影像

- 婴儿型：对称性双额白质 T_2 信号升高
- 少年型／成人型：脑干（特别是延髓）、小脑、颈髓 T_2 信号升高
- 其他表现：脑室周边结节，T_2 下降、T_1 强化

主要鉴别诊断

- Canavan 病（脑白质海绵状营养不良）
- 伴皮层下囊肿的巨脑性白质脑病（MLC）
- 戊二酸尿症 1 型（GA1）
- 黏多糖贮积病（MPS）

病理

- >95% 的病例是 GFAP 显性突变（17q21）

临床问题

- 临床特点：婴儿巨头畸形、癫痫
- 自然病史：各型进展不同，最终均导致死亡
- 治疗：支持治疗

诊断要点

- 如延髓（下橄榄核、薄束核）和颈髓萎缩、T_2 信号升高，需考虑成人型 Alexander 病（AD）
- 婴儿巨头、强化的对称性双额白质病变是 Alexander 病的高度特异性表现

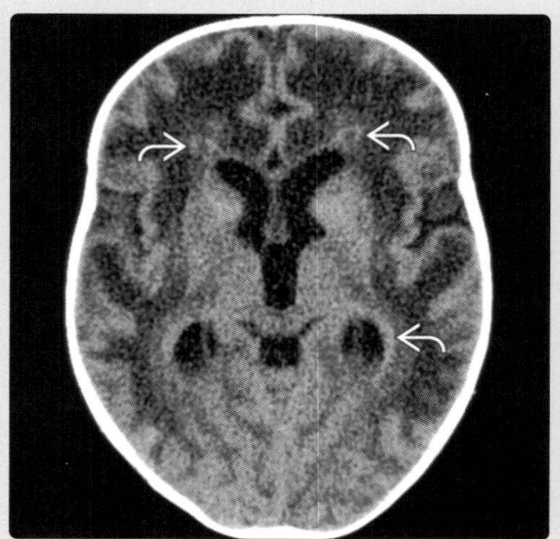

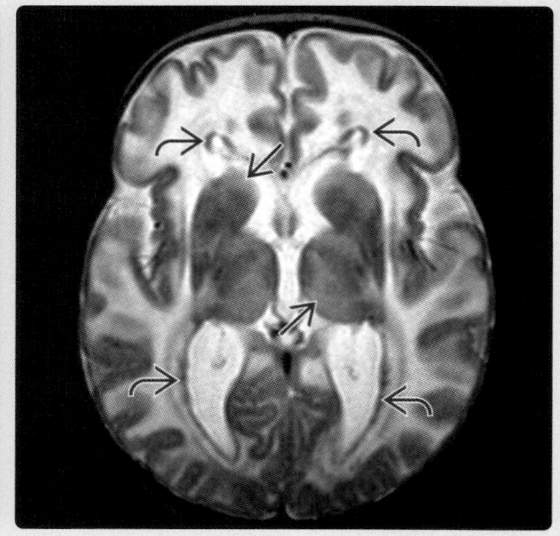

（左图）横断位平扫 CT 示婴儿型 Alexander 病的典型表现。纹状体和脑室周围➡边缘高密度。注意对称性的双额为主，白质低密度。（右图）横断位 T_2WI 示室旁➡结节和低信号伴对称性纹状体和丘脑➡轻度高信号，脑白质弥漫性高信号，主要是额叶，从室旁延伸至皮层下 U 形纤维

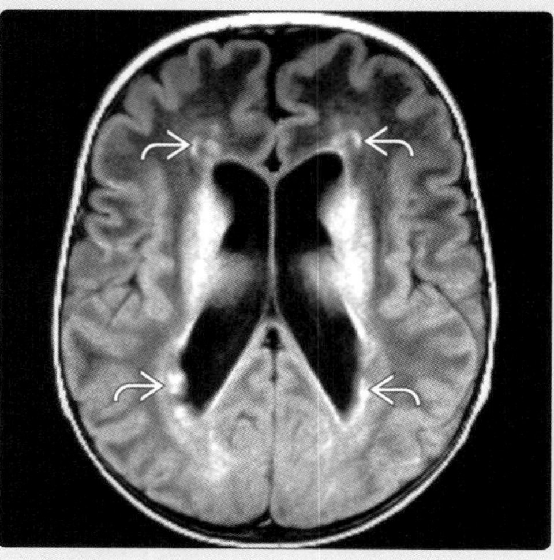

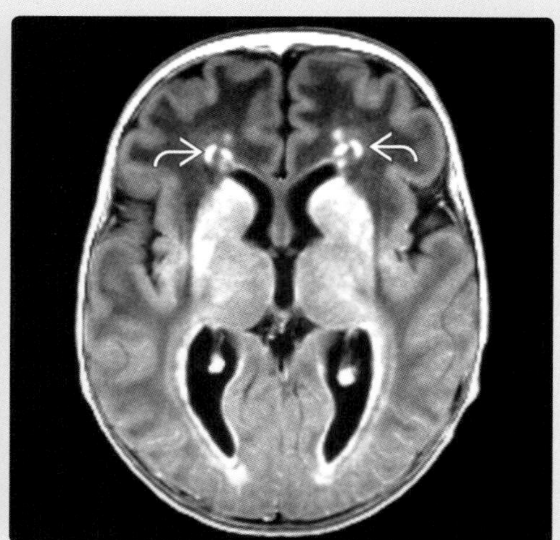

（左图）横断位 T_1WI 示弥漫性低信号，白质出现肿胀，从额叶到枕叶梯度递减。只有枕叶白质表现为髓鞘化。室旁结节➡呈高信号。侧脑室异常扩大。（右图）横断位增强 T_1WI 示脑室周边、尾状核和壳核强化。双额侧室周边的结节状“兔耳”征像➡是典型的 Alexander 病表现

术 语

缩写
- Alexander 病（Alexander disease，AD）

同义词
- 纤维素样脑白质营养不良

定义
- 罕见的白质脑病，特点是 Rosenthal 纤维、星形胶质细胞胞浆内包涵体
- 3 种临床类型：婴儿型（最常见）、少年型、成人型
- 有强化的少数代谢性疾病之一

影 像

一般特征
- 最佳诊断线索
  - 婴儿巨颅伴
    - 对称性，双额叶白质 T_2 信号升高
    - 脑室周边结节，T_2 下降、T_1 强化
  - 少年型：脑干、小脑病灶强化、T_2 信号升高
  - 成人型：延髓颈髓萎缩、T_2 信号升高
- 其他表现
  - 婴儿型
    - 纹状体强化、T_2 信号升高
    - 脑干（特别是导水管周围）、齿状核、视交叉、穹隆病灶强化、T_2 信号升高
    - ± 脑积水（导水管周病变）
  - 少年型 / 成人型
    - 脑干、小脑、脊髓受累为特征
      - 延髓下橄榄核、薄束核
    - 大脑白质、脑室周边、纹状体不同受累（常为轻度）
  - 早期额叶白质基底节强化、肿胀（婴儿型 AD）
  - 婴儿型晚期萎缩、囊性脑软化
- 位置
  - 白质
    - 额叶：室旁→皮层下
    - 外囊 / 最外囊，± 胼胝体膝部
  - 脑室周边
  - 基底节、丘脑、脑干、小脑、穹隆、视交叉、脊髓
- 形态
  - 随疾病进展，向后部白质延伸
  - 少年型 / 成人型中，头向尾梯度变化不明显

CT 表现
- 平扫 CT
  - 额叶白质低密度
  - 尾状核头部、脑室周边致密
- 增强 CT：典型早期强化

MR 表现
- T_1WI
  - 额叶白质低信号
  - 脑室周边高信号，± 基底节高信号
- T_2WI
  - 额叶（包括皮层下）白质、尾状核头部高信号
  - 脑室周边低信号
  - 少年型 / 成人型：脑干 ± 颈髓局灶高信号
- FLAIR
  - 额叶白质囊性脑软化（婴儿型晚期）
- DWI：弥散正常或升高
- 增强 T_1WI：典型疾病早期强化
  - 婴儿型：额叶脑室旁白质、纹状体、脑室周边；罕见于脑干、穹隆、视交叉
  - 少年 / 成人型：脑干和小脑类肿瘤样强化
- MRS：NAA ↓、肌醇 ↑、± 胆碱和乳酸 ↑

核医学表现
- FDG-PET
  - 受累额叶白质低代谢
  - 未受累区域糖代谢正常

成像推荐
- 最佳影像方案：MR 增强 /MRS
- 推荐检查方案：对所有“未知”脑积水和白质病变进行增强检查
- 推荐 MR 诊断婴儿型 AD 的标准（5 项中有 4 项）
  - 额叶为主的广泛脑白质病变
  - 脑室周边 T_2 信号下降、T_1 信号升高
  - 基底节、丘脑异常信号
  - 脑干异常信号
  - 额叶白质、脑室周边、基底节、丘脑、脑干、齿状核、小脑、视交叉或穹隆的病灶强化

鉴别诊断

Canavan 病
- 白质：弥漫性，皮层下 U 形纤维早期受累
- 深部灰质：苍白球、丘脑
- 无强化
- MRS 特征性 NAA 峰升高

伴皮层下囊肿的巨脑性白质脑病（MLC）
- 白质：弥漫性皮层下 U 形纤维受累
- 深部灰质结构不受累
- 无强化
- 特征性颞叶、额顶叶皮层下囊肿

戊二酸尿症 1 型（GA 1）
- 白质：重症病例脑室旁白质受累
- 深部灰质：对称性基底节病变
- 无强化
- 特征性岛盖增宽

黏多糖贮积症
- 白质：室旁轻度病变
- 不累及深部灰质结构

- 特征性白质胼胝体筛孔状改变

病 理

一般特征

- 一般病理特征
  - AD 特征在于 Rosenthal 纤维（RFS）在星形胶质细胞中蓄积和髓鞘化低下 / 脱髓鞘
- 胚胎解剖学
  - 星形胶质细胞通过少突胶质细胞对髓鞘化起重要作用
  - 星形胶质细胞足突是血 - 脑屏障的构成部分
  - 胶质纤维酸性蛋白（GFAP）：星形胶质细胞中的主要中间丝蛋白
- 遗传学
  - >95% 的病例是 *GFAP* 显性突变（17q21）
    - >80 种不同突变已确认
    - 相同突变可存在全部临床类型
      →附加的表观遗传或环境因素影响表型
    - 大多数突变都是新生的，家族性病例见于成人 AD
    - 突变导致功能改变
- 病因
  - Rosenthal 纤维：异常的细胞内蛋白聚集，包括 GFAP、α β - 结晶、hsp27、泛素
  - *GFAP* 突变诱导 RF 形成的机制不明
  - RF 聚积导致髓鞘化低下 / 脱髓鞘的机制不明
    - 理论：RF 聚积导致细胞功能障碍
      - 包括血脑屏障破坏和正常少突胶质细胞之间的相互作用缺失
  - Rosenthal 纤维也见于星形细胞瘤、错构瘤、胶质增生

直视病理特征

- 巨头畸形、大脑室
- 白质肿胀、凝胶样，伴皮质变薄
- 额叶白质空洞形成
- 基底节早期肿胀，晚期萎缩和囊变

显微镜下特征

- Rosenthal 纤维：在纤维星形胶质细胞呈嗜酸性、电子致密、胞浆包涵体
  - 最大浓度位于增强的室管膜下、软膜下和血管周星形细胞足突区域
- 髓鞘化低下 / 髓鞘缺失，额叶 > 背侧大脑 ± 小脑白质、齿状核、脑干
- 广泛的星形细胞胶质增生 ± 神经轴突变性
- 有报道肌肉线粒体异常

临床问题

临床表现

- 最常见的体征 / 症状
  - 婴儿型：巨头畸形、癫痫、发育延迟 / 停滞、痉挛
  - 少年型：进展性退化、延髓麻痹 / 假性延髓麻痹、共济失调、痉挛
  - 成人型：延髓麻痹 / 假性延髓麻痹、共济失调
    - 腭肌阵挛（40%）高度提示
- 少年型 / 成人型的其他症状和体征
  - 肠道和膀胱功能障碍、睡眠障碍、自主神经功能障碍
- 临床特征：婴儿巨头畸形、癫痫
- CSF：蛋白、α β - 结晶、hsp27、乳酸不同程度升高
- 诊断：MR 表现和血 GFAP 基因分析

人群分布特征

- 年龄
  - 婴儿型：出生至 2 岁起病
  - 少年型：2~12 岁起病
  - 成人型：>12 岁起病
- 性别：婴儿型中男性稍多
- 流行病学：罕见；发病率不明
  - 成人型 AD 比以往认为的更常见

自然病史及预后

- 自然病史
  - 各型进展不同，但最终均导致死亡
    - 婴儿型的新生儿亚型多数迅速死亡，其余婴儿型是其次最重症的
    - 少年型多数缓慢进展
    - 成人型最轻
- 预后
  - 婴儿型：起病后平均存活 3 年
  - 少年型：起病后平均存活 8 年
  - 成人型：起病后平均存活 15 年

治疗

- 支持治疗，脑积水可分流
- 未来潜在的治疗是引起 GFAP 表达下调的药物

诊断要点

关注点

- 如延髓颈髓萎缩、T_2 信号升高，需考虑成人型 AD
- 如巨头畸形伴额叶为主的白质病变，需考虑婴儿型 AD

读片要点

- 巨头婴儿伴双额白质对称性、强化病变是 AD 的高度特征

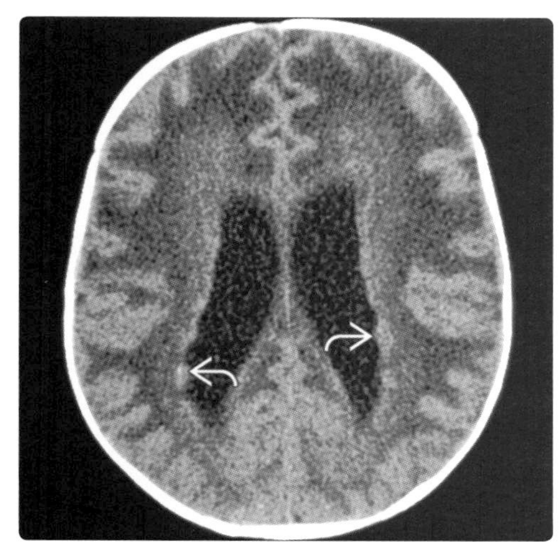

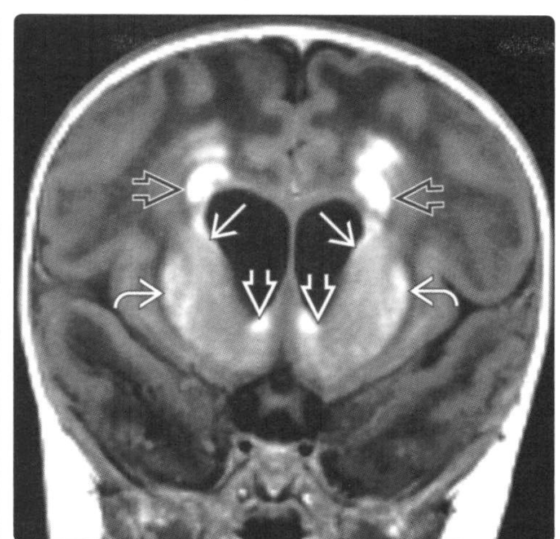

（左图）平扫 CT 示额叶脑白质为主，肿胀，密度低。脑室周边高密度结节，与相邻的低密度白质相比更明显。（右图）冠状位增强 T_1WI 示额叶脑室周边和邻近额叶白质强化。在尾状核头部、壳核及穹隆也有强化。注意对称性低信号、肿胀的额叶和颞叶

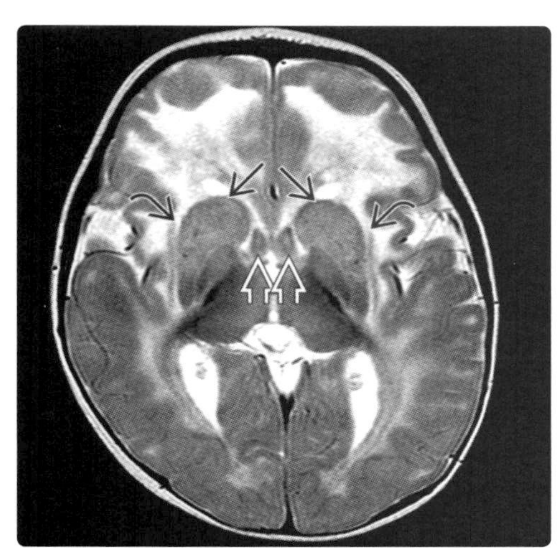

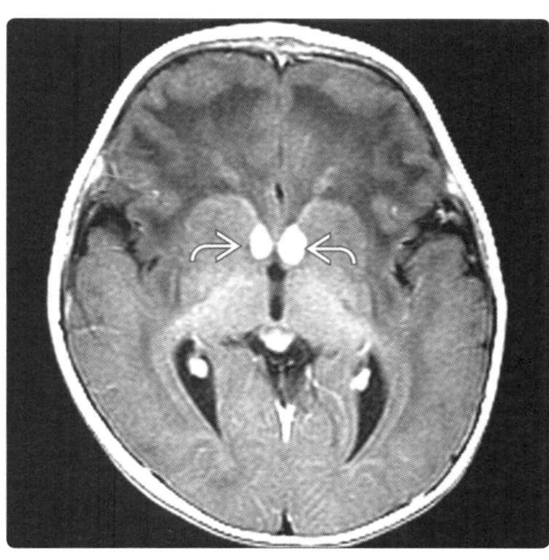

（左图）在更严重的病例，横断位 T_2WI 示对称性脑白质和深部灰质结构高信号，额叶白质和纹状体信号最高。注意肿胀的尾状核头和穹隆白质高信号，延伸到外囊和最外囊，导致屏状核突显。（右图）同一患者，增强横断位 T_1WI 示穹隆强化和尾状核头部轻度强化

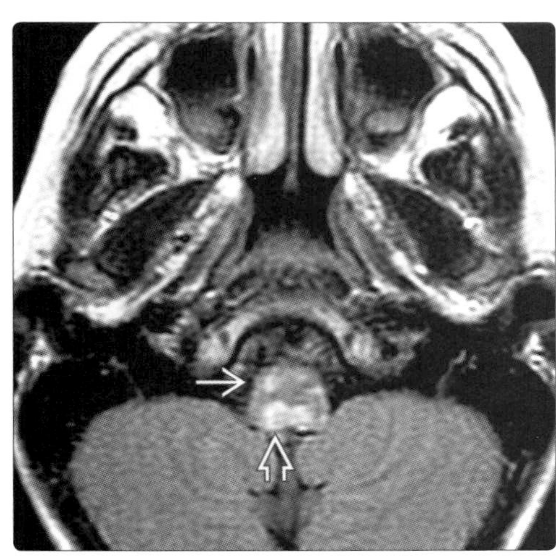

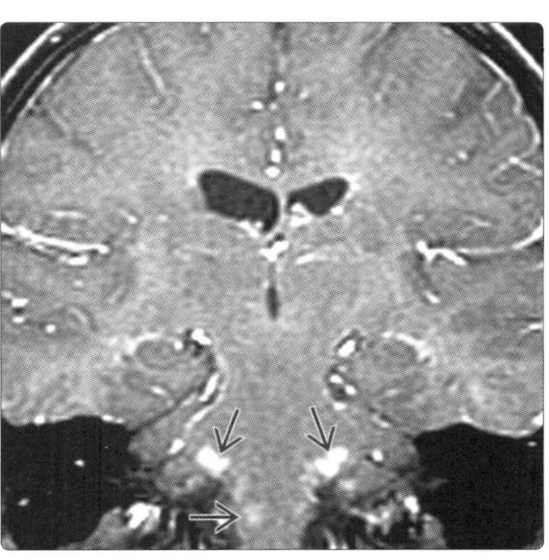

（左图）一位年长患儿，横断位 FLAIR 示延髓下橄榄核和薄束核高信号。（右图）同一患儿，冠状位增强 T_1WI 示延髓和小脑中脚强化。注意脑白质正常。少年型和成人型特征是脑干（特别是延髓）小脑和脊髓（特别是成人型）受累，幕上轻微或不受累

巨脑伴脑白质病变和囊肿

关键点

术语

- 伴皮层下囊肿的巨脑性白质脑病（megalencephaly with leukoencephalopathy and cysts，MLC）
- 遗传性脑白质营养不良

影像

- 白质肿胀
  - 早期白质肿胀随时间减弱，继而萎缩
- 颞叶和额顶叶皮层下囊肿
- 囊肿的大小和数量随时间增加
- 无强化或弥散受限

病理

- 遗传学
  - 常染色体隐性遗传；*MLC1* 或 *GLIALCAM* 基因突变
  - 突变多数是个体突变
  - 发生于孤立人群中的奠基者效应

临床问题

- 迟发性运动迟缓（尽管 MR 明显异常）
- 巨头畸形
- 癫痫 / 轻度外伤后恶化
- 认知缓慢下降
- 小脑共济失调
- 锥体束受累
- 罕见疾病，但在高血缘关系的社群中，携带者高达 1/40
- 已知突变的家族可选产前诊断

诊断要点

- 当影像特征比异染性脑白质营养不良更严重时，需考虑一个“新”的营养不良，如 MLC

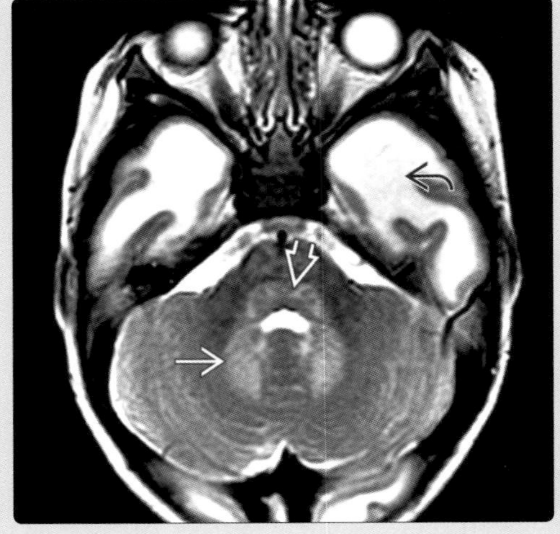
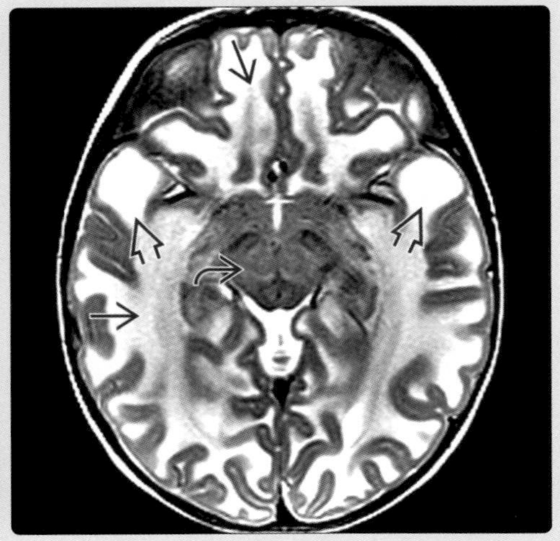

（左图）10 月龄患儿，横断位 T_2WI 示头围增大但正常发育，小脑白质➡、脑干背侧➡和前颞叶↪异常高信号。（右图）同一患儿，横断位 T_2WI 示大脑白质➡和中脑红核周围白质束↪的广泛肿胀和高信号。注意前颞叶➡囊肿

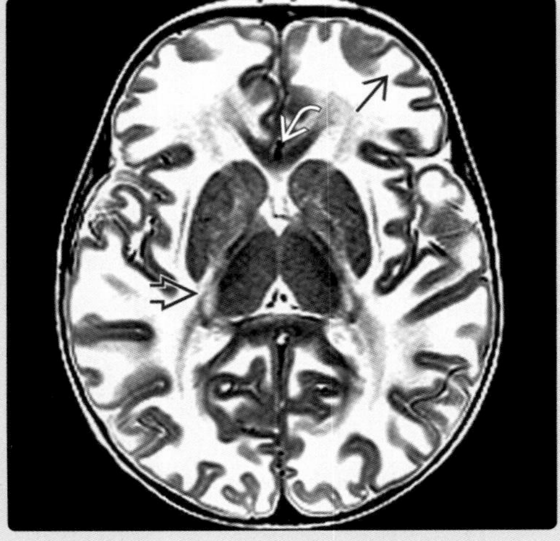
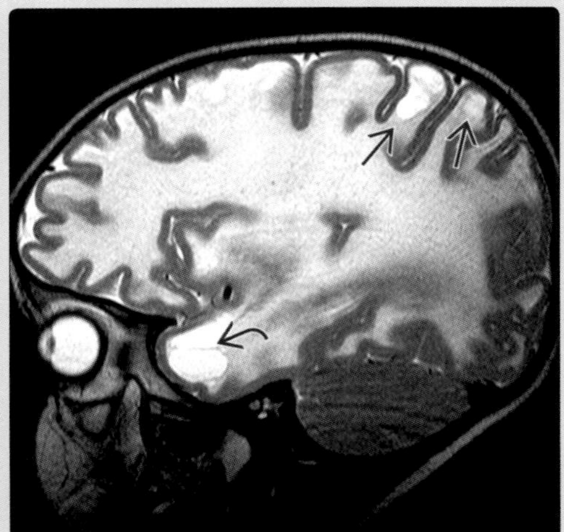

（左图）同一个患儿，横断位 T_2WI 示胼胝体↪正常（正常髓鞘化），部分内囊后肢➡髓鞘化减低，大脑半球皮层下 U 形纤维➡髓鞘形成受损。（右图）同一患儿，矢状位 T_2WI 很好地印证了颞叶↪和额顶叶➡囊肿的存在，以及广泛的髓鞘化低下

术 语

缩写
- 伴皮层下囊肿的巨脑性白质脑病（megalencephaly with leukoencephalopathy and cysts，MLC）

同义词
- 曾用名
  - 缓慢进展的良性空泡巨脑性白质脑病
  - 儿童发病的不同程度的轻度肿胀的白质脑病
  - van der Knaap 病
    - 以发现作者命名的许多疾病之一
  - 印度 Agarwal 巨脑性白质脑病

定义
- 罕见的遗传疾病，星形细胞容积调节阴离子电流异常
  - MR 表现为伴皮层下囊肿的白质脑病

影 像

一般特征
- 最佳诊断线索
  - 白质肿胀
  - 皮层下囊肿
- 位置
  - 弥漫性白质，包括皮层下 U 形纤维
    - 皮层下囊肿
      - 前颞叶最常见
      - 额顶叶也常见
    - ± 内囊后肢受累
    - 小脑白质轻微受累
- 大小
  - 囊肿大小数量随时间增长

CT 表现
- 平扫 CT
  - 受累白质密度减低
- 增强 CT
  - 无强化

MR 表现
- T_1WI
  - 受累白质 T_1WI 信号减低
- T_2WI
  - 受累白质 T_2WI 信号升高
    - 大脑白质
      - 胼胝体相对保留
    - ± 后部 1/3 内囊后肢受累
    - ± 幼儿脑干白质受累
- FLAIR
  - 受累白质 FLAIR 信号升高
  - 皮层下囊肿
    - 前颞叶和额顶叶最常见
    - 囊肿信号与脑脊液近似
- DWI
  - DTI 各向异性减低、ADC 值升高
    - 由于细胞间隙内水分升高
- 增强 T_1WI
  - 无强化
  - 可能是不必要的
- MRS
  - 囊性区域内所有代谢物减低
  - 白质 NAA 减低
  - 肌醇正常
  - ± 乳酸峰

成像推荐
- 最佳影像方案
  - MR+MRS
    - ± 增强检查（排除强化的白质营养不良性脑病）

鉴别诊断

其他不强化的营养不良性白质脑病
- 异染性脑白质营养不良（MLD）
  - T_2WI 中查找白质“条纹”
- 髓鞘形成不良
- Canavan 病
  - 早期皮层下 U 形纤维受累
  - MRS 中 NAA 峰明显升高
- Cree 白质脑病
  - 白质受累
  - 深部结构
    - 苍白球、丘脑、延髓受累
    - 橄榄核、红核、尾状核保留

其他强化的营养不良性白质脑病
- Alexander 病
  - 额叶白质和室管膜表面信号异常 + 强化
  - 基底核团受累
- X 连锁肾上腺脑白质营养不良
  - 三角区周围白质和胼胝体压部异常信号 + 强化

病 理

一般特征
- 病因
  - 先天遗传性异常
  - 容积调节阴离子通道（VRACs）功能异常导致水与渗透压平衡失常
    - 星形胶质细胞的 VRACs 响应细胞外液渗透压的变化
    - 作为渗透压调节过程的一部分，可表现出显著的细胞体积的变化
    - MLC1 对 VRAC 活性很重要，离子通道中 GlialCAM 伴随 MLC1
- 遗传学

- 常染色体隐性遗传；基因位于染色体 22q（tel）
  - 许多不同的 *MLC1* 和 *GlialCAM* 基因突变
  - 突变分布在整个基因，类型包括
    - 剪切点突变
    - 无意义突变
    - 错义突变
    - 缺失和插入
  - 80% 的突变已确认，第 2 位点仍可疑
  - 突变多数是个体突变
  - 孤立人群中发生的奠基者效应
- 相关异常
  - 在中枢神经系统，*MLC1* 表达在血 - 脑屏障和脑脊液 - 脑屏障的星形细胞足突
    - GlialCAM 是 MLC1 的分子伴侣，处于星形细胞的离子通道处
  - *MLC1* 还在外周白细胞和脾脏中表达
    - 但无全身性和其它器官受累

直视病理特征

- 海绵状白质脑病
  - 皮层下白质空泡化

显微镜下特征

- 最外层髓鞘空泡化

临床问题

临床表现

- 最常见的体征 / 症状
  - 生后 1 年内发生巨头畸形
  - 缓慢的迟发性运动迟缓（尽管 MR 明显异常）
    - 生后第 1 年发育正常
- 其他体征 / 症状
  - 罕见早期表现为发育迟缓
  - 罕见轻微头部外伤后短暂昏迷
- 临床特征
  - 巨头畸形
  - 认知下降非常缓慢
    - 最终 50% 有学习问题
  - 小脑共济失调和锥体束受累
  - 运动障碍
    - 晚期丧失行走能力
    - 偶见独立行走延迟
  - 轻微的头部外伤→癫痫和暂时恶化

人群分布特征

- 年龄
  - 生后 1 年内发生巨头畸形
- 种族
  - 孤立人群中发病率升高
    - 以下人群中常见 *MLC* 突变
      - 特殊印度社群（Agarwal）
      - 利比亚的犹太社群
      - 土耳其社群
      - 一些由于奠基者效应的日本家族
    - Agarwal 社群突变
      - 通常插入（c.135_136insC），发生表型变异
- 流行病学
  - 罕见
  - 在高血缘关系的社群中，携带者高达 1/40

自然病史及预后

- 早期白质肿胀
  - 肿胀随时间减轻
  - 随之而来的是萎缩
- 临床特点慢性进展

治疗

- 对症治疗（癫痫、痉挛）
- 已知突变的家族可选产前诊断

诊断要点

关注点

- 影像上比异染性脑白质营养不良更严重，需考虑一个“新”的脑白质营养不良

读片要点

- 未知白质脑病需增强检查

报告提示

- 鉴别 MLD
  - 皮层下 U 形纤维受累
  - 皮层下囊肿
- 鉴别 Canavan 病
  - MLC 无基底节受累
  - MLC 的 NAA 正常

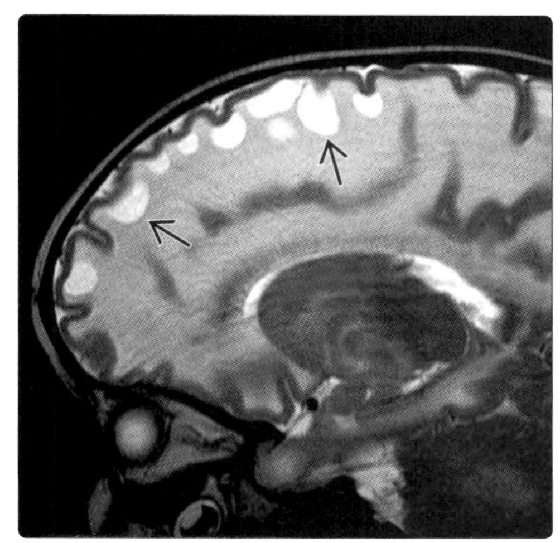

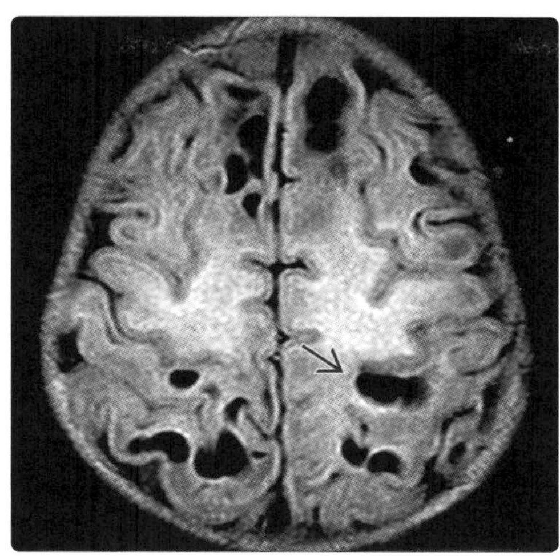

（左图）2岁患儿，矢状T_2WI示巨脑畸形和发育迟缓，白质肿胀以及广泛累及额叶的皮层下囊肿➡。（右图）同一个患儿，横断位FLAIR示由于髓鞘不良所致的白质高信号，以及广泛的双额、额顶皮层下囊肿➡

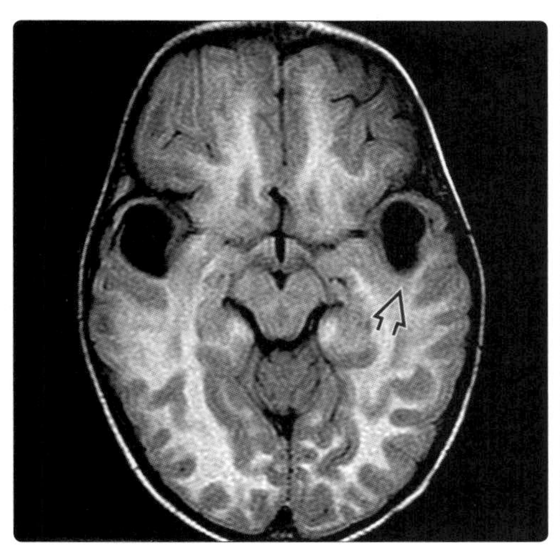

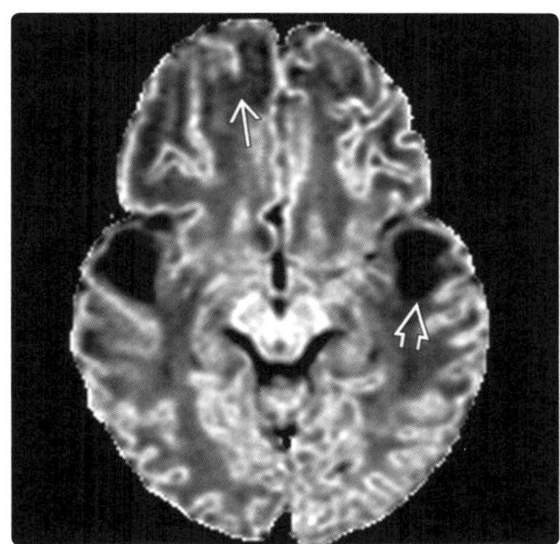

（左图）22月龄患儿，横断位FLAIR示巨脑畸形和发育迟缓，双侧颞叶巨大囊肿➡，是典型的MLC表现，背景为白质肿胀，异常高信号。（右图）同一患儿，横断位DWI示囊肿内➡弥散增加而皮层下白质➡不明显

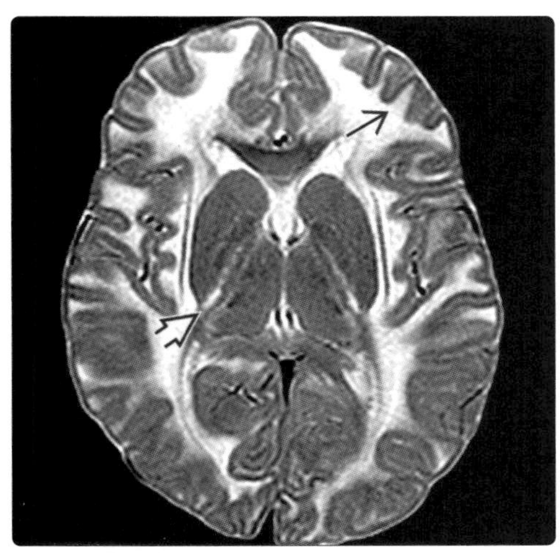

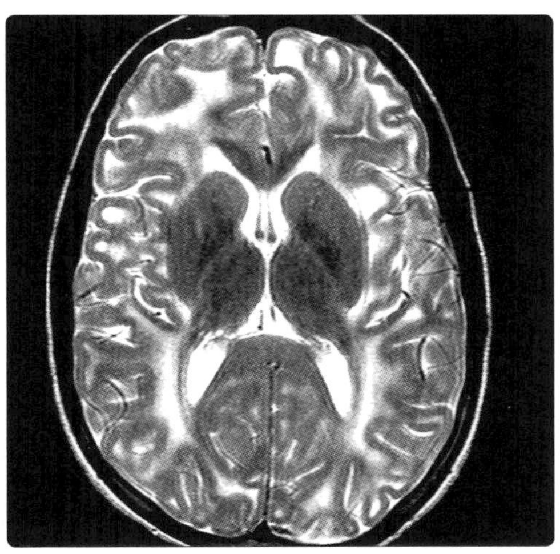

（左图）一个6岁MLC患儿，横断位T_2WI示虽然内囊后肢➡和皮层下U形纤维➡显示持久性异常高信号，但白质肿胀不太明显。（右图）14岁的MLC患儿，横断位T_2WI示由于萎缩脑沟扩大，是常见的疾病进展表现。注意大脑白质的高信号，皮层下U形纤维受累

泛酸激酶相关性神经退行性疾病（PKAN）

关键点

术语

- 泛酸激酶相关性神经退行性疾病（pantothenate kinase-associated neurodegeneration，PKAN）
  - 最常见的脑部铁沉积退行性病变（NBIA）
  - 由泛酸激酶 2（PANK 2）基因突变引起

影像

- 最佳诊断线索："虎眼"征 = 苍白球弥漫性 T_2 低信号伴内部局灶性 T_2 信号升高
  - 高度提示 PKAN

主要鉴别诊断

- 苍白球 T_2 信号升高的疾病
  - 代谢性：甲基丙二酸血症、Kearns-Sayre 综合征、L-2- 羟基戊二酸尿症、Canavan 病、神经铁蛋白病
  - 缺血性 / 中毒性：缺氧性脑病、一氧化碳 / 氰化物中毒、胆红素脑病（核黄疸）

临床问题

- 典型 PKAN
  - 幼儿，表现为肌张力障碍、构音障碍、强直、舞蹈手足徐动症
- 不典型 PKAN
  - 在儿童 / 青少年，表现为精神障碍、语言障碍、锥体 / 锥体外系障碍
- 流行病学
  - 罕见，发病率未知
- 预后
  - 典型 PKAN：致命、发病后平均病程为 11 年
  - 不典型 PKAN：最终严重损伤 / 死亡
- 无有效治疗

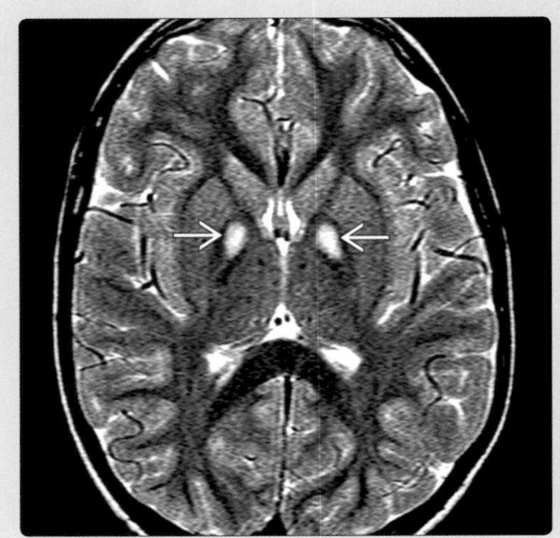

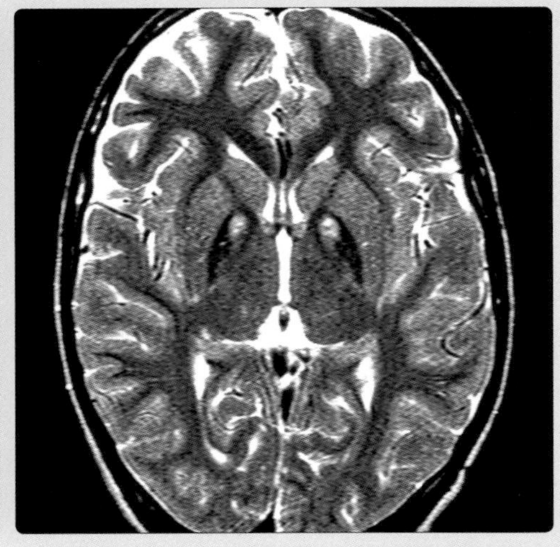

（左图）5 岁脑瘫患儿，横断位 T_2WI 示典型 PKAN 的"虎眼"征：对称性苍白球内侧区域 T_2 高信号➡，周围苍白球低信号。（右图）同一患儿，4 年后，肌张力障碍复查 MR，横断位 T_2WI 示"虎眼"缩小和信号强度减低，而周边苍白球低信号扩大。这时脑容积明显缩小，特别是额叶

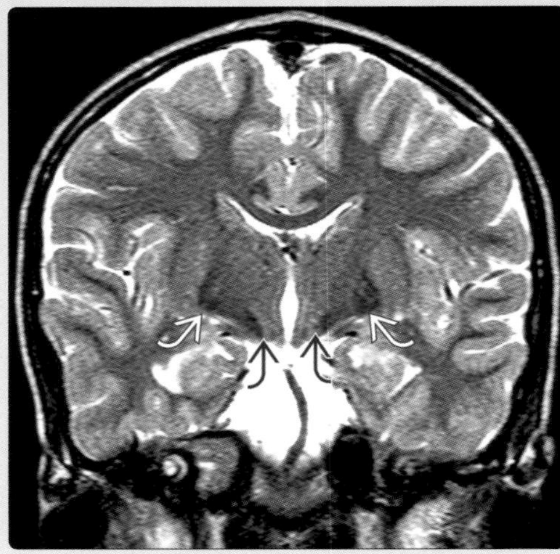

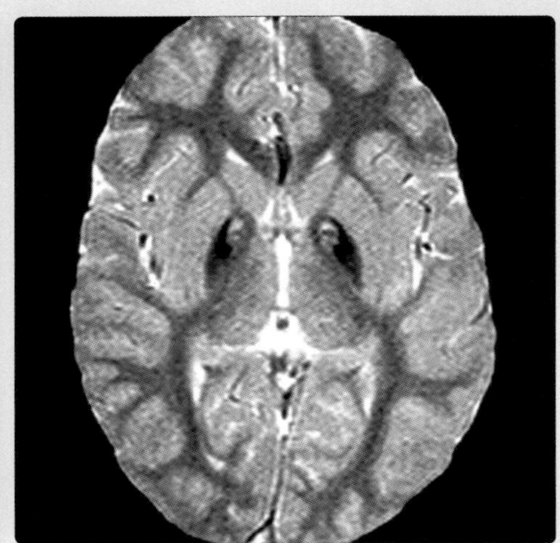

（左图）同一患儿 9 岁时，冠位 T_2WI 示苍白球➡和黑质⮫异常低信号。（右图）同一患儿 9 岁时，横断位 T_2^* GRE 显示，由于铁的顺磁性效应，苍白球呈低信号"开花"征。这个患儿的影像显示了典型 PKAN 的经典演变："虎眼"缩小、周边苍白球低信号扩大、进行性萎缩

术 语

缩写

- 泛酸激酶相关性神经退行性疾病（Pantothenate kinase-associated neurodegeneration，PKAN）

同义词

- 脑部铁沉积退行性病变 1 型（NBIA-1）
- Hallervorden-Spatz 综合征（哈 - 斯综合征）
  - PKAN 和 NBIA-1 是推荐术语

定义

- 脑部铁沉积退行性病变（NBIA）是以脑部铁离子沉积为特征的神经退行性病变总称
  - 已知包括 PKAN（最常见）、无铜蓝蛋白血症、神经铁蛋白病、婴儿神经轴索营养不良
- PKAN 由泛酸激酶 2 基因（*PANK2*）突变所致

影 像

一般特征

- 最佳诊断线索："虎眼"征 = 苍白球弥漫性 T_2 低信号伴内部局灶性 T_2 信号升高
  - 高度提示 PKAN
  - 高信号的"虎眼"可能早于周围苍白球低信号
  - 随疾病进展，"虎眼"直径和信号↓
  - 苍白球低信号随疾病进展增加
  - "虎眼"征曾被用于描述神经铁蛋白病
- 不同程度 T_2 信号下降黑质 >> 齿状核
- 随疾病进展，萎缩
- 位置：苍白球（GP）、黑质（SN）、齿状核（DN）
- 形态：苍白球信号似虎眼样改变
- 铁沉积（铁蛋白结合）导致影像中 T_2 低信号表现

CT 表现

- 平扫 CT：苍白球呈不同低密度、高密度或正常密度
- 增强 CT：无强化

MR 表现

- T_1WI：不同 T_1 弛豫时间缩短（铁蛋白结合铁离子 > 含铁血黄素）
- T_2WI
  - "虎眼"征 = 苍白球弥漫性 T_2 低信号伴内部局灶性 T_2 信号升高
  - 不同程度黑质信号下降；年长患者中更常见
- FLAIR：也存在"虎眼"
- T_2^* GRE：苍白球、黑质 T_2 信号下降"开花"征是由于铁离子的顺磁性效应
- 磁敏感成像（SWI）："开花"征比 T_2^* GRE 更明显
- 增强 T_1WI：无强化
- MRS：苍白球 NAA 下降（神经元缺失）

核医学表现

- ^{99m}Tc-SPECT：苍白球内部活性升高
  - 可能由于苍白球半胱氨酸螯合 ^{99m}Tc

成像推荐

- 最佳成像推荐
  - MR
- 推荐检查方案
  - 考虑矿物质病变，可采用 SWI 或 T_2^* GRE 序列
  - T_2 低信号在自旋回波（与快速回波相比）和高场强中更明显

鉴别诊断

具有苍白球 T_2 高信号的疾病

- 代谢性
  - 甲基丙二酸血症（MMA）：苍白球 ± 脑室周围白质 T_2 信号升高
  - Kearns-Sayre 综合征 /L-2- 羟基戊二酸尿症：苍白球（> 其他深部灰质）和周围白质 T_2 信号升高
  - Canavan 病：苍白球（> 其他深部灰质）和皮层下白质 T_2 信号升高，巨头畸形，NAA 明显升高
  - 神经铁蛋白病：不同大小的局灶性苍白球、壳核、尾状核头部 T_2 信号升高，伴黑质、齿状核 T_2 信号下降。成年疾病
  - 胍基乙酸甲基转移酶缺乏症（损害肌酸的合成）
- 缺血 / 中毒
  - 缺氧性脑病：苍白球（其他深部灰质）和皮层 T_2 升高
  - 一氧化碳中毒：苍白球（± 其他深部灰质、皮层、白质）T_2 升高
  - 氰化物中毒：出血性坏死，之后基底节 T_2 信号升高
  - 核黄疸：新生儿苍白球 T_2/T_1 信号升高

病 理

一般特征

- 在 PKAN 中，铁沉积可能是继发现象
  - PKAN 患者的 MR 显示苍白球局灶高信号，早于周边低信号
- 胚胎学，解剖学
  - 进展性、生理性脑内铁沉积发生在苍白球、黑质 > 红核和齿状核
  - 大多数正常人年龄 >25 岁，就可辨认苍白球 T_2 信号下降，但 10 岁之前不可辨认
- 遗传学
  - 常染色体隐性遗传（50% 散发）
  - >100 种 *PANK2* 突变已确认，位于染色体 20p12.3-p13
    - MR"虎眼"征与 *PANK2* 突变高度相关
    - *PANK2* 基因编码的线粒体靶向的泛酸激酶 2，是生物合成辅酶 A 的关键
      - 在其他功能中，辅酶 A 对能量和脂肪酸代谢是必需的
    - 早发型中，无效突变更常见，病情进展迅速

- 错义突变更常见于晚发型，疾病进展更为缓慢
  - 提示在迟发型（不太严重）的疾病中，泛酸激酶 2 活性仍有残余
- HARP 综合征：低 β 脂蛋白血症 - 棘红细胞增多症 - 视网膜色素变性 - 苍白球变性
  - PKAN 等位基因
  - 面部肌张力障碍突出；早发性帕金森综合征
- 病因
  - 主流学说
    - *PANK2* 突变→辅酶 A 缺乏→能量和脂质代谢异常→氧化自由基产物→磷脂膜破坏
    - 继发于高代谢需求，基底节和视网膜易受氧化损伤
  - 其他因素
    - 次磷酸泛酸↓使铁螯合和细胞膜过氧化损伤，继而半胱氨酸在苍白球内蓄积
    - 轴突球体化进一步损害胶质细胞与神经元的功能

直视病理特征

- 苍白球（内侧＞外侧）和黑质致密部，对称性褐色色素沉积
  - 除铁以外，神经元内 / 外均有蜡样质脂褐素和黑色素造成的色素沉着
- 不同程度的萎缩

显微镜下特征

- 典型表现
  - 苍白球内侧和黑质致密部铁增加
    - 铁位于星形细胞、小胶质细胞、神经元和血管周围
  - 神经元缺失、胶质增生和胶质细胞内包涵体，主要累及苍白球内侧和黑质致密部
  - 在苍白球、黑质、皮层、脑干，轴突肿胀呈圆形或卵圆形、无核
- “疏松”组织（包括苍白球前内侧的反应性星形细胞、萎缩的轴突、空泡）对应 MR 的“虎眼”征
- 存在不同程度的棘红细胞（血涂片）

临床问题

临床表现

- 临床分类为典型和不典型
  - 典型 PKAN：发病早，进展较快，表型均一
  - 不典型 PKAN：发表晚，进展较慢，表型不一
- 最常见的体征 / 症状
  - 典型 PKAN：肌张力障碍
    - 其他锥体外系体征 / 症状：构音障碍、强直、舞蹈手足徐动症
    - 上运动神经元体征 / 症状和认知减退常见
    - 视网膜色素变性（66%）
  - 非典型 PKAN：精神和语言障碍
    - 其他体征 / 症状：锥体系 / 锥体外系障碍（包括渐冻）、痴呆
- 临床特征
  - 典型 PKAN：儿童起病，步态、姿势障碍
  - 非典型 PKAN：少年起病，语言、精神障碍
- 血清和脑脊液铁水平正常
- 在所有疑似 PKAN 病例中，都应验证 *PANK2* 基因突变分析以确诊

人群分布特征

- 年龄
  - 典型 PKAN：多数 6 岁前发病
  - 非典型 PKAN：发病平均在 13 岁
- 流行病学：罕见，发病率未知

自然病史及预后

- 自然病史
  - 典型 PKAN：快速的、非均一的进展，恶化与稳定期间断，导致成年早期死亡
  - 非典型 PKAN：较为缓慢的进展，发病后 15～40 年丧失行走能力
- 预后
  - 典型 PKAN：致命、发病后平均病程 11 年
  - 不典型 PKAN：最终严重损伤，± 成年期死亡

治疗

- 治疗无效，铁螯合无效
- 对症治疗
  - 巴氯芬、苯海索经常是无效的
  - 苍白球立体定向毁损术
  - 苍白球脑深部电刺激可能有效

诊断要点

读片要点

- “虎眼”征高度提示 PKAN
- 青少年 / 成人，很难鉴别苍白球生理性低信号和病理性低信号

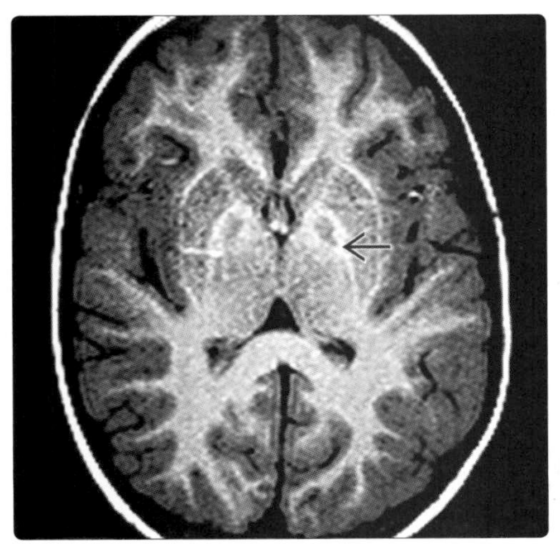

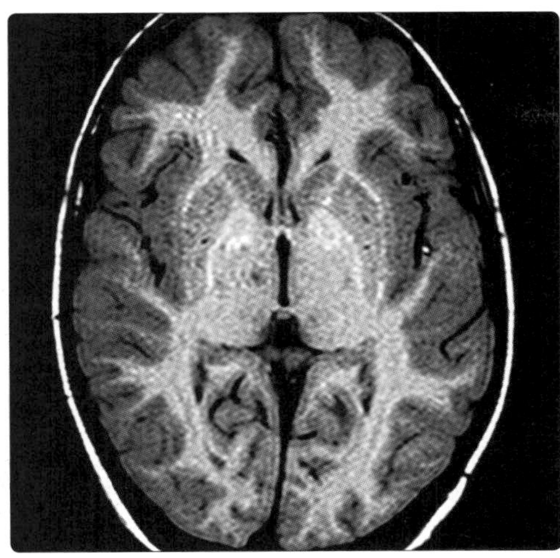

（左图）5 岁典型 PKAN 患儿，横断位 T_1WI 示“虎眼”之“眼”是少数斑点状低信号区域，周围包绕高信号➔。（右图）同一患儿 9 岁时，横断位 T_1WI 示“眼”基本呈高信号。“虎眼”之“眼”表现可不同，取决于疾病的分期。疾病晚期，进行性苍白球铁沉积可以引起更短的 T_1 信号

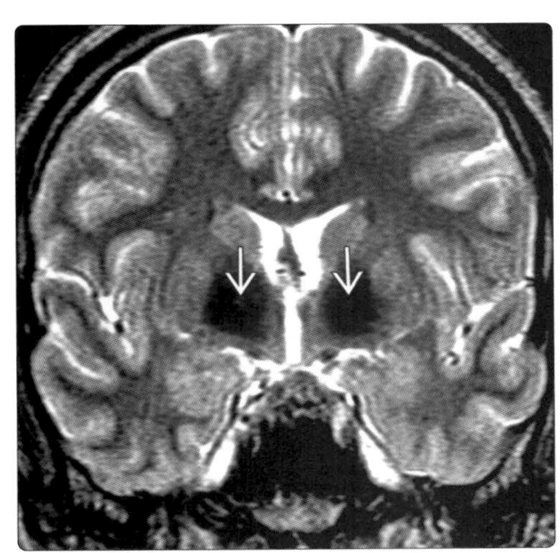

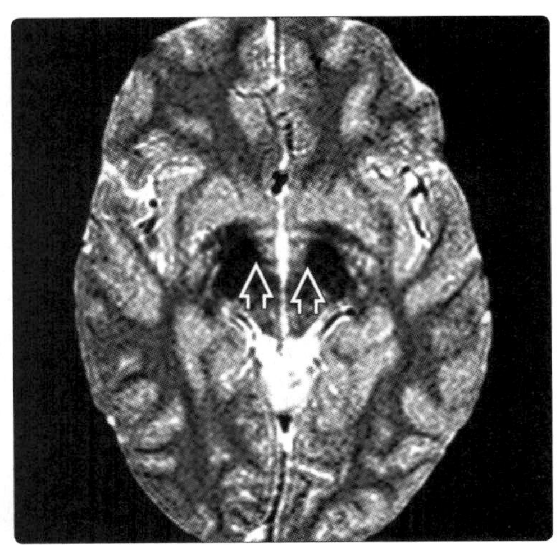

（左图）典型 PKAN 患者，MR 冠状位 T_2WI 示经典的“老虎眼”征，在内侧苍白球局灶 T_2 高信号➔，被苍白球异常低信号包绕。（右图）典型 PKAN 患者，横断位 T_2* GRE 示苍白球下部和黑质➩呈低信号“开花”征。随着疾病的发展，黑质内异常铁沉积在影像上更为显著

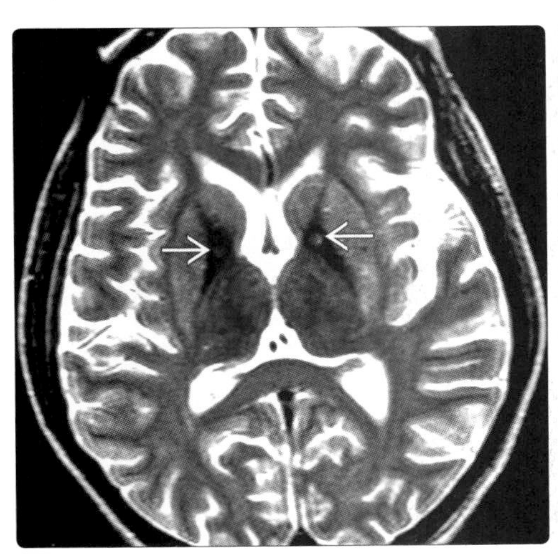

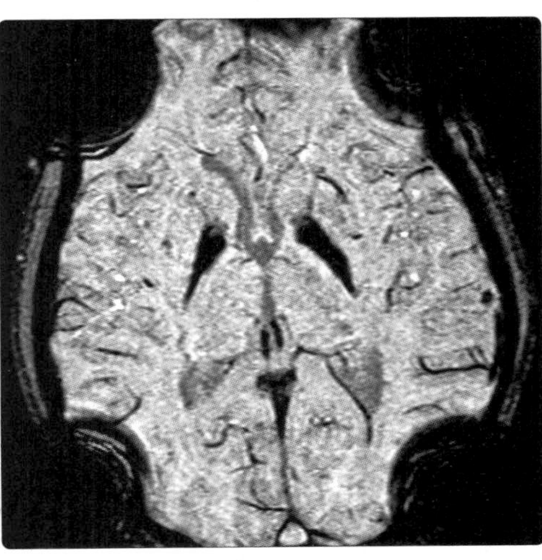

（左图）12 岁患儿，典型 PKAN 晚期，苍白球损毁术前横断位 T_2WI 示苍白球低信号，“虎眼”征➔较轻。注意弥漫性萎缩。（右图）同一患儿，横断位 SWI 示苍白球低信号“开花”征。“虎眼”征因“开花”效应遮蔽而不存在了。由于磁敏感效应，SWI 比 T_2* GRE 更敏感

关键点

术语

- 常染色体显性遗传性神经退行性疾病
  - 基底节 γ-氨基丁酸能神经元缺失

影像

- 弥漫性脑萎缩
- 尾状核萎缩→额角扩大
- CC：IT 比率（双侧尾状核）升高
  - 尾状核（CN）萎缩和尾状核间距（CC）增大
  - 尾状核内侧面之间的尾状核间距（CC）增加
  - 检查 HD 最为特异和敏感的测量
- 少年型 HD 尾状核、壳核高信号
- 萎缩可发觉之前，基底节 FDG 摄取降低
- ± 额叶低代谢

主要鉴别诊断

- Leigh 病
- Wilson 病
- 泛酸激酶相关性神经退行性疾病（以前称 Hallervorden-Spatz 综合征）
- 一氧化碳中毒

病理

- 常染色体显性遗传
- CAG 三核苷酸重复疾病，影响染色体 4p16.3 的 HD 基因

诊断要点

- 排除可逆性痴呆，运动障碍
- 尾状核萎缩是 HD 的主要影像学特征
- 双侧尾状核间距增宽：对尾状核萎缩敏感
- 苍白球、壳核缩小与疾病进展相关
- 如儿童 PD-/T_2WI 发现尾状核 / 壳核信号升高，需考虑 HD

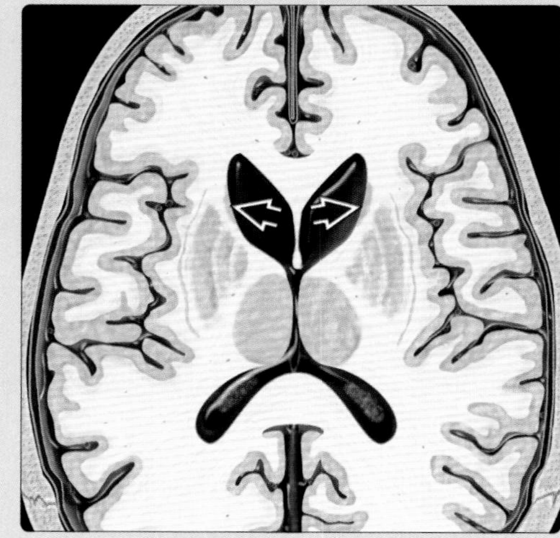

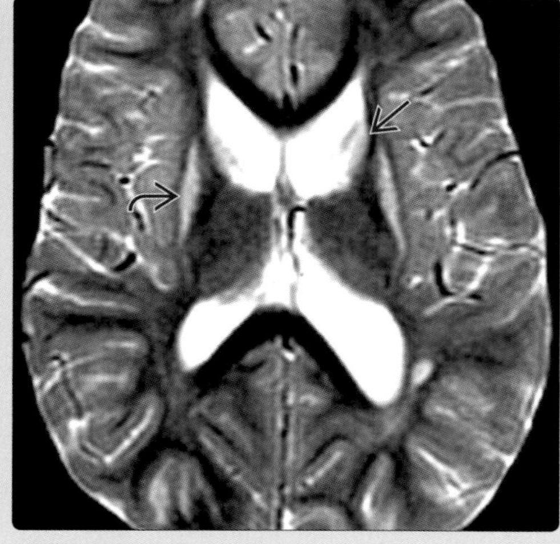

（左图）横断位模式图示尾状核头部萎缩引起的额角➡外凸。（右图）少年型 HD 患儿，横断位 T_2WI 示广泛萎缩和双侧尾状核显著萎缩高信号→。侧脑室额角扩大，壳核↷萎缩呈高信号

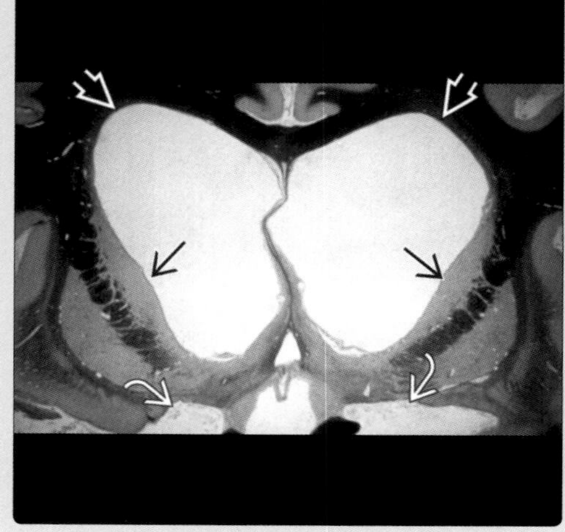

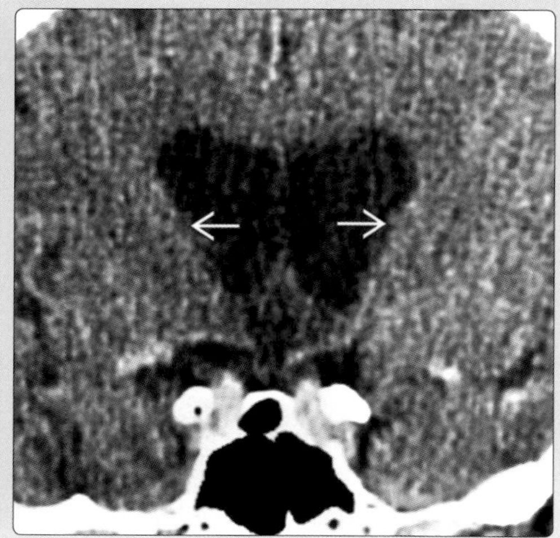

（左图）尸检标本冠位切片示侧脑室➡和环池↷扩大。双侧尾状核变→薄萎缩。（右图）同一尸检标本，生前冠状位增强 CT 示由于尾状核萎缩而拉直的侧脑室外侧缘，尾状核间距（CC）➡增加，这是 HD 特征性表现

术 语

缩写

- Huntington 病（Huntington disease，HD）

同义词

- Huntington 舞蹈病

定义

- 常染色体显性遗传性神经退行性疾病
  - 基底节 γ-氨基丁酸能神经元缺失
- 临床三联征：早发性痴呆、舞蹈手足徐动症、精神异常

影 像

一般特征

- 最佳诊断线索
  - 尾状核（CN）萎缩→额角扩大
- 位置
  - 主要是纹状体（特别是尾状核、壳核）
  - 大脑皮层、苍白球（GP）、丘脑
  - 黑质（SN）、脑干
- 大小
  - 尾状核缩小
- 形态
  - 尾状头部凸面损失

CT 表现

- 平扫 CT
  - 尾状核、壳核、（程度较轻）苍白球萎缩
  - 侧脑室额角代偿性增大
  - 弥漫性大脑萎缩（有些研究报道主要是额叶）
  - 尾状核萎缩可通过第 3 脑室横断位层面测量
    - 尾状核内侧面之间的尾状核间距（CC）增加
    - 尾状核间距（CC）与颅骨内板间距（IT）之比即 CC：IT 比率
    - 在 HD 中，CC>20mm，常 >25mm（正常人 10~14mm）
    - 在 HD 中，CC：IT 比率↑是检查 HD 最为特异和敏感的测量
    - 在 HD 中，CC：IT 比率通常在 0.175~0.185，正常人约为 0.12
    - 额角外侧面间距(FH)与尾状核间距(CC)之比，即 FH：CC 比率
    - 在 HD 中，FH：CC 比率常为 1.3~1.8，正常人为 2.3~2.8
- 增强 CT
  - 受累结构无强化

MR 表现

- T_1WI
  - 尾状核萎缩和尾状核间距增大
  - MR 测量：所有基底节区结构体积减小
    - 报道显示 HD 无症状期就可出现
  - 弥漫性大脑萎缩
- T_2WI
  - 在少年型 HD 中，尾状核、壳核可见高信号
    - 与胶质增生相关
  - 尾状核萎缩、尾状核间距增大
  - 纹状体信号可减低，与铁沉积相关
  - SWI 成像可提示铁沉积
- MRS
  - 有症状 HD 患者中，枕叶皮层乳酸浓度升高，一些患者的基底节也存在
  - 在基底节因神经元缺失，NAA/Cr 下降
  - 在基底节因胶质增生，Cho/Cr 明显升高

超声表现

- 经颅实时超声（TCS）
  - 高回声病变主要在黑质和尾状核
- 功能经颅多普勒超声
  - HD 早期，在运动过程中大脑前动脉血管反应性减低

核医学表现

- PET
  - FDG 摄取下降，早于可检测的萎缩
  - ± 额叶低代性
- SPECT：运动皮层、前额叶、基底节灌注减低，与临床相关

成像推荐

- 最佳影像方案
  - MR
- 推荐检查方案
  - T_2WI

鉴别诊断

Leigh 病

- 多种代谢原因
- 通常 <2 岁发病，但少年型 / 成人型也存在
- 变化在壳核、尾状核、被盖
  - T_1 低信号、T_2 高信号（梗死）
  - 尾状核和壳核无萎缩
- 白质、丘脑、脑干、小脑局灶受累

Wilson 病

- 强直、震颤、肌张力障碍、行走困难、构音障碍
- T_2WI：尾状核、壳核、中脑、脑桥对称性高信号（胶质增生和水肿）
  - 额叶白质非对称性低信号
  - 特征性的尾状核和壳核不规则区域低信号
- CT、MR 可见尾状核和脑干萎缩

泛酸激酶相关性神经退行性疾病

- 脑内铁沉积所致的神经退行性疾病（以前称 Hallervorden-Spatz 综合征）

- 不自主运动（舞蹈手足徐动症）、痉挛
- 年轻患者进展性痴呆
- 苍白球、红核、黑质特征性的铁沉积
  - “虎眼”征：中心 T_2 高信号 - 苍白球低信号
- 苍白球萎缩、± 皮层、尾状核萎缩

一氧化碳中毒

- 双侧苍白球 CT 低密度、T_2 高信号

病 理

一般特征

- 病因
  - 多聚谷氨酰胺扩展→亨廷顿蛋白聚集在细胞核和细胞质→细胞质中亨廷顿蛋白聚集在轴突末梢
- 遗传学
  - 常染色体显性遗传
  - CAG 三核苷酸重复疾病，影响染色体 4p16.3 的 HD 基因
  - 遗传预测：连续世代患者中，严重程度增加或发病年龄下降
    - 父系遗传的等位基因突变更常见
  - HD 纯合子突变（非常罕见）
    - 更为严重的临床病程

分期、分级和分类

- 基于纹状体大体病理、神经元缺失、胶质增生
- 0 级：大体和组织学检查正常
- 1 级：纹状体大体无萎缩（仅有组织学改变）
- 2 级：纹状体萎缩、尾状核呈凸状
- 3 级：更严重的纹状体萎缩、尾状核扁平
- 4 级：最严重的纹状体萎缩、尾状核呈凹状

直视病理特征

- 弥漫性大脑萎缩（尾状核、壳核明显）
- 少年型 HD：累及苍白球、小脑（成人型通常不受累）

显微镜下特征

- HD 神经病理学标志
  - 核内包涵体含有亨廷顿蛋白
  - 在皮质、纹状体的核周聚集

临床问题

临床表现

- 最常见的体征 / 症状
  - 临床三联征
    - 运动障碍（舞蹈）
    - 皮层下痴呆
    - 行为改变 / 精神异常
- 其他体征 / 症状
  - 构音障碍、吞咽困难、眼球运动异常
- 临床特征
  - HD 病的特征：运动障碍
    - 舞蹈病：颤搐之后，经常面部抽搐或四肢远端扭动
    - 渐进性细胞质→步态障碍（“舞蹈”步态）
    - 晚期强直和肌张力障碍（成人型 HD）
  - 少年型 HD：强直 > 舞蹈
    - 强直和肌张力障碍可作为初始症状出现
    - 小脑体征、言语困难、快速的认知能力下降
    - 癫痫发作、帕金森综合征、肌张力障碍、长束体征

人群分布特征

- 年龄
  - 平均发病：成人型 HD，35～44 岁发病
  - 少年型（5%～10% 病例）：<20 岁发病
- 性别
  - 男 = 女，性别相关因素影响疾病的起病
    - 男性 HD 患者后代，发病早、进展快
    - 70% 的少年型病例受父亲影响
- 种族
  - 非洲 / 亚洲人群较少见
- 流行病学
  - 世界发病率：5～10/100 000
  - 西欧血统人群：3～7/100 000

自然病史及预后

- 早期症状：人格改变和精细运动障碍
- 进展性舞蹈手足徐动症和痴呆症
- 行为混乱、抑郁、自杀行为、精神病特征（视觉幻觉）
- 成人型 HD：发病后 15～20 年逐渐恶化直至死亡
- 萎缩严重↔发病年龄越早
- 少年型 HD：临床病程进展更快

治疗

- 抗抑郁药，高效抗精神病药
- 丁苯那嗪（多巴胺拮抗剂）
- 抗谷氨酰胺能药物（金刚烷胺、美金刚、利鲁唑）
- 泛醌（辅酶 Q_{10}）→皮层和纹状体乳酸水平的正常化
- 双侧神经移植
- 试验性：嫁接移植能产生营养因子的细胞

诊断要点

关注点

- 可逆的痴呆和运动障碍

读片要点

- 尾状核萎缩是 HD 的主要影像学特征
  - 尾状核间距：对尾状核萎缩敏感
- 如儿童 PD-/T_2WI 发现尾状核 / 壳核信号↑，需考虑 HD

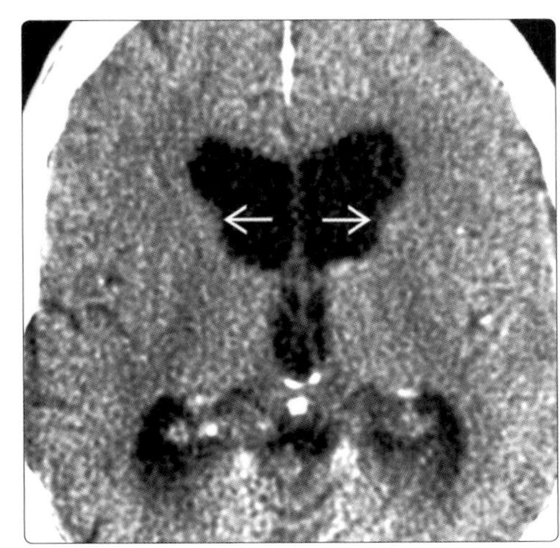

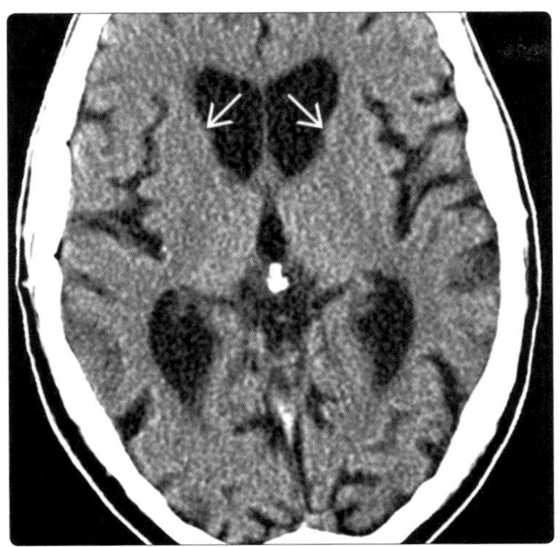

（左图）增强 CT 示 HD 病累及尾状核的典型 CT 表现，包括尾状核萎缩和尾状核间距→增加。（右图）HD 病患者，横断位平扫 CT 示广泛萎缩。侧脑室的额角不成比例地扩大和扁平化，由尾状头部显著萎缩引起的正常形态丧失，呈异常凹形→

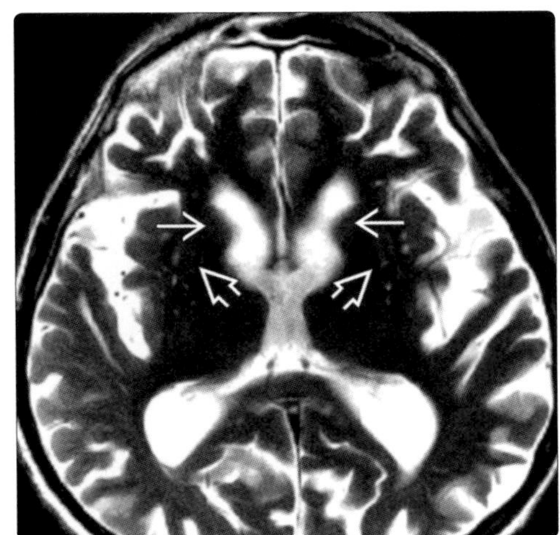

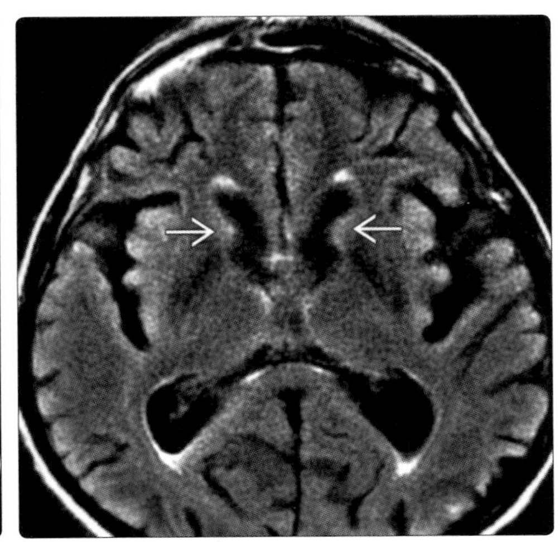

（左图）HD 病患者，横断位 T_2WI 示双侧尾状核→和壳核⇨萎缩。注意广泛的萎缩伴侧脑室和皮层脑沟增宽。（右图）同一患者，横断位 FLAIR 示除了萎缩外，尾状核→的信号强度略有增加

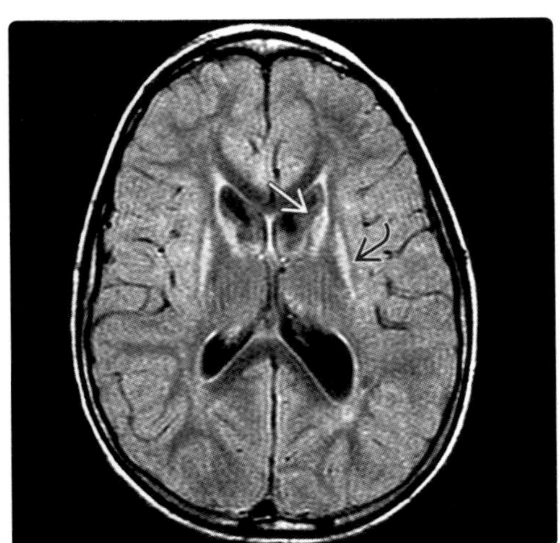

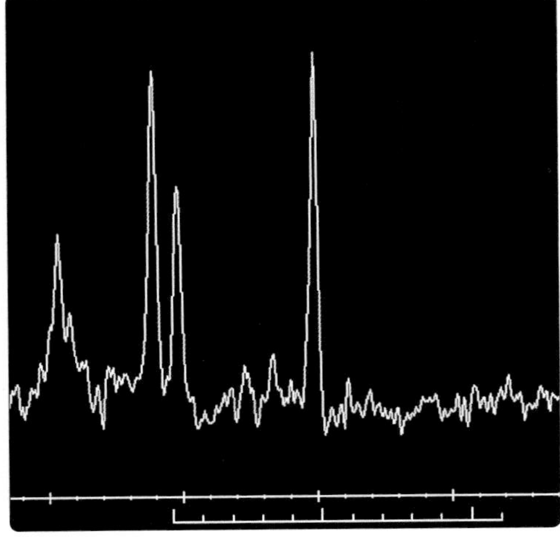

（左图）8 岁患儿，构音障碍、强直，有 HD 家族史，横断位 FLAIR 示尾状核→和壳核↷萎缩、信号↑。（右图）同一患儿 MRS (TR=144) 示 Cho/Cr 异常和 NAA 减低。鉴别诊断应包括线粒体疾病如 Leigh 综合征。无乳酸双峰和 HD 家族史，更倾向 HD 而不是 Leigh 综合征

Wilson 病

关键点

术语
- Wilson 病（Wilson disease，WD）、肝豆状核变性
- 常染色体隐性遗传的铜代谢障碍疾病，特征是：
  - 在多种组织内的异常铜沉积
  - 特别是肝脏和脑（基底节）

影像
- 症状出现前 MR 多正常
- 铜螯合疗法改善临床反应与影像学信号强度相关
- 壳核（壳核周边包绕高信号）、尾状核、丘脑、苍白球对称性 T_2 高信号或混杂信号
- 横断位中脑层面，呈特征性的“熊猫脸”征

主要鉴别诊断
- Leigh 病
- Creutzfeldt-Jakob 病
- 日本脑炎
- 有机酸尿症
- 缺氧缺血性脑病

临床问题
- 角膜 Kayser-Fleischer 环（K-F 环）
- 神经系统：非对称性震颤、共济失调、运动障碍、构音障碍、肌张力障碍（主要是脸）、动作不协调
  - 螯合疗法预防进展

诊断要点
- MR 改善与临床改善相关
- 纹状体 T_2 高信号与神经功能障碍
- 基底节 T_1 高信号与肝功能异常

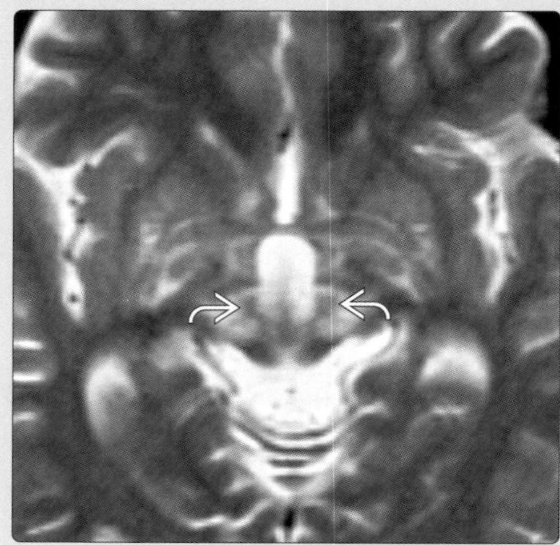
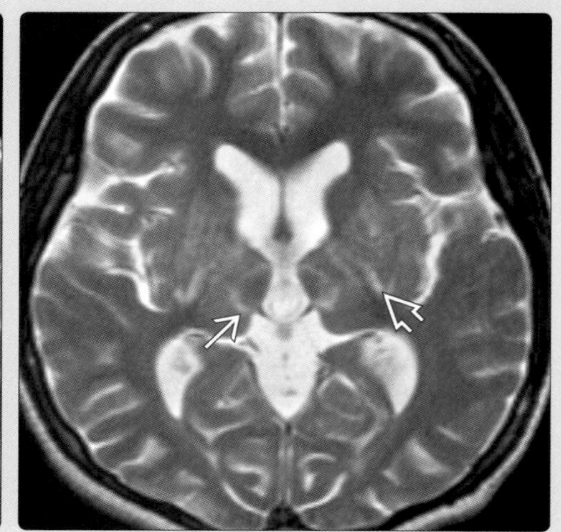

（左图）在中脑水平，横断位 T_2WI 示在被盖高信号背景下“熊猫脸”征与正常的红核 ，是 Wilson 病的特征表现。（右图）横断位 T_2WI 示双侧壳核、苍白球、内囊后肢 、丘脑 的对称性高信号。这些结构双侧对称受累是 Wilson 病的特点

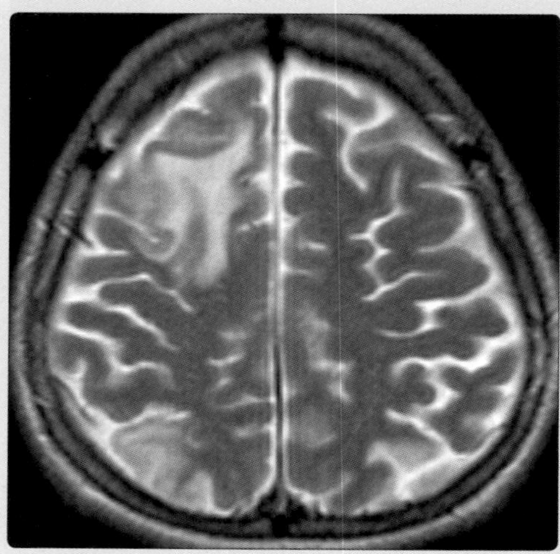
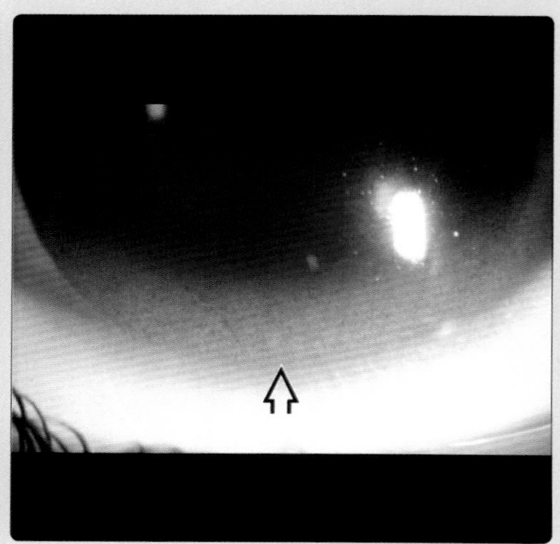

（左图）横断位 T_2WI 表现为双侧额顶皮层和皮层下的高信号，但不对称。Wilson 病累及皮层和皮层白质通常是不对称的。（右图）裂隙灯检查显示角膜 Kayser Fleischer 环 ，是 Wilson 病的一个重要标志，几乎存在于所有神经系统受累的患者

术语

缩写
- Wilson 病（Wilson disease，WD）

同义词
- 进行性肝豆状核变性

定义
- 常染色体隐性遗传的铜代谢障碍疾病，特征是在多种组织内的异常铜沉积

影像

一般特征
- 最佳诊断线索
  - 壳核、尾状核、丘脑、苍白球对称性 T_2 高信号或混杂信号
- 位置
  - 最常见：壳核（外缘好发）
  - 尾状核、苍白球、丘脑（腹外侧核）
  - 中脑、脑桥、小脑（蚓部和齿状核）
  - 皮层和皮层下病变（额叶多见）
- 大小
  - 最初↑（基底节肿胀），而后↓（萎缩）
- 形态
  - 受累结构无形态改变

CT 表现
- 平扫 CT
  - 侧脑室额角增宽；弥漫性脑萎缩
  - ± 豆状核核丘脑低密度
- 增强 CT
  - 无强化

MR 表现
- T_1WI
  - 基底节 T_1 信号减低
  - 受累基底节也可↑（铜的顺磁效应）
- T_2WI
  - 有症状出现前 MR 多正常
  - 壳核、苍白球、尾状核、丘脑呈高 / 低 / 混杂信号
    - 双侧壳核对称性同心层状 T_2 高信号
    - 苍白球可因铁含量↑呈低信号
  - 正常红核信号与中脑被盖高信号对比，形成特征性的“熊猫脸”征
  - ± 高信号改变：导水管周围灰质、脑桥被盖、延髓、齿状核、大脑小脑白质，特别是额叶
  - 铜螯合疗法改善临床反应与影像学信号强度相关
  - 成人患者，基底节病变可不同于儿童患者
    - 壳核可不受累，苍白球和黑质在 T_2WI 可呈低信号
- PD
  - 受累基底节呈对称性高信号
- DWI
  - 神经症状出现后立即 ADC 值异常减低，随后 ADC 值升高（坏死、海绵状变性）
- 增强 T_1WI
  - 常无强化
- MRS
  - 在基底节、顶枕皮层、额叶白质，NAA/Cr 减低（神经元的损失）
  - 基底节 MI/Cr ↓和苍白球 Cho/Cr 减低
  - 在门体分流术的 WD（肝性脑病的模式），MI/Cr ↓

核医学表现
- PET
  - 小脑、纹状体葡萄糖代谢明显下降，大脑皮层和丘脑小脑程度较轻
  - 多巴脱羧酶的活性明显下降（黑质纹状体多巴胺能神经通路受损）
- SPECT
  - ^{123}I-2β-甲氧基羰基-3β-（4-^{123}I-碘苯）托品烷结合到突触前纹状体多巴胺的载体
  - ^{123}I-碘苯甲酰胺结合到突触后多巴胺 D2R
  - 有症状的 WD 患者
    - 两种示踪剂的纹状体结合率明显下降
  - 所有 WD 患者，两种示踪剂的结合率与神经功能严重程度高度相关

成像推荐
- 最佳影像方案
  - 诊断早期病变，MR 比 CT 敏感性更高
- 推荐检查方案
  - T_2WI，FLAIR，DWI

鉴别诊断

Leigh 病
- 亚急性坏死性脑脊髓病
- 婴儿 / 幼儿起病，对称性海绵状脑部病变
- 病变主要是双侧对称的，脑干、基底节（尤其是壳核）和脑白质

Creutzfeldt-Jakob 病
- 基底节、丘脑、大脑皮层在 T_2WI 呈进展性高信号

日本脑炎（JE）
- 基底节和丘脑后内侧（日本脑炎特点，WD 不受累）呈均一 T_2 高信号

有机酸尿症
- 对称性弥漫性白质病变、脑脊液间隙增宽
- 基底节病变（T_2 信号↑ ± 尾状核或豆状核萎缩）

缺氧缺血性脑病
- 双侧对称性高信号病变，伴壳核、尾状核、丘脑、皮层弥散受限

甲醇中毒

- 壳核、尾状核 ± 白质，双侧对称性 T_2 高信号

渗透性脱髓鞘综合征

- 累及脑桥（中央）、基底节，中脑罕见

病 理

一般特征

- 病因
  - 铜与铜蓝蛋白结合缺陷和胆道铜排泄受损
  - 铜的积累导致慢性缺血、血管病变、脱髓鞘等脑部疾病
- 遗传学
  - 常染色体隐性遗传：ATP 酶的铜转运 P 多肽（*ATP7B*）基因位于染色体 13q14.3-q21.1
- 总体评价
  - 铜过量沉积在脑内（病灶通常是双侧对称的），具有无法解释的广泛的基底节损伤倾向

分期、分级和分类

- 1 期：初期铜沉积在肝脏
- 2 期：铜在肝脏内的急性再分布并释放到循环中
- 3 期：铜在脑及其他肝外组织中的慢性蓄积

直视病理特征

- 脑室扩大、脑沟增宽

显微镜下特征

- 基底节水肿、坏死、海绵状变性，白质胶质增生和脱髓鞘
- Opalski 细胞 =PAS（+）胶质细胞改变
- 大脑深部锥体细胞层受累

临床问题

临床表现

- 最常见的体征 / 症状
  - 神经系统：非对称性震颤、共济失调、协调运动障碍、运动障碍、构音障碍、肌张力障碍（主要是脸部）
    - 帕金森症状：强直，运动迟缓
  - 精神：多动行为、易怒、情绪不稳、注意力分散、抑郁、精神病、躁狂、人格改变
  - 急性肝炎
  - 角膜 K-F 环，角膜后弹力层铜异常积累
- 临床特征
  - 40%～50% 的患者有肝脏疾病
  - 40%～50% 的患者表现为现神经或精神症状（角膜 K-F 环很常见）
  - 铜蓝蛋白和血清铜水平↓，24 小时尿铜↑，肝铜含量↑↑

人群分布特征

- 年龄
  - 肝脏起病通常在年龄在 8～16 岁
  - 神经系统症状通常出现在 20～30 岁（小于 12 岁罕见）
- 性别
  - 通常男 = 女，但在暴发型 WD（例如，肝功能衰竭、脑病、凝血功能障碍），男：女 =1：4
- 流行病学
  - 发病率：1：30 000～40 000
  - 在美国，携带者比例为 1/90

自然病史及预后

- 儿童：肝脏疾病是最常见的临床表现
- 年长个体：神经精神症状
  - 症状严重程度↑与脑内铜沉积相关
- 一旦出现症状，如不治疗，则 WD 是致命的；暴发性肝功能衰竭者死亡率为 70%
- 早期螯合治疗预后良好
  - 预防进展，可改善症状
- 最佳预后：经治疗无症状患者

治疗

- 限制富含铜的食物（如巧克力、肝脏、坚果、蘑菇、贝类）
- 青霉胺（在 20%～50% 的病例有初始神经功能恶化的副作用）
- 其他治疗方法：三亚基四胺（更好的螯合剂）、四硫代钼酸铵、锌（特别是症状发生前和无症状的患者）
- 肝移植（严重肝功能失代偿）

诊断要点

读片要点

- 纹状体 T_2 高信号伴神经功能障碍
- 基底节 T_1 高信号与肝功能异常
- MR 改善与临床改善相关

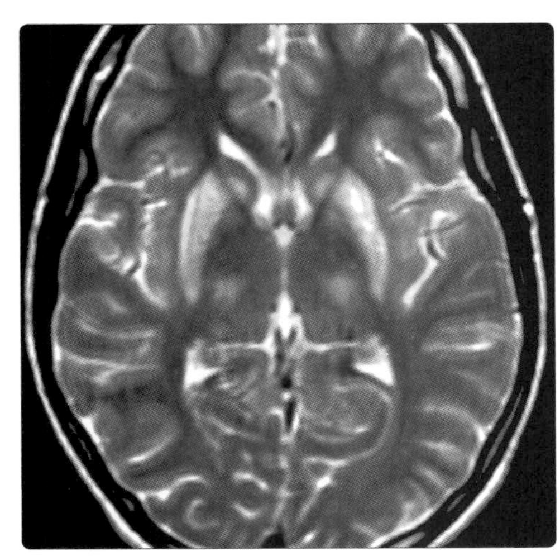

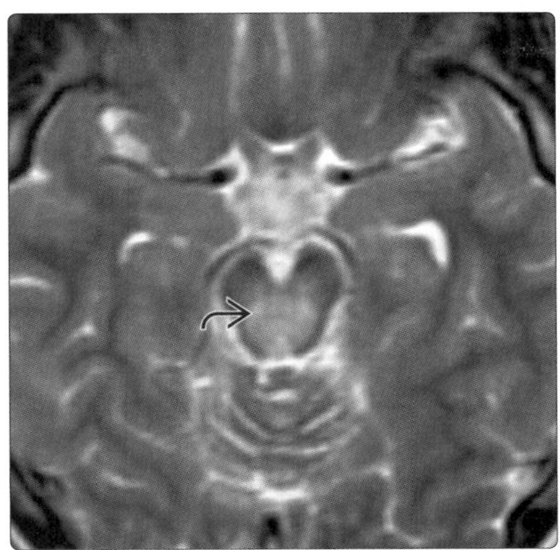

（左图）13 岁男孩，横断位 T_2WI 示典型的双侧壳核、尾状核头部、丘脑对称性高信号。（右图）同一个患儿，横断位 T_2WI 示典型的受累高信号区域无占位效应，主要是脑干背侧➘受累

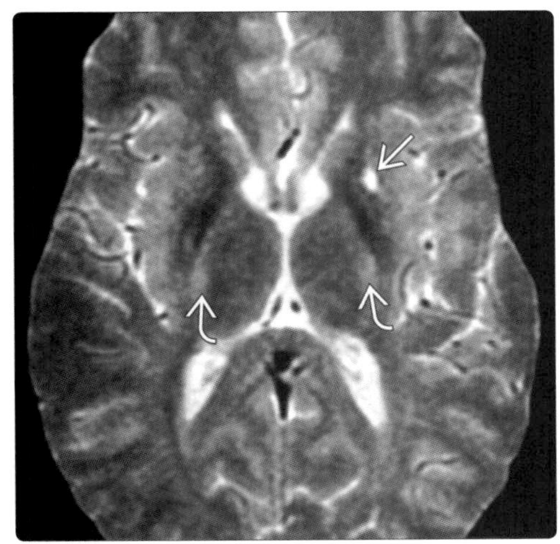

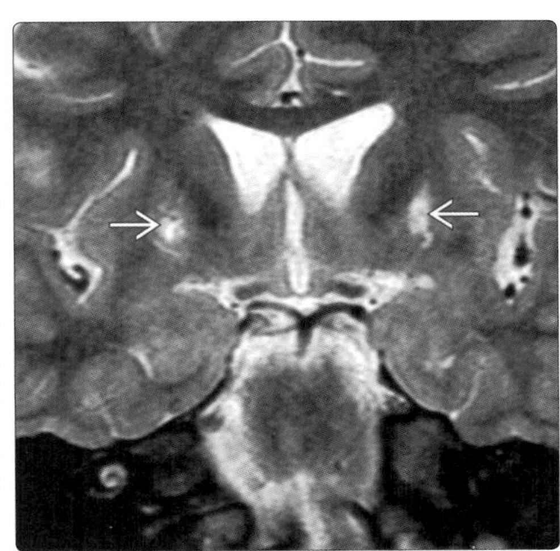

（左图）19 岁男孩，横断位 T_2WI 示壳核前部➡、内囊后肢的皮质脊髓束➘呈片状高信号。（右图）同一患儿冠位 T_2WI 示壳核➡高信号

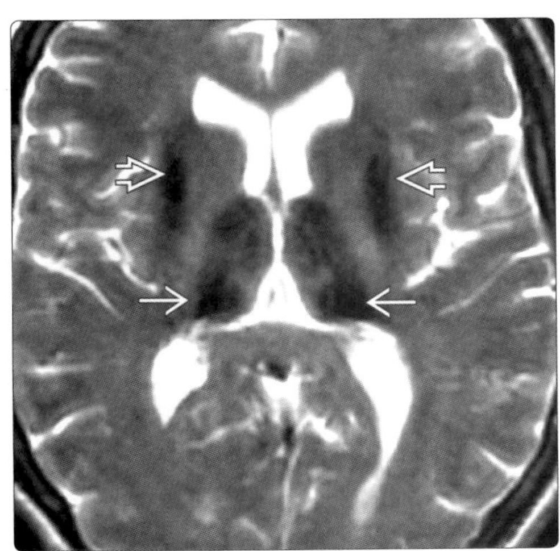

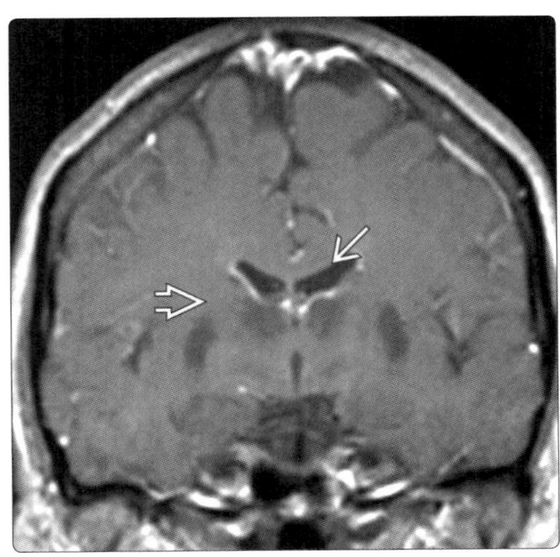

（左图）Wilson 病患者，横断位 T_2WI 示丘脑➡和基底节⇨低信号。（右图）同一患者，增强冠状位 T_1WI 示壳核⇨和尾状核➡对称性低信号，无强化

低血糖症

关键点

影像
- 有癫痫症状的新生儿双侧枕 / 顶叶 DWI 高信号影
- 枕叶＞顶叶＞额叶、颞叶
- ± 基底节、丘脑、脑干受累
- 常见脑白质损伤，早期脑室周围脑白质为著
- 在亚急性期，如果没有 DWI 和 MR 检查，至少 29% 以后部病变为主导
- DWI 高信号区 ADC 可表现为正常或明显低信号，1 周后 DWI 信号恢复正常
- NAA 可正常或降低，± 乳酸峰

主要鉴别诊断
- 缺血 - 缺氧性脑损伤
- 缺血 - 缺氧性脑损伤前期
- 先天性代谢异常

病理
- 缺血缺氧性脑病使额上层皮层受累，中间和深部皮层不受累
- 分水岭区没有选择性的皮层受累

临床问题
- 昏迷，神经过敏，癫痫，呼吸暂停，易怒，张力减退
- 常出现于患病的前 3 天
- 损伤引发的原因不明，可能与损伤的严重程度和持续时间有关
- 男＞女

诊断要点
- 不要把本病的 DWI 异常与急性梗死的 DWI 异常等同，本病只导致脑实质体积轻度缩小，特别是 ADC 没有表现为低信号时

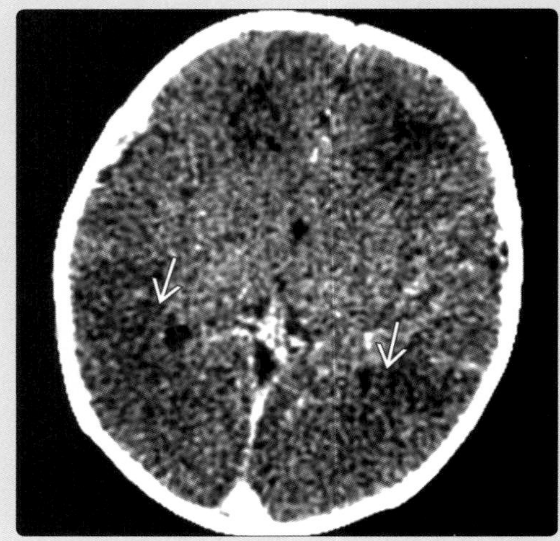
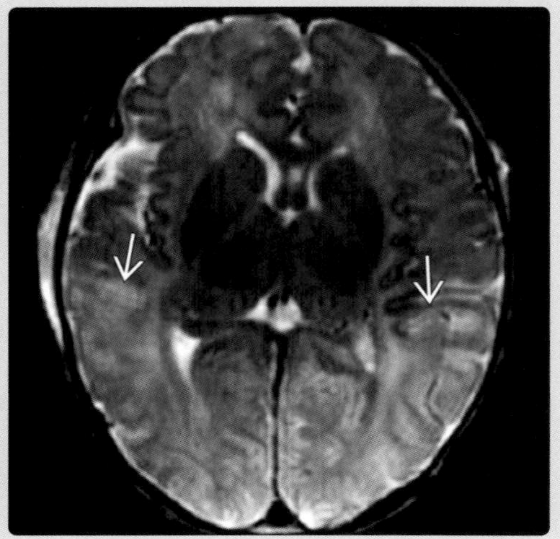

(左图) 出生 3 天的严重低血糖患儿横断位 CT 增强扫描示大脑后部低密度影➡位于双侧枕叶、顶叶和颞后叶，灰白质分界不清。(右图) 1 天后横断位 T_2WI 示皮层以及皮层下高信号病变➡累及双侧顶叶、枕叶及颞后叶，灰白质分界不清

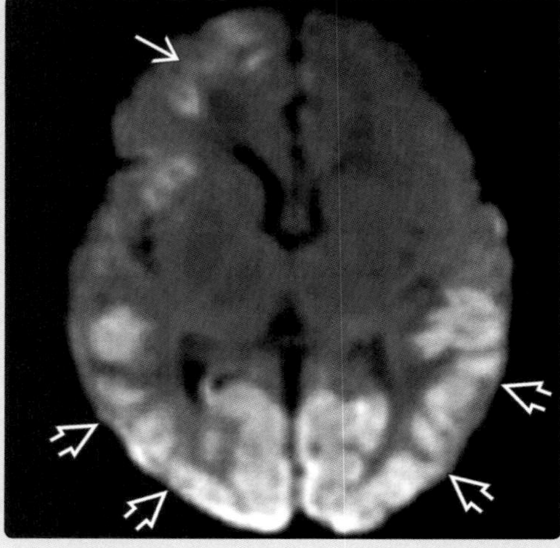
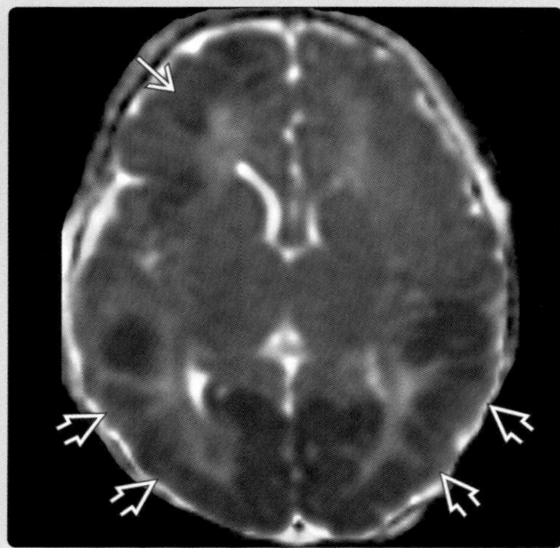

(左图) 横断位 DWI 示高信号⇨位于双侧顶、枕叶、颞后叶以及右额叶，病灶为高信号➡岛叶皮层受累。(右图) 横断位 ADC 大脑半球后部示明显低信号⇨右额叶➡的弥散受限不是 T_2WI “穿透效应”

术 语

定义

- 严重低血糖
    - ＜ 35mg/dl（0~3 小时），＜ 40mg/dl（3~24 小时），＜ 45mg/dl（＞ 24 小时）婴儿
    - ＜ 25mg/dl 早产儿

影 像

一般特征

- 最佳诊断线索
    - 有癫痫症状的新生儿双侧枕 / 顶叶 DWI 高信号
- 位置
    - 枕叶＞顶叶＞额叶、颞叶
    - ± 基底节、丘脑、脑干受累
    - 常见白质损伤，早期脑室周围脑白质为著
    - 亚急性期如果没有 DWI 和 MR 检查，至少 29% 以后部病变为主导
    - 非重症低血糖加重新生儿脑分水岭区损伤

CT 表现

- 平扫 CT
    - 急性及亚急性期，病变低密度伴灰白质分界不清
    - 慢性期可有皮层钙化

MR 表现

- T_1WI
    - 亚急性期皮层 ± 深部灰质高信号
    - ± 白质内局灶性 T_1WI 高信号
- T_2WI
    - 急性期灰白质高信号，灰白质分界不清
    - 亚急性期灰白质高信号，伴皮层不同程度低信号
    - 慢性期病变区体积缩小 ± 胶质增生及轻度脑软化
- DWI
    - DWI 高信号，相应 ADC 明显低信号，1 周 DWI 恢复正常
- MRS
    - NAA 正常或降低，± 乳酸峰

超声表现

- 灰阶
    - 回声增强

成像推荐

- 最佳影像方案
    - MR 及 DWI
- 推荐检查方案
    - 高 b 值（b=1000~1500s/mm^2）弥散受限更明显

鉴别诊断

缺氧缺血性损伤

- 低血糖致缺血缺氧性损伤（HII）
- HII 导致低血糖症
- 部分具有低血糖症的 HII，其 DWI 易与血糖正常的 HII 混淆

早产儿缺血缺氧性损伤

- 低血糖症致脑室周围白质病变

新生儿代谢紊乱

- 乳酸明显升高或没有低血糖病史

癫痫持续状态

- 新生儿对脑损伤典型的反应就是癫痫
    - 新生儿 DWI 异常是癫痫的原因而不是结果
- 癫痫加重脑损伤形成恶性循环

静脉血栓

- 常与出血和水肿相关，MRV 可检出

急性高血压性脑病（PRES）

- 老年患者，主要表现为 ADC 升高

病 理

一般表现

- 病因
    - 能量物质供给和储备缺乏（氧，葡萄糖，乳酸）：IUGR，先兆子痫，来源于母亲的低血糖症，长期禁食，早熟
    - 葡萄糖利用：组织缺氧，应激状态
    - 高胰岛素血症
        - 没有得到控制的母系糖尿病
        - 高胰岛素低血糖血症，家族型，1 型或 2 型（HHF1 或 HHF2）
        - Beckwith-Wiedemann 综合征（BWS）
    - 其他内分泌异常：垂体功能减退症，甲状腺功能低下，肾上腺功能不全
    - 其他：红细胞增多症，先天性心脏病
    - 兴奋性氨基酸（谷氨酸）和氧化应激是神经元死亡的主要原因
- 葡萄糖代谢
    - 葡萄糖是脑的初始代谢物质
    - 脑是肝糖原的主要消耗者
    - 相对于躯体，神经元对葡萄糖的消耗甚多
    - 未成年大脑比成年人大脑对低血糖更加耐受
        - 绝对需求更低
        - 增加脑血流能力更强
        - 能够使用其他能量物质（乳酸）
        - 新生儿心脏对低血糖更加耐受

分期、分级和分类

- 临床分类
    - 短暂性适应性低血糖血症
        - 超早期发作，病情温和，轻度低血糖
        - 对治疗反应迅速
        - 患糖尿病的母亲，红细胞增多症，母体外生存困难
    - 低血糖症继发相关疾病

- 早于 1 天，轻度、短期的低血糖
- 对治疗反应迅速
- 与中枢神经系统紊乱相关（HII，颅内出血，脓毒症）
- 典型短暂性低血糖血症
  - 1 天；中度到重度，常为迁延的低血糖血症
  - 需要大量的葡萄糖
  - IUGR，能量基础物质／葡萄糖产出机制破坏
- 严重复发性低血糖血症
  - 不同的发病状态；严重，迁延的低血糖血症
  - 治疗的同时病情持续
  - 大多数具有原发性葡萄糖代谢紊乱
    - 例如，BWS，HHF1 或 HHF2／婴儿持续性高胰岛素性低血糖症（PHHI）／胰岛细胞增多症，β 细胞增生症，内分泌缺乏，新生儿代谢紊乱

直视病理特征

- 苍白，脑水肿，灰白质边界不清

显微镜下特征

- 弥漫性大脑皮质损伤，海马，基底节，丘脑，脑干，脊髓
- 缺氧–缺血性损伤时，上层皮质受累，而不是中间和深层皮质
- 分水岭区皮层损伤没有选择性
- 严重的星形细胞退化
- 脑室旁白质受损为著

临床问题

临床表现

- 最常见的体征／症状
  - 昏迷，抖动，癫痫，呼吸暂停，易激惹，张力减退
  - 可以没有症状
  - 当伴有新生儿 HIE，可以表现新生儿脑病
- 临床特征
  - 新生儿

人群分布特征

- 年龄
  - 常为出生 3 天内的新生儿
- 性别
  - 男＞女

自然病史及预后

- 可能为脑血流降低导致的脑葡萄糖代谢异常
- 损伤致因不明，可能是严重或持续性损伤所致
- 尽管没有神经症状，血糖＜ 50mg/dl 也能造成长期伤害
- 癫痫（可能是难治性癫痫），进展性迟缓，运动迟缓，学习和行为异常，多动和注意力下降，自闭症，巨颅症，中枢性盲
- DWI 异常与晚期功能障碍相关（枕叶 ADC 降低与晚期的视觉皮层功能障碍相关）
- 随访观察，DWI 高信号区和 ADC 降低最小区体积几乎没有缩小

治疗

- 葡萄糖处于何种水平进行治疗存在争议，一般认为 45～50mg/dl
- 尽管没有症状，葡萄糖也需维持至正常水平
- PHHI →频繁进食，增加卡路里，持续 NG 供给 ± 玉米淀粉，持续静脉补充右旋葡萄糖，氢化可的松，二氮嗪，奥曲肽，果开康，Ca^{2+} 通道阻滞剂，部分胰腺切除

预防

- 控制母亲糖尿病，先兆子痫／子痫，注意营养，预防／快速治疗围新生儿窒息
- 确认高危新生儿，控制体温，出生后 1 小时内经口喂食，有指征时进行葡萄糖试验

诊断要点

报告提示

- 不要把本病的 DWI 异常等同于梗死（一般性坏死），因为急性 DWI 异常只造成轻微的体积缩小，尤其是 ADC 没有降低时

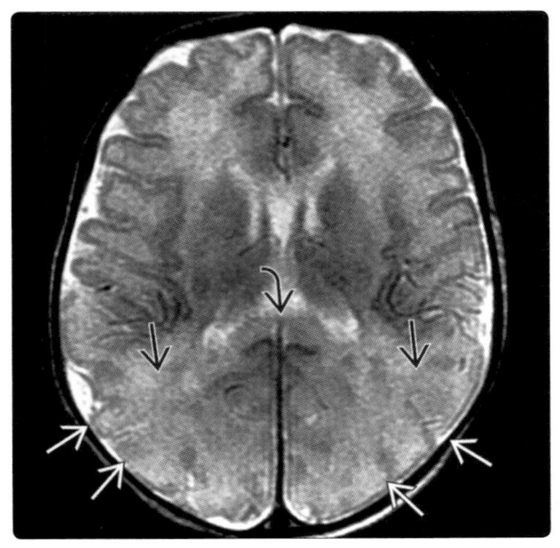

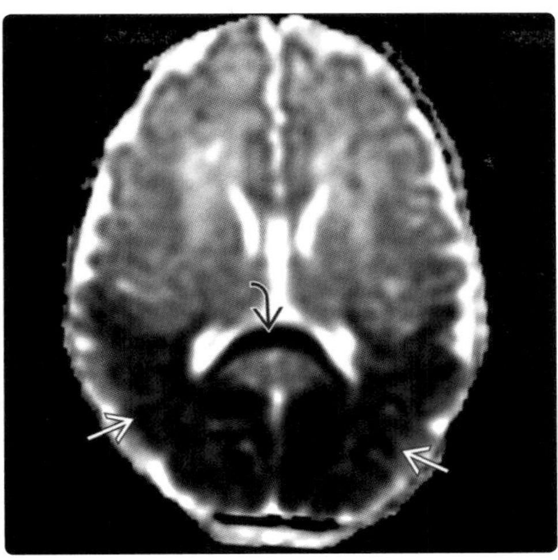

（左图）5 日龄的低血糖婴儿横断位 T_2WI 示顶叶皮层高信号➡，其下灰白质界限不清⇨。高信号区表示间质水肿贯穿胼胝体膝部↷。（右图）横断位 ADC 示顶叶皮层和白质弥散性降低➡，同样情况出现在胼胝体压部↷

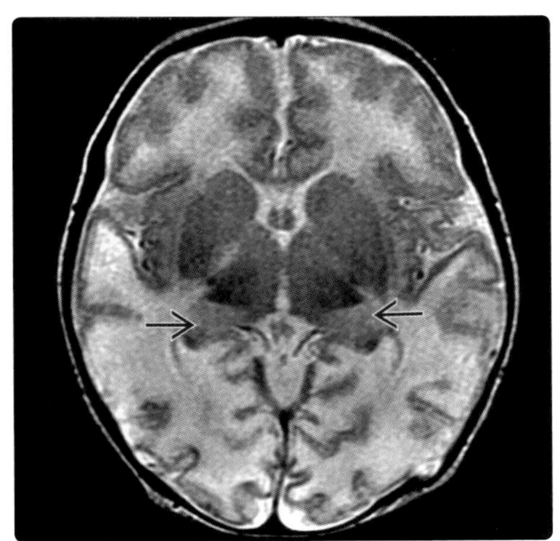

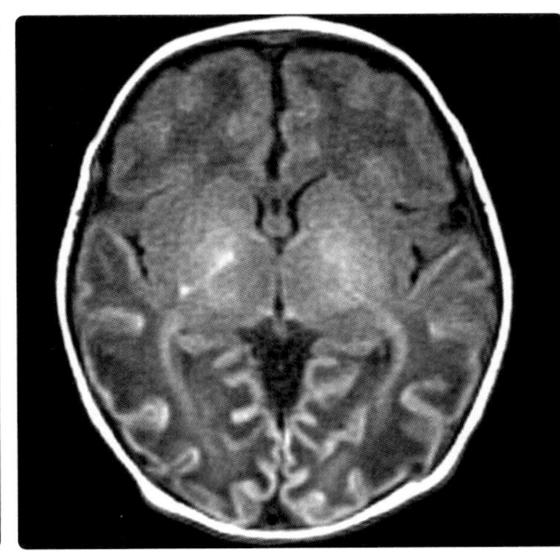

（左图）同一患儿 7 天大时横断位 T_2WI 示低血糖损伤的进展，可见后部白质的高信号，包括内囊后肢和丘脑枕⇨。表层皮质显示片状高及低信号。（右图）7 天时横断位 T_1WI 示损伤的进展：后部白质和丘脑枕低信号，表层皮质和内囊后肢高信号

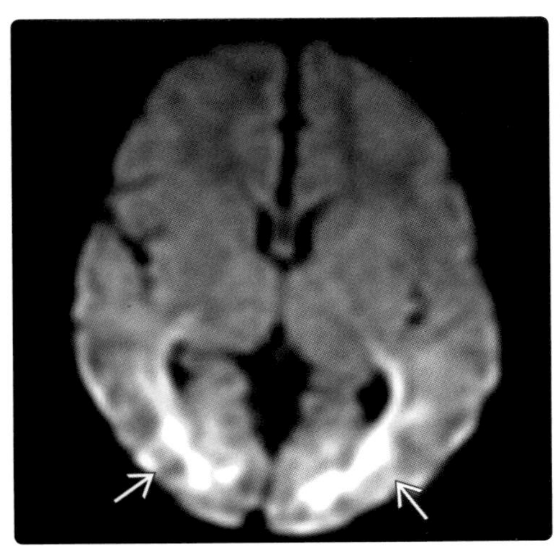

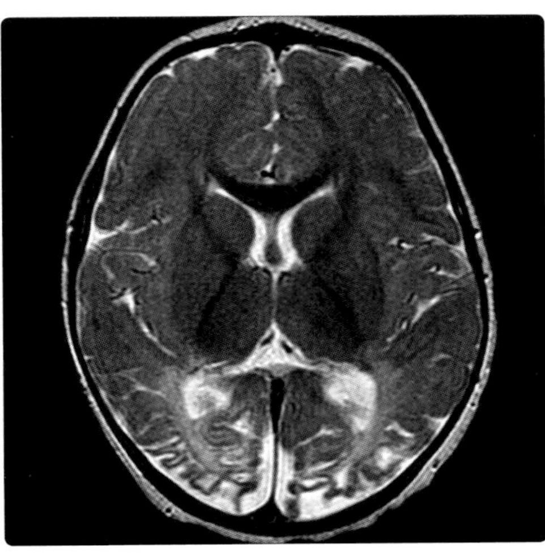

（左图）同一患儿 7 天时，横断位 DWI 示后部白质和表层皮质高信号➡。在这一时期，出现弥散的假性正常化，这里的高信号源于 T_2WI 的“穿透效应”。（右图）1 年时，横断位 T_2WI 示慢性损伤，包括明显的体积缩小，累及颞后叶、顶叶和枕叶的皮质和白质的胶质增生

胆红素脑病

关键点

影像

- 急性：苍白球、下丘脑、海马、黑质长 T_1 信号
- 慢性：苍白球、海马长 T_2 信号
- MRS：Tau/Cr、Glx/Cr、以及 mI/Cr 升高，Cho/Cr 下降

主要鉴别诊断

- 静脉高营养，肝功能衰竭：苍白球、黑质长 T_1 信号
- 中毒：CO 中毒
- 代谢：甲基丙二酸血症，肌酸缺乏，琥珀酸半醛脱氢酶缺乏症，2- 羟基戊二酸尿症
- 缺血缺氧性损伤

病理

- 由于非结合的胆红素跨过不成熟血 - 脑屏障所致
- 神经元＞神经胶质，神经纤维海绵
- 黄染＞ MRI 异常

临床问题

- 昏迷，张力减退，吸乳障碍，尖声哭叫
- 早期出院、母乳喂养的新生儿发生率增加
- 脑干听神经核的损害导致耳聋和异常的听觉发育（最常见）
- 手足徐动症、凝视异常常见，智力缺陷少见

诊断要点

- MRI 正常不能除外长期的后遗症
- 新生儿苍白球 T_1WI 可以正常，需寻找其他受累部位
- 治疗可消除病变

（左图）新生儿高胆红素血症，昏迷，张力减退，易激惹，横断位 T_1WI 示双侧苍白球→、海马尾↷高信号。（右图）新生儿黄疸横断位 T_1WI 示双侧黑质→、海马↷异常高信号。大脑皮层及皮层下白质正常

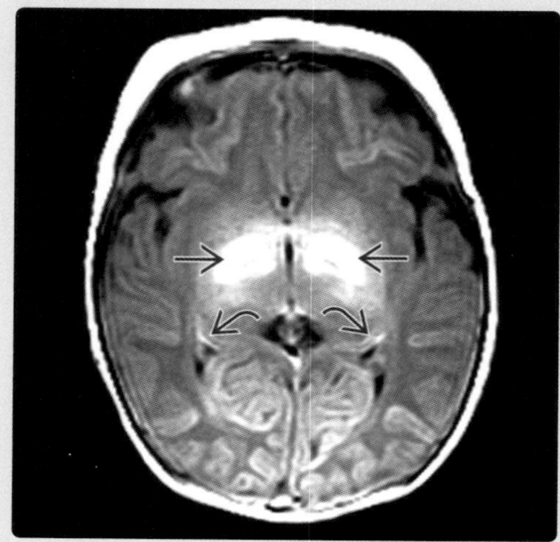

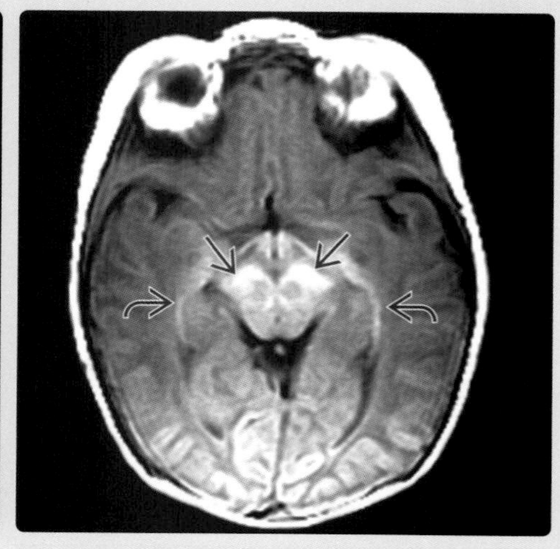

（左图）6 月龄时横断位 T_2WI 示双侧苍白球高信号及体积缩小→。大脑半球白质似乎减少了。（右图）严重高胆红素血症的新生儿冠状位 T_2WI 示双侧苍白球→、海马头↷高信号及体积缩小

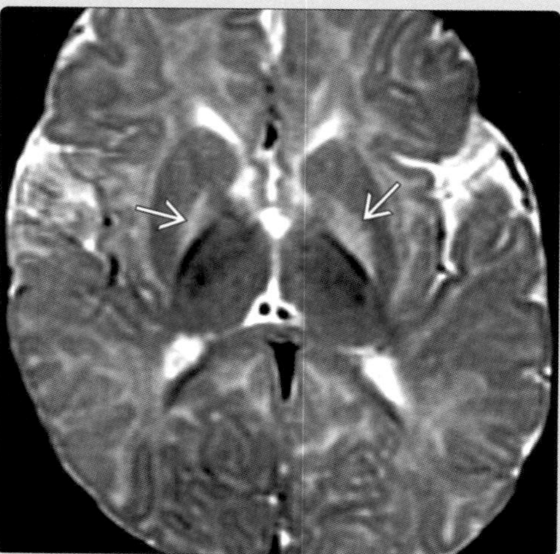

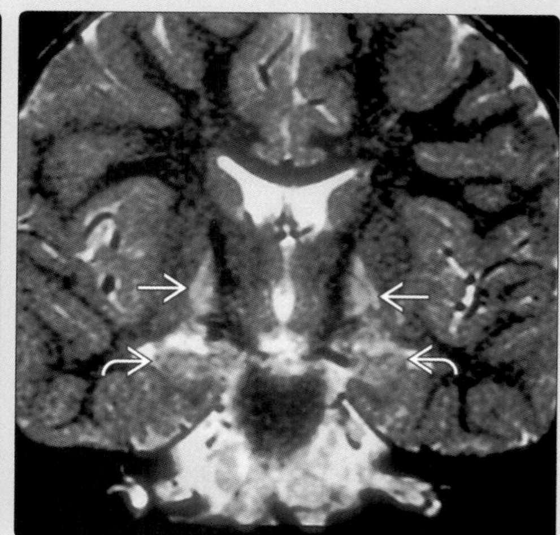

术 语

同义词

- 胆红素或黄疸病后脑病

影 像

一般特征

- 最佳诊断线索
  - 急性：苍白球（GP）、下丘脑（STN）、海马、黑质（SN）T_1WI 异常信号
  - 慢性：苍白球、海马 T_2WI 异常信号

MR 表现

- T_1WI
  - 急性：T_1WI 异常见于苍白球＞下丘脑＞海马＞黑质
    - 非结合胆红素或锰沉积
- T_2WI
  - 慢性：苍白球、海马或黑质的 T_2 信号异常／体积减小
- MRS
  - Tau/Cr，Glx/Cr 及 mI/Cr 升高，Cho/Cr 下降

成像推荐

- 最佳影像方案
  - MR

鉴别诊断

T_1- 苍白球高信号

- 静脉高营养，肝功能衰竭：苍白球、黑质 T_1 信号异常

T_2- 苍白球高信号

- 中毒：CO 中毒
- 代谢：甲基丙二酸血症，肌酸缺乏，琥珀酸半醛脱氢酶缺乏症，2- 羟基戊二酸尿症
- 常压的组织缺氧

缺氧缺血性脑损伤

- 急性：T_2 信号异常；亚急性／慢性：腹侧丘脑、皮质脊髓束 T_1 异常信号

病 理

一般表现

- 病因
  - 胆红素跨越血 - 脑屏障
  - 胆红素升高危险因素
    - 溶血紊乱（特别是新生儿成红细胞增多症），母乳喂养，新生儿体重减轻＞10%，红细胞增多症，脱水
  - 胆红素正常的脑损伤危险因素
    - 药物与白蛋白结合的胆红素竞争
    - 硫胺类药剂，头孢曲松，水杨酸，安息香酸钠，激素
    - 肾性血清蛋白减少，肝功能衰竭，甲状腺剂中毒
    - 早熟，窒息，脓毒病
    - 脑血流增加，血 - 脑屏障异常
- 基因学
  - 2q37（Crigler-Najjar 综合征）

直视病理特征

- 组织黄染＞ MRI 异常
  - 苍白球、下丘脑、黑质、海马＞丘脑、纹状体、脑神经核（3，8）、齿状核、网状结构、脊髓
  - 另有浦肯野细胞（早产儿）

显微镜下特征

- 神经元＞神经胶质，神经纤维海绵

临床问题

临床表现

- 最常见的体征／症状
  - 昏迷，张力减退，吸乳障碍，尖声哭叫
  - 几天后，可发展为昏迷、易激惹、声调异常
  - 可有或无意义不明确的神经症状

人群分布特征

- 年龄
  - 早产儿＞婴儿，出生 1 天
- 性别
  - 男＞女
- 种族
  - 亚洲人、西班牙人多见
- 流行病学
  - 多见于早期出院、母乳喂养的新生儿

自然病史及预后

- 脑干听神经核的损害导致耳聋和异常的听觉发育（常见）
- 手足徐动症、凝视异常常见，智力缺陷少见

治疗

- 母亲屏障，抗 -Rh；胎儿血液输注
- 水化，适当的光照疗法 + 重症病例血液交换
- 其他，血氧化酶抑制剂

诊断要点

关注点

- MR 正常不能除外长期的后遗症

读片要点

- 新生儿苍白球 T_1WI 可以正常，需寻找其他受累部位，治疗可消除病变

颞叶内侧硬化

关键点

术语

- 与癫痫相关的海马和邻近脑组织的神经元丢失

影像

- 首要因素：海马 T_2WI 异常信号，海马体积缩小/海马萎缩，海马结构不清
- 次要因素：同侧穹隆和乳头体萎缩，同侧脑室颞角和脉络裂扩张，裂增大

主要鉴别诊断

- 癫痫持续状态
- 低级别星形细胞瘤
- 脉络裂囊肿
- 残存的海马沟

病理

- 持续的癫痫发作可造成海马损伤 - 海马继发性萎缩
- 15% 的颞叶中央硬化患者同时存在另一发育异常

临床问题

- 部分复杂性癫痫，无意识行为
- 常有儿童难治性癫痫的病史

诊断要点

- 是成人部分复杂性癫痫最常见的原因
- 对于儿童复杂性癫痫，低级别肿瘤和皮层发育不良比颞叶中央硬化更常见

（左图）冠状位图示典型的颞叶中央硬化（MTS）。右侧海马➡变小（萎缩），正常结构消失，实质是神经元丢失和胶质增生。注意同侧穹隆萎缩→以及同侧海马颞角和脉络裂的扩张。（右图）非癫痫头痛者 3.0T STIR 冠状图示双侧正常的海马的解剖，大小和信号

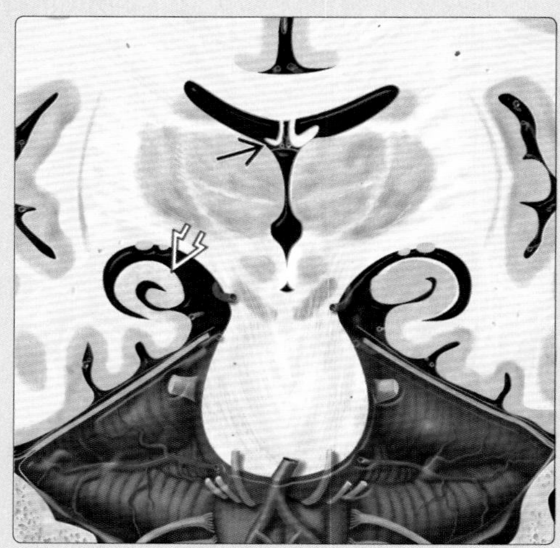

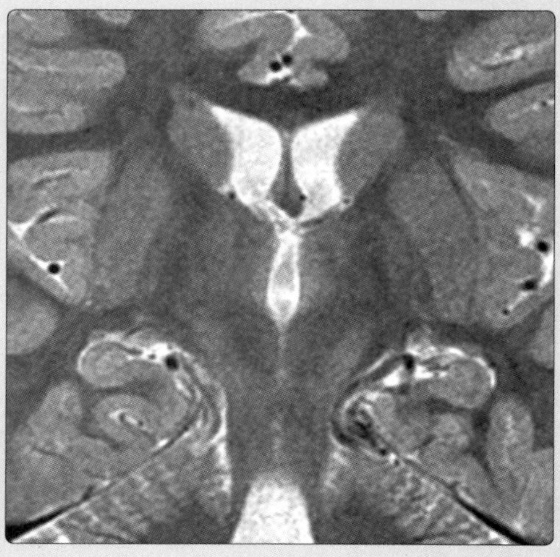

（左图）3.0T 冠状位 T_1WI 示右侧海马体积缩小→和海马结构不清，内部灰白质分界不清。同侧穹隆➡较对侧正常穹隆缩小。（右图）同一患者的 3.0T 冠状位 T_1WI 示右侧海马硬化➡，海马体积缩小以及内部结构不清，而 T_2 信号基本正常。FLAIR 显示信号增高更加清晰

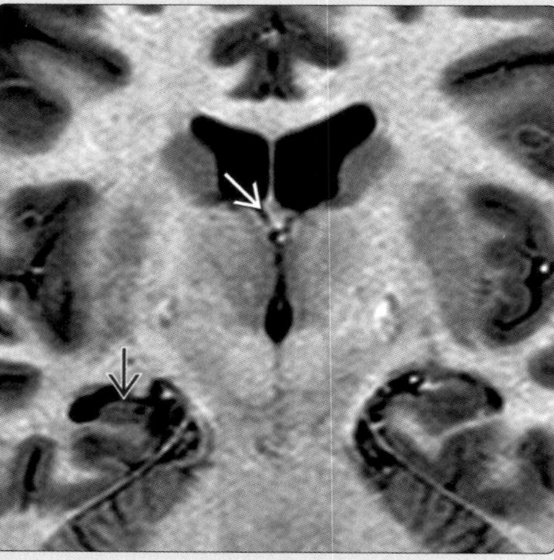

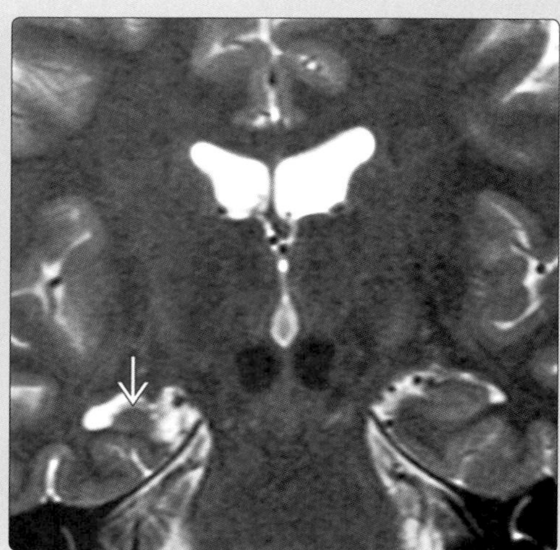

术语

缩写
- 颞叶中央硬化（MTS）

症状
- Ammons 角硬化，海马硬化（HS）

定义
- 癫痫引发的神经元减少和海马以及邻近结构的胶质增生

影像

一般特征
- 最佳诊断线索
  - 首要因素：异常 T_2 高信号，海马体积缩小 / 海马萎缩，海马内部结构模湖不清
  - 次要因素：同侧穹隆和乳头体萎缩，同侧颞角以及脉络裂扩张
  - 另外表现：同侧海马头指状突起，海马旁回白质萎缩，颞前部白质 T_2 高信号
- 位置
  - 颞中叶，20% 为双侧
  - 海马＞杏仁体＞穹隆＞乳头体
- 大小
  - 海马体积轻度至显著减小
- 形态
  - 外形、大小异常

CT 表现
- 平扫 CT
  - 常正常，CT 对颞叶中央硬化不敏感（MTS）

MR 表现
- T_1WI
  - 海马体积缩小
  - 正常海马灰白质界限消失
  - ± 同侧穹隆、乳头体萎缩
  - 海马体积测量：对 MTS 敏感（部分双侧 MTS）
- T_2WI
  - 海马萎缩
  - 海马正常内部结构模糊不清
  - 海马信号升高
  - ± 同侧穹隆、乳头体萎缩，同侧颞角扩大
  - ± 异常高信号，同侧颞前叶体积缩小
- FLAIR
  - 海马异常高信号
- DWI
  - DWI 高信号（T_2WI“透射效应”）
  - ADC 高信号
- 增强 T_1WI
  - 不强化
- MRS
  - 海马、颞叶 NAA 下降
  - NAA/Cho ＜ 0.8 并且 NAA/Cr ＜ 1.0 提示 MTS
  - 24 小时持续癫痫后 ± 乳酸 / 脂质峰

核医学表现
- FDG-PET：异常的颞中央叶显示高代谢
- SPECT：发作间低灌注或在癫痫病灶区发作时的高灌注
  - 发作时敏感性＞发作间

成像推荐
- 最佳影像方案
  - 高分辨 MRI
  - MRS，体积定量测量对于定位困难的 MTS 病例有帮助
- 推荐检查方案
  - 薄层冠状 T_2WI 和 FLAIR（3mm），倾斜的海马长轴扫描
  - 薄层冠状 3DSPGR（1～2mm），倾斜的海马长轴扫描

鉴别诊断

持续性癫痫
- 多发癫痫或癫痫持续状态
- 一过性 T_2 高信号 ± 受损皮层，海马脑回样强化

低级别星形细胞瘤
- 颞叶白质内高信号团块（常不强化）
- ± 癫痫，青年人

脉络裂囊肿
- 位于脉络裂的非症状性脑脊液信号囊肿，使海马变形
  - 矢状位上椭圆形、平行于颞叶长轴
- 颞叶中央没有 T_2 高信号

海马沟残留
- 正常海马沟的内陷卷曲异常→位于齿状回和 Ammons 角之间的非症状性囊肿
- 正常变异（10%～15%）

海绵状畸形
- “爆米花”样不均匀高信号，周边可见低信号含铁血黄素环绕
- ± 癫痫

胚胎发育不良性神经上皮肿瘤（DNET）
- 边缘清楚的“球状”皮层占位，不同程度强化，± 局部皮层发育不良
- 部分复合型癫痫

皮层发育不良
- 多与 MTS 相关
- 颞前叶白质 T_2 高信号

病理

一般特征
- 病因

- 获得性还是进展而来存在争议
    - 获得性：来源于发热性癫痫、多发性儿童早期癫痫、癫痫持续状态、自身免疫炎性脑炎，少数复杂性传递，缺血
    - 发育性：15% 的病例可见另一发育异常病变［针对颞叶癫痫的“双击”理论（TLE）］
    - MTS 被普遍认为是获得性和发育性的双重结果
- 发热性癫痫（FS）最多见于儿童（2%～5%）
    - 持续性 FS 可以造成急性海马损伤 - 继发性萎缩

- 基因学
    - 家族性病例报道见诸于中央颞叶癫痫（TLE），以及结构性癫痫（FS）
    - 最新研究显示在 FS 和后期的癫痫进展的关系和基因有关
    - FS（离子通道病）的特殊综合征基因可以解释一小部分 FS 的发病
- 相关异常
    - 同时存在的第二个发育异常（15%）

直视病理特征

- 中央颞叶萎缩：海马体（88%），海马尾（61%），海马头（51%），杏仁核（12%）
- 无出血和坏死

显微镜下特征

- 慢性的带有细纤维的星形胶质细胞增生，背景是少量星形细胞核以及残存的神经元
- Ammons 角，海马角（CA），包含 4 个颗粒细胞区：CA1，CA2，CA3，CA4
    - CA1，CA4 金字塔细胞层对缺血敏感
    - 所有海马区域都有程度不同的神经元减少

临床问题

临床表现

- 最常见的体征 / 症状
    - 部分复合性癫痫，自发性
        - 年轻时简单，随着年龄的增加变得复杂
- 其他体征 / 症状
    - 可以进展为弥漫性强直阵挛性癫痫
- 临床特征
    - 常有儿童期的发热性或难治性癫痫
    - 表面的脑电图（EEG）或脑磁图（MEG）有助于病灶定位（60%～90%）
    - 经颅脑电图 EEG（硬膜下或深部电极）可以提示非介入检查是否适当

人群分布特征

- 年龄
    - 年龄较大的儿童，青年人
- 性别
    - 没有性别差异
- 病因
    - 大多数 MTS 患者需要行颞叶癫痫手术治疗

自然病史及预后

- 对于 MRI 发现的 MTS，颞前叶切除术治愈成功率是 70%～95%
- 如果 MRI 正常，MTS 颞前叶切除术治愈率只有 40%～55%
- 当病变累及杏仁体，外科治疗的成功率下降（约 50%）

治疗

- 临床处置需要基于初始发热和继发癫痫的表型特征
- 药物治疗的初始进展
- 颞叶切除术针对于药物难治性癫痫以及药物副反应不能耐受的患者
    - 切除分为包括颞前叶、大部分海马以及不同程度的杏仁体

诊断要点

关注点

- 成人部分复合性癫痫的最常见原因
- 20% 为双侧性；除非很严重，在没有量化体积测量的情况下很难检出
- 对于没有癫痫的患者，MTS 影像学没有异常（存在争议）

读片要点

- 冠状位高分辨 T_2WI，FLAIR 对 MTS 最为敏感
- 15% 的病理存疑
- 在儿童部分复合性癫痫，低级别肿瘤和皮层发育不良比 MTS 更常见

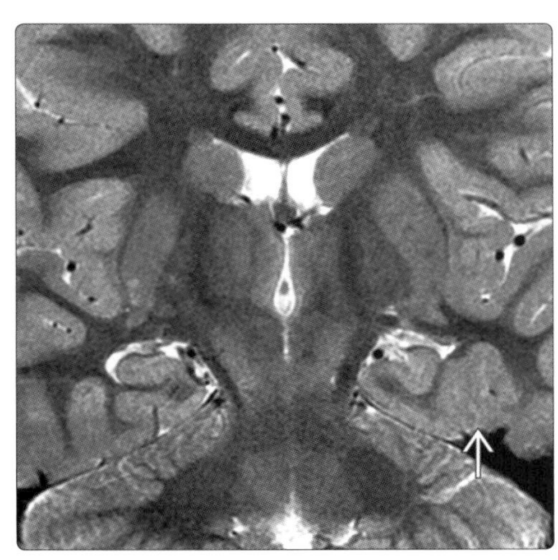

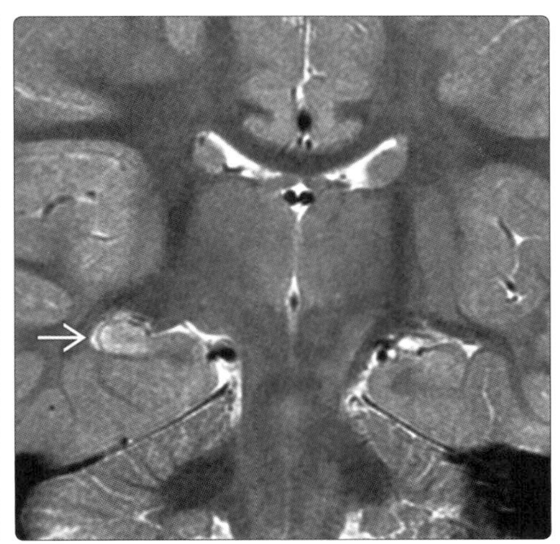

（左图）无癫痫症状的患者 3.0TSTIR 冠状位示左侧侧副沟显著增宽➡，从而改变了邻近正常海马的形态。这种正常的解剖变异易被误解为海马硬化。（右图）持续性癫痫的患者 3.0T T_2WI 冠状位示右侧海马异常增大伴 T_2 高信号➡。DWI 弥散受限。本病例后来进展为海马硬化

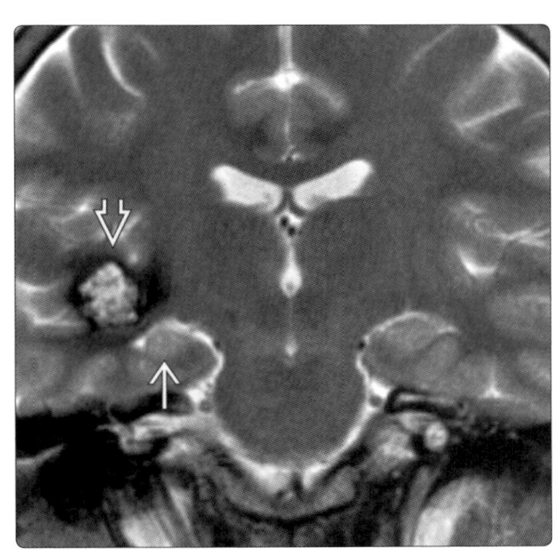

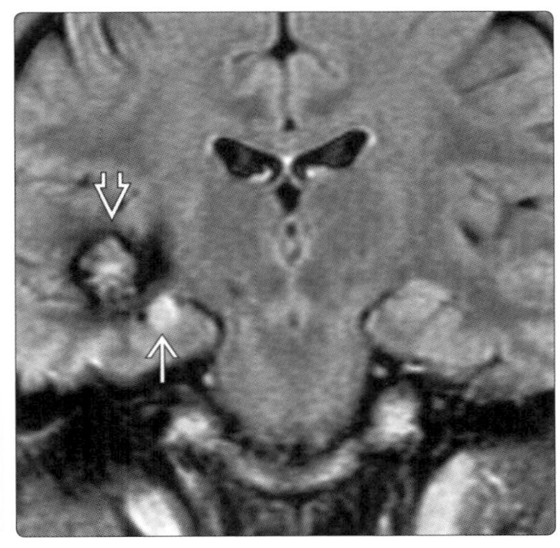

（左图）冠状位 T_2WI 示右颞叶较大海绵状血管畸形➩，海马硬化的 3 个基本征象➡（体积缩小、T_2 高信号、内部结构消失）。（右图）冠状位 FLAIR 能更好地显示右侧颞叶海绵状血管畸形➩在 FLAIR 像上高信号更显模糊，T_2WI 像能更好地显示海马内部结构➡

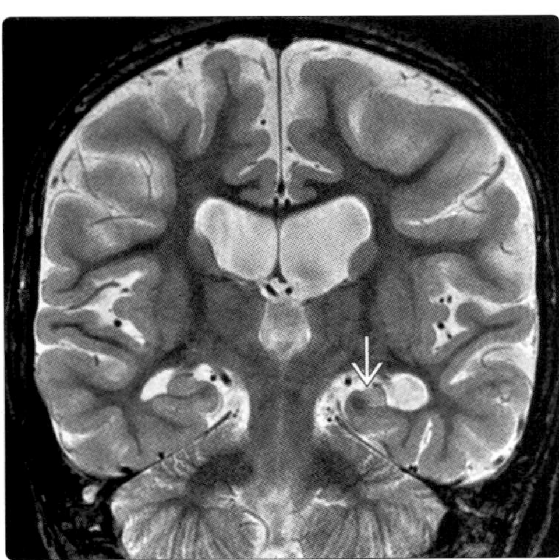

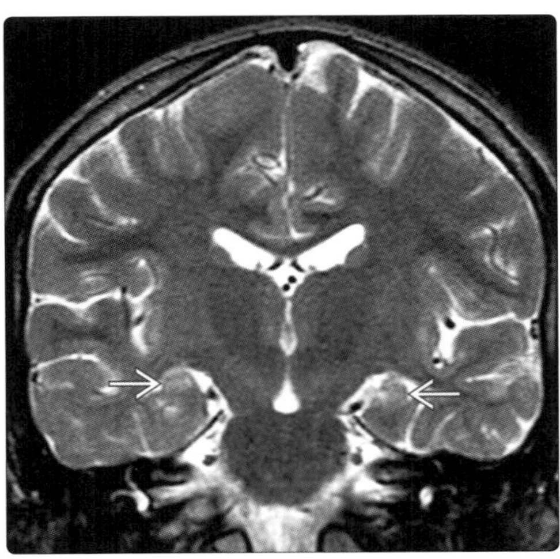

（左图）发育延迟的早产儿 3.0T 冠状位 STIR 示弥漫性白质减少（左>右）与此对应，正常海马体积缩小伴异常 T_2 高信号 - 海马硬化➡。（右图）长期部分复合性癫痫者冠状位 T_2WI 脂肪抑制示双侧海马缩小伴高信号➡。原因是持续性双侧海马硬化导致颞叶白质体积缩小

急性播散性脑脊髓炎（ADEM）

关键点

影像

- 最佳诊断线索：感染 / 疫苗注射 1～2 周后白质内多个病灶及深部灰质病损
  - 93% 发病在感染后 3 周，范围为 2 天至 4 周
- 可能侵犯脑干 / 颅后窝
  - 较少侵及胼胝体
- 可以是肿胀的、团块状的病损
- 脊髓受累高达 30%
- 增强 MRI：点状，环状，半环状，边缘强化
- ^{99m}Tc-HMPAO SPECT 呈比 MRI 显示病灶更广泛的低灌注
- DWI：病灶呈不同程度高信号
  - 弥散受限提示预后不良
- MRS
  - 病灶 NAA 下降，可有 Cho、lac 升高

主要鉴别诊断

- 多发性硬化（MS）
- 自身免疫介导血管炎
- 急性高血压脑病，PRES
- 老年性脑改变伴白质高信号
- Fabry 病
- Behçet 病

病理

- ＞ 30 种不同感染源和免疫因子

临床问题

- 平均年龄 5～8 岁，任何年龄均可发病
- 男性占优势［男：女 =1：（0.6～0.8）］，与 MS 不同
- 常单个周期，有自限性，但复发及多个周期也可见
- 1 个月内痊愈的占 50%～60%
- 死亡率：10%～30%

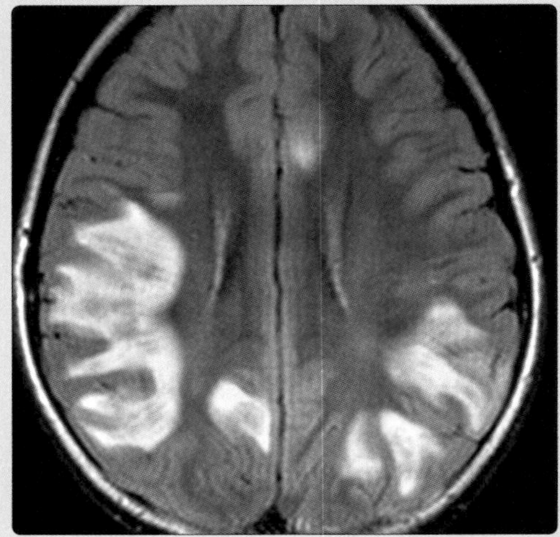

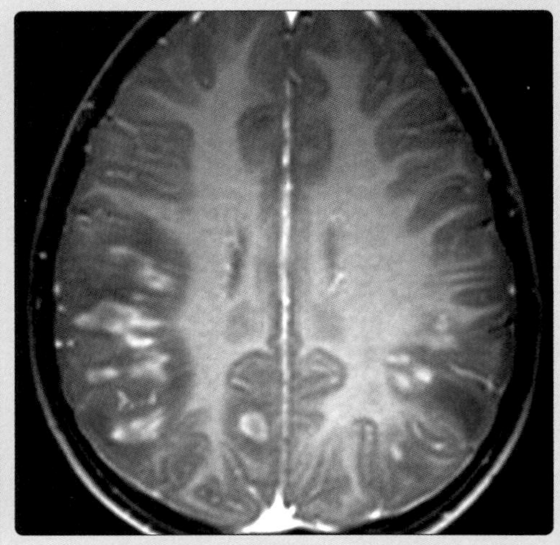

（左图）ADEM 的儿童患者横断位 FLAIR 示皮层下白质融合区高信号影，双侧但不对称是 ADEM 的典型表现。（右图）横断位 T_1WI 增强示几乎所有病灶明显强化。由于 ADEM 是单一周期的疾病，病变处于同一时期，大多数病灶的强化是典型的。而 MS 病灶的强化则有许多变化

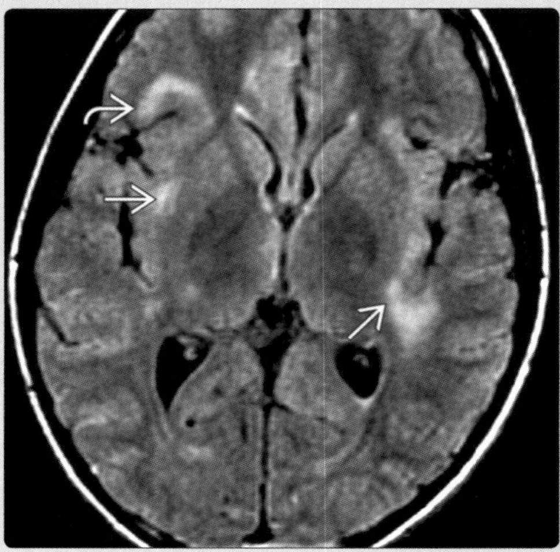

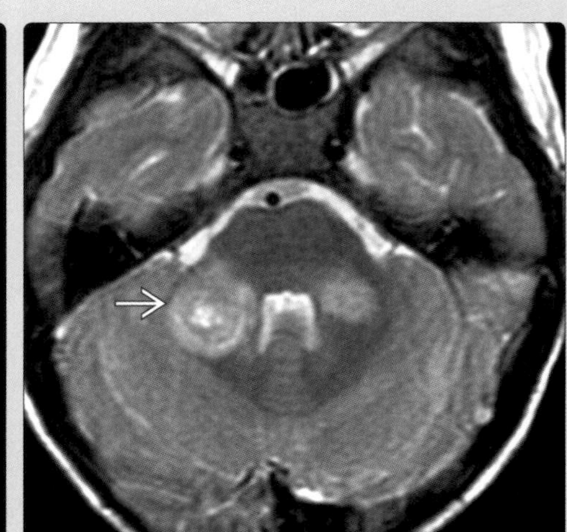

（左图）横断位 FLAIR 示周边皮层下的典型病灶➡。双侧脑岛受累➡。脑室旁、胼胝体病灶是 MS 的典型表现，不常见于 ADEM。（右图）横断位 T_2WI 示双侧桥臂高信号病灶，为典型的脱髓鞘表现。右侧病灶像靶环➡。一些病灶可强化（未显示）

术 语

缩写

- 急性播散性脑脊髓炎（ADEM）

定义

- 自身免疫介导的脑白质和（或）脊髓脱髓鞘，常有髓鞘再生

影 像

一般特征

- 最佳诊断线索
  - 感染 / 疫苗接种后 2 天到 4 周脑白质 / 基底节多灶性病损
    - 93% 在感染后 3 周发病，5% 在疫苗接种后 1 个月内发病
- 位置
  - 可侵犯全脑及脊髓；主要侵犯白质，也可侵犯灰质
    - 皮层下白质受侵最为常见
    - 50% 深部灰质核团受侵
    - 11%～28% 的病例脊髓受侵，很少单独侵及脊髓
- 大小
  - 可以很大，但影响较小
- 形态
  - 点状至“凝聚融合”
  - 肿胀，团块样病灶

CT 表现

- 平扫 CT
  - 疾病开始时，40% 的 CT 表现正常
- 增强 CT
  - 多发点状或环状强化的病灶

MR 表现

- T_2WI
  - 脑干和颅后窝易见 T_2 高信号病灶
- FLAIR
  - 高信号病灶，多发点状大小至凝聚融合
    - 病灶侵及双侧但分布不对称
  - 侵及周边的皮层下灰白质交接区
  - 可累及脑干和颅后窝
  - 不常累及胼胝体隔区
- DWI
  - 病灶在 DWI 像呈不同程度高信号影
  - 病灶在 ADC 像呈高或低信号影
    - 多数病灶呈高信号影（T_2^*“投射效应”）
    - 弥散降低不常见，提示预后不良
    - 在“表面看正常的白质”（NAWM）弥散正常，不同于 MS
- 增强 T_1WI
  - 点状、环状、不全环状、周边强化
  - 脑神经可以强化
  - 如果病灶不强化，也不能排除本病
- MRS
  - NAA 下降，乳酸可以升高
  - 其他代谢物表现正常
  - 症状消失 /MR 异常时，NAA 可以表现正常
- 磁化传递率（MTR）
  - ADEM MTR 在“表面看正常的白质区”表现正常，不同于 MS

成像推荐

- 最佳影像方案
  - 头颅 / 脊髓 MR 增强检查
    - 初始 MR 影像常正常但敏感性高于 CT
    - 可与 MS 表现相似，为明确诊断，有必要复查 MR
- 推荐检查方案
  - 单独应用 FLAIR 快速间或追踪

核医学表现

- ^{99m}Tc-HMPAO SPECT 显示病灶低灌注的范围较 T_2 更大

鉴别诊断

多发性硬化（MS）

- 多发于室旁白质（胼胝体中隔），侵及皮层下 U 形纤维，颅后窝病灶常见
- 相比 ADEM，其病灶分布更加对称
- 常见复发 - 缓解周期

自身免疫介导性血管炎

- 多发的灰质 - 白质病灶
  - 双侧性，常位于皮层 / 皮层下，基底神经节区 / 丘脑
  - 类似感染的环状强化

急性高血压脑病，PRES

- 高血压引发的 T_2 高信号水肿
- 典型位于后循环皮层 / 皮层下白质
- 可以累及深部灰质核团

老年性脑改变伴白质高信号

- 动脉粥样硬化性脑改变存在于 50% 的 50 岁以上的患者当中
- 可以存在于正常血压的患者当中，更多见于高血压患者
- 可出现在 10%～30% 的认知正常的老年人当中
- MR：散在的、非对称的白质损伤，不强化
  - 常在脑室周围，颅后窝不常见
  - 散见于胼胝体中隔，皮层下 U 形纤维

Fabry 病

- MR：散在的、非对称性白质病损，不强化
  - 可累及脑干和颅后窝
  - 散见于胼胝体中隔和皮层下 U 形纤维
  - 头颅 MR 在无症状的患者，对确认是否神经损害

有帮助
- 存在肾衰竭 / 心脏病

Behcet 病
- MR：散在的、非对称的、皮层下白质损伤，不累及皮层
  - 急性期见结节状强化
  - 易见于中脑
- ADC 升高，与 ADEM 相似
- 经典三联征：口和生殖器溃疡、葡萄膜炎

病　理

一般特征
- 病因
  - 自身免疫介导性严重急性脱髓鞘
  - 继发非特异性上呼吸道感染，常常是病毒性的
    - 超过 30 种不同的感染因素和免疫因素
  - 发病于特异性病毒感染后：Epstein-Barr，流感病毒 A，腮腺病毒，冠状病毒
  - 特别是儿童发疹性疾病之后（水痘，麻疹）
  - 疫苗接种之后：白喉，病毒性感冒，狂犬病，天花，破伤风，伤寒
  - 同时发生（原因不明）
- 遗传学
  - 在俄罗斯族人中，ADEM 与 DRB1*01 和 DRB1*017（03）相关
- 相关异常
  - 急性出血性白质脑病不同程度伴有溃疡性结肠炎和哮喘

直视病理特征
- 活检不是必须的，除非出血（很少见）或肿胀水肿

显微镜下特征
- 急性髓鞘崩解
- 静脉周围炎；淋巴细胞浸润
- 相关轴索保留，非典型星形胶质细胞增生
- 一般没有病毒发现，不同于病毒性脑炎
- 类似于实验性过敏性脑脊髓炎，免疫相关性病因

临床问题

临床表现
- 最常见的体征 / 症状
  - 常有前期症状：发热，痢疾，肌肉痛
  - 多发神经性症状，病毒性疾病 / 免疫性疾病后 2 天到 4 周
    - 初始症状：头痛，发热，眩晕
    - 脑神经麻痹，癫痫，轻偏瘫
    - 意识减退（从嗜睡到昏迷）
    - 行为改变
- 其他体征 / 症状
  - 10%～35% 癫痫
- 临床特征
  - 常有脑脊液异常（白细胞增多，蛋白含量上升）
    - 常常脑脊液内单克隆带缺乏

人群分布特征
- 年龄
  - 儿童 > 成人
  - 平均年龄 5～8 岁，但可发生于任何年龄
- 性别
  - 男性多见［男 : 女 =1.0 :（0.6～0.8）］，不同于 MS
- 流行病学
  - 少见，但多见于感染同时或感染后
  - 冬季和春季多见
  - 准确病因未知，但本病报道逐渐增多

自然病史及预后
- 常为单一周期，有自限性
- 不同的预后
  - 1 个月内痊愈占 50%～60%
  - 神经后遗症（最常见是癫痫）占 20%～30%
  - 死亡率为 10%～30%
  - 复发少见
    - 复发性播散性脑脊髓炎
    - 不是独立的病灶，不同于复发 - 缓解型多发性硬化
- 在症状出现和影像学异常改变之间有延时
- 水痘病毒和风疹病毒所致 ADEM 有其特别的表现
  - 水痘病毒 ADEM 以小脑共济失调和轻度锥体系功能障碍为特征
  - 风疹病毒以急性爆发性起病、癫痫、昏迷以及轻度锥体系症状为特征
- ADEM 少见的表现
  - 急性出血性白质脑病（2%）
    - 年轻患者，急性症状
    - 暴发性，常导致死亡
  - 双侧纹状体坏死（常发生于婴儿，可逆）

治疗
- 免疫抑制 / 免疫调节治疗
  - 治疗后，MR 可显示病变迅速改善
- 血浆置换疗法
  - 40% 的激素治疗失败的患者可有明显病情改善

诊断要点

读片要点
- 影像表现常滞后于临床症状

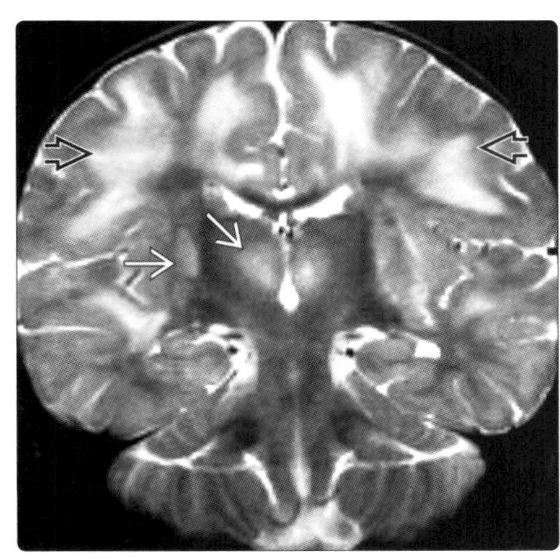

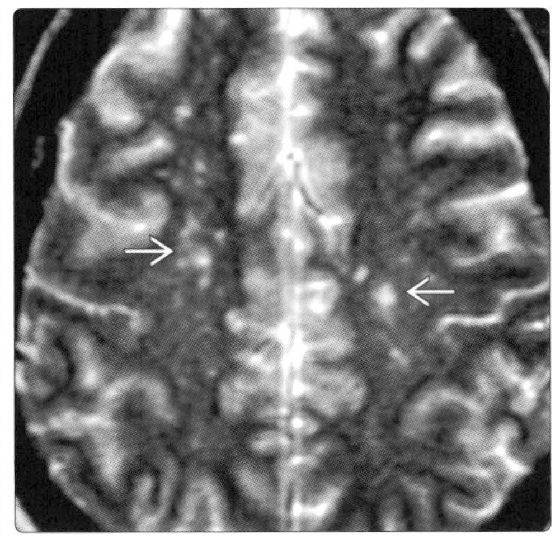

（左图）儿童 ADEM 患者冠状位 T_2WI 示大片状相互融合的大脑半球白质及深部灰质核团高信号尽管 ADEM 主要侵犯脑白质，也常见灰质受侵。（右图）成年 ADEM 患者横断位 T_2WI 示双侧多发不对称性 T_2 高信号，病灶没有显示占位征象。该影像与 MS、血管炎、小血管缺血相似

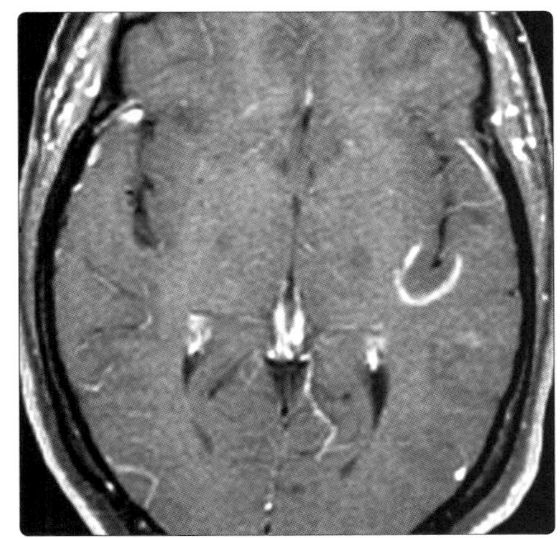

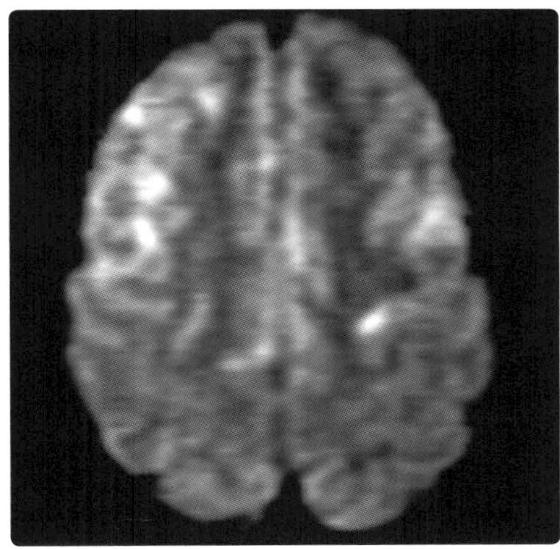

（左图）增强横断位 T_1WI 示皮层下马蹄形强化，典型的脱髓鞘表现。其他强化方式有椭圆形、点状均匀强化。（右图）横断位 DWI 示在 FLAIR 高信号区信号强度增高。此病灶在 ADC 像上呈低信号，表示弥散受限。灰白质均受累。此病无弥散受限，提示预后差

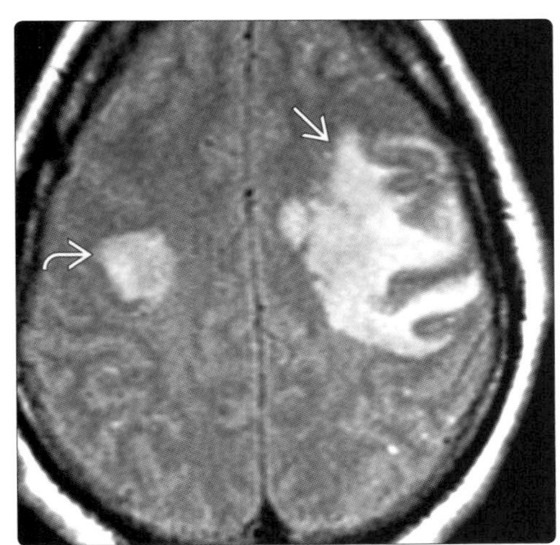

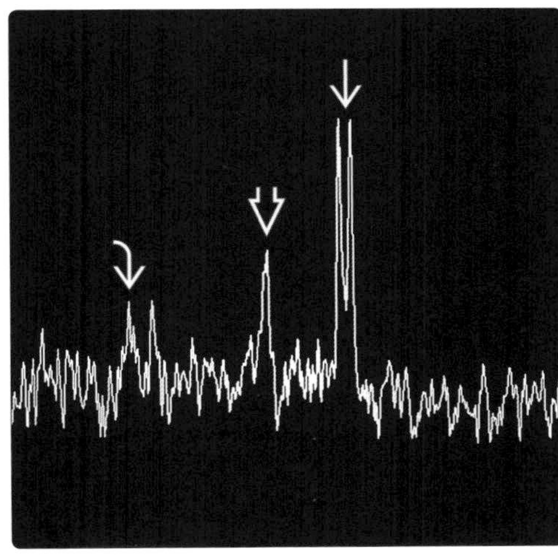

（左图）横断位 FLAIR 示大斑块状肿胀的高信号 ADEM 病灶，可见轻微的占位征象。右侧病灶提示该病为非肿瘤性疾病。（右图）MRS 显示左侧病灶 Cho 下降，NAA 峰，以及双乳酸峰。MRS 有助于该病和肿瘤的区分。对于 ADEM，MRS 显示其有急剧升高的 Cho 峰

急性高血压脑病

关键点

术语
- 脑血管自我调节机制障碍
- 引起高血压的各种疾病为常见病因
  - 子痫前期，子痫
  - 药物中毒
  - 尿毒症性脑病

影像
- 一般特征
  - 好发于后循环
  - 枕叶、皮层分水岭区
- CT
  - 双侧非融合性低密度灶
  - ± 双侧基底节对称性病变
- MR
  - 95% 的患者可见顶枕叶 T_2/FLAIR 高信号
  - ± 基底节、脑桥、小脑受累
  - 如存在出血，T_2WI 上可见“开花效应”（不常见）
  - DWI 上通常无弥散受限
  - 不同程度的斑片状强化
  - 然而，不典型表现更常见！

主要鉴别诊断
- 急性脑缺血性梗死
- 癫痫持续状态
- 低血糖
- 血栓栓塞性微血管病（DIC，TTP，mHTN）

病理
- 血压急剧升高损伤血管内皮细胞
- 超过脑血流自我调节的限度导致高灌注状态，血-脑屏障受损
- 结果 = 血管源性（非细胞毒性）水肿

临床问题
- 头痛、癫痫发作、意识状态↓、视觉障碍
- 注意：对于一些患者，特别是儿童，可能血压正常或血压仅轻度升高

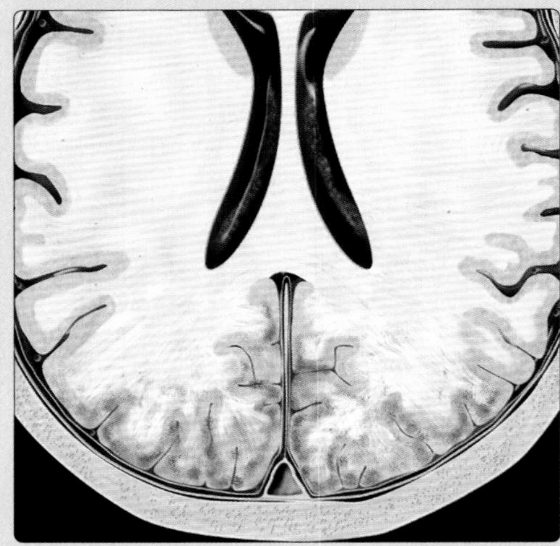
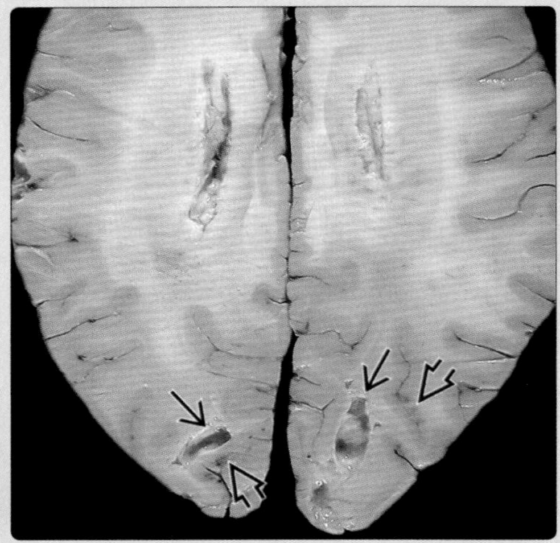

（左图）横断位示意图为 PRES 的典型表现，即后循环皮层及皮层下血管源性水肿。斑点状出血可见于部分病例，但并不常见。（右图）可逆性后部脑病综合征复杂型患者的大体病理标本示弥漫性脑水肿，脑回肿胀。枕叶皮层可见多发斑点状微出血➡，伴数处由梗死造成的脑软化灶⇨

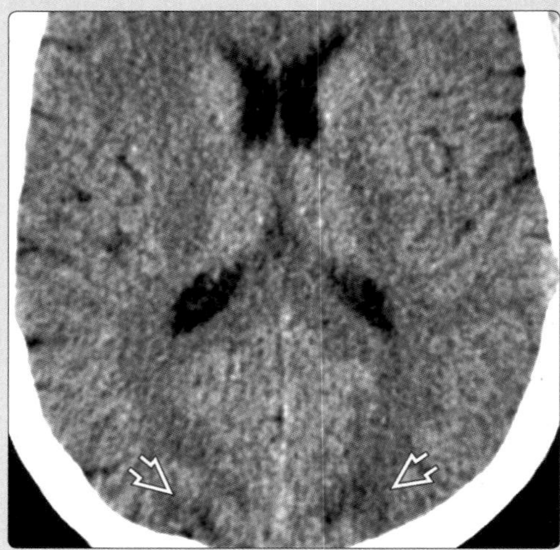
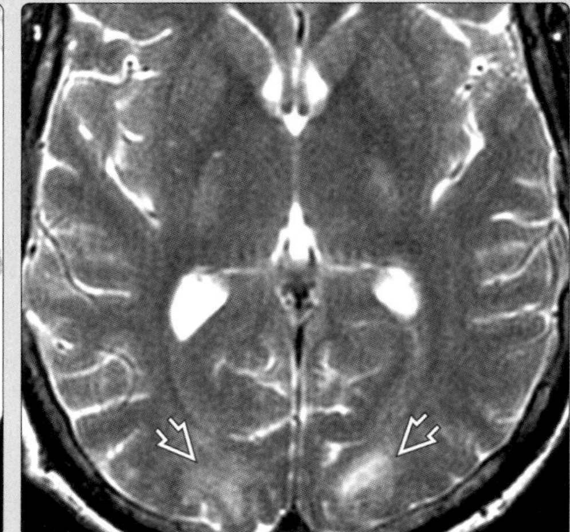

（左图）26 岁妊娠患者，子痫，横断位 CT 平扫图像在初次阅片时表现正常，然而仔细观察可发现双侧枕叶皮层及皮层下白质内细微局限性低密度影➡。（右图）同一患者，横断位 T_2WI 示双侧枕叶➡高信号，这正是 CT 平扫所示的低密度影。DWI（未提供）显示正常。如临床高度怀疑 PRES，而 CT 平扫表现正常或轻度异常，MR 检查的 T_2WI、FLAIR 及 DWI 序列将有助于诊断

术 语

缩写

- 可逆性后部脑病综合征（PRES）

同义词

- 高血压性脑病
- 可逆性后部白质脑病综合征（RPLS）

定义

- 一组以头痛、视觉障碍、意识障碍为特征性表现的高血压性脑病
- 脑血管自我调节机制障碍
  - 多种病因
  - 急性高血压为最常见病因

影 像

一般特征

- 最佳诊断线索
  - 急性/亚急性血压剧烈升高患者出现PCA供血区皮层/皮层下斑片状病变
- 位置
  - 好发部位：皮层、皮层下白质
    - 好发于后循环（枕叶、顶叶、小脑）
    - 血管供血区的分水岭交界区
    - 常为双侧性，可轻度不对称
  - 少见部位：基底节
  - 罕见：脑干受累为主，或仅脑干受累
- 大小
  - 病变范围变异较大
- 形态
  - 斑片状＞融合成块，不典型形态十分常见！

CT 表现

- 平扫CT
  - 可正常或轻度异常
    - 如怀疑PRES，建议行MR检查确诊
  - 常见：双侧非融合性低密度灶
    - 顶、枕叶后部
    - 皮层分水岭区
  - 少见：皮层/皮层下或基底节斑点状出血
  - 罕见：丘脑、基底节、脑干、小脑低密度影
- 增强CT
  - 通常无强化
  - 偶可见斑点/斑片状轻度强化
- CTA
  - 通常正常
  - 罕见：血管痉挛造成多灶性动脉狭窄

MR 表现

- T_1WI
  - 皮层/皮层下低信号病变
- T_2WI
  - 皮层/皮层下高信号病变
    - 枕叶，皮层分水岭区
  - 少见
    - 基底节受累
    - 广泛脑干、小脑高信号
    - 白质弥漫水肿
- FLAIR
  - 95%的患者存在顶枕叶皮层高信号病变
  - ± 基底节对称性病变
  - 桥脑、小脑不同程度受累
  - 血脑屏障受损导致钆造影剂在脑脊液内积聚，FLAIR呈高信号
- T_2^* GRE
  - 如存在出血，可见“开花效应”
- DWI
  - 常见：无弥散受限
  - 少见：于DWI序列上呈高信号，而ADC呈“假阴性”
    - 提示可能存在可逆性脑梗死
  - ADC图：明显升高（高亮区）
- PWI
  - CBF可能升高
- 增强T_1WI
  - 不同程度斑片状强化
- MRS
  - 广泛的代谢异常
    - Cho峰、Cr峰升高
    - NAA峰轻度升高
    - 通常在2个月内恢复正常
- DTI
  - 局灶性弥散增高，各向同性减低
  - 脑血管自我调节机制障碍导致血管源性水肿

核医学表现

- SPECT
  - 据报道表现各异，部分病例受累区表现为高灌注或低灌注

成像推荐

- 最佳影像方案
  - 增强MR扫描+DWI
- 推荐检查方案
  - 血压正常后复查

鉴别诊断

急性缺血性脑梗死

- MCA供血区＞＞PCA
- 脑梗死在DWI上表现为弥散受限，PRES通常弥散未受限

癫痫持续状态

- 可导致一过性脑回样水肿及强化
- 可类似PRES、卒中、浸润性肿瘤
- 单侧性（PRES通常为双侧性）

低血糖
- 严重顶枕叶水肿
- 与 PRES 类似，故病史采集非常重要

血栓性微血管病
- 恶性高血压，DIC，溶血性尿毒症综合征（HUS），血栓性血小板减少性紫癜（TTP）
- 常见影像表现与 PRES 明显重叠

脑过度灌注综合征
- 颈动脉内膜剥脱术、血管成形术及支架置入术后
  - 5%～9% 的病例可发生脑过度灌注综合征
  - MR 或 CT 灌注成像可表现为 rCBF 升高
  - 积极控制血压可改善临床症状及影像学表现

脑胶质瘤病
- 所有脑叶普遍受累
- 枕叶受累少见
- 与脑干 PRES 类似

病　理

一般特征
- 病因
  - 一组各种病因导致的、以急性高血压为共同特点的不同疾病
  - 急性高血压损伤血管内皮
  - 脑血管自我调节机制障碍导致血脑屏障受损
  - 结果 = 血管源性（非细胞毒性）水肿
    - 动脉扩张伴脑过度灌注
    - 液压性渗漏（液体 / 大分子物质经小动脉壁外渗、漏出）
    - 皮层、皮层下白质内细胞外间隙液体积聚
    - 后循环受交感神经支配较少
      - 顶、枕叶好发
  - 单纯梗死造成细胞毒性水肿在 PRES 中少见
- 相关异常
  - 急性 / 亚急性系统性高血压
  - 先兆子痫、子痫
    - 通常发生于 20 孕周之后
    - 少见：头痛、产后数周发生惊厥
  - 药物中毒 ± 肿瘤溶解综合征
    - 化疗药物
      - 如环保霉素、顺铂
  - 血栓性微血管病（DIC，TTP，恶性高血压）
  - 尿毒症性脑病
    - 急性肾小球肾炎、狼疮性肾炎等
  - 严重感染
    - 25% 的败血症性休克患者可出现 PRES
    - 血压可正常或升高

直视病理特征
- 常见
  - 皮层 / 皮层下水肿
  - ± 顶、枕叶斑点状出血
- 少见
  - 额叶前部
  - 基底节
  - 脑干或小脑
- 少见
  - 大量出血
  - 单纯梗死

显微镜下特征
- 重症病例的尸检标本可见微血管纤维素样坏死、缺血性微梗死以及不同程度的出血
- 慢性高血压造成脑动脉管壁增厚以及胶原蛋白、层黏连蛋白、纤维连接蛋白的沉积

临床问题

临床表现
- 最常见的体征 / 症状
  - 头痛、癫痫发作、意识水平下降、视觉障碍
  - 注意：对于部分患者，特别是儿童，血压可能正常或轻度升高
- 临床特征
  - 妊娠妇女出现急性系统性高血压、头痛 ± 癫痫发作
  - 化疗的中老年患者
  - 肾病或移植儿童患者

人群分布特征
- 年龄
  - 任何年龄，但年轻人＞老年人
- 性别
  - 男性＜女性
- 流行病学
  - 5% 的孕妇存在先兆子痫
  - 子痫发生率较低（＜ 1%）

自然病史及预后
- 高血压纠正后通常无遗留症状
  - 病变的可逆性与血压正常有关
  - 脑干、深部白质病变较皮层及皮层下病变更难恢复
  - 子痫引起的 PRES 较药物相关性更易恢复
- 少数病例存在生命危险
- 永久性梗死少见
- 4% 的患者可复发

治疗
- 控制血压，消除诱发因素
- 诊断 / 治疗的延误可能导致神经系统慢性后遗症

诊断要点

关注点
- PRES 的 CT 平扫最早期的表现可能是双侧枕叶斑片状低密度灶

读片要点
- PRES 主要需要与脑缺血相鉴别：脑缺血时 DWI 上常有阳性表现，而 PRES DWI 通常正常

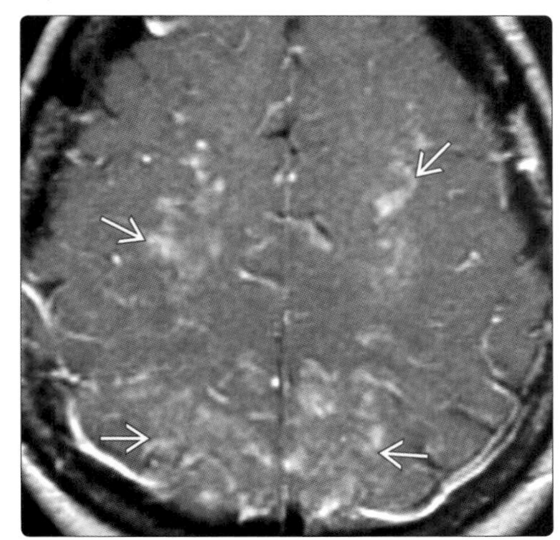

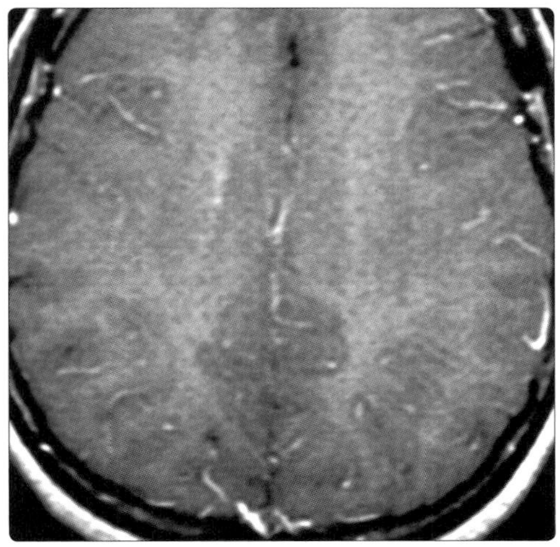

（左图）子痫患者横断位增强 T_1WI 示双侧枕叶及分水岭区皮层及皮层下大量斑片状强化灶➡。同一区域 T_2WI（未提供）示为高信号。（右图）分娩后 2 天，血压正常后复查 MR。MR 表现正常，之前的强化灶消失。即使 PRES 曾在 MR 上表现明显，治疗后临床及影像学检查上通常无后遗表现

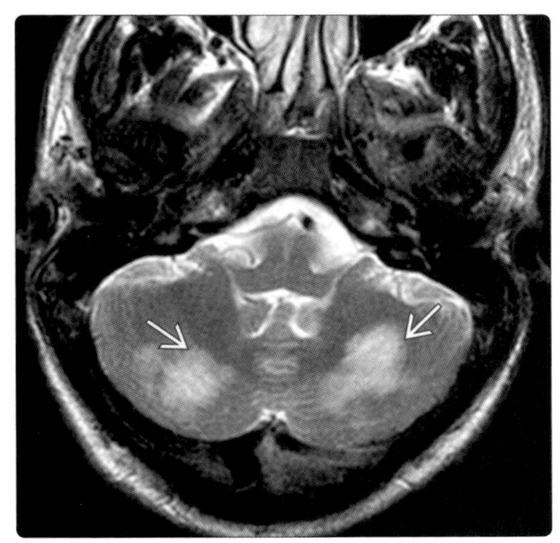

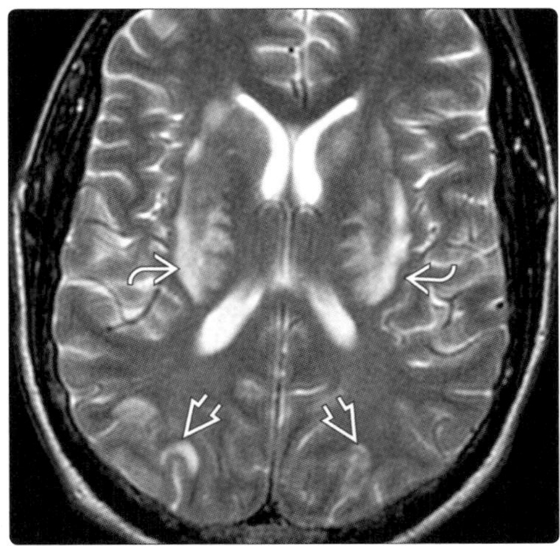

（左图）进行环孢霉素治疗的患者突发急剧的血压升高，横断位 T_2WI 示双侧大脑半球对称性高信号➡。（右图）同一患者，横断位 T_2WI 示双侧基底节显著高信号➡，双侧枕极表现相对轻微➡

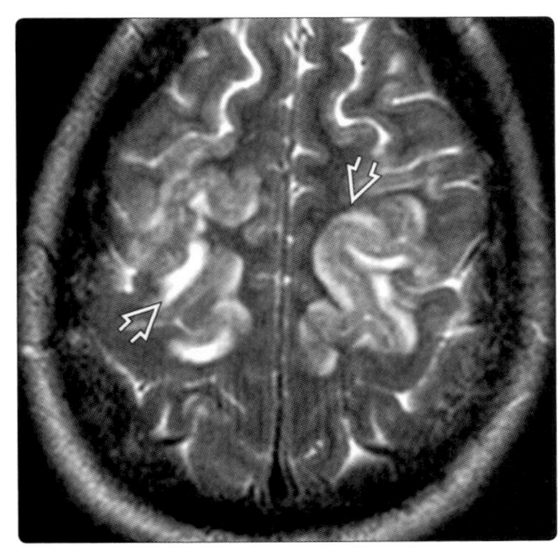

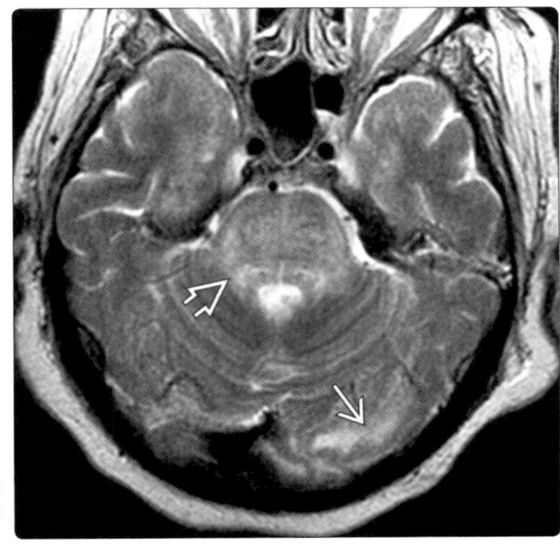

（左图）同一患者，横断位 T_2WI 示分水岭皮层信号明显异常➡。DWI 示弥散未受限，即使在重症 PRES 中弥散通常也不受限。患者停止化疗，血压正常后，所有异常表现消失。（右图）PRES 患者，横断位 T_2WI 示病变累及脑桥为主➡，双侧枕叶轻度受累➡。有时 PRES 仅仅表现为脑桥或小脑的异常，而无其他影像学异常

生发基质出血

关键点

影像

- 大脑：出血代谢产物见于室管膜下区域，常累及尾状核丘脑切迹
- 小脑：出血代谢产物见于小脑表面，通常位于尾侧
- 超声是标准监护手段：敏感但不特异，对施检者依赖性强
- MR 检查很重要，且特异度和敏感性最高，但需充分评估检查过程中搬运的风险

主要鉴别诊断

- 深静脉血栓形成伴出血
- 动脉性缺血性梗死
- 孤立的脉络丛出血
- 孤立的脑室内出血

病理

- 生发基质出血（germinal matrix hemorrhage，GMH）：灰质内毛细血管破裂
- PHI：出血性静脉梗死，可能是由于 GMH±IVH 压迫脑室壁内静脉造成的
- 脑积水
- 脑室周围白质软化（与 GMH+IVH 高度相关）
- 选择性神经细胞坏死（脑桥 > 丘脑、基底节、海马）
- 1 级：GMH（通常位于尾状核丘脑切迹）
- 2 级：GMH+IVH
- 3 级：GMH+IVH+ 脑室扩大
- 4 级（PHI）：脑室周围出血性静脉梗死

临床问题

- 最常见于 < 32 孕周，< 1500g 的早产儿
- 罕见于 > 34 周胎龄儿
- 约 90% 的 GMH 发生在出生后 3 天内
- 出血扩大范围在 5 天内达顶峰
- 脑积水是最重要的临床结局

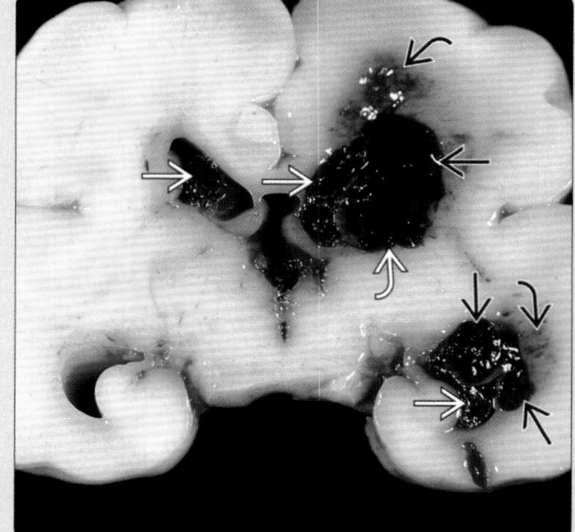

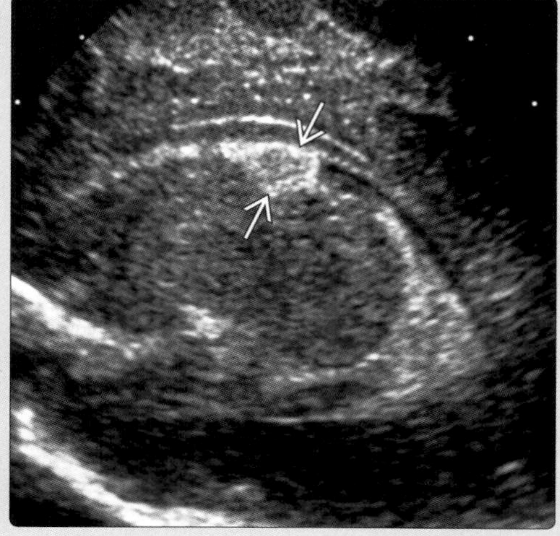

（左图）冠状位大体病理切片示左侧生发中心基质出血，伴累及脑室内出血及左侧额颞叶 PHI。可见凝血块从左侧侧脑室延伸进入髓静脉。（右图）早产儿，经囟门超声矢状位示尾状核丘脑切迹强回声病灶，无脑室内受累，符合 1 级 GMH 表现

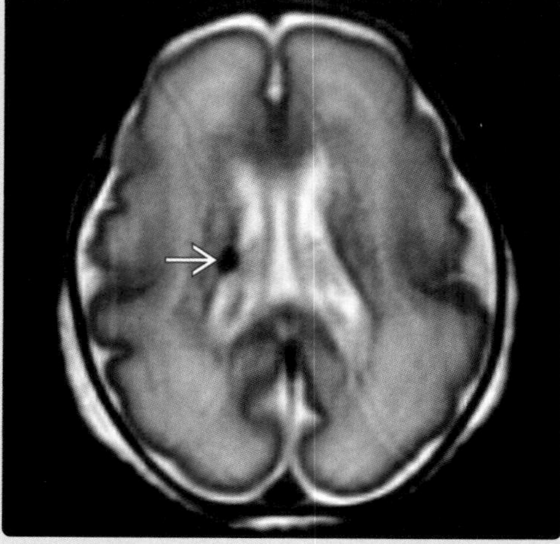

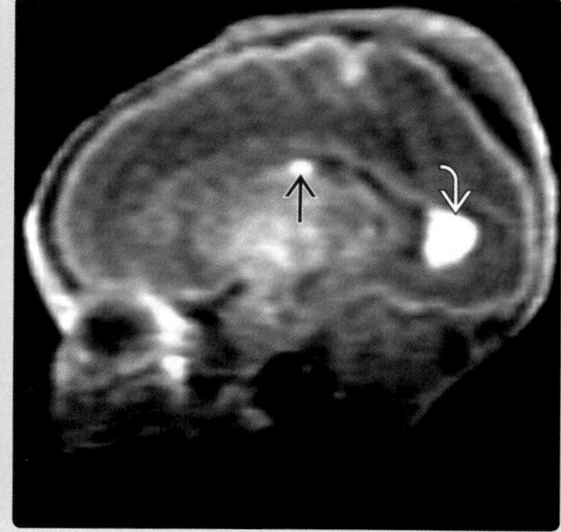

（左图）早产儿横断位 T_2WI 示右侧脑室壁小灶状低信号，提示生发基质小灶性出血。（右图）同一早产儿，矢状位 T_1WI 示小灶状 GMH 呈 T_1 高信号，注意到病变沿脑室内延伸进入枕角，符合 2 级 GMH 表现，同日的超声检查未见明显异常（未展示）

术　语

缩写

- 生发基质出血（germinal matrix hemorrhage，GMH）

同义词

- 4 级 GMH= 脑室周围出血性梗死（periventricular hemorrhage infarction，PHI）
- 小脑 GMH= 外颗粒层出血
- 生发基质 = 脑室 + 脑室下区（subventricular zone，SVZ）

定义

- 生发基质（germinal matrix）
  - 富含血管的、神经管源性结构
    - 呈动态变化，随时间及空间不同而不同
  - 包含多种细胞类型
    - 神经干细胞
    - 定向分化的神经祖细胞
    - 室管膜细胞
    - 迁移前期 / 迁移中的神经元、胶质细胞

影　像

一般特征

- 最佳诊断线索
  - 大脑：出血代谢产物见于室管膜下区域，通常累及尾状核丘脑切迹
    - ± 脑室内出血
    - ± 脉络丛出血［通常与 GMH+ 脑室内出血（intraventricular hemorrhage，IVH）有关］
    - ± 脑室扩大
    - ±PHI
  - 小脑：出血代谢产物见于小脑表面
- 位置
  - 大脑 GMH：出血沿侧脑室壁进入生发基质，最常见于尾状核丘脑切迹
  - 小脑 GMH：出血进入小脑生发基质，分布于小脑半球及蚓部表面
  - PHI：出血分布于脑室周围白质内，临近尾状核丘脑切迹的生发基质，沿静脉分布
- 大小
  - 各异

CT 表现

- 平扫 CT
  - 出血代谢产物表现为高密度

MR 表现

- T_1WI
  - 出血代谢产物最初为等信号，约 3 天后演变为高信号
- T_2WI
  - 出血代谢物表现为低信号（超急性期血肿可表现为 T_2 高信号，但通常 MR 检查都在发病＞ 12 小时后进行，故目前尚未见报告）
  - 逐渐演变为中心高信号，边缘低信号
- T_2* GRE
  - 出血代谢物呈"开花效应"
- DWI
  - 信号多变（T_2 值缩短使 DWI 信号降低，ADC 值减低使 DWI 信号升高）
  - 血凝块使 ADC 值降低

超声表现

- 灰阶超声
  - 室管膜下团块伴回声增强
    - 通常位于尾状核丘脑切迹
    - ± 脑室内可见回声，脑室扩大
- 彩色多普勒超声
  - 有助于鉴别脉络丛回声还是非血管性血肿回声

成像推荐

- 最佳影像方案
  - 超声是标准监护手段：敏感但不特异，操作者依赖性强
  - MR 检查很重要，且敏感性和特异性最高，但需充分评估检查过程中搬运的风险
- 推荐检查方案
  - 超声：高频探头，多点监测

鉴别诊断

深静脉血栓形成伴出血

- 多见于 34 孕周早产儿
- 出血可发生于尾状核丘脑切迹，即终静脉与脉络丛静脉汇聚形成大脑内静脉处

动脉性缺血性梗死

- MRI 上未发现出血代谢产物，病灶沿动脉供血区域分布

单纯性脉络丛出血

- 脑室壁无出血代谢产物

单纯性脑室内出血

- 常见于＞ 34 孕周早产儿，脑室壁无出血代谢产物

早产儿脑白质损伤

- 病变累及脑室周围及深部白质；GRE 序列上无"开花"征表现

脑室炎

- MRI 上未发现出血代谢产物

病　理

一般特征

- 病因
  - GMH：生发基质毛细血管破裂的发生与许多因素相关

      ▪ 脑血流量改变可由以下因素造成
        – 快速扩容
        – 高碳酸血症
        – 血红蛋白或血糖升高
        – 缺血缺氧事件
      ▪ 脑静脉压力升高（分娩、心力衰竭、正压通气等）
      ▪ 凝血功能障碍
      ▪ 毛细血管脆性增加
      ▪ 血管支撑结构缺陷
      ▪ 纤溶活性增强
      ▪ 缺血缺氧性损伤
    ◦ PHI：静脉性出血性梗死，可能因 GMH±IVH 压迫终静脉所致
- 合并异常
    ◦ 脑积水
    ◦ 脑室周围白质软化（与 GMH+IVH 高度相关）
    ◦ 选择性神经细胞坏死（脑桥＞丘脑、基底节、海马）

分期、分级和分类

- Papile 分级（基于颅脑超声）
    ◦ 1 级：GMH（通常位于尾状核丘脑切迹）
    ◦ 2 级：GMH+IVH
    ◦ 3 级：GMH+IVH+ 脑室扩大
    ◦ 4 级：GMH+IVH+ 脑室扩大 + 脑实质出血
- Volpe 分级（基于颅脑超声）
    ◦ 1 级：旁正中矢状位上，GMH+IVH ＜ 10% 脑室面积
    ◦ 2 级：旁正中矢状位上，GMH+IVH 占 10%～50% 脑室面积
    ◦ 3 级：旁正中矢状位上，GMH+IVH ＞ 50% 脑室面积
    ◦ 脑室周围强回声（可能为 PHI）

直视病理特征

- GMH 源自于室管膜下的生发基质
- PHI= 静脉性出血性梗

显微镜下特征

- 生发基质正常厚度于 23～24 孕周为（2.54±0.56）mm，29～30 孕周降至（1.73±0.71）mm，35～36 孕周仅有（0.50±0.26）mm
- >28 孕周早产儿，室管膜下生发基质出血常见于尾状核丘脑切迹
- 出血发生在明显有内皮细胞包被的血管，如毛细静脉或小静脉
- ±IVH 引起的闭塞性蛛网膜炎，蔓延至蛛网膜下腔

临床问题

临床表现

- 最常见的体征 / 症状
    ◦ 无症状＞病情逐渐加重＞病情急剧加重
      ▪ 数小时至数天内逐渐加重
        – 意识的改变、肌张力降低、异常眼球运动、呼吸异常
      ▪ 急剧加重可在数分钟至数小时内
        – 昏迷、瞳孔反应迟钝和（或）固定、呼吸暂停、癫痫发作、去大脑强直
    ◦ GMH+IVH 最常见的临床表现
      ▪ 早产儿表现为呼吸窘迫综合征，依赖机械通气
- 其他体征 / 症状
    ◦ 红细胞压积降低

人群分布特征

- 年龄
    ◦ 最常见于＜ 32 孕周，＜ 1500g 的早产儿
    ◦ 罕见于＞ 32 孕周早产儿
    ◦ 可在宫内发生

自然病史及预后

- 20 孕周之后，生发基质开始分化为少突胶质细胞及星形胶质细胞
- 出血代谢产物对少突胶质细胞的前体 SVZ 细胞的成熟分化存在不利影响
- 约 90% 的生发基质出血发生在出生后 3 天内
- 血肿范围的扩大在 5 天内达顶峰
- 短期预后
    ◦ 1 级和 2 级：若出生体重＞ 750g，死亡率及出血后脑室扩大发生率＜ 15%
    ◦ 3 级：死亡率＜ 35%，出血后脑室扩大发生率＞ 75%
    ◦ PHI：死亡率可达 45%，出血后脑室扩大发生率＞ 80%
- 远期神经系统后遗症发生率
    ◦ 1 级：15%
    ◦ 2 级：25%
    ◦ 3 级：50%
    ◦ PHI：75%

治疗

- 支持治疗为主，罕见因继发脑积水行分流术
- 目前重点在于预防

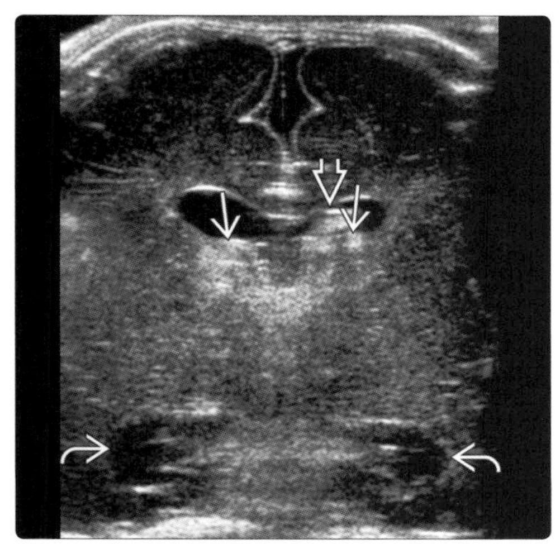

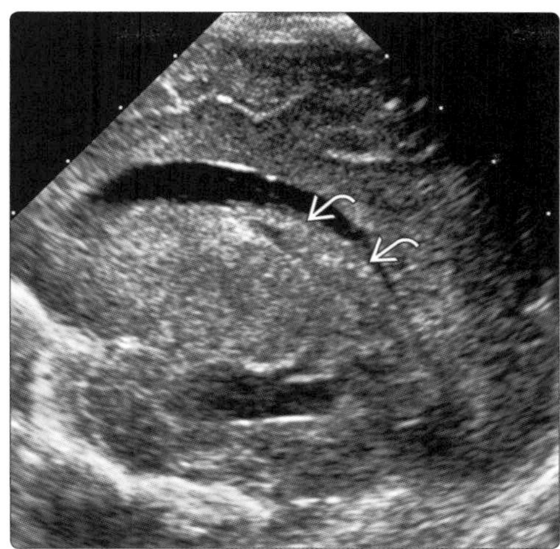

（左图）早产儿，冠状位超声示GMH引起的双侧尾状核丘脑切迹回声增强➡，脑室内亦有出血累及⇨，可见侧脑室扩大，包括颞角在内↪，符合3级生发基质出血表现。（右图）同一患儿，纵向超声示双侧脑室增大，内见凝块回声↪，提示3级生发基质出血

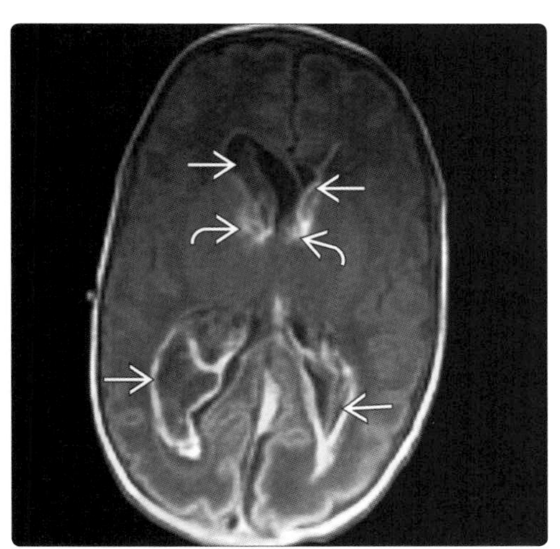

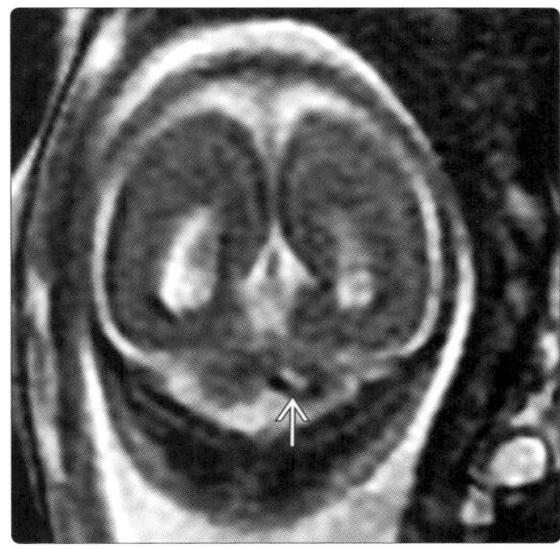

（左图）同一患儿的横断位T_1WI 1周后可见增大的双侧GMHs↪和广泛的侧脑室内混合信号凝块➡，伴随右侧侧脑室持续增大。（右图）冠状位T_2WI，胎龄23周的胎儿，左侧小脑半球中下部表面信号减低➡，伴随小脑半球GMH

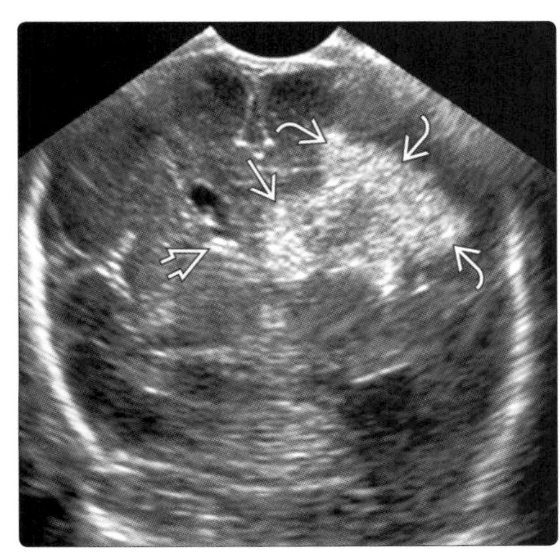

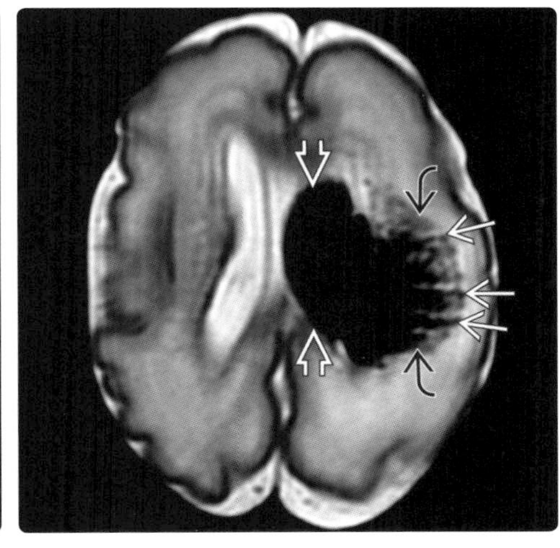

（左图）早产儿，经囟门冠状位超声示GMH所致右侧尾状核丘脑切迹小灶性强回声⇨。由于脑室内出血➡及强回声PHI↪的遮盖，左侧GMH回声模糊。（右图）同一患儿，横断位T_2WI示脑室内低信号出血⇨，伴PHI↪。PHI中髓静脉血栓形成呈放射状改变➡

早产儿脑白质损伤

关键点

术语

- 早产儿脑白质损伤（white matter injury of prematurity，WMIP）不同于生发基质出血（germinal matrix hemorrhage，GMH）
  - 在WMIP中，损伤主要发生于脑白质，在GMH中，损伤主要发生于生发基层的血管上
- 脑室周围白质软化（periventricular leukomalacia，PVL）=WMIP，但WMIP一词用于强调损伤位于脑室周围，而并非所有脑白质
- 早产儿脑病 =WMIP 及其相关神经元及轴索异常

影像

- 最佳超声早期征象：失去正常组织回声，呈强回声晕
- 最佳MR早期征象：受累区 T_1 高信号伴弥散受限（DWI上高亮区，ADC上低信号）
  - 急性DWI异常＞T_1、T_2 信号异常和急性DWI异常＞MR上可见慢性损伤
- 最佳MR晚期征象：白质体积缩小，有时可见胶质增生或脑室扩大
- 目前在新生儿ICU内白质内囊变已较罕见

主要鉴别诊断

- 正常脑室周围晕环
- 感染
- 先天性代谢功能异常

病理

- 主要始动因子：炎症（因母体感染/产后败血症）、缺血

临床问题

- 通常无症状
- 大脑异常的严重程度与范围 = 破坏性进程 + 发育障碍

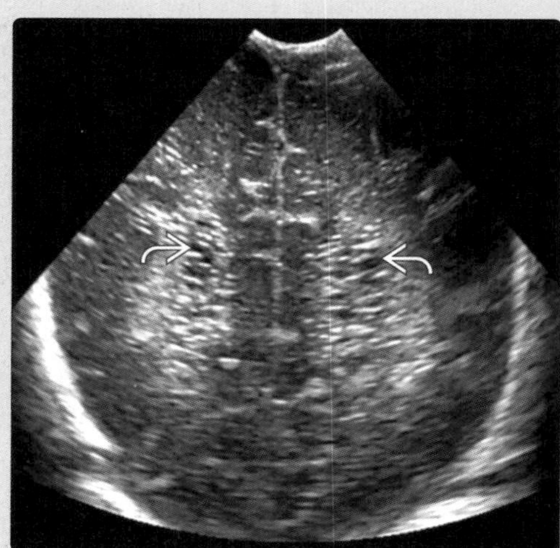

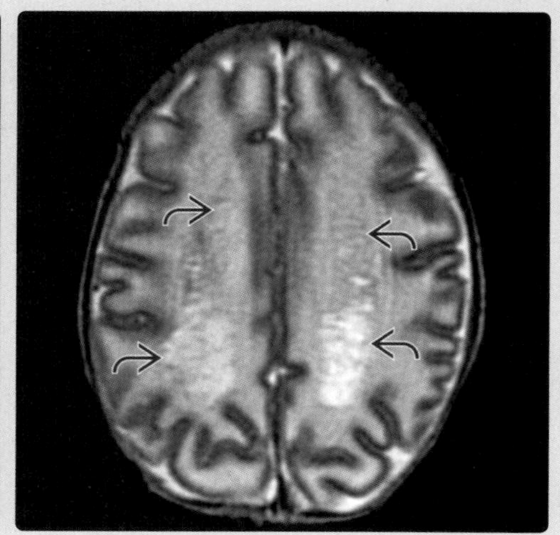

（左图）34孕周早产儿，出生后17天，行颅脑超声经额角斜位示脑白质回声弥漫性增高，伴微小空腔形成➡，后者常被称为“囊变”。（右图）同一患儿，1天后，横断位 T_2WI 更好地显示了白质损伤的程度和范围，并清晰显示出更广泛的白质空腔（囊性区）➡范围

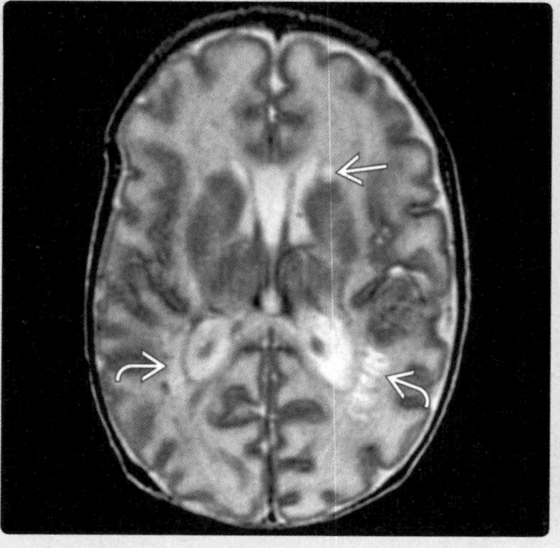

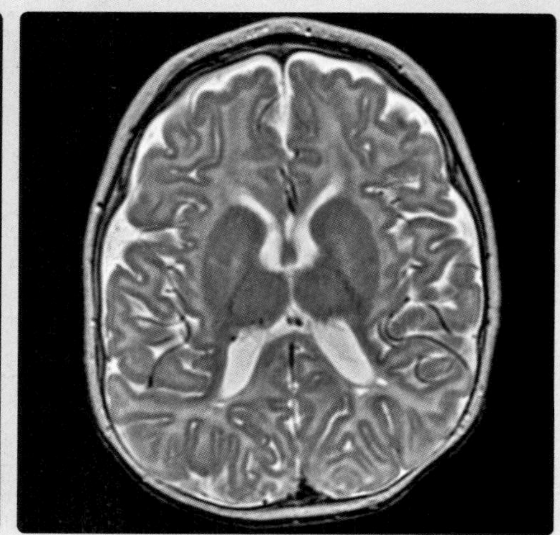

（左图）同一患儿，出生后18天，横断位 T_1WI 示侧脑室三角区周围➡空腔样的白质损伤，左侧额角旁亦可见较轻微的类似损伤➡。（右图）同一患儿，3月龄，横断位 T_2WI 示空腔几乎完全塌陷，致脑室代偿性扩张及白质体积减小。2岁时随访，该患儿出现轻度痉挛性双侧瘫痪及轻度语言能力发育迟缓

术 语

缩写

- 早产儿白质损伤（White matter injury of prematurity，WMIP），缺氧-缺血性脑病（hypoxic-ischemic encephalopathy，HIE），缺氧-缺血性损伤（hypoxic-ischemic injury，HII），脑室周围白质软化（periventricular leukomalacia，PVL），极低出生体重儿（very low birth weight，VLBW）

定义

- WMIP 不同于生发基质出血（germinal matrix hemorrhage，GMH）
  - 在 WMIP 中，损伤主要发生于白质；而 GMH 的损伤主要发生于生发基质的血管上
- PVL=WMIP，但 WMIP 用于强调损伤位于脑室周围，而并非所有脑白质
- VLBW= 新生儿体重 ≤ 1500g（占所有新生儿的 1%~5%）
- 早产儿脑病 =WMIP 以及其相关神经元 / 轴索异常

影 像

一般特征

- 最佳诊断线索
  - 最佳超声早期征象：失去正常组织回声，呈强回声晕
  - 最佳 MR 早期征象：受累部位 T_1 高信号伴弥散受限（DWI 高亮区，ADC 值降低）
  - 最佳 MR 晚期征象：白质体积减小，部分可有胶质细胞增生或脑室扩张
  - 目前在新生儿 ICU 中，白质内囊变形成已较少见
- 位置
  - 局灶（侧脑室三角区周围最为常见）或弥散性白质受累
  - 丘脑（可能继发于白质损伤）
  - 常合并小脑下内侧出血
- 大小
  - 大多数白质病灶不超过 3mm
- 形态
  - 慢性期：白质体积缩小
    - 白质体积减小（尤其是胼胝体）
    - 脑室边缘呈波浪形
    - 继发性脑室扩张（不同程度）
    - ± 皮层及深层灰质体积减小
    - ± 脑桥及小脑体积减小

CT 表现

- 平扫 CT
  - 对非出血性 WMIP 不敏感

MR 表现

- T_1WI
  - 早期
    - 可表现正常，常低估损伤范围
    - 白质 T_1 信号减低：弥漫性（水肿或缺血）或局灶性（空腔形成）
    - 局灶性白质 T_1 信号增高（髓鞘降解产物、出血或小胶质细胞激活）± 空腔形成
  - 晚期
    - 形态改变见上
- T_2WI
  - 早期
    - 可表现正常，常低估损伤范围
    - 白质 T_2 信号增高：弥漫性（水肿或缺血）或局灶性（空腔形成）
    - 局灶性白质 T_2 信号减低（髓鞘降解产物、出血或小胶质细胞激活）
  - 晚期：形态改变见上，胶质细胞增生（若损伤发生于孕 24~26 周之后）
- FLAIR
  - 早期：对损伤不敏感
  - 晚期：与 T_2 成像相同，但对脑室周围胶质细胞增生更敏感
- T_2* GRE
  - 出血部位可见开花征
- DWI
  - 急性期最为敏感
  - 新发损伤区信号增高、ADC 值下降，但 DWI、ADC 进展和恢复正常的时程尚不明确
  - 急性期 DWI 异常的范围通常较 T_1 和 T_2 显示的急慢性期异常区域更广泛
- MRS
  - 乳酸峰升高
  - NAA 峰升高（早产儿中为正常现象）
  - 兴奋性神经递质增加
  - 特别提示：在无损伤的早产儿白质、脑脊液中亦常见少量乳酸存在

超声表现

- 灰阶超声
  - 早期：局灶或弥散性回声增强，主要位于侧脑室额角和三角区
  - 亚急性期：± 空腔（需 7~10 天后出现）
  - 晚期：空腔常塌陷；白质体积减小，继发性脑室扩张

成像推荐

- 最佳影像方案
  - MR 含 DWI 序列
    - 敏感性及特异性最高的影像检查方法
    - 必须权衡患者转运至 MR 检查室过程中的风险
    - 与超声相比，对损伤类型（缺血、出血或水肿）敏感性、特异性更高
  - 头部超声

    - 目前仍用于筛查：价格低廉，可于床旁进行，但与 MR 相比，敏感性、特异性较低
- 推荐检查方案
  - 目前实际检查方案推荐
    - 对所有孕龄不足 30 周出生的早产儿，分别于出生后 7～14 天及校正孕龄 36～40 周行头部超声筛查
  - MR
    - 若超声检查异常：尽早行 MR 检查（含 DWI 序列）明确损伤范围，评估预后
    - 对颅脑超声检查正常，但存在风险的 VLBW 新生儿，于出院时行 MR 检查

鉴别诊断

正常脑室周围晕环
- 旁矢状位超声可见脑室三角区后上方正常高回声团
- 若回声性质不对称、粗糙、呈球形，或回声信号高于脉络丛，需考虑 WMIP

感染
- 先天性 CMV 感染：小头畸形、钙化、白质水肿 ± 多小脑回，DWI 正常
- 枸橼酸杆菌：累及额叶
- 肠病毒［特别是埃可病毒（Echovirus）、副肠孤病毒（parecho-virus）］

先天性代谢功能异常
- 尿素循环障碍、线粒体疾病

病　理

一般特征
- 病因
  - 主要始动因子：炎症（因母体感染／产后败血症）、缺血
  - 早产儿大脑特有的危险因素
    - 不成熟的少突胶质细胞及皮层板下神经元在自由基、兴奋性毒性作用和细胞因子暴露下更易受损
    - 小胶质细胞含量丰富
    - 脑血管自我调节功能受损→非压力顺应性脑循环
    - 脑室周围血管解剖性和生理性因素（动脉终末区）
  - 白质原发损伤 ± 皮层板下神经元受累
  - 目前尚不明确是否存在原发或继发于发育障碍／白质损伤的更为广泛的神经元／轴索异常
- 相关异常
  - 脑室内出血

分期、分级和分类
- 局灶性：深部白质局灶性坏死，伴各种细胞成分丢失
  - 巨大型：囊腔≥ 1～2mm（见于＜ 5% 的 VLBW 婴儿，亦称作囊性 PVL）
  - 微小型：目前影像学检查无法检出囊腔，可进展为胶质瘢痕
- 弥散性：显著的星形胶质细胞和小胶质细胞增生，髓鞘少突胶质细胞成熟异常（致髓鞘形成不良、体积减小）

临床问题

临床表现
- 最常见的体征／症状
  - 急性期：通常无症状 ± 脑电图中央颞区周围尖波；需进行风险评估及筛查
- 临床特征
  - 母亲：产前护理不良、未足月胎膜早破、绒毛膜羊膜炎、先兆子痫、B 组链球菌感染
  - 未足月新生儿：VLBW、脑室内出血、I 型呼吸窘迫综合征、低碳酸血症、低血压、脓毒血症、贫血、窒息

人群分布特征
- 年龄
  - VLBW 婴儿中 WMIP 发生率＜ 20%（从 2001 年的 50% 下降至此）
  - 全球范围内约有 5% 早产儿患有 WMIP
- 性别
  - 男性＞女性
- 流行病学
  - VLBW →发生率＜ 20%（合并脑室内出血则发生率更高）
  - 孕龄＜ 33 周→发生率升高
  - 超过 50% 的囊性 WMIP 或 3 级脑室内出血的患者会进展为脑瘫

自然病史及预后
- 大脑异常的严重程度与范围＝破坏性进程＋发育障碍
- 重症病例可出现痉挛性双瘫／四肢瘫、癫痫、小头畸形、失明、耳聋
- 脑室内出血伴 WMIP、WMIP 伴脑容积减少、广泛梗死或癫痫者预后不良
- 痉挛性双瘫（合并囊性 WMIP）
- 不伴运动障碍的认知功能障碍（合并非囊性 WMIP 及小脑损伤）
  - 多数患儿存在工作记忆和注意力障碍
  - 丘脑、小脑、大脑皮层的受累可能导致认知功能障碍

治疗
- 产前照顾护理显著降低未足月分娩率（已从 35% 降至 8%）
- 支持治疗

诊断要点

读片要点
- 颅脑超声可能低估 WMIP 病情
- 与足月儿 HII 相同，损伤会随时间逐步进展

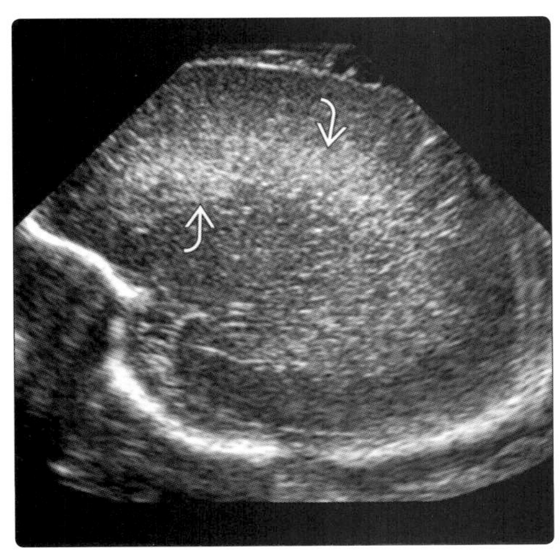
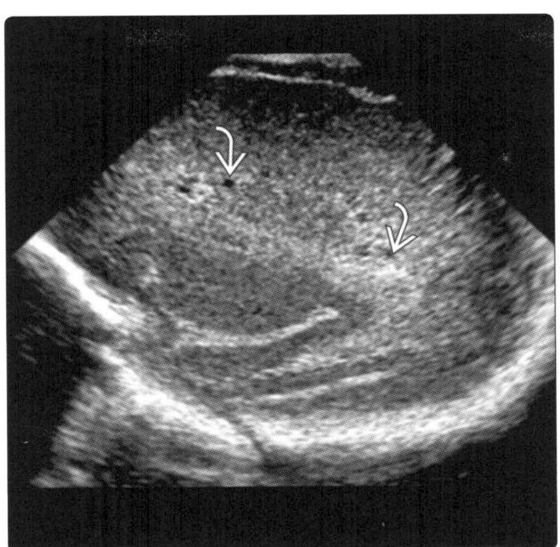

（左图）早产儿出生后3天，颅脑超声经额角斜矢状位示大脑半球白质广泛云雾状回声增强或“火焰状”高回声➡。（右图）同一患儿，几天后，颅脑超声斜矢状位示高回声白质内部小空腔➡形成。随后1周，白质损伤区内病变进展为较大的空腔（未显示）

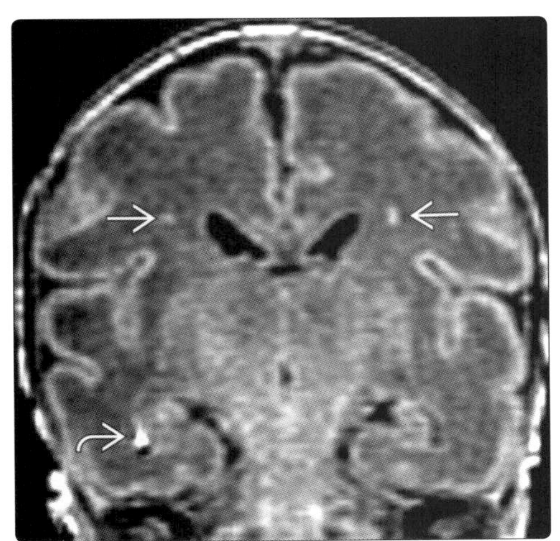
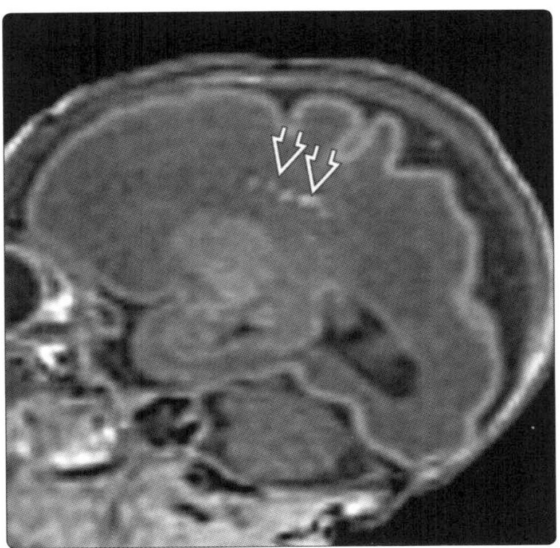

（左图）冠状位 T_1WI 示双侧深部白质局灶性损伤➡。这一类型的早产儿脑白质损伤（WMIP）远较囊性WNIP更为常见，后者由于当今新生儿ICU围产期照护水平的提高已很少见。右侧颞叶可见偶发的生发基质出血➡。（右图）孕27周出生的胎儿，矢状位 T_1WI 示深部白质可见多发局灶性WMIP➡。脑沟结构明显未成熟

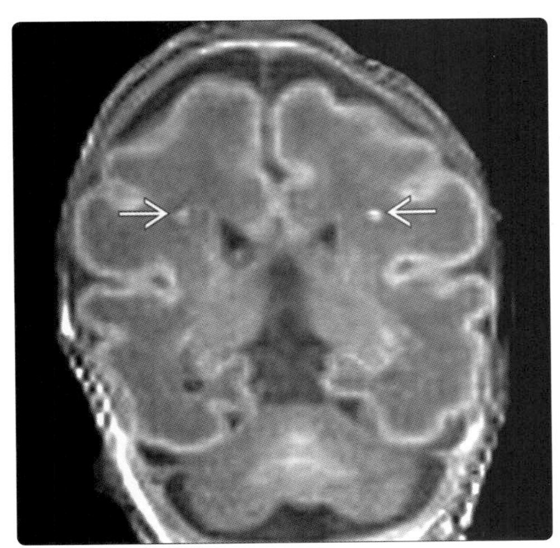
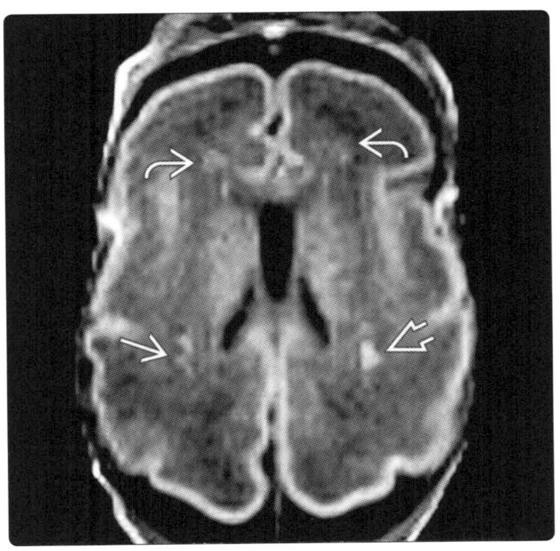

（左图）冠状位 T_1WI 示双侧WMIP➡。该区域（深部白质）是WMIP最常见的受累部位，因而脑室周围白质软化这一术语现已被WMIP替代。注意小脑（图中结构正常）在孕后期及出生后的生长发育更为明显。（右图）孕26周早产儿，横断位 T_1WI 示脑沟极浅。三角区➡是MWIP常见受累部位，左侧病变➡较大。额角周围➡为生发区

缺氧缺血性脑病

关键点

术语

- 缺血-缺氧性损伤（hypoxic-ischemic injury，HII）：获得性全脑动脉低灌注所致（多种因素均能够增加易损性及潜在损伤的程度）损伤的影像学改变
- 缺氧-缺血性脑病（hypoxic-ischemic encephalopathy，HIE）：发生于足月或近足月新生儿中的临床综合征

影像

- 重度 HII：腹外侧丘脑 ± 内囊后肢（posterior limb internal capsule，PLIC）中的皮质脊髓束（corticospinal tract，CST）ADC 值减低
- 部分 HII：腹外侧丘脑及内囊后肢皮质脊髓束不受累，皮层损伤最重的部位位于脑沟深部
- DWI 高亮区及 ADC 值的下降出现较早，甚至于 T_1WI/T_2WI 正常时亦可出现
- 损伤随时间演变：在最初几天内，由于迟发性细胞死亡，DWI、ADC 异常的范围及程度会逐渐进展；在 7~10 天左右，DWI、ADC 恢复正常或进一步进展
- 超声和 CT 对 HII 不敏感，在低温治疗后尤甚

主要鉴别诊断

- 静脉损伤
  - 静脉分布区水肿、出血或缺血
- 低血糖
  - 后循环受累为主，注意血糖水平
- 线粒体疾病
- 尿素循环障碍
- 其他先天性代谢异常
  - 特别是单纯性亚硫酸盐氧化酶缺乏、钼辅因子缺陷
- 胆红素脑病（核黄疸）(败血症、缺氧可加重病情)

临床问题

- 治疗：33.5℃低温治疗 72 小时

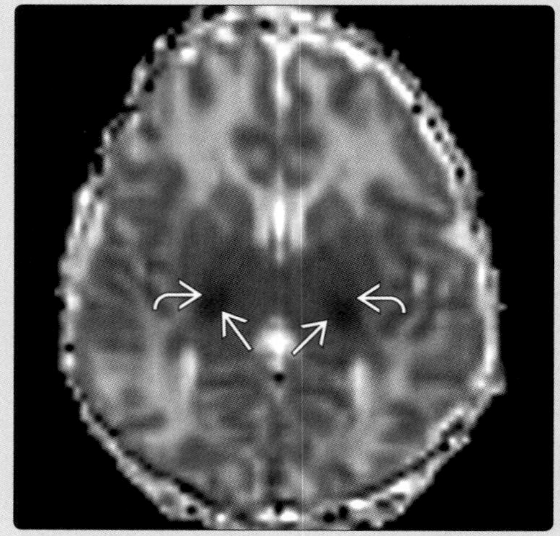
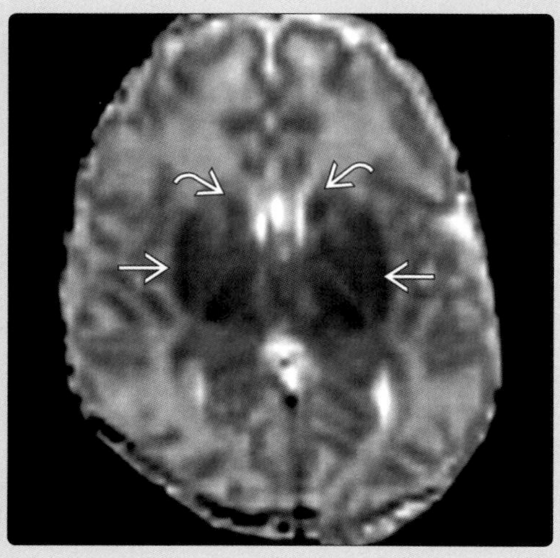

（左图）出生后 1 天的新生儿，出生后 5 分钟 Apgar 评分 0 分，横断位 ADC 图示腹外侧丘脑➡及内囊后肢皮质脊髓束↪ ADC 值显著降低。这一病例随后确诊为重度 HII。（右图）同一患儿，出生后 4 天，横断位 ADC 图示 ADC 值下降区已进展至双侧尾状核↪和豆状核➡。ADC 值迟发性异常提示在此期间已发生迟发性坏死

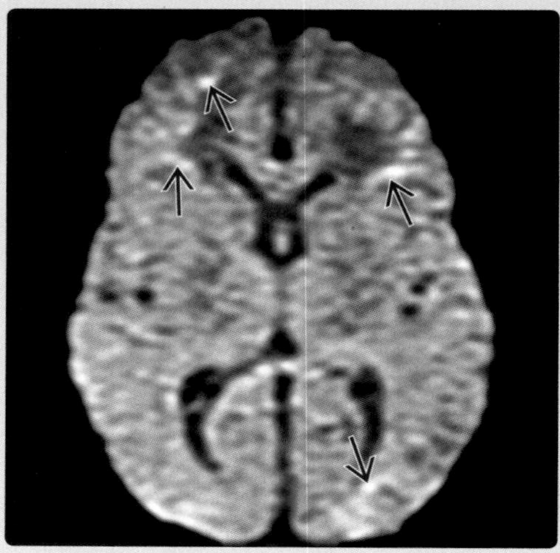
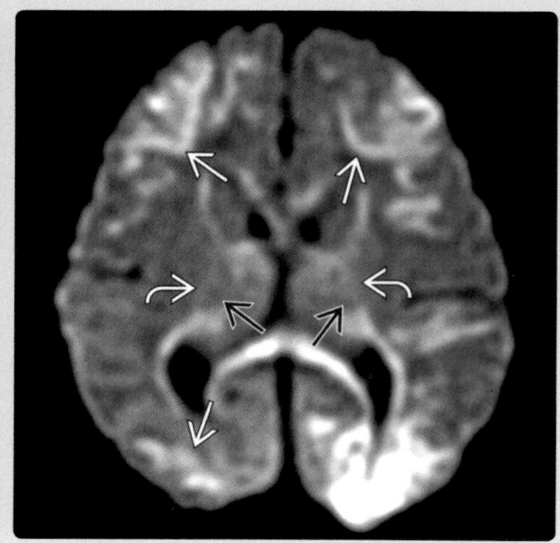

（左图）出生后 1 天的患儿，癫痫发作，横断位 DWI 示散在小灶性高信号，主要位于脑沟深部➡。患儿被诊断为部分 HII。（右图）同一患儿，出生后 3 天，横断位 DWI 示 DWI 异常的范围和程度显著进展，提示迟发性坏死。脑沟深部➡可见受累，而腹外侧丘脑➡与内囊后肢皮质脊髓束↪未累及

术 语

缩写

- 缺氧－缺血性损伤（hypoxic-ischemic injury，HII），缺氧－缺血性脑病（hypoxic-ischemic encephalopathy，HIE）

同义词

- 缺氧－缺血性创伤（hypoxic-ischemic insult）、围生期或分娩期窒息、新生儿窒息

定义

- HII：获得性全脑动脉低灌注所致（多种因素均能够增加易损性及潜在损伤的程度）损伤的影像学改变
  - 并非所有 HII 均可达到 HIE 的临床诊断标准
- HIE：发生于足月或近足月新生儿中的临床综合征
  - 并非所有 HIE 的影像学检查都存在 HII
- 重度 HII：大脑血流完全或几乎完全中断
- 部分 HII：大脑血流减少的程度较轻

影 像

一般特征

- 最佳诊断线索
  - 重度 HII：腹外侧丘脑 ± 内囊后肢中的皮质脊髓束 ADC 值减低
  - 部分 HII：腹外侧丘脑及内囊后肢中的皮质脊髓束不受累，皮层损伤最重的部位位于脑沟深部
- 位置
  - 重度 HII
    - 腹外侧丘脑及内囊后肢中的皮质脊髓束
    - ± 中央颞区周围皮层、其他皮层（脑沟深部受累多于脑回表浅处）、白质、海马、中脑、脑干背侧、小脑上蚓部
    - 亚急性期：丘脑和基底节完全受累
  - 部分 HII
    - 腹外侧丘脑及内囊后肢中的皮质脊髓束不受累
    - 双侧皮层及皮层下白质对称或不对称性受累，损伤最重常位于脑沟深部

CT 表现

- 平扫 CT
  - 不敏感
  - 重度 HII：深部灰质核团密度减低，边界不清
  - 部分 HII：灰白质分界不清

MR 表现

- T_1WI
  - 重度 HII
    - 亚急性期（发病至发病后 3 天）：腹外侧丘脑 ± 后外侧壳核 ± 中央颞区脑沟深部皮层信号升高，内囊后肢中的皮质脊髓束正常高信号消失
  - 部分 HII
    - 亚急性期：脑沟深部信号升高大约始于起病后第 3 天
- T_2WI
  - 重度 HII
    - 急性期：深部灰质核团 ± 皮质边缘模糊不清
    - 亚急性期：约始于起病后第 6 天腹外侧丘脑 ± 壳核后外侧信号减低，白质信号升高
    - 慢性期：腹外侧丘脑 ± 壳核后外侧信号升高 ± 体积减小，± 其他部位胶质细胞增生及体积减小
  - 部分 HII
    - 急性期：皮质边缘模糊不清
    - 亚急性期：白质信号升高
    - 慢性期：不同程度的脑容积减少及胶质细胞增生
- T_2^* GRE
  - 与 HII 直接相关的出血的晕状伪影罕见
- DWI
  - DWI 高亮区及 ADC 值的下降出现较早，甚至于 T_1WI/T_2WI 正常时亦可出现
  - 损伤随时间演变：在最初几天内，由于迟发性细胞死亡，DWI、ADC 异常的范围及程度会逐渐进展；在 7～10 天，DWI、ADC 恢复正常或进一步进展
  - 低温治疗后，DWI 对病变敏感性下降
- MRA
  - 多为正常，或因新生儿细小动脉中的湍流导致信号消失
- MRV
  - 多为正常，常可见因产道挤压所致的上矢状窦局灶性狭窄
- MRS
  - NAA 峰降低与预后不良相关
  - 基底节 α－谷氨酸 / 谷氨酰胺峰值水平升高与损伤的严重程度相关
  - 乳酸峰升高与预后不良相关

超声表现

- 灰阶超声
  - 不敏感，可见损伤区域回声增强
- 彩色多普勒
  - 重度 HII 中血流阻力指数下降
  - 有助于排除 Willis 环中的血栓

成像推荐

- 最佳影像方案
  - DWI 联合 MRS：对早期脑组织缺血性坏死极其敏感
    - 注意低温治疗可能会降低检查对早期损伤的敏感性
- 推荐检查方案
  - 在较轻的损伤中，DWI 可能需 24 小时后才能出现异常
    - 为提高对微小损伤的敏感性，可同时测定 ADC、DWI，并考虑增加 b 值

鉴别诊断

静脉损伤

- 静脉分布区水肿、出血或缺血
- 非全脑性动脉低灌注 = 理论上不是 HII

低血糖

- 后循环受累为主，注意血糖水平
- 可加重缺血缺氧性损伤

线粒体疾病

- 若病程呈良性表现，需考虑此病
- 损伤模式与 HII 一致

尿素循环障碍

- 基底节和丘脑受累模式不同

其他先天性代谢异常

- 多数可见基底节异常，丘脑受累少见

胆红素脑病

- 败血症、缺氧可加重病情
- 急性期 T_1WI 表现与重度损伤相似，伴有明确的高胆红素血症
- 苍白球受累（而非壳核或丘脑）

病　理

一般特征

- 病因
  - 重度 HII
    - 前哨事件：类似于呼吸心搏骤停
    - 血流和氧供严重缺乏持续数分钟至 1 小时
    - 代谢需求最高的区域损伤最为严重
  - 部分 HII
    - 无前哨事件，因此对此部分病例理解尚不充分
    - 中等程度的血流和氧供缺乏，持续性或间断持续数小时至数天
    - 血供向高代谢需求区域进行再分布→相应区域免于受累
  - 窒息诱发一系列细胞生化级联反应→细胞功能异常、水肿或死亡
    - 细胞外谷氨酸累积，激活突触后兴奋性氨基酸受体
    - 突触后受体分布随大脑发育改变→不同孕龄表现出不同的损伤模式
  - 多种因素可致细胞死亡
    - 原发性神经元细胞死亡（损伤即刻发生）
    - 反应性细胞死亡（数小时或数天后的再灌注损伤）
    - 癫痫相关性细胞损伤
- 遗传学
  - 对 Apgar 评分正常或存在 HII 家族史的 HII 患儿，应寻找先天性代谢异常原因
    - 单纯性亚硫酸盐氧化酶缺乏、钼辅因子缺陷起病较早，影像学表现与 HII 类似
    - 通过临床病程进行鉴别诊断
- 相关异常
  - 母亲：感染、先兆子痫、糖尿病、可卡因
  - 婴儿：孕龄不足、低血红蛋白、生长迟滞、低血钙／血糖、败血症、高热、癫痫发作、先天性心脏病、尿 S100B 蛋白升高
  - 缺血常累及多个器官（如心肌、肾脏）

分期、分级和分类

- Sarnat 分期（根据临床和脑电图表现）

直视病理特征

- 重度 HII：海马、基底节、丘脑、中央颞区周围皮层萎缩
- 部分 HII：瘢痕性脑回、胶质细胞增生和萎缩，中央颞区不受累

临床问题

临床表现

- 最常见的体征／症状
  - Sarnat Ⅰ期（轻度）：高度警觉／易激惹、瞳孔放大、心率升高、脑电图正常
  - Sarnat Ⅱ期（中度）：昏睡、肌张力减低、瞳孔缩小、心率降低、癫痫发作
  - Sarnat Ⅲ期（重度）：昏迷、软瘫、反射消失、癫痫发作

人群分布特征

- 年龄
  - 足月或接近足月儿在即将分娩前、分娩中和产后
- 流行病学
  - HIE：活产新生儿中发病率可高达 2/1000 例（0.2%）

自然病史及预后

- 预后各异，从正常（Sarnat Ⅰ期）到痉挛性四肢瘫、发育迟缓、小头畸形、癫痫（Sarnat Ⅲ期）
- 重度 HII（腹外侧丘脑损伤）：锥体外系性脑瘫、致死率及致残率高
- 部分 HII：痉挛性四肢瘫

治疗

- 复苏，纠正液体和电解质失衡
- 治疗癫痫
- 低温治疗：33.5℃低温治疗 72 小时

诊断要点

关注点

- 若临床表现不典型，需考虑产前 HII 伴宫内损伤和修复，或先天性代谢异常

读片要点

- DWI 对于诊断十分关键，但会随时间进展：发病 1 天内可正常，严重程度在几天内逐渐增加，1 周左右恢复正常

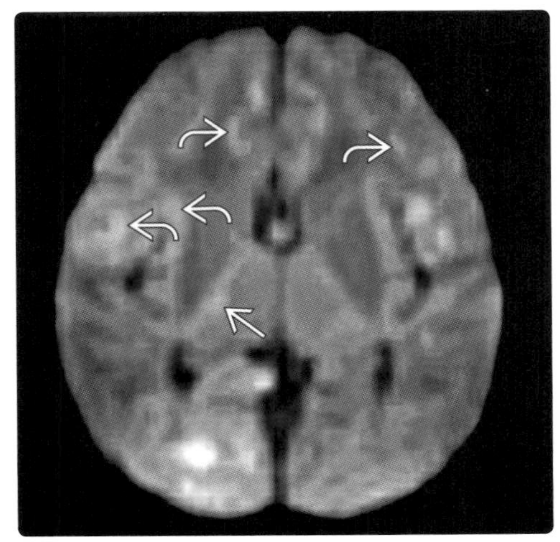

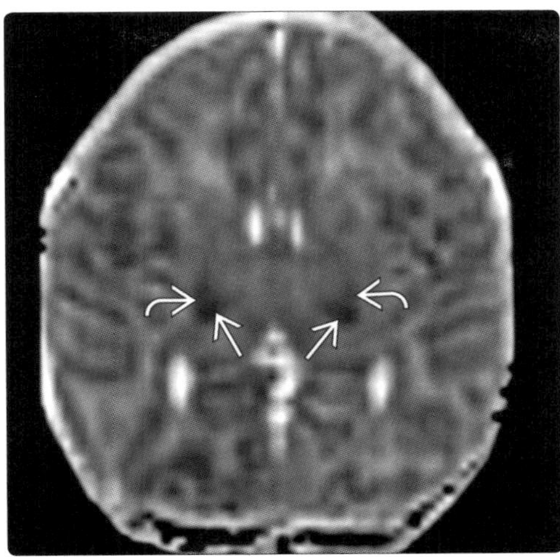

(左图）重度 HII 患儿，横断位 DWI 示右侧腹外侧丘脑 / 皮质脊髓束区→高信号，伴皮层、皮层下多发高信号病灶。重度 HII 中，脑沟深部↪受累常较为严重。（右图）同一患儿，横断位 ADC 图更好地显示腹外侧丘脑→及皮质脊髓束↪ ADC 值减低，伴皮层、皮层下白质多发受累。与 DWI 相比较，ADC 能够更好地显示新生儿颅脑损伤

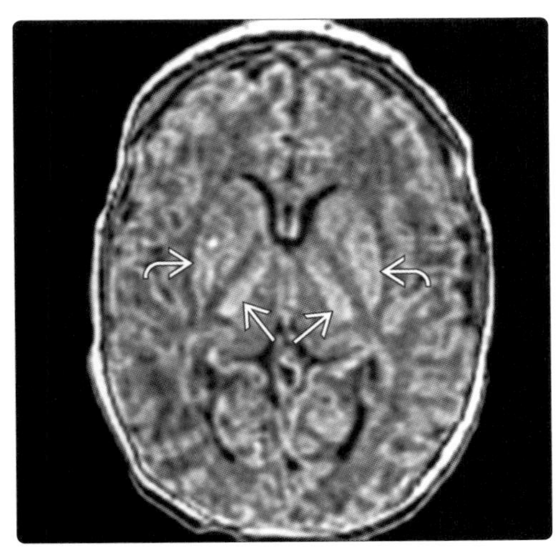

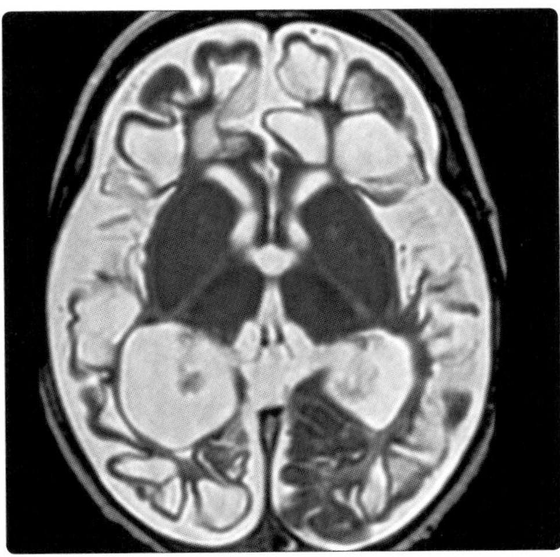

(左图）生产时受产伤患儿出生后 9 天，重度 HII，横断位 T_1WI 示双侧腹外侧丘脑→和壳核↪高信号。（右图）同一患儿，6 个月后，横断位 T_2WI 示弥漫性囊性脑软化范围较新生儿期的 DWI/ADC 异常范围扩大，提示新生儿期后存在迟发性细胞死亡

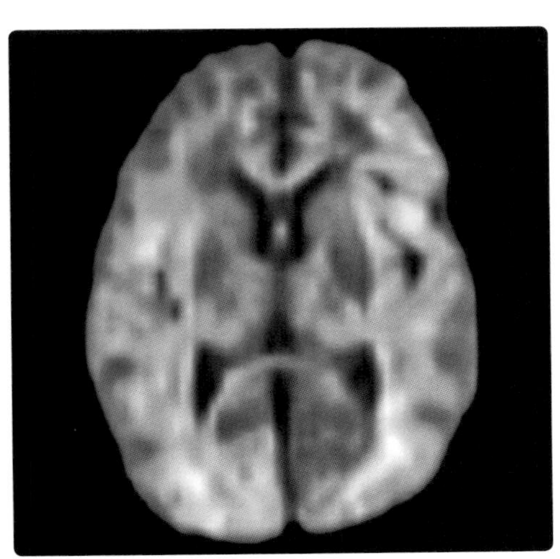

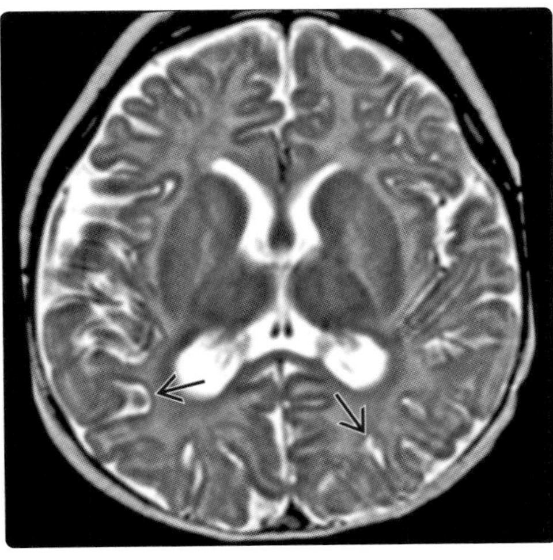

(左图）部分 HII 患儿，横断位 DWI 示弥漫性皮层下白质和深部灰质高信号，腹外侧丘脑和皮层脊髓束未受累。（右图）同一患儿，6 个月复查，横断位 T_2WI 示弥散性脑体积减小，伴脑沟深部皮层散在轻度变薄→，表明既往影像学检查中弥散显著减低的区域并不一定会进展为囊性脑软化

关键点

术语

- 血红蛋白(hemoglobin, Hg)异常→形态改变(镰状)→红细胞（erythrocytes，RBCs）“黏性”升高→毛细血管闭塞、缺血、梗死、未成熟 RBC 破坏（溶血性贫血）

影像

- 最佳诊断线索
  - 非裔美国儿童出现脑梗死症状
  - 烟雾病（moyamoya，MM）(继发性)

主要鉴别诊断

- 血管炎
- MM 的其他病因（遗传性及继发性）

病理

- 血红蛋白 β 基因点突变，Chr 11p15.5：谷氨酸替代了缬氨酸
- 镰状 RBCs 黏附于血管内皮细胞→内弹力膜断裂、肌层变性→大血管病变 ± 动脉瘤形成

临床问题

- 卒中
  - 占所有镰状细胞病（sicle cell disease，SCD）患者的 17%~26%
  - 若经颅多普勒示 ICA/MCA 流速＞200cm/s，风险升高 18 倍
- 20% 的患儿在 MR 中示白质梗死，但无明显神经功能缺损 =“静止性梗死”
  - 卒中风险升高 14 倍
- 定期输血保持镰状红细胞比例（Hg S）＜30%
  - 卒中风险降低可达 75%

诊断要点

- 若非裔美国儿童出现脑梗死，需常考虑 SCD 可能

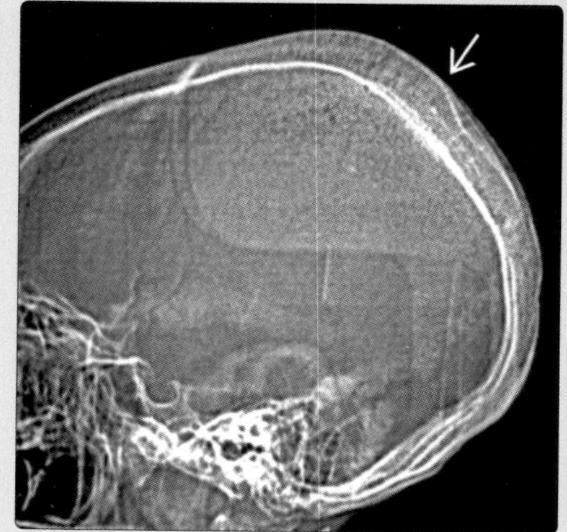

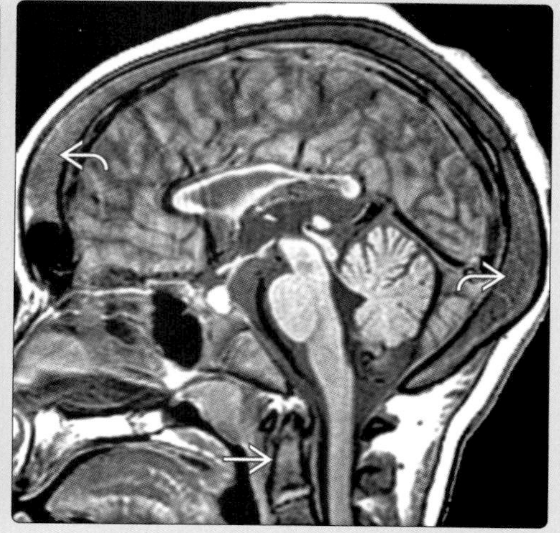

（左图）CT 侧位定位像示红骨髓增生导致的板障明显增厚➡，呈“毛骨悚然”的外观。（右图）矢状位 T_1WI 示颅盖骨增厚及骨髓信号降低➡，继发于慢性贫血导致的红骨髓增生。斜坡及颈椎➡骨质内也可见正常 T_1 高信号的黄骨髓缺失。反复输血导致的铁沉积也可造成骨髓信号异常

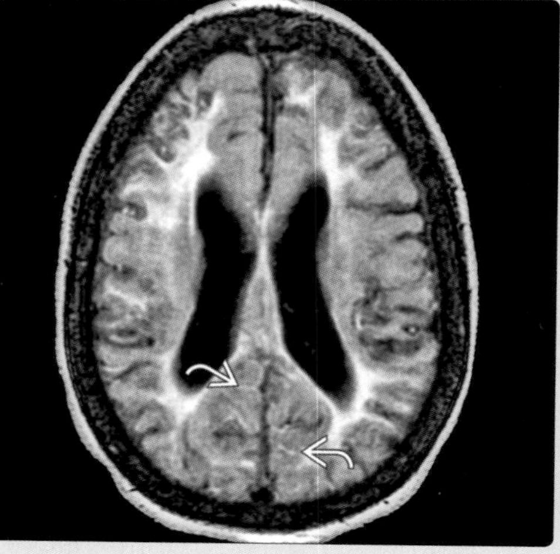

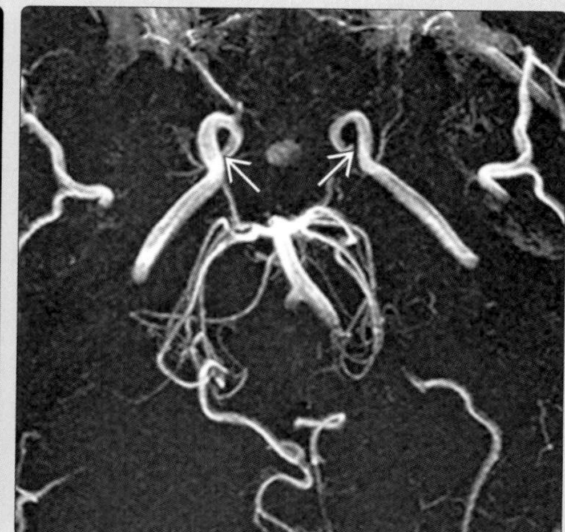

（左图）横断位 FLAIR 示慢性缺血性脑损伤引起的显著脑萎缩及高信号改变。并可见“常春藤”征➡，即大脑钩回处的分支状异常高信号改变。“常春藤”征继发于肿胀的软脑膜血管流动过缓。（右图）SCD 患者，DSA 右侧 ICA 造影前后像示继发性烟雾病，伴豆纹动脉扩张，呈“烟雾征”，以及 MCA 和 ICA ➡远端重度狭窄

术 语

缩写

- 镰状细胞病（sickle cell disease，SCD）

定义

- 血红蛋白（hemoglobin，Hg）异常→形态改变（“镰状”）→红细胞（erythrocytes，RBCs）“黏性”增加→毛细血管闭塞、缺血、梗死、未成熟RBC破坏（溶血性贫血）

影 像

一般特征

- 最佳诊断线索
    - 非裔美国儿童脑梗死
    - 继发性烟雾病（moyamoya，MM）
        - 颈内动脉（internal carotid arteries，ICA）远端或大脑前动脉（anterior cerebral arteries，ACA）近端、大脑中动脉（middle cerebral arteries，MCA）狭窄
        - 基底节豆纹动脉侧支循环形成
- 位置：ICAs、深部白质、皮层、骨髓
- 认知功能障碍与影像表现无关
- SCD患儿可见灰质体积减小

平片表现

- 平片
    - 颅骨增厚，板障增宽
    - 鼻窦密度增高

CT表现

- 平扫CT
    - 低密度灰质或白质梗死灶→弥漫性萎缩
    - 罕见：SCD相关性动脉瘤或MM导致蛛网膜下腔出血（subarachnoid hemorrhage，SAH）或脑室内出血（intraventricular hemorrhage，IVH）
- 增强CT：MM的侧支循环引起基底节斑点状强化
- CTA：ICA远端、Willis环（circle of Willis，COW）近端狭窄

MR表现

- T_1WI
    - 或可见出血性梗死
    - MM侧支循环导致基底节点状流空信号
    - 骨髓增生，信号降低（红骨髓增生）
- T_2WI
    - 皮层、深部白质梗死
        - 常见于ACA/MCA分水岭区
        - 与皮层下白质体积减少有关
- FLAIR
    - 多发高信号±MM的“常春藤”征
- DWI：急性梗死呈弥散受限
- PWI
    - 脑血流量（cerebral blood flow，CBF）早期升高：贫血的适应性反应
    - CBF下降、平均通过时间（mean transit time，MTT）升高、达峰时间（time to peak，TTP）升高，伴动脉淤血、COW进行性狭窄
    - 动脉自旋标记（arterial spin labeling，ASL）可能有助于诊断；可不需要造影剂评估CBF
- 增强T_1WI：血流迂曲，MCA供血区柔脑膜侧支循环形成伴近端MCA狭窄
- MRA
    - 早期动脉扩张迂曲
        - 理论：贫血的适应性反应及脑灌注升高
    - 最后常发展为MM
    - 非典型部位可见动脉瘤
- MRS：梗死区乳酸峰升高、NAA峰下降、Cho升高、Cr峰下降（乳酸峰仅见于急性梗死）

超声表现

- 经颅多普勒超声（transcranial Doppler，TCD）：ICA/MCA近端狭窄造成远端血流高动力
    - 平均时间血流速度＞200cm/s→缺血性卒中高风险
    - 血流速度介于170～200cm/s之间，示具体情况而定

血管造影表现

- MM：ICA远端、COW近端狭窄，伴基底节及ECA→ICA侧支循环
    - MM与永存原始的颈动脉-基底动脉吻合之间的侧支循环
- 梭形动脉瘤
- 围术期的卒中风险高于其他患者：导管治疗前予以补液、输血

核医学表现

- PET、SPECT：局灶性脑灌注下降

成像推荐

- 最佳影像方案
    - MR/MRA±DSA
- 推荐检查方案
    - DWI可鉴别急性期与慢性期脑梗死
    - 由于贫血导致扰相失相位，快速血流造成亮血MRA序列中类似血管狭窄的表现；若怀疑狭窄，在亮血或暗血MRA中应采用尽可能低的TE

鉴别诊断

血管炎

- 特发性、感染性、自身免疫性、药物滥用造成的血管炎
- 典型影像学表现：皮层及深部白质梗死和脑实质出血

烟雾病（moyamoya，MM）

- 原发性MM

◦ 特发性、遗传性
- 其他原因导致的继发性 MM
  ◦ NF1、唐氏综合征、放射治疗、结缔组织病、血栓栓塞前状态

颅骨增厚伴板障增宽
- 其他慢性贫血（地中海贫血）

病　理

一般特征
- 病因
  ◦ 缺氧是异常的血红蛋白（Hg S）变“硬”→ RBCs 变为镰刀状
  ◦ 镰状 RBCs 可塑性丧失，无法通过毛细血管→血管闭塞（“危象”）、细胞破坏（溶血）
  ◦ 镰状 RBCs 黏附于血管内皮细胞→内膜弹力层断裂、肌层变性→大血管病变 ± 动脉瘤形成
- 遗传学
  ◦ 血红蛋白 β 基因点突变，Chr 11p15.5：谷氨酸替代了缬氨酸
  ◦ SCD：常染色体隐性，两条 β 珠蛋白均受累
  ◦ 镰状细胞特性：1 条 β 血红蛋白链受累→轻型病例
    ▪ 携带者
    ▪ 对疟疾抵抗力↑（因此流行）
- 相关异常
  ◦ 贫血、网织红细胞增多、粒细胞增多症
  ◦ 肺炎球菌的易感性增加（由于脾功能异常所致）
  ◦ 偶尔可致脑假瘤

直视病理特征
- 骨、脑、肾、脾梗死；肝大

显微镜下特征
- 严重贫血，血涂片可见镰状细胞
- 由于镰状 RBC 聚集导致血管闭塞

临床问题

临床表现
- 最常见的体征 / 症状
  ◦ 局灶性神经功能缺损
- 其他体征 / 症状
  ◦ 儿童：学习困难、头痛、精神症状
- 临床特点
  ◦ 非裔美国儿童，伴发脑卒中
- 卒中
  ◦ SCD 患者的卒中发病率为 17%～26%
  ◦ 11% 的病例在 20 岁前发病，24% 的病例在 45 岁前发病
  ◦ 75% 为缺血性，25% 为出血性
  ◦ 20% 的儿童在 MR 上可有白质梗死表现，但无明显的神经功能缺损 =“静止性梗死”
    ▪ TCD 通常正常
    ▪ 合并轻度认知功能障碍
    ▪ 相比 MR 正常的患者，卒中风险增高 14 倍
  ◦ 若 TCD 示 ICA 或 MCA 流速＞ 200cm/s，卒中风险增高 18 倍
- 危象期间可见骨梗死、非血管性坏死
- 骨髓炎，尤其由沙门菌导致的骨髓炎
- 肾乳头坏死及溃疡引起的肉眼血尿
- 高海拔暴露（如飞行）出现脾梗死
- 常见感染，尤其在脾梗死后的肺炎球菌感染

人群分布特征
- 年龄
  ◦ 儿童 = 成人
  ◦ 2～5 岁卒中风险最高
- 性别：无差异
- 种族：主要见于非裔美国人及其后代
- 流行病学
  ◦ 非裔美国人中出生患病率：1/375
  ◦ 出生时镰状细胞发生率：1/12
  ◦ 非裔美国儿童卒中的首要病因
  ◦ 血红蛋白镰状变患者颅脑病变（MR 下）发生率：10%～19%

自然病史及预后
- 出生后最初几个月，Hg S 替换 Hg F 之后出现难治性重症溶血性贫血
- 即便未发生脑梗死，依旧可出现认知功能障碍
- 缺血事件反复发生→卒中伴逐渐加重的运动及认知障碍
- 尽管存在并发症，患者通常可以存活到成年
- 若不输血治疗，SCD 预后较差

治疗
- TCD 筛查
  ◦ 若发现血流速度升高（＞ 200cm/s）提示应行脑 MR，规律输血治疗
  ◦ 规律输血治疗，保持 Hg S ＜ 30%
    ▪ 可降低达 75% 的卒中风险
    ▪ 减轻 COW 血管内膜增生
- 羟基脲类药物：降低疼痛危象及急性胸肺综合征发生率；改善血流速度
  ◦ 诱导 Hg F 生成，减少血管闭塞及溶血
- 预防性使用青霉素；肺炎球菌疫苗接种
- 骨髓移植是唯一的治愈手段
  ◦ 仅适用于少数能匹配 HLA 供体的患者
- 具有前景的治疗方法：干细胞疗法

诊断要点

读片要点
- 非裔美国儿童脑梗死常需要考虑 SCD

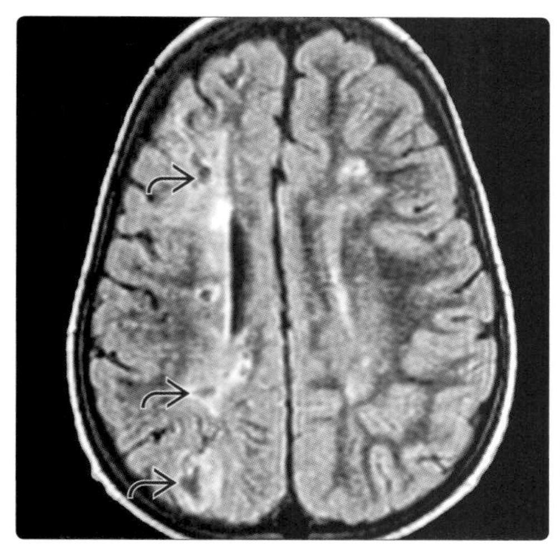

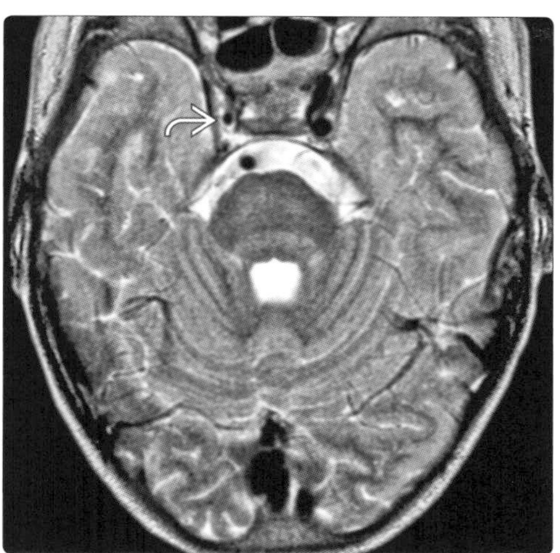

（左图）横断位 FLAIR 示 SCD 脑部典型表现，可见双侧深部白质及皮层（右侧）梗死以及局灶性囊状脑软化灶形成➡。梗死灶沿前后方向线性分布，符合分水岭梗死的分布模式。（右图）同一患者，横断位 T_2WI 示双侧颈内动脉不对称，右侧管径较细➡，脑损伤更严重。管径变细为镰状细胞血管病的表现之一

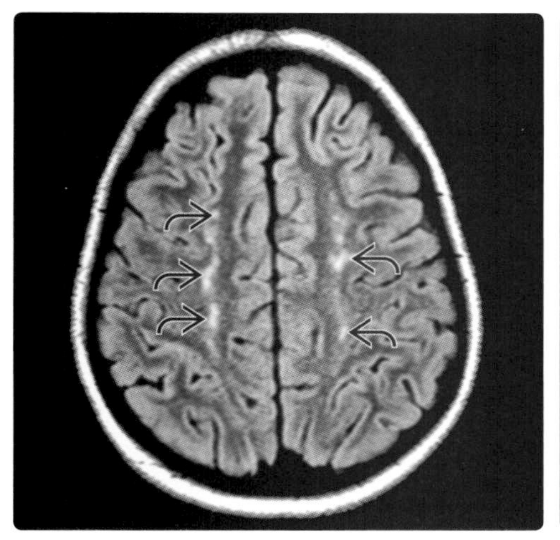

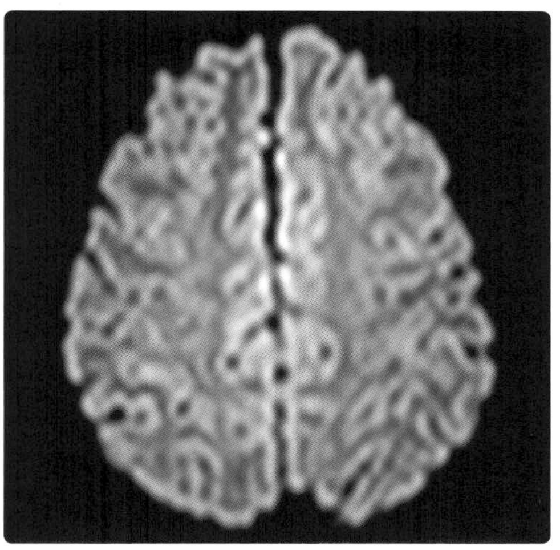

（左图）青少年患者，无症状 SCD，横断位 FLAIR 示深部白质分水岭处多发的、小灶性高信号病变➡。（右图）同一患者，横断位 DWI 未见弥散受限病灶，提示不存在急性梗死，即“静止性梗死”。虽然 MR 上存在脑梗死征象，但临床无明显的神经功能异常，经颅多普勒检测 ICA/MCA 流速通常亦正常。这些患者通常有轻度认知功能障碍，卒中风险升高

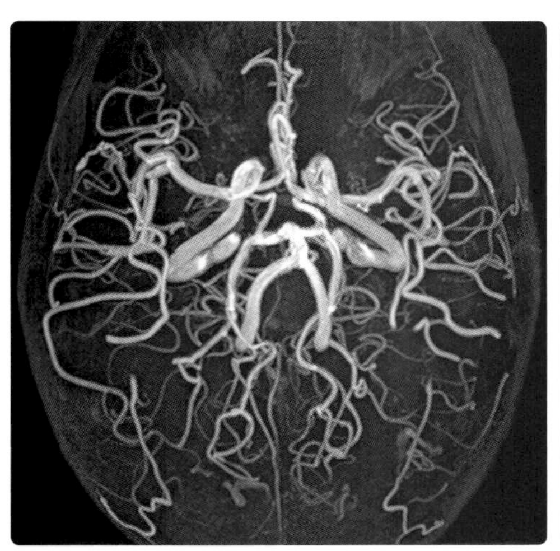

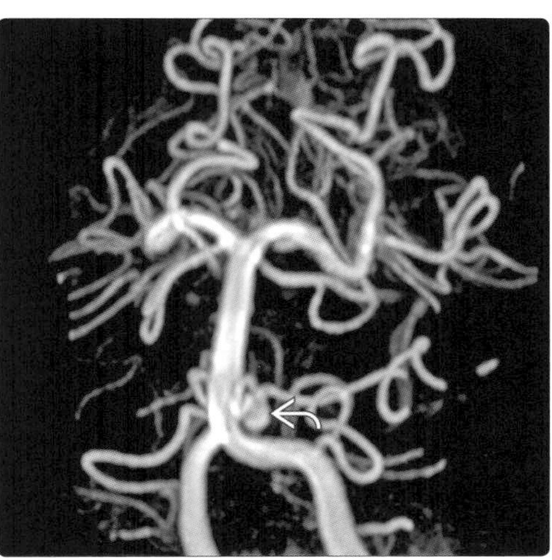

（左图）MRA 重建像显示 ICAs 远端、ACAs 近端及 MCAs 近端未见明显狭窄。这些血管轻度迂曲增粗，可能是对贫血和脑灌注增加等病理生理变化的应答反应。血管病变进行性发展，最终造成大、小型血管受损。（右图）同一患者，MRA 示基底动脉近端动脉瘤➡。SCD 患者罹患动脉瘤风险升高，发病部位通常不典型

儿童卒中

关键点

术语

- 血管完整性的破坏所致的急性神经功能改变

影像

- “岛带”征 = 岛叶皮层边界不清
- 大脑中动脉高密度征（hyperdense middle cerebral arteries sign，HMCAS）= 血栓栓塞的大脑中动脉密度增高
- CTA 在急性期可显示局灶性血管异常
- DWI 是对缺血性损伤敏感性最高的序列
  - 动脉闭塞后 45 分钟内即可出现弥散受限
- 灌注成像可明确缺血半暗带
- 动脉管壁影像学检查可检出血管病变

病理

- 超过 33% 的病例未发现潜在病因
- 前循环＞后循环；左＞右

临床问题

- 可误诊为癫痫（发作后表现）杰克逊麻痹
- 作为儿童死亡的重要原因之一，该病尚未得到充分认识
- 儿童卒中患者常有迟发表现（＞24 小时）
- 美国发病率（2~3）/100 000 每年
- 死亡率 0.6/100 000
- 较成人恢复能力更强
- 针对固定性血管和小血管病变的主要治疗是阿司匹林

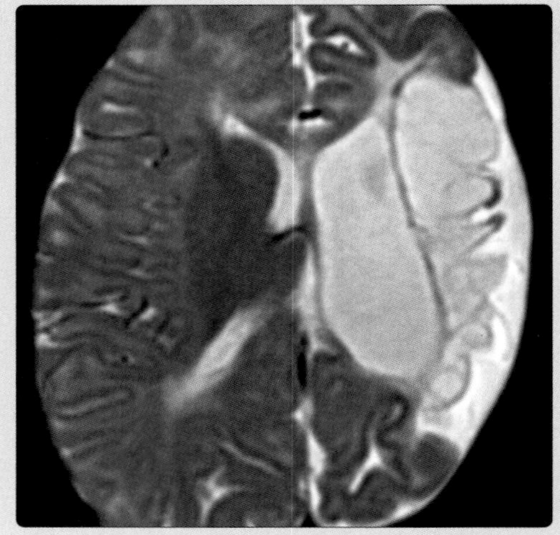

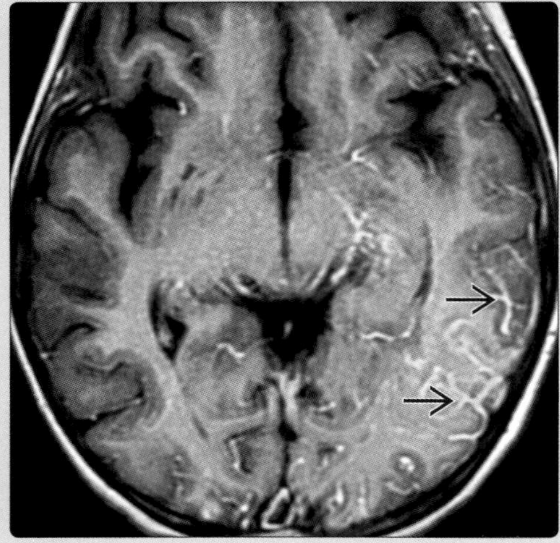

（左图）4 月龄患儿，左利手，横断位 T_2WI 示左大脑中动脉供血区成熟脑软化灶形成。左右利手的偏好不应出现于 12~18 月龄前。（右图）镰状细胞病患儿，继发烟雾病，横断位增强 T_1WI 扫描示强化的脑沟动脉呈典型的“爬行常春藤”征➡。大脑中动脉狭窄远端分支内的缓慢血流，使得造影剂缩短 T_1 的作用克服了流空效应，形成高信号

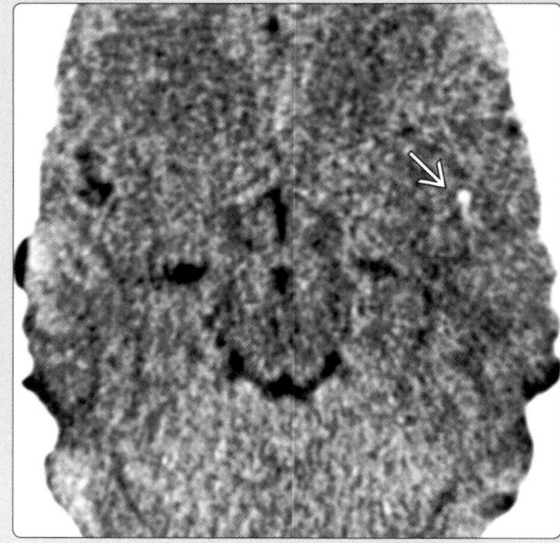

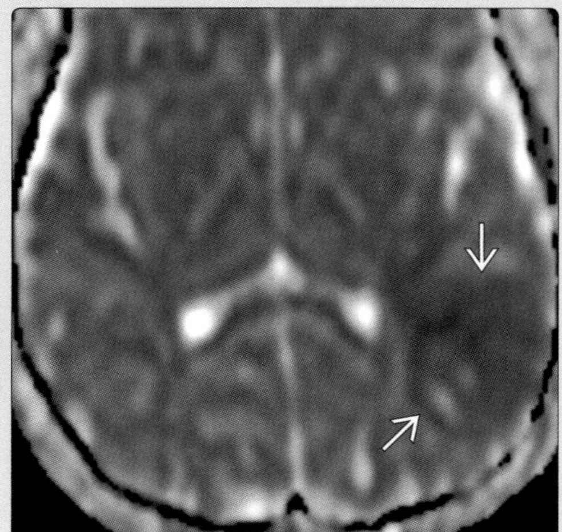

（左图）15 岁少年患者，言语困难伴右手无力，横断位 CT 平扫示大脑中动脉密度升高➡。患者于症状出现后 12 小时前来就诊，仅予阿司匹林治疗。（右图）同一少年患者，横断位 ADC 示左侧大脑中动脉供血区远端弥散受限➡。脑软化形成，但 6 个月后患者神经系统检查正常。即使在影像学表现相同的情况下，儿童神经功能的恢复能力明显高于成人

术 语

同义词

- 脑梗死、脑缺血

定义

- 血管完整性的破坏所致的急性神经功能改变
  - 可为动脉性或静脉性
  - 可为出血性或非出血性

影 像

一般特征

- 最佳诊断线索
  - 受累血管供血区水肿、弥散受限
- 位置
  - 大脑中动脉近端及远端供血区受累最为常见
- 形态
  - 动脉闭塞所致的卒中范围常与血管供血区相一致
  - 静脉引流区范围常不甚明确

CT 表现

- 平扫 CT
  - 受累灰质密度减低
    - "岛带"征
      - 岛叶皮层不可辨认
  - 大脑中动脉高密度征（HMCAS）
    - 血栓栓塞的大脑中动脉密度增高
  - 卒中的出血转化
    - 皮层出血通常为斑点状
    - 白质或深部核团出血常为团块样
      - 梗死组织内存在血肿
  - 静脉血栓患者硬脑膜窦密度增高
    - "Delta（Δ）"征
- 增强 CT
  - 梗死区强化通常出现于 5~7 天以后
  - 在无强化的血栓周围可见矢状窦壁的强化
    - "空 Delta（Δ）"征
- CTA
  - 对评估急性期局灶性血管异常无价值
  - 可清晰显示动脉闭塞 / 狭窄
  - 可用于评估血管的治疗效果
    - 血管完整性的重建可能与神经功能的恢复不相平行

MR 表现

- T_1WI
  - 受累血管供血区脑回肿胀，信号减低
  - 正常血管流空消失
    - 血流流动伪影可产生假阳性
    - 正常静脉可因血流缓慢而呈现不规则信号
- T_1WI 脂肪抑制
  - 脂肪抑制相可用于识别血管夹层中的新月形壁内血肿
    - 需与 MRA 配合使用
- T_2WI
  - 动脉闭塞 12~24 小时后，受累血管的供血区出现水肿
- FLAIR
  - 对于缺血所致的细胞毒性水肿较 T_2WI 更为敏感
    - 6~12 小时后出现高信号
  - 亦可见正常血管流空信号的消失
    - "爬行常青藤"征 = 动脉闭塞部位远端的脑沟内可见高亮血管影（血流缓慢）
      - T_1WI 增强扫描可见相同征象
      - 典型表现见于烟雾病
- T_2* GRE
  - 对血液成分的代谢产物敏感性高，特别是含铁血黄素
    - 可能影响急性期治疗方案的选择
- DWI
  - 对缺血性损伤最为敏感的成像序列
  - 动脉闭塞后 45 分钟内即可见弥散受限
  - ADC 图对除外 T_2 穿透效应所致的假阳性结果十分重要
- PWI
  - 卒中急性期可为高危脑区评估提供宝贵信息
  - 缺血半暗带 = 灌注减低但尚未发生梗死的部位（灌注 - 弥散不匹配）
  - 可用于发现卒中急性期治疗中可挽救的脑区
  - 动脉自旋标记技术有望在不使用造影剂的条件下进行标准灌注成像
- 增强 T_1WI
  - 最早发现远端动脉闭塞的征象 = 闭塞动脉远端供血区内的动脉强化
    - 远端血管床的侧支循环较慢
    - 快速动脉血流产生的正常流空效应被造影剂的短 T_1 作用所掩盖
  - 动脉壁成像（1mm 层厚增强三维成像）可发现血管病变
- MRA
  - 对大型及中型的脑动脉闭塞和狭窄敏感性较高
- MRV
  - 可评估局灶性血管闭塞、狭窄以及对治疗的反应情况
- MRS
  - 乳酸峰升高是缺血 / 梗死的标志

超声表现

- 灰阶超声
  - 急性 / 亚急性期受累血管供血区呈高回声信号
- 彩色多普勒
  - 新生儿囟门未闭者适宜采用直接多普勒检查评估

血管闭塞情况
- 经颅多普勒超声可经颞鳞部评估 Willis 环
  - 血流速度增快提示 MRA 图像上可能存在狭窄
  - 可用于镰状细胞病患儿的筛查

血管造影表现
- 儿童卒中的急性期很少需要进行介入血管造影检查
  - 仅适用于计划行血管内治疗时
- 细致评估原发性血管病的最佳方法

成像推荐
- 最佳影像方案
  - MR+ 弥散、灌注、MRA
    - 若 MRA 结果为阴性而 DWI 结果为阳性，建议行 MRV
- 推荐检查方案
  - 开发预先设计好的卒中影像方案可以增加效率和准确率

鉴别诊断

线粒体脑病
- 线粒体脑肌病伴高乳酸血症和卒中样发作综合征（MELAS 综合征）、肌阵挛癫痫伴破碎红纤维（myoclonic epilepsy with ragged red fibers, MERRF）

脑炎
- 病毒性脑炎、ADEM、大脑炎

中毒
- 一氧化碳中毒、乙二醇中毒

病　理

一般特征
- 病因
  - 超过 33% 的病例未发现潜在病因
- 相关异常
  - 心脏病（25%～50%）、镰状细胞血症（发病风险升高 200～400 倍）、外伤
  - 化疗、败血症

直视病理特征
- 病理表现与成人相似
- 前循环 > 后循环；左侧 > 右侧

临床问题

临床表现
- 最常见的体征 / 症状
  - 局灶性神经功能缺损常被淡漠、昏迷、易激惹等症状所掩盖
  - 癫痫=神经功能缺损多归为发作后状态(Jacksonian 瘫痪)
- 其他体征 / 症状
  - 言语障碍、步态异常
  - 25% 的病例中有短暂的前驱事件
- 作为儿童死亡的重要原因之一，该病尚未得到充分认识
  - 儿童卒中患者发病症状常常延迟（> 24 小时）
    - 儿童、看护者、医生对症状的认识和理解不足

人群分布特征
- 年龄
  - 1 岁以下婴幼儿发病率 / 病死率最高
- 性别
  - 男孩＞女孩
- 流行病学
  - 美国每年的发病率为（2～3）/100 000
  - 病死率：0.6/100 000
  - “卒中带”
    - 美国东南部发病率较高
  - 近期的头颈部损伤或感染增加卒中的发生比率
  - 伴有血管病的已知临床综合征（NF1、PHACE、镰状细胞病）

自然病史和预后
- 20%～40% 复发
- 儿童神经功能的恢复能力明显优于成年人
  - 合并的危险因素较少
  - 侧支循环较好

治疗
- 临床治疗机会 / 获益的时间窗明显短于成人患者
- 对于存在明确的血管损害或血管病变的慢性期患者，阿司匹林是主要治疗手段
- 对于高危的镰状细胞病患儿可予输血治疗
- 少数病例曾采用溶栓治疗
  - 出血风险高于可接受的水平
  - 大量病例采用相对保守治疗手段，预后较好，因此溶栓治疗的应用较少

诊断要点

关注点
- 对于新发癫痫患儿，常规考虑卒中的可能

读片要点
- 必须明确有无出血性并发症

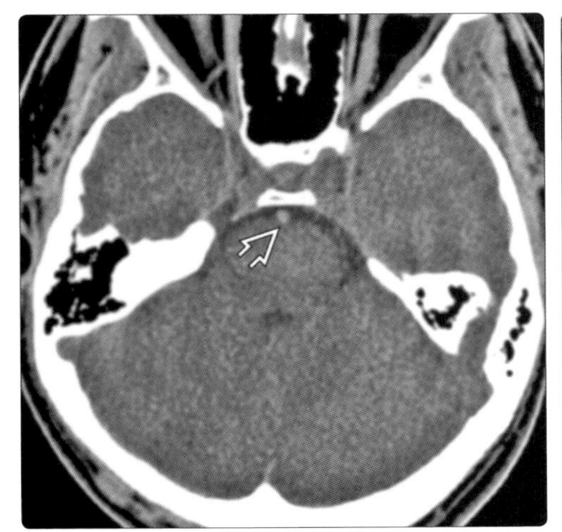

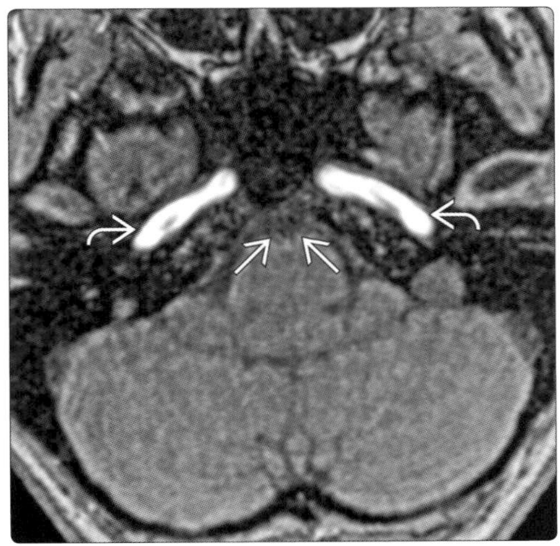

（左图）12岁患儿，炎性肠病，伴间歇性构音障碍及无力，横断位CT平扫示基底动脉中段➡密度异常增高，不除外血栓形成。（右图）同一患儿，横断位MRA示基底动脉血流信号消失➡，颈内动脉血流正常➡。6小时内行静脉内TPA治疗，尽管随访复查显示血管内未见明显连续的血流信号，术后临床症状消失，完全恢复

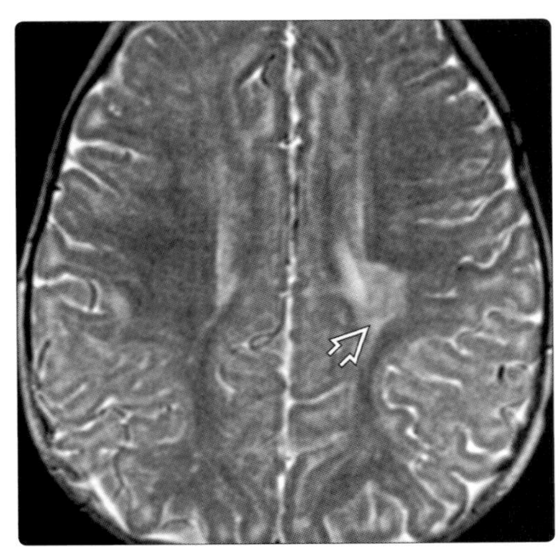

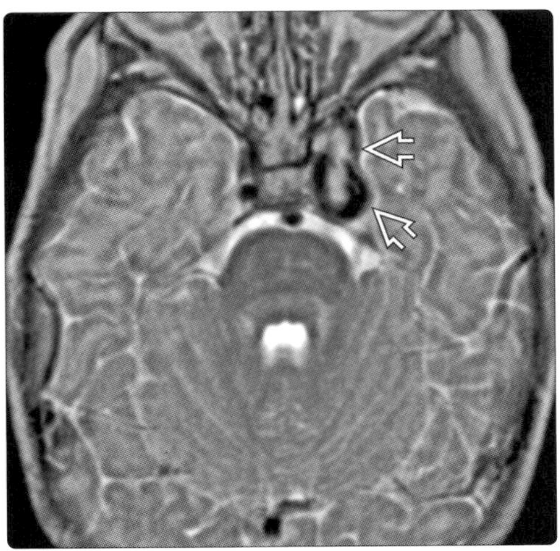

（左图）左利手患儿，7月龄，横断位T_2WI示左侧脑室周围白质内可见灶性胶质增生➡。（右图）同一患儿，海绵窦水平横断位T_2WI示左侧颈内动脉海绵窦段动脉瘤➡。动脉瘤行弹簧圈栓塞术，并诊断伴有NF1。大多数围产期卒中很少发现末梢血管病变，但需注意排除可治性病变的可能

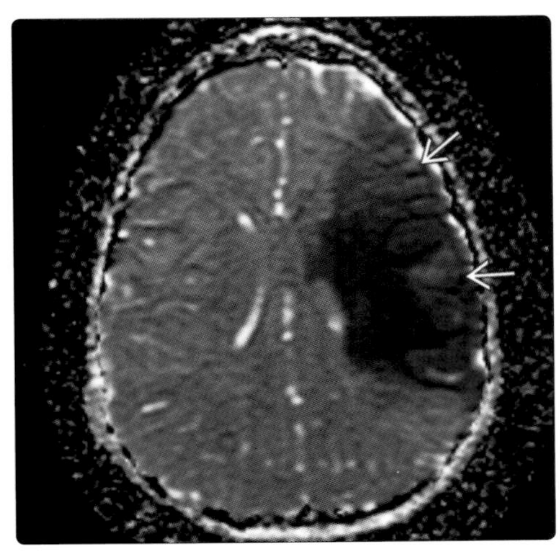

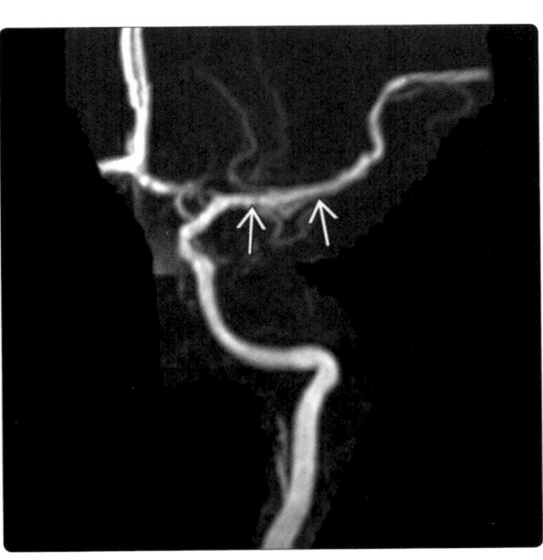

（左图）男性患儿，在与兄妹游戏时头部受重击1小时后发作偏瘫，横断位ADC图示大脑中动脉供血区低信号➡，弥散受限，提示急性大脑中动脉梗死。患儿2周前曾患病毒感染性疾病。（右图）3D TOF MRA重建前后位图像示左侧大脑中动脉M1段局部管腔狭窄，且不规则➡。诊断为继发于近期感染的血管病变，轻微的外伤加重该病变

积水性无脑畸形

关键点

术语

- 宫内大脑半球结构破坏

影像

- 大脑缺如，颅腔内充满脑脊液
- 丘脑、小脑、脑干、大脑镰完整
- 常可见颞叶、枕叶残余
- 大头畸形

主要鉴别诊断

- 重度脑积水
- 前脑无叶无裂畸形（alobar holoprosencephaly，HPE）
- 严重双侧分离型脑裂畸形（open-lip schizencephaly）
- 囊性脑软化

病理

- 宫内大脑前循环受损
- 提示性病史：缺氧、感染、易栓状态、母亲毒素暴露史、放射线损伤、遗传因素、双胞胎输血症候群

临床问题

- 新生儿大头畸形、发育障碍、颅骨透明征
  - 高应激状态、反射亢进、癫痫
- 神经功能基本丧失，仅保留脑干功能
- 预后：多于婴儿期死亡，长期幸存者罕见
- 脑室分流治疗大头畸形

诊断要点

- 大脑镰完整是积水性无脑畸形与前脑无叶无裂畸形的鉴别点
- 贴附于颅骨内侧的薄层大脑皮层是重度脑积水与积水性无脑畸形的鉴别点

（左图）冠状位示意图示积水性无脑畸形典型特征。大脑半球几乎全部缺如，但丘脑、脑干、小脑结构完整。大脑镰➡似“漂浮”于充满脑脊液的颅腔上部。（右图）横断位 CT 平扫示大脑半球被脑脊液所取代，除颞叶内侧以外大脑皮层广泛缺失➡。由大脑后循环供血的颅后窝和间脑结构完整

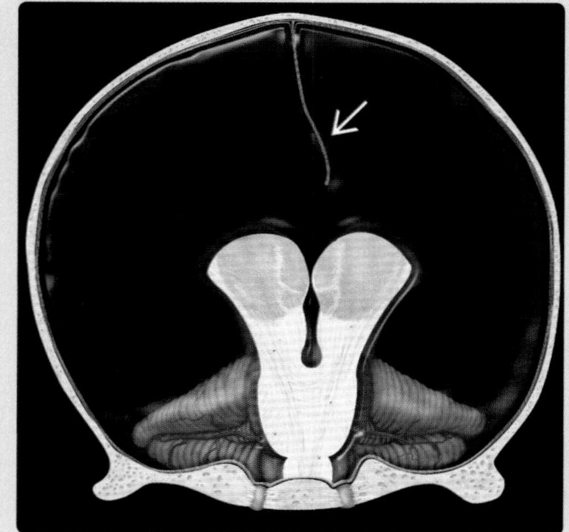

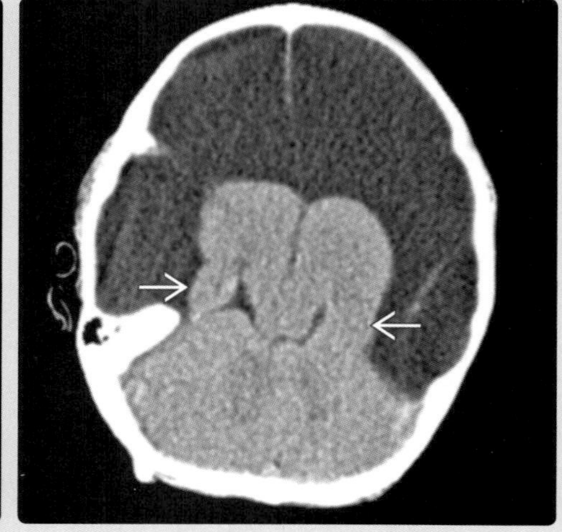

（左图）颅顶水平横断位 CT 平扫示端脑几乎完全消失，大脑镰完整，少量额叶↪、顶叶及枕叶➡残存。由于脉络丛持续分泌脑脊液，导致积水性无脑畸形患儿通常表现为大头畸形。（右图）横断位 T_2WI 示颞叶后部及枕叶皮层↪，丘脑结构基本正常➡，其余颅腔均为脑脊液填充

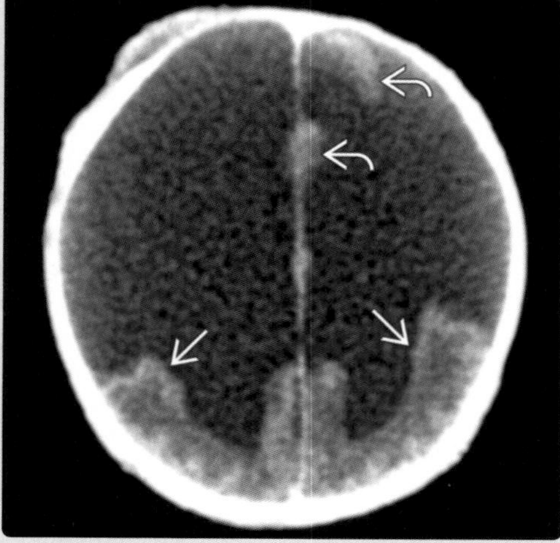

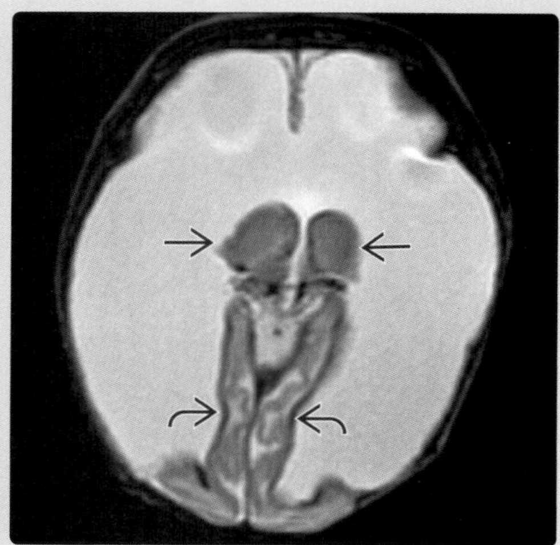

术语

定义

- 宫内大脑半球结构破坏
- 半球型积水性无脑畸形：罕见的单侧型积水性无脑畸形

影像

一般特征

- 最佳诊断线索
  - 大脑缺如，颅腔内充满脑脊液
  - 大脑镰和颅后窝结构完整
- 位置
  - 大脑半球
- 形态
  - “水囊脑”
- 丘脑、小脑、脑干、大脑镰完整
- 常可见内侧颞叶、枕叶残余

CT 表现

- 颅腔内充满脑脊液
- 大头畸形

MR 表现

- 大脑皮层缺如
- 大脑镰完整或部分缺如
- 残余脑结构中无胶质细胞增生

超声表现

- 颅腔无回声

其他辅助检查表现

- CTA、MRA：颈内动脉床突上段及其分支血管闭锁、狭窄、闭塞、畸形或正常
- 产前超声 /MR：严重出血可能预示积水性无脑畸形

成像推荐

- 最佳影像方案
  - 产前超声为治疗性干预提供可能
  - 产后 MR 为损伤程度最佳的评估手段

鉴别诊断

重度脑积水

- 可见大脑皮层受压变薄紧贴颅骨内侧

前脑无叶无裂畸形（HPE）

- 中线结构融合；大脑镰缺如

严重双侧分离型脑裂畸形

- 外侧裂周畸形脑裂，内衬异常灰质

囊性脑软化

- 脑内散在分布的囊腔，伴胶质细胞增生

病理

一般特征

- 病因
  - 宫内大脑前循环受损
  - 发生于孕 20~27 周的脑损伤可致脑组织液化性坏死
  - 提示：缺氧、感染、易栓状态、母亲毒素暴露史、放射线损伤、遗传因素、双胞胎输血症候群
  - *COL4A1* 基因突变，伴产前大出血
- 遗传学
  - 散发性
  - 罕见的常染色体隐性遗传综合征
    - Fowler 型：积水性无脑畸形、胎儿无动症、中枢神经系统血管病变
    - 微积水性无脑畸形：积水性无脑畸形、小头畸形、体型小（Chr 16p13.3-12.1）
- 相关异常
  - 少数报告：血管畸形、肾发育不良

直视病理特征

- 大脑半球脑实质被内衬柔脑膜、充满脑脊液的“囊腔”取代

显微镜下特征

- 残余脑实质可见内含铁血黄素颗粒的巨噬细胞

临床问题

临床表现

- 最常见的体征 / 症状
  - 大头畸形（脉络丛结构完整，脑脊液分泌过剩）
- 其他体征 / 症状
  - 高度应激状态、反射亢进、癫痫
- 临床特点
  - 新生儿大头畸形、发育障碍、颅骨透明征

人群分布特征

- 年龄：通常在出生后几周内诊断
- 流行病学：出生发病率 < 1 : 10 000；年轻女性妊娠患病风险增加 10 倍以上

自然病史及预后

- 神经功能基本丧失，仅保留脑干功能
- 进行性脑积水需分流脑脊液

治疗

- 脑室分流术治疗大头畸形
- 脉络丛内镜电凝术

诊断要点

读片要点

- 大脑镰完整是积水性无脑畸形与前脑无叶无裂畸形的鉴别点
- 贴附于颅骨内侧的薄层大脑皮层是重度脑积水与积水性无脑畸形的鉴别点

脑挫伤

关键点

术语
- 脑表面的损伤，累及灰质及相邻的皮层下白质

影像
- 最佳诊断线索：斑点状出血及周围水肿
- 典型部位：邻近不规则的骨性突起或硬膜反折处
- 额叶前下部及颞叶前下部最为常见
- FLAIR：对高信号的皮层水肿及蛛网膜下腔出血显示最好
- GRE：低信号出血灶，呈"开花样"
- 最佳影像方案
  - CT 用于检出急性出血性脑挫伤、其他颅内病变及脑疝
  - MR 用于检出病变及其边界范围
- 冲击伤：冲击点下方脑组织的直接损伤
- 对冲伤：损伤位于冲击点对侧部位，通常较冲击伤严重

主要鉴别诊断
- 梗死
- 静脉窦血栓
- 脑炎
- 低级别肿瘤
- 短暂发作后改变

病理
- 炎症→恶化／病变增大

临床要点
- 初始症状：挫伤→意识不清
- 主要目的：防止并治疗继发损伤
- 占位效应和脑疝可能需要抽吸减压

（左图）冠状位示意图为闭合性颅脑损伤的病理表现。注意出血点累及多处脑回的灰质➡，轴索及深部灰质损伤，创伤性蛛网膜下腔出血⇨位于基底池及外侧裂。（右图）图示红色为脑挫伤最常见的部位。绿色为较罕见的部位。最常见部位为额叶前下部及颞叶前下部

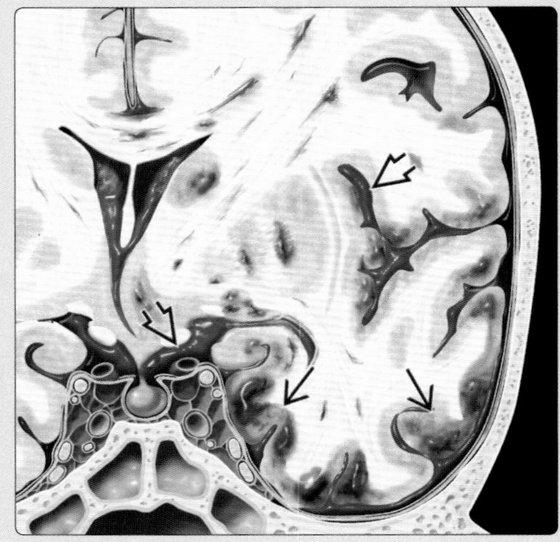

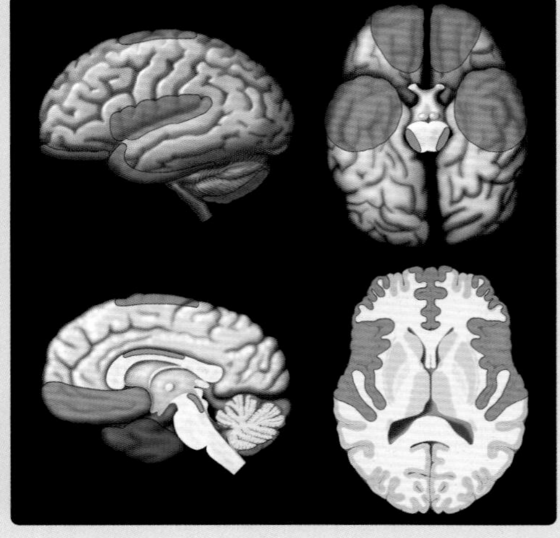

（左图）死于闭合性颅脑损伤的患者大体病理显示双侧额叶及颞叶脑挫伤出血➡以及鞍上池⇨的创伤性蛛网膜下腔出血（R. Hewlett, PhD. 提供）。（右图）CT 平扫显示严重脑外伤患者大范围的额颞叶脑挫伤➡以及创伤性蛛网膜下腔出血⇨

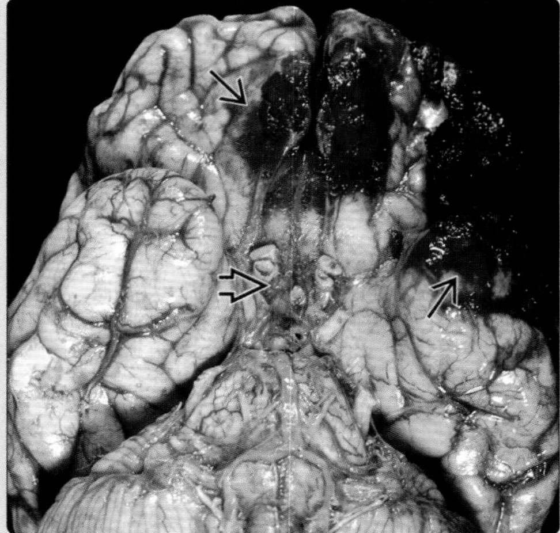

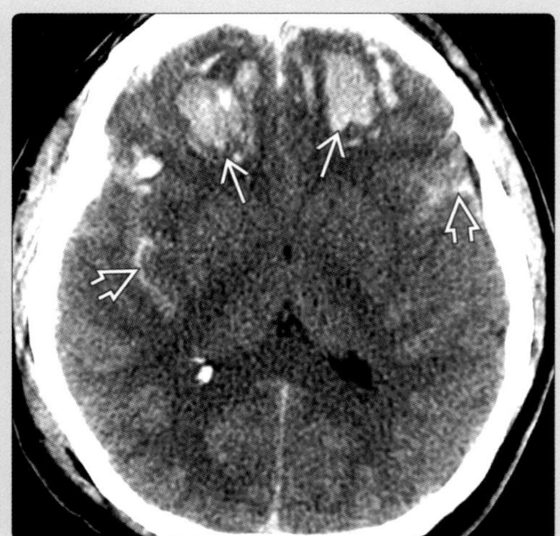

脑挫伤

术 语

定义

- 脑表面损伤累及灰质及相邻皮层下白质

影 像

主要特点

- 最佳诊断线索
  - 斑片状出血伴周围水肿
- 位置
  - 典型部位：临近不规则的骨性突起或硬膜反折处
    - 额叶前下部及颞叶前下部最为常见
    - 25% 位于矢状窦旁（“滑行”脑挫伤）
  - 少见部位
    - 临近小脑幕：顶叶下部 / 枕叶、颅后窝
    - 临近枕大孔：小脑扁桃体
  - 冲击伤：受力点下方脑组织的直接损伤
  - 对冲伤：损伤位于受力点对侧部位，通常较冲击伤严重
- 形态
  - 早期：斑片状，边界不清，沿脑回顶部表面分布的点状或线样出血灶
  - 24～48 小时：现有病灶变大，出血更多；出现新病灶
  - 慢性：脑软化伴体积缩小
  - 多发，90% 的病例为双侧

CT 表现

- 平扫 CT
  - 早期：斑片状，边界不清，低密度水肿伴点状高密度出血
  - 24～48 小时
    - 水肿，出血，逐渐加重的占位效应
    - 可能出血新发的出血灶伴水肿
    - 出血可能融合
  - 慢性
    - 变成等密度，而后低密度
    - 脑软化及脑萎缩
  - 继发病变
    - 脑疝 / 占位效应伴继发脑梗死
    - 出血导致的脑积水
- CT 灌注
  - 在检出脑挫伤上比平扫 CT 更敏感（分别为 87.5% vs. 39.6%）

MR 表现

- T_1WI
  - 急性：不均匀等信号及占位效应
  - 慢性：局灶或弥漫性萎缩
- FLAIR
  - 急性：对高信号的皮层水肿及蛛网膜下腔出血（SAH）显示最好
  - 慢性
    - 高信号脱髓鞘及胶质瘢痕
    - 低信号含铁血黄素沉积
    - 低信号空洞（囊性脑软化）
- T_2^* GRE
  - 急性：“开花样”低信号出血灶
  - 慢性：低信号含铁血黄素沉积
- DWI
  - 细胞凋亡区域呈高信号
  - 表观扩散系数（ADC）减低与预后不良有关
  - 当 CT 及常规 MR 正常时，DTI 能够显示轻微颅脑创伤导致的白质损伤
  - 随访观察，部分各向异性指数减低与神经认知状态受损有关
- MRS
  - NAA 减低，胆碱升高
- SWI：对出血点及白质剪切伤最为敏感

核医学表现

- SPECT ^{99m}Tc-HMPAO 成像
  - 53% 的轻度损伤有局灶性改变
  - 外伤第 1 个月检查阴性提示预后良好
    - 阳性可提示临床预后不良

成像推荐

- 最佳影像方案
  - CT 用于检出急性出血性脑挫伤，其他颅内病变，脑疝
  - MR 用于检出病变及其边界范围
- 推荐检查方案
  - FLAIR 检出水肿及蛛网膜下腔出血（SAH）；GRE 检出出血性病灶

鉴别诊断

梗死

- 无外伤史
- 特征性急性发作性局灶神经功能缺失
- 血管分布：不累及额极及颞极

静脉窦血栓

- 水肿及出血临近阻塞的静脉窦

脑炎

- 无外伤史
- 单纯疱疹病毒典型累及颞叶内侧

低级别肿瘤

- 无外伤史
- 孤立的非出血性病变
- 不好发于额叶或颞叶前部

短暂发作后改变

- 无外伤史
- 既往或进行中的癫痫发作
- DWI 可能高信号，可快速强化

脑挫伤

病 理

一般特征

- 病因
  - 物体击中静止的头部
    - 冲击点下的直接损伤
    - 不伴骨折的脑挫伤少见
  - 运动中的头部：车祸，坠落
    - 加速或减速以及旋转力在脑不同部分表现为不同密度
    - 滑行损伤：皮层被蛛网膜颗粒固定于硬膜，皮层下组织滑行超过皮层
  - 交通损伤主要发生在年轻人（20～40 岁）
  - 坠落是婴儿（0～4 岁）和老年人（>70 岁）损伤的主要原因
- 相关异常
  - 70% 的患者有软组织损伤
  - 硬膜下血肿（SDH），创伤性 SAH，脑室内出血
  - 冲击点的颅骨骨折

直视病理特征

- 挫伤
  - 沿脑回表面水肿形成
  - 斑片状出血（多见于 24～48 小时）
  - 小的出血可融合为血肿
  - 迟发出血可在 24～48 小时后发生
- 撕裂伤
  - 脑内血肿伴有“爆裂”的脑叶
  - SDH 通过撕裂的脑组织和软脑膜 - 蛛网膜与脑实质血肿相通
- 慢性期液化及软化

显微镜下特征

- 毛细血管断裂→血液外渗：红细胞导致可见的出血，血浆导致水肿
- 血管周围出血，上皮细胞的胞饮作用增强，以及的细胞毒性水肿
- 与上皮细胞超微结构改变相关的血清蛋白 S100B & IL-6 的升高

细胞学特点

- 趋化因子，一氧化氮早期激活
  - 炎性反应→中性粒细胞氧化代谢功能增强→蛋白水解酶和神经毒性酶释放
  - 通过细胞、趋化因子、补体介导的炎症反应
    - 导致继发性缺血性损伤，挫伤扩大
  - CNS 细胞合成不同的趋化因子
    - 趋化因子 CCL2 在挫伤周围区域早期可有表达增高
    - 趋化因子 CXCL8（又名 IL-8）作为晚期炎症介质表达增高
  - 通过星形细胞激活及毛细血管受压、白细胞聚集，炎症过程导致挫伤周围的细胞毒性脑水肿
- 促炎因子活化和基质金属蛋白酶加剧血脑屏障破坏
- 受伤皮层上调过氧化物酶体增殖物激活受体（PPAR-α）的结合活性和蛋白表达
  - 高峰期出现在损伤后 24～72 小时，PPAR-α 激动剂可防止创伤性脑损伤（TBI）和卒中出现过度的氧化应激和炎症反应

临床要点

临床表现

- 最常见的体征 / 症状
  - 初始症状：混乱→迟钝
  - ± 脑功能障碍，癫痫

人群分布特征

- 年龄
  - 儿童：成人 =2：1，高危年龄在 15～24 岁之间
- 性别
  - 男：女 =3：1
- 流行病学
  - 在脑创伤相关的住院治疗中，脑挫伤年发生率为 200/100 000
  - 挫伤为第 2 常见的原发性创伤性神经元性损伤（44%）
    - 弥漫性轴索损伤（DAI）最为常见
  - 在美国，每年 14 万人罹患 TBI，50 000 死亡，80 000 长期残疾
  - 在美国，TBI 导致 6.5% 的死亡（32/100 000）

自然病史及预后

- 因原发损伤的程度不同而有差异
- 结局的严重程度取决于最初受伤后大脑的损伤程度
  - 继发病变：缺氧，低血压，缺血，脑水肿，颅内压增高
- 最高致死率：老年人
  - 年龄每增加 10 岁，不良结果的概率线性增加 40%～50%
- 90% 的患者存活
  - 25% 的患者有明显的后遗症
- 颞叶、特别是脑干挫伤是预后不良的独立危险因素
- 在严重的 TBI，63% 有较好的临床预后，32% 有极好的临床预后

治疗

- 核心目标：防止或快速治疗继发损伤
- 占位效应及脑疝可能需要抽吸减压
  - 局灶血肿可能比出血性挫伤更易手术控制
  - 清除可见的损伤组织可阻止继发损伤引起的瀑布效应（分子流注）
- 减轻继发效应，如颅内压升高、灌注障碍
- 脑室穿刺可监测及控制颅内压
- 长期（5 天）轻微低温可显著改善伴有脑挫伤和颅内高压的严重 TBI 患者的预后

诊断要点

关注点

- 若初始检查阴性但症状持续 24～48 小时建议复查

读片要点

- 额叶前下部最易损伤
- 混合密度的挫伤可为误认为常见的眶顶伪影

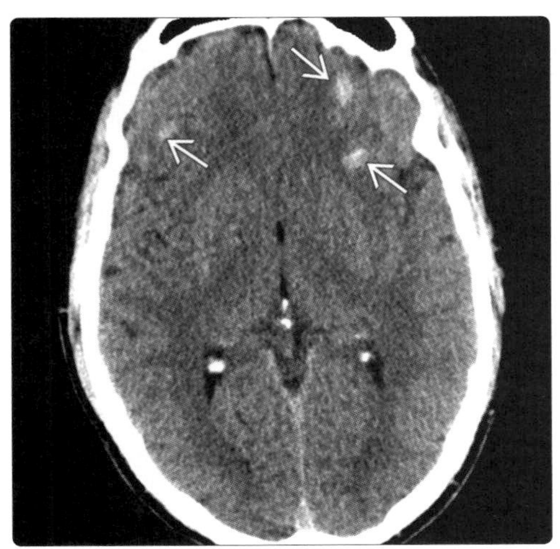

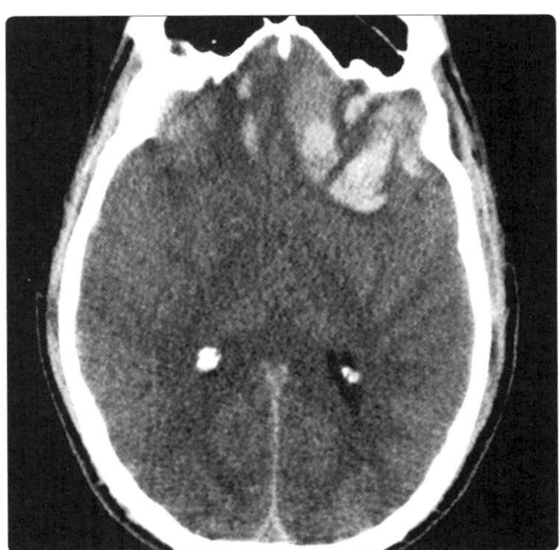

（左图）脑挫伤有随时间增大的趋势，如本病例所示。交通事故中强烈撞击的患者平扫 CT 示严重的额叶前下部点状出血➡，车祸现场 GCS 评分为 13 分。（右图）入院后数小时，患者突然恶化昏迷。平扫 CT 复查显示挫伤范围增大。混合密度斑块提示快速出血

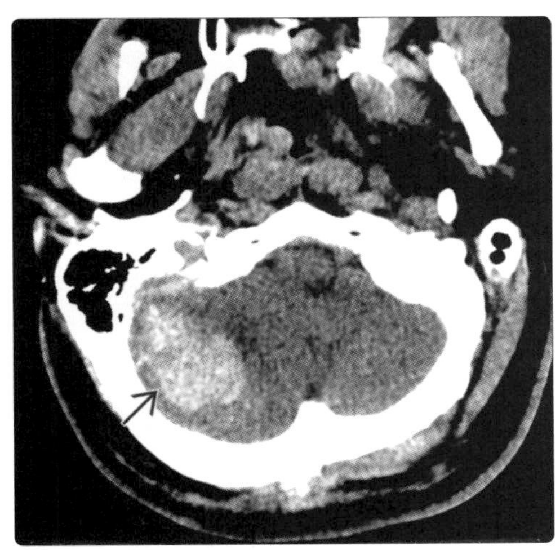

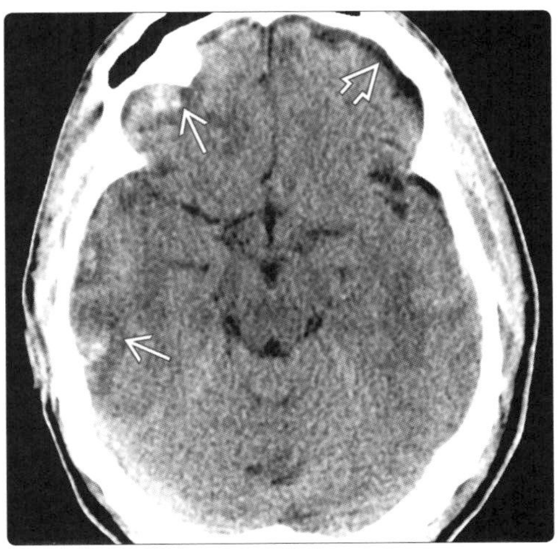

（左图）横断位平扫 CT 显示一冲击伤所致的右侧小脑半球出血性挫伤。挫伤已经融合为局灶性血肿➡。（右图）伤后 24 小时平扫 CT 显示额颞叶挫伤➡以及左额硬膜下积液➡

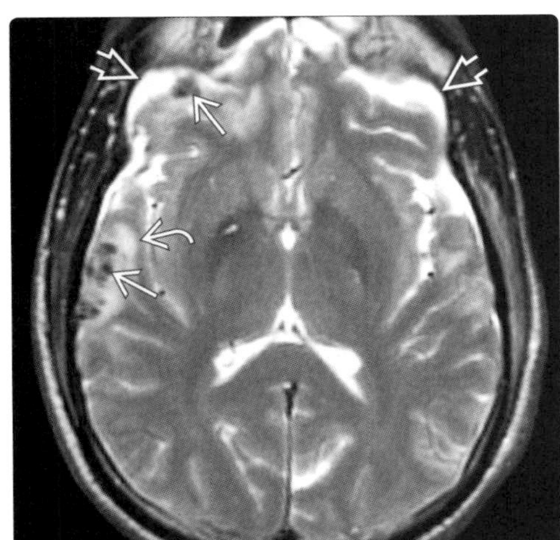

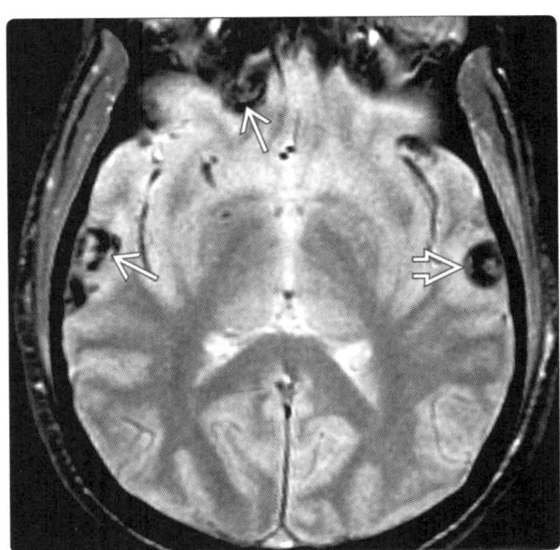

（左图）同一患者 CT 显示挫伤后立即行 MR 扫描➡示病灶旁水肿➡以及双侧少量硬膜下积液➡。（右图）同一患者 T_2* GRE 显示右额颞叶“开花效应”脑挫伤➡。一处 T_2WI 未见显示的左颞叶挫伤➡清晰可见

弥散性轴索损伤

关键点

术语

- 创伤性轴索牵张损伤

影像

- 灰白质交界区（67%）
  - 胼胝体（20%）（压部）
  - 深部白质（WM），脑干
  - 严重程度与深部脑组织受累有关
- 一般特征
  - 出血性与非出血性
  - 平扫 CT 正常（50%～80%）
- MR
  - FLAIR：非出血性弥散性轴索损伤（DAI）→点状高信号
  - GRE：继发出血的点状低信号
  - SWI：明显比 GRE 显示更多 DAI 病灶
  - 可表现为扩散受限及 ADC 降低

主要鉴别诊断

- 多发非出血性病变
- 多发出血性病变

病理

- 闭合性颅脑损伤→突然减速，角动量改变
- 与 WM 及深部脑组织相关的皮层不同速度旋转
  - 轴索牵张（很少断裂或“剪切”）
  - 特别是在不同密度的组织表面
- 80% 的病灶是微小的、非出血性的
  - 可见的病灶为“冰山一角”

诊断要点

- 如果症状与影像表现不符，应考虑弥散性轴索损伤
- 记住：异常位置越深，脑受损越严重

（左图）矢状图示胼胝体及脑干多发弥漫性轴索损伤出血点。（右图）图片红色为轴索损伤最常见的部位。绿色为经常但相对较少见的部位。中脑及脑桥上部（紫色）的损伤少见但通常是致命的。总之，病变位置越深，脑受损越严重

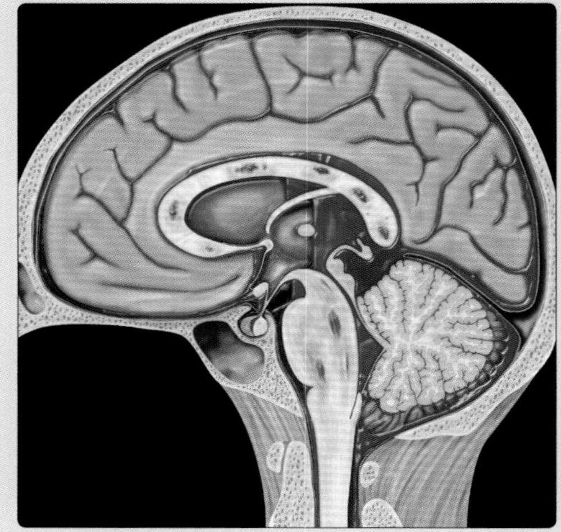

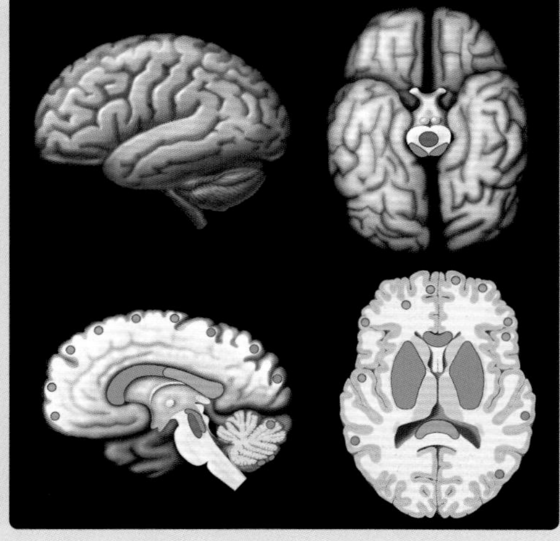

（左图）一位严重的非冲击性脑损伤患者的平扫 CT 显示弥散性脑水肿伴脑室缩小，脑沟裂及脑池变浅。弥散性轴索损伤（DAI）可见皮层下白质、中脑及左侧丘脑点线状的出血灶➡。（右图）同一患者更多层面头侧扫描显示放射冠➡与皮层下白质➩的其他出血性病灶

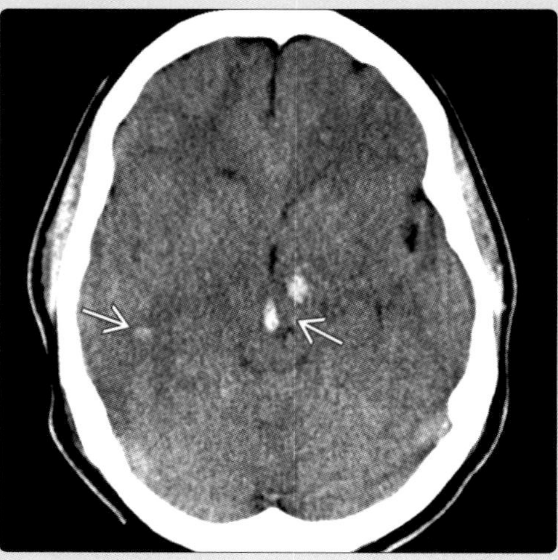

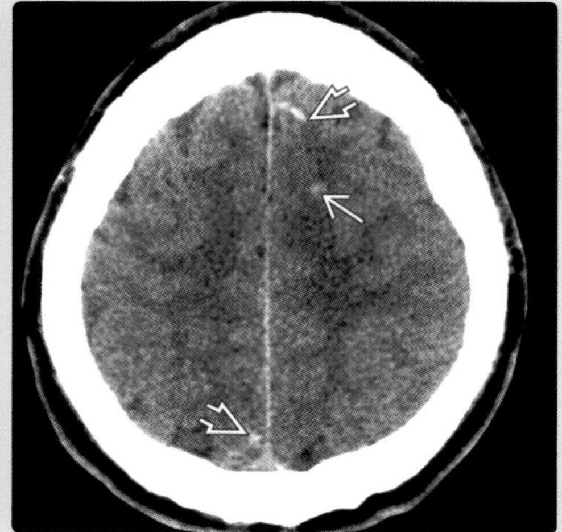

术 语

缩写

- 弥散性轴索损伤（diffuse axonal injury，DAI）

同义词

- 闭合性颅脑损伤（closed head injury，CHI）

定义

- 创伤性轴索牵张损伤

影 像

一般特征

- 最佳诊断线索
  - 灰白质交界区、胼胝体、深部灰质及脑干的点状病灶
- 位置
  - 灰白质（GM-WM）交界区（67%），特别是额颞叶
  - 胼胝体（20%），3/4 累及压部 / 体部后部下表面
  - 脑干，特别是中脑背外侧及脑桥上部（预后不良）
  - 较少见
    - 深部 GM，内 / 外囊，背盖，穹隆，放射冠，小脑脚
- 大小
  - 点状到直径 15mm 大小
- 形态
  - 点状、圆形、卵圆形，多为出血性
  - 几乎均为双侧多发病灶

CT 表现

- 平扫 CT
  - 通常正常（50%～80%）
    - >30% CT 阴性而 MR 阳性
  - 非出血性：小点状低密度灶
  - 出血性：小点状高密度灶（20%～50%）
  - 10%～20% 演变为伴有出血和混合水肿的局灶性占位病变
  - 复查可发现“新”病灶

MR 表现

- T_1WI
  - 通常正常
  - 如果 >1cm 且出血，高信号可持续 3～14 天
- T_2WI
  - 非出血性：点状高信号
  - 出血性：点状低信号
- FLAIR
  - 非出血性 DAI：点状高信号
  - 出血性 DAI：点状低信号
- T_2^* GRE
  - 由血液代谢产物磁敏感性所引起的点状低信号
  - 多发点状低信号可存在数年
  - 最敏感的“常规”序列，微出血可能只见于 GRE
  - GRE 病灶的数量与颅内高压及预后有关
- DWI
  - 可能显示扩散受限的高信号点：表观扩散系数（ADC）降低
  - 扩散张量成像（DTI）
    - 部分各向异性指数（FA）图显示白质纤维束的完整性及方向
    - 白质损伤降低各向异性
      - 可见于 FA 图
    - DTI“纤维束图”可描绘白质纤维束破坏的特征
      - 当常规序列，包括 GRE 正常时，可发现异常
- MRS
  - 正常脑表现
    - 继发于神经元损伤后的白质 N- 乙酰天门冬氨酸减低
    - 灰质胆碱升高，提示炎症
  - NAA/Cr 异常，Cho/Cr 可准确预测预后
    - 正常脑表现（85%）
    - 可见的脑损伤（67%）
- SWI
  - 明显比 GRE 显示更多 DAI 病灶
  - 应当成为创伤检查的“常规”序列

核医学表现

- PET
  - 扣带回、舌回、楔叶低代谢
    - 上述区域的功能障碍在神经心理障碍中起重要作用
- SPECT
  - 可能显示局灶性灌注异常

成像推荐

- 最佳影像方案
  - MR 用于检测
- 推荐检查方案
  - 非出血性：FLAIR 及 DWI
  - 出血性：SWI 最佳，但 GRE 为最佳“常规”序列

鉴别诊断

多发非出血性病变

- 老化：无外伤史，脑白质疏松及腔隙灶
- 脱髓鞘疾病：卵圆形，可强化
- Marchiafava-Bignami 综合征：慢性酒精中毒及营养不良患者胼胝体压部病灶
- 放射性治疗：可能导致胼胝体压部局灶性病变

多发出血性病变

- 淀粉样脑血管病：老年，血压正常
- 慢性高血压：年龄更大，高血压
- 海绵状血管畸形：各个年龄的出血
- 出血性肿瘤：强化的肿块

病 理

一般特征

- 病因
  - 皮层与深部脑组织以不同速度运动
    - 导致轴索牵张，特别是在密度不同的脑组织交界处
  - 创伤导致的惯性力
    - 加速或减速以及旋转或角动量的差别
    - 不一定要有头部冲击伤
  - 轴索牵拉，很少断裂或“剪切”（仅发生在严重损伤中）
  - 无破坏性损伤的轴索有
    - 外伤性去极化，离子流动，扩散受限，以及兴奋性氨基酸释放
    - 伴有糖酵解加速和乳酸堆积的代谢改变
    - 细胞肿胀，细胞毒性水肿，细胞凋亡
  - 胼胝体损伤
    - 认为源于旋转剪切或扭力
    - 大脑镰后部能防止组织移位，可承受局部更大的应力
- 遗传学
  - 对脑外伤显著的基因组反应
    - 诱发“即刻早期基因”
    - 激活信号传导通路
    - 载脂蛋白 E（apoE）基因型，淀粉样蛋白沉积可能影响临床结果

分期、分级和分类

- Adams 和 Gennarelli 分期
  - Ⅰ期：额叶及颞叶灰白质交界区病变（轻度脑外伤）
  - Ⅱ期：白质及胼胝体病变（中度脑外伤）
  - Ⅲ期：中脑背外侧及脑桥上部病变（重度脑外伤）
- 创伤外力的严重程度增加与更深部脑组织受累有关

直视病理特征

- 多发的，小的，圆形，卵圆形，线样病变

显微镜下特征

- 80% 的病变为镜下的非出血性病变
  - 可见的病变为“冰山一角”
- 胞浆运输障碍，轴索肿胀
- 轴索肿胀 2° 至“轴索显微外科术”及“收缩”球
- 小胶质细胞聚集
- 大量或微出血（穿支血管撕裂 = 弥漫性血管损伤）
- 华勒变性

临床问题

临床表现

- 最常见的体征 / 症状
  - 即刻意识丧失（LOC），轻度脑外伤逆行性遗忘
  - 在撞击时刻意识丧失：中度至重度脑外伤
  - 典型的立即昏迷
    - 严重病例呈持续的植物状态
    - 众多病例缓慢恢复
  - 比合并脑挫伤、颅内血肿、轴索外血肿者损伤更大
- 临床特征
  - 注意临床症状与影像表现不相符的患者
  - 最常见的原发性创伤性神经元损伤（48%）
    - 通常发生在高流速的 MVA
    - 入院时的 GCS 可能与结果无关

人群分布特征

- 年龄
  - 任何年龄，15～24 岁常见
  - 如果孕妇受到足够大的外力，可能发生在宫内
- 性别
  - 男性发生脑外伤可能性为 2 倍，高峰年龄在 20～24 岁
- 流行病学
  - 每年美国有 2 000 000 脑外伤
  - 儿童及青年人的主要死亡或致残原因
  - 中度或重度脑外伤占所有原发性轴索内创伤的脑病变的 50%
  - 致死性损伤中尸检率为 80%～100%
  - 幸存者每年花费 >40 000 000 000 美元（约为国民生产总值的 0.5%）

自然病史及预后

- 严重程度谱：轻度到重度
  - 轻度脑外伤最常见：临床异常可存在数月或更长
    - 头痛，记忆或轻度认知障碍，人格改变（脑震荡后综合征）
- 重度 DAI 较少导致死亡
  - >90% 呈植物状态（脑干未受累）
  - 病灶数目增加使预后不良
- 10% 的患者于 1 年内恢复正常功能
  - 可能经历长时间的症状
- 脑干损伤（脑桥延髓分裂）伴有即刻或早期死亡
- 神经认知功能异常存在于 100% 的重度脑外伤、67% 的中度脑外伤，以及 10% 的轻度脑外伤
  - 图像可能显著低估轻度和中度脑外伤的后遗症

治疗

- 没有实质的治疗；支持疗法
- 合并症的治疗：脑疝，出血，脑积水，癫痫

诊断要点

考虑

- 如症状与影像发现不符则考虑 DAI

读片要点

- 最佳检出方法为 FLAIR（非出血性）或 SWI（出血性）

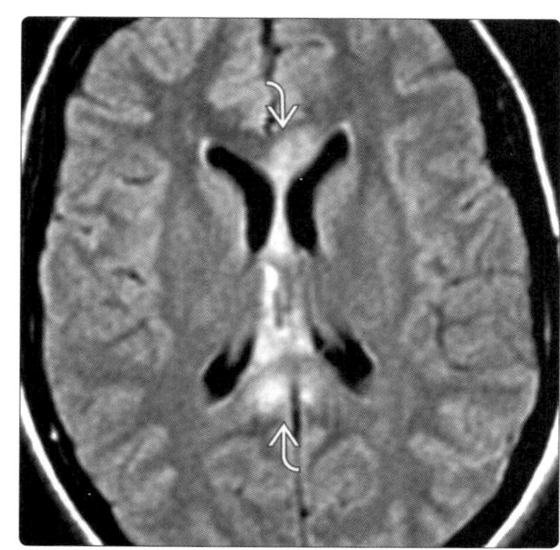

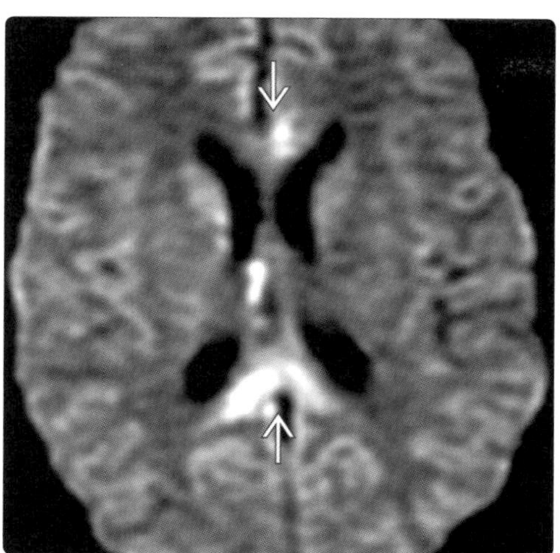

（左图）横断位FLAIR示累及几乎整个胼胝体的广泛损伤➡。另可见更深部的中脑损伤（未显示）。（右图）同一患者横断位显示胼胝体内扩散受限，是各向异性改变的证据➡

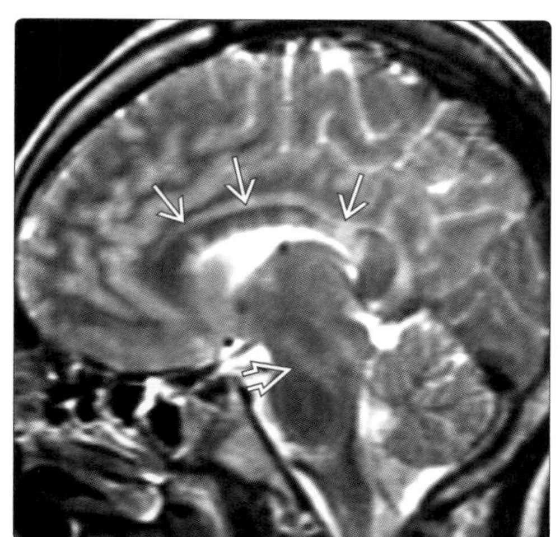

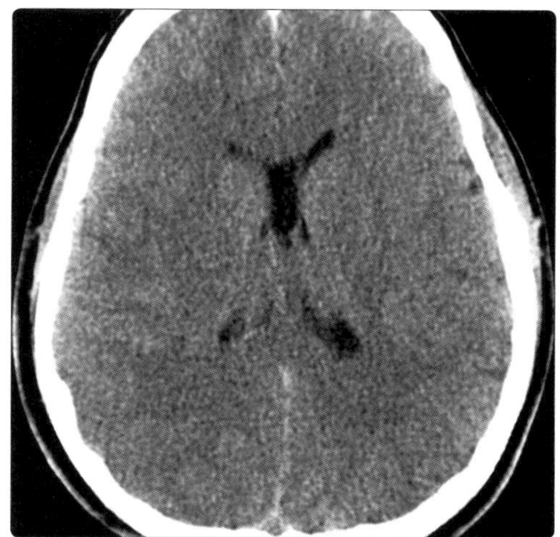

（左图）矢状位T_2WI示累及胼胝体的高信号的弥漫性轴索损伤➡以及中脑病灶➡。（右图）另一高速、高冲击力车祸的患者平扫CT显示仅有脑水肿。成像时GCS 8分，当患者进入急诊室时，GCS降为3分

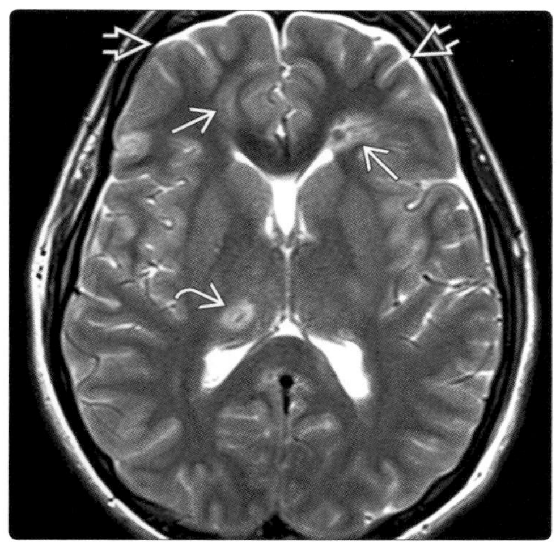

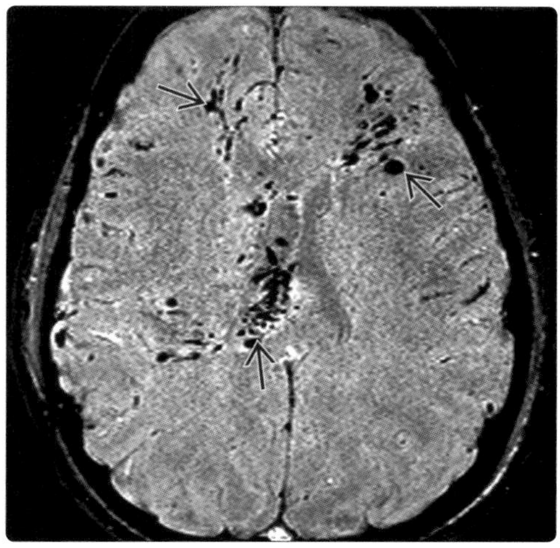

（左图）同一患者因临床与影像发现不相符，而在CT后立即进行了MR检查。T_2WI显示右侧丘脑➡以及双额叶白质高信号➡。蛛网膜撕裂可能是双额硬膜下积液的主要原因➡。（右图）同一患者的SWI显示皮层下及深部白质➡大量线样及卵圆形"开花效应"低信号，伴有弥散性血管损伤（重度DAI）

皮层下损伤

关键点

术语

- 皮层下损伤（SCI）：脑干、基底节、丘脑及三室旁的深部弥散轴索损伤
- IVH：脑室系统内出血
- CHI：位于脉络膜组织的出血

影像

- SCI：FLAIR 最为敏感→高信号病灶
- IVH：脑室内高密度出血，液 - 血平面常见
- CH：位于脉络膜组织的高密度出血

主要鉴别诊断

- SCI：海绵状血管畸形，腔隙性梗死，小血管缺血灶
- IVH：无
- CH：正常钙化可能掩盖小出血灶

病理

- SCI：最常见原因是破坏穿透和（或）脉络膜血管的剪切力
- IVH：室管膜下静脉的破坏
- CH：创伤性剪切力造成的脉络膜组织的损伤

临床问题

- SCI：严重神经功能缺失
- IVH：迟钝，癫痫
- CH：可导致 IVH
- 治疗 = 支持治疗，考虑到直接或合并异常（脑疝，血肿，脑积水，癫痫等）

诊断要点

- SCI：MR 优于 CT
- IVH/CH：CT 优于 MR

（左图）横断位 CT 平扫示右侧小脑中脚及小脑半球的高密度出血性皮层下弥漫性轴索损伤病灶➡。（右图）横断位 FLAIR 示顶盖的高信号皮层下损伤（本层面，下丘）➡及邻近蚓部↪。另见右颞叶出血性脑挫伤➡以及多发脑沟裂➡和脚间窝的蛛网膜下腔出血➡

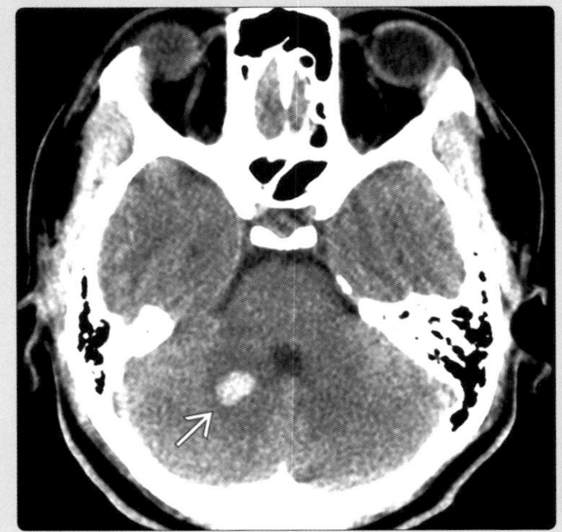

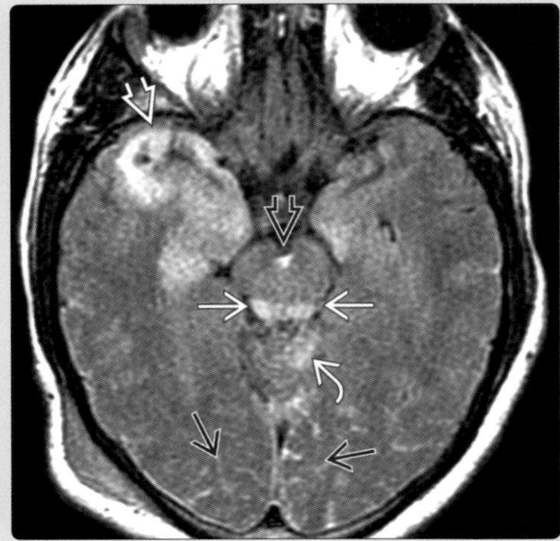

（左图）横断位 CT 平扫示双侧脑室内高密度的脉络丛实质内的脉络丛出血➡。注意蛛网膜下腔出血➡，胼胝体 DAI ➡，左侧尾状核出血性 DAI ↪，以及脑室造瘘引流管尖端➡。（右图）同一患者横断位 T_2WI 示低信号出血使脉络丛实质增大➡。注意增大的右侧脉络丛出血使透明隔弯向左侧➡。亦可见左侧尾状核出血性 DAI ↪

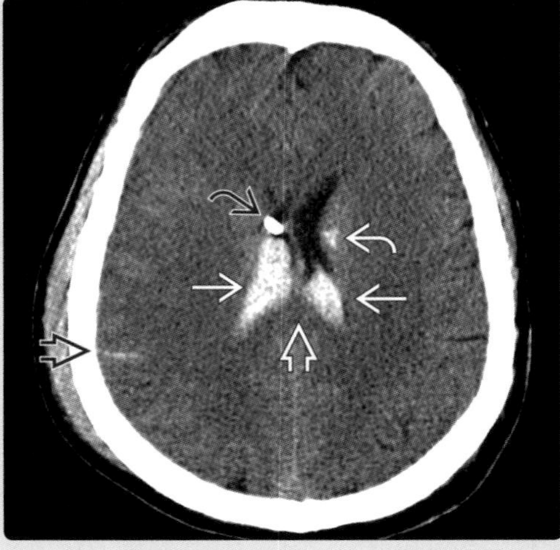

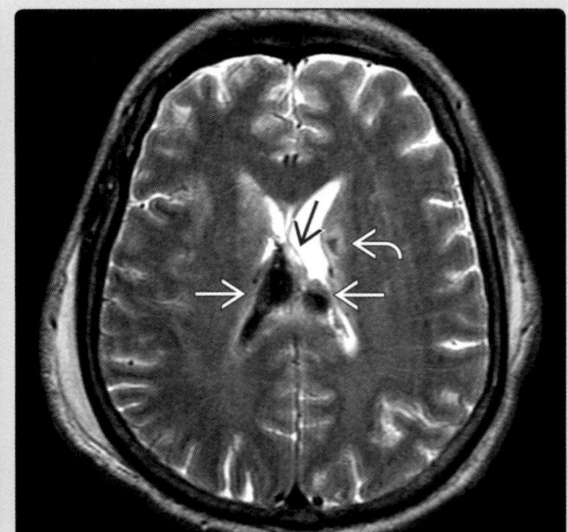

术　语

缩写

- 皮层下损伤（subcortical injury，SCI）

定义

- 位于脑干（brainstem，BS），基底节（basal ganglia，BG），丘脑及脑室的创伤性损伤，包括
  - 深部弥散性轴索损伤（diffuse axonal injury，DAI）-SCI 病灶
  - 脑室内出血（intraventricalar hemarhage，IVH）
  - 脉络丛出血（choroid hemorrhage，CH）

影　像

一般特征

- 最佳诊断线索
  - SCI：点状出血
  - IVH：平扫 CT 脑室内高于 CSF 的高密度，液-血平面常见
  - CH：平扫 CT 增大的高密度脉络丛
- 位置
  - SCI：脑干，基底节，丘脑，以及三室周围区域
    - 最常位于丘脑及壳核
  - IVH：脑室内
  - CH：位于脉络丛内
- 大小
  - SCI：受限于受累组织的大小
  - IVH：可充满或使脑室扩张
  - CH：受限于受累脉络膜大小
- 形态
  - SCI：点状，线样，球形
  - IVH：可脑室铸型
  - CH：受累脉络丛形状

CT 表现

- 平扫 CT
  - SCI：经常正常，或点状高密度病灶
    - 深部核团，脑干背外侧，中脑导水管周围
    - 明显出血罕见
  - IVH
    - 高密度脑室内出血
    - 可能充满脑室，甚至使脑室扩张
    - 液-血平面常见
  - CH：位于脉络膜的高密度出血

MR 表现

- T_1WI
  - SCI：急性期等信号
  - IVH：液-血平面常见
- T_2WI
  - SCI：急性期高信号
  - IVH：液-血平面常见
- FLAIR
  - SCI：检测高信号病变最敏感的序列
  - IVH：急性期可与 CT 相当
- T_2^* GRE
  - SCI：点状出血磁敏感
- DWI
  - SCI：扩散受限病灶
    - 表观扩散系数（ADC）降低
    - 白质损伤各向异性降低：见于 FA 图
    - DTI“纤维束图”可显示白质纤维束中断特征
    - 当包括 GRE 的常规影像正常时可检测异常
- SWI
  - 比 GRE 显示更多出血性病灶
  - 仍不是“常规序列”，可能影响治疗及预后

成像推荐

- 最佳影像方案
  - SCI：MR>>>CT
    - 方案与 DAI 相似
  - ICH/CH：平扫 CT>MR
    - 方案与蛛网膜下腔出血相似
- 推荐检查方案
  - SCI：FLAIR 及 GRE
  - ICH/CH
    - CT= 平扫 CT
    - MR=FLAIR 及 GRE

鉴别诊断

皮层下损伤

- 海绵状血管畸形：无创伤症状
- 腔隙灶：位于脑干被盖中央或基底节
- 小血管缺血灶

脑室内出血

- ± 脉络丛出血

脉络丛出血

- 正常钙化可能掩盖小出血

病　理

一般特征

- 病因
  - SCI：最常见原因是破坏穿透和（或）脉络膜血管的剪切力
    - 通常非常小，典型为非出血性
  - SCI：较少见
    - 脑剧烈运动使脑干背外侧撞击小脑幕切迹
    - 脑组织头尾方向突然移位造成的脑干前缘损伤
  - IVH
    - 皮层下室管膜静脉断裂（最常见）
    - 源自脉络丛出血
    - 剪切伤

- 基底节 / 脑内出血破入脑室内
- 孤立 IVH 无脑实质血肿少见
- CH：外伤性剪切力造成的脉络丛组织损伤

- 相关异常
  - SCI：各个时期 DAI 均存在（无例外），脑挫伤，脑实质出血
  - IVH：DAI，深部 GM/BS/ 脑内出血，蛛网膜下腔出血（SAH），脑挫伤，脑积水
  - CH：DAI，SAH，脑挫伤

分期、分级和分类

- SCI：脑干损伤（BSI）
  - 原发性损伤：创伤的直接结果
    - DAI；最常见的原发性 BSI
    - 直接裂伤 / 挫伤，罕见
    - 多发原发性点状出血，不合并更多的浅表 DAI
    - 脑桥延髓分裂或分离，可能没有广泛的脑损伤
  - 继发性损伤：创伤的间接结果，BSI 最常见的原因，通常为脑疝
- SCI：当 BSI → BS 出血
  - Ⅰ型：BS 中线喙前侧，脚间池后方（69%）
    - 合并前部碰撞；生存率为 71%
  - Ⅱ型：急性 BS 出血病灶（18%）
    - 合并小脑幕切迹疝及脑干压迫；存活率为 88%
  - Ⅲ型：任何 BS 出血
    - 合并小脑幕切迹疝及脑干压迫；死亡率为 100%

直视病理特征

- SCI
  - 通常为非出血性，与其他原发性脑内损伤相比，更易为出血性
  - 继发于基底节和丘脑丰富的穿支血管网络
- IVH
  - 血液收集于脑室系统
  - 血 - 脑脊液平面常见
    - 分层，而不是血凝块的形成，可能与脑脊液抗血栓形成的内在特性有关，这是由高浓度的纤溶激活因子造成的
  - 累及的脑室可呈铸型 / 扩张改变
- CH：出血的脉络丛组织

显微镜下特征

- SCI：点状出血
- IVH：血红蛋白进展不同于颅内血肿的变化
  - 高浓度脑脊液中，O_2 张力可延缓进展
- CH：血液渗入脉络丛组织

临床问题

临床表现

- 最常见的体征 / 症状
  - SCI：严重的神经功能缺失
    - 最初 Glasgow 昏迷评分低，昏迷
  - IVH：迟钝，癫痫

人群分布特征

- 年龄
  - 任何；最常见于 15～24 岁
- 性别
  - 男性遭受脑外伤的可能性为女性的 2 倍；高峰年龄位于 20～24 岁
- 流行病学
  - SCI：见于 5%～10% 的脑外伤，第 3 常见的原发性脑创伤
  - IVH：见于 60% 的胼胝体 DAI 患者，12% 见于无胼胝体病变者

自然病史及预后

- SCI：严重损伤的患者
  - 较差的预后，通常在创伤后即死亡
  - 苏醒缓慢，可有永久性的神经损伤 / 残疾
- SCI：可进展为脑干出血
  - 合并较高死亡率
- IVH
  - 逐渐吸收，但出血 >20ml 的患者吸收差
  - 脑积水少见
    - 早期：脑脊液出口受阻
      - 梗阻性，非交通性
      - 不对称脑室扩张
    - 晚期：蛛网膜再吸收脑脊液功能障碍
      - 梗阻性，交通性脑积水
      - 对称性脑室扩张
  - 第四脑室出血性扩张：预后不良，据报道死亡率为 100%
  - 位于基底部时，死亡率将增加 2 倍
    - 不能预测功能结果
- CH：可导致 IVH

治疗

- SCI
  - 支持治疗
  - 间接或合并症治疗：脑疝，血肿，脑积水，癫痫等
- IVH
  - 脑室造瘘
  - r-tPA 溶栓治疗后，效果良好
    - 有效且安全，尽管可有先前存在的多发性出血性颅内损伤
  - 平扫 CT 复查评估脑积水，治疗合并症

诊断要点

关注点

- 严重创伤导致 SCI：通常为高度复杂的病例，有大量的异常发现
  - 当你认为已经看完这个病例的时候，再看一遍！

读片要点

- SCI：MR 优于 CT
- IVH/CH：CT 优于 MR

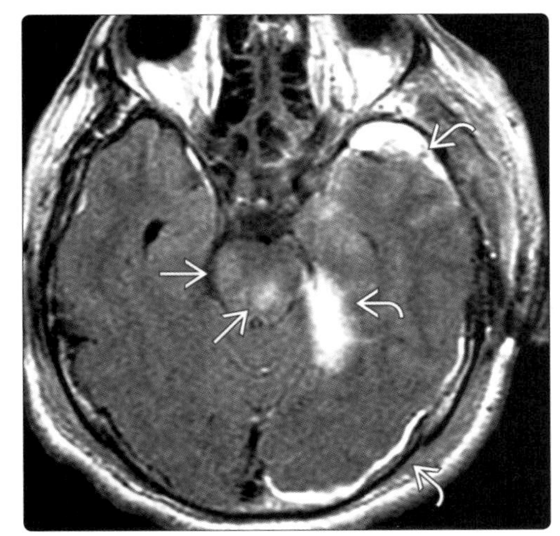
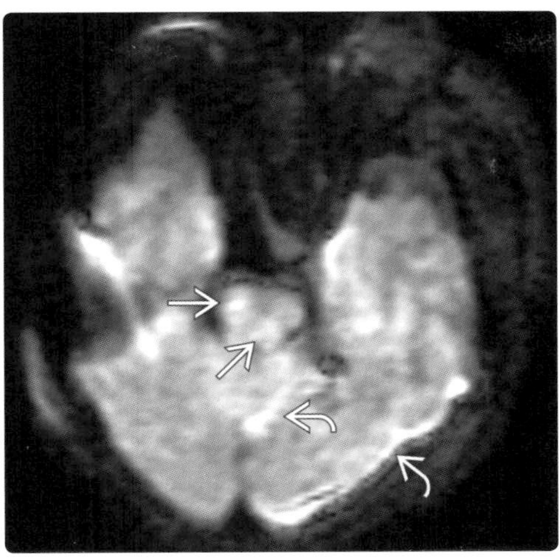

（左图）横断位FLAIR示中脑皮层下弥散轴索损伤（DAI）→。另可见硬膜下血肿↪。双侧大脑脚、左侧尾状核、内囊及豆状核前部的DAI未提供图片。双额叶及颞叶的出血性脑挫伤亦未提供图片。（右图）同一患者横断位DWI MR显示中脑SCI DAI病灶扩散异常→。注意硬膜下血肿↪

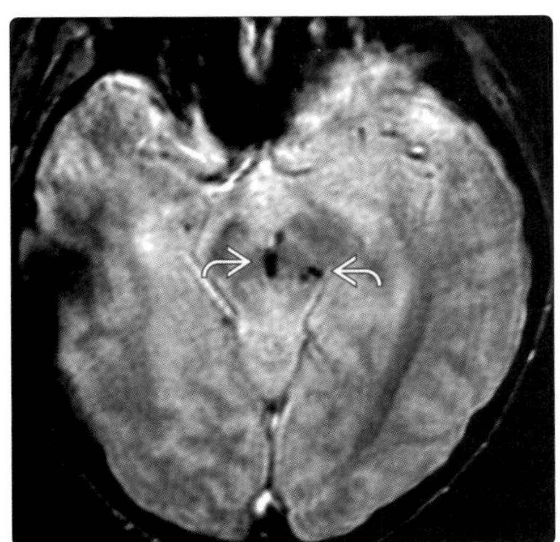
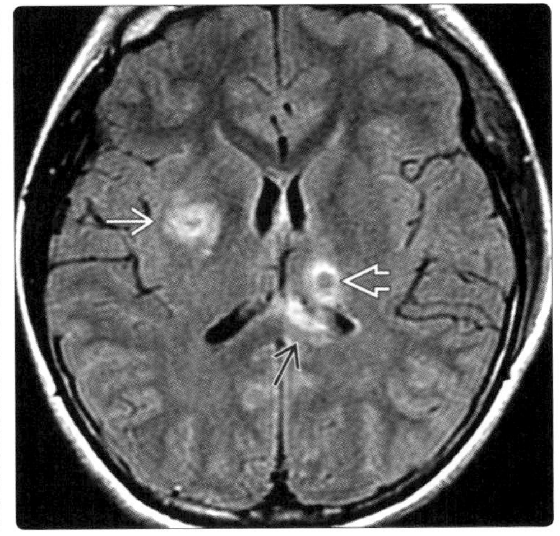

（左图）横断位T_2^* GRE示累及中脑及左侧大脑脚SCI DAI出血的磁敏感性变化↪。该患者有相应的偏瘫。（右图）同一患者横断位FLAIR示更多的右侧尾状核→，左侧丘脑⇨，以及胼胝体SCI DAI病灶→

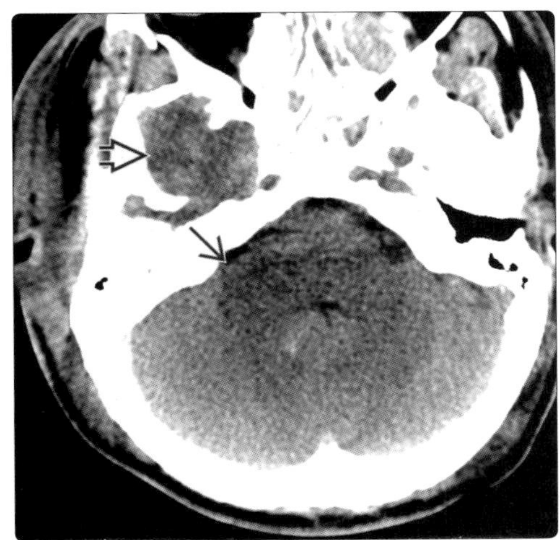
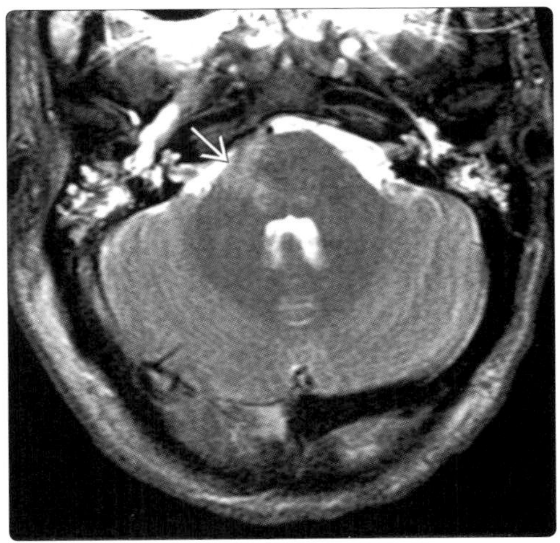

（左图）横断位CT平扫示SCI DAI累及右侧小脑中脚及脑桥呈稍低密度影→另可见右颞叶低密度脑挫伤⇨。中脑、右侧丘脑、胼胝体、双额叶及左侧枕叶的脑挫裂伤未提供图片。（右图）同一患者横断位T_2WI更好地显示了右侧大脑中脚/脑桥病灶→

节细胞胶质瘤

关键点

术语

- 分化良好，生长缓慢的神经上皮肿瘤，由神经节细胞和肿瘤性胶质细胞构成
- 颞叶癫痫（TLE）最常见的原因

影像

- 部分囊变，强化，皮层肿块，见于小儿和有 TLE 的年轻成人
- 可发生于任何部位，最常见的是半球的表面，颞叶（>75%）
- 局限性囊变 + 壁结节最常见
- 钙化常见（多达 50%）
- 表浅的病变可使皮层膨胀，骨质塑形
- 约 50% 强化
- 可伴发皮层发育不良

主要鉴别诊断

- 多形性黄色星形细胞瘤（PXA）
- 胚胎发育不良性神经上皮肿瘤（DNET）
- 星形细胞瘤
- 少突胶质细胞瘤
- 神经系统囊虫病

病理

- WHO Ⅰ级或Ⅱ级（80% Ⅰ级）
- 少见：间变性节细胞胶质瘤（WHO Ⅲ级）
- 罕见：恶性多形性胶质母细胞瘤（GBM）- 类胶质成分（WHO Ⅳ级）

临床问题

- 见于各个年龄段（峰值：10～20 岁）
- 最常见的混合性神经胶质肿瘤
- 若切除彻底，预后极好

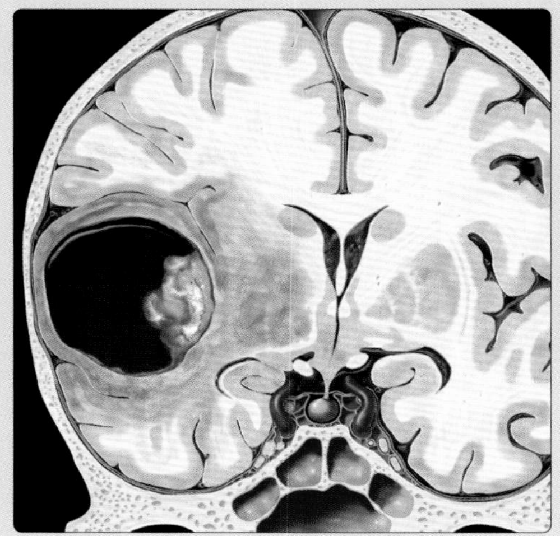

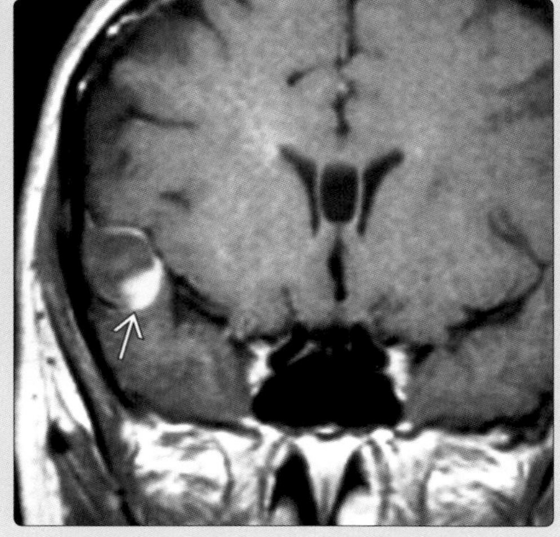

（左图）冠状位图像示单发囊肿和实性颞叶肿块，局部皮层扩大。局部颅骨变形。位置浅表的典型神经节胶质瘤。神经节胶质瘤是颞叶癫痫的最常见肿瘤。（右图）年轻的成人颞叶癫痫，MR 冠状位增强 T_1WI 示右侧颞叶囊实性病变，壁结节明显强化➡，为该病典型的强化形态

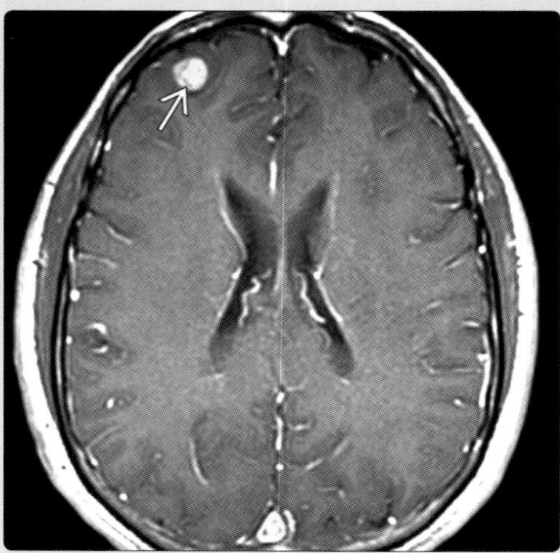

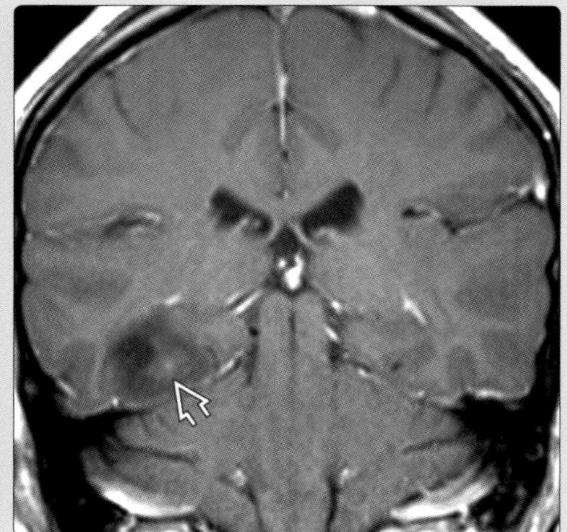

（左图）横断位增强 T_1WI 示右侧额叶实性强化结节➡。无灶周水肿，位置浅表是神经节胶质瘤的典型表现。颞叶是最常见的部位（>75%），其次是额叶和顶叶。（右图）女性癫痫患者冠状位增强 T_1WI 示轻微强化➩的右颞叶神经节胶质瘤。鉴别诊断包括 DNET，星形细胞瘤，PXA 和少突胶质细胞瘤

术 语

缩写

- 节细胞胶质瘤（GG）

定义

- 分化良好，生长缓慢的神经上皮肿瘤，由肿瘤性神经节细胞和上皮细胞构成
- 颞叶癫痫（TLE）的最常见原因

影 像

一般特征

- 最佳诊断线索
  - 部分囊变，有强化，位于皮层，小儿 / 年轻成人伴 TLE
- 位置
  - 可见于任何部位，但最常见于大脑半球表面，颞叶（>75%）
    - 其次是额叶和顶叶
  - 少见部位：脑干，小脑，松果体区，视神经 / 视交叉，脑室内，垂体柄，脊髓，脑神经
- 大小
  - 不一，成人典型为 2～3cm
  - 较大的儿童，多 >4cm
  - 报道有 6cm 者
- 形态
  - 3 种类型
    - 最常见：局限性囊肿 + 壁结节
    - 实性肿瘤（常伴增厚、扩张的脑回）
    - 少见：侵袭性，边界不清的肿块
  - 钙化常见（多达 50%）
  - 低龄患者（<10 岁），节细胞胶质瘤较大，囊变明显

CT 表现

- 平扫 CT
  - 密度多变
    - 40% 为低密度
    - 30% 为不均匀低密度（囊变），等密度（结节）
    - 15% 为等或高密度
  - 钙化常见（35%～50%）
  - 表浅的病变可使皮层膨胀，骨质塑形
- 增强 CT
  - 约 50% 强化
    - 多变；中度，均匀至不均匀强化
    - 可以是实性，环形，或结节状
    - 常为囊肿并强化结节

MR 表现

- T_1WI
  - 与灰质相比，可为低信号或等信号
    - 高信号少见
  - 钙化信号多变
  - 可伴皮层发育不良
- T_2WI
  - 典型为高信号
  - 可以信号不均
  - 无瘤周水肿
- T_2^* GRE
  - 可见爆米花样钙化
- 增强 T_1WI
  - 强化程度不一，常中度不均匀强化
    - 可轻度、环形、均匀强化；部分无强化
  - 脑膜强化罕见
- MRS
  - Cho 峰升高

核医学表现

- PET
  - 典型表现为 FDG PET 活性降低，提示肿瘤低代谢
  - 可见局灶性高代谢
- 201Tl-SPECT：高级别节细胞胶质瘤（Ⅲ级，Ⅳ级）活性升高
  - 典型节细胞胶质瘤表现为 SPECT 降低或正常

成像推荐

- 最佳影像方案
  - 多层面 MR
- 推荐检查方案
  - 增强 MR 及冠状位 T_2WI 能很好评估颞叶

鉴别诊断

多形性黄色星形细胞瘤（PXA）

- 幕上皮层肿块，常见硬膜尾征
- 常见囊变和壁结节，可以是实性
- 强化壁结节位于软脑膜表面
- 颞叶是最常见部位

胚胎发育不良性神经上皮肿瘤（DNET）

- 皮层表面，边界清晰
- 多囊形成“泡状”外观
- T_2- 高信号少见，轻度强化
- 可见颅骨塑形

毛细胞星形细胞瘤

- 幕上而不是下丘脑 / 视交叉
- 典型病变为囊实性或实性
- 多有强化

低级别星形细胞瘤（Grade Ⅱ）

- 局限但侵袭性白质病变
- 无强化

少突胶质细胞瘤

- 钙化，质地不均匀的肿块
- 通常较节细胞胶质瘤更为弥漫性
- 可见颅骨重塑 / 侵蚀

脑囊虫病
- 囊肿内见“点征”
- 常见钙化
- 多为多发病变
- 影像表现依病理分期、宿主反应而异

病　理

一般特征
- 病因
  - 2 种理论
    - 源自发育不良的、畸形的神经节前体病变伴胶质肿瘤转化
    - 神经胶质错构瘤或软膜下颗粒细胞的肿瘤性转化
- 基因
  - 7 号染色体增益
  - 散发的
    - *Tp53* 突变见于恶性变
  - 综合征
    - 节细胞胶质瘤见于 Turcot 综合征、NF1 和 NF2
- 相关异常
  - 节细胞胶质瘤可伴发少突胶质细胞瘤、DNET、室管膜瘤
  - 恶变为多形性胶质母细胞瘤（GBM）、神经母细胞瘤
  - 常伴发皮层发育不良
    - 可能与影响 mTORC1 通路的突变有关

分期、分级和分类
- WHO Ⅰ级或Ⅱ级（80% WHO Ⅰ级）
- 少见：间变性节细胞胶质瘤（WHO Ⅲ级）
- 罕见：恶性，有 GBM- 样胶质成分（WHO Ⅳ级）

直视病理特征
- 实性或囊性病变合并壁结节
- 结实的、边界清晰的肿块，常使皮层膨胀

显微镜下特征
- 成熟的肿瘤性神经节细胞和肿瘤性胶质细胞（常为星形细胞）的混合物
- 异形的，偶尔双核的神经元
  - 神经元细胞的免疫组织化学
    - 突触囊泡蛋白和神经丝蛋白阳性
    - 大部分有 CD34 免疫反应性（70%～80% 的节细胞胶质瘤）
- 电子显微镜显示浓密的核心颗粒，多样的突触
- 肿瘤性神经胶质细胞 GFAP（+）
- 有丝分裂罕见（75% 的 Ki-67<1%，低 MIB）

临床问题

临床表现
- 最常见的体征 / 症状
  - 慢性颞叶癫痫（～ 90%）
    - 常为部分复杂癫痫
  - 其他体征 / 症状：头痛和颅内压增高的体征

人群分布特征
- 年龄
  - 儿童和年轻的成人
  - 80% 的患者年龄 <30 岁
  - 可见于任何年龄（高峰：10～20 岁）
- 性别
  - 轻度男性倾向
- 流行病学
  - 占原发性颅内肿瘤的 1%
  - 最常见的混合性神经元 - 神经胶质肿瘤
  - 占小儿中枢神经系统肿瘤 1%～4%
  - 引起 TLE 的最常见肿瘤（>45%）
    - 节细胞胶质瘤 >DNET> 毛细胞星形细胞瘤 > 低级别星形细胞瘤 > 少突胶质细胞瘤 >PXA

自然病史及预后
- 若彻底切除预后极好
- 94% 的患者有 7.5 年无进展生存期
- 大部分患者术后癫痫消失（80%）
- 分化良好肿瘤生长缓慢
- 恶变罕见（5%～10%）

治疗
- 手术切除是治疗的方案之一
- 对侵袭性或不能切除的肿瘤，可行放疗和（或）化疗

诊断要点

关注点
- 年轻人有颞叶癫痫者要考虑节细胞胶质瘤的可能
- <10 岁患者，节细胞胶质瘤常较大，囊变明显

读片要点
- 囊变并强化的壁结节是典型表现，但不是特异征象

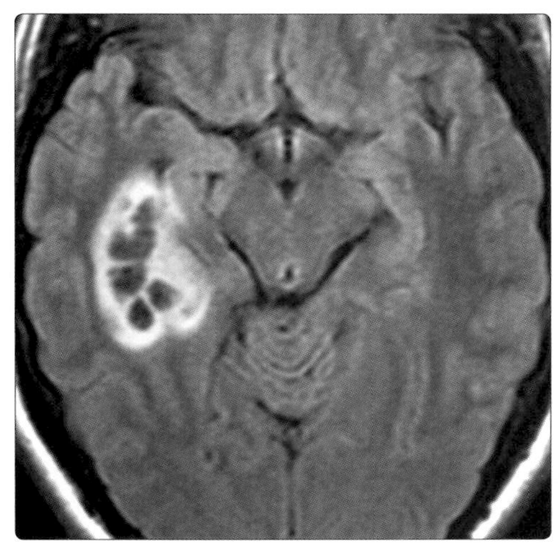

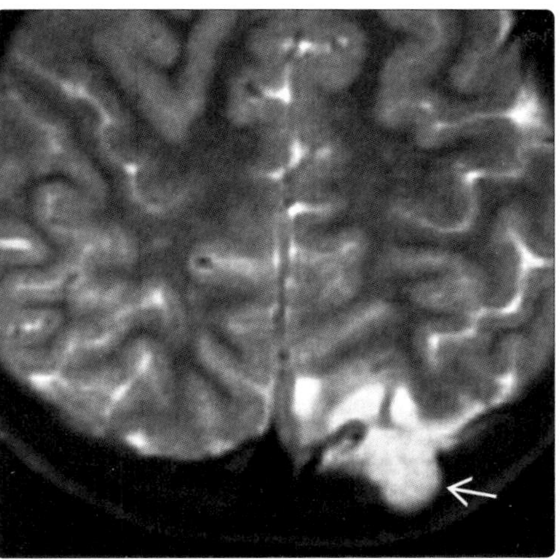

（左图）横断位 FLAIR 示单发的分隔颞叶肿块。无灶周水肿及明显占位效应是节细胞胶质瘤的典型表现。作为 WHO Ⅰ级肿瘤，手术切除后预后良好。（右图）横断位 T_2WI 示左顶叶的囊性高信号病变，邻近颅骨塑形→。病变为囊性并壁结节，为节细胞胶质瘤的典型表现。位置表浅的肿瘤常引起颅骨塑形

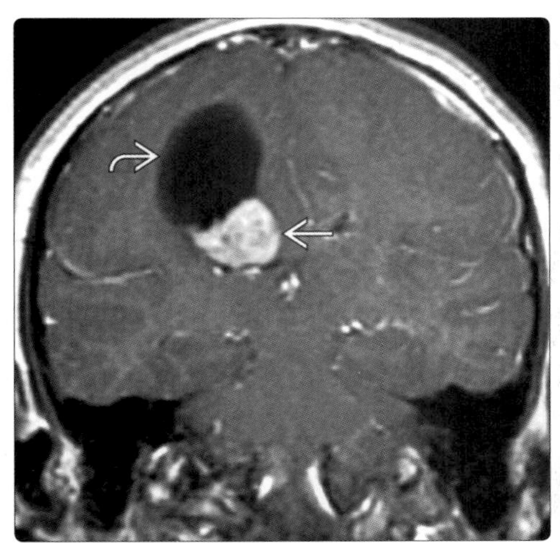

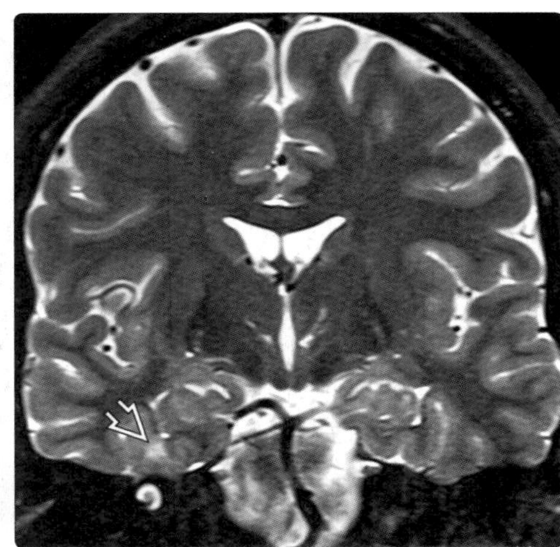

（左图）MR 冠状位增强 T_1WI 示边界清晰的额叶病变，有囊变↪及强化的壁结节→，壁结节位置深，指向侧脑室，此种位置是节细胞胶质瘤的不典型表现。（右图）颞叶癫痫患者冠状位 T_2WI 示单发的高信号肿块⇨。T_2WI 对颞叶癫痫的评估非常重要，手术证实为节细胞胶质瘤

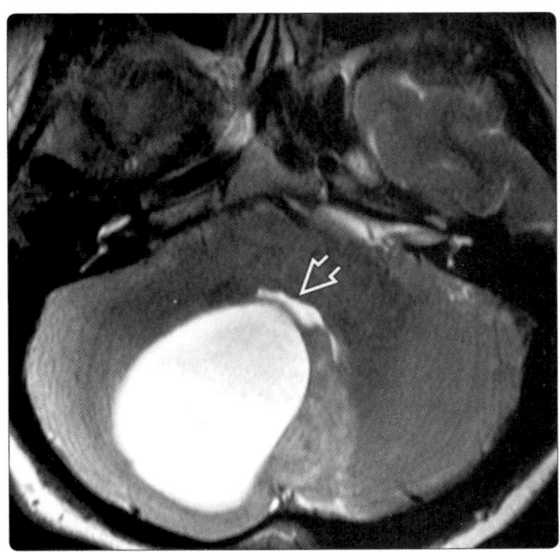

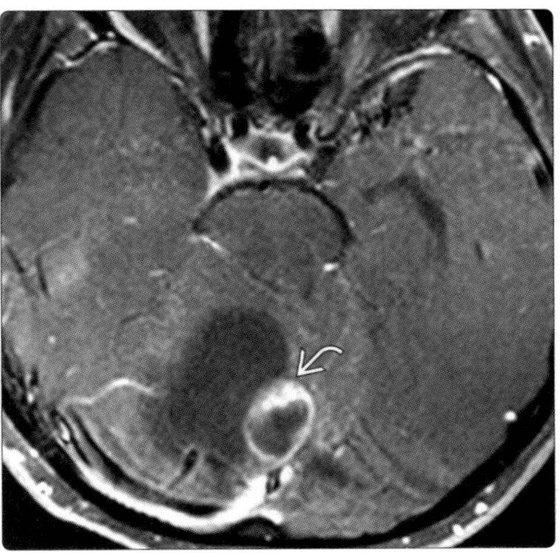

（左图）横断位 T_2WI 示颅后窝边界清晰的囊性病变，第四脑室受压⇨。（右图）同一患者 MR 横断位增强 T_1WI 脂肪抑制示囊性病变内侧壁结节强化↪。颅后窝是其不常见的好发部位，鉴别诊断包括血管母细胞瘤和毛细胞星形细胞瘤

婴儿促纤维增生性肿瘤

关键点

术语

- 婴儿脑皮层浅表位置和柔脑膜的大囊性病变
- 促结缔组织增生的婴儿节细胞胶质瘤（DIG/DIGG）
  - 明显的促结缔组织增生的基质 + 肿瘤性星形细胞，神经元成分不一
- 婴儿促结缔组织增生的星形细胞瘤（DIA）
  - 促结缔组织增生的基质 + 肿瘤性星形细胞

影像

- 最佳诊断线索：<2 岁婴儿幕上外周的囊性病变并结节
  - 大囊 + 以皮层为基底的结节
  - 邻近脑膜有强化
  - 实性部分 T_2WI 低信号
- 额顶叶 > 颞叶 > 枕叶
- 囊腔可很大，造成大头畸形和婴儿囟门膨隆

主要鉴别诊断

- 原始神经外胚层肿瘤（PNET）
- 幕上室管膜瘤
- 多形性黄色星形细胞瘤（PXA）
- 血管母细胞瘤
- 非典型畸胎瘤样 / 横纹肌肿瘤（AT/RT）
- 毛细胞星形细胞瘤

病理

- WHO Ⅰ级
- 细胞增生的面积，有丝分裂，坏死可误诊为高级别肿瘤

临床问题

- 最常见于 1～24 月龄（高峰：3～6 月龄）
- 占 1 岁以内儿童颅内肿瘤的 16%
- 15 岁以下的患者平均存活率 >75%
- 手术切除可治愈

（左图）冠状位示因 DIG/DIA 造成的头围增大。注意明显的囊性成分➡及以脑膜为基底的板块状促结缔组织增生的基质➡。可见轻度的灶周水肿和脑积水。（右图）冠状位 T_2WI 示大囊并实性病变并周围斑块状➡ T_2WI 低信号，为促结缔组织增生的婴儿节细胞胶质瘤 / 星形细胞瘤的特点。占位效应和脑积水较明显➡

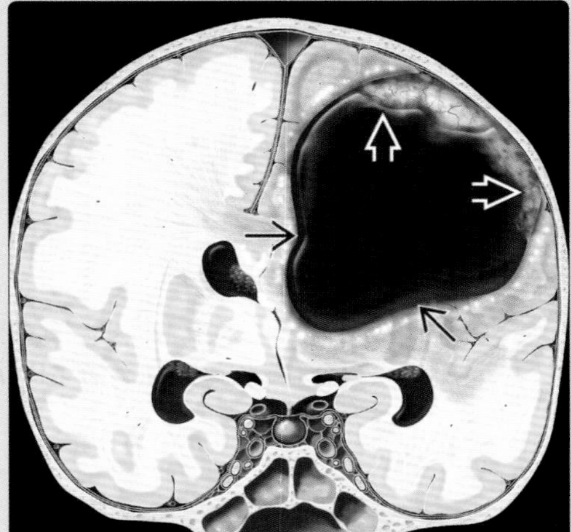

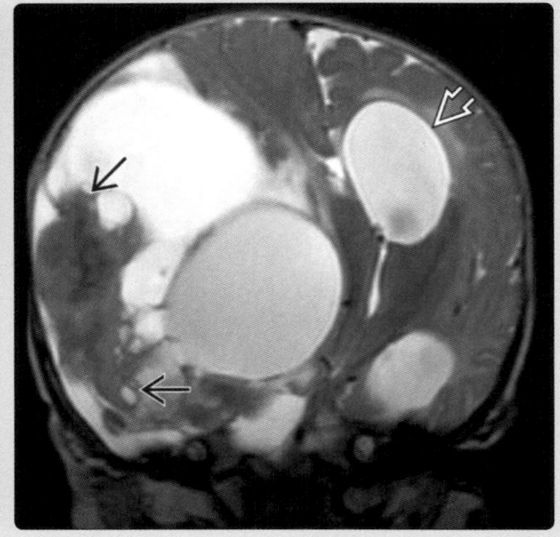

（左图）横断位增强 T_1WI 示大囊并明显强化的实性结节，结节沿大脑镰走行➡。（右图）同一患者冠状位增强 T_1WI 示实性部分有强化➡，典型的 DIG/DIA。邻近硬膜受累是其典型表现（M. Sage，MD. 提供）

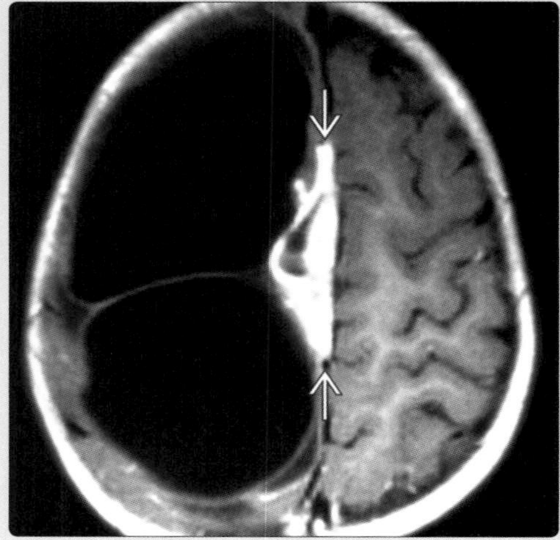

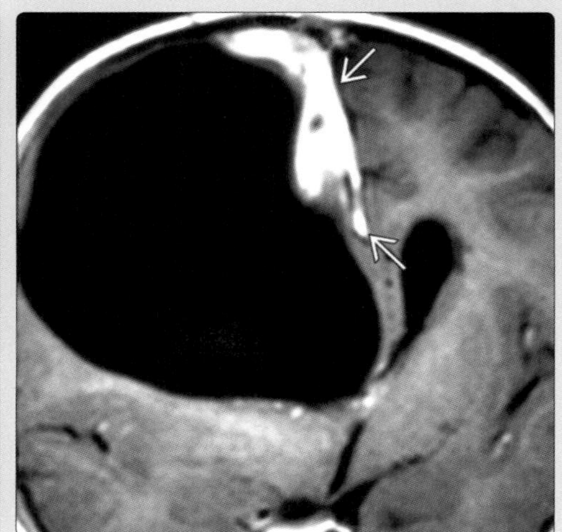

术 语

缩写

- 促结缔组织增生的婴儿节细胞胶质瘤（DIG/DIGG）
- 促结缔组织增生的婴儿星形细胞瘤（DIA）

同义词

- 婴儿促结缔组织增生的幕上神经上皮肿瘤
- 脑表面星形细胞瘤 ± 神经元成分附于硬脑膜

定义

- 婴儿的大囊性肿瘤位于大脑皮层的浅表位置和柔脑膜，常附于硬脑膜
- DIG：明显的促结缔组织增生的基质 + 肿瘤性星形细胞，神经元成分不一
- DIA：促结缔组织增生的基质 + 肿瘤性星形细胞

影 像

一般特征

- 最佳诊断线索
  - 大的囊腔 + 以皮层为基底的强化结节 / 斑块，患者 <2 岁
  - 邻近脑膜强化及反应性增厚
  - 实性部分 T_2WI 低信号
- 位置
  - 幕上：额叶 / 顶叶 > 颞叶 > 枕叶
- 大小
  - 囊腔可很大，引起脑积水和婴儿囟门膨隆
- 形态
  - 实性和囊性部分常附着于脑膜

CT 表现

- 平扫 CT
  - 大的不均匀囊实性肿块
  - 边界清晰的低密度囊变（与脑脊液等密度）
  - 实性结节等密度或略高密度
  - 钙化极其罕见
- 增强 CT
  - 囊性部分无强化
  - 结节明显强化
- CTA
  - 乏血供；供血来自脑实质内和实质外血管
  - 大囊变外围的血管明显拉长

MR 表现

- T_1WI
  - 囊腔：低信号，常分叶状，可有分隔
  - 实性部分：结节或斑块样区域信号不均匀
- T_2WI
  - 囊性部分高信号
  - 分叶的，实性结节低信号
  - 灶周水肿的程度取决于局部脑室梗阻情况
- FLAIR
  - 囊性部分与脑脊液信号相似
  - 实性部分常为等信号
- T_2* GRE
  - 无出血或钙化
- DWI
  - 实性部分弥散受限
- 增强 T_1WI
  - 实性结节明显强化
  - 邻近实性肿瘤的柔脑膜、硬膜强化是典型表现
  - 囊性部分较实性强化结节更位于中央，± 囊壁强化
- MRS
  - NAA 下降，Cho 升高

超声表现

- 灰阶超声
  - 大的，多囊性病变
  - 实性结节为低回声

成像推荐

- 最佳影像方案
  - 多平面增强 MR

鉴别诊断

原始神经外胚层肿瘤（PNET）

- 实性肿瘤为 CT 高密度，T_2WI 等信号，有囊变，钙化，水肿
- 大的不均匀强化肿块
- 大的囊变较 DIG/DIA 少见

幕上室管膜瘤

- 无特异性表现但常见钙化
- 实性部分较 DIG/DIA 位于外围的少
- 囊性部分较 DIG/DIA 的复杂程度小

多形性黄色星形细胞瘤（PXA）

- 可类似 DIG
- 见于年长者，儿童，年轻的成人
- 颞叶是最常见部位

血管母细胞瘤

- 囊腔伴壁结节，位于颅后窝
- 实性结节富血供，可见流空
- 患者年龄较大
- 影像表现似 DIG 但幕上罕见

非典型畸胎瘤样 / 横纹肌肿瘤（AT/RT）

- 大的囊性 / 坏死性肿瘤，见于婴儿
- 影像学特点：囊腔、实性部分 T_2WI 低信号，弥散受限
- 婴儿和年幼儿童
- 幕下或幕上

毛细胞星形细胞瘤

- 婴儿罕见
- 大脑半球少见
- 囊变常较小，结节在 T_1WI 上呈高信号

病　理

一般特征

- 病因
  - 可能与皮层下的祖细胞和成熟的柔脑膜星形细胞有关
- 基因
  - 未发现相关的染色体异常

分期、分级和分类

- WHO Ⅰ级

直视病理特征

- 2 种不同的成分
  - 以皮层为基底的实性肿瘤结节伴邻近脑膜增厚
  - 大的囊腔压迫邻近脑室系统
- 大囊含黄色液体
- 紧密附着于硬膜和脑实质
- 实性部分内无坏死，无出血

显微镜下特征

- DIA：星形细胞是唯一的肿瘤细胞
- DIG：星形细胞 + 肿瘤性神经元
  - 结缔组织生成较明显伴星形胶质和神经元细胞
  - 不成熟的神经元成分和肿瘤性星形细胞
- 胶原基质内的梭形细胞形成漩涡状
- 细胞增生的面积，有丝分裂和坏死可误诊为高级别肿瘤
- 有丝分裂罕见
- Ki-67（MIB-1）增生指数 <2%～5%

免疫组织化学

- GFAP 及波形蛋白阳性
- 若有神经元成分（DIG）突触囊泡蛋白（+）

临床问题

临床表现

- 最常见的体征 / 症状
  - 头大，囟门膨隆，轻瘫，癫痫
  - 较大的儿童：癫痫和局灶性神经症状和体征
- 临床特征
  - 婴儿出现快速进行性大头畸形

人群分布特征

- 年龄
  - 最常见于 1～24 月龄（高峰：3～6 月龄）
  - 儿童 <24 月龄（常 <12 月龄）；偶尔年龄较大（5～17 岁）
- 性别
  - 男性略多（男：女 =2：1）
- 流行病学
  - 占小儿颅内肿瘤的 1.25%
  - 占 1 岁以内婴儿颅内肿瘤的 16%

自然病史及预后

- 15 岁以内平均存活率 >75%
  - 40% 的患者需要手术后的其他治疗
- 罕见自行消失
- 罕见恶变
- 罕见柔脑膜转移

治疗

- 手术切除可治愈，全切后无复发
- 若有脑侵袭或复发，则化疗

诊断要点

关注点

- 婴儿大的囊性病变伴斑块样或结节样成分沿脑膜分布时考虑 DIG/DIA
- 当病理诊断人员最初误诊为高度恶性肿瘤时，提醒考虑 DIG/DIA 非常重要

读片要点

- 实性部分位于外周，累及皮层，常侵及邻近脑膜
- 实性部分 T_2WI 低信号

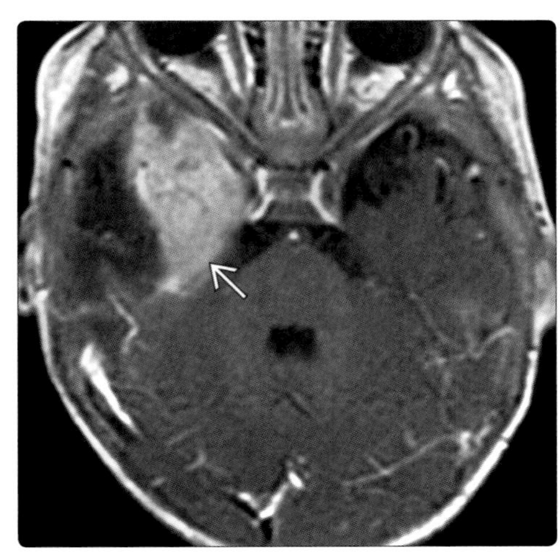

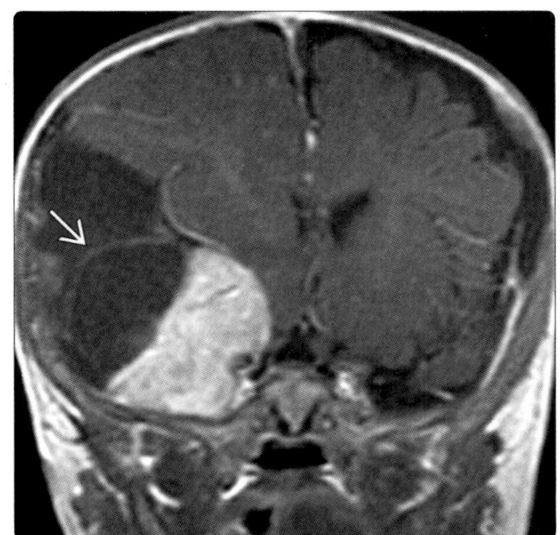

（左图）MR 横断位增强 T_1WI 示颞叶囊实性肿块实性部分明显强化➡。（右图）同一患者冠状位增强 T_1WI 示病变囊性部分内见分隔➡占位效应较轻。DIA/DIG 多较大。以皮层为基底的实性部分有强化，邻近硬膜和柔脑膜受累，为典型表现

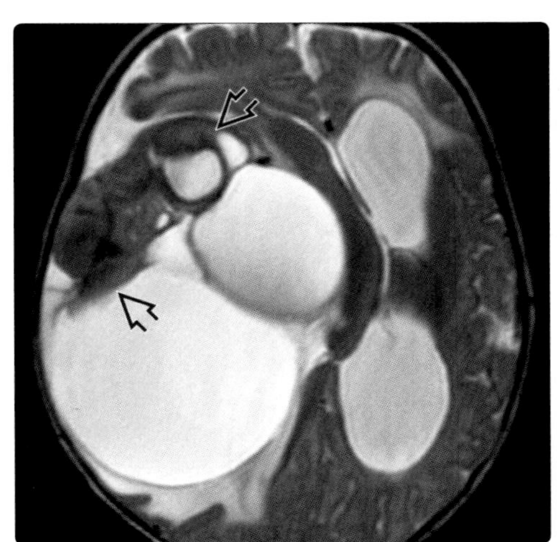

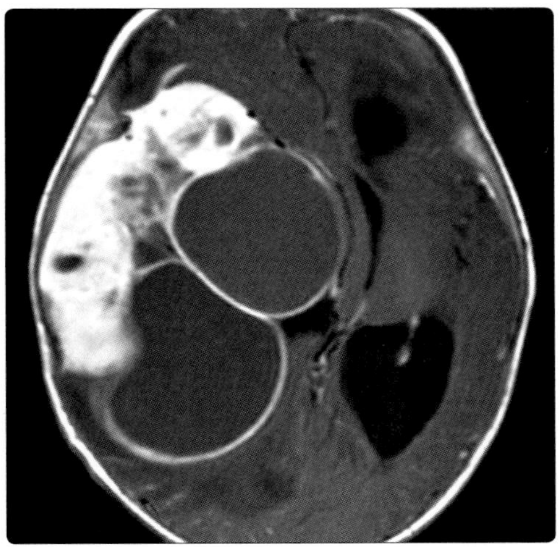

（左图）横断位 T_2WI 示右侧半球大的多囊性和实性肿块。实性部分 T_2WI 低信号⇨为 DIA/DIG 典型表现。（右图）同一患者 MR 横断位增强 T_1WI 示实性部分明显强化，囊壁轻度强化。婴儿促结缔组织增生星形细胞瘤和节细胞胶质瘤体积较大，常接近 13cm。最常见的特征是头大畸形和癫痫

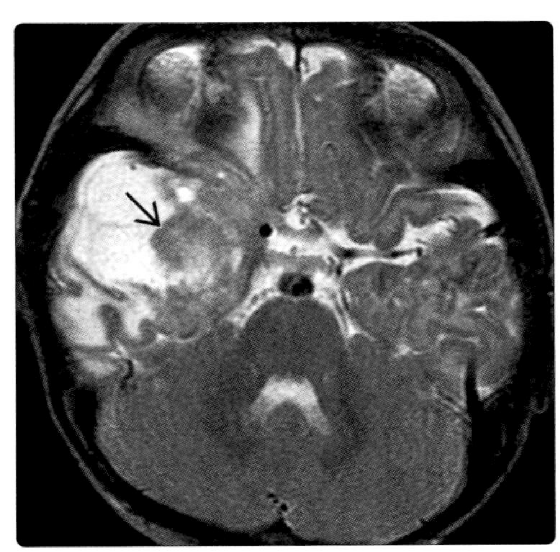

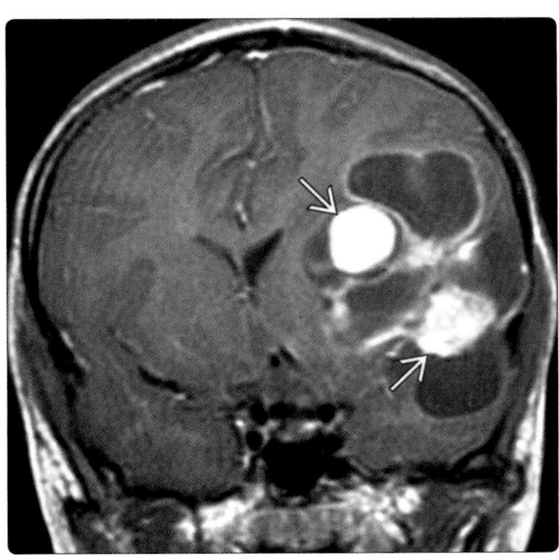

（左图）横断位 T_2WI 示不均匀的囊实性肿块，内侧部以皮质区为基底的实性部分➡，诊断为 DIA/DIG。（右图）MR 冠状位增强 T_1WI 示不均匀的囊实性肿块位于额叶，实性结节明显强化➡。DIA/DIG 的典型表现是实性部分位于外围，以硬膜为基底。识别这些 WHO Ⅰ级肿瘤很重要，最初的病理学检查可诊断为恶性肿瘤

胚胎发育不良性神经上皮肿瘤（DNET）

关键点

术语
- 胚胎发育不良性神经上皮肿瘤（DNET）
  - 良性、混合性神经胶质 - 神经元肿瘤
  - 常伴皮层发育不良

影像
- 可见于幕上皮层任一部位
  - 颞叶内侧最常见
  - 肿块常指向侧脑室
- 边界清晰，楔形
  - 囊性皮层内肿块（“泡状”）
  - 轻或无占位效应
  - 无灶周水肿
- 生长缓慢
- 常无强化
- 20%～30% 的轻度局灶性或环形强化
  - 若强化则复发率高

主要鉴别诊断
- 局灶性皮层发育不良 II 型
- 神经上皮囊肿
- 节细胞胶质瘤
- 多形性黄色星形细胞瘤（PXA）
- 血管中心性胶质瘤（又名 ANET）

病理
- WHO I 级
- 特点 = 特殊的神经节成分（SGNE）

临床问题
- 小儿、年轻成人长期药物抵抗性部分复杂癫痫
- 手术切除可治愈
- 即使肿瘤复发、增强，其组织学通常仍为良性

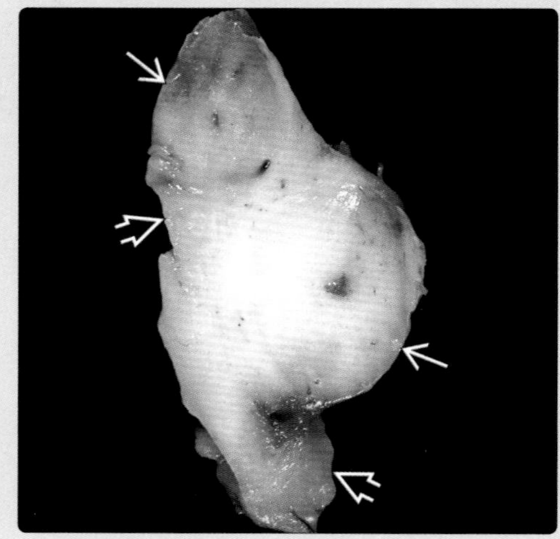
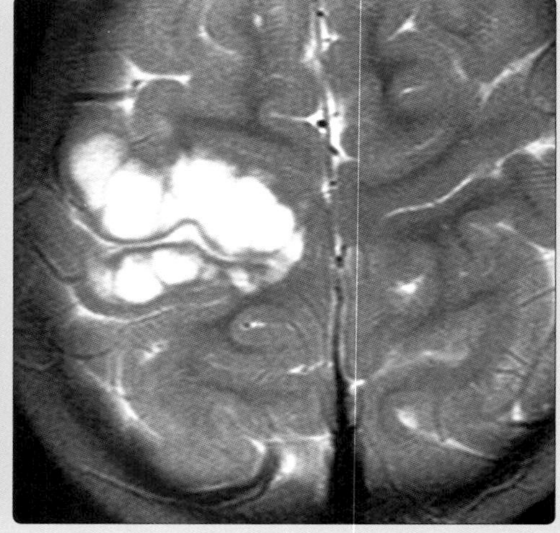

（左图）手术标本示 DNET 的典型结节。神经节成分为黏液区 ➩ 混合单发或多发实性结节 ➡（R. Hewlett, PhD. 提供）。（右图）MR 横断位 T_2WI 示右侧额叶多叶状，楔形囊性皮层为基底的病变，水肿及占位效应不明显

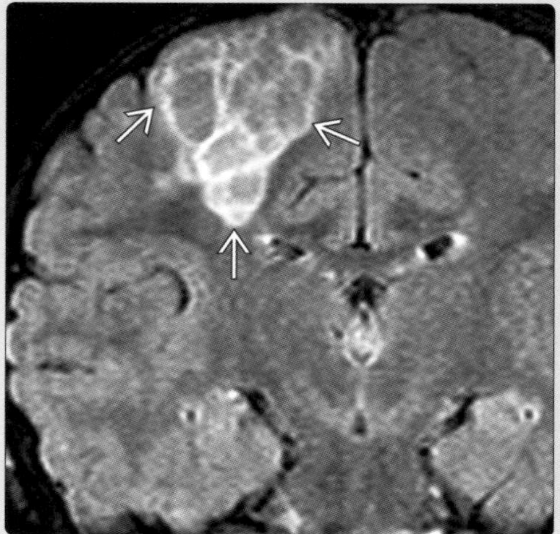
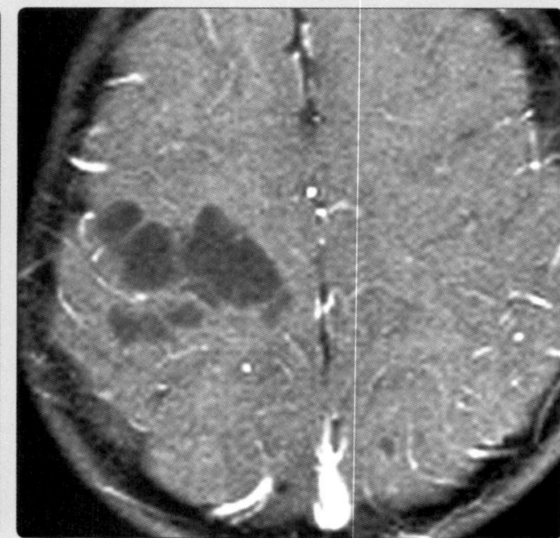

（左图）同一患者横断位 FLAIR 示 DNET 的典型表现。以皮层为基底，边界清晰，楔形，边缘高信号 ➡。肿瘤指向侧脑室，无水肿。（右图）MR 横断位增强 T_1WI 示病变为囊性，分叶状，实性部分无强化

术 语

缩写

- 胚胎发育不良性神经上皮肿瘤（DNET）

同义词

- 混合性神经胶质 - 神经元肿瘤

定义

- 良性，高致癫痫性肿瘤，常伴皮层发育不良

影 像

一般特征

- 最佳诊断线索
  - 年轻患者，有长期的部分复杂癫痫，边界清晰的、楔形 / 卵圆形、单囊性 / 多囊性皮层病变
- 位置
  - 幕上皮层的任一部位
    - 颞叶内侧最常见（68%）
      - 常见于杏仁核 / 下丘脑
    - 基底节、透明隔少见
  - 皮层病变常“点状”朝向侧脑室
- 大小
  - 多变：小（累及部分皮层）
  - 大（数厘米）累及脑叶的大部分
- 形态
  - 边界清晰，楔形，囊性
  - 轻度或无占位效应
  - 无灶周水肿
  - 生长缓慢
    - 邻近颅骨重塑

CT 表现

- 平扫 CT
  - 楔形 / 卵圆形
    - 皮层 / 皮层下
    - 44%～60% 见颅骨内板变形
  - 低密度
    - 早期 CT 似缺血
      - 但无颞叶萎缩
  - 20%～36% 有钙化
- 增强 CT
  - 常无增强
  - 20% 有轻度结节状、片状强化
    - 若出现增强，则复发率高
- CTA
  - CTA，MRA，传统血供造影乏血供

MR 表现

- T_1WI
  - 分叶状，低信号“泡状”肿块
    - 皮层；可延伸至皮层下白质（罕见）和基底节
- T_2WI
  - 分叶状或分隔状
  - 高信号
  - “假囊”或多囊
    - 真囊少见
- PD
  - 高信号环
- FLAIR
  - 多变
    - 混合低 / 等信号
    - 边界清晰，完全或不完全的高信号环围绕病变
  - 无瘤周水肿
- T_2* GRE
  - DNET 内出血少见，但也会发生
    - 与微血管异常有关
    - 可类似海绵状血管瘤
- DWI
  - 高弥散性
- 增强 T_1WI
  - 常无强化
  - 多达 30% 的病例见点状或环形强化
- MRS
  - 无特异性，但有时可见乳酸峰
  - 可表现正常

核医学表现

- PET
  - FDG-18 PET 葡萄糖低代谢
  - 与节细胞胶质瘤或胶质瘤相比，DNET 的 ^{11}C-methionine（MET）摄取低
- ^{99m}Tc-HMPAO SPECT
  - 发作期可见高灌注
  - 发作间期低灌注

成像推荐

- 最佳影像方案
  - MR T_1WI 增强，FLAIR ± MRS

鉴别诊断

II 型局灶性皮层发育不良

- 单个结节硬化样皮层病变
- 单个脑回增大
- 外观似结节，无强化

神经上皮囊肿

- 无强化的单囊或复杂囊性结构
- FLAIR 无亮边

节细胞胶质瘤

- 钙化常见
- 常见实性和囊性成分
- 实性成分明显强化

多形性黄色星形细胞瘤（PXA）

- 增强的结节附于脑膜

- 可见脑膜强化
- 脑膜尾征

血管中心性胶质瘤

- 即血管中心性神经上皮肿瘤（ANET）
- 罕见的皮层表面病变，常见于额顶叶
- 小儿／年轻成人有长期癫痫

病 理

一般特征

- 病因
  - 胚胎学：似生发基质内发育不良的细胞
  - 沿神经元移行通路向皮层蔓延
  - 伴皮层发育不良
  - 含凝胶状囊腔
- 基因
  - 散发
  - 非肿瘤性局灶性 皮层发育不良可为相关综合征
  - 伴发 NF1；多为单发性

分期、分级和分类

- WHO Ⅰ级

直视病理特征

- 新皮层病变
- 脑回增厚
- 肿瘤的神经节质地黏稠
- 坚硬的结节为基质成分

显微镜下特征

- 特征＝特异性胶质神经节成分（SGNE）
  - 束状神经轴突与皮层垂直
  - 少枝胶质样细胞形成柱状
  - 其他细胞为星形细胞，神经元分化
- 几个组织学类型
  - 复杂形式
    - 多结节状结构
    - 混合细胞成分
    - 局灶性皮层去组织化
    - SGNE
  - SGNE 的形式简单
  - 3 个非特异性形式无 SGNE
    - 但具相同的神经影像特点，如复杂形式
- 微囊变性
  - 神经元“漂浮”在苍白、嗜酸性黏液基质内
- 常见钙化和柔脑膜侵袭
- 常见邻近皮层发育不良
- 增生能力低，MIB-1 指数多变

临床问题

临床表现

- 最常见的体征／症状
  - 部分复杂癫痫
- 临床特点
  - 儿童或年轻成人长期药物抵抗性部分复杂癫痫

人群分布特征

- 年龄
  - 儿童及年轻人
    - 20～30 岁
    - 大部分发病年龄为 20 岁
- 性别
  - 轻度男性倾向
- 种族
  - 不明确
- 流行病学
  - 在原发性脑肿瘤中 <1%
  - 占 <20 岁患者脑的神经上皮肿瘤的 1%
  - 占 >20 岁患者神经上皮肿瘤的 0.2%
  - 经报道，5%～80% 的癫痫患者中存在 DNET

自然病史及预后

- 良性病变
  - 恶变及脊髓播散罕见
- 生长缓慢或无变化
- 罕见复发
  - 术前影像要注意非典型表现（强化）
  - 恶变有报道，但极其罕见
    - 有提示征象（如新出现的环形强化）
    - 组织学常保持良性

治疗

- 癫痫可难以治愈
  - 肿瘤内及边缘有谷氨酸受体可解释非典型、难以控制的癫痫
- 手术切除致癫灶（可包括皮层发育不良）
- 手术切除常能治愈

诊断要点

关注点

- 小儿／年轻人有长期部分复杂癫痫，T_2WI 高信号，泡状皮层病变考虑 DNET

读片要点

- 注意强化的病变，其可提示恶性程度比 DNET 更高的病变

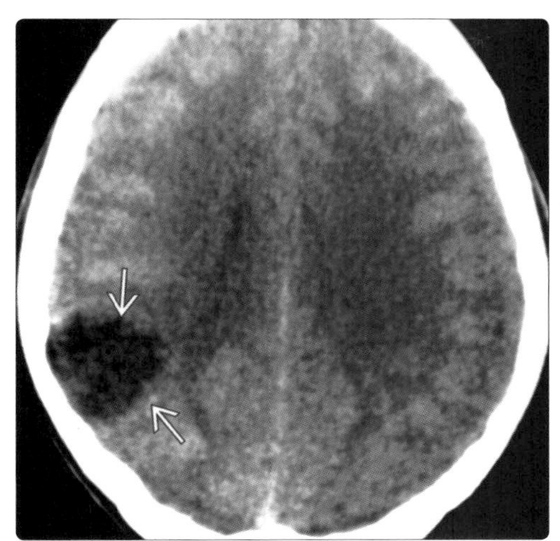

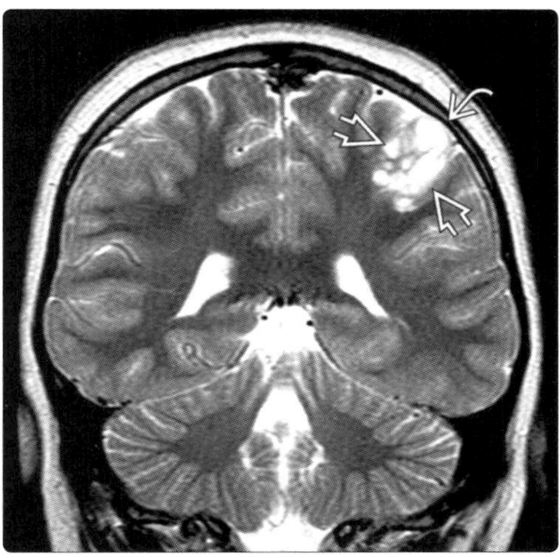

（左图）16 岁长期癫痫患者横断位 CT 平扫示右顶叶低密度，以皮层为基底的病变 ➡。手术证实为 DNET。（右图）10 岁长期癫痫男孩冠状位 T_2WI 示以皮层为基底的泡状病变，为典型的 DNET ⇨。局部皮层 ↪ 略薄

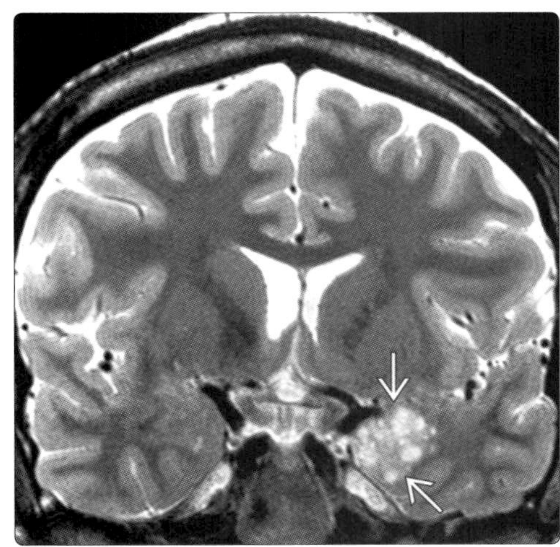

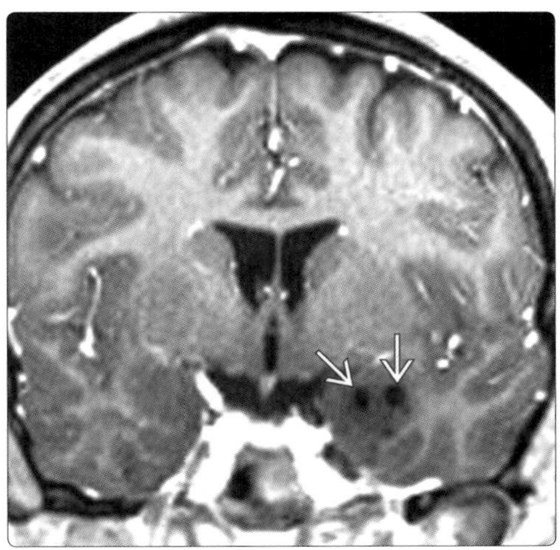

（左图）MR 冠状位 T_2WI 示颞叶内侧边界清晰的泡状病变 ➡。肿瘤不均质，囊实性，实性成分较多，无灶周水肿。（右图）同一患者 MR 冠状位增强 T_1WI 示病变以皮层为基底，有囊变 ➡。肿瘤实性部分无强化

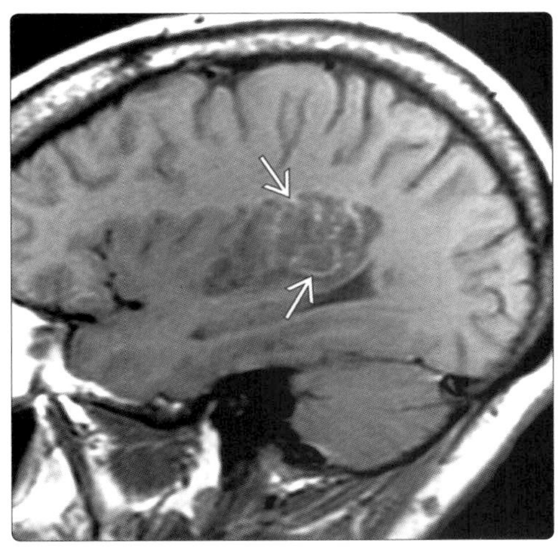

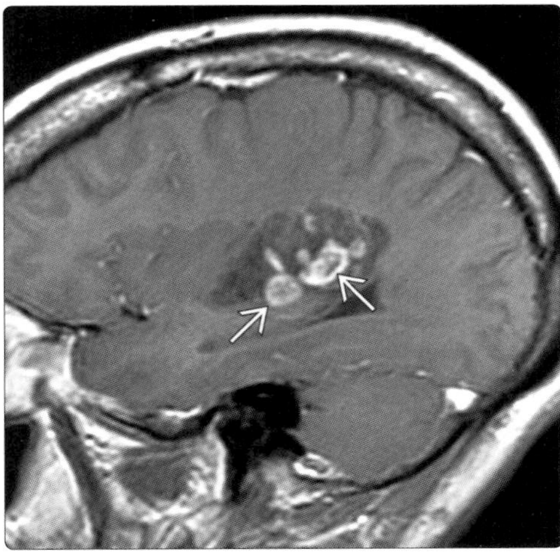

（左图）DNET 患者矢状位 T_1WI 示颞叶病变以皮层为基底，呈泡状，散在 T_1WI 高信号 ➡。（右图）同一患者 MR 矢状位增强 T_1WI 示灶状、均匀、明显强化 ➡，大部分在囊变区周围。不典型的 DNET 可能侵袭性更高。此例肿瘤尽管多次复发，但仍为良性

幕上原始神经外胚层肿瘤（PNET）

关键点

术语
- 幕上原始神经外胚层肿瘤（S-PNET）
  - 大脑胚胎性肿瘤，由未分化的神经上皮细胞构成

成像
- 在婴儿 / 低龄儿童中大的、表现复杂的半球肿块伴轻度瘤周水肿
- 大小因部位而异
  - 大脑半球的 PNET 较大（平均直径：5cm）
  - 鞍上，松果体的较小（早期的症状来自邻近结构的占位效应）
- 边界清晰或弥漫性浸润
- 钙化（50%～70%）
- 不均匀强化
- 常见弥散受限
- 易发生蛛网膜下腔播散
- 术前全脑的增强 MR
  - 增强 FLAIR 可发现蛛网膜下腔播散

主要鉴别诊断
- 星形细胞瘤
- 室管膜瘤
- 非典型畸胎瘤样 / 横纹肌肿瘤

病理
- WHO Ⅳ 级
- 类似髓母细胞瘤（PNET-MB）

临床问题
- 最常见于低龄儿童
- 男：女 =2：1

诊断要点
- 大的半球肿块，无水肿

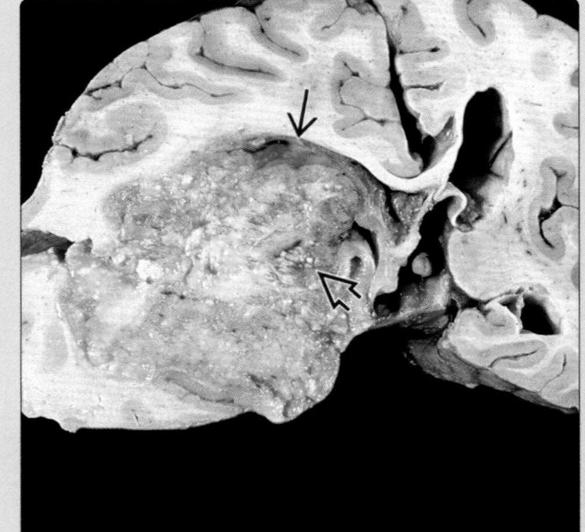
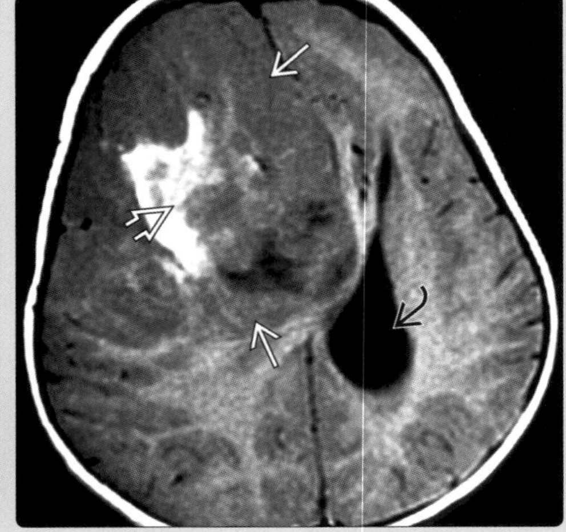

（左图）冠状位大体病理示大脑PNET为大的肿块[→]。注意病变不均质，有灶性出血和坏死[⇨]（Rubinstein Collection，AFIP 提供）。（右图）横断位 T_1WI 示典型的脑内实性肿块[→]无瘤周水肿。病变比灰质信号略低，出血为高信号[⇨]。由于大脑镰下疝导致脑室阻塞扩张[↗]

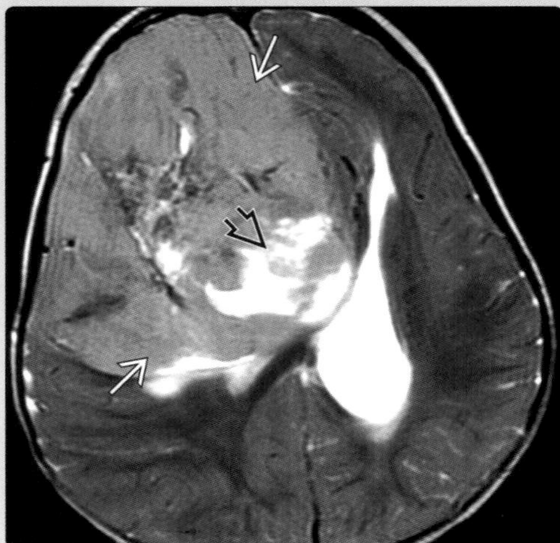
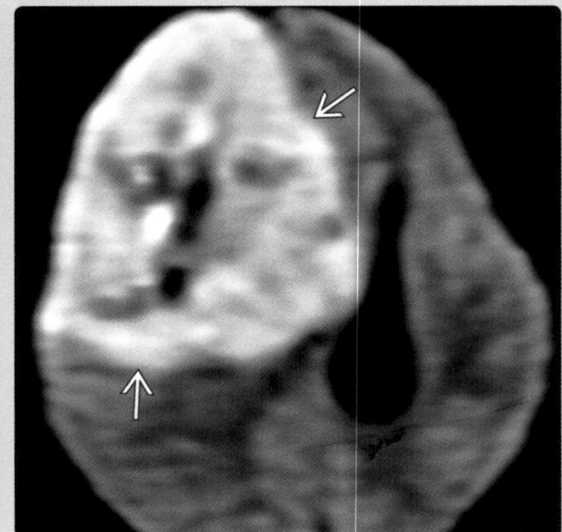

（左图）横断位 T_2WI 示由额叶大的略高信号病变[→]。注意其信号较灰质略高，无瘤周水肿。肿瘤内不均质，坏死为高信号[⇨]。（右图）横断位 DWI 示弥散受限[→]。ADC 图未提供

术 语

缩写

- 幕上原始神经外胚层肿瘤（S-PNET）

同义词

- 幕上原始神经上皮肿瘤
- 原发脑神经母细胞瘤
- 脑神经节母细胞瘤

定义

- 原发脑胚胎性肿瘤
  - 主要由未分化的神经上皮构成
  - 具多方向分化的能力
    - 星形细胞，室管膜，神经元，肌肉，黑色素成分

成 像

一般特征

- 最佳诊断线索
  - 婴儿／年轻人大的、表现复杂的半球肿块并轻度瘤周水肿
- 位置
  - 大脑半球
    - 皮层／皮层下
    - 丘脑
  - 幕上
  - 松果体区
- 大小
  - 因部位而异
    - 大脑半球的较大（平均直径 5cm）
      - 婴儿半球的病变常较大
    - 鞍上多较小
      - 因邻近结构的占位效应症状出现早（如神经内分泌及视力异常）
    - 松果体的 PNETs 引起脑积水和凝视／聚焦困难
- 形态
  - 边缘锐利至弥散性侵袭不等

平片表现

- 平片
  - 大头畸形及颅缝增宽（新生儿和婴儿）

CT 表现

- 平扫 CT
  - 等、高密度
  - 钙化（50%～70%）
  - 出血和坏死常见
- 增强 CT
  - 不均匀强化
  - 可见蛛网膜下播散

MR 表现

- T_1WI
  - 低或等信号
  - 均匀或不均匀
- T_2WI
  - 实性部分等、轻度高信号
  - 无或轻度瘤周水肿；边缘锐利
  - 钙化→低信号灶
  - 血液成分→混合信号
- PD 像
  - 轻度高信号
- FLAIR
  - 实性成分高信号
  - 少量瘤周水肿
  - 增强扫描 - 强化 FLAIR 可显示柔脑膜转移
- T_2* GRE
  - 血液成分失相位
- DWI
  - 常见弥散受限
- T_1WI 增强
  - 不均匀强化
  - 常见蛛网膜下播散
  - 减影成像有助于显示出血性肿块
- MRS
  - NAA 降低，肌酸和胆碱峰升高，＋脂质和乳酸

超声表现

- 先天性的 S-PNET（产前超声）
  - 大的强回声半球肿块
  - 脑积水

成像推荐

- 最佳影像方案
  - MR T_1WI 增强，FLAIR，DWI，MRS
- 推荐检查方案
  - 术前行 T_1WI 增强 MR
  - 增强后 FLAIR 有助于显示柔脑膜转移

鉴别诊断

星形细胞瘤（AA，多形性胶质母细胞瘤）

- 明显的血管源性水肿
- 钙化

室管膜瘤

- 幕上（30%）常位于脑实质内
  - 仅 15%～25% 来自第三脑室或侧脑室
- 坏死和出血不少见

少突胶质细胞瘤

- 额颞叶好发
- 边缘位置
- 常见粗糙的钙化

非典型畸胎样／横纹肌肿瘤

- 颅后窝 >50%，幕上 39%
- 坏死，囊变，血管源性水肿
- 常见蛛网膜下播散

脉络丛癌

- 脑实质受侵较明显
- 明显的血管源性水肿
- 明显强化

巨大海绵状血管瘤

- 在新生儿、婴儿可体积巨大
- 似出血性肿瘤

病　理

一般特征

- 病因
  - 肿瘤抑制基因变异可能起作用
- 基因
  - 不同于髓母细胞瘤（PNET-MB），17 号染色体变异（罕见）
  - 体细胞突变
    - *HASH1*
    - 22 号染色体 *hSNFS*
  - 其他染色体异常
    - 11 号染色体短臂变异
    - 染色体 9，13，1q 三倍体，保留 18p 端粒酶
- 相关异常
  - 遗传性综合征
    - Gorlin 综合征
    - Turcot 综合征
    - 遗传性视网膜母细胞瘤，继发恶变的可能
    - Rubinstein-Taybi 综合征

分期、分级和分类

- WHO Ⅳ 级

直视病理特征

- 质地不一
  - 实性和质地不均匀→囊肿，坏死，出血，部分钙化
  - 实性部分，软的粉红色，除非有明显的结缔组织
  - 肿瘤和脑组织间分界可模糊或清晰不等

显微镜下特征

- 似髓母细胞瘤（PNET-MB）

临床问题

临床表现

- 最常见的体征／症状
  - 因肿瘤部位的大小而异
    - 大脑半球的→癫痫，意识状态变化，运动功能障碍，颅内压升高
    - 鞍上→视力障碍，内分泌功能障碍
    - 松果体区→脑积水，佩里诺综合征
- 其他体征／症状
  - 因脑疝或弥漫性 CSF 转移出现的症状
- 临床特点
  - 婴儿大头畸形，癫痫，大的半球肿块

人群分布特征

- 年龄
  - 最常见于低龄儿童
    - 平均就诊年龄：35 个月
- 性别
  - 男：女 =2：1
- 种族
  - 无种族倾向
- 流行病学
  - S-PNETs 占小儿脑肿瘤的 1%
  - 在 CNS PNETs 中，5%～6% 为幕上病变

自然病史及预后

- 与颅后窝 PNET（PNET-MB）相比，S-PNETs 预后差
  - S-PNET 的 5 年生存率：30%～35%
  - PNET-MB 的 5 年生存率：80%～85%
- 重要的预后影响因素包括
  - 彻底的手术切除
  - 无转移
  - 年龄 >2 岁
  - 小的实性肿瘤（坏死预后差）
  - 免疫组织化学标记物（Ki-67 指数 >10% 者预后差）
  - M 期肿瘤
- 明显钙化的 S-PNETs 预后较好

治疗

- 手术切除，化疗，脑脊髓放疗

诊断要点

关注点

- 新生儿、婴儿或年轻人的 S-PNET
  - 半球肿瘤无水肿
  - 鞍上或松果体区肿块

读片要点

- 大的半球肿块并伴少量瘤周水肿

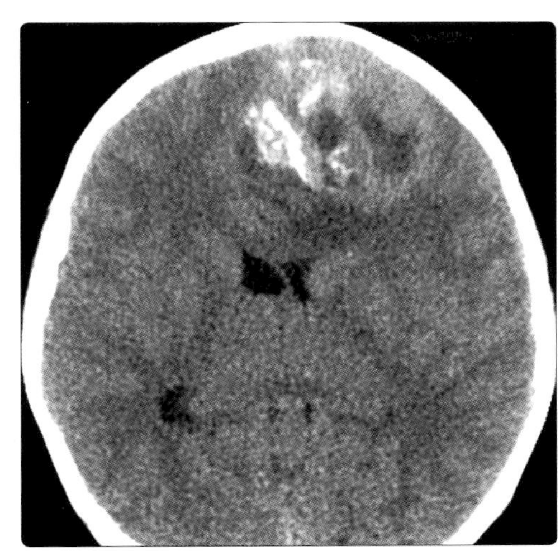

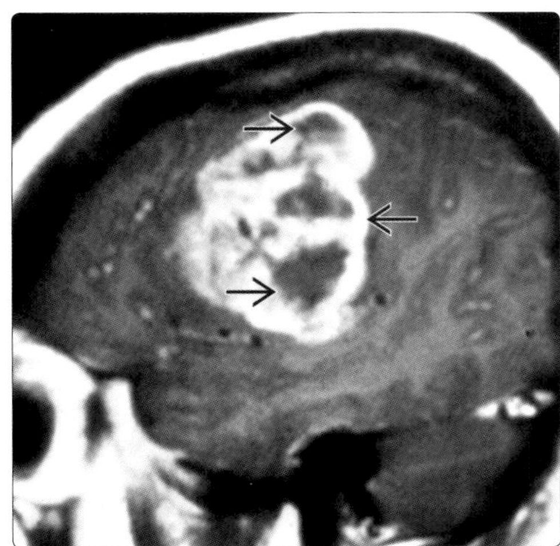

（左图）CT 平扫示典型的额叶 PNET，质地不均，细胞密集和少量瘤周水肿。肿瘤大部分为高密度伴钙化。（右图）另一例幕上 PNET MR 矢状位增强 T_1WI 示边界清晰的分叶状肿块，因坏死和出血而强化不均➡

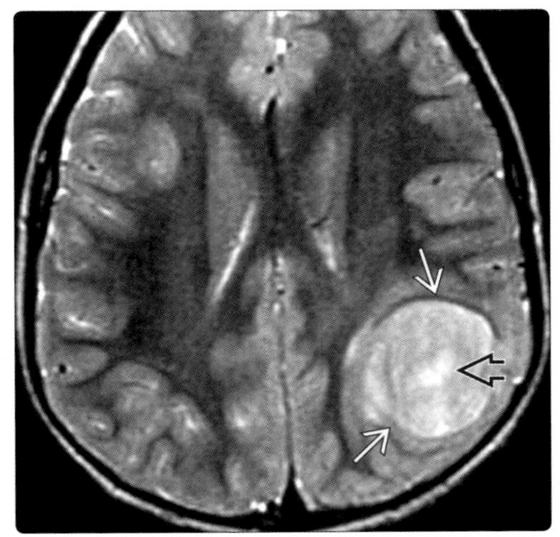

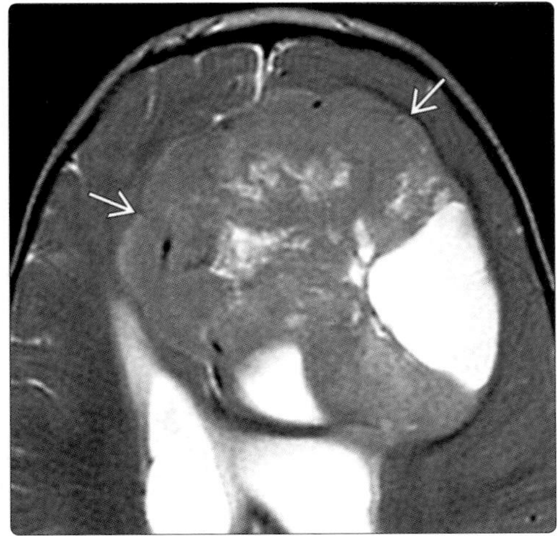

（左图）横断位 T_2WI 示左小脑肿块，边界清晰➡，中心坏死⇨。周围水肿较轻。（右图）13 月龄的小儿横断位 T_2WI 示双额叶巨大肿块➡。实性部分轻度高信号，为瘤细胞密集的特征性表现。不均匀的高信号为灶性坏死所致。手术证实为幕上 PNET

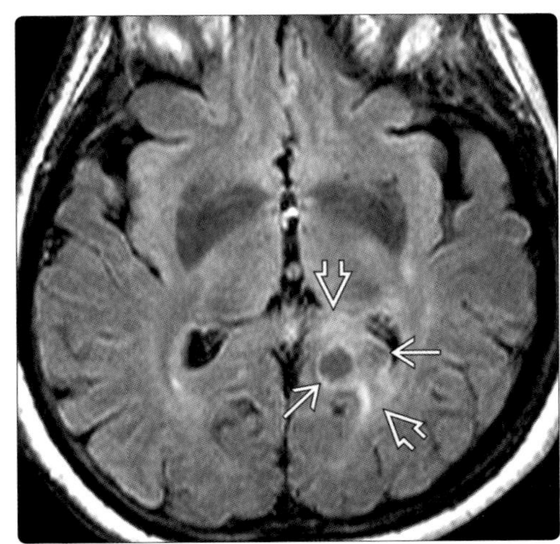

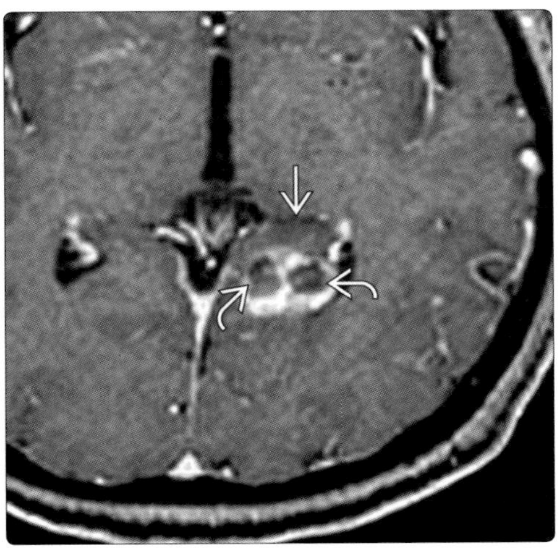

（左图）MR 横断位 FLAIR 示分叶状，不均匀的肿块➡位于左侧顶枕叶交界处、左侧脑室三角区内侧。周围白质多发略高信号⇨，提示肿瘤的侵袭性。（右图）同一患者 MR 横断位增强 T_1WI 示病变不均匀强化↪，中央坏死。侵袭性部分无强化➡。最终诊断是幕上 PNET

幕上室管膜瘤

关键点

影像

- 室管膜瘤的常见部位
  - 2/3 幕下，1/3 幕上
  - 45%~65% 的幕上室管膜瘤为脑室外
  - 常见部位：大脑半球 > 第三脑室 > 侧脑室
- 一般特征
  - 囊腔 + 壁结节 > 实性肿块
  - 钙化常见
  - 瘤内出血多变
  - 中度但不均匀强化

主要鉴别诊断

- 多形性胶质母细胞瘤
- 节细胞胶质瘤
- 血管中心性胶质瘤
- 星形母细胞瘤
- 乳头状神经节肿瘤
- 少突胶质细胞瘤
- 间变性少突胶质细胞瘤
- 毛细胞性星形细胞瘤
- 室管膜母细胞瘤

病理

- 成人大部分为 WHO Ⅲ 级

临床问题

- 年龄较大的儿童和成人
  - 癫痫
- 最重要的预后因素：部位
- 儿童 <3 岁预后差

诊断要点

- 年龄较大的儿童或成人大的，囊实性混合，钙化的半球 / 皮层肿块

(左图) 47 岁男性患者，横断位 FLAIR 示间变性 (Ⅲ 级) 幕上室管膜瘤 (STE) 示左侧额叶非均质的脑室外肿块⇨灶周水肿➡。(右图) 同一患者横断位 T_2* GRE 示外周低信号环→，提示出血。STEs 常见瘤内出血

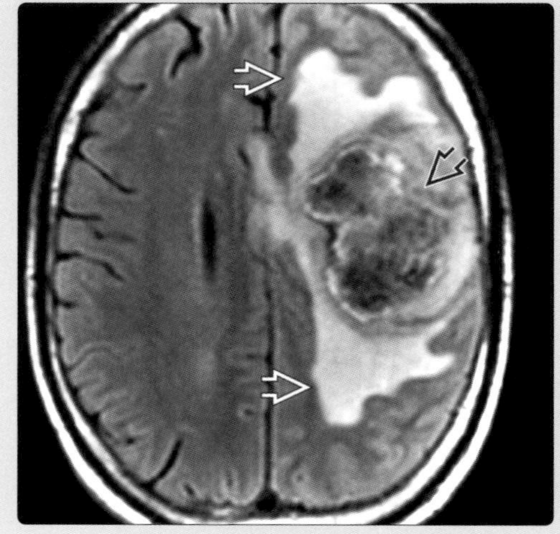

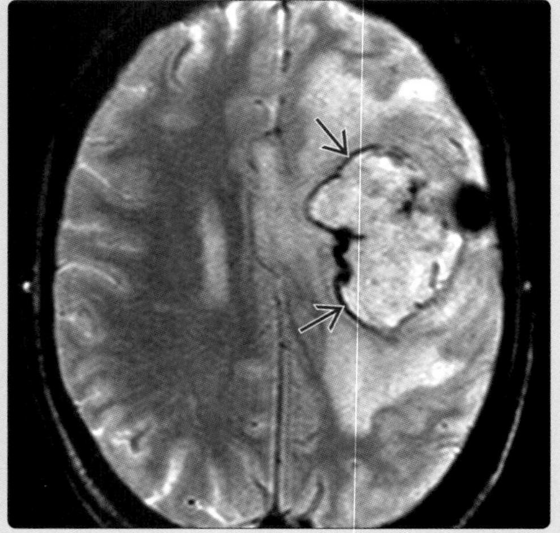

(左图) 同一患者横断位 DWI 示肿瘤呈不均匀高信号，因出血而弥散受限 (高信号)。(右图) 同一患者 MR 冠状位增强 T_1WI 示肿瘤外周强化，中央坏死，与脑室关系密切，左侧脑室受压，中线移位。注意病变与脑室系统➡相延续

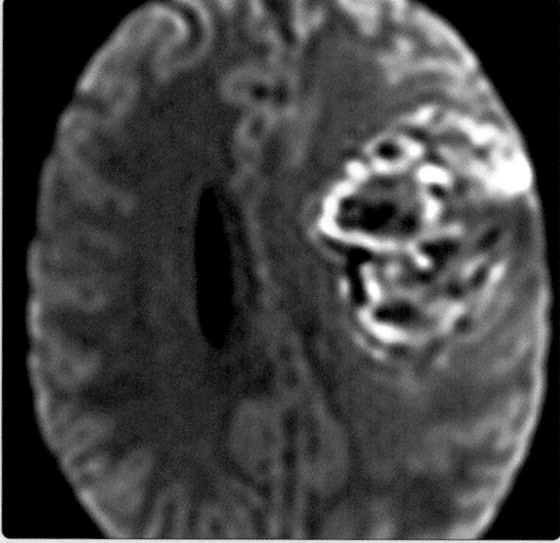

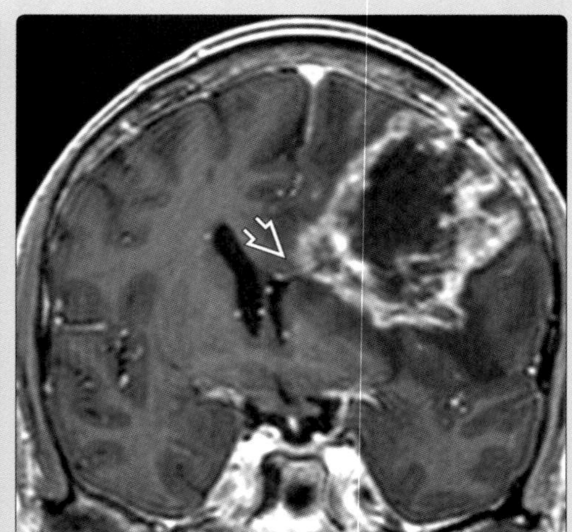

术语

缩写
- 幕上室管膜瘤（STE）

同义词
- 半球 STE（脑表面室管膜瘤）
- 幕上异位的皮层室管膜瘤
- 皮层室管膜瘤

定义
- 幕上室管膜瘤

影像

一般特征
- 最佳诊断线索
  - 年龄较大的儿童或成人囊性病变并壁结节，位于大脑半球或第三脑室
- 位置
  - 室管膜瘤常见部位
    - 2/3 幕下（ITE）
    - 1/3 幕上（STE）
  - 45%~65% 的 STE 为脑室外
    - 半球白质或皮层
      - 额叶是皮层 STE 的最常见位置
      - 位于皮层内或自白质侵袭皮层
    - 罕见：鞍上
  - 较少常见部位 = 脑室内
    - 第三脑室 > 侧脑室
- 大小
  - 较 ITE 大
  - >4cm（95%）

CT 表现
- 平扫 CT
  - 混合性等 / 低密度
    - 高密度 = 实性部分
    - 低密度 = 囊肿成分
    - 钙化（44%）
      - 散在的灶性或非常明显
  - 可有骨质破坏（肿瘤侵袭脑膜、硬膜及骨质）

MR 表现
- T_1WI
  - 等 / 低信号
  - 囊变似 CSF
- T_2WI
  - 形态学特征不一
    - 囊腔并壁结节
    - 实性肿块
    - 巨大的、部分坏死肿块
  - 信号多变
    - 高 / 低信号（细胞密集，钙化）
    - 囊肿高信号（CSF）
- T_2* GRE
  - 低信号提示出血或钙化
- DWI
  - 细胞密度部分呈高信号，低 ADC 值
- 增强 T_1WI
  - 中度明显强化的肿瘤（实性部分）并灶性坏死
  - 无强化罕见
  - 类型
    - 囊肿 + 壁结节（多位于半球）
      - 壁结节中度或明显强化
      - 无强化或边缘强化的囊腔
  - 可与脑室贯通
  - 皮层 STE 可与脑表面相连

成像推荐
- 最佳影像方案
  - MR ± 增强
  - T_2*（出血，钙化）

鉴别诊断

多形性胶质母细胞瘤
- 若 STE 表现为巨大病变并部分坏死
- 少见：低级别、间变性星形细胞瘤

节细胞胶质瘤
- 最常见于颞叶

血管中心性胶质瘤
- 儿童，年轻人
- 无强化的皮层肿块
- T_1WI 上环形高信号
- 自小儿时即癫痫

星形母细胞瘤
- 较大的儿童和年轻人
- 囊实性病变
- 幕上
- 钙化

乳头状神经节肿瘤
- 皮层肿块，常与脑室贯通
- 钙化
- 囊性或囊伴结节

少突胶质细胞瘤（间变性少突胶质细胞瘤）
- 大脑半球
- 皮层和皮层下
- 钙化
- 颅骨内板变形

毛细胞星形细胞瘤
- 幕上罕见
- 最常见于第三脑室周围、下丘脑、视交叉

室管膜母细胞瘤
- 幕上

- 儿童 <5 岁
- 与脑室分界明显
- 胚胎性肿瘤（PNET 特点 + 室管膜菊形团）罕见
- 组织学：与间变性室管膜瘤相鉴别 = 预后不同

病 理

一般特征

- 病因
  - 大体情况：室管膜瘤来自脑室室管膜的胶质
  - 脑室外 STE 可来自
    - 脑室角的室管膜细胞胚胎残余
    - 脑室周围胎儿室管膜残余的随机分布
- 基因学
  - 1q（与侵袭性行为有关），12q，7q，8，9 异常
  - 核周 LRIG3 蛋白在 STE 表达较 ITE 高
  - 染色体 22，22q，10q，3，6q，9q 完全和部分缺失
    - STE 常见 9q 包含 P16 INK4A 基因
  - STE 有 EphB-ephrin 和 Notch 信号通路的上调
  - 新名字：三体 19 室管膜瘤
    - WHO Ⅲ级
    - 见于 9% 的室管膜瘤

分期、分级和分类

- WHO Ⅰ级包括室管膜下瘤和黏液乳头状室管膜瘤
- WHO Ⅱ级室管膜瘤
  - 4 个亚型：细胞的，乳头型，透明细胞和伸展细胞型
- WHO Ⅲ级间变性室管膜瘤
  - 成人大部分 STE 为 WHO Ⅲ级肿瘤
  - 有以下 2~4 种情况可确诊
    - 4 有丝分裂 /10 倍视野（活跃的有丝分裂）
    - 细胞密集
    - 内皮增生
    - 坏死（假栅栏样坏死）

直视病理特征

- 边界清晰
- 分叶状，表面灰红色，部分出血、钙化

显微镜下特征

- 组织学特征
  - 血管周围菊形团
  - 室管膜菊形团
  - GFAP（+）
- 非菊形团血管中心性生长类型
- 实性肿瘤生长数量不一
- 增生指数低
- 脑实质侵袭
  - 侵袭通路为轴突，神经元周围，柔脑膜下

临床问题

临床表现

- 最常见的体征 / 症状
  - 癫痫
  - 局部运动或感觉功能障碍，头痛

人群分布特征

- 年龄
  - STE 见于大龄儿童，成人
- 性别
  - 男 > 女
- 流行病学
  - 室管膜瘤 =1.2%~7.8% 的颅内肿瘤
  - 儿童第三脑室最常见的肿瘤

自然病史及预后

- 室管膜瘤 5 年存活率幕上（72%）高于幕下
- 第三脑室肿瘤的复发率高于半球
- 最重要的预后因素：部位
- 儿童 <3 岁，预后差

治疗

- 全切及辅助放疗

诊断要点

关注点

- 年龄较大的儿童或成人皮层或脑室内大的、囊实性、钙化肿块

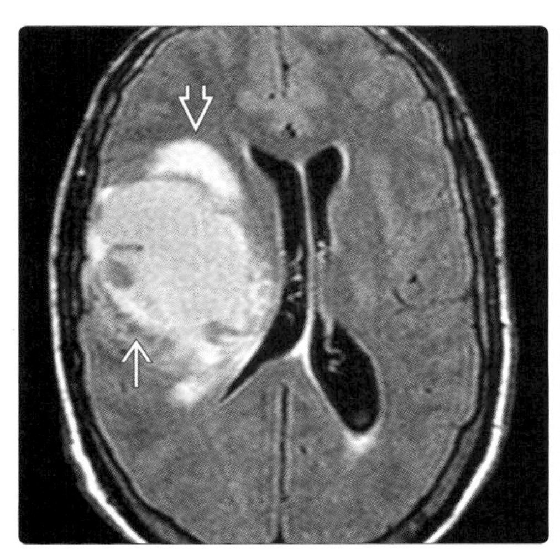

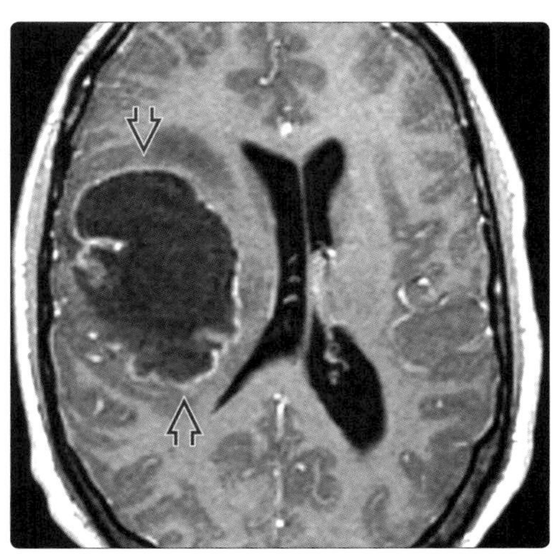

（左图）横断位FLAIR示右侧半球大囊性病变➡伴灶周水肿➡右侧脑室受压，中线轻度移位。（右图）同一患者MR横断位增强T_1WI示病变边缘强化。术中证实为幕上脑室内➡室管膜瘤（STE）。病变与脑室系统无接触

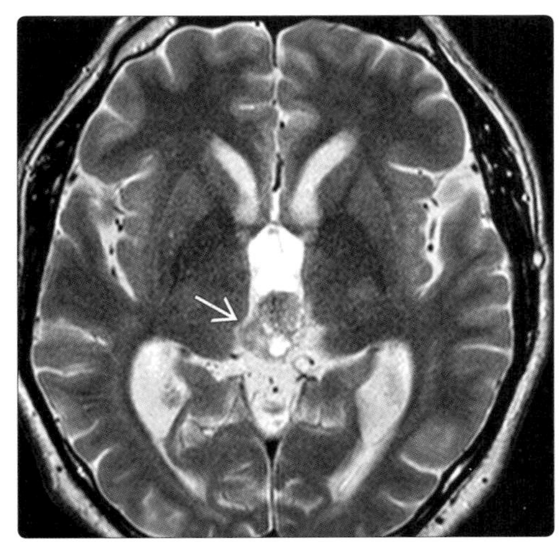

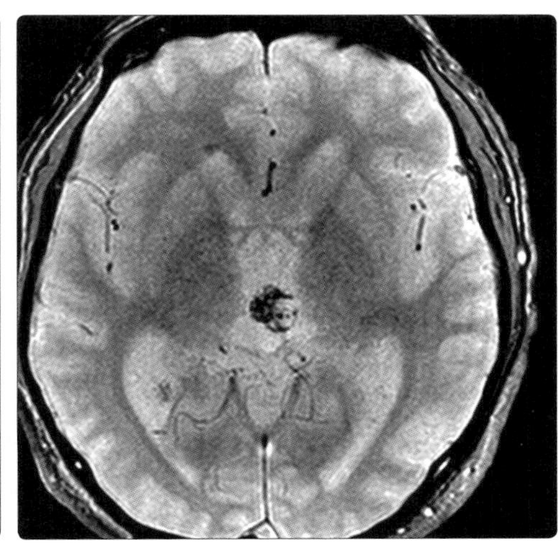

（左图）STE患者横断位T_2WI示第三脑室内不均匀的肿块➡。肿瘤内囊肿信号低信号。（右图）同一患者横断位T_2^* GRE示开花样低信号灶，为钙化或出血

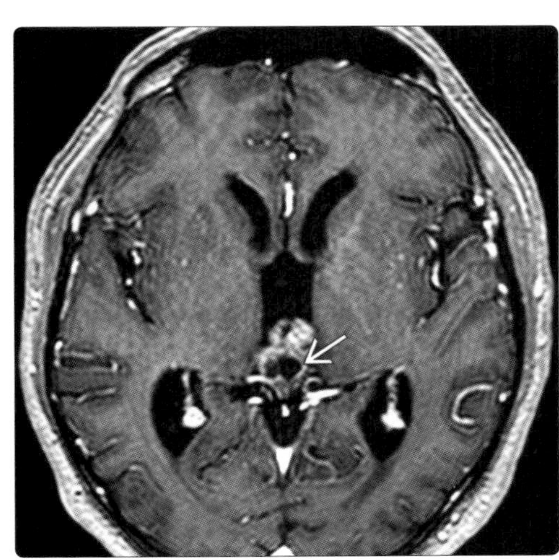

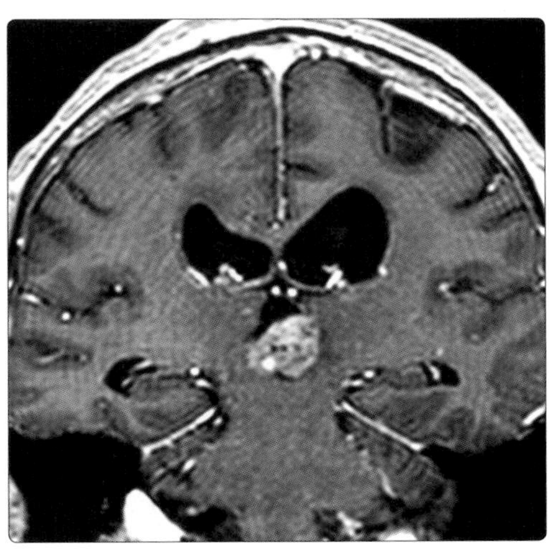

（左图）同一患者MR横断位增强T_1WI示明显但不均匀强化。注意实性部分，瘤内囊肿部分、肿瘤内大小不一的囊变，大囊壁强化➡。（右图）同一患者MR冠状位增强T_1WI示第三脑室内不均匀强化肿块

扩大的血管周围间隙

关键点

术语

- 被覆软膜的、由间质液体（ISF）充填的结构
  - 伴穿支动脉
  - 不与蛛网膜下腔交通

影像

- 簇状，大小不一，边界清晰的无强化囊腔
- 正常 PVSs 的最常见部位 = 前穿质（前联合周围的簇状结构）
  - 中脑，下丘脑
  - 深部白质（包括胼胝体，脑岛皮层下，外囊）
  - 几乎不累及皮层（PVSs 在皮层下白质扩张）
- PVSs<5mm
  - 偶尔扩张变大
  - 最常见部位（“巨大的”或“肿瘤样”）PVSs= 中脑
  - 可引起占位效应，梗阻性脑积水
- 与 CSF 等密度 / 信号

主要鉴别诊断

- 腔隙性梗死灶
- 囊性肿瘤（如 DNET，囊性星形细胞瘤）
- 感染性 / 炎性囊肿

临床问题

- 不应误诊为其他严重疾病
- 常多年不变
- 儿童胼胝体的血管周围间隙要考虑黏多糖贮积症

诊断要点

- 几乎所有人均见明显但正常的血管周围间隙，在 3T 图像上可见于脑的任何部位

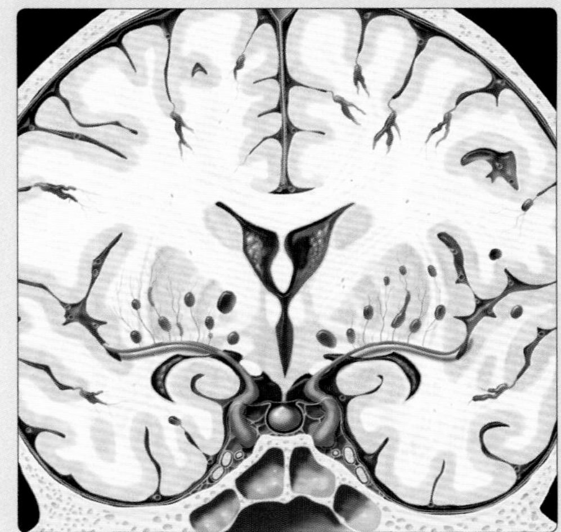

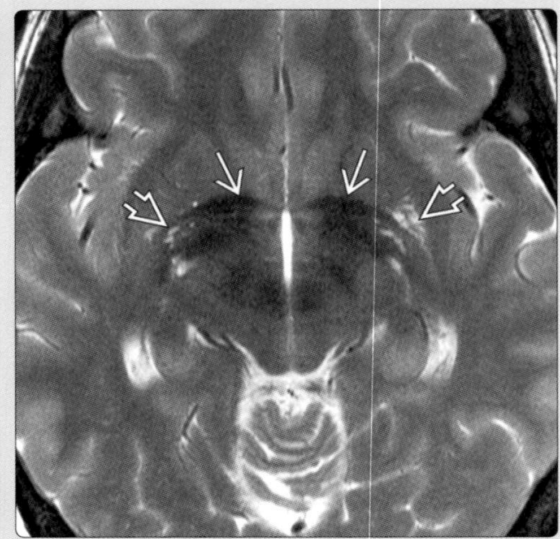

（左图）冠状位示正常的血管周围间隙伴随穿支动脉进入基底节和皮层下白质。正常的血管周围间隙簇状分布在前联合周围，亦可见于各个部位。（右图）横断位 T_2WI 薄层扫描示多个小的血管周围间隙⇨簇拥在前联合周围→、第三脑室周围和基底节下部

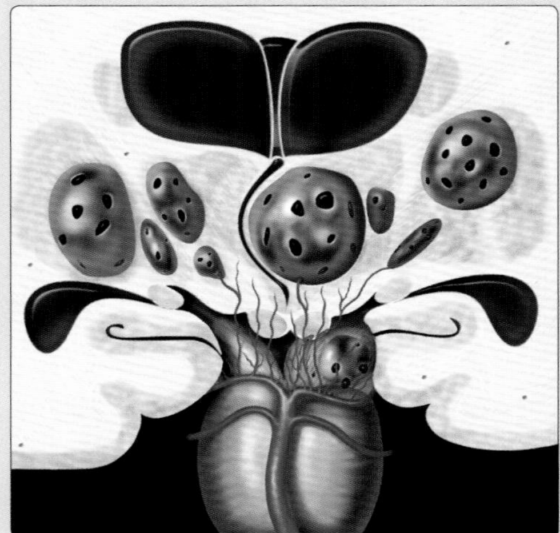

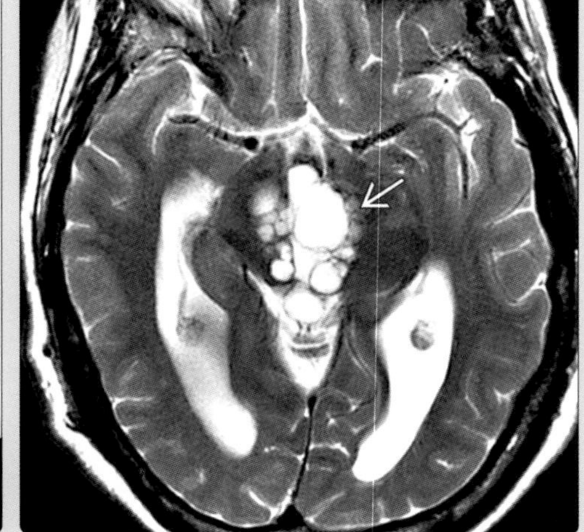

（左图）冠状位示中脑和丘脑血管周围间隙增大，造成第三脑室和导水管受压，形成脑积水。（右图）横断位 T_2WI 示中脑大小不一的 CSF 样囊腔引起梗阻性脑积水→

术 语

缩写

- 血管周围间隙（perivascular spaces，PVSs）

同义词

- Virchow-Robin 间隙

定义

- 被覆软膜，由间质液体（ISF）充填的结构，内有穿支动脉，但不与蛛网膜下腔直接交通

影 像

一般特征

- 最佳诊断线索
  - 簇状充满液体间隙，大小不一，液体似脑脊液
    - 周围 / 内部有穿支动脉
    - 见于任何部位和年龄
- 位置
  - 正常的 PVSs 最常见的部位 = 前穿质（前联合周围的簇状结构）
  - 其他常见部位
    - 中脑（大脑脚中部）
    - 深部白质（尤其是三角区周围）
    - 脑岛下白质，外囊
  - 少见部位
    - 丘脑
    - 齿状核
    - 胼胝体，扣带回
    - 颞叶前内侧
  - 扩大的 PVSs 最常见部位（“巨大的”或“肿瘤样”）PVSs= 中脑
    - 可见于任何部位
    - 几乎不累及皮层（PVSs 在皮层下白质内扩张）
- 大小
  - PVSs<5mm
    - 有时扩大（数厘米）
    - 可引起局部占位效应，脑积水
    - 广泛的 PVSs 扩张外形怪异
- 形态
  - 边界清晰的簇状，大小不一的脑实质内囊肿
  - 多发 > 单发囊肿

CT 表现

- 平扫 CT
  - 簇状、圆形 / 卵圆形 / 线样 / 点状囊肿样病变
    - 低密度（密度 =CSF）
    - 无钙化
- 增强 CT
  - 无强化

MR 表现

- T_1WI
  - 多发边界清晰囊肿，与脑脊液等信号
  - 局限性占位效应
    - 沿脑回扩张
    - 中脑增大的 PVSs 可压迫导水管 / 第三脑室，引起脑积水
- T_2WI
  - 与 CSF 等信号
    - PVSs 内信号实际测量值 < 脑脊液
  - 邻近脑组织无水肿
- PD/intermediate
  - 与脑脊液等信号
- FLAIR
  - 彻底抑制
  - 25% 在增大的血管周围间隙略高信号
- T_2* GRE
  - 无“爆米花”征象
- DWI
  - 无弥散受限
- 增强 T_1WI
  - 无强化
  - ± 可见穿支动脉
- MRS
  - 邻近脑实质正常

血管造影表现

- 传统
  - 高分辨率 DSA 可显示增大的血管周围间隙内的穿支动脉

核医学表现

- ^{99m}Tc-HMPAO SPECT 正常提示无缺血

成像推荐

- 最佳影像方案
  - 常规 MR+FLAIR，DWI
- 推荐检查方案
  - 增强可选可不选

鉴别诊断

腔隙性梗死

- 年龄较大
- 基底节，白质
- 邻近脑实质高信号

囊肿样肿瘤

- 常见于脑干、小脑丘脑 / 下丘脑
- 单发 > 多发囊肿
- 信号不像 CSF
- 脑实质信号异常
- 可有强化

感染性 / 炎性囊肿

- 脑囊虫病
  - 囊内见头节

- 大部分 <1cm
- 可多发，但不呈簇状
- 囊壁常强化
- 周围常见水肿
- 其他寄生虫病
  - 包虫囊肿长单腔，几乎限于儿童
  - 多房的常强化，似肿瘤而不是 PVSs
- 免疫受损的患者隐球菌病
  - 多发，无强化

病 理

一般特征

- 病因
  - 理论：ISF 积聚在穿支动脉和柔脑膜间
  - ISF 流出口阻塞，引起 PVS 囊性扩张
    - 增大的囊状间隙
    - 内为 ISF 而不是 CSF
- 基因
  - 多正常，除非因未降解的黏多糖类造成 PVSs 扩大（Hurler，Hunter 病）
  - 在一些先天性肌肉萎缩者 PVSs 扩大
- 相关异常
  - 脑积水（中脑的 PVSs 扩张能阻塞导水管）
  - 由增大 / 阻塞的 PVSs 引起的“囊肿”曾被误认为垂体腺瘤、大的动脉瘤
  - 在炎症、肿瘤性病变时 PVSs 成为进入 CNS 的入口
    - 由毛细血管、小静脉进入 PVSs
    - 由神经胶质界膜进入脑实质

直视病理特征

- 光滑、边界清晰、充满液体的囊腔

显微镜下特征

- 单层或多层柔脑膜内陷
- 柔脑膜变成孔状消失在在毛细血管水平
- PVSs 在皮层通常较小，在皮层下白质增大
- 周围脑组织无胶质增生，淀粉样沉积

临床问题

临床表现

- 最常见的体征 / 症状
  - 多正常，在尸检或影像检查时意外发现
  - 无特异性症状（如头痛）
- 临床特征
  - 患者无特异性，无特定位置的症状和异常，多囊性脑部病变最初诊断为囊性肿瘤
  - 胼胝体的大 PVS 要考虑黏多糖贮积症（大的 PVS 占 75%）

人群分布特征

- 年龄
  - 见于任何年龄、部位
    - 易于在 3T 图像显示
  - 见于 25%～30% 的儿童（良性，正常变异）
  - 增大的 PVSs
    - 平均年龄：40 岁左右
    - 也见于儿童
- 性别
  - 巨大的 PVSs：男 ∶ 女 =1.8 ∶ 1
- 流行病学
  - 非肿瘤性脑“囊肿”
  - 是多灶性 T_2WI 高信号的原因

自然病史及预后

- 大小稳定
- 偶尔持续性扩张

治疗

- “顺其自然”
- 若中脑病变导致脑积水则行分流术

诊断要点

关注点

- 多囊，无强化的簇状病变应考虑增大的 PVSs

读片要点

- 几乎所有人均见明显但正常的 PVSs，在 3T 图像上可见于脑的任何部位

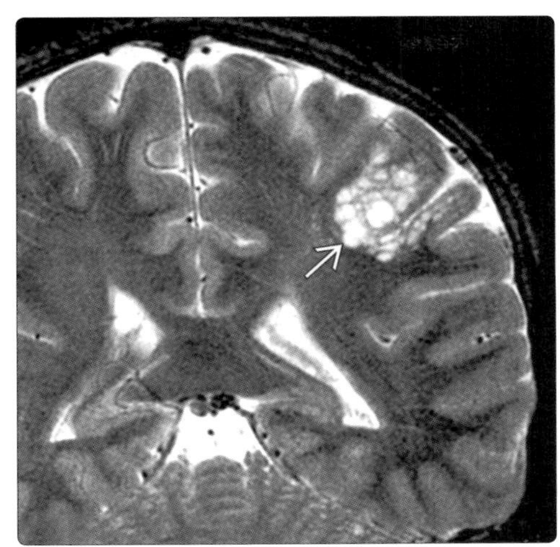

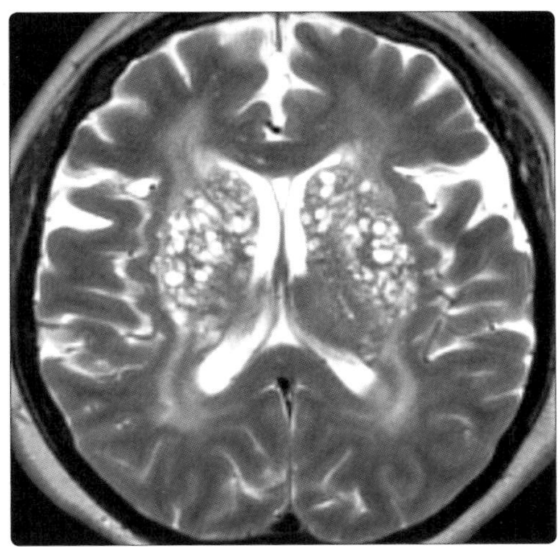

（左图）15 岁男孩，头痛，MR 冠状位 T_2WI 示顶叶皮层下白质簇状囊腔，大小不一➡。注意，灰质正常，可与 DNET 鉴别。（右图）56 岁女性患者，MR 横断位 T_2WI 示双侧基底节多发高信号。此部位多发的扩大 PVSs 也称为“筛孔”

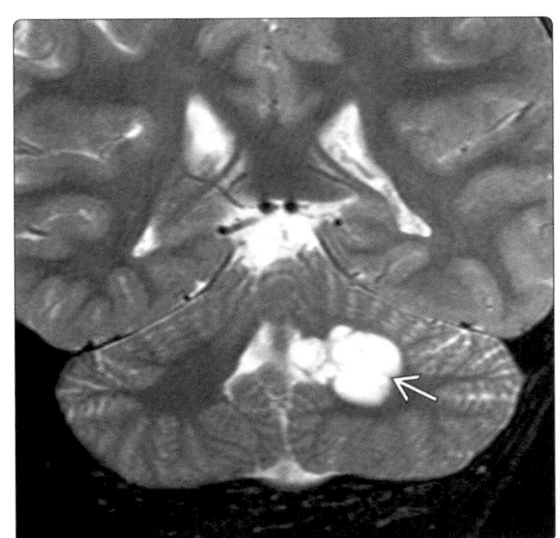

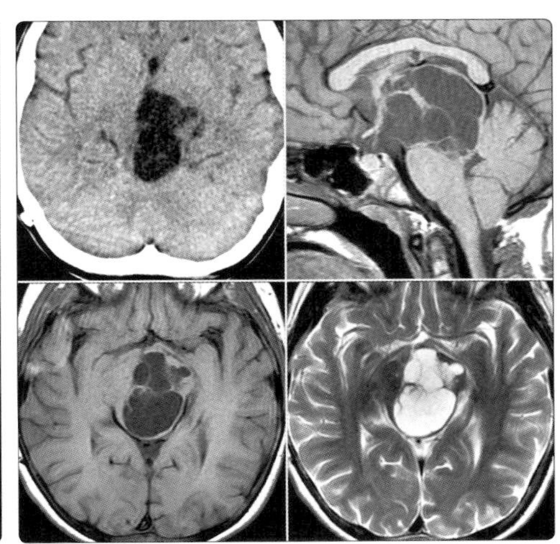

（左图）小儿头痛，冠状位 T_2WI 被误认为囊性脑肿瘤，实为左侧齿状核扩大的 PVSs➡。（右图）15 岁男孩，复合图像示因囊性脑肿块造成的长期脑积水分流。系增大的多发 PVSs 向中脑延伸，造成脑积水。在所有 MR 序列上，PVSs 与 CSF 相一致，大小不一

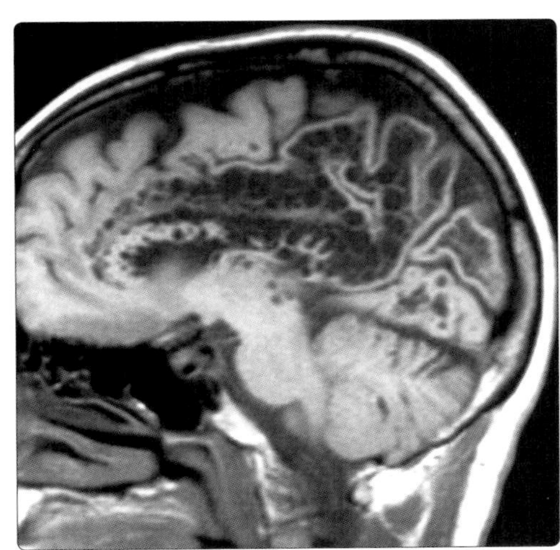

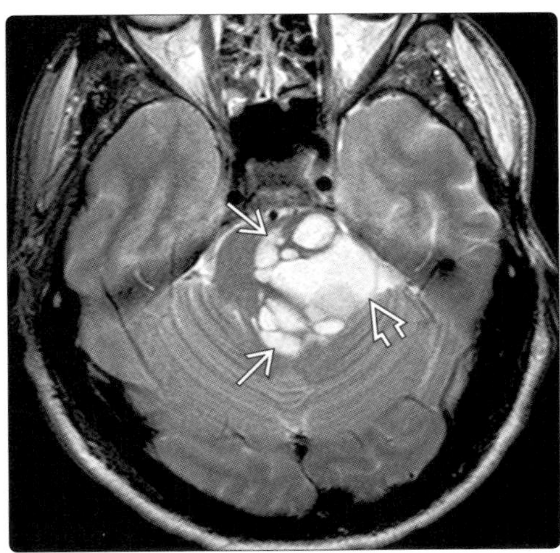

（左图）矢状位 T_1WI 示胼胝体、扣带回、枕叶的 CSF 样囊肿。注意有占位效应，脑回扩张，但灰质正常（L. Valanne，MD. 提供）。（右图）27 岁患者，左面部麻木，感觉性听力丧失，横断位 T_2WI 示多发囊腔，大小不一➡，较大者深入 CPA，压迫第 7、8 脑神经➪，MR 增强 T_1WI 无强化

脑穿通性囊肿

关键点

术语

- 脑实质内 CSF 充填的腔隙
  - 位置深，单侧／双侧腔隙／陷凹
  - 常与脑室和／或蛛网膜下腔交通
  - 壁为线样胶质／星形细胞增生
- 先天性（围产期脑破坏）或获得性（创伤，感染等）

影像

- 最佳诊断线索：CSF 充填的腔隙，邻近脑室增大
- MR：壁光滑的囊腔；与 CSF 信号相同；边缘为线样胶质纤维

主要鉴别诊断

- 蛛网膜，室管膜，肿瘤性，或炎性囊肿
- 胼胝体发育不良
- 脑软化
- 脑裂畸形
- Dandy-Walker 畸形
- 积水性无脑畸形

病理

- 先天性：子宫内由脑血管意外或感染性损伤（CMV）造成的破坏性事件
- 获得性：出生后头部创伤，手术，血管阻塞，或感染
- 基因：罕见，常染色体显性家族性脑穿通畸形 *COL4A1*，*COL4A2* 突变

临床问题

- 最常见的症状为痉挛性偏瘫
- 治疗指征：占位效应，局灶性／弥漫性顽固症状

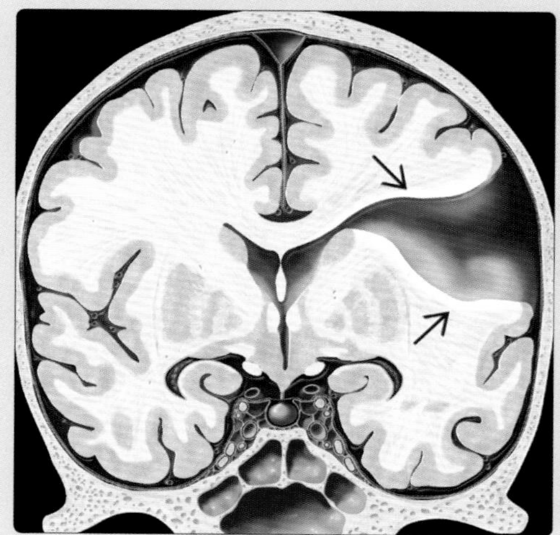

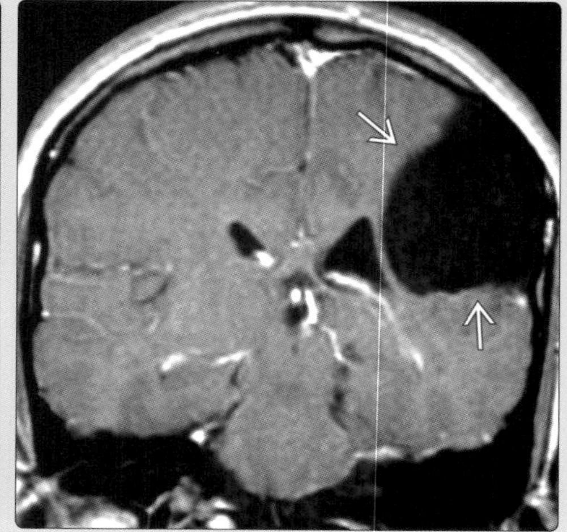

（左图）冠状位图示脑实质内 CSF 腔隙，与左侧脑室和蛛网膜下腔贯通。注意典型的脑贯通性囊肿壁为胶质白质纤维➔。（右图）MR 冠状位增强 T_1WI 示左侧顶叶巨大的 CSF 腔隙➔典型病变无强化，壁为线样白质。邻近层面示病变与侧脑室直接贯通（未展示）

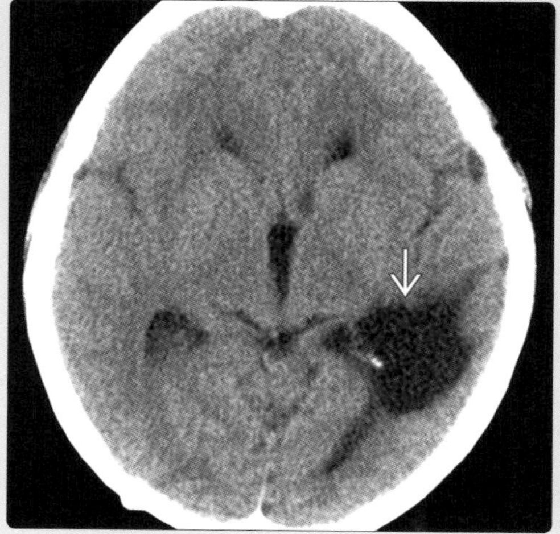

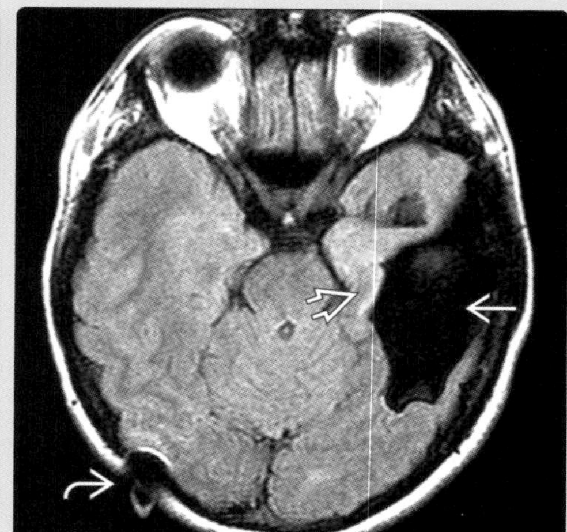

（左图）横断位平扫 CT 示脑实质缺损与 CSF 密度相同➔病变与左侧脑室前部相贯通，脑室枕角轻度扩大。（右图）横断位 FLAIR 示脑实质内缺损为 CSF 密度➔。注意少量的白质增生➩。磁敏感伪影产生于脑室造瘘术↪

术语

同义词

- 脑穿通畸形

定义

- 定义不统一
  - 先天性/获得性 CSF 腔隙，常与脑室系统贯通
    - 深的，单侧/双侧腔隙或凹陷
    - 边缘反应性胶质/星形细胞增生
  - 脑实质内囊腔
    - 通过“小孔”与蛛网膜腔隙贯通
  - 腔隙来自胎儿或婴儿时期
    - 围产期脑破坏
    - 常与蛛网膜下腔和（或）侧脑室贯通

影像

一般特征

- 最佳诊断线索
  - CSF 充填的腔隙；邻近脑室增大
- 位置
  - 常与脑动脉供应区相一致（孕中期缺血性损伤）
  - 皮层/皮层下腔隙，单侧/双侧
  - 常与侧脑室相连
- 大小
  - 不一

CT 表现

- 平扫 CT
  - 脑实质内壁光滑的腔隙
    - 与 CSF 等密度
  - 直接与侧脑室相同
  - 可见薄膜与脑室分开
- 增强 CT
  - 无强化
- CT 骨窗
  - 因长期 CSF 波动，颅骨变形
- CTA
  - 病变区无血管

MR 表现

- T_1WI
  - 壁光滑的腔，CSF 等信号，边缘为白质
- T_2WI
  - 脑萎缩，常见胶质增生；CSF 等信号；线样白质围绕
- FLAIR
  - 准确显示囊内 CSF 和胶质增生
- 增强 T_1WI
  - 无强化的囊腔

超声表现

- 产前超声检测先天性中脑穿通畸形
  - 单发或多发无回声区
  - 可保留一些皮层组织
  - 常因出生前感染/出血

非血管性检查

- 脊髓造影
  - 对比剂注入腰椎内可填充囊腔

核医学表现

- PET
  - 局部葡萄糖代谢缺失

成像推荐

- 最佳影像方案
  - MR
- 推荐检查方案
  - FLAIR

鉴别诊断

蛛网膜囊肿

- CSF 样脑外囊腔产生不同程度的占位效应
- 与脑穿通性囊肿不同，位于脑外，脑组织远离邻近颅骨

室管膜囊肿

- 脑室内，脑组织常正常

肿瘤性囊肿

- 肿瘤性病变的囊性表现

炎性囊肿

- 占位效应，有强化

胼胝体发育不良

- CSF 腔隙向三脑室头侧延伸
- 与侧脑室并行
- Colpocephaly 综合征：侧脑室枕角和颞角后部扩张

脑软化

- 妊娠后期，围产期，或出生后损伤（栓塞/梗死，窒息，感染）
- 与 CSF 相比，轻微高密度/高信号（T_1，T_2，FLAIR）
- 不与侧脑室相通
  - 常有分隔，边缘星形细胞增生

脑裂性孔洞脑

- 脑实质内腔隙，边缘线样灰质，自脑室表面向脑表面延伸

Dandy-Walker 畸形

- 颅后窝正中的大囊腔，与第四脑室相通
- 旋转，升高，小的小脑蚓部与小脑幕相毗邻
- 小脑幕和静脉窦上移

积水性无脑畸形

- 由弓形体病，CMV 或动脉闭塞影响脑发育
- 皮层和白质被破坏并由薄层 CSF 囊腔替代

病　理

一般特征

- 病因
  - 先天性：在子宫内因脑血管意外或感染性损伤（CMV）造成的破坏
    - 可由出生前创伤诱发，即使创伤很轻或没有直接伤到子宫壁
  - 获得性：后天损伤，头部创伤，手术，血管阻塞，或感染
- 基因学
  - 大部分为散发
  - 先天性病变常继发于出血
    - 罕见，常染色体显性家族性脑穿通畸形
      - 常染色体 13qter → *COL4A1* 基因突变编码前胶原 4a 1 型
      - 所有组织中有基底膜蛋白表达
      - 有脑内出血风险
    - 遗传性血栓形成倾向，最常见于杂合体因子 V 的莱顿突变（F5 基因）
- 相关异常
  - 杏仁核-海马萎缩常并存先天性脑穿通畸形（95%）
    - 可为双侧
  - 综合征：视-隔发育不良，口面指综合征Ⅰ型，脑颅皮肤脂肪过多症，Proteus 综合征，Delleman 综合征
  - 同种免疫性血小板减少症
  - 凝血病，如血管性血友病，因子 V 或 X 缺乏，母源性应用华法林
  - 多发孕期相关的血管病变：大的肠闭锁，横断性肢体缺乏，脑穿通畸形，肾发育不全

直视病理特征

- CSF 囊腔，壁光滑
  - 边缘线样胶质或棘细胞层白质
- 颅骨变化
  - 可因 CSF 长期搏动变形
  - 可增厚

显微镜下特征

- 先天性脑穿通性囊肿
  - 灰质和白质坏死
  - 液体充填的局部囊腔，壁光滑，周围轻度胶质反应
- 获得性脑穿通性囊肿
  - 通过明显的星形细胞增生对损伤的成熟脑反应
  - 反应性星形细胞增生导致囊腔出现分隔和壁不规则

临床问题

临床表现

- 最常见的体征 / 症状
  - 痉挛性偏瘫
    - 注意早产情况
  - 可伴严重的神经功能障碍
    - 精神发育迟滞，顽固癫痫
- 临床特征
  - 小脑症状，眼科体征
  - 大脑性瘫痪的各种表现
  - 癫痫，精神运动性阻抑

人群分布特征

- 年龄
  - 最常见于小儿，也见于成人
- 性别
  - 男 > 女性婴儿，尤其是母亲 <20 岁
- 流行病学
  - 每 1000 先天性和后天性脑疾病中脑穿通性囊肿发病率为 2.5%
  - 每 10 000 出生婴儿中发病率为 0.035%

自然病史及预后

- 与脑室系统贯通较窄可压迫囊腔-占位效应
- 儿童、新生儿脑实质内，回声信号和脑穿通畸形的长期神经发育较差

治疗

- 通常不需治疗
- 治疗指征：占位效应，局灶性 / 弥漫性顽固症状
  - 围产期分流（选择性）
  - 若不与脑室系统相贯通，则行开窗术或囊肿部分切除
  - 儿童顽固性癫痫可行囊肿开窗和与侧脑室贯通术
- 先天性脑穿通应行胶原 *4A1* 遗传筛查

诊断要点

关注点

- 蛛网膜囊肿似脑穿通性囊肿

读片要点

- 癫痫者注意下丘脑

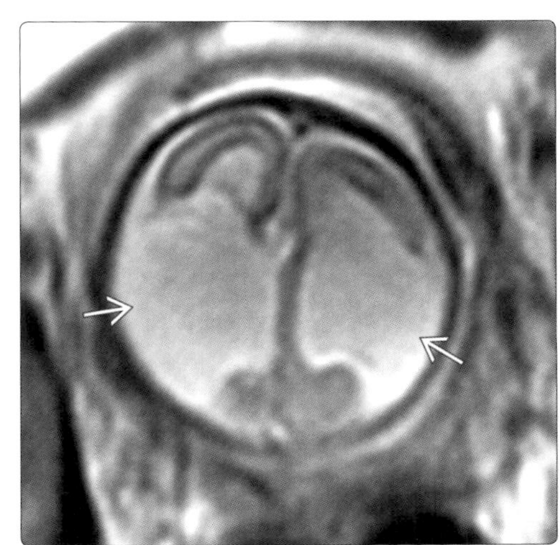

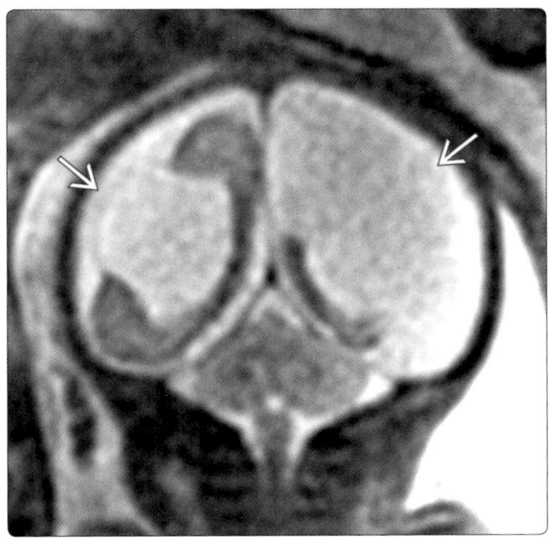

（左图）胎儿 MR 横断位 T_2WI 示双侧幕上脑穿通性囊肿➡与 CSF 等信号，与扩大的侧脑室贯通。（右图）同一患儿冠状位 T_2WI 示双侧幕上脑穿通性囊肿➡颅后窝正常。先天性脑穿通性囊肿是子宫内破坏性发育的结果，常为脑血管意外或感染性损伤

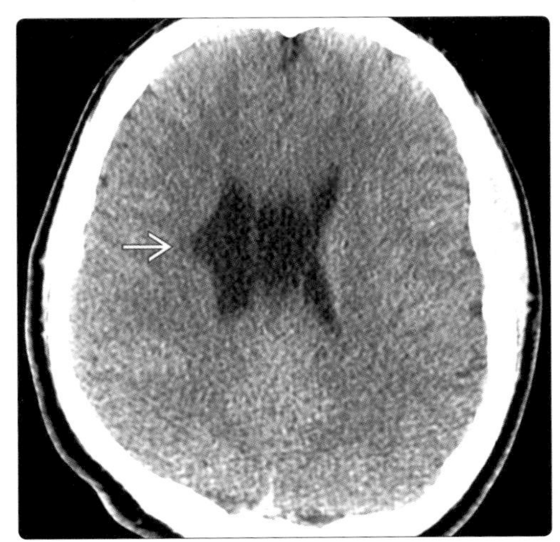

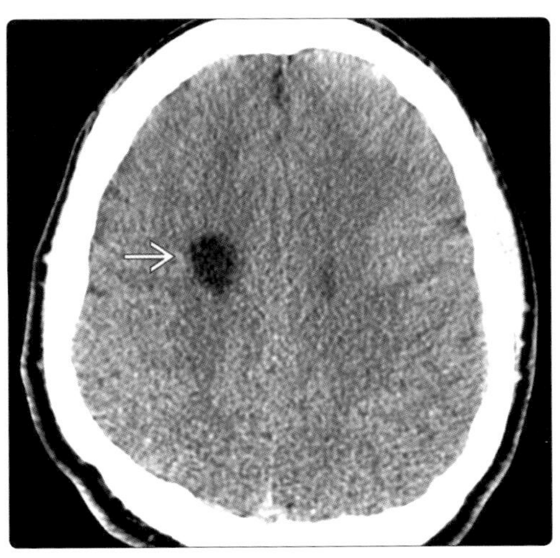

（左图）横断位 CT 平扫示右侧脑室穿通性畸形扩张➡壁光滑，与 CSF 信号相同。（右图）同一患者 CT 平扫示病变向脑实质蔓延，成为深的、壁光滑的单侧性囊腔➡。注意脑组织形态正常

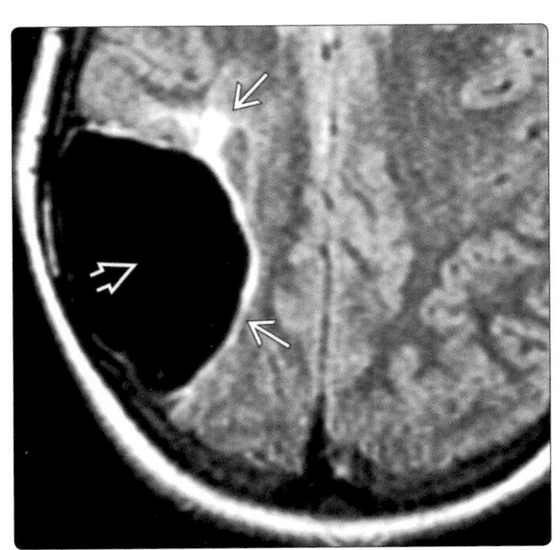

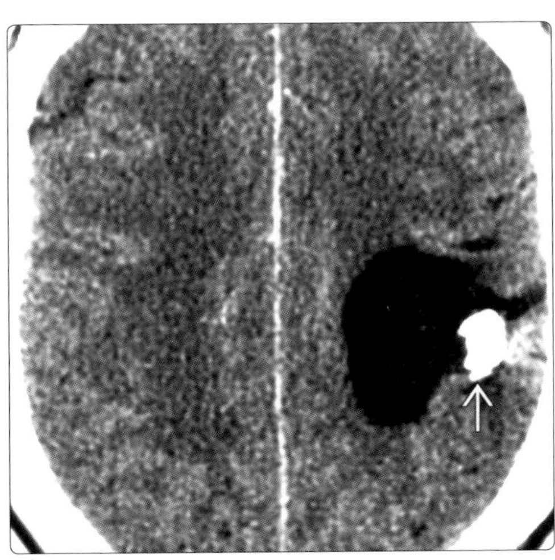

（左图）横断位 FLAIR 示右侧顶叶病变内液体完全被抑制➡。为典型的脑穿通性囊肿，壁为高信号白质➡。（右图）横断位增强 CT 示边界清晰的、无强化 CSF 密度肿块，内见球形钙化➡。手术显示为良性病变，为 CSF 充填的囊腔

神经胶质囊肿

关键点

术语

- 神经胶质（NGC），常成为室管膜胶质囊肿
- 良性，脑白质内的脑脊液囊腔

影像

- 可见于任何脑组织
  - 额叶最常见
- 大小从数毫米到数厘米不等
- CT
  - 边界清晰，低密度，单叶的脑实质囊肿
  - 无化或强化
- MR
  - T_1 低 /T_2 高信号（似 CSF）
  - FLAIR 常低信号
  - DWI 低信号
  - 无强化
  - 周围轻度 / 无异常信号

主要鉴别诊断

- 脑穿通性囊肿
- 增大的血管周围间隙（PVSs）
- 蛛网膜囊肿
- 室管膜囊肿
- 表皮样囊肿
- 感染性囊肿［如脑囊虫病、棘球蚴病（包虫病）］

诊断要点

- 脑实质囊肿与脑室系统不贯通，周围轻度 / 无胶质增生
- FLAIR，DWI 能鉴别不同类型的颅内囊肿

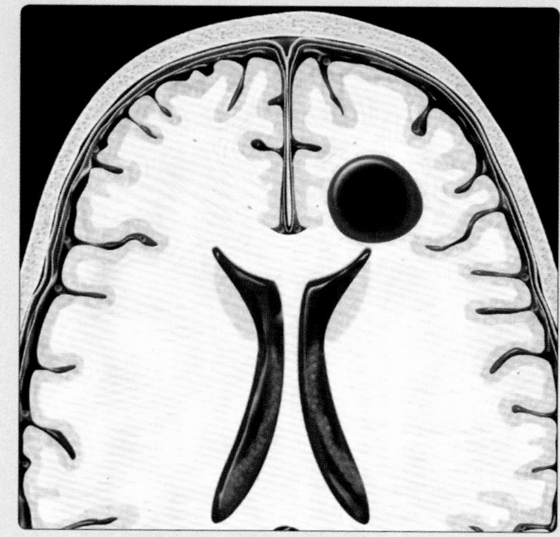

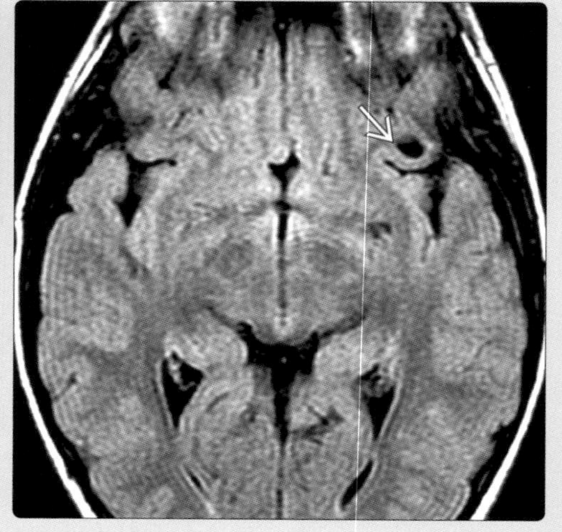

（左图）横断位图示典型的神经胶质囊肿。边界清晰，单房，不与脑室系统相贯通，内含清亮液体。周围脑组织正常。囊肿壁为线样胶质细胞、星形细胞，室管膜细胞罕见。（右图）小儿横断位 FLAIR 示左侧额叶皮层下白质的良性囊肿➡。在所有序列上，囊肿与 CSF 信号相同，无强化

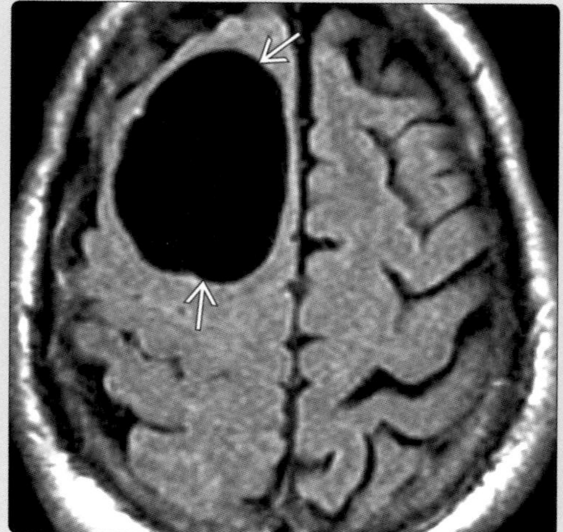

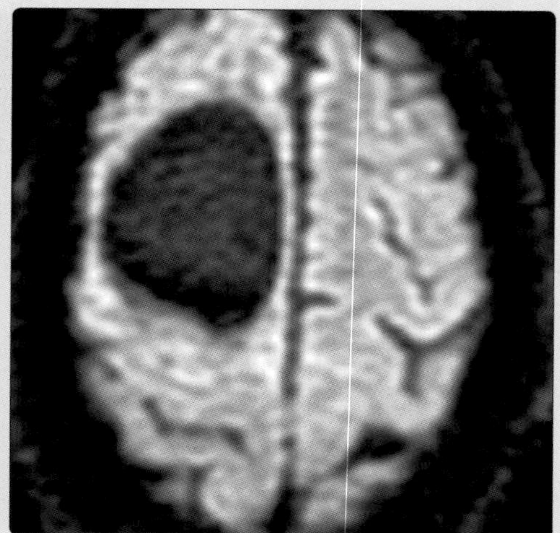

（左图）年轻成人头痛，横断位 FLAIR 示右侧额叶巨大 CSF 样囊肿➡。（右图）同一患者横断位 DWI 示病变无弥散受限。病理显示囊壁为胶质组织，无上皮成分

术 语

缩写

- 神经胶质囊肿（NGC）

同义词

- 胶质室管膜囊肿

定义

- 良性，脑白质内的被覆胶质的液体囊腔

影 像

一般特征

- 最佳诊断线索
  - 无强化的 CSF 样脑实质囊肿伴轻度 / 无灶周异常信号
- 位置
  - 可见于脑的任何部位
    - 额叶最常见
    - 脑实质内 > 脑实质外
- 大小
  - 数毫米至数厘米不等
- 形态
  - 光滑、圆形、单腔的、良性外观的囊腔

CT 表现

- 平扫 CT
  - 边界清晰，低密度囊肿
    - 单腔的；无钙化
- 增强 CT
  - 壁无强化

MR 表现

- T_1WI
  - 常低信号，似 CSF
- T_2WI
  - 高信号
- PD
  - 信号略高于 CSF
- FLAIR
  - 常被抑制
- DWI
  - 常无弥散受限
- 增强 T_1WI
  - 无强化

成像推荐

- 最佳影像方案
  - MR 增强 T_1WI，FLAIR，DWI

鉴别诊断

脑穿通性囊肿

- 与脑室相贯通
- 邻近脑组织胶质增生，棘细胞层水肿

增大的血管周围间隙（PVSs）

- 多发囊肿簇状，大小不一 > 单个，单腔的囊肿

蛛网膜囊肿

- 脑外

室管膜囊肿

- 脑室内

表皮样囊肿

- 在 FLAIR 不被抑制，DWI 弥散受限

感染性囊肿

- 如神经系统囊虫病、包虫病

病 理

直视病理特征

- 圆形、光滑、单腔的囊肿，常含清亮液体，似 CSF

显微镜下特征

- 多变，可为柱状上皮（室管膜型），也可为小立方细胞，似脉络丛
  - GFAP 表达不一
  - 无细胞角蛋白及 EMA 表达

临床问题

临床表现

- 最常见的体征 / 症状
  - 头痛
- 其他体征 / 症状
  - 癫痫
  - 神经功能障碍少见（取决于病变大小、部位）

人群分布特征

- 年龄
  - 任何年龄，成人 > 儿童
- 性别
  - 男 = 女
- 流行病学
  - 少见（<1% 颅内囊肿）

自然病史及预后

- 依大小、部位而异
- 可数年不变

治疗

- 观察 vs. 穿刺 / 引流

诊断要点

关注点

- 脑实质囊肿，与脑室系统不贯通，周围无或轻度胶质增生

读片要点

- FLAIR，DWI 能鉴别颅内不同类型的囊肿

先天性巨细胞病毒感染

关键点

术语

- 人类巨细胞病毒感染（HCMV）
  - 美国最常见的宫内感染原因

影像

- 小头畸形表现：脑损伤的严重程度及范围取决于胎儿感染的时间
- 颅内超声表现影像
  - 脑室周围的高回声病灶
  - 基底神经节分支处高回声（纹状体血管病变）
  - 脑室周围的透亮样环状病灶可能发展为室管膜下钙化灶
- 当临床怀疑巨细胞病毒感染时可行 CT 平扫或 MR 检查
  - 颅内：钙化灶（40%～70%）发生在脑室周围（室管膜下）（生发中心）
- 脑部磁共振可表现为特征性的异常
  - 无脑回畸形，巨脑回，弥漫性多发小脑回，局部皮质发育不全，或脑裂畸形
  - 白质异常：脑室周围的生发中心性溶解囊肿、脱髓鞘表现、神经胶质细胞增生
  - 小脑发育不全

主要鉴别诊断

- 先天性淋巴细胞性脉络丛脑膜炎（LCM）
- 弓形体病
- 假性 TORCH 综合征

病理

- 疱疹病毒家族普遍存在的 DNA 病毒
- 通过脉络丛播散到室管膜，生发层基质以及毛细血管内皮

临床问题

- 大多数受感染的新生儿表现正常
- 55% 的患者有中枢神经系统受累

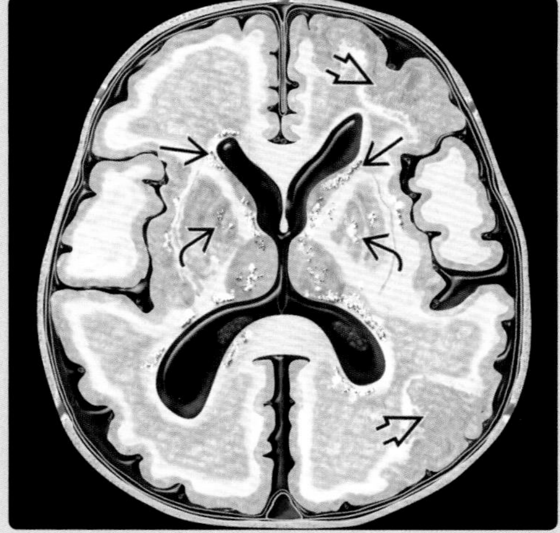

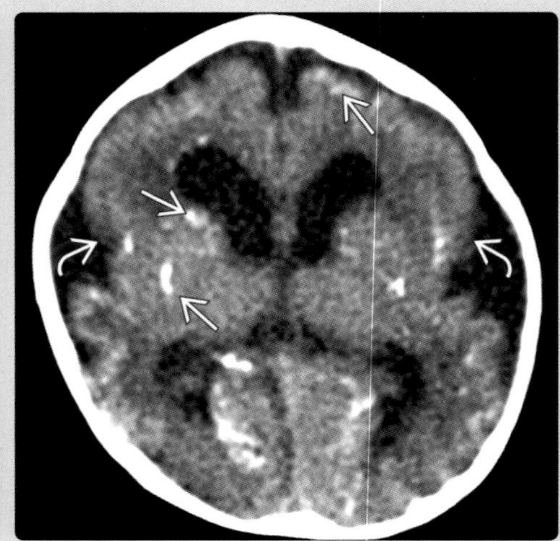

（左图）横断位示脑室周围➡和基底节↪多发钙化。特别注意皮质发育不良的区域（多发小脑回）⇨。脑室扩大反映邻近脑白质（WM）体积的缩小。微黄色白质的异常反映水肿、脱髓鞘或胶质细胞增生的区域。（右图）横断位 CT 平扫示脑室周围及脑实质的弥漫性钙化➡。注意外侧裂及其周围皮质↪。MRI 能确诊多发小脑回畸形

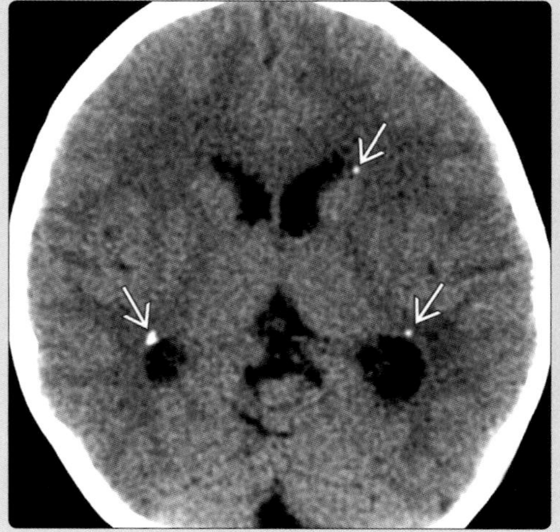

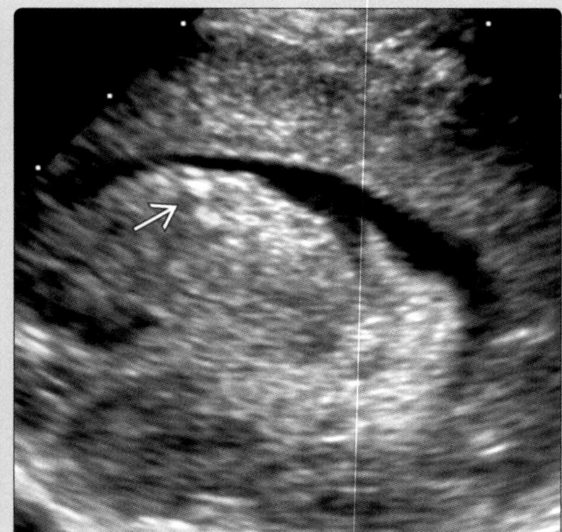

（左图）感染巨细胞病毒的婴儿，横断位 CT 平扫示脑内少量钙化灶➡。40%～70% 感染者的脑室及脑实质中可见钙化灶。（右图）患有先天性巨细胞病毒感染的小头畸形新生儿，纵向超声表现为局部脑室的高回声➡，在平扫 CT 上显示为钙化灶。超声检查也可表现出生发中心性溶解性囊肿和脑室的扩大

术 语

缩写
- 先天性巨细胞病毒（CMV）脑炎

同义词
- 人类巨细胞病毒（HCMV）

定义
- 由巨细胞病毒传播引起的先天性感染，是疱疹病毒科的一种
  - 美国最常见的宫内感染原因

影 像

一般特征
- 最佳诊断线索
  - 小头畸形表现：脑损伤的范围取决于胎儿感染的时间
  - 脑内钙化（占全部患者的 40%～70%），多发生于脑室周围（室管膜下原始基质区）
  - 脑皮质异常：无脑回畸形、巨脑回、多发小脑回或脑裂畸形
  - 小脑发育不全
  - 髓鞘延迟生长或破坏
- 感染时的孕龄决定了中枢神经损伤的模式
  - 18 周之前→神经元和神经胶质的减少、无脑回，小脑变小，巨脑室
  - 18～24 周→皮质区脑回异常，额叶 > 颞叶
  - 妊娠晚期→髓质发育延迟或破坏、脑室旁囊肿
  - 围产期感染→髓鞘成熟延迟，局部白质（WM）损伤（星形胶质细胞增生）

平片表现
- 平片
  - 颅面比下降

CT 表现
- 平扫 CT
  - 颅内钙化（占 40%～70%）：多发生于脑室周围（脑室内）、生发中心区
  - 脑白质体积损失，脑白质密度减低 ± 生发中心性 / 脑室周围溶解性囊肿，脑室扩大
  - 皮质脑回异常
  - 小脑发育不全

MR 表现
- T_1WI
  - 脑室内室管膜下局灶性钙化使 T_1 弛豫时间缩短
  - 脑室扩大及脑室周围白质体积减少 ± 生发区中心性溶解性囊肿
  - 小脑发育不全
- T_2WI
  - 皮质异常：从无脑回畸形到弥漫性或局灶性皮质发育不全
  - 髓鞘形成延迟或破坏 ± 生发中心性溶解性 / 脑室囊肿（通常是颞叶）
  - 局部脑白质病灶 T_2 信号增高（神经胶质增生 / 脱髓鞘），主要发生在顶叶脑白质深部
  - 海马发育不全（垂直方向）
- FLAIR
  - 由于神经胶质增生及生发中心性溶解性囊肿引起的局部的、斑片状或融合状的信号增高
- T_2^* GRE
  - 因钙化引起的脑室周围信号降低
- MRS
  - NAA：Cr 比降低：由于神经细胞的损害、肌醇升高（胶质细胞增生）

超声表现
- 灰阶超声
  - 脑室周围的透亮样环状病灶可能发展为室管膜下钙化
  - 基底神经节和丘脑高回声（纹状体血管病变）
  - 脑室周围假性囊肿和脑室融合
  - 小脑发育不全

成像推荐
- 最佳影像方案
  - 超声作为胎儿及新生儿的筛查手段
  - 平扫 CT 使用较少
  - 脑部 MR 可表现为特征性的异常
- 推荐检查方案
  - 新生儿选择高分辨率超声
  - 平扫 CT 或 T_2^* GRE 用于检测微钙化灶或出血

鉴别诊断

先天性淋巴细胞性脉络丛脑膜炎
- 啮齿类动物携带病毒：由野鼠和仓鼠携带
- 坏死性室管膜炎导致导水管梗阻（大头畸形占 43%，小头畸形占 13%）
- CT 平扫表现与巨细胞病毒极为相似

弓形体病
- 原生动物类寄生虫
  - 孕产妇风险因素包括
    - 妊娠期间接触到猫的排泄物
    - 生吃或食用未煮熟的肉
- 1/10 与巨细胞病毒感染相似，巨颅 > 小颅，皮质发育不良不常见，偶尔可见脑内钙化

假性 TORCH 综合征
- Baraister-Reardon 综合征，Aicardi-Goutières 综合征（脑脊液内细胞增多，脑脊液内 α - 干扰素增加）
  - 常染色体隐性遗传、渐进性大脑和小脑的脱髓鞘和变性
  - 基底神经节及脑干钙化，脑室周围钙化少见
- OCLN 基因突变编码闭合蛋白

- 常染色体隐性遗传性头小畸形
- PMG 皮质下钙化带

病 理

一般特征

- 病因
  - 巨细胞病毒是疱疹病毒家族的 DNA 病毒
  - 病毒通过脉络丛播散在室管膜，生发层基质，以及毛细血管内皮
  - 毛细血管的损伤可导致血栓和局部缺血
  - 胎盘炎的慢性局部缺血可导致二次灌注不足
- 最常见的宫内感染原因
- 感染机制
  - 胎儿感染
    - 妊娠期母亲的首次感染或潜伏性感染的重新激活
  - 新生儿感染
    - 感染了病毒的母亲→母乳→新生儿血液

分期、分级和分类

- 妊娠感染的时间决定了损伤的严重程度
  - 8～20 周神经元开始形成
  - 24～26 周神经元开始迁移
  - 星形细胞由神经元的末端产生
  - 26 周生发区面积达到顶峰
  - 少突胶质细胞在妊娠的第三阶段第一期产生

直视病理特征

- 小头症
- 早期妊娠期感染
  - 生发区的坏死，神经胶质细胞及神经元的减少，脑白质体积的丢失

显微镜下特征

- 巨细胞病毒感染的标志→肥大的病毒细胞核和细胞质内含物
- 斑片状及局灶性的细胞坏死（尤其是生发基质层细胞坏死）
- 血管炎和血栓形成，血管及室管膜下营养不良性钙化

临床问题

临床表现

- 最常见的体征 / 症状
  - 大多数受感染的新生儿表现正常
  - 10% 的患者存在这个疾病的系统性症状
    - 肝脾肿大、瘀点、脉络膜视网膜炎、黄疸、宫内生长迟缓
  - 存在系统性疾病的患者中有 55% 存在中枢神经系统的累及
    - 小头症、癫痫发作、肌张力低下或升高、感觉性听力丧失（SNHL）
- 临床特征
  - 血清型为阴性的女性垂直传播的风险最大
- 诊断方法
  - 对可能感染了巨细胞病毒的患者进行尿 Shell-vial 化验
  - 晚期用 PCR 法监测新生儿 Guthrie 卡的巨细胞病毒 DNA
  - CSF β-2 微球蛋白水平升高，小头畸型，神经影像结果的预测

人群分布特征

- 流行病学
  - 约 1% 的新生儿受感染（其中 10% 的新生儿有中枢神经系统或系统症状）
  - 在怀孕期间感染病毒的母亲中有 40% 将病毒传给胎儿

自然病史及预后

- 3 种预后
  - 新生儿有中枢神经系统表现（头小畸型、脑室周围钙化）
    - 高达 95% 的患者有神经发育的后遗症
  - 只有全身表现的新生儿（肝脾肿大、瘀斑、黄疸）
    - 预后较好但仍有很大的影响
  - 受感染的新生儿既没有中枢神经系统也没有其他系统的表现
    - 预后最好，但仍有发育延迟、运动障碍和感觉性听力障碍的风险
- 总死亡率为 5%

治疗

- 更昔洛韦可能对受感染的婴儿有益

诊断要点

关注点

- 先天性巨细胞病毒感染伴发育迟缓，小头畸形婴儿患有感觉性听力障碍

读片要点

- 当 MR 显示特征性异常时，应该考虑先天性巨细胞病毒脑炎
  - 小头畸形，皮质发育不良，生发中心性溶解性囊肿，白质异常和小脑性发育不全
- 当 CT 平扫见典型的巨细胞脑炎时，且假性 TORCH 感染阴性，应考虑
  - 淋巴细胞性脉络丛脑膜炎（LCM）和假性 TORCH 综合征

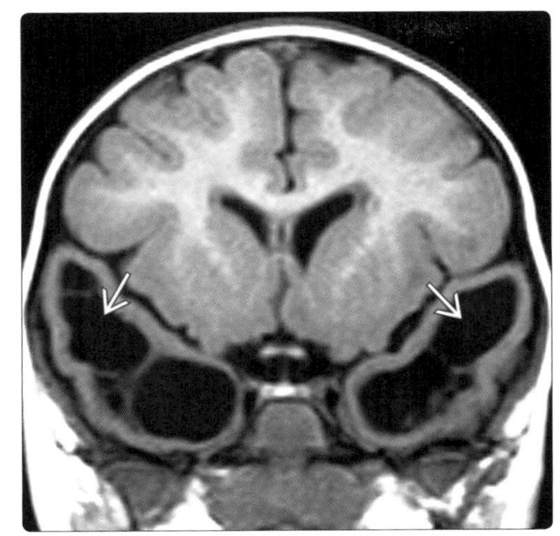

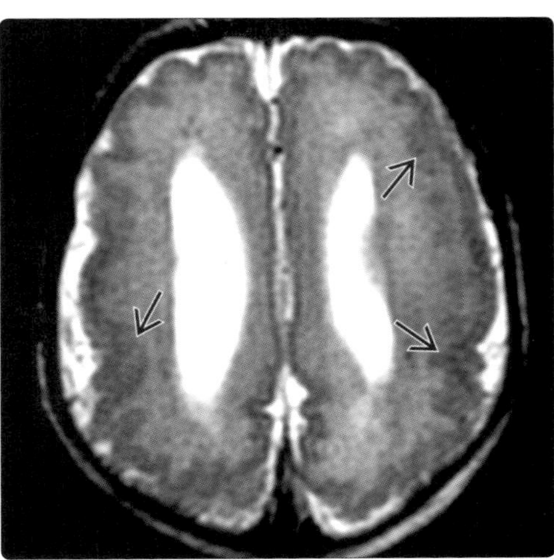

（左图）小头畸形的婴儿冠状 T_1WI 示脑室周围多发空洞状生发中心性溶解性囊肿→。若超声、CT 或 MR 上检出这种囊肿，应考虑先天性巨细胞病毒感染的可能。（右图）新生儿横断位 T_2WI 示双侧大脑半球多发性小脑回畸形→。脑室扩大反映白质体积减小。早期颅脑超声可见脑室周围的生发中心囊肿

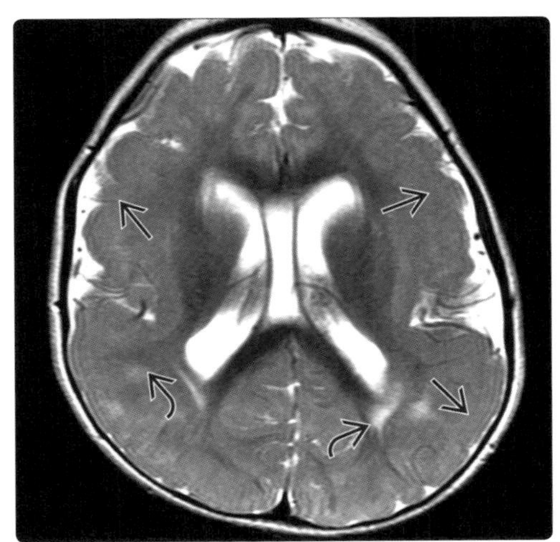

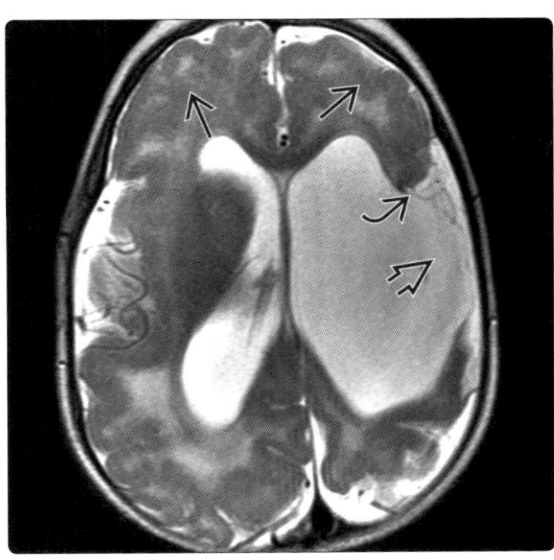

（左图）婴儿横断位 T_2WI 示外侧裂周围发育不良的皮质→（可能是多发小脑回畸形）和异常的白质信号区域↷（可能是胶质细胞增生或脱髓鞘改变）。白质体积减小继发脑室扩大。（右图）横断位 T_2WI 示左侧大脑半球“开口样”脑裂畸形⇨，被覆多小脑回皮质↷。注意广泛的双额叶多小脑回畸形→。斑片状的深部白质高信号反映脱髓鞘改变或胶质细胞增生

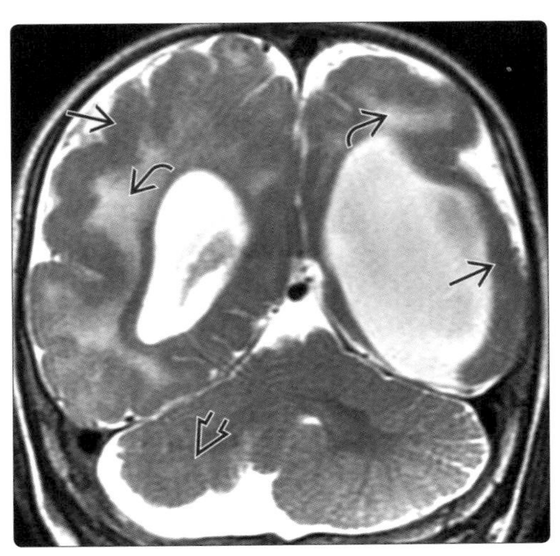

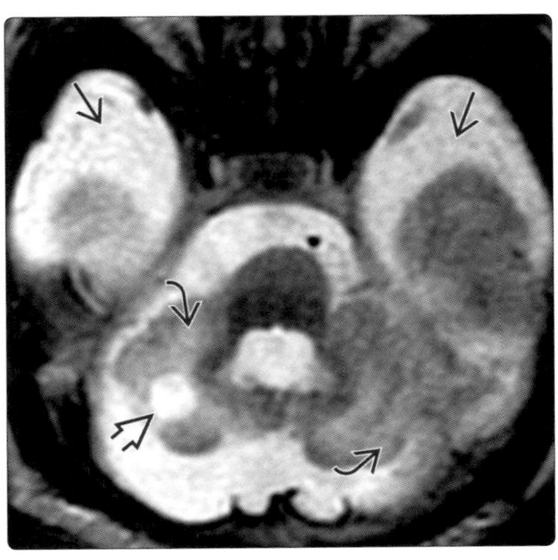

（左图）冠状位 T_2WI 示白质丢失继发的脑室扩大改变，白质内的高信号可能为水肿、神经胶质增生、脱髓鞘改变↷及多小脑回畸形→。注意右侧小脑半球的发育不全⇨。（右图）新生儿横断位 T_2WI 示小脑发育不全↷和局部囊性的小脑病变⇨。颅中窝蛛网膜下腔→扩张是颞叶萎缩的表现

先天性 HIV 感染

关键点

术语
- 先天性艾滋病，母亲传染的艾滋病

影像
- 基底神经节（BG）钙化，脑萎缩
- 脑萎缩比例（57%~86%），其中额叶＞基底神经节＞全脑弥漫性
- 金属沉积性微血管病：基底节钙化（30%~85%）＞额叶白质＞小脑
- 脑萎缩，± 由于钙化使基底节 T_1 弛豫时间缩短
- ± 额叶皮层下白质的的高信号
- 梭状血管病变（晚期）
- 包括 MRA 和有症状患者的平扫 CT/MR

主要鉴别诊断
- 巨细胞病毒感染：脑室周围的钙化、头小畸型、皮质发育不良
- 弓形体病：脑内散在的钙化，± 脑积水
- 假性 TORCH：基底神经节、脑干和脑实质钙化，神经退行性疾病

临床问题
- 发育迟缓，渐进性脑病，运动能力下降，卒中
- 小儿 HIV 感染者：约占美国 HIV 感染者的 2%，占全球 HIV 感染者的 5%~25%，90% 是通过母婴垂直传播
- 大多数是在出生时发病，妊娠晚期或通过母乳喂养发病

诊断要点
- >2 月龄的小孩出现双侧对称性基底节钙化可考虑先天性的 HIV 感染
- 出现梭状血管病变时，考虑先天性 HIV 感染

（左图）5 岁女孩，垂直 HIV 感染，横断位平扫 CT 表现为轻度到中度的脑萎缩，以侧裂池为著。苍白球见局灶性钙化。（右图）12 岁男孩，曾有卒中史和先天性 HIV 感染史，横断位 T_2* 示 Willis 动脉环梭形动脉瘤。枕叶早期萎缩

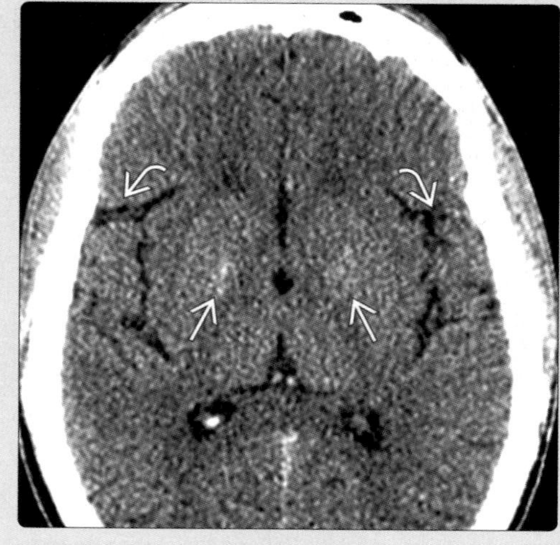

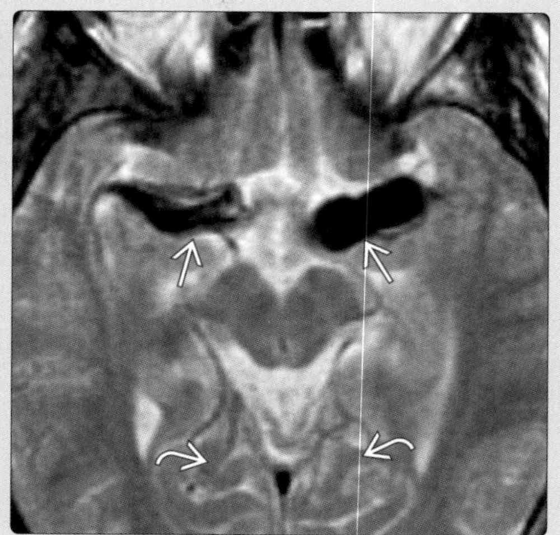

（左图）同一患者，无对比剂注入，横断位 MRA 示大脑中动脉 M1 段梭形动脉瘤的流入增强效应。（右图）同一患儿，存在 HIV 相关性脑动脉瘤及卒中史，横断位 FLAIR 示右放射冠和左侧后角回脑软化以及神经胶质细胞增生样改变。卒中或蛛网膜下腔出血提示先天性 HIV 感染

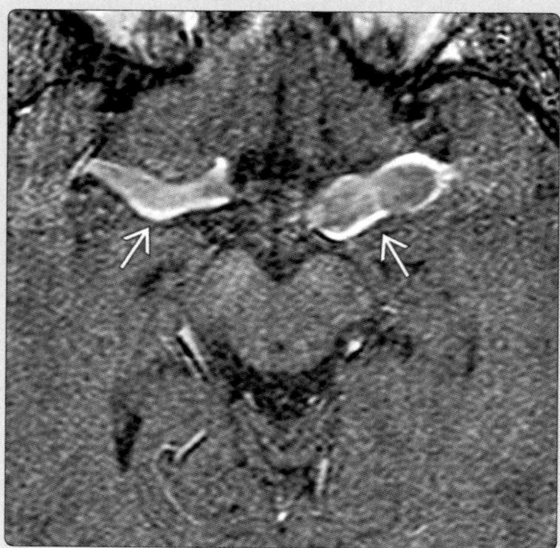

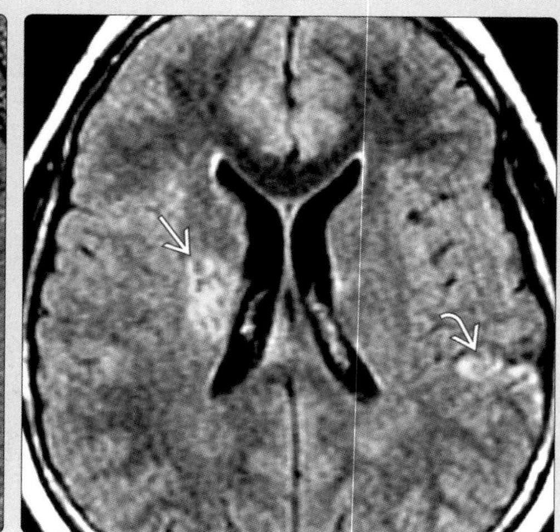

影 像

一般特征

- 最佳影像诊断依据
  - 基底节（BG）钙化
  - 脑萎缩

CT 表现

- 平扫 CT
  - 脑萎缩所占比例（57%～86%），其中额叶 > 基底神经节 > 全脑弥漫性
  - 金属沉积性微血管病：基底节钙化（30%～85%）> 额叶白质 > 小脑

MR 表现

- T_1WI
  - 脑萎缩，± 由于钙化使基底神经节 T_1 弛豫时间缩短
- T_2WI
  - ± 额叶皮层下白质高信号
- T_2* GRE
  - 钙化表现可能更明显
- DWI
  - ± 出现卒中的患者可能存在弥散受限
- 增强 T_1WI
  - ± 最初基底节可见轻度强化
- MRA
  - 梭状血管病变（晚期）
- MRS
  - NAA 峰下降，Cho/Cr 值上升（兴奋性神经递质的存在）

血管造影表现

- DSA：颅内动脉的扩张或梭状动脉瘤的扩张

成像推荐

- 最佳影像方案
  - 平扫 CT
- 推荐检查方案
  - 包括 MRA 及对有症状患者进行平扫 CT/MR 检查

鉴别诊断

巨细胞病毒感染

- 脑室周围钙化，小头畸形，皮质发育不全

弓形体病

- 脑内散在钙化，± 脑积水

病 理

一般特征

- 病因
  - 小胶质细胞和巨噬细胞中的 HIV
- 遗传学
  - 辅助受体使病毒进入细胞，受体基因的突变→部分免疫系统

直视病理特征

- 在尸检中约 25% 存在脑血管疾病（影像 < 3%）
- 纤维性和钙化性血管病，动脉瘤，卒中，脱髓鞘，± 出血

显微镜下特征

- 小神经胶质细胞结节，多核巨细胞，单核细胞，钙化样血管病变，髓鞘缺失

临床问题

临床表现

- 最常见的体征 / 症状
  - 脑病
  - 运动能力下降
  - 卒中
  - 头小畸型
- 临床特征
  - 婴儿出生 3 个月后就会出现症状
    - 肝大、淋巴结病、肺炎、感染、脑病
    - 若母亲做过产前抗病毒预防措施，则显示先天性巨细胞病毒则呈高流行趋势

人群分布特征

- 年龄
  - 12 周即可出现症状，部分患儿也可 10 年无明显症状
- 流行病学
  - 小儿 HIV 感染者：约占美国 HIV 感染者的 2%，占全球 HIV 感染者的 5%～25%；90% 是通过垂直传播
    - 大多数是在出生时感染，妊娠晚期或通过母乳喂养传染

自然病史及预后

- 如果在出生第 1 年即出现症状→约 20% 在婴儿期死亡
- 机会性感染比成人 HIV 感染者少见

治疗

- 通过聚合酶链反应，HIV 血液培养，p24 抗原分析确定诊断
- 逆转录病毒疗法可提高生存率（在 1 年内有 50% 的患者出现反弹）

诊断要点

读片要点

- >2 月龄的小孩出现双侧对称性基底神经节钙化可考虑先天性 HIV 感染
- 出现梭状血管病变时考虑先天性 HIV 感染

脑脓肿

关键点

术语

- 脑实质的局部化脓性感染，通常是细菌性的，真菌或寄生虫感染不常见
- 4 个病理时期：早期脑炎，晚期脑炎，早期包膜形成期，晚期包膜形成期

影像

- 病灶呈环形强化，DWI 中心弥散受限
- 通常发生在额叶和顶叶
- 随着脓肿的发展而发生变化
  - 早期化脓性脑炎：T_2WI 边界模糊的高信号占位
- 增强表现
  - 早期化脓性脑炎：斑片状强化
  - 晚期化脓性脑炎：边缘明显强化，不规则
  - 包膜形成早期：边界清晰、薄壁、边缘强化
  - 包膜形成晚期：空腔塌陷，包膜增厚
- MRS：中心坏死区可显示醋酸盐、乳酸、丙氨酸、琥珀酸、丙酮酸、氨基酸峰

主要鉴别诊断

- 多形性胶质母细胞瘤
- 脑实质转移瘤
- 脱髓鞘疾病
- 吸收期颅内血肿
- 亚急性脑梗死

临床问题

- 头痛是最常见的临床表现
- 最常见于 20～40 岁，其中 25% 的患者 < 15 岁

诊断要点

- DWI，MRS 有助于诊断脓肿
- T_2WI 上的“双环”征象（边缘低信号，中心高信号）有助于脓肿与其他环形强化病灶的鉴别

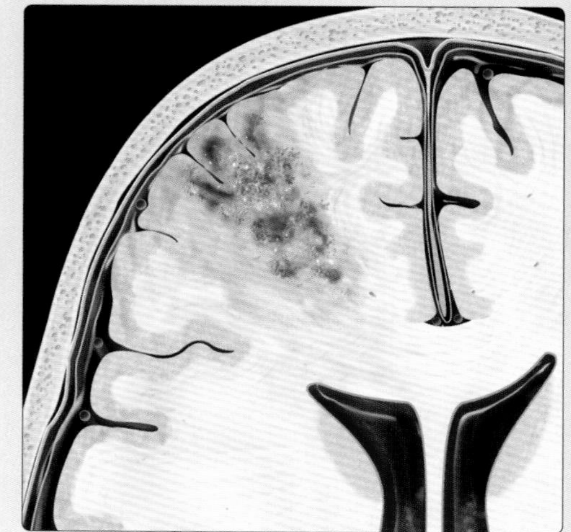

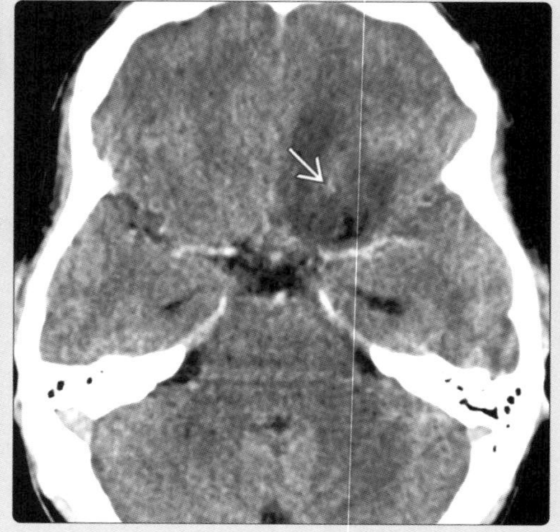

（左图）横断位示意图示早期脑炎、即脓肿形成初期，右侧额叶局灶性无包膜肿块，内见点状出血、炎性细胞及水肿。（右图）患者 24 岁，有鼻窦炎及脑膜炎，横断位 CT 平扫示左下额叶脑炎，中心可见轻度强化➡（R.Hewlett，PhD. 提供）

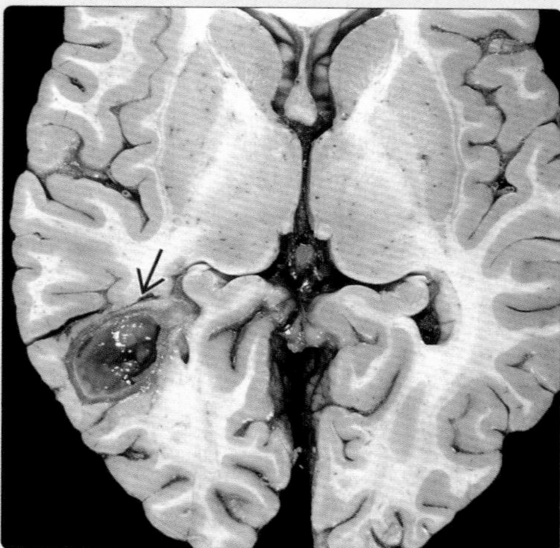

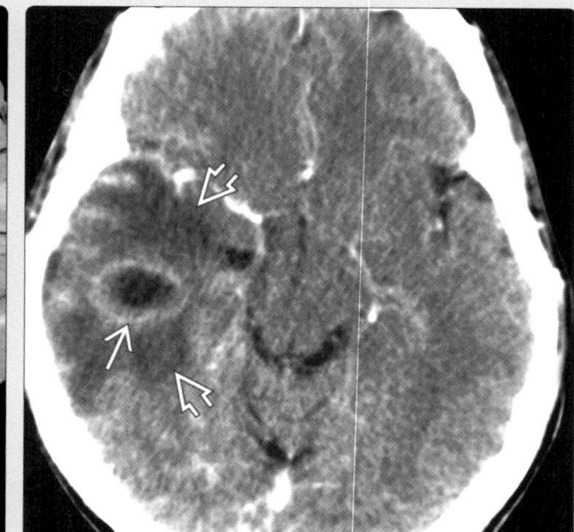

（左图）尸检示包膜形成早期的脑脓肿典型表现。病灶中心液化、坏死，周围可见边界清晰的包膜➡。（R.Hewlett，MD. 提供）。（右图）对包膜形成早期的脑脓肿行横断位 CT 平扫，右颞叶可见一边界不清的环形强化病灶➡，周围有显著的低密度水肿带➡

术语

定义

- 脑实质的局部化脓性感染，通常为细菌感染；真菌或寄生虫感染不常见
- 4 个病理分期：早期脑炎期，晚期脑炎期，包膜形成早期，包膜形成晚期

影像

一般特征

- 最佳成像线索
  - 影像表现随着脓肿的发展而发生改变
  - 包膜形成早期：边界清晰、薄壁的、强化的边缘
    - 环形强化病灶：DWI 高信号，ADC 低信号
    - T_2WI 可见低信号环，伴周围水肿
- 位置
  - 通常位于幕上，14% 位于幕下
  - 额叶、顶叶最常见
  - 通常发生在灰白质交界处（血源性感染）
  - 多病灶可提示脓毒性栓塞
- 大小
  - 5mm 至数厘米
- 形态
  - 薄壁，边界清晰，环形强化的囊性肿块

CT 表现

- 平扫 CT
  - 早期脑炎：薄壁、边界清晰、环形强化的囊性肿块
  - 晚期脑炎：病灶中心为低密度；周围水肿，占位效应更加明显
  - 包膜形成早期：病灶低密度，中度血管源性水肿及占位效应
  - 包膜形成晚期：水肿及占位效应减轻
  - 含气脓肿少见
- 增强 CT
  - 早期脑炎：轻度斑片状强化
  - 晚期脑炎：不规则的边缘强化
  - 包膜形成早期：病灶中心低密度，边缘可见薄而明显的强化
    - 包膜最薄的部位接近深部白质，最厚的部位接近皮质
  - 包膜形成晚期：空腔收缩，囊壁增厚
    - 可能出现“子”脓肿

MR 表现

- T_1WI
  - 早期脑炎：边缘模糊，混杂的低/等信号占位
  - 晚期脑炎：病灶中心呈低信号，边缘为等/轻度高信号
  - 包膜形成早期：边缘呈等/高信号，病灶中心相对于脑脊液呈高信号
  - 包膜形成晚期：空腔收缩，囊壁增厚
- T_2WI
  - 早期脑炎：边界不清的高信号占位
  - 晚期脑炎：病灶中心呈高信号，边缘呈低信号，并可见高信号的水肿区
    - “双环征”（病灶中心高信号，边缘低信号，周围可见高信号的水肿带）有助于区分脓肿和其他环形增强的病变
  - 包膜形成早期：边缘低信号（由于胶原蛋白、出血或顺磁性的氧自由基）
  - 包膜形成晚期：水肿及占位效应减轻
- DWI
  - 脑炎和脓肿的信号强度不断增加
  - ADC：脑脓肿中央信号明显降低
- 增强 T_1WI
  - 早期脑炎：斑片状强化
  - 晚期脑炎：明显的不规则环形强化
  - 包囊形成早期：边界清楚、壁薄的环形强化
  - 包膜形成晚期：空腔塌陷，囊壁增厚
    - 靠近脑室侧囊壁最薄
- MRS
  - 中央坏死区域可能出现醋酸盐、乳酸、丙氨酸、琥珀酸、丙酮酸及氨基酸等峰
- PWI：包膜内局部脑血容量降低
  - 局部脑血容量：0.76±0.12
- 吸收期脓肿：脓肿边缘 T_2WI 低信号消失，病灶中心 ADC 升高，晚期强化消失
  - 小的环状/斑点状强化可能会持续几个月

核医学表现

- PET：脑脓肿中 FDG 和 ^{11}C- 甲硫氨酸含量增加

成像推荐

- 最佳影像方案
  - MR 增强扫描
- 推荐检查方案
  - 多平面 MR± 对比增强扫描，DWI，±MRS，PWI

鉴别诊断

多形性胶质母细胞瘤

- 厚壁，结节状 > 薄壁
- DWI 上常呈低信号（很少与脓肿相似出现高信号）
- 出血常见

脑转移瘤

- 厚壁，中心常出现坏死
- 水肿常见
- 可以为单发的环形强化病灶
- DWI 常呈阴性表现（很少与脓肿一样呈阳性表现）

脱髓鞘疾病

- 多发性硬化症，急性播散性脑脊髓炎

- 常呈开环样强化（“马蹄”征）
- 大脑其他部位存在典型病变
- 占位效应相对较少

吸收期颅内血肿

- 创伤或血管损伤史
- MRI 可显示血液成分

亚急性脑梗死

- 卒中病史
- 血管分布区
- 脑回状强化 >> 环形增强（较罕见）

病理

一般特征

- 病因
  - 脑外的血源性感染（肺部感染、心内膜炎、尿路感染）
  - 直接由天花或脑膜感染发展而来
    - 鼻旁窦，中耳，牙齿感染（通过无瓣膜的静脉感染）
  - 穿透性创伤（金属碎片）
  - 术后
  - 右向左分流（先天性心脏畸形，肺动静脉瘘）
  - 新生儿：2/3 与脑膜炎有关
  - 20%~30% 的患者来源未知（隐性病因）
    - 常是多种微生物感染（链球菌，葡萄球菌，厌氧菌）
- 脑炎：血管、炎症细胞、水肿组成的无包膜区，坏死病灶的融合
- 包膜：边界清楚的囊壁包绕中心的坏死区，而后水肿及占位效应减轻

直视病理特征

- 早期脑炎（3~5 天）
  - 感染灶并不局限
  - 大量的中性粒细胞，水肿，散在的坏死病灶，斑点状出血
- 晚期脑炎（4~5 天至 2 周）
  - 坏死病灶融合
  - 炎性细胞、巨噬细胞、肉芽组织、成纤维细胞围绕中心坏死病灶
  - 血管增生，周围血管源性水肿
- 包膜形成早期（大约 2 周）
  - 边界清晰的胶原蛋白囊壁
  - 病灶中心液化坏死，周围的神经胶质细胞增生
- 包膜形成晚期（几周至几个月）
  - 中央脓腔收缩
  - 厚壁（胶原蛋白，肉芽组织，巨噬细胞，胶质细胞增生）

显微镜下特征

- 早期脑炎：含中性粒细胞的充血组织、坏死血管、微生物形成
- 晚期脑炎：神经纤维的进行性坏死、中心粒细胞的破坏及炎症细胞
- 包膜形成早期：坏死组织周围的肉芽组织增生
- 包膜形成晚期：多层胶原蛋白和成纤维细胞组成

临床问题

临床表现

- 最常见的体征 / 症状
  - 头痛（高达 90%），可有癫痫、精神状态的改变、局灶性神经功能缺损
  - 50% 的患者有发热
- 其他体征 / 症状
  - 血细胞沉降率速度增加（75%），白细胞计数增加（50%）

人群分布特征

- 年龄
  - 最常见的是在 30~40 岁之间，约 25% 发生在 15 岁以前
- 性别
  - 男：女 =2：1
- 流行病学
  - 少见，美国每年约 2500 例
  - 感染的细菌类型：葡萄球菌，链球菌，肺炎球菌
  - 糖尿病患者：肺炎克雷伯菌
  - 移植后：诺卡尔菌，曲霉，念珠菌
  - 艾滋病：弓形体病，结核分枝杆菌
  - 新生儿：柠檬酸杆菌，变形杆菌，假单胞菌，沙雷菌，金黄色葡萄球菌（与脑膜炎相关）

自然病史及预后

- 可能存在致命的危险，但可治疗
  - 立体定向手术 + 药物治疗可大大降低死亡率
- 未经治疗或者经不恰当治疗后脑脓肿的并发症
  - 脑膜炎，“子”病灶
  - 占位效应，形成疝
  - 脑室破裂，脑室炎
    - 可能致命（80%）
    - 不规则流动的心室碎屑
    - 脑积水和室管膜的强化
- 影响预后的因素：大小、位置、感染机体的毒力和机体的全身情况
- 死亡率：0~30%
- 癫痫：儿童患者常见的并发症

治疗

- 初级治疗：外科引流术和（或）切除
- 如果脓肿直径<2.5cm 或早期脑炎：使用抗生素治疗
- 类固醇治疗水肿和占位效应
- 腰椎穿刺的危险：病原体通常不能从脑脊液中确定，除非与脑膜炎有关

诊断要点

关注点

- DWI，MRS 有助于区分脓肿
- T_2WI 上的"双环征"（外壁低信号，中心高信号）是区别脓肿与其他环形增强病变的特征性表现

读片要点

- 考虑其他局部疾病感染而来（鼻窦炎、中耳炎、乳突炎）
- 在治疗成功的患者中，T_2WI 上出现的环形低信号

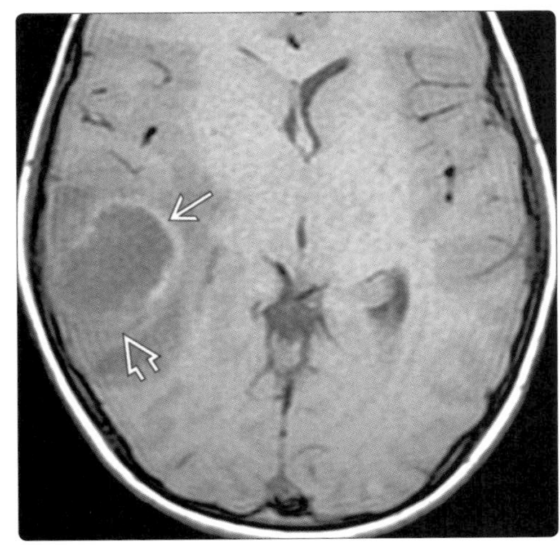

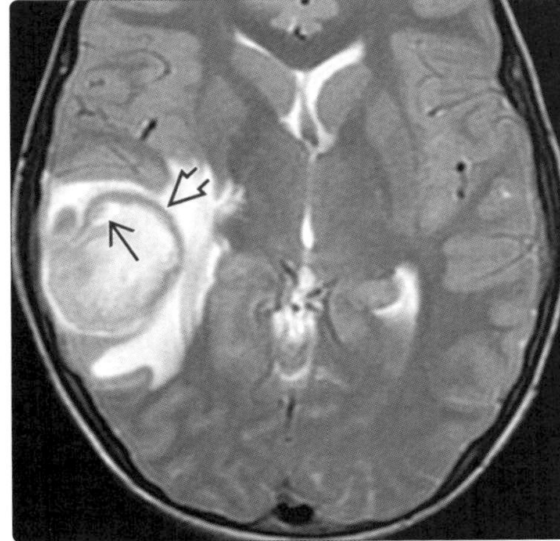

（左图）12 岁的男孩，有 5 天流感病史，头痛加剧，可见一低信号的肿块➡，周围伴稍高信号环➡。（右图）同一患儿，横断位 T_2WI 扫描可见一边缘低信号中心➡高信号的"双环"征象➡，此征象提示脑脓肿的可能性极大

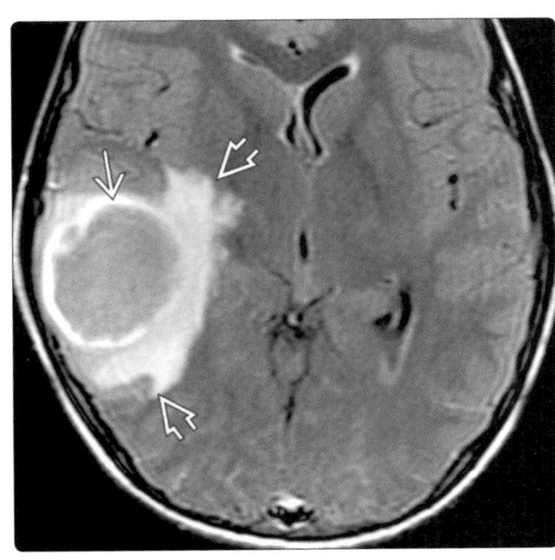

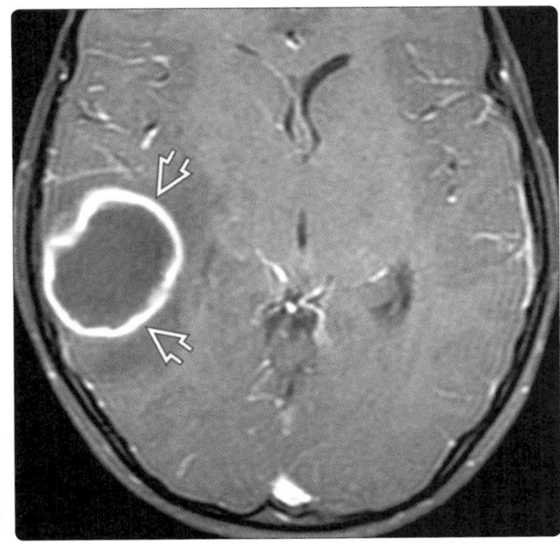

（左图）同一患儿，FLAIR 上可见病变边缘呈高信号➡，周边可见高信号的指状水肿➡，向外突入到周围的白质。（右图）同一患儿，横断位增强 T_1WI 扫描可见病灶边缘强化➡，中心液化坏死区未见明显强化

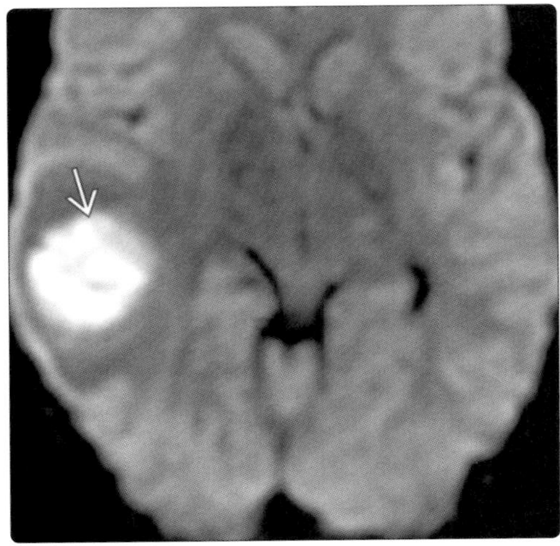

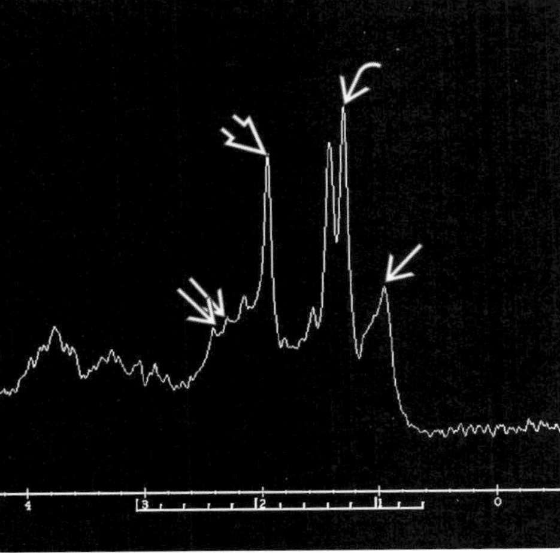

（左图）同一患儿，DWI 可见病灶中心弥散受限➡。（右图）脓肿腔的 MRS 采用 TR 值为 1000，TE 值为 35。氨基酸（缬氨酸，亮氨酸，异亮氨酸）的峰值在 0.9ppm ➡。乳酸峰为 1.3ppm ➡，醋酸为 1.9ppm ➡。琥珀酸在 2.4ppm（双➡）。在本病例中，影像学可显示晚期/包膜形成早期的脓肿

疱疹病毒性脑炎

关键点

术语

- 由单纯疱疹病毒 1 型（HSV1）引起的脑实质感染
- 通常在免疫力强的患者中重新激活

影像

- 最佳诊断线索：T_2/FLAIR 可见边缘系统高信号（内侧颞叶及额叶皮层下）伴 DWI 的弥散受限
  - 通常是双侧病变，但也可为单侧
  - 深部灰质核团通常不会受累
- CT 早期常常是正常的
- DWI 对早期诊断最为敏感
- T_2/FLAIR：皮质，皮质下高信号，皮层下白质未受累
- GRE：如果有出血，则在水肿区内可见“花样”低信号
- DWI：边缘系统可见弥散受限
- 增强 T_1WI：早期可能轻度、斑片状增强
  - 脑回状强化通常出现在症状后 1 周

主要鉴别诊断

- 急性脑缺血梗死
- 持续性癫痫发作
- 边缘系统脑炎
- 浸润性脑肿瘤

临床问题

- 常见临床症状：发热，头痛，癫痫，± 病毒感染的前驱症状
- 儿童经常出现非特异性症状
- PCSF 的聚合酶链反应（PCR）是最准确的诊断
- 1 型单纯疱疹病毒导致 95% 的疱疹性脑炎
- 如果怀疑是疱疹病毒感染，应立即开始静脉注射阿昔洛韦

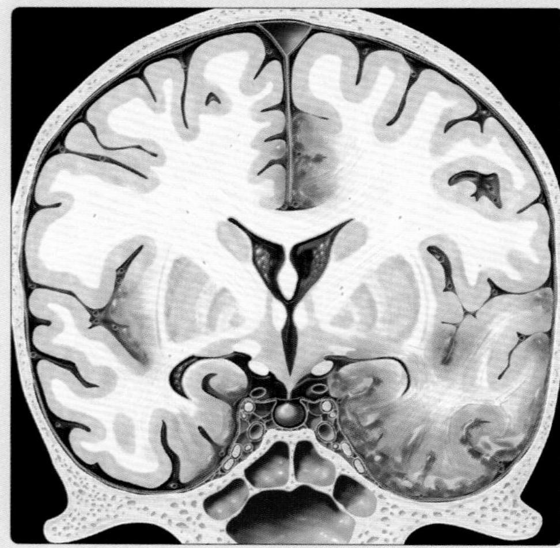

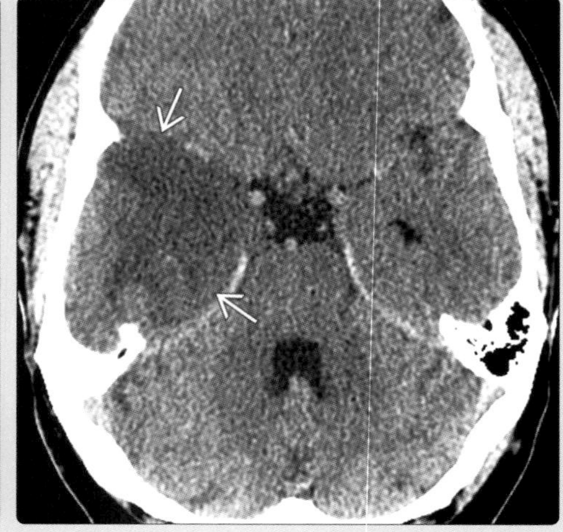

（左图）冠状位可见疱疹病毒性脑炎的典型特征，双侧边缘系统的不对称受侵。颞叶，扣带回，和岛状皮质可见炎性改变。（右图）52 岁，单纯疱疹病毒性脑炎患者，右侧前内侧颞叶低密度影➡及轻度的占位效应。出血及强化常在病程的 2～3 天后出现

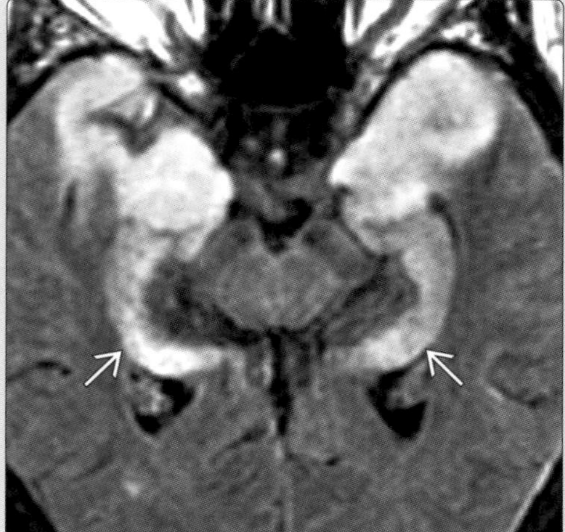

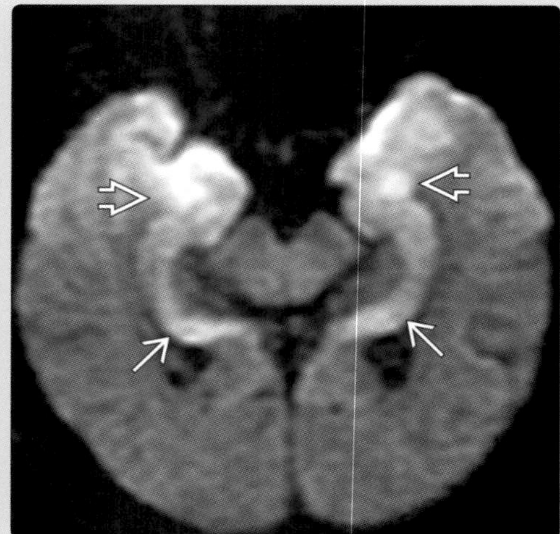

（左图）疱疹脑炎患者横断位 FLAIR 扫描，可见双侧内侧颞叶典型的不对称高信号影，海马区可见受侵➡。（右图）同一患者，横断位 DWI 可见内侧颞叶➡及海马区➡弥散受限。DWI 和 FLAIR 是发现脑炎最敏感的序列。疱疹性脑炎早期，CT 表现通常无明显异常

术　语

缩写
- 单纯疱疹病毒脑炎（HSE）

定义
- 由单纯疱疹病毒 1 型（HSV1）引起的脑实质感染
- 通常在免疫能力强的患者中重新激活

影　像

一般特征
- 最佳诊断线索
  - 内侧颞叶及额叶皮质下的异常信号影伴 DWI 弥散受限
  - 若扣带回和对侧颞叶受累则高度提示此病
- 位置
  - 边缘系统：颞叶，脑岛叶，额叶皮层下，扣带回
  - 大脑凸面，后枕叶皮质可能受侵
  - 通常是双侧病变，但也可为单侧
  - 通常不侵及基底神经节
  - 婴儿和儿童的非典型表现（可能是 HSV1 或 HSV2 造成的）
    - 可能主要累及大脑半球
  - 很少累及中脑和脑干（间质性脑干脑炎）

CT 表现
- 平扫 CT
  - 通常显示正常
    - 低信号，内侧颞叶及岛叶轻度占位效应
    - 出血通常是晚期表现
  - 通常累及边缘系统，基底神经节常不受累
  - CT 的早期表现多在症状出现后的 3 天
- 增强 CT
  - 颞叶可见斑片状及脑回状强化（急性期后期 / 亚急性的特征表现）

MR 表现
- T_1WI
  - 脑皮层肿胀，伴灰 - 白质交界区模糊及占位效应
  - 亚急性出血表现为病变信号增高
  - 萎缩，亚急性后期或慢性期的脑软化
- T_2WI
  - 皮质和皮层下的高信号及皮层下白质未见明显受累
  - 亚急性出血表现为血肿内信号增高
- PD
  - 累及部位的信号逐渐升高
- FLAIR
  - 皮质和皮层下的高信号及皮层下白质未见明显受累
  - 常比 T_2WI 更早观察到病变的变化
- T_2* GRE
  - 如果有出血，则在水肿区内可见“花样”低信号
- DWI
  - 边缘系统可见弥散受限
  - 双侧病变
  - DWI 上的表现可能比 T_2/FLAIR 早
- 增强 T_1WI
  - 早期可见轻度的斑片状强化
  - 脑回状强化通常在发病 1 周后出现
  - 偶尔有脑膜强化
  - 颞叶、岛叶皮质、额叶皮层下及扣带回可见强化

成像推荐
- 最佳影像方案
  - MR（比 CT 早 24～48 小时发现病变）
- 推荐检查方案
  - 多平面 MR 及冠状位 TWI2 和（或）FLAIR，DWI，T_2-GRE，增强扫描

鉴别诊断

急性脑梗死
- 典型的血管分布（MCA，ACA，PCA）
- 超急性期的症状与 2～3 天的流感病史
- 急性脑梗死的弥散受限
- ACA 分布区的缺血与 HSE 的表现可以类似

癫痫持续状态
- 活动性癫痫发作可能破坏血 - 脑屏障，引起信号异常和强化
- 颞叶癫痫高灌注的表现可与 HSE 相似
- 一般不出血

边缘系统脑炎
- 与原发性肿瘤相关的罕见的副肿瘤综合征，通常是肺
- 边缘系统好发，通常双侧
- 非出血性
- 通过影像可能无法区分
- 症状出现数周至数月（与急性期的 HSE 相似）

浸润性肿瘤
- 低级别神经胶质瘤可累及内侧颞叶并引起癫痫
- 脑胶质瘤可累及额叶和颞叶，可双侧
- 常缓慢起病

其他脑炎
- 边缘系统通常不受累
- 神经梅毒可累及内侧颞叶，与 HSE 相似
  - 可累及脑膜及血管（闭塞性动脉内膜炎）
- West Nile 临床表现与 HSE 相似，但通常会累及基底节 / 丘脑

病　理

一般特征
- 病因
  - 首发的单纯疱疹病毒感染通常通过与受感染的分泌物接触而存在于口鼻咽部
  - 单纯疱疹病毒 I 型

- 沿脑神经（舌神经、三叉神经分支）侵犯至神经节
- 隐藏在三叉神经节内
- 可自发重新激活，也可由各种因素引起
  - 局部创伤，免疫抑制，激素水平的波动，情绪压力
- 导致急性出血性，坏死性脑炎（主要累及边缘系统）

分期、分级和分类

- 疱疹病毒包括 HSV1，HSV2，EB 病毒（EBV），巨细胞病毒（CMV），水痘 - 带状疱疹病毒（VZV），B 病毒，HSV6，HSV7
- HSV1 感染在成人和儿童常见
- HSV2 在新生儿中更为常见
- HSV1 和 HSV2 是 DNA 病毒
- 病毒是特异性的细胞内病原体

直视病理特征

- 出血性、坏死性脑炎
  - 严重水肿，大量的组织坏死，常伴出血
  - 常累及颞叶、岛叶皮质、前额叶的眶面
  - 较少累及扣带回和枕叶皮质

显微镜下特征

- 血管周围“袖套征”，淋巴细胞性间质炎症
- 感染细胞内含包涵体（神经元、胶质细胞、血管内皮细胞）
  - 典型嗜酸性 CowdryA 核包涵体
- 免疫组化学显示病毒抗原，HSV1 抗体
- 慢性病史，小胶质细胞结节形成

临床问题

临床表现

- 最常见的体征 / 症状
  - 发热，头痛，癫痫发作，病毒感染的前驱症状
  - 患儿经常出现非特异性症状
    - 行为变化，发热，头痛，癫痫
  - 患者通常获得完全免疫
    - 在艾滋病患者中 HSV1 病毒感染不常见
- 其他体征 / 症状
  - 精神状态改变
  - 局灶性或弥漫性神经功能缺损（< 30%）
- 临床特征
  - CSF 淋巴细胞增多，蛋白质↑
  - 聚合酶链反应（PCR）是最准确的诊断方法
    - 敏感性和特异性为 95%～100%
    - 发病初期可假阴性
  - 脑电图显示颞叶活动
  - 可能需要活检进行诊断

人群分布特点

- 年龄
  - 任何年龄都可能发生
  - 青少年和较年轻的成年人发病率最高
  - 约 1/3 的患者< 20 岁
- 性别
  - 男 = 女
- 流行病学
  - HSV1 导致 95% 的 HSE
  - 是致命性散发性脑炎最常见的病因
  - 病毒性脑膜炎最常见的非流行病因
  - 成年患者，通常与病毒重新激活有关
  - 新生儿患者，常与母体感染有关
  - 发病率：1～3/1 000 000

自然病史及预后

- 可进展至昏迷甚至死亡
  - 50%～70% 的死亡率
  - 早期诊断、早期使用抗病毒药物可以降低死亡率，改善预后
- 尽管通过阿昔洛韦治疗，近 2/3 的幸存者依旧存在严重的神经系统损害
- 因为记忆困难、听力丧失、癫痫、人格变化而对患者生活产生影响

治疗

- 静脉注射阿昔洛韦的抗病毒治疗

诊断要点

关注点

- 如果怀疑 HSE，立即注射阿昔洛韦 IV
- 单侧发病与中风或肿瘤相似；病史对诊断有一定帮助
- 如果临床 HSE 测试阴性，有亚急性发作的病史考虑边缘性脑炎
- HSE 的急性发作有助于与其他病因引起的疾病相鉴别

读片要点

- FLAIR/DWI 对早期诊断最敏感
- 影像通常是诊断的关键

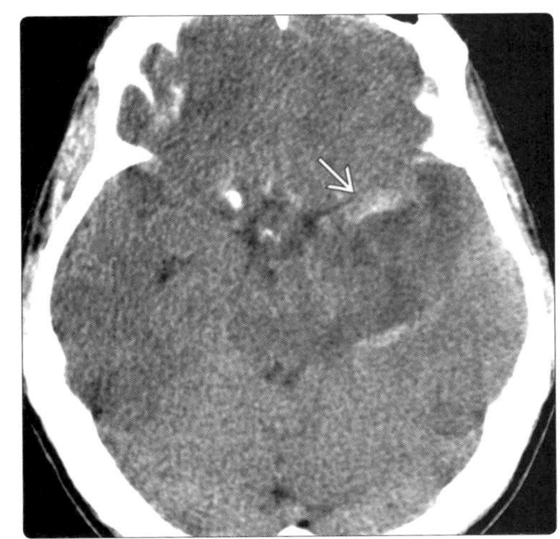
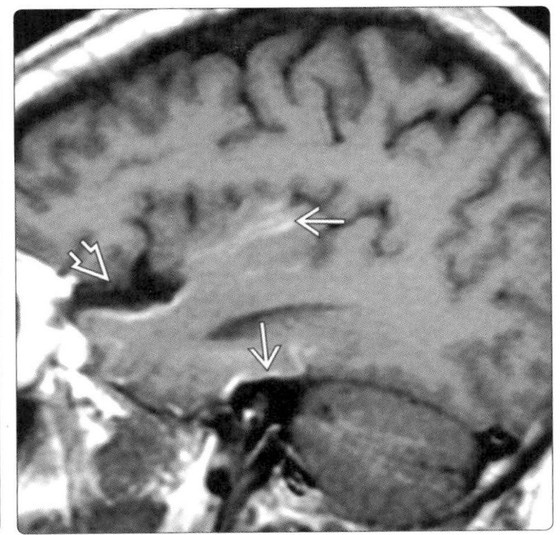

（左图）横断位 CT 平扫，较年轻的成年患者，有精神状态改变病史，左侧颞叶可见水肿和出血➡。尽管早期进行了阿昔洛韦的治疗，患者仍死于该病。HSE 死亡率为 50%～70%（右图）HSE 首发症状出现后 2 周。矢状位 T_1WI 示颞叶体积⇨缩小，颞叶皮质线样脑回状 T_1 高信号➡，是亚急性皮质出血的特征

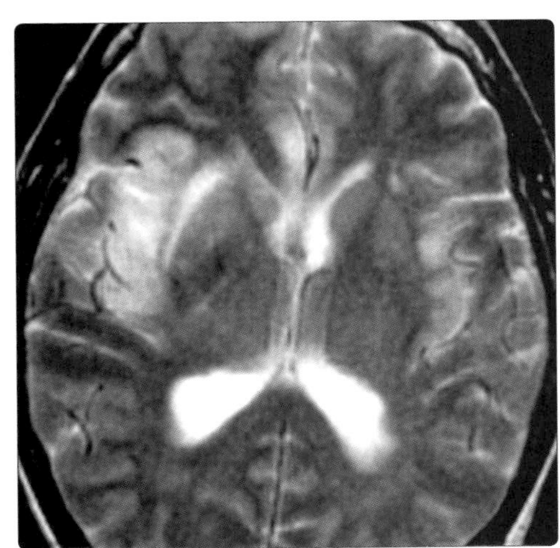
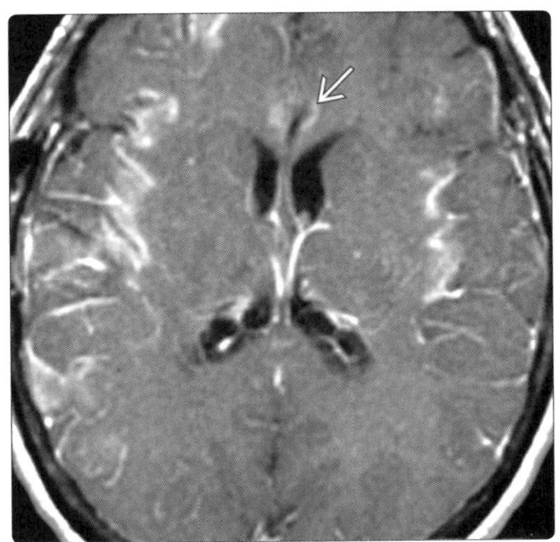

（左图）横断位 T_2WI 示双侧颞叶皮质和皮质下白质的不对称高信号。深部灰质核团一般不受累。为疱疹性脑炎的典型表现，FLAIR 可比 T_2WI 更早显示 HSE 的轻微变化。（右图）同一患者横断位 T_1 增强示双侧颞叶内侧和岛叶皮质的不对称强化。扣带回➡轻度强化

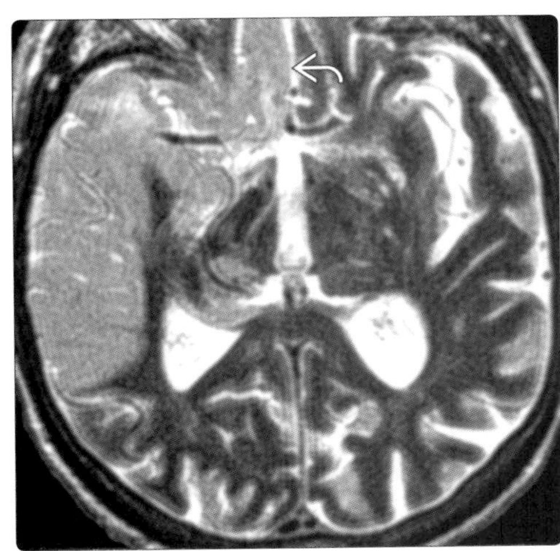
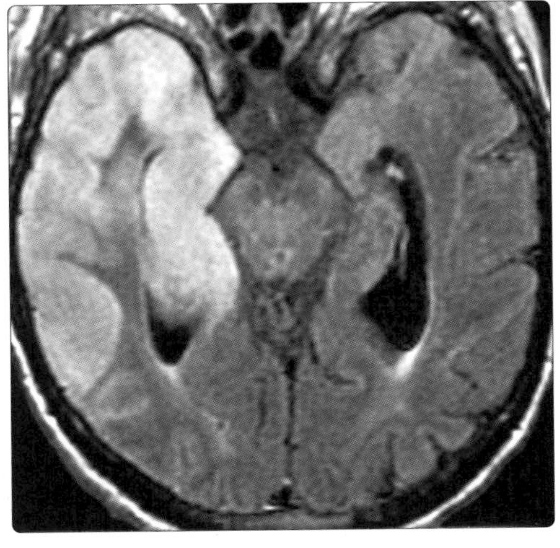

（左图）较年长的成年患者伴发热和意识混乱，横断位 T_2WI 示右颞叶和眶额回弥漫性水肿及高信号↪。（右图）同一患者横断位 FLAIR 示右颞叶皮质中明显水肿和高信号，而皮质下白质未受累，由疱疹病毒引起的单侧受累是非典型表现，与中风相似。临床病史对诊断有所帮助

关键点

术语

- 慢性局灶性（局部）脑炎
- 病因不明的慢性、渐进性、单侧脑炎
- 特点是耐药的局灶性癫痫，渐进性偏瘫，认知能力下降

影像

- 单侧进行性皮质萎缩
- CT/MR：正常→皮质肿胀→萎缩
- 通常单侧，主要是额岛叶
- 最佳影像手段：增强 MR，±PET（FDG）

主要鉴别诊断

- Sturge-Weber 综合征
- 其他自体免疫性脑炎（通常双侧）
- 大脑半球梗死（Dyke-Davidoff-Masson）

病理

- 大脑半球皮质萎缩
- 皮质炎症，神经元缺失，胶质细胞增多症

临床问题

- 难治性癫痫，阵挛性运动障碍
  - 其他：视觉和感官缺陷，构音障碍，言语障碍，人格改变
- 部分复杂的癫痫发作频率增加→ 20% 出现癫痫

诊断要点

- 如果是 Rasmussen 脑炎的关注点
  - 局部复杂癫痫发作的频率，发作后损伤的患者（1～15 岁）早期影像表现“正常”
  - 顽固性癫痫伴大脑半球进行性萎缩，T_2WI 可见高信号

（左图）6 岁女孩有局部复杂的癫痫发作和右偏性偏瘫病史，冠状位 T_2WI 示左大脑半球明显萎缩，深部海马变小➡。（右图）患儿有渐进性癫痫病史，横断位 T_2WI 示左侧大脑半球弥漫性萎缩。岛叶➡以及右额叶区域↗萎缩，通常出现在 Rasmussen 脑炎早期

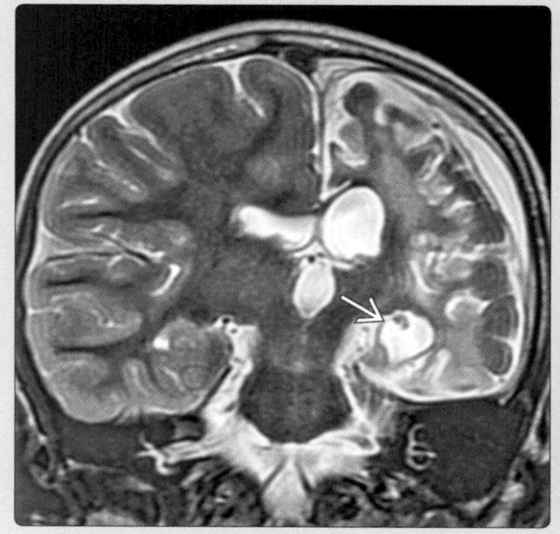

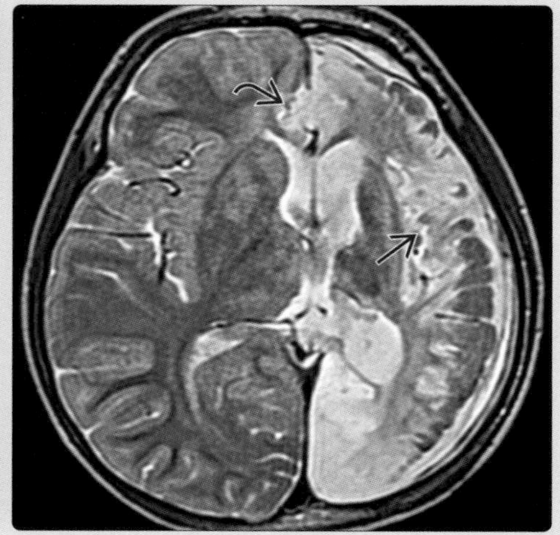

（左图）横断位 FLAIR 可见左半球萎缩。神经胶质细胞增多症表现为 FLAIR 上高信号➡。皮质和皮层下的萎缩➡，以及右额叶皮质受累↗。（右图）冠状位增强 T_1WI 可见左侧大脑半球的萎缩。海马体积的丢失➡。由于软脑膜血管瘤缺乏强化，增强 T_1WI 可鉴别 Rasmusse 脑炎与 Sturge-Weber 综合征

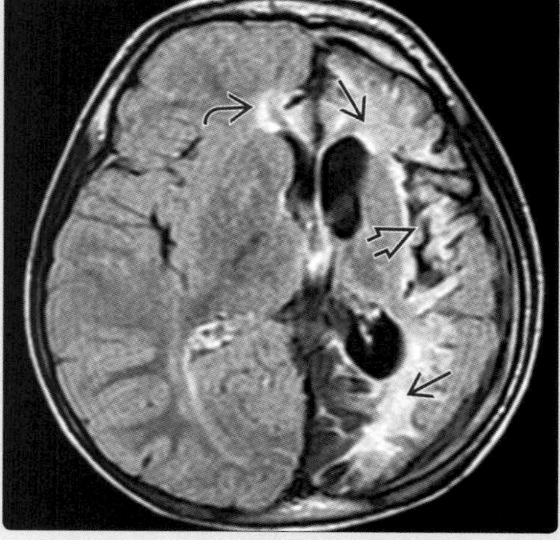

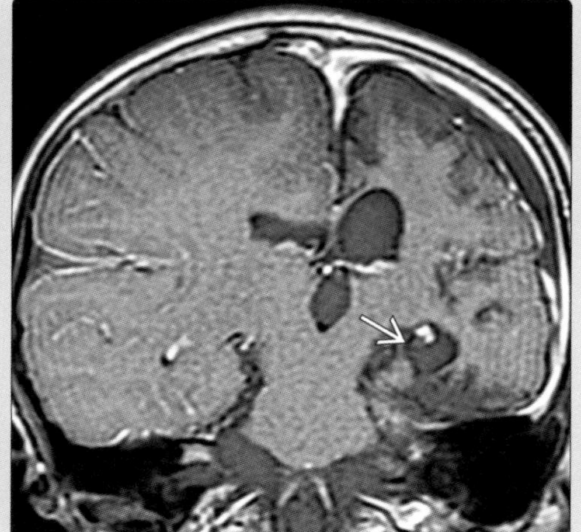

术 语

缩写

- Rasmussen 综合征（RS）

同义词

- 慢性局灶性（局部）脑炎

定义

- 病因不明的慢性、渐进性、单侧性脑炎
- 特征是大脑半球体积减小和难控制的局灶性癫痫

影 像

一般特征

- 最佳诊断线索
  - 单侧进行性脑萎缩
  - 早期 CT/MR 常正常
    - 早期皮质肿胀，随着脑萎缩皮质 / 皮层下 T_2/FLAIR 呈现高信号
    - 大多数脑损伤见于发病后 8～12 个月
- 位置
  - 大脑半球
  - 通常单侧，主要是额叶、岛叶和顶叶
    - 中央前回、额叶萎缩
      - 对侧小脑体积缩小（交叉失联络）
- 大小
  - 多变，通常占据整个叶，偶尔累及整个半球
- 形状
  - 局灶性异常，常“跨半球”生长
  - 逐渐弥漫性生长

CT 表现

- 平扫 CT
  - 早期通常正常，→萎缩
- 增强 CT
  - 通常不强化
  - 很少出现短暂的软脑膜 / 皮质强化

MR 表现

- T_1WI
  - 早期脑沟消失（由于肿胀）
- T_2WI
  - 早期局灶性脑回肿胀
    - 灰白质分界（GM-WM）“模糊”和 T_2 信号延长
    - ± 累及基底节、海马
  - 晚期：受累大脑半球或脑叶萎缩
- PD
  - 与 T_2WI 表现相似
- FLAIR
  - 随病程进展，皮质和皮层下信号不断增高
  - 晚期：脑萎缩、脑软化 / 神经胶质增生
- T_2^* GRE
  - 多正常
  - 出血不常见
- DWI
  - 可见稍高信号；扩散系数↑
- 增强 T_1WI
  - 通常不强化
    - 偶尔有轻微的软脑膜或皮质强化
- MRS
  - ↓ N- 乙酰 - 天冬氨酸（NAA）和胆碱，↑肌醇，↑谷氨酰胺和谷氨酸

核医学表现

- ^{99m}Tc-HMPAO 闪烁扫描法：MR 正常也可表现为↓灌注
- PET/SPECT
  - ↓大脑半球代谢 / 灌注
  - 交叉性小脑失联络
  - 近期癫痫可能引起短暂高代谢（罕见）
    - ^{11}C- 甲硫氨酸可见多病灶摄取增加

成像推荐

- 最佳影像方案
  - MR+ 临床体征 / 症状 + 脑电图表现
- 推荐检查方案
  - 增强 MR，±PET（FDG）

鉴别诊断

Sturge-Weber 综合征

- 葡萄酒面部痣和软脑膜血管瘤的强化
- 渐进性大脑半球萎缩
- 皮质钙化

线粒体脑病、乳酸性酸中毒和卒中样发作（MELAS）

- 急性：皮质高信号（最常见的）与扩散系数降低
- 慢性：皮质萎缩，乳酸（基底节，丘脑）

胎儿 / 新生儿大脑半球梗死（Dyke-Davidoff-Masson）

- 单侧脑萎缩
- 代偿性颅骨增厚
- 岩骨脊和鼻窦充气过度抬高
- 宫内或围产期梗死

局灶性皮质发育不良

- 可导致大脑半球癫痫持续状态，单侧体积缩小

其他自身免疫性炎症疾病

- 单侧脑血管炎，副肿瘤综合征，神经肿瘤硬膜外抗体

病 理

一般特征

- 病因
  - 现在普遍接受的是自体免疫理论；与循环抗体有关的神经系统疾病及神经元表面蛋白有关
    - 谷氨酸（Glu）是兴奋性神经递质
    - 抗谷氨酸抗体穿过受损的血 - 脑屏障
    - 抗体结合并激活谷氨酸受体（GluR3 以及其他

受体）
    - 神经细胞受刺激→癫痫发作
- 遗传
  - 可能是病毒引起的免疫紊乱导致遗传易感性
- 相关异常
  - 3 个潜在的重叠因素可能引发或导致持续损害
    - 病毒感染
    - 自体免疫抗体
    - 自身免疫细胞毒性 T 淋巴细胞

分期、分级和分类

- 分类和分期：MR（T_2WI）
  - 第 1 阶段：肿胀／高信号
  - 第 2 阶段：正常体积／高信号
  - 第 3 阶段：萎缩／高信号
  - 第 4 阶段：渐进性萎缩和正常信号

直视病理特征

- 大脑半球皮质萎缩
- 受损区通常被正常皮层或轻度炎症包围
  - 活检结果可能具有误导性

显微镜下特征

- 定义为皮质炎症、神经元损失和局限于一侧大脑半球的胶质细胞增生症
  - 第一组（病理上活跃的）：持续的炎症过程
    - 微胶质结节，神经细胞，血管周周细胞
  - 第二组（活动和慢性疾病）：慢性疾病基础上的急性发病
    - 以上全部≥第一组内包括全部增厚皮质的完全坏死和空洞形成的脑回
  - 第三组（不太活跃的“慢性”疾病）
    - 神经丧失／胶质细胞增多症和小胶质结节
  - 第四组（无活性）
    - 无特异性瘢痕伴小的活跃炎症

临床问题

临床表现

- 最常见的体征／症状
  - 难治性癫痫，阵挛性运动障碍
  - 进展为间歇性持续性癫痫
  - 其他：视觉和感觉障碍、构音障碍、言语障碍、人格改变
- 临床特征
  - 进行性间歇性癫痫的幼儿对药物治疗反应迟钝
- 临床过程
  - 部分复杂癫痫发作频率增加
  - 20% 处于癫痫状态
  - 随之而来的是不断恶化的痉挛，渐进的偏瘫，认知能力退化，死亡
- EEG：脑电图为缓慢的局灶性活动（早期）；50% 出现间歇性持续性癫痫（晚期）
- CSF：± 寡克隆区带
- 其他：50% 的患者发现 GluR3 抗体，但不具备特异性

人群分布特征

- 年龄
  - 通常从儿童开始（6~8 岁）
  - 10% 的患者为青少年或成人
- 性别
  - 男 = 女
- 种族
  - 无太大区别
- 流行病学
  - 在炎症发作之前（50%）
    - 扁桃体炎，上呼吸道感染，中耳炎

自然病史及预后

- 大多数患者出现偏瘫和认知能力障碍
- 老年患者的前驱期和病程较长
- 预后很差
- 偏瘫是不可避免的 ± 治疗

治疗

- 抗癫痫药物
- ± 血浆置换，阿昔洛韦，类固醇，免疫吸附可短暂改善症状
- 手术选择
  - 大脑半球切除术
  - 功能性大脑半球切除术

诊断要点

读片要点

- Rasmussen 脑炎的关注点
  - 间歇性复杂癫痫的发作频率↑ + 首发影像学表现正常的伴发作后遗症的（1~15 岁）患者
  - 顽固性癫痫伴渐进性一侧大脑半球萎缩，T_2WI 高信号

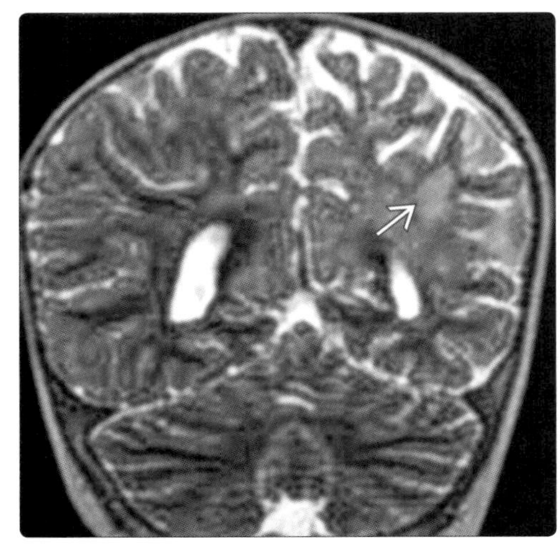

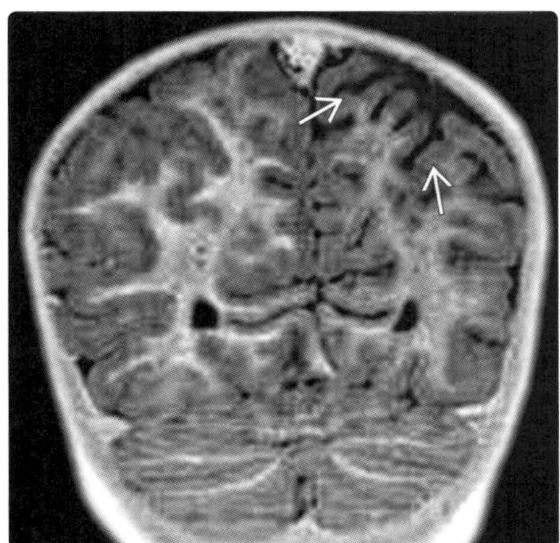

（左图）7 岁女孩间歇性癫痫持续发作状态和认知能力下降，冠状位 T_2WI 示左侧顶叶萎缩。T_2WI 高信号的皮层下白质反应了胶质细胞增生 →（A.Gupta，MD. 提供）。（右图）同一患儿，冠状位 T_1WI 示左顶叶皮质及皮质下萎缩 →。额叶和顶叶通常为大脑半球 MRI 异常的第一个区域（A. Gupta，MD. 提供）

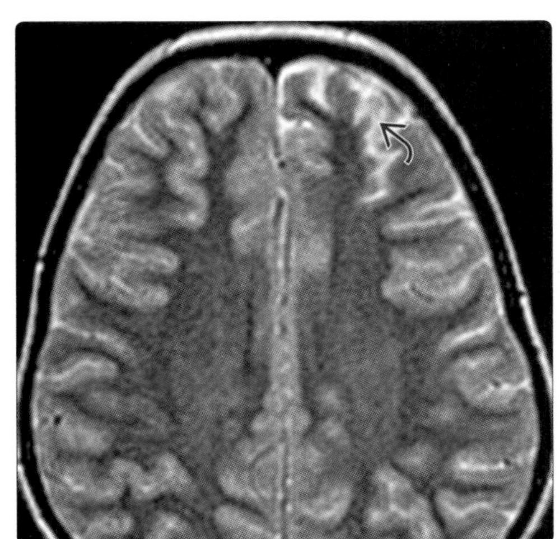

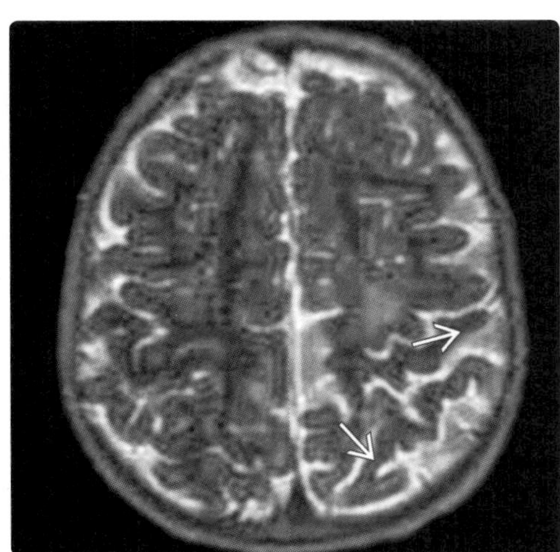

（左图）5 岁男孩认知能力下降和癫痫发作，横断位 T_2WI 示左额萎缩，主要累及大脑皮层 ↪。Rasmussen 脑炎的萎缩可渐进性累及皮层及皮层下。（右图）间歇性复杂癫痫频率增加及右侧偏瘫的患者，横断位 T_2WI 示中度左侧大脑半球的萎缩，顶叶受累最严重 →（A. Gupta，MD. 提供）

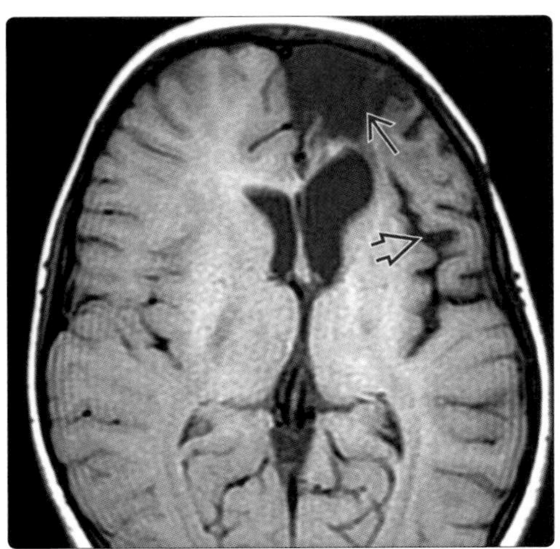

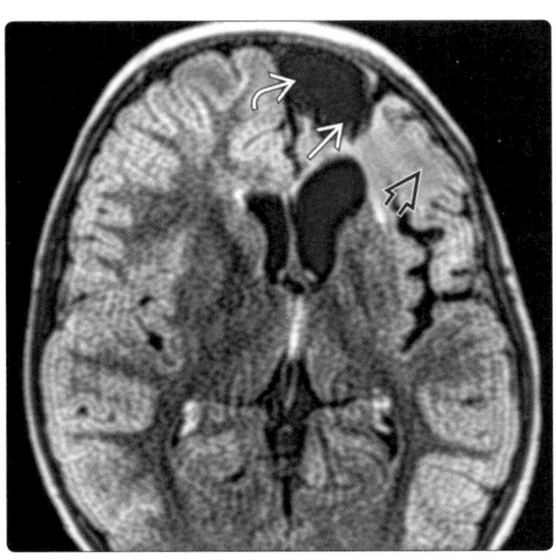

（左图）4 岁女孩患慢性局限性的 Rasmussen 脑炎，横断位 T_1WI 示额叶 → 明显萎缩。左侧脑室前角前膨胀及环状沟 ⇨ 的扩大反映脑实质体积减小。（右图）同一患儿横断位 FLAIR 示额上回 ↪ 和额中回 → 萎缩，皮层下神经胶质增生累及左侧额下回 ⇨

亚急性硬化性全脑炎

关键点

术语

- 定义：罕见、渐进、麻疹病毒介导的脑炎

影像

- CT：早期的影像表现常正常→皮质肿胀→皮质/皮质下低密度
- MR：表现为脑室周围或皮层下白质边界不清的 T_2WI 高信号
  - 额叶＞顶叶＞颞叶，无占位效应
- MRS：胆碱和肌醇升高，NAA 减少（可能比 MRI 更早）

主要鉴别诊断

- 急性播散性脑脊髓炎
- 肿瘤样多发性硬化（脱髓鞘假瘤）
- 人类免疫缺陷病毒

病理

- 麻疹病毒（突变型或有缺陷型），对麻疹感染的异常反应

临床问题

- 进行性精神衰退，运动障碍，肌阵挛，情绪不稳定
- 开始无症状→亚急性病程→死亡（一般持续时间为1～6个月）
- CSF 阳性，血浆补体结合试验阳性，CSF+ 寡克隆区带

诊断要点

- 移民儿童伴行为异常及多发的脑白质病考虑亚急性硬化性全脑炎

（左图）7岁男孩步态不稳、肌肉痉挛，横断位 FLAIR 示右后额叶皮质和皮层下白质轻微高信号➡。（右图）同一患儿，右顶叶皮质下白质单体素质子 MRS（TE=35ms）可见胆碱➪和肌醇➡增加，NAA 水平显著降低↪。这些代谢变化表现为轻微的 FLAIR 和 T_2 信号异常

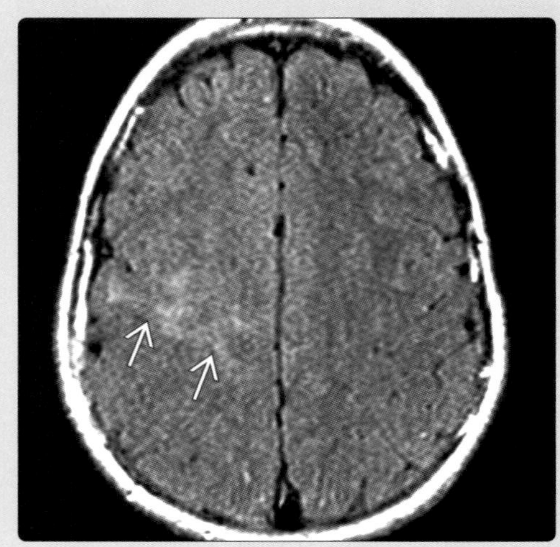

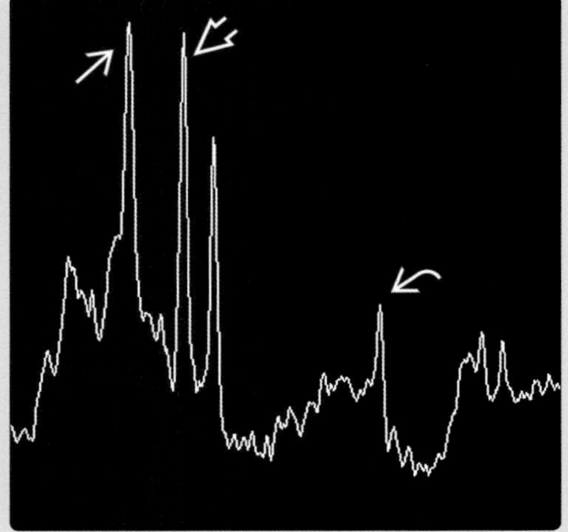

（左图）7岁男孩，在首发症状出现6个月后（脑脊液补体结合试验阳性），FLAIR 示进行性额叶白质高信号➡。（右图）同一患儿（在首发症状出现10个月后，表现为渐进性认知退化和肌阵挛恶化），可见双侧额叶白质体积减少和 FLAIR 高信号↪（脱髓鞘和胶质细胞增生改变）

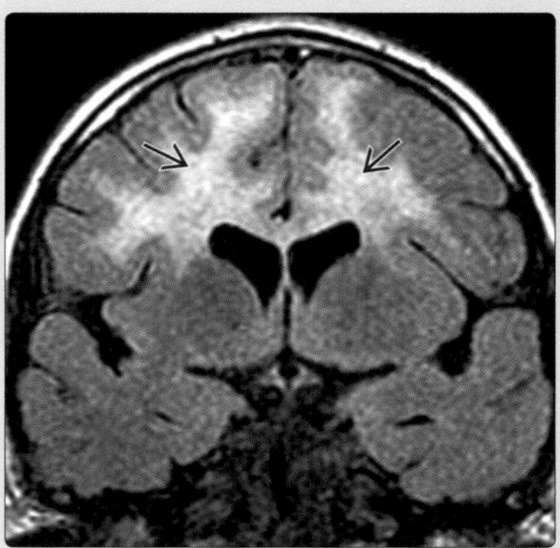

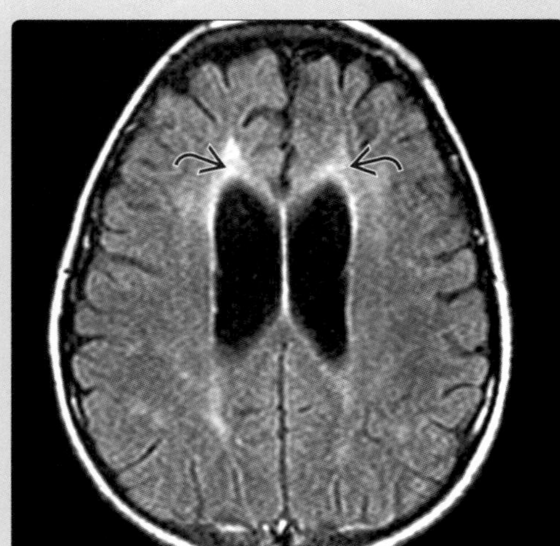

术语

缩写

- 亚急性硬化性全脑炎（SSPE）

同义词

- Dawson 脑炎

定义

- 麻疹病毒介导的进行性脑炎

影像

一般特征

- 最佳诊断线索
  - 脑室周围、深部或皮层下白质（WM）T_2WI 高信号
- 位置
  - 额叶 > 顶叶 > 枕叶

CT 表现

- 平扫 CT
  - CT：早期的影像表现常正常→皮质肿胀→皮质／皮质下低密度

MR 表现

- T_1WI
  - 白质、胼胝体信号减低
- T_2WI
  - 白质信号升高，额叶 > 顶叶 > 枕叶，一般对称，最终导致弥漫性脑萎缩
- 增强 T_1WI
  - 无强化
- MRS
  - 胆碱和肌醇升高；NAA（可比 MRI 常规检查早）降低

成像推荐

- 最佳影像方案
  - MR
- 推荐检查方案
  - MR+IV 增强 +MRS

鉴别诊断

急性播散性脑脊髓炎

- 前驱的病毒性疾病，脑室周围 T_2 信号升高

肿瘤样多发性硬化症（脱髓鞘假瘤）

- 脑室周围白质肿瘤样病灶，边缘强化

人类免疫缺陷病毒

- 萎缩，白质内边界不清的 T_2 信号升高
- 基底节密度（平扫 CT）降低

病理

一般特征

- 病因
  - 麻疹病毒（突变型），麻疹感染的异常反应

直视病理特征

- 肿胀→皮质点状出血→皮质下脑病变

显微镜下特征

- 多发的脱髓鞘、胶质细胞增生、巨噬细胞浸润以及小胶质（Hortega 小神经胶质）细胞增加
- 血管周围淋巴细胞袖套征→弥漫性神经元丢失，阿尔茨海默病神经原纤维缠结

临床问题

临床表现

- 最常见的体征／症状
  - 进行性精神衰退，运动障碍，肌阵挛，情绪不稳定
- 临床特征
  - PCSF 阳性，血浆补体结合试验阳性；CSF+ 寡克隆带
  - 脑电图：具有广义多棘、高压慢波的周期复合表现
- 年龄
  - 儿童，青春期早期；成人罕见
- 流行病学
  - 2 岁之前有麻疹病史的大多数患者→风险是 SSPE 的 16 倍

自然病史及预后

- 人格改变→学业失败→肌阵挛→死亡（一般持续时间为 1~6 个月）

治疗

- 无特异性治疗，但脑室内用 α－干扰素和利巴韦林有一定作用

诊断要点

关注点

- 移民小儿有行为异常及多灶性白质病变

影像要点

- MR 表现与临床分期相关性差

第 2 章

鞍区及鞍上病变

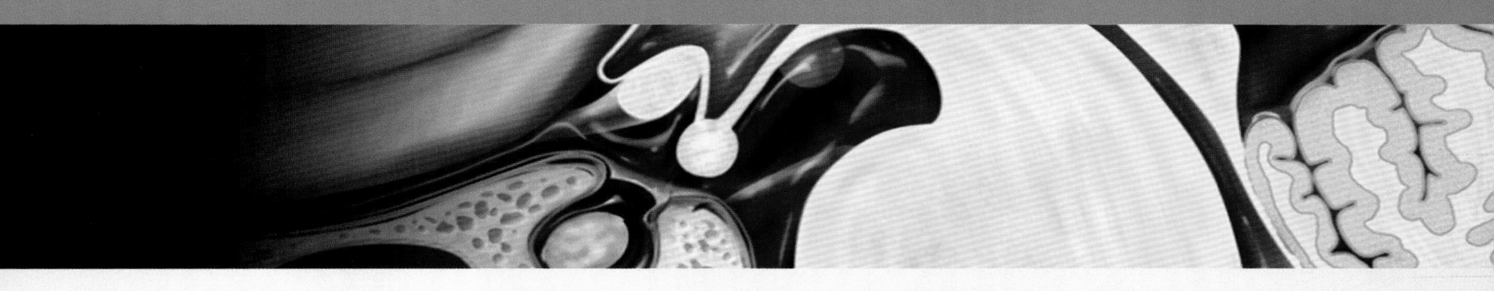

介绍与概述

鞍上 / 鞍上区

胚胎学

垂体腺由 3 个小叶组成，它们起源于双胚胎外胚层。产生内分泌激素的前叶和中间叶起源于口腔外胚层，而后叶起源于上覆神经外胚层。持久的位置关系和这些外胚层之间产生的相互作用，对于垂体的正常发育是必不可少的。垂体和下丘脑在中线上的位置，以及与腹侧前脑和眼睛等其他结构的密切发育关系，导致先天性垂体功能减退，常伴发异构中线缺陷，如前脑无裂畸形、Kallmann 综合征、腭裂和视隔发育异常。

在胚胎期的第 5 周期间，在前肠的口凹外胚层中出现增厚，即喙脊索。这种结构内陷形成一个囊泡，即原始的 Rathke 囊（也称为 Rathke 裂）。当这个小泡向前延伸时，它就会位于胚胎下丘脑腹侧延展处喙侧，而胚胎下丘脑腹侧延展发育成神经垂体或垂体后叶。Rathke 裂与口腔的连接在接触神经垂体后不久即消失；此时，它被称为腺垂体或垂体前叶。前叶的部分可能仍是鼻咽，蝶窦在垂体组织的巢穴，或是颅咽管的残留。

在胚胎期的第 6 周期间，垂体前叶发育侧突，称为结节突，可分化为结节部。不久之后，结节突环绕整个漏斗和前叶侧面，并且后正中线的腺垂体细胞分化为中间部的原基。在第 7 孕周结束时，所有成熟的下丘脑和垂体轴的成分都已经存在。这些将慢慢演化成成熟的下丘脑 - 垂体轴。

过去的10年已经确定了参与这些过程的各种转录因子。锌指因子如 GLI 1、GLI 2 和 GLI 3 影响口腔外胚层的成熟。Rathke 裂的合并似乎依赖于几个外部信号通路的激活；这些包括 sonic hedgehog（SHH）、成纤维细胞生长因子（FGF8、FGF10）、骨形态发生蛋白（BMP2、BMP4）和无翅通道（WNT）。在这些通道中影响某些转录因子的突变与下丘脑或垂体异常发育有关，包括 GLI 2（垂体功能低下）、LHX 3（与宫颈异常相关的垂体激素缺乏症）、LHX 4（垂体前叶发育不良 ± 异位垂体后叶）、HESX（前叶垂体缺乏症伴视隔发育不良表型）和 SOX 3（垂体功能低下或漏斗发育不良）。这些通道的细节超出了本书的范围，但是很重要，因为它们也参与了其他转录因子的诱导，这些转录因子在前脑腹侧和中线结构的发展中非常重要。

因此，在下丘脑 - 垂体异常患者中常发现其他脑异常并不奇怪。在评估基底前脑是否存在完全的半球间裂（从而排除前脑无裂畸形）后，视神经、嗅觉神经，透明隔和胼胝体应特别仔细检查。

影像解剖

解释下丘脑和垂体发育异常的关键是理解正常解剖结构。这种解剖与第三脑室的解剖密切相关。下丘脑形成第三脑室底和前侧壁，漏斗部从脑室底部向下进入蝶鞍，在那里终止于神经垂体（垂体后叶）。位于神经垂体前部的是更小的中间部（中间叶），中间叶位于腺垂体（垂体前叶）的后面。在非对比增强 T_1WI 图像上，神经垂体易于识别，因为它通常是高信号的，而腺垂体在非对比增强图像上相对于大脑是等信号的。除非有肿块（或更常见的是囊肿），否则中间部很难看到。神经垂体是下丘脑的直接延伸，接受下丘脑核内合成的加压素和缩宫素，并沿结节垂体束的轴突（从灰结节）和视上垂体束（从视上核）通过漏斗状核传输，储存在神经垂体小泡中，通过室围器官接收到神经系统外部的信号后释放到血流中。

虽然在常规的诊断成像中不能看到特定的下丘脑核，但可以识别出几个下丘脑的结构和与下丘脑相邻或在下丘脑内的其他结构。在矢状位图像上，视交叉和终板是下丘脑喙（前）缘，而乳头体是尾（后）缘。在矢状位 T_2 加权图像上，通常可以看到穹隆柱从乳头体向孟氏孔在背侧倾斜上升。在冠状面上，穹隆柱也可被识别为下丘脑核信号强度内侧的背腹侧的白质信号强度的薄带。直接向乳头体的嘴侧，下丘脑的底部略微向上拱起到垂体柄（漏斗部）。下丘脑的这一部分被称为灰质结节。注射顺磁性造影剂后，灰质结节伴随着垂体漏斗部信号增强。漏斗部最后面的部位（在第三脑室）通常会被认为轻微增宽，并且含有一些液体。这不应该被误认为是肿块，因为它几乎总是在第三脑室的漏斗隐窝，在薄层的矢状面或冠状图像上可以看到与脑室的沟通。直接到漏斗部喙侧是第三脑室及其腹喙缘的交叉隐窝，即视交叉，从视交叉起始，视神经斜行至视神经管。在视神经近端，嗅束分为嗅纹，在非常高分辨率的成像中可以看到它们进入内嗅皮质、杏仁核、前穿质和钩回。

儿童下丘脑和垂体的病理解剖通常是发育性的或肿瘤性的。最常见的发育异常是异位神经垂体，通常称为异位垂体后叶（EPP，ectopic posterior pituitary）。在这种情况下，神经垂体位于漏斗内或正中隆起（漏斗和灰结节交界处，在 T_1WI 图像上表现为一个高信号灶）。如果神经垂体大小正常，通常它的功能正常，神经垂体异位一般偶然发现。如果异位神经垂体较小或不存在，患者可能有尿崩症。

下丘脑 - 垂体区的另一个异常是下丘脑错构瘤（也称为灰结节错构瘤）：主要为神经元的结节状团块，可位于第三脑室壁或底部，在漏斗和乳头体之间，或作为一个带蒂肿块，由从灰结节垂下的柄悬挂在脚间池中。T_1WI 图像上错构瘤与灰质呈等信号，T_2/FLAIR 图像呈等至稍高信号，有灰质的扩散和灌注特征，但不增强。

灰结节是脂肪瘤常见位置，这可能由原始软脑膜发育异常所致（通常演变成蛛网膜下腔脑脊液）。它们是卵圆形，T_1WI 高信号肿块，几乎总是偶然发现。

与异位神经垂体鉴别主要是位置决定的。脂肪瘤位于灰结节腹面，在漏斗与乳头体之间，而异位神经垂体则见于漏斗内或与第三脑室底部交界处。通过应用脂肪抑制脉冲序列来确定诊断；脂肪瘤的高信号消失，而异位垂体后叶的信号没有消失。

与垂体发育不良或发育不全相关的最常见的脑异常是前脑无裂畸形（HPEs，holoprosencephalies）和蝶筛脑膨出。在HPE中，由于引导区域发育的转录因子不完全或不正确地表达，导致基底前脑不正常形成。其结果是在基底中线上正常发育的结构发育不全或不发育。因此，具有较严重形状的全脑无裂畸形的患者通常具有严重的垂体功能减退症；HPE患者应长期持续评估下丘脑和垂体功能。在蝶骨脑膨出，垂体腺、下丘脑、视交叉／神经、大脑前动脉和额下叶部分可通过蝶骨缺损突出，往往通过颅咽管。这些患者可能存在内分泌或视觉缺陷。不常见的是，它们可能是由于口腔顶部的软组织肿块而被发现；如果没有事先的神经影像学检查，这些肿块就不应该取活检，因为可能会导致灾难性的出血、神经损伤、脑脊液泄漏或脑膜炎。

虽然垂体功能减退症的大脑异常可以仅限于下丘脑和垂体，但是观察到垂体和下丘脑发育相关的基因和转录因子也表达在前脑发育的其他位置，提示影像不应局限于下丘脑－垂体轴。应该进行整个大脑成像，特别注意腹侧和喙侧前脑。除EPP外，与垂体功能减退相关的畸形包括嗅球发育不全伴发育不良的嗅沟（Kallmann综合征）、视神经发育不全±无透明隔或脑裂畸形（视隔发育不良），以及伴有胼胝体缺如的周期性低体温（Shapiro综合征）。

成像方案

一般来说，下丘脑和垂体的异常不需要特殊的成像方案。应用标准T_1和T_2加权可获得整个大脑的图像，最好是更小的视野和通过基底前脑和垂体窝的薄层（<3mm）序列。对比度增强在评价肿块时是有用的。脂肪抑制可能有助于鉴别EPP和下丘脑脂肪瘤（虽然位置上的差异是有诊断意义的）。薄层（2～3mm）冠状位FSE T_2加权图像是评价嗅球、神经和沟的关键。视神经和大脑间裂、透明隔和基底节区也可以同时评估，在绝大多数的前脑无裂畸形中这些结构都是异常的。多数视发育不良患者视神经及隔区异常。尽管大多数下丘脑错构瘤在标准的、薄层的T_1和T_2加权序列可充分评估，但是薄层、高对比度、稳态序列可能有助于发现极小的灰结节错构瘤。顺磁性对比有助于排除胶质瘤（通常在T_2/FLAIR序列上明亮）或小的PNET或生殖细胞瘤。

如果怀疑蝶窦或筛骨脑膨出，则需要稍微不同的扫描方案。这些患者需要对整个大脑进行非常高分辨率的薄层扫描。应特别注意大脑前动脉、视神经、视交叉和垂体，它们可能从腹侧延伸进入脑膨出。因此，应增加MRA和薄层稳态成像（CISS，FIESTA）以及仔细检查。

（左图）胚胎期约 30 天矢状图显示口凹顶增厚➡，直接向脊索方向走行形成喙突，裂与间脑向下弯曲➡有关。（右图）1 天后矢状图显示，内折叠增加，并与间脑建立了联系，间脑从腹侧延伸到囊后，最终形成一个初级神经垂体

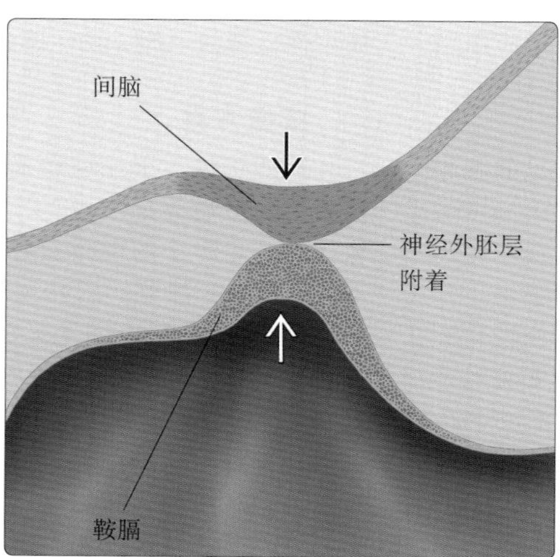

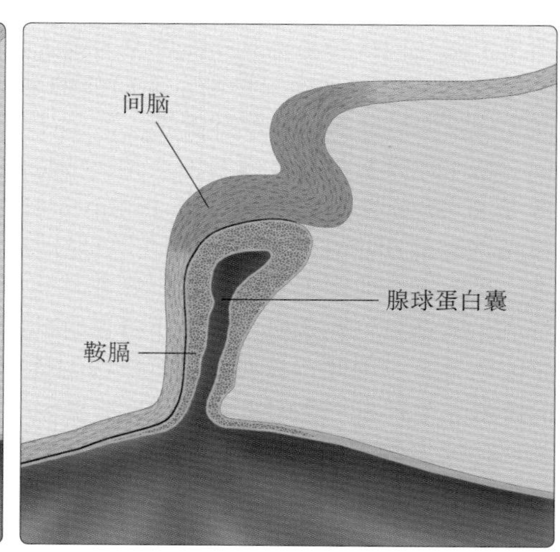

（左图）40 天左右矢状图显示残袋与口腔的连接变窄，可作为颅咽管持续存在，当它与口腔外胚层的连接消失和神经垂体完全外翻时 Rathke 囊形成。激素细胞祖细胞增殖。（右图）矢状图显示成熟的垂体：当颅咽管持续存在时，垂体柄➡、前叶、后叶以及颅咽管的位置

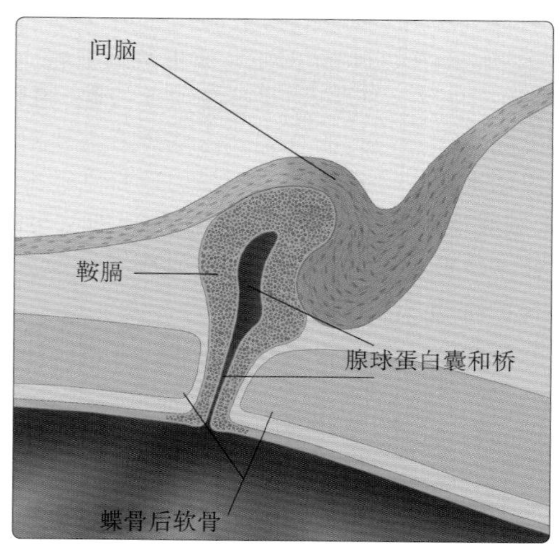

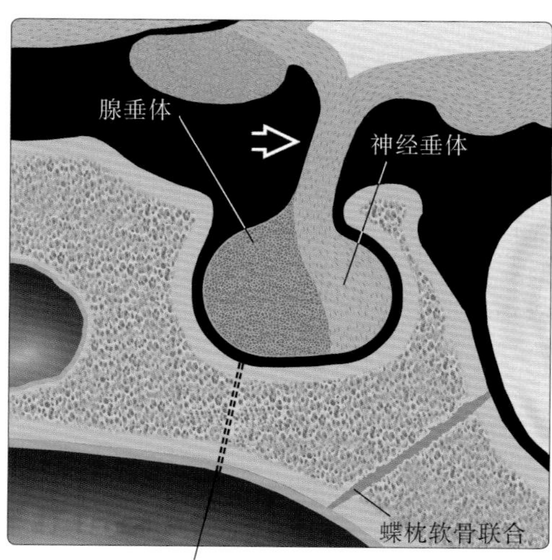

（左图）矢状位 T_1WI 显示正常解剖：视交叉➡、漏斗➡、腺垂体➡、神经垂体➡、乳头体➡和灰结节➡。除非含有异常结构，否则不能看到中间部。（右图）眶中水平 MR 冠状位 T_2WI 显示正常的嗅球➡、嗅沟➡和视神经和鞘的眶内部分➡

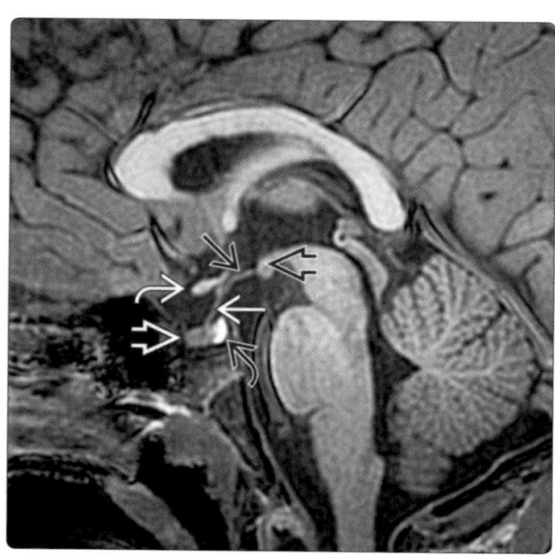

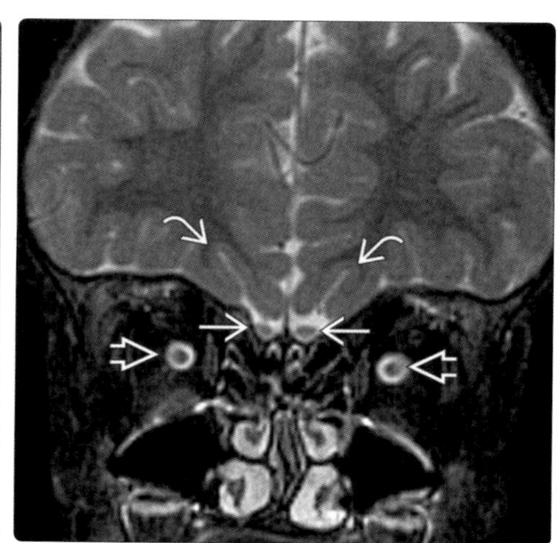

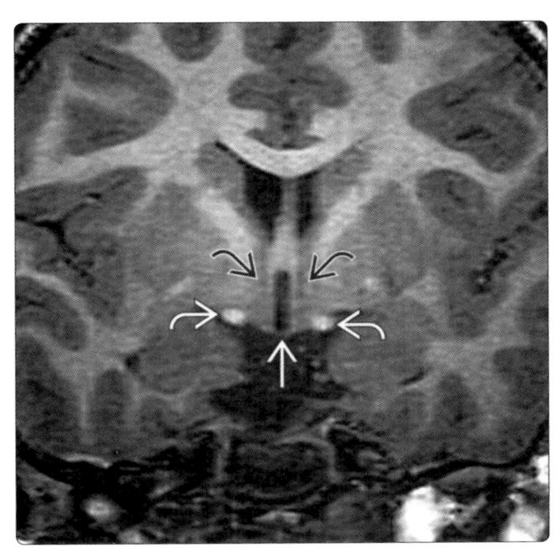

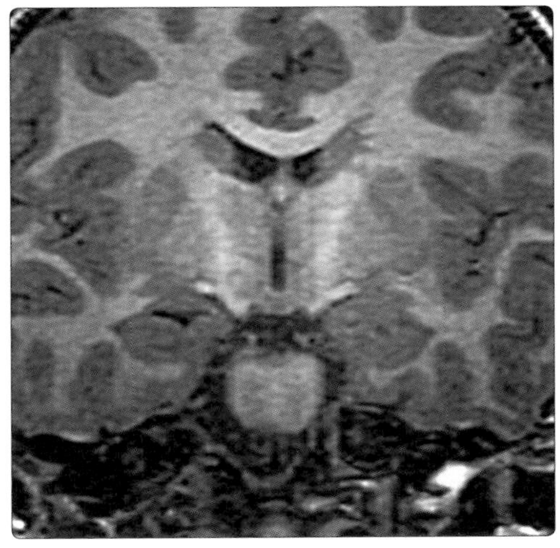

（左图）MR 冠状位 T_1WI 显示第三脑室前部➡及下丘脑周围。注意狭窄，直线的脑室边界。内侧结构较薄，高信号中间结构是穹隆柱；外侧低信号结构↪是下丘脑核。注意高信号视束↪。（右图）MR 冠状位 T_1WI 在同一患者更靠后的几个层面，显示第三脑室壁完全为灰质

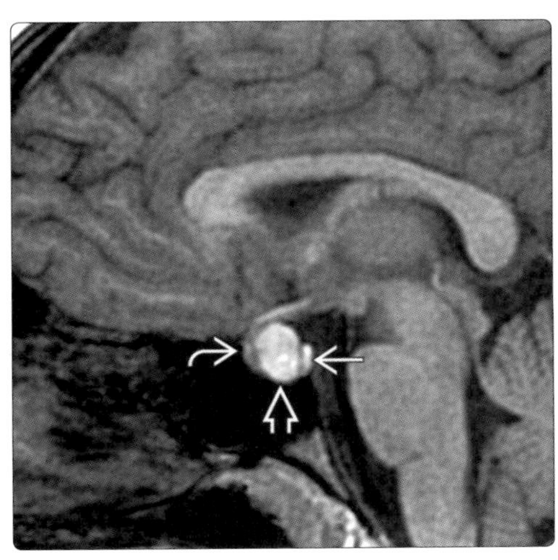

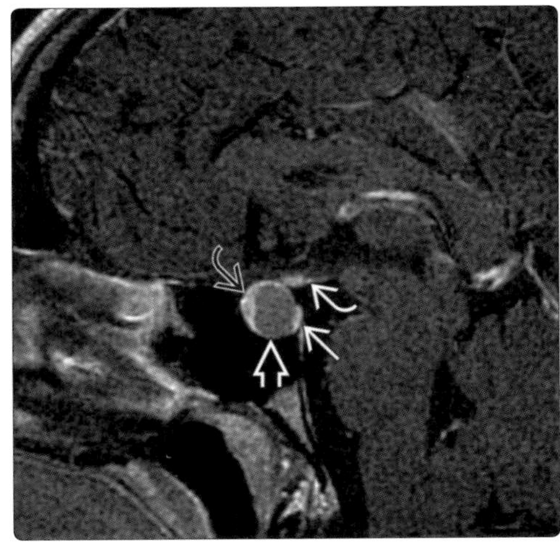

（左图）矢状位 T_2WI 显示位于垂体前叶↪和后叶➡之间的高信号肿块⇨，是 Rathke 裂囊肿最常见的位置。（右图）MR 矢状位增强 T_1WI 显示对比剂注射后囊⇨变成相对低信号。这是由于囊无强化而灰结节↪和腺垂体↪强化呈高信号，并且神经垂体➡本身为高信号

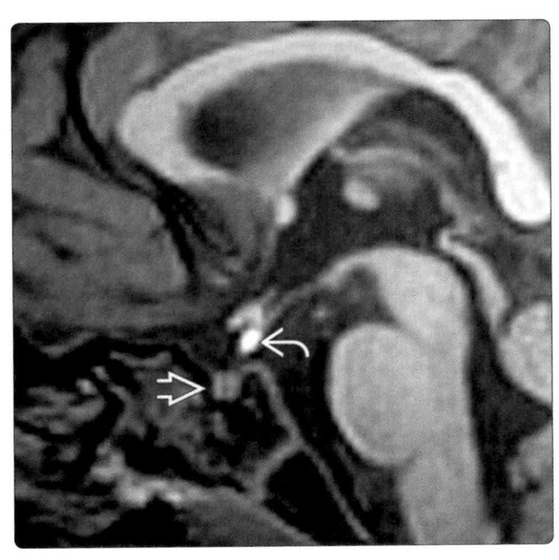

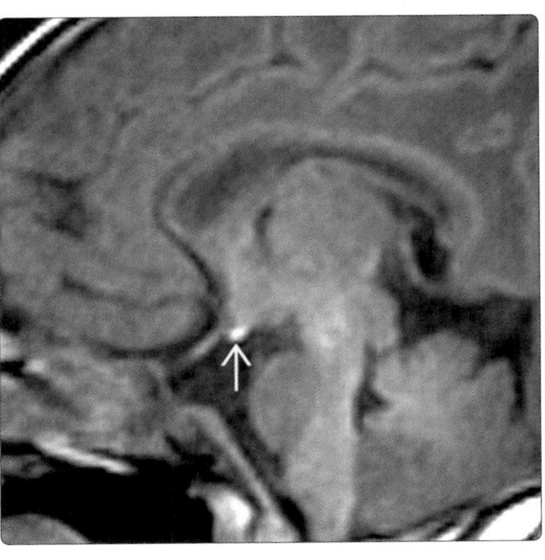

（左图）MR 矢状位 T_1WI 显示蝶鞍内垂体前叶⇨发育不全，异位后叶↪位于漏斗近端。该患者垂体后叶功能正常，但生长激素缺乏（垂体前叶）。（右图）1 例重度垂体功能减退婴儿 MR 矢状位 T_1WI 表现为小的垂体后叶➡，前叶无明显改变。脑回简单，胼胝体薄

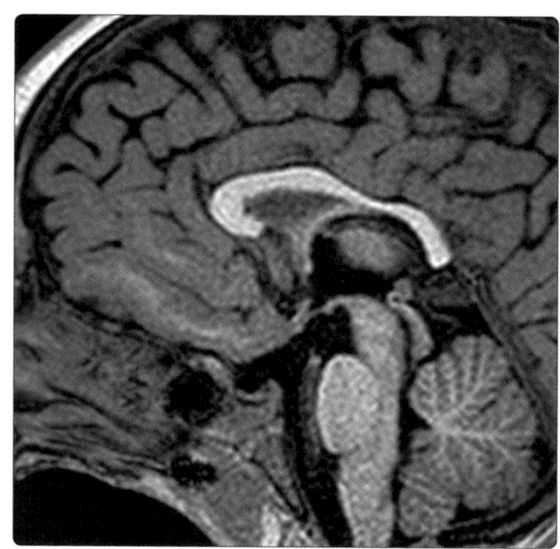

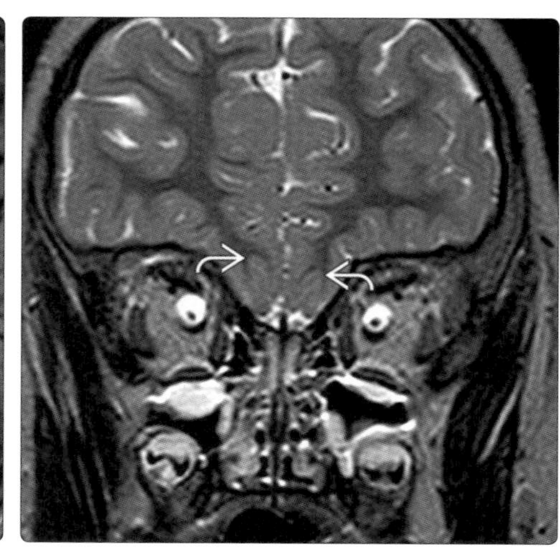

（左图）4 岁患儿，多发异常，MR 矢状位 T_1WI 表现为垂体后叶和漏斗缺失。垂体前叶很小。（右图）同一患儿多个异常 MR 冠状位 T_2WI 表现为双侧视神经发育不全，嗅沟浅↪和嗅球小，右侧比左侧严重。基底前脑发育异常经常是多发的

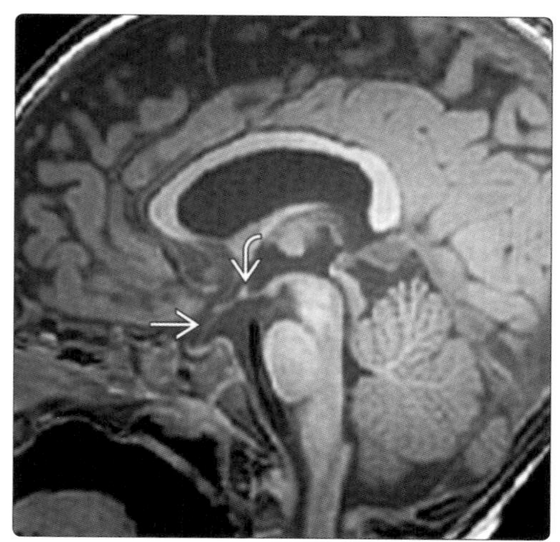

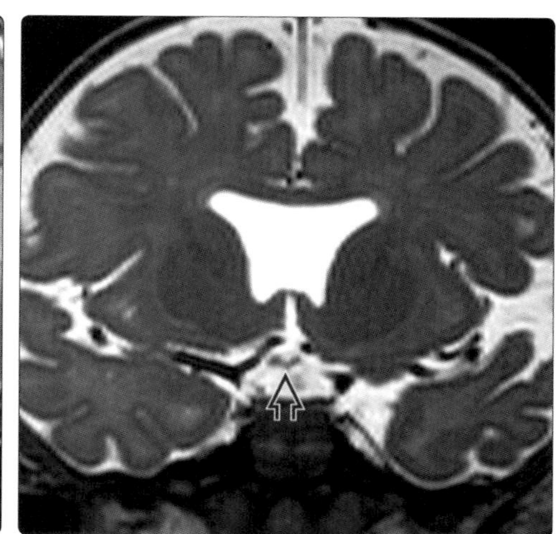

（左图）1 名眼球震颤及垂体功能减退患儿，MR 矢状位 T_1WI 表现为异位漏斗→向下延伸至垂体窝，和源于视交叉发育不良所致的垂体前叶发育不良，异常组织↪位于灰结节内，具有不确定的意义。未见垂体后叶。（右图）同一患儿 MR 冠状位 T_2WI 表现为透明隔缺失和小视交叉⇨。诊断为隔视发育不良

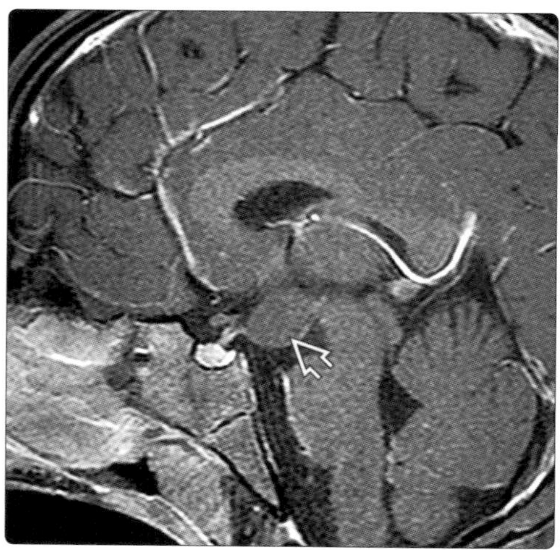

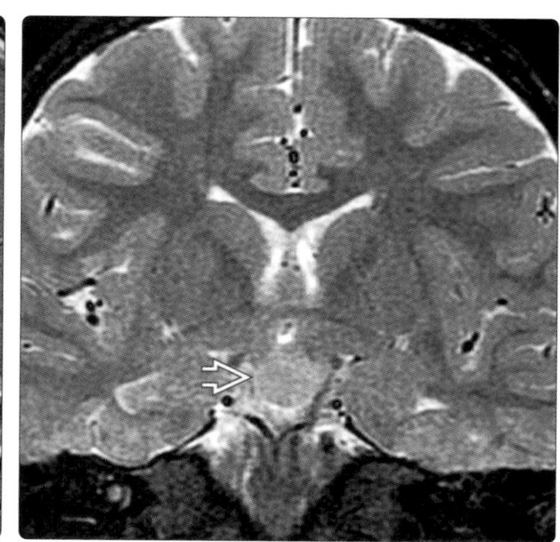

（左图）在一名 5 岁顽固性癫痫（痴笑样癫痫发作）患儿 MR 矢状位增强 T_1WI 脂肪抑制表现为一个大的、无强化的无柄肿块⇨，起源于灰结节。这些发现强烈提示下丘脑错构瘤。（右图）同一名患儿 MR 冠状位 T_2WI 脂肪抑制显示肿块⇨具有均匀灰质信号，证实诊断为灰结节错构瘤，与皮质相比，信号往往稍高

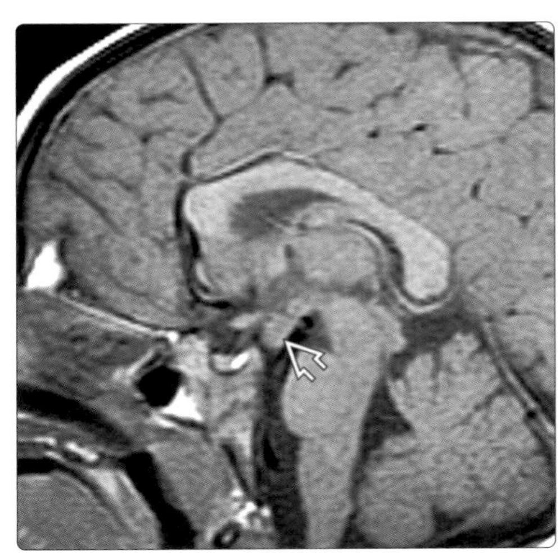

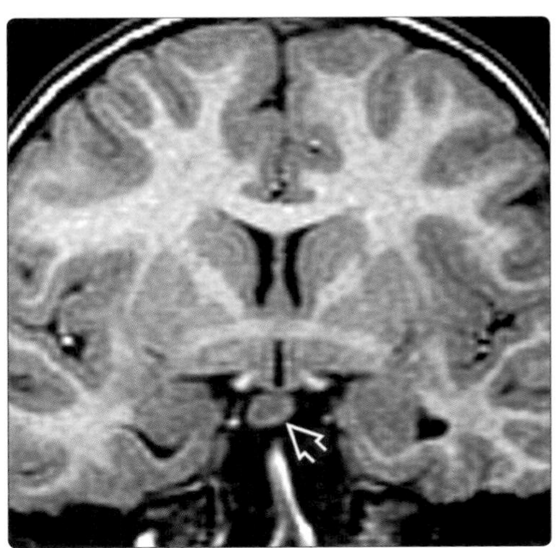

（左图）4岁痴笑样癫痫患儿MR矢状位T_1WI显示一个起源于灰结节带蒂肿块➡，位于脚间池内，直接位于乳头体喙侧。（右图）同一患儿的MR冠状位T_1WI能更好地显示肿块的位置➡，肿块以较薄的柄附着在灰结节上（第三脑室底部）

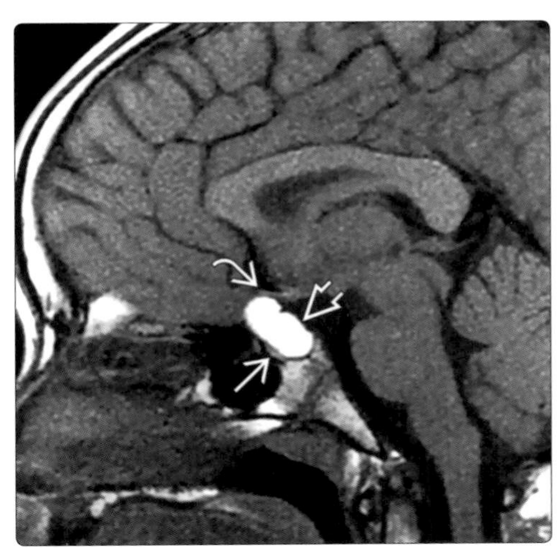

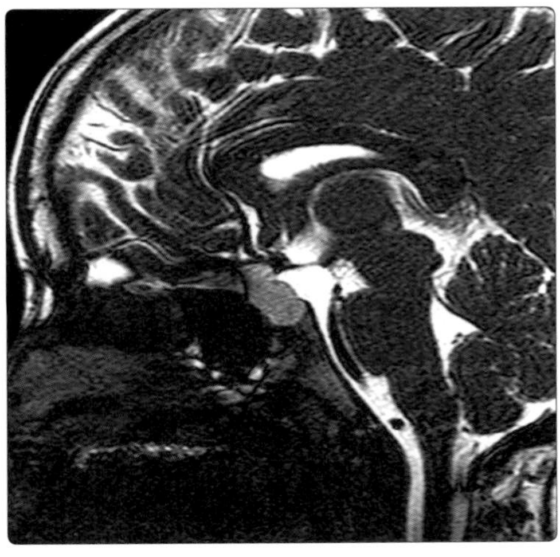

（左图）一名6岁垂体功能减退症患儿MR矢状位T_1WI表现为高信号肿块➡，它正在使蝶鞍扩张，并向上生长到鞍上池，并使视交叉移位➡。注意受压的腺垂体➡。（右图）MR矢状位T_2WI显示肿块的信号几乎均匀，提示Rathke囊肿，而不是颅咽管瘤（典型的是多囊性和异质性）

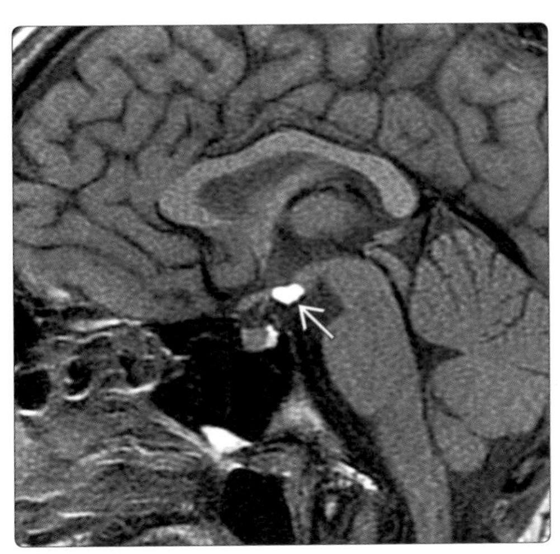

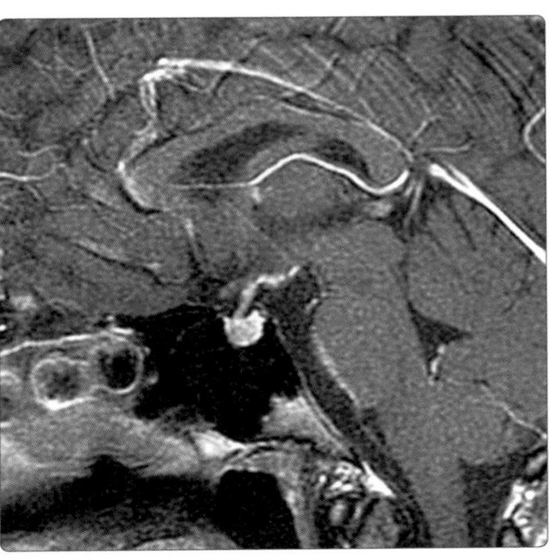

（左图）MR矢状位T_1WI显示位于灰结节高信号肿块➡，直接位于漏斗后和乳头体喙侧。这个病变太靠后部，不可能是异位神经垂体。（右图）同一患者MR增强T_1WI脂肪抑制显示肿块高信号抑制，证实了下丘脑脂肪瘤的诊断，漏斗和灰结节强化是正常表现

关键点

术语
- 先天性垂体柄畸形→潜在下丘脑/垂体轴功能障碍

影像
- 垂体后叶异位（PPE）
- 重复垂体腺/柄（DP）
- PPE：无（或小）脑垂体，在正中矢状位 T_1WI 异位垂体后叶（EPP）
  - 寻找相关的异常：异位症、视神经发育不全，胼胝体异常
- DP：冠状位 2 个垂体柄，中线矢状位示灰结节增厚

主要鉴别诊断
- 垂体后叶异位
  - 外科或创伤性垂体柄截断
  - 中枢性尿崩症
  - 下丘脑脂肪瘤（灰结节区）
- 重复垂体腺/柄
  - 第三脑室漏斗窝扩张（“假重复”）
  - 灰结节错构瘤

病理
- PPE：基因突变→胚胎发生过程中神经元迁移缺陷
- DP：基因突变未知，可能因脊索分裂而形成多处缺陷

临床问题
- PPE：身材矮小
- DP：确切发现的颅面影像其他征象

诊断要点
- PPE：评估视神经和嗅神经，额叶皮质
- DP：口腔肿瘤影响气道通畅

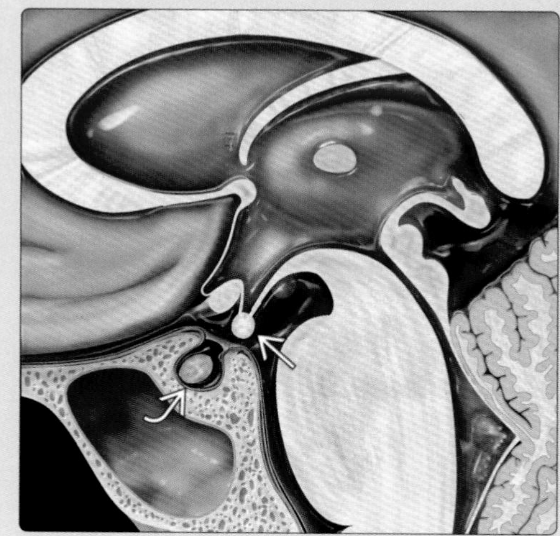

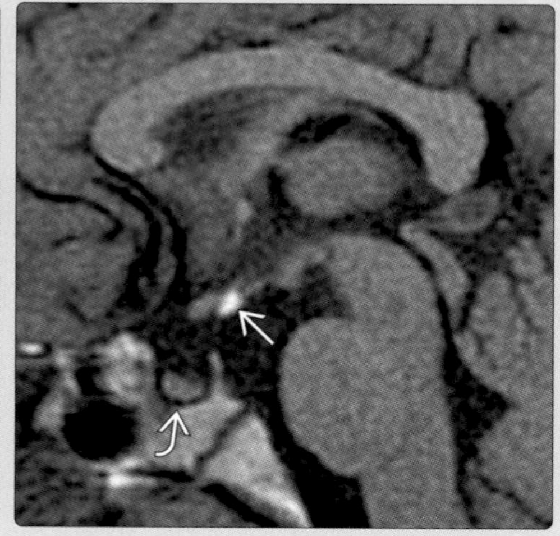

（左图）矢状位图显示异位的垂体后叶➡，位于截断垂体柄的远端。蝶鞍和腺垂体↪都很小。（右图）MR 矢状位 T_1WI 显示异位垂体后叶➡位于正中隆起，垂体漏斗部缺失，前叶垂体小↪，正常明亮的垂体后叶未被识别

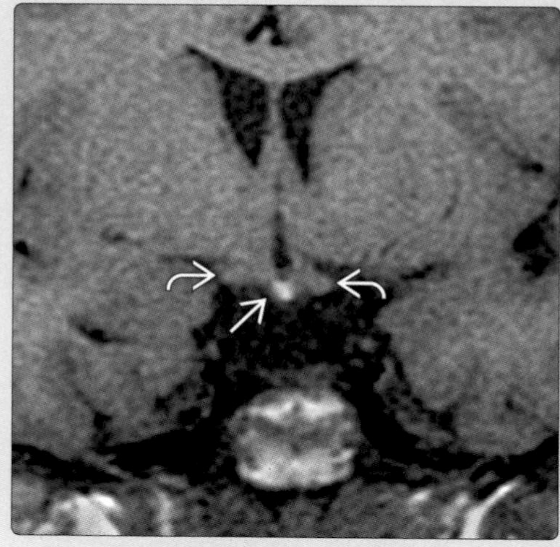

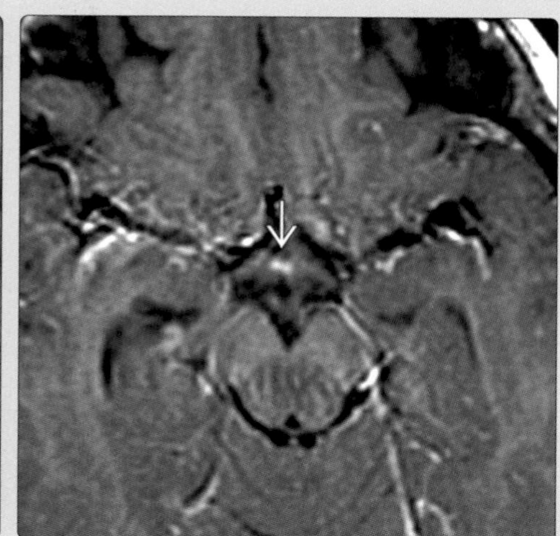

（左图）MR 冠状位 T_1WI 显示位于正中隆起➡的异位垂体后叶。垂体柄不在异位垂体后叶下方。透明隔存在，视束↪大小正常。（右图）MR 横断位增强 T_1WI 在预期的漏斗柄基部正中隆起处证实了明亮垂体后叶➡的异位位置

术 语

同义词

- 异位垂体亮点

定义

- 先天性垂体柄异常→潜在的下丘脑/垂体轴功能障碍

影 像

一般特征

- 最佳诊断线索
  - 垂体后叶异位（PPE）：正中矢状位 T_1WI MR 无（或小）脑垂体，异位的垂体后叶（EPP）
  - 重复垂体腺/柄（DP）：冠状位显示2个垂体柄，正中矢状位显示灰结节增厚
    - 结节乳头体融合：灰结节/乳头状体融合为单个肿块
- 位置
  - PPE：EPP 位于灰结节正中隆起或截断的垂体柄
  - DP：成对的垂体柄、垂体腺和垂体凹
- 大小
  - PPE：垂体前叶（腺垂体）小
  - DP：每个垂体腺正常大小
- 形态
  - PPE：小的腺垂体和蝶鞍
  - DP：每个垂体和蝶鞍形态正常，但位于侧方

平片表现

- 平片
  - PPE：侧位片示小蝶鞍
  - DP：常见颅面/颅颈异常，可在前后片上观察到2个凹陷

CT 表现

- 平扫 CT
  - PPE：垂体窝和颅底结构斜坡狭窄，± 持久的蝶咽孔
  - DP：2个普遍分离垂体窝，± 中线基底蝶骨裂或额鼻发育不良
- CTA
  - PPE：鞍旁/颈内动脉内侧偏曲（“吻”颈动脉）
  - DP：重复基底动脉，± 普遍分离鞍旁/颈内动脉

MR 表现

- T_1WI
  - PPE：缺失，截断，或像线一样的垂体柄，小的垂体腺
    - EPP 位于截断的垂体柄或灰结节正中隆起
      - 通常 T_1WI 高信号（磷脂/分泌颗粒）
      - 当患者生长超过可用激素水平时，垂体后部可能“变暗”
  - DP：在矢状面上肿块样增厚灰结节提示重复的垂体轴
    - 乳突体与灰结节融合成增厚的第三室底
    - 双侧的但是其他正常的垂体腺/垂体柄
- T_2WI
  - PPE：垂体后叶信号多变
  - DP：垂体腺、柄及结节乳头体融合肿块信号正常
- 增强 T_1WI
  - Both：柄和残余物强化（血脑屏障缺失）
  - PPE：多发性内分泌异常/尿崩症高信号缺失，增强有助于发现神经垂体
- MRA
  - PPE：颈内动脉内侧偏曲，中线“吻”征，罕见颈动脉/导管缺失
  - DP：基底动脉（BA）开窗（常见）或完全重复（罕见）；普遍分离的鞍旁颈内动脉

成像推荐

- 最佳影像方案
  - 多平面 T_1WI 磁共振成像
- 推荐检查方案
  - Both：T_1WI 下丘脑/垂体轴的矢状位和冠状位
  - PPE：用冠状位 FSE T_2WI 评价嗅神经、额前叶
    - 三维 T_1WI SPGR 能识别小的垂体后叶，在常规的二维矢状位 T_1WI 上是隐匿的
  - DP：患者选择性颅底和面部三维 CT

鉴别诊断

垂体后叶异位

- 中枢性尿崩症
  - 垂体后叶高信号消失，但腺和柄位置正常
- 外科或外伤性垂体柄截断
  - 允许沿残端蓄积神经分泌颗粒
- 下丘脑脂肪瘤（位于灰结节）
  - 垂体后叶不受脂肪饱和的抑制，脂肪瘤被抑制

重复垂体腺/柄

- 第三脑室漏斗隐窝扩张（“假重复”）
  - 类似重复柄，但只有一个垂体腺和一个垂体窝
- 灰结节错构瘤
  - 第三脑室底圆形肿块只有1个中线垂体柄/腺

病 理

一般特征

- 病因
  - PPE：基因突变→在胚胎发育过程中受损的神经元迁移
  - DP：先天性异常，推测是口凹起源结构的基因复制2度腹侧异常诱导
- 遗传学
  - PPE：编码发育性转录因子的基因突变导致发育不良

- *HESX1*（同源基因），PIT_1，*PITX2*，*LHX3*，*LHX4*，*PROP1*，*SF1* 和 *TPIT*
- DP：基因突变未知，可能因脊索分裂而构成多处缺陷
- 相关异常
  - 重复垂体腺 / 柄
    - 口腔、鼻咽、腭中线肿瘤
      - 上颌寄生胎畸胎、错构瘤、畸胎瘤、皮样囊肿、脂肪瘤
    - 脊柱异常包括分离 / 融合异常，分裂，脊髓水肿，肠囊肿
    - 肋骨和心脏异常，Pierre-Robin 异常
  - 两者：常见中线中枢神经系统异常
    - 垂体后叶异位
      - ± 同时形成的结构异常（垂体前叶、前脑、眼、嗅球）
      - ± 前脑无裂畸形，视隔发育不良、Joubert 综合征
    - 重复垂体腺 / 柄
      - 胼胝体发育不全，Dandy-Walker 综合征，额鼻发育不良
      - 颅面裂和重复畸形：额鼻发育不良；颅底、面部、下颚、鼻、腭的裂 / 重复

直视病理特征

- PPE：前叶发育不良，柄截断或发育不全
  - 蝶鞍可能被硬脑膜覆盖
- DP：结节乳头体融合，2 个正常的垂体腺 / 柄

显微镜下特征

- PPE：柄或蝶骨中的异位垂体细胞
- DP：正常（但重复）垂体腺，结节乳头体融合，不完全迁移下丘脑核细胞

临床问题

临床表现

- 最常见的体征 / 症状
  - PPE：身材矮小
  - DP：确认发现颅面成像其他指征
- 其他体征 / 症状
  - PPE：常见多种垂体激素缺乏
  - DP：罕见垂体原因的症状
- 临床特征
  - PPE：身材矮小（生长激素缺乏症），± 多种内分泌缺陷
    - 生长激素峰值 <3g/L 更易出现 MR 异常
    - ± 嗅觉减退，视力低下，癫痫发作（皮质畸形）
    - 新生儿低血糖或黄疸、小阴茎、单中切牙
  - DP：面部中线异常，口或鼻肿块（错构瘤或畸胎瘤）
    - 面部：± 器官距离过远或额鼻发育不良
    - 颅颈分离融合异常
    - 咽肿瘤致气道或口腔梗阻

人群分布特征

- 年龄
  - PPE：童年早期的生长障碍
  - DP：通常在婴儿期早期影像发现复杂的面部畸形
- 性别
  - PPE：男性 > 女性
  - DP：男性 > 女性
- 流行病学
  - PPE：发病率为（1 ∶ 4000）至（1 ∶ 20000）
  - DP：非常罕见（20 例报告）

自然病史及预后

- PPE：如果没有垂体 / 下丘脑危象则稳定，生长可能在一段时间内是正常的
  - 柄和腺体发育不全程度预测激素缺乏的严重程度和量
- DP：通常是颅内、上气道或颅颈畸形（一些致命的）
  - 与垂体功能无关的临床结果

治疗

- 评估 / 治疗内分泌功能不全

诊断要点

关注点

- PPE：评估视神经和嗅觉神经，额叶皮质
- DP：口腔肿瘤危及气道通畅

读片要点

- 两者：如果使用厚层（MR）或不评估骨结构（CT 骨窗）可能发现不了 / 漏诊

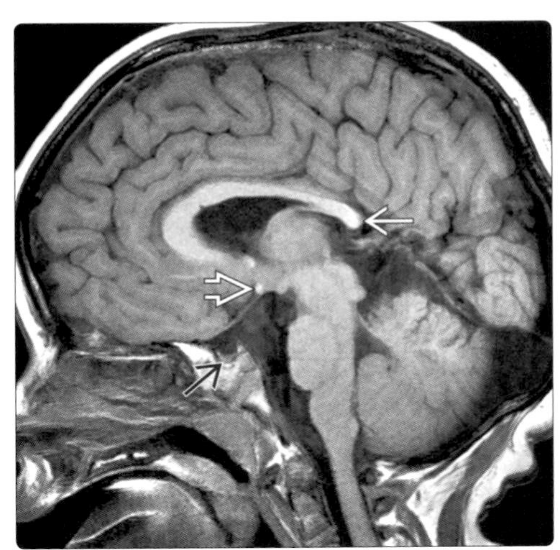

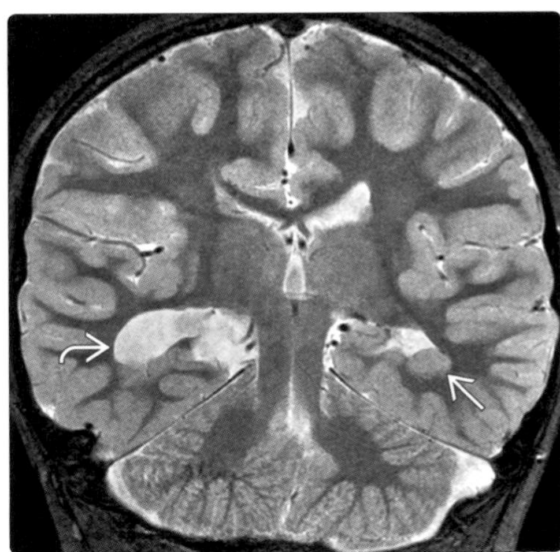

（左图）矢状位 T_1WI 显示垂体腺小➡，垂体柄缺失。高信号异位垂体后叶➡位于正中隆起处。胼胝体特征性异形是小压部➡。（右图）同一患者 MR 冠状位 T_2WI 表现为左脑室周围结节性灰质异位症➡和颞叶灰质发育不良。右脉络膜裂囊肿➡可能与此无关

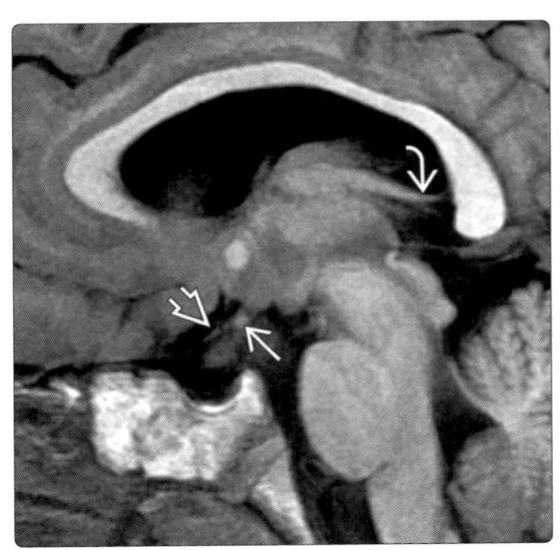

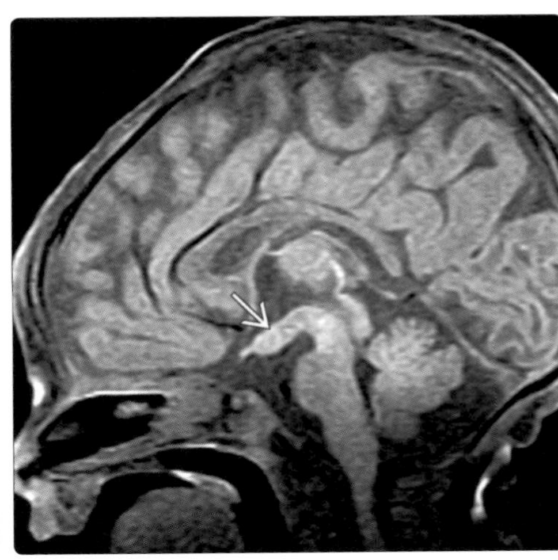

（左图）1 例视隔发育不良患者 MR 矢状位 T_1WI 显示明亮异位垂体后叶➡。注意小视交叉➡和低位穹隆➡。（右图）1 例垂体重复患者 MR 矢状位 T_1WI 显示鞍底增厚，灰结节与乳头体融合（结节乳头体融合）➡。注意中线没有蝶鞍和垂体漏斗

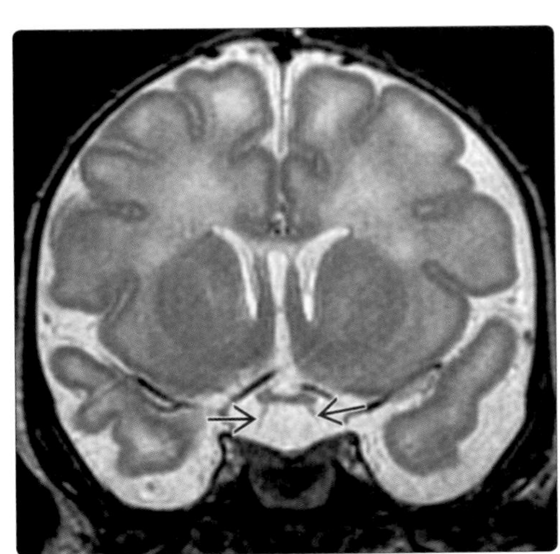

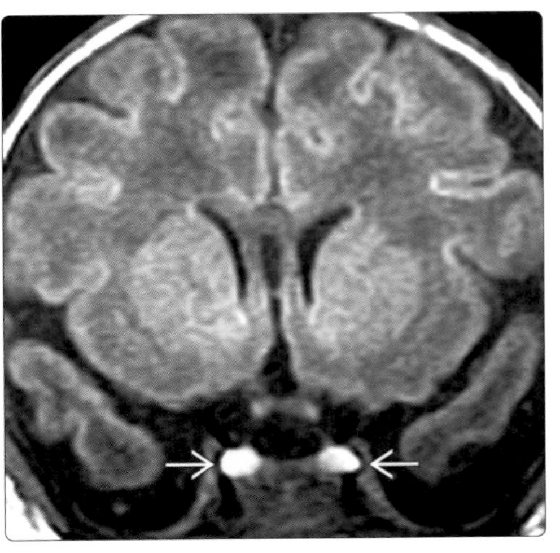

（左图）1 例头颅中线基底裂新生儿患者 MR 冠状位 T_2WI 显示 2 个垂体柄➡。正常大小的垂体柄在视交叉下方向重复垂体腺投射。（右图）MR 冠状位 T_1WI 显示 2 个在异常颅骨基底侧移位的正常大小的垂体腺➡，由于母体激素的影响，腺体呈均匀的高信号。新生儿垂体在 T_1WI 上通常呈弥漫性高信号

颅咽管瘤

关键点

术语
- 良性，通常部分囊性鞍区肿瘤源自 Rathke 囊上皮
- 2 型
  - 造釉细胞型（儿童囊性）
  - 乳头状（老年人实性）

影像
- 一般特征
  - 多叶的，通常体积大（>5cm）
  - 偶尔是巨大的，多室的
- CT
  - 囊性（90%），钙化（90%），强化（90%）
- MR
  - T_1WI 和 T_2WI 多变囊性高信号
  - 实部强化不均匀；囊壁强化明显
  - 囊内容物在磁共振波谱上显示出较宽的脂峰(0.9~1.5ppm)

病理
- 儿童最常见的非神经胶质起源颅内肿瘤
- WHO Ⅰ级
- 颅咽管瘤起源于颅咽管残留

临床
- 双峰年龄分布
  - 高峰 5~15 岁，乳头状颅咽管瘤 >50 岁
- 早晨头痛、视力缺损、身材矮小患儿
  - 内分泌受损包括生长激素（GH）缺乏症
  - 其他 = 甲减 > 肾上腺衰竭 > 尿崩症

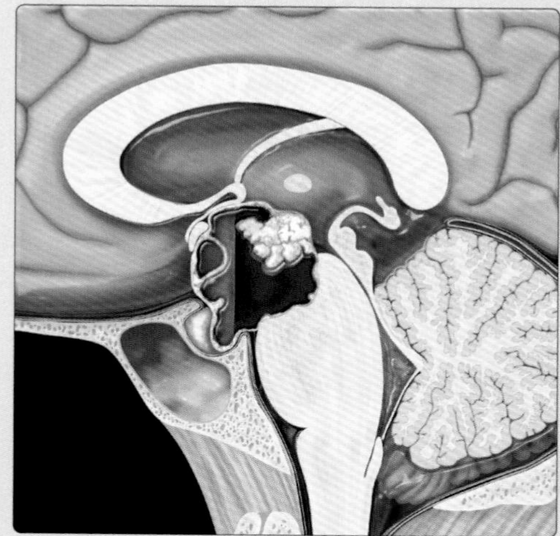
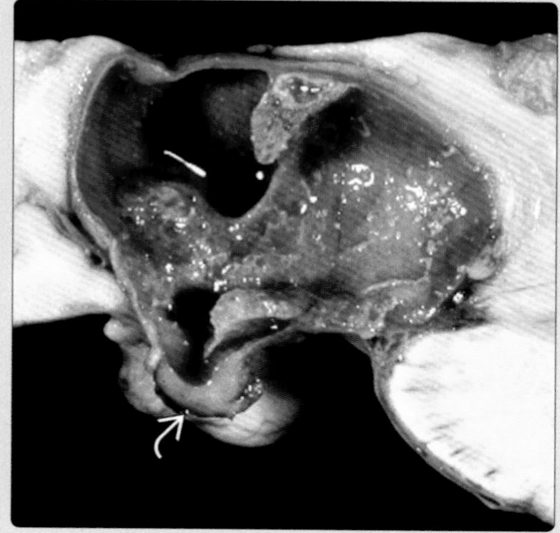

（左图）矢状图显示以囊性为主，部分实性，鞍上肿块伴局灶性边缘钙化。注意鞍内小的成分和液液平面。(右图）矢状面大体病理显示典型的造釉细胞瘤型颅咽管瘤，混合实性囊性成分。注意鞍内延伸↪

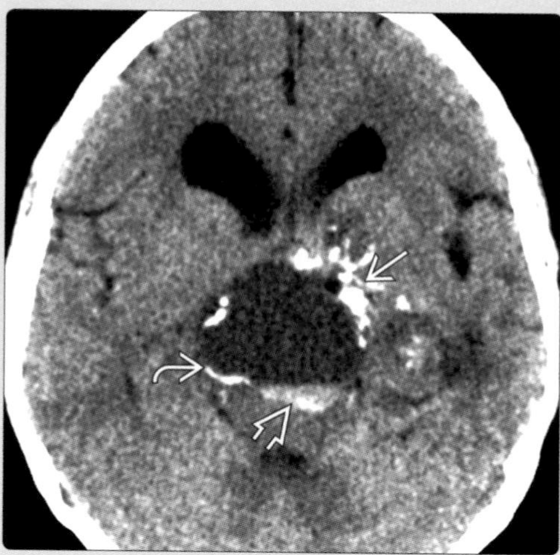
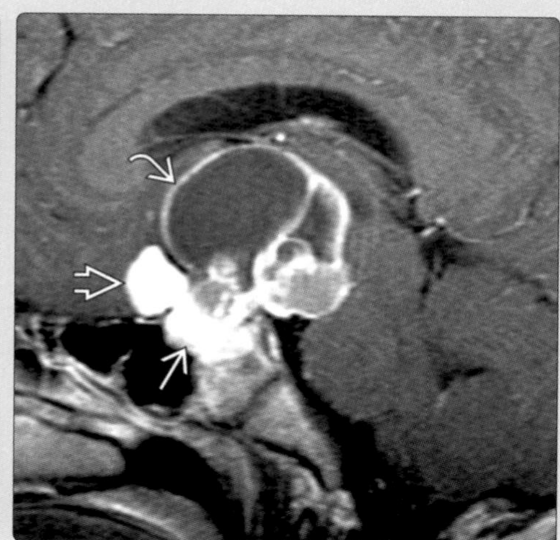

（左图）横断位平扫 CT 显示颅咽管瘤的典型表现。注意巨大的鞍上囊肿，有液-液平面⇨，边缘↪和球状钙化⇨。（右图）MR 矢状位增强 T_1WI 显示复杂部分囊性鞍上肿块，边缘强化↪，有实性成分⇨。多叶囊肿含有不同信号强度的液体。注意这个典型的颅咽管瘤患者鞍上大的、鞍内较小的→成分

术　语

缩写

- 颅咽管瘤（CP）

同义词

- 颅咽管瘤，Rathke 囊瘤，造釉细胞瘤

定义

- 良性的，通常部分囊性鞍区肿瘤源自 Rathke 囊上皮
  - 2 种组织学：造釉细胞和乳头状组织学

影　像

一般特征

- 最佳诊断线索
  - CT：儿童鞍上部分钙化混合囊实性肿块
  - MR：鞍上肿块复杂信号
- 位置
  - 颅咽管瘤外科分型为 3 组
    - 蝶鞍
    - 交叉前
    - 交叉后
  - 影像上颅咽管瘤（造釉细胞型）的位置
    - 鞍上（75%）
    - 鞍上 + 鞍内成分（21%）
    - 完全鞍内（4%）
    - 常延伸至多颅窝：前（30%）、中（23%）、后（或）斜坡后（20%）
  - 很少异位
    - 视交叉，第三脑室
    - 其他：鼻咽，鼻窦，松果体，蝶骨（斜坡），桥小脑角
- 大小
  - 可变，通常在呈现时较大（>5cm）
    - 偶尔的巨大，多室
- 形态
  - 多叶，多囊

CT 表现

- 平扫 CT
  - 造釉细胞型
    - 90% 为混杂实性（等密度），囊性（低密度）
    - 90% 为钙化
    - 90% 为强化（实性 = 结节；边缘 = 囊）
  - 乳头型：常为实性，等密度，很少钙化

MR 表现

- T_1WI
  - 信号随囊内成分变化
    - 短 T_1 由于高蛋白成分
    - 典型（造釉细胞型）
      - 高信号囊 + 成分混杂的结节
    - 不常见（乳头型）
      - 等信号实性成分
- T_2WI
  - 可变的高信号囊
  - 实性成分 = 不均匀性（等 / 高信号，钙化部分低信号）
    - 视交叉 / 束受压水肿
    - T_2^* 低信号 = 钙化
- FLAIR
  - 囊肿成分典型高信号
- DWI
  - 依囊液性质而变化
- 增强 T_1WI
  - 实性部分不均匀强化，囊壁明显强化
- MRA
  - 血管异位或形成血管套
- MRS
  - 囊肿内有较宽的脂波谱（0.9~1.5ppm）

成像推荐

- 最佳影像方案
  - 薄矢状冠状序列 MR
- 推荐检查方案
  - 增强前 / 后 T_1WI，T_2WI，FLAIR，GRE，DWI，MRS

鉴别诊断

Rathke 囊肿（RCC）

- 无钙化，较少不均匀性
- 寻找囊内结节
- 不强化
  - “爪”征（覆盖囊周围的垂体强化）
- 小 Rathke 囊肿可能与罕见的鞍内颅咽管瘤不能鉴别
- Rathke 囊肿表达 CK8 和 CK20（颅咽管瘤总体上不表达）

鞍上蛛网膜囊肿

- 无钙化，强化

下丘脑 / 交叉星形细胞瘤

- 实性或有小的囊性 / 坏死成分
- 钙化罕见，明显强化常见

垂体腺瘤

- 青春期前儿童罕见
- 与脑组织呈等信号
- 明显强化
- 当囊变和出血时类似颅咽管瘤

表皮样肿瘤 / 皮样肿瘤

- 极小或不强化

血栓性动脉瘤

- 包含血液成分，使用 SWI
- 寻找残留的明腔，相位伪影

带囊性成分的生殖细胞瘤或混合生殖细胞瘤
- 脑脊液扩散很普遍，钙化很少见

病理

一般特征
- 病因
  - 2 个推荐的理论
    - 颅咽管瘤起源于颅咽管残余
    - 颅咽管瘤起源于腺垂体结节部鳞状上皮细胞
- 遗传学
  - 没有已知的遗传易感性（兄弟姐妹、亲子的报告罕见）
  - 小部分颅咽管瘤是由特定位点的癌基因产生的单克隆肿瘤
  - 造釉细胞型颅咽管瘤（特异性基因）发现 β-catenin 基因突变

分期、分级和分类
- WHO Ⅰ级
- MIB-1 标记指数 >7% 预测复发

直视病理特征
- 实体瘤伴可变化囊肿
- 造釉细胞型囊肿常含有厚厚的曲轴箱润滑油液体
- 上皮叶穿透邻近下丘脑 / 交叉

显微镜下特征
- 造釉细胞型（大多数为儿童）
  - 多层次的鳞状上皮细胞，核呈栅栏状排列
  - “湿”角蛋白结节
  - 营养不良性钙化
- 乳突型（大部分为成人）
  - 鳞状上皮细胞层形式假乳突
  - 绒毛纤维血管间质
  - 恶性转化，远处转移罕见
  - 组织学改变可能导致预后不良

临床问题

临床表现
- 最常见的体征 / 症状
  - 症状因部位、肿瘤大小、患者年龄而异
  - 视觉损伤
    - 双盲性偏盲
- 其他体征 / 症状
  - 内分泌紊乱
    - 生长激素（GH）缺乏 > 甲状腺功能减退 > 肾上腺功能衰竭 > 尿崩症
    - 头痛
- 临床特征
  - 小儿早晨头痛视力缺损身材矮小

人群分布特征
- 年龄
  - 双峰年龄分布（峰值 5~15 岁，峰值较小 >65 岁）
    - 乳头 CP>50 岁
- 性别
  - 男性 = 女性
  - 种族
  - 在日本儿童更常见
- 流行病学
  - 最常见的儿童颅内非胶质原发肿瘤
  - 占所有年龄的颅内肿瘤的 1.2%~4%
    - 6%~9% 的儿童颅内肿瘤
    - 发病率为每年每百万中 0.5~2.5 个新发病例
  - 所有儿童鞍区 / 交叉肿瘤 54% 以下是颅咽管瘤

自然病史及预后
- 典型的良性肿瘤生长缓慢
- 基于呈现的大小范围判断预后
  - <5cm，复发率：20%
  - >5cm，复发率：83%
  - 10 年总存活率：64%~96%

治疗
- 主要治疗方法
  - 根治术 = 全切术
    - 并发症有下丘脑损伤、内分泌症状、血管损伤和假性动脉瘤
  - 手术可以通过开颅、经鼻、经眶或内镜途径进行
  - 限制性手术 = 次全切除加放射治疗
  - 活组织检查、囊肿引流和放射治疗
- 残余或复发肿瘤的治疗
  - 手术、放射治疗或囊肿抽吸术
  - 囊肿腔内灌注放射性同位素、博莱霉素，或其他硬化剂

诊断要点

关注点
- 术前眼科和内分泌评估

读片要点
- 如果 MR 诊断有疑问，使用颈部 CT 检测是否有钙化

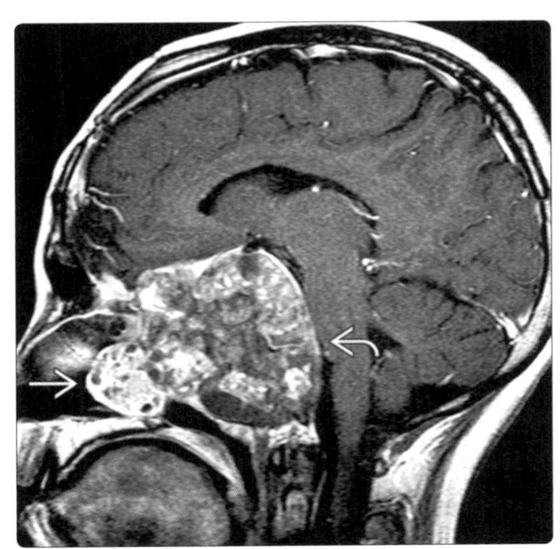

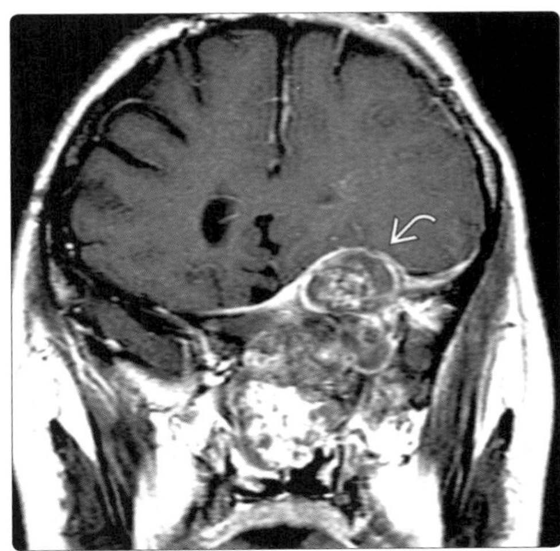

（左图）MR 矢状位增强 T_1WI 显示鞍内、鞍上、鼻咽→及脑桥前间隙↪内有一个巨大造釉细胞型颅咽管瘤，具有典型的不均匀囊性和实性形态。注意对视交叉、视神经、下丘脑和 Willis 环的占位效应，也要注意脑桥腹侧受压变扁。（右图）在同一患者 MR 冠状位增强 T_1WI 显示病变延伸到左前颅窝↪

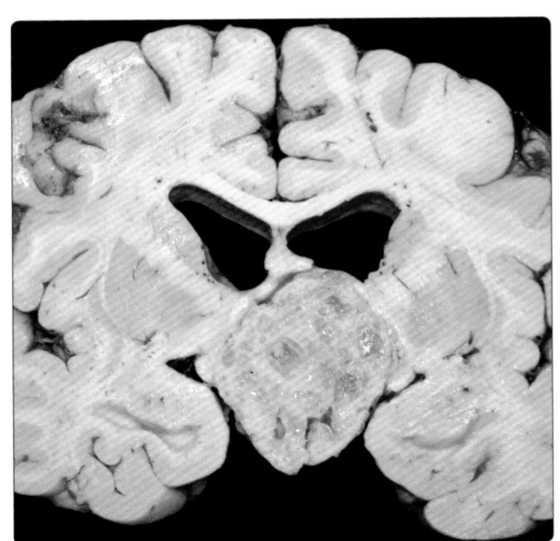

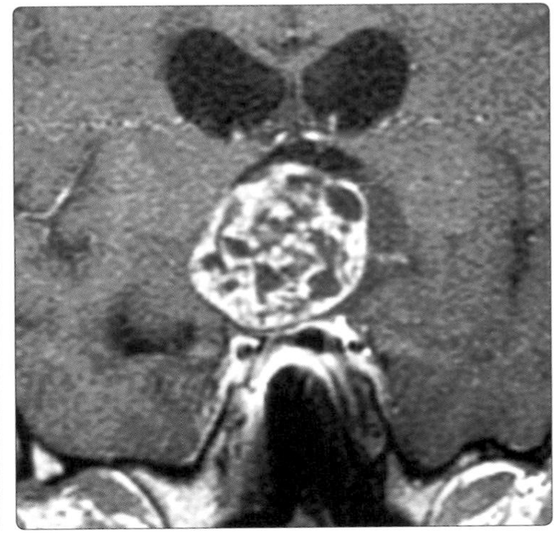

（左图）大体病理标本显示典型囊实性造釉细胞型颅咽管瘤。囊腔中含有一种厚厚的胶状物质。在一些颅咽管瘤的病例中，这种液体是深褐色的，因此被神经外科医生描述为“曲轴箱油”。（右图）同一例患者 MR 增强 T_1WI 显示增强的实性区域和非强化性囊性区域，与病理标本有良好的相关性

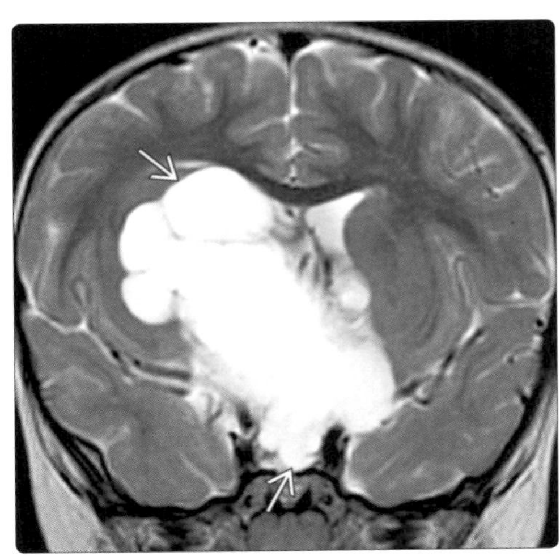

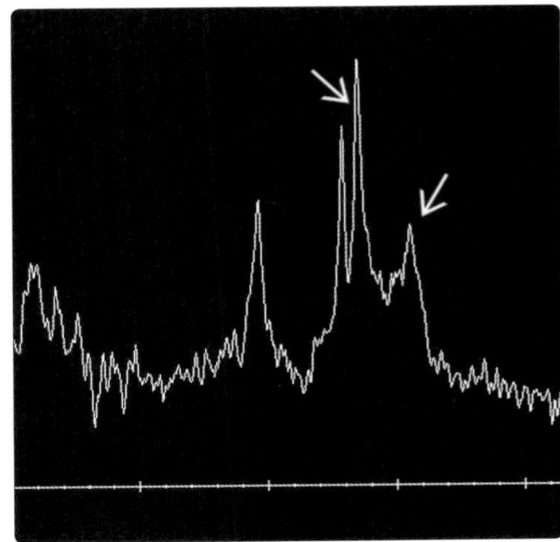

（左图）2 岁，MR 冠状位 T_2WI 表现为鞍上巨大肿块，呈多发高信号囊肿→。鞍内成分相对较小。囊肿液 DWI 不受限（未展示）。（右图）同一患儿由囊状部分中心获得的短 TE（35）H-MRS 显示出较大的脂-乳酸峰→，具有颅咽管瘤囊肿中胆固醇和脂类成分的特征

灰结节错构瘤

关键点

术语

- 灰结节区非肿瘤性先天性灰质异位症

影像

- 与灰结节相连非强化下丘脑肿块
- 无柄或带蒂
- 肿块位于乳头体和漏斗之间

主要鉴别诊断

- 颅咽管瘤
- 视交叉／下丘脑星形细胞瘤
- 异位的垂体后叶
- 脂肪瘤
- 生殖细胞瘤
- 朗格汉斯组织细胞增生症

病理

- 大的无柄病变→癫痫发作
- 小的带蒂病变→中枢性性早熟
- 从下丘脑、灰质或乳头体突出的成熟神经元神经节组织
- 错构瘤的形状和大小拟预测症状

临床问题

- 患有癫痫或性早熟的婴儿，认知、神经性精神障碍并存
- 年龄较大的儿童，有性早熟；高个，超重，骨龄提前

诊断要点

- 在癫痫发作期间确认下丘脑肿块的影像评估

(左图）矢状图显示一个典型的带蒂灰结节错构瘤➡，位于居前的漏斗和居后的乳头体之间。肿块类似于灰质。（右图）MR 横断位 T_2WI 显示位于中线左侧的灰结节肿块➡呈轻度高信号（相对于灰质），与正常位置的右侧乳头体➡相比，左侧乳头体➡后移

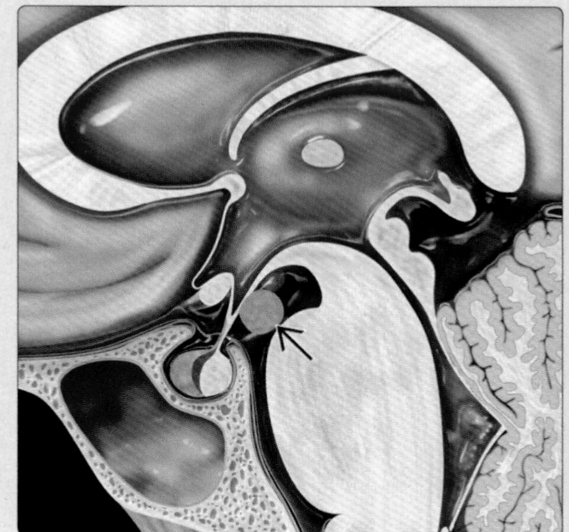

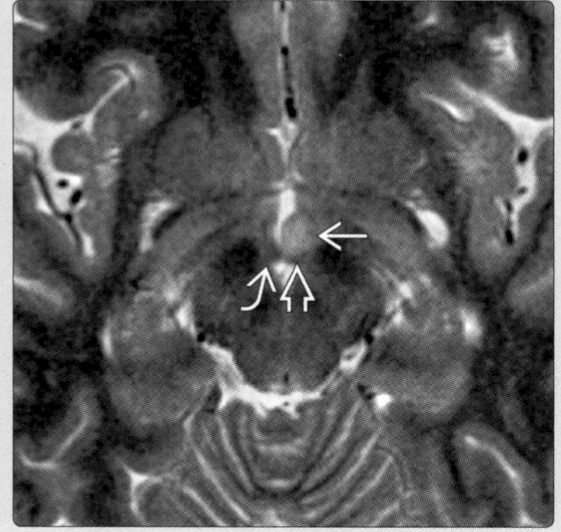

（左图）一例性早熟患儿 MR 矢状位 T_2WI 显示位于正中隆起和乳头体之间的带蒂下丘脑肿块➡。（右图）一例性早熟患儿 MR 矢状位增强 T_1WI 显示位于正中隆起和乳头体之间的带蒂的、无强化的下丘脑肿块➡

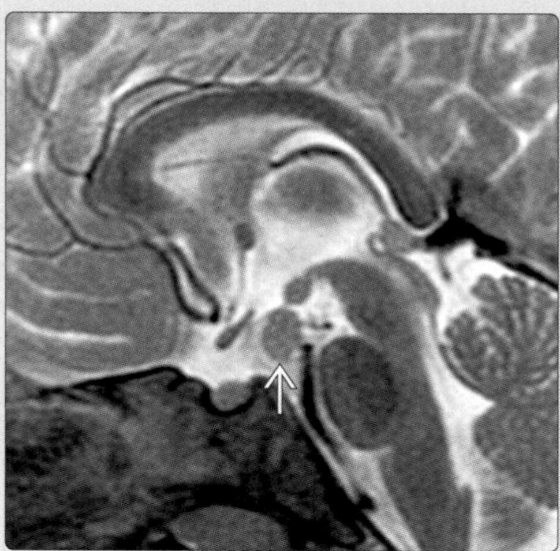

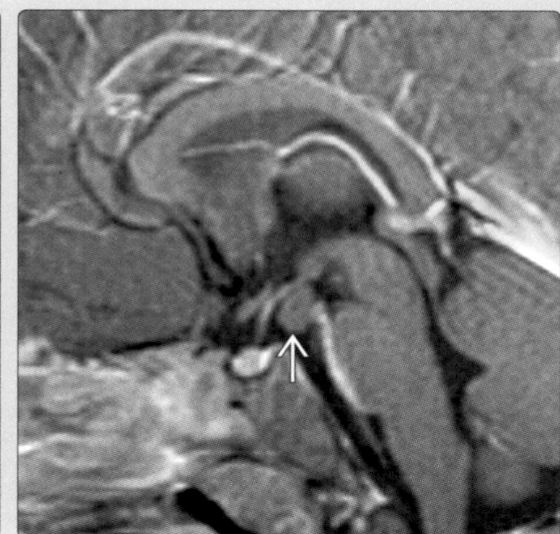

术 语

同义词

- 下丘脑错构瘤（HH），间脑错构瘤

定义

- 灰结节区非肿瘤性先天性灰质异位症

影 像

一般特征

- 最佳诊断线索
  - 与灰结节相邻的非增强型下丘脑肿块
- 位置
  - 下丘脑灰结节
  - 位于脑桥/乳头体和下丘脑漏斗之间
- 大小
  - 可变，几毫米至巨大（3～5cm）
- 形态
  - 无柄或有蒂的肿块
  - 密度/强度与灰质相似

平片表现

- 平片
  - ± 鞍上钙化，侵蚀背侧，蝶鞍扩大（罕见）

CT 表现

- 平扫 CT
  - 均匀鞍上肿块
    - 等密度→略微低密度
    - 囊肿和钙化是罕见的
    - ± 显然的颅咽管（非常罕见）
- 增强 CT
  - 无病理增强

MR 发现

- T_1WI
  - 肿块位于乳突体与漏斗之间
  - 相对于灰质呈等→稍低信号
- T_2WI
  - 等→轻度高信号（继发于原纤维性神经胶质增生）
- FLAIR
  - 相对于灰质呈等→稍高信号
- 增强 T_1WI
  - 不增强；如果增强，考虑其他诊断
- MRS
  - NAA 和 NAA/Cr ↓，胆碱（Cho）和 Cho/Cr 轻度↑，肌醇（mI）与 mI/Cr ↑
    - NAA ↓和 Cho ↑显示神经元密度降低和与正常灰质比较神经胶质相对增多
    - mI/Cr ↑与胶质成分↑及病变 T_2 高信号相关

成像推荐

- 最佳影像方案
  - 多平面磁共振成像
- 推荐检查方案
  - 薄层矢状面和冠状面 T_2、T_1WI 增强 MR

鉴别诊断

颅咽管瘤

- 儿童最常见的鞍上肿块
- 可变信号囊肿（90%）、钙化（90%）和强化（90%）
- 长期病变，常伴有身材矮小和垂体异常

交叉/下丘脑星形细胞瘤

- 第 2 常见小儿鞍上肿块（± NF1）
- MR T_2WI 上高信号 ± 增强（异质性的，通常是明显的）
- 视神经通路或下丘脑 ± 视神经束延伸

异位垂体后叶

- MR T_1WI 局灶性异位高信号
- 没有正常的原位垂体后叶高信号

生殖细胞瘤

- 垂体柄增厚、异常强化而不是灰结节
- 尿崩症常见
- ± 多中心：鞍上、松果体、丘脑、基底节区
- 早期软脑膜转移播散

朗格汉斯组织细胞增生症

- 垂体柄增厚、异常强化，而非灰结节
- 尿崩症常见
- 寻找典型部位的溶骨病变

脂肪瘤

- MR T_1WI 上的脂肪高信号
- STIR 或饱和脂肪序列上呈低信

病 理

一般特征

- 病因
  - 神经元迁移异常（发生在妊娠第 33～41 天）
  - 影响下丘脑对自主、内分泌、神经、行为功能的正常调节
  - 错构瘤的形状和大小拟预测症状
    - 大无柄病变→癫痫发作
    - 小带蒂病变→中枢性性早熟（CPP）
    - 癫痫发作和中枢性性早熟共同表现
- 遗传学
  - Pallister-Hall 综合征（PHS）：*GII3* 移码突变，染色体 7P13
    - 灰结节错构瘤或错构母细胞瘤；常为大肿块
    - 指骨畸形（短掌骨，并指，多指）
    - 其他中线（会厌/喉）和心脏/肾脏/肛门异常
- 相关异常
  - 前脑无裂畸形，中线面部的、四肢的、心脏的、肾脏的异常
  - 所描述的额外致痫性病变，但罕见

分期、分级和分类

- Valdueza 分类
  - 带蒂，中枢性早熟或无症状
    - 起源于灰结节
    - 起源于乳头体
  - 无柄，下丘脑移位，癫痫发作
    - 下丘脑功能障碍及异常行为多见

直视病理特征

- 从下丘脑、灰结节或乳头体突出的成熟神经元神经节组织
- 带蒂或无柄，圆形或结节状

显微镜下特征

- 分化良好的神经元与胶质细胞，有髓 / 无髓轴突细胞，可变纤维性神经胶质增生
  - 成釉细胞瘤包括原始未分化细胞
- 罕见的囊肿、坏死、钙化、脂肪的报告

临床问题

临床表现

- 最常见的体征 / 症状
  - 在年纪很小时出现依赖性CPP黄体生成素释放激素
  - 混合有发作类型顽固性症状，包括痴笑样癫痫发作
    - 痴笑样癫痫发作是复发的无欢乐笑的无意识突然发作
    - 很少伴有局灶性皮质发育不良或下丘脑星形细胞瘤
- 其他经常伴有 HH 类型的癫痫；在癫痫患儿中要经常寻找 HH
- 其他体征 / 症状
  - 成人 HH 患者常见抑郁和焦虑
- 临床概况
  - 婴儿有痴笑样癫痫发作或性早熟
  - 年龄较大的早熟儿童，高个，超重和骨龄提前

人群分布特征

- 年龄
  - 通常在 1～3 岁之间出现
- 性别
  - 无性别倾向，有报道称男性 > 女性
- 种族
  - 无偏好
- 流行病学
  - 在经组织学证实的病灶中，3/4 有性早熟，1/2 有癫痫发作
  - 高达 33% 的中枢性早熟患者患有 HH

自然病史与预后

- 大小应当保持稳定，如果发现生长，则需进行手术 / 活检
- 症状性病变：无柄 > 有蒂
  - 无柄性病变几乎总是症状性的
- 综合征患者表现不佳，可能无法存活于其他畸形

治疗

- 医学：激素抑制疗法（LHRH- 激动剂治疗），治疗癫痫发作
- 外科治疗：药物治疗失败或病变快速增长
  - 内镜或经胼胝体手术切除，立体热凝固，间隙性放射外科手术，伽玛刀手术

诊断要点

关注点

- 在癫痫发作期间确定下丘脑肿块的影像评价

读片要点

- 经典影像表现为灰结节下丘脑无强化肿块
  - 在 T_1WI 上相对于灰质呈等信号，在 T_2WI 上稍高信号
  - 下丘脑星形细胞瘤、朗格汉斯组织细胞增生症、生殖细胞瘤均有一定的对比增强

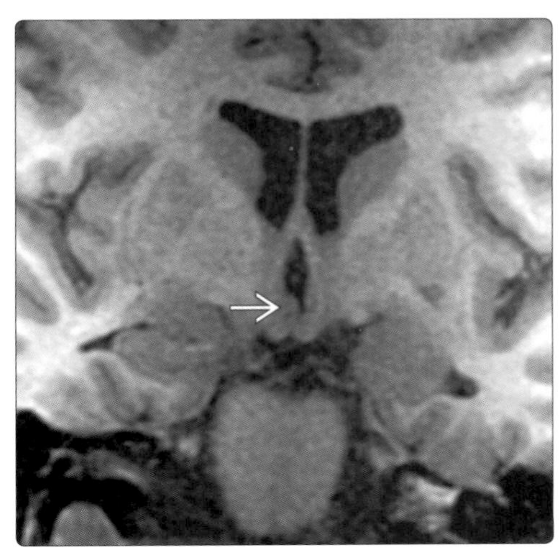

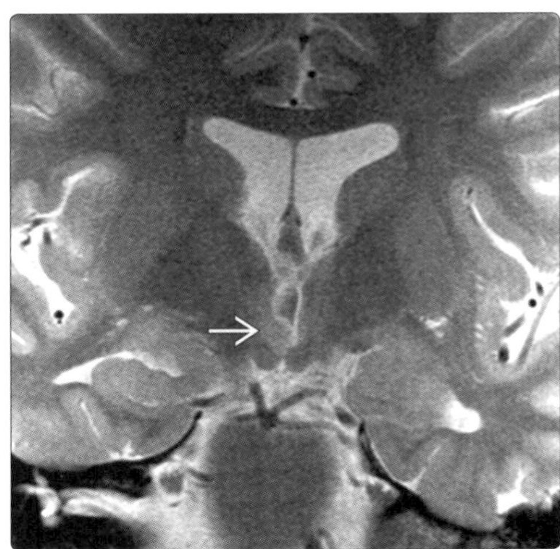

（左图）一例痴笑发作癫痫患者的MR冠状位T_1WI表现为略低信号小的下丘脑肿块➡，从灰结节向临近乳头体延伸。肿块使第三脑室侧壁移位。（右图）冠状位T_2WI在一例痴笑发作癫痫患者中表现为小的、无柄的、稍高信号的下丘脑肿块➡

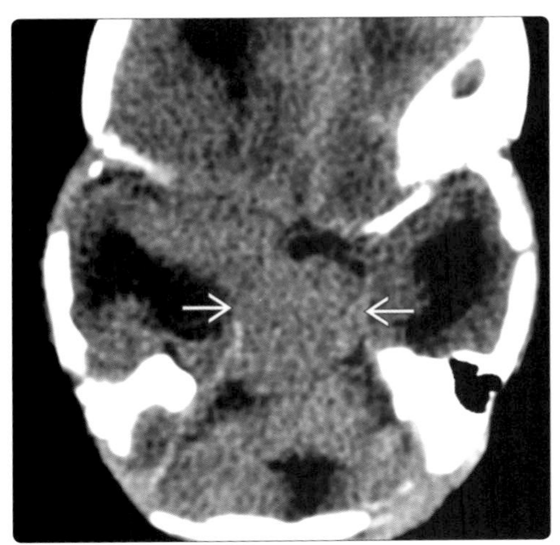

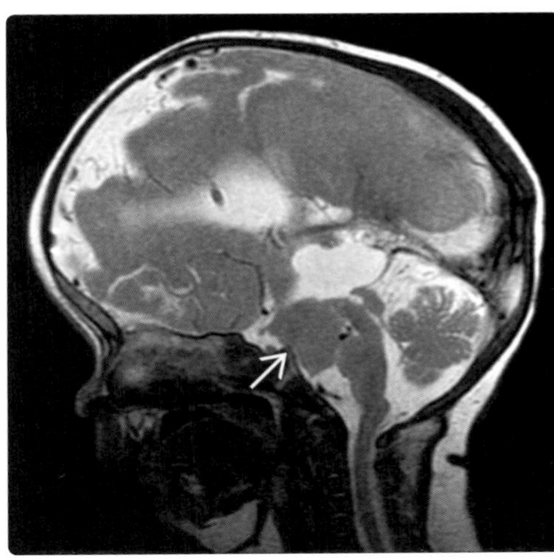

（左图）先天性脑积水婴儿的横断位平扫CT显示一个巨大的鞍上肿块➡，脑干和小脑向后移位。注意侧脑室扩张。（右图）先天性脑积水和巨头畸形的婴儿MR矢状位T_2WI显示一个巨大的鞍上和脑桥前错构瘤➡，具有脑信号特征。注意中脑和脑桥的后方移位

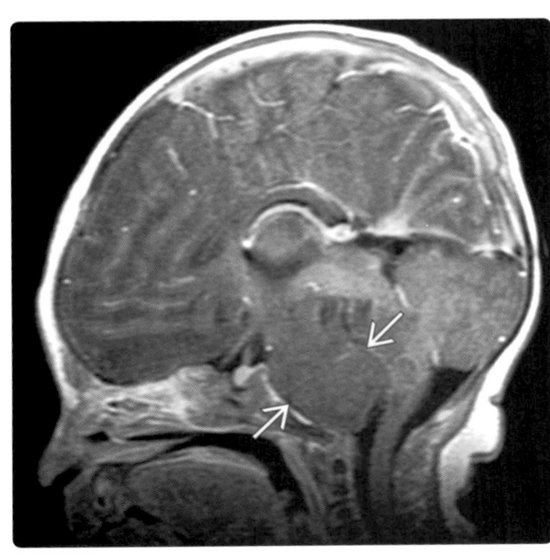

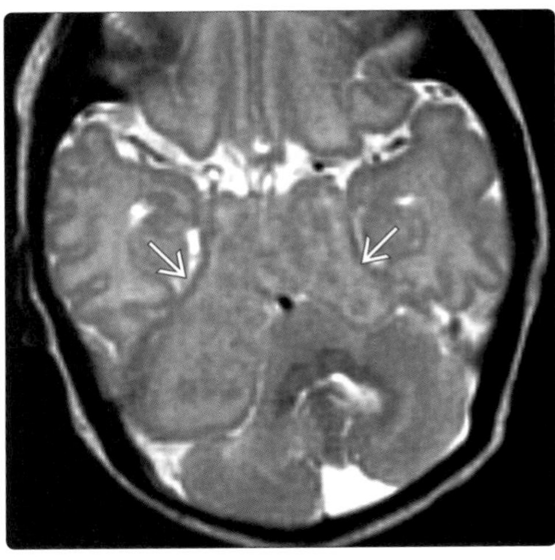

（左图）婴儿的MR矢状位增强T_1WI显示巨大带蒂的下丘脑错构瘤➡，使小脑和脑区后移，未发现肿块的强化。（右图）横断位T_2WI显示，下丘脑大肿块➡使小脑和脑干后移，具有灰质信号，第一眼看上去与小脑相似

淋巴细胞性垂体炎

关键点

术语
- 淋巴细胞性垂体炎（LH）
- 同义词：腺垂体炎、原发性垂体炎、垂体柄炎
- 特发性垂体前叶炎

影像
- 粗柄（>2mm+ 正常“从上到下”变细消失）
- ± 增大垂体腺
- 75% 例垂体后部“亮点”缺失
- 明显均匀增强
- 可能有邻近硬膜或蝶窦黏膜增厚

主要鉴别诊断
- 垂体增生
- 大腺瘤（泌乳素瘤）
- 青春期腺垂体
- 肉瘤
- 垂体性“侏儒”
- 异位垂体后叶

临床问题
- 围产期妇女头痛，多种内分泌缺陷
- 中年男性尿崩症（淋巴细胞性漏斗神经垂体炎）
- 平均发病年龄：女性为 35 岁，男性为 45 岁
- 男：女 =1：（8~9）
- 经常为自限性
- 未知的、未经治疗的 LH 可能会因垂体功能减退而死亡
- 保守治疗（类固醇、激素替代）

诊断要点
- LH 可类似腺瘤

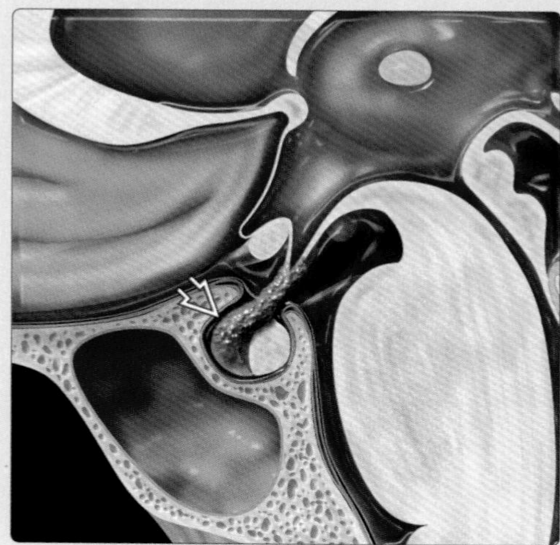

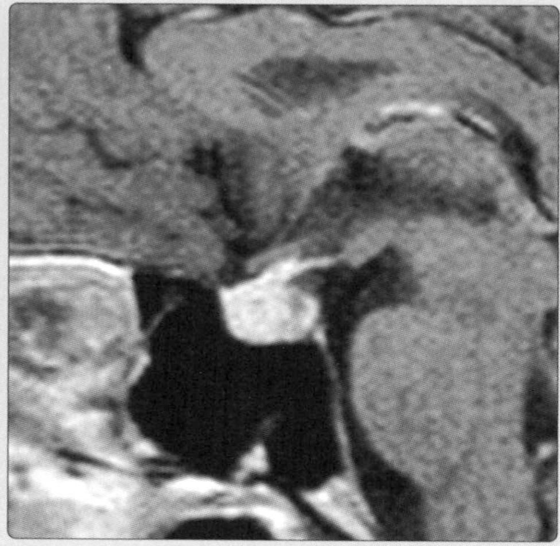

（左图）矢状平面显示淋巴细胞性垂体炎。注意漏斗增厚以及垂体前叶 ➩ 渗入。（右图）41 岁头痛及多发性内分泌不足围产期妇女矢状位增强 T_1WI 脂肪抑制显示垂体漏斗扩大，淋巴细胞性垂体炎经典 MR 征象。皮质类固醇和内分泌替代治疗病变

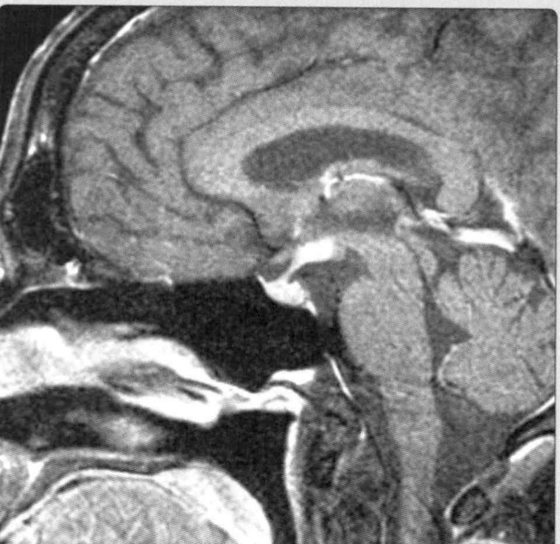

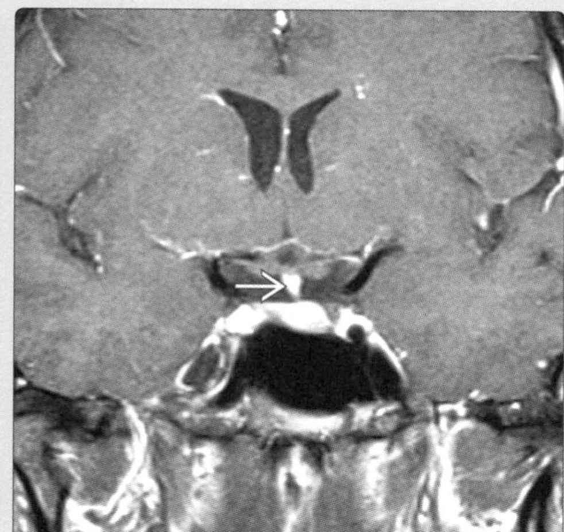

（左图）一位表现尿崩症中年男性 MR 增强 T_1WI 脂肪抑制显示为漏斗柄轻度增厚，下丘脑呈浸润性强化病变。影像学诊断为结节病或淋巴细胞性垂体炎。活检证实淋巴性垂体炎。（右图）50 岁男性尿崩症患者 MR 冠状位增强 T_1WI 显示垂体柄上部 ➞ 微小球状增大。诊断为淋巴细胞性漏斗神经垂体炎

术　语

缩写

- 淋巴细胞性垂体炎（LP）

同义词

- 垂体腺炎，原发性垂体炎，垂体柄炎

定义

- 特发性垂体前叶炎

影　像

一般特征

- 最佳诊断线索
  - 粗的非锥形柄，± 垂体肿块
- 位置
  - 鞍上，鞍内
- 大小
  - 通常小于 10mm，但可达 2～3cm
- 形态
  - 圆形垂体腺伴增厚、非锥形或球状漏斗

MR 表现

- T_1WI
  - 粗柄（>2mm+ 正常的“从上到下”变细消失）
  - ± 增大垂体腺
  - 75% 的病例垂体后叶“亮点”缺失
- T_2 加权
  - 等 / 低信号
- T_1WI 增强
  - 明显均匀增强
  - 可能有邻近硬膜或蝶窦黏膜增厚

成像推荐

- 最佳影像方案
  - MR
- 推荐检查方案
  - 对比前薄层（<3mm）矢状面、冠状面 T_1WI 和 T_2WI
  - 冠状“动态”T_1WI 增强（可显示延迟性垂体强化）

鉴别诊断

垂体增生

- 垂体柄通常正常
  - 年轻女性，妊娠晚期 / 围产期发生

大腺瘤（催乳素瘤瘤）

- 尿崩症常见于 LH，罕见于腺瘤
- 垂体后部“亮点”缺失或移位 / 变形；蝶鞍扩大 / 侵蚀

青春期垂体

- 腺体扩大，增强均匀

肉瘤

- 系统性疾病经常（并非总是）出现
- 朗格汉斯细胞、Wegener 等可类似淋巴细胞性垂体炎

垂体性“侏儒”

- 柄可能显得短而“粗”

异位垂体后叶

- 沿神经垂体或在灰结节的高信号病变 Ectopic Posterior

病　理

一般特征

- 病因学
  - 未知，可能是自身免疫

直视病理特征

- 弥漫性柄 / 腺垂体增大

显微镜下特征

- 急性
  - B、T 淋巴细胞、浆细胞、偶而嗜酸性粒细胞的密集浸润；± 淋巴滤泡
  - 没有肉芽肿、巨细胞或生物体；没有肿瘤的证据
- 慢性可表现为广泛纤维化

临床问题

临床表现

- 最常见的体征 / 症状
  - 头痛，视力损伤
- 临床特征
  - 伴有头痛和多种内分泌缺陷的围产期妇女
  - 中年男性尿崩症（淋巴细胞性漏斗神经垂体炎）

人群分布特征

- 年龄
  - 平均发病年龄：女性为 35 岁，男性为 45 岁
- 性别
  - 男性：女性 =1：(8～9)
- 流行病学
  - 罕见（1%～2% 鞍区病变）

自然病史及预后

- 常为自限性
- 未知的、未经治疗的 LH 可能会因垂体功能减退而死亡

治疗

- 保守性（类固醇、激素替代）

诊断要点

读片要点

- 淋巴细胞性垂体炎可类似腺瘤

第 3 章

松果体区病变

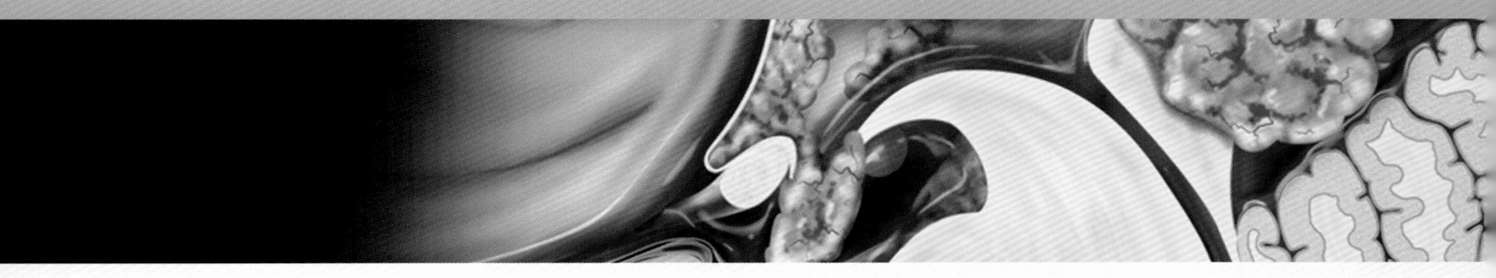

生殖细胞瘤

关键点

术语

- 同义词：无性细胞瘤，性腺外精原细胞瘤（以前称不典型畸胎瘤）
- 基底节、内囊、丘脑生殖细胞瘤 = "偏中线"或"异位"生殖细胞瘤

影像

- 80%~90% 的中枢神经系统生殖细胞瘤在中线靠近第三脑室
    - 松果体区肿块（"吞没"钙化松果体）
    - 垂体 / 柄 / 下丘脑肿块
    - 松果体 + 鞍上生殖细胞瘤（"双中线不典型畸胎瘤"或双灶生殖细胞瘤）
    - 基底节区 / 丘脑为 5%~10%（单 / 双侧）
- 明显均质强化，± CSF 播散，± 脑侵袭
- 显示弥散受限（高细胞性）

主要鉴别诊断

- 其他良性 / 恶性松果体区生殖细胞肿瘤
    - 恶性混合有生殖细胞、卵黄囊、绒毛膜癌、胚胎癌
    - 未成熟畸胎瘤、成熟畸胎瘤、混合成熟 / 未成熟畸胎瘤
- 松果体母细胞瘤
- 中间分化的松果体实质肿瘤
- 朗格汉斯细胞组织细胞增生症，结节病

临床问题

- 90% 的患者年龄 <20 岁
- 男：女 = 10：1

诊断要点

- 年轻患者出现尿崩症？考虑生殖细胞瘤或 LCH

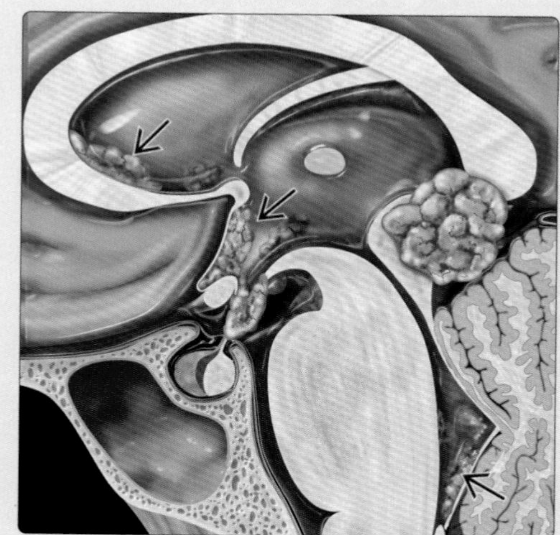

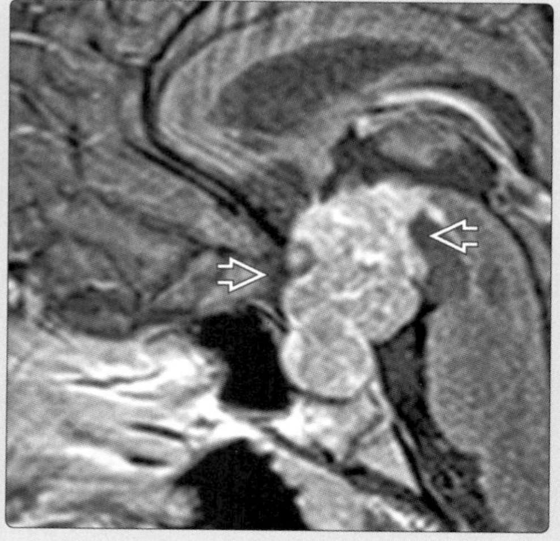

（左图）矢状位图显示鞍上和松果体区的同时存在的生殖细胞瘤。注意肿瘤在侧脑室、第三脑室和第四脑室➡的脑脊液扩散。（右图）一位患有睡眠障碍、行为问题和人格改变的 14 岁女孩 MR 矢状位增强 T_1WI 表现为鞍区 / 鞍上生殖细胞瘤➡均匀明显强化，β-HCG/AFP 正常

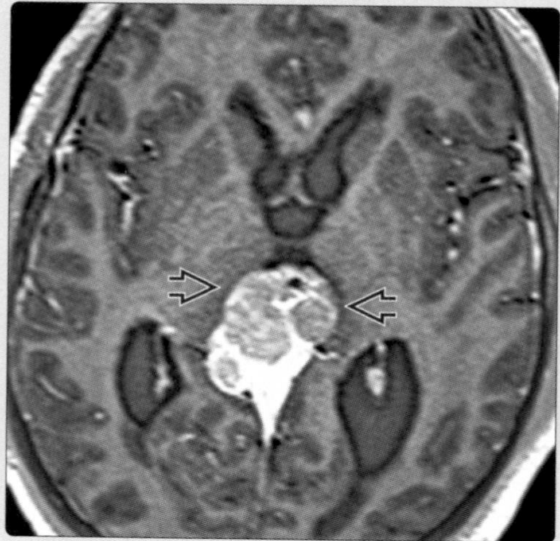

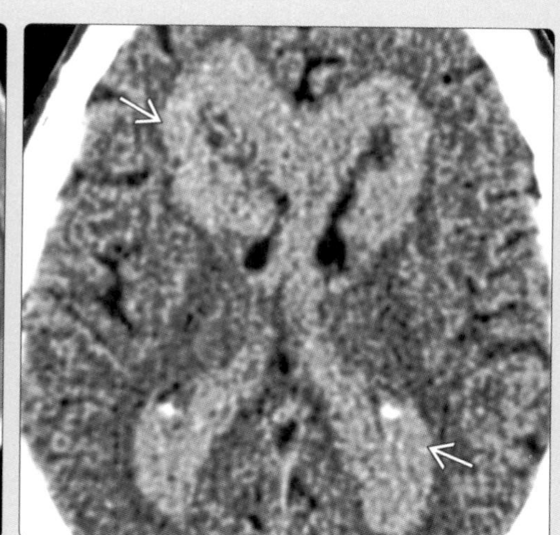

（左图）一位患有复视、恶心、呕吐和前额区头痛男孩 MR 横断位增强 T_1WI 显示中线松果体区➡肿块不均匀强化。手术切除后，病理分析显示松果体生殖细胞瘤。（右图）横断位平扫 CT 一名 18 岁男性患者接受鞍上生殖细胞瘤治疗，头痛恶化。注意侧脑室周围高密度肿瘤厚带➡，浸润胼胝体和尾状核

术　语

同义词

- 无性细胞瘤，性腺外精原细胞瘤
  - 前称不典型畸胎瘤
- “偏中线”或“异位”生殖细胞瘤
  - 生殖细胞瘤起源于基底节（BG）、内囊、丘脑

定义

- 性腺、性腺外部位生发肿瘤的形态同源性

影　像

一般特征

- 最佳诊断线索
  - “吞噬”松果体的松果体肿块
  - 鞍上肿块伴尿崩症（DI）
  - BG 肿块伴同侧半球萎缩
- 位置
  - 中枢神经系统生殖细胞瘤在第三脑室附近靠中线行走倾向为 80%～90%
    - 松果体区为 50%～65%
    - 鞍上为 25%～35%
    - 基底节区 / 丘脑为 5%～10%（单 / 双侧）
  - 其他部位：脑室内（第三）、鞍内、延髓、髓内、中脑、半球
  - 21% 的病例生殖细胞瘤同时伴有松果体和鞍上病变→“双中线不典型畸胎瘤”或“双灶生殖细胞瘤”
  - 报道过同时存在中线和偏中线生殖细胞瘤
- 大小
  - 位置决定表现的大小
    - 鞍上生殖细胞瘤：伴有 DI 早期表现，肿块可能较小
    - 松果体区生殖细胞瘤：由于顶盖压缩 ± 侵袭，肿块可能较小

CT 表现

- 平扫 CT
  - 边缘锐利的密集肿块（高密度于灰质）
    - 松果体：悬挂于第三脑室后部周围或“吞没”钙化松果体肿块
    - 鞍上：后交叉，非囊性，非钙化
    - 基底节区：通常在早期无异常，后期无肿块效应的等 / 高密度病变
      - 平扫 CT 早期可见单个钙化斑
  - ± 脑积水
- 增强 CT
  - 明显均匀增强，± CSF 播散
    - 松果体区：寻找后第三室壁浸润
    - 鞍上：寻找粗大柄，第三室底、侧壁和穹隆前柱的浸润
  - 囊性 / 坏死性 / 出血性成分在较大生殖细胞瘤（尤其是基底节区）中并不少见

MR 表现

- T_1WI
  - 等 / 高信号于灰质
  - 早期 MR 可能只显示垂体后叶无亮点
  - 基底节区 / 丘脑：20%～33% 同侧半球萎缩
- T_2WI
  - 等 - 高信号于灰质（高核质比）
    - 囊性 / 坏死灶（高 T_2 信号）
      - 在生殖细胞瘤及生殖细胞肿瘤中（不超过 44%）常见多发囊肿
    - 不常见：低信号灶（出血）
- FLAIR
  - 稍高信号于灰质
- T_2* GRE
  - 钙化，出血（罕见）
- DWI
  - 由于高细胞性而扩散减少
- 增强 T_1WI
  - 明显均质强化，± CSF 播散，± 脑组织侵袭
  - 基底节与丘脑：不明确增强
    - 以后囊性改变（由于先前的出血和肿瘤进展）
- MRS
  - ↑胆碱，↓ NAA，± 乳酸

成像推荐

- 最佳成像方式
  - 脑和脊髓的增强 MR
- 推荐检查方案
  - 术前整个轴索的 MR 评价

鉴别诊断

其他良性 / 恶性松果体区生殖细胞肿瘤

- 恶性混合生殖细胞、卵黄囊、绒毛膜癌、胚胎癌
- 未成熟畸胎瘤、成熟畸胎瘤、混合成熟 / 未成熟畸胎瘤

松果体母细胞瘤

- 大的、不均匀的松果体肿块，周围钙化

松果体细胞瘤

- 肿块“爆炸”而不是“吞噬”松果体钙化

中间分化的松果体实质肿瘤

- 松果体肿块组织学在松果体母细胞瘤和松果体细胞瘤之间

松果体囊肿（不典型）

- 常常 > 15mm，边缘强化，囊内容物信号可变，± 顶盖压缩

颅咽管瘤

- 囊性、固态和钙化组分

下丘脑 / 交叉星形细胞瘤

- 均匀增强，很少与 DI 相关

其他松果区肿块
- 星形细胞瘤
- 转移
- 脑膜瘤
- 视网膜母细胞瘤
  - 三侧性→评价眼眶和鞍上区

其他鞍上区病变
- PNET
- 错构瘤（等信号于灰质，无强化）
- 鞍上蛛网膜囊肿（脑脊液密度／信号，无强化）
- 朗格汉斯细胞组织细胞增多症（LCH）
- 结节病
- 转移

病　理

一般特征
- 病因
  - 全能／多能干的所有 3 个胚层的原生细胞
  - 基底节和丘脑：喙侧神经管发育非常早期偏离中线的异位全能细胞
- 相关异常
  - Klinefelter 综合征（47xxy）
  - 唐氏综合征
  - 1 型神经纤维瘤病
  - 实验室异常
    - 胎盘碱性磷酸酶（PLAP）升高
    - ± 血清和脑脊液 HCGβ 升高

分期、分级和分类
- 在美国多部位受累（松果体，鞍上，基底节，丘脑），在加拿大和欧洲同时发生，考虑转移
- 单纯生殖细胞瘤：WHO Ⅱ级
- 生殖细胞瘤合并合体滋养层巨细胞（STGC）：WHO Ⅱ～Ⅲ级

直视病理特征
- 质软易碎，苍白色肿块，± 坏死

显微镜下特征
- 大的多边形原始生殖细胞片
- 沿着纤维血管间隔淋巴细胞浸润

临床问题

临床表现
- 最常见的体征／症状
  - 松果体区
    - Parinaud 综合征（向上凝视麻痹和会聚改变）
    - 头痛由于顶盖压迫或侵袭（脑积水）
  - 鞍上生殖细胞瘤
    - 尿崩症（DI）
    - 视力丧失
    - 下丘脑－垂体功能障碍（↓生长，性早熟）
  - 偏中线生殖细胞瘤
    - 缓慢的，渐进的偏瘫（由于内囊受累和随后 Wallerian 变性）
    - 进行性精神退化、人格改变、不明原因的发热
    - 早熟、尿崩症、偏盲、言语障碍
    - 舞蹈手足徐动症

人群分布特征
- 年龄
  - 中枢神经系统生殖细胞肿瘤主要见于年轻患者
    - 90% 的患者 <20 岁
    - 高峰：10～12 岁
- 性别
  - 松果体区生殖细胞瘤：男：女 =10：1
  - 鞍上生殖细胞瘤：在女性更常见
  - 所有生殖细胞瘤：男：女 =（1.5～2）：1
- 种族
  - 中枢神经系统生殖细胞肿在亚洲更普遍（日本占所有中枢神经系统肿瘤的 9%～15%）
- 流行病学
  - 生殖细胞瘤→ 1%～2% 所有中枢神经系统肿瘤
  - 2%～4% 的儿童中枢神经系统肿瘤（日本 9%～15% 的儿童中枢神经系统肿瘤）

自然病史及预后
- 单纯生殖细胞瘤预后良好
  - β-HCG 中度升高→有利
- 脑脊液播散与邻近脑侵犯常见

治疗
- 活检确认组织学，“单纯”的生殖细胞瘤结果最好
- 减少 XRT 剂量和体积 ± 辅助化疗

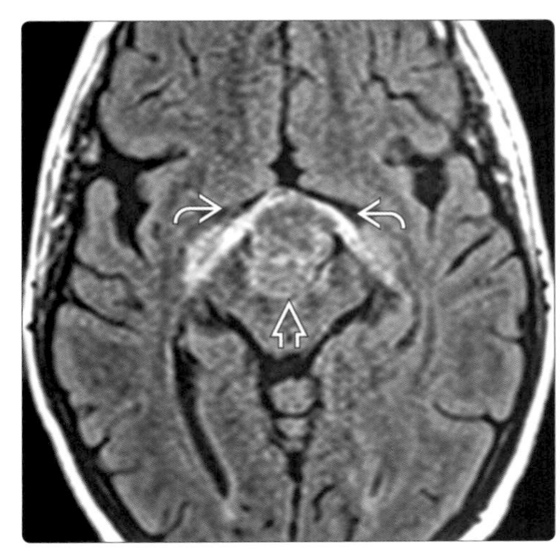

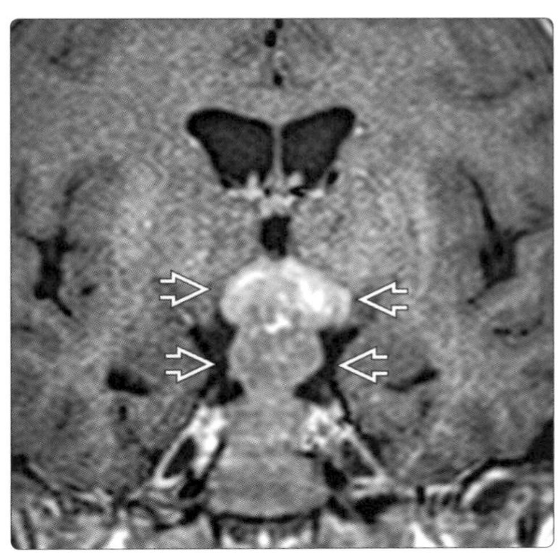

（左图）MR 横断位 FLAIR 显示鞍上区➡边界清楚肿块，视交叉抬高↪。视交叉高信号是继发于压迫，而不是肿瘤浸润。（右图）同一患者 MR 冠状位增强 T_1WI 显示鞍上均匀强化肿块➡，边界清晰。组织学诊断为生殖细胞瘤

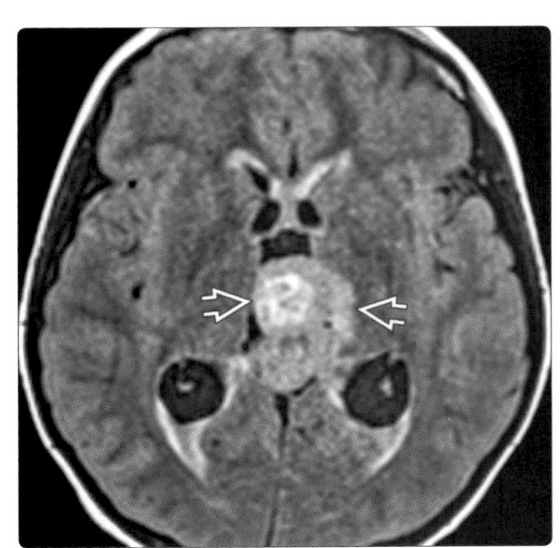

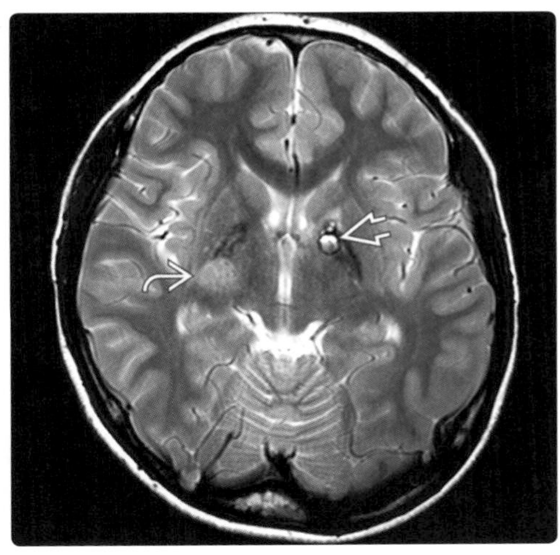

（左图）一名 15 岁的松果体生殖细胞瘤男孩表现为头痛和乳头状水肿，MR 横断位 FLAIR 显示松果体区➡不均匀的多叶中线肿块。注意无灶周水肿。（右图）一位患有进展性偏瘫的男孩，MR 横断位 T_2WI 显示双侧基底节区生殖细胞瘤。右侧肿瘤↪均匀一致强化，弥散受限。左侧➡大部分为囊性，在其他序列难以检测

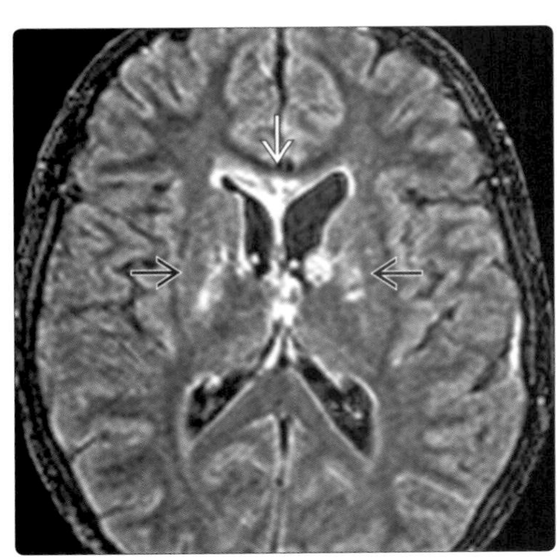

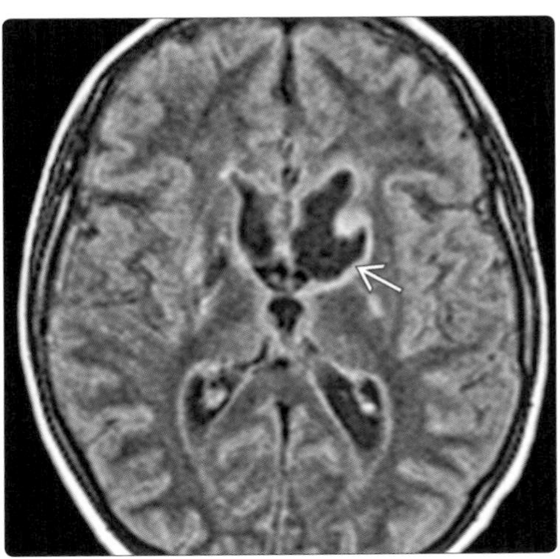

（左图）一名 15 岁患有双侧基底节区生殖细胞瘤女孩表现为肌张力障碍、尿崩症和人格改变，MR 横断位 FLAIR 显示两侧基底节区→和胼胝体➡呈高信号。注意缺乏占位效应。（右图）同一患者 1 年后 MR 横断位 FLAIR 显示病情进展，并在基底节区➡中出现空腔化。脑脊液中 β-HCG 轻度升高，与生殖细胞瘤一致

关键点

术语
- 颅内畸胎瘤

影像
- 含有钙、软组织、囊肿和脂肪的中线肿块
- 软组织成分等 - 高信号，强化
- T_1WI：脂肪→高信号，钙化→可变信号
- T_2WI：低信号源于钙化
- 在实性部分限制扩散（高细胞）
- 50% 的肿块不能确定解剖位置
  - 大肿块失去了解剖标志
- 新生儿或胎儿巨大全颅肿块

主要鉴别诊断
- 颅咽管瘤
- 皮样囊肿
- 非生殖细胞瘤生殖细胞肿瘤
- 松果体母细胞瘤，PNET

临床问题
- 在子宫内或新生儿发现
- 男性＞女性
- 主要的围产期脑肿瘤（42%）
- 所有胎儿脑肿瘤存活率最低
- 胎儿超声：巨脑畸形和脑积水
- 亚洲人更为普遍

诊断要点
- 中线肿瘤
  - 主要鞍区、松果体区
  - 内容：脂肪、软组织、钙化
- 新生儿全颅肿瘤？考虑畸胎瘤！

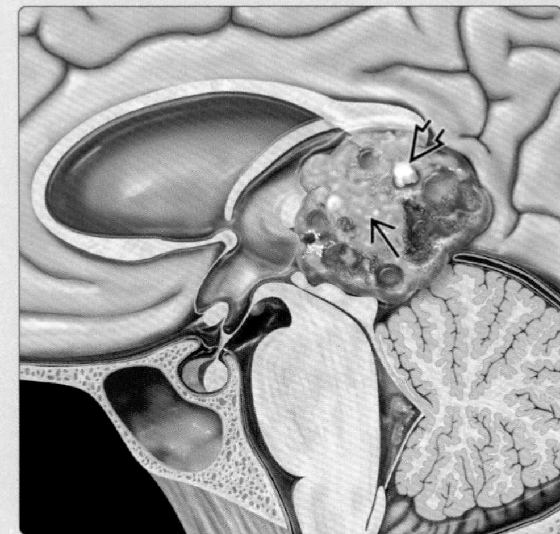
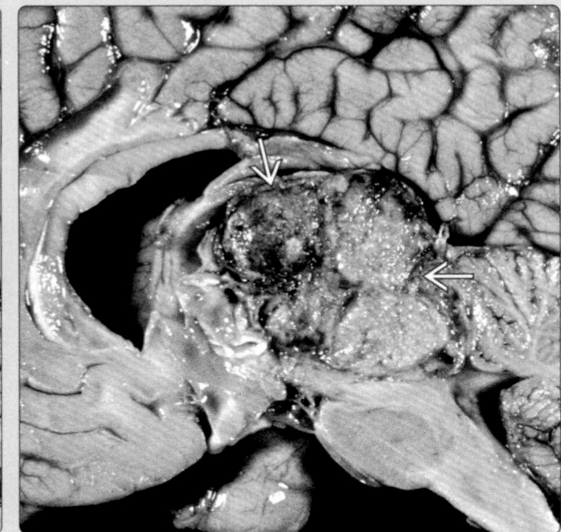

（左图）矢状位图像显示含有实性、钙化➩和脂肪→成分松果体畸胎瘤。（右图）矢状面大体病理切片显示松果体畸胎瘤→伴梗阻性脑积水

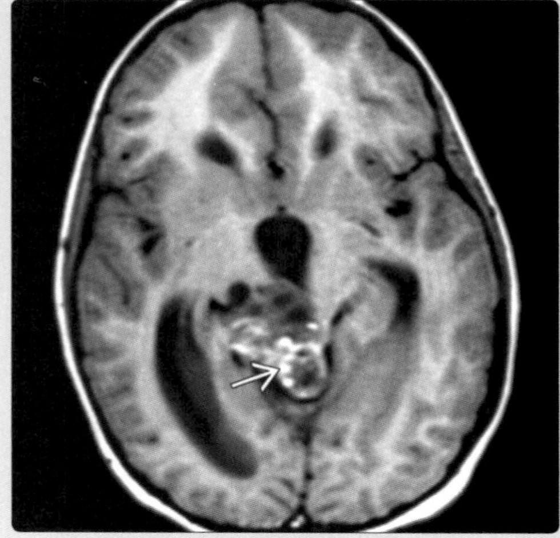
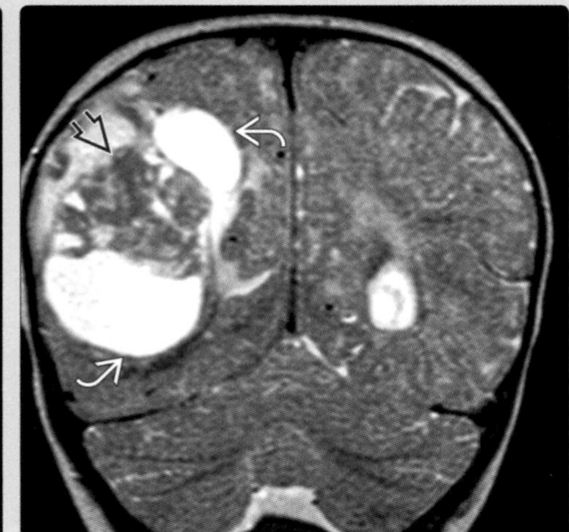

（左图）MR 横断位 T_1WI 显示混杂的软组织、钙化、脂肪→成分松果体区畸胎瘤。（右图）1 岁患儿 MR 冠状位 T_2WI 显示一个巨大大脑半球肿瘤，信号不均匀，固体部分➩主要为低信号，囊肿位于肿瘤的周边↝

术 语

定义

- 三胚层肿块起源于
  - 错误折叠的移位胚胎组织
  - 胚胎干细胞
  - 单性生殖→“凋零的双胞胎”
- 类型
  - 成熟畸胎瘤
  - 未成熟畸胎瘤
  - 畸胎瘤伴恶性转移

影 像

一般特征

- 最佳诊断线索
  - 含钙、软组织、囊肿、脂肪中线肿块
  - 新生儿或胎儿巨大全颅肿块
- 位置
  - 中线走行
    - 鞍上
      - 下丘脑、视交叉
    - 松果体累及中脑顶盖
      - 顶盖通常累及
    - 鞍旁
      - 海绵窦或中近颅中窝
  - 少见部位
    - 大脑半球
    - 脑室
    - 海绵窦
  - 几乎 50% 的肿块因为大而无法确定精确的解剖起源
- 大小
  - 可变
  - 全颅畸胎瘤是巨大的

CT 表现

- 平扫 CT
  - 脂肪，软组织，钙化
  - 囊性成分常见
  - 通常很大，在极端情况下可以填满整个头颅
- 增强 CT
  - 软组织成分强化
- CT 骨窗
  - 巨大肿瘤可见颅骨侵蚀

MR 表现

- T_1WI
  - 高信号
  - 因钙化信号可变
- T_2WI
  - 软组织成分等 - 高信号
  - 灶周水肿
    - 通常很少或没有（成熟畸胎瘤）
    - 常见于未成熟畸胎瘤（恶性）
- FLAIR
  - ↓囊肿信号，↑实性组织信号
- T_2^* GRE
  - 因钙化信号降低
- DWI
  - 固体（高细胞性）部分限制性扩散
- 增强 T_1WI
  - 软组织增强
- 胎儿磁共振
  - 含脂肪、流体、骨和软组织极不均匀肿块
  - 通常在中线，可以填充和扩张颅骨
  - 小时，常在中线
  - 鞍上 vs 松果体区 vs 第四脑室

超声表现

- 新生儿：内部有声影（钙化）不均性肿块
- 宫内超声
  - 颅内肿块（通常巨大）
  - 脑积水、羊水过多

成像推荐

- 最佳成像方式
  - CT 显示软组织、脂肪、钙化
  - MR 能最佳显示畸胎瘤到中线结构的关系特征
- 推荐检查方案
  - 用或不用脂肪抑制 MR

鉴别诊断

颅咽管瘤

- 囊性和实性、钙化

皮样囊肿

- 最小 / 无增强
- 钙化常见
- 寻找破裂的脂肪“小滴”

其他非生殖细胞肿瘤

- 不均质的鞍上或松果体肿块
- 包括胚胎癌、卵黄囊瘤、绒毛膜癌、混合性生殖细胞肿瘤意义

松果体母细胞瘤

- 巨大的松果体肿块伴随钙化“爆炸”
- 100% 出现脑积水

幕上原始神经外胚层肿瘤

- 钙化、出血、坏死常见
- 不含脂肪

星形细胞瘤

- 钙化少见

脂肪瘤

- 包含脂肪、钙化，但没有软组织成分
- 在鞍上位置不常见

病 理

一般特征

- 病因
  - 起源于胎儿发育的第 3 周或第 4 周
  - 异常发展的原始条纹或其衍生物
- 遗传学
  - 在所有颅内生殖细胞瘤（ICGCT）发生甲基化，X 染色体活化
- 相关异常
  - 血清癌胚抗原（CEA）增加
  - 如果肿瘤含有肠腺成分（卵黄囊细胞），则甲胎蛋白增加

分期、分级和分类

- WHO 分类
  - 成熟畸胎瘤
  - 幼稚
  - 畸胎瘤恶变（TMT）

直视病理特征

- 成熟畸胎瘤完全分化的组织
  - 成熟畸胎瘤囊性成分常见
  - 未成熟或恶性畸胎瘤→类似胎儿组织
  - 畸胎瘤可能是部分混合性肿瘤，与生殖细胞瘤或非生殖细胞瘤 ICGCT

显微镜下特征

- 外胚层
- 中胚层
- 内胚层

临床问题

临床表现

- 最常见的体征 / 症状
  - 巨头→先天性畸胎瘤
  - Parinaud 综合征→松果体病变
- 其他体征 / 症状
  - 血清癌胚抗原（CEA）增加
- 临床简介
  - 脑积水的宫内显示，巨头，异质性的肿块
  - 先天性畸胎瘤
    - 弥漫性颅内形态：大肿瘤替代颅内内容物
    - 小肿瘤引起的脑积水
    - 肿块形态：延伸的眼眶，咽、颈

人群分布特征

- 年龄
  - 在子宫或新生儿中检测到
- 性别
  - 男 ＞ 女
- 种族
  - 亚洲人更常见
- 流行病学
- 占儿童颅内肿瘤的 2%～4%
  - 主要的围产期脑肿瘤（42%）

自然病史及预后

- 恶性畸胎瘤的 5 年生存率为 18%
- 先天性畸胎瘤
  - 胎儿超声或磁共振可见
  - 多数死胎或死在生命的第 1 周
- 所有胎儿脑肿瘤的存活率最低
- 松果成熟畸胎瘤的预后良好
- 恶性（未成熟）畸胎瘤脑脊液播散常见

治疗

- 外科切除
  - 第 1 年手术死亡率：20%

诊断要点

关注点

- 新生儿全颅肿瘤考虑为畸胎瘤
- 混杂中线肿块，年轻男性多发，好发于松果体

读片要点

- 主要位于鞍区和松果体区含有脂肪、软组织和钙化中线肿瘤

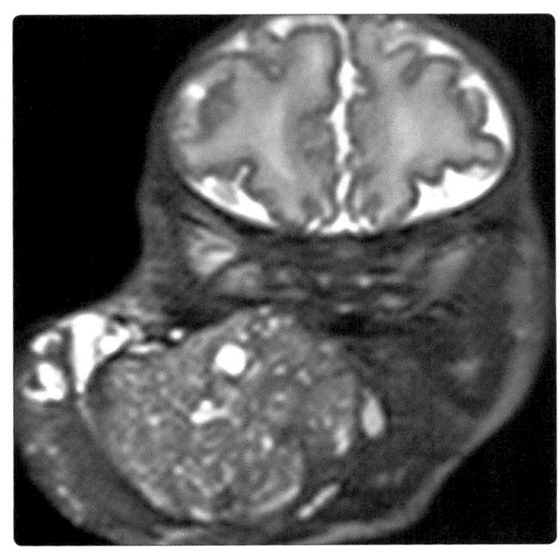
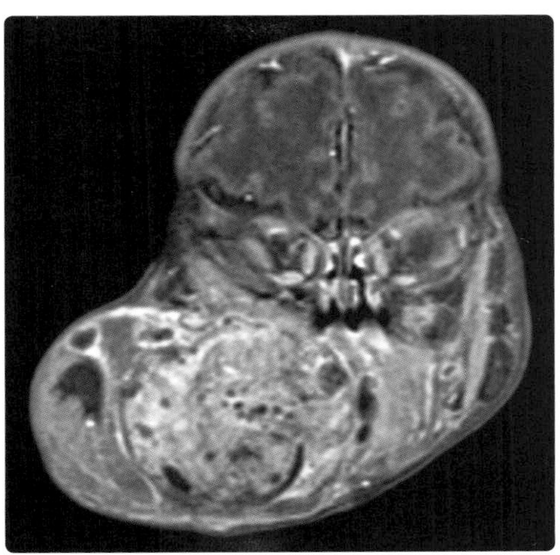

（左图）MR 冠状位 T_2WI 显示颈部巨大肿块，相对低信号（表示高细胞性），未延伸到脑内。手术中发现未成熟（恶性）畸胎瘤。（右图）MR 冠状位增强 T_1WI 脂肪抑制显示巨大的、不均匀增强的颈部肿块

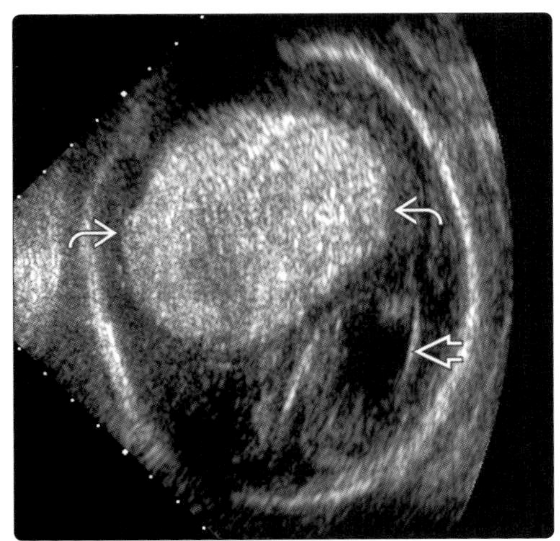
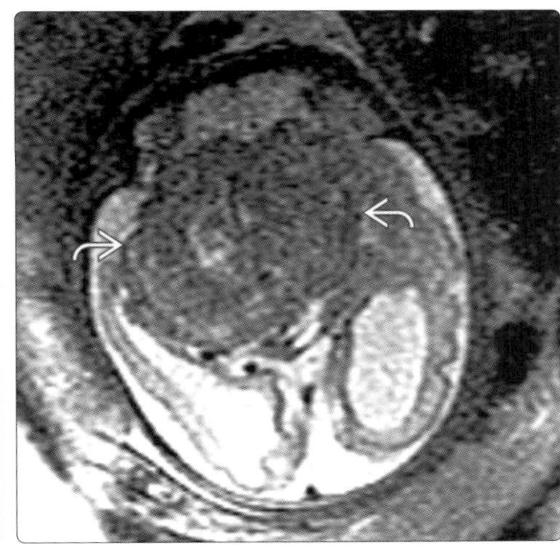

（左图）横断位胎儿超声显示在鞍上区有巨大的肿块，回声较低和较高，导致脑积水 / 伴扩大三角形脑室巨头畸形。（右图）胎儿 MR 检查的横断位图像显示巨脑室和大的、不均匀鞍上肿块，对此肿块的鉴别诊断包括颅咽管瘤和可能的皮样囊肿。注意由于肿瘤长期存在，脑白质体积减少

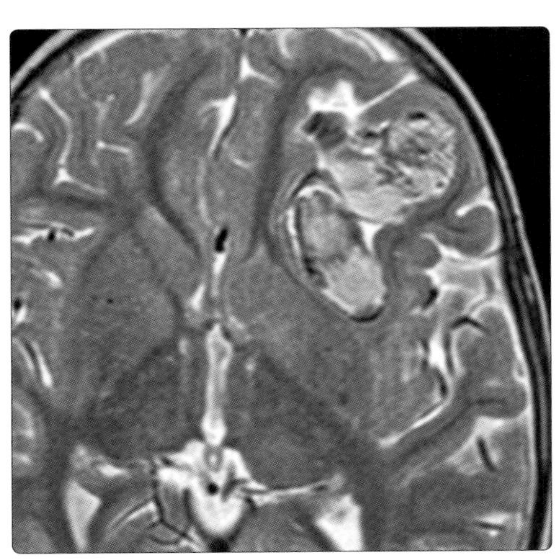
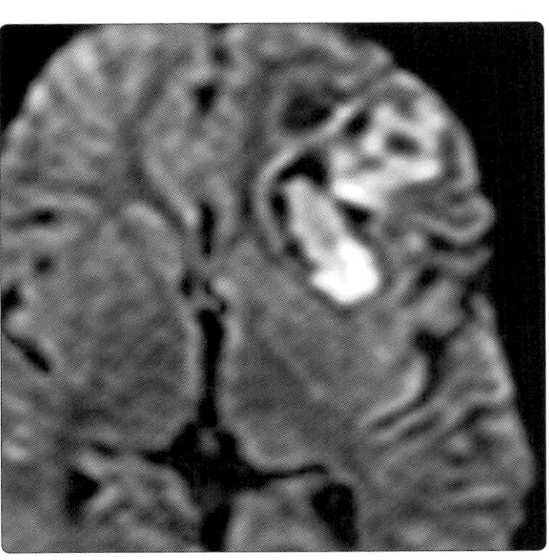

（左图）MR 横断位 T_2WI 显示病灶大小明显间隔增加。（右图）在横断位弥散加权成像，左额肿块出现高信号，指示高细胞密度。在手术中，发现了成熟畸胎瘤

松果体母细胞瘤

关键点

术语
- 松果体母细胞瘤（PB）
  - 高度恶性的原始胚胎肿瘤（PNET）

影像
- 一般特征
  - 大的、异质的松果体肿块
  - 分叶，边界不清
  - 将近 100% 有梗阻性脑积水
- 常侵袭邻近的脑组织
  - 胼胝体、丘脑、中脑、小脑蚓部
- 实性部分常见
  - 高密度与周围钙化有关
  - T_2WI 呈等 - 低信号于皮质
  - 往往扩散受限
  - 可变的不均匀强化
- 术前整个神经轴索成像
  - MR 示 15%～45% 脑脊液播散或脑脊液

病理
- WHO Ⅳ 级
  - 起源于松果体实质细胞胚胎前体（“松果体细胞”）
  - 常见视网膜和松果体作为光敏感器官的系统起源

临床问题
- 颅内压升高（脑积水）
  - 头痛，恶心，呕吐，嗜睡
  - 视乳头水肿，外展神经麻痹
- Parinaud 综合征、共济失调
- 儿童诊断的平均年龄为 3 岁
- 男：女 = 1：2
- 治疗
  - 切除加脑 / 脊髓放疗、化疗

（左图）矢状图显示不均匀松果体肿块，有出血和坏死区域。注意邻近结构受压、脑积水和弥漫性脑脊液播散，这是松果体母细胞瘤的典型特征。（右图）MR 矢状位 T_1WI 显示松果体区视网膜母细胞瘤典型表现为松果体区肿块，包括位于压部➡下方、大脑内静脉➡的抬高和被盖⇨压迫。有脑积水

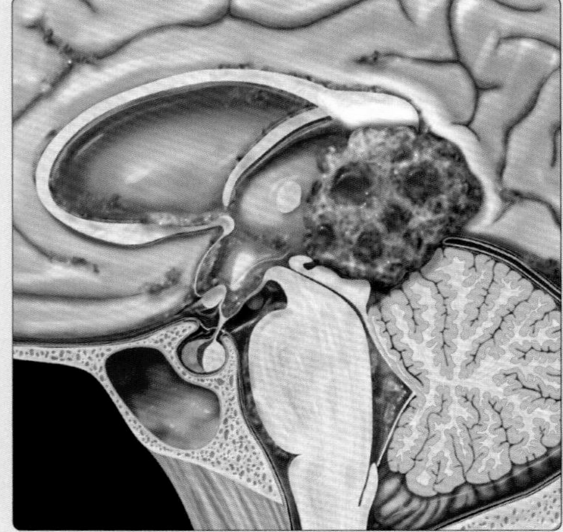

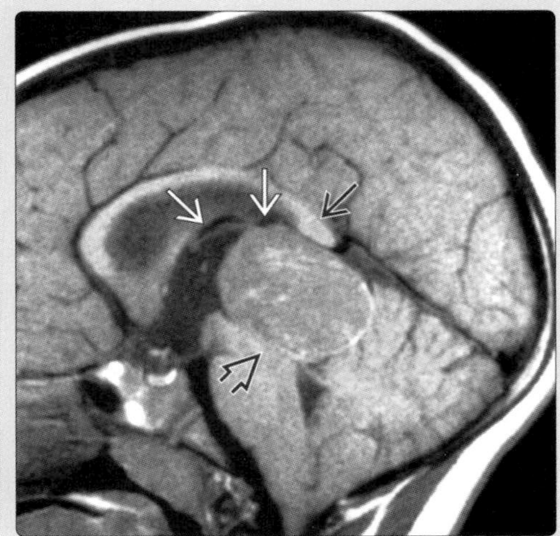

（左图）横断位平扫 CT 显示集中在松果体区边界不清，浸润，稍高密度肿块，典型表现为周边钙化➡。经严密评估，有邻近脑实质侵犯⇨。由于中脑导水管受压产生的脑积水。（右图）横断位弥散加权成像显示实性肿块扩散受限，肿瘤边界更清晰，以及邻近脑实质浸润⇨

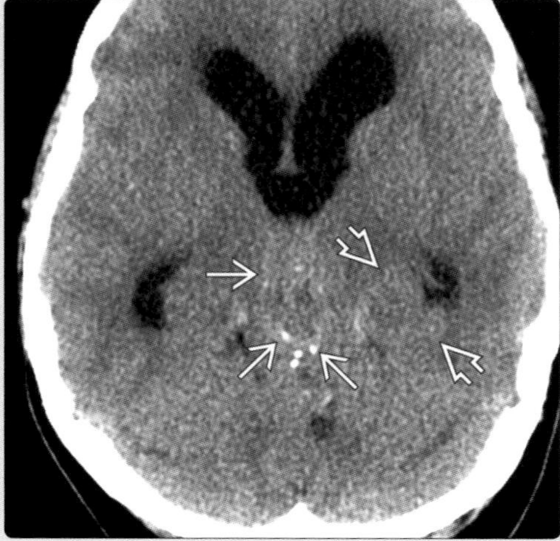

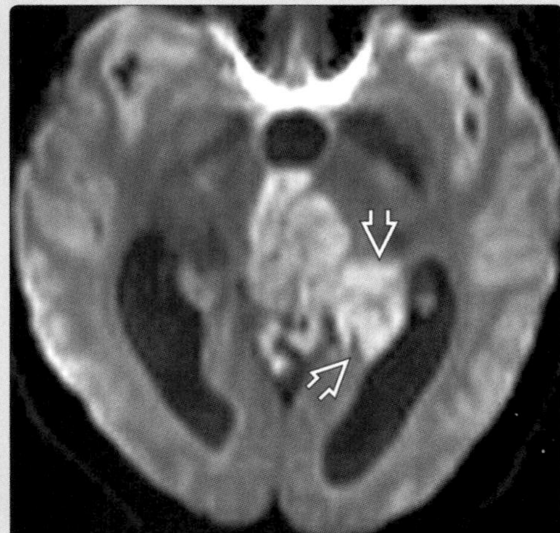

术 语

缩写

- 松果体母细胞瘤（PB）

同义词

- 松果体原始神经外胚层肿瘤（PNET）

定义

- 松果体高度恶性原始胚胎肿瘤

影 像

一般特征

- 最佳诊断线索
  - 儿童，大的伴有周边钙化不均质松果体肿块
    - 松果体区肿块抬高大脑内静脉
    - 位于胼胝体压部下方
  - CT 上实性部分高密度，T_2WI 上等 / 低信号于皮质
- 位置
  - 松果体区
  - 常浸润临近脑组织
    - 胼胝体、丘脑、中脑、小脑蚓部
- 大小
  - 大（大多数≥ 3cm）
- 形态
  - 不规则分叶状边界不清肿块

CT 表现

- 平扫 CT
  - 混合密度，实性部分常表现为高密度
  - 典型钙化
  - 几乎 100% 有梗阻性脑积水
- 增强 CT
  - 弱而非均匀的增强

MR 表现

- T_1WI
  - 不均匀，实性部分等 / 低信号
- T_2WI
  - 不均匀
    - 实性部分的等 / 低 > 稍高于脑皮质
    - 常见坏死 / 出血
  - 轻度瘤周水肿的特点
- T_2* GRE
  - 钙化和出血可能“开花”
- DWI
  - 固体部分常弥散受限
- 增强 T_1WI
  - 不均匀增强
- MRS
  - CHO ↑，NAA ↓
  - TE 20ms 时出现谷氨酸和牛磺酸峰（3.4ppm）

血管造影表现

- 常规

核医学表现

- PET
  - ^{18}F-FDG 升高

其他形式的发现

- 血清肿瘤标志物无升高

成像推荐

- 最佳影像方案
  - MR T_1WI 增强
- 推荐检查方案
  - 术前整个神经轴索成像
    - 15%～45% 出现脑脊液播散
  - 矢状位理想显示松果体区解剖

鉴别诊断

生殖细胞肿瘤（GCT）

- 在美国西部人口中占中枢神经系统肿瘤的 1%；在亚洲人中占中枢神经系统肿瘤的 4%
- 男 > 女；20 岁前最常见
- 生殖细胞瘤：影像上不能与 PB 区分
- 成熟畸胎瘤
  - 生殖细胞肿瘤和松果体区肿瘤第 2 常见
  - 伴有钙化和脂肪灶的不均匀多囊性肿块
- 绒癌、内胚窦瘤，胚胎细胞癌
  - 少见，恶性程度高
  - 特征血清肿瘤标志物升高
    - 绒毛膜癌：β-HCG
    - 内胚窦瘤：α-甲胎蛋白（AFP）
    - 胚胎细胞癌：β-HCG 和 AFP
- 10% 的生殖细胞肿瘤在组织学上是混杂的（混合 GCT）

星形细胞瘤

- 很少起源松果体
- 丘脑或中脑顶盖更常见
- 毛细胞型星形细胞瘤（WHO Ⅰ级）最常见
- 顶盖星形细胞瘤
  - 无强化、边界清楚、顶盖扩张的肿块
- 丘脑星形细胞瘤
  - T_2-高信号，中线旁肿块或囊肿伴强化壁结节

脑膜瘤

- 女性常见（50～70 岁）
- 边界清楚、圆的、以硬脑膜为基底的肿块，在所有序列相对于皮质呈等信号，均匀强化
- 松果体区脑膜瘤起源于小脑幕、小脑镰
- 硬脑膜“尾”（35%～80%）

松果体细胞瘤（PC）

- 分化的肿瘤来源于松果体实质细胞
- 与松果体母细胞瘤相比，年龄偏大

- 界限清楚的、圆形、均匀的肿块，具有均匀一致强化

转移瘤

- 松果体转移不常见
- 腺癌报道过

三侧性视网膜母细胞瘤

- 一些作者把与视网膜母细胞瘤相关的原始圆细胞松果体肿瘤认为是松果体母细胞瘤
- 影像上很难鉴别

病　理

一般特征

- 病因
  - 来源于松果体实质细胞胚胎前体（“松果体细胞”）
  - 松果体细胞具有感光和神经内分泌功能
  - 常见作为光感器官的视网膜和松果体系统起源
- 遗传学
  - 无 *Tp53* 突变
  - 有一些 11 号染色体缺失的报道
  - “三侧性视网膜母细胞瘤”，双侧视网膜母细胞瘤、松果体 PNET 类似的松果体母细胞瘤

分期、分级和分类

- WHO 第 4 级
- PPT 新预后分级系统
  - 1 级为松果体细胞瘤
  - 2、3 级 = 中等分化 PPT
    - 2级＜6个有丝分裂和免疫标记的神经丝蛋白(+)
    - 3 级≥ 6 个有丝分裂或＜ 6 个有丝分裂但免疫标记的神经丝蛋白（−）
  - 4 级 = 松果体母细胞瘤

直视病理特征

- 软、易碎，边界不清，侵袭性
- 压迫 / 侵犯中脑导水管，导致脑积水
- 在尸检中常见 CSF 播散

显微镜下特征

- 高细胞性肿瘤
  - 充满未分化小细胞片
  - 胡萝卜形核深染，胞浆少
    - 实性部分高核浆比在 CT 上高密度在 MR 上低信号
  - 偶尔 Homer-Wright 或 Flexner Wintersteiner 花环
  - 可变（+）突触素免疫标记，神经元特异性烯醇化酶，神经丝蛋白，嗜铬粒蛋白 A，但＜ PC，混合 PB/PC
  - 坏死和出血的常见
  - 核分裂常见，MIB-1 升高

临床问题

临床表现

- 最常见的体征 / 症状
  - 颅内压升高（脑积水）
    - 头痛，恶心，呕吐，嗜睡
    - 视乳头水肿，外展神经麻痹
- 其他体征 / 症状
  - Parinaud 综合征，共济失调
- 临床简介
  - 幼儿患有 Parinaud 综合征，颅内压升高的体征 / 症状

人群分布特征

- 年龄
  - 儿童＞年轻人
  - 儿童诊断平均年龄 =3 岁
- 性别
  - 男：女 =1：2
- 流行病学
  - PPT 由 0.5%～1% 的原发性脑肿瘤和 15% 的松果体区肿瘤组成
  - PB 占 PPT 的 30%～45%

自然病史及预后

- 常见 CSF 播散
  - 在 MR 和（或）脑脊液分析中高达 45% 的患者出现脊髓播散
- 罕见血源性骨转移的报道
- 悲观，据报道中位生存期为 16～25 个月

治疗

- 手术切除加颅 / 脊髓放化疗

诊断要点

关注点

- 松果区肿块可能是 GCT 吗？（比 PPT 更常见）
  - 患者有血清肿瘤标记物升高吗？
  - 患者是男性吗？
  - 有共存的鞍上肿块吗（生殖细胞瘤）？

读片要点

- PB 和生殖细胞瘤两者都在 CT 上是高密度（T_2WI 呈低信号），易于脑脊液传播
- PB 外围“爆炸”样钙化和典型生殖细胞瘤中心“吞噬”样钙化，但是并不总是确定的

临床要点

- 典型的松果体区星形细胞瘤不出现 Parinaud 综合征

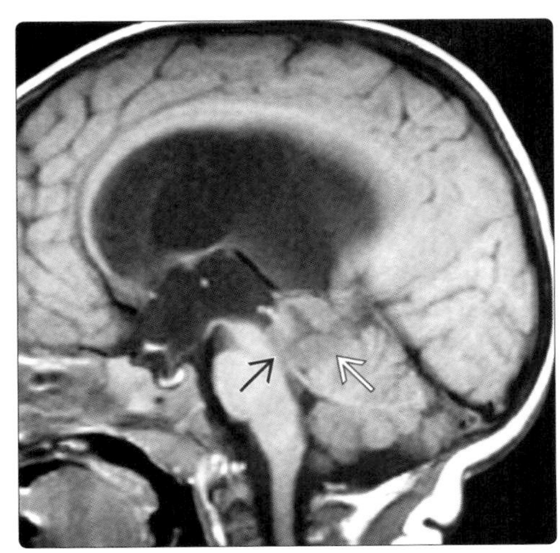

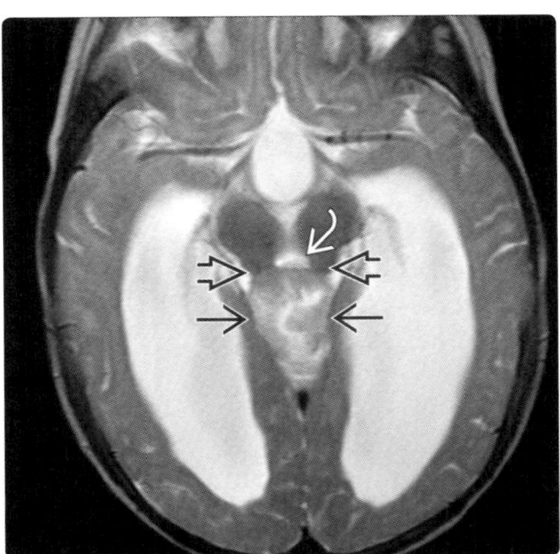

（左图）MR 矢状位 T_1WI 显示松果体区不均质肿瘤→。远端导水管→受压和侵犯，造成大面积脑积水。（右图）同一患者 MR 横断位 T_2WI 表现为不均匀肿块→，轻度中心坏死，周围实性肿瘤，与脑比较呈等信号。顶盖和中脑后部⇨受压，近端导水管↪扩张伴有巨大脑积水

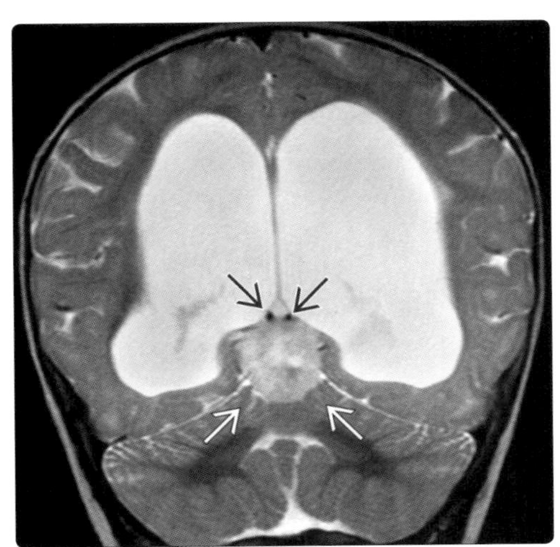

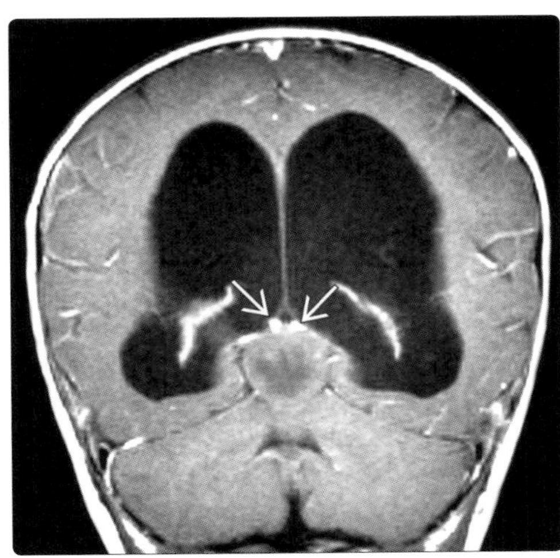

（左图）MR 冠状位 T_2WI 再次显示在松果体区中央轻度坏死边界清楚实性肿块。注意小脑蚓部→的压缩和双侧大脑内静脉→抬高。（右图）MR 冠状位增强 T_1WI 显示肿瘤实性周边部分强化，脑积水和大脑内静脉→抬高

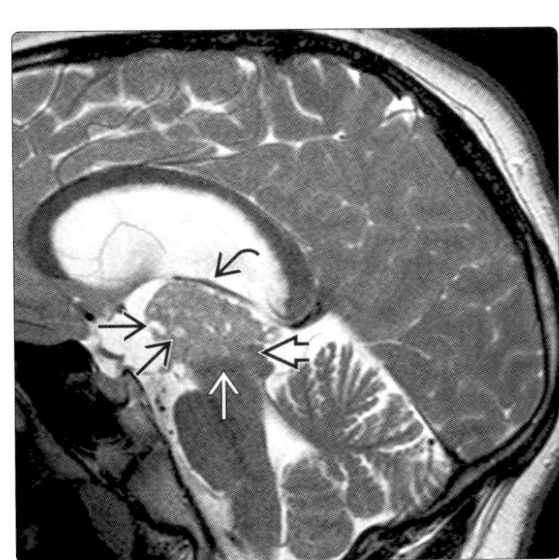

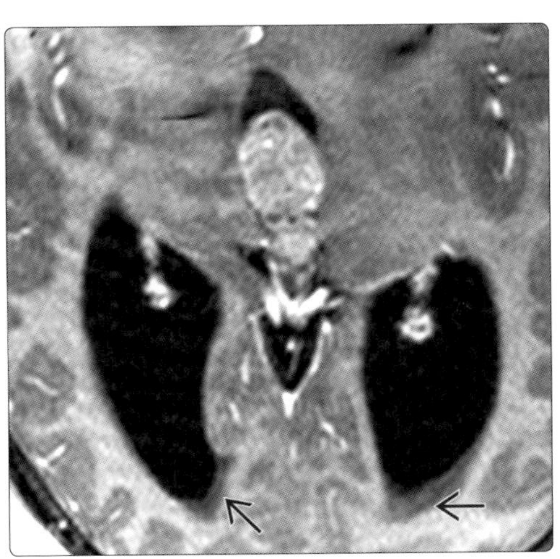

（左图）MR 矢状位 T_2WI 示与皮质比较呈等信号实性肿块，小面积囊变/坏死→。注意中脑→、上顶盖⇨及导水管受压并伴有脑积水。肿块充盈于第三脑室后并且肿瘤位于脑内静脉↪下方。（右图）同一患者 MR 横断位增强 T_1WI 表现为明显强化，伴有微小区域的囊变/坏死。注意脑积水和轻度脑室周围间质水肿→

松果体囊肿

关键点

术语

- 非肿瘤性松果体内胶质内衬囊肿

影像

- CT
  - 边界清晰，第三脑室后光滑囊肿
  - 80%＜10mm（可大，报道可达 4.5cm）
  - 液体呈等 / 稍高于脑脊液密度
  - 25% 囊壁钙化
- MR
  - 稍高于脑脊液信号（55%～60%）
  - 等信号（40%）
  - 1%～2% 出血（不均匀信号）
  - FLAIR 上不抑制

主要鉴别诊断

- 正常松果腺
- 松果体细胞瘤
- 表皮样囊肿
- 蛛网膜囊肿

临床问题

- 大多数没有临床表现，偶然发现
  - 发生在所有年龄段
  - 见于 1%～5% 的正常 MR
  - 儿童可以自限性
- 表现：头痛（不太常见），松果体卒中（罕见）
  - 囊内出血、急性脑积水、猝死

诊断要点

- 单独凭影像学不能区分良性 PC 与肿瘤（松果体细胞瘤）
- 不均匀、结节状或环状强化松果体肿块可能是良性囊肿，不是肿瘤

（左图）矢状图显示松果体➔内有一个小的囊性病变。小的良性松果体囊肿（PC）经常在尸检或影像中偶然发现。（右图）颏顶位（左图）和矢状位中线（右图）显示一个良性的，非肿瘤性松果体囊肿，在尸检中偶然发现。囊肿➔的边界很清晰，囊腔周围有一个中等厚的壁

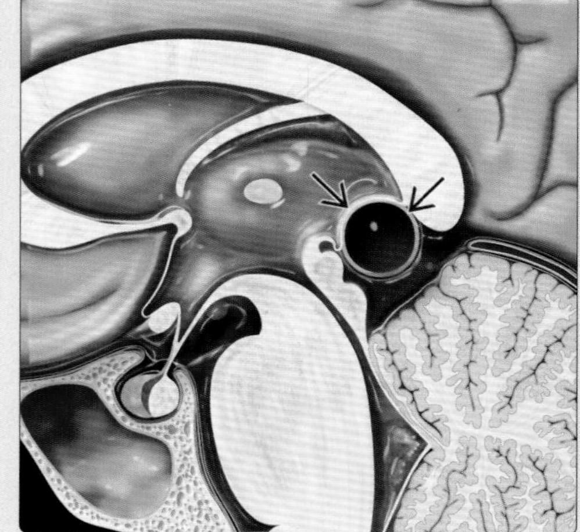

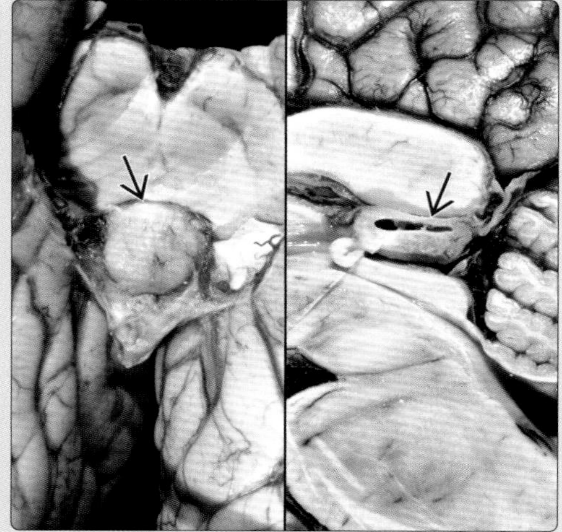

（左图）横断位平扫 CT 显示一个 15mm 部分钙化松果体囊肿➔。没有做手术。约 25% 的松果体囊肿呈边缘或结节状钙化。（右图）MR 横断位增强 T_1WI 显示松果体囊肿➔周围光滑、薄的边缘强化。在增强前扫描中，囊液对脑脊液呈稍高信号（未展示）。这是一个无症状患者偶然发现的

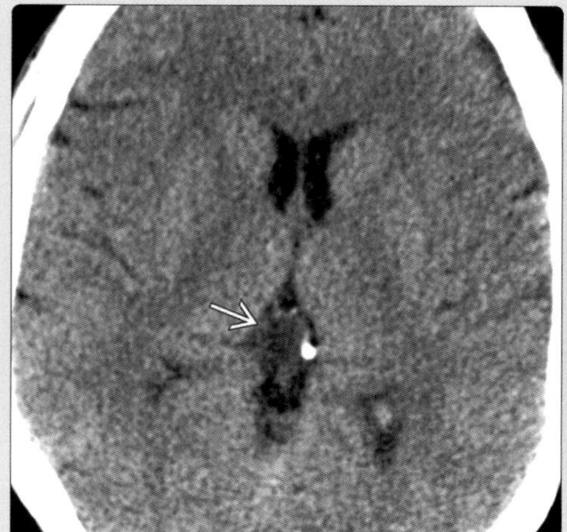

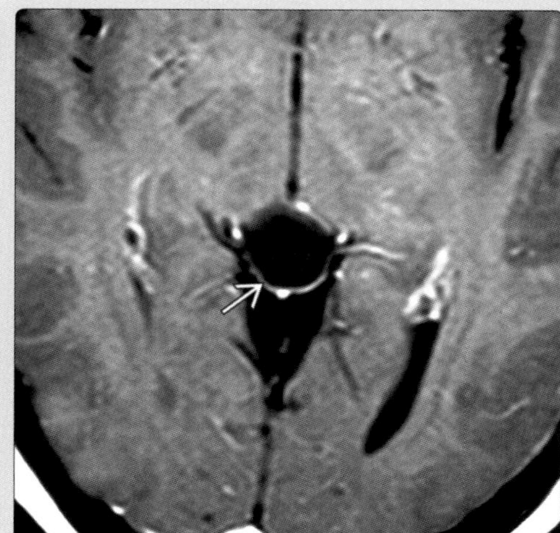

松果体囊肿

术 语

缩写

- 松果体囊肿（PC）

同义词

- 松果体胶质囊肿

定义

- 非肿瘤性松果体内胶内衬囊肿

影 像

一般特征

- 最佳诊断线索
  - 充满液体的松果体区肿块
- 位置
  - 位于顶盖上方，并与其界限分明
  - 位于中间帆、大脑内静脉（ICV）下方
- 大小
  - 最小（< 1cm）
  - 偶尔可达 2cm 或更大
- 形态
  - 圆形 / 卵圆形，相对薄壁囊肿
    - 95% 最小程度 / 无压迫顶盖，导水管
      - 可能多房的
    - 5% 顶盖变平，偶尔压迫导水管
    - 可变的脑积水（大囊肿或囊肿卒中）
      - 第三脑室、侧脑室扩张
      - 第四脑室正常

CT 表现

- 平扫 CT
  - 边界锐利，第三脑室后光滑的囊肿
    - 液体呈等 / 稍高于脑脊液密度
    - 囊壁钙化（25%）
    - 罕见：高密度囊肿
      - 急性出血（松果体卒中）
- 增强 CT
  - 环状或结节状强化

MR 表现

- T_1WI
  - 稍高于脑脊液信号（55%～60%）
  - 等信号（40%）
  - 出血性（不均匀信号）（1%～2%）
- T_2WI
  - 等 / 稍高于脑脊液信号
  - 多囊性 / 分隔（20%～25%）
- PD/intermediate
  - 高于脑脊液信号（85%～90%）
- FLAIR
  - 不抑制
  - 适度高信号
- T_2* GRE
  - 通常正常
  - 少见：开花（陈旧或近期出血）
- DWI
  - 通常显示不受限
- 增强 T_1WI
  - 松果体总是强化（无血脑屏障）
    - 最常见的：薄边（≤ 2mm）
      - 可以是部分的、偏心的、不完整的
    - 较少：结节状、不规则强化
    - 延迟扫描囊性区会填满，可类似于实性肿瘤
      - 对比剂给药后立即矢状面 MR 鉴别肿瘤
- MRV
  - 大脑内静脉可能被体积较大的病变抬高
- MRS
  - 神经元标记物缺乏

血管造影表现

- 动脉期几乎总是正常的
- 静脉期
  - 如果大的松果体囊肿存在，大脑内静脉可能抬高、移位
  - 如果出现脑积水，丘纹静脉张开、弯曲

成像推荐

- 最佳影像方案
  - MR ± 对比剂增强
    - DWI，T_2*，MRS 可能会有帮助
- 推荐检查方案
  - 使用薄层（≤ 3mm）检测，确定复杂解剖区域的病变

鉴别诊断

正常的松果体

- 可能是囊状的
- 在对比剂增强影像上 3 种解剖表现
  - 结节（52%）
  - 新月（26%）
  - 环（22%）

松果体细胞瘤

- 通常实性或部分实性 / 囊性
- 单纯囊性松果体细胞瘤更不常见
  - 可能在影像学无法区分
  - 需要组织学来定性诊断
- 松果体囊肿、不活跃的松果体细胞瘤在序列成像中均无变化

表皮囊肿

- 四叠体池相对罕见的位置
- “菜花”结构
- DWI 轻度 / 中度弥散受限

蛛网膜囊肿
- 异位正常腺体；无钙化，增强
- 信号随 CSF 衰减

病 理

一般特征
- 病因
  - 病因病机：三大理论
    - 松果体胚胎腔扩大
    - 神经胶质细胞缺血变性 ± 出血性扩张
    - 由于激素的影响以前存在小囊肿扩大
- 遗传学
  - 未知
- 相关异常
  - 脑积水（不常见）
  - 胚胎学
    - 原始松果体憩室分为松果体凹、松果体腔
    - 松果体腔通常被胶质纤维所填充
    - 不完全填充可能留有残腔

直视病理特征
- 光滑、柔软、黄褐色至黄色的囊肿壁
  - 腔可单房或多房
  - 液体含量可变
    - 透明黄色（最常见）至出血性的
- 80%<10mm
- 可较大（报告可达 4.5cm）

显微镜下特征
- 细腻（通常不完全）外软脑膜层
- 变薄松果体实质中层
  - ± 钙化
- 致密的纤维状胶质组织内层带有
  - 可变颗粒体
  - ± 含铁血黄素巨噬细胞
- 与松果体细胞瘤比较
  - 多形性核小圆细胞的假小叶排列
  - “松果体细胞”玫瑰形花样
  - 神经元分化
    - 神经元特异性烯醇化酶、突触素阳性细胞

临床问题

临床表现
- 最常见的体征 / 症状
  - 绝大多数无临床症状
    - 在影像 / 尸检偶然发现
  - 囊肿大（> 1cm）很少产生症状
    - 50% 头痛（导水管受压，脑积水）
    - 10%Parinaud 综合征（顶盖受压）
    - 手术通常与出血相关
  - 罕见：“松果体卒中”
    - 严重头痛（可以是“雷劈”样头痛，“类似”蛛网膜下腔动脉瘤出血）
    - 囊内出血、急性脑积水，猝死
- 临床特征
  - 年轻女性非局灶性头痛

人群分布特征
- 年龄
  - 可以发生在任何年龄
    - 年长 > 儿童
  - 21～30 岁妇女发病率显著高于其他各组
  - 随着年龄的增长，女性发病率降低
    - 男性无变化
- 性别
  - 女：男 =3：1
- 种族
  - 未知
- 流行病学
  - 1%～5% 的正常 MR
    - 2% 的儿童，年轻人
  - 在尸检中发现 25%～40% 松果体内微囊肿

自然病史及预后
- 男性中大小一般保持不变
- 一些女性松果体囊性扩张始于青春期，随着年龄的增长而减小
- 罕见：突然扩张，出血（松果体卒中）

治疗
- 通常没有
- 不典型 / 症状性病变可能需要立体定向抽吸或活检 / 切除
  - 可选方法 = 幕下小脑上

诊断要点

关注点
- 松果体囊肿通常无症状，MR 偶然发现
- 松果体囊肿 MR 表现是变化的
  - 不复杂囊性肿块
  - 肿块伴出血，增强，或脑积水
- 不均匀、结节状或环状增强松果体肿块可能是良性囊肿，不是肿瘤

读片要点
- 单独凭影像学不能区分良性 PC 与肿瘤（松果体细胞瘤）
- 明确诊断所需的组织病理学
  - 可能因组织碎裂、囊肿塌陷、邻近组织的反应性改变而变得复杂

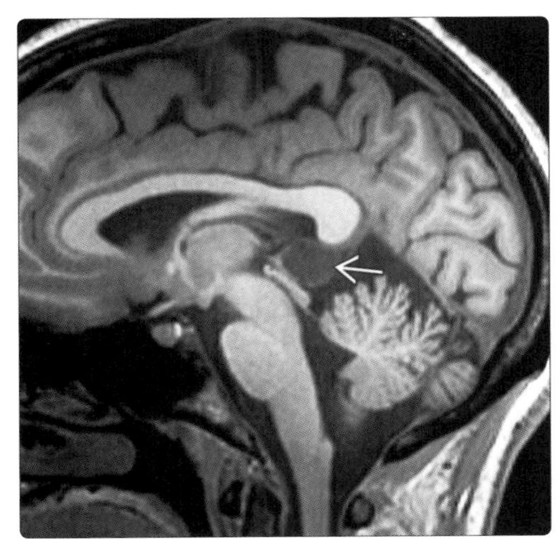

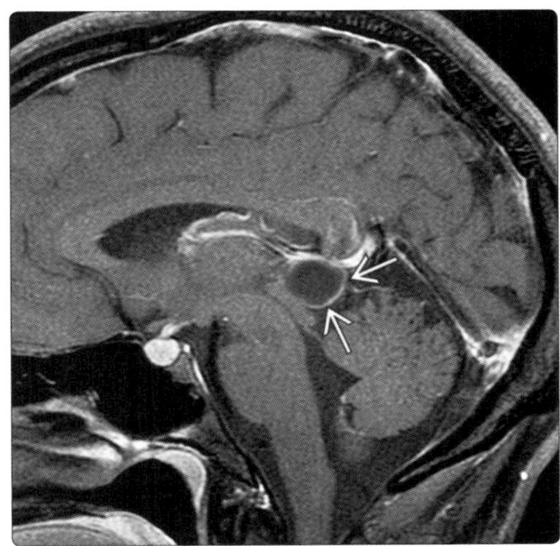

（左图）MR 矢状位 T_1WI 显示松果体区大病变➡，呈均匀低信号，边缘光滑、规则。虽然病灶看起来很大，对四叠体板有肿块效应，但没有脑积水。（右图）MR 矢状位增强 T_1WI 显示病灶周围有一个薄薄的强化边缘➡，强烈提示为松果体囊肿。在 FLAIR 上这被证实为稍高信号。随着时间的推迟，造影剂将进入囊内

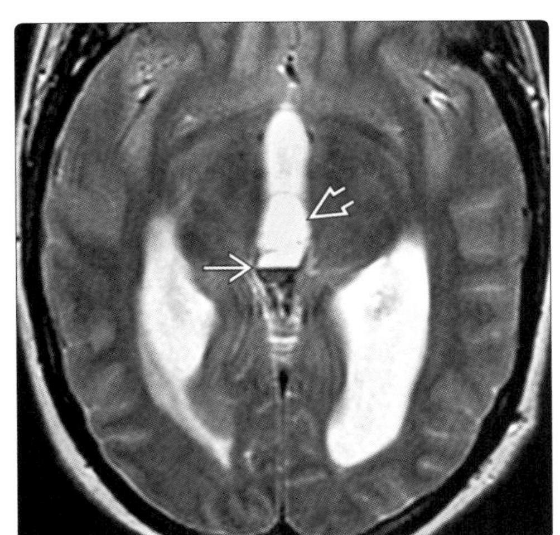

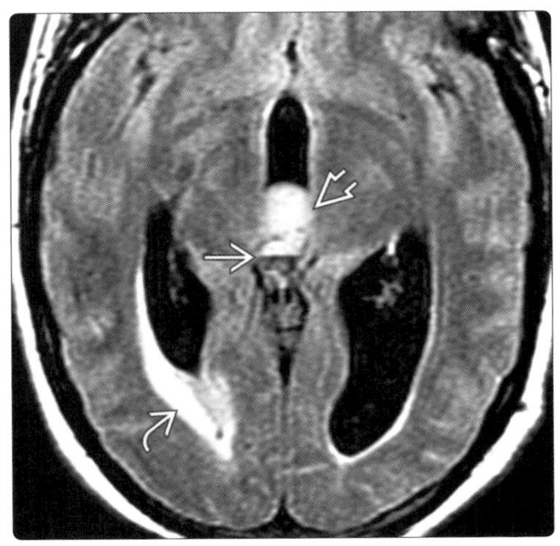

（左图）一名 29 岁孕妇，有 1 个月每天枕部头痛病史，由于前弯视力模糊而头痛增加，MR 横断位 T_2WI 显示一个巨大的双叶松果体囊肿➩突出在第三脑室内。液 - 液平➡表明是急性出血。（右图）同一患者横断位 FLAIR 显示高信号松果体囊肿➩中的血 - 液平面➡。注意脑室周围间质水肿↪。手术中发现一个良性的、非肿瘤性出血性囊肿

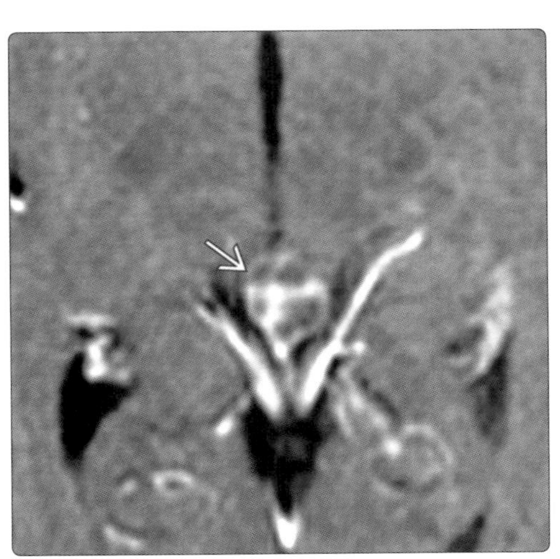

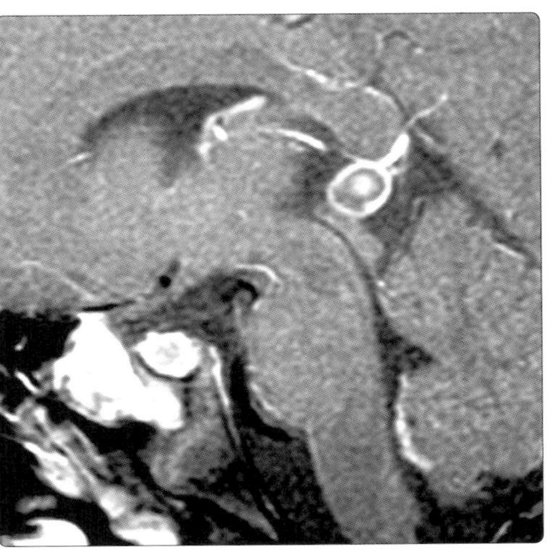

（左图）MR 横断位增强 T_1WI 显示多囊边缘和间隔强化松果体➡，一种较少见松果体囊肿表现。（右图）MR 矢状位增强 T_1WI 显示松果体增大，边缘强化，一个中央强化结节。松果体囊肿的“靶”外观不典型。手术中发现松果体为良性非肿瘤性胶质囊肿。松果体囊肿，尤其是像这种变异型的，在临床和放射学上与囊性肿瘤无法区分

第 4 章

小脑、脑干病变

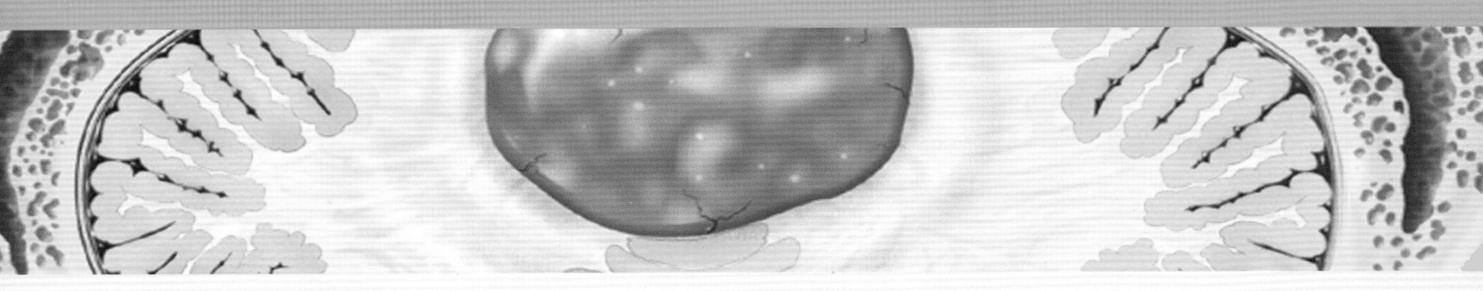

脑干肿瘤

关键点

术语

- 脑干肿瘤以肿瘤的位置和影像学 / 组织学特征来鉴别
- 延髓、脑桥、中脑或顶盖
- 弥散性或局灶性

影像

- 脑桥是最常见的位置
- 纤维细胞型肿瘤→可变强化，通常最低程度
- 胶质母细胞瘤→经常边缘强化
- 毛细胞型星形细胞瘤→实性部分强化
- 总体来说，对比剂增强 MR 是最佳的序列
  - FLAIR 显示范围可能比 T_2 更好
- 大多数浸润性胶质瘤没有弥散受限
- 弥散受限的病灶可能反映坏死或更高级别

病理

- 星形细胞瘤、WHO Ⅰ～Ⅳ、PNET、罕见神经节细胞瘤
- 脑桥肿胀
- 弥漫性肿瘤浸润
- 沿纤维束头尾延伸

临床问题

- 伴有长束征的颅神经麻痹
- 头痛、恶心、呕吐、共济失调
- 大多数患者预后不良
- 中位生存期约 1 年
- 约 15% 的儿童脑肿瘤
- 20%～30% 的儿童颅后窝肿瘤

诊断要点

- 矢状位 T_2/FLAIR 序列是最有用的序列
- 脑桥肿瘤延伸至中脑或延髓，提示分级更高

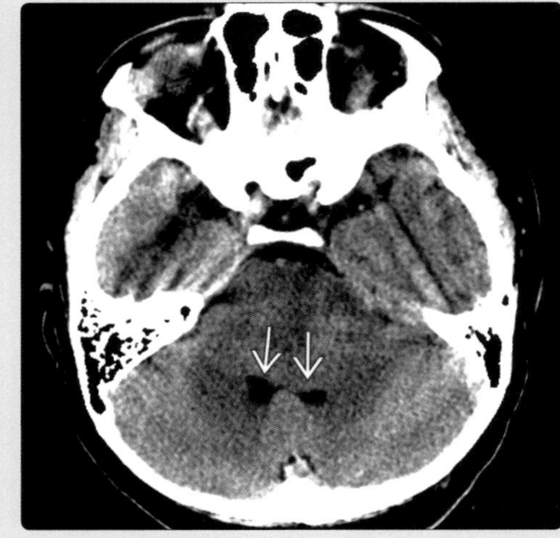
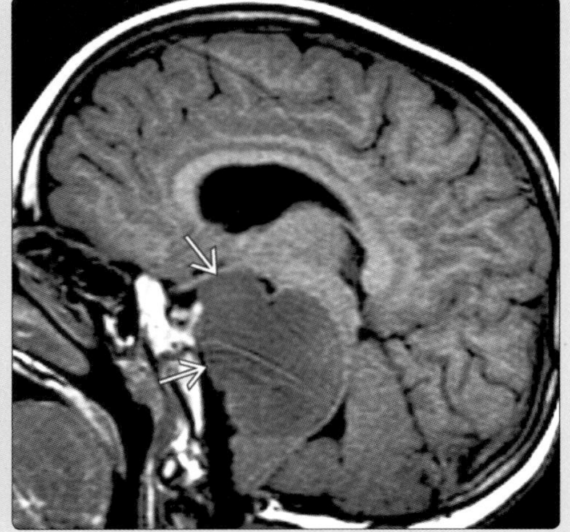

（左图）横断位 CT 显示低密度和明显扩张的脑桥，第四脑室➡受压后移。(右图) MR 矢状位 T_1WI 显示脑桥巨大肿瘤，向上推中脑，向下推脑桥延髓结合处。前外生长部分➡延伸至鞍上池和桥前池

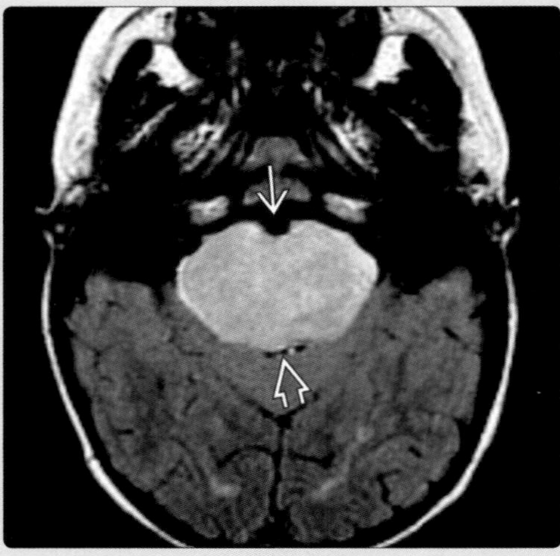
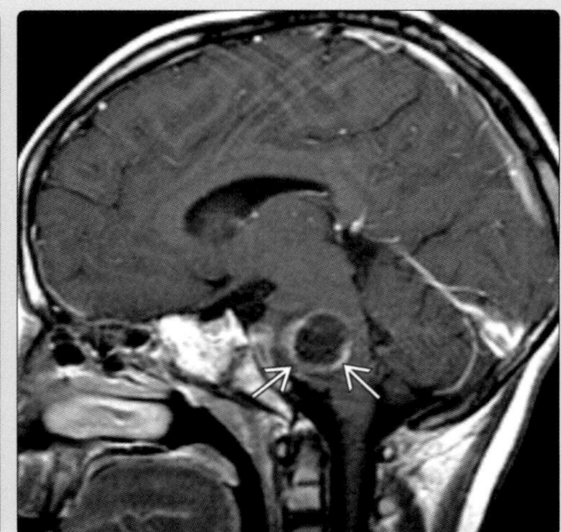

（左图）MR 横断位 FLAIR 显示典型脑桥肿瘤：高信号的大肿块，脑桥膨大，向后移位并压迫第四脑室⇨，并吞没基底动脉➡。(右图) MR 矢状位增强 T_1WI 显示脑桥肿块➡边缘不规则强化和中央坏死。活检显示多形性胶质母细胞瘤

术 语

缩写

- 脑干肿瘤（BST），脑干胶质瘤（BSG），弥漫浸润性脑桥胶质瘤（DIPG）

同义词

- 脑桥胶质瘤，中脑胶质瘤，延髓胶质瘤，背外侧延髓胶质瘤

定义

- BST 以肿瘤的位置和影像学 / 组织学特征来鉴别
    - 延髓、脑桥、中脑或顶盖
    - 弥散性或局灶性
    - 大多数脑桥大肿瘤是弥漫性的，浸润性的纤维细胞型星形细胞瘤
        - 无增强，边缘不清，膨胀
    - 可发生原始神经外胚层肿瘤（PNET），毛细胞型星形细胞瘤（PA）和胶质母细胞瘤（GBM）
        - PA 更可能是背部外生，延髓或颈髓
        - GBM 通常边缘强化
        - PA 预后最好，GBM 最差
        - 所有的组织学改变可以发生在中脑
- 顶盖胶质瘤明显
    - 6~10 岁儿童出现脑积水
    - 很少进展
    - 分流通常只是治疗需要
- 与神经纤维瘤病 1 型（NF1）相关的 BST →另一个不同组
    - 很少扩大，通常无症状

影 像

一般特征

- 最佳诊断线索
    - 脑桥是最常见的位置
        - 典型的非强化膨胀性肿块
- 位置
    - 颈髓延髓连接处到大脑脚
        - 分为延髓，脑桥、中脑和顶盖的肿瘤
- 大小
    - 任何尺寸
- 形态
    - 取决于组织学，局灶性与大 / 浸润性
        - 有时外生性
        - 侵犯中脑或延髓→高级别

CT 表现

- 平扫 CT
    - 密度减低和影响区域增大
    - 脑桥肿瘤→第四脑室前缘平坦
        - 岩锥条纹伪影可以阻碍探测
- 增强 CT
    - 轻到无增强

MR 表现

- T_1WI
    - 轻至中低信号
    - 中央区域保留信号可反映保存的白质（WM）束
- T_2WI
    - 亮信号，轻度不均匀
    - 水肿与浸润性肿瘤
    - 外生性成分可以吞噬基底动脉，椎动脉
    - 治疗导致不均匀性增加
- FLAIR
    - 高信号
        - 有时界限比 T_2WI 更好
- DWI
    - 大多数浸润性胶质瘤没有弥散受限
        - 由于周围水肿阻碍肿瘤分辨
    - 弥散受限灶可能反映坏死或高等级
    - 弥散张量成像（DTI）可以显示被肿瘤推移白质束
        - 附加说明→白质束通常保存
- 增强 T_1WI
    - 纤维细胞型肿瘤→可变强化，通常最低程度
        - 增强表现→预后差（高级）PA 除外
    - GBM →经常边缘强化
    - PA →实性部分强化
        - 可以是实心的，囊性结节，或边缘强化
        - 通常位于背部
    - 在治疗过程中强化进展→对治疗的反应？
        - 在治疗过程中强化下降可能反映类固醇对血 - 脑屏障的影响，不一定是肿瘤的减少
- MRA
    - 基底动脉被肿瘤吞噬但不是典型狭窄
- MRS
    - NAA 峰保留可能意味着很小侵袭性进程
    - 胆碱：NAA 比率升高典型地意味更侵袭性肿瘤
    - 存在乳酸峰意味着坏死

成像推荐

- 最佳影像方案
    - 对比剂增强 MR
- 推荐检查方案
    - 包括矢状 T_2 和 FLAIR 图像→肿瘤范围
    - 考虑使用 DTI，但要谨慎地下结论

鉴别诊断

脓肿

- 常伴有李斯特菌感染
    - 病毒→西尼罗河病毒、腺病毒、EB 病毒、疱疹病
- 更急性的临床过程
- 发热

急性播散性脑脊髓炎 / 其他自身免疫性炎症

- 其他部位→幕上，脊髓（横惯性脊髓炎）
- 病毒前驱症候或疫苗接种后延迟发病
- 白塞病引起明显的中脑水肿 / 肿胀

神经纤维瘤病 1 型

- 无症状的，脑干和小脑（Cb）T_2WI 上边界不清的明亮信号灶
  - 可能是发育不良的髓鞘区域
- 儿期增加，随着青春期的临近而减少
- 小脑白质受累比脑桥更常见
  - 苍白球常受影响

海绵状血管瘤

- 低血流血管畸形
- 急性脑神经病变，长束征 / 症状
- T_2* 低信号，常伴有静脉畸形

组织细胞增生症

- 朗格汉斯细胞组织细胞增生症（LCH）
- 噬血细胞淋巴组织细胞增生症（HLH）
- 可能导致桥和小脑的信号异常
- 常与其他疾病部位有关

病　理

一般特征

- 遗传学
  - *p53* 抑癌基因的突变
  - 更高级别胶质瘤进展相关的
    - 抑癌基因 p53 的失活
    - 第 10，17P 染色体杂合性缺失
- 相关异常
  - NF1
    - 与 NF1 相关的预后更好
    - 延髓是 NF1 最常见的部位
  - 中枢神经系统外无转移

分期、分级和分类

- 星形细胞瘤、WHO Ⅰ～Ⅳ 级、PNET、罕见神经节细胞胶质瘤

直视病理特征

- 脑桥肿胀
  - 弥漫性肿瘤浸润
  - 纤维束头尾延伸

显微镜下特征

- 增加细胞性，有丝分裂
- 多形性，核异型性
- 内皮增生
- 坏死

临床问题

临床表现

- 最常见的体征 / 症状
  - 伴长束征的颅神经麻痹
  - 头痛、恶心、呕吐、共济失调
- 其他体征 / 症状
  - 构音障碍，眼球震颤，睡眠呼吸暂停

人群分布特点

- 年龄
  - 发病率高峰为 3～10 岁
- 性别
  - 男 = 女
- 流行病学
  - 约占儿童脑肿瘤的 15%
  - 占儿童颅后窝肿瘤的 20%～30%

自然病史及预后

- 大多数患者预后不良
  - 死亡前有 50% 的病例发生播散
- 中位生存期为 1 年
- 2 年生存期为 20%
- NF1 和 PA（背外生）预后较好

治疗

- 3 岁以上放疗
- 试验性化疗

诊断要点

关注点

- 快速发病症状：脓肿
- 血液：海绵状血管瘤（寻找静脉异常）
- 其他位置的病变：感染或脱髓鞘
- 非典型外观→考虑活检

读片要点

- 矢状 T_2/FLAIR 序列是最有用的序列
- 脑桥肿瘤延伸至中脑或延髓，提示分级更高

报告提示

- 脑积水通常是晚期表现
- 强化在 PA 中最常见，可能预示着更好的预后

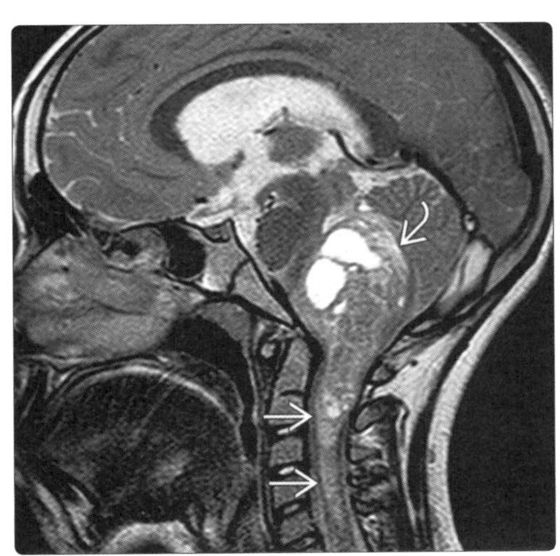

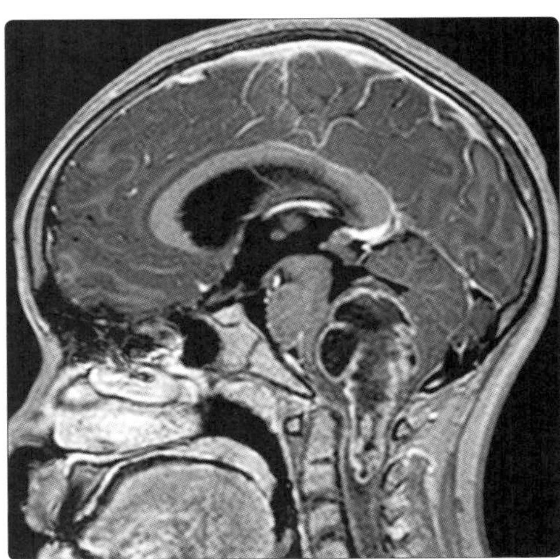

（左图）一名10岁的早晨头痛男孩，MR矢状位T_2WI显示一个大的、不均质肿块，集中在延髓上，向后➡延伸至小脑和向尾端进入颈髓➡。第四脑室梗阻导致严重脑积水。（右图）MR矢状位增强T_1WI（同一患儿）显示分叶状强化壁，低信号肿块。T_2加权图像能较好地显示肿块的内部结构及其尾部延伸

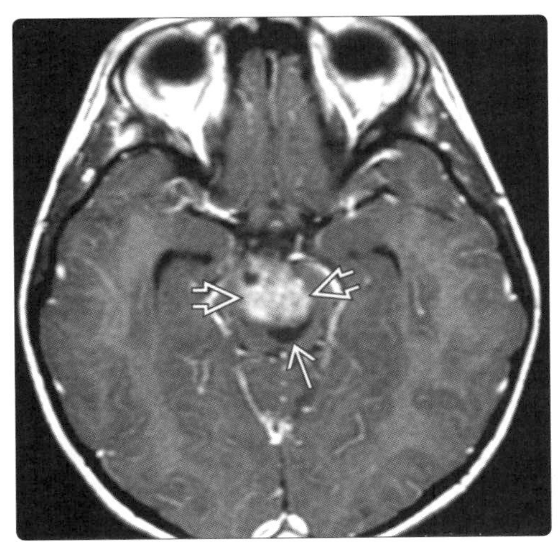

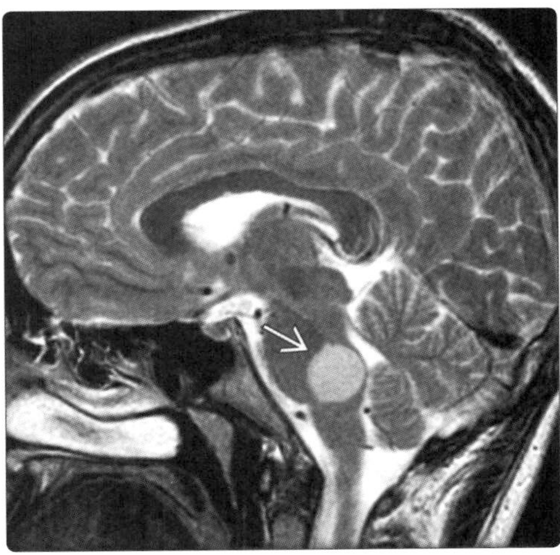

（左图）MR横断位增强T_1WI表现为边界清晰、强化，后部小囊性➡中脑肿块➡，活检显示毛细胞型星形细胞瘤。（右图）MR矢状位T_2WI显示脑桥下、背侧有一个边界清晰肿块➡。肿块有灰质信号，没有增强。活检显示PNET

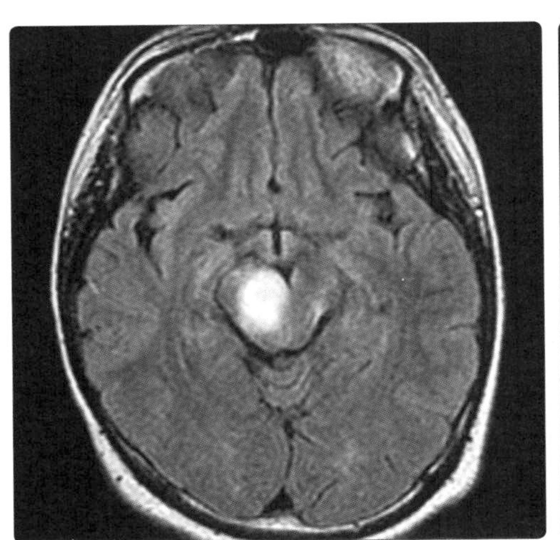

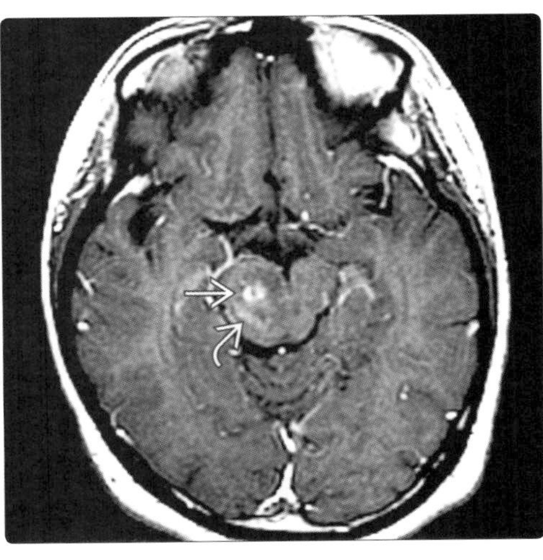

（左图）一名7岁左侧偏瘫加重儿童，MR轴状位FLAIR表现为一个不均匀高信号肿块，占据并扩张中脑、右大脑脚和红核。中脑导水管还没有被堵塞。诊断为Ⅱ级星形细胞瘤。（右图）MR横断位增强T_1WI显示肿块中心小面积中央强化➡，背外侧小线性区域➡强化

毛细胞型星形细胞瘤

关键点

术语
- 毛细胞型星形细胞瘤：边界清楚，生长缓慢，常伴有囊肿和壁结节

影像
- 小脑囊性肿块伴强化壁结节
  - 起源于小脑半球并压迫第四脑室
- 视神经／交叉／束增粗，强化程度不一
- 小脑（60%）＞视神经／交叉（25%～30%）＞第三脑室旁＞脑干
- 边界清楚，几乎没有水肿
- 肿瘤的侵袭性表现（增强和 MRS）具有误导性

主要鉴别诊断
- 髓母细胞瘤（PNE-MB）
- 室管膜瘤
- 神经节细胞胶质瘤
- 血管母细胞瘤
- 脱髓鞘

病理
- WHO Ⅰ级
- 15%NF1 患者发生 PA，最常见于视神经通路
- 多达 1/3 的视神经 PA 患者有 NF1
- 儿童最常见的原发性脑肿瘤

临床问题
- 临床表现因位置而异
  - 头痛恶心呕吐最常见
  - 视力丧失（视路病变）
  - 共济失调，小脑征（小脑病变）
- 肿瘤生长缓慢，预后良好

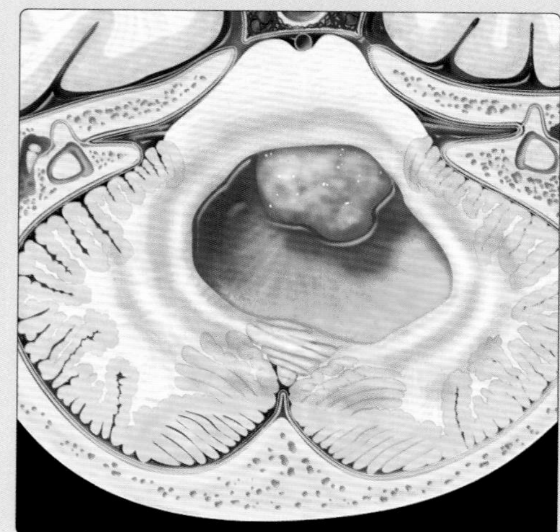

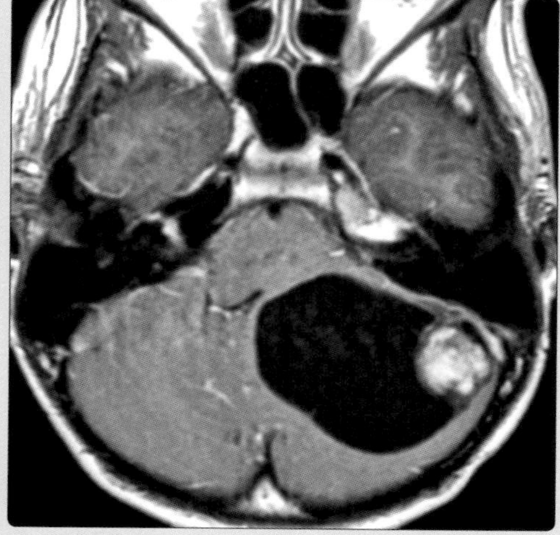

（左图）横断位图显示颅后窝毛细胞型星形细胞瘤（PA）的特征性“囊伴壁结节”。这些 WHO Ⅰ级肿瘤最常见出现在小脑半球并压迫第四脑室。（右图）MR 横断位增强 T_1WI 显示一个儿童小脑毛细胞型星形细胞瘤典型的“囊伴壁结节”表现。注意典型壁结节强化和囊壁无强化。对第四脑室的占位效应，与脑积水相关，是常见的

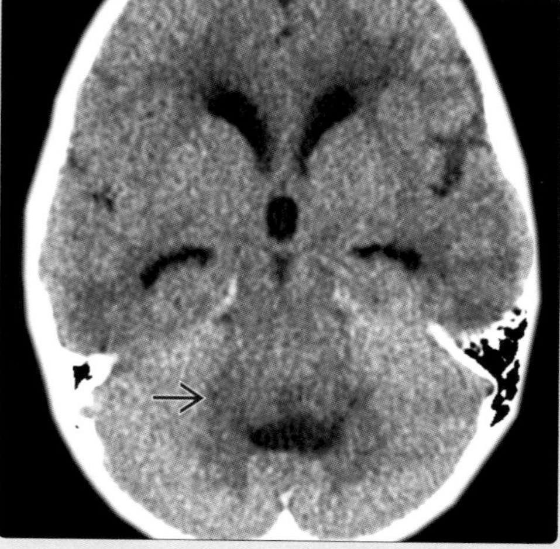

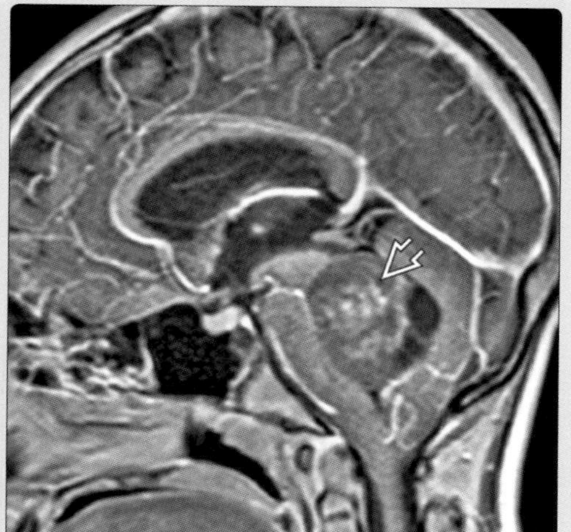

（左图）横断位平扫 CT 显示从脑干后方延伸出的囊性和实性等密度肿块，引起梗阻性脑积水。缺乏密度增加有助于鉴别这种 PA 和髓母细胞瘤。（右图）同一患者 MR 矢状位增强 T_1WI 显示肿块实质部分轻度不均匀强化。PA 最常发生在小脑半球，但也可能发生在脑干背外侧。PA 是儿童最常见的原发性脑肿瘤

术 语

缩写

- 毛细胞型星形细胞瘤（PA），幼年毛细胞型星形细胞瘤（JPA）

定义

- 毛细胞型星形细胞瘤：边界清晰，生长缓慢，常伴有囊肿和壁结节
- 以毛发样细胞质（Rosenthal）纤维和（或）堆积双极细胞中嗜酸性颗粒体为特征

影 像

一般特征

- 最佳诊断线索
  - 强化壁结节的小脑囊性肿块
  - 视神经/视交叉/视束扩大伴不同程度增强
- 位置
  - 小脑（60%）>视神经/交叉（25%~30%）>临近第三脑室>脑干
- 大小
  - 小脑大面积病变，常>3cm
  - 典型的视神经病变较小
- 形态
  - 常由囊性成分决定的整体形态
  - 边界清楚，灶周极少或无 T_2 延长
  - 视神经肿瘤使视神经延长增粗，导致在眼眶内屈曲："点 i" 表现

CT 表现

- 平扫 CT
  - 囊实分离的肿块
  - 周围可能极少或没有水肿
  - 实性部分低-等于灰质（GM）密度
  - 钙化 20%，出血不常见
  - 常引起梗阻性脑积水，位置依赖性
- 增强 CT
  - >95% 增强（模式可变）
    - 50% 无强化囊肿，明显强化壁结节
    - 40% 实性部分伴有中心坏死，不均匀强化
    - 10% 实性、均质的
    - 囊肿可在延迟的图像上对比剂积聚
    - 囊肿壁可能有一些强化

MR 表现

- T_1WI
  - 实性部分等/低于 GM 信号
  - 囊内容等/稍高于 CSF 信号
- T_2WI
  - 实性部分高于 GM 信号
  - 囊内容物呈等/高于 CSF 信号
  - 视觉通道高于 GM 信号
- FLAIR
  - 实性部分高于 GM 信号
  - 囊肿内容物不受抑制：高于 GM 信号
  - 神经纤维瘤病 1 型（NF1）患者交叉/下丘脑肿瘤边缘难以确定
- DWI
  - 实体肿瘤与 GM 相似的扩散性
- 增强 T_1WI
  - 强化，但实性部分不均匀强化
  - 囊肿壁偶见增强
  - 罕见：软脑膜转移
  - 视觉通路：多变强化
- MRS：进行性出现代谢物模式
  - 胆碱↑，NAA↓，乳酸↑
  - 矛盾表现：MRS 不能准确反映肿瘤的临床行为

超声图表现

- 灰阶超声
  - 相对于脑实质而言，实性成分是高回声的
  - 囊肿可能含有碎片

血管造影表现

- 常规：无血管肿块
  - 实性部分偶见新生血管

核医学表现

- PET
  - ^{18}F-氟脱氧葡萄糖（FDG）研究显示 PA 中肿瘤代谢增加
  - 矛盾表现：PET 不能准确反映肿瘤的组织学行为

成像推荐

- 最佳影像方案
  - 增强磁共振
- 推荐检查方案
  - 多平面或三维容积对比后成像关键技术来显示原发灶结构和扩展程度

鉴别诊断

髓母细胞瘤（PNET-MB）

- 中线高密度强化肿块填充第四脑室
- 实性成分 T_2 等于 GM 信号，ADC↓
- 发病年龄较小（2~6 岁）

室管膜瘤

- "塑性"肿瘤，从第四脑室孔伸出
- 钙化、囊肿、出血常见
- 不均匀增强

神经节细胞胶质瘤

- 以角质层为基础的囊性和实性部分增强肿块
- 钙化常见
- 典型的病变位于颞叶或额叶

血管母细胞瘤

- 小脑周边大囊肿伴有轻度强化壁结节，与供血血管

关联
- 成人肿瘤
- 与 von Hippel-Lindau 病相关

黏液性毛细胞型星形细胞瘤
- 婴儿交叉／下丘脑肿瘤
- 实性和增强
- 更有可能播散性、更具侵袭性

脱髓鞘／炎症
- 急性多发性硬化症，ADEM，假瘤的视神经炎可类似视神经胶质瘤
- “肿胀的”MS 可以类似半球的 PA

病　理

一般特征
- 病因
  - 星形细胞的前体细胞
- 遗传学
  - 综合征：与 NF1 相关
    - 15% 的 NF1 患者发展为 PA，在视觉通路最常见
    - 多达 1/3 的视神经 PA 患者伴有 NF1
  - 散发的：抑癌基因缺失不明确
- 相关异常
  - NF1 为主要发病源
  - 经常引起梗阻性脑积水
  - 大体观和临床影响随位置改变

分期、分级和分类
- WHO Ⅰ级

直视病理特征
- 边界清楚地、软质、灰色肿块 ± 囊肿

显微镜下特征
- 2 种星形胶质细胞群典型的“双相”模式
  - 伴有 Rosenthal 纤维的致密双极细胞
  - 伴有微囊，嗜酸性颗粒体疏松的多极细胞
- 具有肾小球样特征的高度血管化
- 可能有侵袭性的特征，但仍为Ⅰ级肿瘤
- MIB-1 增殖指数约为 1%

临床问题

临床表现
- 最常见的体征／症状
  - 头痛、恶心和呕吐（脑积水和颅内压升高的结果）
  - 视力丧失（视通路病变）
  - 共济失调，小脑征（小脑病变）
- 临床概况
  - “中位年龄”儿童，5～15 岁
  - 详细询问症状持续时间：数月至数年

人群分布特点
- 年龄
  - 超过 80% 在 20 岁以下
  - 年龄高峰：5～15 岁
    - 比患有髓母细胞瘤的儿童年龄大
- 性别
  - 男 = 女
- 流行病学
  - 占所有胶质瘤的 5%～10%
  - 儿童最常见的原发性脑肿瘤（占总数的 25%）

自然病史及预后
- 生长缓慢，适应的肿块效应
  - 未经治疗或部分切除或活检后，罕见自发消失
- 在罕见病例中肿瘤可通过蛛网膜下腔播散（但仍为 WHO 1 级）
- 20 年的中位生存率 >70%
- 恶性特征与先前放射治疗相关的的报告罕见

治疗
- 小脑或半球：切除
  - 只有在残留的进展性无法切除的肿瘤时，才能辅助化疗或放疗
- 视神经／交叉／下丘脑：通常没有
  - 观察稳定或缓慢进展性肿瘤
  - 视力丧失后再考虑去肿胀或姑息性手术
  - 快速进展性疾病放射治疗或化疗

诊断要点

关注点
- 儿童小脑或幕上囊肿合并强化结节，最有可能是 PA
- 在成人中诊断该疾病，考虑一般是不合理的
- 很少出现脑脊液转移性疾病或出血性肿块

读片要点
- 区分小脑病变与髓母细胞瘤
  - 局灶性 PA 起源于大脑半球，压迫第四脑室，局限的，DWI 类似于 GM
- PA 的侵袭性表现具有误导性
  - 儿童伴有囊性改变轴内增强肿瘤最有可能是 PA
- PA 的 MRS 表现与临床行为相矛盾

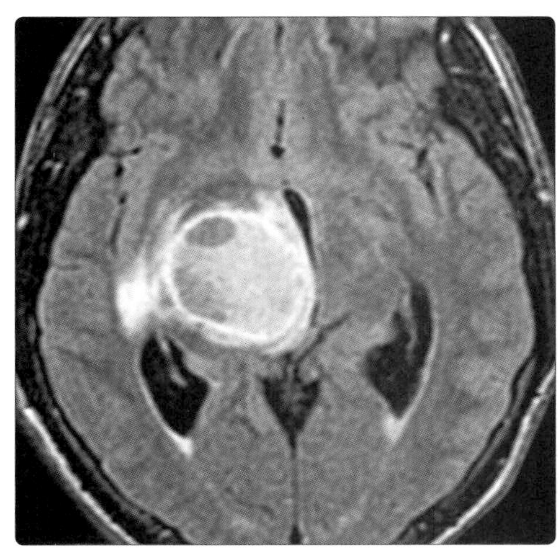

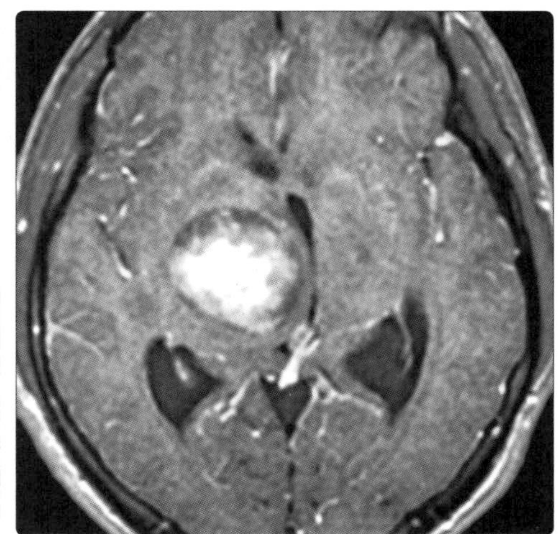

（左图）MR 横断位 FLAIR 表现为不均匀高信号丘脑肿块，伴有轻度瘤周水肿和脑积水。（右图）同一患者 MR 横断位增强 T_1WI 显示分离的肿瘤明显中心性强化。PA 最常见于颅后窝（60%）和视神经 / 交叉（25%～30%）。在幕上脑内毛细胞型星形细胞瘤通常与第三脑室相邻。囊实性为典型的 WHO Ⅰ级肿瘤表现

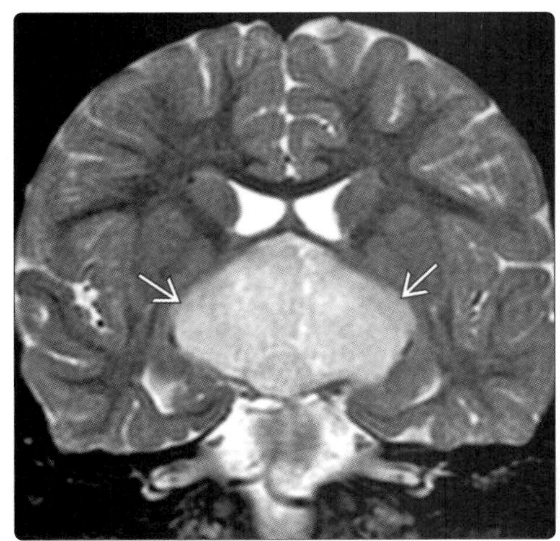

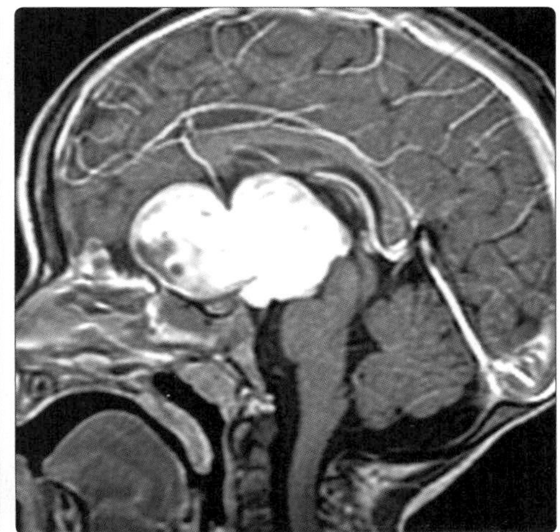

（左图）MR 冠状位 T_2WI 示下丘脑 / 交叉肿块➡明显高信号，周围无水肿。（右图）同一患者 MR 矢状位增强 T_1WI 表现为强化的下丘脑 / 交叉 PA，有视觉症状。下丘脑 / 交叉肿瘤有不同程度的强化。视神经通路 PA 与 1 型神经纤维瘤病高度相关：多达 1/3 的视神经通路 PA 患者有 1 型神经纤维瘤病

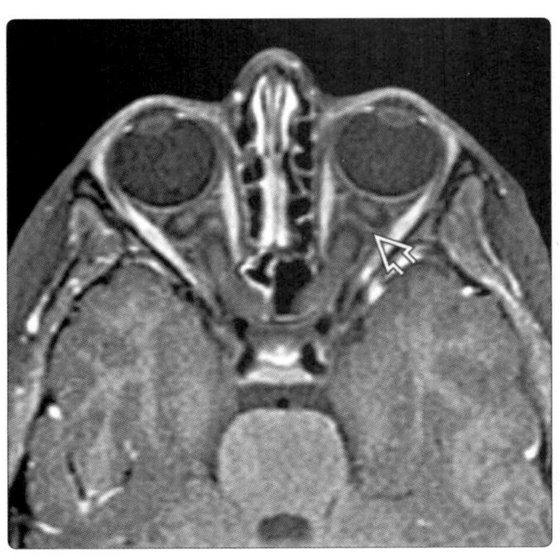

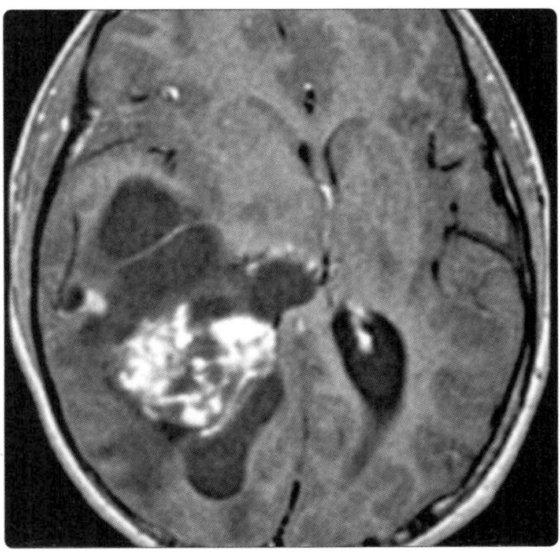

（左图）双侧视神经胶质瘤 NF1 患者的 MR 横断位增强 T_1WI 并脂肪饱和显示其特征性的眶内视神经的“点状 i”状表现，其原因是近端拉长神经屈曲所致。（右图）一例儿童 MR 横断位增强 T_1WI 显示大的、囊性、实性肿块。注意相关的肿块效应。较大的尺寸和不均匀强化可能提示一个更侵袭性的组织学。在切除时，证实是 WHO Ⅰ级 PA

髓母细胞瘤

关键点

术语
- 髓母细胞瘤（MB），颅后窝 PNET
- 恶性高细胞性胚胎瘤

影像
- 第四脑室肿瘤
  - 起源于脑室顶（上髓帆）
  - 在年长儿童／成人侧向起源（小脑半球）更常见
- 球形，在各个方位推移脑组织
- 在平扫 CT 上 90% 呈高密度
- 40%～50% 有瘤内小囊肿／坏死灶
- 常见的脑积水（95%）
- >90% 增强
- 弥散受限，ADC 值低
- 出现近 1/3 有蛛网膜下腔转移

主要鉴别诊断
- 小脑毛细胞型星形细胞瘤（PA）
- 室管膜瘤
- 脉络丛乳头状瘤（CPP）
- 非典型畸胎样／横纹肌样瘤（AT/RT）

病理
- WHO 第Ⅳ级

临床问题
- 占儿童颅后窝肿瘤的 30%～40%
- 成人罕见
- 快速增长，早期蛛网膜下腔播散
- 3 岁以下儿童的生存率较低

诊断要点
- 儿童颅后窝肿瘤考虑 MB？包含 AT／RT

（左图）横断位图显示一个以第四脑室为中心的球形肿瘤，典型髓母细胞瘤表现。（右图）MR 横断位 FLAIR 显示第四脑室➡区域边界清晰的不均匀高信号肿块。注意多发瘤内囊肿↪。手术中发现了典型的髓母细胞瘤

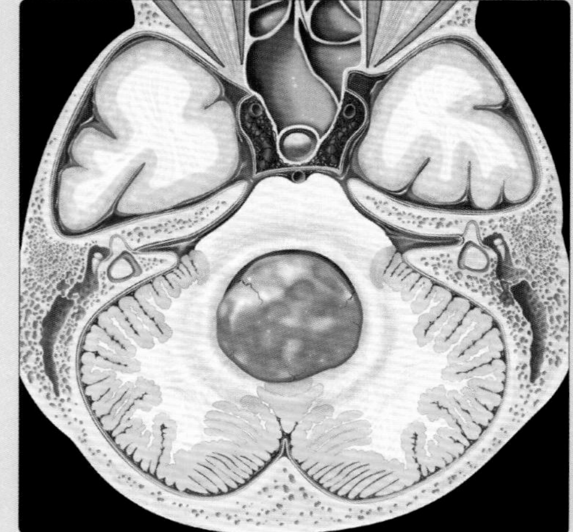

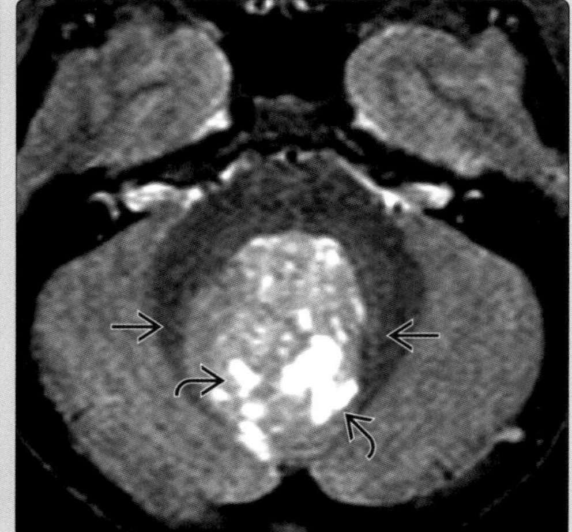

（左图）MR 横断位 T_2WI 显示颅后窝➡（起源于第四脑室）有一个大的、不均匀的高信号肿块，并延伸至右侧 CPA 和内听道↪。肿块有多个囊性病灶。（右图）MR 横断位增强 T_1WI 显示这个大髓母细胞瘤的轻度强化

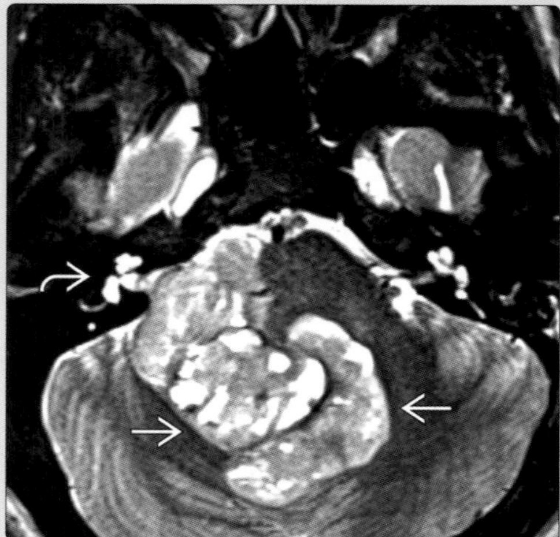

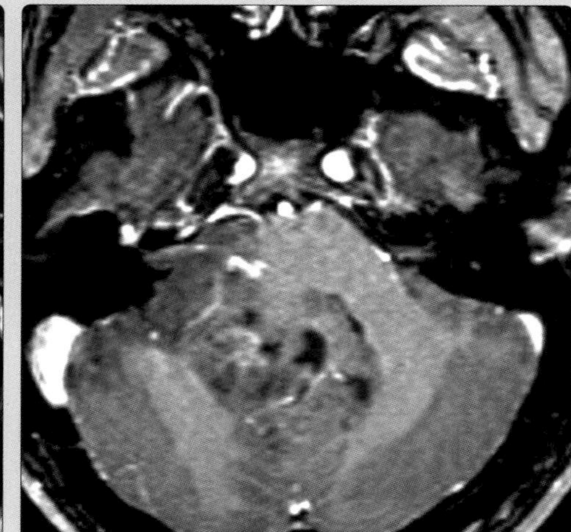

术　语

缩写

- 髓母细胞瘤（MB）

同义词

- 颅后窝 PNET，PNET-MB

定义

- 恶性、侵袭性、高细胞性胚胎肿瘤

影　像

一般特征

- 最佳诊断线索
  - 圆形，第四脑室高密度肿块
- 位置
  - 第四脑室肿瘤
    - 来自脑室顶（上髓帆）
    - 区别于室管膜瘤，起源于第四脑室底
  - 侧向起源（小脑半球）在年长儿童 / 成人更常见（50%～89%）
  - 可能生长至 CPA
- 大小
  - 1～3cm
- 形态
  - 球形，在各个方位推移脑组织

平片表现

- 平片
  - 致密骨转移可能发生在病程的晚期（罕见）

CT 表现

- 平扫 CT
  - 第四脑室实性肿块
    - 90% 高密度
    - 20% 钙化；出血少见
    - 40%～50% 瘤内小囊 / 坏死
  - 脑积水常见（95%）
- 增强 CT
  - >90% 强化
    - 相对均匀
    - 偶尔斑片状（可能是缓慢填充）

MR 表现

- T_1WI
  - 低于灰质（GM）信号
- T_2WI
  - 接近或稍高于灰质信号
- FLAIR
  - 高于脑组织信号
  - 第四脑室脑脊液肿瘤分化好
- DWI
  - 弥散受限，ADC 低
- 增强 T_1WI
  - >90% 强化
  - 常不均匀
  - 对比增强检测脑脊液播散至关重要
    - 在脑表面上线性冰样强化："zuckerguss"
    - 结缔组织增生或广泛结节的髓母细胞瘤（MBEN）常见广泛的葡萄样的肿瘤结节
    - 可能有硬膜尾和像脑膜瘤（小脑半球）
  - 脊髓对比增强 MR（整个轴索）
    - 多达 1/3 出现蛛网膜下腔转移性疾病
    - 为了避免造影后假阳性作造影前成像：椎管内血液可类似或掩盖转移灶
- MRS
  - ↓↓NAA
  - ↑↑胆碱
  - 乳酸通常出现
  - 牛黄酸抬高（短 TE）
  - Cr/Cho<0.75 和 mI/NAA<2.1 提示 MB（DD 室管膜瘤）

血管造影表现

- 常规
  - 乏或低血管颅后窝肿块

非血管介入

- 脊髓造影
  - 可有助于识别"drop"mets
  - 很大程度上被脊髓增强 MR 取代
- 最佳影像方案
  - 对比增强 MR
- 推荐检查方案
  - 造影前后矢状位图像显示原发灶（顶与底）
  - 如果作为单独的检查，脊柱 MR 的质量会更好

鉴别诊断

小脑毛细胞型星形细胞瘤（PA）

- 年长儿童
- 半球病变
- 囊肿伴强化结节

室管膜瘤

- 年长儿童
- 更不均匀，钙化和出血更常见
- 经第四脑室孔 / 大孔延伸："可塑性肿瘤"
- ADC 值较高（较少细胞性）

脉络丛乳头状瘤（CPP）

- 在第四脑室不太常见
- 明显均匀强化
- 占位效应较少

非典型畸胎 / 横纹肌样肿瘤（AT/RT）

- 影像上无法区分
  - 与 MB 比较出血率增高
  - AT/RT CPA 受累更常见

- 年幼儿童

背外生性脑干胶质瘤

- MR 显示起源于脑干

病　理

一般特征

- 病因
  - 怀疑 2 个细胞系来源
    - 后髓帆（第四脑室顶）细胞残余
    - 小脑外颗粒层
- 相关异常
  - 与家族性癌症综合征相关
    - Gorlin（痣样基底细胞癌）综合征
    - Li-Fraumeni 综合征
    - Turcot 综合征
    - Gardner 综合征
    - Cowden 综合征
  - 相关 Taybi ＆ Coffin-Siris 综合征

分期、分级和分类

- WHO Ⅳ级
- 分子基团：WNT，SHH，group 3，group 4
- 分子标记
  - Myc：扩增显示预后不良
  - 17 号染色体：失衡→预后不良
  - β-catenin：核积累→ WNT 组
  - TrkC：高 mRNA 水平→良好预后
  - FSTL5：表达→预后不良

直视病理特征

- 坚实／离散软组织／不甚明确
  - 第四脑室外肿瘤更易发生结缔组织增生性变

显微镜下特征

- 密集深染细胞，胞浆稀少
- 常见有丝分裂
- 24% 发育不良

临床问题

临床表现

- 最常见的体征／症状
  - 共济失调，颅内压增高的迹象
  - 颅缝开放并巨头畸形婴儿
- 临床特征
  - 症状出现相对较短（平均 2 个月）
  - 症状反映局部占位效应和（或）ICP 升高
    - 恶心呕吐，共济失调
    - 脑神经麻痹（不像脑干星形细胞瘤那样常见）
  - N 和 V 的胃肠检查可先于神经影像学诊断

人群分布特点

- 年龄
  - 75%<10 岁
  - 大多数在 5 年内诊断
- 性别
  - 男：女＝（2～4）：1
- 流行病学
  - 占所有儿童脑肿瘤的 15%～20%
  - 占儿童颅后窝肿瘤的 30%～40%
  - 在成人中罕见

自然病史及预后

- 快速生长，早期蛛网膜下腔蔓延
- 最初对治疗的积极反应反映出高的有丝分裂活动
- “标准风险”临床简介
  - 无转移或肉眼残留肿瘤的 S/P 切除术
  - ERBB-2 肿瘤蛋白阴性：5 年生存率高（100%）
  - ERBB-2 肿瘤蛋白阳性：5 年生存率低（54%）
- “高风险”临床概况
  - 5 年生存率：约 20%
  - 术后残留肿瘤
  - 证实的转移性疾病
  - 3 岁以下儿童生存率低
- 成人的预后表现略好一些（可能反映了侧部病变的更大的可切除性、促结缔组织增生性变异）
  - 成人晚期复发常见

治疗

- 手术切除、辅助化疗
- 如果 >3 年颅脊髓照射

诊断要点

关注点

- 3 岁以下患者 AT/RT
- 术前对整个神经轴索的评估和手术床的术后评估是预后的关键

读片要点

- 起源于第四脑室顶的肿瘤＝PNET-MB
- 起源于第四脑室底的肿瘤＝室管膜瘤
- 儿童颅后窝肿瘤考虑 MB？包含 AT/RT

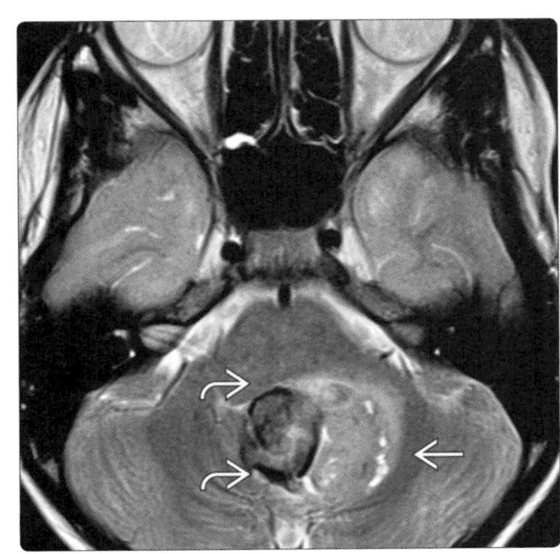

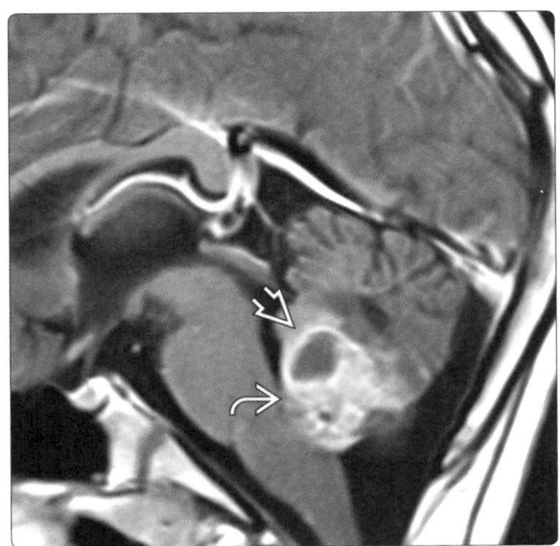

（左图）一名笨拙、呕吐和体重减轻的11岁女孩，MR横断位T_2WI表现为第四脑室➡皮质样等信号不均匀肿块，低信号区代表出血↪。神经系统检查显示共济失调、眼球震颤和右侧面瘫。（右图）MR矢状位增强T_1WI显示肿瘤呈明显强化↪，坏死部位无强化⇨

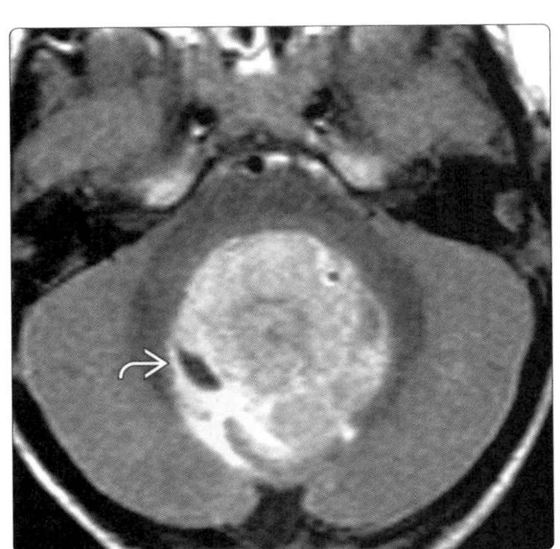

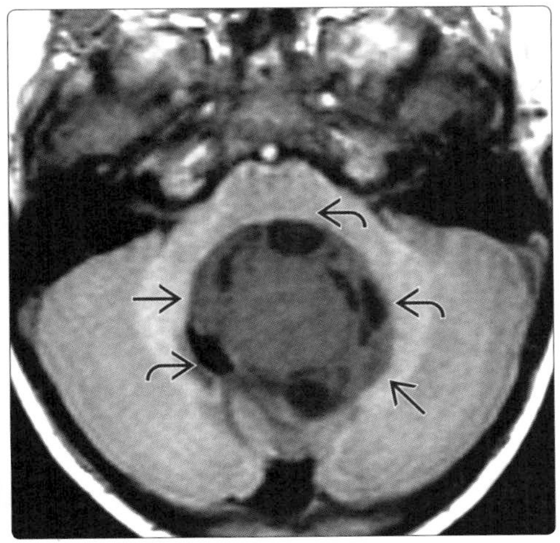

（左图）横断位FLAIR显示典型的髓母细胞瘤，刚好位于第四脑室后，信号强度高，边界清晰，囊状区域↪小。第四脑室完全闭塞。（右图）MR横断位T_1WI显示第四脑室在低信号实性肿块➡内多个水信号小区（囊性成分↪）。这是一个典型的T_1表现

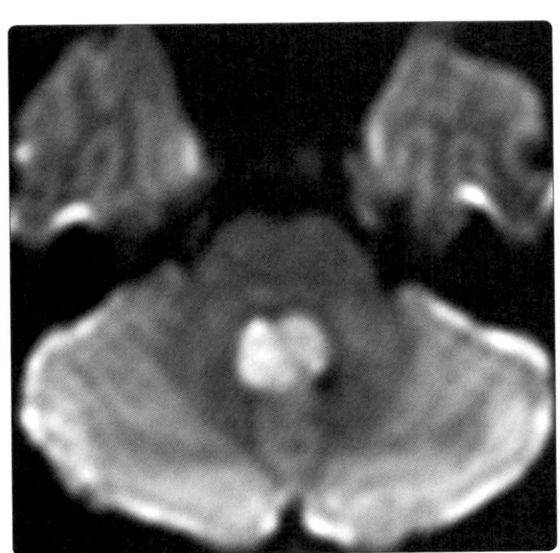

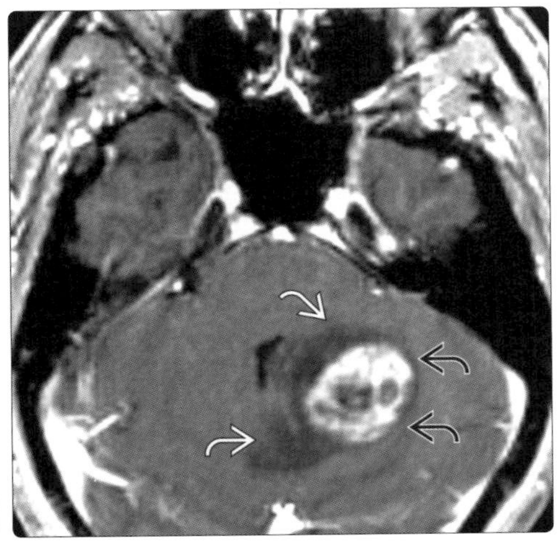

（左图）MR横断位DWI显示典型的位于第四脑室的高信号髓母细胞瘤，提示高细胞性肿瘤，弥散受限。这一特征常见于髓母细胞瘤，而室管膜瘤在DWI上表现为低信号，ADC值较高。（右图）一名50岁女性的MR横断位增强T_1WI显示左侧小脑半球强化肿块↪伴灶周水肿➡。手术中发现为典型的髓母细胞瘤

幕下室管膜瘤

关键点

术语
- 幕下室管膜瘤（ITE）
  - 亚型：细胞型、乳头型、透明细胞型、伸长细胞型
- 生长缓慢室管膜细胞肿瘤

影像
- 所有室管膜瘤中 2/3 是幕下的
  - 在第四脑室最多
  - 软组织或“塑性”肿瘤
  - 压迫第四脑室孔
  - 扩展到 CPA/ 枕大池
- 钙化常见（50%）
- ± 囊肿，出血
- 可变的强化、脑积水
- 低细胞性→高 ADC
- NAA：CHO 高于 PNET-MB

主要鉴别诊断
- 髓母细胞瘤（PNE-MB）
- 小脑毛细胞型星形细胞瘤（PA）
- 脑干胶质瘤
- 非典型畸胎样 / 横纹肌样肿瘤（AT/RT）
- 脉络丛乳头状瘤
- 少突胶质细胞瘤

临床问题
- 颅内压升高的迹象
  - 早上起床后最糟糕
- 3%～17% 的脑脊液播散

诊断要点
- 比 PNET-MB 或 PA 更不常见
- 界面模糊
  - 第四脑室底 = 室管膜瘤
  - 第四脑室顶 =PNET-MB

（左图）矢状图显示颅后窝室管膜瘤通过第四脑室孔，进入枕大池➡和 CPA 池➡。在这个位置“塑性”生长模式是室管膜瘤的典型表现，增加了手术切除的难度。（右图）MR 矢状位 T_1WI 增强脂肪抑制显示一个典型的室管膜瘤➡，从第四脑室延伸到大池➡。囊性区与实性强化肿瘤混合表现为典型表现

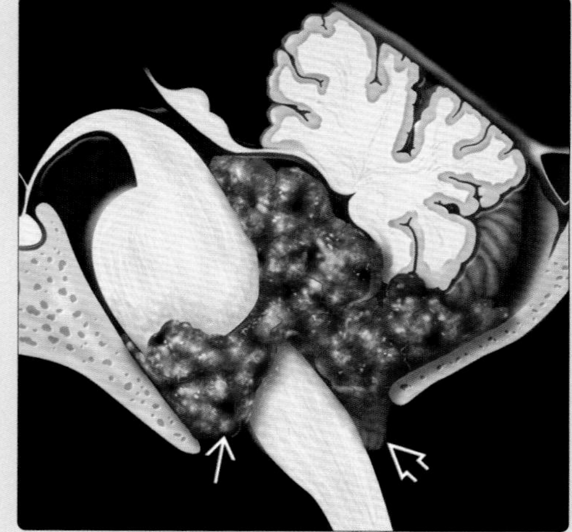

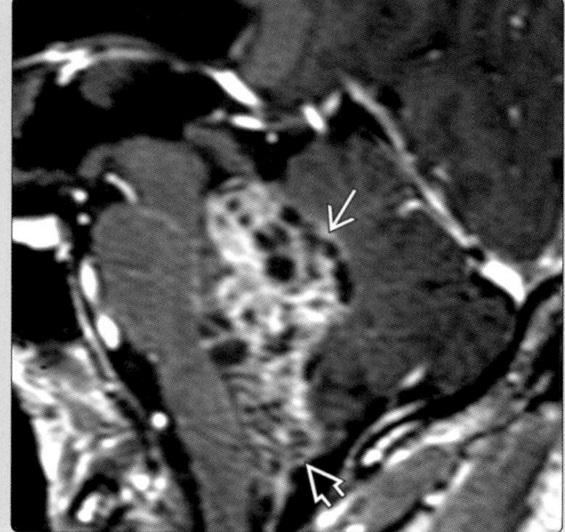

（左图）一名 9 岁男孩 MR 横断位 T_2WI 显示中线肿块，内部不均匀。在平扫 CT 上，高信号区对应于局灶性坏死➡，低信号区↪与钙化相关。（右图）同一患儿 MR 矢状位增强 T_1WI 表现为肿瘤明显强化。注意“上游”脑室梗阻伴脑导水管➡扩大，第三脑室➡扩张，肿瘤从第四脑室正中孔向枕大池↪内突出

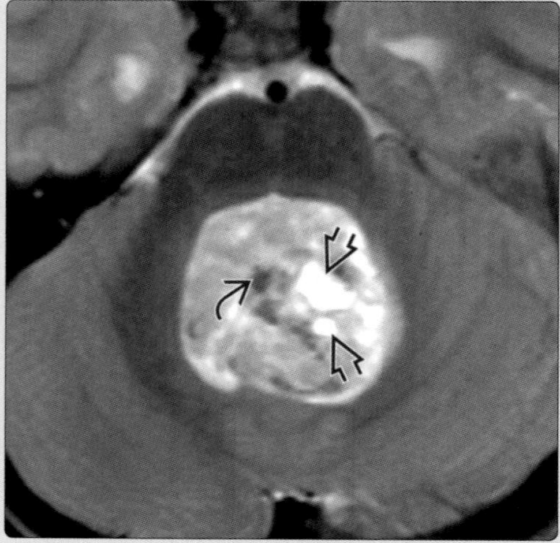

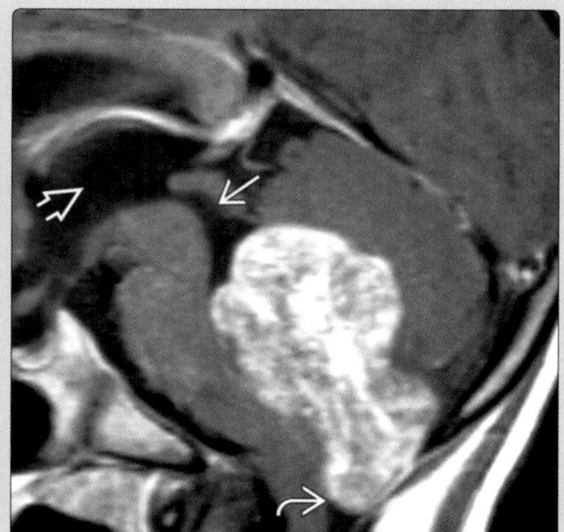

术 语

定义

- 幕下室管膜瘤（ITE）
    - 缓慢生长的室管膜细胞肿瘤
    - 组织学亚型：细胞型、乳头状型、透明细胞型、伸长细胞型

影 像

一般特征

- 最佳诊断线索
    - 不均匀信号
    - 软或“可塑性”肿瘤通过第四脑室孔挤入脑池
    - 与第四脑室底的模糊界面
- 位置
    - 2/3 幕下（多数在第四脑室）
        - “中底”型：起源于第四脑室下 1/2
        - “顶”型：起源于下髓帆
        - 侧向（偏中线）室管膜瘤：预后较差
            - 肿瘤吞没脑神经和血管，阻碍切除
    - 1/3 幕上
        - 大多数在脑室外周，脑室周围白质（WM）
- 大小
    - 2～4cm
- 形态
    - 颅后窝不规则形态
        - 适应脑室或池的形态

CT 表现

- 平扫 CT
    - 第四脑室肿块等 - 高密度肿块延伸至 CPA/ 枕大池
    - 钙化常见（50%）；± 囊肿，出血
    - 脑积水
- 增强 CT
    - 可变不均匀强化

MR 表现

- T_1WI
    - 不均匀，通常是等 - 低信号
    - 囊性病灶信号稍高于脑脊液
    - 高信号灶（钙化，出血成分）常见
- T_2WI
    - 不均匀，通常是等 - 高信号
    - 高信号的囊性病灶
    - 低信号灶（钙化，出血成分）
- FLAIR
    - 能显示肿瘤与脑脊液的锐利界面
    - 肿瘤囊肿对脑脊液呈明显高信号
- T_2^* GRE
    - 低信号“开花”钙化灶
- DWI
    - 随坏死、囊肿数量的不同而变化
    - 实性部分通常 ADC 值低
- 增强 T_1WI
    - 从无到轻度 / 中度不等强化
        - 典型不均匀强化
    - 检测脑脊液在脑 / 脊柱中的播散是有用的
- MRS
    - NAA ↓，Cho ↑
        - NAA ∶ Cho 比率比 PNET-MB 高
    - 乳酸↑
    - 仅凭磁共振波谱并不能可靠地区分室管膜瘤和星形细胞瘤或 PNET-MB

血管造影表现

- 由于动静脉分流从乏血管到富血管变化表现

非血管造影

- 脊髓造影
    - 可能有助于显示“落下的”转移灶
    - 比脑和脊髓 T_1WI 检查更好

核医学表现

- PET 上对 FDG 的摄取增加

成像推荐

- 最佳影像方案
    - 平扫 CT+MR 增强，MRS
- 推荐检查方案
    - 术前整个轴索成像
    - 需要结合影像学、临床表现来区别 PNET-MB
    - 高质量的矢状位成像能区分起源点如第四脑室底和顶

鉴别诊断

髓母细胞瘤（PNET-MB）

- 平扫 CT 呈高密度
- 均质肿块
- 来自第四脑室顶
- 与第四脑室底界面更清楚
- ADC 值低，高细胞性

小脑毛细胞型星形细胞瘤（PA）

- 小脑半球不均质肿瘤
- 囊肿伴壁结节
- 实性部分明显强化

脑干胶质瘤

- 浸润性脑干膨大
- MR 均匀信号
- 可能投射到第四脑室

非典型畸胎样 / 横纹肌样瘤（AT/RT）

- 大肿块伴有囊肿或坏死
- 不同强化方式

脉络丛乳头状瘤

- 明显强化脑室内肿瘤

- 成人第四脑室更为常见

少突胶质细胞瘤

- 年轻人不均质幕上肿块
- 额叶病变伴钙化

多形性胶质母细胞瘤

- 成人；儿童和颅后窝罕见
- 不均质性恶性幕上肿块
- 坏死，出血常见

病　理

一般特征

- 病因
  - 起源于室管膜细胞或室管膜残余
    - 室管膜周围残余考虑为幕上肿瘤
  - 可能与猿猴病毒 40（SV40）有关
    - 高百分比表达 SV40 DNA 序列
    - SV40 在啮齿类动物体内注射可诱发室管膜瘤
- 遗传学
  - 颅内肿瘤与染色体 1q，6q，9，13，16，17，19，20，22 异常有关
    - 1q 染色体增益，9 号染色体缺失与间变性肿瘤相关
  - 表观遗传因素可能是重要的

分期、分级和分类

- WHO Ⅱ级（低级别、分化好）
- WHO Ⅲ级（高级别、间变性）

直视病理特征

- 边界清楚
- 柔软、分叶、灰红色的肿块
- ± 囊肿、坏死、出血
- 通过第四脑室出口孔突出→"塑型发展"
- 典型的推移而不是侵犯邻近脑实质

临床问题

临床表现

- 最常见的体征 / 症状
  - 颅内压升高：头痛，恶心，呕吐
    - 在早上醒来时最常见，随着白天的进行而改善
- 临床特征
  - 年龄 1～5 岁，头痛呕吐
- 其他
  - 共济失调，偏瘫，视力障碍，颈部疼痛，斜颈，头晕
  - 婴儿：易怒，嗜睡，发育迟缓，呕吐，巨头畸形

人群分布特征

- 年龄
  - 双峰分布
    - 主要高峰期：1～5 岁
    - 第二个较小的高峰：中年（30 多岁）
- 性别
  - 轻度男性优势
- 流行病学
  - 所有颅内肿瘤的 3%～5%
  - 儿童颅后窝肿瘤 15%
    - 儿童第 3 常见颅后窝肿瘤
      - 最常见的是 PA 和 PNET-MB

自然病史及预后

- 3%～17% 的脑脊液播散
- 一般预后不良
  - 5 年总生存率：50%～60%
  - 无进展生存率：30%～50%
- 肿瘤中表达金属蛋白酶 MMP2 和 MMP14 →预后较好

治疗

- 手术切除 ± 化疗，放射治疗（XRT）
  - 全切除 + 放疗与提高生存率相关
  - 复发后 5 年生存率：15%
- 由于肿瘤的黏附和浸润性质，往往手术切除很困难

诊断要点

关注点

- 比 PNET-MB 或 PA 少见得多
- 全切除对生存率的影响大于 PNET-MB 或 PA
- 检测无症状复发监测成像可提高生存率

读片要点

- 界面模糊
  - 第四脑室底 = 室管膜瘤
  - 第四脑室顶 =PNET-MB
- 常寻找蛛网膜下腔的脑脊液播散

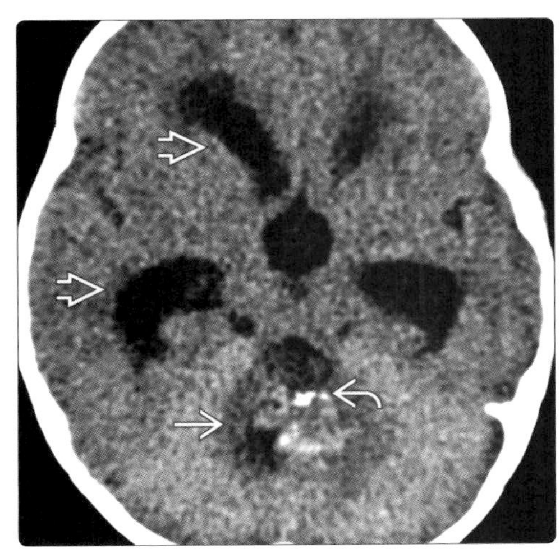

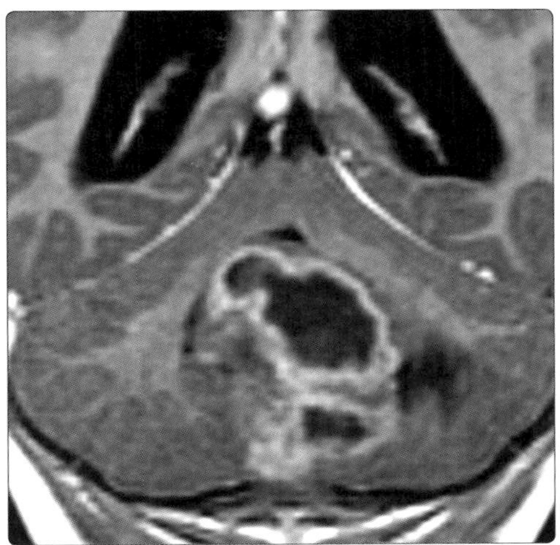

（左图）一名临床表现为恶心呕吐2岁女孩，横断位平扫CT显示部分钙化的中线肿块，引起梗阻性脑积水。（右图）同一患儿MR冠状位增强T_1WI表现为肿瘤周边不均匀强化。手术发现为间变性室管膜瘤（WHO Ⅲ级）

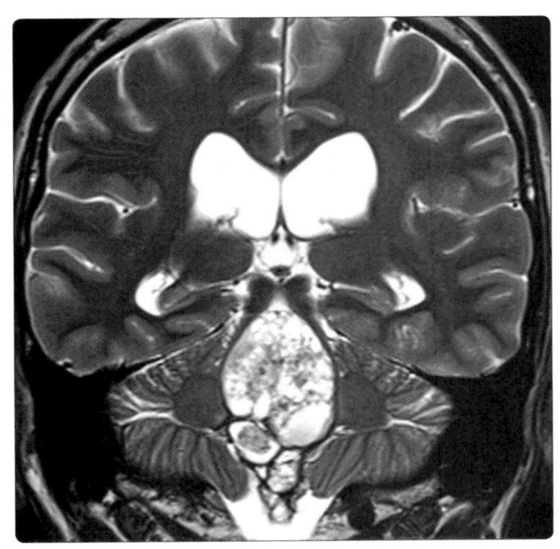

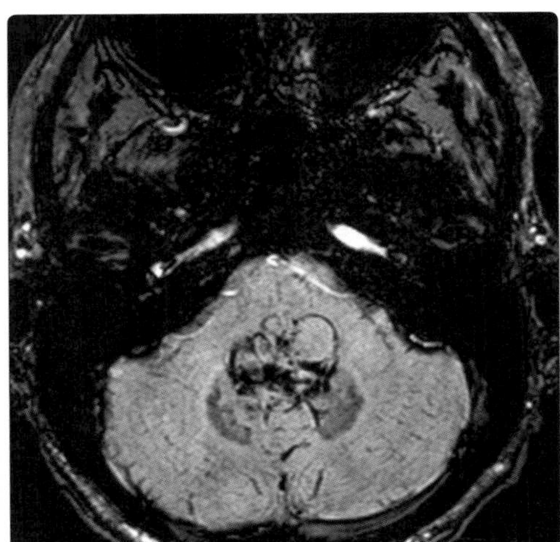

（左图）29岁男性患者MR冠状位T_2WI显示第四脑室区典型的幕下室管膜瘤。肿瘤呈不均匀高信号，多个低信号灶。（右图）同一患者MR横断位T_2^* SWI显示瘤内低信号区，很可能代表钙化和出血性成分

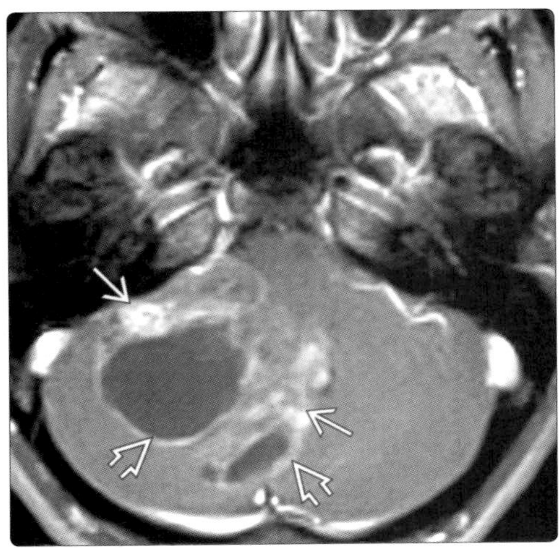

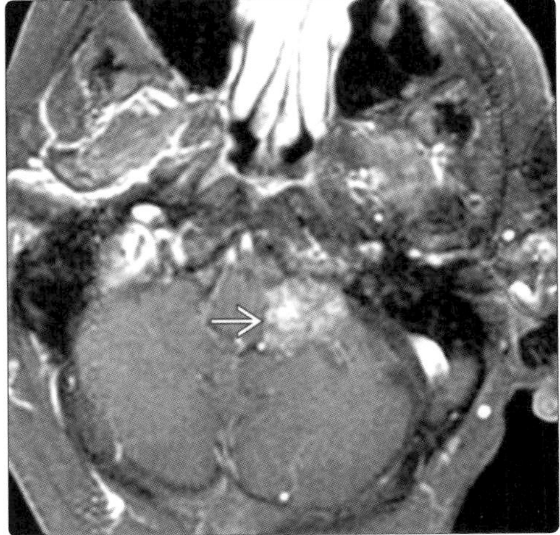

（左图）一名12岁男孩MR横断位增强T_1WI显示偏中线肿块。注意实性肿瘤成分不均质强化，囊肿壁边缘强化。手术提示室管膜瘤。“侧向室管膜瘤”预后较差。（右图）中年头痛患者MR增强T_1WI显示左CPA池下分叶状肿块，术前诊断为脉络丛乳头状瘤，手术中发现为细胞室管膜瘤

小脑发育不全

关键点

术语

- 小小脑，小脑（CBLL）发育不良
- 先天或后天条件，孤立或综合 / 畸形
- 特点是小脑生长减缓或停止，小脑损伤，或凋亡增加

影像

- 形态
  - 孤立的小脑发育不全
  - 小脑伴脑干发育不全（桥小脑发育不全 PCH）
  - 小脑发育不全伴有幕上中枢神经系统畸形
  - 局灶性或半球小脑发育不全常见（并非总是）
- MR 为选择的检查
  - 小小脑 ± 脑桥发育不全或裂
  - 可见蚓部发育不良、异常裂隙、皮质发育不良、幕上 / 幕下畸形
- 影像学检查的选择：多平面 ± 表面重建的容积式 MR 全脑成像

主要鉴别诊断

- 小脑萎缩
  - 产前出血 / 缺血所致病灶
  - 遗传性疾病扩散（代谢 / 退化）

临床问题

- 孤立性小脑发育不全：非进行性先天性共济失调（可为轻度或重度）、低张力、震颤或步态蹒跚、斜视、眼球震颤、认知和语音延迟
- 桥小脑发育不良：描述有多种病因，主要是遗传性的多种类型

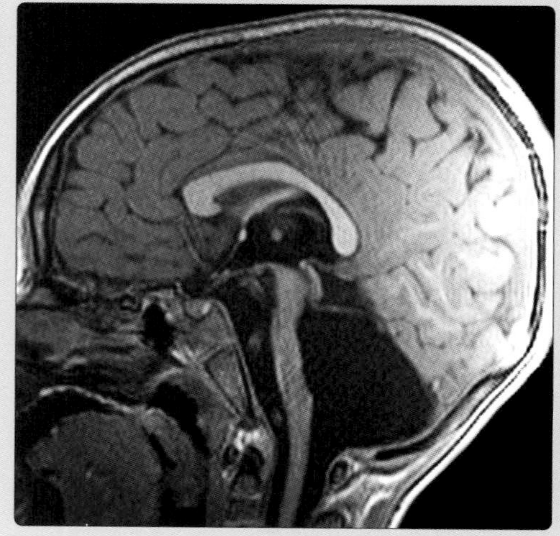

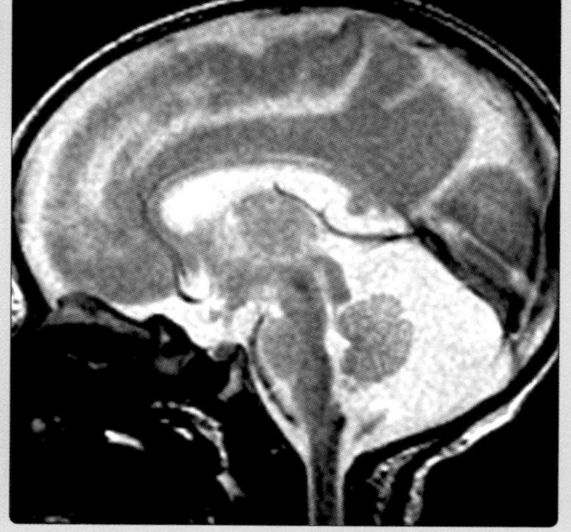

（左图）一个患有小头畸形、视神经缺损、手足舞蹈徐动症和斜视儿童 MR 矢状位 T_1WI 表现为小脑和脑桥显著发育不全。后窝小，一个低的垂直小脑幕。未发现与已知类型 PCH 相对应的突变。（右图）MR 矢状位 T_2WI 显示正常大小的脑干和发育不良的小脑。分叶正常，但与正常对照组相比，蚓部头尾高测量值较小

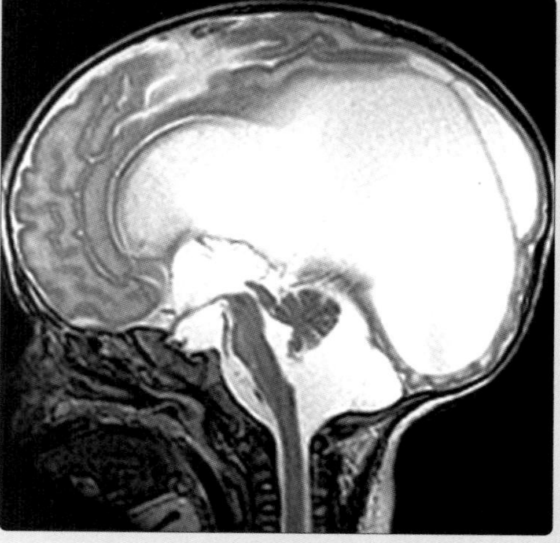

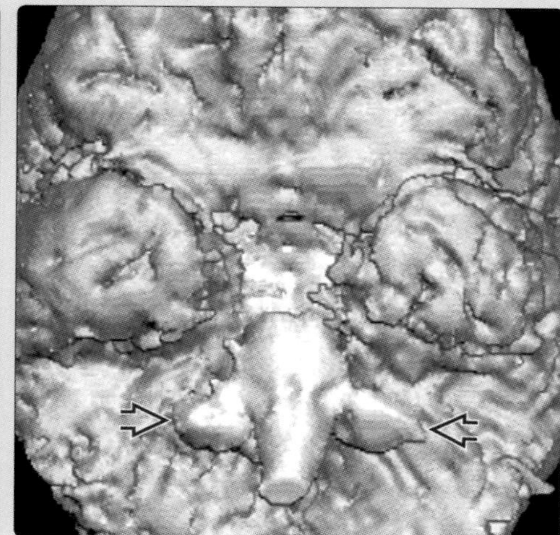

（左图）在新生儿重症监护病房（NICU）复杂病程后早产婴儿 MR 矢状位 T_2WI 表现为脑积水和小脑及脑桥发育不全。早产儿的脑室出血与小脑出血有关。（右图）轴斜三维表面重建显示小的发育不良的小脑半球➩，其他脑组织大小正常

术 语

同义词

- 小小脑，小脑（CBLL）发育不良

定义

- 先天或后天条件，孤立或综合征 / 畸形
- 特点是小脑生长↓或停止，CBLL 损伤，或凋亡↑

影 像

一般特征

- 最佳诊断线索
  - 小小脑半球和蚓部
- 位置
  - 可孤立于颅后窝结构，也可以包括幕上脑畸形
  - 全小脑、蚓部或半球发育不全
- 大小
  - 可变
- 形态
  - 孤立小脑发育不全
    - 对称全小脑发育不良，裂隙和叶间沟大小正常
    - 一些有组织混乱的脑回
  - 小脑脑干发育不全（桥小脑发育不全）
    - 产前胎儿生长停止为常见相关
  - 小脑发育不良伴中枢神经系统畸形
    - Dandy-Walker（Continuum）连续统一体，磨牙畸形，菱脑融合，脑室周围结节异位症，
  - 局灶性或半小脑发育不全常见（并非总是）

CT 表现

- 平扫 CT
  - 骨性颅后窝大小多变

MR 表现

- T_1WI
  - 小小脑
    - ± 脑桥发育不全或裂
    - ± 蚓部发育不良、异常裂隙、皮质发育不良、幕下 / 幕上畸形
- T_2WI
  - ± 髓鞘形成障碍
- FLAIR
  - 胶质增生应提示萎缩而非发育不良

成像推荐

- 最佳成像方式
  - 多平面重建容积式 MR 全脑成像
- 推荐检查方案
  - 脑 MR 和小脑表面三维重建有用

鉴别诊断

小脑萎缩

- 发育形成后小脑组织的丢失
  - ± 胶质增生，病灶体积减少，小脑裂隙 / 叶间沟扩大
- 进行性先天性代谢异常或神经变性
  - 部分名单列表：GM2，先天性糖基化 1 型疾病，共济失调 - 毛细血管扩张症，婴儿神经轴突营养不良，辅酶 Q 缺乏，脊髓小脑萎缩，橄榄桥小脑萎缩

病 理

一般特征

- 病因
  - 基因突变或后天干扰胚胎形成
  - 后天干扰
    - 缺血、弥漫性缺氧（NICU、早产），照射
    - 炎症后（STORCH）：风疹，特别是细小病毒和巨细胞病毒牵连的小脑或桥小脑的“停止发育”病例
- 遗传学
  - 非进展性小脑发育不全：许多
    - 家族性新生儿小脑发育不良：X 连锁（OPHN1，DCK1）和常染色体隐性遗传形式
    - 非整倍体：18 三体，21 三体，Cornelia de Lange 等
  - 桥小脑发育不全（PCH）
    - 先天性：先天性糖基化障碍（CDG）1 型，PCH1-8 型，PEHO 综合征，CAST 突变
  - 无脑回畸形
    - LCH：无脑回并小脑发育不全或发育不良（*RELN*、*VLDLR*、*TUBA1A*，*TUBB5* 突变）
  - 小脑蚓部畸形和发育不全
    - Dandy Walker 连续体（ZIC1-4），Joubert 和磨牙综合征（jbts1-4，AHI1），菱脑融合
  - 微管蛋白基因突变常常与小脑发育不全相关
    - 几乎所有的微管蛋白的基因突变（*TUBA1A*，*TUBB2B*，*TUBB2A*，*TUBB3*、*TUBB5* *TUBG1*）可以有小脑发育不全
  - 鹅卵石畸形
    - 营养不良、层粘连蛋白、GPR56，一些胶原蛋白的突变；皮质囊肿相关小脑发育不全
- 相关异常
  - 许多与小脑发育不全相关
    - 四足动物运动：Chr 17p
    - 骨内膜硬化、少牙、小头畸形
    - 巨脑回畸形：Goldberg Shprintzen 综合征（*KIAA1279* 基因）
    - 胰腺不发育：*PTF1A* 基因突变
    - 小头畸形，Hutterite 形式：*VLDLR* 基因突变
    - 眼肌麻痹：xp11.21-q24
    - 全血细胞减少症：Hoyeraal and Hreidarsson，

DKC1 突变
  - 纤毛类疾病（伴有肾脏，手指，眼部异常）：Joubert 相关疾病
- 早期（遗传性或获得性）损伤可能导致桥小脑发育不全
- 后来可能会影响外部颗粒细胞层（GCL）隔离
- 选择性破坏颗粒细胞前体 =GCL 发育不全
- 选择性破坏颗粒细胞 =GCL 坏死 / 萎缩
- 胚胎解剖学
  - "峡部组织者"和同源模式基因指导小脑发育的发生
    - 细胞丰富倒 V 形（菱形唇）增厚形成初始小脑，生长并覆盖第四脑室顶
    - 菱形唇也有助于神经元至脑桥核
  - 裂隙
    - 原裂形式之后，分离蚓部前后叶
  - 细胞层数：足月新生儿出现 4 层
    - 外颗粒层、分子层、单细胞浦肯野细胞层，内颗粒细胞层
    - 外颗粒细胞在第一年内分裂并向内迁移，进入内颗粒层，剩下 3 层

分期、分级和分类

- 全小脑不发育：极为罕见
- 孤立的全小脑发育不全
- 小脑蚓部（常见）或小脑半球发育不全
- 灶性小脑发育不全（单侧半球）
- 通过评估附加功能来改进评级：± 小脑发育不良，幕上畸形，髓鞘形成障碍，中枢神经系统以外的异常

直视病理特征

- 新小脑、± 脑桥发育不全，± 裂异常

显微镜下特征

- 小脑皮质神经元数量减少
- 齿状核紊乱
- ± 脑干核灰质发育不良或缺如
- ± 白质内异位岛或皮质异位
- 附加特征对于做出有用的诊断是很重要的临床问题

临床表现

- 最常见的体征 / 症状
  - 孤立性小脑发育不全：非进行性先天性共济失调（可为轻度或重度）、低张力、震颤或斜视、眼球震颤、认知和语音延迟
  - 桥小脑发育不全（PCHs）：多种类型描述
    - PCH1-8 是由 RNA 合成酶（RARS 2）或 tRNA 剪接内切酶复合物（TSEN 2，TSEN 34，TSEN 54）或丝氨酸 / 苏氨酸蛋白激酶（VRK1）突变引起的
      - PCH1（脊髓肌萎缩）和 PCH 2（锥体外运动障碍）具有特征性表型
    - 先天性糖基化障碍 1a：异常脂肪沉积，变异型智力低下，帕金森病征，共济失调，脊柱侧后凸畸形
    - PEHO：进展性脑病、高度节律失调、视神经萎缩
    - CAST 突变：X 连锁智力低下、小头畸形、视神经萎缩、桥小脑发育不全
- 其他体征 / 症状
  - 肾、眼、肝或心脏畸形可能是特异性诊断的线索
- 临床特征
  - 可变的张力低下、共济失调（可为轻度或重度）、震颤或舞蹈徐动症、斜视、眼球震颤、认知和言语延迟

人群分布特征

- 年龄
  - 婴儿或儿童早期
- 种族
  - 种群分离：Hutterite 变异体，Cayman Island 变异体
- 流行病学
  - 极端不均匀

自然病史及预后

- 孤立性小脑发育不全：非进行性先天性共济失调，认知损伤达 85%
- 桥小脑发育不全（PCH）常常进展
  - 如果 PCH 与前角细胞疾病（PCH 1）相关，严重肌无力和仅几个月的寿命

治疗

- 支持

诊断要点

关注点

- 术语小脑发育不全和小脑萎缩常被交替使用

读片要点

- 如果宫内损伤，或由于遗传性代谢紊乱的宫内发病，萎缩与发育不全可能很难区分
  - 序列成像可能会有帮助

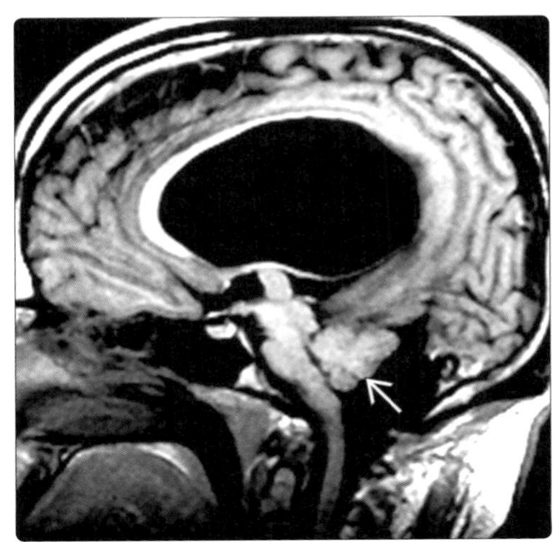

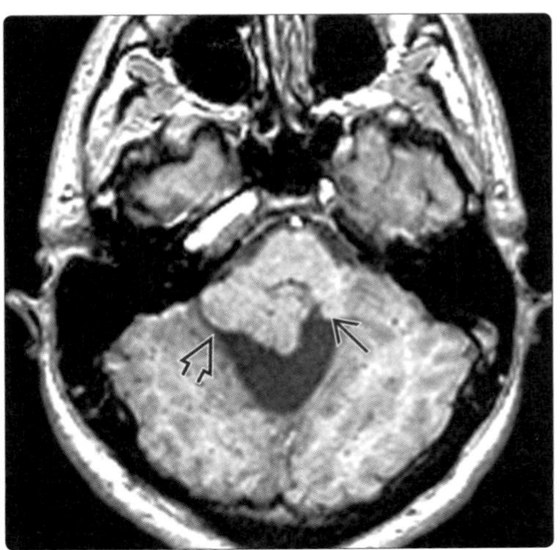

（左图）MR 矢状位 T_1WI 显示巨脑室和混乱蚓部小叶的小脑发育不全➡。注意小的第四脑室和小的脑桥。幕上巨脑室和导水管狭窄提示曾经出血。（右图）同一患者 MR 横断位 T_1WI 显示小脑半球不对称发育不全，伴随一个几乎不存在左半球➡，并确认异常半球叶➡

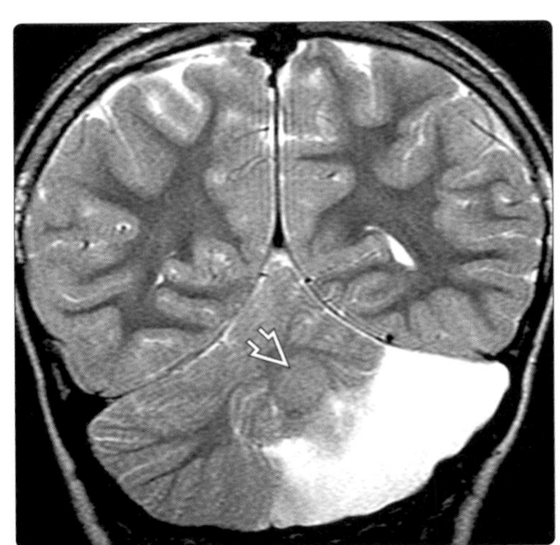

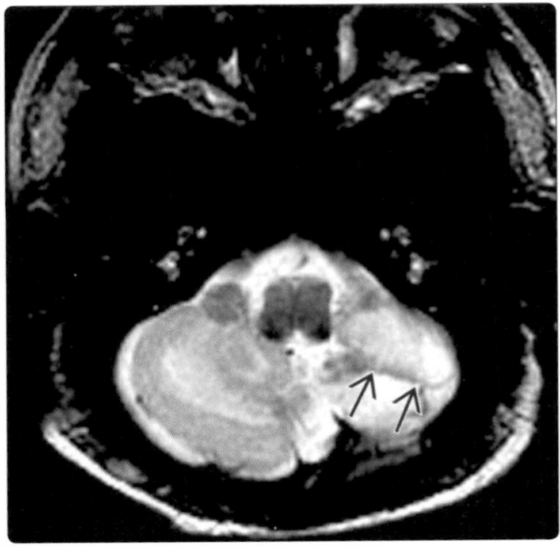

（左图）MR 冠状位 T_2WI 表现为一侧小脑半球发育不良和异常结构。一个异位灰质➡的大结节位于发育不全的半球。单侧小脑发育不全和小脑异位症常因产前事件而发生。（右图）MR 横断位 T_2WI 显示一侧小脑半球新生儿期出血性脑梗死后左侧脑半球的破坏和萎缩➡

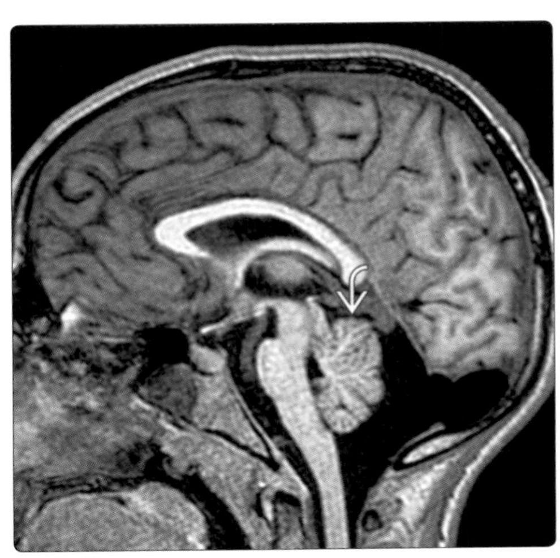

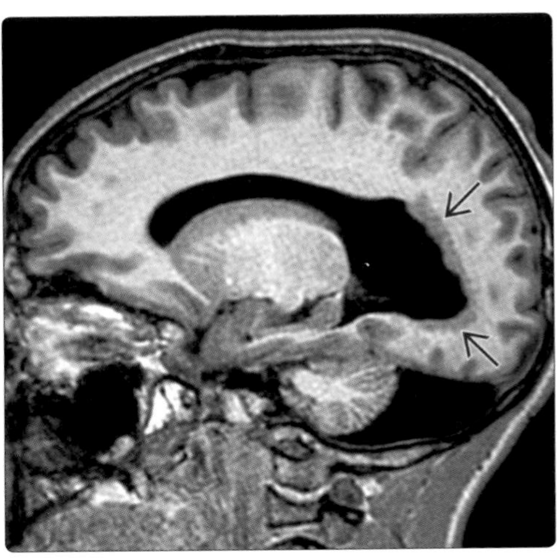

（左图）一位 7 岁男孩发育迟缓和癫痫发作，MR 矢状位 T_1WI 显示一个小的脑桥和一个小的小脑蚓部。前叶➡，正常情况下是蚓部最大的部分，特别不成比例地小。（右图）同一患儿旁 MR 矢状位 T_1WI 显示小脑半球与蚓部成正比。在三角周围区域，多个室管膜周围出现灰质异位症➡。颞枕 PNH 和 CbH 常关联

关键点

术语

- DWS 代表囊性颅后窝（PF）畸形广谱系
  - Dandy-Walker 谱（DWS）/ 复合体（DWC）
  - “经典”DW 畸形（DWM）
  - 蚓部发育不全并旋转（HVR）
  - 永存 Blake 囊（PBC）
  - 大枕大池（MCM）

影像

- “经典”DWM
  - 第四脑室囊性扩张→颅后窝扩大
  - 蚓部发育不良，上旋
- HVR
  - 不同程度蚓部发育不全
  - 颅后窝 / 脑干正常大小
  - 无或小囊肿，“锁孔”溪谷
- BPC
  - “开放”第四脑室与囊肿的沟通
  - 室顶隐窝，原裂，颅后窝 / 脑干正常
- MCM
  - 小脑周围池扩大与基底蛛网膜下腔相通
- 所有 DWS 类型（包括 MCM）枕骨可能出现扇形 / 重塑
- 常规 MR 成像（薄层矢状位成像至关重要）

病理

- 最严重至最轻微：第四脑室膨出并 DWM →典型 DWM → HVR → BPC → MCM
- 与 DWS 有关的多种症状

临床问题

- 遗传和临床表现的显著异质性
- DWM：80% 的患者在 1 岁内确诊

（左图）典型的 Dandy-Walker 畸形矢状图显示颅后窝扩大，窦汇➡上抬，发育不全小脑蚓部➡向上旋转，薄壁第四脑室过度扩张，脑室（脑积水）扩张。（右图）矢状位 T_2WI 显示 Dandy-Walker 呈发育不良旋转蚓部↪、无顶皱褶、后小叶不完全性蚓状分叶超过原裂➡。囊肿壁隐约可见➡

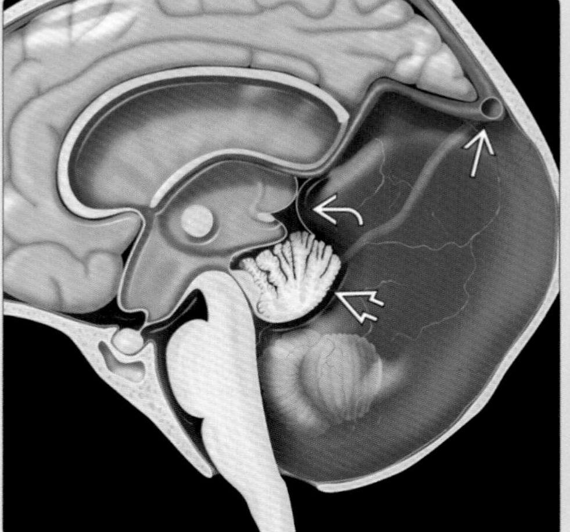

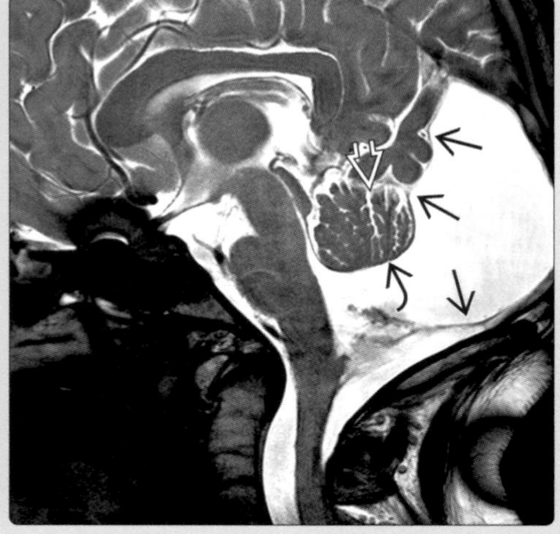

（左图）矢状位 MRV 显示窦汇 - 人字缝倒置。由于囊肿阻止了胎儿正常窦汇下降，横窦↪斜向上入窦汇➡。注意持久的胎儿枕骨窦➡。（右图）冠状位 T_2WI 显示巨大充满液体的颅后窝。再次注意横窦↪斜向上入窦汇➡

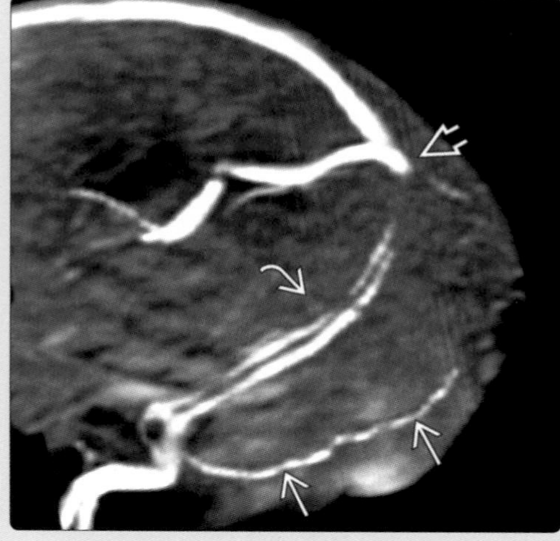

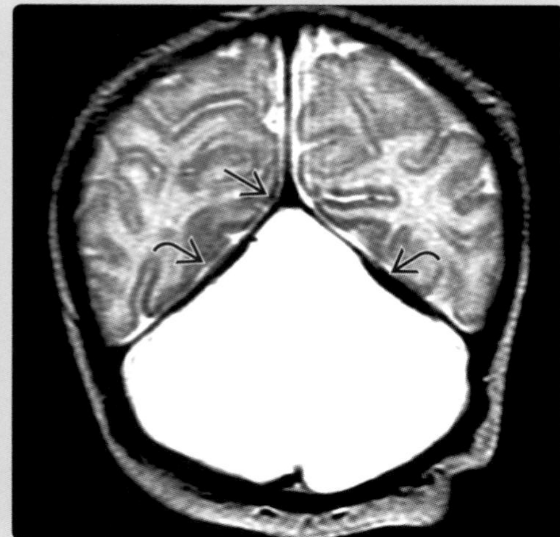

术　语

缩写

- Dandy-Walker（DW）谱系（DWS）、DW 复合体（DWC）、“经典”DW 畸形（DWM）
- 蚓部发育不全并旋转（HVR），原 DW 变异体（DWV）
- 永存 Blake 囊（BPC）、大枕大池（MCM）

定义

- DWS 代表囊性颅后窝（PF）畸形的异质谱系

影　像

一般特征

- 最佳诊断线索
  - DWM：大颅后窝 + 小，逆时针旋转的蚓部
  - HVR，BPC：第四脑室“闭合”失败
- 位置
  - 颅后窝
- 大小
  - 可变
- 形态
  - DWS（从最严重到最不严重）
    - 第四脑室（占 10%～15% 的病例）
      - DWM+ 第四脑室扩大侵蚀枕骨→“脑膨出”
    - “经典”DWM
      - 第四脑室囊性扩张→ PF 扩大，上旋转发育不全的症蚓部
      - 窦汇 - 人字缝倒置：囊肿机械地阻碍胎儿正常的窦汇尾端迁移
    - HVR（原 DW 变异）
      - 不同程度蚓部发育不全，无或小囊肿，正常大小的颅后窝 / 脑干，“锁孔”溪谷
    - BPC
      - “开放”第四脑室与蚓部下囊肿相通、正常室顶隐窝和原裂
    - MCM
      - 扩大后小脑池与大孔和基底蛛网膜下腔相通
      - 池内有小脑镰、小静脉穿过
      - 正常的蚓部 / 第四脑室

平片表现

- 平片
  - 颅骨扩大，特别是颅后窝
  - DWM：人字缝 - 窦汇倒置（横窦沟抬高，高于人字缝）
    - 胎儿期窦最初位于人字缝上方；囊肿机械地阻碍了下降

CT 表现

- 平扫 CT
  - DWM：大颅后窝
    - 大小可变囊肿与第四脑室相通
    - 窦汇 - 人字缝倒置（窦汇高于人字缝）
  - 所有类型的 DWS 包括 MCM 枕骨可能出现扇形变、重塑

MR 表现

- T_1WI
  - 矢状面 DWM
    - 第四脑室底出现
    - 第四脑室向背侧开放的大小可变的脑脊液囊肿
    - 囊肿壁难以辨认
    - 蚓部残留（± 顶，裂隙）逆时针旋转，位于囊肿上方
    - ± 残端融合到天幕
    - 窦汇抬高并高 / 陡倾坡天幕（经典）
  - 矢状面 HVR
    - 较小颅后窝 ± 囊肿
    - 第四脑室“开放”伴部分“逆时针旋转”的蚓部，有顶，裂隙可变
  - 矢状面 BPC
    - 旋转但正常外形的蚓部
    - 第四脑室与突出的下脑脊液间隙的自由相通
    - 基底池向后受压或消失
  - 矢状面 MCM
    - 正常的蚓部（未旋转 / 发育不良）
    - 第四脑室“封闭”
- T_2WI
  - 相关异常
    - 皮质发育不良，异位症，髓鞘化延迟（综合征性 DWS）
- FLAIR
  - ± 囊肿 SCF 间极微弱信号差异
  - ± 压迫基底池
- DWI
  - 如果液体运动减少，可能会受到很小的限制
- MRV
  - 窦汇抬高（DWM）

超声表现

- 与 MR 完全一致，可在胎儿期诊断

非血管造影

- 脑池造影勾勒出囊肿壁

成像推荐

- 最佳影像方案
  - MR 最能描述严重程度及相关异常
- 推荐检查方案
  - 常规 MR 成像（薄薄的矢状位成像至关重要）

鉴别诊断

Dandy-Walker 谱

- “中间”病例常见

颅后窝蛛网膜囊肿（AC）
- 位置：小脑后、蚓部上或桥小脑角
- 某些作者将其纳入 DWS
- 正常的第四脑室受压或移位
- AC 没有小脑镰、细小静脉横跨
- 蛛网膜囊肿内衬有蛛网膜细胞 / 胶原

磨牙畸形
- 原型 =Joubert 异常
- 间歇性喘息、眼球运动障碍、视网膜营养不良、± 肾囊肿、肝纤维化
- 蚓部裂、蝙蝠翼状第四脑室、中脑呈磨牙状

孤立第四脑室
- 在矢状位图上 DWM/DWV 中的第四脑室下“闭合”与“开放”

病　理

一般特征
- 病因
  - 菱脑顶分为头侧［前膜区（AMA）］和尾侧［后膜区（PMA）］
    - 神经元进入 AMA →变成小脑
    - PMA 扩张后消失形成第四脑室出口孔
  - 后脑发育停止
    - AMA 和 PMA 缺陷→ DWM 与 HVR
    - 仅 PMA 缺陷→ BPC 和 MCM
- 遗传学
  - 多数散发，X 连锁 DWM 报告
    - 其中一些存在 3q2 中间缺失，包含 zic1 和 zic4 基因
  - 许多，许多伴有 DWS 的综合征
    - 染色体或中线异常，PHACES（面部血管瘤，缩窄，DWS 占 81%）
- 相关异常
  - 2/3 伴发中枢神经系统 / 颅外异常
    - 颅面，心 / 尿路异常，多指（趾）畸形，整形外科的 ± 呼吸问题
- 胚胎学
  - 经常与面部、心血管异常关联的 DWM/HVR 提示神经嵴细胞形成和迁移中致病（排卵后 3~4 周）

分期、分级和分类
- 谱系：DWM 伴第四脑室膨出（最严重）→典型 DWM → HVR → BPC → MCM（最温和的）

直视病理特征
- DWM：颅后窝扩大伴大的脑脊液囊肿
  - 下缘蚓部残留与囊肿壁相延续
  - 第四脑室脉络丛缺失或移位至侧隐窝

显微镜下特征
- DWM：外囊壁层与软脑膜连续
  - 中间伸展神经胶质层与蚓部连续
  - 内层胶质组织内衬室管膜 / 室管膜巢
  - ± 下橄榄核 / 皮质脊髓束交叉异常

临床问题

临床表现
- 最常见的体征 / 症状
  - DWM：巨头畸形，囟门凸出等
  - MCM：偶然发现
- 临床概况
  - 在遗传和临床表现上的显著异质性

人群分布特点
- 年龄
  - 治疗：80% 的患者在 1 年内确诊
- 性别
  - 男≤女
- 流行病学
  - 1 :（25 000~100 000）出生
  - 占所有脑积水病例的 1%~4%

自然病史及预后
- 典型的 DWM：变化很大
- 认知结果取决于相关综合征或幕上异常 / 脑积水和残余蚓部的完整性
  - 35%~50% 的典型 DWM 患者智力正常
    - 无裂或顶的小残余
      - 癫痫发作
      - 认知延迟
      - 运动技能差 / 平衡能力不佳
    - 大残留，正常分叶和小脑顶，正常幕上脑
      - 更好的认识
      - 更好的技能 / 平衡能力

治疗
- 如有脑积水脑脊液分流：VP 分流 ± 囊肿分流 / 造袋术病理

诊断要点

关注点
- 许多相关综合征、类似症状

读片要点
- 顶 / 蚓部分叶的存在可预测认知结果
- 薄层矢状图对描绘、诊断至关重要

报告提示
- 顶 / 蚓部分叶正常吗？

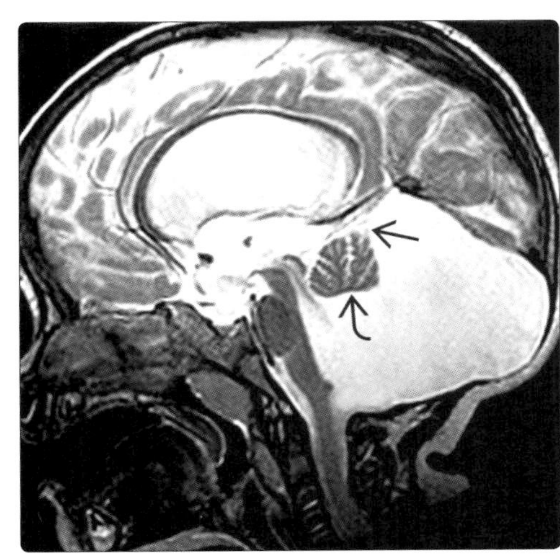

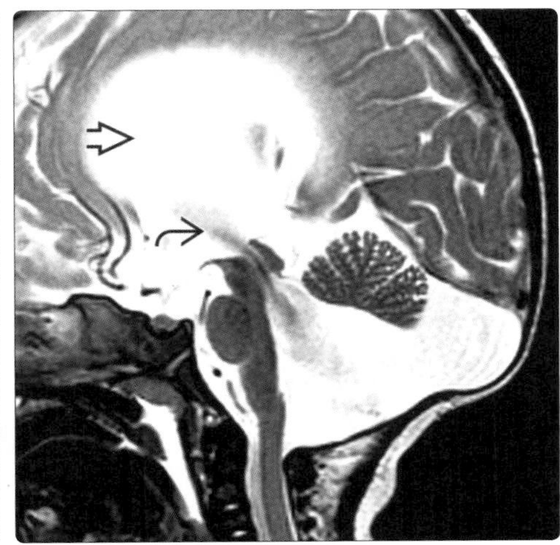

（左图）一例 DWM 患者 MR 矢状位 T_2WI 表现为脑积水、颅后窝扩大、小的不完全分叶向头部旋转的蚓部，顶部皱褶很浅↪，囊壁非常薄→。（右图）HVR MR 矢状位 T_2WI 表现为脑室扩大⇨，导水管呈明显的流空↪，颅后窝较大。没有窦汇 - 人字缝倒置。较前一例蚓部分叶好，颅后窝增大较少

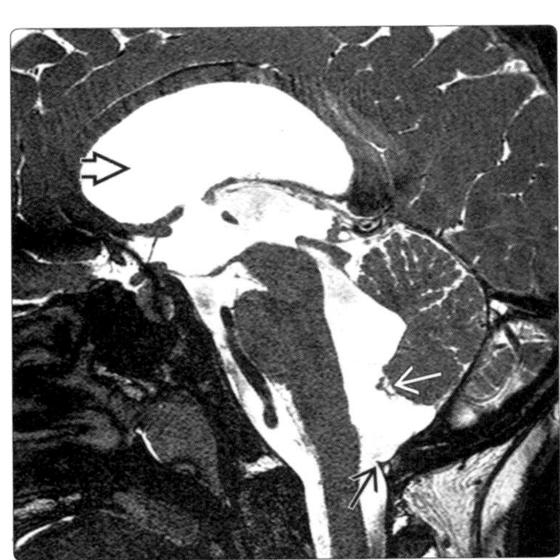

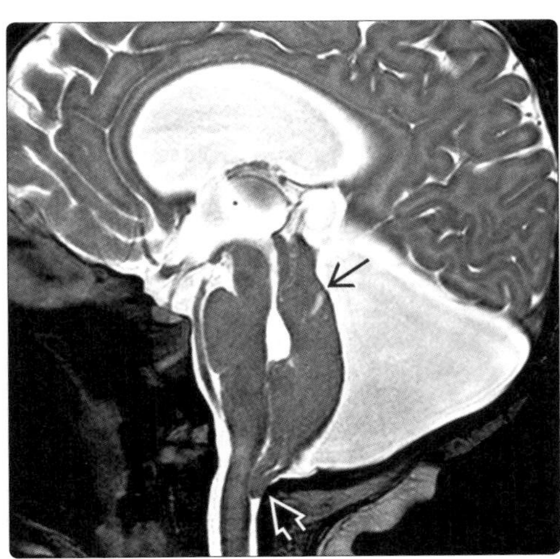

（左图）矢状位 bSSFP 表现为脑室扩大⇨和四脑室下开放。下面有囊壁显示→。向后移位的脉络丛➡提示永存 Blake 囊。顶凹、原裂和蚓状分叶完整无缺。（右图）矢状位 bSSFP 呈四脑室下闭合，后天性 Chiari 1 ➡，原裂→和蚓部受到小脑后囊肿的压迫

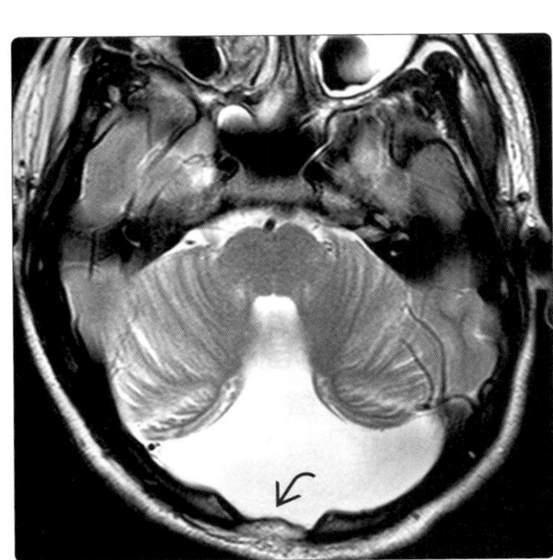

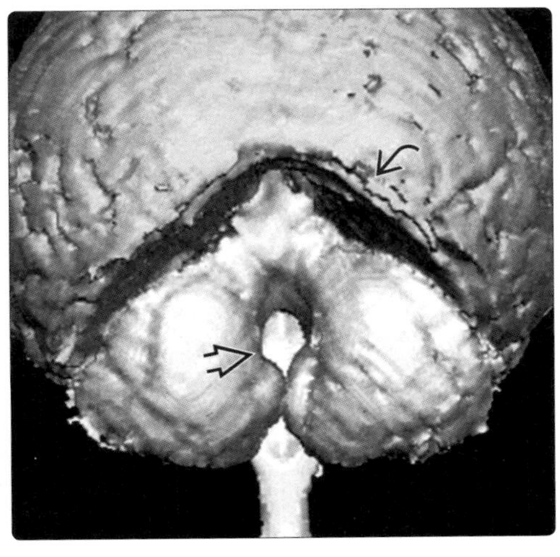

（左图）DWM 患者 MR 横断位 T_2WI 显示小脑半球发育不全和在通常的位置蚓部未显示。在前枕部脑膨出部位的局灶性颅骨↪缺损。（右图）大脑冠状面三维表面重建（从下后的角度看）从 T_1 梯度回波序列显示典型的窦汇抬高↪和没有蚓部介于之间的小脑半球分离⇨

Lhermitte-Duclos 综合征

关键点

术语

- 小脑良性病变但不清楚是否为肿瘤、畸形或错构瘤
- 多发性错构瘤综合征(MHAM)→常染色体显性遗传，PTEN 基因突变，与恶性肿瘤的发病率增加有关
- LDD 现在被认为是 MHAM 的神经表现和部分新神经皮肤综合征表现
- MHAM=Cowden 综合征；COLD（Cowden+Lhermitte-Duclos）=MHAM LDD

影像

- 相对边界清楚的小脑肿块
  - 条纹 / 条绒 / 虎斑 / 陀螺样
- LDD 总是发生在小脑，而且可能很大→占位效应，扁桃体疝，脑积水

主要鉴别诊断

- 亚急性小脑梗死
- 小脑炎
- 未分类的小脑发育不良
- 神经节细胞胶质瘤
- 髓母细胞瘤
- 脑膜转移瘤
- 脑膜肉芽肿病

临床问题

- 最常见的表现：头痛、恶心和呕吐，共济失调，视力模糊
  - 可以在昏迷中出现
- 手术切除是治疗的选择
- 如果是 LDD，筛查是否有 MHAM；如果是 MHAM，筛查是否有 LDD
- 需要进行长期癌症筛查，特别是甲状腺和乳房（MHAM 中恶性↑）

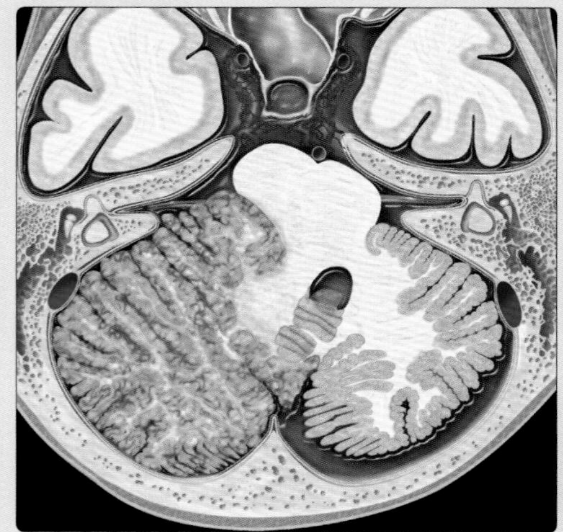

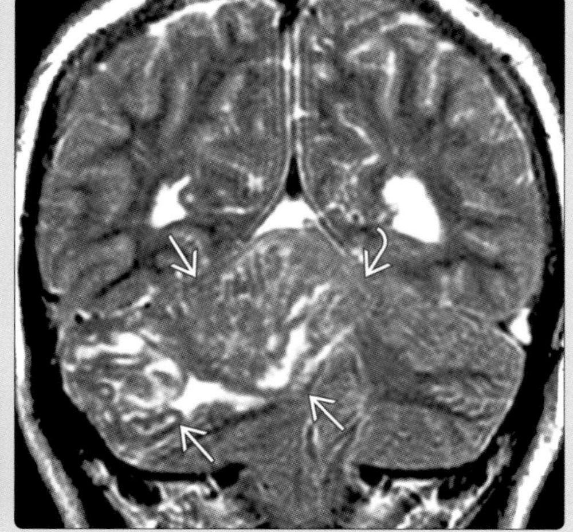

（左图）横断位图显示右侧小脑半球不规则增厚的小脑叶。导致半球的扩大和对脑干的占位效应，这是 LDD 典型表现。（右图）MR 冠状 T_2WI 显示等信号皮质呈条纹状增厚，中间高信号的白质构成了右侧小脑肿块➡，延伸至小脑蚓部并通过小脑中线疝入↪对侧

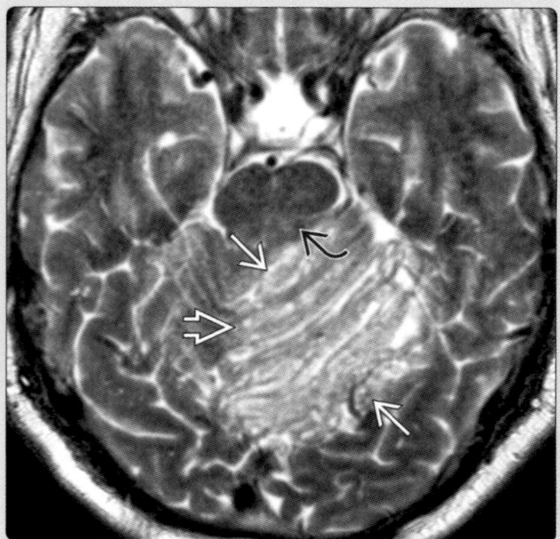

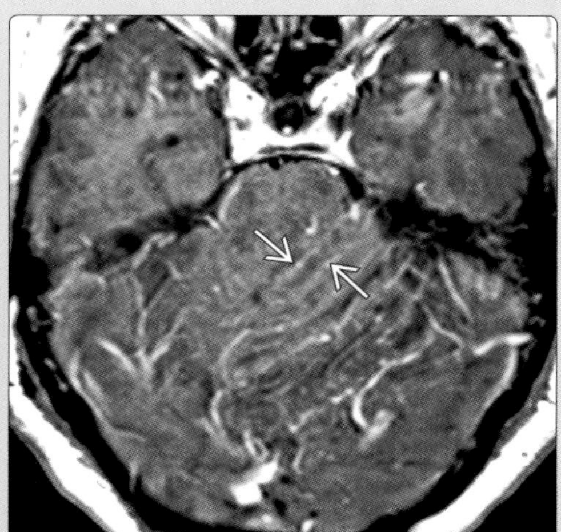

（左图）MR 横断位 T_2WI 显示左小脑一个大肿块➡，脑干↪受迫扭曲，横过小脑中线⇨。（右图）在同一患者 MR 增强 T_1WI 左侧小脑肿块呈条纹状等低信号，稍微强化➡，可能是由于扩大的软脑膜静脉所致。这应该与小脑肿瘤区别开来，后者的实质通常会增强

术 语

同义词

- Lhermitte-Duclos 病（LDD）
  - 小脑不发育性神经节细胞瘤、神经节细胞瘤混合体、小脑错构瘤
  - 错构胚细胞瘤，小脑实质疾病 6，颗粒细胞肥大，颗粒状细胞肥大，颗粒分子肥大
  - 小脑皮质弥漫性神经节细胞瘤、弥漫性小脑肥大、神经细胞母细胞瘤、有髓神经瘤、purkinje 瘤
- 多发性错构瘤综合征（MHAM）
  - 多发性错构瘤瘤形成综合征，Cowden 病，Cowden 综合征，Cowden-Lhermitte-Duclos 综合征（COLD）

定义

- Lhermitte-Duclos 病→ MHAM 的神经表现
  - 小脑良性病变但不清楚是否为肿瘤、畸形或错构瘤
  - LDD 与 MHAM 的关联可能代表新的神经皮肤综合征
- 多发性错构瘤综合征
  - 常染色体显性，可变表达，PTEN 基因典型突变
    - PTEN 是 mTORC 1 通路的一部分，参与细胞增殖和肿瘤的形成
  - 皮肤（90%~100%），黏膜，胃肠道，骨骼，中枢神经系统，眼睛，以及 GU 束错构瘤的形成
  - 与恶性肿瘤发病率增高相关
  - MR 上可能出现其他类型的肿瘤和血管畸形

影 像

一般特征

- 最佳诊断线索
  - 增宽小脑叶，陀螺样
- 位置
  - 总是在小脑，通常是单侧的
  - 常累及蚓部，罕见累及脑干
- 大小
  - 多变，可能很大→占位效应，扁桃体疝，脑积水
- 形态
  - 浸润但边界清楚

平片表现

- ± 颅骨变薄

CT 表现

- 平扫 CT
  - 带条纹的正常到高衰减
  - 偶尔囊性区和（或）钙化
- 增强 CT
  - ± 增强

MR 表现

- T_1WI
  - 带条纹的等 - 低信号
  - 罕见钙化可能导致信号升高
- T_2WI
  - 信号升高伴特征性等到高信号条纹
  - 可能有奇怪的陀螺表现
  - 新生儿可能没有明显的条纹，因为小脑白质没有完全有髓鞘化
- FLAIR
  - 伴有条纹状信号升高
  - 可能有低信号囊肿
- T_2^* GRE
  - 叶间静脉
- DWI
  - DWI 上信号升高通常是 T_2 高信号导致的
  - ADC 低到高；脑白质、囊肿中的 ADC 升高
  - 可能有白质各向异性分数升高
- PWI
  - 可能显示 rCBV 和 rCBF 升高区
- 增强 T_1WI
  - ± 增强（分子层和软脑膜血管增加，以静脉为主）
- MRS
  - NAA 下降，胆碱下降，肌醇下降
  - 乳酸可变，可增加

核医学表现

- PET
  - FDG PET 和 11C- 蛋氨酸 PET 摄取增加
  - 与正常大脑半球比较 CBF 上升，OEF 下降，类似于同类 CMR O_2 的报道

成像推荐

- 最佳影像方案
  - MR 与 DWI、MRS 及对比剂增强
- 推荐检查方案
  - 冠状 T_2WI 可能有帮助
  - 如果 LDD，启动 MHAM 检查和恶性肿瘤筛查
  - 如果病变增强，仔细考虑鉴别诊断

鉴别诊断

亚急性小脑梗死

- 占位效应，DWI 信号升高但不是血管分布区

小脑炎 / 血管炎

- 急性症状的发生

未分类小脑发育不良

- 不进展，脑积水罕见
- 小脑通常小而非大

神经节细胞胶质瘤

- 可能会有类似 LDD 的奇怪外观

结节性硬化复合体

- 很少出现肿块样小脑发育异常病变，而是结节性硬化复合体其他特征

髓母细胞瘤

- 侧向“结缔组织增生”型可能有些条纹外观
- DWI 信号↑，但大多数有显著 CHO/NAA ↑

脑膜转移瘤

- 结节性软脑膜强化

脑膜肉芽肿病

- 结节性软脑膜强化

病 理

一般特征

- 病因
  - 不清楚，但非增生性 / 缺乏恶性转化的证据支持错构瘤的性质
- 遗传学
  - 在 10q23.31（抑癌基因）存在多个突变的 *PTEN*（*MMAC1*）基因
  - PTEN/AKT/mTOR 分子途径的激活提示 mTOR 在发病机制中的作用
- 相关异常
  - 大多数 LDD 患者可能有 MHAM

分期、分级和分类

- WHO Ⅰ级

直视病理特征

- 小脑半球 / 蚓部明显扩大并伴有增厚的小叶
- 肿块外观苍白

显微镜下特征

- 分子细胞层增宽→被异常神经节细胞占据
- 没有 Purkinje 细胞层
- 颗粒细胞层肥大
- 白质体积↓
- 组织学上可能与神经节细胞瘤混淆

临床问题

临床表现

- 最常见的体征 / 症状
  - 头痛，恶心呕吐，乳头水肿，步态不稳，上肢共济失调和代谢失调，视力模糊，下颅神经麻痹
- 其他体征 / 症状
  - 感觉运动障碍，眩晕，神经心理障碍
- 临床特征
  - 如果是 LDD，筛查是否有 MHAM；如果是 MHAM，筛查是否有 LDD

人群分布特点

- 年龄
  - 任何年龄；最常见的是 20～40 岁
- 性别
  - 男女基本相同
- 种族
  - 无已知偏好
- 流行病学
  - 家庭成员的外显度↑

自然病史及预后

- 许多不生长或生长缓慢
- 如果占位效应不缓解，预后差
- 术后复发很罕见，但确实会发生

治疗

- 选择，风险，并发症
  - 病变的边界与正常小脑周边融合→全切除困难
  - 有症状患者手术切除

诊断要点

关注点

- 在诊断为 LDD 时，要寻找 MHAM 的其他特征，反之亦然
- 需要长期癌症筛查（尤其是女性乳腺，男性和女性的甲状腺）

读片要点

- 边界相对清晰带“虎斑”或陀螺样条纹状小脑肿块

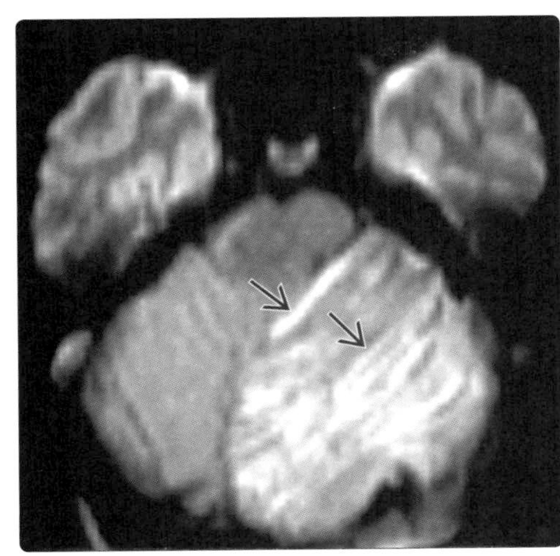

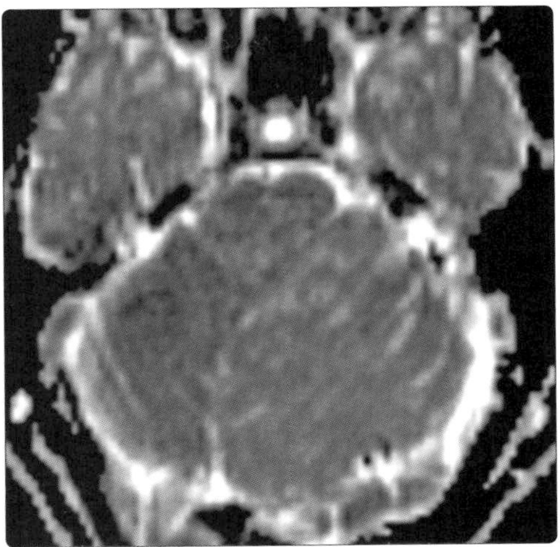

（左图）横断位DTI，DWI显示受累左侧小脑半球条纹状增高信号➡，伴相间的条纹状等信号。（右图）相应的轴向DTI ADC图显示不存在低信号（弥散受限），表明高信号的DWI信号是由于增强T_2信号所致。注意，在ADC图上，受累的左侧小脑半球内总体上信号增加

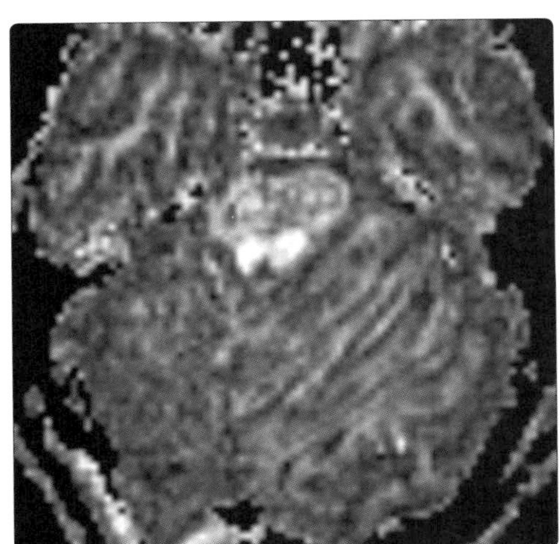

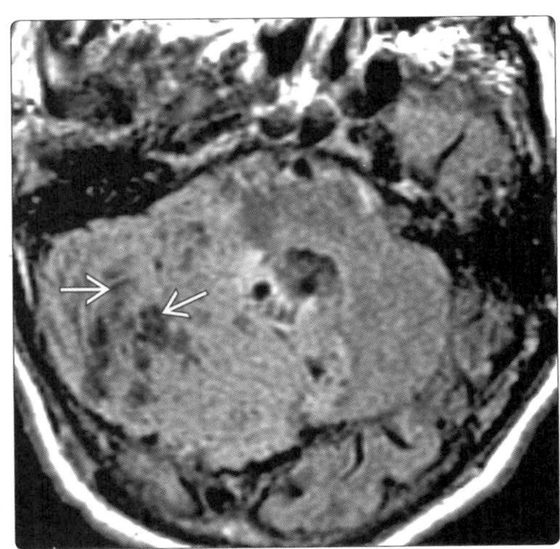

（左图）同一患者相应的横断位DTI，各向异性分数（FA）图显示受累的左侧小脑半球内高信号(FA增加)。FA增加的原因不明。(右图) LDD患者的横断位FLAIR MR显示受影响的右侧小脑半球多个低信号囊肿样病变➡，LDD时受累小脑内偶见这种囊肿

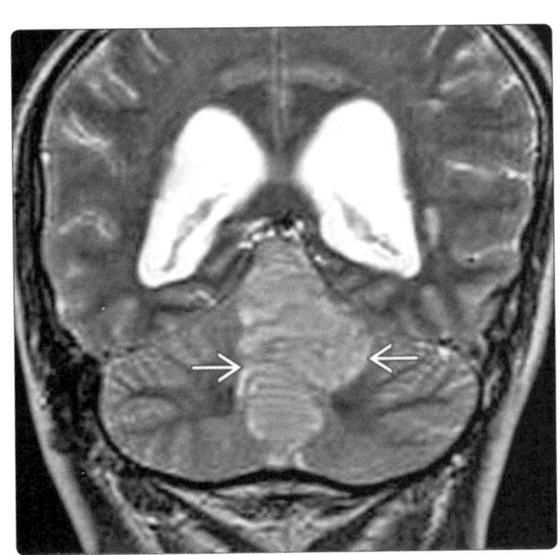

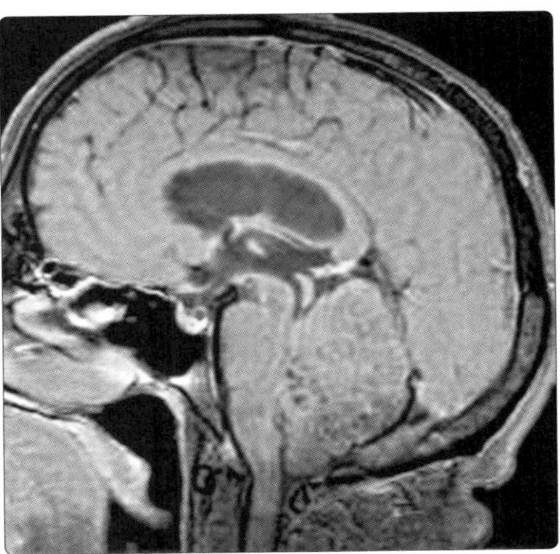

（左图）MR冠状位T_2WI表现受累区主要局限于小脑蚓部➡。典型的LDD表现为小脑受累区边缘锐利，呈条纹状，表现为中度肿块效应。（右图）同一患者MR矢状位T_1WI显示第四脑室消失，对脑干占位效应使桥前池闭塞。小脑扁桃体通过枕大孔疝出

关键点

术语
- 小脑半球的先天性连续（缺乏分裂）
  - 常伴有小脑深部核和小脑上脚的连续
  - 可能是部分的，半球的任何部分都可能受影响

影像
- 小的、单个小脑半球，有连续的白质（WM）束横过中线
  - 钻石或锁孔状第四脑室
  - 无原裂
  - ± 导水管狭窄→脑积水
  - ± 胼胝体发育不良（尤其是后部）

主要鉴别诊断
- 磨牙畸形
- Lhermitte-Duclos 综合征
- 小脑蚓部发育不全
- 弥漫性小脑皮质发育不良

病理
- 蚓部分化的失败
  - 需蚓部分化来分开小脑半球

诊断要点
- 记住明确相关幕上异常
- 慢性分流患者机械性诱发的小脑变形可以类似

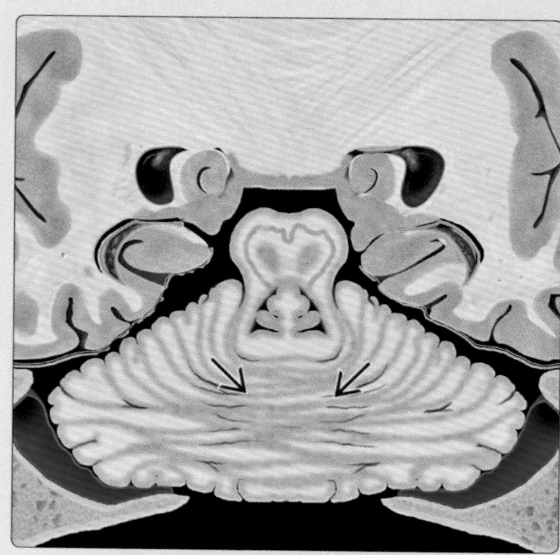
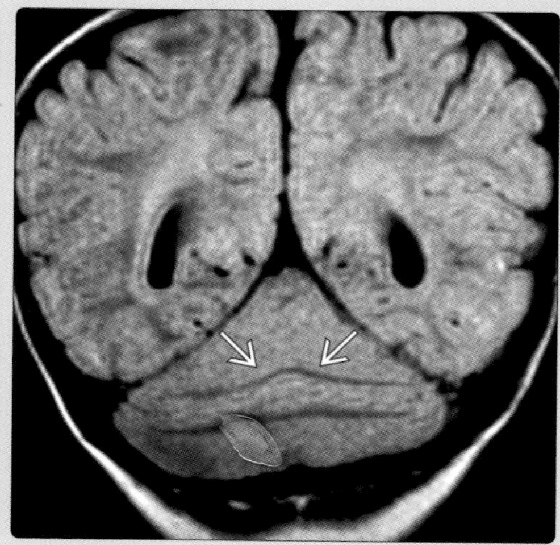

（左图）菱形脑融合冠状图显示小脑中线不存在蚓部。相反，小叶、叶间沟和小脑白质➡在小脑中线上是连续的。（右图）MR 冠状位清楚地显示了小脑白质束和小叶的连续性，通过中线➡，继发于蚓部缺失和随后小脑半球分离失败

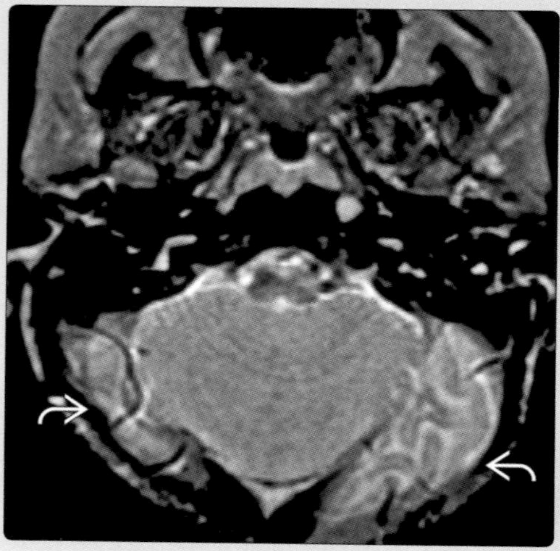
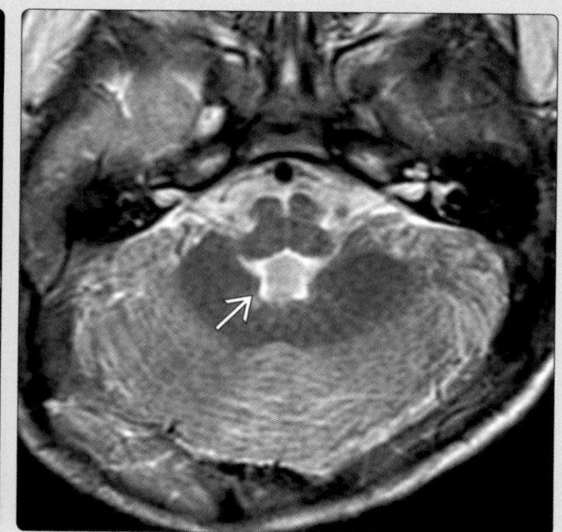

（左图）MR 横断位 T_2WI 显示在耳囊水平单个连续小脑半球。颅后窝的尺寸小，枕叶➡下移，在延髓水平位于小脑侧方。（右图）另一例菱形脑融合患儿 MR 横断位 T_2WI 表现为典型的菱形第四脑室➡，这是由于小脑齿状核缺乏分离所致

术 语

缩写

- 菱脑融合（RES）

定义

- 小脑半球的先天性连续（缺乏分裂）
  - 通常伴有齿状核和小脑上脚的融合
  - 完全或次全蚓部发育不全
    - 半球连续通过中线
  - 可能是局部的，影响半球的任何部分
  - 最佳分类为小脑中线背侧异常诱导

影 像

一般特征

- 最佳诊断线索
  - 小的、单个小脑半球伴有通过中线的连续白质（WM）束
- 位置
  - 中线颅后窝
- 大小
  - 颅后窝通常比正常小
- 形态
  - 圆形或椭圆形孤立小脑半球

平片表现

- 平片
  - 双侧人字缝融合→枕部“扁平”

CT 表现

- 平扫 CT
  - 小脑半球融合
  - 钻石或锁孔状第四脑室
  - 小脑横径变窄
  - 隔缺如常伴有脑积水

MR 表现

- T_1WI
  - 矢状面
    - 无原裂
    - ± 第四脑室向上的圆顶凹
      - 若有顶凹，则保留结节
    - ± 导水管狭窄→脑积水
    - 胼胝体发育不良（特别是后部）
  - 横断位
    - ± 丘融合
    - 幕上皮质发育不良
- T_2WI
  - 冠状位
    - 融合小脑半球→全部或部分
      - 连续白质束穿过中线
      - 中线上移，脑白质呈“帐篷”征
    - 缺失或严重发育不良的蚓部
    - 横行小叶
    - ± 透明隔缺失
    - ± 丘脑及穹隆融合
  - 胎儿
    - 可在胎儿 MR 上识别
      - 通常用于评估在超声上看到的脑积水
    - 第四脑室形态异常及蚓部缺失最可靠征象

超声表现

- 灰度超声
  - 胎儿超声检查偶然识别

成像推荐

- 最佳影像方案
  - MR
- 推荐检查方案
  - 多个成像平面高分辨 FSE T_2WI
    - T_2WI 更清楚地明确新生儿和婴儿颅后窝的结构

鉴别诊断

磨牙畸形

- Joubert 综合征
  - 蚓部发育不良伴小脑上脚突出
  - 第四脑室呈蝙蝠翼状

Lhermitte-Duclos 病

- 小脑发育不良性神经节细胞瘤
- 条纹状小脑半球
- 与 Cowden 综合征相关

小脑蚓部发育不良

- 小蚓部无半球融合
- 蚓部发育到足以分离半球，然后停止

单半球小脑发育不全

- 通常仅继发于宫内损伤

弥漫性小脑皮质发育不良

- 可能与先天性肌营养不良有关
- 2 型无脑回畸形

病 理

一般特征

- 病因
  - 未知，2 种主要理论
    - 蚓部分化失败
      - 根据证据，源于小脑原基的半球发育为不成对的结构
      - 需蚓部分化来分离小脑半球
      - 更好地解释部分菱脑融合的病例
    - 蚓部不发育使半球连续
      - 基于半球与菱形唇分开形成的理论
      - 蚓部发育缺失使半球处于中线位置，然后融合
- 遗传学
  - *FGF 8* 和 *LMX1A* 基因可能影响峡部组织者表达

- 峡部组织者
  - 控制 / 影响中脑和后脑前部的模式
  - 位于中脑后脑边界峡部压缩的神经上皮内
- 在菱脑融合中未发现基因突变

- 相关异常
  - 透明隔缺失
  - 胼胝体与前连合发育不良
  - 穹隆和（或）丘脑融合
  - 丘融合
  - 导水管狭窄相关脑积水
  - 前脑和中线面部畸形
  - Gomez-Lopez-Hernandez 综合征
    - 小脑三叉神经真皮发育不良
    - 菱脑融合，顶枕部脱发、三叉神经麻痹
    - 颅面畸形，身材矮小
  - 偶发性颅外异常
    - 脊柱分割与融合异常
    - 心血管（室间隔缺损）异常报告
    - 可变呼吸，GU 异常报告
    - 肌肉骨骼异常常见：趾（指）骨和放射线

分期、分级和分类

- 部分融合
  - 融合可能存在于小脑的任何部位
- 幕上异常出现或没有

直视病理特征

- 典型
  - 融合小脑半球
  - 融合小脑白质→大的小脑髓体
  - 缺失小脑后切迹、谷
  - 马蹄形齿状核
  - 前蚓部、延髓前膜和小脑顶核的不发育或发育不全
  - 后蚓部发育不全
  - 可能形成结节
- 罕见
  - 无脑室（又称并头联胎畸形或端脑融合）
  - 第四脑室囊化

临床问题

临床表现

- 最常见的体征 / 症状
  - 可变的神经体征
    - 共济失调、步态异常、癫痫发作
    - 发育延迟
    - 尸检接近正常的患者发现菱脑融合

人群分布特征

- 年龄
  - 通常在婴儿或儿童早期
  - 很少偶然发现的
- 流行病学
  - MR 上罕见但越来越认识到

自然病史及预后

- 发育延迟
- 精神疾病（自残、双极、多动）
- 其他中线幕上异常和脑积水→预后差

治疗

- 治疗相关脑积水，监测下丘脑 - 垂体轴

诊断要点

关注点

- 严重先天性脑积水的菱脑融合
- 孤立性菱脑融合不像幕上异常那么常见

读片要点

- 慢性分流患者机械性诱发的小脑变形可以类似

报告提示

- 记住明确相关幕上异常

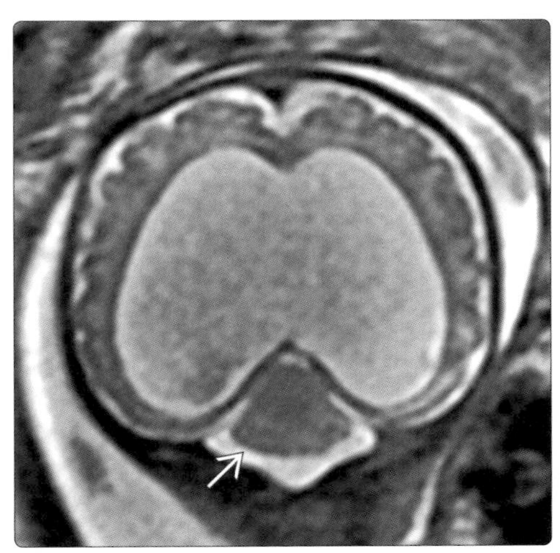

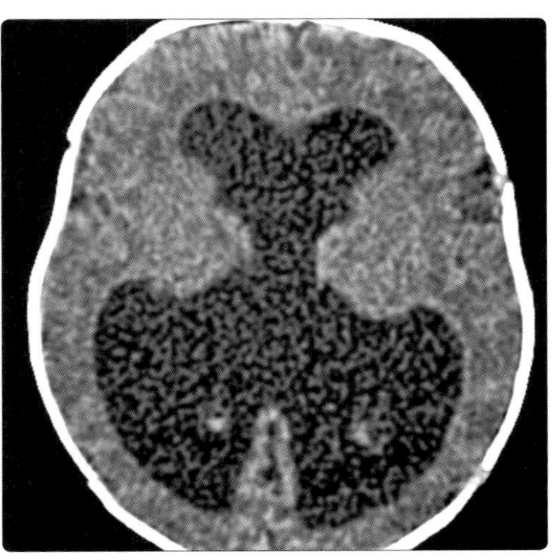

（左图）妊娠22周MR冠状位T_2WI胎儿表现为小脑半球➡中线连续。透明隔缺如，明显幕上脑积水，继发于导水管狭窄。（右图）同一患儿出生后横断位平扫CT表现为脑积水，无透明隔，与菱脑融合相关的幕上异常可能比小脑畸形更有临床意义

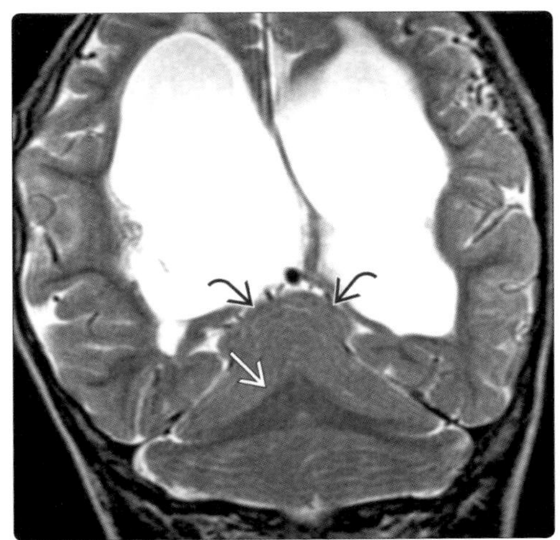

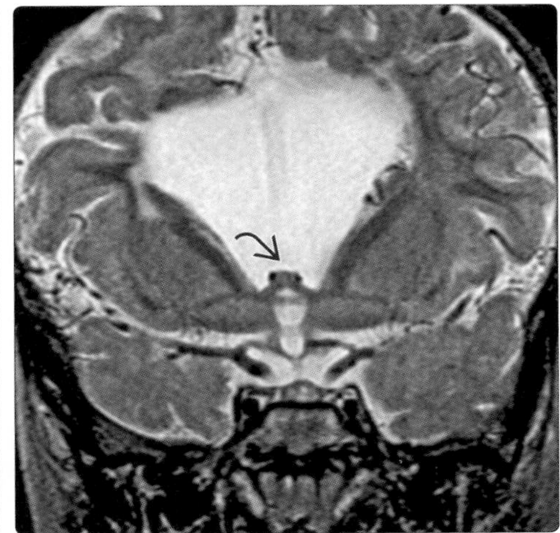

（左图）菱脑融合分流性脑积水儿童MR冠状位T_2WI表现为小脑➡经低处小脑幕向上形成小脑幕上疝。注意穿过中线上面帐篷样小脑白质束➡是连续的。（右图）同一患儿前联合水平MR冠状位T_2WI表现为中线穹隆融合➡，透明隔和胼胝体缺失

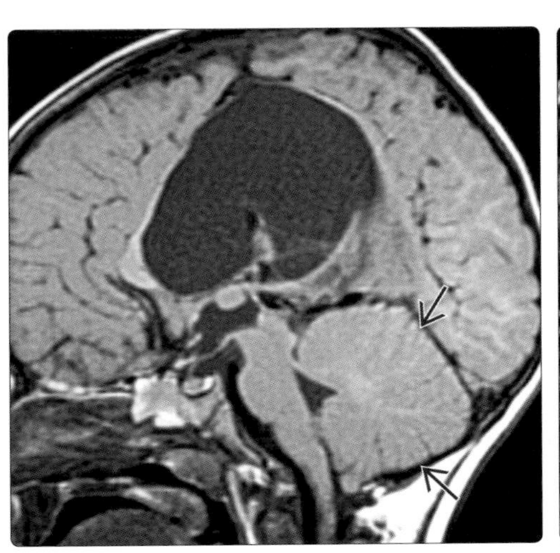

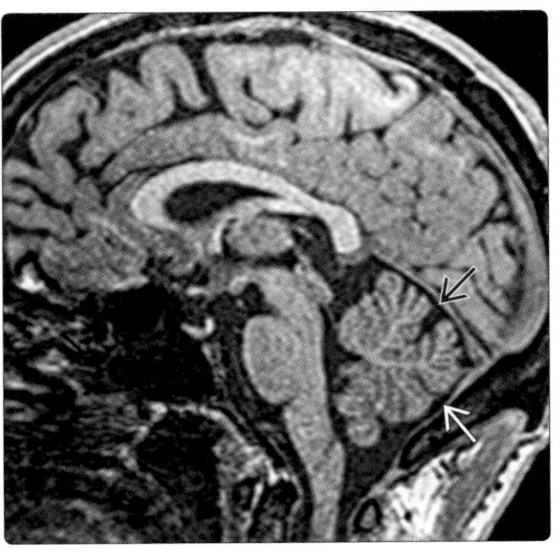

（左图）在同一菱脑融合和分流性脑积水患儿，MR矢状位T_1WI表现为脑室增大、胼胝体畸形、小脑蚓部➡原裂和锥体前裂缺失，小脑中线形态异常是诊断的依据。（右图）青少年MR矢状位T_1WI清楚地显示正常的原裂➡和锥体前裂➡

关键点

术语

- 后脑异常，以蚓部畸形、小脑上脚、脑桥中央束、皮质脊髓束交叉缺失为特征

影像

- 横断位图上中脑呈“磨牙”形态
- 中线蚓部裂
- 厚，水平（垂直于脑干）的小脑上脚
- 中线上在峡部第四脑室底下陷（中线上薄峡部）
- 高清 T_2（CISS/FIESTA）提供精细的结构分析
- HASTE 在能够明确识别胎儿的“磨牙”征
- DTI 是有用的补充技术

主要鉴别诊断

- Dandy-Walker 连续统一体
- 蚓部和桥小脑发育不全
- 小脑蚓部发育不全
- 小脑蚓部萎缩

病理

- 迄今已发现的致病基因超过 16 个
  - 全部编码初级纤毛及其器官中表达的蛋白质
- 没有小脑上脚的交叉
- 几乎完全没有锥体交叉

临床问题

- 共济失调、发育迟缓、动眼神经和呼吸异常

（左图）横断位图描绘 Joubert 畸形。增厚的小脑上脚→在延长的第四脑室形成经典的“磨牙”这一异常发现。注意小脑蚓部裂⇨。（右图）MR 横断位 T_1WI 在中脑/脑桥交界处（峡部）显示第四脑室指向前→，解释了矢状面薄峡部。位于两侧增厚延长平面内的小脑上脚➡，形成“磨牙”

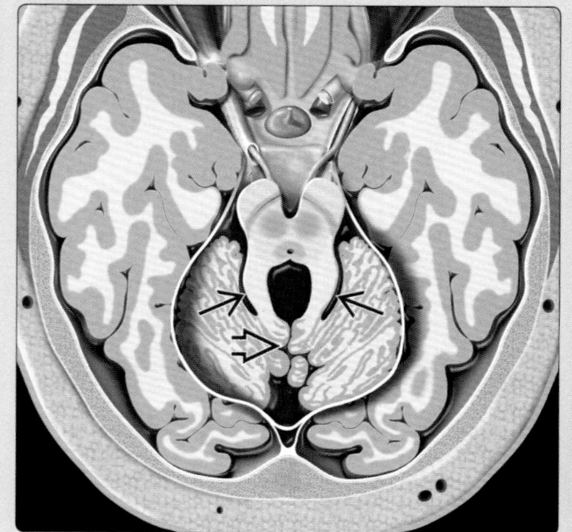

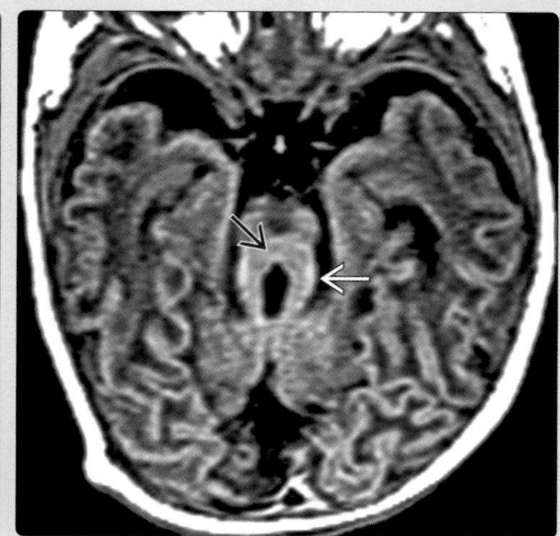

（左图）视觉呼吸障碍新生儿 MR 矢状位 T_2WI 表现为非常小的蚓部畸形⇨。第四脑室大而上凸➡，中脑→呈变薄延长。同一患儿（右侧）MR 冠状位 T_2WI 表现为粗大、水平的小脑上脚→。注意脑室扩大，胼胝体和海马连合之间有持续存在的 vergae 腔➡

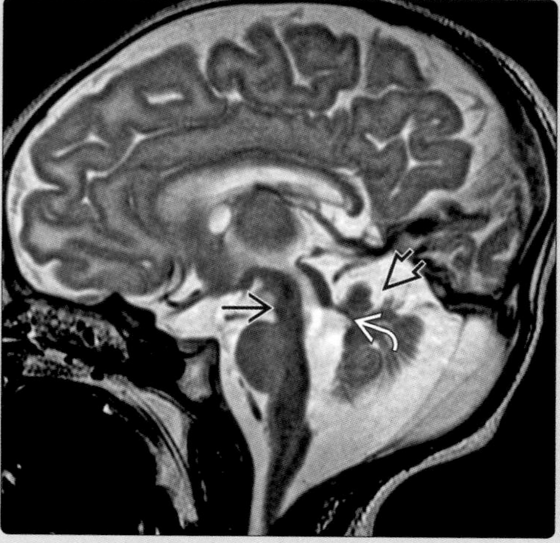

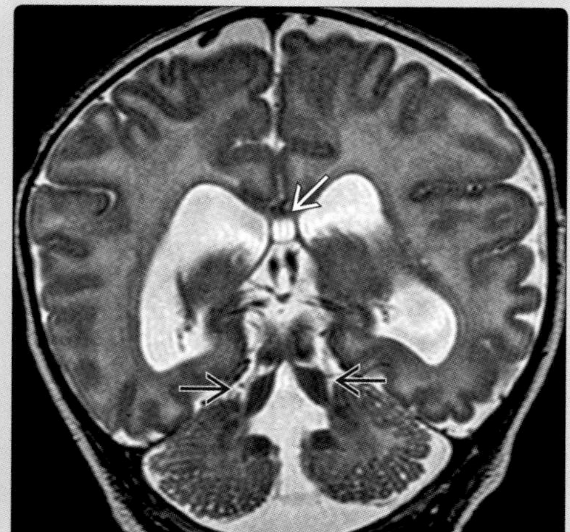

术语

缩写
- 磨牙畸形（MTM）
- Joubert 综合征相关疾病（JSRD）
  - 包括 Joubert，Dekaban-Arima，COACH，Senior-Loken，Varadi-Papp，Joubert-polymicrogyria 综合征
  - 伴有 MTM 的新基因 / 综合征继续被描述

定义
- 后脑异常，以蚓部畸形、厚的水平的小脑上脚（SCP）为特征
  - 矢状位小脑蚓部裂
  - 异常脑干核
  - 小脑上脚，脑桥中央束，皮质脊髓束无交叉

影像

一般特征
- 最佳诊断线索
  - 横断位影像示中脑“磨牙”表现
  - 小蚓部，中线裂
- 位置
  - 脑干峡部（脑桥中脑）
  - 蚓部和小脑上（传出）脚
- 形态
  - 难以识别蚓部中线矢状裂
  - 第四脑室背侧畸形，不规则顶
  - 厚的，水平（的垂直于脑干）小脑上脚
  - 中线上在峡部第四脑室底下陷（中线上薄峡部）

CT 表现
- 平扫 CT
  - 蚓部裂
  - 第四脑室呈蝙蝠翼状结构

MR 表现
- T_1WI
  - 矢状面
    - 缺乏蚓部正常中线形态
    - 第四脑室畸形伴顶点缺失
    - 脑脊液间隙大，但幕位于正常位置
  - 冠状面
    - 蚓部裂在“并列半球”上方（与皮层联系的裂）
  - 横断位：蚓部裂，“磨牙”外观
    - 脑桥中脑交界（薄峡部）室底指向前方
    - 突出，平面内，平行小脑上脚（磨牙根）
- T_2WI
  - 比 T_1WI 更好的对比度
  - 突出脑脊液间隙常见
  - 有时异常髓鞘化
  - 高清 T_2（CISS/FIESTA）提供精细的结构分析
  - HASTE 能明确识别胎儿的“磨牙”征

超声表现
- 产前超声显示小蚓部、大枕大池
  - 可以显示多指（趾）、心脏病、肾脏疾病等

成像推荐
- 最佳影像方案
  - MR
- 推荐检查方案
  - 使用高清晰度，颅后窝结构小
  - DTI 是一种有用的补充技术

鉴别诊断

Dandy-Walker（Continuum）连续统一体
- 蚓部发育不全或不发育（无裂）
- 小脑半球通常很小
- 天幕抬高

蚓部和桥小脑发育不全
- 蚓部很小，无裂
- 脑桥、延髓、中脑的多变异常

菱脑融合
- 小脑半球 / 齿状核融合，中线上没有分化的蚓部

小脑蚓部萎缩
- 中脑、小脑脚正常，正常小脑叶和扩大裂隙
- 因果关系（早产、代谢等）

病理

一般特征
- 病因
  - 被认为是由纤毛 / 中心体蛋白的突变引起的，这些蛋白质可以影响细胞迁移，轴突通路，以及其他仍未知的机制
    - 称为“纤毛病”
    - 见于许多综合征 [Meckel-Gruber，orofacial-digital syndrome type VI（OFD VI），Bardet-Biedl，Senior-Loken，其他]
- 遗传学
  - 至今发现 16 种以上致病基因
    - 全部编码原纤毛及其器官中表达的蛋白质
    - 中枢神经系统相关表现包括眼异常、多小脑回、脑膨出、错构瘤
  - 畸形复合体可能是由涉及纤毛的多种不同过程中的几个中断所致
- 相关异常
  - 多小脑回，肾脏、视网膜、肝异常
    - 脑脊液间隙明显与巨脑室
    - 罕见：脑膜脑膨出、小头畸形、无脑回畸形、胼胝体发育不全
    - 下丘脑错构瘤
  - 青少年肾单位肾结核或多囊性肾发育不良

- 眼异常（视网膜异型增生和缺损）
- 肝纤维化和囊肿、心脏病、多指（趾）

直视病理特征

- 中脑－后脑畸形，特征如下
  - 蚓部畸形伴中线裂
  - 厚的水平的小脑下脚
  - 视觉缺损，多指（趾）畸形可见

显微镜下特征

- 小脑上脚无交叉
- 几乎完全没有锥体交叉
- 小脑核发育不良与异位
- 多点结构异常
  - 下橄榄核、三叉神经下行束、孤束、背柱核

临床问题

临床表现

- 最常见的体征／症状
  - 共济失调、发育迟缓、眼球运动和呼吸异常
- 其他体征／症状
  - 新生儿：眼球震颤，交替呼吸暂停，喘息（Joubert综合征），癫痫发作
  - 特征性面部特点
    - 大头
    - 突前额
    - 高圆眉毛
    - 内眦赘皮
    - 鼻子上翘，鼻孔明显
    - 舌突出与节律性舌动
    - OFD VI，舌畸胎瘤
  - 视网膜异常
    - 先天性视网膜营养不良
    - 色素性视网膜病
    - 脉络膜视网膜缺损
    - 黄眼底

人群分布特征

- 年龄
  - 婴儿期和儿童期，孤立性动眼运动失调以后可能会出现
- 性别
  - 男＝女

自然病史及预后

- 受累婴儿早期死亡
- 年长儿童→暴躁、多动症、攻击性和依赖性问题
  - 受影响的儿童伤害最严重

治疗

- 遗传咨询、物理治疗、职业治疗

诊断要点

关注点

- 磨牙畸形无论何时都要对婴儿／儿童进行扫描，因为伴有严重张力低下和眼异常

读片要点

- 矢状位上如果小脑蚓部未识别或看起来很小和畸形，找“磨牙”征
- 有时小脑蚓部看起来接近正常
  - 横断位上寻找蚓部裂和“磨牙”征

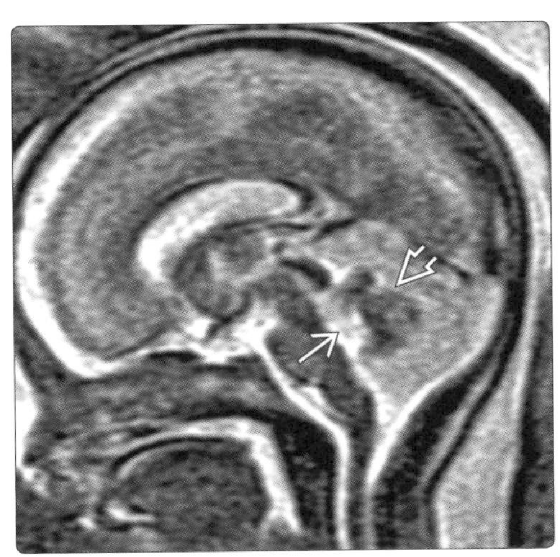

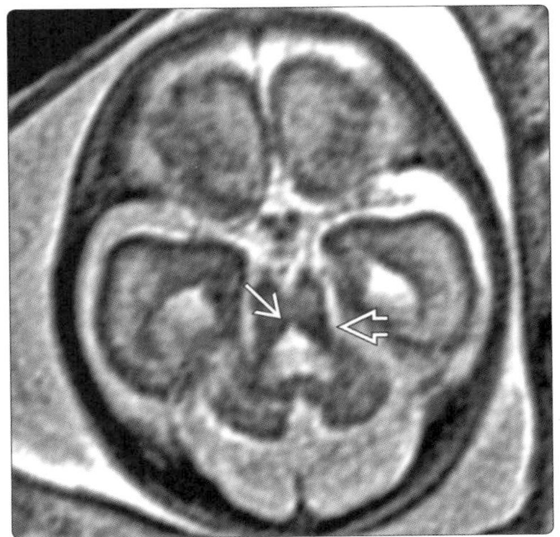

（左图）27周胎儿MR矢状位T_2WI（HASTE）显示出异常的第四脑室→，难以辨认出的蚓部⇨（异常形状，无正常辨认裂缝），颅后窝池明显扩大，幕上结构正常。（右图）同一胎儿，MR横断位T_2WI（HASTE）显示一个前尖的第四脑室→和厚的小脑上脚⇨，呈磨牙状

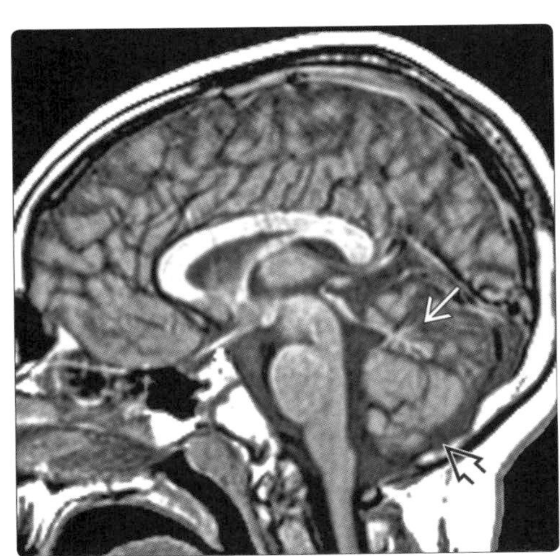

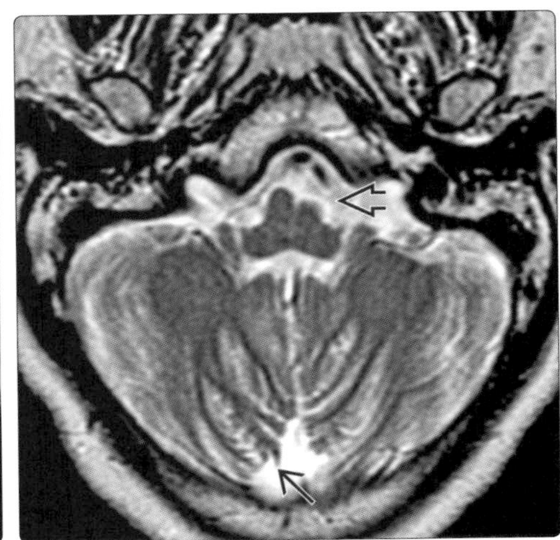

（左图）MR矢状位T_1WI显示Joubert（“磨牙”）畸形的特征性表现，微小的发育异常的蚓部→，很远地位于上方，中线下是小脑半球⇨的内侧。（右图）同一患者的T_2WI显示不对称延髓，左侧⇨锥体束发育不全，内侧半球位于中线，小脑半球小叶定位异常→

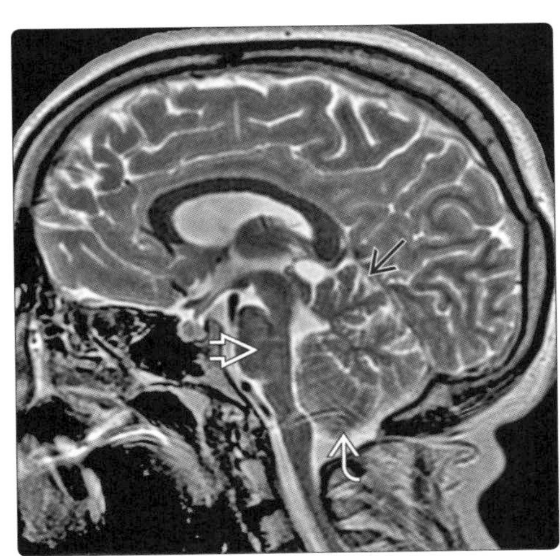

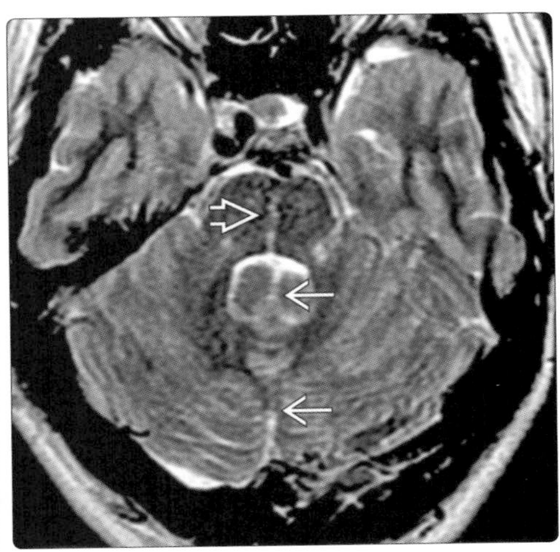

（左图）MR矢状位T_2WI显示中线小而病态的小脑上蚓部→和中线下小脑半球内侧↗。注意小的颅后窝、大的枕骨大孔和脑干变薄⇨。（右图）MR横断位T_2WI显示结节和后蚓部裂→，脑干扁平以及与明亮信号正中矢状线⇨。虽然意义不确定，这可能表明交叉发育差

未分类小脑发育不良

关键点

术语

- 小脑半球或蚓部的局灶性或弥漫性发育不良，与其他已知的畸形或综合征无关

影像

- 小脑小叶和沟形态不对称或局灶性中断
  - 有时会出现一个明显裂缝
- 小脑凹凸不平的灰白界面
- 白质缺乏正常的树枝状
- 皮层下白质异常高信号→囊肿样病灶
- 小脑灰质异位症
- 扩大和垂直方向的裂缝
- 无序小叶

病理

- 在 1 岁前小脑皮质不具备成人样组织学特征
- 在对 147 名正常婴儿的一项研究中，发现较小的小脑发育不良的比例接近 85%
  - 9 个月后一些小的发育不良恢复正常

临床问题

- 张力低下、小头畸形、言语延迟

诊断要点

- 在考虑孤立性小脑发育不良诊断时，评估"鹅卵石"样无脑回畸形和先天性肌营养不良症
- 寻找并记录相关的颅后窝和幕上病变
- 胎儿小的小脑半球可能反映发育不良

(左图) 一个发育迟缓右轻偏瘫 5 岁患儿冠状位 FLAIR 表现为胼胝体不发育伴左侧小脑半球局灶性发育不良。注意与正常的右侧相比，受影响的小半球➡出现异常叶状结构。(右图) 同一患儿 MR 横断位 T_2WI 显示与正常的右侧小脑相比，左侧发育不良的小脑半球白质形态扭曲、紊乱（横断位小叶应与颅盖平行）

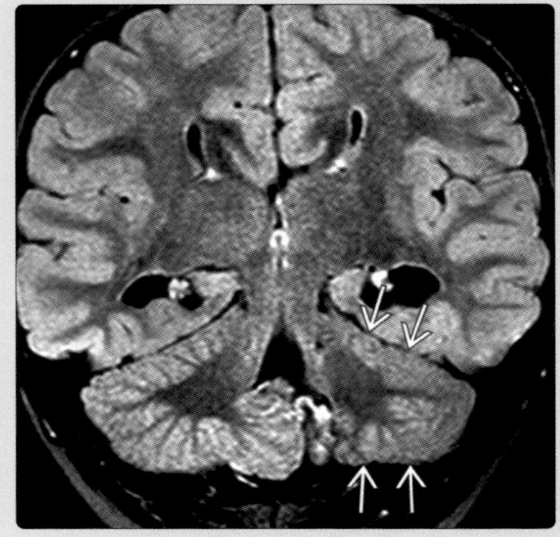

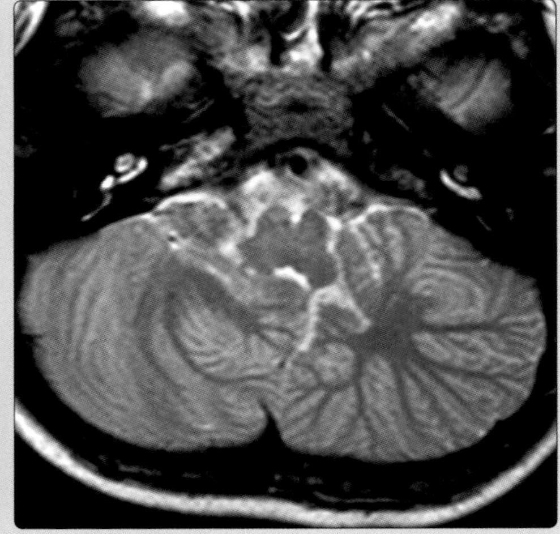

(左图) 一例蚓部发育不全患儿 MR 冠状位 T_2WI 表现为右侧半球小叶紊乱⇨，左侧有明显的垂直裂↪。这些紊乱据认为最有可能是由于产前伤害而造成的中断。(右图) 一名 4 岁全脑发育延迟男孩 MR 冠状位 T_2WI 显示出一个非常异常的小脑，呈垂直方向的小叶➡和裂隙，并伴有结节状的灰质区↪，像小脑灰质异位症

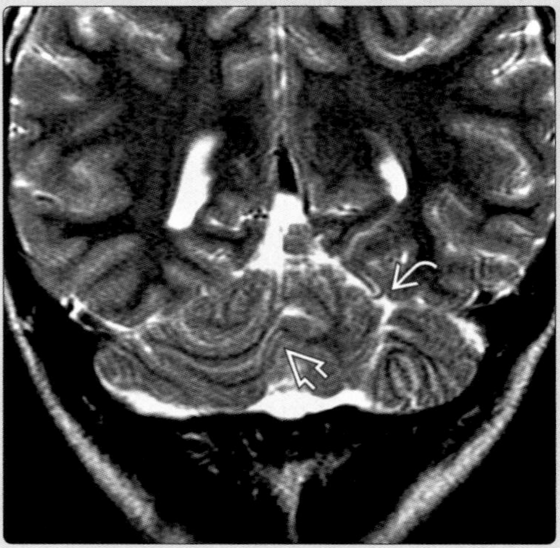

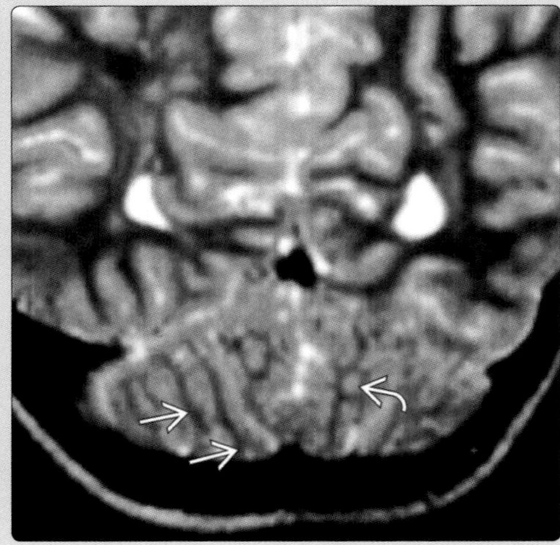

术 语

同义词
- 弥漫性小脑发育不良
- 小脑皮质发育不良

定义
- 局灶性或弥漫性的小脑半球或蚓部发育不良，与其他已知的畸形或综合征无关
  - 不包括 Dandy-Walker 谱、Lhermitte-Duclos 病、菱脑融合、磨牙畸形和先天性肌肉营养不良

影 像

一般特征
- 最佳诊断线索
  - 小脑叶和沟的形态不对称或局灶性中断
- 位置
  - 可变
- 大小
  - 可变
- 形态
  - 可变

CT 表现
- 不规则形态的第四脑室或枕大池

MR 表现
- T_1WI
  - 小脑凹凸不平的灰白质界面
  - 缺乏正常的树枝状白质
- T_2WI
  - 皮质下白质囊状灶
  - 灰质异位症，无序小叶
  - 扩大、垂直方向的裂缝

成像推荐
- 最佳影像方案
  - MR
- 推荐检查方案
  - 在轴面和冠状面上用薄层剖面 T_2WI 来确定小脑的形态

鉴别诊断

菱脑融合
- 融合的小脑半球并伴有蚓部发育低下 / 不发育

磨牙畸形（Joubert）
- “蝙蝠翼状”第四脑室

小脑发育不良合并无脑回
- 先天性肌肉营养不良

病 理

一般特征
- 1 岁之前小脑皮质不具有成人样组织学特征
- 在对 147 名正常婴儿的一项研究中，发现较小的小脑发育不良的比例接近 85%
  - 9 个月后一些小的发育不良恢复正常

直视病理特征
- 变形小叶，半球常小
- 原始小叶
- 大枕大池

显微镜下特征
- 并列分子层的融合
- 脑膜血管小腔
- 浦肯野细胞结节
- 颗粒层不足 / 缺失

相关表现
- 大脑皮质发育不良
- 胼胝体部发育 / 发育不良
- 宏观 / 显微异位症
  - 最常发生在后部（枕角 / 颞角）

临床问题

临床表现
- 最常见的体征 / 症状
  - 低张力，小头畸形，言语延迟
- 其他体征 / 症状
  - 共济失调，面部畸形，眼动异常，运动延迟

诊断要点

关注点
- 在考虑孤立性小脑发育不良诊断时，评估“鹅卵石”灰质异位和先天性肌营养不良症

报告提示
- 寻找并记录相关的颅后窝和幕上病变

第 5 章

脑室系统病变

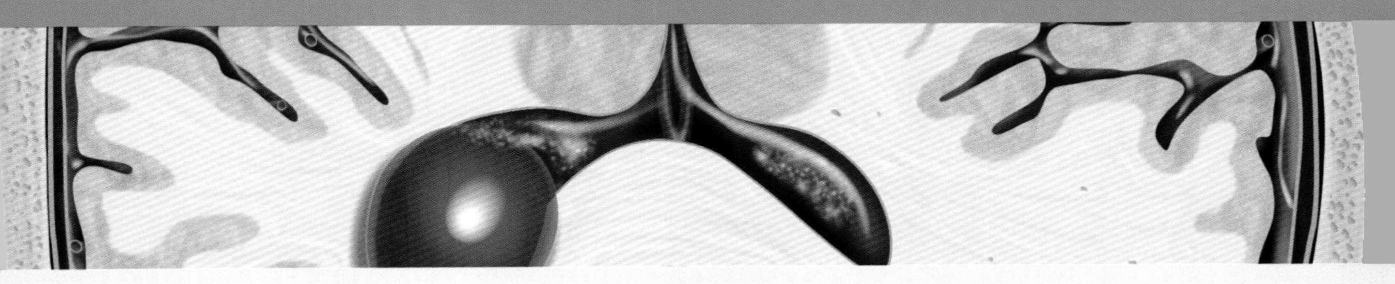

介绍与概述

脑室系统

胚胎学

脑室发育始于神经管闭合，在人类发生于胚胎期28天后神经孔闭合。随后，神经管的中央管腔扩大形成端脑、间脑、菱脑囊泡，分别发育成侧脑室、第三脑室及第四脑室。大约在妊娠第2个月，来自神经室管膜和发育中柔脑膜的一些间充质内陷入第四脑室腔形成上皮细胞（来自神经室管膜）、脉络丛的间质和血管（来自柔脑膜）。紧接着，以相似的方式内陷进入第三脑室和侧脑室。这些结构分泌早期脑脊液从而有助于脑室展开。脉络丛分泌多种蛋白质，这被推测以刺激神经室管膜细胞增殖，刺激有丝分裂产生细胞，这些细胞为发育中大脑半球的建造构架。尽管这些脉络丛最初占据大于70%的脑室腔，它们体积随着脑和脑室的生长而相对减低。

脑室的重要功能是脑脊液的产生、循环和重吸收。在脑脉管系统发育之前，脑脊液就已经存在，脑脊液最初由围绕着发育中大脑的凝胶状脑膜原基变性产生。随后，脑脊液开始主要由脉络丛产生，但是可能的是，一些脑脊液是由室管膜细胞产生，一些有可能是通过毛细血管壁滤过的实质产生。脑脊液的流动主要由侧脑室进入第三脑室，然后通过中脑导水管、第四脑室及其流出孔（Magendie 孔和 Luschka 孔）进入枕大池和脑干池。在这些位置，脑脊液搏动导致这部分脑脊液和本来存在于蛛网膜下腔的脑脊液混合。脑脊液搏动的方式包括扩散和层流，这两种方式是由脑室系统流出的脑脊液推动形成的。最终，脑脊液通过毛细血管重吸收入血液循环或静脉结构。在成人，每天至少产生约500ml 脑脊液完全用来替代已经存在的脑脊液（成人脑脊液容量为300～400ml）。

除了细胞增殖和产生脑脊液，脑室壁还包括7个室周器，它们的作用是：①允许多肽类下丘脑激素在不扰乱血－脑屏障的情况下离开脑；②允许不能通过血－脑屏障的物质引起脑功能的改变，特别是内分泌和自主神经功能的调节。这些室周器包括感觉型（最后区、终板血管器和穹隆下器）和分泌型（连合下器、神经垂体、下丘脑正中隆起和松果体）。这些结构允许大脑感知有害刺激或机体调节失衡（渗透压、电解质调节，多肽调节及心血管调节）、昼夜节律振荡、中脑导水管通畅和其他功能调节。

影像解剖

儿童脑室的正常解剖是相对一致的。侧脑室包括前角、体部（后额叶和顶叶区域）、枕角颞角和三角区（又称为前庭部，是体部、枕角及颞角汇合的地方）。脑脊液从侧脑室经成对的孟氏孔（位于上穹隆柱和丘脑前端之间）进入三脑室，然后通过中脑导水管进入四脑室（位于小脑蚓部和脑干背侧之间），通过正中的 Magendie 孔向背侧流入小脑延髓池、成对的 Luschka 孔向腹侧流入脑桥前／延髓旁间隙。

正常儿童脑室的一些解剖特点是非常重要的。前角和体部的内、外侧壁是平行的、直的，而不是圆的。颞角很窄，前内侧壁（在海马前）形成一个尖点。枕角向后延伸很远，部分壁可能会融合，从而在后枕叶形成一个（明显的）不同大小的、孤立的含脑脊液结构。这是一个“孤立”的枕角，而不是囊肿或肿瘤！在 T_2 FLAIR 像上，融合的脑室壁和枕角大部呈条状的高信号影。其他重要的脑室解剖特征是三脑室隐窝：位于终板下界和视交叉之间的视隐窝、延伸到垂体柄近端的漏斗隐窝及松果体上隐窝。正常情况下，这些隐窝都是尖的，圆形或扩张提示脑积水。

另外一个脑室系统的重要特征是中脑导水管，脑室系统中最狭窄的部分。由于其直径短，中脑脑水管是脑室系统流速最快的部分，因此在二维自旋回波 T_2 加权像上呈特征性的低信号（即所谓的“流空”）。同样地，中脑导水管是脑室系统内在和外在过程中最常见的狭窄或阻塞部位。

脑室阻塞导致脑室内梗阻性脑积水。这种情况下，脑室的形状取决于梗阻点位置和程度。单侧孟氏孔狭窄或阻塞会导致同侧侧脑室扩张：额、颞角和体部扩张、变圆，三角区和枕角扩张。正常情况下尖形的前颞角的前内侧部变圆。一般来说，双侧孟氏孔狭窄或阻塞通常会引起双侧脑室对称性扩张。

病变虽小，例如胶样囊肿、结节性硬化的双侧室管膜下结节／巨细胞星形细胞瘤，也可能会引起不对称性扩张。三脑室末端或中脑导水管狭窄会引起侧脑室和第三脑室扩张。早期或轻度第三脑室扩张的特点是视隐窝、漏斗隐窝、有时是松果体上隐窝扩张，脑室扁平或下凸／变圆（而不是正常的下凸）。第四脑室或其流出孔阻塞会引起四脑室（tetraventricular）脑积水，即所有四个脑室均扩张。然而，一般来说，在这种情况下，第四脑室扩张程度不如第三脑室或侧脑室，这可能是因为幕上脑室分隔大于幕下脑室分隔，从而留有更大的空间扩张。如果第四脑室相对于侧脑室和第三脑室不成比例地扩张，应考虑中脑导水管和第四脑室流出孔同时狭窄。脑室系统内脑脊液流动也来自于脑室的分隔作用。中枢神经系统细菌感染最常引起脑室和蛛网膜下腔积脓。脑脊液阻塞可以发生在多部位，这种情况将在下面进行讨论。

蛛网膜下腔内（最常见于基底池）脑脊液流动阻塞或脑脊液重吸收入静脉系统阻塞会引起“脑室外梗阻性脑积水”。这种情况下，脑室的影像学表现稍有不同。不会出现通常见于第三脑室或中脑导水管狭窄／阻塞的侧脑室大规模扩张，也不会出现第三脑室前隐窝或松果体隐窝不成比例扩张。这可能是因为当脑脊液在脑室和脑池自由交换时，两者之间缺乏大的压力差。最后一个影像学表现有时（不正确地）被称为五脑室（pentaventricular）脑积水。在这种情况下，瘢痕或阻塞发生在四脑室流出孔和基底池。第四脑室大规模扩张，通过 Magendie 孔向外疝（有时也会通过 Luschka 孔），并把小脑蚓部向后、向上推。在矢状位上似乎是脑室和小脑延髓池两者均扩大（但是实际上是一种非常严重的五脑室（pentaventricular）脑积水）。

当阻塞发生在多部位，尤其是脑室内和脑室外均存在时，脑积水就变得复杂。最常见的原因是感染，尤其是继发于脑膜炎或大量脑室出血。细菌性脑室炎时，炎症反应可能会引起多个液体小腔，这些小腔由不同厚度的分隔形成。一些小腔位于脑实质，而其他小腔位于脑室。然而，小腔的这种模式会使掩盖脑室腔的位置。脑室内出血极少会产生多分小腔，最常见的是导致中脑导水管狭窄，其次是侧脑室和第四脑室流出孔狭窄。

在这些情况下，脑室－腹腔分流术或第三脑室造瘘术后的影像学表现往往与第四脑室扩张的影像学表现相同，即侧脑室和第三脑室压力减低、"被困"或"孤立"的第四脑室。

成像序列

在评估脑室系统和改变脑脊液流体动力学时，我们应该从好的解剖成像序列开始。矢状位图像将显示侧脑室和第三脑室的扩张、第三脑室底下凸（导致乳头体和脑桥间距离减低）而不是正常的凸形，显示中脑导水管的通畅或狭窄、导水管旁肿块以及第四脑室的体积和形状。冠状位将显示伴有内侧面（海马上方）变圆的颞角扩张，显示第三脑室前隐窝的扩张（形成下侧面的下丘脑变薄），比第三脑室上部的扩张（形成外侧面的丘脑变薄）显著。

自由稳态进动序列（FIESTA，CISS）在显示脑室内囊肿及脑脊液流动梗阻的确切原因或位置不确定时，自由稳态进动序列（FIESTA，CISS）是非常有用的。脑室内囊肿、膜和小生物（如囊尾蚴），或流出孔的增厚膜在 T_1 或 T_2/FLAIR 像上是很难发现的。自由稳态进动技术的应用使得在不使用脑室内造影剂注射的情况下就做出诊断。

如果稳态成像不能给出答案时，脑脊液流动研究可能会有帮助。最常采用的是心脏门控相位对比 MR 成像，并利用心脏收缩后颅内血管扩张引起的脑脊液脉冲的优势。因为颅盖骨有固定的容积，每一次心脏收缩引起的进入颅内血管的血液需要相同数量的液体流出大脑。脑毛细血管的扩张会引起血管收缩和蛛网膜下腔搏动，从而驱动脑室内脑脊液进入脑池，而脑池的脑脊液进入蛛网膜下腔。这种运动和其流动方向可以在每一次脑室（心脏）收缩时通过心脏门控的质子相位编码测量。虽然这种技术主要用于枕骨大孔的测量，也可以用来测量中脑导水管的流量。

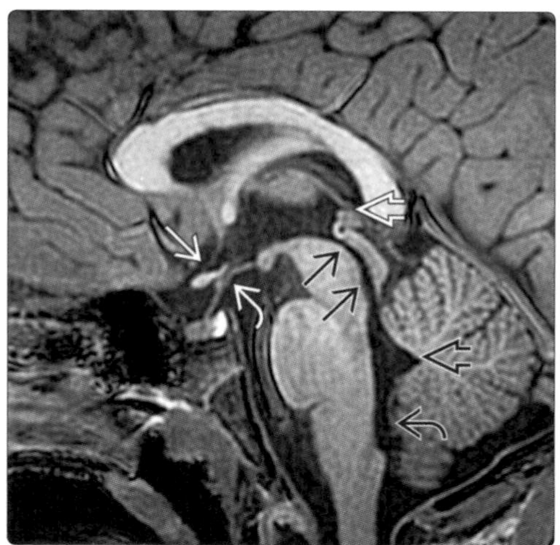

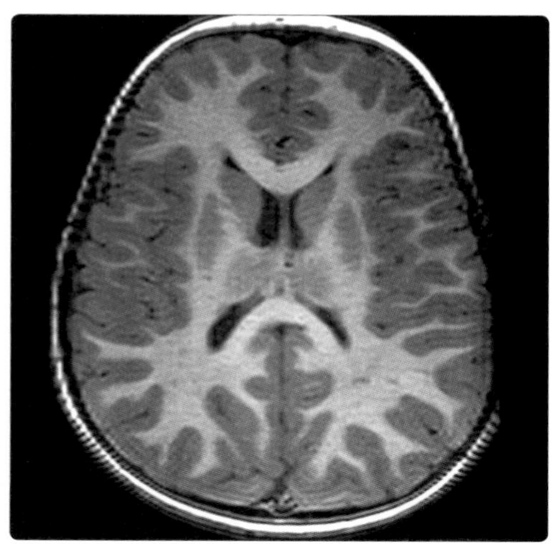

（左图）第三、第四脑室 MR 矢状中线位 T_1WI 示：第三脑室视交叉隐窝➡、漏斗隐窝➡、松果体上隐窝➡，形态正常；中脑导水管→，正常情况下其近端窄于远端；第四脑室的尖顶（fastigium）和 Magendie 孔➡，矢状中线位显示好。（右图）MR 横断位 T_1WI 示（侧脑室前角和三角区水平）：包括细长的枕角在内的侧脑室正常形态

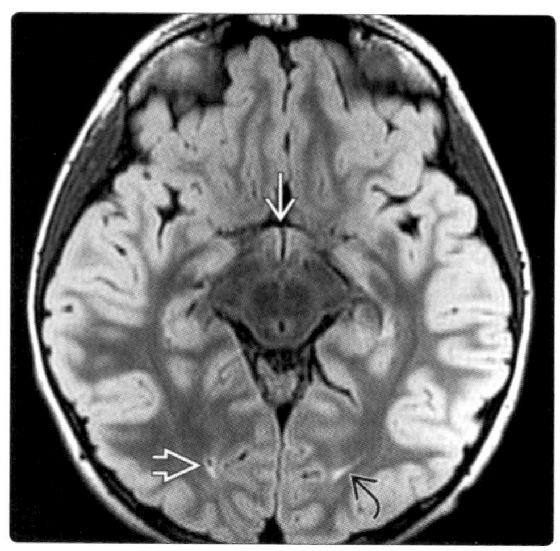

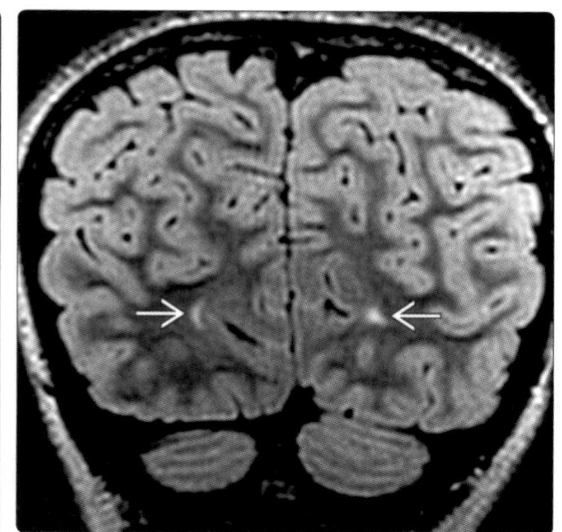

（左图）横断位 LFAIR MRI 示：第三脑室前隐窝➡，正常呈裂隙状。另外，枕叶内侧高信号分别是指环形连接的左枕角➡、囊肿样结构的右枕角➡。（右图）冠状位 LFAIR MRI 示：枕叶小灶高信号➡显示的是环形连接的左枕角，不能误诊为发育不良或损伤

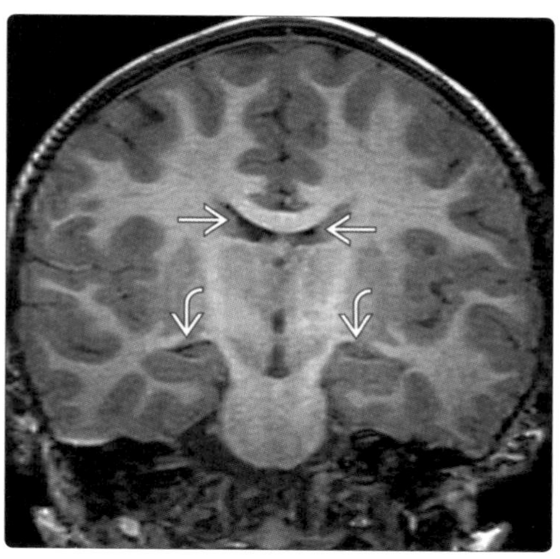

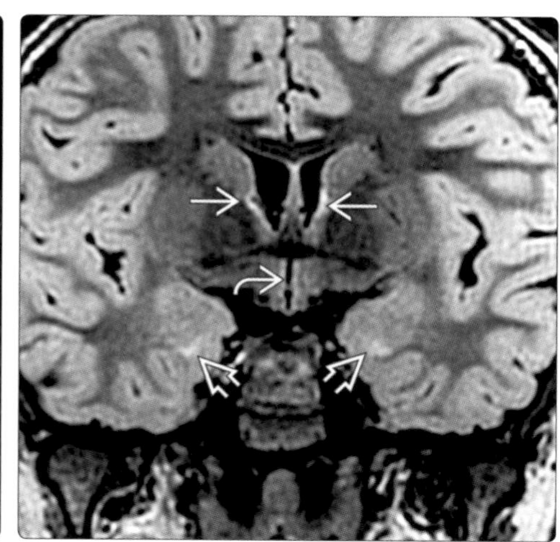

（左图）MR 冠状位 T_1WI 示（侧脑室体部➡和枕角水平➡）：颞角呈裂隙状，位于海马内侧喙缘（rostral to the medial aspects of the hippocampi）。（右图）冠状位 FLAIR MRI 示：正常儿童三脑室➡，呈裂隙状。正常额角➡狭窄，双侧稍欠对称。颞叶内侧高信号➡显示的是胚胎性颞角的正常残余

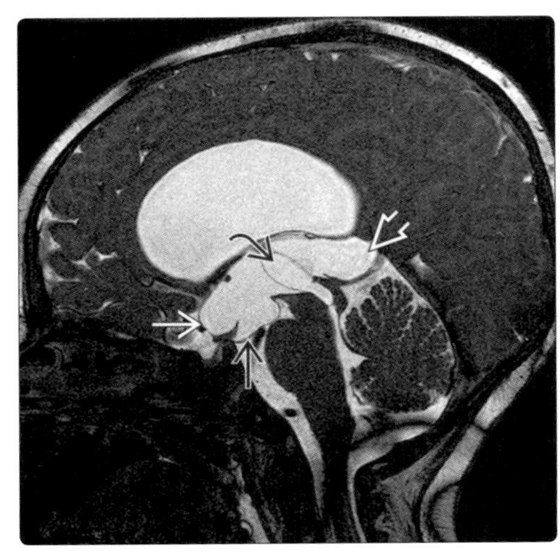
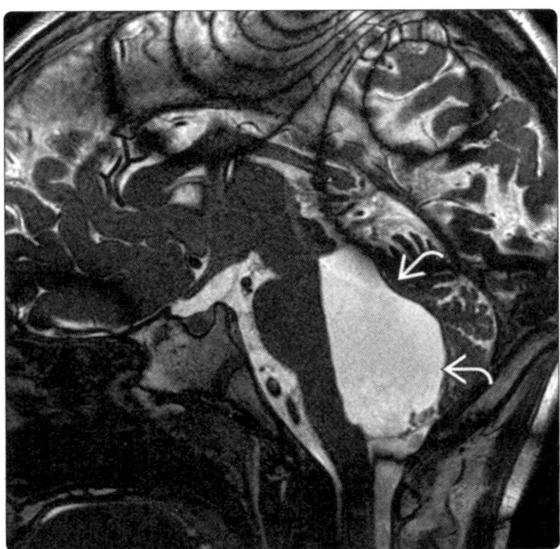

（左图）矢状位自由稳态进动序列（FIESTA）示：脑室内囊肿阻塞中脑导水管，导致侧脑室和第三脑室显著扩张。视交叉隐窝显著扩张，第三脑室底和松果体上隐窝受压下凸。（右图）矢状位（FIESTA）示：中脑导水管狭窄引起第四脑室不成比例的显著扩张，侧脑室、第三脑室受压

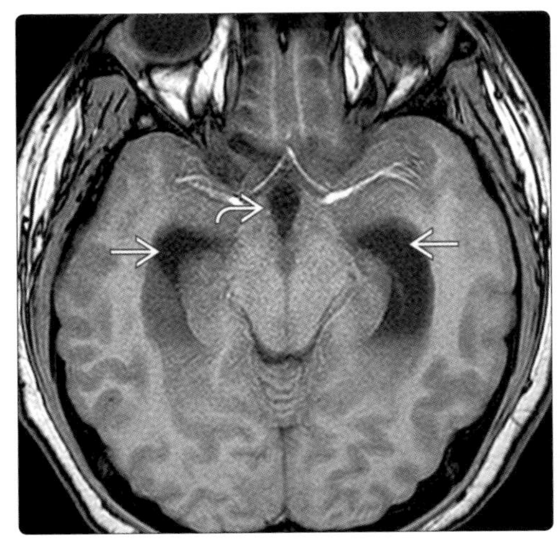
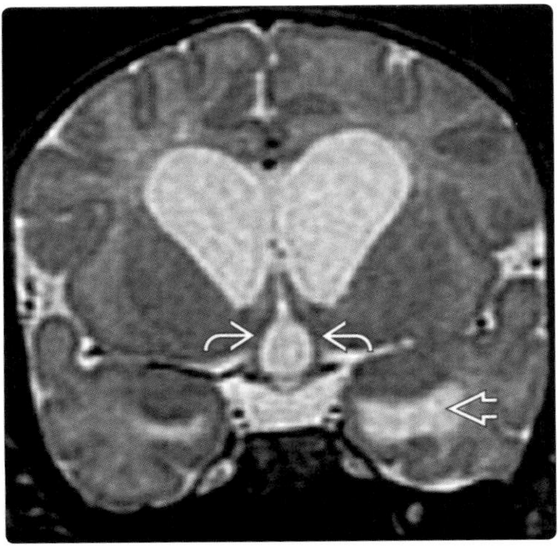

（左图）MR 横断位 T_1WI 示：中脑导水管狭窄引起侧脑室颞角和第三脑室前隐窝显著扩张。（右图）MR 冠状位 T_2WI 示：包括颞角（左侧显示较好，杏仁核下方扩张）在内侧脑室明显扩张。第三脑室前隐窝下缘膨胀、壁变薄

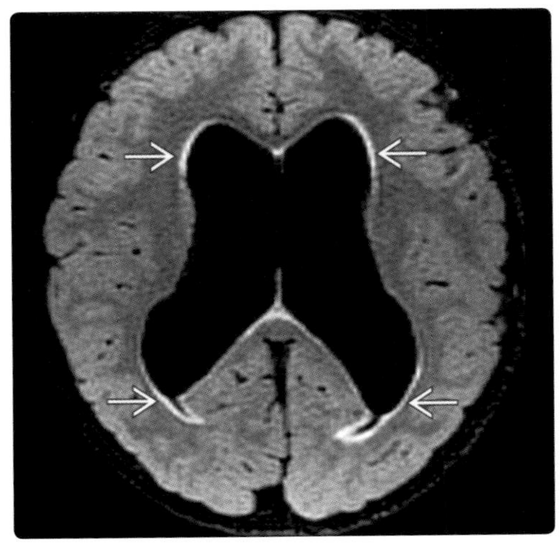
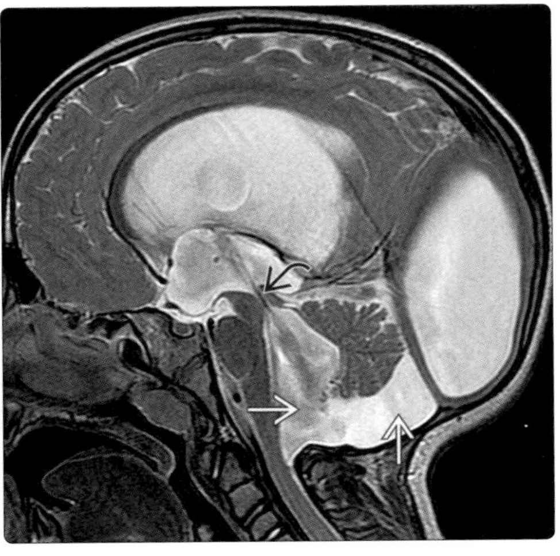

（左图）横断位 FLAIR MRI 示：侧脑室扩张伴间质水肿。（右图）MR 矢状位 T_2WI 示：由第四脑室流出孔和基底池瘢痕（早产儿大面积脑室出血）导致的严重脑积水。双侧脑室显著扩张，导致胼胝体上抬、变长。第三脑室隐窝扩张，导水管狭窄引起的流空现象，第四脑室经 Magendie 孔突出于小脑蚓部下方

透明隔间腔

关键点

术语

- 透明隔的囊性脑脊液腔
  - 穹隆间腔存在或不存在

影像

- 双侧脑室间细长指状的脑脊液聚集
  - 透明隔间腔：位于侧脑室额角之间
  - 穹隆间腔：向后延伸至穹隆
- 大小不等，从裂缝状到几毫米不等，通常大于 1cm
- 透明隔间腔在胎儿期总是呈囊状
  - 胎儿期 19～27 周，逐渐增宽
  - 28 周达到最宽
  - 28 周至足月儿期间，逐渐变窄接近鸟喙状
  - 存在于 100% 的早产儿，85% 的婴幼儿
- 透明隔间腔可存在于 10%～20% 的成人

主要鉴别诊断

- 不对称的侧脑室
- 中间帆腔
- 室管膜囊肿
- 透明隔缺失（SP）

病理

- 胎儿期透明隔未融合时，则形成透明隔间腔
- 形成的确切原因不详
- 透明隔间腔不是“第五脑室”
- 穹隆间腔不是“第六脑室”

临床特点

- 通常无症状
- 通常不需治疗
- 见于胎儿成像

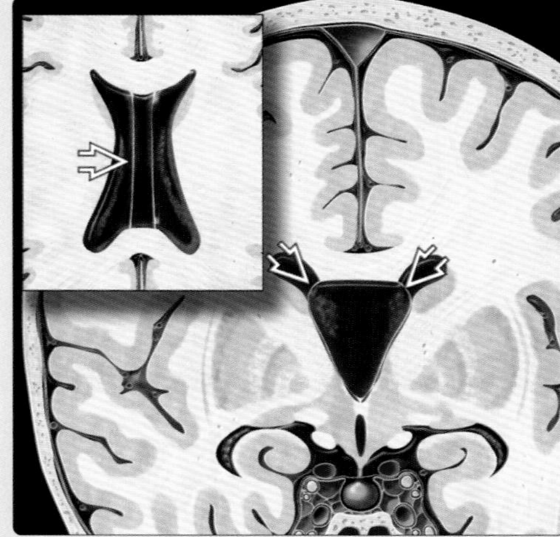

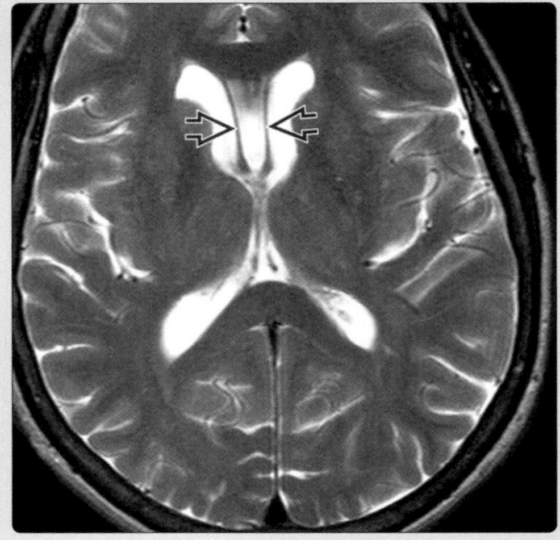

（左图）冠状切面显示经典的透明隔间腔和穹隆间腔➡。在侧脑室间呈指状脑脊液聚集。（右图）MR 横断位 T_2WI 示透明隔间腔是位于透明隔⇨之间的脑脊液聚集

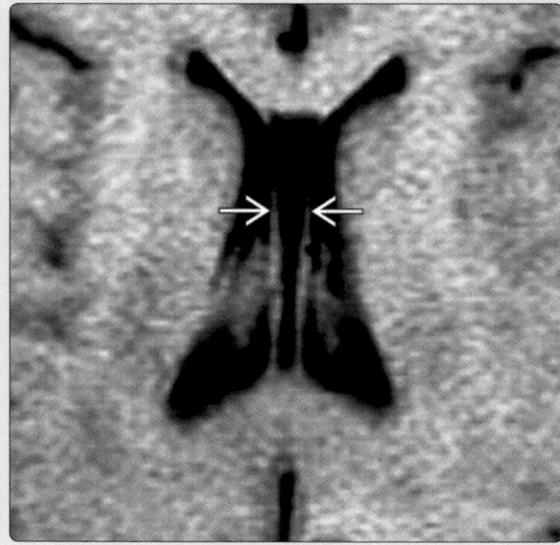

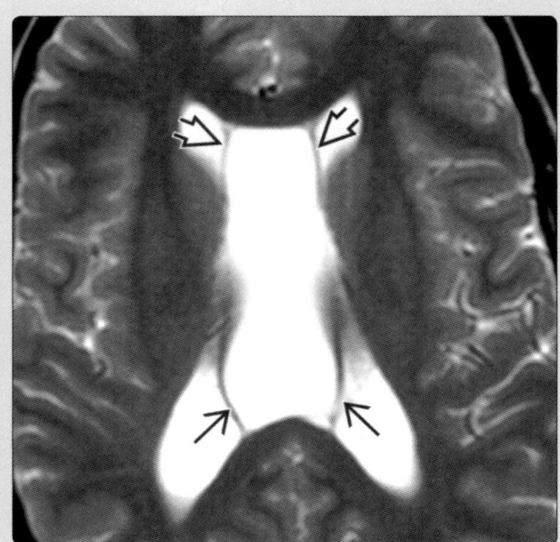

（左图）MR 横断位 T_1WI 示：小的透明隔间腔和穹隆间腔➡，脑脊液呈指状聚集于侧脑室额角和体部之间。（右图）MR 横断位 T_2WI 示：透明隔间腔和穹隆间腔变异一例。透明隔⇨之间脑脊液聚集，直接向后将穹隆→向两侧隔开

中间帆腔（CVI）

关键点

术语

- 中间帆腔（CVI）；中间帆囊肿（VI）

影像

- 三角形的脑脊液腔隙
  - 位于侧脑室之间，背侧丘脑上方
  - 尖段指向孟氏孔
  - 上抬并将穹隆分开
  - 大脑内静脉变平、下移
- 大小不等，从裂隙状到三角形、圆形／卵圆形的脑脊液聚集
- 与脑脊液比较呈等密度／等信号
  - FLAIR 像呈低信号
  - 弥散不受限
  - 增强不强化
- 超声示中线处大脑半球间低回声囊肿

主要鉴别诊断

- 正常的帆间池
- 透明隔间腔，穹隆间腔
- 蛛网膜囊肿
- 表皮样囊肿

临床特点

- 可见于任何年龄
  - 常见于婴幼儿，成人少见
- 症状
  - 通常是无症状的，偶然发现
  - 头痛（与囊肿的关系不清楚）

诊断要点

- 脑脊液样囊肿可能是上皮样的
- FLAIR 序列和 DWI 序列可以鉴别帆间腔和上皮样囊肿

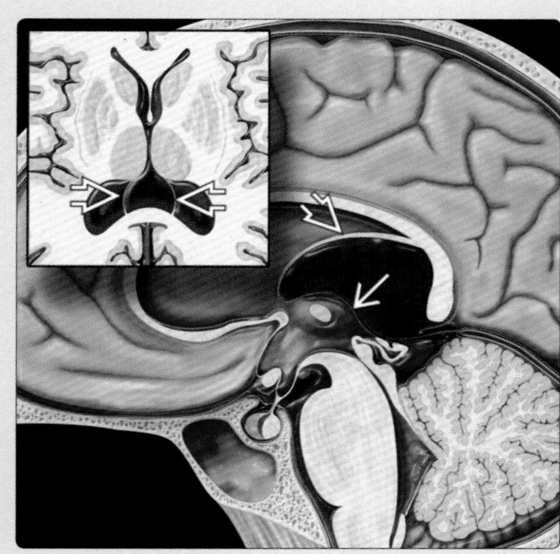

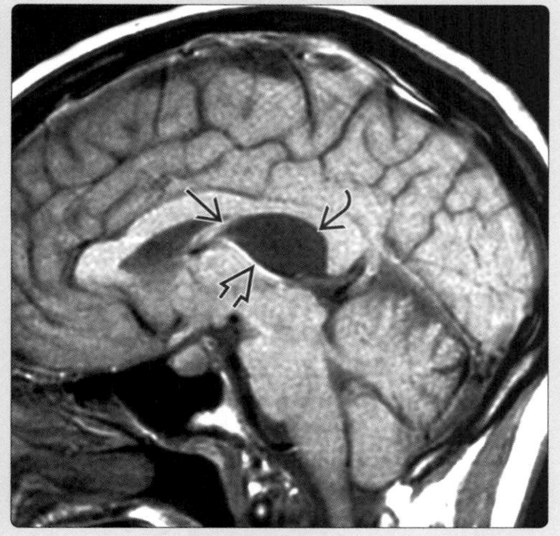

（左图）矢状切面示帆间腔，穹隆➡上抬、分离。大脑内静脉和第三脑室➡下移。（右图）40 岁的女性，头痛，MR 矢状位 T_1WI 示中间帆↗脑脊液样扩张，使穹隆➡上抬，大脑内静脉➡变平、下移。扩张的帆间腔可能与患者的症状没有关系

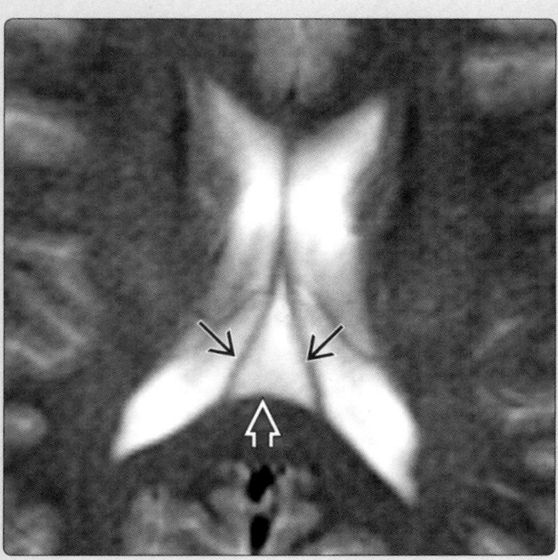

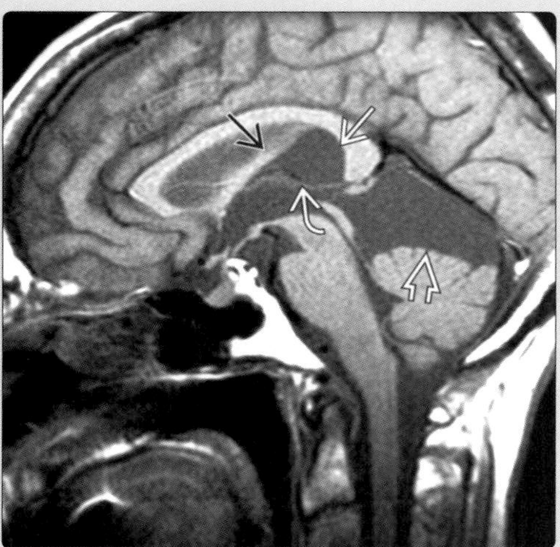

（左图）46 岁女性，头痛。MR 横断位 T_2WI 示典型的帆间腔，呈三角形的脑脊液聚集➡，向两侧分离穹隆➡。侧脑室后部之间的位置是典型的。（右图）MR 矢状位 T_1WI 示：变异型中间帆腔➡，穹隆➡上抬、大脑内静脉↗变平、向四叠体池和鞍上池➡延伸。这个病例可能是帆间腔的蛛网膜囊肿

视隔发育不良

关键点

术语
- 视隔发育不良
- De Morsier 综合征

影像
- 透明隔缺失，视交叉细小
- 视神经、垂体、透明隔
- 冠状位成像显示
  - 脑室壁变平
  - 额角下移
- 三方位成像可以确定所有表现
  - 透明隔缺失，额角平坦，视交叉细小

临床特点
- 新生儿：低血糖惊厥、呼吸暂停、发绀、肌张力减低、持续的黄疸、男孩小阴茎
- 内分泌功能异常（60%）：多种垂体缺陷
- 内分泌功能正常（40%）：常有脑裂畸形、惊厥
- 儿童：身材矮小，内分泌功能失调
- 视觉正常或色盲、视力丧失、眼球震颤、斜视
- 有或无智力低下、痉挛、小头畸形、嗅觉缺失
- 75%～90% 合并脑畸形，45% 合并垂体低下
- 70% 双侧视神经发育不良

诊断要点
- 矮小患儿中伴有透明隔缺失的视隔发育不良
- 小视神经，+ 异位垂体后叶，+ 透明隔缺失

（左图）冠状切面示额角平坦，中线透明隔缺失。额角向下位于穹隆周围⇨，视交叉➡细小。（右图）MR 矢状位 T_1WI 示透明隔缺失（穹隆低位➡），垂体后叶异位↪。对于一个青少年来说垂体小，漏斗部未见显示

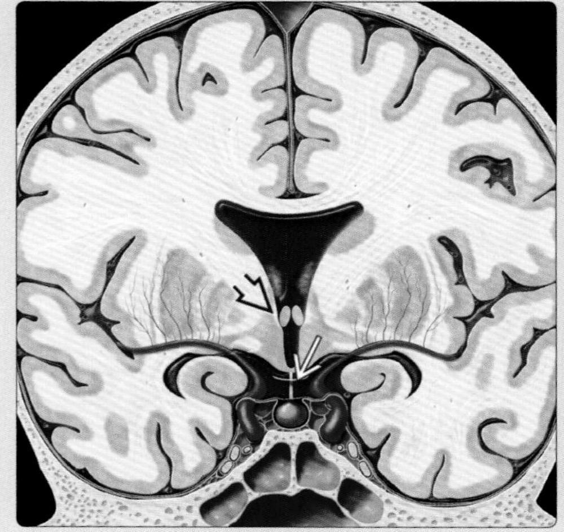

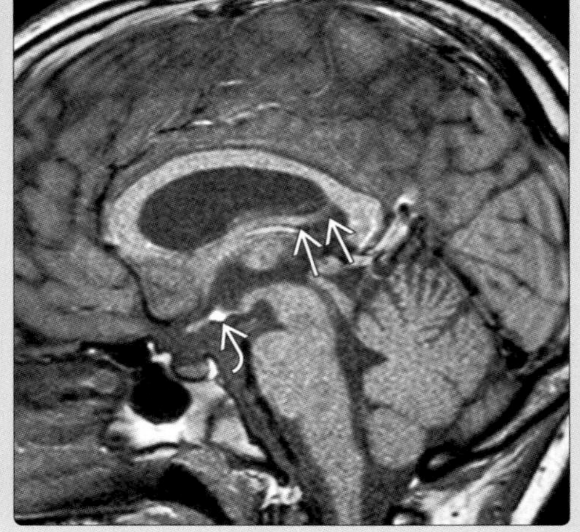

（左图）MR 冠状位 T_2WI FSE 示透明隔缺失，额角下缘➡指向穹隆下缘。此例视交叉⇨大小正常，这也是视隔发育不良的常见病例。（右图）同一患者眶内段视神经水平 MR 冠状位 T_2WI 示单侧视神经发育不良。右侧视神经➡细小、视神经鞘小。左侧视神经↪正常

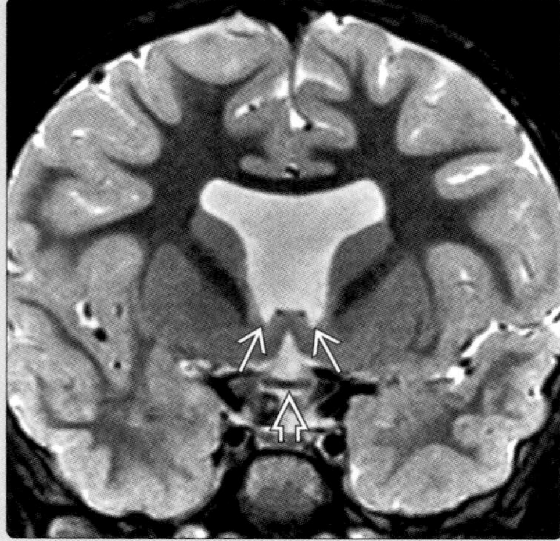

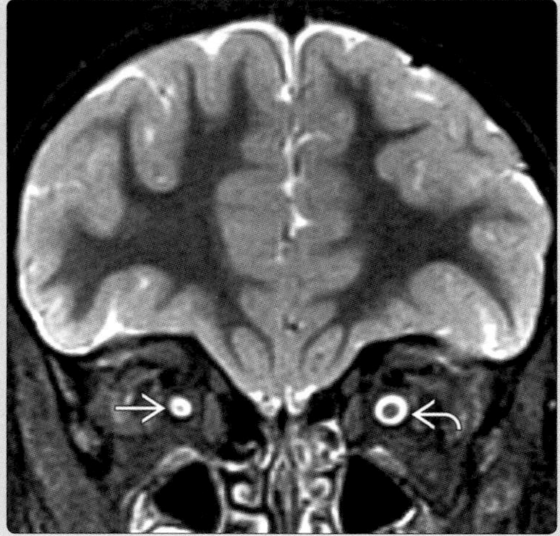

术 语

缩写

- 视隔发育不良（SOD）

同义词

- De Morsier 综合征
- Kaplan-Grumbach-Hoyt 综合征
- 鞍上发育不全
- 视隔-垂体发育不全

定义

- 不同程度的视神经发育不良、透明隔缺失、下丘脑-垂体功能障碍
  - De Morsier（1956）：介绍 7 例 SOD
  - Hoyt（1978）：介绍 SOD 伴垂体机能减退症
- 一些学者认为 SOD 和前脑无裂畸形重叠
- SOD 伴：视神经/视交叉、透明隔、垂体异常，+皮层发育不良

影 像

一般特征

- 最佳诊断线索
  - 透明隔缺失，视交叉细小
- 位置
  - 视神经，垂体，透明隔
- 大小
  - 视神经细小
  - 垂体小伴有后叶异位
  - 透明隔缺失
- 形态
  - 冠状位
    - 脑室平坦
    - 额角指向下

CT 表现

- 平扫 CT
  - 透明隔缺失
  - 侧脑室扩张
  - 横断位和冠状位成像显示骨性视神经管小

MRI 表现

- T_1WI
  - 三方位成像可以确定所有表现
    - 透明隔缺失（残迹可能存在）
    - 额角平坦，额角下缘变尖
    - 视神经/视交叉细小（脂肪抑制像使视神经可视化）
    - ± 垂体柄细、垂体前叶小
    - ± 垂体后叶异位
    - 胼胝体、穹隆延续或中线穹隆融合
    - 胼胝体细
    - 海马变直
    - ± 视神经发育不全/缺失
    - ± 脑裂畸形
    - ± 灰质异位，多微脑回
- T_2WI
  - 大脑镰缺失（尤其是前部）± 髓鞘化低下
- 增强 T_1WI
  - ± 垂体后叶异位
  - MR 动态示垂体前叶强化延迟

血管成像

- 正常

成像推荐

- 最佳影像方案
  - MRI
- 推荐检查方案
  - 蝶鞍/眼眶的冠状位、横断位薄层扫描
  - 脂肪抑制或 CISS/FIESTA/SPACE 有助于视神经的观察

鉴别诊断

与视隔发育不良有重叠的综合征

- 视-漏斗发育不良
- 伴有间隔缺失的脑裂畸形

Kallmann 综合征

- 嗅神经缺失
- ± 视觉、间隔、垂体异常

前脑无裂畸形

- 与 SOD 类似
  - 很多人认为与 SOD 是同一疾病

独立的垂体后叶异位

- 视交叉/视神经、透明隔间腔正常

病 理

一般特征

- 病因
  - 理论
    - 中线发育缺陷（轻型前脑无裂畸形）
    - 或继发于脑病变的视神经纤维退变
    - 或脑发育过程中的血管中断（部分缺失）
    - 孕 6 周时脑或视神经损伤
    - 致畸剂：巨细胞病毒、抗癫痫药、酒精、妊娠期糖尿病
- 遗传学
  - 多数是散在的
  - 常染色体显性或隐性遗传
  - 部分病例存在 *HESX1* 基因突变
    - 纯合子突变 = 全综合征
    - 杂合子突变 = 轻型垂体表型
  - Arg53Cys 置换导致 *HESX1* 失活，垂体前叶缺陷（不存在与散发 SOD）

- *FGFR1*、*PROKR2* 突变也有介绍
- 相关异常
  - 经常与其他脑异常相关
    - 最常见的是脑裂畸形
    - 外侧裂周围型多微脑回
    - 中线畸形（胼胝体发育不全等）
    - 眼部异常（缺失、无眼球、小眼球）
    - 嗅束／嗅球发育不良
    - 不完全海马旋转
  - 伴视、间隔、额叶、中线、嗅觉缺陷的重叠综合征

分期、分级和分类

- 孤立的视神经发育不全（ONH）：仅有视野缺损；智力和生长发育正常
- ONH 和间隔缺陷：与孤立型相同
- ONH 和间隔、垂体缺陷：可能有发育延迟
- 完全的间隔缺如：预后发育差
- 宫内或围产期损伤（特别是脑膜炎）：也是视神经、视交叉和下丘脑缺陷的原因

直视病理特征

- 视交叉／视神经小
- 膝状体小或缺失
- 穹隆柱（± 融合）走形于三脑室顶
- 垂体、嗅叶发育不良

显微镜下特征

- 视神经、视交叉有极少或没有髓鞘化的纤维
- 膝状体（如果发现的话）：无序的小神经元层

临床问题

临床表现

- 最常见的体征／症状
  - 新生儿：低血糖惊厥、呼吸暂停、发绀、肌张力减低、持续的黄疸、男孩小阴茎
  - 内分泌功能异常（60%）：多种垂体缺陷
  - 内分泌功能正常（40%）：常有脑裂畸形、癫痫
- 临床特征
  - 视觉正常或色盲、视力丧失、眼球震颤、斜视
  - 有或无智力低下、痉挛、小头畸形、嗅觉缺失

人群分布特征

- 年龄
  - 通常见于婴幼儿
  - 在年轻母亲和第一个出生的小孩中更普遍
- 性别
  - 男 = 女
- 流行病学
  - 全球范围发病率为 1/50 000
  - 视神经发育不全
    - 60% 合并脑畸形（不仅仅是脑裂畸形），62%～88% 有垂体缺陷，30% 两者都有
    - 25%～50% 合并透明隔缺失
  - 视隔发育不全
    - 75%～90% 合并脑畸形，45% 合并垂体缺陷
    - 双侧视神经发育不全（70%）

自然病史及预后

- 下丘脑和垂体危象，猝死（肾上腺）
- 取决于相关脑和垂体畸形的严重程度

治疗

- 激素替代治疗

诊断要点

关注点

- 伴有透明隔缺失的矮小患儿应考虑到 SOD

读片要点

- 视神经小 + 垂体后叶异位 = 透明隔缺失

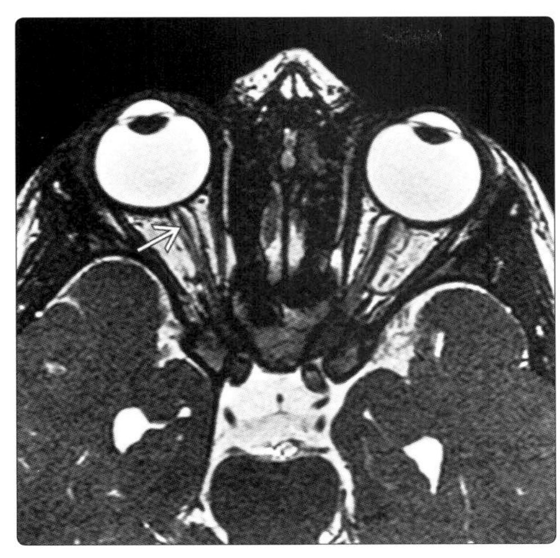

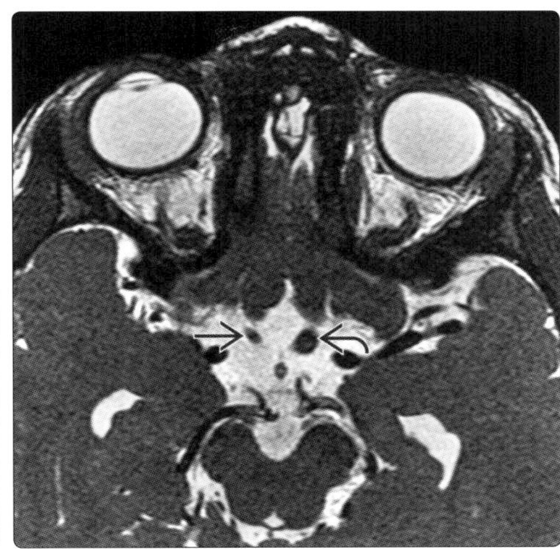

（左图）层厚1mm的横断位FIESTA MRI示：右侧视神经→眶内段极细。稳态磁化序列是评估视神经眶内段和颅内段的最佳序列。（右图）层厚1mm的横断位FIESTA MRI示（同一患者）：与正常的左侧视神经→颅内段比较，右侧视神经→颅内段细小

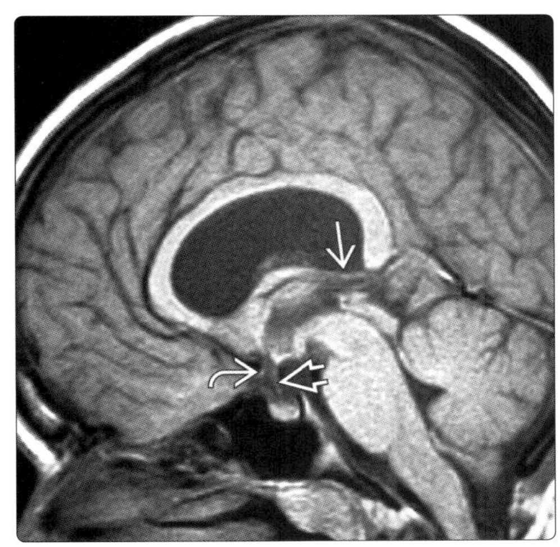

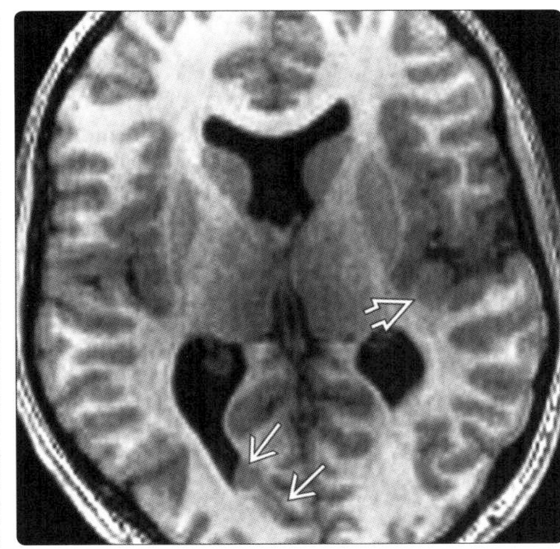

（左图）一个年轻男孩的MR矢状位T_1WI示胼胝体拉伸、穹隆低位→，提示间隔缺如。视交叉→小，垂体漏斗→变细。（右图）同一患者MR横断位T_1WI示透明隔缺失、脑畸形，比如外侧裂周围型多微脑回→，柱状横形的灰质异位→，从右侧脑室枕角延伸至内侧枕叶皮层

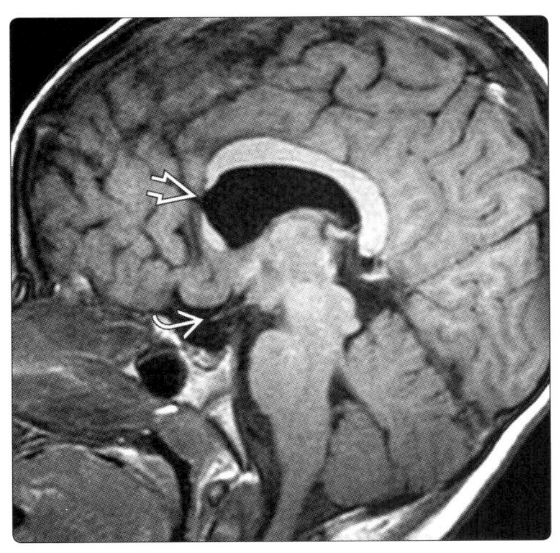

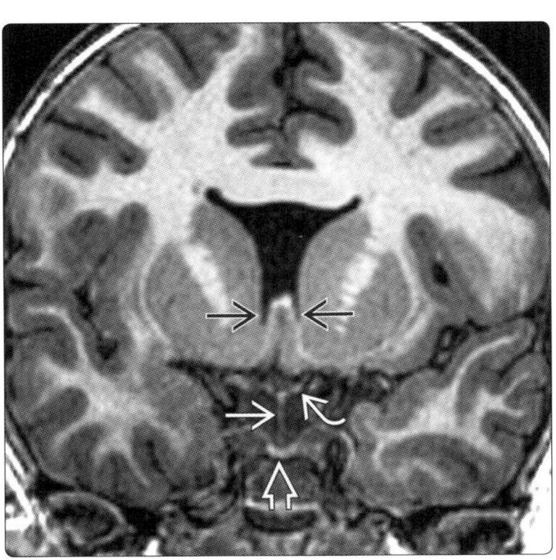

（左图）MR矢状位T_1WI示膝部中断→和体部厚、变平的异常胼胝体。视交叉→薄，垂体漏斗未见显示，垂体前叶极小。（右图）同一患者MR冠状位T_1WI示视束→、垂体漏斗→和前叶→小。额角下缘→沿穹隆弯曲

导水管狭窄

关键点

术语
- 大脑导水管局限性缩小

影像
- 侧脑室和第三脑室呈巨脑室，第四脑室形态正常
- ± 脑室旁间质水肿（失代偿性脑积水）

主要鉴别诊断
- 梗阻性脑室外病理学
  - 肿瘤
  - Galen 静脉畸形
  - 四叠体蛛网膜囊肿
- 梗阻性脑室内（导水管）病理学
- 炎症后胶质增生（导水管角质增生）
- 菱脑融合

病理
- 先天性导水管狭窄是胎儿脑积水的常见原因
- 导水管瓣膜和导水管分叉（Aqueductal fork）是病理亚型

临床要点
- 起病往往隐匿，从出生到成年的任何时候均可发生

诊断要点
- 尤其是有早产或脑膜炎的病史时，应考虑炎症后胶质增生（导水管胶质增生）
- 梗阻性赘生性肿块时，应仔细观察第三脑室后部、顶盖和被盖

（左图）矢状切面示梗阻性脑积水，侧脑室及第三脑室明显扩张，胼胝体被拉伸（变薄），导水管⇨因远端梗阻而成漏斗状。第四脑室形态正常，脑积水致第三脑室底疝↷形成。（右图）MR 矢状位增强 T_1WI 示导水管瓣膜➡导致导水管近端、侧脑室及第三脑室扩张，而第四脑室正常

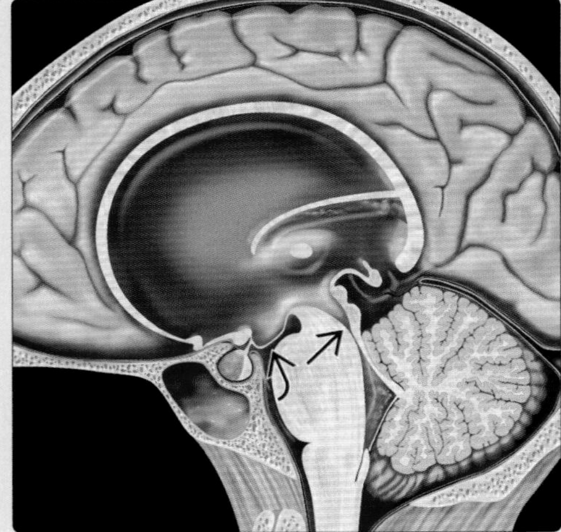

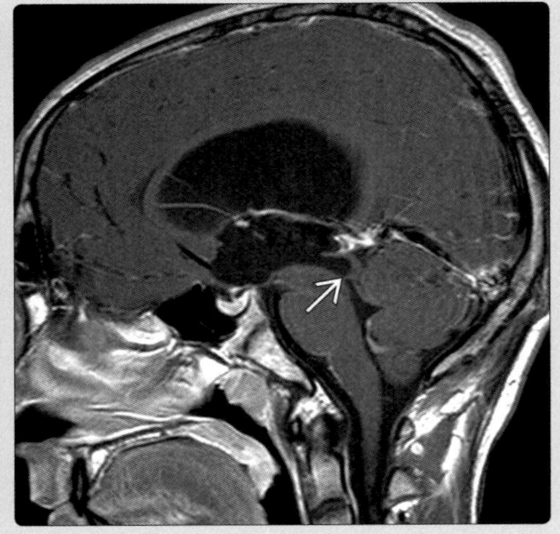

（左图）MR 矢状位 T_1WI 示导水管远端狭窄➡导致侧脑室和第三脑室扩张、穹隆受压↷，而第四脑室形态正常。顶盖发育不良，增厚呈丘状融合⇨。（右图）MR 矢状位 T_2WI 示导水管远端狭窄致其以上扩张呈漏斗状➡，顶盖轻度异常增厚。侧脑室和第三脑室扩张，而第四脑室形态正常

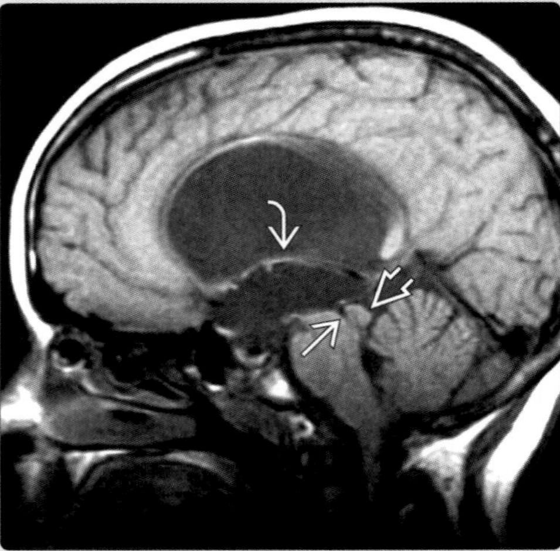

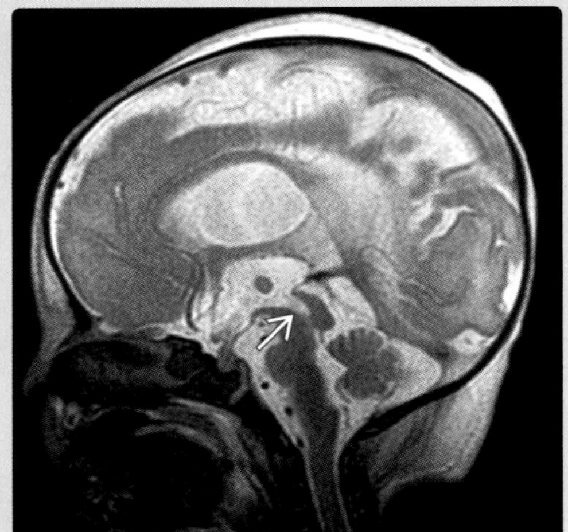

术 语

缩写

- 导水管狭窄（AS）

定义

- 导水管直径局限性缩小，并继发侧脑室和第三脑室扩张

影 像

一般特征

- 最佳诊断线索
  - 侧脑室和第三脑室扩张，孟氏孔位于梗阻近端
  - 第四脑室形态正常，基底孔（Luschka孔和Magendie孔）位于梗阻远端
- 位置
  - 中脑导水管，最常见于上丘或丘间沟水平
- 大小
  - 出生时正常导水管横截面积为0.2～1.8mm^2
- 形态
  - 近端导水管漏斗状扩张或整个导水管管径减小

CT表现

- 平扫CT
  - 侧脑室和第三脑室扩张，第四脑室大小正常
    - 注意：许多交通性脑积水患者的第四脑室大小正常或接近正常
  - ±失代偿性脑积水导致的脑室旁间质水肿
  - 无压迫性的脑干／丘脑肿块
    - 导水管肿瘤在CT上可能是隐匿的，第三脑室后部不对称提示MRI检查
- 增强CT
  - 脑无病理性的强化
  - ±导水管肿瘤强化

MR表现

- T_1WI
  - 侧脑室和第三脑室、孟氏孔扩张
    - 胼胝体变薄、拉伸上抬
    - 穹隆、大脑内静脉、第三脑室底下移
  - 第四脑室、基底孔大小正常
  - 严重的脑积水常见于导水管近端狭窄，轻度脑积水见于导水管远端狭窄
  - 导水管瓣膜：薄的软组织膜将扩张的导水管与大小正常的第四脑室分开
- T_2WI
  - 导水管的“流空”减少或缺失
  - 侧脑室和第三脑室干扰／湍流的脑脊液流动
  - ±脑室旁间质水肿
- 增强T_1WI
  - 肿瘤强化可以区分肿瘤性和良性导水管狭窄
  - 脑积水可以引起脑膜静脉淤血→类似脑膜炎或脑脊液转移
- MRA
  - 脑积水导致大脑前动脉分支上移
- MRV
  - 脑积水导致大脑内静脉下移
- MR电影成像
  - 导水管脑脊液流动缺失或降低

超声表现

- 灰阶超声
  - 新生儿乳突囟（后外侧囟）提供标准的观察视野
  - 产前超声提供产前诊断

成像推荐

- 最佳影像方案
  - 矢状位心脏门控下的多平面重组MR

鉴别诊断

脑室外梗阻的病理

- 肿瘤
  - 顶盖星形细胞瘤
  - 松果体区肿瘤
  - 丘脑肿瘤
- Galen静脉畸形
- 四叠体池蛛网膜囊肿

脑室内梗阻的（导水管的）病理

- 脑囊虫病的导水管囊肿

炎症后胶质增生（导水管胶质增生）

- 导水管的室管膜破坏→邻近组织纤维胶质增生
- 围产期感染或出血（ICH）
  - 发病率增加反映了继发于细菌性脑膜炎或ICH的新生儿存活率增加
- 影像上鉴别先天性AS和导水管胶质增生是困难的
  - GRE MR可以检测到先前脑出血导致的含铁血黄素沉着

菱脑融合

- 不明原因的发育性中线畸形
  - 小脑半球融合伴部分或全部小脑蚓部缺失
  - 其他中线畸形包括：上／下丘融合、导水管狭窄、透明隔缺失
  - 当合并三叉神经麻痹、顶部脱发、或短头／尖头时，应关注点GomezLopez-Hernandez综合征
- 在严重的先天性失代偿性脑积水（HCP）时，应关注此病；注意评估小脑

病 理

一般特征

- 病因
  - 导水管狭窄
    - 胎儿脑积水的常见病因
    - 可以是先天性或获得性、良性或肿瘤性

- 导水管狭窄（AS）病理上阻碍脑脊液流向第四脑室、基底孔
- 脉络丛的脑脊液产物持续生成→侧脑室／第三脑室压力增加，脑室扩张
  - 导水管瓣膜
    - 导水管狭窄的亚型
    - 导水管远端的脑组织薄膜限制脑脊液流向第四脑室
  - Aqueductal fork
    - 进入背侧和腹侧的导水管分支
- 遗传学
  - 细胞黏附分子 L1（*L1CAM*）作为人类脑积水的已知原因
    - 细胞黏附分子免疫球蛋白超家族中细胞黏附分子跨膜糖蛋白的编码
    - 位于 X 染色体（Xq28）上的基因
    - *L1CAM* 对神经系统的正常胚胎发育是重要的
    - *L1CAM* 与 4 种疾病相关（X 染色体连锁的脑积水／HSAS、MASA、X 染色体连锁的 I 型痉挛型截瘫、X 染色体连锁的胼胝体发育不全）
      - 目前共同的 CRASH 综合征：胼胝体发育不全、精神发育迟滞、拇指内收、痉挛性截瘫、X 染色体连锁的脑积水
      - L1 蛋白突变位点与疾病严重程度相关
- 相关异常
  - CRASH 综合征
    - 皮质脊髓束缺失／减少，丘脑融合、四叠体融合、透明隔缺失、胼胝体发育不全
    - 大脑皮质薄、皮质发育畸形、白质发育不全
  - Aqueductal fork
    - 四叠体和动眼神经核融合、顶盖重塑（破坏）

显微镜下特征

- 在组织学上，皮层发育畸形伴有皮层神经元的分化和成熟不良
- 导水管分叉（Aqueductal fork）指导水管向背侧和腹侧的管道状分支
  - 背侧管道通常分为若干支

临床特点

临床表现

- 最常见的体征／症状
  - 症状取决于患者确诊时的年龄
  - 起病常常隐匿，可发生在从出生到成年的任何时间
- 其他体征／症状
  - 头痛、视乳头水肿、外展神经麻痹、囟门突出
  - 巨颅，特别是颅缝张开时
  - Parinaud 综合征：落日眼、眼睑退缩、双眼下视
  - 点头娃娃征（罕见）

人群分布特征

- 年龄
  - 症状出现的年龄取决于狭窄、脑积水的严重程度
- 性别
  - 男：女 =2：1
- 流行病学
  - (0.5~1)/1000 出生儿，兄弟姐妹的发病率为 1%~4.5%
  - AS 大约占 20% 的先天性脑积水

自然病程及预后

- 若不治疗，脑积水常呈进展性
  - “逮捕的”或代偿性脑积水可以是稳定的
  - 24%~86% 的导水管狭窄的新生儿发育正常

治疗

- 脑脊液分流转移
- 内窥镜下第三脑室造瘘术
- 对于导水管隔膜和狭窄段（选定的病例）行导水管成形术

诊断要点

关注点

- 炎症后胶质增生（导水管胶质增生），特别是有早产史或脑膜炎病史
- 对于肿块，仔细观察第三脑室后部、顶盖和被盖

读片要点

- 在常规 CT 扫描中，阻塞导水管的顶盖星形细胞瘤可能被遗漏
  - 对于检出阻塞的肿块 MRI 较 CT 敏感
  - 当确诊为顶盖星形细胞瘤时应关注点 I 型神经纤维瘤
- 严重的先天性 AS 应注意菱脑融合

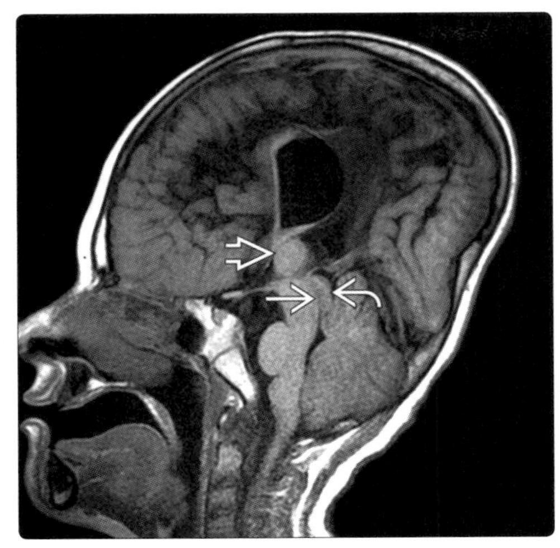

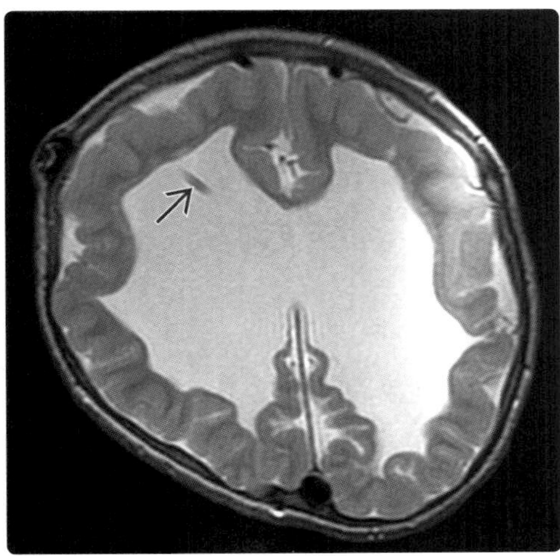

（左图）（CRASH 综合征）MR 矢状位 T_1WI 示特征性显著的导水管狭窄➡，第四脑室体积小，发育不良的顶盖增厚↷，胼胝体发育不全，丘脑融合➩导致的中线处大肿块。（右图）（CRASH 综合征）MR 横断位 T_2WI 示侧脑室显著扩张，皮质沟异常，显著的白质体积减少，透明隔缺失。显示 VP 分流术➡治疗脑积水

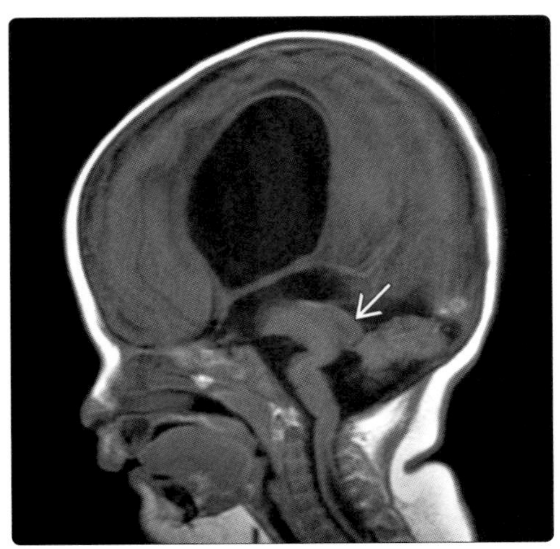

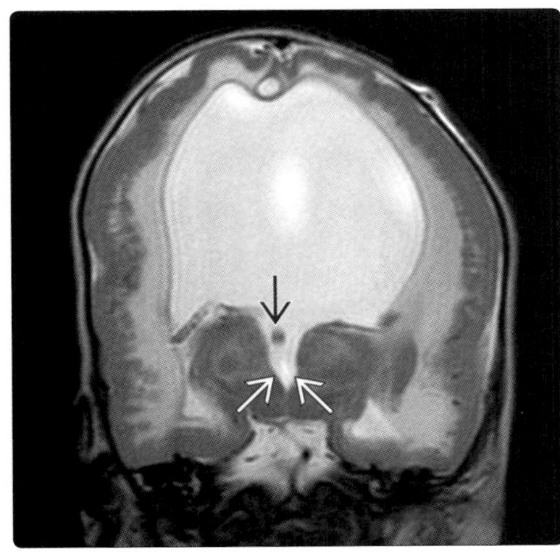

（左图）MR 矢状位 T_1WI 示 Walker-Warburg 综合征患者，严重的顶盖发育不良➡伴导水管阻塞。侧脑室显著扩张，程度大于第三脑室。锯齿状脑干和非常小的小脑是此综合征的特点。（右图）MR 冠状位 T_1WI 示 Walker-Warburg 综合征患者，脑室显著扩张，漏斗状导水管狭窄➡，穹隆融合➡及典型的鹅卵石状无脑回

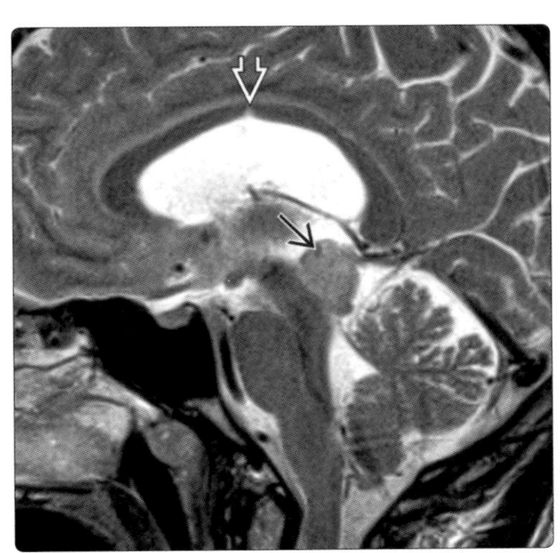

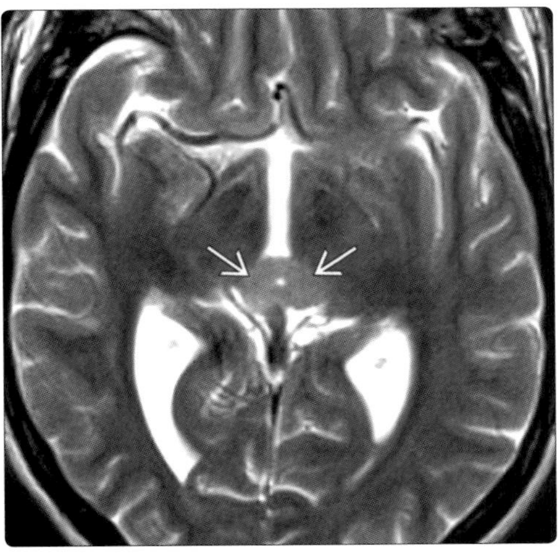

（左图）MR 矢状位 T_1WI 示继发于四叠体低级别星形细胞瘤➡的获得性导水管狭窄，脑积水行脑脊液分流导致胼胝体缺损➩。（右图）MR 横断位 T_1WI 示不均质的、呈灰质信号的低级别顶盖星形细胞瘤➡，引起侧脑室和第三脑室轻度扩张。由于该患者行脑脊液分流，所以脑室仅轻度扩张

脑室内梗阻性脑积水

关键点

术语

- 脑室内梗阻性脑积水（IVOH）=Luschka 孔及 Magendie 孔近端阻塞
    - 急性（aIVOH）
    - 慢性或代偿性（CIVOH）

影像

- aIVOH= 脑室球形扩张及模糊的边缘
    - 脑脊液呈指状伸入脑室旁白质
    - 脑室角处最显著（脑室旁“晕征”）
    - 减压后，胼胝体可以显示高信号
- cIVOH= 膨胀的脑室球形扩张不伴脑室旁“晕征”

主要鉴别诊断

- 相对于脑实质丢失，脑室扩张 2 度
- 正常压力的脑积水
- 脑室外梗阻性脑积水
- 脉络丛乳头状瘤
- 成人长期显著的脑室扩张

病理

- 脑室内脑脊液流动障碍
    - 脑脊液继续产生，脑室压力增加
- 脑室扩张，压迫邻近脑实质
- 脑室周围组织间液增多
    - 导致髓鞘空泡化、破坏
- 病理变化多样，取决于梗阻的病因

诊断要点

- 脑室大小一般与颅内压力的相关性不大

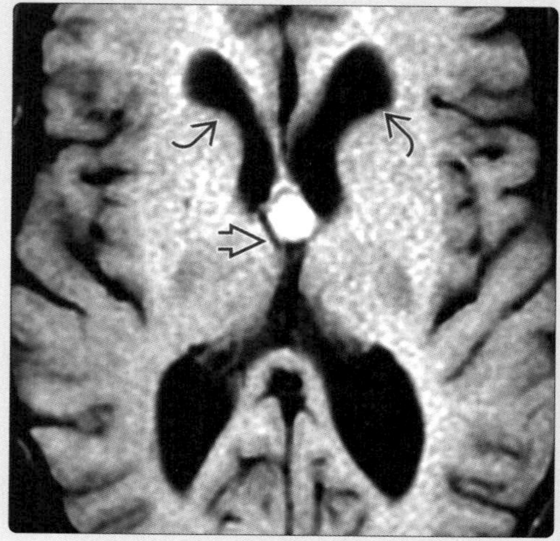
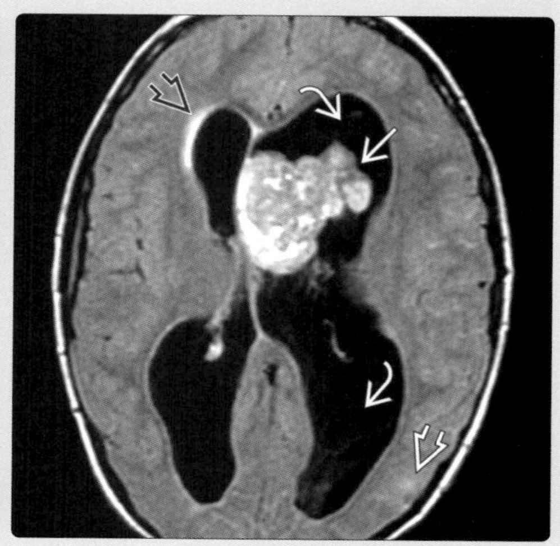

（左图）周围 MR T_1WI 示头痛患者，孟氏孔可见一边界清楚、高信号的病变➩，诊断为胶样囊肿。由于孟氏孔梗阻导致侧脑室扩张↷。（右图）一例结节性硬化患者的横断位 FLAIR 像示较大的室管膜下巨细胞星形细胞瘤➡引起的伴轻度脑室旁水肿➩的梗阻性脑积水。注意枕叶圆形肿胀的轻微高信号➩

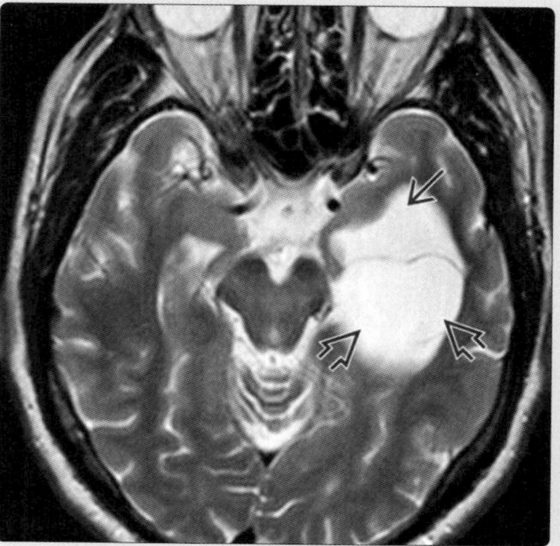
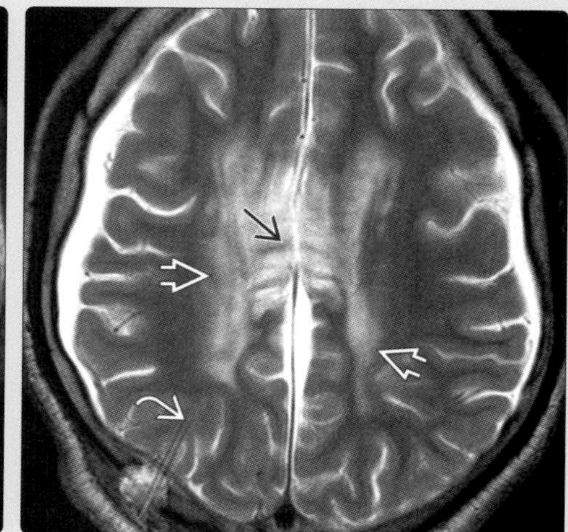

（左图）MR 横断位 T_1WI 示左侧颞角边界清楚的脑脊液信号的囊肿，诊断为室管膜下囊肿➩。左侧颞角➡扩张并受压。（右图）MR 横断位 T_1WI 示胼胝体撞击综合征的患者，因严重的 IVOH 行分流术后，可见分流管↷、双侧硬膜下积液及胼胝体特有的条纹状高信号➡，然而脑室旁白质➩变化不显著

术 语

缩写
- 脑室内梗阻性脑积水（IVOH）
  - 急性（aIVOH）
  - 慢性或代偿性（CIVOH）

同义词
- 非交通性脑积水

定义
- 由于第四脑室流出孔（Luschka 孔及 Magendie 孔）近端阻塞导致侧脑室扩张

影 像

一般特征
- 最佳诊断线索
  - aIVOH
    - 脑室球形扩张及模糊的边缘
  - cIVOH
    - 脑室球形扩张不伴脑室旁“晕征”
- 大小
  - 双额角与颅内直径的比值大于 0.33
  - 颞角宽度大于 3mm
- 形态
  - 随梗阻的位置及持续时间而不同
  - 全部或局部脑室扩张 ± 上抬的 ICP
  - 梗阻点近端的脑室扩张、更圆钝
  - 第三脑室前隐窝扩张

CT 表现
- 平扫 CT
  - 梗阻近端脑室扩张
    - aIVOH
      - 脑室球形扩张伴脑室旁低密度晕征
    - cIVOH
      - 脑室球形扩张，脑室旁晕征
  - 基底池、脑沟受压／消失

MR 表现
- T_1WI
  - 侧脑室扩张
  - 胼胝体变薄，拉伸上抬
    - 可能会压迫大脑镰
    - 压迫可能会引起压迫性坏死
  - 穹隆、大脑内静脉下移
  - 扩张的第三脑室疝入蝶鞍
  - 中脑导水管狭窄呈漏斗状导水管
- T_2WI
  - aIVOH
    - 指状的脑脊液样高信号延伸至侧脑室旁白质，多位于脑室角旁（脑室旁“晕征”）
    - 扰乱／湍流的脑脊液流动
    - 常见的导水管流空效应缺失
    - 胼胝体可能会出现高信号
  - cIVOH
    - 脑室扩张，脑脊液压力正常
    - 没有侧脑室旁“晕征”
    - 减压后（见于 15% 的脑脊液分流的病例），胼胝体可能会出现高信号
- 增强 T_1WI
  - 引起 IVOH 的肿瘤可能强化
  - aIVOH 可以引起软脑膜血管淤血，从而强化
    - 类似脑膜炎或转移

其他检查表现
- 对比剂增强脑室造影
  - MR/CT 用于确定梗阻位置及第三脑室切开后的状态
  - MR 可以测量脑脊液流动
- 心脏门控电影成像
  - 可以显示缺失的导水管内脑脊液流动

成像推荐
- 最佳影像方案
  - MR 增强检查评估脑脊液梗阻的原因
- 推荐检查方案
  - 3D 稳态构成干扰序列（3D-CISS）
    - 降低脑脊液流动伪影
    - 更好的显示脑室轮廓及分隔

鉴别诊断

继发于脑实质缺失的脑室扩张
- 旧术语 =“真空性”脑积水（不使用）
- 与年龄相关（60 岁以后，脑室容积增加 1.2~1.4ml）
  - 缺血／梗死，外伤，感染，中毒性
- 额角变为钝角（>110°）
- 弥漫／局限性的脑沟、脑池扩张
- 不对称的正常脑室（与优势手有关，与性别无关）
- 可能与一些精神疾病相关（例如，精神分裂症）

压力正常的脑积水
- 进展性的痴呆、步态异常、尿失禁
- 脑室扩张而脑脊液压力正常
- 脑沟正常／轻度扩张
- 通过导水管的脑脊液交换增加
- MRS 出现乳酸峰

脑室外梗阻性脑积水（EVOH）
- 由于脑脊液形成和吸收不成比例而导致的脑室扩张
- 蛛网膜颗粒吸收的脑脊液减少
- 蛛网膜下出血是最常见的原因
  - 其他：脑膜炎，转移性癌，肉芽肿性疾病

脉络丛乳头状瘤
- 占儿童颅内肿瘤的 2%~5%
- 小于 5 岁的儿童会有 ICP 增高

- 最常见于侧脑室三角区
- 可能会出现脑脊液“过产生”
- 出血、肿瘤播散可能会引起脑室内脑室扩张

成年人长期存在的脑室明显扩张

- 儿童早期发病或长期进展性的脑积水至成年
- 脑室显著扩张，ICP 增高

良性的蛛网膜下腔和脑室扩张

- 见于婴幼儿巨头畸形
- 与发育迟滞无关

病　理

一般特征

- 病因
  - 脑脊液产生正常：0.20～0.35ml/min
    - 成人侧脑室和第三脑室容量：20ml
    - 成人脑脊液容量：120ml
  - 脑室内脑脊液流动梗阻，随着脑脊液持续产生，脑室内压力增加
  - 脑室扩张，压迫邻近脑实质
  - 室管膜细胞间连接断裂／开放
  - 脑室旁间质积液增多→髓鞘破坏
- 取决于位置的病因学
    - 孟氏孔
      - 胶样囊肿
      - 室管膜下结节、结节性硬化综合征
      - 室管膜下巨细胞星形细胞瘤
    - 第三脑室
      - 垂体大腺瘤
      - 颅咽管瘤
    - 中脑导水管
      - 导水管狭窄
      - 顶盖胶质瘤
      - 松果体区域肿瘤
    - 第四脑室
      - 髓母细胞瘤、室管膜瘤
      - 胶质瘤、毛细胞星形细胞瘤、血管母细胞瘤
      - 先天性畸形（Chiari 畸形、Dandy-Walker 畸形、菱脑融合）
    - 转移、脑囊虫病或脑膜瘤可以发生在脑室的多个部位
- 遗传学
  - 细胞融合分子 L1（L1CAM）是已知的引起脑积水的唯一基因
    - 位于 X 染色体（Xq28）上

直视病理特征

- 局灶／普遍的脑室扩张
- 室管膜和邻近脑白质发生继发性损伤
- 病理因发病因素的不同而不同

显微镜下特征

- 脑室旁细胞外间隙增加
- 室管膜破坏或缺失，周围脑白质变少

临床问题

临床表现

- 最常见的体征／症状
  - 头痛、视乳头水肿（aIVOH）
  - 恶心、呕吐、复视（外展神经麻痹）
- 临床特征
  - 因病因、严重程度、发病年龄的不同而不同

人群分布特征

- 年龄
  - 可以发生于从胎儿（先天性脑积水）到成年的任何年龄
- 流行病学
  - 根据脑积水的原因和类型，流行病学资料差别很大
  - 在儿童最常见的神经外科手术：脑脊液分流术治疗脑积水

自然病史及预后

- 若不治疗常进展

治疗

- 内科治疗可以延缓手术干预
- 脑脊液分流、内镜介入、脑室造瘘术
- 手术解除梗阻病因

诊断要点

读片要点

- 脑室大小一般与颅内压力呈负相关
- 脑脊液搏动使脑脊液混杂，甚至类似脑室内肿块
- 脑室不对称可以是正常变异
- 如果在胎儿／新生儿中看不到透明隔，注意看小脑蚓部（r/o 菱脑融合）

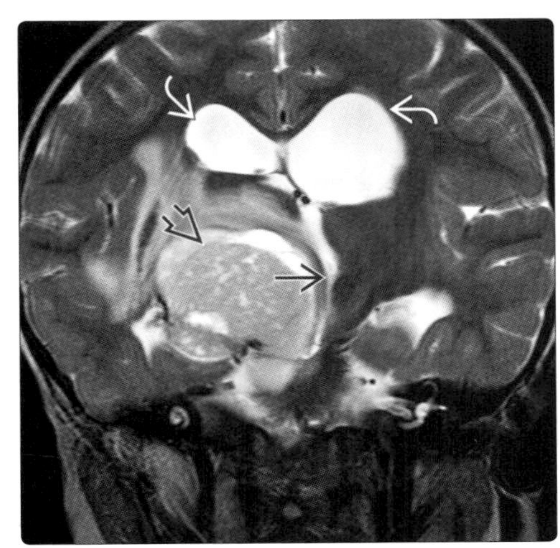

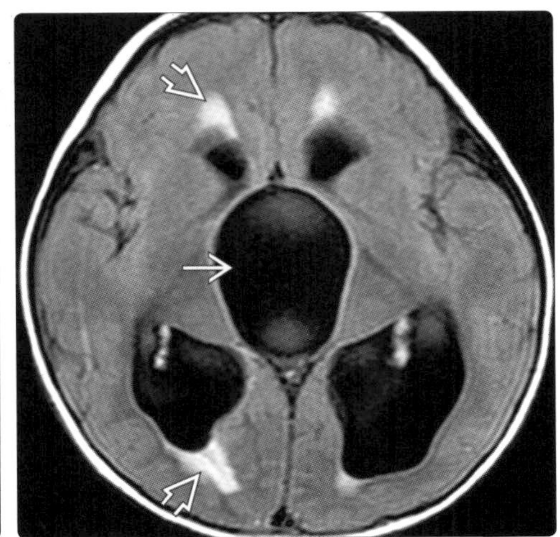

（左图）MR 冠状位 T_1WI 示右侧丘脑的毛细胞型星形细胞瘤，对第三脑室造成严重的占位效应，继而引起梗阻性脑积水。（右图）周围 LFAIR MRI 示第三脑室和侧脑室显著扩张，第三脑室内似见一脑脊液样肿块。脑室旁间质水肿。术中，在第三脑室中看到一个开窗的室管膜囊肿

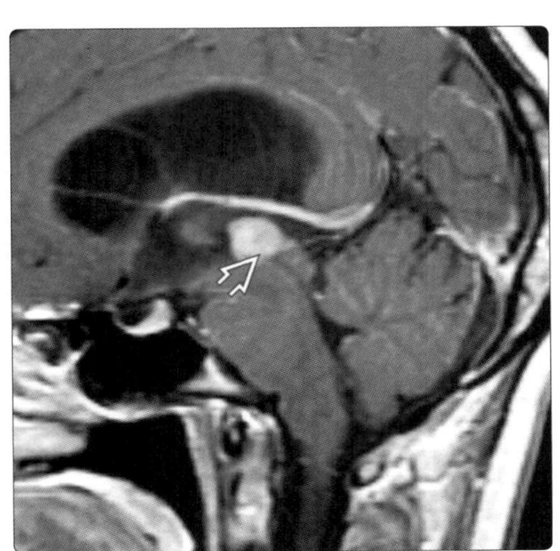

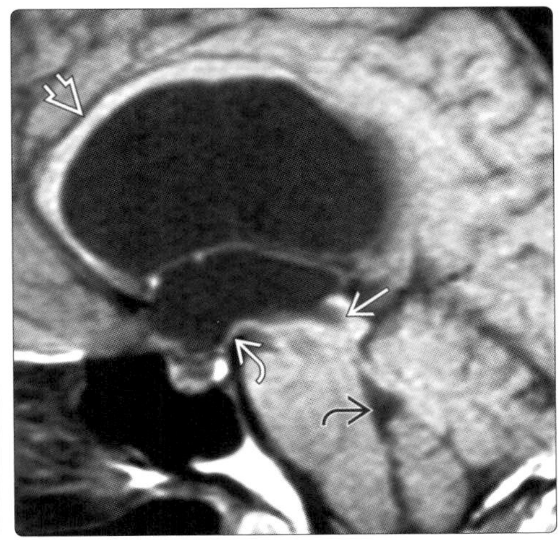

（左图）MR 矢状位 T_1WI 示第三脑室后部见一均匀强化的肿块，造成梗阻引起侧脑室和第三脑室扩张。病理是星形细胞瘤。（右图）MR 矢状位 T_1WI 示导水管狭窄的典型表现：中脑导水管呈漏斗状，第四脑室正常，胼胝体变薄并被拉伸，第三脑室底下移

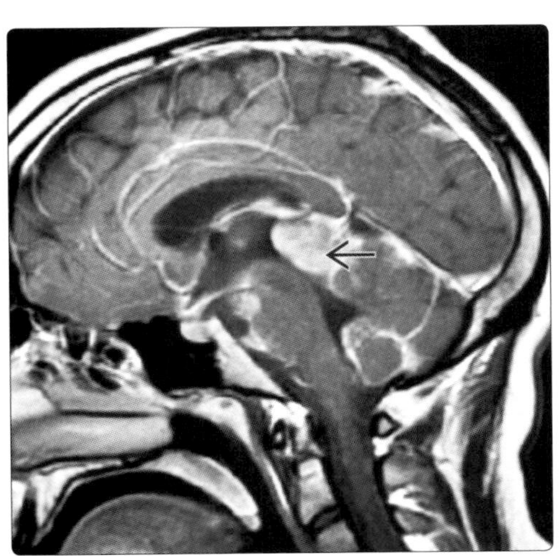

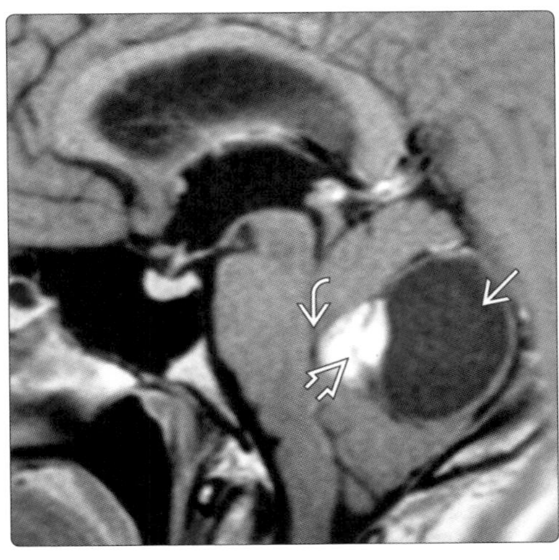

（左图）MR 矢状位增强 T_1WI 示松果体区一个强化的肿块，对顶盖造成占位效应引起导水管梗阻。肿瘤脑脊液播散引起广泛的柔脑膜强化。脑脊液细胞学检查示原始神经外胚层肿瘤。（右图）MR 矢状位增强 T_1WI 示小脑蚓部的血管母细胞瘤，囊肿伴强化的壁结节，造成第四脑室严重受压并引起梗阻性脑积水

关键点

术语

- 脑室外梗阻性脑积水（EVOH）
- 同义词：交通性脑积水
- 由于脑脊液形成和吸收不成比例导致脑室扩张

影像

- 第四脑室流出孔远端的脑脊液吸收障碍
- 脑室的大小因梗阻时间的不同而不同
- 全部脑室扩张，没有引起脑室内梗阻的原因
- 侧脑室、第三脑室和第四脑室扩张
- ± 脑池内脑脊液密度 / 信号异常 ± 柔脑膜强化

主要鉴别诊断

- 脑室内梗阻性脑积水
- 脑室扩张 2 度至实质缺失
- 压力正常的脑积水

病理

- 出血→蛛网膜下腔纤维化 / 梗阻
  - EVOH 最常见的病因
- 其他病因包括化脓性脑膜炎、肿瘤性或炎性渗出物
- 蛛网膜下腔出血、渗出物可能使蛛网膜下腔纤维化 / 阻塞，减少脑脊液搏动

临床问题

- 头痛、视乳头水肿
- 恶心、呕吐、复视（脑神经麻痹）

诊断要点

- EVOH：普遍脑室扩张伴基底池密度 / 信号异常 ± 柔脑膜强化

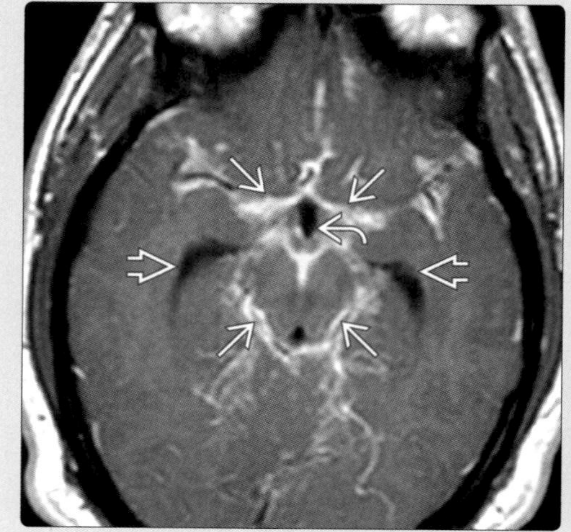

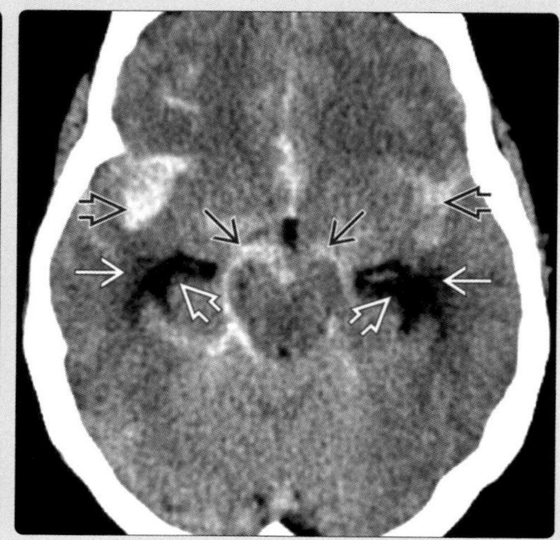

（左图）MR 横断位增强 T_1WI 示神经系统结节病广泛的柔脑膜强化➡。第三脑室↷和颞角⇨扩张的交通性脑积水。（右图）横断位平扫 CT 示急性蛛网膜下腔出血，基底池→、侧裂池↷见高密度影。早期脑室⇨扩张及由于间质水肿引起的轻度脑室旁水肿➡

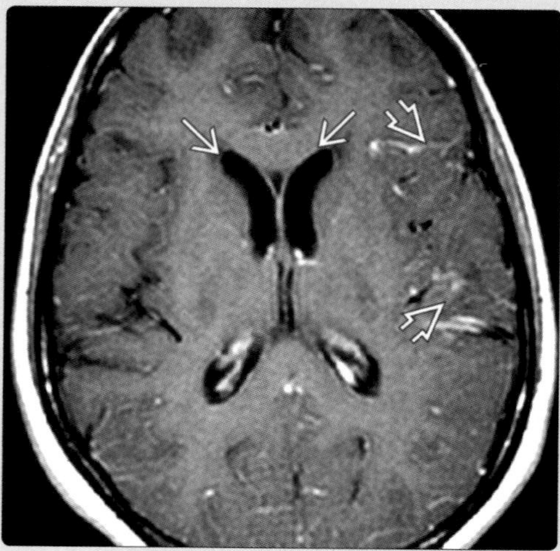

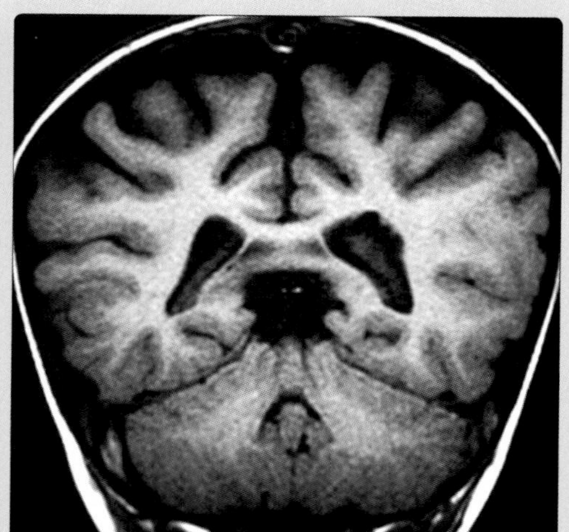

（左图）MR 横断位增强 T_1WI 示结核性脑膜炎的患者，左侧外侧裂⇨轻度柔脑膜强化。EVOH 引起侧脑室➡轻度扩张。（右图）MR 冠状位 T_1WI 示头围迅速增长 4 个月的儿童，左侧脑室三角区扩张并蛛网膜下腔增宽。MRV 示双侧横窦阻塞

术　语

缩写

- 脑室外梗阻性脑积水（EVOH）

同义词

- 交通性脑积水

定义

- 由于脑脊液生成和吸收不匹配而造成脑室扩张

影　像

一般特征

- 最佳诊断线索
  - 侧脑室、第三脑室和第四脑室均扩张
  - ± 脑池内脑脊液密度 / 信号异常 ± 柔脑膜强化
- 位置
  - 双侧额角与头颅直径的比值大于 0.33
  - 颞角宽度大于 3mm
- 形态
  - 所有脑室均扩张
    - 脑室一般成比例地、对称地扩张
    - 无脑室内梗阻的原因

CT 表现

- 平扫 CT
  - 不同程度的脑室扩张 ± 基底池消失
  - 如果是蛛网膜下腔出血，可见脑脊液呈高密度
- 增强 CT
  - 脑沟 / 脑池强化

MR 表现

- T_1WI
  - 脑脊液“混浊”，脑室扩张
- T_2WI
  - 脑室扩张 ± 脑室旁白质高信号
  - 蛛网膜下腔出血、渗出，脑脊液呈高信号
- 增强 T_1WI
  - ± 基底池 / 脑沟强化
    - 脑膜炎、癌转移等

成像推荐

- 最佳影像方案
  - MRI 并增强 T_1WI

鉴别诊断

脑室内梗阻性脑积水

- 由于第四脑室流出孔近端梗阻引起全部 / 局限的脑室扩张

继发于脑实质缺失的脑室扩张

- 神经退行性疾病、脑炎、缺血 / 梗死
- 弥漫 / 局限性的脑沟、脑池扩张

压力正常的脑积水

- 脑室扩张但脑脊液压力正常
- 脑沟正常 / 轻度扩张
- 进展性痴呆、步态异常、尿失禁

病　理

一般特征

- 病因
  - 基底池或蛛网膜颗粒水平脑脊液流出受阻
    - 脑脊液搏动降低会使静脉重吸收的脑脊液减少
  - 蛛网膜下腔出血：EVOH 最常见的原因
  - 其他病因包括化脓性脑膜炎、肿瘤炎性渗出
    - 这些均可导致蛛网膜瘢痕，减少脑脊液搏动

直视病理特征

- 蛛网膜下腔出血、渗出引起蛛网膜下腔纤维化 / 阻塞
- 普遍的脑室扩张

临床问题

临床表现

- 最常见的体征 / 症状
  - 头痛、视乳头水肿
  - 恶心、呕吐、复视（脑神经麻痹）

自然病史及预后

- 若不进行分流和原发病治疗，常呈进展性

治疗

- 脑脊液分流
- 针对原发病治疗

诊断要点

关注点

- EVOH：普遍脑室扩张伴基底池信号 / 密度异常 ± 柔脑膜强化

关键点

术语

- 脑积水
  - 脑脊液形成、流动或吸收异常导致脑脊液增多，从而引起脑室扩张

影像

- 分流失败→脑室扩张 + 脑室和导水管旁梗阻
- CT、MRI 评估脑室大小，平片可以确定机械分离失败

主要鉴别诊断

- 脑室大小正常或无间质水肿的分流失败
- 顽固性（"裂缝"）脑室综合征
- 获得性 Chiari 畸形 1 型 / 扁桃体异位

病理

- 梗阻性脑积水：继发于肿瘤、粘连、囊肿的梗阻
- 交通性脑积水：继发于蛛网膜颗粒重吸收脑脊液减少

临床特征

- 较大儿童 / 成人：头痛、呕吐、嗜睡、癫痫发作、神经认知症状
- 婴幼儿：囟门膨胀、头围增加、易怒、嗜睡

诊断要点

- 分流 + 头痛并不都是因为分流失败
- MR 检查后确定程序性分流管的放置
- 比较 CT 和之前的检查可以发现脑室大小的轻微变化

（左图）急性分流失败的婴儿平片分流系列，侧位片示脑室导管被拉出颅脑，远端导管位于皮下（尖端➡）。（右图）脑室胸腔分流术后，患者胸痛，前后位片示与分流相关的右侧轻度胸膜炎（胸膜边缘⇨）。可以看到先前的 VP 分流系统残留的导管片段➡

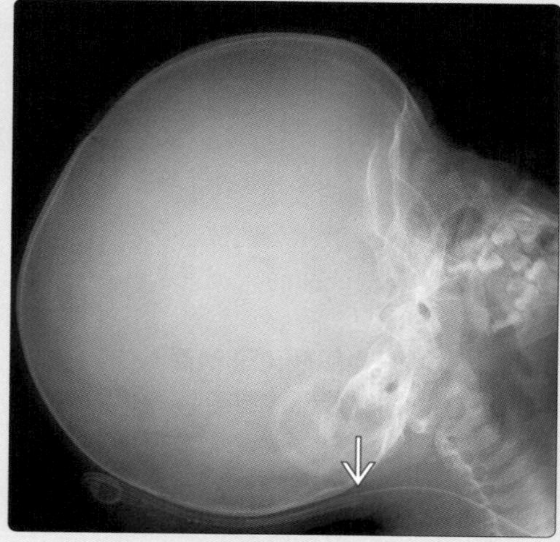

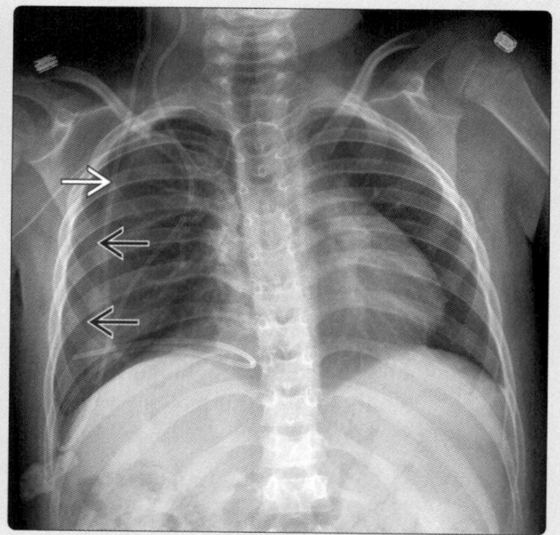

（左图）急性 VP 分流失败的平片分流系列的颅脑平片示位于阀门与引流池间的分流管机械中断➡。（右图）同一患者的横断位 CT 骨窗示位于阀门与引流池间的分流管机械中断➡。这一表现并没有在最近大多数 CT 对比检查中出现（没有显示图像）

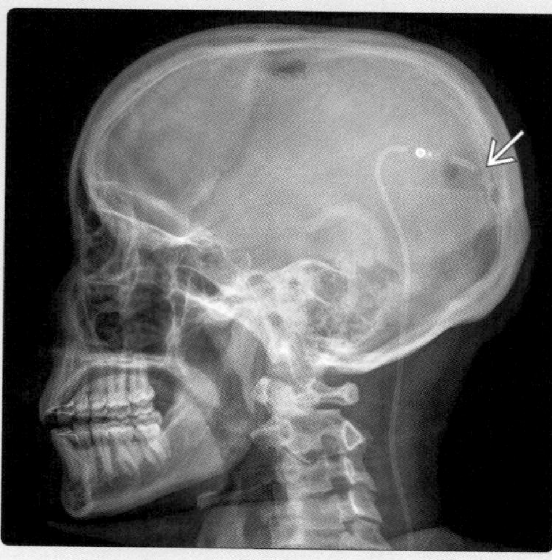

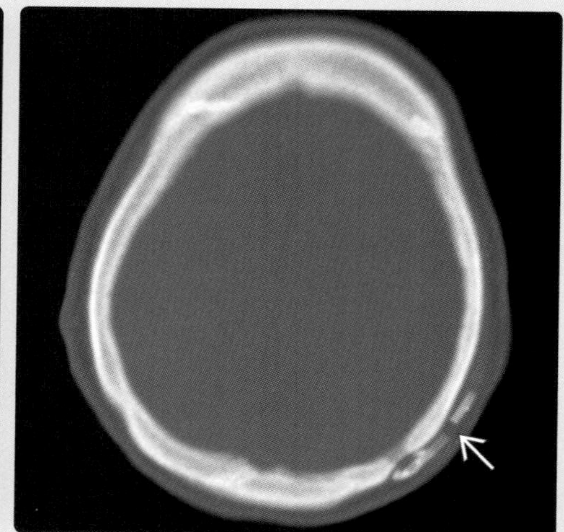

术 语

缩写

- 分流种类：脑室 - 腹腔（VP）、脑室 - 心房（VA）、脑室 - 胸腔（VPL）、椎管 - 腹腔（LP）

定义

- 脑室扩张
  - 一般指脑室扩张
- 脑积水
  - 脑室扩张继发于脑脊液形成、流动或吸收障碍引起的脑脊液含量增加
    - 可以数天（急性）、数周（亚急性）或数月甚至数年（慢性）发病

影 像

一般特征

- 最佳诊断线索
  - 分流失败：脑室扩张 + 脑室和导水管周围水肿（模糊）
- 位置
  - VP 分流常见，VA 和 VPL 极少见，除非 VP 禁忌
- 大小
  - 脑室大小是相对的→对于一个患者来说脑室扩张提示分流失败，而在另一个患者脑室扩张可以是稳定的表现
    - 对于一个患者来说脑室大小的改变可能是很重要的
    - 相反，一些患者分流失败也仅表现为脑室大小轻微的变化或无变化
- 形态
  - 分流系统组件
    - 近端导管位于脑室、蛛网膜下腔、脊髓腔或硬膜囊
    - 单向阀门防止倒流入脑室
    - 引流箱用于取脑脊液标本，快速的缓解脑脊液压力
    - 导管远端穿过皮下组织→末端位于腹腔、心房或胸腔

平片表现

- 平片
  - 评估分流导管系统的完整性
    - 分流中断、分离、迁移
    - 如果分流术后身体生长过快，导管远端可以从腹腔缩出

CT 表现

- 平扫 CT
  - 脑室扩张（弥漫或局限性）
    - “孤立的”脑室→感染、出血后脑室间粘连
    - 脑室旁间质水肿（脑室边缘模糊）→急性脑积水
  - 脑室小、裂缝状→顽固性脑室综合征、慢性过度引流
  - ± 硬膜下血肿（脑脊液过度引流）

MR 表现

- T_1WI
  - 评估脑室大小、观察脑解剖
- T_2WI
  - ± 脑实质间质性水肿（跨越室管膜的脑脊液流动）→急性分流失败
- FLAIR
  - 相比 T_1WI 或 T_2WI，间质水肿更明显
- 增强 T_1WI
  - ± 室管膜炎、脓肿、肿瘤强化
- MRA
  - 扩张脑室旁的动脉被拉伸、移位
- MRV
  - 静脉血栓形成可以先于脑积水，也可发生于分流后→脑室 / 颅内压力增加（ICP）
- MR 电影成像
  - 评估正常脑脊液通路、第三脑室造瘘术

超声表现

- 灰阶超声
  - 有助于新生儿系统评估脑室大小（需要开放的囟门）

非血管干预

- 通过分流加平扫 CT 进行脑室间对比剂注入→发现需要单独引流管的孤立脑室

核医学表现

- 分流核素研究
  - 示踪剂注入引流箱，序列成像记录远端导管尖端的示踪剂流出时间
  - 用于确定远端梗阻

成像推荐

- 推荐检查方案
  - 脑 CT 或 MRI 评估脑室体积
  - 平片分流系列确定机械分流的中断或不连续

鉴别诊断

正常脑室体积或无间质水肿的分流失败

- 寻找沿着分流管或引流箱的液体，作为发生故障的唯一证据
- 可能需要临床诊断

顽固性（“裂缝”）脑室综合征

- 常见于较大儿童（婴幼儿分流后）
- 脑室体积小和间断性的梗阻征象
- 脑室正常 / 小甚至分流故障！

获得性 Chiari 畸形 1 型 / 扁桃体异位

- 功能性 LP 分流引起扁桃体超过枕骨大孔下移
- 在无阀系统中更常见

病 理

一般特征

- 病因
  - 脑脊液循环破坏
    - 梗阻性
      - 经常位于脑脊液循环的最狭窄点（导水管、孟氏孔）
      - 肿瘤、瓣膜／粘连、先天性导水管狭窄
    - 蛛网膜重吸收进入静脉窦的不足
      - 炎症、出血后蛛网膜颗粒阻塞
      - 静脉压增高后，蛛网膜下腔与静脉之间的压力梯度差减低
      - 脑脊液吸收障碍→脑脊液聚集，ICP 升高
  - 脑脊液分流术绕过梗阻的脑脊液自然流动途径，建立辅助引流途径
    - 恢复或维持正常的颅内压力
  - 每个分流器、阀门、装置都有其相应的并发症
    - 所有类型→材料降解／退化、机械应力（特别是在颅颈交界区、下肋骨）
    - VP →腹部并发症（脑脊液假性囊肿、腹水、肠穿孔）
    - VPL →症状性的胸腔积液
    - VA →分流性肾病、肺心病、肺栓塞
    - LP →蛛网膜炎、小脑扁桃体疝、导管移行率高
    - 可编程分流→在 MRI 检查中，无意地重新编程
- 相关异常
  - 分流术引流脑脊液血／蛋白 >1g/dl，导致早期堵塞、失败
  - 分流装置感染率为 5%～10%，尤其是在 <6 月龄的婴儿。插入≤3 个月失败
  - 脑室内形成小腔或被隔离（6%）
  - 过度引流（3%）

直视病理特征

- 脑室室管膜粘连（瘢痕）
- 颅外分流管钙化

显微镜下特征

- 沿颅内分流管的胶质增生

临床问题

临床表现

- 最常见的体征／症状
  - 儿童、成人
    - 头痛、呕吐、嗜睡、癫痫发作
    - 神经心理学症状，认知或行为问题
  - 婴幼儿
    - 前囟膨隆、头围增加、易怒、嗜睡

人群分布特征

- 流行病学
  - 每年全世界范围内约 160 000 例引流术
  - 在美国，脑脊液分流术共约 125 000 例
    - 每年 33 000 例（约 50% 发生分流修正）

自然病史及预后

- 依赖分流的患者若发生急性引流管梗阻可能会导致死亡
- 绝大多数引流术最终会失败，并发症的发生率为 25%～37%
  - 一年内引流术失败率≤ 30%，10 年失败率为 80%
  - 50% 的患者需要多次分流修正，且分流失败的间隔期逐渐缩短

治疗

- 分流修正
  - 置换梗阻近端颅内组件／阀
  - 如果过引流或引流不足，改变阀的压力设定／类型
    - 可编程的分流阀允许经皮的压力设定调整
  - 随着儿童的生长，延长远端分流管
- 若第三脑室远端阻塞，可行第三脑室切开术避免分流术
- 对于脑脊液假性囊肿造成的远端梗阻，可行腹腔镜或开腹手术治疗

诊断要点

关注点

- 分流术 + 头痛并不总意味着分流失败
- MR 检查后确定可编程分流阀的设定

读片要点

- 对比之前的检查确定脑室大小是否发生轻微的变化
- 尽管临床分流术失败，脑室的顺应性差可能阻止脑室大小的变化

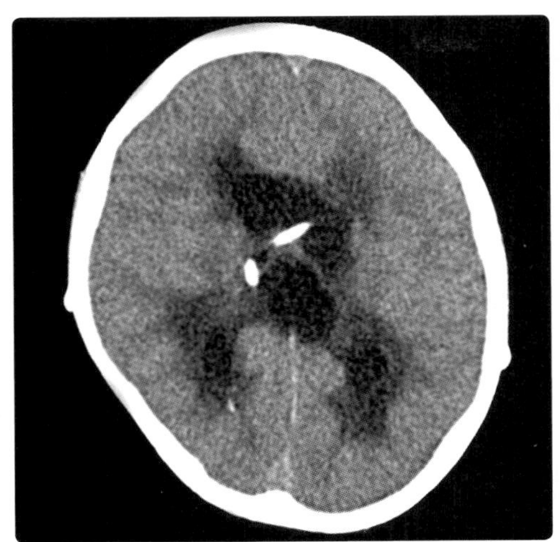

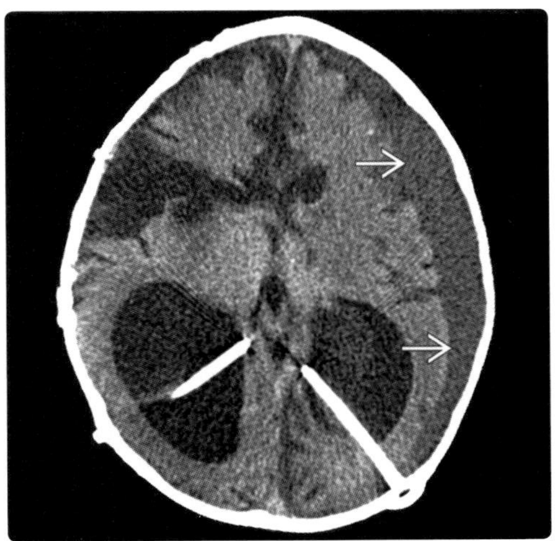

（左图）急性VP分流术失败的患者，横断位平扫CT示侧脑室旁白质对称性间质水肿。脑室较先前CT检查（未提供图像）明显增大，提示急性分流术失败。（右图）严重脑积水并发脑萎缩的患者，横断位平扫CT示双侧脑室引流管置放后，左侧见较大的硬膜下血肿➡

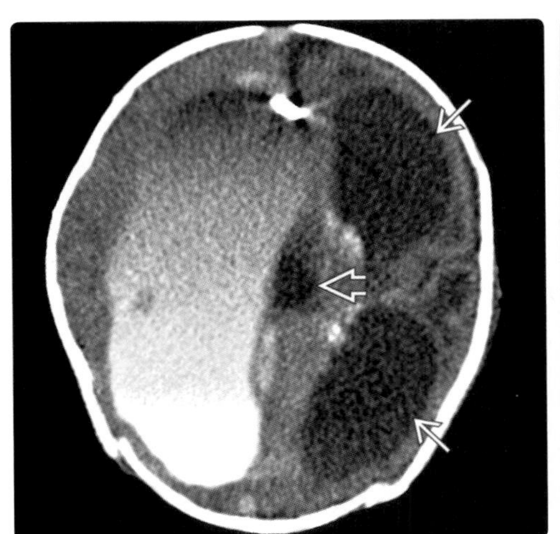

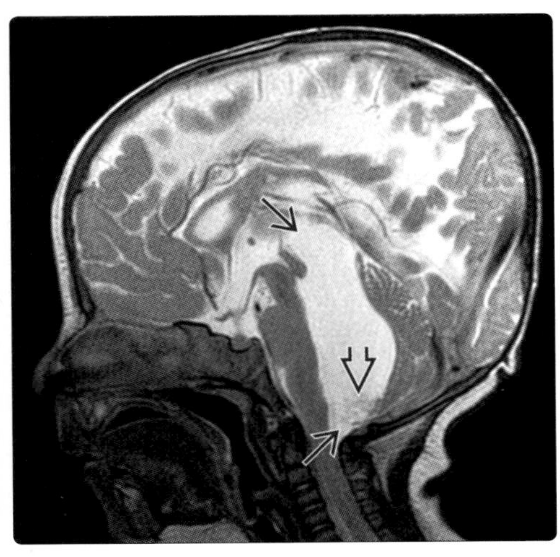

（左图）出血后脑积水的患者，横断位平扫CT示经右侧脑室引流管注入对比剂后发现对比剂仅存在于右侧脑室，左侧脑室➡或第三脑室⇨并没有对比剂。（右图）治疗中的脑积水患者，MR矢状位T_2WI示孤立的第四脑室扩张，第四脑室边缘的头端和尾端→可见分隔，流出孔⇨附近见碎片

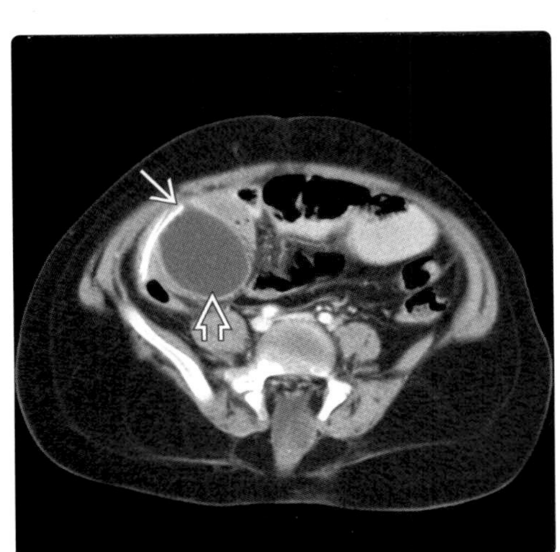

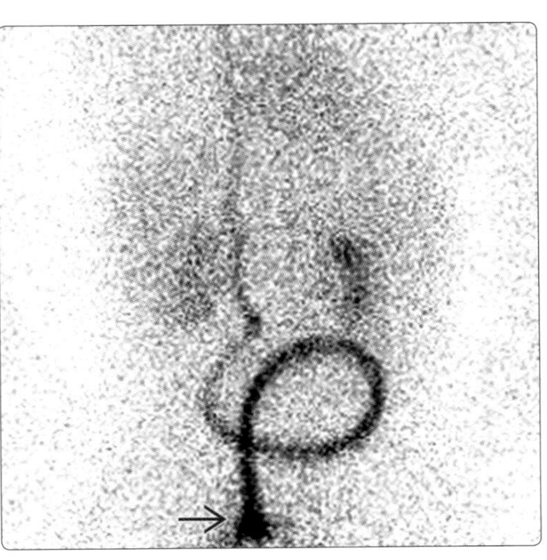

（左图）VP远端引流失败的脑积水患者，横断位平扫CT示引流管腹腔端➡见包裹性的盆腔积液（脑脊液假性囊肿⇨）。（右图）额部放射性核素脑池显像：核素注入引流阀储器10分钟后，并没有从引流管远端→溢出。进一步延迟成像确认无远端溢出，支持引流管远端梗阻的诊断

蛛网膜下腔扩张

关键点

术语

- 生后 1 年内自发性蛛网膜下腔扩大

影像

- 蛛网膜下腔扩大、头围增大（>95%）
- 脑脊液间隙沿着脑回走行（不是平坦的）
- 双侧蛛网膜下腔对称
- 平片示巨头畸形、前额突出
- 增强 CT 显示血管穿过蛛网膜下腔
- 在所有 MRI 序列和图像上，腔隙内含脑脊液

主要鉴别诊断

- 萎缩
- 获得性脑室外梗阻性脑积水（EVOH）
- 非意外创伤

病理

- 不成熟的脑脊液引流路径
- >80% 的病例有巨头畸形的家族史

临床问题

- 神经体征增多或发育不良，不符合良性蛛网膜下腔扩大
- 无颅内压增高的征象，腰穿压力正常
- 自限性，在不治疗的情况下，12～24 个月蛛网膜下腔扩张会消失
- 无需治疗

诊断要点

- 任何不典型的蛛网膜下腔扩大应注意非意外性创伤

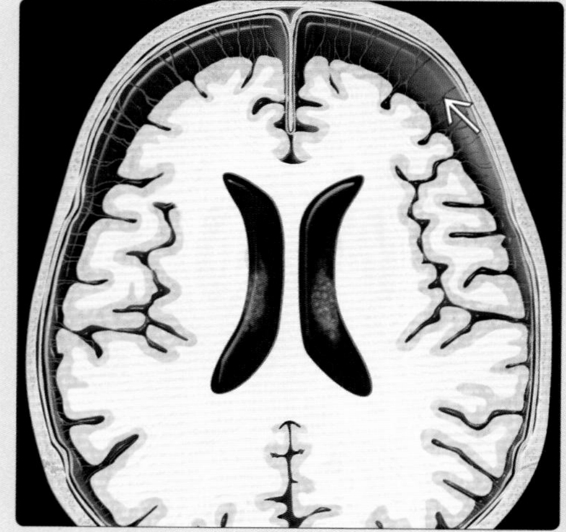

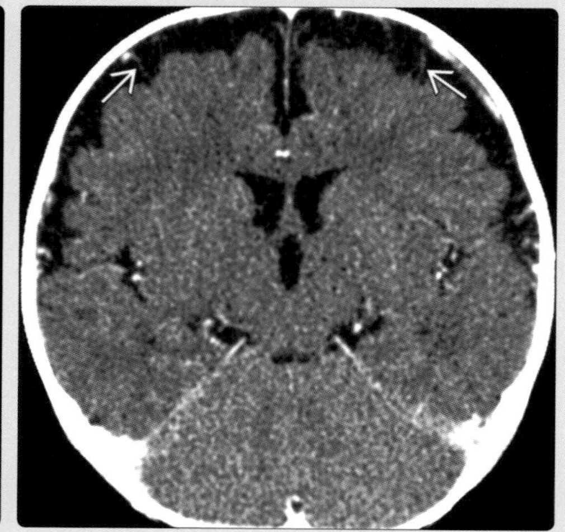

（左图）巨头畸形的婴幼儿，横断位断层图像：典型的蛛网膜下腔扩大，双侧对侧的前额扩大，多发桥静脉➡及轻度脑室扩张。脑与颅骨之间的间距≥ 5mm。（右图）一个巨头畸形婴幼儿，横断位增强 CT 示扩大的蛛网膜下腔内见强化的桥静脉，脑室轻度扩张。这种情况是良性的，通常在 7 个月时达到最大，12～24 个月大时自发性恢复

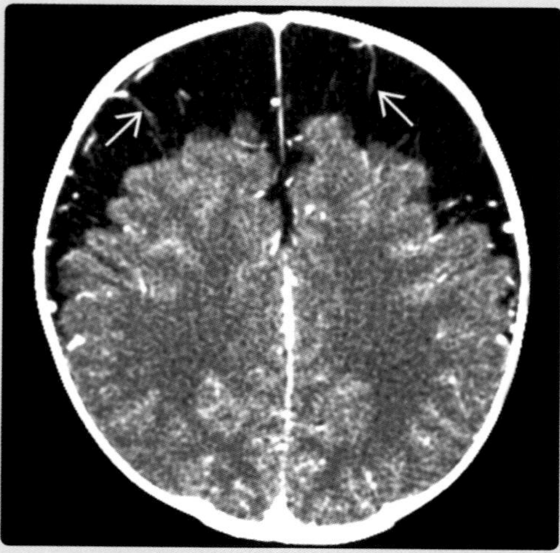

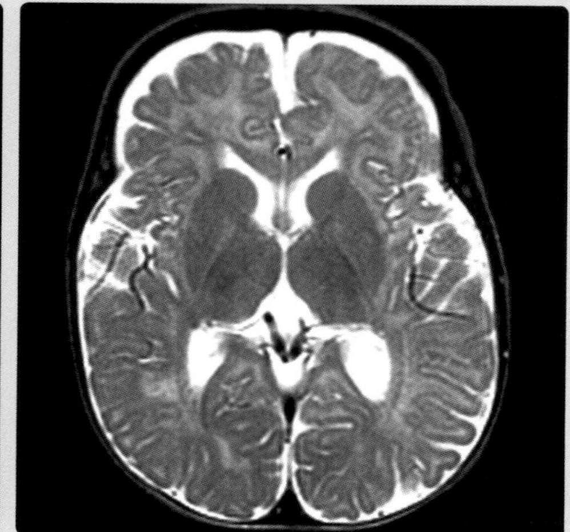

（左图）横断位增强 CT 示额部的蛛网膜下腔显著扩大，其内见桥静脉➡穿行。脑表面与硬脑膜间距是 1.5cm。（右图）一个巨头畸形的婴幼儿，MR 横断位 T_2WI 示额部脑脊液间隙（颅骨 - 皮层间距和半球间间距）显著，脑室略显著。注意前额的面积，临床上称为前额突出。约 50% 的患者有发育迟滞（运动 >> 语言），且不需治疗常可恢复

术 语

缩写

- 生理性的蛛网膜下腔（SAS）扩大

同义词

- 良性蛛网膜下腔扩大
- 良性外部性脑积水、婴儿良性脑外积液
- 良性交通性脑积水、生理性脑室外梗阻性脑积水

定义

- 生后 1 年内自发性蛛网膜下腔扩大

影 像

一般特征

- 最佳诊断线索
  - 蛛网膜下腔扩大、头围增加（>95%）
- 位置
  - SAS
    - 颅骨 - 皮层间距（CCW）：大脑与颅骨之间的最大垂直距离
    - 窦 - 皮层间距（SCW）：上矢状窦侧壁与脑表面的最大距离
    - 半球间间距：半球之间的最大距离
- 大小
  - 双额部颅骨 - 皮层 / 半球间 SAS 宽度≥ 5mm
  - 注意：正常最大宽度在生后 28 周（7 月龄）达到最大
- 形态
  - 蛛网膜下腔沿着脑回走形（不是平坦的）
  - 双侧蛛网膜下腔对称

平片表现

- 平片
  - 巨头畸形、前额突出

CT 表现

- 平扫 CT
  - 双额部颅骨 - 皮层 / 半球间 SAS 间距≥ 5mm
  - 脑池扩大（特别是鞍上池 / 视交叉池）
  - 脑室轻度扩张（66%）
  - 脑沟通常是正常的（特别是后部）
  - 常见姿势性的人字缝不对称、变平
  - 颅后窝正常
- 增强 CT
  - 静脉穿过 SAS
  - 无异常强化的脑膜

MR 表现

- T_1WI
  - 与平扫 CT 类似
- T_2WI
  - 无异常脑组织或异常信号
  - 单侧液腔（SAS）内见穿行的血管
  - 导水管的正常脑脊液流空
- FLAIR
  - SAS 内均匀的低信号（与正常脑脊液信号相同）
- T_2* GRE
  - 无血液成分
- DWI
  - 无弥散受限
- 增强 T_1WI
  - SAS 内强化静脉
- 胎儿 MR：液体在脑室的分布最明显的地方与胎儿位置相关
  - 由于呈仰卧位，因此生后额部常显著

超声表现

- 灰阶超声
  - SAS 扩大≥ 5mm
  - 在神经正常的婴儿，颅骨 - 皮层间距和窦 - 皮层间距小于 10mm
  - 静脉表现为点征漂浮在 SAS 中
- 脉冲多普勒
  - 脑血流量增加可识别“进展性”病例
- 彩色多普勒
  - 静脉横穿蛛网膜下腔（SAS）

血管造影表现

- 传统
  - 颅骨与脑表面动脉的间距增宽

非血管介入

- 脊髓造影
  - 脑池造影证实 SAS 交通，但不是必须的

成像推荐

- 最佳影像方案
  - MR 排除慢性硬膜下积液
- 推荐检查方案
  - 多普勒超声：显示 SAS 内穿行的静脉
  - MR 或增强 CT：排除潜在病因
  - MR：排除慢性硬膜下积液
    - 如果是良性的，SAS 在所有序列中与脑脊液呈等信号
  - MR 增强后显示脑室内正常的脑脊液流动
  - 诊断后，最佳的随访手段是正常发育的测量和评估

鉴别诊断

萎缩

- 头围小
  - 由于额骨融合而前额变尖
- 良性 SAS 扩大的患者的头大
  - 由于前额突出而前额平坦
- 掌握头围对诊断是重要的

获得性脑室外梗阻性脑积水（EVOH）

- 常常是出血性 / 炎症后 / 肿瘤性

- ◦ 轴外积液的密度与脑脊液不同
- 软骨发育不全或其他颅底异常
  - ◦ 枕骨大孔缩窄（狭窄）
- 间隙性的颅内压力波动

非意外性创伤

- 轻微创伤引起的出血倾向是有争议的
  - ◦ 如果 SAS ≥ 6mm 是有可能的
  - ◦ 静脉牵张

I 型戊二酸血症

- 外侧裂增大、髓鞘化延迟
- 基底节 T_2 高信号

静脉压增高

- 可能由于心脏原因或双侧横窦 / 颈内静脉血栓

病　理

一般特征

- 病因
  - ◦ 脑脊液引流途径不成熟
    - ▪ 脑脊液主要穿过颅外间隙引流至毛细血管
    - ▪ 蛛网膜颗粒直至 18 月龄时才成熟
    - ▪ 蛛网膜颗粒进入静脉（如 Starling 型电阻器）
    - ▪ 当囟门关闭时，蛛网膜颗粒通过调节脉冲压 / 静脉引流脑脊液
    - ▪ 良性 SAS 扩大通常于特定时间消失
- 遗传学
  - ◦ 虽然在家族性巨头畸形的家庭中常见，但是无文献记载的遗传易感性
    - ▪ 巨头畸形的家族史 > 80%
- 相关异常
  - ◦ 即使无外伤，桥静脉损伤和随之发生的硬膜下血肿的危险性增加

分期、分级和分类

- 危急征象
  - ◦ 颅内压增高（ICP）
  - ◦ 头围迅速增加
  - ◦ 发育迟滞或神经症状增加
  - ◦ 起病或持续到 1 岁以后

直视病理特征

- SAS 深 / 显著，外观正常
- 无病理性的膜

显微镜下特征

- 室管膜损伤不见于良性 SAS 扩大

临床特点

临床表现

- 最常见的体征 / 症状
  - ◦ 巨颅：头围 > 95%
  - ◦ 前额突出
  - ◦ 没有 ICP 增高的征象，腰穿压力正常
- 其他体征 / 症状
  - ◦ 轻度发育迟滞可能（50%），可能会消失
- 临床表现
  - ◦ 良性巨颅畸形的家族史常见
  - ◦ 男性婴儿，常常走路晚

人群分布特征

- 年龄
  - ◦ 常常在 3～8 月龄时
- 性别
  - ◦ 80% 为男性
- 流行病学
  - ◦ 占 1 岁以内巨颅畸形神经影像学检查的 2%～65%

自然病史及预后

- SAS 扩大→颅缝 / 颅骨柔韧性 / 顺应性增加→后部斜头畸形的倾向
- 自限性，无需治疗，12～24 月龄时 SAS 扩大可恢复
  - ◦ 间隙和正常自发性消失
- 颅骨的增长大于大脑，但大脑最终赶上颅骨
- 巨颅畸形持续存在

治疗

- 无治疗的必要性
- 预后正常（随着显著的 SAS 的消失，发育迟滞也消失）

诊断要点

关注点

- 任何形式的非典型 SAS 扩大的非意外脑损伤

读片要点

- 重点：熟知头围
- 增强 CT 或 MR 检查确定 SAS 内穿行的静脉，寻找膜或等信号的积液（慢性硬膜下积液）

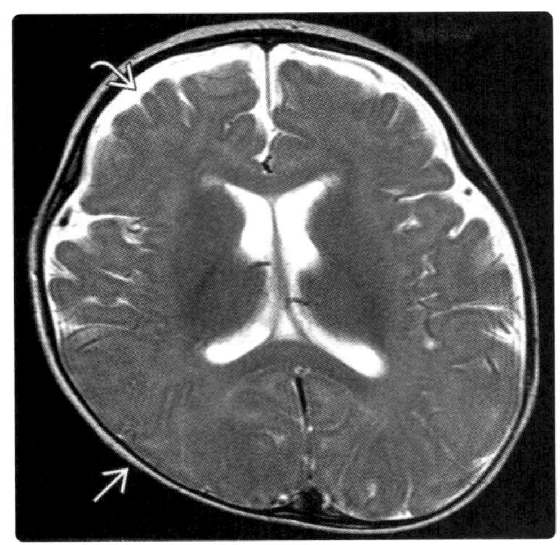

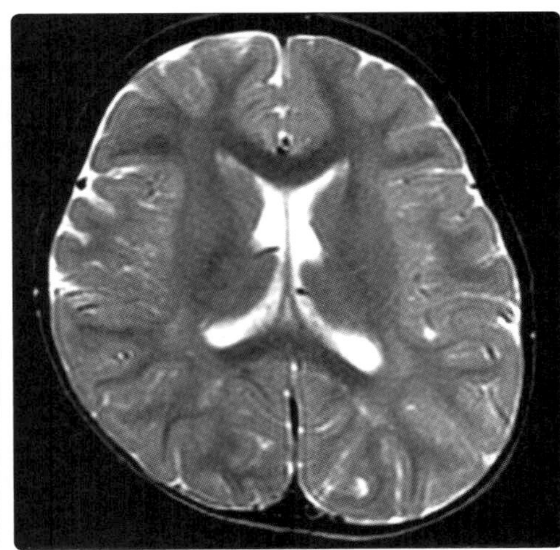

（左图）巨头畸形的7个月大男婴，MR横断位T_2WI示额部及半球间脑外液体间隙➡扩大，轻度脑室扩张，右侧后部头扁➡。（右图）同一患儿17月龄时随访，MR横断位T_2WI示脑外及前部半球间液体间隙已经正常。这些患儿常有良性巨头畸形的家族史

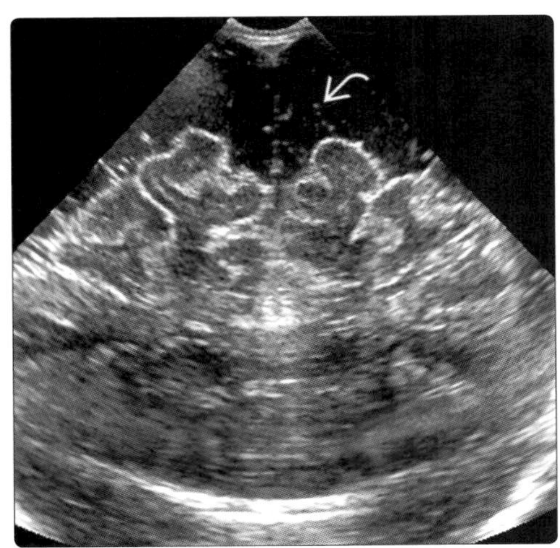

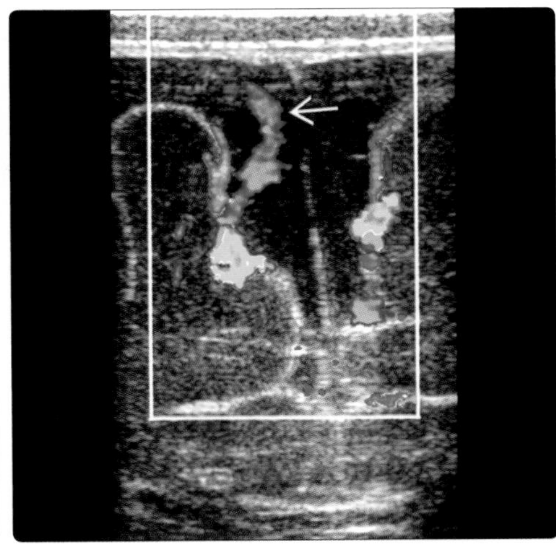

（左图）巨头畸形的小婴儿中，冠状位脑超声示窦–皮层间隙增宽，显著的蛛网膜下腔增宽。脑脊液内的强回声光斑与桥静脉➡一致。脑脊液间隙在7月龄时最显著。（右图）冠状位彩色多普勒超声：静脉➡穿行于扩大的蛛网膜下腔。蛛网膜下腔扩大与不成熟的脑脊液引流途径有关

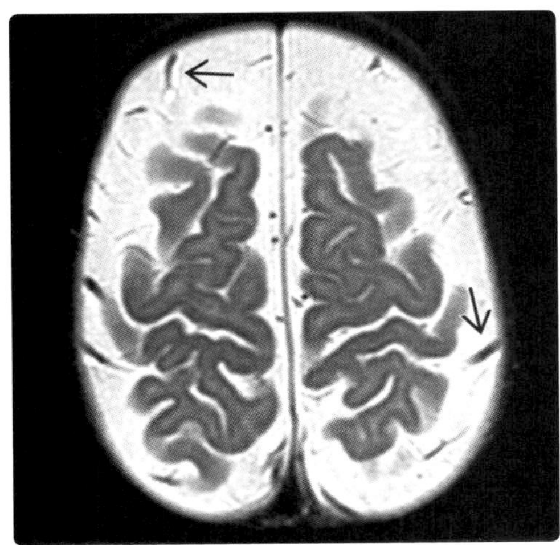

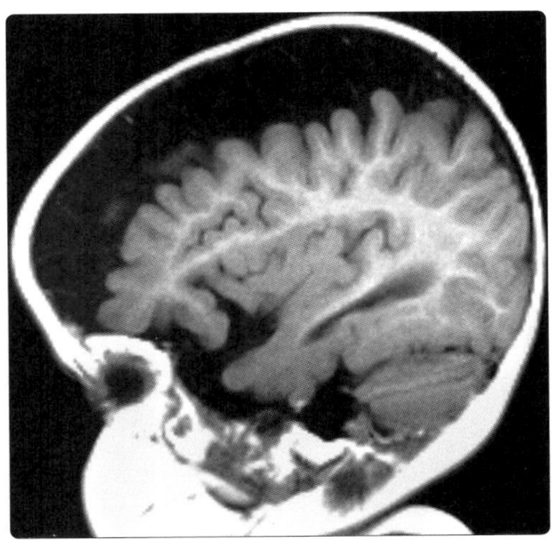

（左图）一个巨头畸形婴儿，MR横断位T_2WI示脑脊液间隙（颅骨–皮层间距和半球间间距）显著扩大，正常的桥静脉流空影穿行于其内的脑脊液。（右图）MR矢状位T_2WI示蛛网膜下腔显著扩大。与面部相比，颅骨增大，与巨头畸形一致。桥静脉在扩大的蛛网膜下腔穿行。在所有序列中确定液体为脑脊液，对排除非意外性脑外伤是重要的

关键点

术语

- 室管膜感染与脑膜炎、脑脓肿破裂或脑室导管有关

影像

- 最佳影像线索：脑室于碎片水平扩大、室管膜异常、脑室周围 T_2/LFAIR 像高信号
- DWI：分层碎片弥散受限是其特点
- 增强 T_1WI：室管膜明显强化伴脑室扩张
- 超声：婴儿脑室扩大伴有回声的室管膜和碎片
  - 对检测感染后脑积水发挥重要作用

主要鉴别诊断

- 原发性中枢神经系统淋巴瘤
- 室管膜肿瘤播散（例如：多形性胶质母细胞瘤、髓母细胞瘤、松果体和脉络丛肿瘤、室管膜瘤）
- 脑室内出血
- 室管膜静脉突出（例如动静脉畸形、发育性静脉畸形、海绵状血管瘤、Sturge-Weber 综合征）

临床问题

- 细菌性室管膜炎可以发生在外伤或神经外科手术的正常人
- 真菌或病毒性脑室炎最常见于免疫抑制的患者
- 脑室炎见于 30% 的脑膜炎患者；在新生儿 / 婴儿中高达 80%～90%
- 致死率高：40%～80%
- 治疗：外科冲洗、引流和（或）抗生素治疗

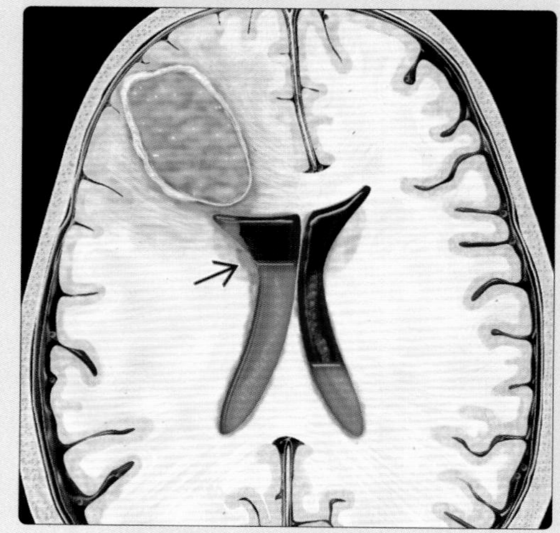

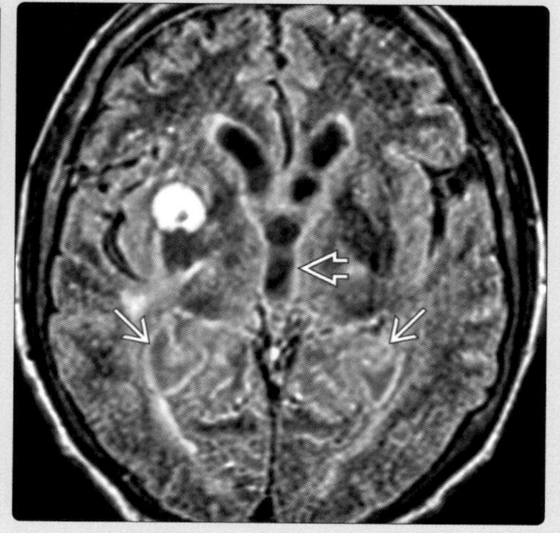

（左图）横断位切面示右额叶脓肿破入脑室系统，导致脑室炎。特征性的脑室内碎片和脑室边缘➡炎症。（右图）MR 横断位 LFAIR 示室管膜➡显著高信号，侧脑室三角区➡内高信号碎片。FLAIR 像和 DWI 是确诊脑室炎最敏感的序列。注意右侧基底节脓肿

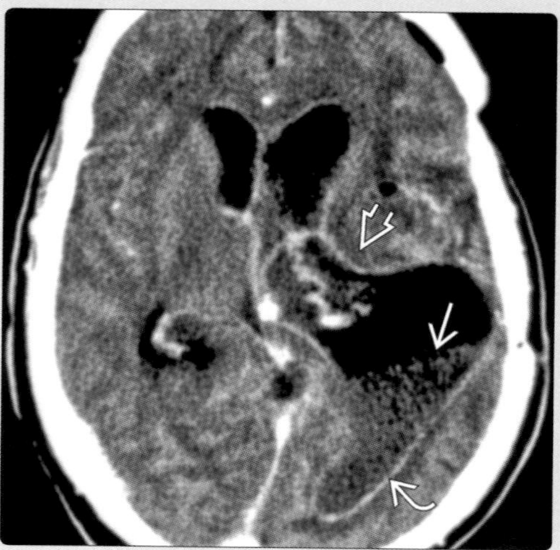

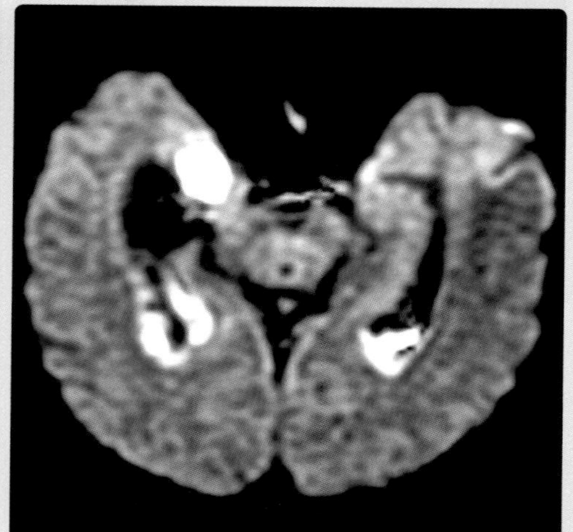

（左图）颞叶脓肿破裂的患者，增强 CT 示侧脑室碎片水平➡脑室扩大及室管膜➡强化，这是脑室炎的特点。注意脑室旁轻微的低密度➡（T. Swallow，MD. 提供）。（右图）MR 横断位 DWI 示弥散受限的侧脑室碎片和颞叶脓肿，该患者的多发脑肿胀和脑室炎与牙脓肿有关。DWI 对诊断脑室炎是非常重要的

术 语

同义词
- 室管膜炎，脑室脓肿，脑室积脓

定义
- 室管膜感染与脑膜炎、脑脓肿破裂或脑室引流管有关

影 像

一般特征
- 最佳诊断线索
  - 脑室扩张伴碎片、室管膜异常、脑室旁 T_2 高信号

CT 表现
- 平扫 CT
  - 脑室扩张伴碎片
  - 沿脑室边缘的略低密度
- 增强 CT
  - 脑室壁强化

MR 表现
- T_1WI
  - 脑室扩张伴高信号的碎片
  - 脑室旁略低信号
- T_2WI
  - 沿脑室边缘的高信号
- FLAIR
  - 沿脑室边缘的高信号
  - 高信号的分层碎片
- DWI
  - 分层碎片弥散受限伴 ADC 值降低
- 增强 T_1WI
  - 室管膜显著强化
  - 炎性分隔和小腔（慢性）

超声表现
- 脑室扩张伴碎片回声，脑室回声，增高的脑室旁回声，婴幼儿脉络丛清晰度差

成像推荐
- 最佳影像方案
  - 成人 MR 检查，婴幼儿超声检查
- 推荐检查方案
  - 多平面 MR 成像，增强，DWI 及 FLAIR 检查

鉴别诊断

原发性中枢神经系统淋巴瘤
- 室管膜强化，典型的结节
- 常见脑实质病变

室管膜肿瘤播散
- 原发性脑肿瘤，多形性胶质母细胞瘤，髓母细胞瘤，松果体肿瘤，室管膜瘤，脉络丛肿瘤
- 原发性颅外肿瘤转移

脑室内出血
- 外伤史，其他后遗症
- 脑室不会急性扩大

显著的室管膜静脉
- 血管畸形：动静脉畸形、发育性静脉畸形、海绵状血管瘤
- 静脉引流异常（例如 Sturge-Weber 综合征）

病 理

一般特征
- 病因
  - 脑膜炎或脑脓肿破入脑室系统的并发症
  - 神经外科手术并发症，最常见的是脑室内引流管
  - 病原体包括细菌、真菌、病毒、寄生虫
    - 常见的细菌：金黄色葡萄球菌、链球菌、肠杆菌
- 相关异常
  - 脉络丛神经炎罕见

直视病理特征
- 脑室内炎性沉积和蛋白质碎片

显微镜下特征
- 巨噬细胞和淋巴细胞浸润的室管膜和室管膜下炎症

临床特点

临床表现
- 最常见的体征 / 症状
  - 与病因有关，常常是隐匿的
- 临床特征
  - 脑脊液细胞学、培养可能正常

人群分布特征
- 性别
  - 男 > 女
- 流行病学
  - 细菌性脑室炎可能发生于外伤或神经外科手术后的正常人
  - 真菌或病毒性脑室炎最常见于免疫抑制患者
  - 30% 的脑膜炎患者发生脑室炎，在新生儿 / 婴幼儿中高达 80%～90%
  - 鞘内化疗很少见

自然病史及预后
- 死亡率：40%～80%

治疗
- 外科冲洗、引流和（或）抗生素治疗

关键点

术语
- 颅内脑脊液压力降低引起的头痛

影像
- 典型的影像表现
  - 弥漫性脑膜增厚/强化
  - 脑组织通过幕切迹下移（中脑明显下移）
  - 硬膜下积液/血肿
  - 静脉、静脉窦扩张
- 然而 4 个典型表现中缺少一个并不能排除诊断
- 脑膜强化、光滑，没有结节或凹凸不平

主要鉴别诊断
- 脑膜炎
- 脑膜转移
- 慢性硬膜下血肿
- 静脉窦血栓形成
- 术后硬脑膜增厚
- 自发性肥厚性硬脑膜炎

临床问题
- 严重头痛（直立性、持续性、搏动性或者甚至伴有颈强直）
- 不常见：中枢神经麻痹（例如外展神经）、视觉障碍
- 罕见：伴意识障碍的严重脑病
- 特征：伴直立性头痛的年轻人/中老年人

诊断要点
- 经常误诊，影像学是诊断的关键
- 只有很少情况下，在同一患者身上同时出现所有的典型表现
- 寻找扩张的椎管内硬膜外静脉丛

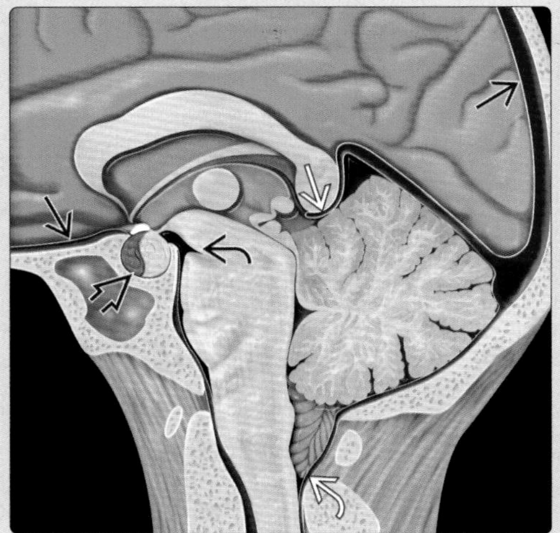

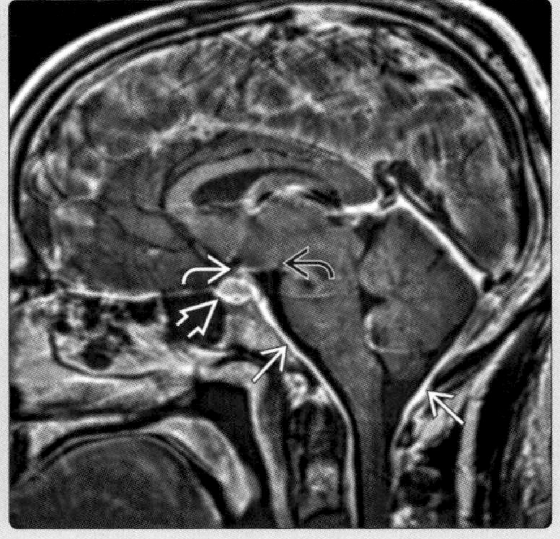

（左图）颅内低压患者的颅脑切面示静脉窦扩张→、垂体增大➡和小脑扁桃体疝↗。脑组织下降引起中脑明显下降，脑桥下移，脑桥-中脑角闭合↗，胼胝体压部下移压迫大脑内静脉/Galen 静脉汇合处➡。（右图）MR 矢状位增强 T_1WI 脂肪抑制示硬脑膜-蛛网膜静脉强化➡，垂体增大➡，下丘脑下移压迫鞍上池↗。中脑和脑桥角变小↗

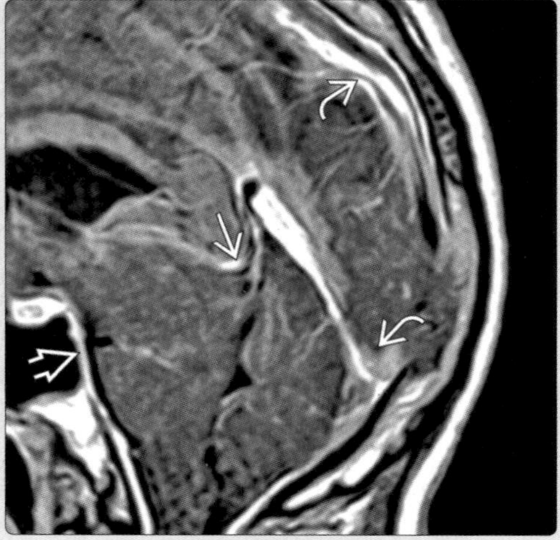

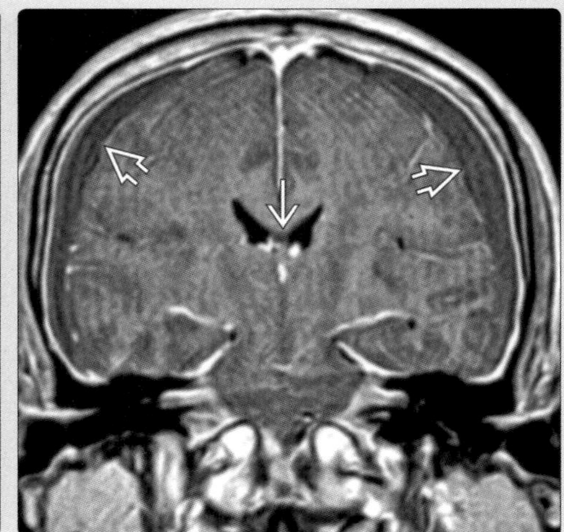

（左图）一个有威胁生命的脑出血的患者，矢状位增强 T_1WI 脂肪抑制示严重的中脑下移、脑膜增厚/强化➡、窦汇/上矢状窦/直窦/横窦扩张↗、胼胝体压部下疝➡引起大脑内静脉/Galen 静脉呈锐角。（右图）同一患者 MR 冠状位增强 T_1WI 示硬膜下积液➡、弥漫性脑膜增厚/强化、由于中线脑组织下降➡引起的侧脑室顶之间的角度减小

术　语

缩写
- 颅内低压（IH）

定义
- 颅内脑脊液压力降低引起的头痛

影　像

一般特征
- 最佳诊断线索
  - 典型的影像表现
    - 脑组织通过幕切迹下移（中脑明显下移）
    - 弥漫性脑膜增厚／强化
    - 静脉、静脉窦扩张
    - 硬膜下积液／血肿
  - 即使 4 个典型表现中缺少一个并不能排除颅内低压
- 位置
  - 硬脑膜（脑膜）
    - 幕上、幕下都有
    - 可以累及内耳
    - 脊膜、硬膜外静脉丛可能会累及
- 形态
  - 脑膜强化、光滑，没有结节或凹凸不平

CT 表现
- 平扫 CT
  - 相对不敏感，可能会表现正常
  - ± 硬膜增厚
  - ± 硬膜下积液
    - 常常双侧对称
    - 脑脊液（积液）或血（血肿）
  - 鞍上池可能会消失
  - 侧脑室三角区向内侧移位，向中线异常闭合
- 增强 CT
  - 弥漫性硬膜增厚、强化

MR 表现
- T_1WI
  - 40%～50% 的病例矢状面示大脑下移
    - 中脑下移
      - 中脑下移低于鞍背水平
      - 脑桥压迫斜坡
    - 大脑脚与脑桥的角度减小
    - 25%～75% 有扁桃体下移
    - 视交叉、下丘脑紧贴鞍背
    - 50% 垂体扩大位于鞍背之上
    - 静脉／静脉窦扩张（边缘变凸）
    - 大脑内静脉与 Galen 静脉间角度下降
  - 横断位
    - 鞍上池拥挤／消失
    - 中脑，脑桥似乎延长（“脂肪”中脑）
    - 颞叶经大脑镰切迹形成颞叶疝
    - 侧脑室体积小，常常扭曲
      - 中脑下移将三角区向内侧拉
  - 冠状位
    - 严重病例见侧脑室顶之间的静脉角减低（< 120°）
  - 15% 可见双侧硬膜下积液
    - 70% 淋巴管瘤（清亮的液体位于硬脑膜边缘的细胞层内）
    - 10% 血肿（血液的信号是不定的）
- T_2WI
  - 增厚的硬脑膜往往呈高信号
  - 硬膜下积液（信号是不定的）
- FLAIR
  - 硬脑膜、硬膜下积液呈高信号
- T_2* GRE
  - 出血时见异常信号
- 增强 T_1WI
  - 85% 硬脑膜弥漫强化
  - 常常延伸至 CPA

超声表现
- 彩色多普勒
  - 眼上静脉增粗伴平均最大流速增加

血管造影表现
- 皮层静脉及髓静脉弥漫扩张

非血管介入
- 脊髓造影
  - 在脑脊液瘘的部位见硬膜外造影剂外溢
    - 动态 CT 脊髓造影可见硬膜外脑脊液
  - 警告：脊髓造影可促进脑脊液瘘，使症状加重

核医学表现
- 放射性核素脑池造影（RNC）
  - 直接表现：脑脊液瘘部位蛛网膜下腔外局限性放射性物质聚集
  - 间接表现：
    - 脑脊液快速流空
    - 肾脏、膀胱活性出现早
    - 凸面同位素迁移慢

成像推荐
- 最佳影像方案
  - 颅脑 MR 增强可用于诊断
  - 如果有定位需要可行放射性核素脑池造影
- 推荐检查方案
  - 寻找脑脊液瘘位置
    - 从技术上讲 2 处血流片段的大量消失
    - 怀疑外伤后脑脊液瘘

鉴别诊断

脑膜炎
- 软脑膜强化＞硬脑膜 - 蛛网膜

脑膜转移
- 强化且常常更厚、不规则（“颠簸状”）

慢性硬膜下血肿
- 寻找血肿强化的包膜

静脉窦血栓形成
- 寻找血栓性静脉窦（空三角征等）

术后硬脑膜增厚
- 寻找其他术后表现（例如流出孔）
- 可能在术后立即出现，持续数月 / 数年

特发性肥厚性硬脑膜炎
- 头痛，常常不是直立性
- 可能引起骨侵犯

病　理

一般特征
- 病因
  - 由于静脉曲张导致脑硬膜增厚、强化
  - IH 常见原因 = 自发性脊髓脑脊液瘘
    - 硬脑膜薄弱 ± 蛛网膜憩室常见
    - 细胞外基质异常伴含原纤蛋白的微纤维异常
  - 造成脑脊液压力降低的原因
    - 手术（脑脊液过度引流）或外伤（包括轻微的瘘）
    - 剧烈运动或咳嗽
    - 诊断性脑脊液穿刺
    - 自发性硬膜撕裂、蛛网膜憩室破裂
    - 严重脱水
    - 椎间盘突出或骨赘（罕见）
  - 病理 =Monro-Kellie 学说
    - 脑脊液与颅内血容量成反比
    - 脑脊液压力降低时，硬脑膜静脉丛扩张
- 相关异常
  - 颈部硬膜外静脉丛扩张，脊髓淋巴管瘤，脊髓后积液
  - 腰椎穿刺，压力低（＜ 6cm H_2O），白细胞增多，蛋白含量多
  - 高达 2/3 的患者见系统性结缔组织病的红斑
    - 马方综合征、2 型 Ehlers-Danlos
    - 临床表现 = 轻微的骨骼症状，小关节过度活动等，可能不明显

直视病理特征
- 外科标本一般可见大体外观正常的硬脑膜
- 脊膜憩室（常常多个），硬膜孔 / 裂口常见
- 至少有 50% 的病例术中无法确认裂口位置

显微镜下特征
- 脑膜表面正常
  - 没有炎症或肿瘤的证据
- 内侧面
  - 许多薄壁扩张的血管层贴附于内侧面
  - 脑膜上皮型细胞显著，不应误认为脑膜瘤
  - 可能出现明显的蛛网膜，如果长期存在可发生硬膜纤维化

临床问题

临床表现
- 最常见的体征 / 症状
  - 严重头痛（直立性，持续性，搏动性，或者甚至与颈强直相关）
  - 不常见：中枢神经麻痹（例如外展神经麻痹），视力障碍
  - 罕见：严重脑病伴意识障碍
- 临床特征
  - 年轻 / 中年人伴直立性头痛

人群分布特征
- 年龄
  - 高峰在三四十岁

自然病史及预后
- 大部分 IH 病例可以自发性好转
  - 硬膜增厚、强化消失，中线结构恢复（上升）至正常位置
- 罕见：昏迷，严重的颅内疝可引起死亡

治疗
- 目标是恢复脑脊液容量（补液、卧床休息）
  - 开始：腰部或直接硬膜外修补
  - 如果患者有严重的脑病、反应迟钝，应立即鞘内注射生理盐水
- 如果修补失败（常常是较大的硬膜撕裂）或伴有急性临床症状恶化的硬膜下出血，行手术病理学

诊断要点

关注点
- 常常误诊，影像学是诊断的关键

读片要点
- 所有典型征象见于同一患者的情况罕见
- 寻找扩张的椎管内硬膜外静脉丛

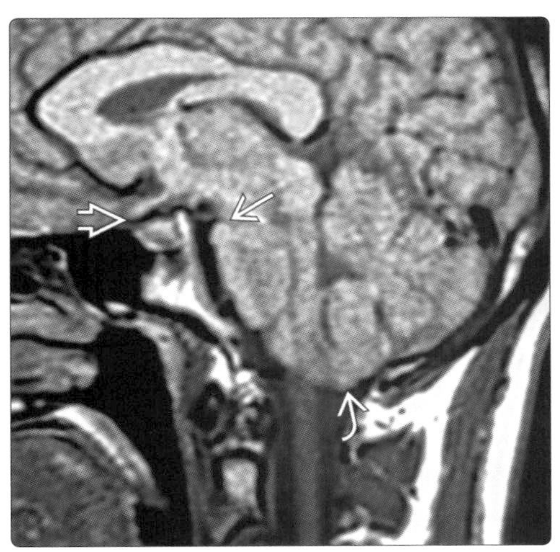

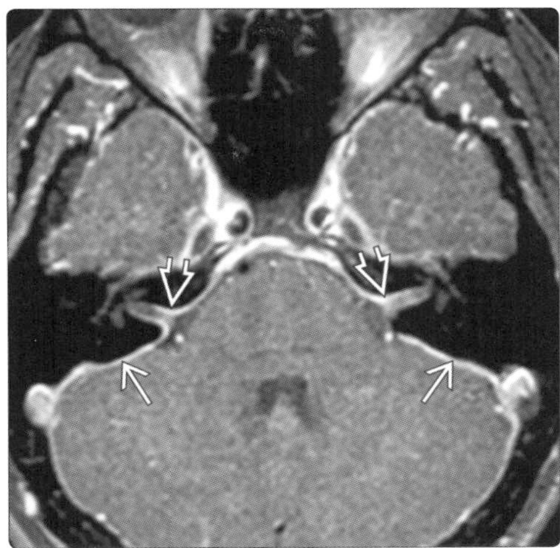

（左图）一个仰卧位能缓解顽固性头痛的患者，MR 矢状位 T_1WI 示小脑扁桃体轻度低位，但是中脑明显下移伴中脑脑桥角降低。垂体变圆，视交叉／下丘脑下移导致的鞍上池下移。（右图）同一患者，MR 横断位增强 T_1WI 脂肪抑制示：由于静脉充血导致的弥漫硬脑膜、蛛网膜增厚，延伸至 CPAs

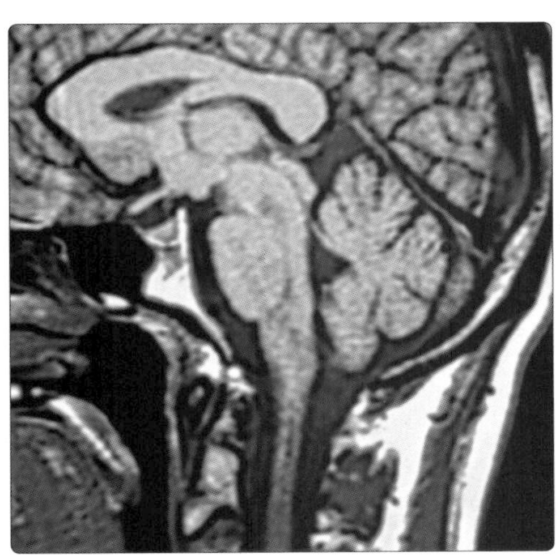

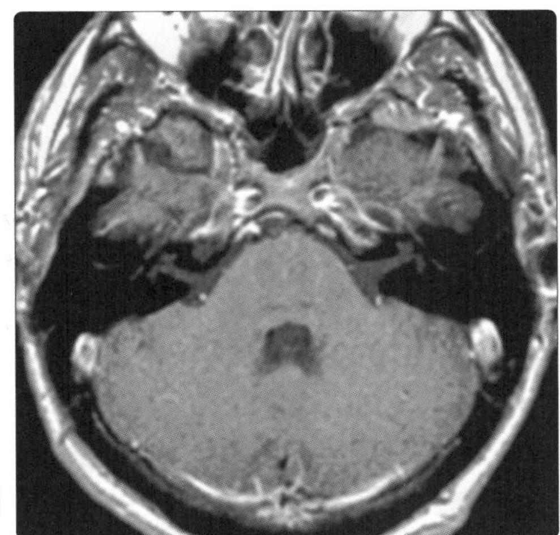

（左图）同一患者接受硬脑膜修补术后，正常缓解，矢状位 T_1WI 示中脑脑桥角恢复至正常。小脑扁桃体不再低于枕骨大孔，鞍上池表现正常，垂体也不再呈圆形。（右图）同一患者修补术后，MR 横断位增强 T_1WI 示硬脑膜、蛛网膜强化消失

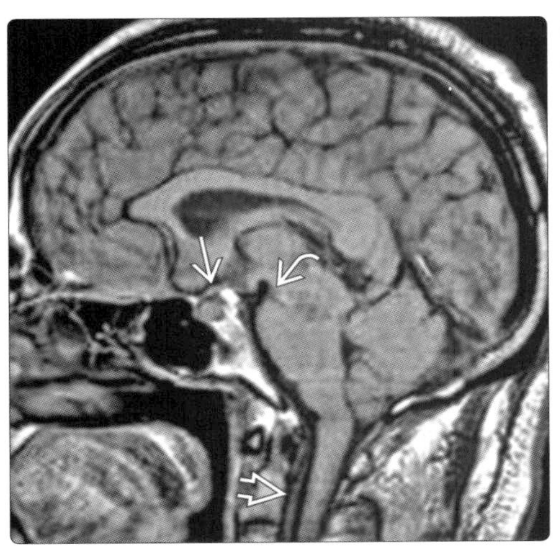

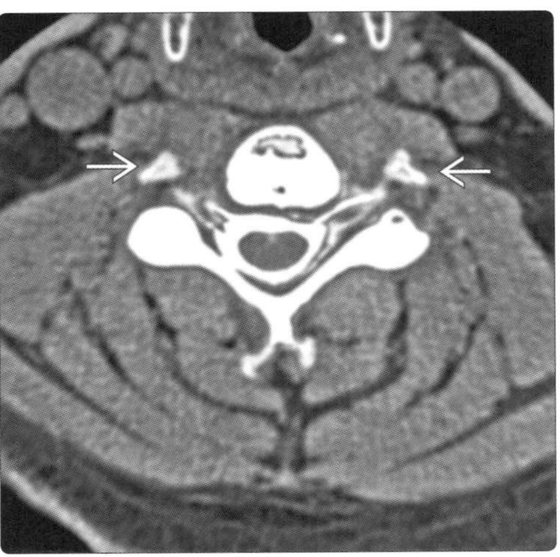

（左图）MR 矢状位 T_1WI 示：严重 IH 改变，脑桥下移伴中脑脑桥角减低。视交叉贴附在鞍背上，鞍上池消失。注意上颈部椎静脉充血。（右图）IH 患者，横断位脊髓造影后增强 CT 示：可见对比剂溢出神经根鞘，并进入颈丛。这个患者硬膜外修补治疗成功

脉络丛囊肿

关键点

术语

- 非肿瘤性、非炎症性囊肿
  - 位于脉络丛内
  - 内衬压缩的结缔组织

影像

- 一般特征
  - 通常较小（2~8mm）
  - 罕见：大囊肿（> 2cm）
  - 常常多发、双侧
- CT
  - 与脑脊液相比呈等或稍高信号
  - 不规则，周围钙化，在成人中常见
- MR
  - 在 T_1WI 上，与脑脊液相比呈等或稍高信号
  - 在 FLAIR 像上，2/3 呈等信号，1/3 呈低信号
  - 60%~80% 显示弥散受限
  - 强化（环形、结节状、实性）可以从无到明显

主要鉴别诊断

- 室管膜囊肿
- 脑囊虫病
- 表皮样囊肿
- 脉络丛乳头状瘤
  - 单纯囊性乳头状瘤罕见

临床特点

- 发生于年龄谱的两端
  - 胎儿、婴儿、老年人常见
  - 儿童、年轻人少见
- 临床症状不明显，偶然发现

诊断要点

- 成人最常见的脉络丛肿块 = 脉络丛囊肿

（左图）横断位切面示脉络丛多发的囊性肿块➩，常在中老年人扫描时偶然发现。大部分是退行性的黄色肉芽肿。（右图）轻微头部外伤的老年人，神经系统检查正常，横断位平扫 CT 显示双侧脑室三角区的囊性肿块伴周围钙化➡。这是偶然发现的，临床症状不显著

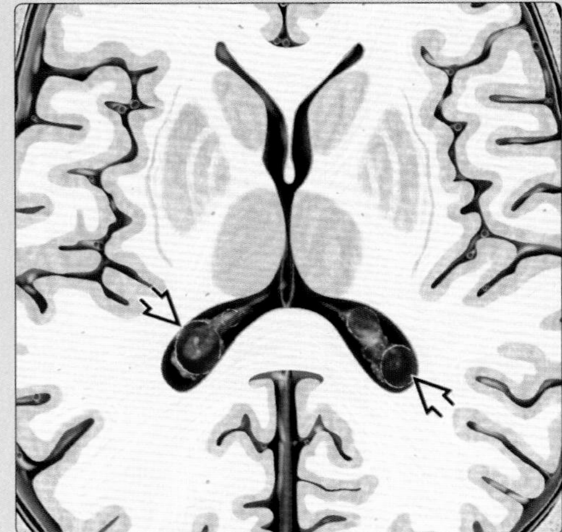

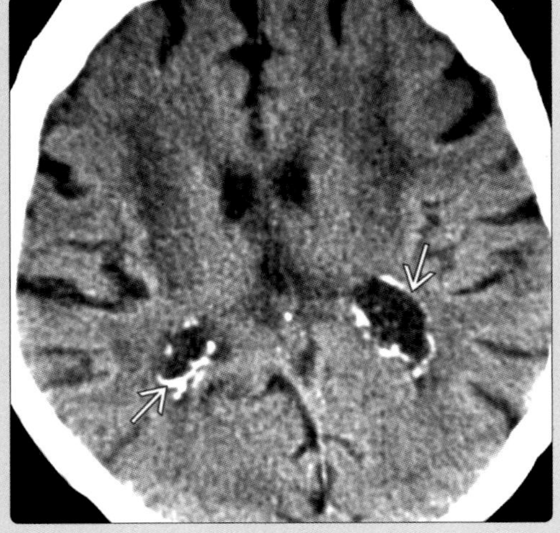

（左图）52 岁的男性，头痛，神经系统检查无异常，MR 横断位增强 T_1WI 脂肪抑制示双侧脑室三角区➡多发混合的囊实性病变，囊肿呈环状强化。（右图）同一患者，MR 冠状位增强 T_1WI 示双侧脑室体部多发小至中等大小、环形强化的囊肿➡

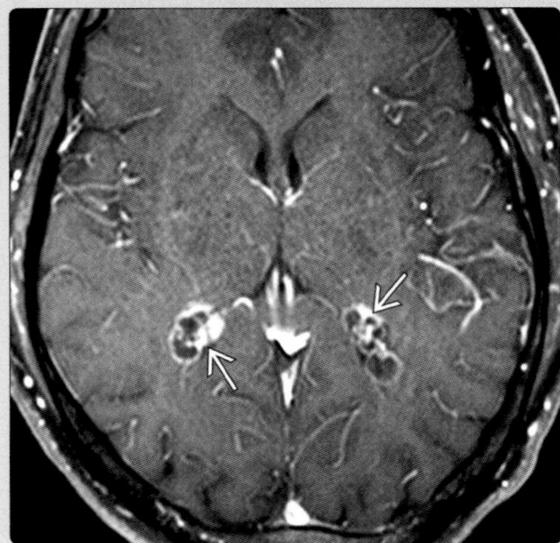

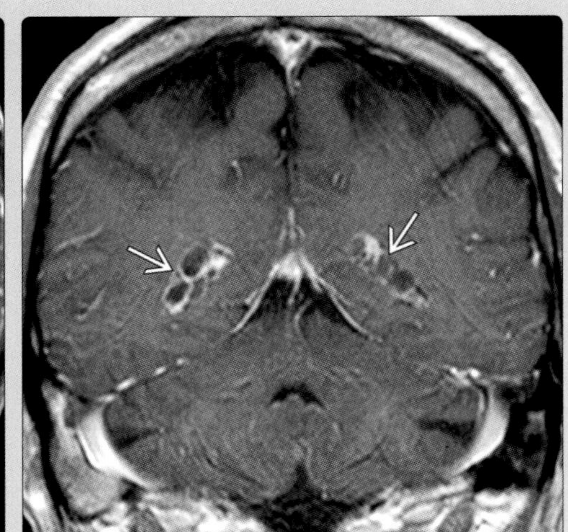

术 语

缩写

- 脉络丛囊肿（CPC）
- 脉络丛黄色肉芽肿

定义

- 脉络丛非肿瘤性、非炎症性囊肿
  - 内衬压缩的结缔组织
  - 成人：CPC 一般在老年人影像学检查偶然发现（约 40% 的发病率）
  - 胎儿：CPC 见于 1% 的中期妊娠

影 像

一般特征

- 最佳诊断线索
  - 老年人脉络丛 T_2WI 高信号
  - 超声检查胎儿或新生儿大的脉络丛囊肿（> 2mm）
- 位置
  - 最常见：侧脑室三角区
    - 贴付或位于脉络丛内
    - 大于 2/3 为双侧
  - 不常见：第三脑室和第四脑室
- 大小
  - 不同
    - 常常较小（2~8mm）
    - 常多发
    - 罕见：大囊肿（> 2cm）
- 形态
  - 脉络丛囊性或结节状 / 部分囊性肿块

CT 表现

- 平扫 CT
  - 与脑脊液相比呈等 / 略高密度（由于蛋白含量增加）
  - 在大多数成人病例为不规则、边缘钙化
- 增强 CT
  - 从无强化到实性环形强化

MR 表现

- T_1WI
  - 与脑脊液相比呈等 / 略高信号（由于蛋白含量增加）
- T_2WI
  - 与脑脊液相比呈高信号
- PD/intermediate
  - 高信号
- FLAIR
  - 2/3 呈等信号，1/3 呈低信号
- T_2^* GRE
  - 灶性低信号常见
    - 钙化（囊内出血罕见）
- DWI
  - 60%~80% 病例弥散受限（高信号）
- 增强 T_1WI
  - 从无到明显强化
  - 形式多样（实性、环状、结节状）
  - 延迟扫描可见对比剂向囊肿渗入

超声表现

- 灰阶超声
  - 产前超声
    - 囊肿 > 2mm 周围环绕脉络丛回声
    - 若没有其他异常，染色体异常的风险低

成像推荐

- 最佳影像方案
  - 成人：MRI ± 强化
  - 胎儿、新生儿
    - 产前：母体超声或 MRI
    - 产后：超声将前囟、后囟、乳突作为声窗
- 推荐检查方案
  - MR 增强、FLAIR、DWI
  - 侧脑室三角区超声横切

鉴别诊断

室管膜囊肿

- 不强化
- 通常为单侧
- 信号衰减，信号更像脑脊液
- 免疫组化可以鉴别

脑囊虫病（NCC）

- 多发囊肿常见（蛛网膜下腔，脑实质及脑室）
- 与脉络丛没有关系
- 寻找头节，其他 NCC 的征象（例如脑实质钙化）
- 可能是迁延性的

表皮样囊肿

- 发生于脑室罕见（第四脑室 >> 侧脑室）
- "菜花状"，提示征象

脉络丛乳头状瘤（CPP）

- 小于 5 岁的儿童
- 强、相对均匀的强化
- 单纯囊性的 CPP 非常罕见

脉络丛绒毛增生

- 非常罕见
- 常常产生过多的脑脊液
- 引起脑积水

超声诊断的假性病变

- 胎儿脉络丛的微小回声是正常的，不是 CPC
- 在横断位图像上，正常、充满脑脊液的前角会与 CPC 混肴
- "分裂状"或"截断状"脉络膜类似 CPC

肿瘤

- 脑膜瘤（常常是实性的）

- 转移（囊状罕见）
- 囊性星形细胞瘤（老年人罕见）

Sturge-Weber 综合征

- 畸形侧扩大的、血管瘤性的脉络丛

脉络丛梗死

- 通常见于脉络膜动脉
- 可能会引起脑室内 DWI 信号增高

脉络丛海绵状血管瘤

- 在成人最常见的肿块
- 当 MRI 显示显著的磁敏感效应时应注意

病　理

一般特征

- 病因
  - 脉络丛囊肿
    - 脱落的脂质、退化的脉络丛上皮聚集于脉络丛
    - 脂质引起黄瘤样反应
- 遗传学
  - 仅有 6% 的胎儿脉络丛乳头状瘤与 21 或 18 三体综合征有关
  - 其他畸形的存在增加非整倍体畸形的风险
- 相关异常
  - 胎儿 CPC
    - 18 三体综合征（风险轻度增加，小于基线的 2 倍）
    - 21 三体综合征（如果其他标记存在）
  - 成人 CPC：可能引起梗阻性脑积水（罕见）
  - Aicardi 综合征
    - 根据视网膜脱落、严重的胼胝体发育不全、多微脑回、灰质异位的存在诊断
    - 通常与脉络丛乳头状瘤相关，但是也可发生于脉络丛囊肿

直视病理特征

- CPC 一般见于中老年人尸检时
  - 脉络丛血管球的结节状、部分囊状、灰黄色肿块
  - 内容物常呈胶状，蛋白含量高
  - 罕见：出血

显微镜下特征

- 神经上皮微囊肿
- 与陷入的（trapped）脉络丛上皮有关
- 囊内含有泡沫巢、载脂巨噬细胞
- 异物巨细胞
- 慢性炎症浸润（淋巴细胞、浆细胞）
- 胆固醇结晶、含铁血黄素
- 周围砂粒状钙化常见
- 免疫组化示前白蛋白、细胞角蛋白、GFAP、EMA、S100 阳性

临床特点

临床表现

- 最常见的体征 / 症状
  - 成人 CPC
    - 典型：临床无症状，在尸检 / 影像学检查时偶然发现
    - 罕见：头痛

人群分布特征

- 年龄
  - 见于年龄谱的两端
    - 成人 CPC：发病率随年龄的增长而升高
    - 胎儿 CPC：发病率随年龄的增长而降低
- 性别
  - 没有已知的患病率
- 种族性
  - 没有已知的患病率
- 流行病学
  - 最常见的神经上皮囊肿
    - 产前常规超声的检出率为 1%
    - 50% 的胎儿有 18 三体综合征
    - 1/3 以上的成人尸检可见小的、无症状的 CPC

自然病史及预后

- 胎儿 CPC
  - 暂时的表现，不管是孤立的还是合并其他畸形，通常在第 3 个月消失
  - CPC+ 小标记：染色体异常的风险为 20%
  - CPC+ 小标记：染色体异常的风险为 50%
- 成人 CPC
  - 通常是无症状，静止性的

治疗

- 成人 CPC：通常没有治疗
  - 罕见：分流术治疗梗阻性脑积水
- 胎儿 CPC
  - 缺少其他标记存在，无需治疗
  - 存在其他标记，羊膜腔穿

诊断要点

关注点

- 如果胎儿超声检查时发现 CPC 和其他异常存在（例如：心脏异常、双手紧握手指交叉），应做羊膜腔穿刺染色体核型分析

读片要点

- 良性退行性囊肿（黄色肉芽肿）：成人脉络丛肿瘤最常见的原因

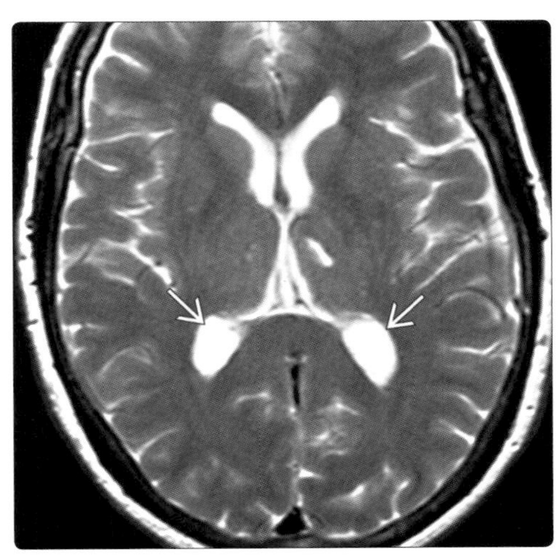
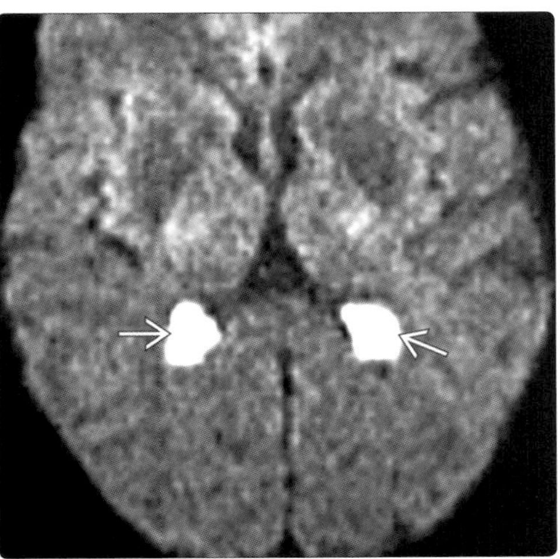

（左图）左侧丘脑陈旧性脑梗的无症状患者，MR横断位T_2WI示双侧脑室三角区→高信号，因与周围脑脊液呈等信号，所以发现有困难。（右图）横断位DWI示脉络丛病变→弥散受限。脉络丛囊肿通常弥散受限

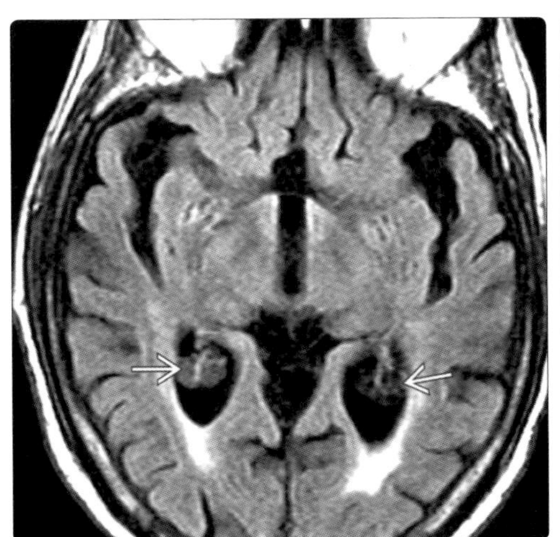
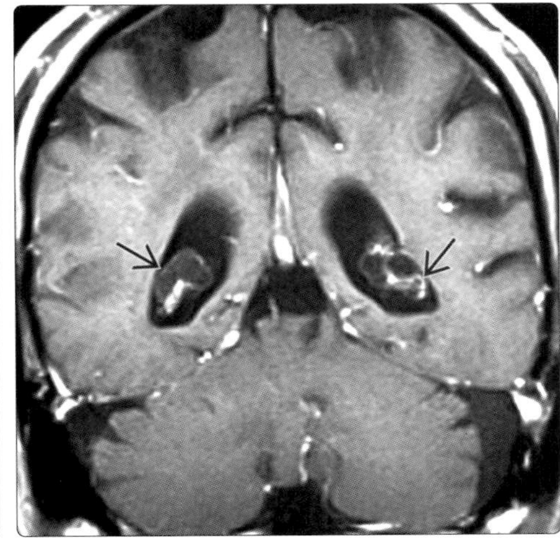

（左图）因记忆问题行影像检查的老年高血压患者，横断位FLAIR像示弥漫性脑萎缩，尤其是颞叶。双侧脑室三角区及颞角周围可见脑室旁高信号。脑室内囊肿似乎是悬挂于脉络丛血管球→。（右图）同一患者MR冠状位增强T_1WI示囊肿边缘强化→，这是脉络丛囊肿的典型表现

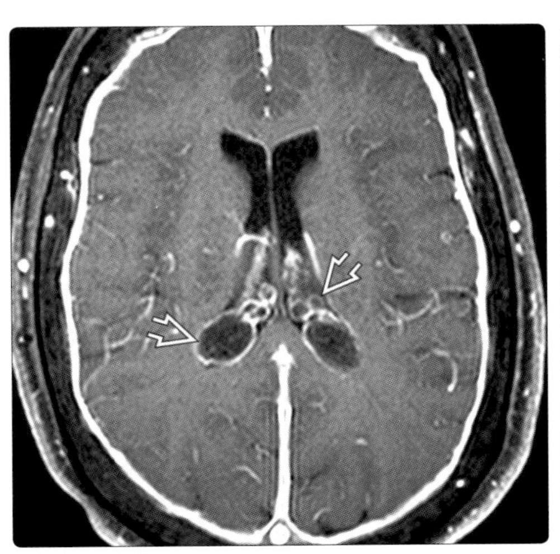
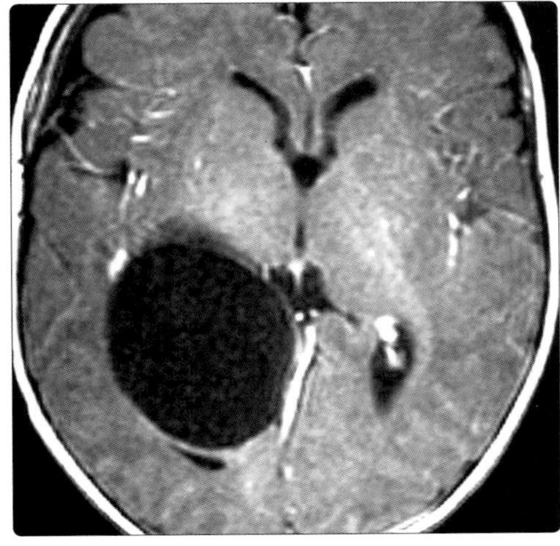

（左图）儿童期脑膜炎病史的患者，MR横断位增强T_1WI 脂肪抑制示双侧脑室脉络丛边缘强化的囊肿⇨。最大的囊肿位于侧脑室三角区，其他小囊肿位于前方的侧脑室体部。（右图）多发先天性畸形的婴儿，MR横断位增强T_1WI示右侧脑室一个巨大的、单房的脉络丛囊肿。5年后扫描发现囊肿体积明显减小（未见图像）

室管膜囊肿

关键点

术语

- 脑的先天性、良性、内衬室管膜壁的囊肿

影像

- 无强化的薄壁囊肿
  - 脑脊液密度／信号
- 最常见的位置：脑室内（侧脑室，第三脑室罕见）
  - 少见位置：脑实质，蛛网膜下腔

主要鉴别诊断

- 侧脑室不对称（正常变异）
- 脉络丛囊肿
- 蛛网膜囊肿
- 表皮样囊肿
- 神经肠源性囊肿
- 脑穿通性囊肿
- 神经上皮囊肿

病理

- 充满透明浆液的薄壁囊肿
- 内衬柱状或立方细胞的充满液体的囊腔

临床问题

- 通常无症状
- 头痛、癫痫、步态障碍、痴呆
- 症状与脑脊液梗阻／ICP 增高有关
- 年轻人（通常＜ 40 岁）
- 无症状的病变行间断随访，通常无临床或影像学改变

诊断要点

- 室管膜囊肿与其他良性颅内囊肿不易鉴别
- 室管膜囊肿在所有 MR 序列上信号同脑脊液，包括 DWI，无强化

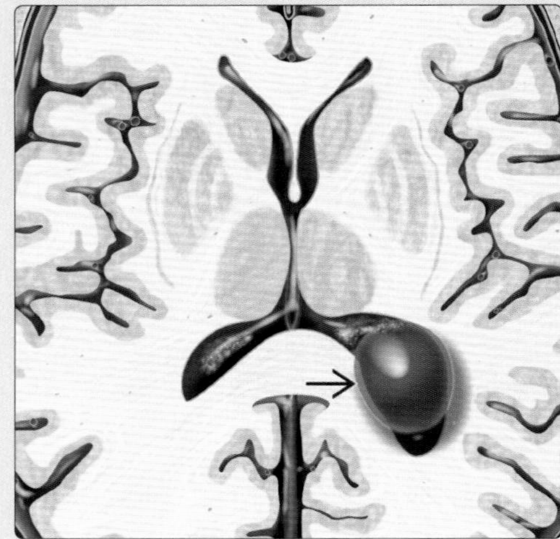

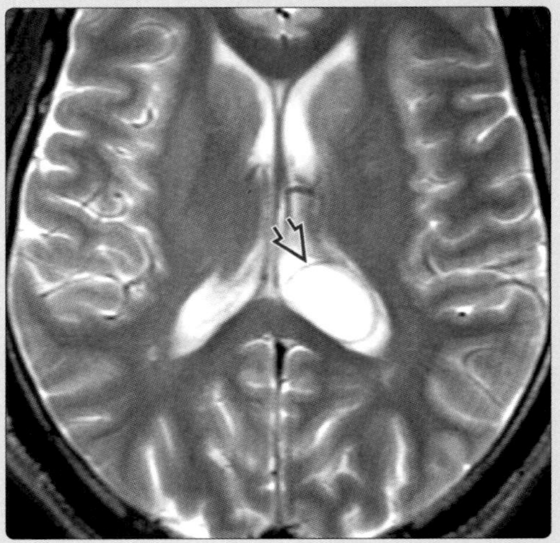

（左图）横断位切面示：侧脑室典型的室管膜囊肿➡，含脑脊液的单纯囊肿替代其周围的脉络丛。室管膜囊肿通常在所有 MR 序列上信号同脑脊液。（右图）每日头痛的 25 岁女性，MR 横断位 T_2WI 示：显示侧脑室三角区的薄壁室管膜囊肿⇨。侧脑室未被阻塞，囊肿与患者症状的关系不清楚

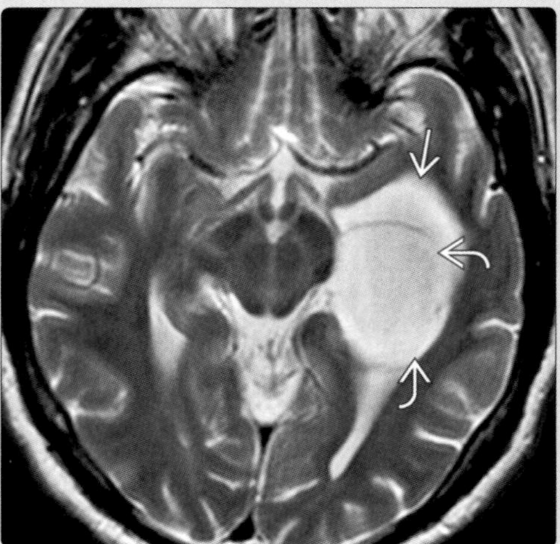

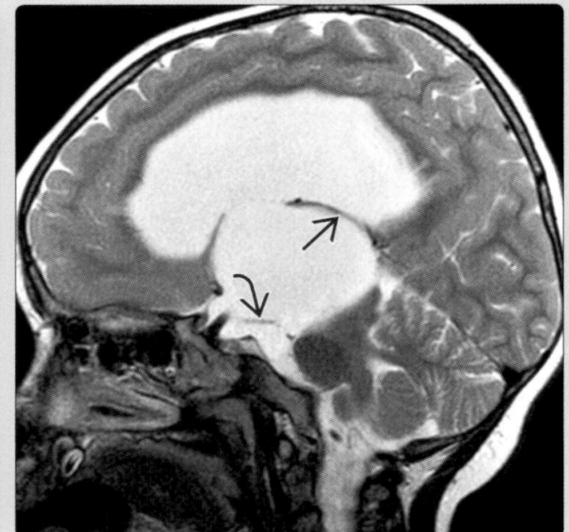

（左图）25 岁女性，头痛，MR 横断位 T_2WI 示：含脑脊液的薄壁囊肿↪使颞角梗阻、扩张➡。（右图）2 岁儿童，生长停滞，体格检查发现严重的视乳头水肿，MR 矢状位 T_2WI 示：第三脑室的脑脊液囊肿，下丘脑↪受压、变薄，大脑内静脉➡上抬。手术发现第三脑室室管膜囊肿并开窗

术语

缩写

- 室管膜囊肿（EC）

同义词

- 神经上皮囊肿，神经胶质室管膜囊肿

定义

- 脑的先天性、良性、内衬室管膜壁的囊肿

影像

一般特征

- 最佳诊断线索
  - 无强化的薄壁囊肿，脑脊液密度 / 信号
- 位置
  - 最常见的位置 = 脑室内（侧脑室，第三脑室罕见）
  - 少见位置：脑实质
  - 蛛网膜下腔
- 大小
  - 通常较小（2~3mm），但是报道最大可达 8~9cm
- 形态
  - 光滑、薄壁囊肿

CT 表现

- 平扫 CT
  - 囊肿同脑脊液密度；钙化极其罕见
- 增强 CT
  - 无强化

MR 表现

- T_1WI
  - 同脑脊液信号，囊肿壁可见
- T_2WI
  - 与脑脊液相比呈等至高信号（蛋白含量）
- FLAIR
  - 同脑脊液信号（抑制）
- DWI
  - 同脑脊液信号
- 增强 T_1WI
  - 无强化，除非感染

成像推荐

- 最佳影像方案
  - 多平面成像 MRI 及增强 T_1WI、DWI

鉴别诊断

侧脑室不对称

- 侧脑室不对称，正常变异

脉络丛囊肿

- 通常为双侧，来自脉络丛血管球

脑囊虫病

- 有头节，FLAIR 像不受抑制

蛛网膜囊肿

- 鉴别困难，同脑脊液密度

表皮样囊肿

- 蛛网膜下腔＞脑室（第四脑室最常见）
- FLAIR 像信号不均匀，DWI 呈高信号

神经肠源性囊肿

- 中轴线外（通常在颅后窝）＞脑实质

病理

直视病理特征

- 薄壁囊肿
- 充满清亮的、浆液性液体

显微镜下特征

- 液体腔隙
  - 内衬柱状或上皮细胞

临床问题

临床表现

- 最常见的体征 / 症状
  - 通常无症状
- 其他体征 / 症状
  - 头痛、癫痫、步态障碍、痴呆罕见
  - 症状与脑脊液梗阻 /ICP 增高有关

人群分布特征

- 年龄
  - 年轻女性（通常＜40 岁）
- 性别
  - 男性多见

自然病史及预后

- 不常见，因此自然病史不详
- 随访通常无临床或影像学改变
  - 磁共振为最佳随访方法
- 术后复发少见

治疗

- 若无症状，保守治疗
- 若有症状，手术切除或减压
  - 手术后症状快速缓解

诊断要点

关注点

- 室管膜囊肿与其他颅内良性囊肿相鉴别困难

读片要点

- 室管膜囊肿在所有 MR 序列上信号同脑脊液，包括 DWI，无强化

室管膜下巨细胞星形细胞瘤

关键点

术语

- 室管膜下巨细胞星形细胞瘤（SGCA）
- 结节性硬化综合征（TSC）患者中良性的、生长缓慢的胶质神经元肿瘤
  - 起自孟氏孔周围

影像

- 一般表现
  - TSC 患者中孟氏孔周围增大、强化的肿块
  - TS 的其他表现（皮层结节，SE 结节）

主要鉴别诊断

- 脉络丛肿瘤
  - 脉络丛乳头状瘤＞非典型脉络丛乳头状癌
- 中枢神经细胞瘤
  - 侧脑室体部
- 星形细胞瘤
  - 毛细胞星形细胞瘤，脊索样胶质瘤（罕见）
- 室管膜下瘤
  - 中老年
- 幕上 PNET（罕见）
  - 没有 TSC 的儿童

病理

- SGCA 可能来自于生发基质区域的室管膜下结节
- 可能代表无序的神经元迁移
- WHO Ⅰ级，完全切除可治愈

临床问题

- TSC 中最常见的中枢神经系统肿瘤
  - SGCA 见于 15% 的 TSC 患者
  - 不见于 TSC 而发生 SGCA 情况罕见
- 通常在 20 岁以前出现
- 雷帕霉素（依维莫司）治疗

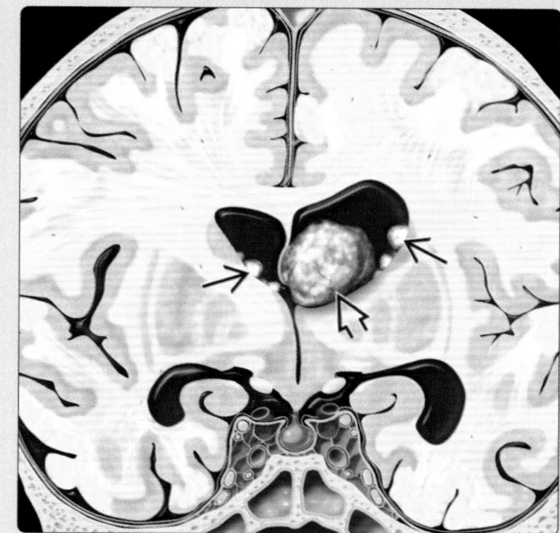

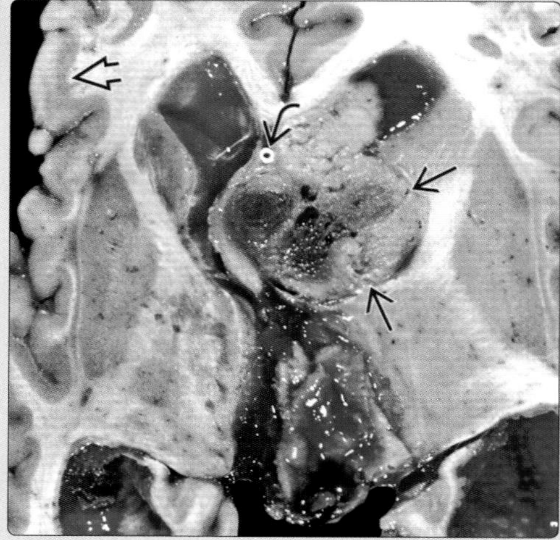

（左图）冠状切面示：左侧孟氏孔附近的室管膜下巨细胞瘤[⇨]引起的继发性脑积水。注意室管膜下结节[→]。（右图）结节性硬化综合征患者侧脑室的轴切面示，大的 SGCA 阻塞孟氏孔。注意肿瘤边界清楚[→]。皮层结节[⇨]可见。尽管行紧急脑室分流[↗]，脑室解压仍不成功（R. Hewlett, PhD. 提供）

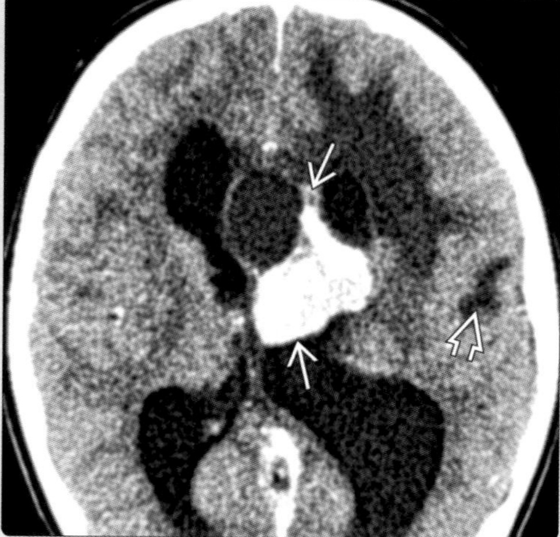

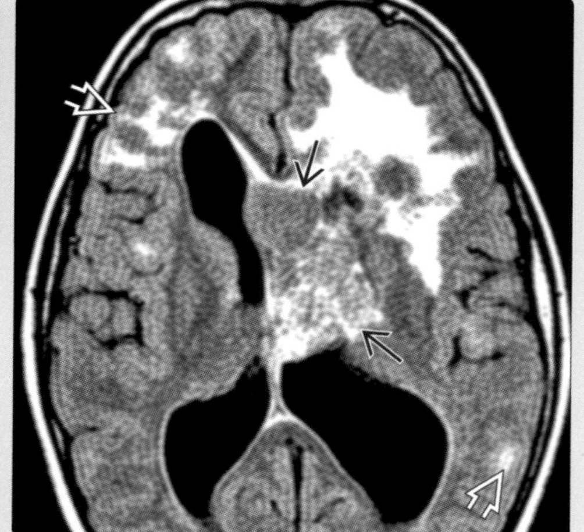

（左图）结节性硬化综合征的患者，横断位平扫 CT 示：大的、部分钙化的肿块[→]，阻塞孟氏孔。注意脑白质内的低密度病变[⇨]。（右图）同一患者 MRI 横断位 LFAIR 像示：肿块呈不均匀高信号[→]。注意皮层结节和皮层下白质高信号[⇨]。术中发现室管膜下巨细胞星形细胞瘤

室管膜下巨细胞星形细胞瘤

术 语

缩写

- 室管膜下巨细胞星形细胞瘤（SGCA）

同义词

- 结节性硬化综合征（TSC）的脑室内星形细胞瘤

定义

- 在 TSC 患者中起源于孟氏孔附近的良性的、生长缓慢的胶质神经元肿瘤

影 像

一般特点

- 最佳诊断线索
  - TSC 患者大的、强化的孟氏孔肿块
    - TSC 的其他影像学表现（皮层结节，室管膜下结节）
- 位置
  - 几乎总在孟氏孔附近
- 大小
  - 多样，生长缓慢
  - 2～3cm 时可以发现，引起梗阻性脑积水
- 形态
  - 边界清楚，常呈分叶状
  - 边缘呈分叶状

CT 表现

- 平扫 CT
  - 低 - 等密度；密度不均匀
  - 钙化多样
  - 脑积水
- 增强 CT
  - 不均匀，明显强化
  - 间隔增长的存在提示 SGCA
  - 最初肿瘤常 > 1cm
- CT 灌注
  - 可能是轻度富血管

MR 表现

- T_1WI
  - 与灰质相比呈低 - 等信号
  - ± 钙化（高 - 低信号）
- T_2WI
  - 信号不均匀
    - 等 - 高信号
  - 点状钙化呈低信号
  - 脑积水
- PD/intermediate
  - 高信号
- FLAIR
  - 不均匀高信号
  - 由于脑室梗阻引起的脑室旁间质水肿
- T_2* GRE
  - 钙化呈低信号
- DWI
  - ADC 值低于结节性硬化（TS）的脑室内错构瘤
- 增强 T_1WI
  - 显著强化
    - 单凭强化不能与错构瘤鉴别
  - 孟氏孔 > 1.2cm 的强化肿块提示 SGCA
  - 无脑脊液播散
- MRS
  - 由于神经胶质肿瘤中神经元成分的存在，NAA 减低低于预期

超声表现

- 术中
  - 脑室内肿块回声
  - 点状钙化呈不均匀回声

血管造影表现

- 常规
  - 血管化程度不一
  - ± 丘纹静脉被拉伸（脑积水）

成像推荐

- 最佳影像方案
  - MR 显示肿块的范围，描述 TSC 相关特点
- 推荐检查方案
  - FLAIR 像发现 TSC 不明显的 CNS 特点
  - SGCA 随访：建议每 1～2 年行 MR 增强

鉴别诊断

脉络丛肿瘤

- 脉络丛乳头状瘤
- 脉络丛乳头状癌
  - 明显强化
  - ± 脑脊液播散
  - 脉络丛癌有实质浸润及瘤周水肿

星形细胞瘤

- 起源：透明隔穹隆或内侧基底节
  - 常见的儿童中轴肿瘤
  - 强化程度不一，钙化罕见

生殖细胞瘤

- 中线处，常常起自第三脑室附近
- 也可起自基底节，类似 SGCA
- 早期脑脊液播散

室管膜下瘤

- 中老年
- 第四脑室下部 / 侧脑室额角

中枢神经细胞瘤

- 边界清楚，血管化程度不同，分叶状肿块
- 侧脑室体部 > 孟氏孔或透明隔
- 坏死，囊肿形成常见

- 见于年轻人

幕上 PNET

- 可能向外生长延伸至脑室
- 缺少瘤周水肿
- 富细胞肿瘤，T_2WI 呈等 - 稍高信号 IMAGING

病　理

一般特征

- 病因学
  - SGCA 可能起自生发基质区域的室管膜下结节
  - 可能代表神经元移行异常综合征
- 基因
  - 50% 的 TSC 患者有家族史
    - 新突变率高
  - 受影响的亲属中
    - 常染色体显性遗传
    - 外显率高
    - 表型变异多样
  - 分子遗传学
    - 两个明显的 TSC 位点（*TSC1* 位于染色体 9q，*TSC2* 位于染色体 16p）
    - *TSC1* 和 *TSC2* 可能是肿瘤抑制基因
- 相关异常
  - 其他 TSC 的 CNS 及颅外表现

分期、分级和分类

- WHO Ⅰ级

直视病理特征

- 起源于孟氏孔周围侧脑室壁的分化好的肿瘤
  - ± 囊肿，钙化及出血
- 无脑脊液播散

显微镜下特征

- SGCA 肿瘤细胞的星形胶质细胞表型谱宽
  - 巨大的锥形节细胞样星形胶质细胞
  - 血管旁假栅栏样
- 组织学与室管膜下结节无法区分
  - 诊断基于大小和生长速度
- 免疫组化
  - GFAP、S100 免疫活性多样
  - 胶质细胞、神经元抗原表达多样

临床问题

临床表现

- 最常见的体征 / 症状
  - 继发于孟氏孔阻塞的颅内压增高
    - 头痛，呕吐，意识丧失
  - 其他体征 / 症状
    - 癫痫恶化
    - 大量自发性出血
- 临床特征
  - TSC 患者出现心室梗阻的症状和体征
  - 癫痫恶化

人群分布特征

- 年龄
  - SGCA 通常发生于 20 岁之前
  - 平均年龄 =11 岁
- 流行病学
  - 占所有儿科脑肿瘤的 1.4%
  - TSC 最常见的 CNS 肿瘤
    - SGCA 发病率：见于 15% 的 TSC 患者
    - 若无 TSC，SGCA 罕见
- 先天性报道不常见
- 无种族或性别差异

自然病史及预后

- 实性、生长缓慢、良性肿瘤
- 脑室梗阻引起的症状
- 完全切除后预后好，复发率低
- 大量自发性出血罕见

治疗

- 有帕博霉素（依维莫司）治疗成功的报道
  - 部分 mTORC1 通道
  - *TSC1* 或 *TSC2* 突变抑制后通道恢复
  - 在大多数情况下不需要手术

诊断要点

关注点

- 结节性硬化患者伴恶化的癫痫和（或）脑室梗阻的症状

读片要点

- TSC 患者孟氏孔周围大的、强化的、脑室内肿块
- 孟氏孔肿块和相应的脑室内出血

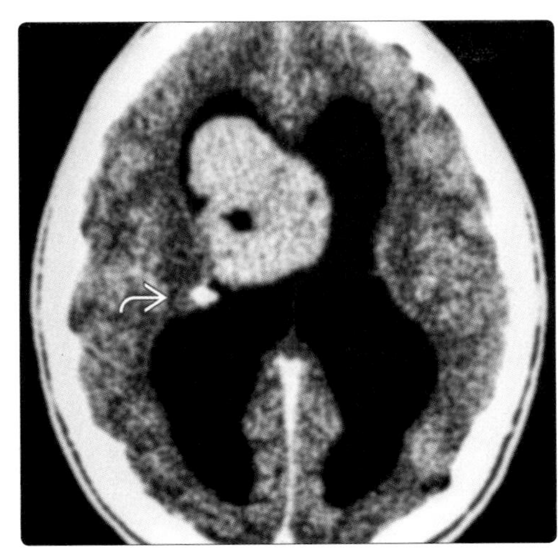

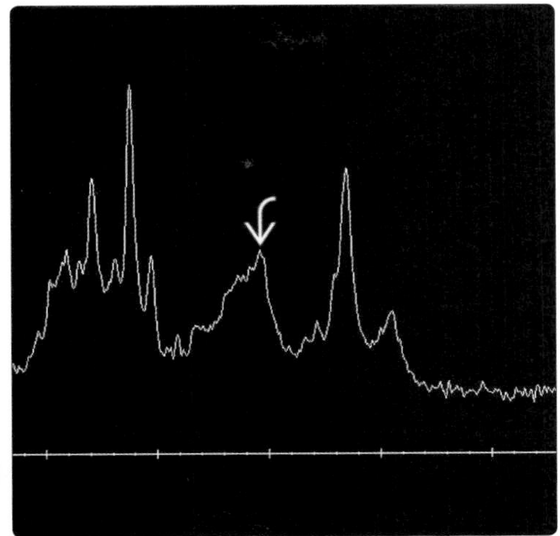

(左图) 横断位增强 CT 示：中度强化的室管膜下巨细胞星形细胞瘤，延伸至右侧额角。注意其附近有小的钙化的室管膜下结节，提示结节性硬化综合征。(右图) 同一患者 MRS 示：NAA 峰相对下降，提示倾向于胶质表型的混合性胶质神经元肿瘤

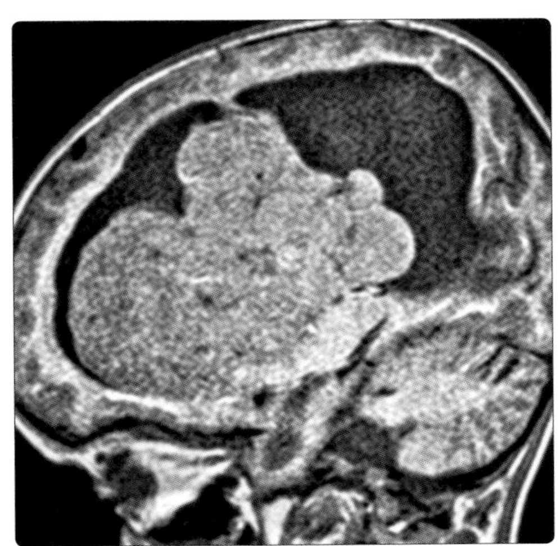

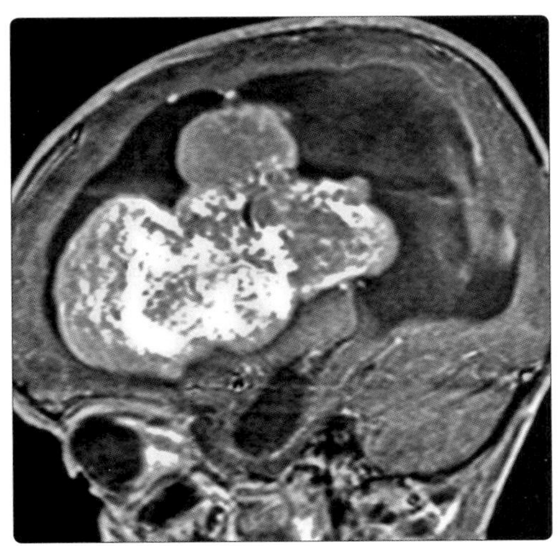

(左图)MR 矢状位 T_1WI 示：右侧孟氏孔附近巨大的室管膜下巨细胞星形细胞瘤，伴严重的脑积水并伸入侧脑室。(右图) 钆对比剂增强后示：室管膜下巨细胞星形细胞瘤呈弥漫不均匀强化，是典型病例的 2 倍大

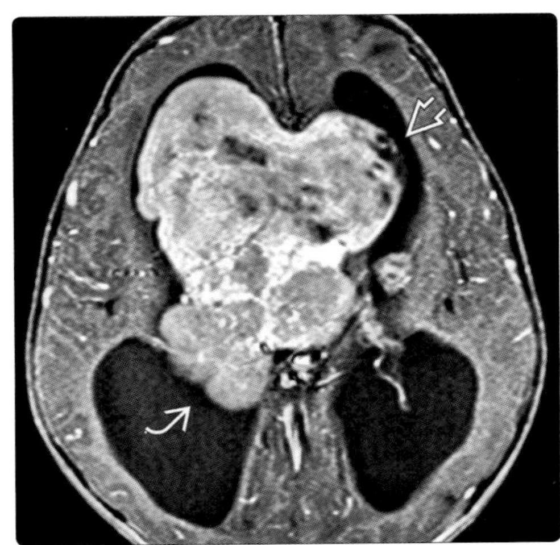

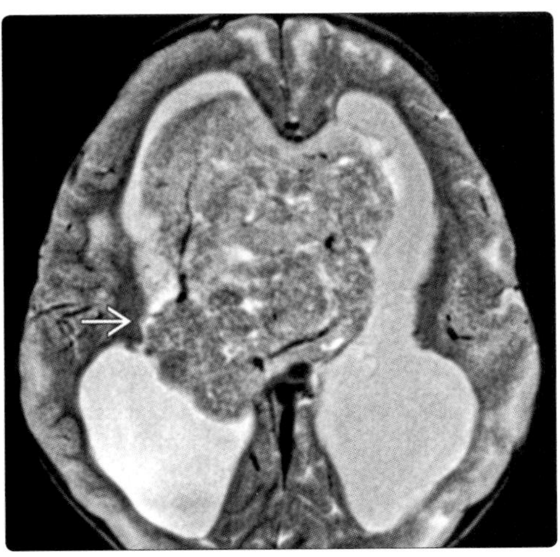

(左图) 横断位增强图像示：肿瘤呈结节状、不均匀及一些不强化区域。显著的脑积水，延伸至对侧额角、第三脑室、右侧侧脑室重于左侧脑室。(右图) 这例巨大的室管膜下巨细胞星形细胞瘤中见显著的血管流空影，信号不均匀。注意侧脑室的可能起源点 (AFIP. 提供)

脉络丛乳头状瘤

关键点

术语

- 起源于脉络丛上皮的脑室内乳头状瘤（WHO Ⅰ级）

影像

- 儿童明显强化、分叶状的脑室内肿块
- 脉络丛乳头状瘤（CPPs）在正常脉络丛出现的比例
  - 50% 发生于双侧脑室
  - 40% 发生于第四脑室和 Luschka 孔
  - 5% 发生于第三脑室（顶部）
- 侧脑室（三角区）CPPs 脉络丛动脉扩张
- 脑积水常见

主要鉴别诊断

- 脉络丛癌
- 髓母细胞瘤
- 幕下室管膜瘤
- 脑室内转移
- 脑膜瘤
- 生理性脉络丛扩张

临床问题

- 1 岁以下儿童最常见的脑肿瘤
  - 占 1 岁以内所有脑肿瘤的 13.1%
  - 占超声诊断的胎儿脑肿瘤的 7.9%
- 脑脊液播散罕见

诊断要点

- 2 岁以内儿童脑室内肿块应考虑 CPP
- 但凭影像很难可靠地将 CPP 与脉络丛癌区分

（左图）横断位切面示：起自左侧脑室三角区血管球的脉络丛乳头状瘤（CPP）。注意特征性的表面分叶状突起。CPP 是儿童侧脑室最常见的肿瘤。（右图）18 月龄的儿童，MR 横断位 T_1WI 示：左侧脑室分叶状肿块，呈等信号，是典型的 CPP。注意由肿瘤产生过量的脑脊液引起的脑积水

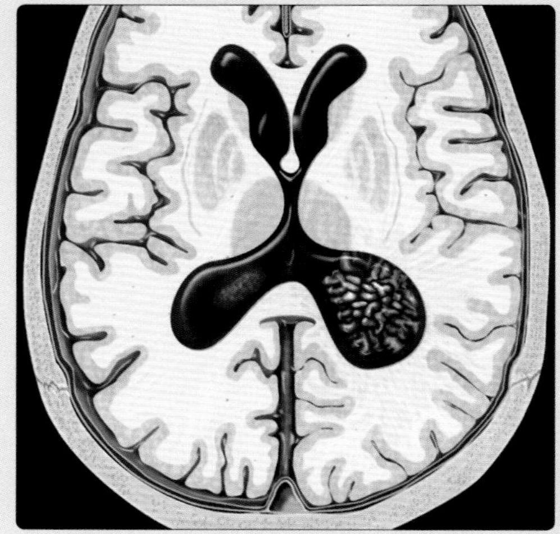

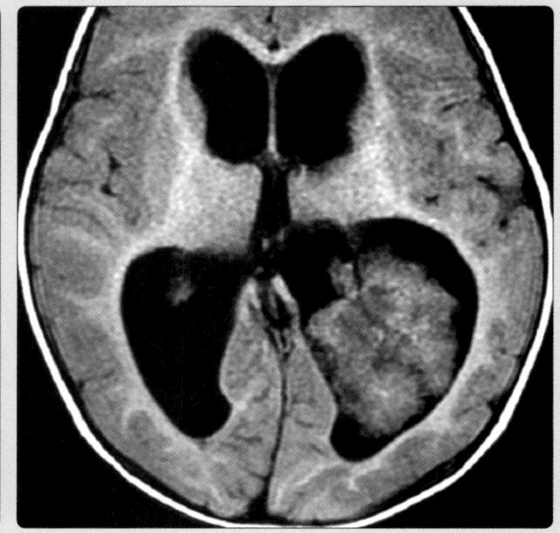

（左图）同一患儿横断位 T_2WI MR 示：侧脑室不均匀高信号，其内见分散的血管流空信号[→]，提示丰富的血管。邻近脑实质没有提示局部浸润的 T_2 明显高信号。（右图）MR 横断位增强 T_1WI 示：CPP 的特征表现，分叶状肿块明显强化。单凭常规的影像学检查不能将其与癌区分

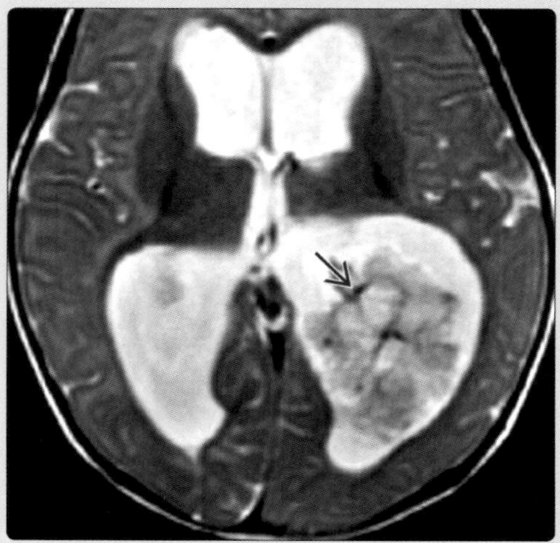

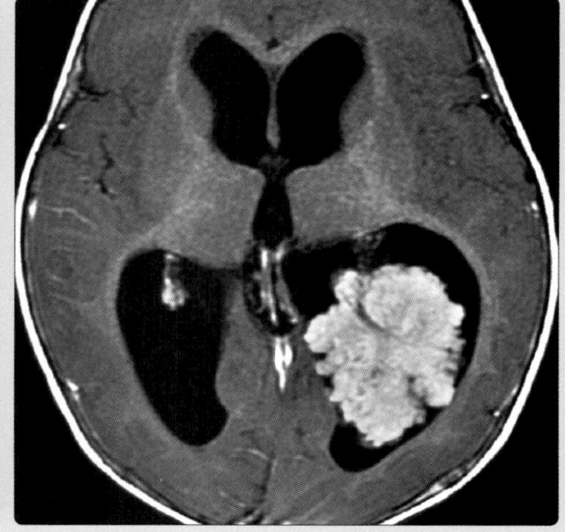

术 语

缩写

- 脉络丛肿瘤（CPT）
  - 脉络丛乳头状瘤（CPP）或脉络丛乳头状癌（CPCa）

定义

- 来源于脉络丛上皮的脑室内、乳头状肿瘤

影 像

一般特征

- 最佳诊断线索
  - 儿童明显强化的、脑室内分叶状肿块
- 位置
  - CPPs 在正常脉络丛出现的比例
    - 50% 发生于双侧脑室，左侧＞右侧
    - 40% 发生于第四脑室（后髓帆）和 Luschka 孔
    - 5% 发生于第三脑室（顶部）
    - 5% 多发
    - 罕见：桥小脑脚区，鞍上，脑实质内
- 大小
  - 诊断时体积常较大
- 形态
  - 菜花状肿块

CT 表现

- 平扫 CT
  - 脑室内分叶状肿块
  - 75% 呈等 - 高密度
  - 25% 钙化
  - 脑积水
    - 常与肿瘤产生脑脊液过量有关
- 增强 CT
  - 明显的均匀强化
    - 不均匀强化提示脉络丛癌
  - 偶尔有轻度的实质浸润
  - 血管蒂扭转导致 CPP 梗死及致密钙化（“脑石”）的情况罕见
- CTA：侧脑室（三角区）的 CPP 有脉络丛动脉扩张

MR 表现

- T_1WI
  - 边界清楚的低 - 等信号的分叶状肿块
- T_2WI
  - 等 - 高信号肿块
  - ± 内部线状或分支状的血管流空信号影
  - 大的 CPP 可能会埋入脑实质
    - 广泛浸润提示 CPCa
  - 脑积水常见
- FLAIR
  - 脑室旁高信号
    - 脑室梗阻导致脑室旁间质水肿
    - 不对称同侧 T_2 高信号可能提示浸润和 CPCa
- T_2* GRE
  - 如果有钙化或血成分会有点状信号减低
- 增强 T_1WI
  - 明显均匀强化
  - 偶尔有囊变和小的坏死灶
  - ± 脑脊液播散灶
- MRA
  - 肿块内血管流空相关信号
  - 扩大的脉络丛动脉（三角区肿块）
- MRS
  - NAA 缺失，胆碱轻度增高，如果坏死存在有乳酸
  - CPP 肌酸升高，有助于与脉络丛癌相鉴别

超声表现

- 灰阶超声
  - 分叶状肿块回声
  - 肿块回声与正常脉络丛类似
  - 脑积水
- 脉冲多普勒
  - 肿块内血管蒂及内部采样
    - 舒张期见双向血流
    - 动脉跟踪显示低阻抗
- 彩色多普勒
  - 双向血流的富血供肿块

血管造影表现

- 常规
  - 脉络丛前动脉或后动脉扩张
  - 血管染色扩大
  - 动静脉分流

核医学表现

- PET
  - ^{11}C- 蛋氨酸：CPP 与胶质瘤相比，肿瘤 / 正常脑比值高
  - FDG：不能区分 CPP 与胶质瘤

成像推荐

- 最佳影像方案
  - MR 增强
- 推荐检查方案
  - 术前行脑脊髓 MR 增强

鉴别诊断

脉络丛癌

- 通过影像与 CPP 鉴别困难
- 更易侵犯脑
- 可能会不均匀强化

髓母细胞瘤

- 儿童高密度的第四脑室肿块
- 与 CPP 比较呈球形

幕下室管膜瘤
- 儿童第四脑室常见
- 不均匀强化肿块

脑室内转移瘤
- 原发肿瘤的病史
- 儿童罕见

脑膜瘤
- 脑室内局限性的强化肿块
- 考虑为神经纤维瘤病 2 型
- 老年人

生理性脉络丛扩大
- 侧枝静脉引流（Sturge-Weber）
- 大脑半球切除术后脉络膜扩大

室管膜下瘤
- 无强化的脑室内肿块

绒毛肥大
- 许多被认为绒毛肥大的病例可能是双侧 CPP
- 增殖指数（MIB-1）有助于区分

脑室内室管膜瘤
- 最常见于三角区
- 可能会有脑脊液播散
- 鉴别需要组织学

病　理

一般特征
- 基因学
  - SV40 的 DNA 序列发现在脉络丛肿瘤
  - 抑制 p53 的转录因子 -$TWIST_1$ 高表达
  - Aicardi 和 Li-Fraumeni 综合征相关
  - 有 9 号染色体断臂重复的报道
- 相关异常
  - 弥漫脑积水原因
    - 脑脊液产生过多
    - 机械性梗阻
    - 脑脊液重吸收障碍（由于出血）

分期、分级和分类
- WHO Ⅰ级

直视病理特征
- 脑室内边界清楚的分叶状肿块
- ± 囊变，坏死和出血

显微镜下特征
- 纤维血管结缔组织
  - 被覆立方或柱状上皮
- 通常没有有丝分裂活动、坏死和脑浸润
- 类似非肿瘤性脉络丛
- 免疫组化
  - 甲状腺素蛋白有助于区分正常脉络丛
  - GFAP 活性能区分正常脉络丛
  - Kir7.1 和人类斯钙素 -1 活性能将正常脉络丛、脉络丛肿瘤与其他细胞肿瘤区分

临床特点

临床表现
- 最常见的体征 / 症状
  - 巨颅，囟门饱满，呕吐，共济失调，癫痫
- 临床特征
  - ＜ 2 岁儿童伴颅压增高的体征 / 症状

人群分布特征
- 年龄
  - 侧脑室 CPPs：80% ＜ 20 岁
  - 第四脑室 CPPs：成人常见
- 性别
  - 侧脑室：男 ∶ 女 =1 ∶ 1
  - 第四脑室：男 ∶ 女 =3 ∶ 2
- 流行病学
  - 占所有成人脑肿瘤的 0.5%
  - 占所有儿童肿瘤的 2%～3%
  - 是＜ 1 岁儿童最常见的脑肿瘤
    - 50% 在 10 岁之前表现
    - 86% 在 5 年内出现症状
    - 占 1 岁以内儿童所有脑肿瘤的 13.1%
    - 占超声诊断的胎儿肿瘤的 7.9%

自然病史及预后
- 良性，生长缓慢
  - 脑脊液播散罕见
- 5 年生存率近 100%

治疗
- 全切除术：复发罕见

诊断要点

关注点
- 小于 2 岁儿童的脑室内肿块

读片要点
- 单凭影像不能区分 CPP 和 CPCa，尤其是当 CPP 是恶性时（间变性）
  - 最终诊断需要组织学诊断
- 年幼儿童的脑室内分叶状肿块伴明显强化，很可能是脉络丛肿瘤

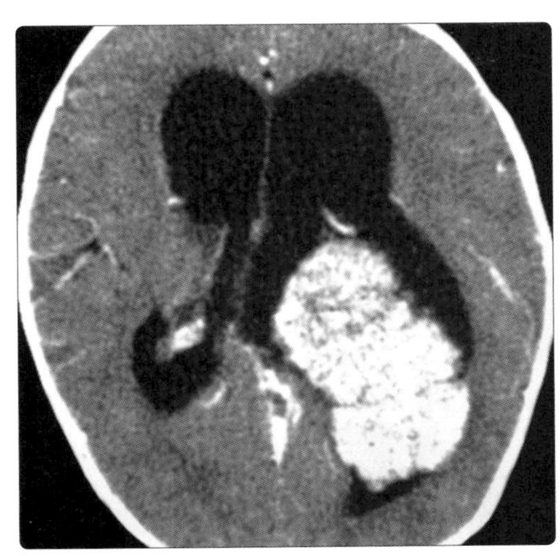

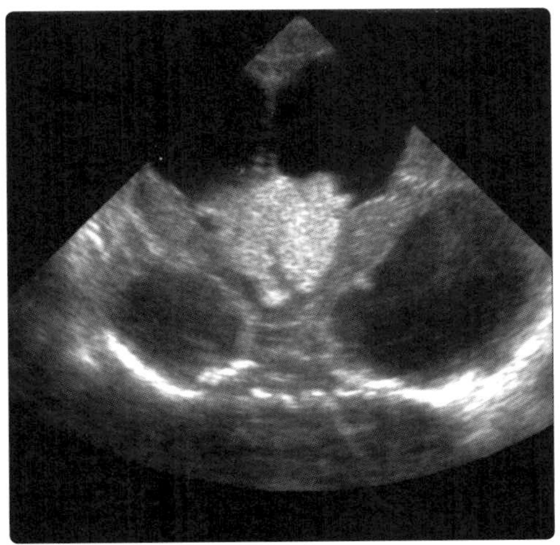

（左图）横断位增强CT示：左侧脑室三角区的明显强化的分叶状肿块，典型的CPP。注意对侧正常的脉络丛。脑积水与脑脊液产生过量有关，而非机械性梗阻或吸收差。（右图）冠状位超声示：第三脑室上部明显强回声的边缘突起的肿块。I级CPP婴儿伴显著脑积水

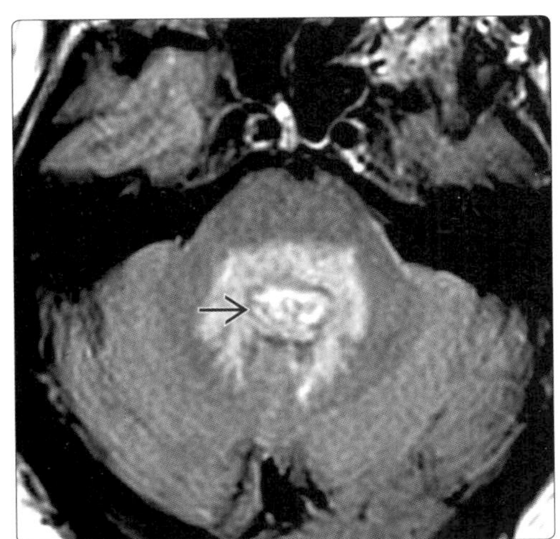

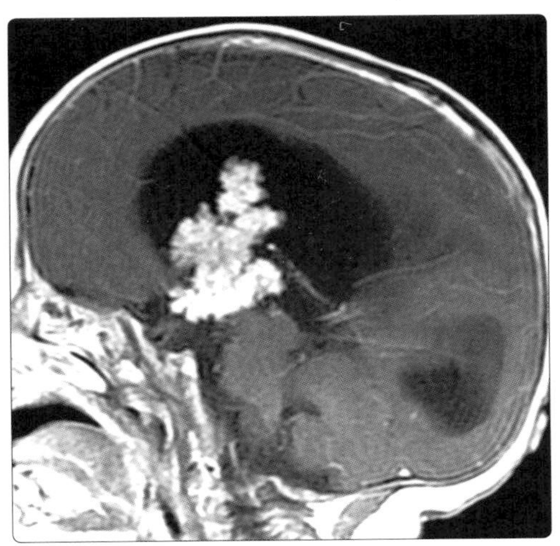

（左图）患者52岁，头痛呕吐，横断位FLAIR像MRI示：第四脑室高信号肿块➡，周围脑显著水肿，WHO I级的CPP的不典型特点。影像学似非典型CPP或脉络丛癌（P. Hildenbrand，MD. 提供）。（右图）MR矢状位增强T_1WI示：第三脑室的分叶状明显强化的肿块，是脉络丛肿瘤的不常见位置。注意脑积水

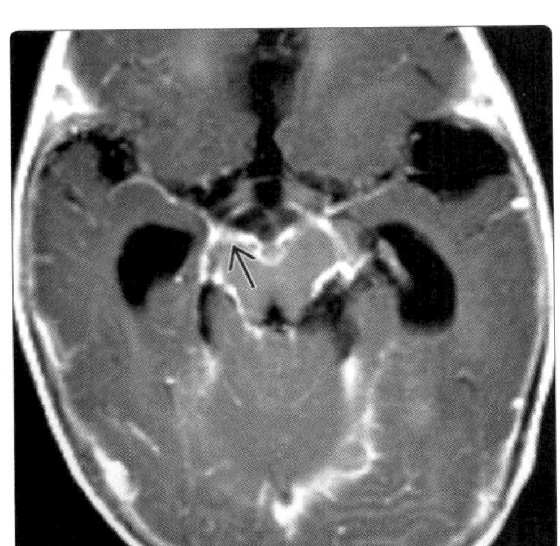

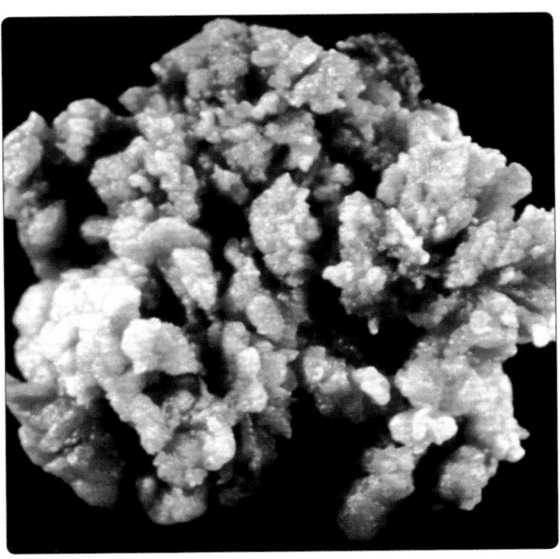

（左图）MR横断位增强T_1WI示：CPP（WHO I级）种植引起的基底池弥漫性的肿瘤➡。虽然脑脊液种植可以发生于所有的脉络丛肿瘤，但是更常见于WHO分级为Ⅲ级的脉络丛肿瘤。（右图）大体标本冠状位示：典型的CPP，外观呈菜花状或分叶状叶状突起。这些良性肿瘤很少引起脑脊液种植，可能类似更具侵略性的脉络膜肿瘤（AFIP. 提供）

脉络丛癌

关键点

术语

- 起源于脉络丛上皮的恶性肿瘤（WHO Ⅲ级）

影像

- 最佳诊断线索：＜ 5 岁儿童的脑室内强化肿块伴室管膜浸润，± 显著的血管流空
  - 不对称的脑室旁白质水肿提示浸润
- MRI 不能区分乳头状瘤和癌
  - 不均匀，脑浸润，脑脊液播散支持脉络丛癌
- 术前脊柱影像检查很重要

主要鉴别诊断

- 脉络丛乳头状瘤（CPP）
- 室管膜瘤
- 室管膜下巨细胞星形细胞瘤

病理

- 显微镜下特征：富细胞，多形性，有丝分裂活动增加
  - 囊变，坏死，出血，钙化
  - 脑浸润常见
- Li-Fraumeni 和 Aicardi 综合征的发病率增加

临床特点

- 发生于婴儿和年轻儿童
  - 70% 发生于 2 岁以前
- 恶心、呕吐、头痛，反应迟钝是最常见的症状
- 脉络丛癌占所有脉络丛肿瘤的 20%～40%
- 生长迅速
- 5 年生存率为 30%～50%
- 脑浸润、脑脊液播散的预后差

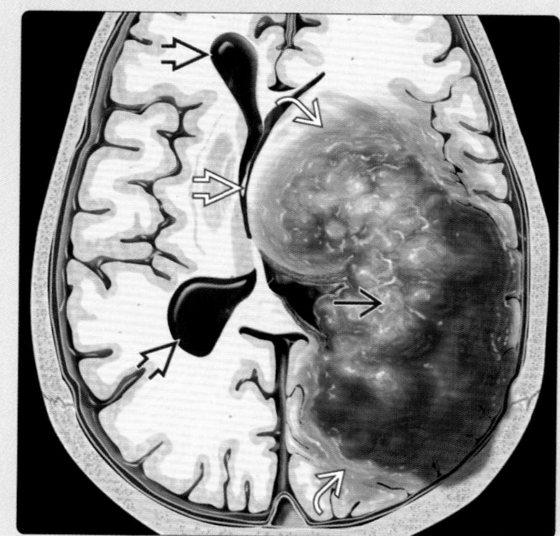

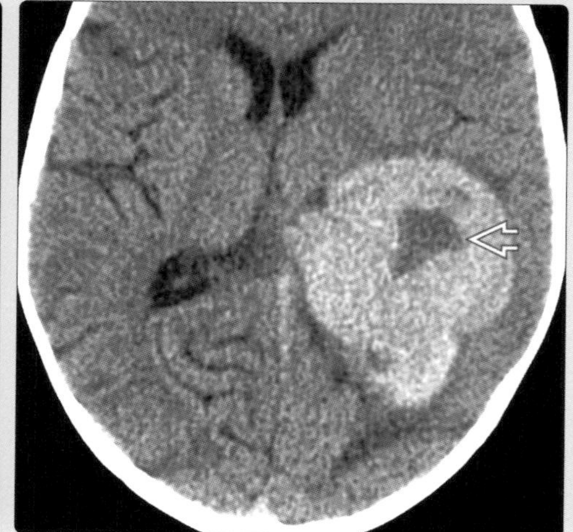

（左图）横断位切面示：左侧脑室三角区的分叶状肿块。注意周围脑实质的浸润，是脉络丛癌的特点。伴中线结构移位和右侧脑室受压。（右图）精神状态改变的 2 岁幼童的横断位平扫 CT 示：左侧脑室三角区高密度肿块伴坏死

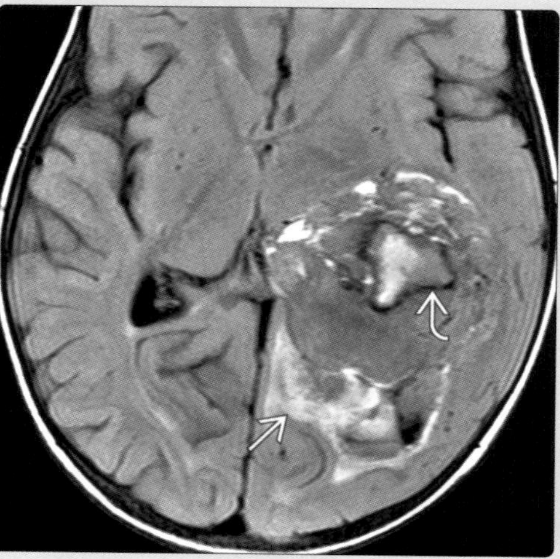

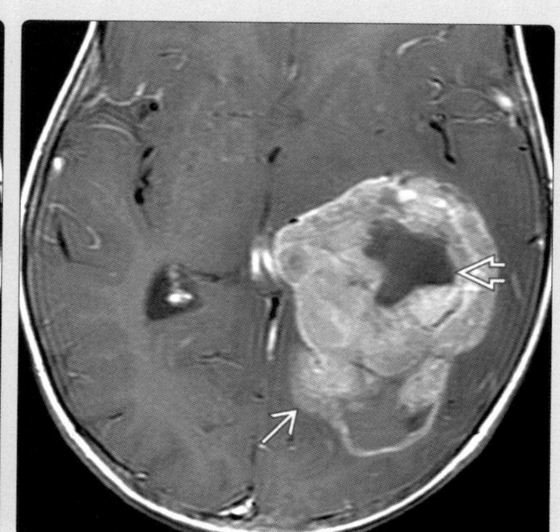

（左图）同一患儿 MR 横断位 FLAIR 像示：左侧脑室体部的不均匀肿块。邻近脑实质高信号怀疑脑浸润。注意血液成分所致的低信号。（右图）同一患儿 MR 横断位增强 T_1WI 示：脑室内肿块明显强化伴中心坏死。注意邻近枕叶强化，确诊为脑浸润。手术诊断为脉络丛癌

术 语

缩写
- 脉络丛癌（CPCa）

定义
- 起源于脉络丛上皮的恶性肿瘤

影 像

一般特征
- 最佳诊断线索
  - 脑室内强化的肿块及脑实质浸润的儿童（< 5 岁）
  - 与 CPP 的鉴别需要组织学，而非影像学
- 位置
  - 常位于侧脑室
- 大小
  - 多样

CT 表现
- 平扫 CT
  - 不规则的等 - 高密度肿块
  - 坏死、囊变及出血常见
  - 脑积水常见
  - 20%~25% 可见钙化
- 增强 CT
  - 不均匀明显强化
  - 瘤旁水肿
  - ± 脑脊液播散

MR 表现
- T_1WI
  - 等 - 低信号的脑室内肿块
  - 分叶状或边缘不规则，乳头状外观
  - 不均匀（坏死、囊变、出血）
- T_2WI
  - 信号混杂的肿块，低 / 等 / 高信号
  - 信号不均匀与坏死、囊变、出血、钙化有关
  - ± 显著的血管流空
  - 侵犯脑并引起水肿
- PD/intermediate
  - 不均匀肿块伴血管流空
- FLAIR
  - 不均匀的脑室内肿块
  - 脑室旁白质水肿提示脑浸润
  - 脑积水导致脑脊液跨室管膜流动
- T_2* GRE
  - 出血或钙化所致的低信号
- DWI
  - 肿瘤实质成分致 ADC 值降低
- 增强 T_1WI
  - 不均匀强化，± 脑脊液播散
- MRS
  - NAA 消失，Cho 升高 ± 乳酸升高

超声表现
- 灰阶超声
  - 脑室内肿块回声
- 脉冲多普勒
  - 舒张期双向血流
- 彩色多普勒
  - 富血供的肿块

血管造影表现
- 常规
  - 脉络膜动脉及血管染色扩大

核医学表现
- PET
  - ^{11}C- 蛋氨酸→肿瘤 / 正常脑组织比值升高
  - ^{99m}Tc-MIBI →脉络丛肿瘤升高

成像推荐
- 最佳影像方案
  - 脑和脊髓的增强 MRI
- 推荐检查方案
  - 术前整个神经轴的 MR 增强检查

鉴别诊断

脉络丛乳头状瘤
- MRI 不能鉴别乳头状瘤和癌
- 侵袭性 CPP 可通过脑脊液播散
- CPP 极少引起脑浸润

室管膜瘤
- 第四脑室的不均匀肿块
- 典型的从第四脑室挤出进入脑池
- 幕上室管膜瘤常位于脑室外

室管膜下巨细胞星形细胞瘤
- 结节性硬化相关的 CNS 表现
- 常位于孟氏孔附近
- 极少引起脑水肿

星形细胞肿瘤
- 起自脑室旁组织（透明隔、丘脑）
- 光滑或分叶状肿块，无乳头状外观
- 高级别肿瘤可能会引起脑室旁水肿

髓母细胞瘤
- 第四脑室的高密度、圆形肿块
- 起源于第四脑室顶部（上髓帆）

中枢神经细胞瘤
- 成人脑室内“泡状”肿块
- 常依附于透明隔

脑膜瘤
- 椭圆形强化肿块
- 儿童不常见，与神经纤维瘤病 II 型有关

原始神经外胚层肿瘤（PNET）
- 侧脑室不均匀的分叶状肿块

- 可起源于大脑半球深部
- 瘤旁水肿较轻

非典型胚胎样 / 横纹肌样瘤

- 不均匀肿块伴囊变或出血
- 常见于颅后窝，也可位于侧脑室，常是中轴外
- 通常位于 2 岁以内儿童
- 免疫组化示 INI1 蛋白阴性
  - 大多数 CPCa 为阳性

血管病变

- 动静脉畸形
- 海绵状血管瘤

转移

- 原发肿瘤的病史
- 多发病变常见
- 儿童罕见

病　理

一般特征

- 病因学
  - *SV40* 病毒 DNA 序列见于 50% 的脉络丛肿瘤
- 遗传学
  - Li-Fraumeni 和 Aicardi 综合征发病率增高
    - Li-Fraumeni *TP53* 融合 / 缺失
      - 常染色体显性肿瘤倾向的综合征
  - 与横纹肌样瘤和 SNF5（INI1）融合重叠
- 相关异常
  - 弥漫性脑积水→机械性梗阻，脑脊液产生过多，吸收减少

分期、分级和分类

- WHOIII 级

直视病理特征

- 脑室内边界清楚的分叶状肿块
- 室管膜浸润

显微镜下特征

- 富细胞，多形性，有丝分裂活动增加
- 囊变，坏死，出血，钙化
- 脑浸润常见
- 可以发生脑脊液播散
- Ki-67（MIB）增殖指数高（14%～20%）

免疫组化

- Kir7.1 和斯钙素 -1 能将脉络丛来源肿瘤和其他肿瘤区分
- CPC 表达细胞角蛋白
- 甲状腺素运载蛋白、S100 阳性（小于 CPP）

基因改变

- 多发染色体重复拷贝数的丢失和倍增随年龄的变化而变化

临床特点

表现

- 最常见的体征 / 症状
  - 恶心，呕吐，头痛，反应迟钝
  - 局灶性的神经体征和症状
- 临床谱
  - 伴颅内压增高和局灶性神经症状的婴儿或儿童

人群分布特征

- 年龄
  - 婴儿和年轻儿童（通常＜ 5 岁）
  - 中位年龄：26～32 月
- 性别
  - 男 = 女
- 流行病学
  - 80% 发生于儿童
  - 70% 在 2 岁以前
  - 占所有脉络丛肿瘤的 20%～40%
  - 约占儿童幕上肿瘤的 5%
  - 不到所有儿童颅内肿瘤的 1%

自然病史及预后

- WHO Ⅰ级和Ⅱ级乳头状瘤发生恶性变的比例小
- 生长迅速
- 5 年生存率为 30%～50%
- 脑浸润、脑脊液播散的预后差

治疗

- 全切除术预后好
- 放化疗提高生存率

诊断要点

关注点

- 儿童脉络丛癌伴侵袭性的脑室内肿块和局灶性的神经症状

读片要点

- MRI 不能区分乳头状瘤和癌
- 不均匀、脑浸润、脑脊液播散提示脉络丛癌
- 术前脊柱检查

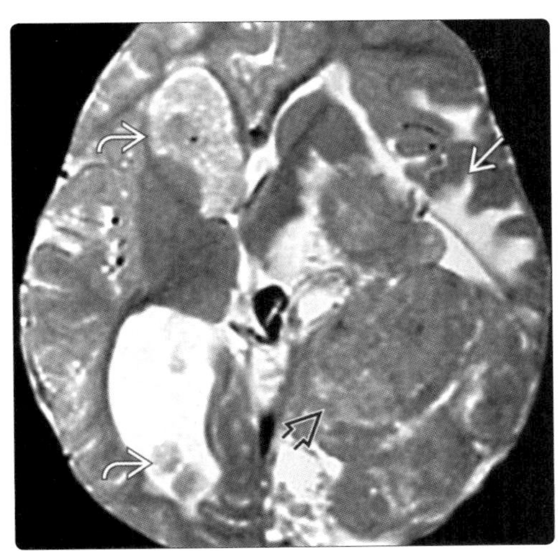

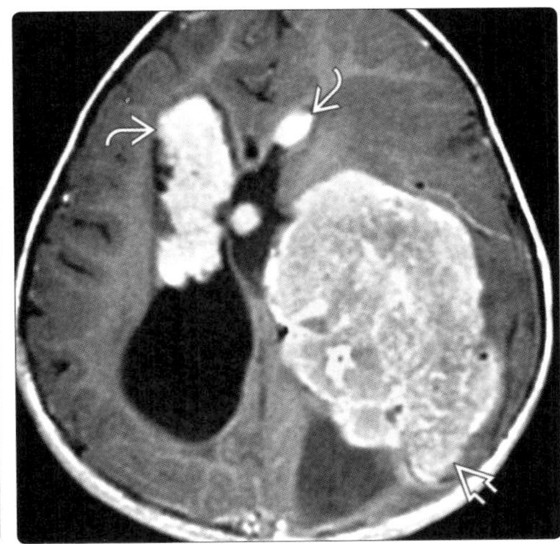

(左图)MR 横断位 T_2WI 示：左侧脑室巨大的脉络丛癌 ⇨，脑脊液播散所致的多发结节 ↪。注意脑浸润导致的不对称的侧脑室旁 T_2 高信号 ➡。(右图) 同一患者 MR 横断位增强 T_1WI 示：侧脑室脉络丛癌明显强化，伴脑实质浸润 ⇨ 及脑脊液播散所致的多发结节 ↪。脑实质浸润和脑脊液播散与预后差相关

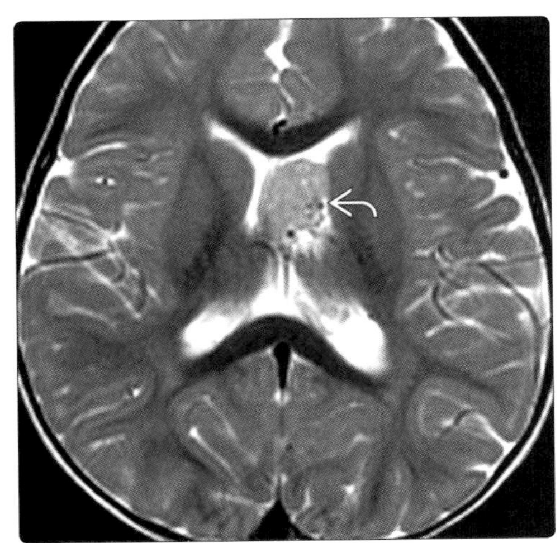

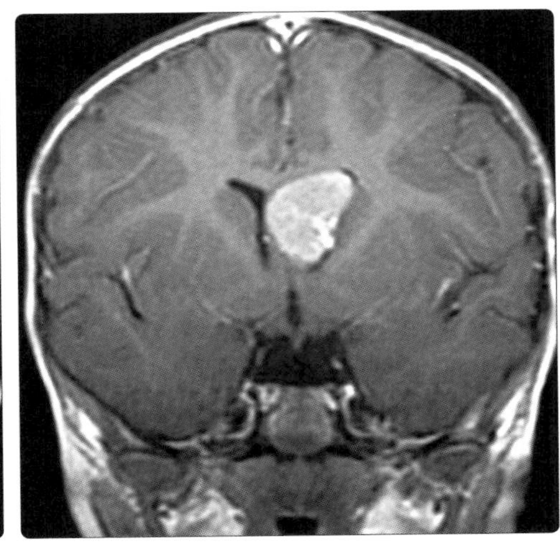

(左图) MR 横断位 T_2WI 示：Li-Fraumeni 综合征的患者，已知肾上腺皮质癌，显示侧脑室体部分叶状的等信号肿块，向孟氏孔延伸伴显著的血管流空影 ↪。(右图) 同一患者 MR 冠状位增强 T_1WI 示：肿块显著不均匀强化。影像提示脉络丛乳头状瘤或癌。无脑浸润或脑脊液播散的证据。手术证实为脉络丛癌

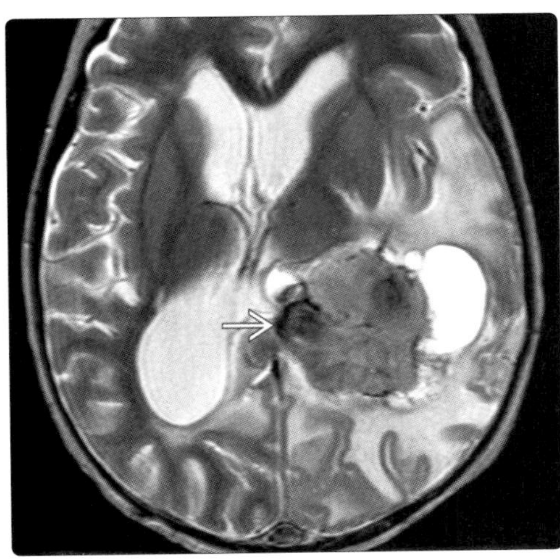

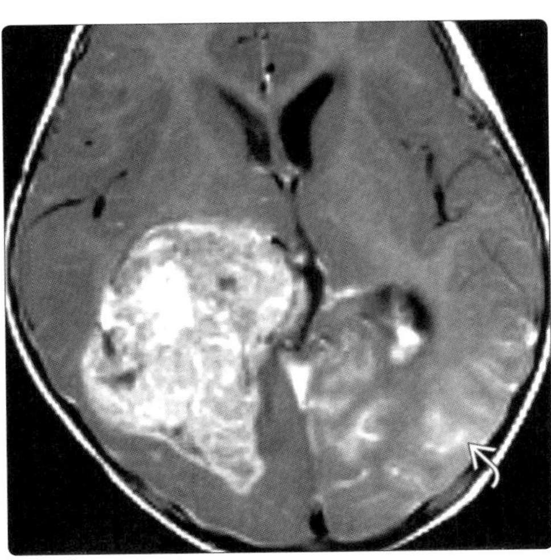

(左图)MR 横断位 T_2WI 示：左侧脑室三角区不均匀肿块伴显著的血管流空信号影、血液成分相关的低信号区域 ➡。显著的脑室旁水肿提示脑浸润。(右图) MR 横断位增强 T_1WI 示：左侧脑室三角区肿块明显强化伴柔脑膜播散 ↪。脉络丛乳头状瘤较脉络丛癌多见，比例至少为 (4~5)：1。脑脊液播散和脑浸润倾向于癌

第 6 章

脑膜、脑池、颅骨、颅底病变

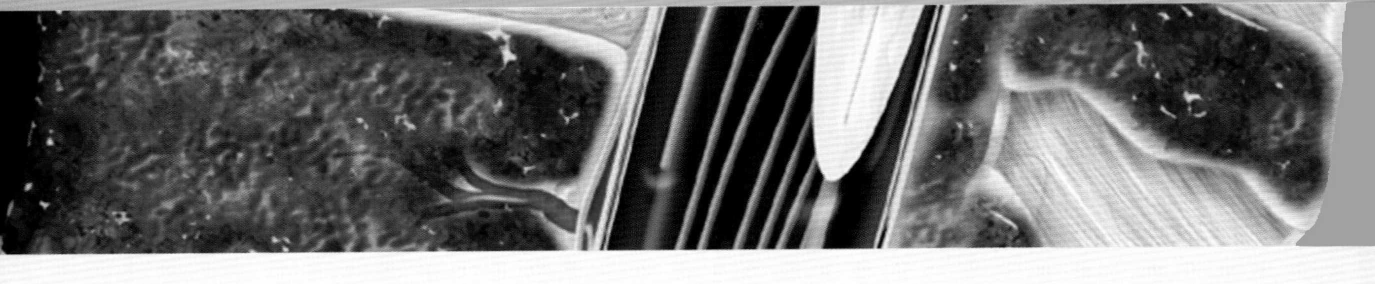

蛛网膜囊肿

关键点

术语

- 蛛网膜内充满脑脊液的囊，不与脑室系统相通
  - 2D cine PC（二维相位对比电影序列）：检测囊肿是否与邻近蛛网膜下腔之间有沟通

影像

- 一般表现
  - 边界清楚的圆形或卵圆形的脑外囊肿
  - 与 CSF 等密度 / 等信号
- 位置
  - 颅中窝（50%~60%）
  - 脑桥小脑角区（10%）
  - 鞍上（10%）
  - 其他部位（10%）（大脑凸面，四叠体池）
- MR
  - 在所有序列上均与 CSF 等信号
  - FLAIR 上信号能够完全抑制
  - DWI 无扩散受限
  - CISS，FIESTA：显示囊肿壁以及邻近结构

主要鉴别诊断

- 表皮样囊肿
- 其他非肿瘤性囊肿（如脑穿通畸形囊肿）
- 慢性硬膜下血肿

临床问题

- 最常见的先天性颅内囊性病变
- 占所有颅内占位病变的 1%
- 任何年龄均可发病（75% 为儿童）
- 通常偶然发现

诊断要点

- FLAIR 和 DWI 是鉴别蛛网膜囊肿和表皮样囊肿的最佳序列

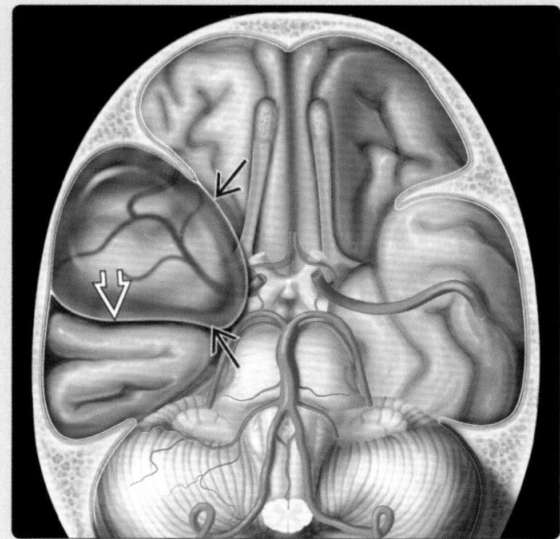

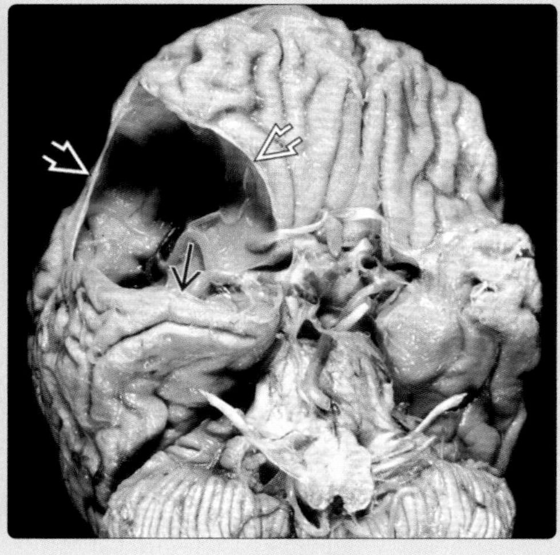

（左图）图示颅中窝蛛网膜囊肿，蛛网膜裂为两层→，包裹脑脊液。颅中窝扩大，骨质受压变薄。注意颞叶⇨受压向后移位。（右图）颏顶位显示尸检脑标本偶然发现颅中窝蛛网膜囊肿。注意“分层”的蛛网膜⇨包裹大量脑脊液（已排空）。颞叶受压向后移位→，颅中窝扩大（J.Townsend, MD 提供）

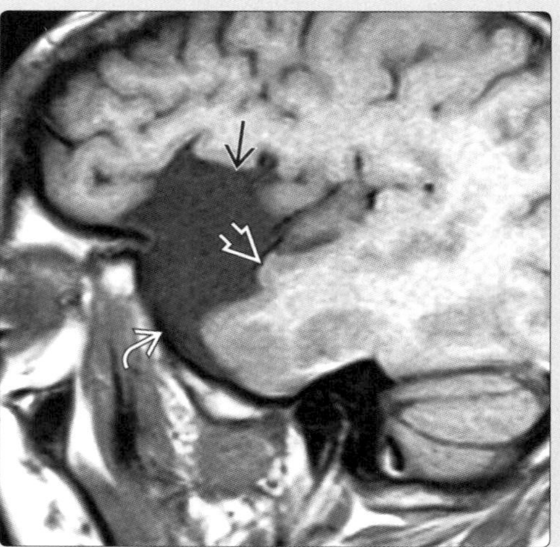

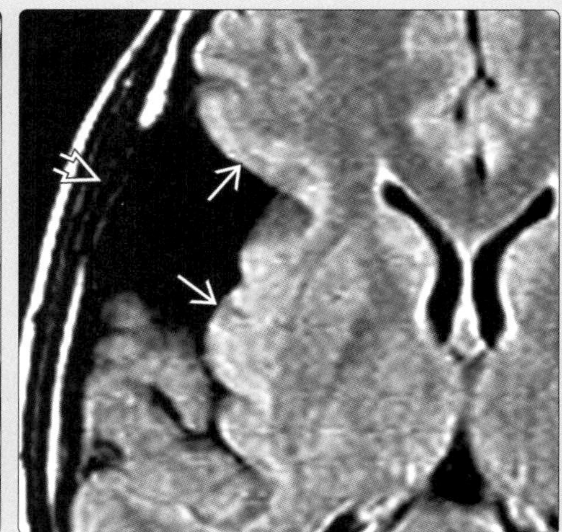

（左图）MR 矢状位 T_1WI 显示典型的颅中窝蛛网膜囊肿→。注意蝶骨大翼↗扩大延展，以及颞叶⇨向后移位。（右图）同一患者的横断位 FLAIR 显示蛛网膜囊肿呈典型的“四边形”，边界清晰，边缘光滑，相邻皮质受压移位→。注意囊肿邻近的颅骨变薄⇨

术 语

缩写

- 蛛网膜囊肿（AC）

定义

- 蛛网膜内充满脑脊液的囊，但不与脑室系统相通

影 像

一般特征

- 最佳诊断线索
    - 边界清楚的圆形/卵圆形的脑外囊肿，与 CSF 等密度/信号
- 位置
    - 颅中窝（MCF）（50%～60%）
    - 脑桥小脑角区（CPA）（10%）
    - 鞍上蛛网膜囊肿（SSAC），变异型（10%）
        - 非交通性 = Liliequist 膜囊肿
        - 交通性 = 脚间池囊性扩大
    - 10% 其他部位
        - 大脑凸面
        - 四叠体板
        - 小脑后方
- 大小
    - 可从数毫米至巨大不等
- 形态
    - 边界清晰的透明囊肿
    - 具有脑外占位病变的特征
        - 皮质受压移位
        - 白质塌陷征，灰白质交界区“扣环”征

CT 表现

- 平扫 CT
    - 通常为 CSF 密度
        - 如果囊内出血表现为高密度（罕见）
    - 可伴有骨质膨胀、变薄和重塑
- 增强 CT
    - 无强化
- CTA
    - 颅中窝 AC 可见大脑中动脉受压后移
- 脑池造影可以显示与蛛网膜下腔的相通情况

MR 表现

- T_1WI
    - 边界清晰的脑外积液，与 CSF 呈等信号
- T_2WI
    - 与脑脊液等信号
- PD/intermediate
    - 与脑脊液等信号
- FLAIR
    - 完全抑制
- T_2^* GRE
    - 囊内出血时表现为“晕征”（罕见）
- DWI
    - 无扩散受限，基本与脑室信号相同
- 增强 T_1WI
    - 无强化
- MRA
    - 皮层血管与颅骨之间的间隙扩大
- MRV
    - 可显示静脉引流异常
- MRS
    - >90% 影像表现相似的颅内囊性病变可准确诊断病理类型

超声表现

- 灰阶超声
    - 用于检测 <1 岁婴儿的 AC

血管造影表现

- 颅中窝 AC，引起大脑中动脉及侧裂三角后移

核医学表现

- SPECT
    - 可显示囊肿旁脑实质的灌注减低

成像推荐

- 最佳影像方案
    - MR 的 FLAIR 和 DWI 序列
- 推荐检查方案
    - 关注点
        - 磁共振脑池造影
            - CISS，FIESTA（高分辨率可区分囊壁及相邻解剖结构）；特别是对于鞍上囊肿
            - 有助于区分 AC 和扩大的蛛网膜下腔
        - MR CSF 流动（flow）成像，定量
            - 2D cine PC（二维相位对比电影序列）：（用于检测 AC 与邻近蛛网膜下腔之间的相通关系）

鉴别诊断

表皮样囊肿

- 扇形边缘
- 缓慢增长
    - 脑池内匍匐生长
    - 包裹血管/神经
        - AC 推移但通常不包绕血管和脑神经
- FLAIR 无明显抑制
- DWI 扩散受限（高信号）

慢性硬膜下血肿

- 信号与 CSF 不同
- 通常双侧，呈新月形
- ± 脑膜强化
- T_2^* 上可见“晕征”
    - <5% 的 AC 可伴有出血

硬膜下积液
- 通常双侧
- 新月形或扁平形

其他非肿瘤性囊肿
- 脑穿通性囊肿
  - 周围脑组织胶质增生，皮质无受压改变
  - 常有脑外伤、脑卒中病史
- 神经管原肠囊肿
  - 罕见，脊柱、颅后窝为最常见位置
  - 其内常含蛋白成分的液体
- 神经胶质囊肿（胶质室管膜囊肿）
  - 少见
  - 通常位于脑内

病　理

一般特征
- 病因
  - 旧观点 = 蛛网膜发育过程中的“分裂”或憩室
  - 新观点（颅中窝 AC）
    - 大脑外侧裂形成时，额颞叶胚胎脑膜（内脑膜）未成功融合
    - 保持分离，形成“重复”的蛛网膜
  - 可能机制
    - 囊肿壁分泌液体活跃
    - CSF 搏动、缓慢扩张
    - CSF 通过单向（球阀）流动汇集
  - 罕见：AC 可能因脑脊液分流形成
- 遗传学
  - 通常散发，通常为非综合征性，家族性罕见
  - 遗传代谢性疾病
    - 黏稠的软脑膜：黏多糖病
- 相关异常
  - 颞叶发育不全（颅中窝 AC）
  - 硬膜下血肿
    - 见于 5% 的颅中窝 AC
  - 伴综合征的蛛网膜囊肿
    - Acrocallosal（约 1/3 伴有囊肿），Aicardi，Pallister-Hall 等综合征
  - 脑室周围巨大的 ACS 可引起脑积水，可能与以下因素相关
    - 孟氏孔狭窄
    - 导水管狭窄 / 闭塞

分期、分级和分类
- 颅中窝 AC 的 Galassi 分类：根据大小和占位效应、是否与基底池相通分为
  - 1 型：病变小，纺锤形，局限于颅中窝前部
  - 2 型：沿外侧裂向上发展，颞叶受压移位
  - 3 型：巨大，充满整个颅中窝，额 / 颞 / 顶叶受压移位

直视病理特征
- 包膜透明的含液囊肿
- 蛛网膜层向周围膨隆，容纳脑脊液

显微镜下特征
- 囊壁的组织学具有多样性；能够解释为什么有些 AC 会增大
  - 50% 具有蛛网膜样组织
  - 17% 有较厚的壁，主要为纤维结缔组织
  - 33% 有纤毛细胞
- 无炎性及肿瘤性改变

临床问题

临床表现
- 常见体征 / 症状
  - 偶然发现，通常无临床症状
  - 症状因囊肿的大小及位置而不同
    - 头痛，头晕，感音神经性耳聋，面肌痉挛 / 抽搐
    - 鞍上 AC（SSACs）可引起梗阻性脑积水
- 其他体征 / 症状
  - 罕见，颅中窝 AC 破裂导致颅内压增高，需要进行分流

人群分布特征
- 年龄
  - AC 可见于任何年龄
  - 75% 为儿童（如果伴有临床症状，发病年龄可偏大）
- 性别
  - 男：女 =（3~5）：1；尤其是颅中窝
- 种族
  - 无差异
- 流行病学
  - 最常见的先天性颅内囊性病变
  - 占颅内占位病变的 1%
  - 痫性发作患者影像检查约 2% 偶然发现 AC

自然病史及预后
- 可能（但通常不）缓慢增大
- 偶而可自发缩小

治疗
- 通常无需治疗
  - 大多数 AC 为偶然发现
- 切除（可用内窥镜）
- 开窗 / 袋形缝合术
- 分流（常选择腹腔分流术）

诊断要点

读片要点
- 鉴别颅内囊性占位的病因，FLAIR，DWI 是最佳序列

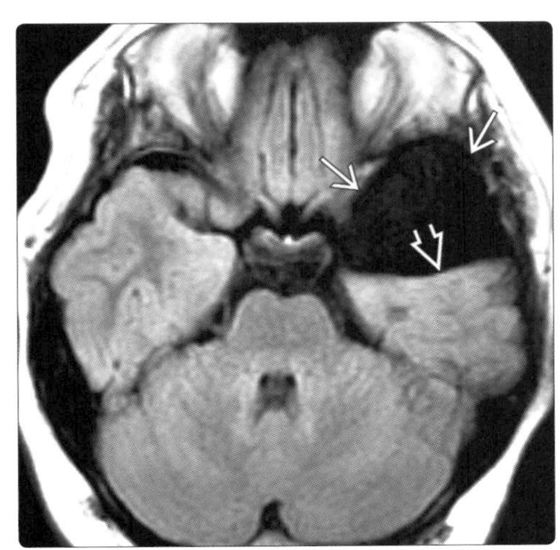
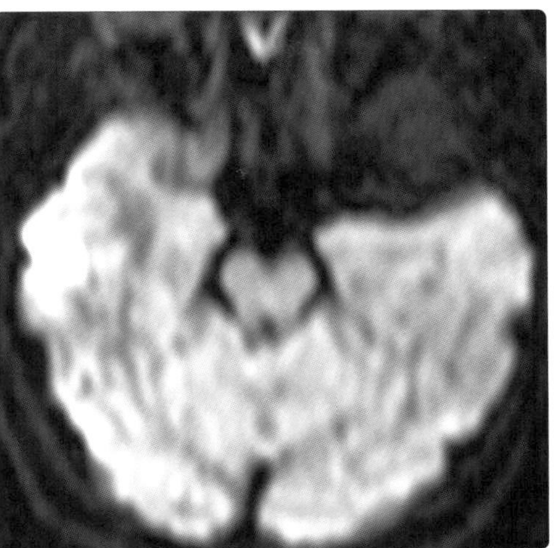

(左图) 患儿，9岁，癫痫发作，MR横断位FLAIR可见巨大的CSF样占位→，颅中窝稍扩大，颞叶受压后移⇨。(右图) 同一患儿的横断位DWI显示囊性病变无扩散受限。典型的AC表现，所有序列均与CSF信号一致，FLAIR上信号完全抑制，DWI无扩散受限

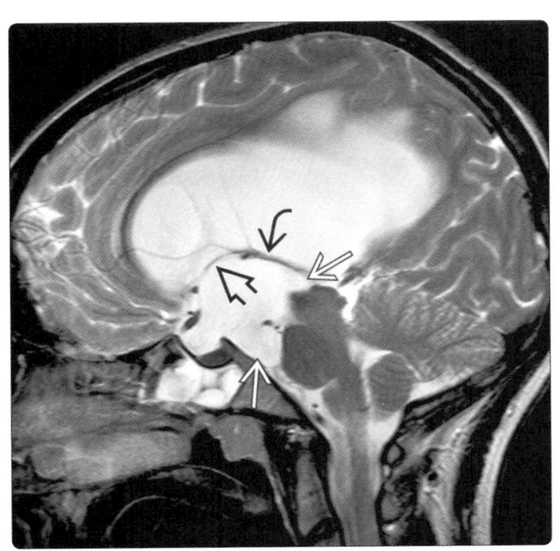
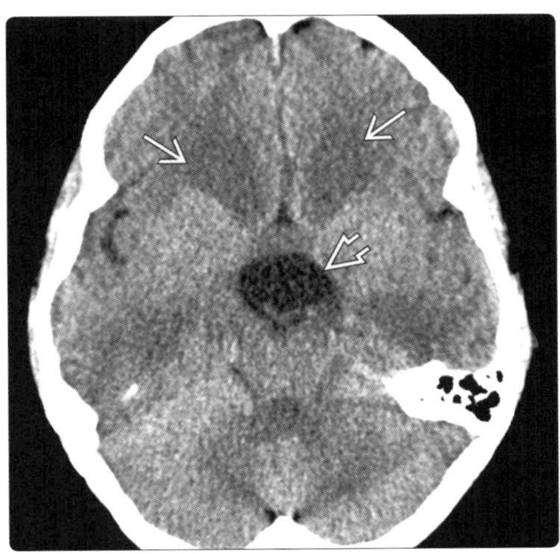

(左图) 女，18岁，长期头痛，MR矢状位T_2WI显示鞍上CSF样占位→，伴梗阻性脑积水，侧脑室扩大，穹隆↷变平，第三脑室⇨底部受压抬高 (右图) 同一患者，侧脑室注入稀释对比剂，头颅平扫CT显示脑室内液体略变浑浊→。鞍上囊肿⇨是透亮的，提示与侧脑室不相通

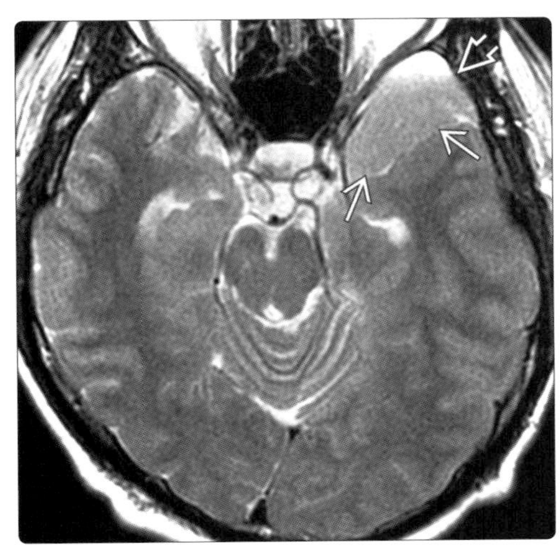
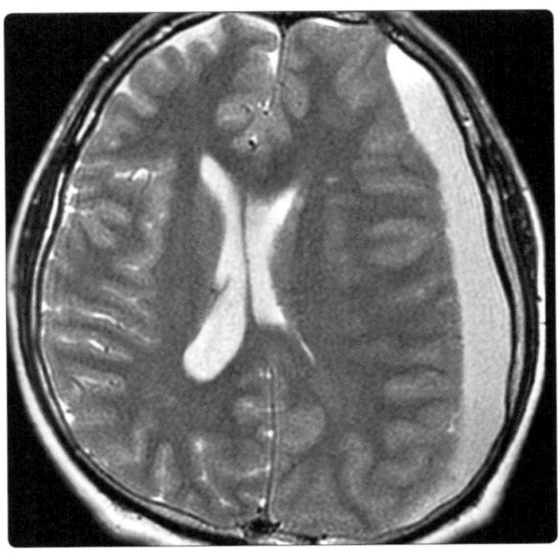

(左图) 头部外伤患者，初次影像检查显示颅中窝蛛网膜囊肿 (图像未提供)。数天后患者出现嗜睡和进行性右侧肢体无力，复查MR显示囊肿内出血→。注意囊肿内急性出血和脑脊液的液-液平面⇨。(右图) 同一病例，横断位T_2WI显示形成硬膜下血肿。AC患者发生SDH的风险增加，但囊内出血不常见

急性硬膜下血肿

关键点

术语
- 位于硬膜内层和蛛网膜之间的急性出血

影像
- CT：脑外的新月形高密度影，沿大脑凸面弥漫延伸
- 位于蛛网膜与硬脑膜内层之间
- 最常见于幕上凸面
- 可跨越颅缝，但不跨越硬脑膜附着处
- 平扫 CT 为筛查手段
- 皮质静脉受压向内移位
- 软脑膜蛛网膜撕裂可导致 CSF 漏入 SDH，导致信号强度改变

主要鉴别诊断
- 硬膜下积液
  - 清亮的 CSF，无包膜
- 渗出液
  - 血浆透过膜结构外渗形成淡黄色液体；创伤后 1～3 天；接近 CSF 密度 / 信号
- 脑外积脓
  - 周边强化，FLAIR 和 DWI 呈高信号；扩散受限
- 急性硬膜外血肿
  - 脑外占位，呈凸面状，可跨越硬脑膜附着处，但受颅缝限制

病理
- 外伤是最常见病因

诊断要点
- 一旦确诊需要立即通知临床医师
- 增加窗宽有助于显示不明显的 SDH

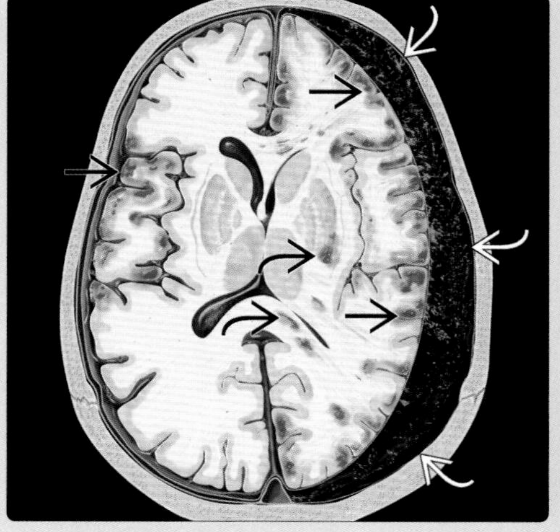

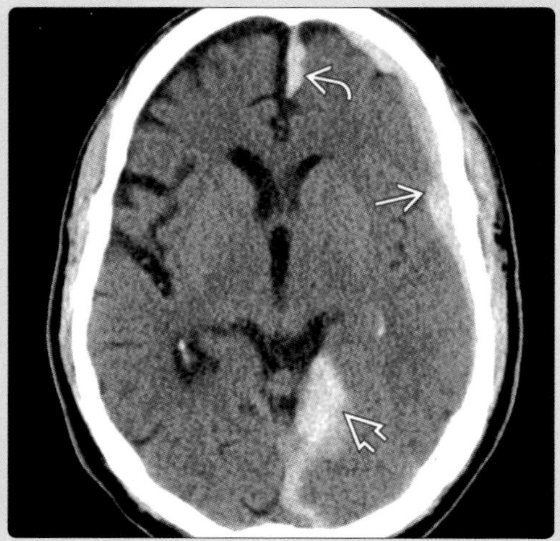

（左图）横断位切面显示急性硬膜下血肿（aSDH）➡，左侧大脑半球和侧脑室受压，导致中线移位。注意出血性脑挫伤➡和弥漫性轴索损伤➡。硬膜下血肿患者常伴有其他外伤性脑损伤。（右图）平扫 CT 显示左侧脑外的 aSDH ➡、沿小脑幕➡延伸，并进入大脑纵裂➡。aSDH 可跨颅缝但不越过中线，因为中线是硬脑膜附着部位

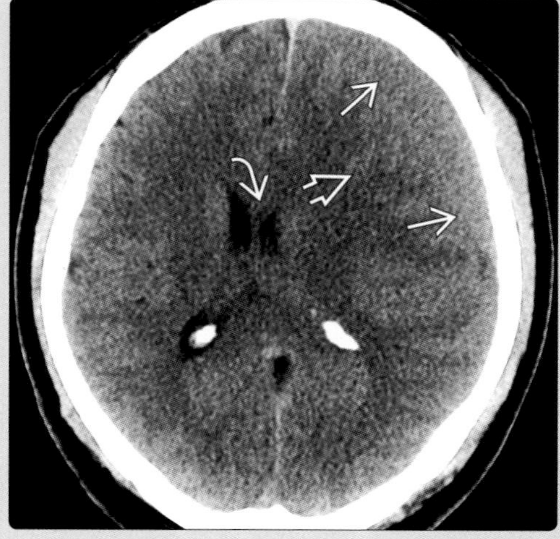

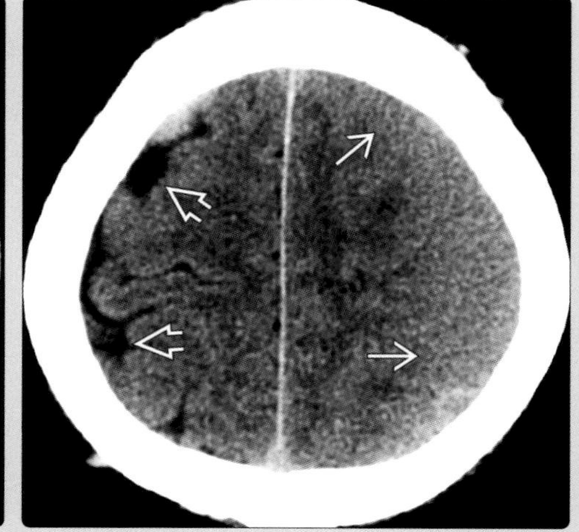

（左图）偶尔急性 SDH 与相邻脑组织等密度，注意急性 SDH ➡的占位效应，相邻脑组织灰白质界线向内移位➡，可见侧脑室大脑镰下疝➡。（右图）同一病例，头颅平扫 CT 扫描显示 aSDH 呈等密度➡，左侧半球脑沟受压消失（与右侧正常充满脑脊液填充的脑沟➡相比）

术 语

缩写

- 急性硬膜下血肿：aSDH

定义

- 位于硬膜内层和蛛网膜之间的急性出血

影 像

一般特征

- 最佳诊断线索
  - CT：新月形，高密度，脑外病变，沿大脑凸面延伸
- 位置
  - 位于蛛网膜与硬脑膜内层之间
  - 发生于幕上凸面 > 大脑半球间（纵裂），小脑幕旁
  - 可单侧或双侧
- 大小
  - 差异较大
- 形态
  - 新月形的脑外积血
  - 可跨越颅缝，而不跨越硬脑膜附着处
  - 可沿大脑镰、小脑幕、前颅底、中颅底发展

CT 表现

- 平扫 CT
  - 超急性 SDH（≤ 6 小时）呈混杂密度或低密度
  - aSDH（6 小时至 3 天）
    - aSDH：60% 均匀高密度
    - 40% 高低混杂密度，伴活动性出血（"漩涡"征），蛛网膜撕裂伴 CSF 积聚，血凝块回缩
    - 罕见：等密度 aSDH（见于凝血障碍、贫血 Hb<8～10g/dl）
    - 若无新出血，血肿密度每天降低 1.5HU 左右
- 增强 CT
  - 可见皮层静脉，灰白质界限受压向内移位
  - 亚急性期可见脑膜强化

MR 表现

- T_1WI
  - 超急性期（<12 小时）：呈等至轻度高信号
  - 急性期（12 小时到 2 天）：呈轻度低信号
- T_2WI
  - 超急性期：呈轻度高信号
  - 急性期：呈低信号
- FLAIR
  - 通常高于脑脊液信号
  - 信号强度取决于 T_1 和 T_2 效应
    - 由于细胞内高铁血红蛋白的 T_2 缩短效应，急性血肿可与 CSF 等信号
  - 通常显示病变最明显
- T_2* GRE
  - 除超急性期之外均呈低信号
- DWI
  - 信号多样（缺乏特异性）
  - 可以鉴别脑外积脓（中央高信号）与出血
- 增强 T_1WI
  - 可见移位的皮质静脉强化
  - SDH 内强化通常预测血肿会扩大
- SDH 的 MR 信号多变
  - 通常类似于脑实质内出血的演变
  - 常见反复出血，甚至首次检查能看到急慢性不同时期的血肿
  - 由于反复出血 SDH 信号多变，难以准确估计出血时间
  - 软脑膜蛛网膜撕裂可导致脑脊液漏至 SDH，由于脑脊液稀释导致信号强度改变
  - 慢性 SDH 可发生纤维化，增强扫描可见强化

血管造影表现

- 常规
  - 占位效应：可见静脉移位与颅骨内板间隙扩大
  - 若怀疑潜在血管损伤时，应行血管造影检查

成像推荐

- 最佳影像方案
  - 平扫 CT 为初步筛查手段
  - MR 可更灵敏地检测和确定 SDH 的程度，并发现创伤导致的其他脑损伤

鉴别诊断

其他硬膜下病变

- 硬膜下水瘤
  - 清亮的 CSF，无包膜
- 硬膜下积液
  - 继发于脑膜炎或血浆透过膜结构外渗形成淡黄色液体
  - 接近 CSF 密度
- 积脓
  - 周边强化，FLAIR 和 DWI 呈高信号；扩散受限

硬膜外血肿

- 双凸状结构
- 常伴有骨折
- 可跨越硬脑膜附着处，不跨越颅缝

硬脑膜病变（硬脑膜增厚）

- 慢性脑膜炎（可能无法区分）
- 神经结节：结节状、"凹凸不平"
- 手术后（如分流术后）
- 低颅压
  - 中脑"下滑"、小脑扁桃体疝

肿瘤

- 脑膜瘤、淋巴瘤、白血病、转移瘤
- 以硬脑膜为基底的强化肿块
- ± 颅骨和颅外软组织受累

脑梗死
- 皮质受累，而不是受压移位
- DWI 呈高信号

化学位移伪影
- 骨髓或皮下脂肪看上去“漂移”至颅内，与 SDH 的 T_1 高信号相似
  - 常见于视野↑或带宽↓
  - MR 场强越高，伪影越明显

病　理

一般特征
- 病因
  - 外伤是最常见原因
    - 桥静脉穿过硬膜下腔进入硬膜窦间撕裂
    - 间接损伤（跌倒）以及直接损伤
    - 外伤可能轻微，特别是老年人；容易复发，常为亚临床发作（临床症状不明显）
  - 少见原因
    - 脑实质内血肿破入蛛网膜下腔，然后进入硬膜下间隙
    - 动脉瘤破裂
    - 血管畸形：硬脑膜动静脉瘘、动静脉畸形（AVM）、海绵状血管瘤
      - 有典型的其他部位出血［脑实质和（或）蛛网膜下腔］
    - 烟雾病（成人容易发生出血，而儿童容易发生缺血）
    - 肿瘤侵及硬脑膜引起的继发性出血（前列腺癌）
    - 凝血障碍性疾病引起的自发性出血
  - 诱发因素
    - 脑萎缩
    - 分流（→皮层表面静脉受到牵拉）
    - 凝血功能障碍（如酒精滥用）和抗凝状态
- 相关异常
  - >70% 的患者有其他外伤性病变
  - 若占位效应导致移位 >aSDH 厚度，可能存在水肿 / 兴奋性毒性损伤

直视病理特征
- “果冻”样新月形血肿
- 后期形成膜 / 肉芽组织
- 慢性 SDH 可发生纤维化

显微镜下特征
- 可见增殖的成纤维细胞和毛细血管外膜
- 反复发作出血与毛细血管脆弱有关（慢性 SDH）
- 内膜（由硬膜成纤维细胞或壁细胞组成）形成纤维胶原层

临床问题

临床表现
- 最常见的体征 / 症状
  - 常见于外伤后
  - 差异明显，从无症状到意识丧失
    - 急性硬膜下血肿表现为“中间清醒期”：患者最初清醒，需要警惕外伤几小时后出现意识丧失
    - 较早出现临床表现（<4 小时）的患者和高龄患者预后不良
  - 因占位效应、弥漫性脑损伤、继发性缺血所致的其他症状（局灶性神经功能缺失、癫痫发作）
  - 凝血功能障碍或抗凝会增加出血的风险和程度

人群分布特征
- 任何年龄均可发病，自发 SDH 在老年人更常见
- 无性别差异
- 流行病学
  - 颅脑外伤的尸检病例中 30% 可见 SDH
  - 儿童患者常见于脑积水分流术后

自然病史及预后
- 如果不处理，出血可缓慢增大，占位效应加重
- 周围脑组织受压移位
- 常见反复出血，儿童应警惕非意外性创伤

治疗
- 预后差（死亡率为 35%～90%）
  - 急诊术前应用大剂量甘露醇可改善预后
- 血肿大、中线偏移 >20mm 预后不良
- 如果血肿容积 > 颅内容积的 8%～10%，则可能致命

诊断要点

关注点
- 平扫 CT 为初筛手段
- 如果占位效应和（或）症状重于根据 SDH 体积所做的预测，应行 MR 检查
  - 帮助确定外伤性脑损伤的程度
  - 评价非外伤性原因
- 儿童出现复发出血或不同阶段的混合出血，应怀疑非意外因素

读片要点
- 窗宽调宽有助于显示不明显的 SDH
- FLAIR，T_2* 通常是检测 SDH 最敏感的序列
- CT 密度和 MR 信号强度随复发性出血的时间、程度和脑脊液的混入（蛛网膜撕裂）而不同

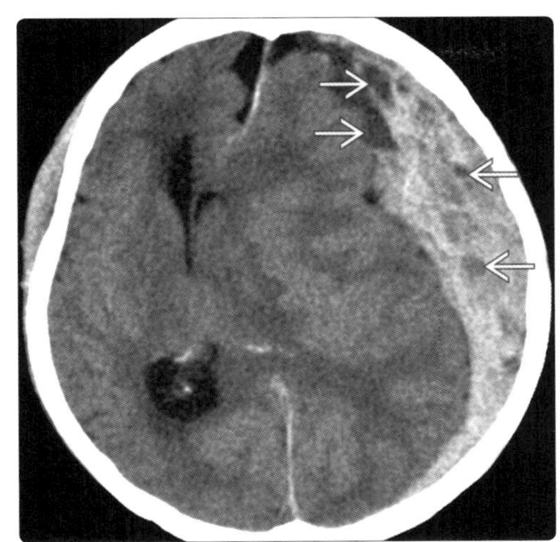

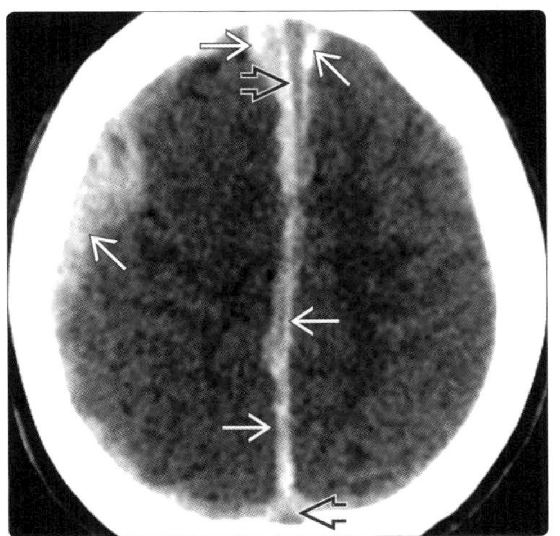

（左图）头颅平扫CT显示左侧巨大的急性硬膜下血肿，密度不均匀，主要为高密度，但也包含不规则的低密度区➡，提示活动性出血（“漩涡征”）。占位效应显著，发生中线移位。（右图）头颅平扫CT显示右侧大脑半球和大脑镰两侧急性硬膜下血肿➡。注意上矢状窦内的较低密度为正常静脉血⇨

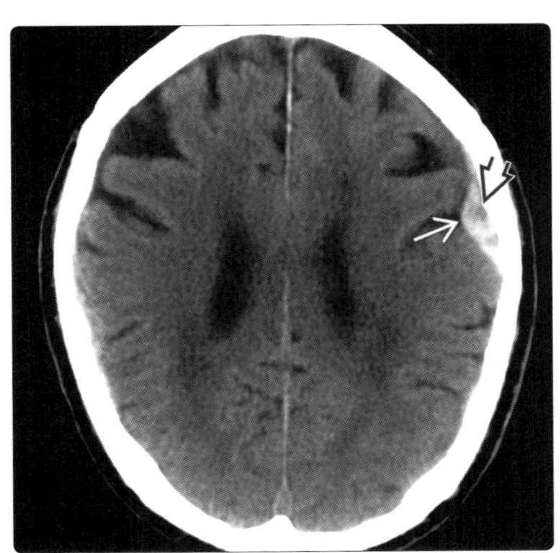

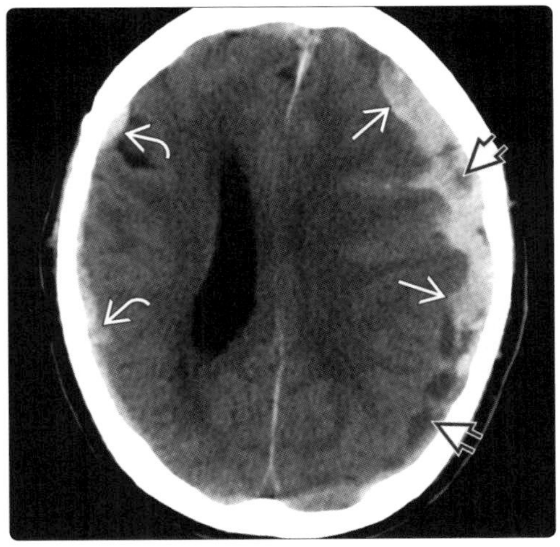

（左图）男性，88岁，抗凝状态，跌倒后初次头颅平扫CT显示左侧小范围aSDH➡。注意小的低密度灶⇨表明可能有活动性出血。入院时INR为4。（右图）该患者突然进展为右侧偏瘫，6小时后复查头颅CT显示SDH➡体积明显增大并伴有多个低密度灶⇨，提示血液积聚。右侧也出现小范围SDHs↪

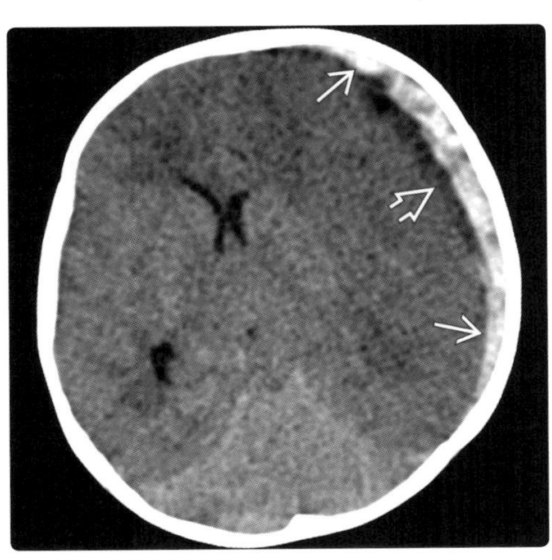

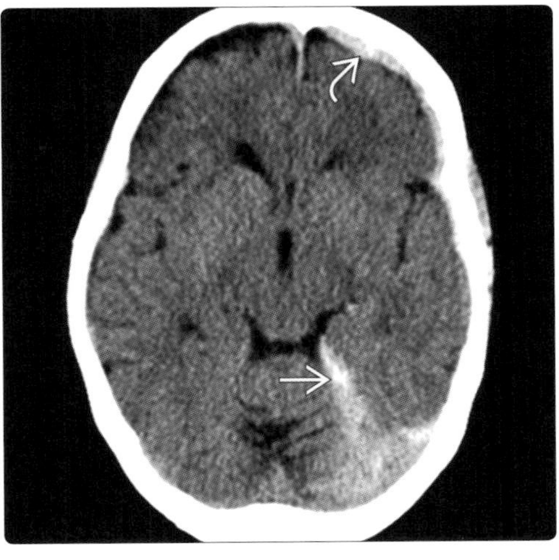

（左图）患儿，非意外性创伤，头颅平扫CT显示aSDH➡位于慢性SDH⇨表面。左侧大脑半球的低密度和占位效应提示存在脑水肿。（右图）患者无外伤史，头颅平扫CT显示额部↪，小脑幕➡aSDH。并有脑实质内血肿（未提供图），提示AVM，经血管造影检查证实。非外伤性的aSDH患者应考虑血管病变

硬膜下血肿的演变

关键点

影像

- 脑外的新月形高密度影，沿大脑半球表面广泛延伸，密度 / 信号呈多样化
- 硬脑膜最内细胞层可有一层或多层破裂
- 新月形脑外积血
  - 可跨越颅缝，但不跨越硬脑膜附着处，可沿着大脑镰、小脑幕延伸
- 成像推荐
  - 低剂量平扫 CT 初筛，可用增强 CT 观察脑膜 / 分隔腔 membranes/loculations
  - MR 可更灵敏地检测和确定 SDH 的程度，并发现外伤导致的其他脑损伤

病理

- 桥静脉穿过脑膜时发生外伤性牵拉和撕裂
- SDH 常合并其他颅内病变，可偶然 / 非偶然发生
- 分期
  - 急性血肿（<7 天）
  - 亚急性血肿（7~22 天）：改变迅速且多样
  - 水瘤：CT 上为 CSF 样密度，MR 的 T_2 上为高信号；可数天内形成，直接由外伤形成或 CSF 进入急性 SDH
  - 慢性血肿（>22 天）：表现与血肿的时间及新生膜的再出血相关（rebleeds from neomembranes）

临床问题

- 从无症状到昏迷
- ICP ↑，癫痫发作，烦躁不安，神经功能缺失，发育迟缓
- 急性期后会自行消退，但并非全部如此
- 预后取决于外伤严重程度和并发症情况

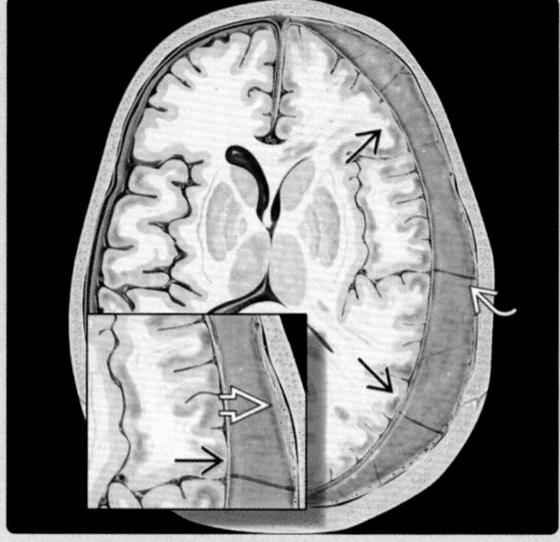

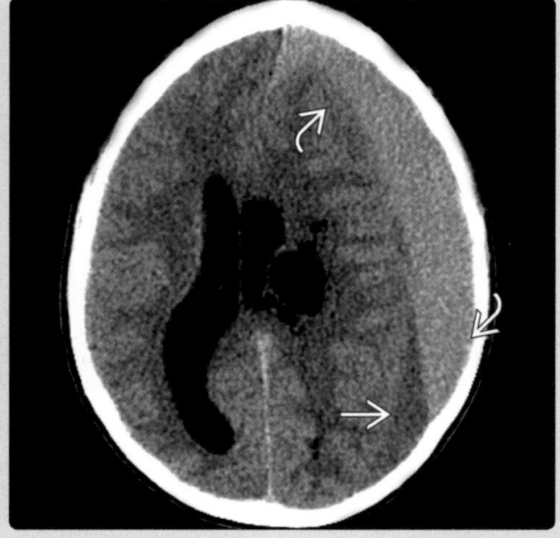

（左图）横断位显示大脑凸面大范围 SDH ，有横行的间隔，脑实质受压改变。放大的插入图可见颅板下再次有血肿形成（右图）术后 3 个月患者（无外伤记录），头颅平扫 CT 显示巨大血肿，其中一个为等密度，一个为低密度，共同构成 2 个相邻的“硬膜下”（实际上为硬膜）间隙

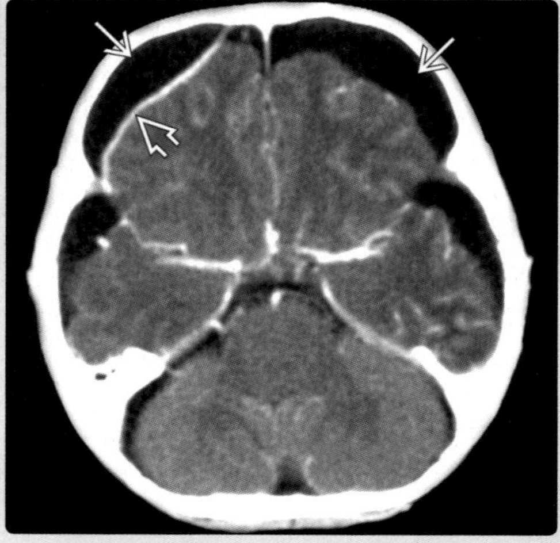

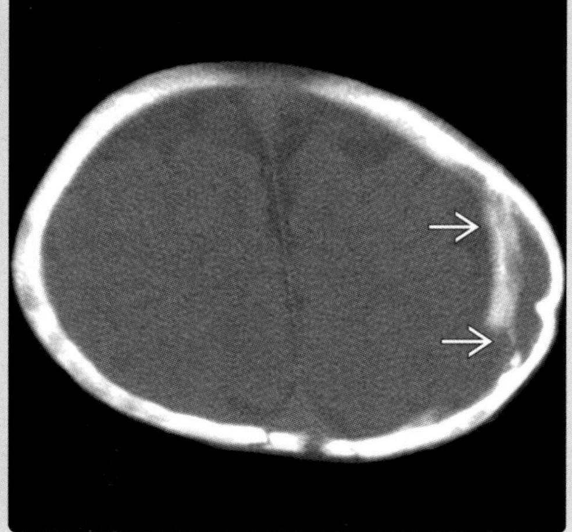

（左图）头颅增强 CT 显示双侧大范围 CSF 样硬膜下积液，皮质静脉向内移位。此病变由 13 天前外伤及小 SDH 发展而来。（右图）婴儿出生后患有急性 SDH，头颅平扫 CT 骨窗显示 SDH 内层出现钙化

术语

缩写

- 硬膜下血肿的演变：SDH

定义

- 根据时间，稀释度和出血复发情况，SDH 的表现多样

影像

一般特征

- 最佳诊断线索
  - 脑外的新月形高密度影，沿大脑半球表面广泛延伸，密度／信号呈多样化
- 位置
  - 硬脑膜最内细胞层出现一层或多层裂口
- 形态
  - 新月形脑外积血
  - 可跨越颅缝，但不跨越硬膜附着处，可沿大脑镰、小脑幕延伸
  - 相邻皮质移位
  - CT 密度和 MR 信号强度随时间、稀释程度、血肿构成、复发出血而变化

CT 表现

- 平扫 CT
  - 在血肿演变的各阶段，可与皮层呈等、低、高密度或混杂密度
    - 不同位置表现可以不同
    - 相同位置表现可能不同，可呈层状（通常在急性期）
    - 相同位置表现可能不同，可呈片状（慢性期、多腔的 SDH）
    - 相同位置表现可能不同，可具有独立分层（慢性期、水瘤内出血）
  - 可表现似清亮的 CSF：蛋白质样／黄变的水瘤（称为水瘤，有时为积液）
    - 外伤直接导致，或从急性 SDH 演变而来
    - 可早期发生；20%～50% 的慢性 SDH 可有继发出血
  - 后期内层膜可发生钙化
  - 灰白质交界向内侧移位；可看到内移线状影或压缩脑沟内的 CSF 呈“点状”
  - 低剂量 CT 可发现需要引流的 SDH
- 增强 CT
  - 急性期后脑膜可见强化
  - 强化的皮质血管向内位移

MR 表现

- T_1WI
  - 信号变化多样，取决于血肿时间、血红蛋白（Hb）和脑脊液稀释程度
- T_2WI
  - 通常相对于脑脊液呈高信号，可出现分层
  - 新近出血或后期含铁血黄素信号强度很低
  - 流空血管向内偏移
- FLAIR
  - 显示出血最明显的序列；与 CSF 相比呈高信号
- 增强 T_1WI
  - 急性期后脑膜可见强化

成像推荐

- 最佳检查方法
  - 平扫 CT 作为初筛手段，可用增强 CT 观察脑膜／分隔腔室
  - MR 可更灵敏地检测和确定 SDH 的程度，并发现外伤带来的其他脑损伤

鉴别诊断

其他脑外出血

- 硬膜外出血（EDH）：可呈等密度，不跨越颅缝，但可跨越大脑镰、小脑幕
- 急性硬膜下出血：CT 上可呈混杂密度
- 蛛网膜下腔出血（SAH）：“脑池造影术”样表现；经常合并 EDH、SDH、脑挫伤

其他硬脑膜下病变

- 积脓：脑外脓肿，弥散受限

CSF 样的脑外病变

- 良性蛛网膜下腔扩大（良性特发性外部性脑积水）
  - 被桥静脉分隔跨越形成，婴幼儿呈大头畸形（由于静脉压力↑所致，并非完全为良性病变）
  - 存在争议：可能是 SDH 的诱因
- 硬膜下积液：CSF 样，典型者伴有脑膜炎，可能是积脓的初始阶段

代谢性疾病的硬膜下积液

- Menkes 病，戊二酸尿症 1 型：水瘤，血肿

硬脑膜病变（硬脑膜增厚）

- 手术后（如分流）
- 低颅压
- 慢性静脉血栓形成的弥漫性硬脑膜增厚和强化
- 严重脑积水后硬膜下纤维化

肿瘤，血液病

- 肉瘤、淋巴瘤、白血病、髓外造血
  - 基底位于硬脑膜的强化肿块，± 颅骨受累

病理

一般特征

- 病因
  - 桥静脉穿过脑膜时发生外伤性牵拉和撕裂
    - 解剖学上，蛛网膜和硬脑膜之间没有硬膜下间隙，是潜在的间隙
    - 血液将硬脑膜内层的细胞层裂开分为一层或多层

- 脑膜撕裂使 CSF 也可形成类似积聚，或与出血混合
- 急性期后，血管膜／隔膜会自发性出血
- 相关异常
  - SDH 常伴发其他颅内病变（非偶然／偶然发生）

直视病理特征

- CT、MR 表现：取决于多种因素
  - 凝固的血块比未凝固的血液密度高
  - Hb 的氧合程度：氧合 Hb（等 T_1，高 T_2）VS. 脱氧 Hb（T_1 等信号，T_2 低信号）
  - 从亚铁 Fe^{2+} 转变为三价铁 Fe^{3+}：高铁 Hb（T_1、T_2 高信号）
  - 晚期残留：不溶性含铁血黄素和可溶性铁蛋白（T_2 低信号）
  - 新鲜混入的 CSF 为 Hb 提供氧
  - 脑脊液／血液稀释（出血时脑脊液继发性渗入，或水瘤继发性出血）
- 分期、分级和分类
  - 急性血肿（<7 天）
    - “超急性”新鲜未凝固血液：CT 呈等密度，MR 呈 T_1 等信号，T_2 高信号
    - 急性已凝固的血液：CT 呈高密度，MR 呈 T_1 等信号，T_2 低信号
    - CT 上常见稀释样改变
    - 常见血肿呈分层状
  - 亚急性血肿（7～22 天）：变化迅速且多样
    - CT：低密度（40%），等密度（50%），高密度（10%）
    - MR：典型表现为早期 T_1 高信号，T_2 低信号，演变为 T_1、T_2 均为高信号
    - 可见新生膜结构及分隔
  - 水瘤：CT 上为 CSF 样密度，MR 上 T_2 高信号；可在数天内形成，由外伤直接导致或 CSF 进入急性 SDH 而形成
  - 慢性血肿（>22 天）：特点和血肿的时间及再出血相关
    - SDH／水瘤内常继发性出血
    - 多表现为等密度（87%），低密度少见（13%）
    - 混合性血肿分隔：血液渗入有分隔的血肿内
    - 有独立分层的混合血肿：血液进入已形成的水瘤内
    - CT/MR 改变取决于再出血的时期
- 急性 SDH 由急性出血的血液组成，陈旧的 SDH 由各时期的血液／液体组成

显微镜下特征

- 血肿膜由吸收了血液成分的出血性肉芽组织组成

临床问题

临床表现

- 最常见的体征／症状
  - 从无症状到昏迷
  - ICP ↑、痫性发作、烦躁不安、神经功能缺失、发育延迟

人群分布特征

- 年龄
  - 青少年：体育活动，交通事故，暴力
  - 婴儿：主要是头部受伤
  - 新生儿：围产期损伤
- 性别
  - 青少年中男孩多于女孩
- 流行病学
  - 颅脑外伤后，影像检查病例中 10%～20% 和尸检病例中 30% 可见 SDH
    - 意外创伤（高速损伤）：需确定外伤的强度和时间
    - 非意外创伤（NAI）：情况不明；常见于逐渐发展为硬膜下血肿；预后不良
    - 未经治疗的新生儿急性 SDH 倾向于演变为慢性 SDH
  - 手术罕见并发症：颅骨切除术，分流术

自然病史及预后

- 急性期后往往自行缓解，但并非全都如此
- 预后取决于外伤合并脑损伤的严重程度
  - 急性期死亡少见
  - 死亡率：30%～40%
- 新生儿 SDH 和相关损伤可导致发育迟缓

治疗

- 若血肿增大或出现症状，可以手术清理或引流

诊断要点

关注点

- CT/MR 表现猜测 SDH 的分期不可靠！
- 根据出血信号做出的分期并非血肿的分期，也非外伤分期

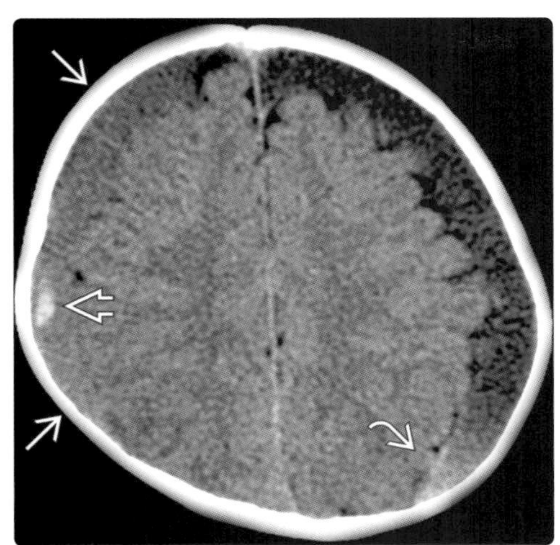

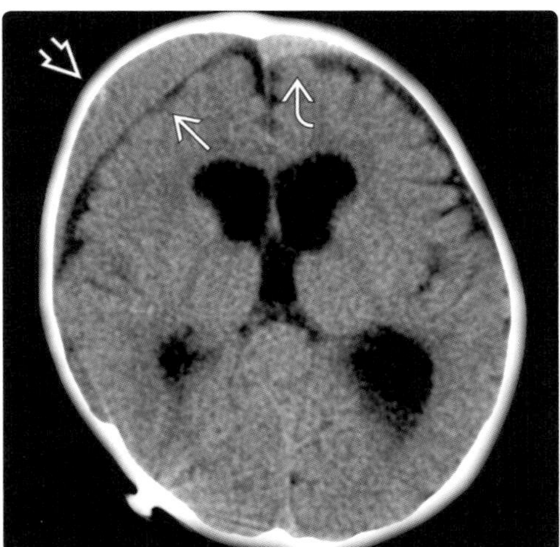

（左图）患儿，10月龄，有神经系统症状，头颅平扫CT显示巨大的硬膜下血肿，呈等密度，伴右侧局灶性出血，左侧可见分层。（右图）同一患儿SDH2个月后，头颅平扫CT显示残留的血肿，右侧大于左侧，与皮层呈等密度，右侧出现微小的局灶性出血灶

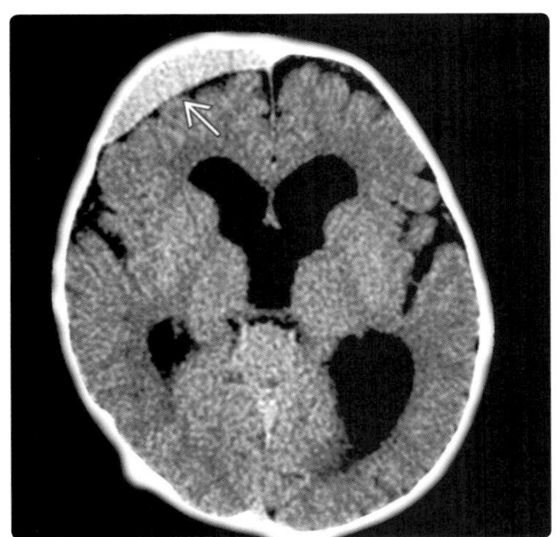

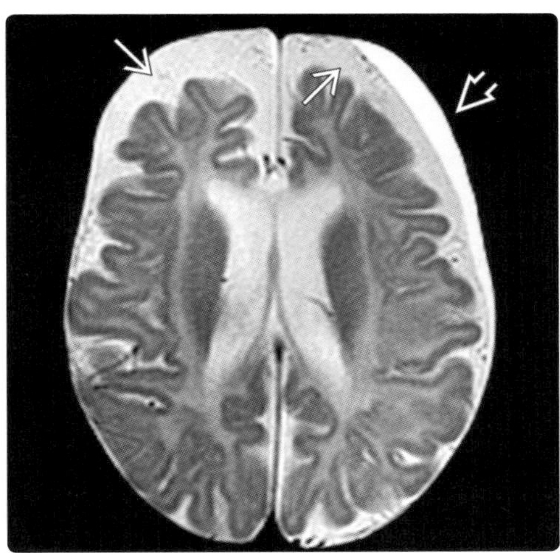

（左图）同一患儿1个月后头颅平扫CT显示左侧SDH消失；右侧SDH密度增高，从发病至完全消失共18个月。（右图）患儿，MR横断位T_2WI显示巨大的双侧特发性良性蛛网膜下腔增宽，伴有左侧小的SDH，可能由静脉牵拉引起（有争议）

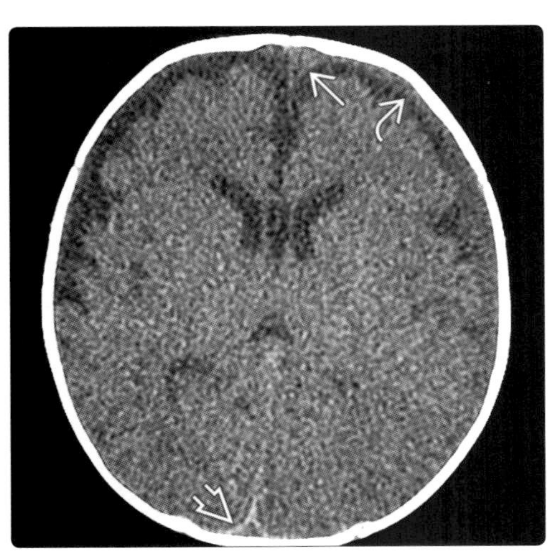

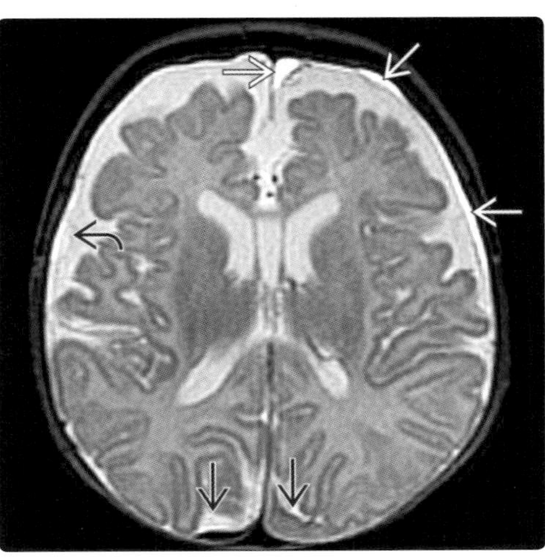

（左图）头颅低剂量平扫CT显示，高密度影为轻微的亚急性SDH，位于大脑镰左侧前部、左前额部大脑凸面以及上矢状窦前方。（右图）同一病例1天后的MR横断位T_2WI显示前部SDH、较大的后部SDH以及右侧小血肿。MR对于检测亚急性期SDH非常有用

硬膜外血肿

关键点

术语

- 颅骨和硬膜间的积血

影像

- 平扫 CT
  - 高密度，双凸状，位于脑外
  - >95% 为单侧，幕上
  - 除非有静脉结构、颅缝分离 / 骨折，否则不穿过颅缝
  - 相邻脑实质及蛛网膜下腔受压移位
  - 低密度“旋涡”征：活动性 / 迅速地流出不凝血
  - 1/3~1/2 有其他显著病变
- CT 骨窗
  - 90%~95% 伴骨折

主要鉴别诊断

- 硬膜下血肿
- 肿瘤
- 感染 / 炎症
- 髓外造血

病理

- 动脉性（90%~95%）
  - 动脉性硬膜外血肿（EDH）最常见于脑膜中动脉沟附近的骨折
- 静脉性 EDH（5%~10%）
  - 骨折邻近硬膜窦
  - 常见部位：顶部，颅前 / 中窝

临床问题

- 典型的“中间清醒期”
  - 大约 50% 的病例
- 如果得到及时的诊断并处理，预后良好
- EDH<1cm 可以非手术处理
  - 前中窝硬膜外血肿通常为静脉性，预后良好

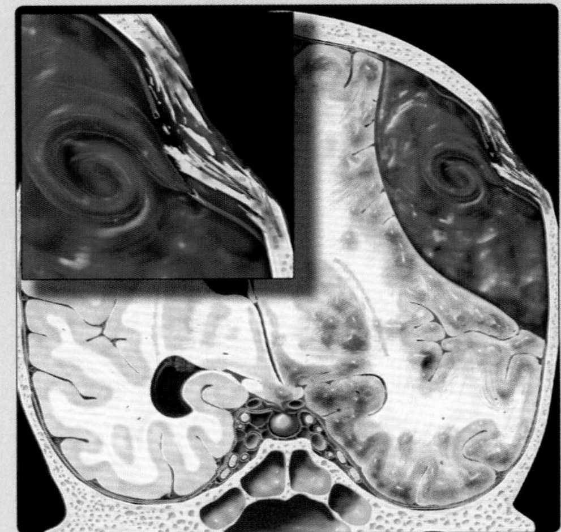

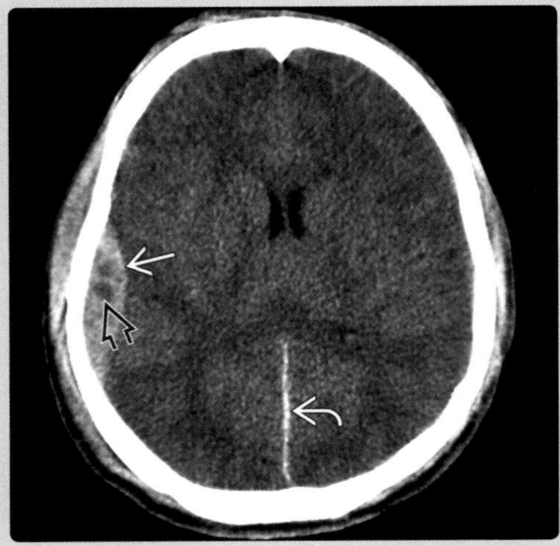

（左图）冠状图示颅骨骨折导致脑膜中动脉撕裂，引发旋涡状急性出血。硬膜外血肿使硬脑膜移位。（右图）头颅平扫 CT 显示经典双凸形硬膜外血肿➡。注意血肿内密度不均，“旋涡”征⇨提示活动性出血。还可见线状大脑镰后部硬膜下血肿↪

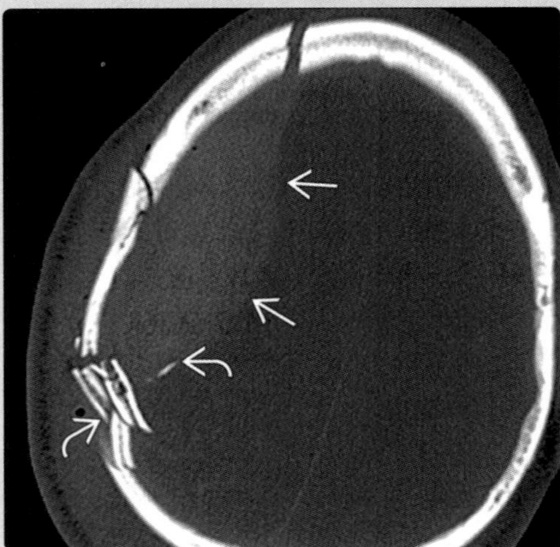

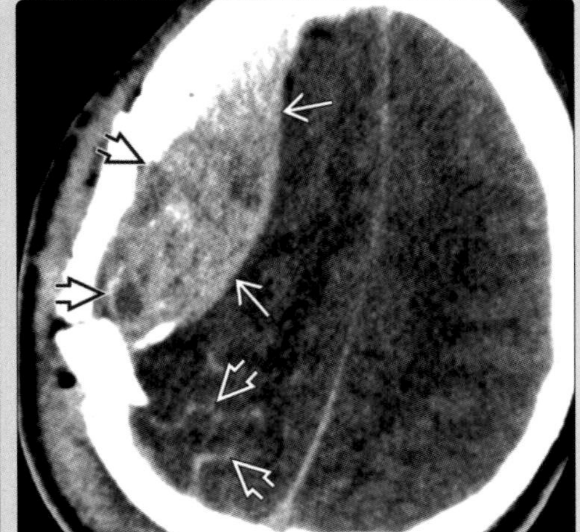

（左图）头颅平扫 CT 骨窗显示严重粉碎凹陷性颅骨骨折↪。在骨窗上观察，硬膜外血肿也很明显➡。（右图）同一病例的头颅平扫 CT 显示右额双凸面的高密度病变➡，具有占位效应。注意硬膜外血肿内相对的低密度灶⇨。还并存少量外伤性蛛网膜下腔出血➡

术 语

缩写

- 硬膜外血肿（EDH）

定义

- 颅骨和硬膜间的积血

影 像

一般特征

- 最佳诊断线索
  - 平扫 CT 上呈高密度，双凸状的脑外血肿
- 位置
  - 硬膜外腔（颅骨与硬脑膜之间）
  - 几乎所有 EDH 都发生在撞击点的部位
  - 动脉性 EDH（90%~95%）
    - 邻近颅骨骨折（90%~95%）
    - 90%~95% 单侧（双侧少见）
  - 幕上（90%~95%）
    - 颞部（65%），额部或枕部（30%）
  - 颅后窝（5%~10%）
  - 静脉性 EDH（5%）
- 大小
  - 差异大，典型表现为血肿快速扩大
    - 36 小时内达到最大
  - 静脉性 EDH 血液积聚较慢
- 形态
  - 双凸或豆状的脑外积血
  - 动脉性 EDH 通常不跨颅缝
    - 例外：存在颅缝分离 / 骨折时
    - 其下方脑实质、蛛网膜下腔受压移位
  - 静脉性 EDH
    - 骨折跨越邻近静脉窦
      - 颅底，顶部
      - 前颅中窝
    - 可跨过硬脑膜附着处
      - 可以跨过大脑镰、小脑幕
    - 硬脑膜静脉窦移位，通常不闭塞
  - 1/3~1/2 有其他显著病变
    - 占位效应，常见继发性脑疝
    - 对冲性硬膜下血肿
    - 脑挫伤

CT 表现

- 平扫 CT
  - 急性：2/3 高密度，1/3 混合密度
    - 伴收缩凝血块的急性 EDH 为 60~90HU
    - 低密度“漩涡”征：活动性 / 迅速地流出不凝血
    - 内侧高密度边缘：移位的硬脑膜
  - EDH 内的空气（20%）提示鼻窦或乳突骨折
  - 顶部 EDH 很容易被忽略
  - 慢性 EDH →低密度 / 混杂密度
  - CT“逗号”征
    - EDH 伴 SDH
    - 常位于颞顶部或颞枕部
    - 发现此征象很重要→将其视为 2 个独立的外科疾病
- 增强 CT
  - 急性：可伴有对比剂外渗（罕见）
  - 慢性：周围硬脑膜新生血管增生，肉芽肿
- CT 骨窗
  - 95% 存在颅骨骨折

MR 表现

- T_1WI
  - 急性期：与脑实质等信号
  - 亚急性期 / 慢性早期：高信号
  - EDH 和脑实质之间的黑线：移位的硬脑膜
- T_2WI
  - 急性：信号可高、低不等
  - 亚急性早期：低信号
  - 亚急性晚期 / 慢性早期：高信号
  - EDH 和脑实质之间的黑线：移位的硬脑膜
- 增强 T_1WI
  - 静脉性 EDH：通过血肿寻找移位的硬膜窦
  - 自发性（非外伤性）EDH：出血性硬膜外肿块可强化
- MRV
  - 评估静脉窦完整性
  - 血肿可能会挤压静脉窦，妨碍血流

血管造影表现

- 诊断
  - 无血管性占位效应，移位的皮质动脉
  - ± 脑膜中动脉撕裂
    - 如果形成动静脉瘘→“轨道”征
    - 动静脉同时显影
  - 静脉性 EDH：寻找移位的硬脑膜窦

成像推荐

- 最佳影像方案
  - 对于外伤患者选用带骨窗的平扫 CT
  - 如果怀疑有静脉性 EDH，选 MR+MRV
- 推荐检查方案
  - 平扫 CT 上如果 EDH 跨越硬膜间隔或硬脑膜窦，考虑行 MR 检查

鉴别诊断

急性硬膜下血肿（aSDH）

- EDH 和 SDH 可共存
- 急性 SDH 通常是新月形（偶尔双凸）
- 可跨越颅缝，但受限于硬脑膜附着处
  - 大脑镰，小脑幕

肿瘤
- 脑膜瘤
- 骨性占位的骨膜下软组织成分
  - 转移，淋巴瘤，原发性肉瘤
- 以硬脑膜为基底的肿块
  - 转移瘤，淋巴瘤，神经母细胞瘤，间质瘤

感染 / 炎症
- 骨炎性病变沿骨膜下延伸
- 骨髓炎继发硬膜外积脓
- 肉芽肿性骨病变的软组织
  - 结核病

髓外造血
- 血液恶液质病史

病　理

一般特征
- 病因
  - 外伤最常见
    - 骨折损伤血管
      - 动脉（90%～95%），静脉（5%～10%）
    - 动脉性 EDH 通常为靠近 MMA 沟骨折
    - 静脉性 EDH 通常见于穿过硬脑膜窦的骨折
  - 非创伤性
    - 凝血障碍，溶栓，血管畸形，肿瘤，硬膜外麻醉，颅骨 Paget 病
    - “自发”EDH 少见，可由颅骨转移引起
- 相关异常
  - 95% 有颅骨骨折，可跨越 MMA 沟
  - 硬膜下 / 蛛网膜下腔出血，挫伤

直视病理特征
- EDH 是骨膜下血肿
  - 外侧硬膜层功能上为颅骨内板的骨膜
- 血肿在颅骨和硬膜之间聚集
  - 很少穿过颅缝
    - 例外：静脉性 EDH，血肿范围较大且伴有分离骨折
- “顶部”EDH（罕见）
  - 通常为静脉性：线性或分离骨折穿过上矢状窦
- 手术或尸体解剖中 20% 的病例在硬膜外和硬膜下腔均可见积血

临床问题

临床表现
- 最常见的体征 / 症状
  - 典型的“中间清醒期”：见于约 50% 的病例
    - 最初短暂的意识丧失（LOC）
    - LOC 之后和出现症状 / 昏迷发作之间存在一段无症状期
  - 头痛，恶心，呕吐，痫性发作，局灶性神经功能缺失（如视野缺损，失语，无力）
  - 占位效应 / 脑疝常见
    - 累及瞳孔的动眼神经麻痹，嗜睡，意识↓，昏迷
- 临床特征
  - 酒精和其他中毒与 EDH 发生率上升有关

人群分布特征
- 年龄
  - 儿童和青少年常见；老年人极为罕见
  - 婴儿不常见
- 性别
  - 男：女 =4：1
- 流行病学
  - 占行影像检查的头外伤患者的 1%～4%
  - 占致命头外伤患者的 5%～15%

自然病史及预后
- 影响血肿进展的因素
  - 动脉性 / 静脉性，外渗率
  - 偶尔可经过骨折处进入头皮而减压
  - 填塞
- 血肿迟发或扩大常见
  - 10%～25% 的病例出现于最初 36 小时内
  - 24 小时内进行 CT 或 MR 随诊
- 如果得到及时的诊断及治疗，预后良好
  - 死亡率约为 5%
  - 双侧 EDH 具有更高的死亡率和致残率
    - 死亡率为 15%～20%
- 颅后窝 EDH 死亡率增高（26%）
  - 由于较低的静脉压致血肿扩张缓慢，症状出现会推迟

治疗
- 及时诊断和恰当的治疗至关重要
  - 预后不良通常与延误就诊、诊断或手术有关
- 大多数 EDHs 需要手术清除
  - 替代选择：如果不适于手术，可选择血管内 / 内镜介入
  - 混杂密度急性 EDH 需要更早、更积极的治疗
- EDH<1cm，无脑水肿非手术处理
  - 36 小时内复查 CT 以监测变化
    - 23% 的病例在 36 小时内血肿增大
    - 平均增大：7mm
  - 前颅中窝静脉性 EDH 通常不需要手术
- 并发症：占位效应，水肿，脑疝

诊断要点

读片要点
- 平扫 CT 高度敏感
  - 冠状 CT 重建以评估顶部 EDH
- 使用薄层骨窗 CT 寻找骨折
- 如果静脉窦附近骨折，考虑行 CTV 检查

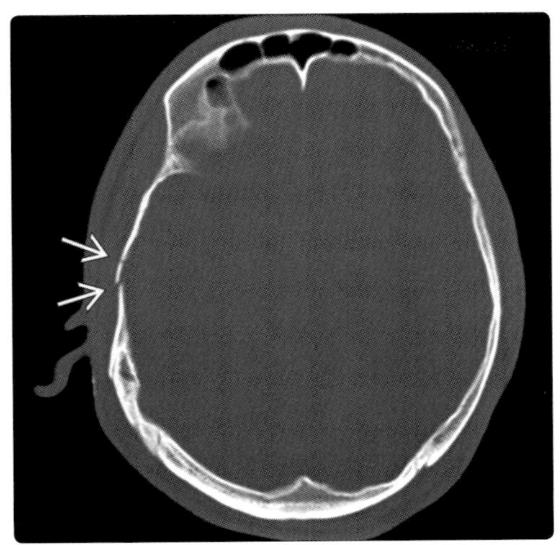

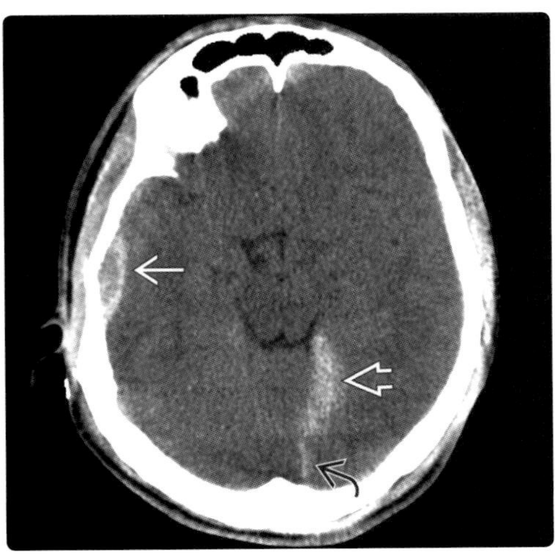

（左图）头颅平扫CT骨窗显示翼点附近的粉碎性骨折→。（右图）对应于左图所见的颅骨骨折，同一病例的头颅平扫CT显示小范围典型双凸状硬膜外血肿→。另可见大脑镰后部的硬膜下血肿，沿小脑幕⇨和上矢状窦延伸↪

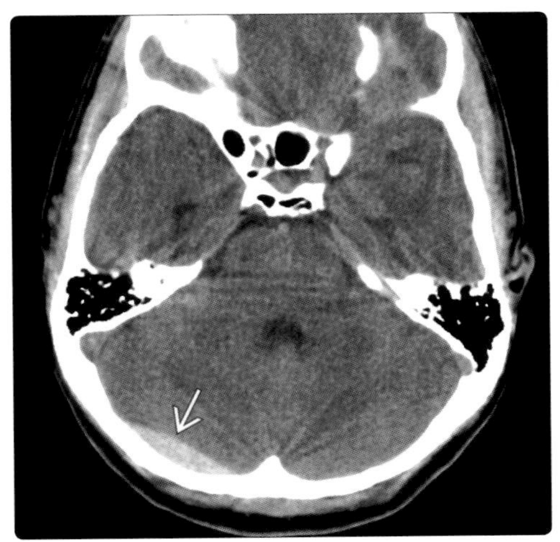

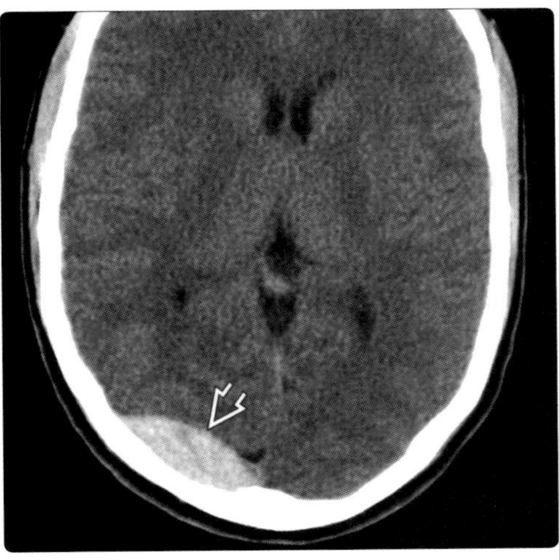

（左图）头颅平扫CT显示双凸状静脉性硬膜外血肿→，延伸至小脑幕下及幕上。（右图）同一病例不同层面的头颅平扫CT显示双凸状静脉性硬膜外血肿，延伸至小脑幕上⇨和幕下

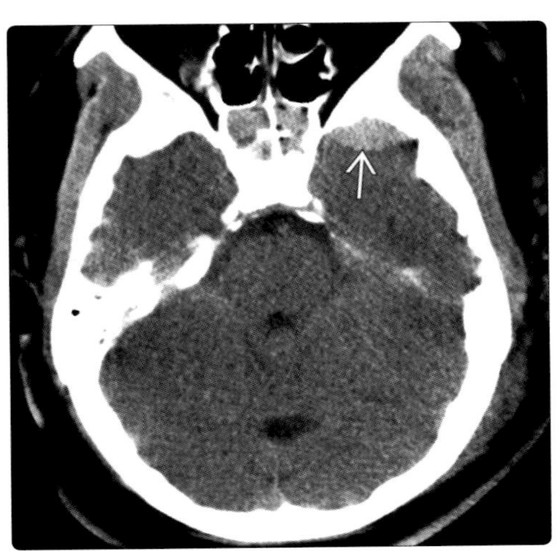

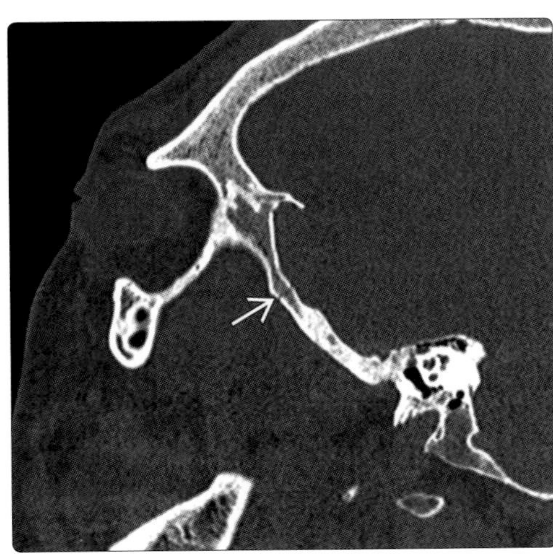

（左图）头颅平扫CT显示前颅中窝硬膜外血肿→。（右图）头颅平扫CT矢状位骨窗显示蝶骨大翼无移位的线性骨折→。这种穿过蝶顶窦的硬膜外血肿，通常为静脉性，一般不需要手术

脑外积脓

关键点

术语
- 硬膜下或硬膜外间隙积脓，或两者兼有（15%）；多见于硬膜下腔
- 硬膜下积脓（SDE），硬膜外积脓（EDE）

影像
- 最佳诊断线索：边缘强化的脑外病灶，DWI 上弥散受限
- 幕上常见
    - EDE：通常与额窦相邻
    - SDE：凸面 >50%，镰旁占 20%
- 幕下（≤ 10%）；与乳突炎有关
- T_2 MR：脓液和脑组织之间的低信号线是内移的硬膜
- T_1 C+ MR：边缘明显强化，与肉芽肿样组织和炎症相关
- DWI 是显示病变、性质、范围和并发症的最佳序列

主要鉴别诊断
- 慢性硬膜下血肿
- 硬膜下积液，硬膜下水瘤

病理
- 婴幼儿：细菌性脑膜炎的并发症
- 年龄较大的儿童，成年人：与鼻窦疾病有关（>2/3）

临床问题
- >75% 的病例有鼻窦或耳感染
- EDE、SDE 少见，但非常致命
- 并发症常见：脑炎，脑脓肿，静脉血栓形成，脑缺血，脑积水
- 死亡率：10%～15%
- 手术引流是主要治疗方法
- 鼻窦引流 + 抗生素：适用于小的鼻窦相关的 EDE

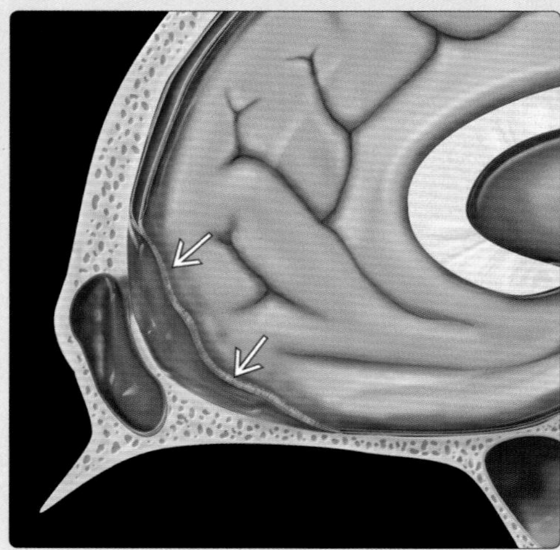

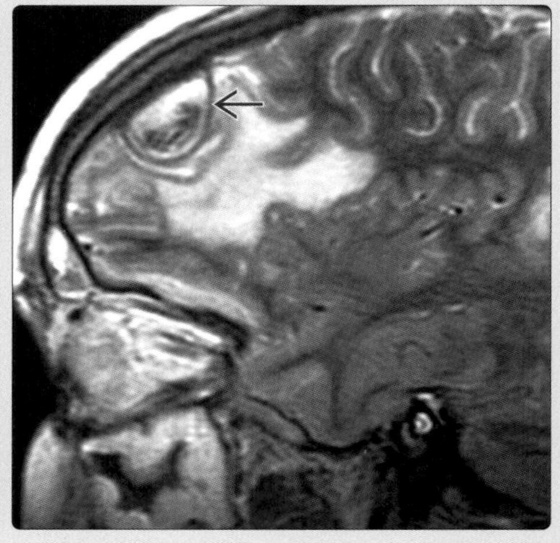

（左图）矢状图显示额窦脓肿直接延伸进入硬膜外间隙，导致硬膜外积脓（EDE）。注意移位的硬膜➡和邻近额叶的炎症。EDE 通常位于额窦附近。（右图）鼻窦炎患儿，头颅 MR 矢状位 T_2WI 显示与邻近脑组织炎症相关的 EDE。内移的硬膜➡，在 EDE 和脑组织间表现为线状低信号影

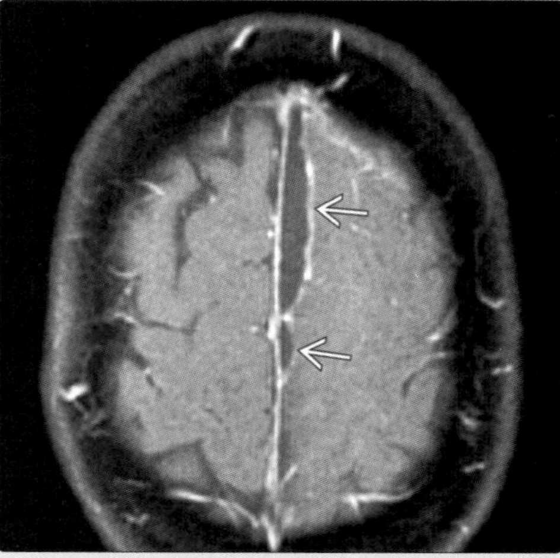

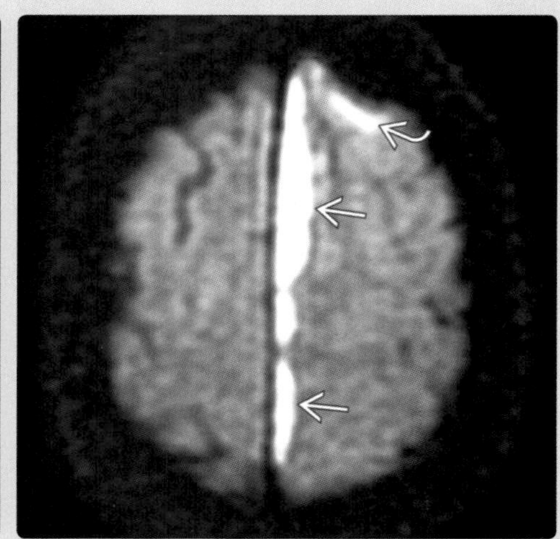

（左图）额窦炎患者，头颅 MR 增强 T_1WI 脂肪抑制显示大脑镰旁硬膜下的积脓，边缘可见强化➡。（右图）同一患者的 MR 横断位 DWI 显示，大脑镰旁➡和左额部↪ SDE 明显弥散受限。DWI 对于证实硬膜下积脓或硬膜外积脓、程度和并发症非常重要。年龄较大的儿童和成人，超过 75% 的积脓症患者有鼻窦或耳感染

术　语

缩写
- 硬膜下积脓（SDE），硬膜外积脓（EDE）

同义词
- 硬膜外积脓 = 硬膜外脓肿

定义
- 脓液聚集于硬膜下或硬膜外间隙，或两者兼有，硬膜下腔更多见

影　像

一般特征
- 最佳诊断线索
  - 伴环状强化的脑外积液（脓）
- 位置
  - 幕上常见
    - SDE：大脑凸面 >50%，大脑镰旁 20%
    - EDE：常与额窦相邻
  - 幕下（≤ 10%）
    - 经常伴有乳突炎
    - >90% 合并脑积水
- 形态
  - SDE：典型为新月形；冠状位可表现为透镜状
  - EDE：双凸面，透镜状

CT 表现
- 平扫 CT
  - 脑外病灶，与 CSF 相比为等、高密度
  - SDE：新月形等、高密度，可受限于大脑镰
    - 常为双侧
    - 注意：病灶可能很小，容易被忽略
  - EDE：硬脑膜和颅骨之间的双凸状低密度积脓；范围受颅缝限制
    - 可跨过中线
  - 颅后窝 EDE
    - 常位于窦硬膜间角
    - 鼓室盖 ± 乙状窦板受侵
    - 脓液可延伸至桥小脑角
- 增强 CT
  - 边缘明显环形强化
  - 颅后窝 EDE：注意有无静脉血栓
- CT 骨窗
  - 幕上 SDE-EDE 常伴有鼻窦炎
  - 幕下 SDE-EDE 常伴有乳突炎

MR 表现
- T_1WI
  - 脑外病灶，与 CSF 相比呈高信号
  - SDE：新月形脑外病灶
  - EDE：双侧额部或大脑凸面透镜状病灶
    - 向内移位的硬膜表现为积脓与脑组织之间的低信号线
    - 可跨过前额部的中线
- T_2WI
  - 与 CSF 相比呈等 - 高信号
  - SDE：新月形病灶，相邻脑组织可为高信号
  - EDE：双侧额部或大脑凸面透镜状病灶
    - 向内移位的硬膜表现为积脓与大脑之间的低信号线
    - 邻近脑组织多不受累
- FLAIR
  - 与 CSF 相比呈高信号
  - SDE：新月形病灶，相邻脑可为高信号
  - EDE：积聚于双侧额部或大脑凸面呈透镜状
    - 邻近脑组织高信号罕见
- DWI
  - SDE：典型的弥散受限（信号强度↑）
  - EDE：随其内高信号成分的比例而不同
- 增强 T_1WI
  - 边缘明显强化，与肉芽肿样组织和炎症相关
  - SDE：包膜明显强化，可能与其内的纤维结缔组织有关
  - EDE：积脓边缘明显强化
  - 可见邻近脑实质强化（脑炎 / 脓肿）
  - 帽状腱膜下蜂窝织炎或脓肿
- MRV：静脉血栓形成，可见血流减弱消失

超声表现
- 适用于婴儿
- 大脑凸面回声不均匀的液体聚集，有占位效应
  - 高回声纤维条索
  - 增厚的强回声内膜
  - 软脑膜 - 蛛网膜回声增强，蛛网膜下腔的渗出液回声增强

成像推荐
- 最佳影像方案
  - DWI 是显示病变、性质、范围和并发症的最佳序列
- 推荐检查方案
  - 包括 DWI 在内的多平面对比增强 MR
  - DWI 有助于评估范围和并发症

鉴别诊断

慢性硬膜下血肿
- MR 示血液产物；可有分隔腔
- 常为边缘强化；通常比 SDE 强化的边缘更薄
- 很难鉴别；病史对鉴别有帮助

硬膜下积液
- 无菌性、CSF 样液体聚集，伴脑膜炎
- MR 所有序列上信号都等同于 CSF
- 通常不强化；偶见轻微强化
- 常见于前额部和颞部，通常是双侧

硬膜下水瘤

- 无强化的 CSF 积聚，通常有外伤史

硬脑膜转移

- 常见原发灶是乳腺癌、前列腺癌
- 弥漫性，结节状强化
- 可伴有骨转移

病　理

一般特征

- 病因
  - 婴幼儿：细菌性脑膜炎的并发症
  - 大龄儿童，成年人：与鼻窦疾病有关（>2/3）
    - 通过额窦后壁直接扩散
    - 通过颅内外的无静脉瓣桥静脉逆行传播
  - 20% 患有乳突炎（± 胆脂瘤）
  - 头外伤或神经外科手术并发症（罕见）
  - 成人并发脑膜炎（非常罕见）
  - 致病微生物：链球菌、流感嗜血杆菌、金黄色葡萄球菌、表皮葡萄球菌最常见
  - 厌氧或微需氧生物有机体（链球菌，拟杆菌）常见
- SDE 比 EDE 更常见
- SDE 常并发脓肿和静脉血栓形成（>10%）
- 15% 的病例同时存在 EDE 和 SDE

直视病理特征

- 有包膜，黄色，脓液积聚
- 广泛蔓延，其内可有分隔
- 35% 有骨炎

显微镜下特征

- 炎性浸润 - 肉芽肿样组织

临床问题

临床表现

- 最常见的体征 / 症状
  - 大多数有发热，头痛症状
  - 假性脑膜炎常见，可类似脑膜炎表现
  - 常有鼻窦炎
  - 脑炎 - 脑脓肿引起神经系统症状
- 临床特征
  - 75% 以上的患者有鼻窦或耳部感染
  - 额部帽状腱膜下脓肿可高达 1/3，常见于青少年男性
  - 可伴有眶周肿胀
  - 易与脑膜炎混淆，延误诊断
  - EDE、SDE 少见，但可致命

人群分布特征

- 年龄
  - 可发生于任何年龄
- 流行病学
  - 少见；为脑脓肿发病率的 25%～50%
  - SDE 和 EDE 约占颅内感染的 30%
  - SDE：鼻窦炎（67%），乳突炎（10%）

自然病史及预后

- 进展迅速，为神经外科急症
- 快速进展，暴发性起病
- EDE 偶可呈慢性病程，因硬脑膜可为感染与脑组织之间的屏障
  - 预后明显好于 SDE
- 必须及时诊治，否则可致命
  - 腰椎穿刺可致命
  - CSF 可正常
- 常见并发症
  - 脑炎和脑脓肿：5%
  - 皮质静脉，硬膜窦血栓形成（缺血）
  - 脑水肿
  - 脑积水（>90% 的幕下 SDE 可发生）
- 死亡率：10%～15%

治疗

- 最佳治疗方法是大范围的开颅引流术
- 静脉应用抗生素
- 鼻窦引流 + 抗生素适可用于小的鼻窦相关性 EDE

诊断要点

关注点

- 慢性硬膜下血肿与 SDE 难区分，病史有助于鉴别
- 对鼻窦炎伴神经系统症状的患者，注意有无颅内积脓
- 发现 SDE 或 EDE，应注意寻找鼻窦炎、中耳乳突炎、硬脑膜窦血栓形成、脑脓肿

读片要点

- 增强 MR+DWI 最敏感，CT 可能会漏诊小积脓
- DWI 可鉴别 SDE 与硬膜下积液
- DWI 可监测治疗后反应

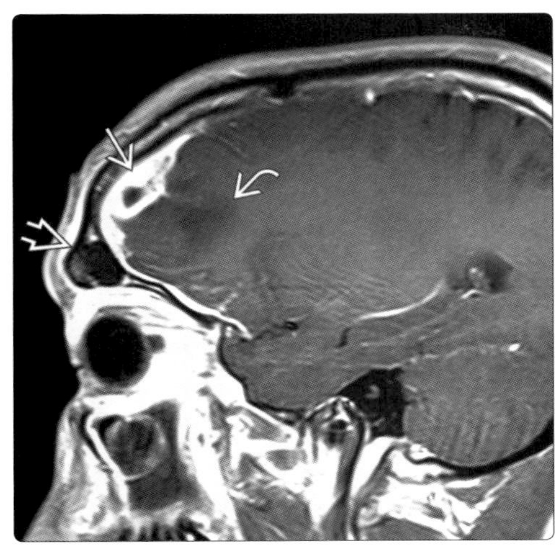

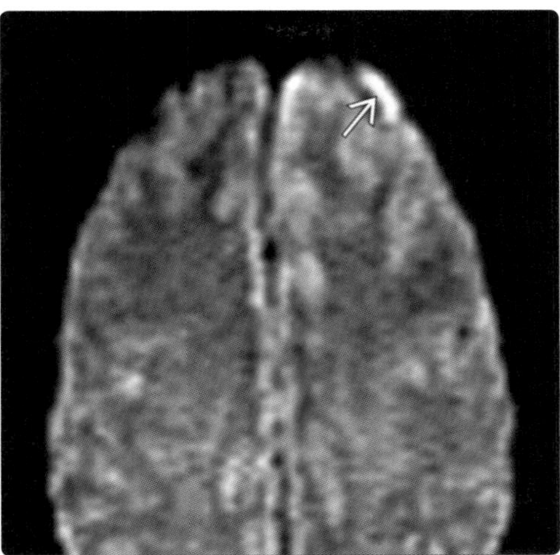

（左图）头颅 MR 矢状位增强 T_1WI 脂肪抑制显示边缘强化的脑外积脓→和额窦炎⇨。硬膜下积脓沿额叶表面向下延伸。脑实质内可见脑炎样低信号↪。（右图）同一患者的 MR 横断位 DWI 显示硬膜下积脓弥散受限→。DWI 有助于鉴别积脓与其他硬膜下血肿，包括慢性硬膜下血肿，硬膜下积液和水瘤

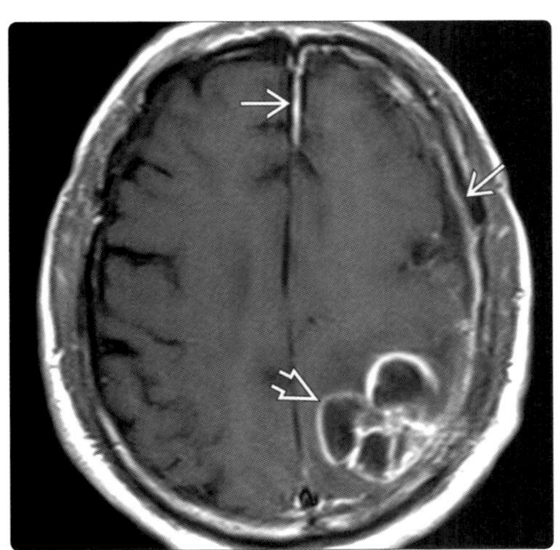

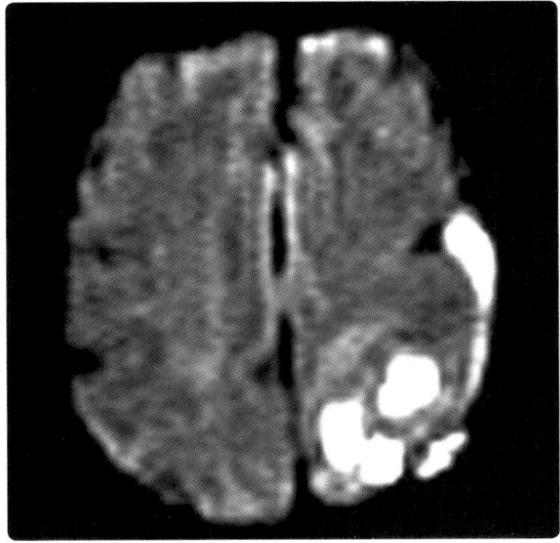

（左图）患者，67 岁，肢体力弱，头颅 MR 横断位增强 T_1WI 显示多发边缘强化的顶叶“肿块”⇨，增厚强化的硬脑膜从半球表面延伸至纵裂→。同一患者的 MR 横断位 DWI 显示“肿块”与硬膜下积脓内均有明显弥散受限，证实积脓和脑脓肿的诊断。硬膜下和硬膜外积脓症罕见，但可致命（医学博士 C．Sutton 提供）

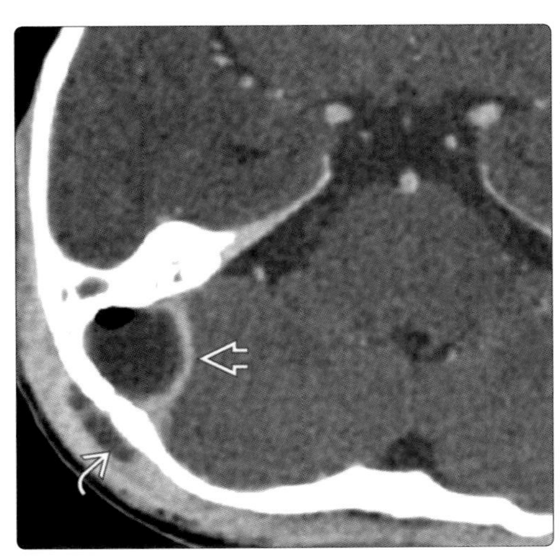

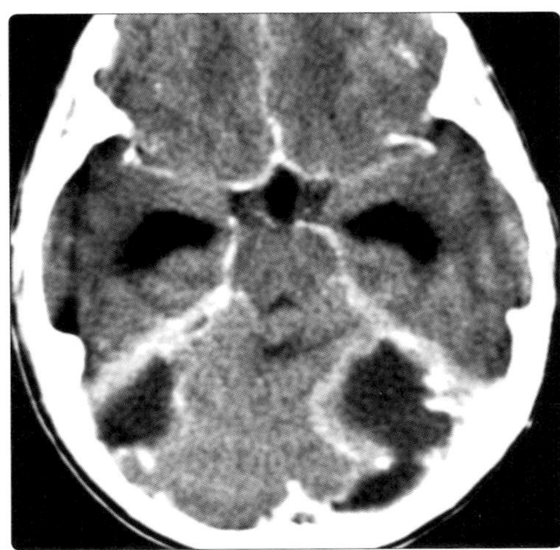

（左图）头颅增强 CT 显示与急性乳突炎相关的大范围硬膜外积脓⇨。注意伴发的软组织脓肿↪。幕下硬膜外积脓通常与乳突炎有关。（右图）乳突炎合并脑积水和静脉血栓形成，头颅增强 CT 显示双侧颅后窝硬膜下积脓，并伴有不规则边缘强化。脑积水是硬膜下积脓的常见并发症

B 组链球菌性脑膜炎

关键点

术语
- GBS 脑膜炎，B 组 β 溶血性链球菌脑膜炎
- 发达国家新生儿脑膜炎的主要原因

影像
- 急性期表现：脑膜炎，脑炎，血管炎，脑室炎，硬膜下积液，积脓，动脉性及静脉性梗死
- 常累及动脉分布区
- 强化形式：硬脑膜、柔脑膜、脑实质强化
- 室管膜强化及脑室内游离斑片影 = 脑室炎
- 灰白质交界区模糊 / 消失→ ± 基底节、丘脑、脑白质呈高信号
- FLAIR：皮层、蛛网膜下腔、硬膜下、脑池、脑室内呈高信号
- 梗死及脓肿弥散受限
- 硬膜下积液（较薄）和积脓（较厚）伴有边缘强化
- 约 30% 伴硬膜静脉窦 / 皮层静脉血栓

主要鉴别诊断
- 肠源性、革兰阴性菌脑膜炎
- 大肠埃希菌：与 GBS 脑膜炎一样，是发达国家新生儿脑膜炎的主要原因
- 单核细胞增生性李斯特菌：革兰阳性杆菌
- 肠杆菌：出生后几个月内最常见的脑膜炎

诊断要点
- 没有影像特征能将 GBS 脑膜炎与其他新生儿脑膜炎相区分

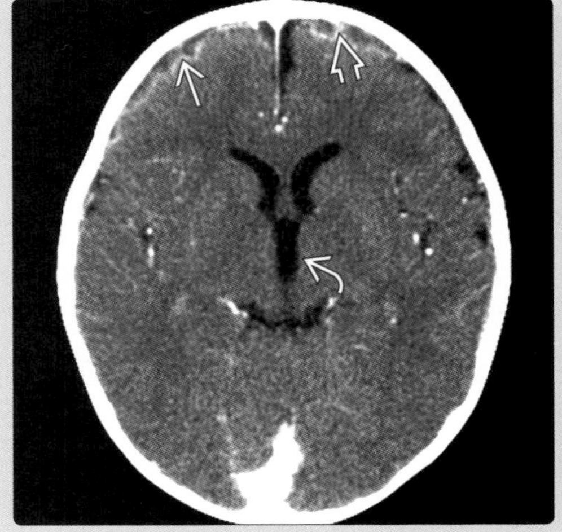
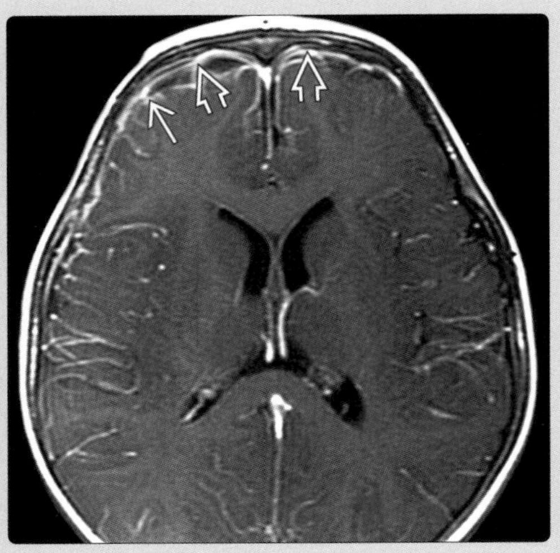

（左图）B 组溶血性链球菌脑膜炎婴儿，头颅增强 CT 显示皮层强化➡及软脑膜强化➡，注意扩张的侧脑室前角及第三脑室↪，反映脑脊液循环受阻。（右图）同一患儿做完增强 CT 检查后的 24 小时处于癫痫持续状态，头颅 MR 横断位增强 T_1WI 更加清晰显示额叶外周皮层强化➡及软脑膜强化➡。脑脊液革兰染色发现革兰阳性双球菌

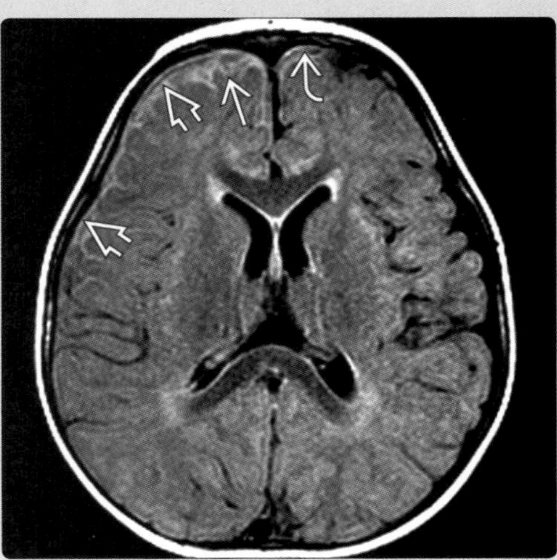
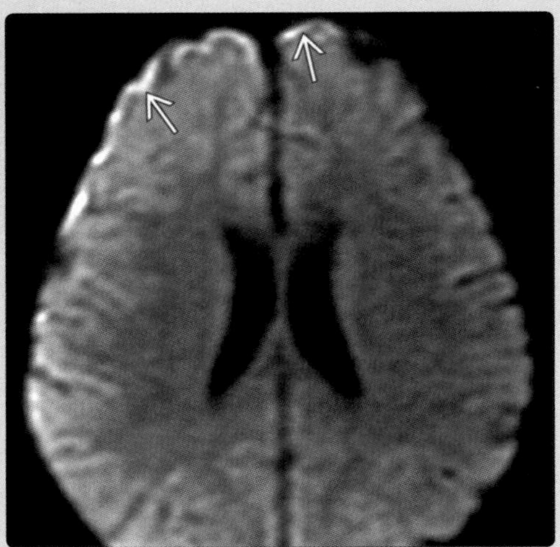

（左图）头颅平扫 MR 横断位 FLAIR 是检测早期 B 组链球菌性脑膜炎合并脑外积液的敏感手段。FLAIR 右额叶皮层➡和右额颞蛛网膜下腔内➡可见高信号，注意左额蛛网膜下腔受累↪。（右图）同一患者的 MR 横断位 DWI 有助于鉴别硬膜下积液和积脓。这些双侧额叶硬膜下高信号积聚➡，在 ADC 图像上显示 ADC 值减低

术 语

缩写

- B 组链球菌性脑膜炎：Group B streptococcal，GBS

同义词

- B 组 β 溶血性链球菌脑膜炎

定义

- 发达国家新生儿脑膜炎的主要原因
  - 早发型：出生后 1 周内出现 GBS 败血症
  - 迟发型：出生后 1~4 周出现 GBS 败血症

影 像

一般特征

- 最佳诊断线索
  - 新生儿脑膜脑炎
- 位置
  - 大脑半球及深部灰质
- 大小
  - 通常广泛脑叶受累
- 形态
  - 多灶性受累
  - 受累常按动脉分布区分布，尤其是在基底节和丘脑
- 急性期表现：脑膜炎、脑炎、血管炎、脑室炎、硬膜下积液、积脓、动脉性及静脉性梗死
- 慢性期后遗症：多发分隔的脑积水，囊性脑软化

CT 表现

- 平扫 CT
  - 脑积水 ± 脑室内游离斑片影
  - 偶有高密度病灶 = 出血性静脉性梗死，层状坏死
  - 低密度硬膜下液体积聚（渗出或积脓）
- 增强 CT
  - 各种形式：硬脑膜、软脑膜、脑实质强化
    - 硬膜下积液及积脓边缘强化
  - 室管膜强化及脑室内游离斑片影

MR 表现

- T_1WI
  - 常见低信号及高信号病灶
    - 多灶性低信号 = 水肿，缺血，梗死
    - 皮层、基底节和白质高信号病灶 = 层状坏死，出血性静脉梗死
- T_2WI
  - 灰白质交界区模糊 / 消失 ± 基底节、丘脑、白质呈高信号
- FLAIR
  - 皮层和蛛网膜下腔、硬膜下、脑池、脑室内高信号
- T_2*GRE
  - 出血灶的“晕征”
- DWI
  - 梗死、积脓弥散受限
- 增强 T_1WI
  - 各种形式：硬脑膜、软脑膜、脑实质和室管膜强化
  - 边缘强化：硬膜下积液（较薄）和积脓（较厚）
- MRA
  - 动脉狭窄，± 闭塞
- MRV
  - 硬膜静脉窦 / 皮质静脉血栓形成（高达 30%）
- MRS
  - 胆碱 ↑，NAA ↓；缺血 / 梗死区可见增高的乳酸峰

超声表现

- 灰阶超声
  - 脑沟和脑实质回声增强→脑积水→脑室内斑片影

成像推荐

- 最佳影像方案
  - 增强 MR，DWI，MRA 和 MRV
- 推荐检查方案
  - 增强 CT 可用于快速、初步评估血流动力学不稳定的新生儿

鉴别诊断

其他新生儿脑膜炎

- 肠源性、革兰阴性脑膜炎
  - 占发展中国家早发性脑膜炎的大多数
  - 死亡率高于 GBS 脑膜炎
  - 特殊病原体
    - 大肠埃希菌：发达国家新生儿脑膜炎的主要原因（与 GBS 脑膜炎一样）
    - 肠杆菌：出生后最初几个月新生儿脑膜炎的最常见原因
    - 枸橼酸杆菌：罕见，由于反复脓肿形成导致高致残率 / 高死亡率
- 其他脑膜炎
  - 单核细胞增生性李斯特菌：革兰阳性杆菌

先天性感染（TORCH）

- 巨细胞病毒（CMV），弓形体病，风疹：感染发生在子宫内，伴有新生儿 / 婴儿期的慢性后遗症
  - CMV：脑室周围钙化、小头畸形、灰质移行异常、脑软化、小脑发育不全
  - 弓形体病：脑实质钙化、脑软化、小眼畸形
- 单纯疱疹病毒 2 型（HSV-2）：阴道分娩时感染；在出生后第 2~4 周发病
  - 脑膜脑炎伴有广泛水肿、坏死、囊性脑软化

缺氧缺血性脑病

- 早产儿：轻度表现为侧脑室周围白质损伤；重度表现为丘脑、基底节、脑干损伤
- 足月儿：轻度表现为发育成熟的血管分水岭区损伤；重度表现为早期髓鞘形成 / 代谢活性区

病 理

一般特征

- 病因
  - 早发型：吸入细菌感染的羊水或产道分泌物
  - 迟发型：类似 EOD，或出生后接触母亲、母乳或院内感染
  - 新生儿免疫系统不成熟易发生菌血症
  - 脑膜炎的发生与菌血症的严重程度 / 持续时间有关
  - β - 溶血素的产生使 GBS 易于透过血 - 脑屏障
- 血清 3 型 GBS 是大多数 GBS 脑膜炎的致病菌
- 胚胎学 / 解剖学
  - GBS 是新生儿免疫 / 炎症反应强有力的激活剂

直视病理特征

- 蛛网膜下腔和脑室内游离碎片，渗出物
- 脑实质梗死 / 脑软化，血管腔狭窄

显微镜下特征

- 血管外膜和内皮的炎症 = 血管炎

临床问题

临床表现

- 最常见的体征 / 症状
  - 嗜睡，喂养不良，易激惹
  - 痫性发作（40%）和囟门突出是常见后期表现
- 临床特征
  - 新生儿败血症
  - 新生儿常缺乏脑膜炎的典型体征 / 症状
- CSF 分析：WBC ↑，蛋白 ↑，葡萄糖 ↓
- CSF/ 血革兰染色：革兰阳性双球菌
- 早发型患者母亲的危险因素：GBS 定植，GBS 绒毛膜羊膜炎 / 菌尿，胎膜破裂 >18 小时，分娩期发热 ≥ 38℃，有过早发型患儿，分娩时 <37 周

人群分布特征

- 年龄
  - 90% 的早发型 GBS 新生儿在出生后 24 小时内发病
  - 晚发型 GBS 在出生后 1～4 周发病，偶尔可迟至 6 个月
- 性别
  - 男性早产儿（<37 周）发生早发型的风险最高
- 种族
  - 非裔美国孕妇 GBS 定植率最高
- 流行病学
  - 10%～30% 的孕妇伴无症状性生殖道 / 胃肠道 GBS 定植
    - <1% 的新生儿出生时即为早发型，由于其母伴 GBS 定植
  - EOD 发生率：0.5/1000 活产儿
    - 由于产前筛查和产时药物预防，发病率下降 >50%
    - 早发型 GBS 发生率下降的同时，新生儿革兰阴性菌败血症的发生率上升
    - 足月儿占早发型 GBS 的 50%，发生率次于早产儿在分娩期进行药物预防者

自然病史及预后

- 预后
  - 早发型的死亡率
  - 足月新生儿（2%），胎龄 34～36 周（10%），胎龄 <33 周（30%）
  - 致残性脑膜炎：神经系统后遗症（12%～30%）（皮质盲、痉挛、全面智力发育迟缓）

治疗

- 产妇
  - GBS 筛查：妊娠 35～37 周进行直肠阴道拭子检查
  - GBS 筛查阳性或存在其他危险因素的产妇：分娩时静脉注射青霉素
  - 应对策略
    - 分娩时 GBS PCR 检测和链球菌快速筛查
    - GBS 疫苗：理想的预防策略，阻止抗生素耐药病原体的形成
- 新生儿脑膜炎
  - 对于复杂性脑积水，可能需要大剂量静脉应用青霉素→ ± 抗癫痫药物→ CSF 分流

诊断要点

读片要点

- 没有影像特征可以区分 GBS 脑膜炎与其他新生儿脑膜炎

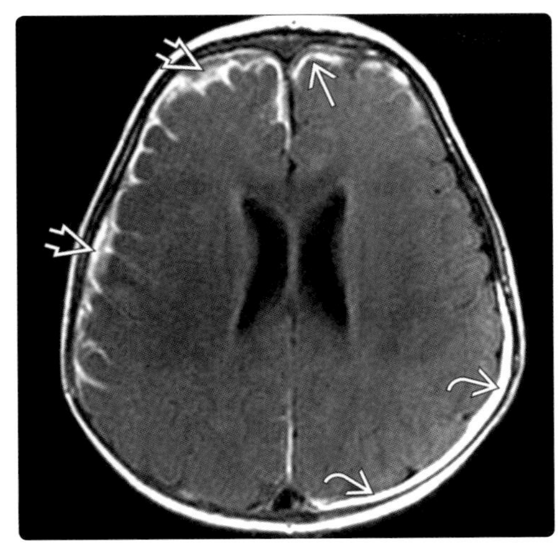
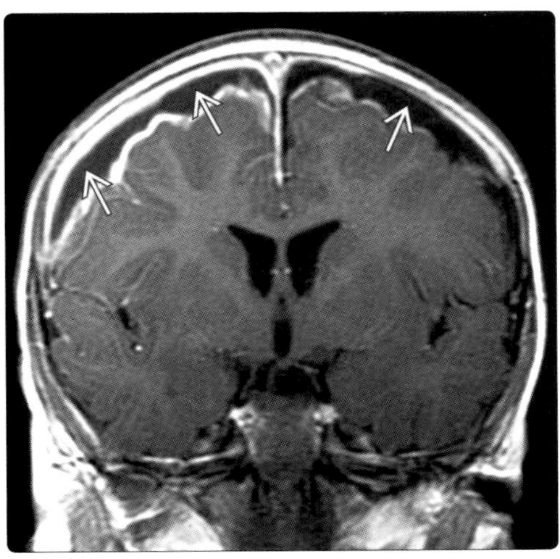

（左图）新生儿 B 组链球菌脑膜炎，头颅增强 MR 横断位 FLAIR 显示幕上蛛网膜下腔➡和皮层非对称性高信号➡。注意硬膜下的高信号↪，DWI 弥散受限（积脓）。（右图）头颅 MR 冠状位增强 T_1WI 显示，双侧额叶凸面硬膜下渗出➡，DWI 弥散受限，恰当的静脉输液治疗之后，积液吸收好转

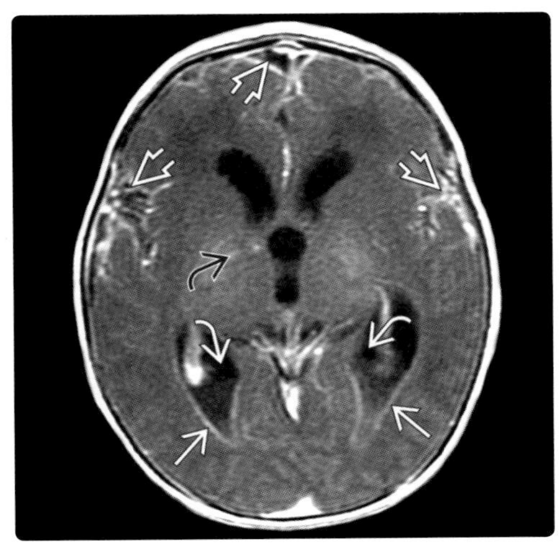
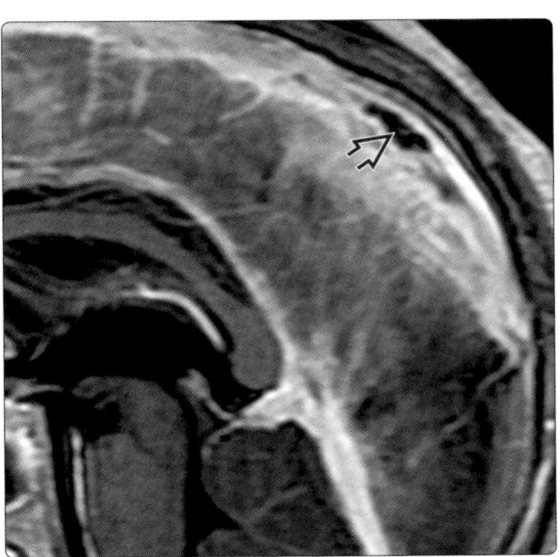

（左图）头颅 MR 横断位增强 T_1WI 显示广泛的柔脑膜强化➡。注意脑室的室管膜强化➡和脑室内漂浮斑片状强化↪（脑室炎），以及血管周围间隙炎症/动脉炎所致的基底节强化↪。脑室扩大提示早期的脑积水。（右图）增强 MRV 矢状位显示，上矢状窦内低信号血栓➡，导致部分栓塞。横窦内可见多发小血栓

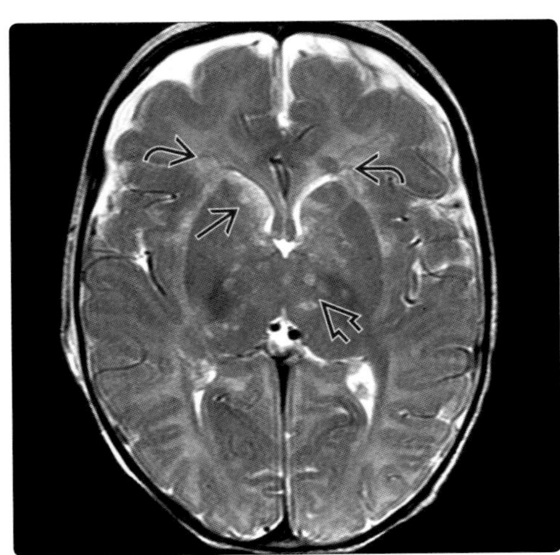
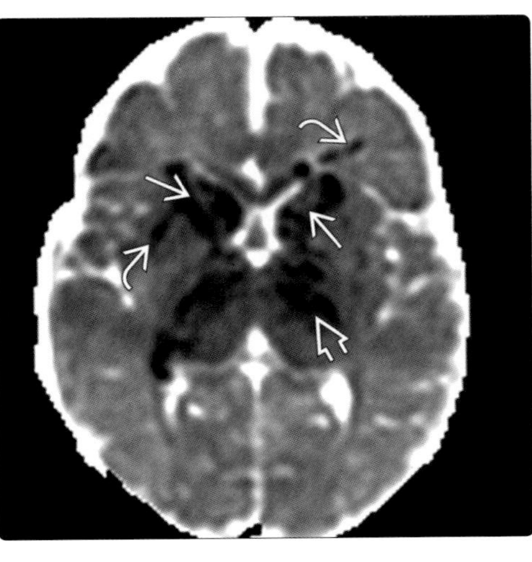

（左图）头颅平扫 MR 横断位 T_2WI 显示，局部基底节➡、丘脑➡和脑白质↪呈高信号，反映血管周围间隙炎症/动脉炎形成的梗死。（右图）同一病例的 MR 横断位 ADC 图像显示，多发的基底节➡、丘脑➡梗死。注意散在的白质梗死灶↪。T_2WI 和 FLAIR 表现“正常”时，DWI 即可早期发现异常的梗死灶信号

枸橼酸杆菌脑膜炎

关键点

影像

- 白质多发囊肿
- ± 弥漫性气颅（由于气体产生）
- 不规则形脓肿
- 边缘强化 / 点状分隔强化
- 最佳成像方法：增强 MR

主要鉴别诊断

- 其他细菌性脑部感染
- 脑室周围白质软化
- 囊性脑软化
- 非意外性头部外伤所致白质裂伤

病理

- 感染来源：水平（院内）或垂直（母体）传播
- 细菌定植（皮肤、脐带残端）→菌血症→脑膜炎

临床问题

- 免疫功能低下的患者风险增高
- 新生儿和患病早产儿免疫功能低下
- 早产新生儿最易感
- 5% 的新生儿（革兰阴性菌）脑膜炎→ 80% 的新生儿脑脓肿
- 脓肿可能只出现在治疗接近结束时
- 80% 的新生儿枸橼酸杆菌脑膜炎发展为脑脓肿

诊断要点

- 脑白质内不规则形脓肿伴边缘强化或或点状分隔强化

（左图）新生儿，患枸橼酸杆菌败血症，头颅超声冠状位显示双侧额叶白质高回声区→，与早期 MR 的脑炎区相符（未提供图，感谢 C. Glasier，MD.）。（右图）围产期枸橼酸杆菌败血症新生儿，头颅平扫 MR 横断位 T_1WI 显示双侧额叶白质内"不规则形"空洞样脓肿↷。这些空洞病灶由脑炎进展而来。注意脓腔内的坏死性碎片→（C. Glasier，MD. 提供）

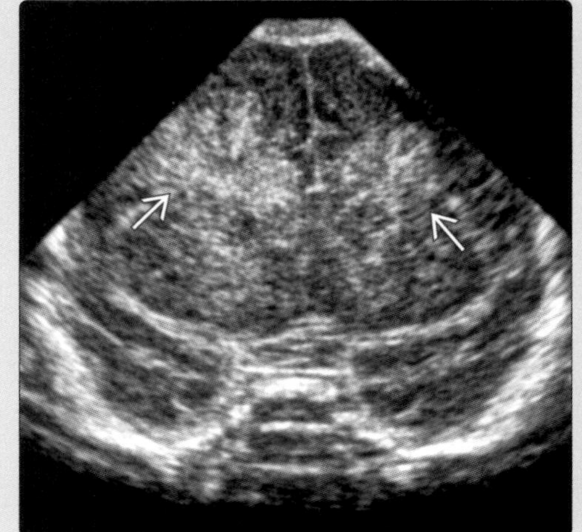

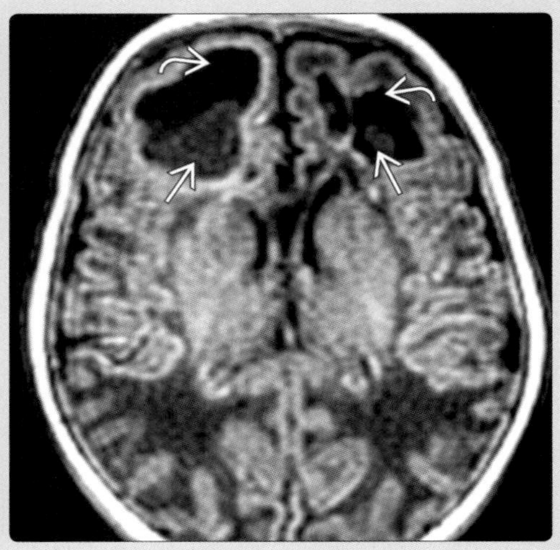

（左图）同一患儿的 MR 横断位 DWI 显示感染病灶弥散受限（信号强度增高）→（C. Glasier，MD 提供）。（右图）同一患儿的 MR 横断位增强 T_1WI 显示脓肿边缘强化→。有时可在增强 CT 或增强 MR 的横断位 T_1WI 上见到脓肿间隔呈点状强化（C. Glasier，MD. 提供）

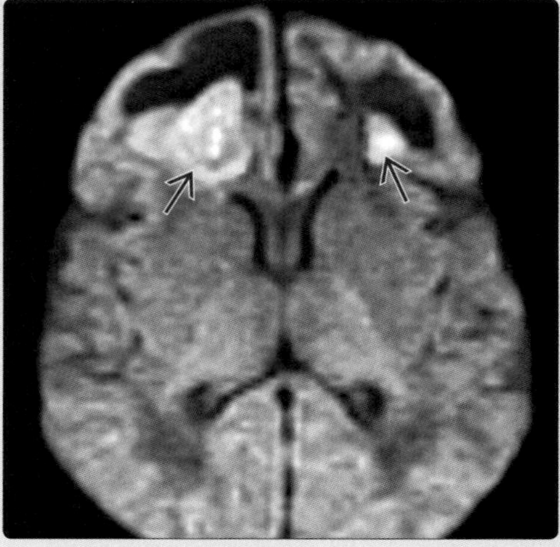

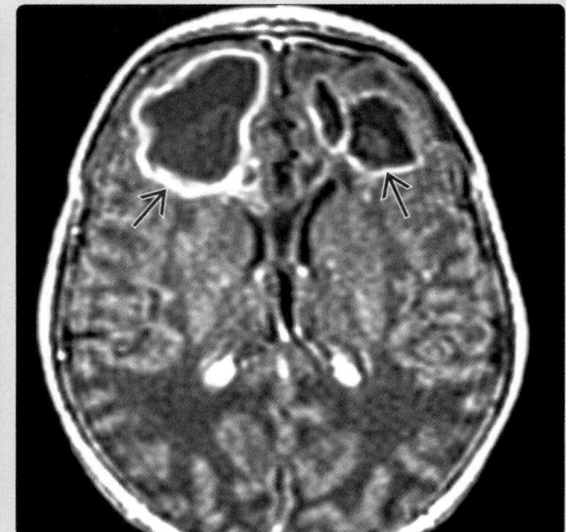

术 语

同义词

- 柠檬酸杆菌脑膜炎

定义

- 革兰染色阴性肠杆菌
  - 好发于儿童及老人
    - 新生儿→败血症、脑膜炎和脑脓肿
    - 老人→引起尿路、上呼吸道感染

影 像

一般特征

- 最佳诊断线索
  - 白质多发较大囊肿
    - 替代（但不推移）白质
  - 完全取代白质的“不规则形”脓肿； 边缘与皮质平行
    - 占位效应 / 水肿越严重可能预示其内存在感染成分
    - 边缘呈“圆形”表明腔内压力增加 / 活动性感染
- 位置
  - 脑白质易受累
- 大小
  - 白质内多个较大囊肿
- 形态
  - 不规则形脓肿

CT 表现

- 平扫 CT
  - 早期（脑炎）
    - 斑片状，多脑叶白质病变
    - 与未髓鞘化的脑白质相比，呈低密度
    - ± 弥漫性气颅（由于气体产生）
  - 后期（脓肿）
    - 脑叶白质内有分隔的空洞
    - 不规则形脓肿
    - 分隔伴有点状钙化
- 增强 CT
  - 早期（脑炎）
    - 表现多样，轻微脑实质强化
  - 后期（脓肿）
    - 边缘或点状分隔强化
    - 多个大囊腔（± 分隔），代替脑白质

MR 表现

- T_1WI
  - 早期（脑炎）
    - 多脑叶片状 T_1 呈低信号
  - 后期（脓肿）
    - 多发大囊肿
    - 方形
    - 分隔
    - T_1 白质信号异常、减低
- T_2WI
  - 早期（脑炎）
    - T_2 上多脑叶呈片状高信号
  - 后期（脓肿）
    - 多发，常为有分隔的空洞
    - 通常双侧
    - T_2 上脑白质内弥漫呈高信号
    - 水肿、占位效应不等
    - 最终，空洞收缩，引起白质体积显著减少
- FLAIR
  - 脑白质信号增高
- T_2^* GRE
  - 伴有点状钙化的分隔呈低信号
- 增强 T_1WI
  - 早期（脑炎）
    - 白质内轻微片状强化
  - 后期（脓肿）
    - 片状白质强化灶
    - 边缘或分隔强化
    - 分隔呈点状强化
- MRS
  - 无氧酵解产物
    - 乳酸峰、醋酸盐峰和琥珀酸盐峰
  - 嗜中性粒细胞释放的蛋白水解终产物
    - 缬氨酸和亮氨酸峰

超声表现

- 灰阶超声
  - 早期（脑膜炎 / 脑炎）
    - 脑沟增宽和脑沟回声增强
    - 白质内强回声区
    - 失去正常白质结构回声
  - 后期（脓肿）
    - 白质内多发的有分隔的无回声或低回声空腔
- 彩色多普勒
  - 脓肿间隔可见少许血流信号

成像推荐

- 最佳影像方案
  - 增强 MR 显示病变部位和严重程度最佳
- 推荐检查方案
  - 增强 MR
    - 显示脑炎的早期脑实质强化
    - 显示“不规则形”脓肿内间隔的点状强化
    - 发现颅内感染的并发症（血管、脑外脓液聚集）

鉴别诊断

其他细菌性脑部感染

- 通常伴有较大的周围水肿和占位效应

- 寻找可能的鼻窦、乳突感染，或栓塞／血源性感染源

脑室周围白质软化

- 额角旁和三角区旁的白质内囊肿
- 囊性变进展较慢
- 无边缘强化或分隔点状强化

囊性脑软化

- 皮层和深部灰质受累
- 丘脑和基底节钙化
- 囊肿替代白质
- 继发性脑室扩张

非意外性头外伤所致白质裂伤（NAHI）

- 见于额叶脑白质
- 裂伤内可见液平
- NAHI 伴发的其他颅内表现
  - 大脑镰旁／凸面硬膜下血肿，蛛网膜下腔出血

病 理

一般特征

- 病因
  - 枸橼酸酸杆菌属的神经毒性
    - 特异性 32-kD 外膜蛋白
    - 抗吞噬作用
  - 枸橼酸杆菌侵入／转细胞吞噬微血管内皮细胞
    - 导致出血性坏死和脓肿
  - 柠檬酸杆菌在微血管内皮细胞中的胞内复制
    - 导致持续的脑部感染
    - 导致脑实质内空洞形成
- 遗传学
  - 无特殊遗传倾向
- 相关异常
  - 感染来源：水平（院内感染）或垂直（母体）感染
  - 细菌定殖（皮肤，脐带残端）→菌血症→脑膜
  - 枸橼酸杆菌属兼性厌氧菌
    - 水解尿素和发酵葡萄糖→产生气体

直视病理特征

- 浑浊的柔脑膜，脓性渗出物
- 弥漫性室管膜炎

显微镜下特征

- 无完好的纤维囊
- 充血的血管壁内可见致病菌
- 中性粒细胞及坏死细胞碎片

临床问题

临床表现

- 最常见的体征／症状
  - 新生儿或早产儿败血症：囟门凸起，呼吸暂停，痫性发作
- 临床特征
  - 极早产的新生儿
    - 败血症，易激惹，喂养困难，囟门凸起
- 免疫力低下者发病风险较高
  - 新生儿，患病早产儿免疫功能低下

人群分布特征

- 年龄
  - 败血症发病的平均时期：5 天
  - 早产儿最易感
  - 1 月龄以上的儿童枸橼酸杆菌中枢神经系统感染罕见
- 流行病学
  - 枸橼酸杆菌感染
    - 5% 的新生儿（革兰染色阴性菌）脑膜炎→ 80% 的新生儿脑脓肿
    - 脓肿可能只出现在治疗接近完成时
  - 枸橼酸杆菌中枢神经系统感染
    - 大多数病例散发→曾有新生儿 ICU 暴发感染

自然病史及预后

- 新生儿和婴儿枸橼酸杆菌中枢神经系统感染死亡率为 30%
- 80% 的患枸橼酸杆菌脑膜炎的新生儿会进展为脑脓肿
- 50% 的枸橼酸杆菌脑膜炎／脓肿幸存者遗留明显的 CNS 损害

治疗

- 应用抗生素是主要疗法
- 标准治疗是应用 2 种药物
  - 后期发生脓肿，需要持续静脉治疗
- 外科脓肿引流
  - 应用静脉治疗囊肿仍扩大者
  - 初期抗生素治疗反应差者

诊断要点

读片要点

- 脓肿周围水肿轻
- 不规则形脓肿伴分隔状强化
- 并非所有边缘强化的空腔都是脓肿
  - 有些是白质坏死和液化
- 枸橼酸杆菌属和肠杆菌 sakazakii 感染有相似的影像表现

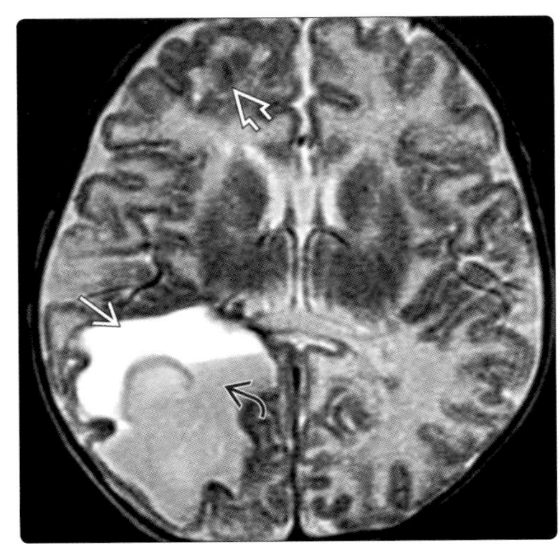
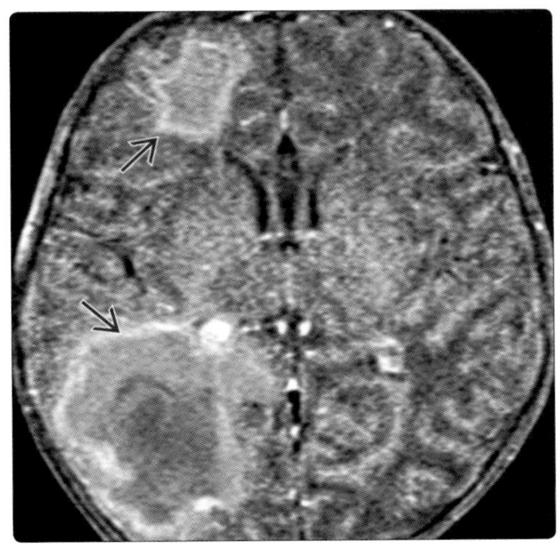

(左图）1月龄新生儿，患枸橼酸杆菌败血症，头颅MR横断位平扫T_2WI显示右顶枕叶大范围脓肿→及其内游离斑片影→。注意右额叶形成脓腔的小脓肿⇨(L. Lowe,MD.提供)。(右图）右顶枕叶成熟脓肿和右额叶不成熟脓肿的边缘强化→。从脑膜炎进展到脑炎、再形成脓肿很常见(约80%)(L. Lowe,MD.提供)

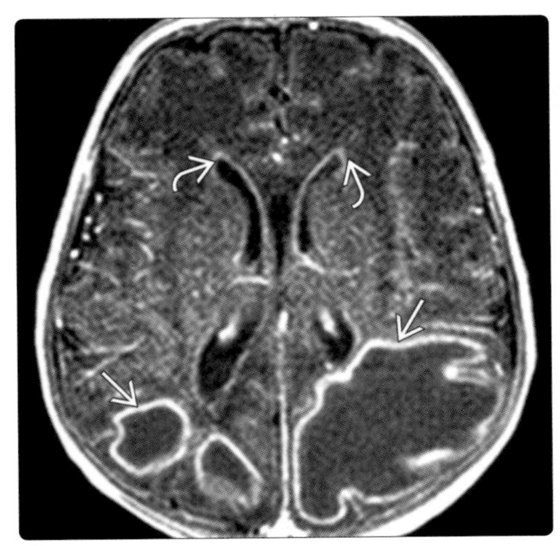
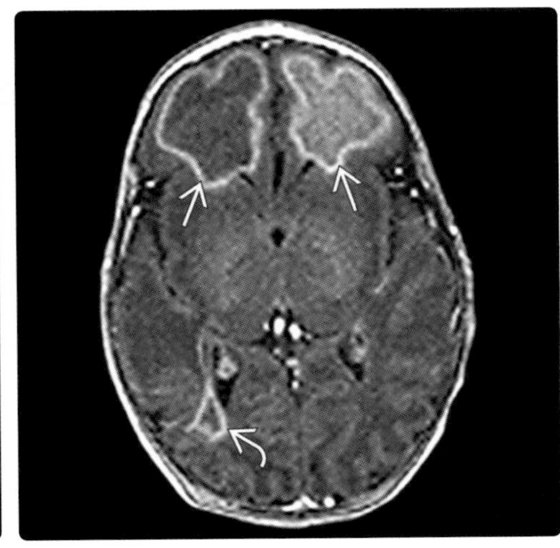

(左图）枸橼酸杆菌脑膜炎的婴儿治疗后，头颅MR横断位增强T_1WI显示双侧顶枕叶边缘强化的大范围脓肿→，注意伴有室管膜增厚和强化→，提示有脑室炎(Booth,MD.提供)。(右图）枸橼酸杆菌脑膜炎新生儿治疗后，头颅MR横断位增强T_1WI显示双侧额叶→和右侧侧脑室三角区旁边缘增化的脓肿→。这种情况应进行长期静脉用药治疗（T. Feygin，MD.提供）

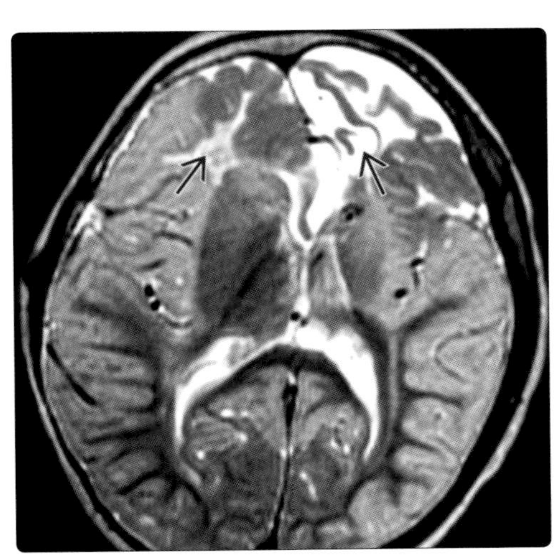
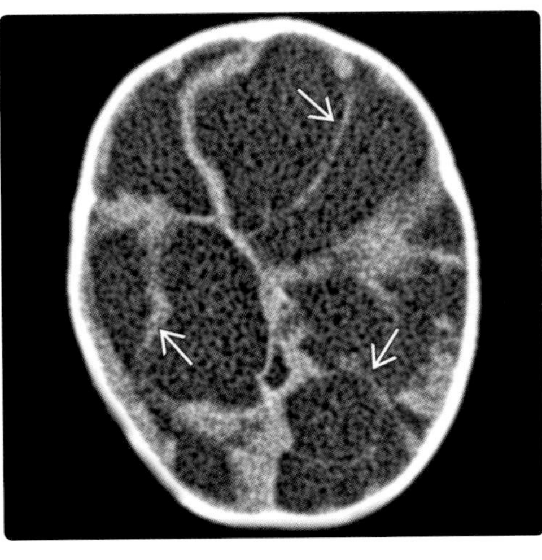

(左图）患儿1岁，枸橼酸杆菌脑膜炎伴难治性癫痫，曾因枸橼酸脑脓肿进行长程静脉输液治疗，头颅MR横断位平扫T_2WI显示双侧额叶脓腔回缩、胶质增生和萎缩→（T. Feygin，MD.提供）。(右图）患儿，最初诊断为枸橼酸杆菌败血症和脑膜炎，头颅平扫CT显示脑膜炎进展。注意多灶性脑脓肿导致巨大囊性脑软化灶及多发分隔的空腔（S. Gorges，MD.提供）

神经皮肤黑变病

关键点

术语

- 先天性斑痣性错构瘤病，以巨大或多发的皮肤黑素细胞痣（GCMN）和中枢神经系统良性及恶性的黑素沉着病变为特征
- 柔脑膜黑变病（LMs）：柔脑膜中黑色素细胞数量超出正常
- 柔脑膜黑色素瘤（LMm）：柔脑膜的恶性黑色素瘤

影像

- 巨大皮肤黑素细胞痣（GCMN）+ 杏仁核、小脑或大脑皮层，T_1 呈灶状高信号
- 巨大皮肤黑素细胞痣（GCMN）+ 弥漫性柔脑膜（LM）强化

病理

- 皮肤和柔脑膜的黑色素生成细胞弥漫性或局灶性增生
- 由胚胎神经外胚层形态发生错误导致
- 脑积水（见于 2/3 有症状的神经皮肤黑变病患者）：基底池和蛛网膜颗粒处脑脊液梗阻
- 黑素细胞通常存在于大脑凸面的软膜、脑底部、腹侧脑干、上颈髓和腰骶髓

临床问题

- 有症状 NCM 在 2 至 3 岁时出现临床表现
- 无症状 NCM：脑实质黑变病通常稳定
- GCMN（单独的或 NCM）：一生有 5%～15% 的风险发生恶变（黑色素瘤）

诊断要点

- MR 正常并不能排除 NCM 的诊断
- 影像上不能区分 LMs 与 LMm
- 由于 LMs 和 LMm 的预后相似（均较差），临床无鉴别价值

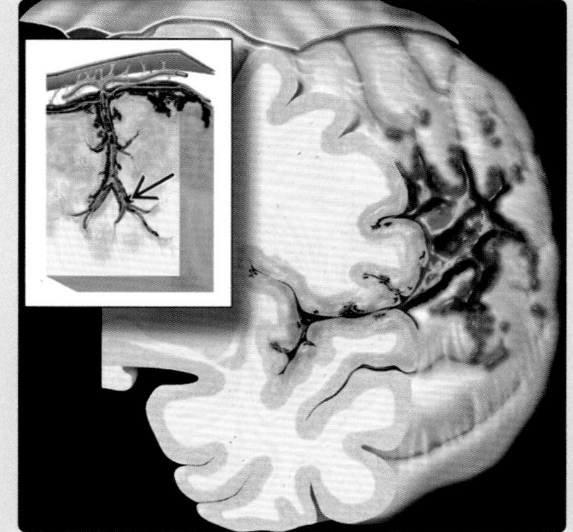

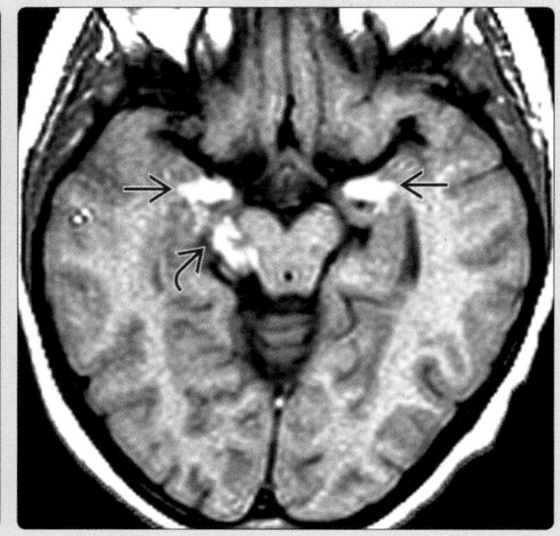

（左图）显示柔脑膜局灶性深色色素沉着（黑色素）。内插图显示黑变病沿着血管周围间隙延伸进入脑实质➡。（右图）患儿，6 岁，良性脑实质、柔脑膜黑变病，头颅 MR 横断位平扫 T_1WI 显示位于杏仁核➡（表明脑实质受累）和右侧环池➡（提示软脑膜病变）的多个短 T_1 病灶，呈高信号

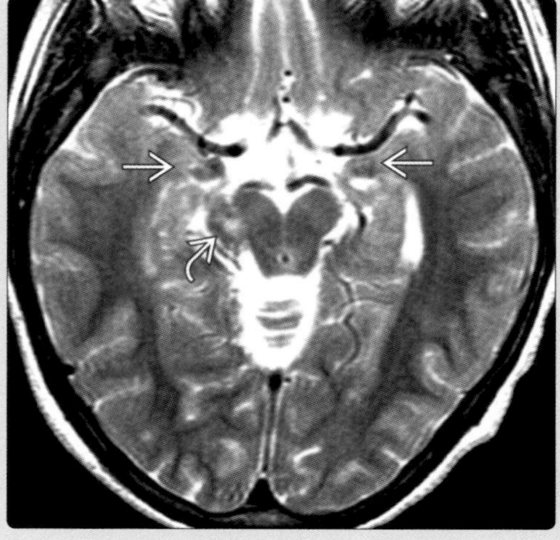

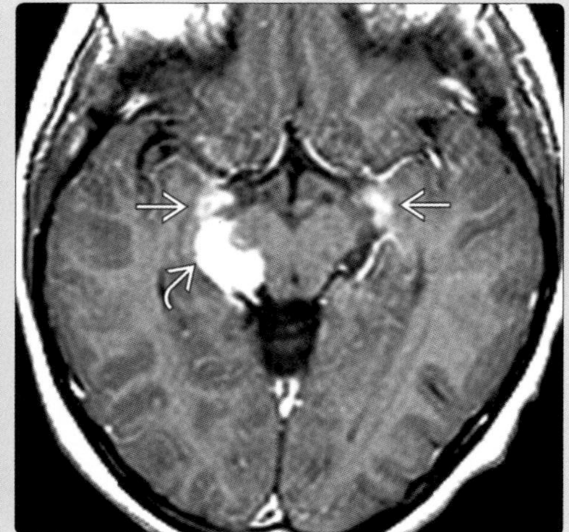

（左图）同一患者的 MR 横断位 T_2WI 显示杏仁核➡和环池➡有肿块样短 T_2 病灶，呈低信号。注意，异常信号在 T_2WI 上难以辨认。（右图）同一患者的 MR 横断位增强 T_1WI 显示柔脑膜病变强化➡，脑实质病变➡不强化，且病变在平扫以及注射对比剂后均显示不明显

术 语

缩写

- 神经皮肤黑变病：NCM

定义

- 先天性斑痣性错构瘤病，以多发或巨大的皮肤黑素细胞痣（giant cutaneous melanocytic nevi，GCMN）和中枢神经系统良性及恶性的黑素沉着病变为特征
  - 中枢神经系统病变：脑实质
    - 黑变病：良性黑色素细胞的灶状聚集
    - 恶性黑素瘤（maligment melanoma，MM）
  - 中枢神经系统病变：柔脑膜（leptomeningeal，LM）
    - 柔脑膜黑变病（LMs）：柔脑膜中良性黑色素细胞过多
    - 柔脑膜黑色素瘤（LMm）：柔脑膜的恶性黑色素瘤

影 像

一般特征

- 最佳诊断线索
  - GCMN+ 杏仁核、小脑或大脑皮层中灶状 T_1 高信号
  - GCMN+ 弥漫性柔脑膜（LM）强化
- 位置
  - 脑实质黑变病：杏仁核、小脑、脑桥基底部、丘脑、额叶底面
  - LM 或 LMm：LM 弥漫性受累；局灶性罕见
  - MM：最常见颞叶
- 大小
  - 脑实质黑变病：<1cm
  - MM：通常几厘米
- 形态
  - 脑实质黑变病：圆形或卵圆形病变，有时皮层病变呈曲线形
  - LMs/LMm：线形或结节状（大块状）
  - MM：圆形大肿块
- 64% 有症状的 NCM 患者（MM，LMm，±LM）有脑积水
  - 交通性 > 非交通性
- 偶尔发现有蛛网膜囊肿
- 脊髓受累（LM 强化，髓内或髓外囊肿，脊髓瘘，蛛网膜炎）占 20%
- 黑色素中稳定的自由基数量决定 MR 表现

CT 表现

- 平扫 CT
  - 脑实质黑变病：正常或高密度
  - MM：高密度肿块伴水肿、占位效应；常见坏死 / 出血
- 增强 CT
  - 脑实质黑变病：无强化
  - LMs：正常或弥漫性 LM 强化
  - LMm：弥漫性 LM 强化
  - MM：显著强化，通常强化不均匀

MRI 表现

- T_1WI
  - 脑实质黑病变：呈高信号
  - LMs/LMm：脑沟 / 池正常，呈等或高信号
  - MM：混杂信号；常为高信号
- T_2WI
  - 脑实质黑变病：混杂信号，常为低信号； 无水肿、占位效应
  - LMs/LMm：脑沟 / 池正常，等或低信号
  - MM：混杂信号伴水肿、占位效应，常见坏死、出血
- FLAIR
  - LMm/LMs：不同程度的柔脑膜高信号
- T_2* GRE
  - 出血和黑色素的“晕”征
- 增强 T_1WI
  - 脑实质黑变病：无强化
  - LMs：正常或弥漫性柔脑膜强化
  - LMm：弥漫性柔脑膜强化
  - MM：显著强化，通常强化不均匀

成像推荐

- 最佳影像方案
  - 脑和脊髓 MR 增强检查
- 推荐检查方案
  - 伴 GCMN 的无症状婴儿进行 MR 筛查

病 理

一般特征

- 病因
  - 皮肤和柔脑膜中黑色素生成细胞局灶或弥漫性增生
  - 病理学上血管周围间隙有黑色素细胞
  - 由胚胎神经外胚层形态发生错误导致
  - LMm/MM：黑色素细胞恶变（间变）
  - 脑积水（见于 2/3 有症状的 NCM 患者）：基底池和蛛网膜颗粒处脑脊液流动梗阻
- 遗传学
  - 散发性：可通过体细胞嵌合体使常染色体致死基因存活
  - 肝细胞生长因子 / 分散因子和受体（Met）的失调可能发挥一定作用
  - 由 NRAS 密码子 61 中的合子突变引起
- 相关异常
  - 伴发小脑发育不全（<10%）
    - 异常脑膜细胞与后脑畸形有因果关系

- 小脑黑变病总伴有小脑发育不全
- 偶见 Dandy-Walker 畸形

- 胚胎学
  - 神经嵴起源的原始细胞迁移、分化成软脑膜和表皮基底层的黑素细胞
  - 妊娠 8~10 周时表皮中有黑素细胞
  - 妊娠 23 周时软脑膜有黑色素细胞
- 解剖学
  - 黑素细胞通常存在于大脑凸面的软膜、脑底部、腹侧脑干、上颈髓和腰骶髓
  - 黑素细胞通常围绕血管存在，但不伸入血管周围间隙内

分期、分级和分类

- 诊断标准
  - 巨大或多发（3 个）皮肤黑素细胞痣
    - 儿童：体部最大直径 6cm，头部 9cm
    - 成人：最大直径 20cm
  - 皮肤黑色素瘤仅见于良性脑膜病变患者
  - 柔脑膜黑色素瘤仅见于良性皮肤病变患者

直视病理特征

- 脑实质黑变病：脑的局灶性异常色素沉着
- LMs/LMm：黑色素沉着、增厚的软脑膜
- MM：色素性肿块，± 坏死、出血
- GCMN：巨大或多发的色素沉着的多毛痣
  - 巨大痣占 66%（在 NCM 中）
    - 腰骶部 > 枕部，上背部
    - 头部和颈部受累占 94%
    - 痣 ≥ 50cm 者患 NCM 的风险极高
  - 多发痣占 34%

显微镜下特征

- 脑实质黑变病：血管周围间隙和脑实质中有黑色素细胞和吞噬黑色素的巨噬细胞
- 组织学上，良性 LMs 与 LMm 难以鉴别
  - 恶性指征：坏死，出血，侵入基底层，细胞异型性，有丝分裂活跃，存在环孔片层
- GCMN：黑素细胞痣 > 混合痣

临床问题

临床表现

- 最常见的体征 / 症状
  - 颅内压 ↑（癫痫发作、呕吐、头痛、巨颅、外展神经麻痹、嗜睡）
  - 其他体征 / 症状
    - 局灶性神经功能缺失，年长儿童 / 年轻成人罕见出现精神异常
- 临床特征
  - 伴 GCMN 的无症状婴儿（脑实质黑变病）
    - 脑实质黑变病可导致癫痫发作
  - 伴 GCMN 的婴儿 / 儿童 + 体征 / 症状性颅内压 ↑（LMm，± LMs，MM）
    - 组织学的良性疾病（LMs）也可能有症状
- CSF（有症状 NCM）：蛋白 ↑，葡萄糖 ↓，± 良性 / 恶性黑色素细胞

人群分布特征

- 年龄
  - 有症状的 NCM 在 2~3 岁时表现出来
- 流行病学
  - NCM：罕见，目前报道 100 多例
  - GCMN：活产儿中比例为 1∶20000
    - 有症状 NCM：GCMN 患者中 <3%
    - 约 30% 的 GCMN 患者有脑实质黑变病（无症状 NCM）

自然病史及预后

- 自然病程
  - 无症状 NCM：脑实质黑变病通常稳定
    - 极少有退化、恶变为 MM 的报道
  - GCMN（单独或 NCM）：一生有 5%~15% 发生恶变（黑素瘤）的风险
- 预后
  - 无症状 NCM：预后未知；有进展为有症状 NCM 的风险
  - 有症状 NCM：预后不良；症状出现后的中位生存期为 6.5 个月
    - 组织学良性（LM）或恶性（LMm，MM）有症状 NCM 预后均差

治疗

- 无症状 NCM：婴儿 6 月龄时开始进行 MR 筛查
- 有症状 NCM：脑积水分流（使用过滤器防止腹膜种植）
  - 手术，放疗，全身 / 鞘内化疗
    - 姑息性；对 NCM 病程无明显改变

诊断要点

读片要点

- MR 表现正常不能排除 NCM 的诊断
- 影像上无法鉴别 LMs 和 LMm
  - 临床鉴别无意义，因为有症状 LMs 和 LMm 预后同样不佳

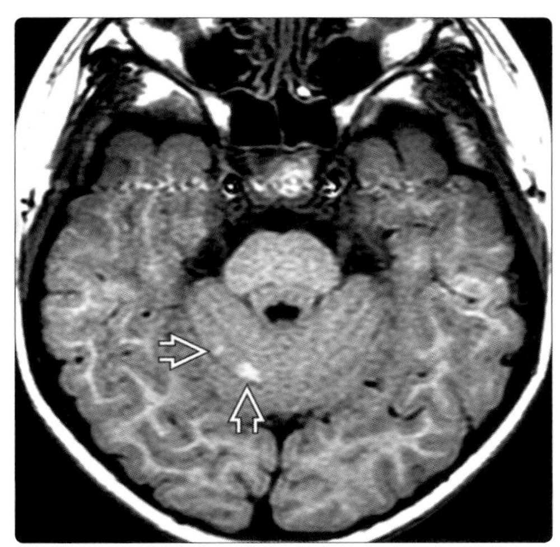

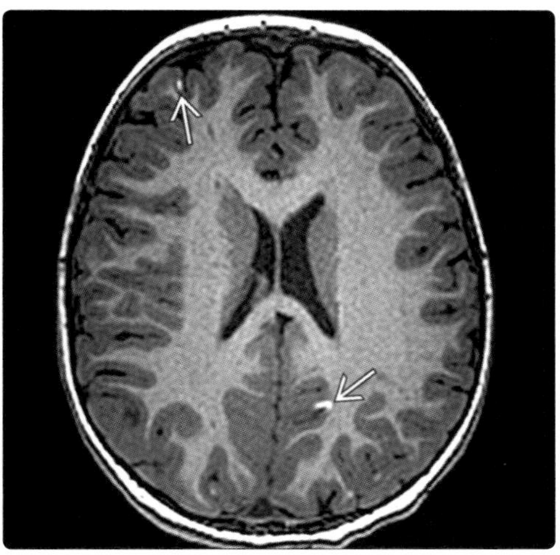

（左图）患儿，4 岁，NCM，头颅 MR 横断位平扫 T_1WI 显示右侧小脑半球表面有 2 个小点状⇨ T_1 高信号，提示黑色素沉着。（右图）头颅 MR 横断位平扫 T_1WI 显示大脑皮层有 2 个高信号灶→，代表 NCM 的皮层黑变。这些病变在短期内稳定，注射顺磁性对比剂后无明显强化

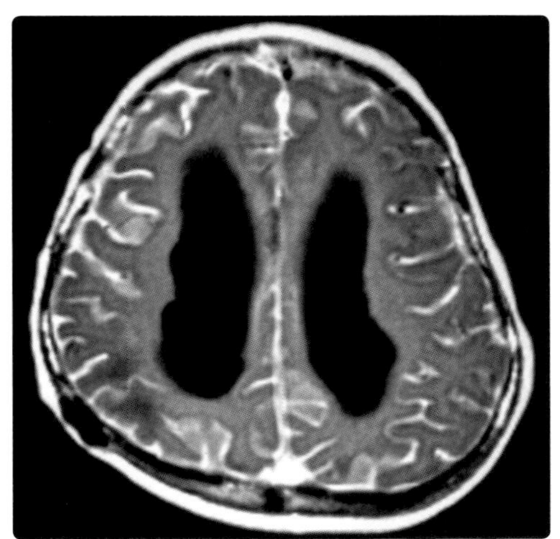

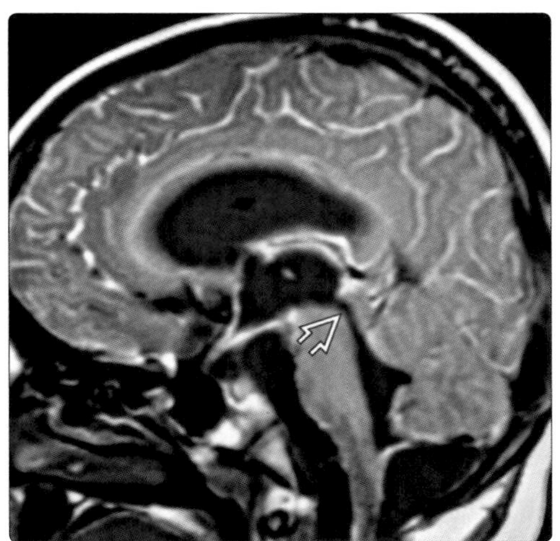

（左图）患儿，6 岁，头颅 MR 横断位增强 T_1WI 显示弥漫的神经皮肤黑变病。软脑膜黑变几乎累及大脑的整个表面，并呈显著均匀强化。可见中至重度的侧脑室扩张。（右图）同一患儿的 MR 矢状位平扫 T_1WI 显示中脑导水管通畅⇨，基底池明显扩大。因此，脑积水是脑室外梗阻型。可见异常的弥漫性柔脑膜强化

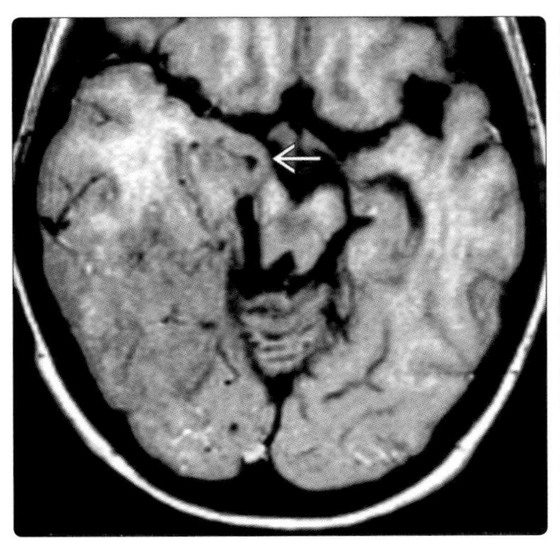

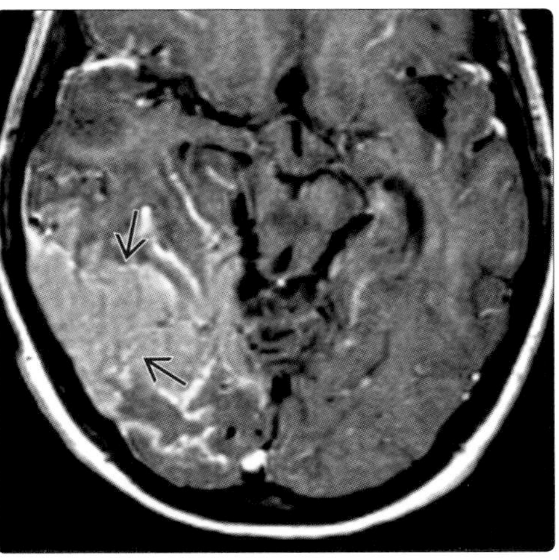

（左图）头颅 MR 横断位平扫 T_1WI 显示右颞叶后部和枕叶有显著占位效应，脑沟变浅闭塞，可见颞叶钩回疝→。仅见少量明显的高信号。手术证实广泛黑变通过血管周围间隙侵入脑。（右图）同一患者的 MR 横断位增强 T_1WI 显示脑表面显著强化肿块，充满邻近脑沟，并向下扩展侵犯深部脑实质

脑膜血管瘤病

关键点

术语
- 罕见，错构瘤样皮层 / 柔脑膜畸形

影像
- 皮层肿块伴钙化
- 皮层（额叶和颞叶）
- 轻度强化

主要鉴别诊断
- 伴钙化和囊肿的病变
- 脑膜瘤
- 少突胶质细胞瘤
- 肉芽肿性脑膜炎
- 寄生虫病（囊虫病）
- 节细胞胶质瘤
- Sturge-Weber 病
- 胚胎发育不良性神经上皮肿瘤

病理
- 病因不明
  - 错构瘤，脑膜瘤侵犯脑，或血管畸形
- 50% 的患者有神经纤维瘤病（特别是神经纤维瘤病 2 型）
- 兼具脑膜瘤和血管瘤的特征
- 生长缓慢的肿瘤
- 局限于皮层，± 柔脑膜受累；罕见白质受累
- 皮层脑膜血管增生，± 柔脑膜钙化
- 无恶变

临床问题
- 病灶整体切除治疗癫痫发作； 手术切除预后良好

（左图）头颅 MR 横断位平扫 T_2WI 显示右额叶匍行走向的肿块➡，皮层呈低信号，皮层下为高信号。低信号对应平扫 CT 显示的钙化区（图像未提供）。（右图）头颅 MR 横断位增强 T_1WI 显示部分皮层中度强化➡。邻近的表面脑回呈“棒状”变形，像是气球样细胞不典型增生；但是病变呈明显强化且异常信号没有累及深部白质

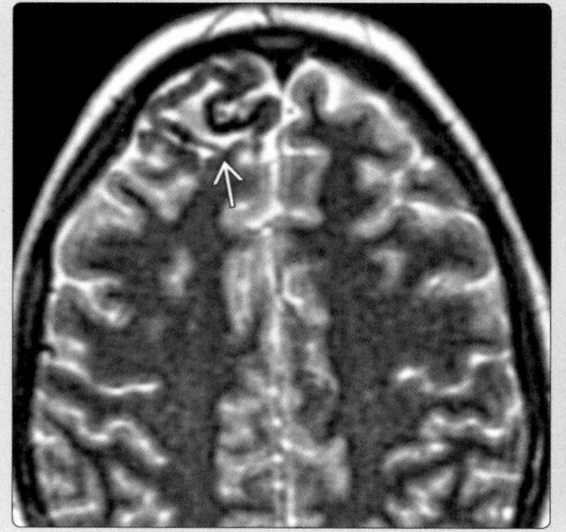

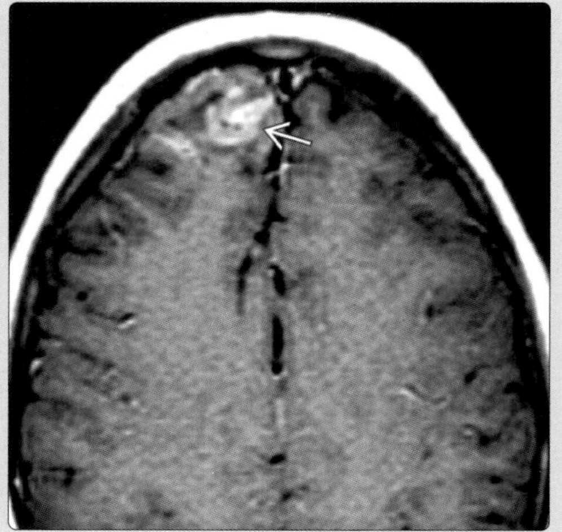

（左图）患儿，16 岁，长期癫痫发作，头颅平扫 CT 显示右侧上脑岛有边界清楚的、脑回样高密度➡，代表钙化。（右图）同一患儿的 MR 横断位平扫 FLAIR 显示蛛网膜下腔信号增高➡，皮层下白质信号减低↗，可能由于过度髓鞘化，或由于铁运输至神经元胞体中断而导致皮层下轴突内的铁积聚

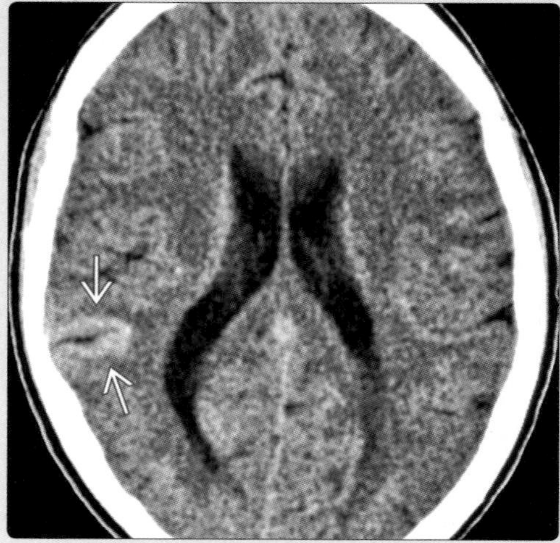

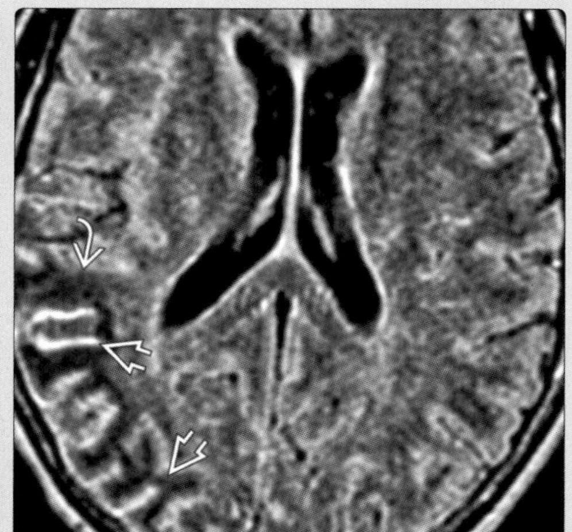

术 语

定义

- 罕见，错构瘤样皮层 / 柔脑膜畸形

影 像

一般特征

- 最佳诊断线索
  - 皮层肿块伴钙化
- 位置
  - 皮层（额叶和颞叶）
  - 第三脑室、丘脑、脑干、小脑罕见
- 大小
  - 病变一般较小（1～3cm）

CT 表现

- 平扫 CT
  - 孤立或多发的皮层肿块，伴钙化
    - 钙化：结节状，线状或脑回样
  - 偶尔：出血和囊变
  - 轻微或无占位效应
- 增强 CT
  - 轻微或无强化

MR 表现

- T_1WI
  - 等信号伴无信号区（钙化）
  - 低信号囊肿和白质成分
- T_2WI
  - 高信号伴无信号区（钙化）
  - 靶样病变，中央呈高信号
  - 高信号囊肿和白质成分
- PD/intermediate
  - 略高信号伴无信号区（钙化）
- T_2* GRE
  - 钙化显示明显
- 增强 T_1WI
  - 略强化

成像推荐

- 最佳影像方案
  - MR 和 CT
- 推荐检查方案
  - 平扫 CT 观察钙化；增强 MR 观察囊肿、水肿和脑实质强化

鉴别诊断

伴钙化和囊肿的病变

- 脑膜瘤
- 少突胶质细胞瘤
- 肉芽肿性脑膜炎
  - 结节病，结核
- 寄生虫病（囊虫病）
- 节细胞胶质瘤
- Sturge-Weber 病
- 胚胎发育不良性神经上皮肿瘤

病 理

一般特征

- 病因
  - 不明
    - 错构瘤，脑膜瘤侵犯脑，或血管畸形
- 伴发疾病
  - 1/2 患者发现患神经纤维瘤病［特别是神经纤维瘤病 2 型（NF2）］
  - 脑膜瘤
  - 少突胶质细胞瘤
  - 动静脉畸形
  - 脑膨出
  - 脑膜血管外皮细胞瘤

直视病理特征

- 兼具脑膜瘤和血管瘤的特点
- 通常为单发，但可为多发
- 生长缓慢的肿瘤
- 砂粒体样钙化或密质骨样
- 病变表面被覆迂曲血管

显微镜下特征

- 局限于皮层，± 柔脑膜受累
- 皮层脑膜血管增生，± 柔脑膜钙化
- 钙化，纤维软骨和（或）骨形成
- 皮层胶质增生
- 无恶变

临床问题

临床表现

- 最常见的体征 / 症状
  - 难治性癫痫，头痛
  - 可偶然发现（特别是 NF2）
- 临床特征
  - 儿童，年轻人伴癫痫发作

治疗

- 病灶全部切除以治疗癫痫发作；手术切除预后良好

诊断要点

读片要点

- 伴钙化的皮质肿块 ± 囊肿

皮样囊肿

关键点

术语

- 良性，异位，鳞状上皮囊肿，含皮肤成分，包括毛囊、皮脂腺和汗腺

影像

- 中线处单房的含脂囊性病变
  - 若破裂，蛛网膜下腔会出现小脂滴
- 颅内最常见于鞍上或颅后窝
- 颅外部位＝脊柱，眼眶
  - 可有瘘管连于皮肤（皮肤窦道）
- CT 低密度和 CT 值为负（脂肪）
  - 20% 的囊壁有钙化
- MR：T_1 高信号
  - 脂肪抑制序列证实有脂质成分
  - 囊内和脑室内（如果破裂）有脂－液平面
- 破裂：广泛的柔脑膜强化，可能化学性脑膜炎所致

主要鉴别诊断

- 表皮样囊肿
- 颅咽管瘤
- 畸胎瘤
- 脂肪瘤

临床问题

- 罕见：占原发颅内肿瘤比例 <0.5%
- 硬膜内皮样囊肿比表皮样囊肿低 4～9 倍
- 破裂会导致较高的致残率／死亡率
- 皮样囊肿＋皮肤窦道可引起脑膜炎，脑积水
- 治疗：完整手术切除 ± 脑积水分流

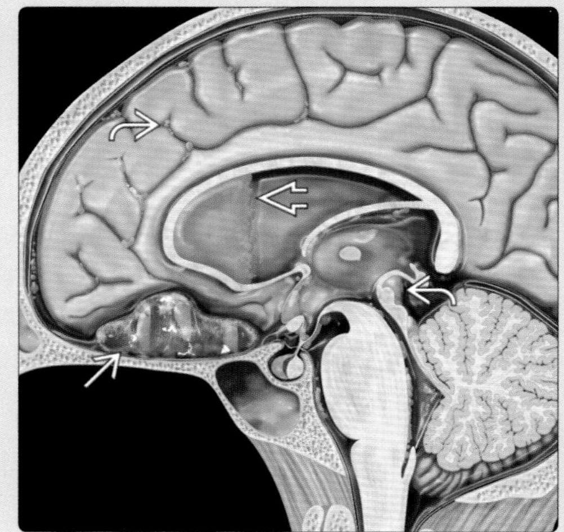

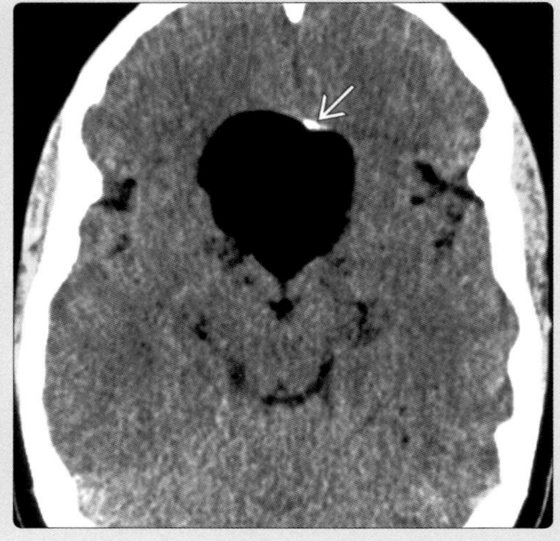

（左图）下额部皮样囊肿➡矢状位示意图显示孤立不均质的含脂肪肿块，伴有鳞状上皮和皮肤附属器。可见囊肿破裂所致的脑室内脂－液平面➡及蛛网膜下腔内脂肪➡。（右图）头颅平扫 CT 显示中线脂肪性肿块伴局灶性钙化➡。皮样囊肿通常位于中线，如鞍区、鞍旁和额鼻区，仅 20% 有囊壁钙化

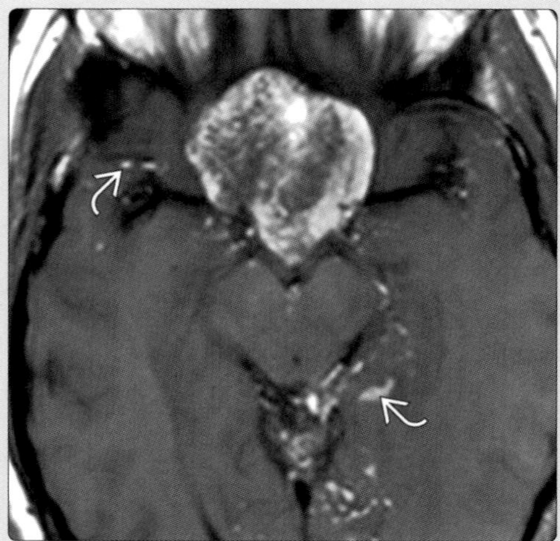

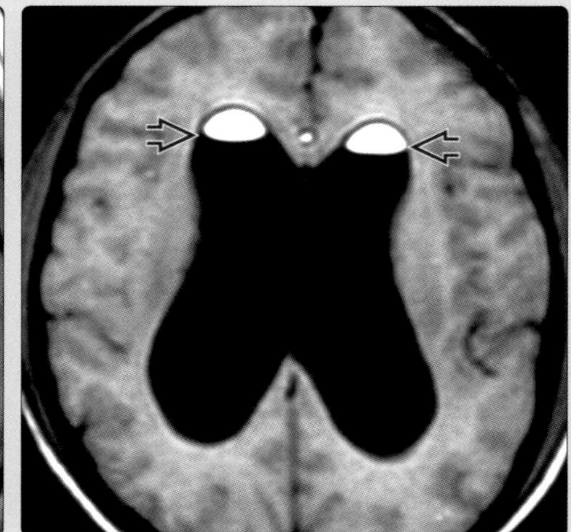

（左图）头颅 MR 横断位平扫 T_1WI 显示不均质高信号肿块及蛛网膜下腔➡散在高信号脂滴，提示皮样囊肿破裂。脑池、脑沟和脑室内的脂滴是皮样囊肿破裂的特征性表现。化学性脑膜炎和脑积水可能与囊肿破裂有关。（右图）头颅 MR 横断位平扫 T_1WI 显示两侧侧脑室内的脂－液平面➡，与皮样囊肿破裂阻塞第三脑室有关

术　语

同义词

- 皮样包涵囊肿，外胚层包涵囊肿

定义

- 良性，异位，鳞状上皮囊肿，含皮肤成分，包括毛囊、皮脂腺和汗腺

影　像

一般特征

- 最佳诊断线索
  - 中线部位不强化、含脂肪的单房囊性病变
    - 若破裂，蛛网膜下腔会出现小脂滴
- 位置
  - 鞍上、鞍旁
  - 颅后窝较少见：枕大池，第四脑室和基底池
  - 颅外部位 = 脊柱，眼眶
    - 可有瘘管连于皮肤（真皮窦道）
    - 眼眶：颧额缝皮脂瘤
  - 破裂：内容物播散至蛛网膜下腔 / 脑室内
- 大小
  - 大小不一
- 形态
  - 边界清晰的含脂肿块

CT 表现

- 平扫 CT
  - 圆形 / 分叶状，边界清楚，单房囊性肿块
  - 因含脂肪，呈低密度和负 CT 值
  - 20% 有囊壁钙化
  - 囊肿破裂，脂滴播散入脑池，脑室内出现脂 - 液平面
  - 颅骨 / 头皮皮样囊肿可使板障膨胀
  - 额鼻皮样囊肿窦道：鸡冠裂开，大盲孔 + 窦道
  - 罕见致密皮样囊肿：高密度
- 增强 CT
  - 如无感染，一般不强化

MR 表现

- T_1WI
  - 未破裂：高信号
  - 破裂的：脂滴信号非常高
    - 脂肪抑制序列证实为脂质成分
    - 囊肿内脂 - 液平面；如果破裂，可见于脑室内
    - 罕见致密皮样囊肿：信号非常高
- T_2WI
  - 未破裂：不均匀，低信号至高信号
    - 长 TR 序列频率编码方向出现化学位移伪影
  - 破裂的：典型的高信号脂滴
  - 罕见致密皮样囊肿：信号非常低
  - 伴毛发：细的、卷曲的低信号成分
- 增强 T_1WI
  - ± 轻度囊壁强化，中心不强化
  - 破裂的：广泛柔脑膜强化，可能化学性脑膜炎所致
  - 伴感染：可有边缘强化
- MRS
  - 0.9～1.3ppm 处可见增高脂峰

血管造影表现

- 血管痉挛，因囊肿破裂引起化学性脑膜炎所致
  - 血管成形术可缓解血管痉挛
- 皮样囊肿包裹血管可使破裂风险增加

成像推荐

- 最佳影像方案
  - MR+ 脂肪抑制序列
- 推荐检查方案
  - 使用脂肪抑制序列帮助确诊
  - 化学位移选择性序列可检测小脂滴

鉴别诊断

表皮样囊肿

- 大多数表皮囊肿类似脑脊液（CSF），不含脂肪
- 典型表现是 DWI 弥散受限
- 囊肿内衬鳞状上皮，没有真皮成分
- 比皮样囊肿常见，是其的 4～9 倍
- 偏离中线 > 中线：位于 CPA（40%～50%）、鞍旁 / 颅中窝（10%～15%）、板障（10%）

颅咽管瘤

- 也位于鞍上 / 中线区，常有部分病变在鞍内
- CT：多房伴实性成分强化（>90%），大多数伴结节状钙化
- MR：通常 T_1 低信号，T_2 高信号，明显强化
- 比皮样囊肿更常见（占原发性颅内肿瘤的 3%～5%）

畸胎瘤

- 位置相似，但更常见于松果体区
- 90% 包含 3 个胚层：外胚层，中胚层，内胚层
- 通常为多囊状 / 多分房
- 不均质外观，包含钙化、脑脊液、脂质和软组织成分
- 无脂 - 液平面

脂肪瘤

- 中线均质的脂肪
- 皮样囊肿常不均质
- 钙化比皮样囊肿更少见

病　理

一般特征

- 病因
  - 胚胎学（2 种理论）
    - 上皮融合 / 正常胚胎内陷过程中，表面外胚层被隔离
    - 神经管闭合时包含了皮肤外胚层；发生在胚胎

发育的第 3～5 周
  - 也可在任何年龄因外伤性植入而出现（如，腰椎穿刺）
  - 与表皮样囊肿病因相似，后者是发育后期形成、偏离中线
- 遗传学
  - 通常散发
  - 伴发 Goldenhar 综合征
  - 可伴发 Klippel-Feil 综合征
- 相关异常
  - 可存在枕部 / 鼻额皮窦；89% 真皮窦伴有包涵囊肿
  - Goldenhar 综合征（也称眼耳脊椎发育不良）；先天情况包括
    - 头颅脂肪瘤和皮样囊肿
    - 眼皮样囊肿
    - 第 1 和第 2 鳃弓衍生物异常
    - 心血管、面部、口腔、耳、内脏和脊柱缺陷

直视病理特征
- 厚壁单房囊肿
- 内容物 = 皮脂腺分泌的脂质和胆固醇成分，漂浮于蛋白质类物质

显微镜下特征
- 外壁为鳞状上皮
- 内衬包含毛囊、皮脂腺和汗腺的真皮成分
- 罕见变性为鳞状细胞癌（SCCa）
  - 鳞状细胞占优势，伴有腺体分化
  - 提示低分化鳞状细胞癌伴腺瘤样成分

临床问题

临床表现
- 常见体征 / 症状
  - 非复杂性皮样囊肿：头痛（32%）、痫性发作（30%）是最常见症状
    - 大囊肿可导致梗阻性脑积水
    - 少见有垂体机能减退、尿崩症或脑神经（CN）损害
    - 鞍上病变可出现视觉症状
  - 囊肿破裂导致化学性脑膜炎（6.9%）
- 其他体征 / 症状
  - 复发性脑膜炎（伴有窦道时）

人群分布特征
- 年龄
  - 10～30 岁
- 性别
  - 男性略多
- 流行病学
  - 罕见：占原发性颅内肿瘤的比例 <0.5%
  - 硬膜内皮样囊肿比表皮样囊肿低 4～9 倍

自然病史及预后
- 良性，缓慢生长
- 病变越大，破裂风险越高
- 破裂会显著增高致残率 / 致死率
  - 相对罕见，通常是自发破裂
  - 痫性发作、昏迷、血管痉挛、梗死、死亡
- 皮样囊肿 + 皮窦可引起脑膜炎、脑积水
- 罕见恶变为鳞状细胞癌（SCCa）
  - 推测由异物引起的修复过程延长，使细胞出现异型性和肿瘤形成
  - 手术切除后数年可复发

治疗
- 完整手术切除
  - 残余囊壁可导致复发
  - 罕见手术残余部分演变为 SCCa
- 手术过程中 / 术后可发生囊内容物的蛛网膜下腔播散
  - 引起无菌性脑膜炎或其他并发症（脑积水、痫性发作、颅神经损害）
    - 可能需要对脑积水进行分流处置
  - 另外，播散性脂肪颗粒可保持静态，无放射学 / 神经病学改变
    - “等待和观察”
    - 常规 MR 和临床检查必要，以避免并发症

诊断要点

关注点
- 眉间或鸡冠附近发现可能为皮样囊肿的肿块时，注意寻找窦道

读片要点
- 平扫 CT 和 MR 的 T_1WI 脂肪抑制上符合脂肪特征

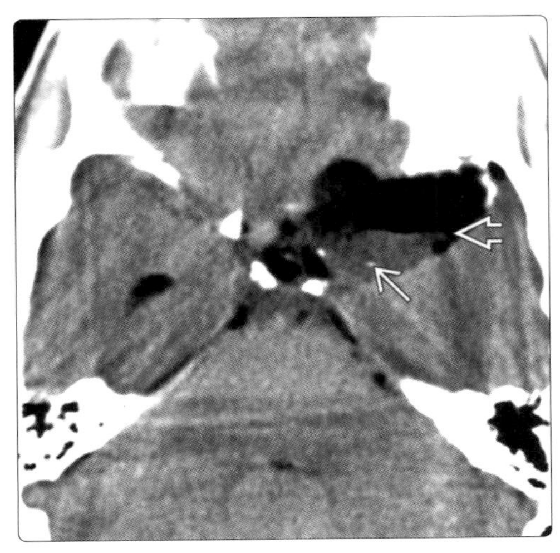

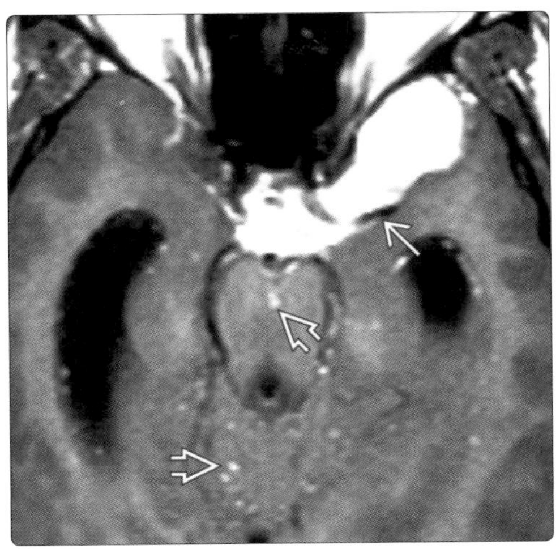

（左图）头颅平扫CT显示左侧鞍旁区大的不均匀脂性肿块。注意皮样囊肿内典型的脂-液平面➡及少量钙化➡。（右图）同一患者，MR横断位平扫T_1WI显示高信号肿块➡，及遍布蛛网膜下腔的散在高信号灶➡。皮样囊肿破裂所致的化学性脑膜炎虽然不常见，但会导致严重情况，如痫性发作、血管痉挛、梗死甚至死亡

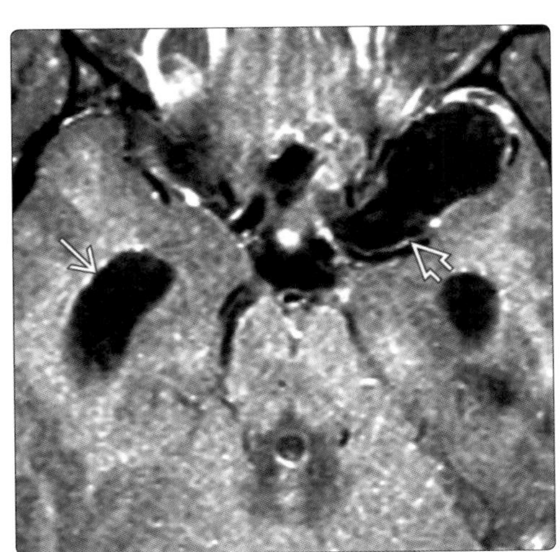

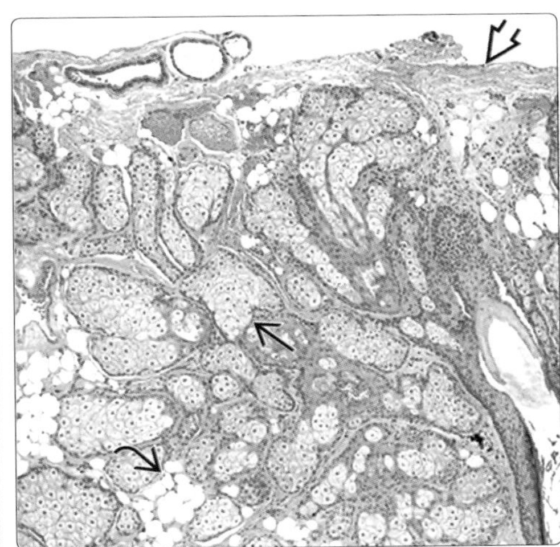

（左图）同一患者，MR横断位增强T_1WI脂肪抑制图像显示脂肪肿块的信号完全被抑制，伴少许囊壁强化➡。化学性脑膜炎引起严重交通性脑积水➡。皮样囊肿破裂患者治疗通常是手术切除囊肿和脑室减压。（右图）高倍显微病理图显示典型皮样囊肿特征，内衬角蛋白➡、多发皮脂腺➡和脂肪➡

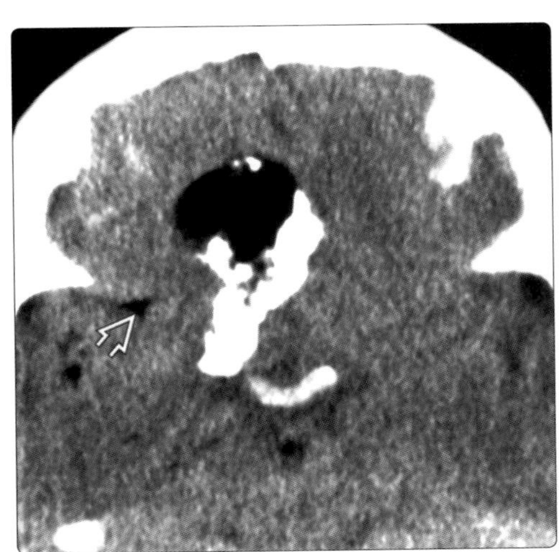

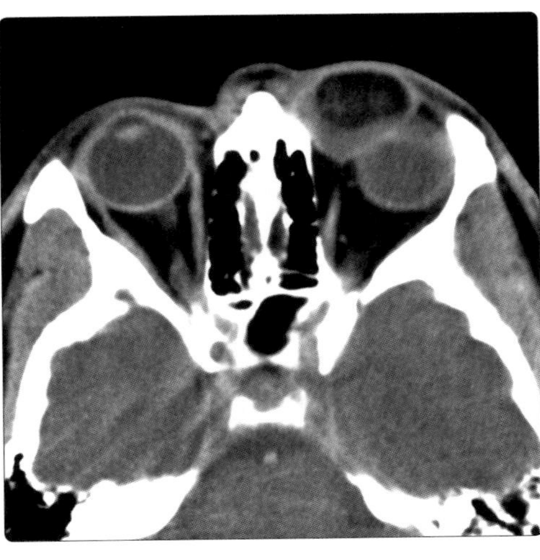

（左图）头颅平扫CT显示鞍上额下区大范围的肿块，脂肪、钙化密度混杂。邻近外侧裂可见低密度脂肪滴➡，与皮样囊肿破裂相关。这类囊肿最常见临床表现是头痛和癫痫发作。囊肿破裂可导致化学性脑膜炎。（右图）年轻患者，头颅增强CT显示眶内的含脂肿块。眼眶皮样囊肿是最常见的“皮脂瘤”，其发生与颧额缝相关

表皮样囊肿

关键点

术语
- 颅内表皮样囊肿：先天性囊肿

影像
- 脑脊液样肿块，匍匐状长入脑池并包绕神经血管结构
- 形态：分叶状、不规则形、菜花样肿块
- FLAIR：通常不完全被抑制
- DWI：呈高信号，具有决定性诊断价值可与蛛网膜囊肿相鉴别

主要鉴别诊断
- 蛛网膜囊肿
- 炎性囊肿（如脑囊虫病）
- 囊性肿瘤
- 皮样囊肿

病理
- 起源于神经外胚层，发生于神经管闭合期——胚胎发育的第 3～5 周

临床问题
- 症状取决于肿瘤部位及对邻近神经血管的影响
  - 最常见症状：头痛
  - 常见第 5、7、8 对脑神经受累
- 占所有原发性颅内肿瘤的 0.2%～1.8%
- 罕见恶变为鳞状上皮癌
- 治疗：显微外科切除
  - 切除不彻底常复发

诊断要点
- 匍匐生长，包裹而非推移周围结构
- FLAIR 上信号不完全消失；DWI 上呈高信号

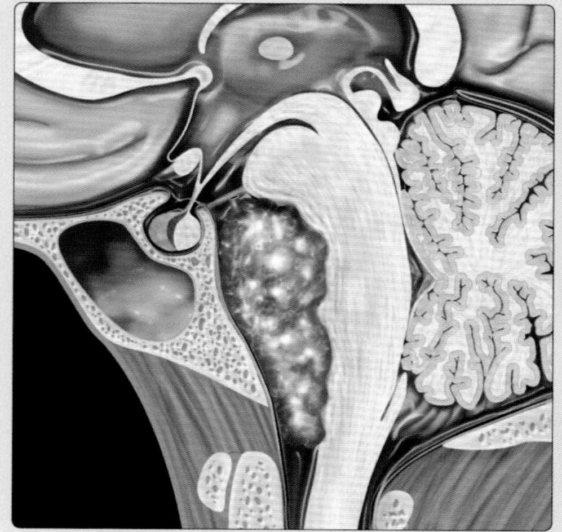

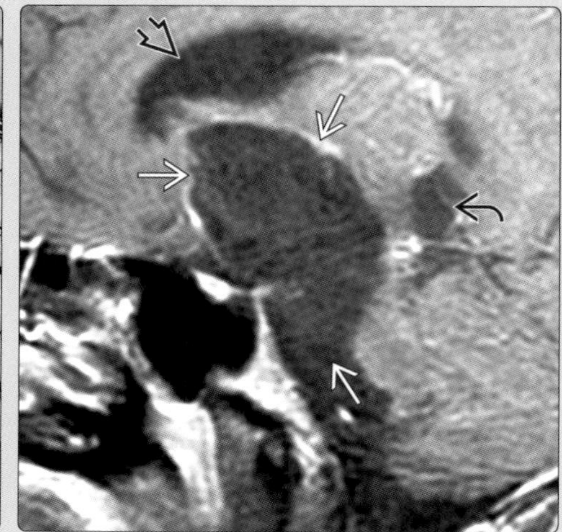

（左图）矢状位示意图：原发于桥前池的分叶状表皮样囊肿，占位效应显著，脑桥、延颈髓交界处及上段颈髓明显受压。（右图）头颅 MR 矢状位增强 T_1WI 示无强化的表皮样囊肿➡起于桥前池，占位效应明显，脑桥、中脑及下丘脑受压推移，其信号稍高于正常脑脊液⇨，并包绕脑桥长入环池↪

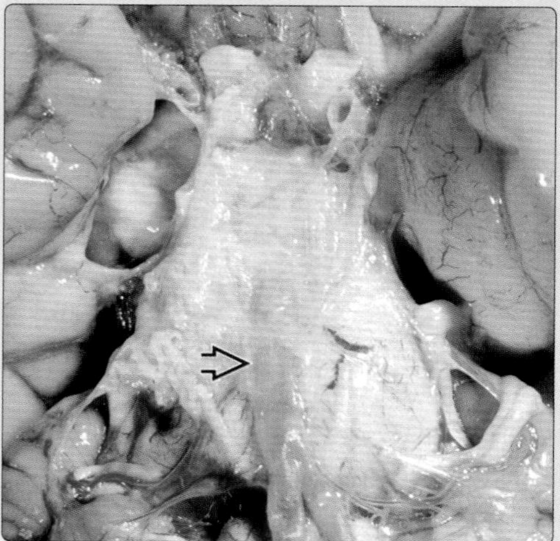

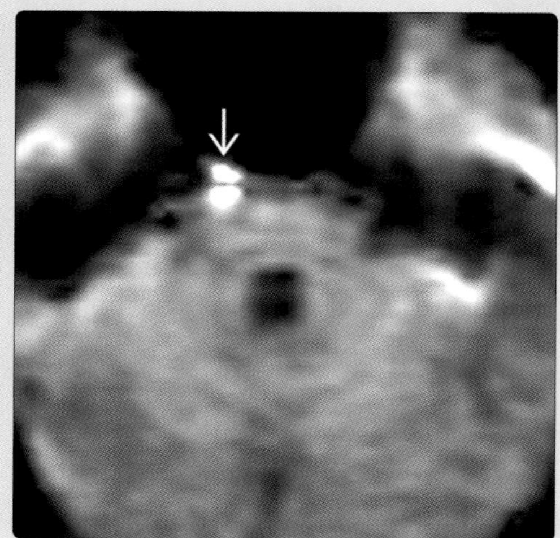

（左图）大体病理示表皮样囊肿由桥小脑角池向前上延伸，长入桥前池并包绕基底动脉⇨。注意其典型的珍珠样外观。（右图）头颅平扫 MR 横断位 DWI 显示表皮样囊肿切除后见小的残余肿瘤组织➡其他序列上未发现。DWI 对评估术后有无残余肿瘤有重要作用

术语

同义词

- 外胚层囊肿

定义

- 颅内表皮样囊肿：先天性囊肿

影像

一般特征

- 最佳诊断线索
  - 脑脊液样肿块，匍匐潜入脑池并包绕神经血管结构
- 位置
  - 硬膜内（90%），主要位于基底池
    - 桥小脑角（CPA）（40%～50%）
    - 第四脑室（17%）
    - 鞍旁／颅中窝（10%～15%）
    - 大脑半球（罕见）（1.5%）
    - 脑干极其罕见
    - 侧脑室颞角、第三或四脑室的脉络丛
  - 硬膜外（10%）：颅骨（额、顶、枕及蝶骨的板障内）及脊柱
- 形态
  - 呈分叶状、不规则形、菜花样肿块
  - 延伸性生长，一般无占位效应，除非肿瘤很大

平片表现

- 平片
  - 板障内表皮样囊肿
    - 可改变头皮、颅骨内／外板、硬膜外间隙形态
    - 通常呈圆形或分叶状
    - 边缘清晰，有硬化边

CT 表现

- 平扫 CT
  - 圆形／分叶状肿块
  - >95% 为低密度，与脑脊液类似
  - 10%～25% 含钙化
  - 罕见变异 = “致密的” 表皮样囊肿
    - 占颅内表皮样囊肿的 3%
    - 继发于出血、高蛋白、钙化或含铁色素
- 增强 CT
  - 通常无增强，部分囊壁可有轻度强化
- CT 骨窗
  - 可出现骨侵蚀；板障内表皮样囊肿可见锐利边缘

MR 表现

- T_1WI
  - 常略高于脑脊液信号（约 75%）
  - 分叶状边缘信号可略高于中心
  - 少见表现：由于含高甘油三酯及不饱和脂肪酸，信号高于脑实质（“白色表皮样囊肿”）
  - 少见表现：信号低于脑脊液（“黑色表皮样”）
    - 包含固态胆固醇结晶和角蛋白
    - 缺乏甘油三酯和不饱和脂肪酸
- T_2WI
  - 通常等于（65%）或稍高（35%）于脑脊液信号
  - 低信号很少见：钙化、水分减少、黏稠分泌物和铁色素
- FLAIR
  - 通常信号不完全被抑制
- DWI
  - 特征性高信号
    - 扩散具高度各向异性
      - 角蛋白丝和碎片平行分层排列
  - ADC= 脑实质
- 增强 T_1WI
  - 通常无强化，部分囊壁可有轻度强化（25%）
  - 强化是肿瘤恶变的征象
- MRS
  - 乳酸峰
  - 无 NAA、胆碱或脂质峰

血管造影表现

- 常规检查
  - 取决于肿瘤部位及大小，可表现为无血管的占位

非血管性介入

- 脊髓造影
  - 脑池造影：对比剂可显示不规则分叶状肿瘤的边界，肿瘤向周围间隙延伸

成像推荐

- 最佳影像方案
  - MR
- 推荐检查方案
  - FLAIR 有助于鉴别，而常规序列无帮助
  - DWI 高信号可与蛛网膜囊肿相鉴别

鉴别诊断

蛛网膜囊肿

- 通常所有序列均与脑脊液信号相同
  - FLAIR 上信号完全抑制
  - DWI：低信号，含流动脑脊液，ADC= 静态水
- 不延伸入或包裹周围结构，而是推移周围结构
- 表面光滑，而表皮样囊肿呈分叶状

炎性囊肿

- 例如脑囊虫病
- 常见强化
- 密度／信号强度通常与脑脊液不同
- 常见病灶周围水肿和胶质增生

囊性肿瘤

- 非脑脊液密度／信号强化
- 常见强化

皮样囊肿

- 通常位于或邻近中线
- 类似于脂肪信号，而非脑脊液信号，含皮肤附属器成分；常破裂

病　理

一般特征

- 病因
  - 先天性：胚胎学
    - 起源于神经外胚层，发生于神经管闭合期——胚胎发育的第 3~5 周
    - 先天性硬膜内的桥小脑角区表皮样囊肿衍生自第 1 鳃沟细胞
  - 后天性：外伤所致
    - 脑内表皮样囊肿的少见病因
    - 更常见于脊柱，由于腰穿所致
- 遗传学
  - 散发型
- 相关异常
  - 可伴有枕部 / 鼻额部的皮肤窦道

直视病理特征

- 表面有光泽，闪亮的“珍珠母”样外观
- 质地柔软
  - 与邻近结构 / 间隙相适形
- 分叶状肿物
  - 可陷入脑组织内
- 匍匐性生长方式，通过脑池伸展，包绕血管 / 神经
- 其内充满柔软、蜡样、奶油样或薄片状物质

显微镜下特征

- 囊壁 = 内层为单层立方鳞状上皮构成，外被纤维囊
- 囊内容物 = 固态胆固醇结晶，角质碎片；无皮肤附属器成分
- 进行性脱屑，形成角蛋白 / 胆固醇结晶，而呈同心圆状薄片

临床问题

临床表现

- 最常见的体征 / 症状
  - 症状取决于肿瘤部位及对邻近神经血管结构的影响
    - 最常见症状：头痛
    - 第 5、7、8 对脑神经受累症状
    - 四脑室内病变常有小脑体征，而高颅压罕见
    - 垂体功能减退及尿崩症少见
    - 痫性发作：病灶位于侧裂池 / 颞叶
  - 可多年无症状

人群分布特征

- 年龄
  - 20~60 岁，高峰年龄 40 岁
  - 儿童很少有临床症状
- 性别
  - 男 = 女
    - CT 高密度病变，女性更多见（男：女 =1：2.5）
- 流行病学
  - 占所有原发颅内肿瘤的 0.2%~1.8%
  - 比皮样囊肿常见（发病率高 4~9 倍）
  - 最常见的先天性颅内肿瘤
  - 第三位常见的桥小脑角 / 内听道肿瘤，仅次于听神经瘤和脑膜瘤

自然病史及预后

- 生长缓慢：上皮成分生长速度与正常上皮细胞相同
- 内容物漏出可引起化学性脑膜炎
- 恶变为鳞状细胞癌的报道罕见
  - 异物引起的长期修复可导致细胞异型性和肿瘤形成
  - 频繁复发可导致提前发生恶变
  - 可发生于手术切除后数年
  - 平均年龄：52 岁，男性多见

治疗

- 显微外科手术切除
  - 侵入周围结构可致并发症 / 手术复杂
  - 若切除不完全，常容易复发
  - 手术过程中 / 手术后内容物可沿蛛网膜下腔播散
    - 可引起化学性脑膜炎
    - 有脑脊液播散和种植的相关报道
- 术区恶变为鳞状细胞癌的报道罕见

诊断要点

关注点

- 为匍匐生长并包绕周围结构，而非推移周围结构，需考虑表皮样囊肿

读片要点

- 影像上表现与脑脊液类似，除了 FLAIR 上信号常不能完全抑制
- DWI 高信号具有诊断价值

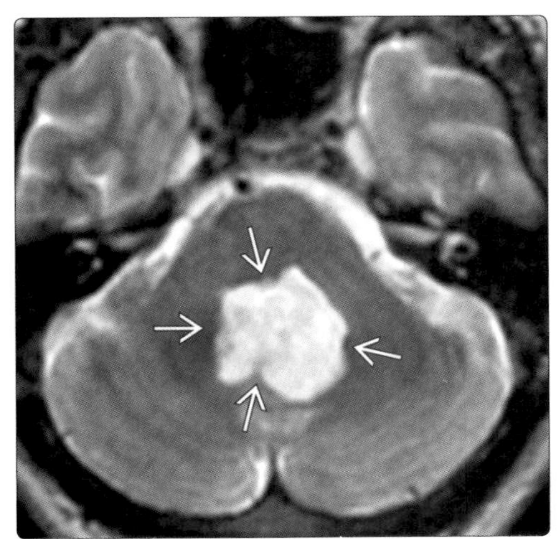

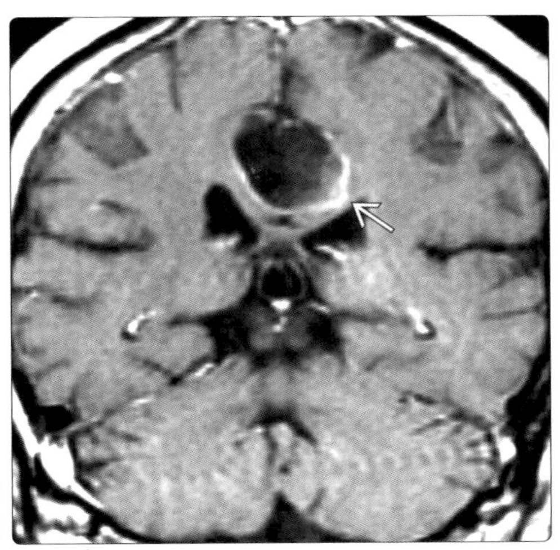

（左图）头颅 MR 横断位平扫 T_2WI 显示位于第四脑室内的表皮样囊肿呈“扇贝”样改变➡。此为表皮样囊肿第 2 好发部位，而统计学上并不多见，仅为 17%。（右图）头颅 MR 冠状位增强 T_1WI 显示具有典型表皮样囊肿表现，位于两半球间的非典型部位；注意边缘可见轻度强化➡

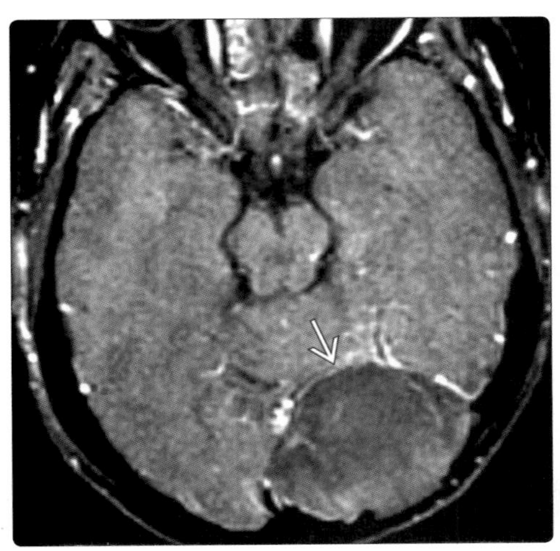

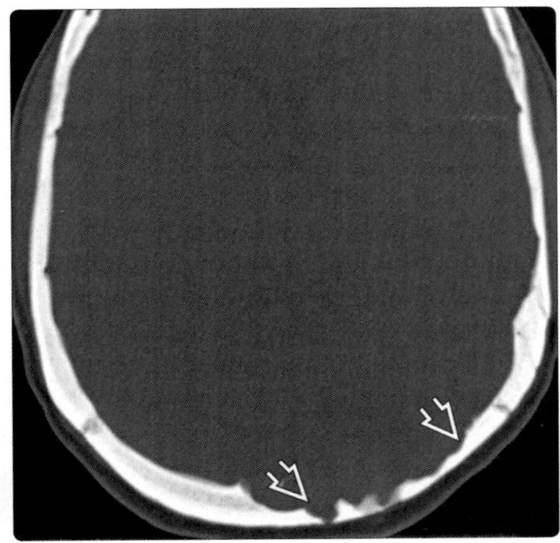

（左图）头颅 MR 横断位增强 T_1WI 脂肪抑制显示左枕部的脑外占位，其信号高于脑脊液，且无强化➡。DWI（未提供）明确诊断为表皮样囊肿，此为非典型部位。（右图）同一患者，平扫 CT 骨窗显示局部明显骨质重塑，但呈良性表现，颅骨内板呈扇形改变➩

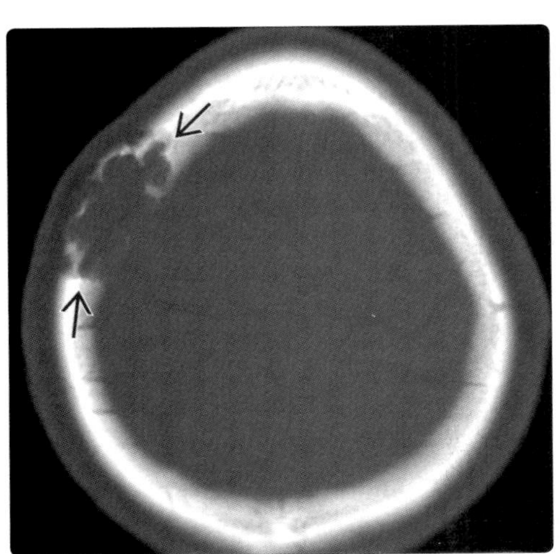

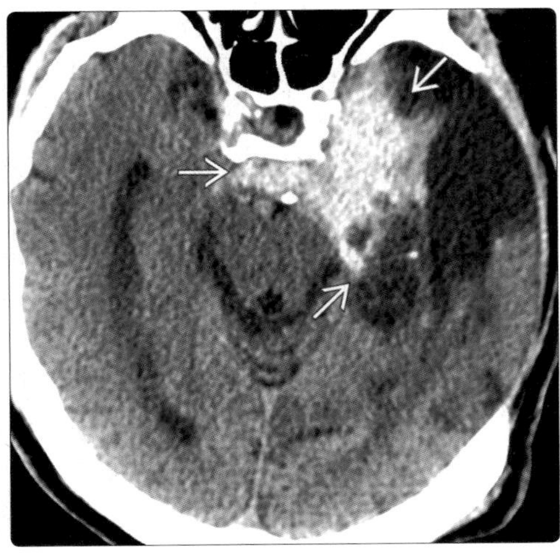

（左图）头颅平扫 CT 骨窗显示板障内典型表皮样囊肿表现，呈膨胀性改变，边缘锐利➡。（右图）头颅平扫 CT 显示罕见高密度表皮样囊肿➡已经由另一医院诊断；仅 3% 的颅内表皮样囊肿 CT 上表现为高密度，与出血、高蛋白、钙化或含铁色素有关

转移性神经母细胞瘤

关键点

术语

- 交感神经系统的恶性肿瘤，起源于胚胎神经嵴细胞衍生物

影像

- 最佳诊断线索：儿童“熊猫眼”—有“骨针”的眶周骨肿瘤导致眼球突出
- 常起自眼眶骨髓，典型者位于眶顶部或侧壁／蝶骨翼
- 颅内转移几乎均为硬膜外，以颅骨为基底的肿瘤
    - 明显强化但可不均匀
- 典型影像表现：眼眶及颅骨针状骨膜炎（呈“直立毛发”样），± 骨破坏
- 对于 <1 岁儿童，骨扫描是鉴别 Ⅳ 期和 Ⅳ-S 期疾病的必要检查

主要鉴别诊断

- 白血病
- 朗格汉斯细胞组织细胞增生症（LCH）
- 颅内脑外血肿
- 尤因肉瘤

病理

- 颅骨转移提示疾病处于 Ⅳ 期
- Ⅳ 期：即使采取积极治疗，60%～75% 的病例存活率仍 <1 年，15% 存活率 >1 年

临床问题

- 是 <1 月龄新生儿／婴儿最常见肿瘤（先天性）
- 诊断中位年龄 =22 月
- 就诊时 20%～55% 的患者有眼部症状
- 是 <5 岁儿童最常见的颅外实性肿瘤
- 最常转移至骨，2/3 的患者确诊时即存在

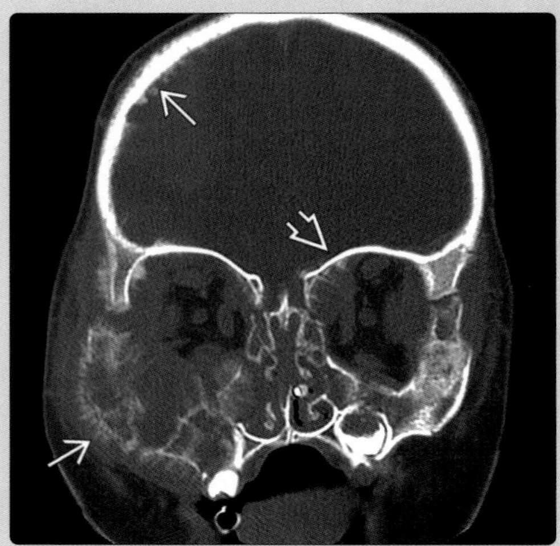

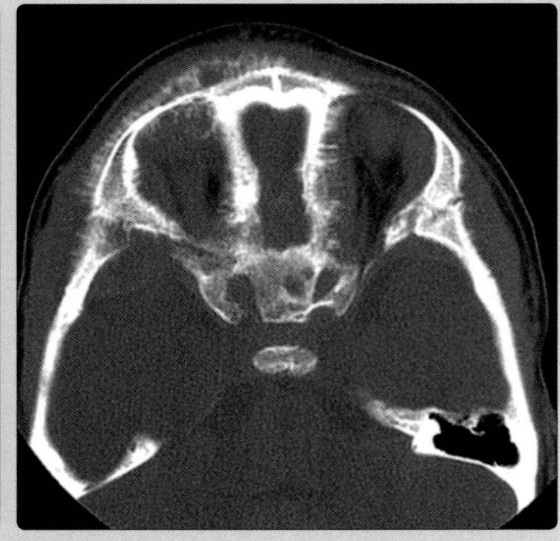

（左图）患儿，伴有腹部包块，头颅平扫 CT 冠状位骨窗显示其眼眶、面骨和颅盖骨可见骨针状骨膜炎，呈直立毛发样表现➡并伴有较大软组织肿块。注意双侧均有病变⇨。Ⅳ 期神经母细胞瘤主要转移至颅骨及眼眶。（右图）同一患儿的平扫 CT 骨窗显示“发丝征”。眼眶受累时常引起眼球突出及眼周瘀斑，呈“熊猫眼”，可能被误认为遭受虐待

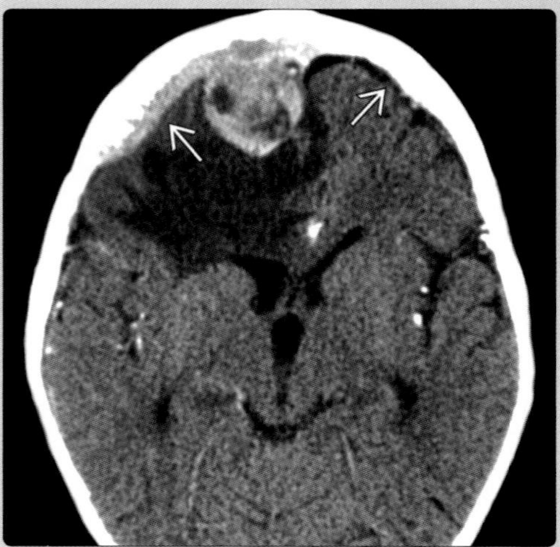

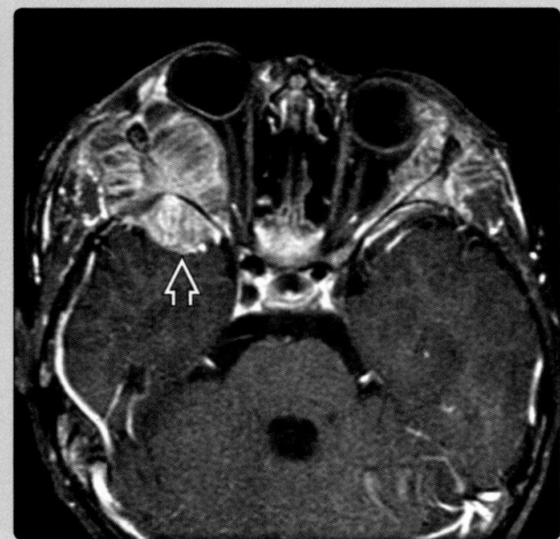

（左图）头颅增强 CT 显示硬膜外不均匀明显强化肿瘤➡伴有占位效应及额叶水肿。颅内受累主要由于邻近颅骨转移侵及硬膜。脑实质转移罕见。（右图）头颅 MR 横断位增强 T_1WI 脂肪抑制显示双侧眼眶处以蝶骨为中心的强化软组织肿块。右侧眼球明显变形并突出。注意颅内局部硬膜扩展⇨

术 语

缩写
- 神经母细胞瘤（NB），成神经细胞肿瘤（NBT）

定义
- 交感神经系统恶性肿瘤，起源于胚胎神经嵴细胞衍生物

影 像

一般特征
- 最佳诊断线索
  - 儿童“熊猫眼”——眶周“骨针”状骨肿瘤致眼球突出
- 位置
  - 头颅转移几乎均为硬膜外，以颅骨为基底肿块
  - 通常起于眼眶骨髓，主要在眶顶部或侧壁/蝶骨翼
  - 脑内病变罕见
- 形态
  - 新月形或凸透镜形，沿骨轮廓
  - 通常边界不清
- 眼眶及颅骨骨针状骨膜炎（呈“发丝征”样表现），± 骨破坏

平片表现
- 冠状缝增宽及骨膜新生骨

CT 表现
- 平扫 CT
  - 是显示颅骨或蝶骨翼细微骨针状骨膜增生的最佳影像手段
  - 与脑组织相比，软组织肿块通常呈等-高密度
    - 可与硬膜外或硬膜下血肿相似
  - 肿块侵入眼眶（肌锥外），并向周围间隙延伸，眶隔前间隙除外
  - 可穿透颅骨内、外板
  - 可双侧受累
- 增强 CT
  - 颅内硬膜转移灶可见强化
  - 罕见环形强化的脑实质转移灶

MR 表现
- T_1WI
  - 略不均匀
  - 低于肌肉信号
- T_2WI
  - 不均匀
  - 信号低于脑组织
  - 略高于肌肉信号
- FLAIR：不均匀；高于肌肉信号
- T_2^* GRE：低信号
- 增强 T_1WI：显著强化，可不均匀
- MRV：邻近硬膜窦可变窄或受侵

核医学表现
- 骨扫描
  - MIBG（meta-iodobenzylguanidine）
    - 儿茶酚胺类似物
    - ^{131}I 或 ^{123}I 标记
    - 神经嵴肿瘤摄取增高
      - NB，神经节神经母细胞瘤，神经节瘤，类癌，甲状腺髓样癌
    - NBI 的特异性为 99%
    - 注意：高达 30% 的 NB 并非 MIBG 阳性
      - 50% 的复发肿瘤可能漏诊
    - 无法鉴别骨髓疾病与骨病
  - ^{99m}Tc-MDP（亚甲基二磷酸盐）
    - 肿瘤钙代谢致摄取增加，对神经嵴组织不特异
    - 对骨转移的敏感度为 74%
    - 可鉴别骨髓疾病与骨病
    - <1 岁患儿，骨扫描是鉴别Ⅳ期和Ⅳ-S 期的必要检查
  - ^{111}In-喷曲肽
    - 生长抑素类似物
    - 对 NBT 不特异；并不优于 MIBG
- PET
  - 小部分病例 FDG PET 对复发肿瘤具有高敏感性及高特异性
  - 由于去分化而 MIBG 阴性，FDG PET 可发现肿瘤复发

成像推荐
- 最佳影像方案
  - CT/MR——评估原发肿瘤
  - 核医学 MIBG 和 ^{99m}Tc-MDP 骨扫描
  - 头颅/眼眶 CT——核医学显像提示转移
- 推荐检查方案
  - MR 增强 + 脂肪抑制序列作为 CT 检查的补充

鉴别诊断

白血病
- 硬膜或颅骨为基底的肿块
- 脑实质肿块更多见
- MR 信号多均匀

朗格汉斯细胞组织细胞增生症（LCH）
- 溶骨性骨质破坏而无骨膜新生骨
- 常合并尿崩症

颅内脑外血肿
- 硬膜下或硬膜外血肿
- 需考虑出血性疾病或儿童受虐待

尤因肉瘤
- 累及颅骨者 <1%
- 侵袭性骨质破坏

- 针状骨膜反应

骨肉瘤

- 原发于颅骨罕见

横纹肌肉瘤

- 儿童眼眶最常见的软组织恶性肿瘤
- 双侧少见；可侵及眶隔前间隙

重型 β 地中海贫血

- 典型的“发丝征”，颅骨膨胀
- 非灶状或破坏性，与神经母细胞瘤不同

病　理

一般特征

- 病因
  - 来源于病理上成熟神经嵴祖细胞瘤
  - 原发肿瘤起于交感神经节部位
  - 致病因素未知
- 遗传学
  - 多个相关基因位点：1p，4p，2p，12p，16p，17q
    - *Myc-N* 癌基因（2 号染色体）是重要标记物
    - 35% 存在 1 号染色体短臂缺失
  - 1%～2% 病例为遗传性
- 相关异常
  - 偶可见合并 Beckwith-Wiedemann 综合征及 I 型神经纤维瘤病
  - 部分合并神经嵴病综合征
    - Hirschsprung 病、先天中枢性低通气、DiGeorge 综合征

分期、分级和分类

- 颅骨转移提示疾病处于 IV 期
- 国际神经母细胞瘤分期系统：
  - I 期：局限于原发器官
  - IIA 期：单侧肿瘤，无淋巴结受累（LN）
  - IIB 期：单侧肿瘤，同侧淋巴结受累
  - III 期：对侧受累
  - IV 期：远处转移
  - IV-S 期：确诊时 <1 岁，I 期或 II 期 + 局限于皮肤、肝脏或骨髓的转移病灶

直视病理特征

- 灰－褐色质软结节
- 呈浸润性或局限性，无包膜
- 不同程度坏死，出血，钙化

显微镜下特征

- 未分化蓝色圆形细胞，缺乏细胞质，核深染
- 可形成 Homer Wright 菊形团
- 神经节神经母细胞瘤有散在成熟神经节细胞
  - 同一肿瘤的不同区域可有神经节神经母细胞瘤或神经母细胞瘤

临床问题

临床表现

- 最常见的体征 / 症状
  - “熊猫眼”（眶周瘀斑）
  - 可触及的颅顶肿块
- 其他体征 / 症状
  - 可触及的腹部或脊柱旁肿块
  - 独立颅骨转移瘤罕见
- 临床特征
  - 就诊时 20%～55% 的患者有眼部表现
    - 眼球突出和“熊猫眼”，50% 为双侧
    - Horner 综合征
    - 眼阵挛，肌阵挛及共济失调
      - 婴儿肌阵挛性脑病
      - 副肿瘤综合征（非转移性）
      - 2%～4% 的 NB 患者预后较好
  - 血管活性肠肽（VIP）水平升高
    - 见于 7% 的 NBT 患者
    - 腹泻、低血钾、胃酸缺乏
  - 尿中高香草酸及香草扁桃酸水平升高（>90%）

人群分布特征

- 年龄
  - 确诊时平均年龄 =22 月
  - 40% 的患者在 1 岁内确诊
  - 35% 的患者在 1～2 岁内确诊
  - 25% 的患者在 2 岁以上确诊
  - 89% 的患者在 5 岁内确诊
- 性别
  - 男：女 =1.2：1
- 流行病学
  - 是 <5 岁儿童最常见的颅外实性肿瘤
  - 占所有儿童恶性肿瘤的 8%～10%
  - 是 <1 月龄婴儿的最常见肿瘤（先天性）
  - 最常转移至骨，确诊时 2/3 病例存在骨转移
  - 1%～2% 在 6～12 月内自发性消退，主要为 IV-S 期
  - NB 是 NBT 中最常见的具有侵袭性的类型

自然病史及预后

- I 期，II 期，和 IV-S 期 3 年无症状生存率为 75%～90%
- III 期：<1 岁患者的 1 年无症状生存率为 80%～90%；>1 岁患者的 3 年无症状生存率为 50%
- IV 期：<1 岁患者的 1 年无症状生存率为 60%～75%；>1 岁患者的 3 年无症状生存率为 15%
- 预后不良的标志：1p 缺失，17q 异位，*Myc-N* 扩增
- 预后良好的标志：病变范围局限，IV-S 期病变，*Myc-N* 扩增量减少

治疗

- 手术切除 + 化疗，放疗
- 骨髓移植
- Ⅳ-S 期患者有可能自行好转

诊断要点

关注点

- 腹部成像确定原发肿瘤部位

读片要点

- CT 平扫有助于识别针状骨，帮助排除 LCH

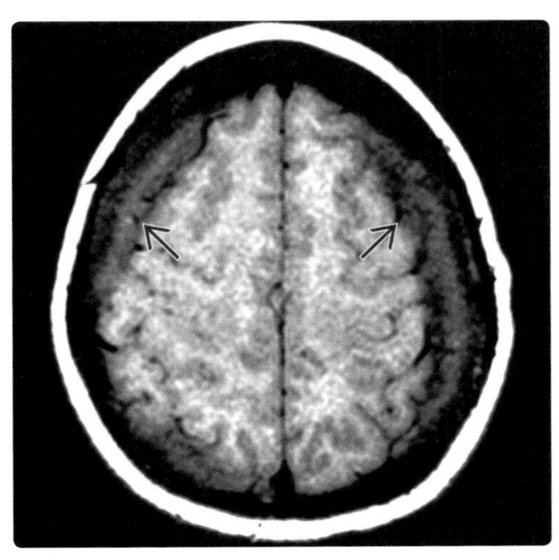

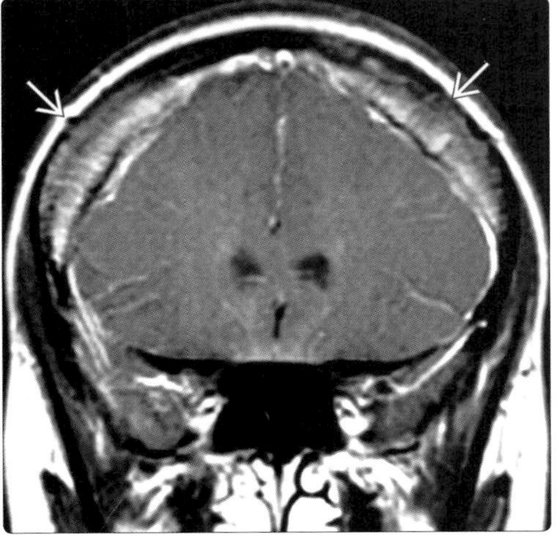

（左图）头颅 MR 横断位平扫 T_1WI 显示颅骨及硬膜弥漫增厚➡其下方脑实质无明显异常信号。（右图）同一患者的 MR 冠状位增强 T_1WI 示颅骨及硬膜可见强化，注意“发丝征”➡，为转移性神经母细胞瘤典型表现。1 岁内 Ⅳ 期神经母细胞瘤患儿预后良好。1 岁以上者，尽管经过积极治疗，其 3 年生存率仍低于 15%

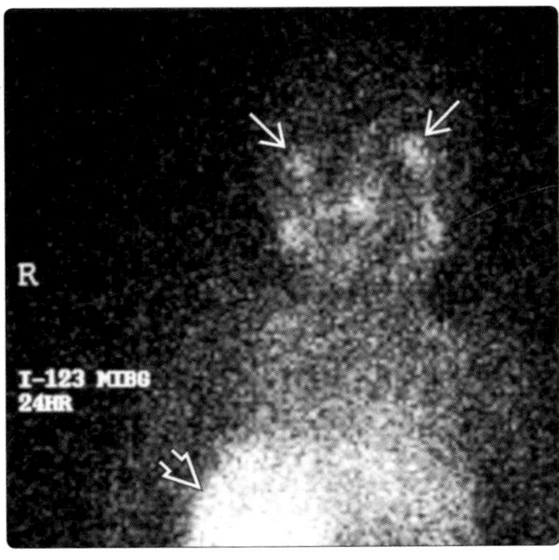

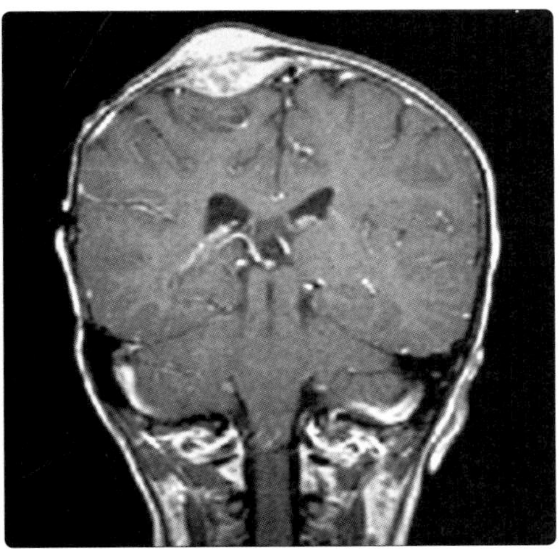

（左图）^{123}I-MIBG 冠状位显示眼眶区域摄取增加➡与神经母细胞瘤转移相关。注意右腹部大面积摄取增高提示原发肿瘤➡。虽然 MIBG 显像对原始神经母细胞瘤高度特异，但高达 30% 的原发及 50% 的复发神经母细胞瘤 MIBG 不摄取。（右图）神经母细胞瘤患儿，头颅 MR 冠状位增强 T_1WI 示：骨膜下及硬膜外以板障为中心的凸面状强化肿块

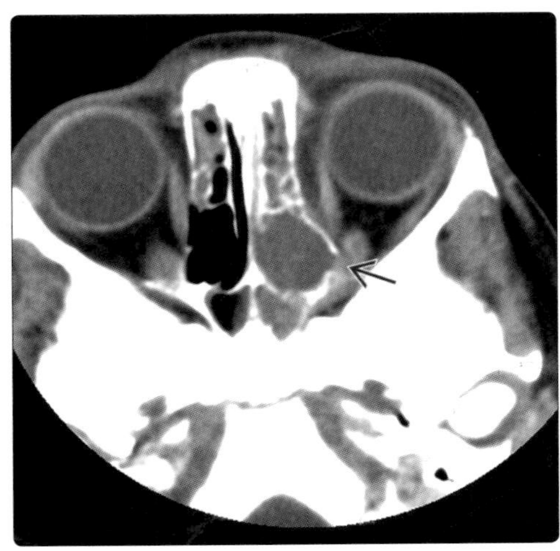

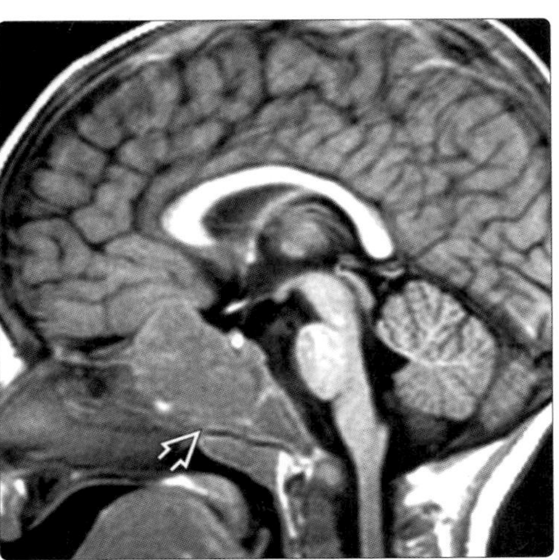

（左图）神经母细胞瘤患儿，头颅平扫 CT 骨窗显示筛窦肿块，可见局限性骨侵蚀➡提示神经母细胞瘤。（右图）患儿，2 岁，Ⅳ 期神经母细胞瘤，头颅 MR 矢状位平扫 T_1WI 显示颅底中心的较大肿块，信号略不均匀➡斜坡明显膨胀。影像类似其他恶性肿瘤。神经母细胞瘤最常转移至颅骨或眼眶区域

髓外造血

关键点

术语

- 骨髓造血减少导致髓外代偿性造血

影像

- 颅骨（硬膜外，硬脑膜，静脉窦）
  - 脊柱（脊柱旁，硬膜外）
  - 颅骨过厚或过于致密
  - 原发疾病表现
- 增强 MR
  - 慢性贫血或骨髓消耗性疾病患者，脊柱旁或颅骨的光滑、均质的肿块
- 注意局部并发症
  - 颅孔，神经
  - 脊神经受累
  - 脊髓受压

主要鉴别诊断

- 脑膜瘤
- 转移瘤
- 硬膜下积液
- 低颅压

病理

- 主要见于先天性血红蛋白病患者
- “三系”增生：红系、髓系、巨核细胞系

诊断要点

- 先天性贫血或其他血液系统疾病的患儿出现不明原因的脑外积液或椎旁肿物，要考虑髓外造血（EMH）
- EMH 表现可类似硬脑膜或硬膜下血肿

（左图）患儿，8 岁，脊髓硬化及胼胝体发育不良，头颅 MR 矢状位平扫 T_1WI 显示不明原因的硬膜外 T_1 稍高信号 ➩ 覆盖于大脑半球表面；骨质形态正常。（右图）头颅 MR 冠状位平扫 T_2WI 显示脑外肿块，似位于硬膜外。硬脑膜凸起，推压左额叶；T_2 上信号与脑组织相等 ➩。右侧硬脑膜略增厚 →。透明隔缺如与胼胝体发育不良相关

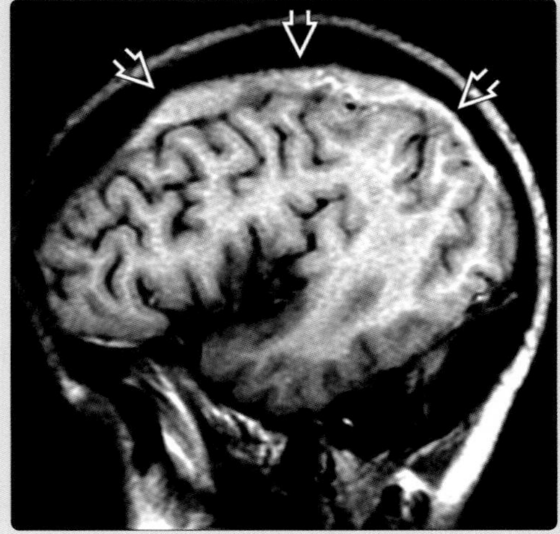

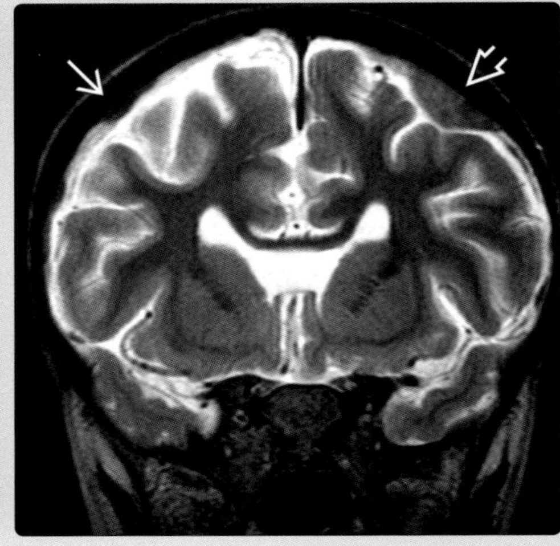

（左图）同一患儿，MR 横断位平扫 FLAIR 示硬脑膜 / 硬膜外呈不均匀高信号包绕脑组织 →。（右图）MR 横断位增强 T_1WI 示硬脑膜 / 硬膜外病变明显强化 ➩，位于半球凸面及大脑镰 →。硬脑膜活检证实为髓外造血（EMH）。前额局部颅骨增厚 ↪

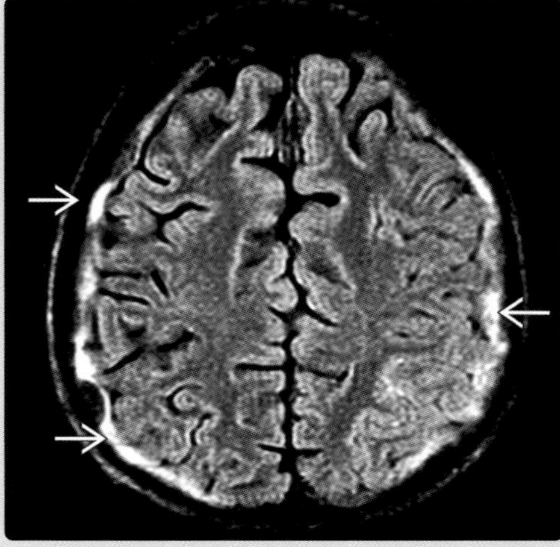

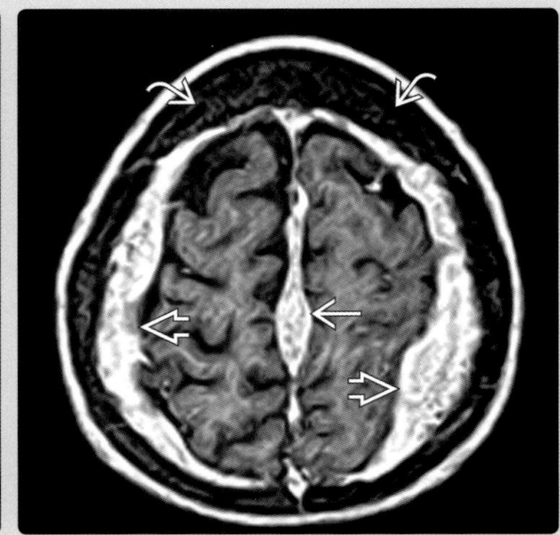

术 语

缩写
- 髓外造血（EMH）

同义词
- 髓外红细胞生成（Extramedullary erythropoiesis）

定义
- 骨髓造血减少导致髓外代偿性造血

影 像

一般特征
- 最佳诊断线索
  - 慢性贫血或骨髓消耗性疾病患者出现脊柱旁或颅骨的光滑、均质的肿块
- 位置
  - 颅骨（硬膜外，硬脑膜，静脉窦），脊柱（脊柱旁、硬膜外）
  - 可见于其他多器官：肾脏、肾上腺、甲状腺、肝脏、脾脏、淋巴结、腹膜
- 大小
  - 大小不一，有时巨大
- 形态
  - 边缘光滑，骨旁局限性肿块
  - 富于细胞组织

平片表现
- 平片
  - 可发现潜在病变
    - 地中海贫血→颅骨“发丝征”
    - 石骨症→骨密度增大，髓腔闭塞消失

CT 表现
- 平扫 CT
  - 光滑，均质，等密度肿块
    - 可与硬膜下血肿、淋巴瘤表现相似
    - 也可与扁平肥厚型脑膜瘤相似
  - 可显示潜在疾病的骨质改变
    - 颅骨过厚或过于致密
    - 板障增宽
    - 椎体结构改变
  - 鼻窦、眼眶及鞍旁区软组织填充
- 增强 CT
  - 均匀强化

MR 表现
- T_1WI
  - 等于或稍高于皮质信号
- T_2WI
  - 稍低于皮质信号
- FLAIR
  - 高信号
  - 病灶下方无脑实质水肿
- 增强 T_1WI
  - 均匀强化
  - 可与扁平肥厚型脑膜瘤相似

核医学表现
- 摄取 ^{99m}Tc 硫胶体

成像推荐
- 最佳影像方案
  - 增强 MR
- 推荐检查方案
  - 评估骨及软组织肿块
    - 通常有明确病因
    - CT：板障增宽、受侵，鼻窦病变
    - MR：椎体骨髓改变
  - 注意局部并发症
    - 颅孔、神经
    - 脊神经受累
    - 脊髓受压

鉴别诊断

脑膜瘤
- 病史不同，骨质表现不同
- MRS（因肿块邻近骨，常难以检查）：可见特征性的丙氨酸峰

转移瘤
- 常为多发病灶，浸润性，颅骨受侵

硬膜下积液
- 外伤病史
- 局限性脑膜强化，而非弥漫强化

低颅压
- 颅骨增厚，硬脑膜增厚、强化
- 有脑脊液分流或脑脊液漏的病史
- 狭缝状脑室
- 小脑扁桃体下移，垂体膨隆凸出
- 硬脑膜静脉窦扩大

神经系统结节病
- 胸片及实验室检查异常

其他椎旁肿瘤
- 脊椎炎，脓肿：骨、间盘受累，周围脓肿
- 淋巴瘤

病 理

一般特征
- 病因
  - 造血干细胞扩展入不同器官
    - 肝脏和脾脏
    - 肾脏
    - 肺
    - 腹膜
    - 也常见于骨旁

- 面部
- 颅骨
- 脊柱
- 主要见于先天性血红蛋白病患者
  - 地中海贫血
  - 镰状细胞贫血
  - 遗传性球形红细胞症
  - 出血性血小板减少症
  - 白血病
  - 淋巴瘤
  - 髓样化生
- 其他
  - 可继发于骨髓耗竭、浸润或过度活跃
    - 可见于粒细胞集落刺激因子治疗后
  - 可见于各种骨髓硬化症
    - 血液病（如真性红细胞增多症）
    - 骨病
    - 电离辐射、苯暴露史
- 偶尔病因不明

- 遗传学
  - 导致 EMH 的疾病
    - 先天性血红蛋白病
    - 遗传性血液病
    - 遗传性骨髓硬化
- 相关异常
  - EMH 累及硬脑膜而继发硬膜下血肿

直视病理特征

- 骨旁软组织肿块
- 硬膜外 EMH 可压迫局部脑组织
- 伴发的骨质改变

显微镜下特征

- “三系”增生
  - 红系
  - 髓系
  - 巨核细胞系

临床问题

临床表现

- 最常见的体征 / 症状
  - 无症状
  - 痫性发作
  - 颅底的脑神经受损
  - 若静脉窦受压可引起颅内压增高
  - 脊髓受压可导致脊髓病
- 临床特征
  - 一般见于伴骨髓纤维化的年长患者
  - 伴有先天性溶血性贫血的年轻患者

人群分布特征

- 年龄
  - 一般为老年患者，但 EMH 有其特殊的儿科病因
- 性别
  - 男 = 女
- 流行病学
  - 罕见

自然病史及预后

- 疾病进展取决于原发疾病
- 为骨髓造血衰竭的代偿
- 与压迫相关的局部并发症少见

治疗

- 治疗原发疾病
- 低剂量放疗是治疗方法之一
  - 注意造血组织对辐射极其敏感
- 手术切除

诊断要点

关注点

- 先天性贫血或其他血液系统疾病的患儿，出现不明原因的脑外积液或椎旁肿物，要考虑 EMH

读片要点

- EMH 表现可类似于硬脑膜 / 硬膜下血肿

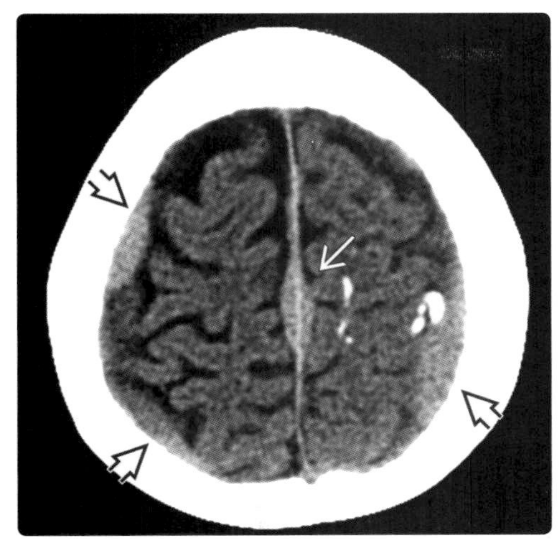

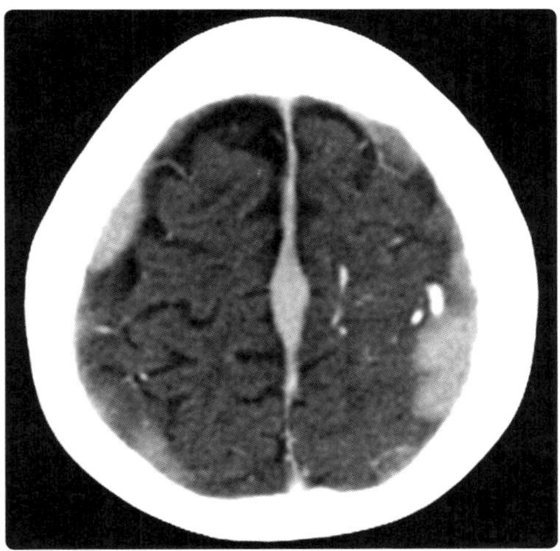

（左图）患儿，8岁，患骨髓纤维化，头颅平扫CT显示多发脑外肿块，最可能来源于硬脑膜、硬膜外或硬膜下。注意大脑镰肿块位于硬脑膜两侧。肿块密度稍高于脑组织，伴硬脑膜钙化（很可能），与EMH表现一致。（右图）同一患儿的增强CT示病变弥漫均匀强化，与EMH表现一致。经活检证实

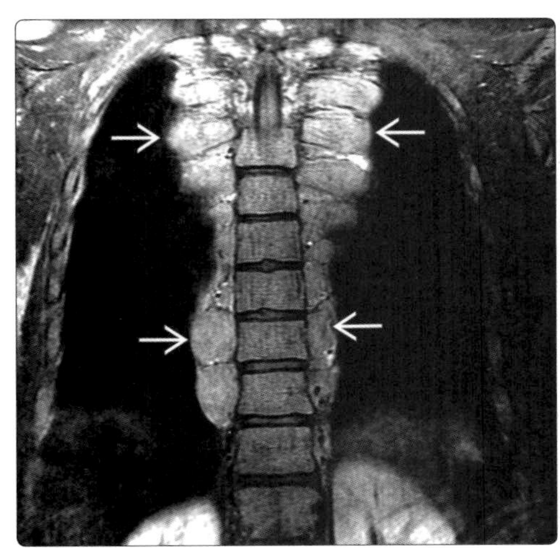

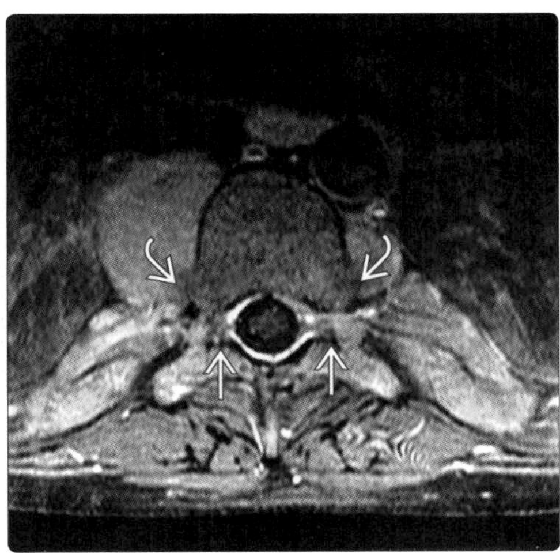

（左图）地中海贫血患儿，17岁，MR冠状位增强 T_1WI脂肪抑制示脊柱旁多发肿块沿胸椎分布，蔓延至肋间隙。通过病史、表现及均匀强化，可能为EMH。（右图）MR横断位增强 T_1WI脂肪抑制示肿块向周围生长，尤其向两侧椎间孔蔓延，侵及脊神经。注意骨皮质缺如

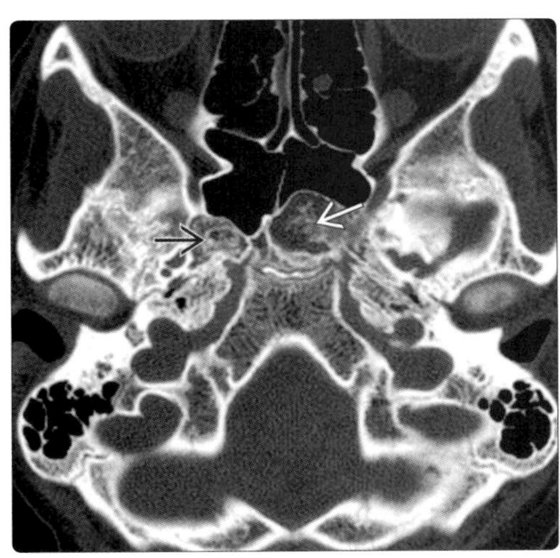

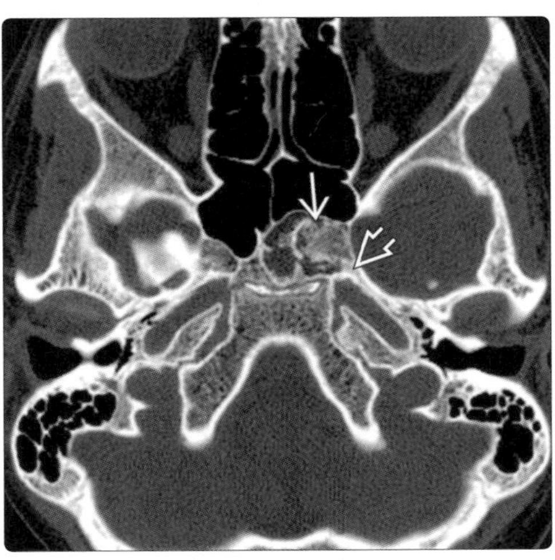

（左图）地中海贫血患者，13岁，平扫CT骨窗示蝶骨体及右侧翼突内侧板基底部见无症状肿块骨膨胀改变，但骨皮质保留，提示EMH，但表现不特异。（右图）同一患者CT骨窗稍高层面示蝶骨体病变邻近颈动脉管。此患者其他部位有多个EMH病灶；因此，最可能的诊断是MHE

脑膨出

关键点

术语

- 脑膨出是颅内容物通过颅盖或颅底骨缺损膨出的统称
  - 脑膜脑膨出（脑膨出）：脑组织、脑膜、脑脊液
  - 脑膜膨出：仅含脑膜及脑脊液
- 脑膨出类型
  - 颅底型
  - 颅顶型
  - 额筛型（前顶型）
  - 鼻咽型
  - 枕部型
  - 顶部型
  - 颞骨型

影像

- 脑膜 ± 脑组织自颅骨缺损处膨出
- 信号强度不均匀反应脑组织成分、脑脊液

主要鉴别诊断

- 闭锁性顶部脑膨出
- 鼻部皮样囊肿 / 表皮样囊肿
- 鼻部胶质瘤（脑异位）
- 颅骨皮样囊肿

临床问题

- 大多数脑膨出在出生时即存在（除鼻咽型）

诊断要点

- 部位决定伴发畸形的风险，并提示其预后
- CT 无法评估婴儿软骨性鼻额区时，应考虑 MR 检查

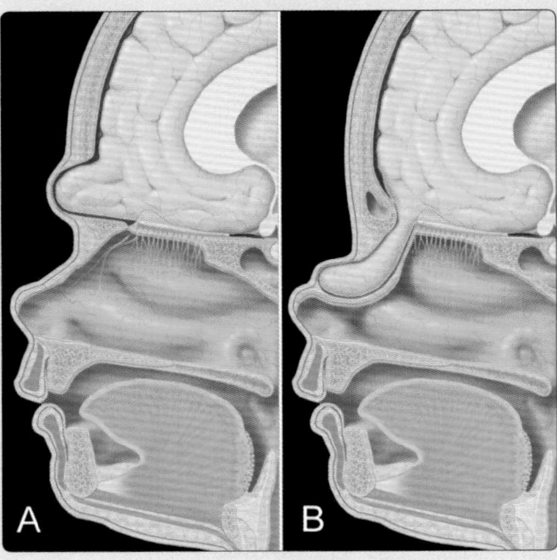

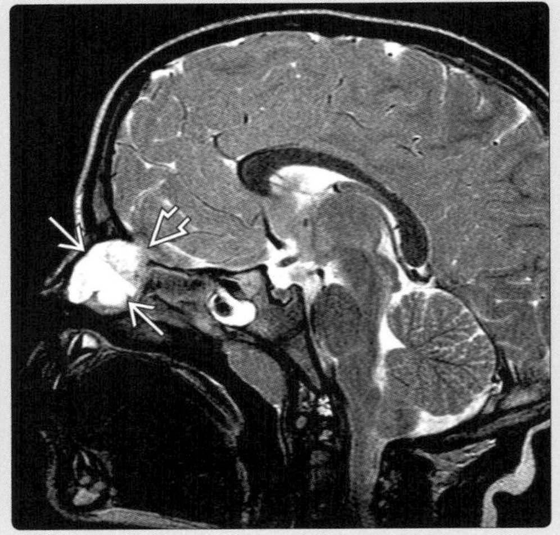

（左图）矢状位示意图示 2 种类型的前顶部脑膨出。(A) 额鼻型：脑组织经额鼻缝伸入眉间区域。(B) 鼻筛型，脑组织经盲孔进入鼻腔。（右图）MR 矢状位平扫 T_2WI 示鼻筛型前顶部脑膨出➡脑组织经盲孔及前颅底缺口⇨进入鼻腔

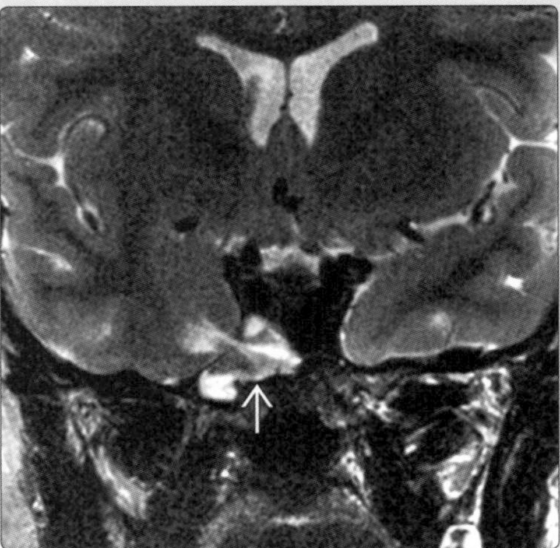

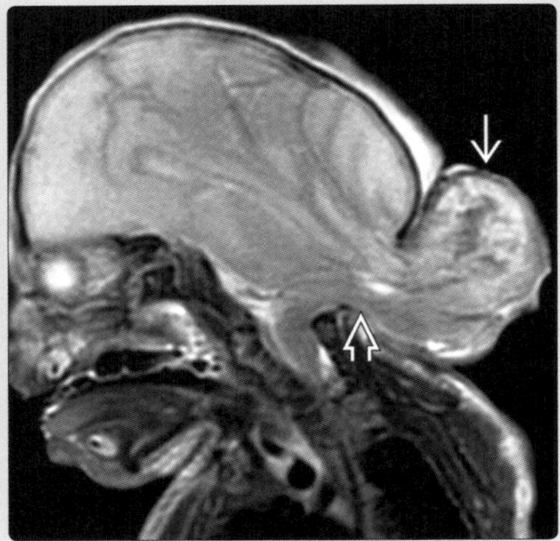

（左图）MR 冠状位平扫 T_2WI 示蝶骨脑膨出➡，脑组织经右侧蝶骨缺损疝出，在评估颞叶癫痫时发现。脑电图定位在右侧内颞叶。（右图）MR 矢状位平扫 T_2WI 示低位枕部脑膨出，疝出物包括枕叶➡及小脑⇨并伴有严重的脑干牵拉变形。注意枕骨大孔受累。疝出的枕叶形态结构紊乱

术 语

定义

- 颅内容物通过颅盖或颅底骨缺损膨出的统称
  - 以颅顶及颅底骨缺损命名
  - 开放或有皮肤覆盖，硬脑膜变薄或裂开
  - 先天性或外伤后
- 脑膨出内容物
  - 脑膜脑膨出（脑膨出）：脑组织、脑膜、脑脊液
  - 脑膜膨出：仅含脑膜及脑脊液
- 脑膨出类型
  - 颅底型（10%）
    - 颅底中线脑膨出
      - 蝶咽型：蝶骨体
      - 蝶筛型：蝶骨，筛骨
      - 经筛骨型：筛板
    - 侧颅底脑膨出
      - 蝶颌骨型：上颌窦，眶裂至翼腭窝
      - 蝶眶缝：蝶骨至眼眶
    - 可包含脑垂体、下丘脑、视神经／视交叉、第三脑室前部
  - 额筛型（前顶型）（10%～15%）
    - 面中部、鼻背部、眼眶、 前额
    - 亚型（可为混合型10%）
      - 额鼻型（40%～60%）：盲孔，前囟至眉间
      - 鼻筛型（30%）：盲孔至鼻腔
      - 鼻眶型：上颌骨，泪骨至眼眶
  - 鼻咽型（罕见）
    - 通过筛骨、蝶骨或枕骨基底部→鼻腔或咽部
  - 枕骨型（75%）
    - 枕颈型：枕骨，枕骨大孔，上颈段后弓
    - 低位枕骨型：含枕骨大孔
    - 高位枕骨型：不含枕骨大孔
  - 顶骨型（10%）
    - 通常伴严重脑畸形→预后不良
  - 颞骨型
    - 经中耳／乳突，颞骨岩尖向下延伸
  - 颅顶型
    - 前囟，额骨间，外侧（冠状缝或人字缝），颞骨，顶骨间，后囟

影 像

一般特征

- 最佳诊断线索
  - 脑膜 ± 脑组织经颅骨缺损处膨出

CT 表现

- 平扫 CT
  - 其对比分辨力不能鉴别脑膨出与鼻窦内病变
- CT 骨窗
  - 能很好地显示骨缺损边缘
  - 因婴儿前颅底为软骨，故无法确定其额鼻部病变：
    - 至2岁，84% 前颅底骨化，CT 会更可靠
- CTA
  - CTV 可显示静脉解剖，以及与脑膨出的关系

MR 表现

- T_1WI
  - 信号不均匀，反映脑组织成分及脑脊液
- T_2WI
  - 信号不均匀，反映脑组织成分及脑脊液
  - 对比分辨力最佳，可见脑脊液信号，发育不良的脑组织内特征性的胶质增生
- MRV
  - 显示静脉解剖，以及与脑膨出的关系

超声表现

- 灰阶超声
  - 可识别胎儿期多种脑膨出
    - 有助于分娩后的早期治疗
  - 对新生儿应用有限

成像推荐

- 最佳影像方案
  - 多平面 MR：显示软组织及其与颅内关系
  - CT 骨窗可显示骨质解剖（除婴儿鼻额区外）
- 推荐检查方案
  - 多平面 MR；通常不需要增强检查
  - 薄层 CT 骨窗 + 多平面重建

鉴别诊断

闭锁性顶部脑膨出

- 位于顶部中线的小肿物，颅盖骨缺损边缘锐利 ± 伴随的脑发育异常
- 其内包含硬脑膜、纤维组织、发育异常的脑组织

鼻部皮样囊肿／表皮样囊肿

- 经胚胎盲孔突出的硬脑膜，其正常退化过程失败
- 鼻部皮肤凹陷或缺损 ± 颅内的皮毛窦，皮样囊肿／表皮样囊肿

鼻部胶质瘤（鼻部脑异位）

- 先天性非肿瘤性异位，由发育不良的胶质组织组成
- 经胚胎盲孔突出的硬脑膜，未能正常退化
- 鼻外（60%）、鼻内（30%）或混合（10%）

颅骨皮样囊肿

- 通常邻近骨缝
- 信号强度反映含外胚层及皮肤成分

Chiari 畸形 3 型

- 通过枕大孔的脑膨出 + 颈段神经管闭合不全

露脑畸形

- 颅盖骨缺如，脑组织突入羊膜腔

病理

一般特征

- 病因
  - 脑膨出形成的一般理论
    - 膜性颅盖：骨诱导缺陷，局部硬膜发育不良，脑膨出所致骨侵蚀，局部神经管闭合失败
    - 软骨性颅底：神经管闭合障碍，颅底骨化中心融合失败
  - 特殊脑膨出
    - 枕部脑膨出
      - 原始神经管闭合障碍
      - 合并其他神经管缺陷
    - 额部脑膨出
      - 胚胎第 3 周，前神经孔处皮肤外胚层与神经外胚层分离障碍
      - 遗传性、中毒性、环境因素
      - 与神经管缺陷无关
    - 颅底脑膨出
      - 颅底骨化失败→经缺损神经嵴细胞移行、组织疝出
- 相关异常
  - 颅底型：眼距过宽，视神经发育不良，眼组织残缺，面部中线畸形，唇裂／腭裂
  - 额筛型：小头畸形，眼距过宽，眼畸形，脑积水，癫痫
  - 鼻咽型：胼胝体发育不良，视神经发育不良，下丘脑－垂体轴功能失调
  - 枕部型：小脑及大脑灰质迁移异常，硬脑膜静脉畸形，胼胝体发育不良，Chiari 畸形 2 型，Dandy-Walker 畸形
  - 顶骨型：胼胝体发育不良，Chiari 畸形 2 型，Dandy-Walker 畸形，Walker-Warburg 综合征，前脑无裂畸形谱病

直视病理特征

- 骨缝或软骨结合处骨裂开
- 骨皮质边缘光滑

临床问题

临床表现

- 最常见的体征／症状
  - 通常症状明显
  - 质软，软组织肿块表面呈蓝色（被覆皮肤）或潮红（无皮肤被覆）变色
- 其他体征／症状
  - 脑脊液鼻漏→脑膜炎
  - 气道阻塞，鼻塞／张口呼吸（颅底型，鼻咽型）
  - 口咽／鼻咽潜在肿块→ Valsalva 动作时大小可变化（颅底型，鼻咽型）
  - 眼距过宽，宽鼻梁（额筛型）

人群分布特征

- 年龄
  - 大多数脑膨出在出生时即存在
  - 鼻咽型出现于 10 岁时
- 性别
  - 额筛型（男＝女）
  - 枕骨型（男：女 =1：2.4）
- 种族
  - 枕骨型最常见于欧洲、北美高加索人
  - 额筛型最常见于南亚／东南亚人、拉丁美洲人
- 流行病学
  - 1：4000 活产婴
  - 7% 神经管缺陷
  - 通常散发，可为综合征（如 Meckel 综合征）

自然病史及预后

- 取决于脑膨出的类型及部位
- 脑膨出与硬脑膜静脉窦的关系对手术方案非常重要

治疗

- 手术彻底切除膨出的发育不良脑组织，预防脑脊液漏及脑膜炎

诊断要点

关注点

- 病变部位决定伴发畸形的风险，并可推测预后

读片要点

- CT 无法准确评估婴儿软骨性鼻额区时，应考虑 MR 检查
  - 鸡冠／筛板区域缺乏骨化的骨＝脑膨出
- MR+MRV 是制订手术计划的最佳检查技术

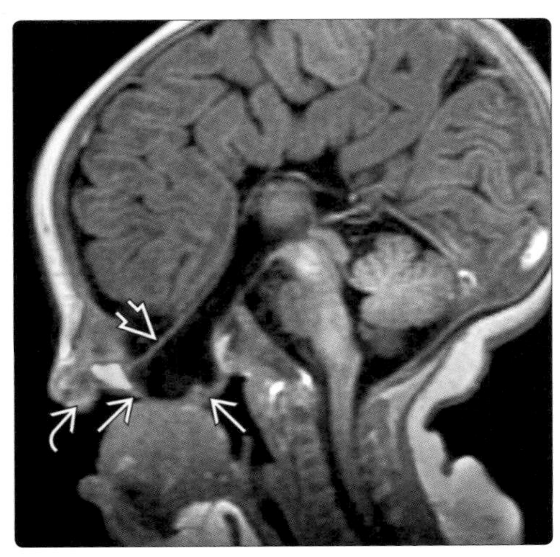

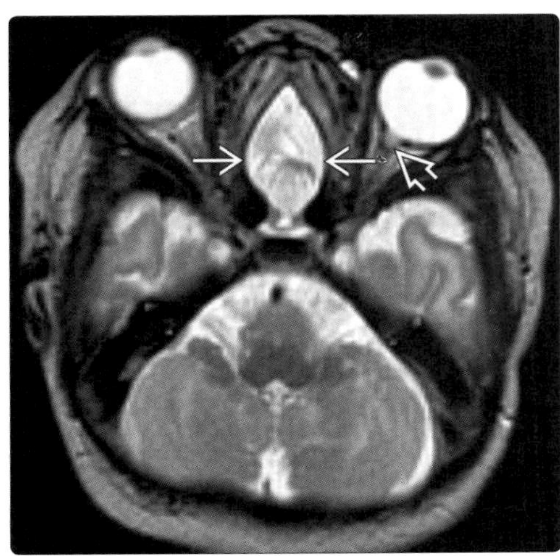

（左图）鼻塞的婴儿，MR矢状位平扫 T_1WI 示颅底中线脑膨出➡其内含有脑脊液、脑膜，很有可能包含嗅神经束➡。注意相关的胼胝体发育不良，上颚异常及鼻畸形➡。（右图）新生儿患者，临床表现为鼻塞，MR 横断位平扫 T_2WI 示颅底中线较大（蝶筛型）脑膨出➡。注意伴发的眼距过宽及左眼组织缺损➡，"牵牛花"综合征

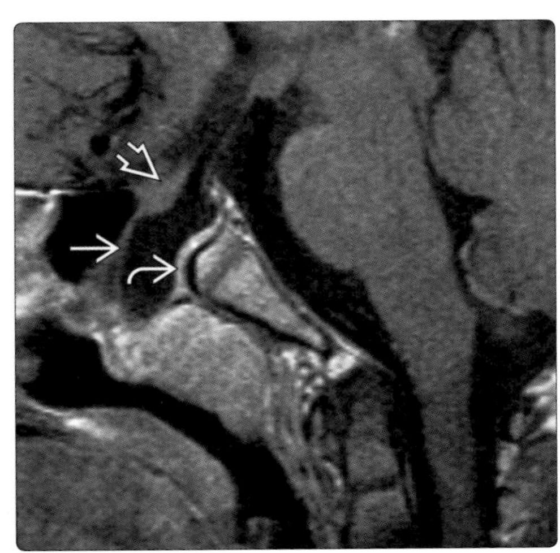

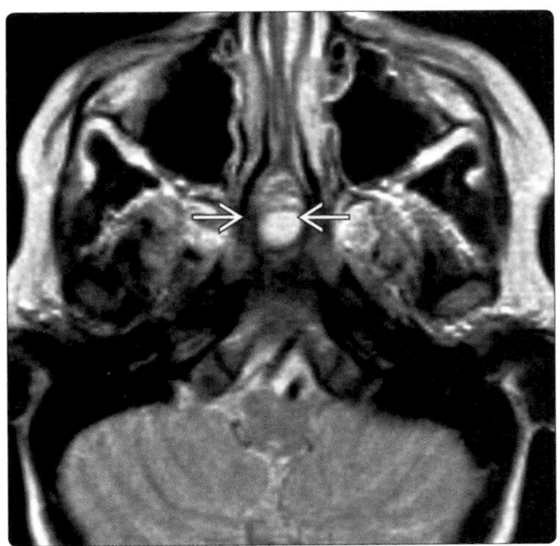

（左图）MR 矢状位增强 T_1WI 脂肪抑制示较大的蝶骨脑膨出，可见脑脊液及脑膜经蝶骨中心的缺损疝出。视交叉➡受牵拉，视神经➡被拉伸，脑垂体➡受压。（右图）MR 横断位平扫 T_2WI 显示蝶枕软骨结合部前方可见高信号区➡。为中线蝶骨脑膨出

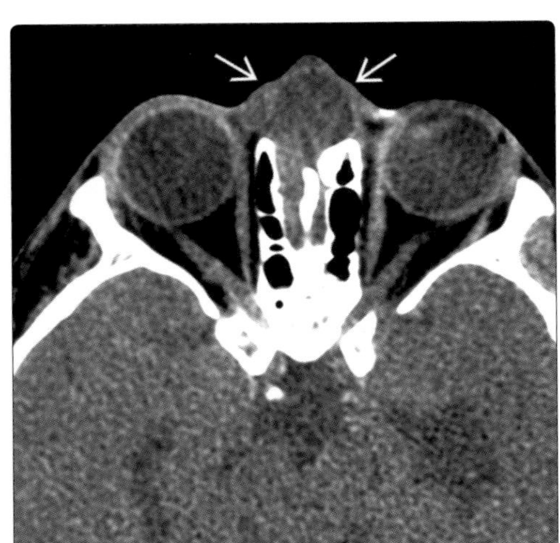

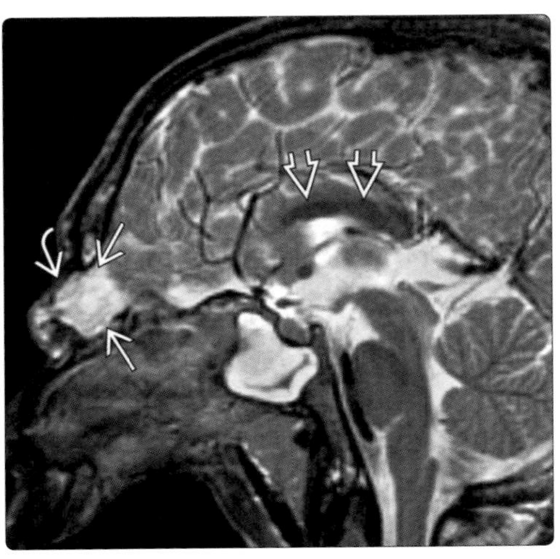

（左图）患儿，男，有眉间肿块（额鼻部脑膨出），头颅平扫 CT 示鼻骨及额骨鼻突缺如，并在眉间区域见液性密度肿块➡。眼距稍增宽；左颞角增宽。（右图）同一患儿的 MR 矢状位平扫 T_2WI 示近额鼻缝的骨质缺损➡，并见脑脊液信号肿块➡，影像表现与脑膨出相符。胼胝体畸形➡

（左图）MR 横断位平扫 T_2WI（额鼻部前顶型脑膨出）示脑组织经额鼻骨结合处的巨大骨缺损疝出➡。膨出脑组织发育异常、信号不均匀，稍高于正常脑实质。（右图）平扫 CT 经颅骨三维重建后冠状位图像（额鼻部前顶型脑膨出）示：中线处见较大骨质缺损⇨与异常增宽的前囟有关

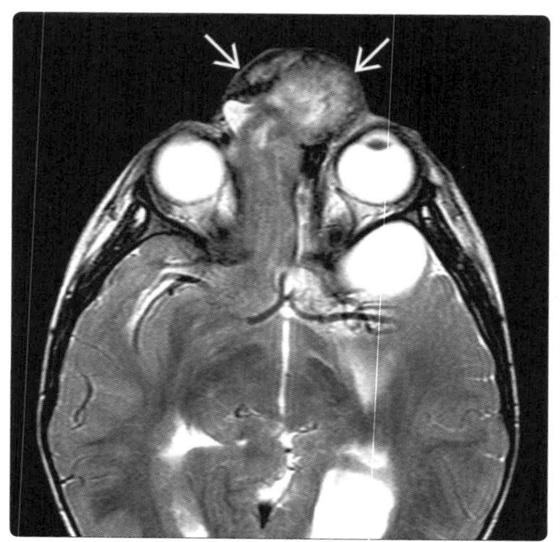

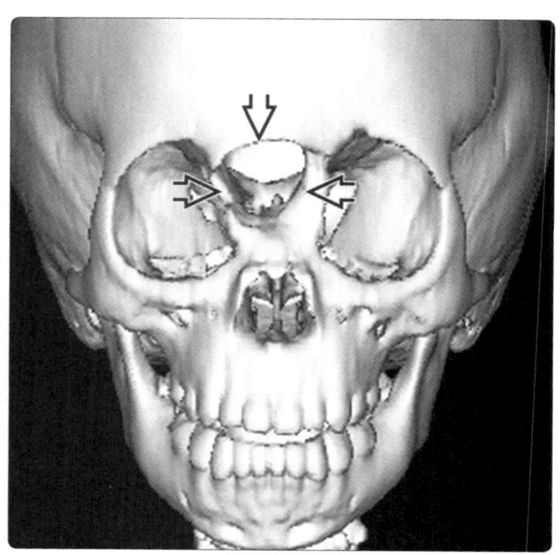

（左图）获得性额筛部脑膨出患者，头颅 MR 矢状位平扫 T_2WI 示前额叶➡经前颅底缺损处疝入筛窦内。损伤为蹦极的绳钩经鼻进入颅前窝，未行手术治疗。（右图）创伤后脑脊液鼻漏患者（获得性额筛部脑膨出）的平扫 CT 冠状位骨窗示筛板 / 颅前窝中线骨质缺损➡

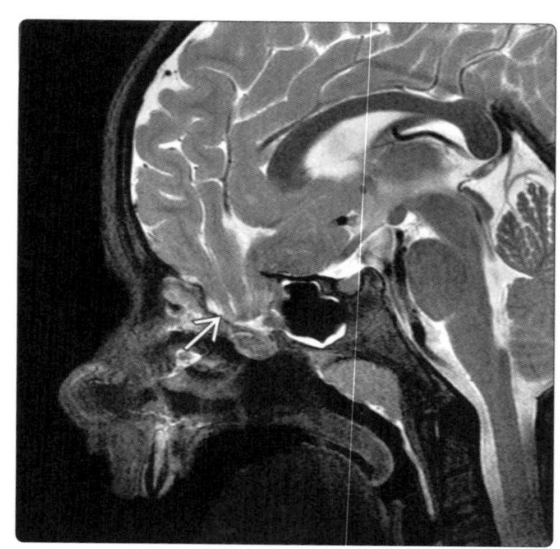

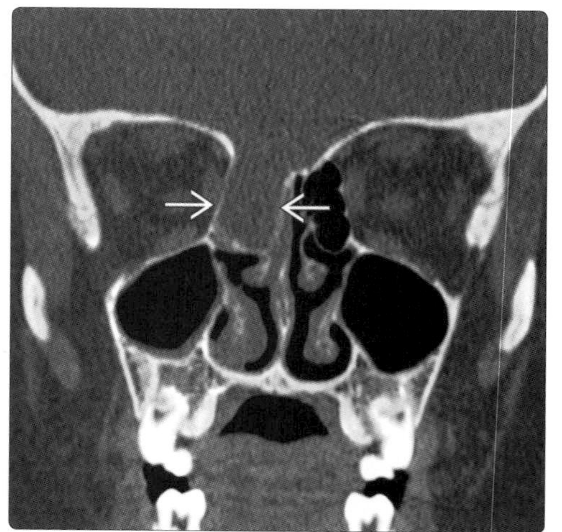

（左图）头颅 MR 矢状平扫 T_1WI（枕部脑膨出）示畸形的枕叶疝入后部的疝囊➡。小脑结构扭曲，但未进入疝囊。骨质缺损未累及枕大孔提示为高位枕部变异型。（右图）同一患者的 MR 横断位 T_2WI 示双侧枕叶经枕骨缺损处进入疝囊。膨出的脑皮质发育不良➡

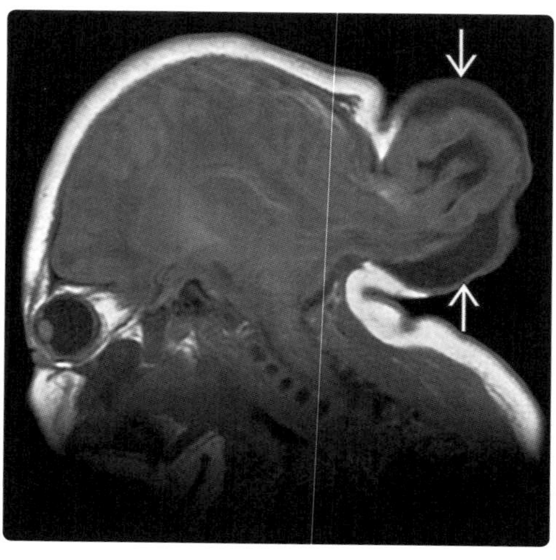

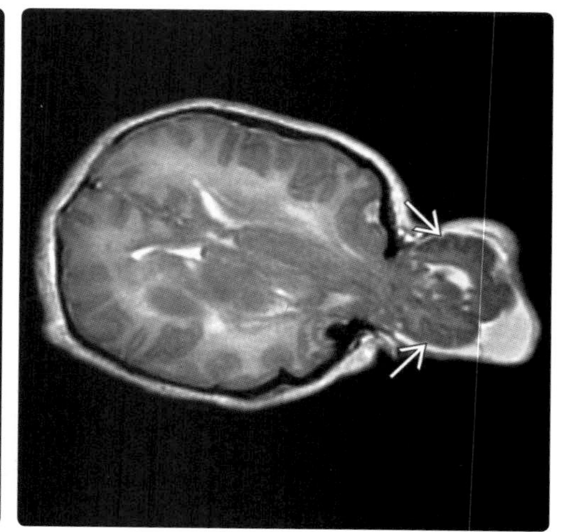

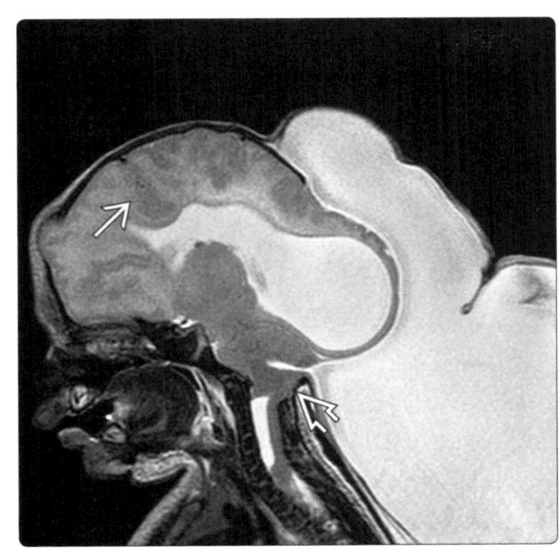

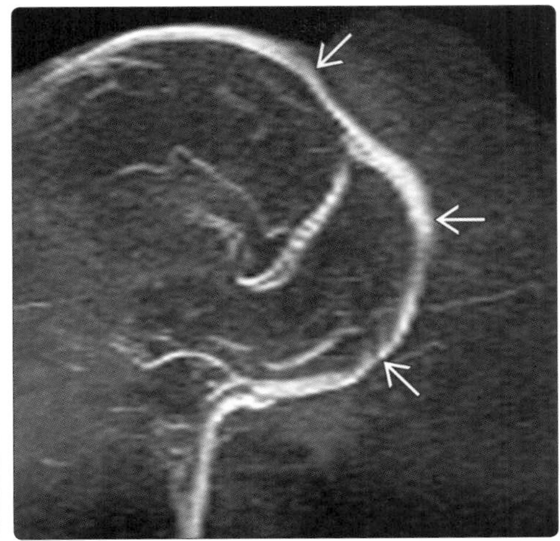

（左图）头颅 MR 矢状位平扫 T_2WI（枕部脑膨出）示双侧顶枕叶及小脑后部疝入充满脑脊液的疝囊。注意脑干及上段颈髓的牵拉变形➡及相关的额叶皮层发育不良➡。（右图）同一患者的 MRV 矢状位图像示上矢状窦后部及窦汇向后移位➡，进入疝囊

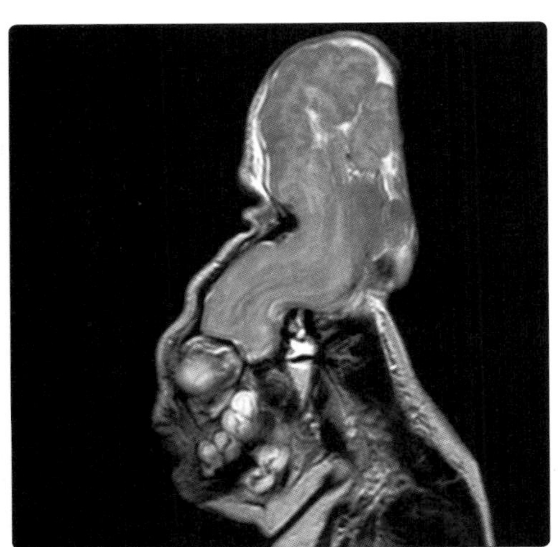

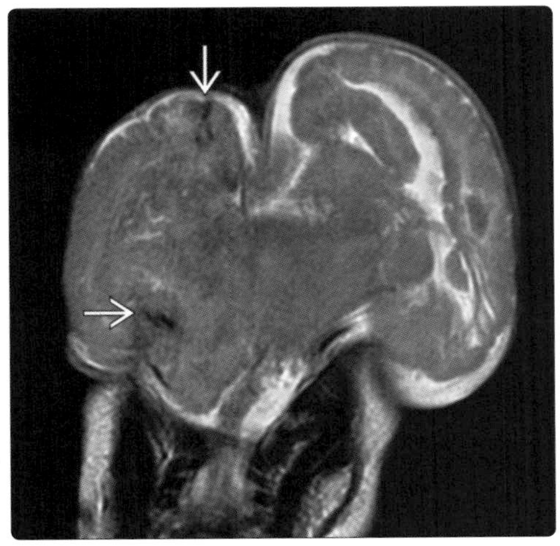

（左图）伴有顶部脑膨出及多发严重先天畸形的新生儿，头颅 MR 矢状位平扫 T_2WI 示疝出的脑组织多于颅腔内脑组织。颅腔内及疝出的脑组织发育不良。（右图）头颅 MR 冠状位平扫 T_2WI（顶部脑膨出）示严重先天性脑发育畸形（双侧皮层发育不良）及疝出脑组织脑出血➡

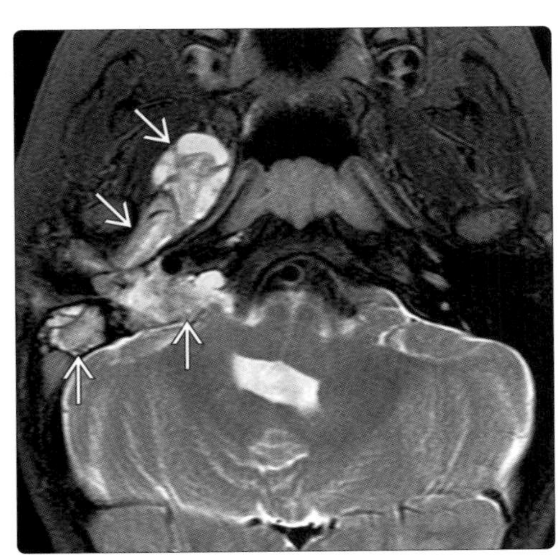

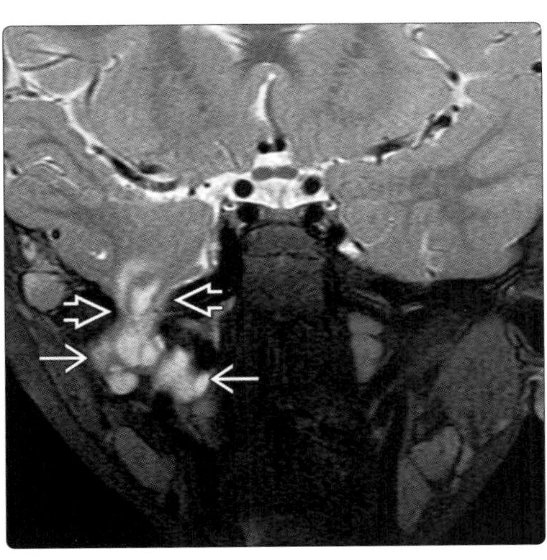

（左图）头颅 MR 横断位平扫 T_2WI 脂肪抑制示右侧创伤后巨大脑膨出伴多处颞骨裂缝➡。该患者右侧听力丧失并有既往颅脑外伤史。注意延髓及小脑牵拉变形。（右图）外伤后颞叶脑膨出患者的 MR 冠状位 T_2WI 脂肪抑制示右颞叶下部➡通过外伤性骨缺损➡疝入右侧中耳及乳突

闭锁性脑膨出

关键点

术语

- 脑膨出形成受阻，由硬膜、纤维组织及发育不良的脑组织构成

影像

- 不均质的头皮下肿块，并向颅内延伸
- 位于闭锁性顶部脑膨出区的上矢状窦局限性开窗
- 脑脊液通路及镰状静脉指向头皮的肿物
- 脑膨出本身可能非常小

主要鉴别诊断

- 皮样囊肿或表皮样囊肿
- 增生性（婴儿）血管瘤
- 颅骨骨膜窦
- 头颅血肿或帽状腱膜下血肿
- 皮脂囊肿
- 转移瘤

病理

- 可能是复杂的真性脑膨出（脑膜膨出或脑膨出），通过纤维条索与硬脑膜相连
- 综合征患者伴发颅内畸形的发生率增加

临床问题

- 柔软的、可触及的、顶部帽状腱膜下肿块
- 常在婴儿及幼儿时发现
  - 男≤女

诊断要点

- 儿童头顶部中线、有皮肤覆盖的帽状腱膜下肿块，鉴别诊断时应考虑此病
- 预后主要取决于伴随的潜在脑畸形，而非脑膨出本身

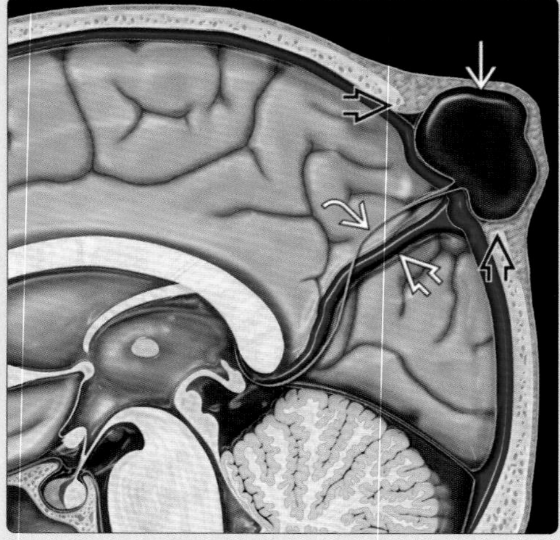

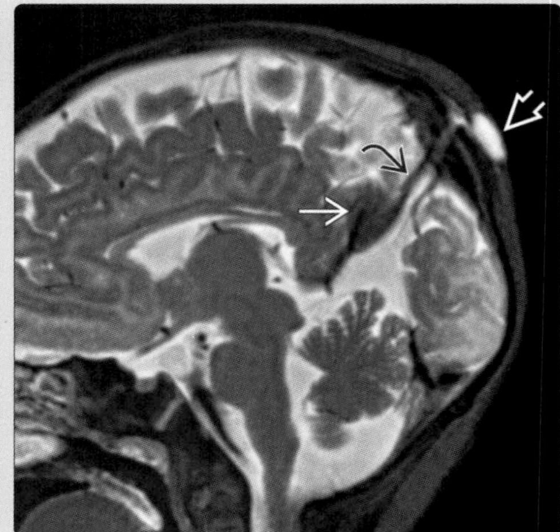

（左图）矢状位示意图示位于顶部中线的闭锁性脑膨出，顶骨缺损处可见囊性肿块。闭锁性脑膨出经常伴随永存原始镰状静脉窦。注意沟通性纤维条索。（右图）头颅 MR 矢状位平扫 T_1WI 脂肪抑制示典型的顶部闭锁性脑膨出伴镰状静脉及积液。纤维条索与脑膨出通过颅顶部缺损相连，与静脉流空信号难以鉴别

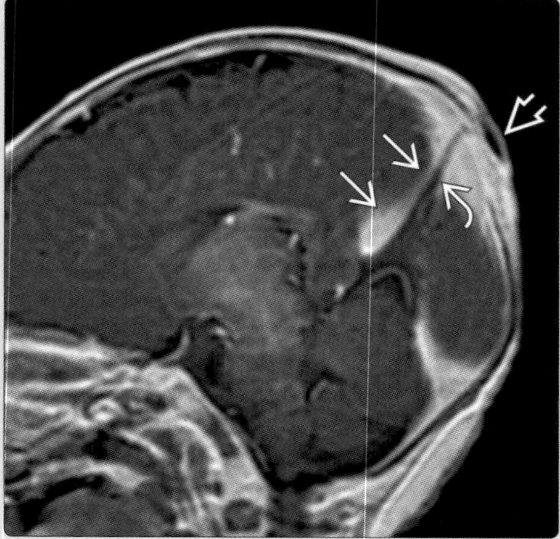

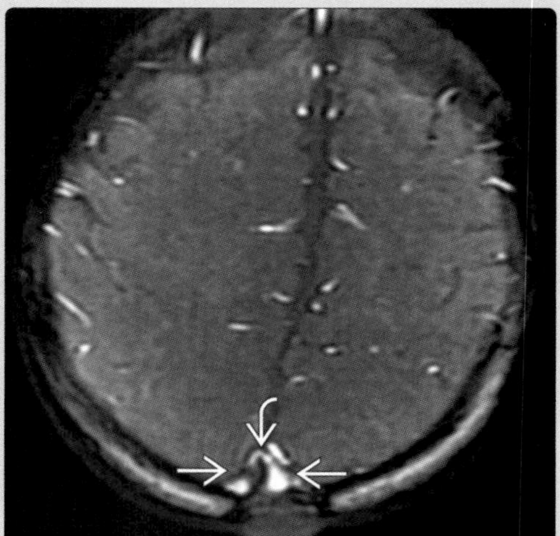

（左图）同一患者的 MR 矢状位增强 T_1WI 示特征性垂直走行的永存镰状静脉，并可见充满液体、皮肤覆盖的脑膨出。纤维条索与脑膨出通过颅顶部缺损相连，位于强化的镰状静脉旁。（右图）MRV 横断位 2D TOF 源图像示上矢状窦局部裂开包绕闭锁性脑膨出的纤维条索

术　语

缩写

- 闭锁性顶部脑膨出，APC

定义

- 脑膨出形成受阻，内含硬脑膜、纤维组织及发育不良的脑组织

影　像

一般特征

- 最佳诊断线索
  - 纤维索和垂直走行的镰状静脉指向头皮肿块（APC）
- 位置
  - 顶部中线最常见，偶尔位于枕部
- 大小
  - 通常较小（5～15mm）
- 形态
  - 被覆皮肤的帽状腱膜下肿块，颅骨缺口边缘锐利

平片表现

- 平片
  - 顶孔矢状缝交点处颅骨裂开
    - 可能难以观察

CT 表现

- 平扫 CT
  - 帽状腱膜下软组织肿块
  - 高于人字缝的小颅裂
  - 小脑幕切迹“陀螺尖”样改变（横断位）
- 增强 CT
  - 皮下层头皮肿块穿过硬膜延伸，强化静脉使轮廓显示清晰
  - 上矢状窦开窗术后改变，垂直走行于原始镰状静脉
- CTA
  - 垂直走行，相当于胚胎性直窦（镰状窦）
  - 上矢状窦开窗

MR 表现

- T_1WI
  - 不均匀头皮肿块并向颅内延伸
  - ± 半球间裂内雪茄形脑脊液通道
  - 小脑上池及松果体上隐窝明显
  - 小脑幕切迹的特征性表现
    - “陀螺尖”样征（横断位）及“峰顶”样（冠状位）
  - 组织沿缺损方向膨出，并指向病变
- T_2WI
  - 代表 APC 的皮下层头皮肿块通常为高信号
  - 其他表现与 T_1WI 相似
- STIR
  - 脂肪抑制像能更好显示帽状腱膜下高信号的脑膨出
- 增强 T_1WI
  - 皮下层头皮肿块常不均匀强化
  - 周围强化的静脉勾画出 APC 纤维条索
- MRV
  - 类似于垂直走行的直窦（永存镰状窦）
  - APC 处上矢状窦局部开窗或向外侧移位

超声表现

- 灰阶超声
  - 不均匀回声的头皮肿块
  - 顶部颅裂的骨缺口通常很小，难以发现

成像推荐

- 最佳影像方案
  - 多平面 MR ＋增强 MRV
- 推荐检查方案
  - MR：薄层、小视野、矢状位脂肪抑制的 T_1 及 T_2
  - 增强扫描伴脂肪抑制序列明确矢状窦及镰状静脉，排除颅骨骨膜窦

鉴别诊断

皮样囊肿或表皮样囊肿

- 常位于颅缝旁
- 颅骨外板呈扇贝形
- ＋边缘强化，内部无强化

增生性（婴儿）血管瘤

- 分叶状软组织肿块伴内部流空信号
- ＋明显强化

颅骨骨膜窦

- 颅内及颅外静脉系统通过颅骨缺损异常沟通
- 柔软的红或蓝色头皮肿块，邻近上矢状窦或横窦
- 颅内压升高时体积增大（Valsalva，体位性）
- 内部为静脉血流，显著强化

头颅血肿或帽状腱膜下血肿

- 液体位于帽状腱膜下间隙，邻近颅骨完整
- 外伤后或经阴道分娩的新生儿应考虑此诊断

皮脂囊肿

- 真皮层肿物
- 无颅盖骨缺损或静脉畸形

转移瘤

- 颅骨破坏＋软组织肿块
- 婴幼儿应考虑神经母细胞瘤

异位头皮结节

- 包含异位的柔脑膜或胶质组织的神经外胚层畸形
- 局部脱发，周围环以粗糙长毛发（“毛圈”征）±环绕毛细血管斑
  - 可有与颅内沟通的残余索条
- 临床表现类似于皮样囊肿

病　理

一般特征

- 病因
  - 可能是复杂的真性脑膨出（脑膜膨出或脑膨出）

- 起源于胎儿 7~10 周过度扩张的菱脑泡
  - 永存中线神经嵴细胞，可能阻止外胚层与中胚层的诱导分化
- 可能与叶酸缺乏、丙戊酸暴露有关
- 遗传学
  - 通常为散发，一些病例为综合征
  - 综合征性 APC 更可能伴发颅内畸形
- 相关异常
  - 发病率不一
    - 大多数 APC 为偶然发现，不伴其他颅内畸形
    - 前脑无裂畸形、胼胝体发育不全、眼畸形及半球间囊肿最常见

直视病理特征

- 错构瘤样帽状腱膜下肿块伴邻近局灶性颅裂
- 与硬膜相连的纤维条索，另一端止于大脑镰或小脑幕
- 脑脊液通道连于小脑上池、松果体上池及四叠体池

显微镜下特征

- 脑膜及退化的神经组织残余
- 室管膜被覆的脑脊液通道

临床问题

临床表现

- 最常见的体征 / 症状
  - 柔软、可触及的、顶骨间帽状腱膜下肿块
  - 被覆皮肤可异常变薄（真皮发育不全），且无毛发（秃头症）
- 其他体征 / 症状
  - 哭闹时 APC 可增大
- 临床特征
  - 偶然发现的帽状腱膜下肿块，或影像评估其他畸形时偶然发现

人群分布特征

- 年龄
  - 婴幼儿
- 性别
  - 男≤女
- 流行病学
  - APC 比顶部脑膨出高 10 倍
  - 西半球更常见

自然病史及预后

- 预后主要取决于伴发的脑畸形，而非 APC 本身
  - 儿童无伴发颅内畸形，通常临床转归正常
  - 综合征患者可伴颅内其他畸形→转归差

治疗

- 手术切除脑膨出并修复硬脑膜

诊断要点

关注点

- 儿童顶部中线、有皮肤覆盖的帽状腱膜下肿块，需要与 APC 相鉴别
- 预后主要取决于伴发的潜在脑畸形，而非脑膨出本身

读片要点

- 永存镰状窦指向脑膨出
- 无异常扩张的头皮静脉，无镰状静脉，具有特征性的纤维索，据此可与颅骨骨膜窦鉴别

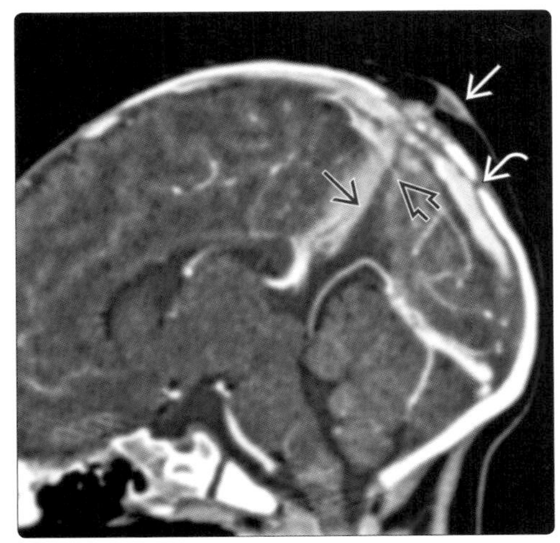
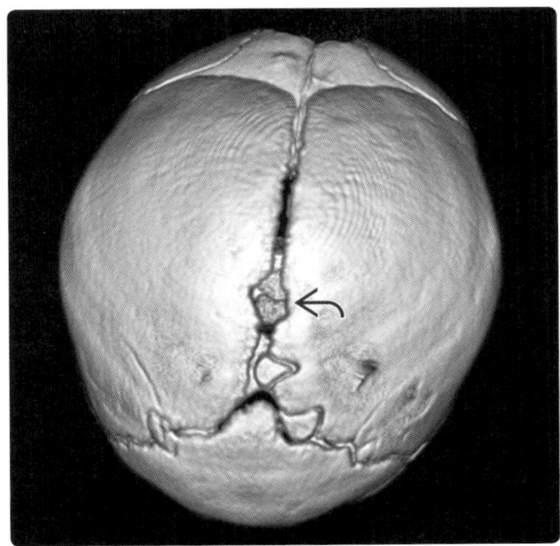

（左图）头颅矢状位增强CT示特征性垂直走行的强化镰状静脉⇨，并显示闭锁性脑膨出➡及其与上矢状窦↪的密切关系。低密度纤维索→相对不明显。（右图）横断位平扫CT三维颅骨重建图像示中线部位顶骨间、局限性小缺损↪，代表局限性颅裂畸形，疝出物经此通过纤维条索与颅内相沟通

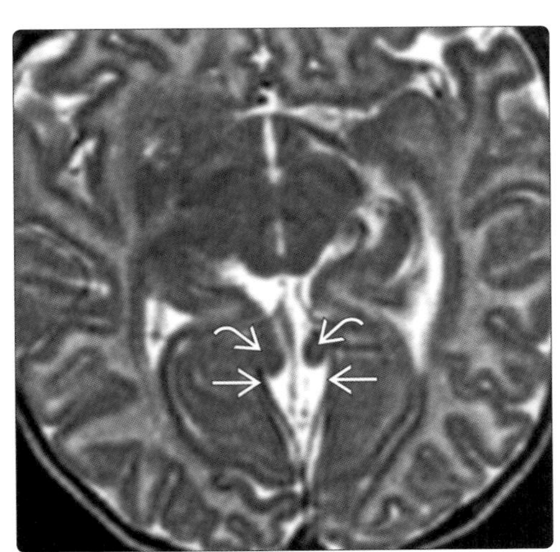
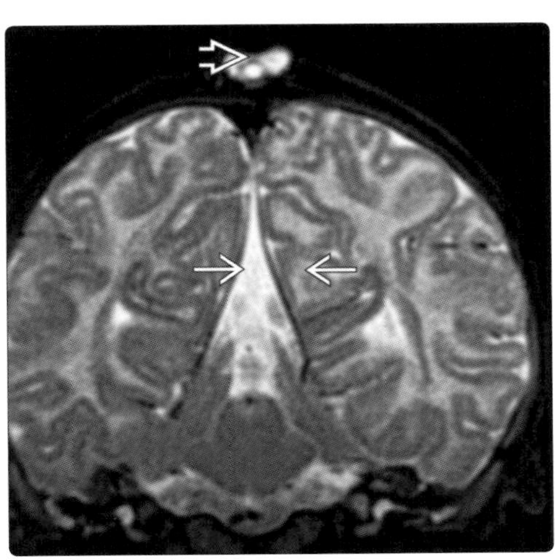

（左图）头颅MR横断位平扫T_2WI示小脑幕上方缺损，内颞叶脑回↪伸入小脑幕切迹，表现为特征性“陀螺尖”样➡。（右图）头颅MR冠状位平扫T_2WI脂肪抑制示小脑幕特征性的“峰顶”样形态➡，该征象冠状位显示最佳。注意帽状腱膜下的显著高信号——闭锁性脑膨出⇨

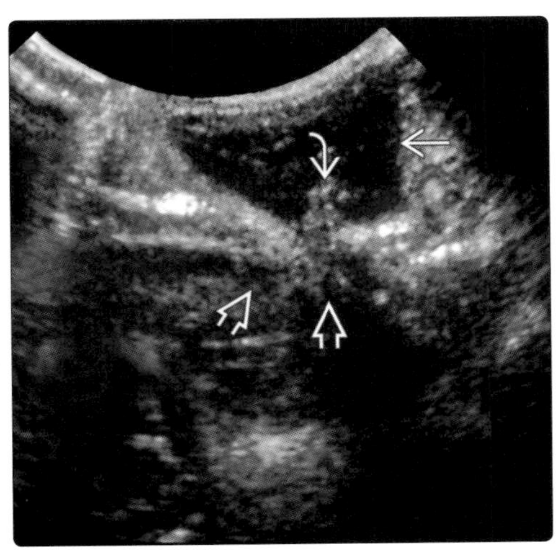
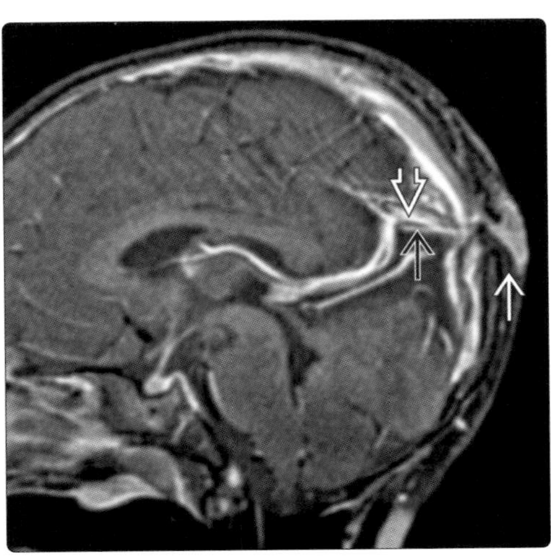

（左图）纵向灰阶超声示一顶部中线帽状腱膜下的无回声积液➡，包含少许发育不良的纤维血管神经组织↪。颅裂边缘清晰可见⇨。（右图）MR矢状位增强T_1WI脂肪抑制示少见的枕部变异型闭锁性脑膨出。同顶部型，可见异常静脉⇨及纤维束→指向闭锁性脑膨出➡

先天性颅骨缺损

关键点

术语

- 顶骨孔
  - 内侧顶骨胚胎残余未骨化
- 颅骨骨膜窦
  - 颅内、外静脉系统经颅骨缺损异常沟通
- 先天性表皮发育不良
  - 先天性皮肤畸形：可能有潜在的颅骨缺损
- 锁骨颅骨发育不良
  - 膜化骨和软骨化骨形成缺陷→颅骨骨化延迟
- 羊膜带综合征
  - 破裂的羊膜形成羊膜囊（带）缠绕胎儿指、趾、四肢或其他部位
- 隐性颅裂

影像

- 对称性、发病部位是最佳诊断线索
- CT 检查颅骨，MRI 检查可显示脑病变

主要鉴别诊断

- 表皮样囊肿 / 皮样囊肿
- 血管瘤
- 朗格汉斯细胞组织细胞增生症
- 转移瘤
- 颅骨陷窝症（Lückenschädel）

临床问题

- 影像学上偶然发现，或哭闹、颅内压增高时可触及突出头皮 / 颅顶的肿块

诊断要点

- 颅顶孔扩大（> 5mm）患者，需要对其脑实质和血管结构进行影像学检查

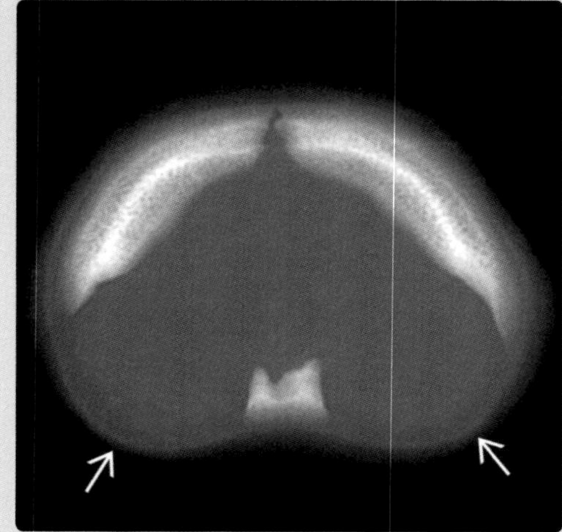
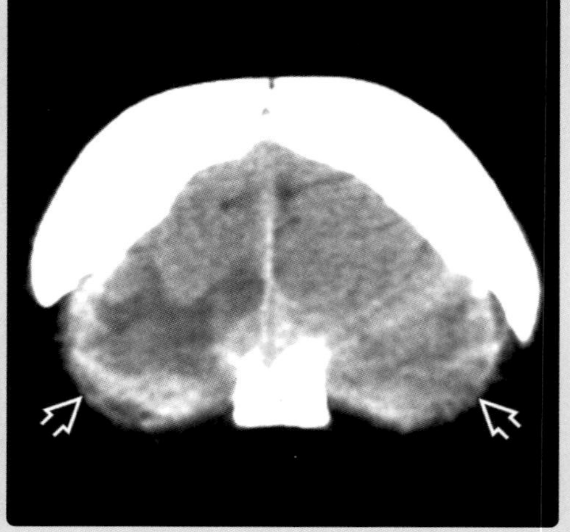

（左图）双侧顶骨孔扩大患者，头颅平扫 CT 骨窗显示，软组织自对称、光滑、边界清楚的颅骨缺损向外延伸。➡。（右图）同一患者，CT 软组织窗显示顶骨孔扩大，正常脑实质➡从双侧边界清晰的颅骨缺损处突出

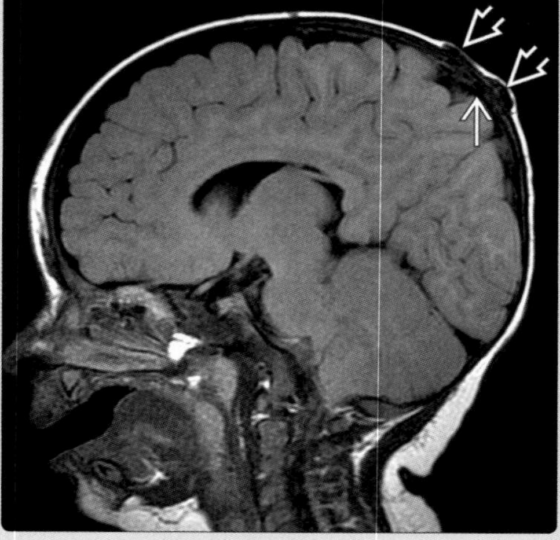
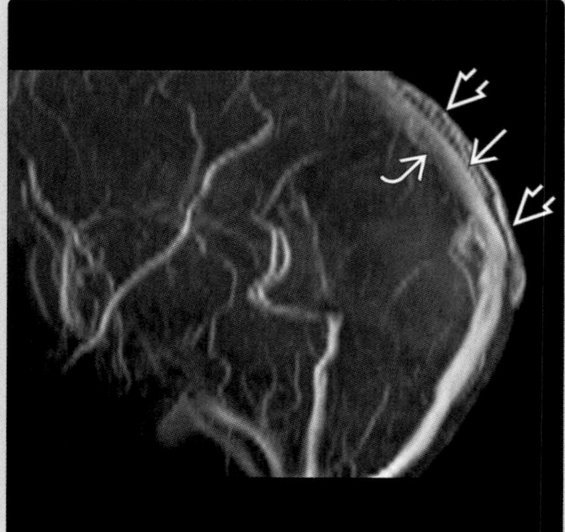

（左图）颅骨骨膜窦患者，头颅 MR 矢状位平扫 T_1WI 显示顶部头皮静脉➡扩张，通过颅骨缺损➡与上矢状窦相连。（右图）同一患者，MRV 矢状位 MIP 重建图像证实顶部头皮静脉➡扩张，通过细支穿颅静脉➡与上矢状窦➡相连。这是颅骨骨膜窦的典型影像学表现

术 语

缩写

- 顶骨孔扩大（EPF），先天性皮肤发育不良（ACC）

定义

- 顶骨裂（常见）
  - 小的、残留的、“不完整”顶骨内侧骨缝
- 顶骨孔（常见，但 60%～70% 为正常颅骨）
  - 内侧顶骨胚胎残余未骨化
  - 上矢状窦和颅外头皮静脉之间的连接通道
- 顶骨孔扩大（罕见，发病率为 1：15 000～25 000）
  - 顶骨膜化骨延迟 / 不完全→圆形或卵圆形顶骨缺损
  - 颅骨缺损可能很大，可触及
- 颅骨骨膜窦
  - 颅内、外静脉系统通过颅骨缺损的异常沟通
  - 上矢状窦或横窦附近有质软的头皮肿物（通常为红色或蓝色）
  - 大小随颅内压增高而增大（Valsalva 动作，体位变化均导致其改变）
- 颅骨陷窝（静脉湖）
  - 扩张的颅骨板障静脉
  - 不规则、地图样、轮廓清晰
  - 大小和数量不等
- 蛛网膜颗粒
  - 距上矢状窦 3cm 内
  - 经常多个、轮廓不规则
- 囟门异常增大
  - 继发于颅内压升高（颅缝扩大）或骨骼发育不良
  - 查找巨大脑室，骨骼异常
- 锁骨颅骨发育不良（罕见）
  - 膜化骨和软骨化骨形成缺陷→颅骨骨化延迟
  - 矢状缝、冠状缝增宽，前囟、后囟扩大，颅径增大，沿人字缝的多发缝间骨
- 隐性颅裂（“颅骨裂”）
  - 顶骨骨化延迟→颅骨中线大缺损
  - 进行性顶骨骨化填充失败； 以骨孔形式持续存在
- 成年持续存在者罕见（<1%）
  - 脑表面覆盖硬脑膜，头皮完整
- 羊膜带综合征
  - 内层羊膜破裂或撕裂，而外层绒毛膜完整时发生
  - 破裂羊膜形成的羊膜囊（带）缠绕胎儿指、趾、四肢或其他部位
- 先天性皮肤发育不良（少见）
  - 先天性皮肤畸形；可能有潜在的颅骨缺损
  - 皮肤缺损最常见于头皮中线区>躯干，面部，四肢
- 露脑畸形（Acalvaria）（罕见）
  - 头颅骨性穹庐骨及硬脑膜缺如
  - 正常的颅底骨、面骨、脑（通常情况下）
- 无颅畸形（罕见）
  - 颅盖骨部分或全部缺如，大脑半球发育异常

影 像

一般特征

- 最佳诊断线索
  - 病变对称分布
- 大小
  - 不等，小→大

CT 表现

- 平扫 CT
  - 软组织成分不等
  - 颅内病变显示欠佳
- CT 骨窗
  - 确定骨质边缘的特征，是锐利的或侵袭性的，硬化或非硬化，内板或外板

MR 表现

- 多变，取决于软组织成分的构成，颅骨缺损的大小及其病因

成像推荐

- 最佳影像方案
  - 3D 表面阴影遮盖后的 CT 骨窗，显示颅骨缺损及骨轮廓最佳
  - MR 显示软组织成分组成、颅内发展及脑部异常最佳

鉴别诊断

表皮样 / 皮样囊肿

- 最常见的儿童良性颅骨肿瘤
- 骨质边缘锐利，稍硬化
- 最常见于沿额骨、顶骨骨缝或邻近囟门的部位

血管瘤

- “蜂巢”或“日光放射”形骨针，显著强化
- 外板>内板，无斜边及硬化
- ± 明显的血管沟

朗格汉斯细胞组织细胞增生症

- 无硬化边的溶骨性病变
- 边缘呈斜面（外板 > 内板）
- 好发于颅盖骨、颞骨

转移瘤

- 多发、边界不清的破坏性溶骨性病变
- 白血病进展期、神经母细胞瘤最常见
  - 神经母细胞瘤 ± “毛发直立样”外观
- 寻找其他四肢骨骼病变，肝脾肿大（白血病）

新生儿颅骨陷窝

- 出生时膜化骨发育不良
- 边界清楚的颅骨透亮区 = 由正常骨化骨包围的非骨化纤维骨
- 约到 6 个月时自行消退，与脑积水的严重程度无关

- 伴发脊髓脊膜膨出或脑膨出、Chiari 畸形 2 型

柔脑膜囊肿

- “生长性骨折”伴邻近的脑软化
- 占颅骨骨折 0.6%（通常见于＜ 3 岁儿童）

脑回压迹

- 真正的脑回压迹发生在颅缝闭合后，以此区别于颅骨陷窝

骨髓炎

- 溶骨性，边界不清，边缘浸润，表面软组织水肿，发热或血清炎症标志物上升

脑膨出

- 特定部位的骨缺损
- 临床上有明显的脑组织异常和软组织成分

病　理

一般特征

- 病因
  - 复杂，多发生、发展于早期
  - 幸运的是大多数儿科颅骨肿物在组织学和临床是良性的
- 遗传学
  - 顶骨孔扩大
    - 单独的常染色体显性遗传或综合征
      - 染色体 11p 缺失伴 *ALX4* 基因突变
    - 非综合征病例没有发现致病突变
  - 锁骨颅骨发育不良
    - 常染色体显性遗传，定位于染色体 6p21
      - *RUN2*（也称为 *CBFA1*）基因突变，其编码转录因子激活成骨细胞分化
    - 表达多样，高外显率
  - 颅骨裂
    - 常染色体显性遗传，遗传异质性强
- 相关异常
  - 顶骨孔扩大
    - 头皮缺损，唇裂 / 腭裂，脑结构畸形
    - 血管异常，包括永存镰状静脉窦 ± 邻近局灶性脑软化，枕叶皮质折叠变异，闭锁性枕部脑膨出
  - 异常大的囟门
    - 多变，取决于病因或综合征
  - 锁骨颅骨发育不良
    - 缺如 / 发育不良的锁骨，小钟形胸部，耻骨联合增宽，脊柱异常，中远端指 / 趾发育不全，乳牙萌出延迟，听力丧失（38%）
  - 颅裂
    - 中线神经管畸形（脊髓脊膜膨出，脑膜脑膨出，皮窦）
  - 羊膜带综合征
    - ± 缠绕四肢的收缩带、先天性肢体残缺、腹壁缺损和面部裂
  - 无脑畸形
    - 羊膜带，无脑畸形

临床问题

临床表现

- 最常见的体征 / 症状
  - 可触及头皮或颅骨肿物，因哭泣或颅内压升高而膨出
  - 由于其他原因行影像检查时偶然发现
- 其他体征 / 症状
  - 异常大的前囟(见于成骨不全、锁骨颅骨发育不良)

自然病史及预后

- 取决于伴发疾病的严重程度（尤其是骨骼及神经系统疾病）

治疗

- 用自体骨或异体材料行手术闭合颅骨缺损
- 多学科联合治疗

诊断要点

关注点

- 颅顶孔扩大（＞ 5mm）的患者，需要对其脑实质和血管结构进行影像学检查

读片要点

- 确认是否存在颅底、血管、骨骼异常

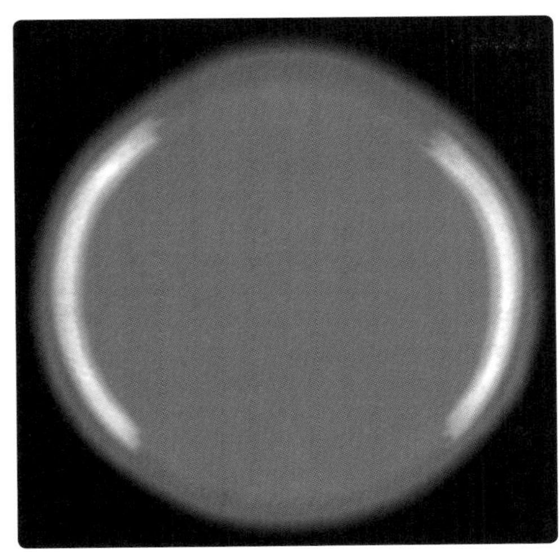

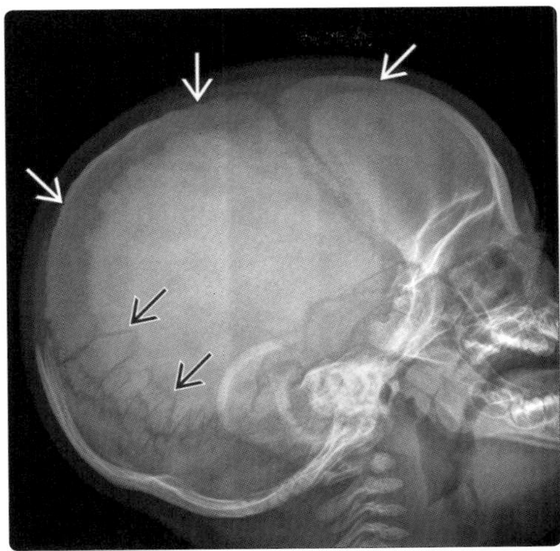

（左图）锁骨颅骨发育不良患者，头颅平扫CT骨窗显示中线骨结构消失，前、后囟门异常增大，矢状缝增宽。（右图）锁骨颅骨发育不良患者，头颅侧位平片显示增大的前/后囟门和增宽的矢状缝➡，注意沿人字缝特征性分布的许多缝间骨➡

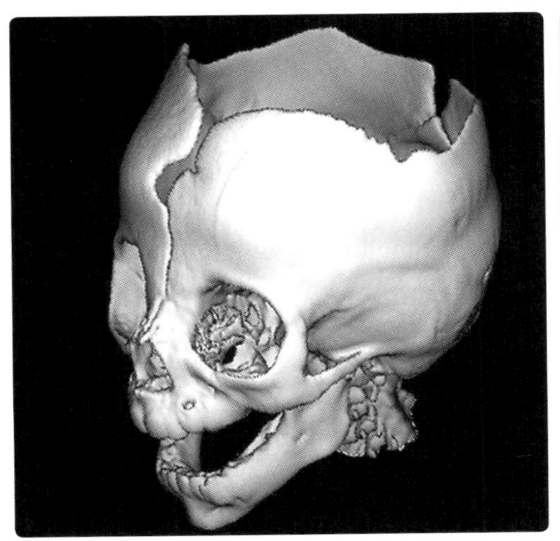

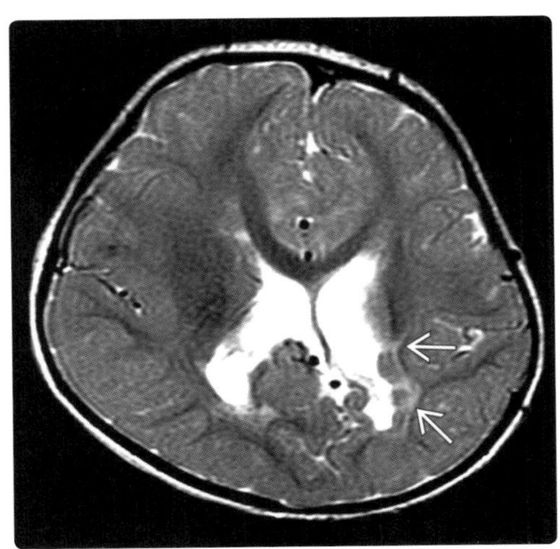

（左图）羊膜带综合征患者，头颅平扫CT斜矢状位颅骨三维重建图像显示其头部有大面积颅骨缺损。可见双侧额顶骨上部缺失，颅穹隆顶部开放。（右图）同一患者，头颅MR横断位平扫T_2WI显示其左顶叶白质容积减小，室管膜不规则并伴有脑室周围结节状灰质异位➡

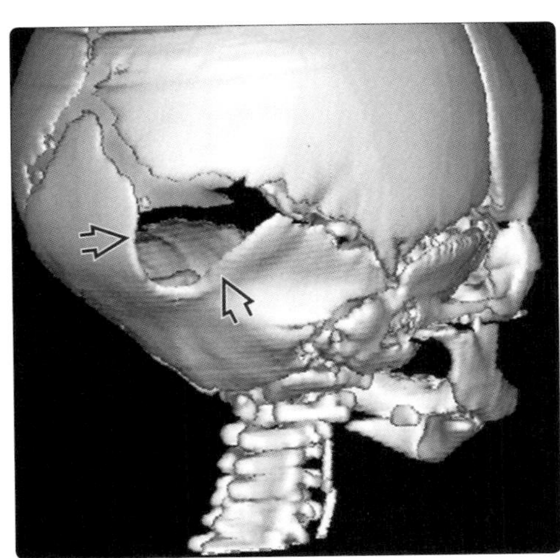

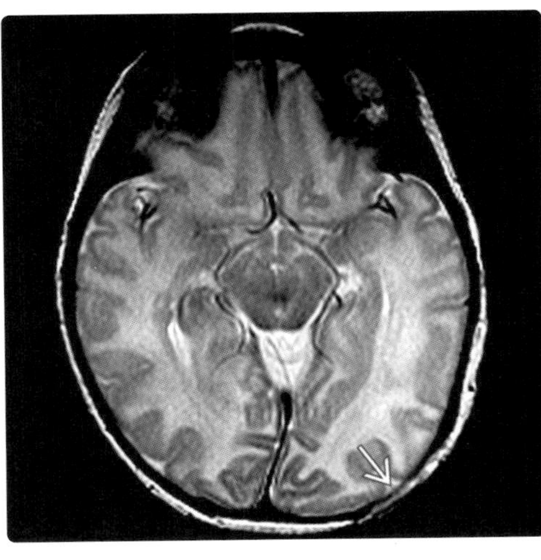

（左图）局部皮肤发育不良患者，头颅CT平扫斜冠状位颅骨三维重建图像显示，邻近人字缝的皮肤发育不良区有大范围的骨性缺损➡。（右图）皮肤发育不良及左枕骨缺损患者，头颅MR平扫横断位T_2WI显示皮肤发育不良区域，皮下脂肪变薄，但硬膜完整➡

骨纤维发育不良

关键点

术语

- 骨纤维发育不良（FD）。同义词：颅面骨纤维异常增殖症（CFD），纤维性骨炎，纤维性骨营养不良
- McCune-Albright 综合征（MAS）
  - 最常见的骨纤维发育不良综合征之一
- 先天性疾病，以膨胀性骨病变为特征
  - 成骨细胞的分化、成熟缺陷
  - 为纤维组织、编织骨的混合物

影像

- 最佳诊断线索：CT 上骨病变呈磨玻璃样
- CFD：大多数为 1 个以上颅面骨受累
- MR：实性部分表现为 T_2WI 信号↓；囊性部分可见囊壁结构
  - 强化程度不等
  - 边缘强化，弥漫强化，或无强化

主要鉴别诊断

- Paget 病
- Garré 硬化性骨髓炎
- 颅骨干骺端发育不良
- 脑膜瘤

临床问题

- 常见体征／症状：无痛性肿胀或畸形
- 罕见进展为纤维肉瘤、骨肉瘤、软骨肉瘤和间叶组织肉瘤

诊断要点

- 单骨型和多骨型骨纤维发育不良可能具有相同的基因表型表达谱；检查基因可以预测合并症

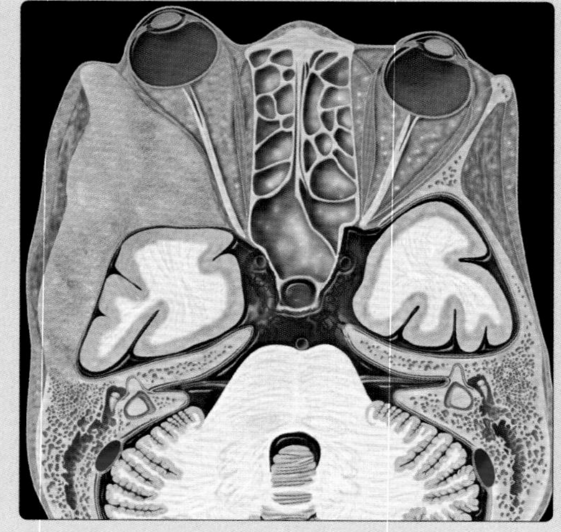

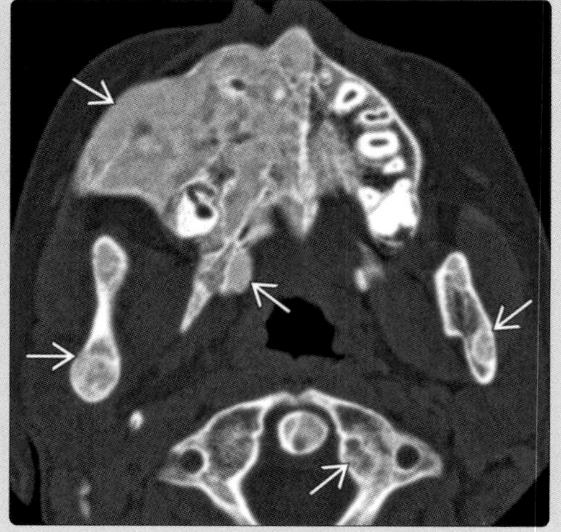

（左图）横断位示意图显示骨纤维发育不良引起的眶外缘、蝶骨翼和颞骨的膨胀性改变。可见同侧眼球突出、视神经拉长。（右图）头颅平扫 CT 骨窗显示下颌骨和上颌骨广泛的多灶性磨玻璃样膨胀性改变➡，典型骨纤维发育不良的影像表现

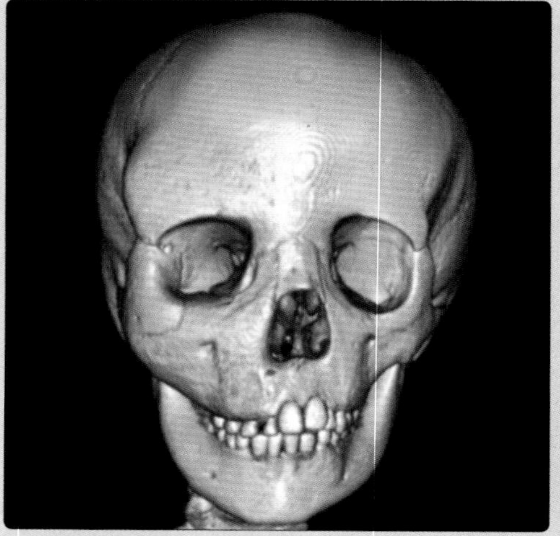

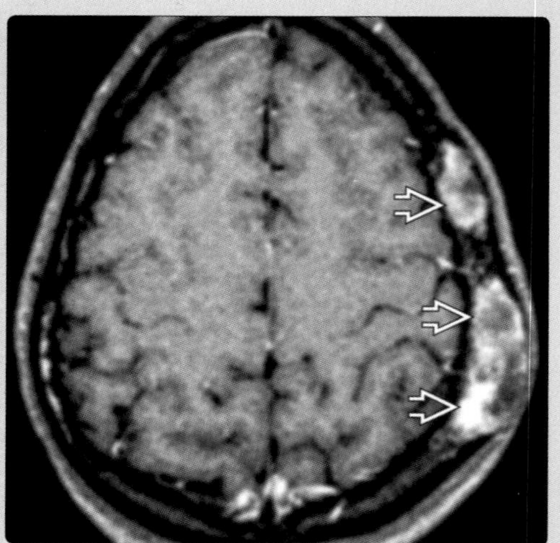

（左图）头颅冠状位平扫 CT 三维重建图像显示明显不对称的颅盖骨和面骨增厚。骨性狮面以其类似狮子的面容命名，是由严重的颅面骨增厚导致的。（右图）头颅 MR 横断位增强 T_1WI 脂肪抑制 显示膨胀性骨质病变➩内显著的斑片状强化没有突破骨皮质或硬脑膜异常强化的征象

术 语

缩写

- 骨纤维发育不良（FD）

同义词

- 颅面骨纤维异常增殖症（CFD），纤维性骨炎，纤维性骨营养不良
- McCune-Albright 综合征（MAS）：最常见的 FD 综合征之一
- Jaffe-Lichtenstein dysplasia（单骨型 FD）

定义

- 先天性疾病，含有纤维组织和编织骨的以膨胀性骨病变为特征
- 成骨细胞分化、成熟缺陷
- 最常见的纤维骨性病变之一

影 像

一般特征

- 最佳诊断线索
  - CT 上骨病变呈磨玻璃样改变
- 位置
  - 可累及任何头骨
  - CFD：大多数为 1 个以上颅面骨受累
    - 部分表现为上颌骨、眼眶和额骨受累，此外表现为筛骨和蝶骨受累

平片表现

- 平片
  - 膨胀骨呈磨玻璃样改变
  - CFD：20% 伴牙齿咬合不良

CT 表现

- 平扫 CT
  - 影像特点与纤维组织和骨组织的相对含量有关
  - 膨胀性骨破坏，板障间隙扩大
  - 磨玻璃样，硬化型，囊性或混合型骨质改变
    - 如为囊性，可能有厚的硬化边

MR 表现

- T_1WI
  - 通常：T_1WI 信号↓
- T_2WI
  - 通常：T_2WI 信号↓（实性）或边缘部分↓（囊性）
  - 临床病理上活动性↑导致信号↑
- 增强 T_1WI
  - 强化表现不同，主要取决于病变类型（边缘强化，弥漫性强化或无强化）

核医学表现

- 骨扫描
  - 放射性核素摄取多变：灌注 / 延迟期
  - 非特异性；对多骨型 FD 的骨病变程度敏感
- PET
  - ^{11}C-MET 浓聚
  - FDG-PET 表现不同程度摄取增高
    - 不应误诊为转移
    - 结合平片与 CT 对诊断有帮助

成像推荐

- 最佳影像方案
  - CT 骨窗
- 推荐检查方案
  - CT 或 MR 来确定局部范围
  - 骨扫描探查其他部位的病变

鉴别诊断

Paget 病

- Paget 病样毛玻璃型 FD，表现可类似 Paget 病
- Paget 病：颅盖，而非颅面部，CT 表现呈“棉毛样”

Garr é 硬化性骨髓炎

- 骨膨胀，但硬化不均匀；± 骨皮质裂开；± 骨膜反应

Jaffe-Campanacci（J-C）综合征

- 非骨化性纤维瘤，腋窝的斑点、牛奶咖啡斑（但缺乏神经纤维瘤表现）
- 类似多骨性 FD
  - J-C 牛奶咖啡斑
  - McCune-Albright 牛奶咖啡斑

颅骨长骨干骺端发育不良

- 颅面骨骨质增生和硬化，面部变形，颅神经受压
- 长骨干骺端异常塑形；鼻旁肿块

脑膜瘤

- 导致的骨质增生类似 FD
- 磁共振波谱：可见特征性的丙氨酸峰

骨膨胀和骨密度异常的其他疾病

- 地中海贫血：典型表现为上颌窦受累；颅骨侧位片可见“发丝征”
- 骨硬化症：累及所有骨
- 神经皮肤疾病：纤维囊性骨炎
  - 结节性硬化症
  - 神经纤维瘤病 1 型
- 慢性肾衰：肾性骨营养不良可类似狮面骨
- 额骨内板增生的 Morgagni 综合征
  - 绝经后妇女，局限于额骨

病 理

一般特征

- 病因
  - 成骨祖细胞中 Gscx 蛋白的突变导致增殖↑；异常分化
- 遗传学
  - 调控性 Gscx 蛋白（*GNAS* 基因编码）突变，常见于单骨型、多骨型和 MAS

分期、分级和分类

- 单骨型与多骨型
- 特定的病变类型（Paget 样、硬化型、囊性型）与疾病活跃程度有关
  - 囊性型、Paget 样和硬化型 FD 活跃度递减
    - 囊性型 FD（11%~21%）：CT 呈低密度（除周边）
    - Paget 样混合型 FD（56%）：磨玻璃样囊性变
    - 均质硬化型 FD（23%～34%）

直视病理特征

- 纤维样，棕褐色至灰色砂砾样组织
- 均质性不同取决于纤维成分和骨性组分的比例
- 编织骨不成熟，结构脆弱，容易发生骨折
- 可有出血、囊变

显微镜下特征

- 纤维性基质，通常无血管，细胞密度低
- 骨化生：骨小梁由不成熟的编织骨组成，以特殊形状漂浮于纤维基质中
  - 根据形状可分别描述为“Chinese letters”或“alphabetsoup”

临床问题

临床表现

- 最常见的体征 / 症状
  - 肿胀和（或）畸形，疼痛
- 临床特征
  - 突眼，脑神经病（复视、听力丧失、失明），非典型面部疼痛或麻木，头痛
  - 严重的多骨型 FD 多表现为多个内分泌器官功能失调
- 表现：单骨型，多骨型，颅面骨型（CFD），综合征型（很多综合征）
  - 单骨型 FD
    - FD 的患者 70% 是单骨受累
      - 颅面骨受累占 27%
      - 最常见：上颌骨（特别是颧骨），下颌骨（磨牙区）
      - 少见：额骨 > 筛骨，蝶骨 > 颞骨 > 枕骨
    - 年龄较大儿童 / 年轻人（75%<30 岁）
  - 多骨型 FD
    - 占所有 FD 的 30%，累及至少 2 个独立部位
    - 颅面骨受累占 50%
    - 发病年龄更小，2/3 在 10 岁前出现症状
  - 颅面骨型 FD
    - 常染色体显性遗传，骨骼成熟度稳定
  - McCune-Albright 综合征（MAS）
    - 属于单侧多骨型 FD：临床三联征为多骨型 FD，功能亢进型内分泌病，牛奶咖啡斑
    - 占 FD 的 5%；发病更早；累及更多骨，程度更严重
    - 肾磷酸盐排泄（50%）与循环因子 FGF-23 升高有关；可能导致佝偻病和骨软化症
  - Mazabraud 综合征
    - 多骨型 FD，肌内黏液瘤
  - 巨颌症：家族性双侧下颌骨 FD
  - “Mulibrey”侏儒症：严重的、进行性生长障碍；心包缩窄；最早发现于芬兰
    - 肌肉、肝脏、脑、眼 = 三角形脸，眼底黄色色素，舌发育不良，特殊的高调嗓音，鲜红斑痣（65%）
    - 25% 是长骨

人群分布特征

- 年龄
  - <6 岁（39%），6～10 岁（27%），>10 岁（39%）
- 性别
  - MAS 通常（但不完全）发生于女性
- 流行病学
  - 实际发病率不明
    - 单骨型 FD 更常见，是多骨型 FD 的 6 倍
    - 颅骨受累差异：多骨型 FD（50%）> 单骨型 FD（25%）
    - 单骨型 FD（75%）：25% 发生在颅面骨
    - 多骨型 FD（25%）：50% 发生在颅面骨

自然病史及预后

- 罕见进展为骨肉瘤、纤维肉瘤、软骨肉瘤和间叶组织肉瘤
  - 通常为多骨型 / 综合征型
  - 近 1/2 发生于放疗后（显著增加恶变概率）
- 单骨型颅面 FD 预后良好
- 大多在青少年、20 多岁时自行好转

治疗

- 视力下降、严重畸形者应积极切除（颅盖比颅底更易手术）
- 禁忌放射治疗→恶性转归
- 双膦酸盐可改善多骨型和单骨型的病程（疼痛、骨折）

诊断要点

关注点

- 骨型和多骨型 FD 在表型表达上可能是相同的疾病谱；可以做基因检查预测合并症

读片要点

- 平片或 CT 上呈磨玻璃样表现，典型表现为 T_2WI 信号均匀减低

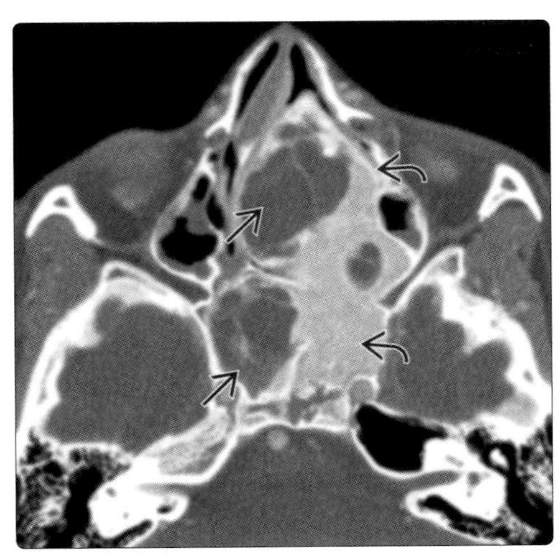

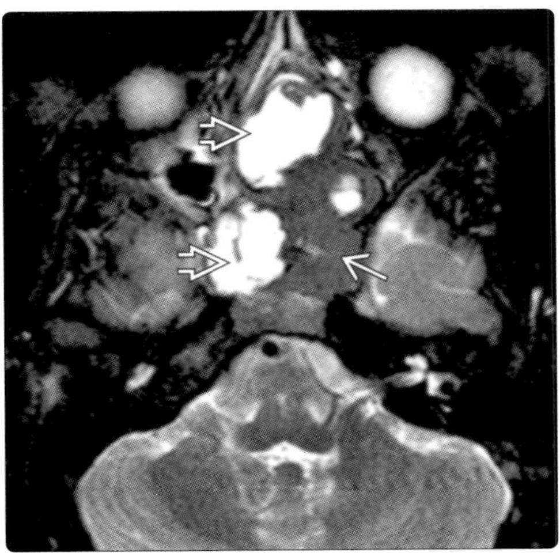

（左图）头颅增强CT显示侵及蝶骨和鼻甲的复杂成分肿块，含囊性➡和磨玻璃样➡实性成分。左侧鼻腔阻塞。（右图）同一患者的头颅MR横断位平扫T_2WI示磨玻璃成分信号低➡，囊性成分为高信号➡。骨纤维发育不良的囊性变极少见，但可能代表疾病为最活跃期

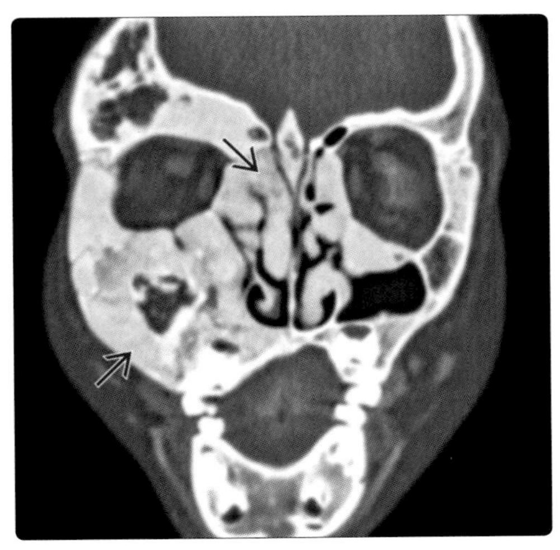

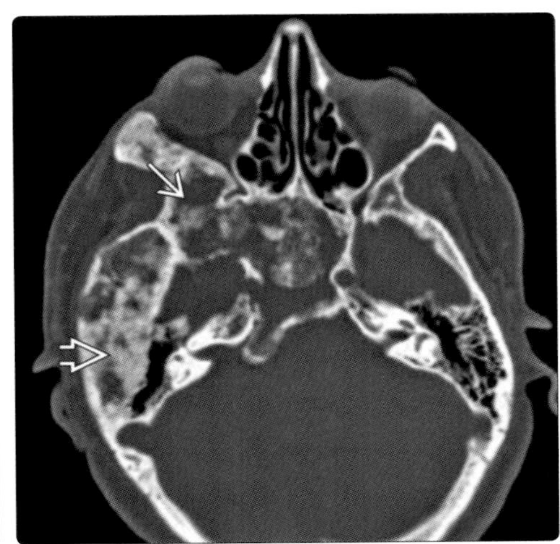

（左图）头颅冠状位平扫CT骨窗可见多发面骨膨胀性改变，呈典型磨玻璃样，侵袭上颌窦和筛窦➡。（右图）头颅平扫CT骨窗显示Paget病样混合性骨纤维发育不良，有磨玻璃样改变➡和囊性变➡累及蝶骨、颧骨和颞骨

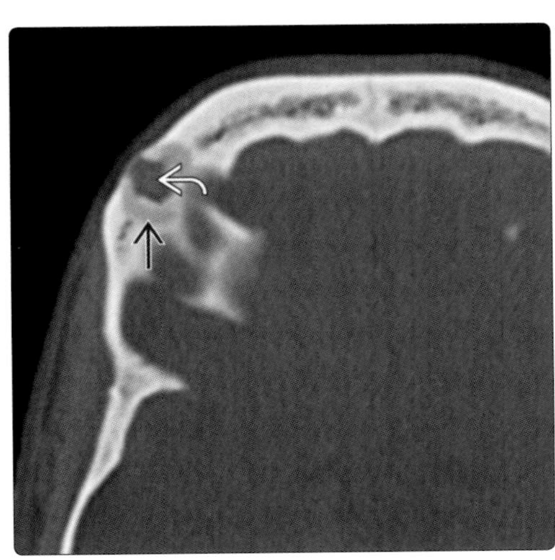

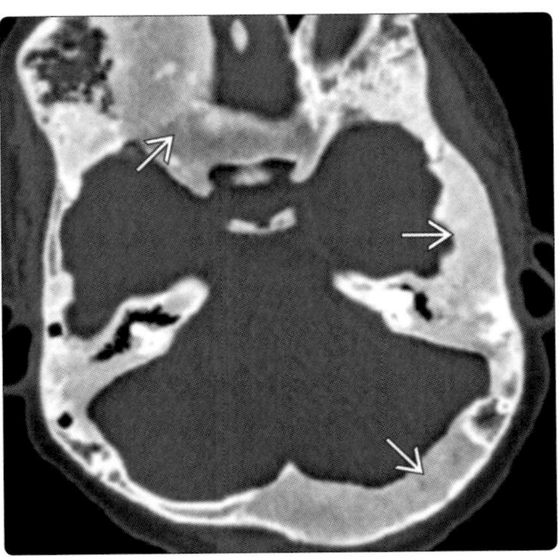

（左图）头颅平扫CT骨窗可见眶上缘小囊性骨纤维发育不良。注意透亮区➡周围有厚的硬化边➡。（右图）头颅平扫CT骨窗可见累及穹庐骨和颅底的典型骨纤维发育不良，呈均匀的磨玻璃样➡和平滑的骨性膨胀改变

狭颅症

关键点

术语

- 同义词：颅缝早闭，颅缝融合，颅骨发育不全，颅面骨发育不全
- 一组头颅形态异常，颅缝过早闭合 / 融合的异质性疾病

影像

- 根据受累颅缝可预测颅骨（和面部）的变形情况
- 纤维状或骨性“桥接”± 沿颅缝的“鸟嘴样”改变

主要鉴别诊断

- 体位性颅骨扁平或塑形
- 继发性颅缝早闭

病理

- 生长因子过早、过多分泌致颅缝早闭→狭颅症
- 影像学观察到骨性颅缝改变之前，头部形状可能就已出现异常
- 某些单颅缝和非综合征性颅缝早闭是遗传性
- 综合征性颅缝早闭通常是常染色体显性遗传

临床问题

- 颅 / 面骨不对称、头颅增长↓、肢体畸形、发育延迟
- 有更严重畸形者，常出生时即可发现

诊断要点

- 非综合征性并不一定意味着非遗传；单颅缝早闭也是遗传所致
- 寻找静脉引流异常或闭塞（尤其是多骨缝早闭）

（左图）出生1天的Carpenter综合征患儿，头颅矢状位CT表面阴影遮盖三维重建图像，显示异常的头颅形状和前额突出伴面部发育不良及鳞状缝、冠状缝、人字缝及矢状缝的过早闭合。（右图）同一患者，头颅冠状位CT表面阴影遮盖三维重建图像，可见额骨缝 ➡、前囟增宽。由于颅面骨缝过早愈合，出现眼眶变浅和小脸畸形

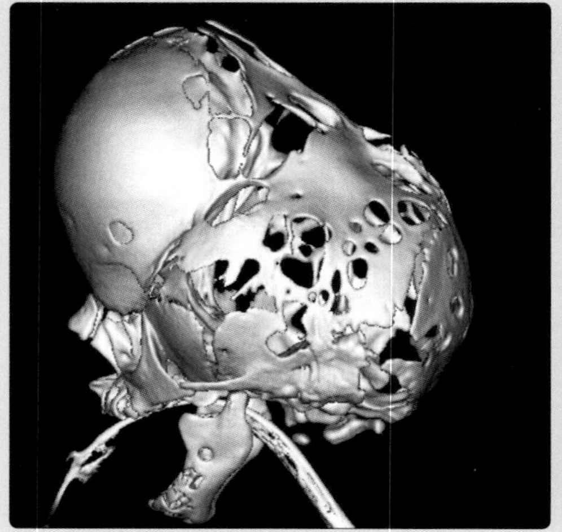

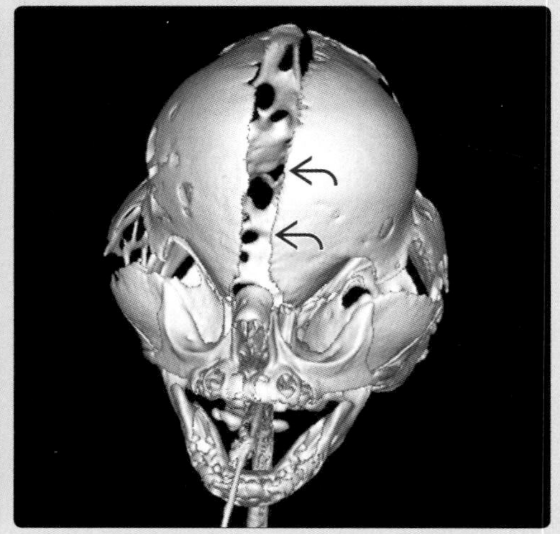

（左图）同一患者，头颅冠状位CT表面阴影遮盖三维重建图像显示枕骨扁平，人字缝及矢状缝部分或完全愈合，并出现明显的“孔洞” ➡。（右图）同一患者，平扫CT可见明显不规则的颅骨，颅内容积小，脑组织受压，后部凸面脑沟闭塞消失

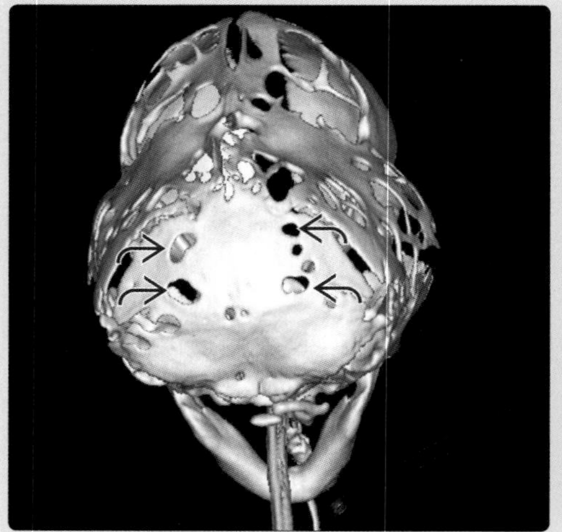

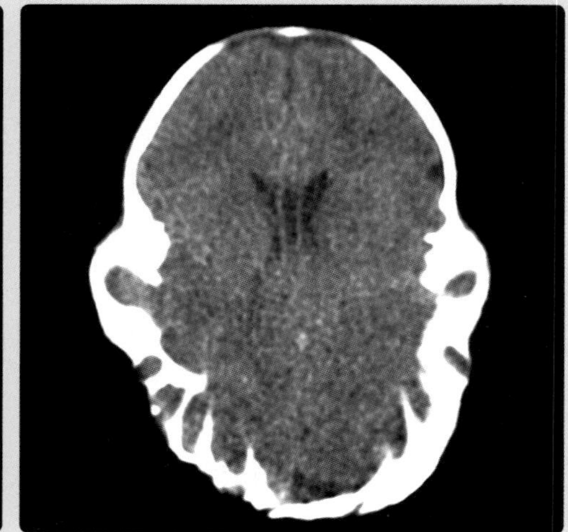

术　语

同义词

- 颅缝早闭，颅缝融合，颅骨发育不全，颅面骨发育不全

定义

- 一组头颅形态异常，颅缝过早闭合／融合的异质性疾病
  - 非综合征性（85%）：根据受累颅缝数目可分为
    - 单纯（单一）颅缝型（75%～80%）
      - 头部形状异常，（通常）智力正常
      - 通常散发，因美容原因手术
    - 多颅缝型（20%～25%）
      - 尖头畸型（40%～50%）、短头畸形（30%～40%）、未分类（20%）
  - 综合征性［＞180 个综合征（15%）］；多发畸形（经常）伴发育延迟
    - 伴发颅面部、骨骼、神经系统等其他畸形
    - 基于临床特征的综合征描述
      - 尖头并指（趾）畸形 1 型（Apert）
      - 尖头并指（趾）畸形 2 型（Apert-Crouzon）
      - 尖头并指（趾）畸形 3 型（Saethre-Chotzen）
      - 尖头并指（趾）畸形 4 型（Waardenburg）
      - 尖头并指（趾）畸形 5 型（Pfeiffer）
      - 尖头多并指（趾）畸形 2 型（Carpenter）

影　像

一般特征

- 最佳诊断线索
  - 根据头颅形状判断颅缝异常
- 大小
  - 异常颅缝可部分或全部融合
- 形态
  - 典型影像表现：根据颅缝受累可预测颅骨（和面部）变形状况
    - 舟状头畸形（长头）：头颅横径↓，前后径↑，前额突出→矢状缝早闭
    - 三角头畸形：楔形前额，两眼间距过小→额缝早闭
    - 斜头畸形：不对称→单侧一条骨缝或者多骨缝不对称性早闭
      - 单侧冠状缝早闭：单侧小丑样眼眶，半侧颅骨缩短变尖
      - 人字缝早闭：梯形颅骨，同侧耳向后移位，枕骨扁平
    - 短头畸形：头颅横径↑，前后径↓，双侧冠状缝或人字缝早闭
      - 双侧冠状缝早闭：双侧眼眶变浅，短头，颅底和颅面畸形
    - 塔状头畸形："塔状头"，双侧冠状缝及人字缝早闭
    - 尖头畸形：冠状、矢状、人字缝早闭
    - Kleeblattschadel 综合征："四叶状头"，颞骨凸出，眼眶浅，双侧冠状缝及人字缝早闭
    - 未分类：多种组合的颅缝早闭

平片表现

- 平片
  - 颅骨：颅缝致密；"骨桥"，内板呈扇形
  - 四肢：多种畸形，某些具特征性
    - Apert：手足并指／趾
    - Pfeiffer：宽、粗短的拇指
    - Saethre-Chotzen：重复的远端指／趾骨，锥形的拇趾骨骺
    - Muenke 型突变：跟骨－骰骨融合
    - Crouzon：手／足正常

CT 表现

- CT 骨窗
  - 纤维或骨性"骨桥"± 沿颅缝的"鸟嘴状"改变
  - 头颅形状取决于受累的颅缝

MR 表现

- T_1WI
  - 综合征性：头颅形状异常 ± 小脑扁桃体异位，脑积水，胼胝体发育不全
  - 非综合征性：头颅形状异常，脑（通常）正常
- T_2WI
  - 与 T_1WI 相同
- MRV
  - ± 先天性静脉引流异常
  - 术后硬膜静脉闭塞

成像推荐

- 最佳影像方案
  - 低剂量 3D CT 骨窗重建评估颅缝改变
  - MR 检查脑内异常

鉴别诊断

体位性颅骨扁平或塑形

- 正常婴儿：1994 年"仰睡运动"发起后发病率明显↑
  - 平行四边形颅骨，同侧耳前移
- 肌张力低下婴儿：仰卧→后部扁平
- 早产儿：侧卧→长头

继发性颅缝早闭

- 脑生长停滞（很多原因）→颅缝过早融合（特别是额缝或普遍性颅缝早闭）

病　理

一般特征

- 病因

- 正常颅缝保持开放状态，以保证脑的生长，当脑生长减慢时闭合
  - 闭合顺序：额缝 > 冠状缝 > 人字缝 > 矢状缝
- 生长因子过早、过高分泌致颅缝早闭→颅底发育异常，颅腔狭窄
  - 转化生长因子（TGF）、成纤维细胞生长因子／受体（FGF/FGFR）的突变体现在面部，颅底，肢芽发育异常
- 骨性颅缝出现明显改变前，即有头部形状异常
  - 妊娠 13 周即可识别
  - 仅需部分颅缝闭合→狭颅症
- 1 条颅缝生长↓，其他颅缝代偿性生长↑
  - 头颅在垂直骨缝的方向生长↓，平行于颅缝的方向生长↑→头部形状异常
- 遗传学
  - 一些单缝及非综合征性颅缝早闭是遗传性
    - 基因表达常具有颅缝特异性
  - 综合征性颅缝早闭通常是常染色体显性遗传
    - *FGFR1*（Pfeiffer 综合征）
    - *FGFR2*（Apert、Pfeiffer、Crouzon、Jackson-Weiss 综合征）
    - *FGFR3*（致死性发育不良 1 型和 2 型，Crouzon）
    - *TWIST*（Saethre-Chotzen 综合征）
    - *MSX2*（Boston 型颅缝早闭）
- 相关异常
  - 肢体畸形[并指／趾和多指／趾(30%)，缺如(22%)]
  - 神经系统异常／并发症
    - 颅内压↑：机械性脑变形，脑积水，颅底硬脑膜和侧支静脉血流受阻
    - 小脑扁桃体疝 ± 脊髓空洞积水征
    - 眼球突出、视力丧失、智能障碍（继发于 ICP ↑）

直视病理特征

- 纤维性或骨性“骨桥”，沿颅缝的“鸟嘴状”改变

显微镜下特征

- 成骨细胞分化／成熟↑

临床问题

临床表现

- 最常见的体征／症状
  - 面部／头颅不对称，头部增长↓
  - 伴有更严重畸形的患者在出生时即可发现
- 其他体征／症状
  - 肢体畸形，发育迟缓
- 临床特征
  - 颅面部不对称 ± 四肢畸形
  - 双胞胎更常见，或许与机械性挤压有关

人群分布特征

- 年龄
  - 通常出生时或婴儿期发现
- 性别
  - 总体（男：女 =4 ：1）
  - 舟状头畸形（男：女 =3.5 ：1）
  - 三角头畸形（男：女 =2~3.3 ：1）
  - 冠状缝早闭（男：女 =1：2）
  - Apert 综合征（男：女 =1：1）
- 流行病学
  - 总体（1：2500）
  - 矢状缝（55%~60%）、冠状缝（20%~30%）、斜头畸形（5%~10%）、额缝（1%~2%）

自然病史及预后

- 单颅缝→仅影响容貌美观或继发性下颌／上颌变形（取决于颅缝）
- 多颅缝→容貌改变和继发性下颌／上颌变形，ICP ↑，CBF ↓；气道／听觉／视觉受损
  - 颅面畸形使患者社交生活受影响
- 非综合征性→正常认知和运动发育（有争议）
- 综合征性 ± 中线脑畸形→发育迟缓

治疗

- 轻度变形或体位性重塑
  - 积极物理治疗，矫形头带／头盔治疗
- 中度至严重畸形
  - 手术颅顶重建或颅顶骨牵引成形术

诊断要点

关注点

- 非综合征性并不一定非遗传；单颅缝早闭也与遗传有关
- 静脉引流异常（多颅缝早闭）

读片要点

- 体位性人字缝扁平：头颅长轴倾斜（前额至对侧枕部）
- 单侧人字缝早闭：头颅长轴仍为单侧前后方向（前额至同侧枕部）

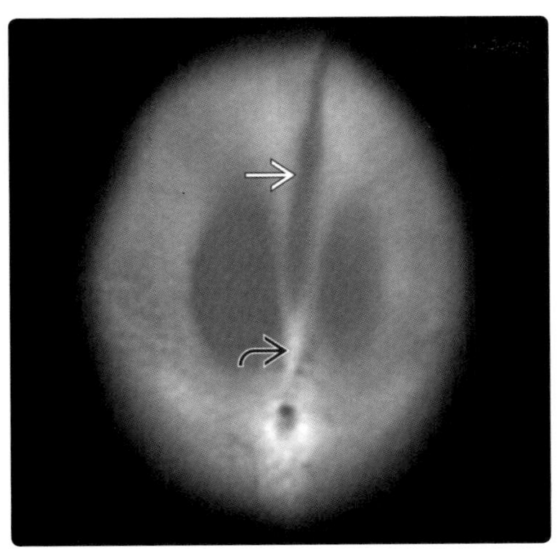

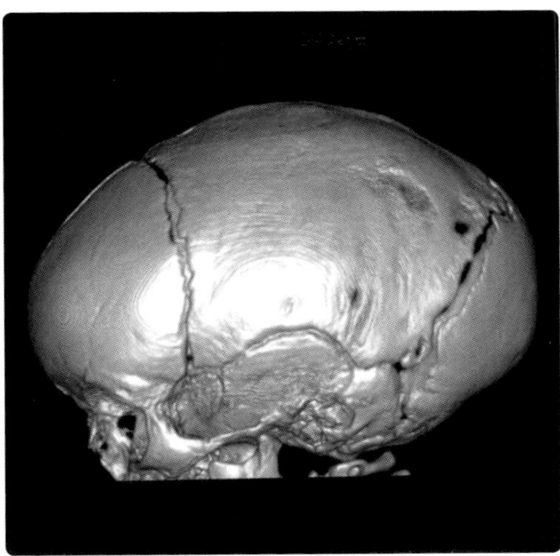

（左图）严重舟状头畸形患者，头颅平扫 CT 显示矢状缝闭合。可见直而窄的矢状缝，➡伴有突出的嵴，骨桥↪及横跨矢状缝的骨性融合。（右图）同一患者，颅骨 CT 三维重建矢状位图可见显著的长头畸形，单一矢状缝融合的特征性表现。冠状位、人字缝和鳞状缝正常

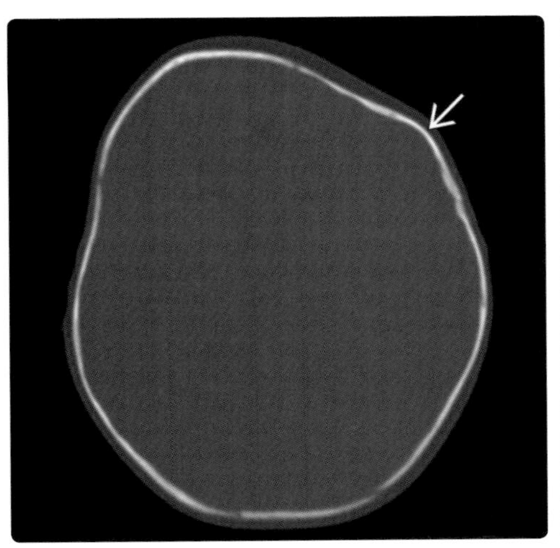

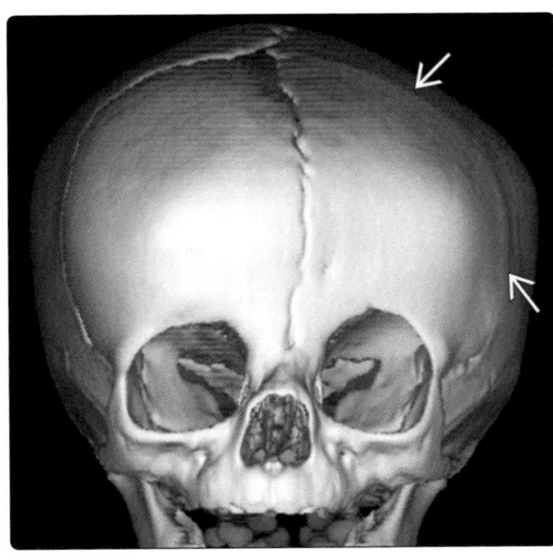

（左图）斜头畸形患者，头颅平扫 CT 骨窗显示左前额异常扁平化，左侧冠状缝突出➡，由于过早闭合导致。右冠状缝和人字缝开放。（右图）同一患者，颅骨 CT 三维重建冠状位图，证实左侧冠状缝闭合➡并有典型的同侧前额扁平以及眼眶变浅

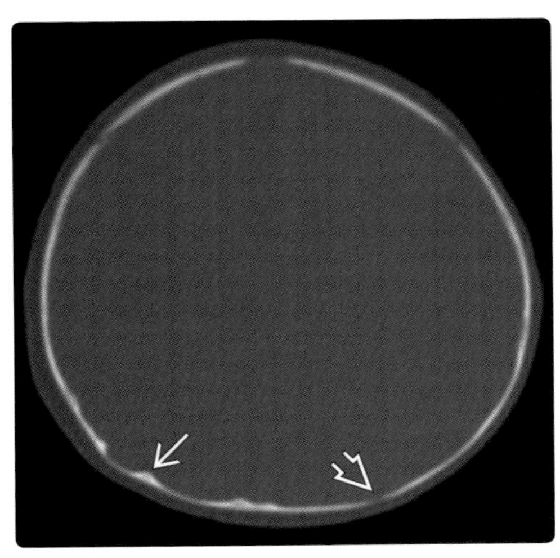

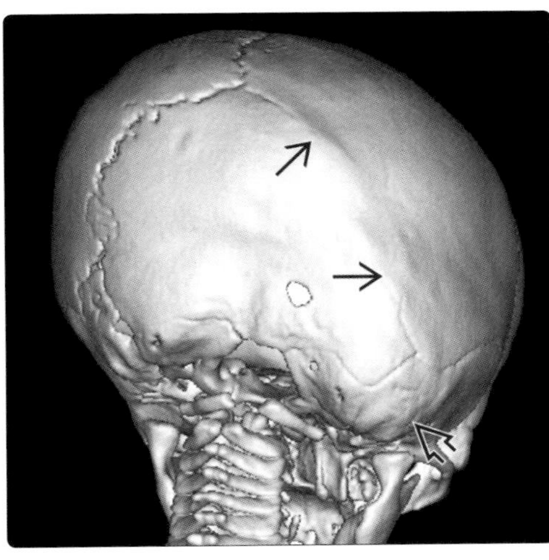

（左图）单侧人字缝闭合患者，头颅平扫 CT 骨窗显示右侧人字缝融合➡导致不对称性枕骨扁平。左侧人字缝➩正常。（右图）同一患者，颅骨 CT 斜冠位表面阴影遮盖三维重建图像证实右侧人字缝消失➡，枕骨扁平，伴右侧乳突骨质隆起（"乳突肿块"）➩。左侧人字缝和矢状缝均开放

颅骨增厚

关键点

术语
- 颅骨增厚（Skull thickening，ST）
  - 板障扩大增厚 ± 骨皮质增厚

影像
- 颅骨增厚
  - 可为弥漫性或局灶性
- 平扫 CT 是检查大多数颅骨增厚的最佳手段
  - 薄层 MDCT 评估颅底细节
- 增强 MR：观察邻近硬膜是否受累

主要鉴别诊断
- 正常变异（最常见原因）
- 脑积水分流或婴儿脑损伤
  - 新生儿脑膜炎或脑炎
  - 新生儿期缺氧 / 缺血 / 低血糖
  - 伴婴儿脑萎缩的代谢性 / 遗传性疾病
  - ± 苯妥英治疗
- 转移（弥漫性硬化）
- 小头畸形
- 慢性贫血

临床问题
- 通常无症状
- 患者颅底骨增厚
  - 探查颅底各孔 / 管有无过度生长 / 侵犯
  - 可能导致脑神经病
- 许多情况下评估大脑可以帮助确定诊断
- 许多检查可以帮助区分病因
- 颅骨改变往往提示潜在疾病
- 治疗需要针对潜在的病因

诊断要点
- 明确颅骨增厚的潜在原因

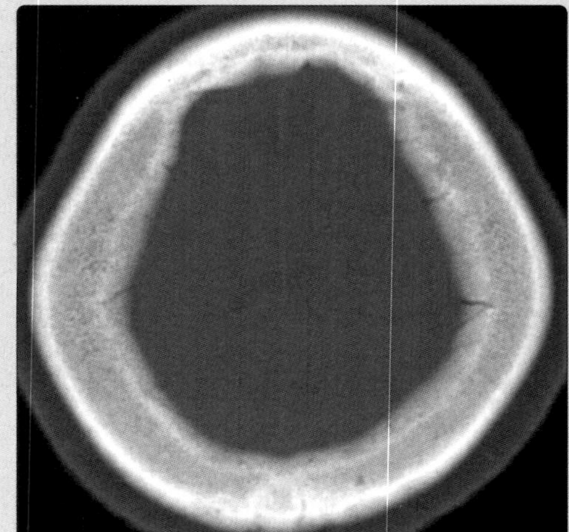

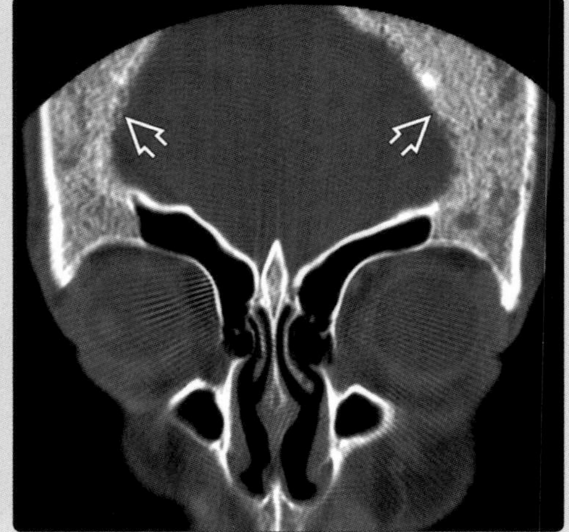

（左图）头颅平扫 CT 骨窗显示弥漫增厚的颅骨，这是常见的正常变异。（右图）地中海贫血患者，头颅冠状位平扫 CT 骨窗图像显示，局部继发于骨髓扩张的颅骨增厚。注意额骨明显增厚➩，与颅骨板障造血增加有关。此例没有见到典型的“发丝征”

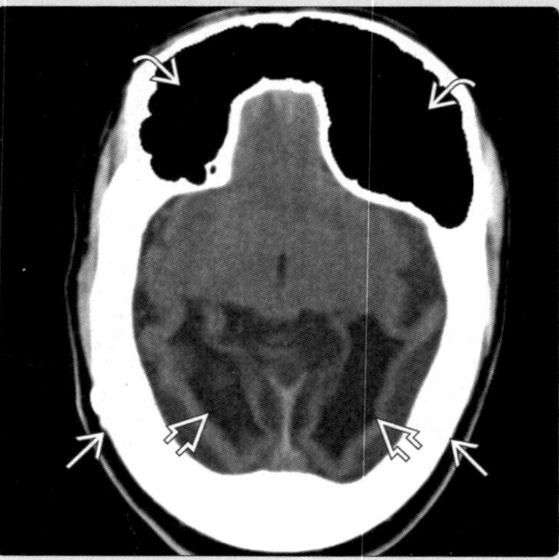

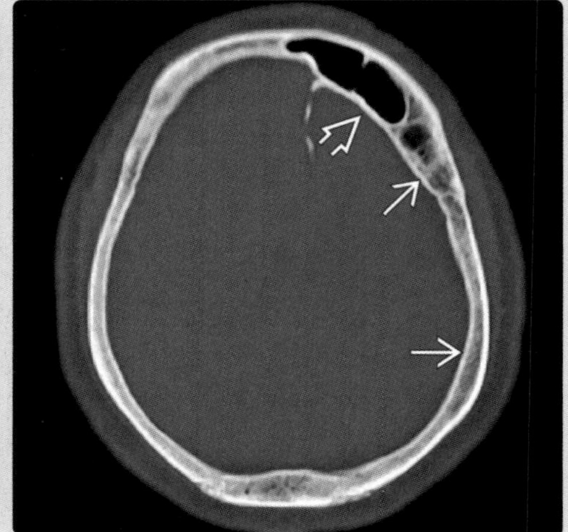

（左图）严重脑损伤患儿，头颅平扫 CT 骨窗显示脑萎缩伴有脑室扩大➩，颅骨显著增厚➙，额窦↷显著扩大。（右图）头颅平扫 CT 骨窗显示左侧额窦过度气化➩伴同侧颅骨增厚➙（Dyke-Davidoff-Masson 现象）。颅骨增厚与早期损伤致左侧大脑半球萎缩有关

术 语

同义词
- 颅骨增厚（Skull thickening，ST），颅盖骨增厚

定义
- 板障扩大增厚 ± 邻近骨皮质增厚

影 像

一般特征
- 最佳诊断线索
  - 颅骨宽度弥漫／局灶性增大；宽度不一
- 位置
  - 所有骨均可受累；颅盖骨 > 颅底 > 枕鳞
- 形态
  - 广泛、区部或局灶性，主要取决于病因

平片表现
- 平片
  - 对弥漫增厚价值不大，除非增厚非常显著
  - 局部增厚更容易发现

CT 表现
- 平扫 CT
  - 颅骨增厚：表现典型／能确定诊断
    - 局部脑萎缩：同侧代偿性骨质肥厚／鼻窦过度气化
    - β－地中海贫血："发丝征"即颅骨侧位片提示板障内的骨小梁呈放射状排列，垂直于内板，形似迎风吹起的发丝
    - 脑积水分流：厚颅骨 + 分流 + 慢性脑室塌陷
    - 骨纤维发育不良：髓质膨胀伴磨玻璃样表现

MR 表现
- T_1、T_2WI 可显示板障增宽；取决于病因
- 任意序列：显示颅骨增厚、局部硬膜静脉窦移位

核医学表现
- 骨扫描
  - 表现不一，取决于颅骨增厚的原因
- PET
  - 儿童较少应用

成像推荐
- 最佳影像方案
  - 平扫 CT 可用于大多数颅骨增厚
  - MR 评估脑内异常
- 推荐检查方案
  - 薄层，高分辨率 MDCT
    - 冠状和矢状重建
    - 目的：全面评估颅孔、管

鉴别诊断

正常解剖变异
- 正常颅骨可有对称增厚

小头畸形
- 儿童继发于脑容积减小的颅骨过度生长

其他
- 脑积水分流
- 局部萎缩（如 Sturge-Weber 病）
- 慢性贫血

病 理

一般特征
- 病因
  - 广泛性 ST：药物（苯妥英），小头畸形，甲状旁腺功能亢进，骨硬化症
  - 局部性 ST：钙化的脑血肿，局部脑萎缩，表皮痣综合征，骨纤维发育不良
- 伴发异常因遗传／易感性和系统性病因不同

显微镜下特征
- 具体的组织病理学变化差异很大，取决于不同病因

临床问题

临床表现
- 最常见的体征／症状
  - 大多数无症状；随病因不同而不同
  - 无颅底病变：大多数症状均影响颅外系统
  - 颅底 ST 患者可因颅底孔或管受侵出现症状
    - 表现为脑神经（CN）受损
    - 鼻窦、眼眶和听力并发症

自然病史及预后
- 侵袭性病变，特别是累及颅底的，有较高致残率；脑神经通常受损

治疗
- 通常不需要治疗；是潜在疾病的先兆
- 是手术部分切除或全部切除的适应证
  - 整形（最常见）
  - 鼻窦、眼眶或听力并发症（少见）
  - 外周压迫性脑神经病（极少见）
  - 压迫性中枢神经表现（罕见）

诊断要点

关注点
- 明确颅骨增厚的潜在原因

报告提示
- 局灶性／弥漫性，其他骨骼有无受累，颅内情况

颅骨骨折

关键点

影像

- 典型影像表现：颅骨线形透亮影
- 形态：线形，凹陷，隆起；粉碎性，重叠，闭合性或开放性
- 颅中窝骨质薄且有颅孔为最薄弱区→注意翼点有无表皮血肿
- CT 骨窗：锐利清晰的透亮线
    - 凹陷性骨折：骨折碎片向内移位
    - 颅底骨折→颅腔积气常见
    - 颞下颌关节窝内积气可能是不明显颅底骨折仅有的 CT 征象
- CTA 可以简单快速地评估血管的损伤程度
- 最佳影像方案：CT，如果情况复杂，加做 MR

主要鉴别诊断

- 颅缝
- 血管沟
- 蛛网膜颗粒
- 静脉湖

病理

- 如遇多发、复杂、双侧、凹陷性骨折，而无外伤，高度怀疑是否为虐待儿童

临床问题

- 线形骨折：无意识丧失者通常无症状
- 症状常与硬膜外血肿相关
- “熊猫眼”即眶周瘀斑
- “Battle”征即乳突瘀斑
- 后遗症：脑脊液漏，迟发性脑神经损伤，梗死
- 大多数颅骨骨折，甚至凹陷性骨折，都不需要手术

诊断要点

- 颅缝曲线状，对称；骨折呈线形，不对称

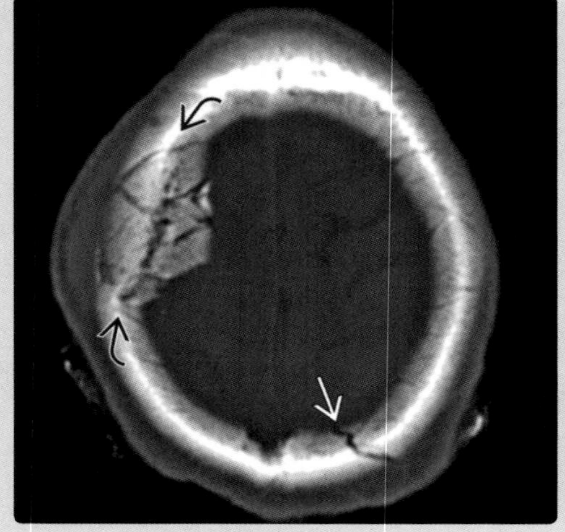

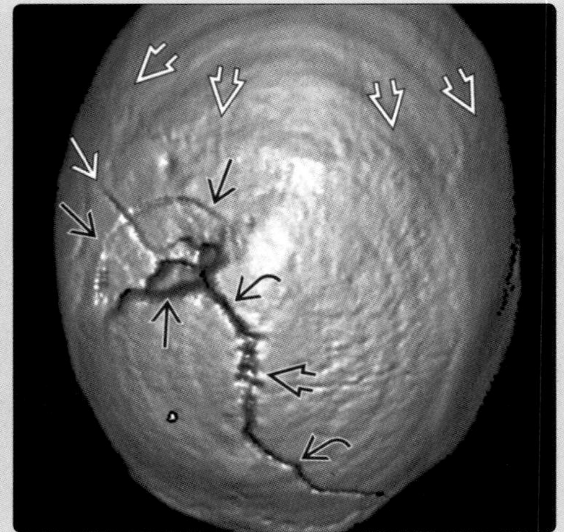

（左图）横断位头颅平扫 CT 骨窗显示粉碎性颅骨骨折伴凹陷性骨折，碎片累及右顶骨→，第二处骨折→累及左侧顶骨，原发骨折延伸至颅顶和矢状缝。（右图）同一患者，头颅 CT 表面阴影遮盖三维重建图像显示凹陷性骨折片→向左延伸至左侧顶骨→横过矢状缝→，向右延伸入右侧顶骨→和冠状缝→

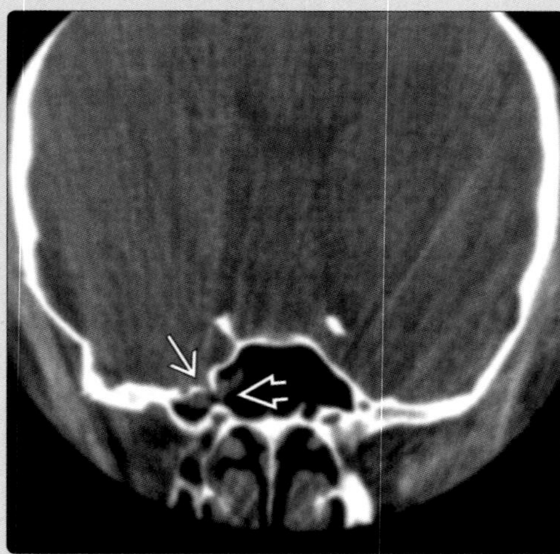

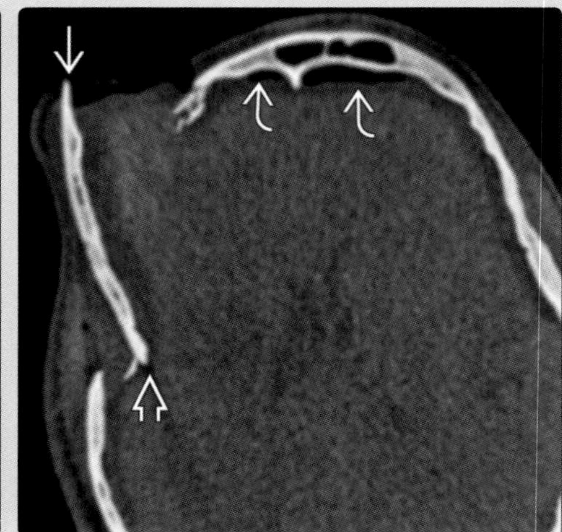

（左图）头颅冠状位平扫 CT 骨窗显示右侧蝶骨骨折→，累及蝶窦上外侧壁及右侧颅中窝内下方骨板。邻近骨折→的软组织密度影提示伴发脑脊液漏形成（漏出的脑脊液）。（右图）头颅平扫 CT 骨窗显示右侧蝶骨粉碎性骨折→，其前部隆起而后部凹陷→。注意合并颅内积气

颅骨骨折

术 语

同义词

- 颅盖，头颅，颅底骨折（fracture，fx）

影 像

一般特征

- 最佳诊断线索
  - 线形颅骨透亮影
- 位置
  - 累及头颅任何部位的骨折
  - 颅中窝骨质薄，颅孔多为最薄弱部位
  - 颅骨生长性骨折（growing skull fraure，GSFx）：大多数在顶骨
- 形态
  - 线形，凹陷，隆起
  - 粉碎性，重叠性，闭合性或开放性

平片表现

- 平片
  - 线形骨折：边缘锐利的透亮线
  - GSFx：随时间推移骨折线增宽

CT 表现

- CT 骨窗
  - 线性骨折：边缘锐利的透亮线
  - 凹陷性骨折：骨折碎片向内移位
  - 隆起性骨折：骨折碎片向外移位
  - 颅底骨折
    - 颅内积气常见
    - 邻近气房内的气 - 液平面
    - 鼻腔内液体→ CSF 鼻漏
    - 脑脊液耳漏导致的耳内液，或鼓室积血导致的血性密度
    - 颞下颌关节窝内积气可能是不明显颅底骨折的唯一 CT 征象
  - 颞骨骨折：纵向或横向
  - 枕骨髁骨折
  - GSFx：骨折缺损处可见脑脊液或脑组织疝
    - 板障内 GSFx：内板和硬脑膜缺损，CSF 进入板障形成囊肿，外板完整
- CTA
  - 快速、简便评估血管损伤程度

MR 表现

- T_2WI：显示硬脑膜损伤最佳
- FLAIR：脑挫伤呈高信号
- T_2* GRE：对出血灶敏感
- MRA：检查动脉损伤（MRV 检查静脉损伤）

成像推荐

- 最佳影像方案
  - 平扫 CT；如为凹陷性骨折或 GSFx，则加做 MR
- 推荐检查方案
  - 对颅底骨折采用薄层高分辨率平扫 CT
    - 包括矢状 / 冠状重建
- 外伤筛查建议
  - 平片检查无价值
  - 任何临床可疑情况均行 CT 扫描
  - 如果累及颈动脉管，应评估血管损伤
    - CTA 优于 MRA
  - 如果怀疑外伤性颈动脉海绵窦瘘，行 CTA 或 DSA

鉴别诊断

颅缝

- 宽度 <2mm，颅缝全长宽度相等
- 特定的解剖部位
- 非直线，表现为曲线
- 不如骨折明显，有致密的硬化边

血管沟

- 多位于骨皮质缘，非线形或树状分支
- 典型位置为脑膜中动脉走行部位

蛛网膜颗粒

- 多位于骨皮质边缘
- 典型位置为矢状窦旁、横窦

静脉湖

- 多位于骨皮质边缘
- 典型位置为矢状窦旁

病 理

一般特征

- 病因
  - 线形骨折：颅骨表面较大范围的钝伤
  - 凹陷性骨折：钝物（如棒球棒）直接猛烈打击颅骨表面局部
  - 隆起性骨折：长而锋利的致伤物抬高骨折片（侧向拉力，头部旋转）
  - 枕骨髁骨折：伴有轴向负荷，侧弯或旋转损伤的猛烈创伤
- 相关异常
  - 线形骨折：伴有硬膜外 / 硬膜下血肿
  - 凹陷性骨折：撕裂硬膜 / 蛛网膜 + 脑实质损伤
  - 颅底骨折：脑神经（CN）损伤，脑脊液漏
- 脑神经麻痹发生于受伤即刻或为迟发性
  - 如果有多发、复杂、双侧、凹陷性和无法解释的无创伤史的骨折，则应高度怀疑虐待儿童的情况
  - 凹陷性骨折致上矢状窦损伤，会引起迟发性颅内高压
  - 外伤性颈动脉海绵窦瘘可伴有颅底骨折

直视病理特征

- 开放性骨折
  - 骨折表面皮肤裂伤
  - 骨折导致颅内外沟通
  - 创面清洁或污染

- 凹陷性骨折
  - 骨片碎裂始于最大受力点，并以此为中心向周围扩展
  - 可累及静脉窦
- 隆起性骨折：均为复合性
- 脑神经受损：骨碎片所致的断裂、继发于动脉性缺血、神经被牵拉或神经根撕脱
- 生长性颅骨骨折：骨折进行性分离扩大，伴有硬膜撕裂
  - 脑脊液，脑或血管通过缺损而疝出

显微镜下特征

- 颅骨骨折：穿透颅骨全层厚度
- 板障内生长性骨折：表面衬以蛛网膜

临床问题

临床表现

- 最常见的体征 / 症状
  - 线形骨折：无意识丧失者通常无症状
  - 凹陷性骨折
    - 意识丧失（25% 无意识丧失，25%<1 小时内有意识丧失）
    - 常为硬膜外血肿的相关症状
  - 颅底骨折：Vernet/ 颈静脉孔综合征
    - 颅孔受累 - 第 9，10 和 11 颅神经损伤
    - 发声困难，吸气困难
    - 同侧麻痹：声带，软腭，上咽缩肌，胸锁乳突肌和斜方肌
  - 纵向颞骨骨折
    - 传导性听力损失
    - 10%～20% 的面神经麻痹是由于面神经管受累
  - 横向颞骨骨折
    - 神经感音性听力损失，眩晕
    - 50% 的面神经麻痹是由于内听道骨折所致
  - 混合性颞骨骨折：纵向和横向骨折的体征 / 症状
  - 枕骨髁骨折
    - 昏迷，伴有颈髓损伤，低位颅神经损伤，偏瘫，四肢瘫
    - Collet-Sicard 综合征：第 9，10，11，12 颅神经损伤
  - 外伤性颈动脉海绵窦瘘：视力受损，眼球活动受限
- 临床特征
  - 大多数严重头外伤病例存在颅骨骨折
  - 线形骨折：最常见的颅骨骨折；受力部位肿胀，皮肤通常完好
  - 凹陷性骨折：常可触及异常
  - 颅底骨折
    - “熊猫眼”即眶周瘀斑
    - “Battle”征即乳突瘀斑
  - 蝶骨骨折
    - 脑脊液鼻漏 / 耳漏，鼓室积血
  - 外伤性颈动脉海绵窦瘘：突眼，听诊杂音，结膜水肿

人群分布特征

- 年龄
  - 生长性颅骨骨折：＞ 50% 发生于 1 岁前，90% 发生于 3 岁前
- 流行病学
  - 尸检病例，80% 致命伤伴有颅骨骨折
  - 颅底骨折占所有颅骨骨折的 19%～21%
- 蝶骨骨折占颅底骨折的 15%
  - 凹陷性骨折中 75%～90% 是开放性骨折
  - 生长性颅骨骨折：占儿童颅骨骨折的 0.05%～1.6%
  - 3.8% 颅底骨折有外伤性颈动脉海绵窦瘘
- 骨折发生率：颅前窝（2.4%）、颅中窝（8.3%）、颅后窝（1.7%）

自然病史及预后

- 后遗症：脑脊液漏，迟发性脑神经损伤，脑梗死
- 骨折愈合过程
  - 婴儿：通常 3～6 个月内完全愈合
  - 儿童：12 个月内愈合
  - 成人：2～3 年愈合，常残留透亮线
- 横向颞骨骨折
  - 永久性神经感音性听力损失
  - 持续性眩晕，持续性面神经麻痹
- 生长性骨折（“外伤后脑膨出”）可能为后期并发症
  - <3 月龄婴儿有较高的头外伤和头皮血肿风险
  - 骨折边缘可损伤疝出的脑实质
- 即刻出现脑神经麻痹者，其恢复率低于迟发者
- 外伤性颈动脉海绵窦瘘：不治疗可导致失明

治疗

- 大多数颅骨骨折，甚至凹陷性骨折，无需手术治疗
- 污染的开放性骨折：应用广谱抗生素、接种破伤风疫苗
- 手术适应证
  - 凹陷 >8～10mm，或 > 颅骨厚度；由于美容需要
  - 严重污染，硬膜撕裂伴颅内积气，骨折下方存在血肿
  - 骨折下方脑组织损伤或受压，导致脑功能障碍
  - 矫正听小骨脱位
  - 枕骨髁 3 型骨折（不稳定）伴有寰枢关节固定
  - 持续脑脊液漏
  - 继发于上矢状窦受累的持续性颅内高压，且保守治疗无效
- 外伤性颈动脉海绵窦瘘：血管内治疗

诊断要点

关注点

- 无创伤史要考虑儿童受虐待

读片要点

- 颅缝呈曲线，对称；骨折为直线形，不对称

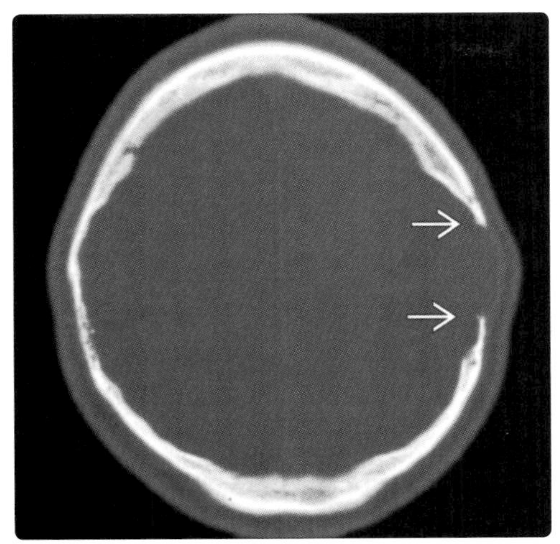
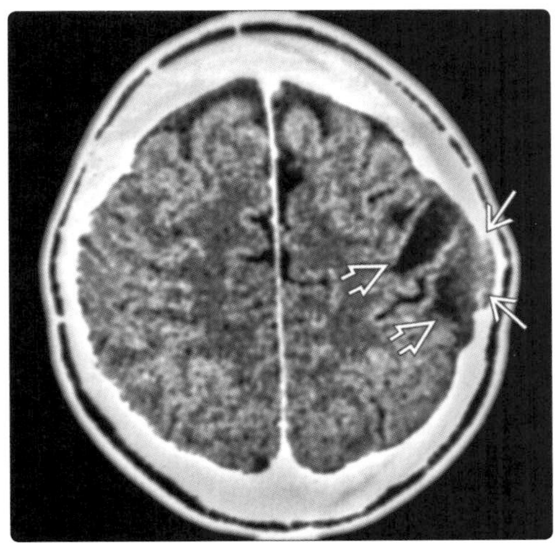

（左图）头颅平扫CT骨窗显示左侧颅骨不连续→边缘呈扇形且缺乏侵袭性。这些是颅骨生长性骨折的典型表现（也称柔脑膜囊肿）。（右图）同一患者，CT软组织窗图像显示颅骨缺损处的硬脑膜、脑脊液、柔脑膜和早期脑疝→，以及颅骨缺损下的外伤后皮层脑软化→。巨大的疝导致脑组织疝出部分绞窄损伤

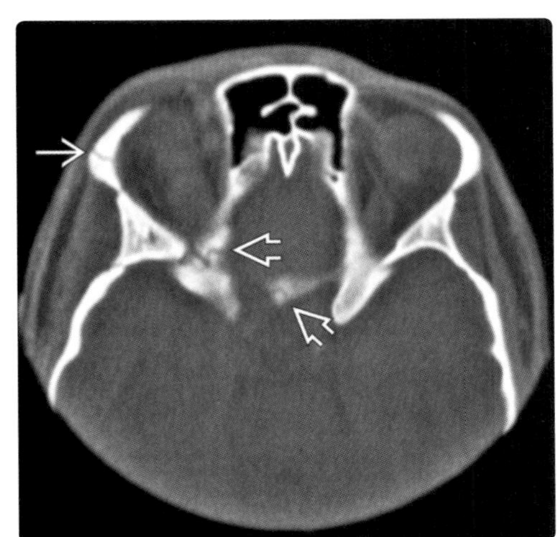
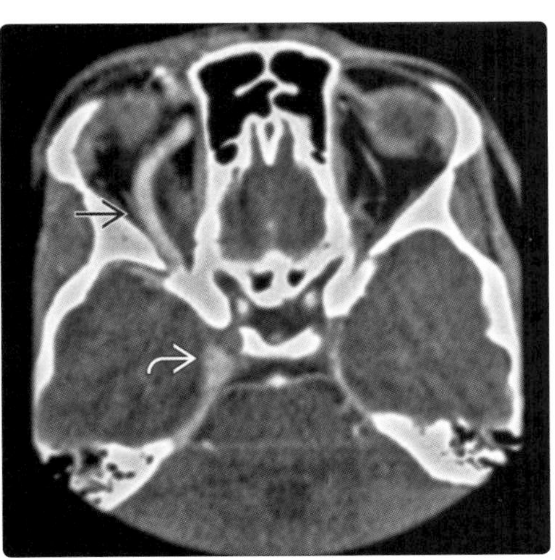

（左图）头颅平扫CT骨窗显示复杂的粉碎性前、中颅底骨折，累及右眶外侧壁→和右侧蝶骨→。（右图）同一患者，头颅增强CT显示右侧海绵窦窦腔扩大→以及颈内动脉海绵窦瘘导致的右侧眼上静脉明显扩张→

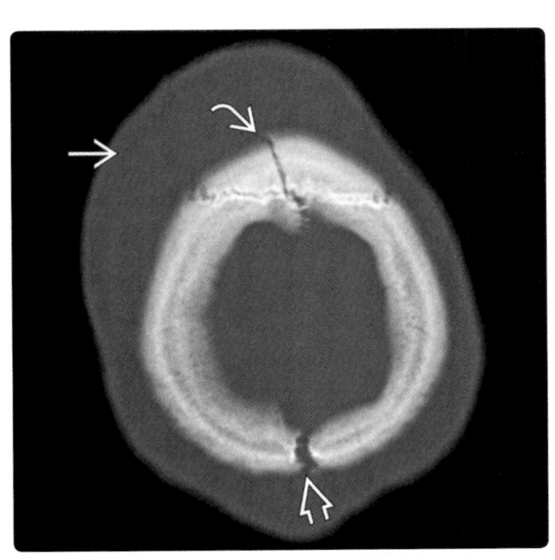
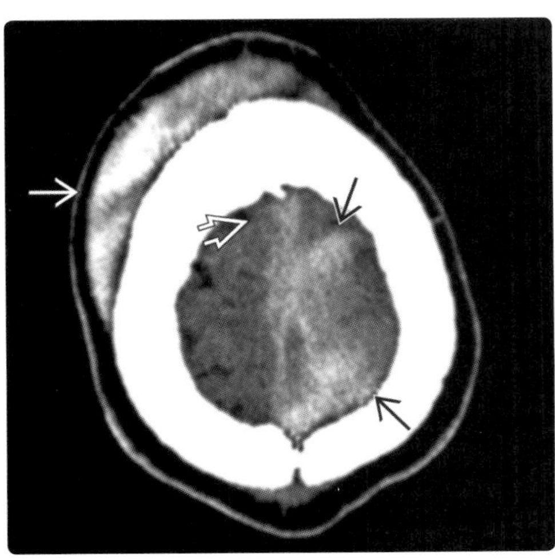

（左图）头颅平扫CT骨窗显示额骨中线右侧的线形、非凹陷性颅骨骨折→，累及矢状缝并导致其扩大→。伴有头皮损伤伴帽状腱膜下血肿→。（右图）同一患者，头颅增强CT可见伴发的静脉性硬膜外血肿→横过矢状缝和大脑镰→。也可见头皮损伤伴帽状腱膜下血肿→

第 7 章

脑血管病变

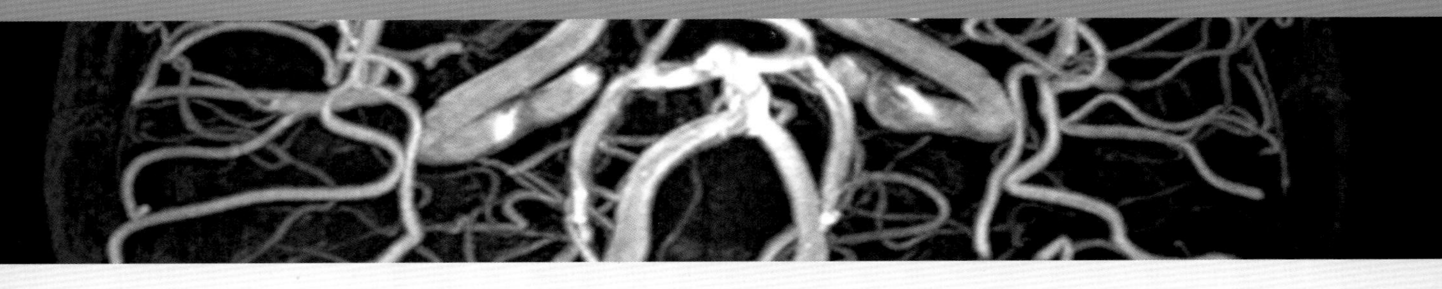

颅骨骨膜窦

关键点

术语
- 颅内外静脉循环异常交通
- 常见模式：曲张的头皮静脉通过导静脉与硬膜静脉窦（DVS）相交通

影像表现
- 最常累及上矢状窦
- CTV、MRV 可显示颅骨骨膜窦的全部血管构成
- CT 可见骨缺损
- 术前需要常规血管造影评估颅内静脉引流

主要鉴别诊断
- 脑膨出
- 皮样囊肿
- 血管瘤
- 横纹肌肉瘤、朗格汉斯细胞组织细胞增生症、神经母细胞瘤转移

病理
- 胚胎发育后期发生的静脉发育异常可能继发于一过性静脉高压
- 颅骨骨膜窦伴发其他先天性静脉异常，如发育性静脉畸形（DVA）、DVS 发育不良、永存胚胎静脉窦、静脉畸形

临床问题
- 儿童出现无痛性、可缩小的头皮肿块
- 手术切除预后良好
- 若颅骨骨膜窦为颅内静脉的主要引流通道或引流 DVA，则为手术禁忌

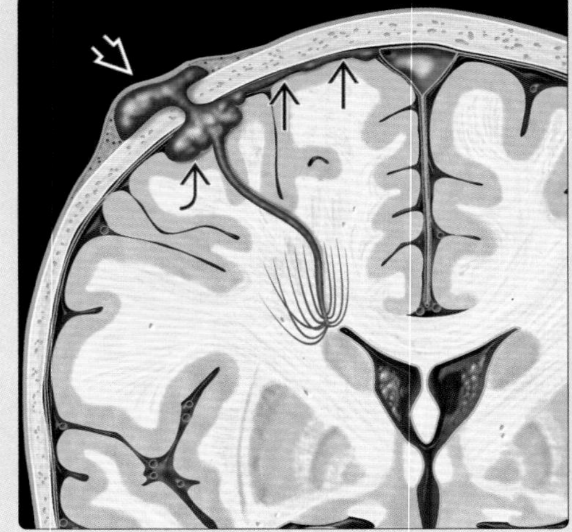

（左图）冠状示意图显示远离中线的复杂 SP。由曲张的颅内静脉、皮质静脉、DVA 和曲张的头皮静脉组成。颅骨骨膜窦是典型的中线 / 旁正中头皮静脉曲张，与上矢状窦（SSS）通过导静脉交通。远离中线且与 DVA 相连的 SP 少见。（右图）CTV 冠状位重建图像显示典型的 SP。SSS 通过颅骨缺损与曲张的中线头皮静脉相通。此“闭合型”SP，血液从 SSS 流入曲张静脉，然后返回至静脉窦内

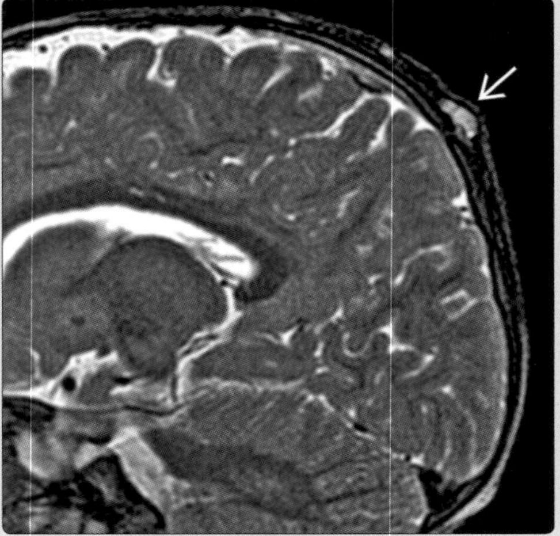

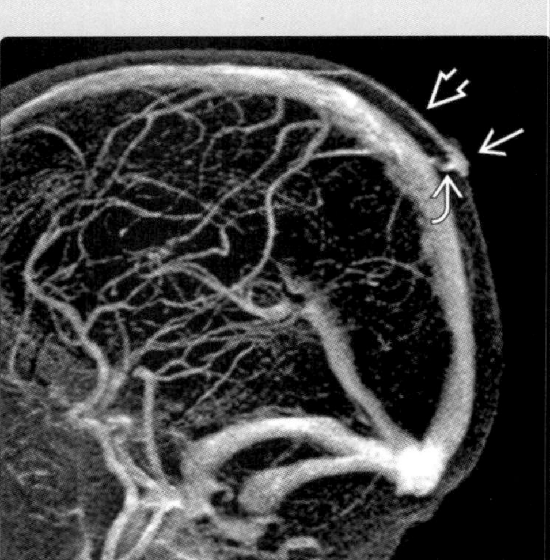

（左图）头颅 MR 矢状位平扫 T_2WI 脂肪抑制显示位于中线的中等信号头皮小肿块。（右图）同一患者，MRV 矢状位 MIP 图像显示 SP 引流情况：头皮曲张小静脉通过导静脉接收其下方 SSS 的静脉血并引流至颅外头皮静脉。这种小 SP 对颅内静脉引流没有显著影响，可以切除。若 SP 为颅内静脉的主要引流通路则为手术禁忌

术 语

缩写

- 颅骨骨膜窦（Sinus pericranii，SP）

定义

- 颅内外静脉循环异常交通
- 常见模式：曲张的头皮静脉通过导静脉与硬脑膜静脉窦（DVS）交通

影 像

一般特征

- 最佳诊断线索
  - 血管性头皮病变与其下方 DVS 相交通
- 位置
  - 额部（40%）、顶部（34%）、枕部（23%）、颞部（4%）
  - 中线或矢状窦旁；中线外侧少见
  - 最常累及上矢状窦
    - 横窦、窦汇次之
- 大小
  - 头皮病变：1～13cm；以 2～6cm 最常见
  - 骨质缺损：1～4mm 的孔；大的骨质缺损罕见
- 形态
  - 颅外组成部分
    - 静脉曲张最常见
    - 静脉扩张 > 静脉畸形（VM）
    - 动静脉畸形（AVM）罕见
  - 颅内组成部分
    - 中线 SP：直接与 DVS 交通
    - 矢状窦旁 SP：头皮病变与 DVS 间存在明显的皮层静脉或头皮静脉连接
    - 发育性静脉畸形（DVA）少见

平片表现

- 颅骨平片：正常或局灶性骨缺损、变薄、压迫侵蚀

CT 表现

- 平扫 CT
  - 均匀的软组织密度头皮肿块
  - 若伴发静脉畸形：可见分隔、囊变及静脉石
  - 骨算法
    - 单发 / 多发边界清楚的骨质缺损
    - 颅板上方静脉曲张 /VM 对骨的压迫侵蚀
- 增强 CT
  - 显著的、“血管性”强化最常见
    - 若存在血栓或 VM，则强化不均
- CTV：能够显示 SP 全部血管构成

MR 表现

- T_1WI
  - 大多数呈等信号、低信号或等低混杂信号
    - 若存在血栓，则呈高信号
    - 若静脉曲张 /VM 的血流快，可见流空信号
- T_2WI
  - 大多数呈高信号
    - 大的静脉曲张 /VM 因有湍流，呈混杂信号
    - 若静脉曲张 /VM 的血流快，可见流空信号
- 增强 T_1WI
  - 显著的、“血管性”强化
    - 若存在血栓，则强化不均匀
    - 如为 VM，则外周及实性成分强化
- MRV
  - 可显示 SP 全部血管构成

超声表现

- 灰阶超声
  - 穿通颅骨的低回声头皮肿块
  - 颅骨声影限制对颅内情况的评估
- 彩色多普勒
  - 显示血流方向

血管造影表现

- 静脉期确认 SP
- 基于静脉引流模式，分为“闭合型”和“引流型”
  - 闭合型：血流自 DVS 流出并回流至 DVS
  - 引流型：血流自 DVS 流至头皮病变处，继而引流至颅外头皮静脉

核医学表现

- 骨扫描
  - 静脉期和血池期活性增高

其他检查表现

- 经皮静脉造影术（PV）
  - 显示头皮静脉
  - 显示穿颅静脉，DVS 多变

成像推荐

- 最佳影像方案
  - 增强 MR/MRV 或 CTV
    - 两种检查均适于显示 SP 以及伴发的任何颅内静脉畸形
    - CT 显示骨质缺损最佳
  - 超声可确定诊断，但不能显示颅内改变
- 推荐检查方案
  - 术前需要常规血管造影术评估颅内静脉引流情况

鉴别诊断

闭锁性脑膨出

- 颅内容物通过颅骨缺损疝出
- 一般无强化，除非血管或 DVS 疝出

皮样囊肿

- 边界清楚的液性或脂肪密度病变
- 前囟为典型发生部位

血管瘤

- 流空信号、显著强化的肿块
- 特征性的强化表现

横纹肌肉瘤，朗格汉斯细胞组织细胞增生症，神经母细胞瘤转移
- 强化的侵袭性肿块
- 侵犯 DVS，表现为充盈缺损

病 理

一般特征
- 病因
  - 大多数为先天性
    - 胚胎发育后期发生的静脉发育异常，可能继发于一过性静脉高压
      - 理论支持 SPs 可伴发其他先天性静脉畸形 / 变异：DVA、DVS 发育不良、永存胚胎静脉窦、静脉畸形
    - 骨缝融合不全，多位于板障静脉或导静脉显著 / 丰富处
    - 宫内 DVS 血栓形成
  - 外伤性
    - 外板处导静脉断裂
    - 撕裂伤或 DVS 血栓形成
  - 自发性
    - 可继发于陈旧、“遗忘的”外伤
    - 亚临床、出生后 DVS 血栓形成
- 相关异常
  - 发育性静脉畸形（DVA）
  - 系统性静脉畸形
  - 蓝色橡皮疱痣综合征
  - 多发颅缝早闭
    - SP 继发于 DVS/ 颈内静脉发育不良 / 闭锁或颅内高压
  - 先天性皮肤发育不良

分期、分级和分类
- 根据静脉引流模式进行分类
  - 闭合型：血流自 DVS 流出并回流至 DVS
  - 引流型：血流自 DVS 流入头皮病变，继而引流至颅外头皮静脉

直视病理特征
- 头皮静脉曲张 /VM：蓝色充盈血液的囊 / 囊样网状结构，位于颅骨骨膜上下，下方多见

显微镜下特征
- 头皮静脉曲张 /VM：无肌层的静脉管道
  - 衬以内皮提示先天性
  - 衬以纤维 / 囊壁则提示外伤性
- 可见吞噬含铁血黄素的巨噬细胞、血栓

临床问题

临床表现
- 最常见的体征 / 症状
  - 蓝色、无痛性、大小可变的前额或头皮肿块
    - 直立时减小
    - 俯卧或做 Valsalva 动作时增大
  - 罕见：疼痛，头痛，恶心，头晕
- 临床特征
  - 儿童伴有无痛性可缩小的头皮肿块

人群分布特征
- 年龄
  - 儿童，年轻人
  - 范围：0～70 岁
- 性别
  - 无性别差异（外伤性患者：男性更多见）
- 流行病学
  - 罕见
  - 11% 的患者为治疗颅面 VMs 就诊

自然病史及预后
- 稳定或缓慢增大
- 罕见自行好转
- SP 损伤时可发生出血、空气栓塞的潜在风险
- 手术切除预后良好
  - 复发罕见

治疗
- 若 SP 为颅内静脉的主要引流通道，或引流 DVA，则为手术禁忌
- 手术
  - 术前评估全部 DVS 网，确保 SP 切除的可行性
  - 结扎穿颅骨的导静脉，切除头皮病变，用骨蜡封闭骨孔
  - 大量失血的风险低
- 血管内治疗
  - 不常用，适用于引流量较小的 SPs
  - 经皮注射硬化剂 / 放置弹簧圈至引流静脉
  - 表面皮肤有坏死风险

诊断要点

关注点
- SP 伴有多发颅内 DVAs，则要考虑蓝色橡皮疱痣综合征

读片要点
- 评估伴发颅内静脉畸形（DVA）和先天性静脉变异
- 切除颅骨骨膜窦前须评估全部 DVS 网
- 影像表现具有特征性
  - 主要鉴别诊断为脑膨出伴有 DVS 疝出

报告提示
- 描述 SP 对颅内静脉引流的作用

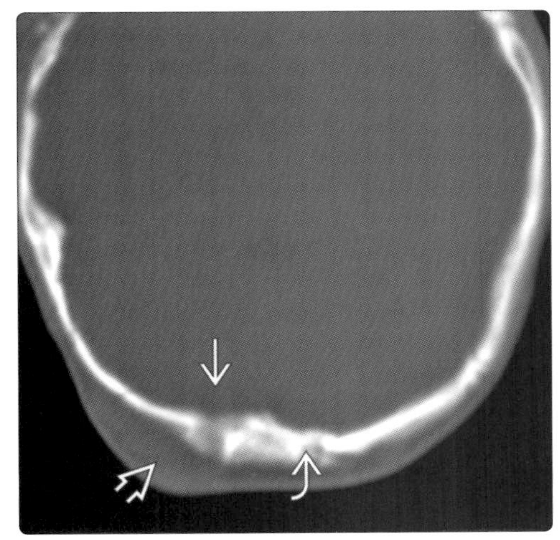

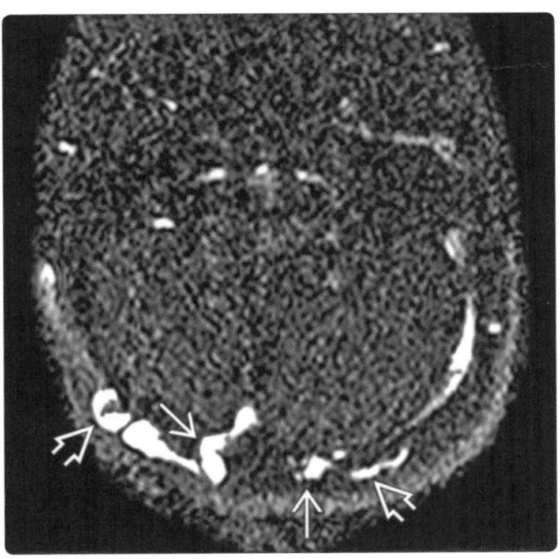

（左图）平扫 CT 骨窗显示右枕骨较大的骨质缺损伴头皮肿块。左侧枕骨见较小的骨质缺损。（右图）同一患者，MRV 横断位 TOF 图像显示粗大静脉（右 > 左）自窦汇穿过颅骨延伸至头皮。该患者有颈静脉球闭锁，SPs 为头部主要引流静脉，所以为手术禁忌

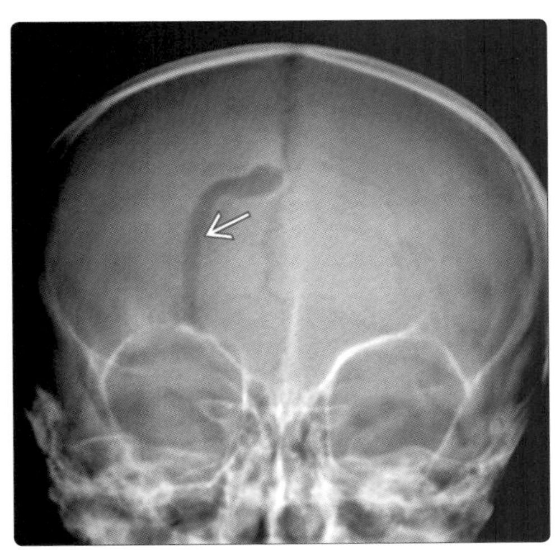

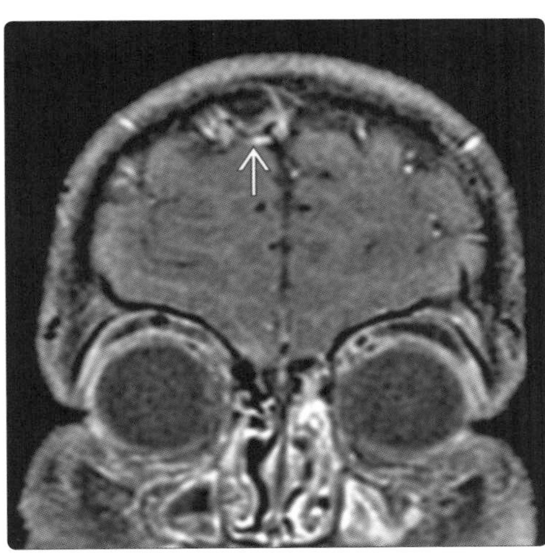

（左图）头颅平片显示 SP 变异：可见垂直走行、边界清晰的颅骨孔道，自额骨右侧旁正中处延伸至右眶顶。（右图）同一患者，MR 冠状位增强 T_1WI 脂肪抑制显示静脉自上矢状窦延伸至邻近颅骨

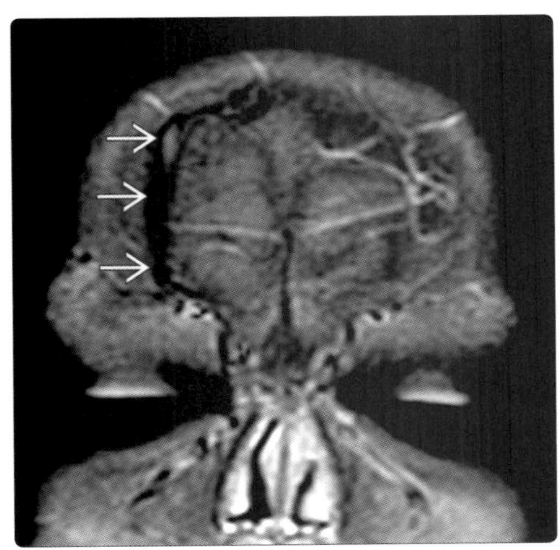

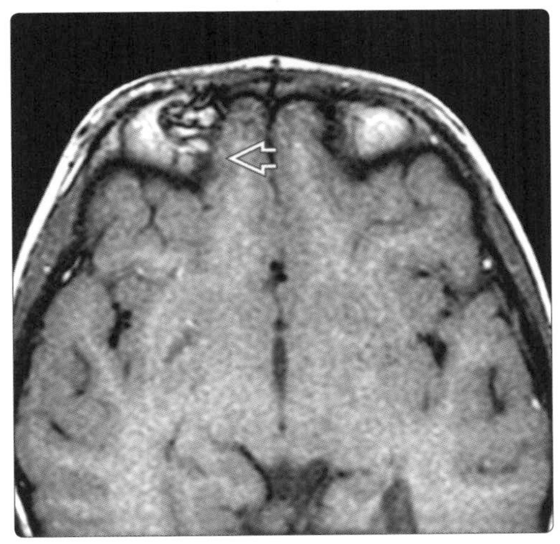

（左图）同一患者，MR 冠状位增强 T_1WI 脂肪抑制显示 SP 变异，穿颅骨的静脉沿右额骨孔道垂直走行延伸至右眶顶。（右图）同一患者，MR 横断位 T_1WI 显示右眼眶内上方分叶状混杂信号肿块。该 SP 变异型患者的颅外为曲张的眼眶静脉伴血栓形成

毛细血管扩张症

关键点

术语

- 扩张、增粗的毛细血管丛，混杂有正常脑实质
- 脑毛细血管扩张症（BCTs）占所有颅内血管畸形的 15%～20%

影像

- 一般特征
  - 常见部位：脑桥、小脑、脊髓
  - 通常 <1cm
- CT
  - 通常无异常
- MR
  - T_1WI 通常无异常
  - T_2WI 上 50% 无异常
  - 50% 表现为淡斑点状高信号病灶
  - 增强 T_1WI 表现为淡斑点状或毛刷状强化
  - GRE 序列呈中度低信号；SWI 序列呈明显低信号
  - 较大者 FLAIR 表现为边界不清的高信号
  - 较大者通常可见线样引流静脉

主要鉴别诊断

- 发育性静脉畸形
- 转移瘤
- 海绵状血管畸形
- 毛细血管瘤

临床问题

- 通常在尸检或影像检查时偶然发现
- 罕见：头痛，眩晕，耳鸣
- 临床上为良性、静止性病变
  - 除非组织学成分混杂（通常伴海绵状血管畸形）

（左图）矢状位示意图显示脑桥的斑点状病变，扩张的薄壁毛细血管分布于正常脑组织内。无占位效应。（右图）高倍显微镜下图示可见脑干毛细血管扩张症的典型表现➡，扩张的毛细血管间散布有正常的脑组织。邻近脑组织无出血

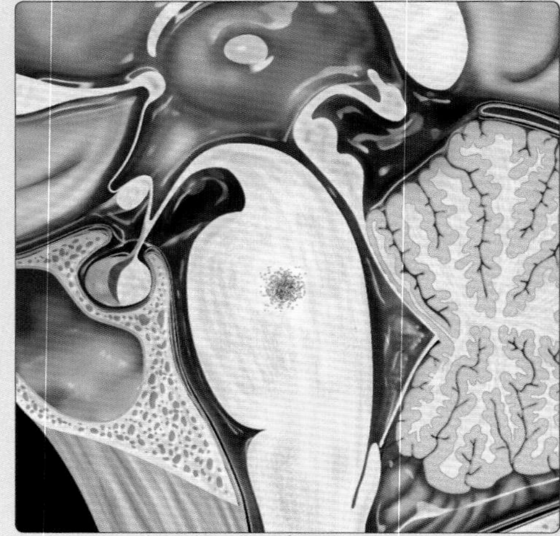

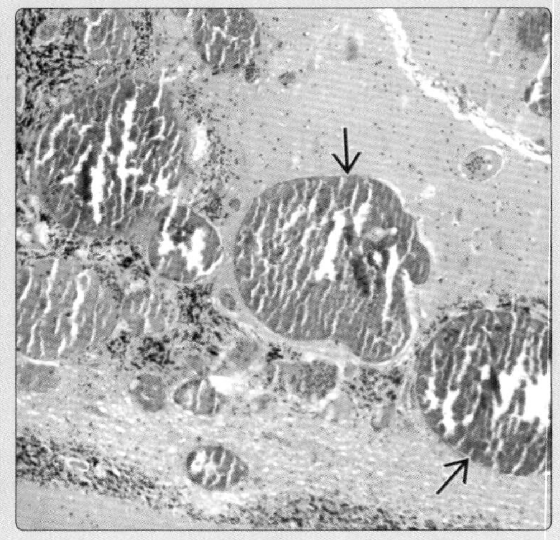

（左图）无症状 HHT 家族史患者，MR 检查横断位 T_2WI 图像无异常。（右图）同一患者，MR 横断位增强 T_1WI 图像显示脑桥内轻微的毛刷状强化影➡。可能为毛细血管扩张症

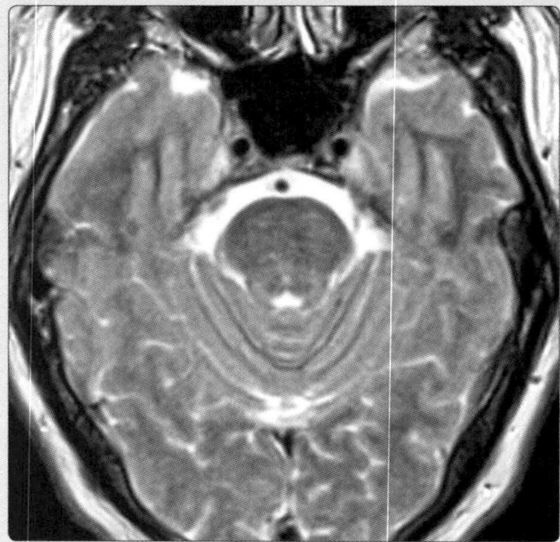

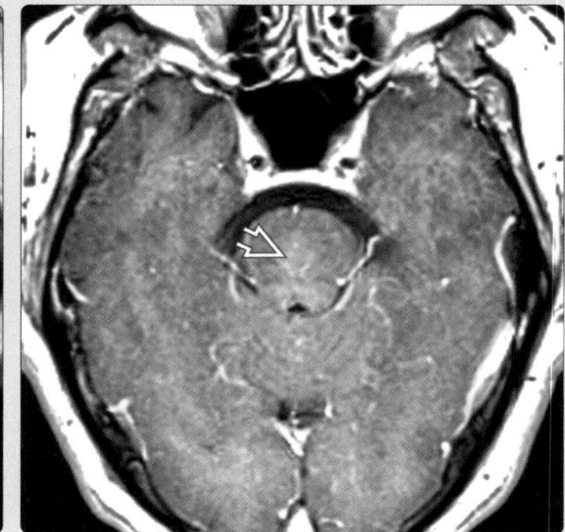

术 语

缩写

- 脑毛细血管扩张症（BCT）
- 脑血管畸形（CVM）

同义词

- 毛细血管畸形
- 非毛细血管性“血管瘤”
  - 血管瘤属于良性肿瘤
  - 通常位于面部、头皮、背部、胸部和眼眶
  - 硬脑膜、静脉窦少见
  - 脑实质内极罕见

定义

- 扩张、增粗的毛细血管，混杂有正常脑实质

影像表现

一般特征

- 最佳诊断线索
  - T_2 * 呈低信号病灶，伴浅淡毛刷状强化
- 位置
  - 可以见于任何位置
  - 常见部位
    - 脑桥
      - 邻近正中缝
      - 邻近第四脑室底部
    - 小脑
    - 延髓
    - 脊髓
  - 大脑半球病
    - 白质
    - 皮质
- 大小
  - 通常 <1cm
  - 偶发“巨大”（>1cm）
  - 以单发为主，偶见多发
- 形态
  - 小，边界不清
  - 无占位效应
  - 无水肿

CT 表现

- 平扫 CT
  - 通常正常
  - 偶尔会显示钙化
    - 仅在组织学成分混杂时
      - 最常见伴有海绵状血管畸形（CM）
- 增强 CT
  - 通常无异常

MR 表现

- T_1WI
  - 通常无异常
  - 如混有 CM，则呈高信号或高低混杂信号（“爆米花”样表现）
- T_2WI
  - 50% 无异常
  - 50% 为浅淡斑点状高信号
- FLAIR
  - 通常无异常
  - 若较大，则呈边界不清的高信号
  - 无占位效应
- T_2* GRE
  - GRE
    - 病变呈中度低信号
    - 血流减慢，伴氧合血红蛋白脱氧
    - 多灶 BCTs 伴海绵状血管畸形时可见黑色或灰色的点片状影
  - SWI
    - 比 GRE 更敏感
    - 病变可呈极低信号
- DWI
  - 通常正常
- PWI
  - 信号显著减低，但很快恢复基线水平
- 增强 T_1WI
  - 浅淡的点状或轻度毛刷状强化
    - 有扩大的中央引流静脉时，呈明显线样强化
  - 巨大 BCTs
    - 通常含点状，线样 / 分支状血管
    - 引流静脉呈放射状
    - 常出现较大的“集合”静脉
    - 常见 BCT、DVA 同时存在
- MRV
  - SWI 比标准的 T_2* 更敏感
- DTI
  - BCTs 可有正常的白质纤维束
  - FA 无改变
  - 白质纤维束无受累 / 移位

血管造影表现

- 常规
  - 通常无异常
  - 浅淡的血管“染色”伴或不伴引流静脉
  - 寻找有无伴发 DVA

成像推荐

- 最佳影像方案
  - MR T_2*，增强 T_1WI 序列
- 推荐检查方案
  - 需包括 SWI

鉴别诊断

发育性静脉畸形（DVA）
- 常与 BCT 混合存在

转移瘤
- 以明显强化为主，偶尔见微弱强化
- 脑桥 / 小脑少见

海绵状血管畸形（CM）
- 有液 - 液平面的含血液囊腔
- 完整的含铁血黄素边缘
- 可混有 BCTs，导致出血

毛细血管瘤
- 血管形成的肿瘤，非先天性脑血管畸形
- 多发生于硬脑膜、静脉窦，脑实质少见

病　理

一般特征
- 病因
  - 散发性 BCTs 病因不明
  - 可能为放射损伤的并发症
    - 20% 的儿童发生于头颅辐照后
- 遗传学
  - 可能与 ALK1 相关 ±（同 HHT 2 型）突变有关
    - 灌注↑→ VEGF 上调→毛细血管发育不良↑
  - 伴随非缺血性静脉高压，毛细血管密度增加
    - 缺氧 - 诱导因子 -1-α（HIF-1-α），下游靶器官 VEGF 表达上调
- 相关异常
  - 常与其他血管畸形（海绵状、静脉）混合存在
  - 遗传性出血性毛细血管扩张症（HHT）
    - 又称 Osler-Weber-Rendu 病
    - 常染色体显性遗传疾病
    - 常并发脑、肺、胃肠道、肝血管畸形
      - 毛细血管扩张症，常见于鼻黏膜，表现为鼻出血、咯血，可危及生命
      - 脑实质毛细血管扩张症相对罕见
      - AVMs 更常见
      - HHT 相关卒中常继发于肺 AVM/AVF，脑 AVM 伴出血，SAH 伴囊状动脉瘤
  - 巨脑毛细血管畸形（MCM）综合征
    - 又名先天性巨脑 - 先天性皮肤大理石样毛细血管扩张症（M-CMTC）
      - 面部鲜红斑痣，大理石样皮肤
    - 婴儿期脑快速增长
      - 巨脑畸形，多微脑回
      - 小脑扁桃体疝
      - 巨脑室，硬脑膜静脉窦扩张
      - 血管周围间隙明显
      - 皮肤毛细血管畸形较脑更多见

直视病理特征
- 尸检时容易忽视
- 大多数 BCTs 是偶然发现
  - 过大的 BCTs 可呈粉红色或稍暗
  - 不出血，除非存在其他血管畸形（如 CM）

显微镜下特征
- 扩张、但组织学正常的毛细血管丛
  - 薄壁，衬以内皮的血管
  - 最大血管可能为引流静脉
- 正常脑组织散布于扩张的毛细血管间
- 单纯 BCTs 不伴周围胶质增生、出血、钙化

临床问题

临床表现
- 最常见的体征 / 症状
  - 通常尸检或影像检查时偶然发现
  - 罕见：头痛，眩晕，耳鸣
- 临床特征
  - 无症状中年患者，伴边界不清的脑干强化病变

人群分布特征
- 年龄
  - 任何年龄，30～40 岁最常见
  - 儿童罕见
- 流行病学
  - 占所有颅内血管畸形的 15%～20%

自然病史及预后
- 临床为良性、静止性病变，除非组织学混杂
- 罕见侵袭性病程的报道

治疗
- 无需治疗

诊断要点

读片要点
- 浅淡强化的脑桥病变，T_2* 序列呈中度低信号，通常为 BCT

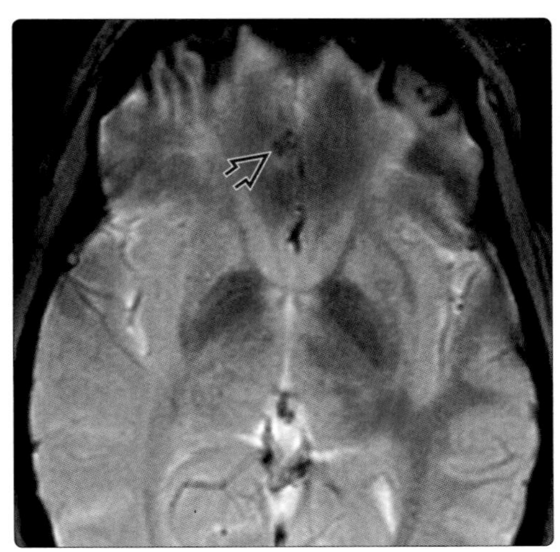

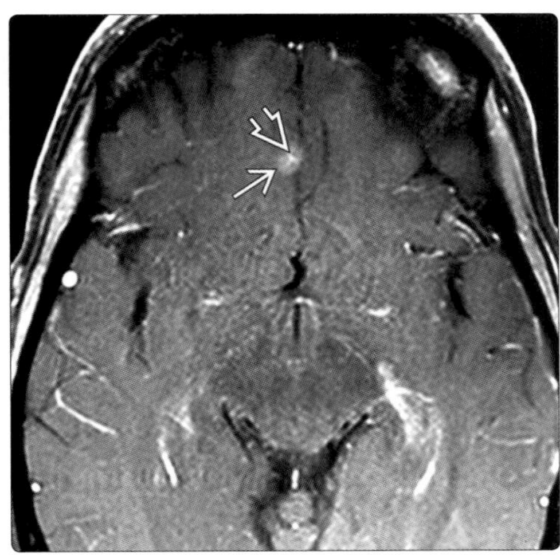

（左图）女，33岁，头痛，MR横断位平扫T_2^* GRE图像显示右额叶内侧皮层稍低信号➩。无其他异常发现。（右图）同一病例，MR横断位增强T_1WI脂肪抑制显示轻至中度强化➡。注意病灶中央明显的线样强化➩。为小的毛细血管扩张症伴中央引流静脉的典型表现。额叶皮层与脑桥或小脑相比，为不常见发生部位

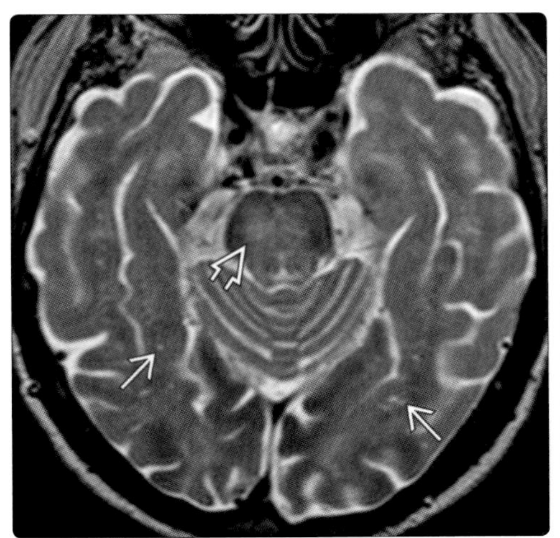

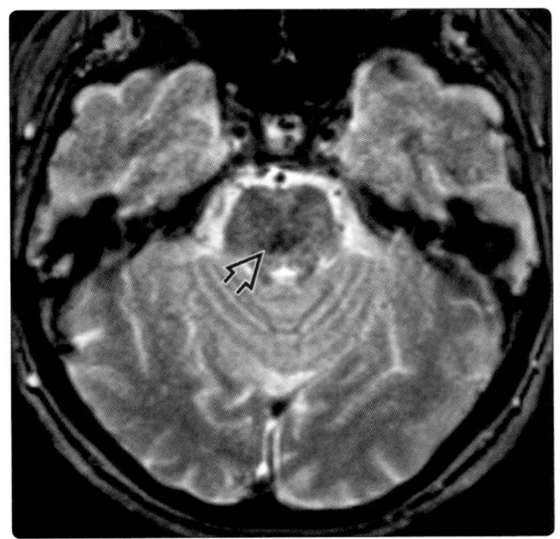

（左图）女，71岁，头痛，MR横断位T_2WI显示脑桥散在高信号影➩和颞叶白质内明显的血管周围间隙➡。上述影像表现对该年龄的患者来说可以是正常表现。（右图）同一患者，MR横断位T_2^* GRE显示脑桥中央稍低信号影➩。病变为深灰色，而非陈旧出血含铁血黄素和铁蛋白沉积形成的黑色“晕征”

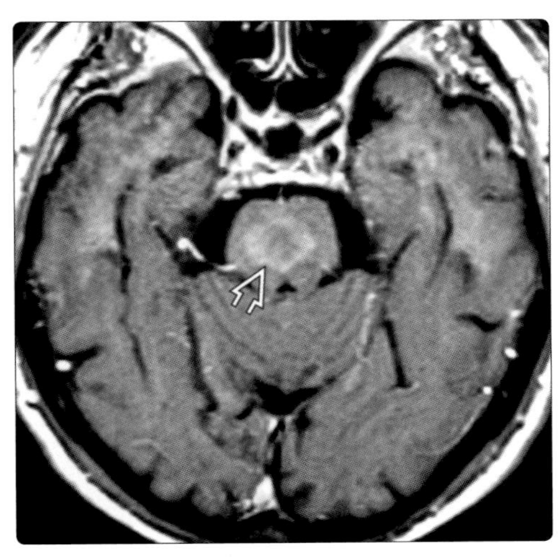

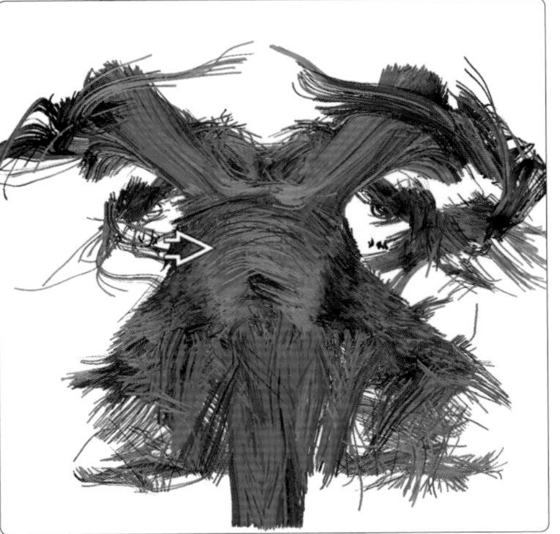

（左图）同一患者，MR横断位增强T_1WI显示脑桥中央较大的轻度强化病变➩。无占位效应。（右图）同一患者，冠状位DTI显示脑桥中央白质束正常➩。无变形及各向异性改变，提示无肿块或肿瘤浸润。这是典型的脑桥“巨大”毛细血管扩张症的表现（感谢P. Rodriguez，MD.）

（左图）男，37岁，眩晕，怀疑脱髓鞘病。MR横断位平扫T_2WI示左顶叶楔形、界限不清的高信号影→。邻近脑室无受压。表面脑回和皮质下白质表现正常。（右图）同一患者，MR横断位T_2^* GRE图像呈斑点状低信号影→

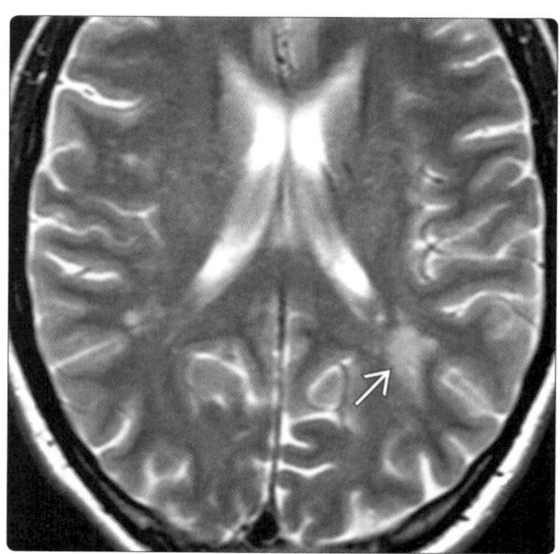

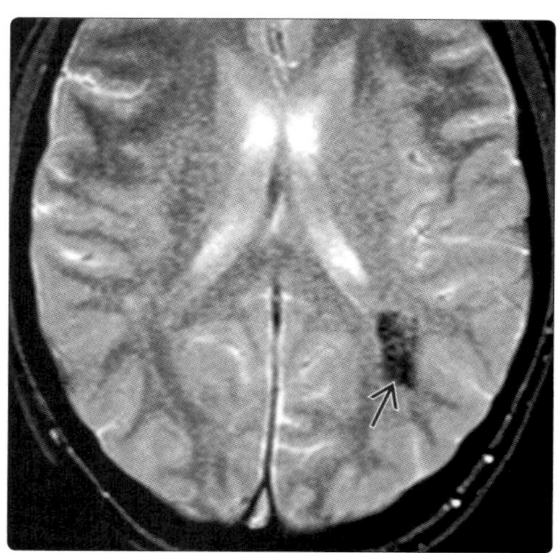

（左图）同一患者，MR横断位增强T_1WI脂肪抑制显示病灶明显强化，但边界不清→。病灶中央可见明显线样强化→伴邻近较小的点状病灶→，代表静脉放射状引流至中央“集合静脉”。（右图）同一患者，MR冠状位增强T_1WI显示病灶自皮质下白质延伸至半卵圆中心→。线样强化的中心静脉→为巨大BCT的特点

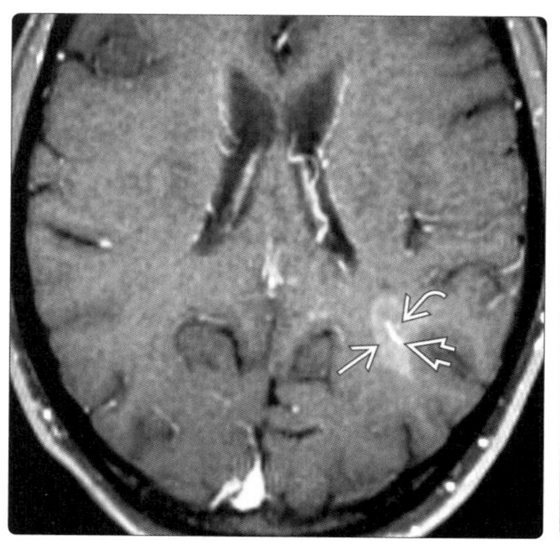

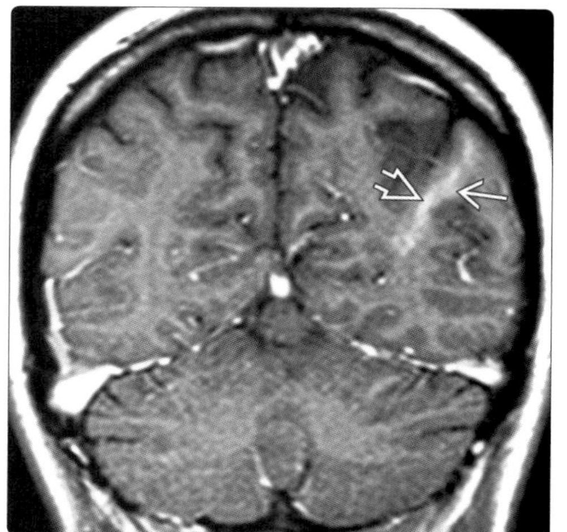

（左图）患者45岁，无症状，血压正常。MR横断位平扫T_2^* GRE图像显示左侧小脑半球多发低信号病灶→。（右图）同一患者，不同层面T_2^* GRE图像显示小脑和脑桥病灶→。大脑半球未发现异常。因为BCTs罕见出血，这些病变可能代表多发性4型海绵状血管畸形或混合性毛细血管-海绵状血管畸形

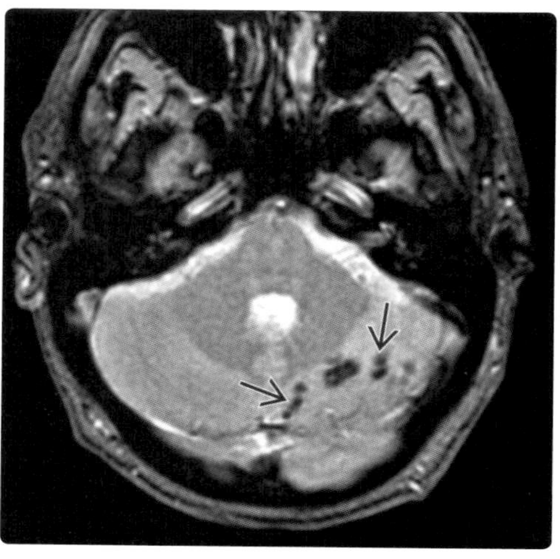

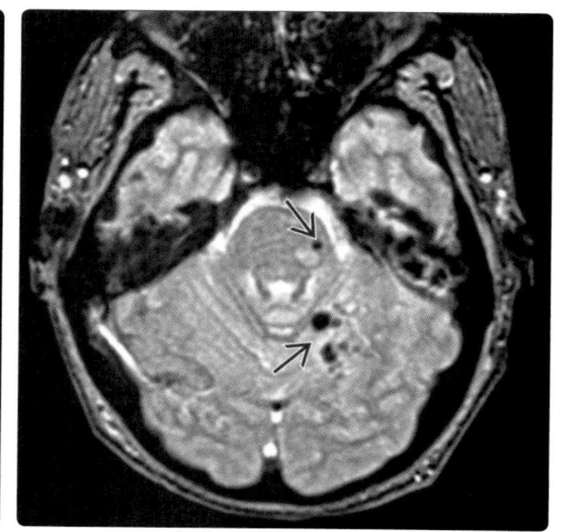

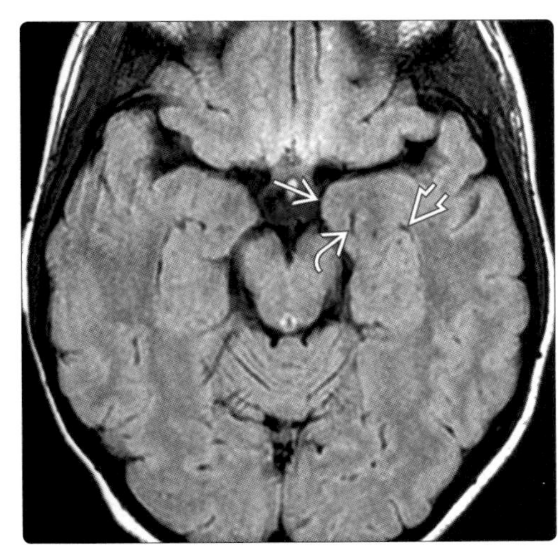

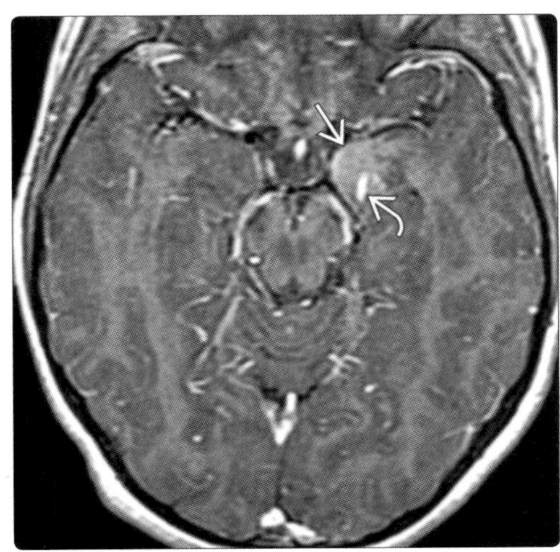

（左图）男，17岁，头痛，头晕，黑矇，无明确癫痫发作史，神经系统查体正常。MR平扫横断位FLAIR显示内颞叶轻微弥漫性高信号。无占位效应且颞角正常，周边似见线样流空信号。（右图）同一患者，MR横断位增强 T_1WI 显示中度弥漫性强化和增粗的引流静脉，位置同FLAIR上的可疑流空信号

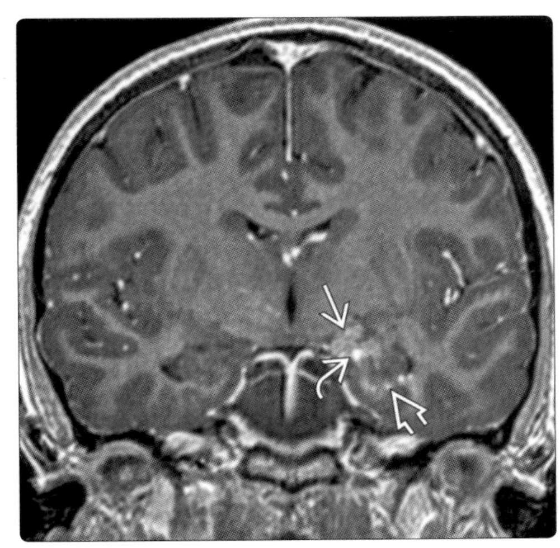

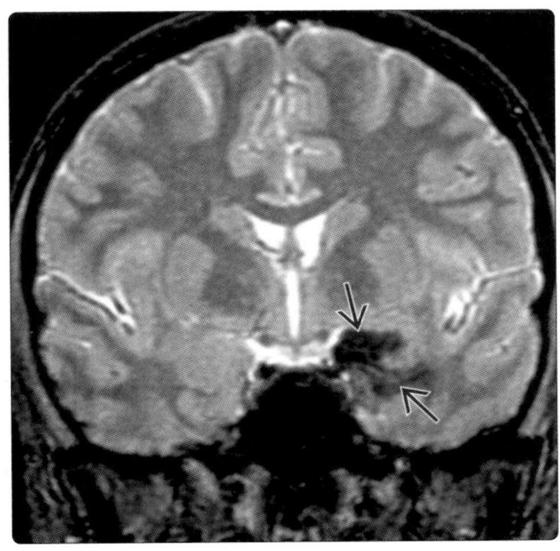

（左图）MR冠状位增强 T_1WI 显示弥漫强化，中央引流静脉明显强化。其他点状强化代表放射状静脉。（右图）同一患者，MR冠状位平扫 T_2* GRE图像显示病灶内弥漫性低信号。T_2WI（未提供）显示正常。巨大毛细血管扩张与增粗的引流静脉代表DVA与BCT混合(感谢C. Hecht-Leavitt，MD.)

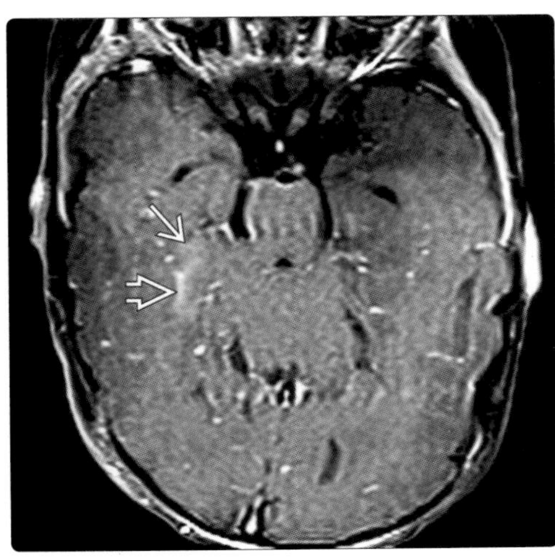

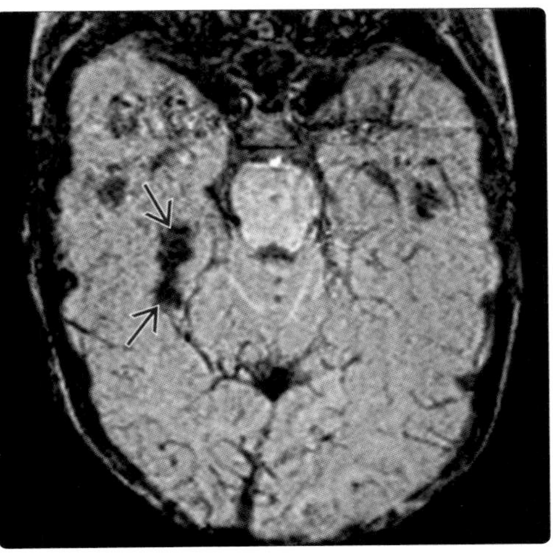

（左图）患儿，6月龄，婴儿痉挛症。MR横断位增强 T_1WI 脂肪抑制显示右侧内颞叶轻微强化影。其内可见增粗的线样强化，可能为引流静脉。（右图）同一患者，横断位SWI显示明显的“晕征”，为毛细血管扩张症慢血流中的脱氧血红蛋白所致(感谢A. Vossough，MD.)

发育性静脉畸形

关键点

术语
- 先天性脑血管畸形伴血管起源的成熟静脉成分

影像
- 一般特征
  - 髓（白质）静脉扩张呈伞样（“海蛇头”征）
  - 位于侧脑室角旁
  - 许多线状或点状强化灶
  - 汇入扩张的“集合”静脉
  - “集合”静脉回流至硬脑膜窦 / 深部室管膜静脉
  - 常为单发，大小不一（<2~3cm）
  - 如为混合畸形或引流静脉血栓形成，可能会出血
- CT 通常无异常，扩张的“集合”静脉可呈高密度
- MR
  - 信号各异，取决于病变大小和血流量
  - SWI 低信号（引流静脉的 BOLD 效应）
  - 明显强化

主要鉴别诊断
- 混合血管畸形（通常为海绵状血管畸形）
- 血管性肿瘤
- 硬脑膜窦血栓形成（慢性）

病理
- 15%~20% 合并海绵状血管畸形和（或）毛细血管畸形
- 蓝色橡皮疱痣综合征（BRBNS）
- 脑沟 - 脑回形成紊乱
- 颈面部静脉或淋巴管畸形（CAMS-3）

（左图）斜冠状位示意图可见典型的 DVA，伞状的髓（白质）静脉→汇入扩张的皮质“集合”静脉⇨。引流静脉回流至上矢状窦。（右图）大体病理显示靠近侧脑室额角的散在扩张静脉血管→。静脉分支间可见正常白质。无出血（R. Hewlett，PhD. 提供）

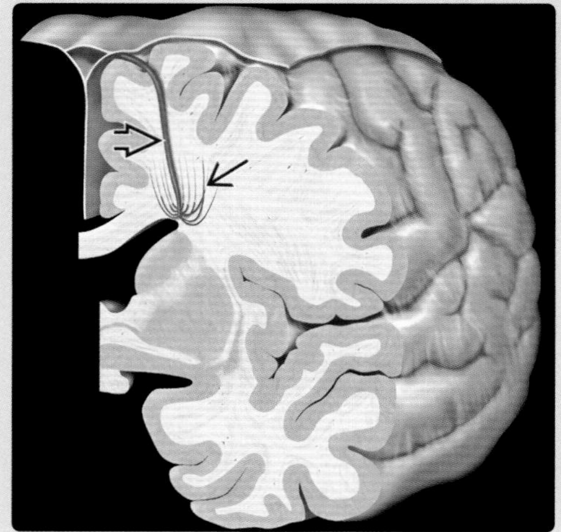

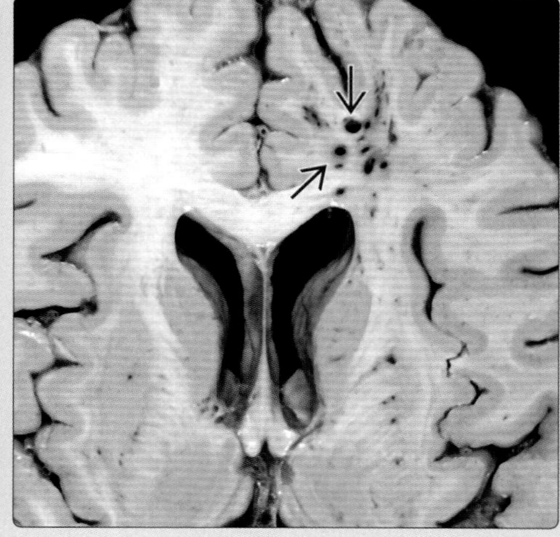

（左图）颈内动脉血管造影侧位图，静脉期显示 DVA 典型的“海蛇头征”。许多扩张的髓质静脉→汇入扩张的经皮质“集合”静脉⇨。（右图）同一患者，DSA 侧位 3D 重建显示 DVA 及其扩张的静脉属支→和皮层引流静脉⇨（P. Lasjaunias，MD. 提供）

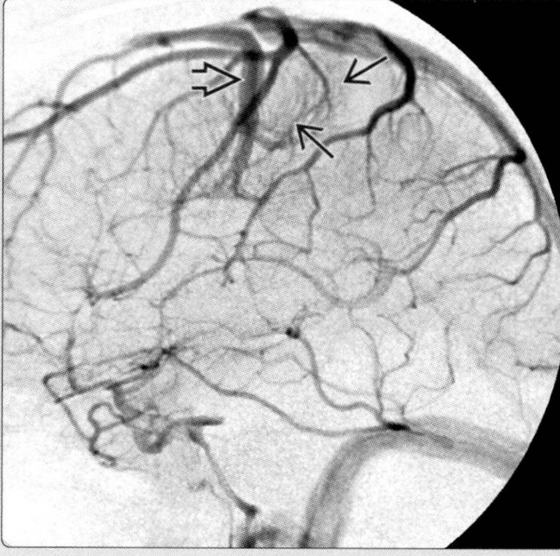

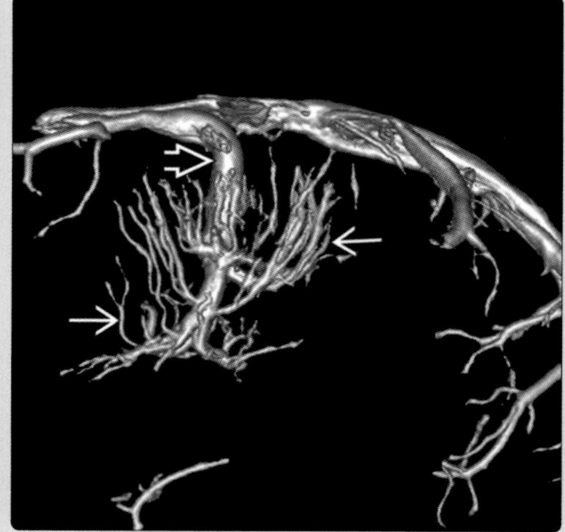

发育性静脉畸形

术 语

缩写

- 发育性静脉畸形，DVA

同义词

- 静脉血管瘤

定义

- 先天性脑血管畸形伴血管起源的成熟静脉成分
- 可能代表正常静脉引流的一种解剖变异

影 像

一般特征

- 最佳诊断线索
  - “海蛇头”征（扩张髓静脉）
- 位置
  - 位于侧脑室角旁
    - 最常见部位：邻近额角
    - 其他：邻近第四脑室
- 大小
  - 大小不等（差异较大），通常 <3cm
- 形态
  - 扩张髓（白质）静脉呈伞状聚集
  - 较大“集合”静脉引流至硬膜窦或深部室管膜静脉
  - 通常单发
    - 蓝色橡皮疱痣综合征可多发

CT 表现

- 平扫 CT
  - 常见表现：扩张“集合”静脉可呈生理性高密度
  - 偶见表现：如果合并海绵状血管畸形（CM），可出现钙化
  - 罕见表现：急性脑实质出血（如引流静脉自发性血栓形成）
- 增强 CT
  - 多发线状或点状强化灶
    - 边界清晰，圆形 / 卵圆形，强化可见于连续层面
    - 汇入单个扩张的引流静脉
    - 某层图像偶见线样结构

MR 表现

- T_1WI
  - DVA 较小时可正常
  - 信号取决于病变大小和血流量
    - 流空信号
  - 如果合并畸形或引流静脉血栓形成，可能会出血
- T_2WI
  - 可有流空信号
  - 可存在出血成分
- FLAIR
  - 通常无异常：静脉性缺血或出血则呈现高信号
- T_2* GRE
  - 病变较大或合并 CM 伴出血，GRE 可呈低信号（“开花效应”）
  - SWI 呈低信号（引流静脉的 BOLD 效应）
    - 血流量高时，去氧血红蛋白减少，则为等信号
- DWI
  - 引流区正常或轻微增高
  - 罕见：急性静脉梗死表现为扩散受限的高信号
- PWI
  - 动脉自旋标记（ASL）：38% 出现周围血流量变化
    - 脑血流量（CBF）增加
    - 脑血容量（CBV）增加
    - 平均通过时间（MTT）增加
- 增强 T_1WI
  - 明显强化
    - 星芒状、管状血管汇入“集合”静脉
    - “集合”静脉引流至硬脑膜窦 / 室管膜静脉
- MRA
  - 动脉通常无异常
  - 增强 MRA 可显示慢血流的 DVA
- MRV
  - 显示“海蛇头”征及引流模式
- MRS
  - 无异常

血管造影表现

- DSA
  - >95% 病例动脉期表现无异常
  - 毛细血管期通常无异常（罕见：明显“染色”伴或不伴动静脉分流）
  - 静脉期：“海蛇头”征
  - <5% 出现非典型表现（动 - 静脉畸形伴供血动脉扩张和动静脉分流）

成像推荐

- 最佳影像方案
  - MR 增强 T_1WI 加 SWI 序列和 MRV
  - MRV 的 3D VRT 重建，DSA
- 推荐检查方案
  - 包括 T_2* 序列（GRE，SWI）
    - 观察 BOLD 效应（静脉属支）
    - 出血（通常为混合性畸形）

鉴别诊断

混合性血管畸形（通常为海绵状血管畸形）

- 常伴出血

血管性肿瘤

- 髓静脉扩张
- 有占位效应，通常强化

硬膜静脉窦血栓形成（慢性）

- 慢性血栓形成从而导致静脉瘀滞
- 髓静脉扩张作为侧枝引流

Sturge-Weber 综合征

- 可形成显著扩张的髓静脉、室管膜下静脉、脉络丛静脉
- 合并面部血管瘤

静脉曲张（单发）

- 罕见，多伴发 DVA

脱髓鞘疾病

- 罕见：活动性、进展性的脱髓鞘病可伴有明显的髓静脉

病　理

一般特征

- 病因
  - 不表达生长因子
  - 表达成熟血管生成的结构蛋白
  - 混合性畸形可能是毛细血管 - 静脉网的发育性畸形→过渡性血管及多房性血管内皮间隙
- 遗传学
  - 染色体 9p 突变
    - 编码表面细胞受体
    - TIE-2 突变导致错义激活
    - 不同家系包括皮肤、口腔和胃肠黏膜、脑静脉畸形
  - 约 50% 为常染色体显性遗传
- 相关异常
  - 15%～20% 的 DVA 患者合并海绵状血管畸形和（或）毛细血管畸形
  - 蓝色橡皮疱痣综合征（BRBNS）
  - 颅骨骨膜窦
  - 脑沟 - 脑回形成异常
  - 颈面部静脉或淋巴管畸形（CAMS-3）
    - 胚胎学
      - 正常动脉发育接近完成时，髓静脉发育受阻
      - 发育受阻导致原始胚胎性深部白质静脉扩大

直视病理特征

- 放射状走行的扩张髓静脉
- 静脉呈放射状，间隔以正常脑组织
- 经皮层或室管膜下引流静脉扩张

显微镜下特征

- 薄壁扩张血管弥漫分布于正常脑白质内（无胶质增生）
- 偶见：血管壁增厚、玻璃样变
- 20% 的病例组织学表现混杂（CM 最常见），可出血
- 变异："血管造影隐匿性" DVA，伴有畸形、排列紧密的血管伴部分管壁退行性变

临床问题

临床表现

- 最常见的体征 / 症状
  - 通常无症状
  - 少见
    - 头痛
    - 痫性发作（伴有皮质发育不良）
    - 出血伴局灶性神经功能缺失（伴有海绵状血管畸形）
- 临床特征
  - 患者无相关症状，MR 偶然发现 DVA

人群分布特征

- 年龄
  - 任何年龄
- 性别
  - 无性别差异
- 种族
  - 无已知倾向
- 流行病学
  - 尸检时最常见的脑血管畸形
  - 约占脑血管畸形的 60%
  - MR 增强扫描发现率为 2.5%～9%

自然病史及预后

- 出血风险：0.15%/ 病灶 / 年
  - 引流静脉狭窄或血栓形成使出血风险增高
  - 合并海绵状血管畸形，出血风险增高

治疗

- 孤立静脉畸形：无需治疗（切除可能导致静脉性梗死）
- 组织学混合性静脉畸形：取决于合并病变

诊断要点

关注点

- DVAs 其间包含正常脑组织，且为其提供主要的静脉引流

读片要点

- 常规门诊检查，每个月检出 1～2 例 DVAs
- 若不行增强 MR，则可能导致 DVAs 漏诊

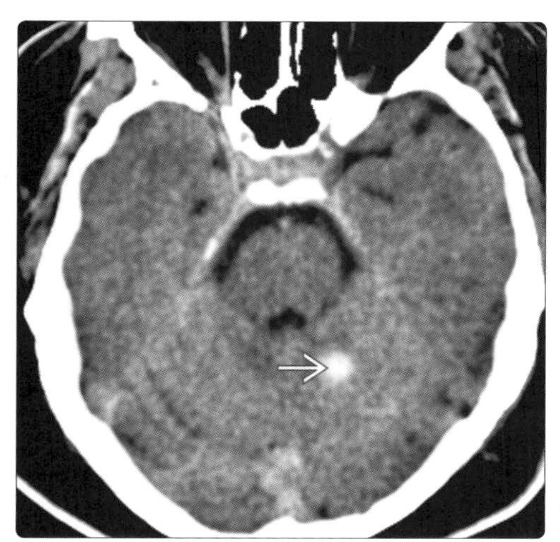

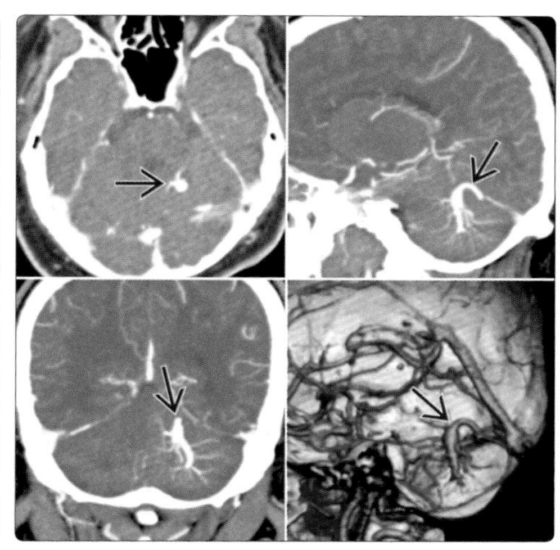

（左图）头颅平扫 CT 显示左侧小脑半球边界清晰的高密度影→。（右图）同一患者，CTA 横断位、矢状位、冠状位及三维重建图像很好显示 DVA →

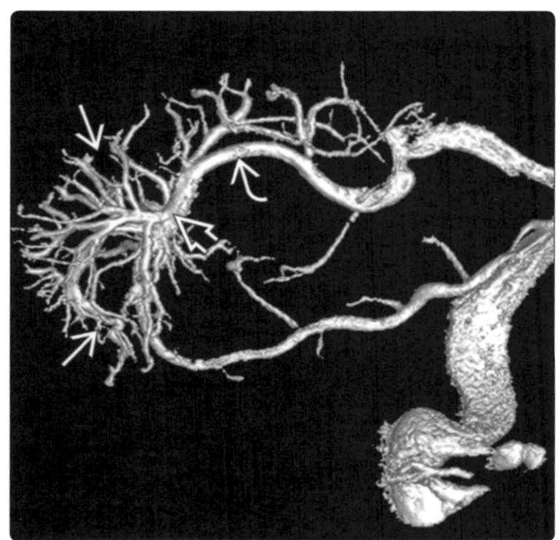

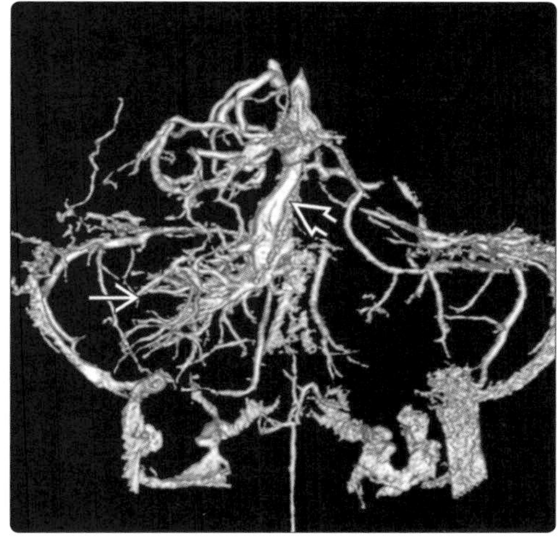

（左图）颈内动脉血管造影静脉晚期，3D DSA 容积重建侧位显示较大的额叶 DVA →，引流至大脑内静脉↷的间隔支⇨（感谢 P. Lasjaunias，MD.）。（右图）3D DSA 前后位显示右侧小脑 DVA →，引流至扩张的小脑中央前静脉⇨（感谢 P. Lasjaunias，MD.）

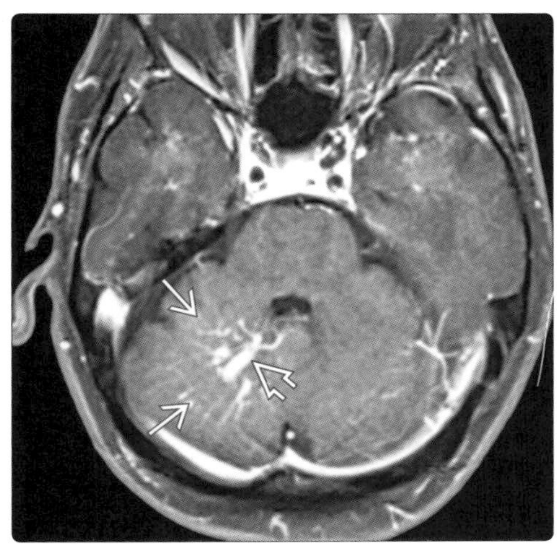

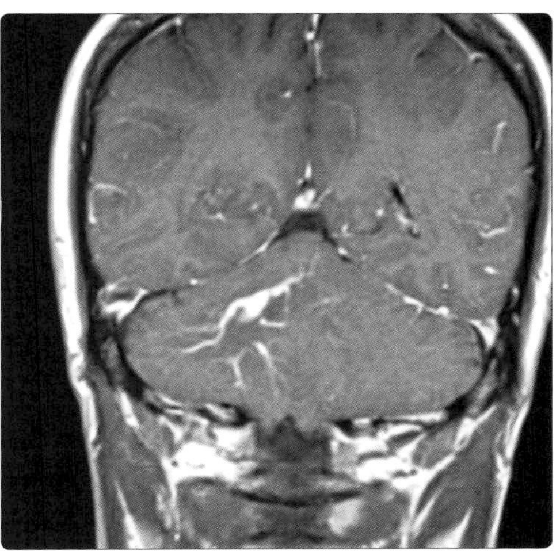

（左图）MR 横断位增强 T_1WI 显示典型的“海蛇头”征，扩张的静脉属支→引流至扩张的“集合”静脉⇨。（右图）同一患者，MR 冠状位增强 T_1WI 显示 DVA 累及大部分小脑深部白质。T_2^* GRE 扫描（未提供）无出血征象

（左图）MR 横断位增强 T_1WI 显示左额叶扩张髓静脉的“点状”表现→。（右图）同一患者，MR 横断位增强 T_1WI 显示扩张“集合”静脉⇨汇入上矢状窦前部↪

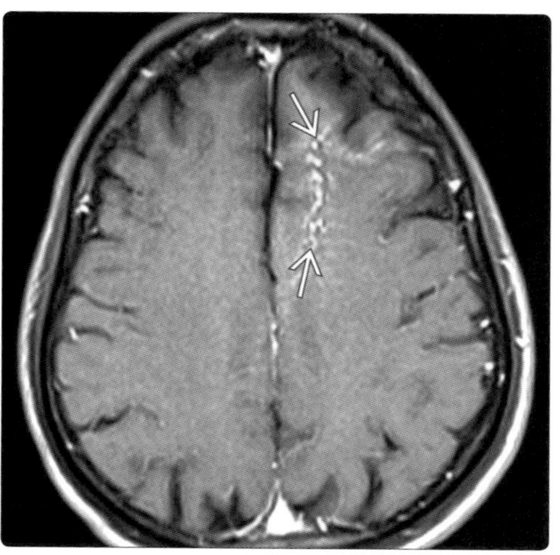

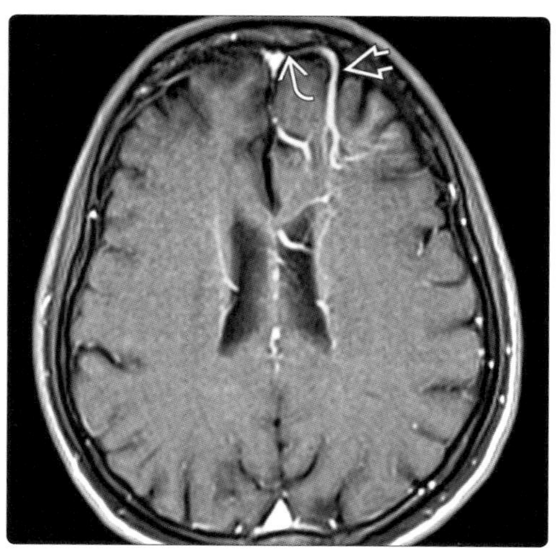

（左图）MR 横断位平扫 T_2^* GRE 图像显示小的“晕状”透明隔海绵状血管畸形→。（右图）同一患者，横断位 SWI 显示透明隔→以及左侧侧脑室额角旁↪小出血灶。SWI 序列很好地显示了增粗 DVA⇨

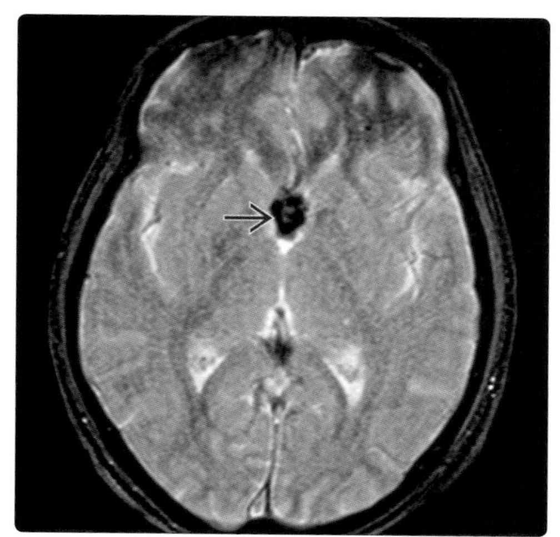

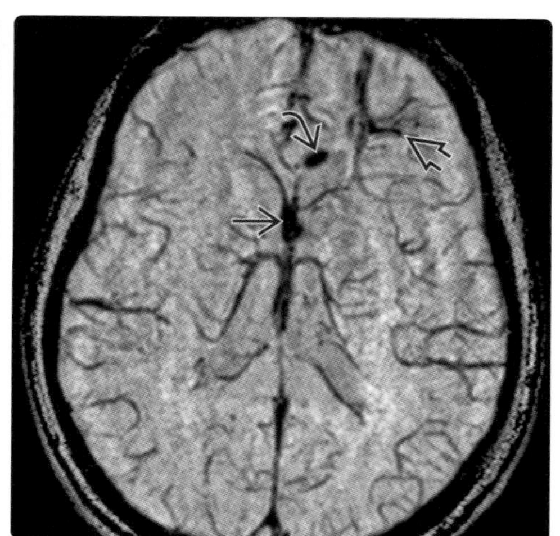

（左图）MR 横断位平扫 T_2^* GRE 图像显示毛刷状低信号自皮层下白质延伸至半卵圆中心→。（右图）同一患者，MR 横断位增强 T_1WI 脂肪抑制显示毛刷状强化→伴中央引流静脉扩张⇨。此为偶然发现，认为是较大的毛细血管扩张合并 DVA。大的毛细血管扩张通常伴有中央扩张的引流静脉

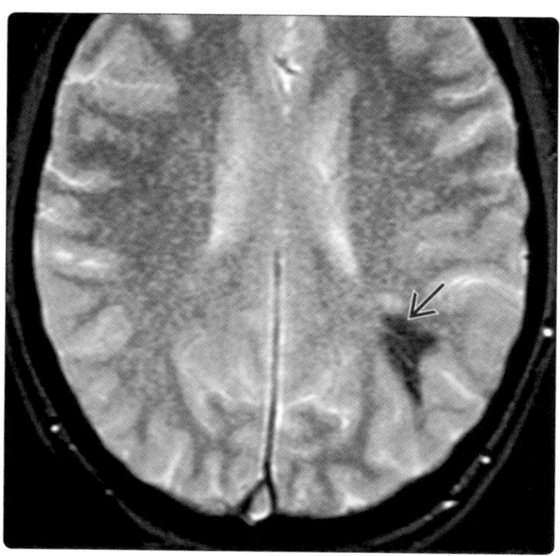

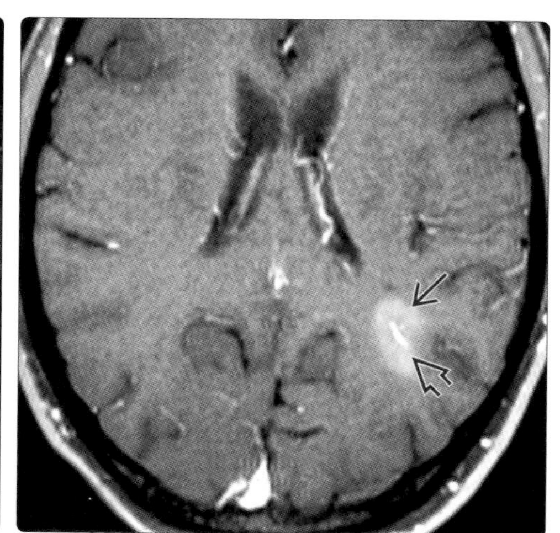

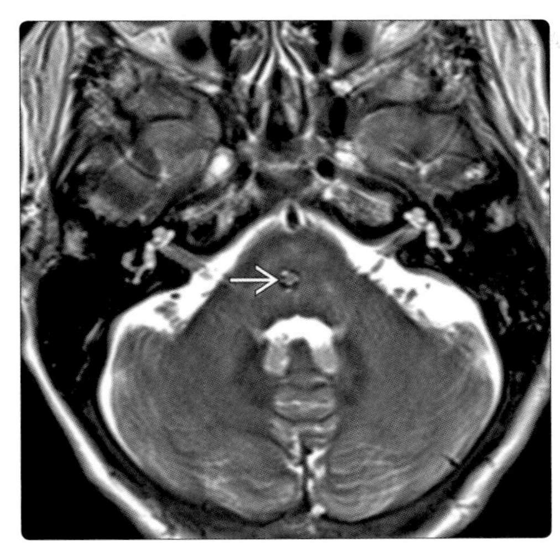

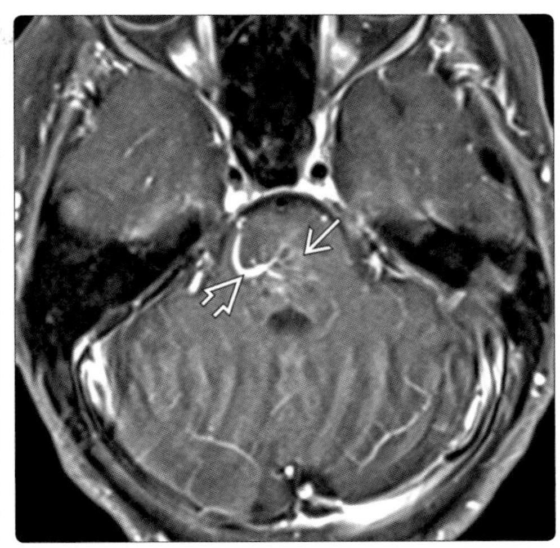

（左图）MR 横断位平扫 T_2WI 显示脑桥中央➡“爆米花样”病灶，符合海绵状血管畸形。（右图）同一患者，MR 横断位增强 T_1WI 脂肪抑制显示扩张静脉➡形成典型的“海蛇头”，引流至“集合”静脉⇨。此为混合性海绵状 - 静脉畸形

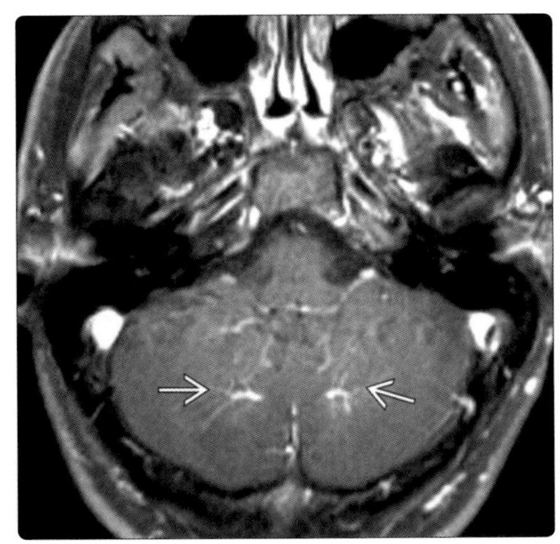

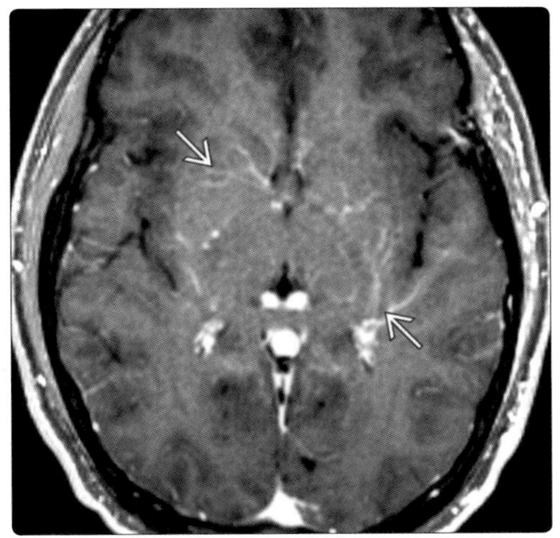

（左图）蓝色橡皮疱痣综合征（BRBNS）患者，MR 横断位增强 T_1WI 脂肪抑制显示双侧小脑 DVAs➡。（右图）同一患者不同层面 MR 横断位增强 T_1WI 脂肪抑制显示双侧幕上多发 DVAs➡

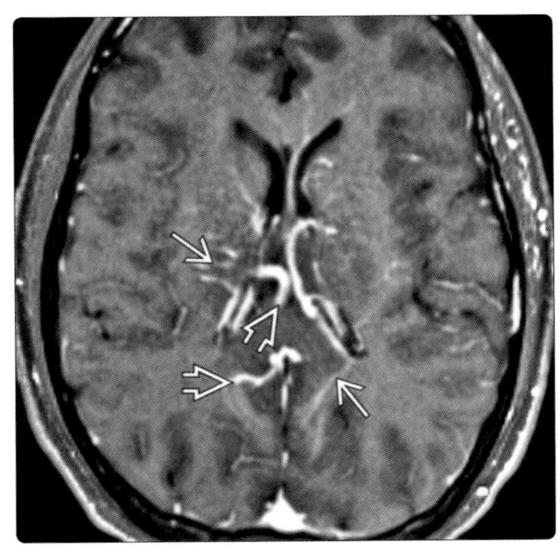

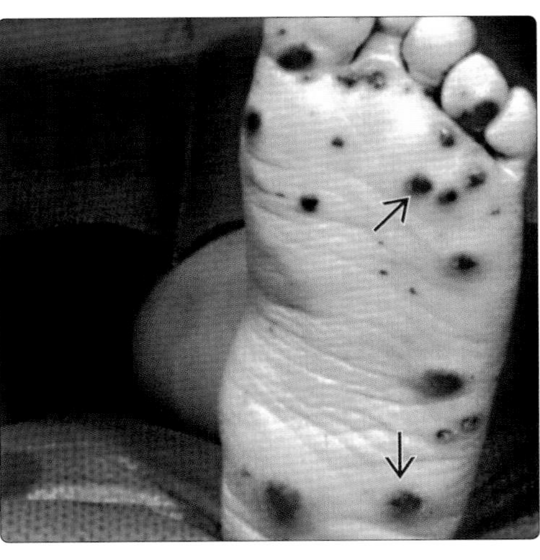

（左图）同一患者，MR 横断位增强 T_1WI 脂肪抑制显示 DVAs➡，可见多个扩张的“集合”静脉⇨。（右图）另一位蓝色橡皮疱痣综合征患者，照片显示特征性蓝色泡状皮肤病变→。血管造影（未提供）显示多发颅内 DVAs（感谢 AFIP.）

关键点

术语

- 良性血管性错构瘤
  - 团块包含紧密排列的不成熟血管（“海绵状”），无神经组织
- 病变内有不同时期的出血
- 海绵状血管畸形（CMs）形态可发生动态变化如增大、缩小、重构

影像

- 海绵状血管畸形（CMs）大小不等，可仅为显微镜下可见，也可 >6cm
- 大小不等的分房内含有不同时期出血产物
  - 表现取决于出血 / 时期
- Zabramski 分类
  - 1 型：为亚急性出血，T_1WI 呈高信号，T_2WI 呈高或低信号
  - 2 型：因含有不同时期血液降解成分，T_1WI/T_2WI 均呈混杂信号（典型的“爆米花球”样病变）
  - 3 型：慢性出血，T_1WI/T_2WI 均呈低至等信号
  - 4 型：T_2^* 表现为点状微出血，即“黑点”征
- 除硬膜外 CM，其他类型的海绵状血管畸形通常 DSA 表现正常，即“血管造影隐匿性血管畸形”

主要鉴别诊断

- 动静脉畸形
- 出血性肿瘤
- 钙化性肿瘤
- 高血压微出血
- 淀粉样血管病

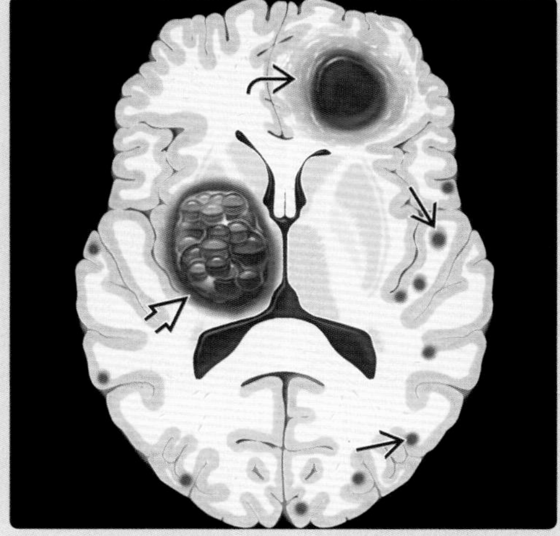

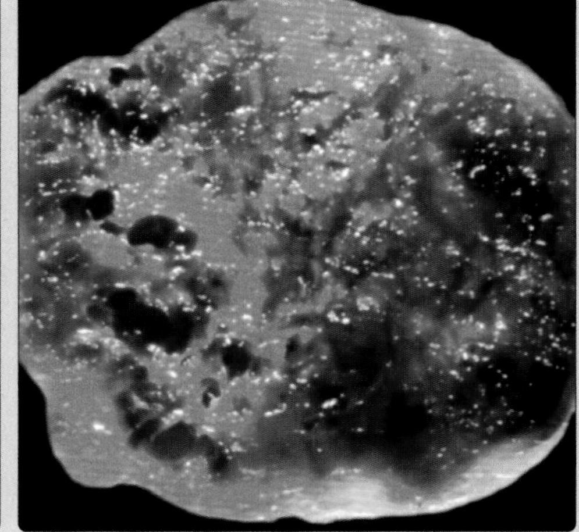

（左图）横断位示意图显示不同时期的海绵状血管畸形。右侧基底节见混杂信号（“爆米花球”征），为 Zabramski 2 型➾，左额叶见亚急性出血伴水肿，为 Zabramski 1 型↗。多发性陈旧微出血（Zabramski 4 型）表现为多灶性的黑点➡。（右图）海绵状血管畸形大体病理切面，可见多房内不同时期的出血

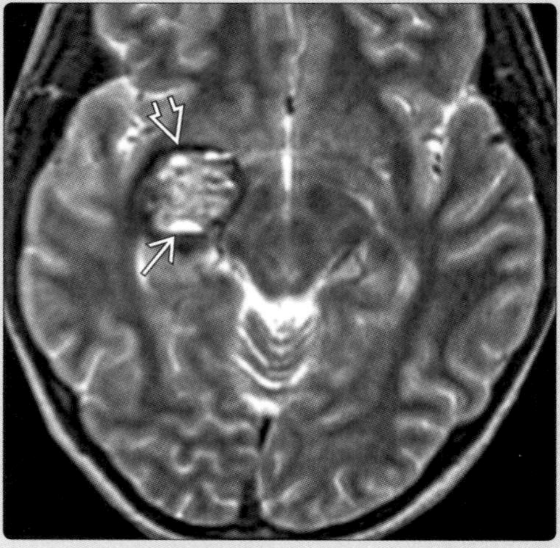

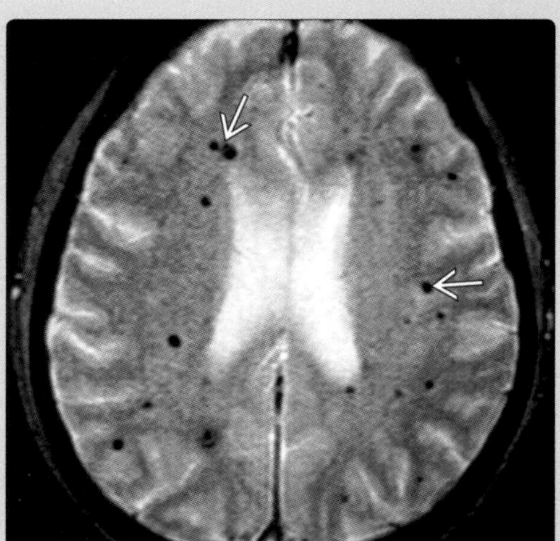

（左图）Zabramski 2 型海绵状血管畸形，MR 平扫横断位 T_2WI 表现典型的“爆米花球”征。注意多个小房内的血 - 液平面➡伴周围含铁血黄素环➾。（右图）Zabramski 4 型海绵状血管畸形，平扫 MR 横断位 T_2^* GRE 图像显示多发黑点，磁敏感加权序列表现为“晕征”➡

术 语

缩写

- 海绵状血管畸形，CM

同义词

- 海绵状血管瘤（Cavernoma）

定义

- 良性血管错构瘤伴病灶内出血，无神经组织
  - 团块包含紧密排列的不成熟血管（“海绵状”）
  - 病变内有不同时期的出血
- CMs 可发生形态的动态变化如增大、缩小、重构

影 像

一般特征

- 最佳诊断线索
  - MR 的 T_2WI 上“爆米花球”表现伴完整低信号的含铁血黄素环
- 位置
  - 整个中枢神经系统均可发生
  - 脑实质 CMs 常见
    - 脊髓 CMs 罕见，但多发 CM 综合征患者常可见脊髓 CMs
    - 脑外 CMs 罕见
      - 海绵窦最常见
      - 出现症状前可长得很大
- 大小
  - CMs 大小从显微镜下可见至 >6cm 不等
  - 多数为 0.5～4cm
- 形态
  - 散在的、分叶状、内部血管交织的团块
  - 分房大小不等，其内包含不同时期血液产物

CT 表现

- 平扫 CT
  - 30%～50% 表现为阴性
  - 边界清晰的圆形 / 卵圆形高密度病灶，通常 <3cm
    - 40%～60% 钙化
    - 通常无占位效应，除非有新鲜出血
  - 周围脑组织表现正常
- 增强 CT
  - 通常为轻微 / 无强化，除非合并其他病变，如发育性静脉畸形 [DVA]
- CTA
  - 阴性

MR 表现

- T_1WI
  - 信号取决于出血 / 时期
    - 常见：“爆米花球”表现，含血液的多房状高、低混杂信号
    - 少见：急性出血（非特征性）
  - T_1 常可见病灶周围高信号
    - 有助于区分 CM 与其他出血性肿块
- T_2WI
  - 典型表现为网状爆米花样改变
    - 内部信号混杂，边缘为完整的低信号含铁血黄素环
    - 分房内血液伴液 - 液平面
  - 少见：低信号
- FLAIR
  - 急性病灶周围可有水肿环绕
- T_2* GRE
  - 明显磁敏感效应，低信号“晕征”
  - 多发 CMs：常见表现为 GRE 序列多发点状低信号灶（“黑点”征）
- DWI
  - 可见磁敏感效应；周围脑组织通常无异常
- 增强 T_1WI
  - 轻微或无强化（可显示伴发的静脉畸形）
- MRA
  - 无异常（合并混合畸形除外）
- 大量、急性出血可掩盖 CM 的典型征象

血管造影表现

- 常规
  - DSA
    - 表现正常（“血管造影隐匿性血管畸形”）
    - 病灶内慢血流，无动静脉分流
    - 如果病灶较大或有急性出血，可表现非血管性占位效应
    - 可伴发其他畸形，如：DVA
    - 罕见：静脉血池，对比剂“染色”

成像推荐

- 最佳影像方案
  - MR
    - 病灶体积较小的 4 型病变常规 T_1、T_2 可为阴性
    - 应用 T_2* 序列（SWI 优于 GRE）
- 推荐检查方案
  - 采用长 TE（35s）的 T_2* GRE 序列
  - 包括 T_1 增强以寻找伴发畸形，如：DVA

鉴别诊断

“爆米花球”病变

- 动静脉畸形
- 出血性肿瘤
- 钙化性肿瘤

多发“黑点”征

- 陈旧外伤［弥漫性轴索损伤（DAI）、挫伤］
- 高血压性微出血
- 淀粉样血管病变
- 毛细血管扩张症

病 理

一般特征

- 病因
  - CMs是血管起源的不成熟病变，伴内皮细胞增生、新生血管增多
  - 表达 VEGF，β-FGF，TGF-α
- 遗传学
  - 散发性 CM
    - 无 *KRIT*$_1$ 突变
    - 常可见 *PTEN* 启动子甲基化突变（也见于家族性 CM 综合征）
  - 多发（家族性）CM 综合征是常染色体显性遗传，外显率各异
    - 无意义突变、移码突变、或剪接位点突变，与 CM 的“二次打击”模式相符
    - 涉及 3 个独立位点：CCM 1、CCM 2、CCM3 基因
      - 占家族性 CMs 的 95% 以上
      - 突变基因编码截断型 KRIT$_1$ 蛋白
      - KRIT$_1$ 与内皮细胞微管相互作用
      - 功能丧失导致内皮细胞成熟障碍，不能形成毛细血管
- 相关异常
  - 发育性静脉畸形
  - 表面铁沉积症
  - 皮肤异常
    - 牛奶咖啡斑
    - 过度角化性毛细血管-静脉畸形（“樱桃样血管瘤”）

直视病理特征

- 散在、分叶状、蓝紫色（桑椹样）结节
  - 边界清楚、内衬内皮、充盈出血的血管团，无正常脑组织
  - 由胶质增生、含铁血黄素染色的周边脑组织形成假包囊

显微镜下特征

- 血管构筑
  - 薄壁血管腔组成的“无特征”区
  - 毛细血管增生形成“蜂巢”区
- 管腔内及周围
  - 不同时期出血
  - 伴或不伴钙化
  - 不包含正常脑组织

临床问题

临床表现

- 最常见的体征 / 症状
  - 痫性发作（50%）
  - （进行性）神经功能缺失（25%）
  - 无症状（20%）

人群分布特征

- 年龄
  - 发病高峰：40～60 岁
    - 可发生于儿童
  - 家族性 CMs 比散发性病例发病早
- 性别
  - 无性别差异
- 种族特点
  - 多发（家族性）CM 综合征见于墨西哥后代的西班牙裔美国人
    - *KRIT*$_1$（Q445x）突变
    - 90% 的阳性家族史者出现突变
  - CM 可发生于任何种族人群
- 流行病学
  - 最常见血管造影为“隐匿性”血管畸形
  - 患病率约为 0.5%
  - 2/3 为单发、散发性
  - 1/3 为多发、家族性

自然病史及预后

- 可出现明显的动态变化，如进展、增大，缩小
- 可形成新病变
- 反复病灶内出血可导致体积增大
  - 散发性为 0.25%～0.7%/ 病变 / 年
  - 既往曾有出血情况多提示未来再出血倾向
  - 早期再出血率高，2～3 年后下降
- 家族性 CMs 出血、形成新病变的风险尤其高
  - 估计约 1%/ 病变 / 年

治疗

- 通过显微外科手术完整切除
  - 如果合并有 DVA，引流静脉必须保留
- 如果发病部位手术困难，可选择伽玛刀治疗

诊断要点

关注点

- 自发性颅内出血患者需行 T_2* 扫描寻找其他病变

读片要点

- “巨大”CMs 可与肿瘤表现类似

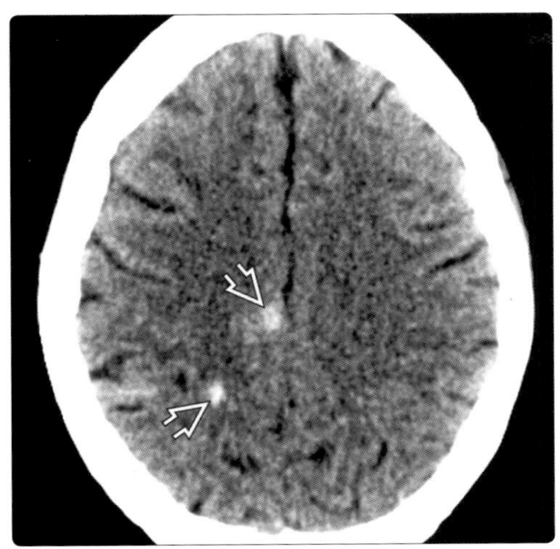

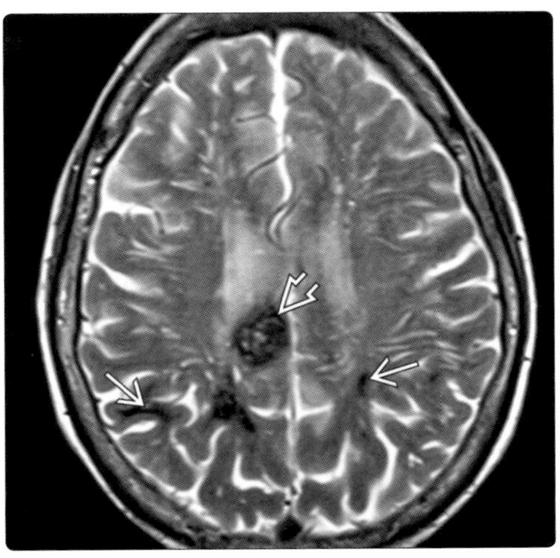

（左图）患者，慢性头痛，头颅 CT 平扫显示多发高密度病灶➡，部分钙化。（右图）多发性海绵状血管畸形综合征，MR 横断位平扫 T_2WI 显示低信号病变，Zabramski 3 型➡。其他病变表现为慢性微出血所致的“黑点征”→，Zabramski 型 4 型

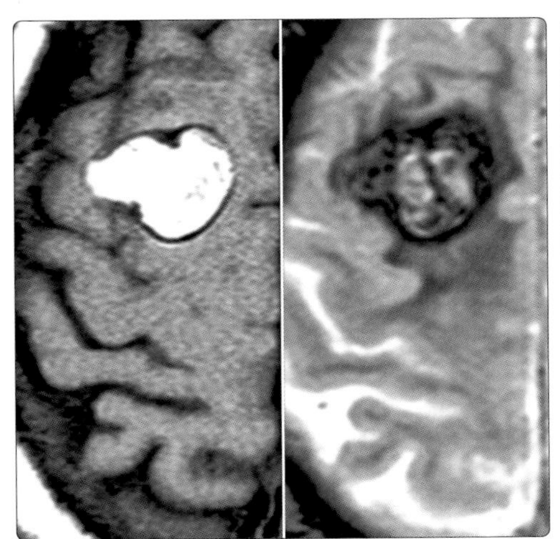

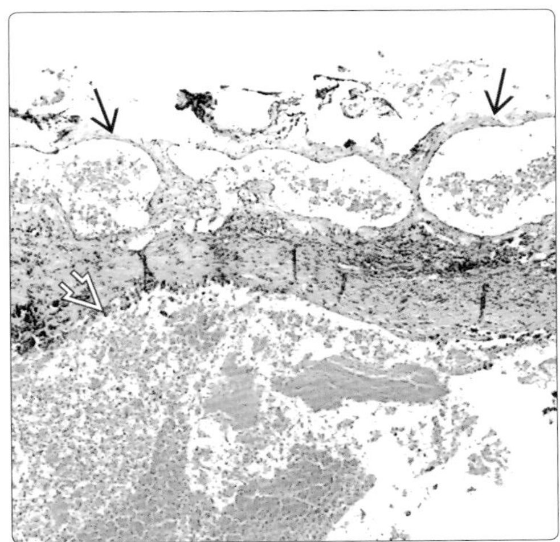

（左图）女性，49 岁，惊厥史 4 个月，头颅 MR 横断位平扫 T_1WI（左图）和 T_2^* GRE（右图）显示右额顶叶病变伴亚急性出血。（右图）同一患者手术标本 HE 染色镜下显示病变腔内充满血凝块、以及片状机化➡。壁由薄的、衬以内皮的血管构成→。诊断为典型的海绵状血管畸形，Zabramski 1 型（感谢 R．Hewlett 博士）

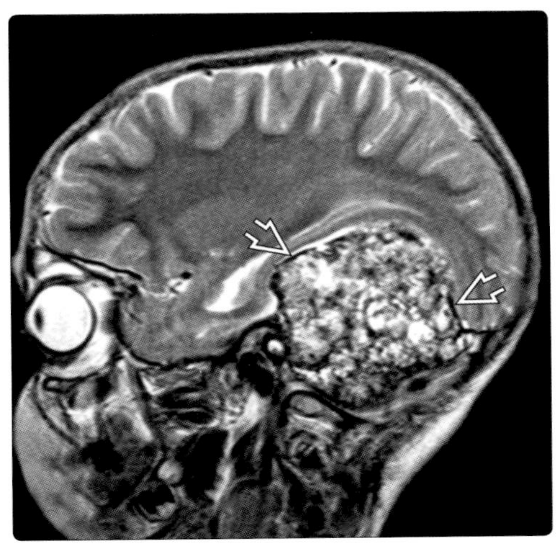

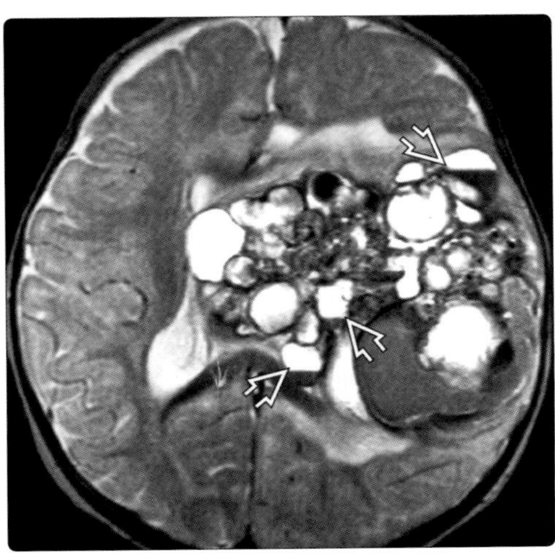

（左图）MR 矢状位平扫 T_2WI 显示颅后窝巨大爆米花样肿块➡。注意病变位于硬膜外，移位细黑线为硬脑膜。起自于硬膜窦内 CMs 与脑实质相比，血管化程度更高，后者为典型隐匿性血管畸形。（右图）头颅 MR 横断位平扫 T_2WI 显示儿童巨大海绵状血管畸形。注意液 - 液平面➡，显示海绵状血管畸形内充盈血液的多房状结构

硬脑膜动静脉瘘

关键点

影像

- 一般表现：血栓化的硬膜静脉窦窦壁的小（裂缝样）血管网
- 平扫 CT 通常无异常
  - 如果 dAVF 或血流相关性动脉瘤破裂，会出现蛛网膜下腔出血
- 增强 CT
  - 迂曲的供血动脉 ± 血流相关性动脉瘤
  - 扩张、迂曲的皮层引流静脉
- MR
  - T_1WI/T_2WI 上血栓化的静脉窦呈等信号 ± 流空信号
  - T_2* 上血栓化硬膜静脉窦可见“晕征”
  - dAVF 伴皮层静脉引流者可有脑实质出血
  - FLAIR：如有静脉淤血或缺血，可见等信号的血栓化静脉窦 ± 邻近脑水肿
- DSA：主要由脑膜动脉供血
  - 硬脑膜静脉窦逆行静脉引流 ± 皮层静脉引流

主要鉴别诊断

- 发育不良的横窦 - 乙状窦
- 乙状窦 - 颈静脉假性病变
- 硬脑膜静脉窦血栓形成

临床问题

- 治疗
  - 保守治疗，如继续观察、颈动脉压迫
  - 血管内治疗：供血动脉栓塞 ± 静脉囊 / 窦栓塞
  - 手术切除：受累硬脑膜静脉窦骨化
  - 立体定向放射治疗：可以将闭塞延迟至 2～3 年后

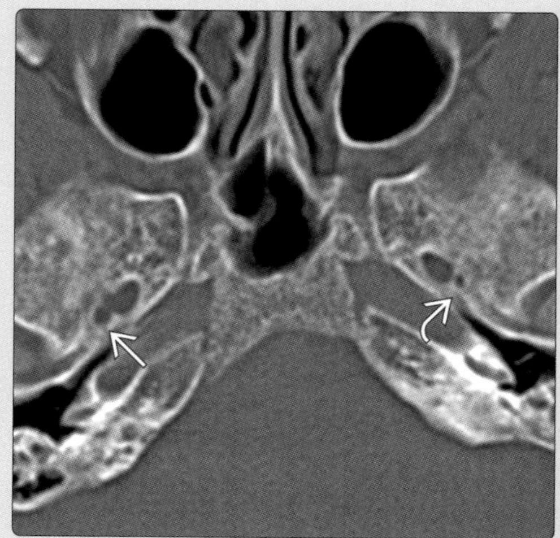

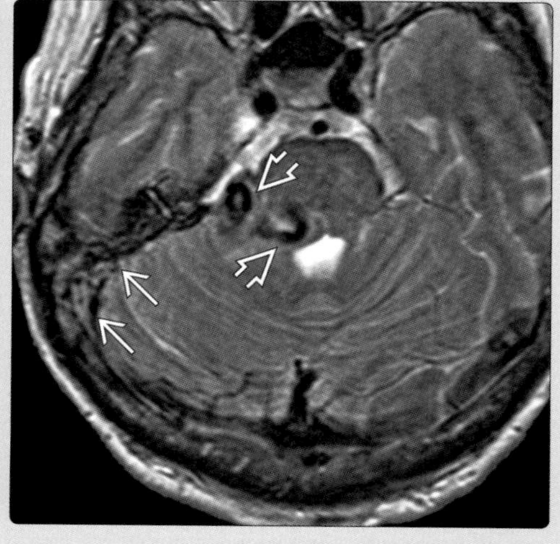

（左图）头颅平扫 CT 骨窗显示右侧棘孔➡较左侧➡扩大，这是由于脑膜中动脉（硬脑膜动静脉瘘（dAVF）的常见供血动脉）增粗所致。（右图）MR 横断位平扫 T_2WI 显示乙状窦与岩上窦交界处有细小流空信号（裂隙样血管）➡。另外，桥小脑角和脑桥头端可见大的流空信号，代表岩上窦 dAVF 扩张的引流静脉➡

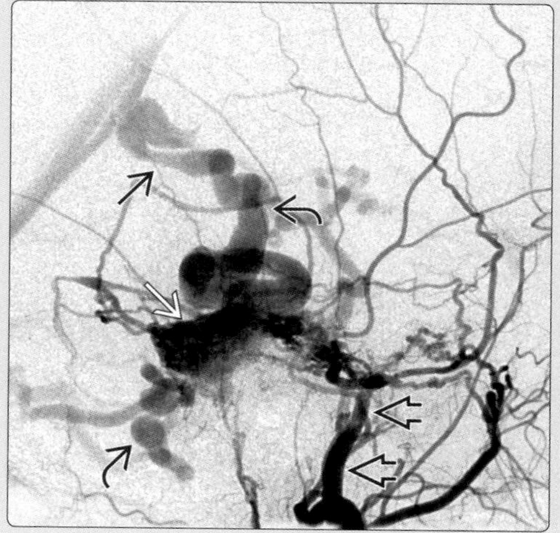

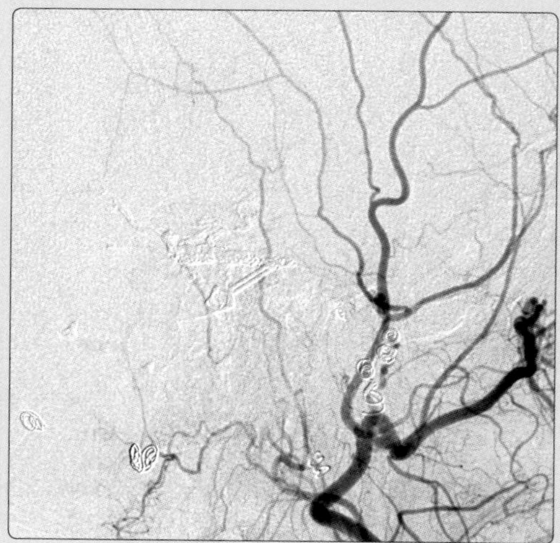

（左图）DSA 侧位片显示右侧颈外动脉岩上窦段高风险（4 级）➡ dAVF，伴迂曲扩张的皮层引流静脉➡。注意因高血流量导致脑膜中动脉扩张➡和静脉狭窄➡。（右图）栓塞和手术切除术后，颈外动脉 DSA 侧位显示无残余动静脉分流。术前采用金属弹簧圈和液体栓塞物相结合的方法以减少血流

术　语

缩写

- 硬脑膜动静脉瘘（dAVF）

同义词

- 硬脑膜动静脉畸形（dAVM）

定义

- 出现血管构筑的一组异质性病变（与硬膜静脉窦壁相关的动静脉分流）

影　像

一般表现

- 最佳诊断线索
  - MR/CTA：血栓化的硬膜静脉窦的窦壁上可见小（裂缝样）血管网
  - DSA：脑膜动脉为主要供血动脉
  - CT 骨窗：穿颅血管通道扩大，棘孔扩大
- 位置
  - 35%~40% 为横窦（TS）、乙状窦（SS）
  - 其他常见部位为海绵窦（CS）、上矢状窦（SSS）、岩上窦（SPS）

CT 表现

- 平扫 CT
  - 可见穿颅供血动脉扩张所引起的颅骨血管通道扩大
  - 同侧棘孔扩大
    - 其内有脑膜中动脉，是 dAVFs 常见供血动脉
  - 寻找并发症：蛛网膜下腔出血、脑水肿（静脉高压）
- 增强 CT
  - 可见迂曲供血动脉 ± 血流相关性动脉瘤（少见）、引流静脉
  - 受累的硬膜静脉窦常狭窄 / 部分血栓形成
- CTA
  - 3D-CTA 有助于静态显示血管构筑

MR 表现

- T_1WI
  - 血栓化的硬膜静脉窦呈等信号，伴或不伴流空信号
- T_2WI
  - 血栓化的硬膜静脉窦呈等信号，伴或不伴流空信号
  - 邻近脑组织局部高信号，逆行性软脑膜静脉引流（RLVD），静脉灌注异常
- FLAIR
  - 血栓化的硬膜静脉窦呈等信号，发生静脉淤血或缺血时可见邻近脑组织水肿
- T_2* GRE
  - 伴有皮层静脉引流的 dAVF，可见脑实质出血
  - 血栓化的硬膜静脉窦显示“晕征”
- DWI
  - 通常无异常，存在静脉梗死或缺血除外
- 增强 T_1WI
  - 慢性血栓化的静脉窦通常可见强化
- MRA
  - 时间分辨对比增强 MRA 有助于全面显示血管构筑情况和血流动力学改变
  - TOF MRA 可显示大的 dVAF，小的或慢血流分流者可表现为阴性
- MRV
  - 显示闭塞的窦腔及侧支血流
  - 三维相位对比 MRA 采用低速编码，可显示瘘、供血动脉和逆向血流的引流静脉

血管造影表现

- 常规
  - 典型为多动脉供血
    - 最常见起自颈外动脉的硬脑膜 / 经颅骨间分支
    - 起自颈内动脉、椎动脉的小脑幕 / 硬脑膜分支
    - 较大者可见软脑膜动脉寄生
  - 动脉血常流入伴行静脉；可发生栓塞
  - 受累硬脑膜静脉窦常伴血栓形成
  - 硬脑膜窦 / 皮层静脉内血流逆转与症状进展、出血风险相关
  - 迂曲充盈的软脑膜静脉（“假静脉炎”样），伴静脉淤血 / 高压提示临床进展
  - 静脉高流量病变→进行性狭窄、出口闭塞、出血

成像推荐

- 最佳影像方案
  - DSA ± 硬膜、经颅骨供血动脉超选择导管术
- 推荐检查方案
  - MR 筛查，对比增强 MRA
  - DSA 显示供血动脉、静脉引流（评估发生颅内出血风险）

鉴别诊断

软脑膜 AVM

- 先天性血管性病变伴脑内病灶，病变内无正常脑实质
- 主要为软脑膜动脉供血，也可为硬脑膜动脉供血（与 dAVF 相反）

乙状窦 - 颈静脉孔假性病变

- MR 序列上慢血流或不对称血流表现不同信号改变
- 采用多重编码梯度 MRV 可进行鉴别诊断

硬脑膜静脉窦血栓形成

- 侧支 / 淤血的静脉引流与 dAVF 类似
- 病因包括自发性、外伤性、感染性（血栓性静脉炎）

病　理

一般特征

- 病因
  - 成人 dAVF 多为获得性，而非先天性
    - 常为特发性

- 可继发于外伤、静脉窦血栓形成
- 婴儿 dAVF 为先天性，常伴硬膜静脉窦扩大
- 新生血管病理激活
  - 硬脑膜窦因栓子机化而阻塞，肉芽组织内毛细血管增生
  - 硬脑膜内层微血管网出芽 / 增生，与薄壁静脉血管丛相连，形成微瘘
  - dAVF 的 bFGF、VEGF 高表达

- 相关异常
  - 水肿相关的皮层静脉引流、脑病
  - 静脉高压可导致儿童发育迟缓
  - 皮层静脉 / 硬膜窦内动脉血流→静脉高流量病变→皮层静脉狭窄、迂曲、血管瘤 ± 硬膜静脉窦狭窄、血栓形成→颅内出血（ICH）风险增高

分期、分级和分类

- 颅内 dAVF 的 Cognard 分级：结合静脉引流模式与颅内出血（ICH）风险
  - Grade 1：位于窦壁，静脉引流正常顺行，临床良性进展
  - Grade 2A：位于主要静脉窦，静脉回流入窦而非皮层静脉
  - Grade 2B：反流（逆行引流）至皮层静脉，出血率 10%～20%
  - Grade 3：直接皮层静脉引流，无静脉扩张，出血率 40%
  - Grade 4：直接皮层静脉引流，静脉扩张，出血率 65%
  - Grade 5：脊髓周围静脉引流，进行性脊髓病
- 间接颈动脉 - 海绵窦瘘（CCF）为 dAVF 第二常见发病部位
  - 基于供血动脉的 Barrow 分型
    - Type A：直接颈内动脉 - 海绵窦高流量分流（无 dAVF）
    - Type B：颈内动脉硬膜支 - 海绵窦分流
    - Type C：颈外动脉硬膜支 - 海绵窦分流
    - Type D：颈外动脉和颈内动脉的硬膜支分流至海绵窦

直视病理特征

- 多支扩大的硬膜供血动脉汇于硬脑膜窦，窦内常伴血栓形成
- 扩大皮质引流静脉，可见血管狭窄、扩张和扭曲

显微镜下特征

- 静脉动脉化，伴有内膜不规则增厚、内弹力层不同程度缺如

临床问题

临床表现

- 最常见的体征 / 症状
  - 因部位、分流类型而不同
    - 横窦 - 乙状窦表现为搏动性耳鸣
    - 海绵窦为搏动性突眼，第 3、4、6 脑神经病
    - 婴儿 dAVF：发育迟缓，头围增大
  - 少见：脑病症状，与静脉高压、缺血 / 血栓形成有关
    - 进行性痴呆
  - 罕见：危及生命的充血性心力衰竭
    - 通常为新生儿、婴儿
- 临床特征
  - 中年患者，出现搏动性（脉搏同步性）耳鸣

人群分布特征

- 年龄
  - 成人 dAVF 通常见于中年患者
- 流行病学
  - 占合并动静脉分流的脑血管畸形的 10%～15%

自然病史及预后

- 预后，临床进展取决于病变部位、静脉引流模式
  - 98% 无逆行静脉引流的 dAVF，临床呈良性发展
  - 伴逆行静脉引流的 dAVF，临床呈进行性加重

治疗

- 保守治疗：观察 ± 颈动脉压迫
- 如果有出血风险，治疗选择
  - 血管内治疗：用微粒或液体栓塞剂栓塞供血动脉，弹簧圈栓塞静脉囊 / 静脉窦
  - 手术切除：骨化受累的硬脑膜静脉窦
  - 立体定向放射外科治疗：延后闭塞至 2～3 年

诊断要点

关注点

- 患者客观性搏动性耳鸣，需 DSA 明确排除 dAVF

读片要点

- 小的 dAVF 病灶 MR+MRA 可无异常
- 行 DSA 排除 dAVF 时，一定要检查双侧颈内动脉、颈外动脉和椎动脉

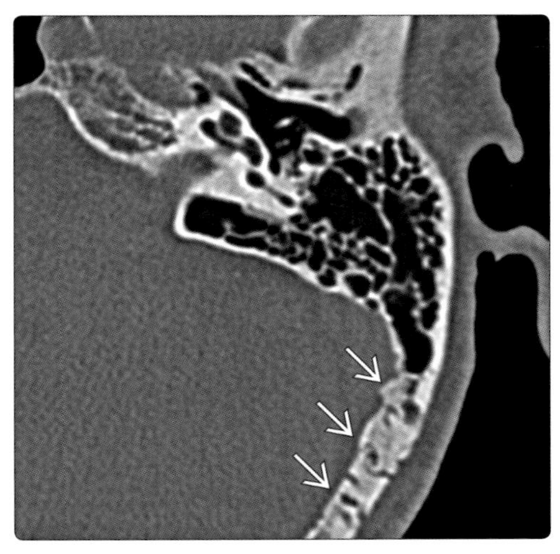

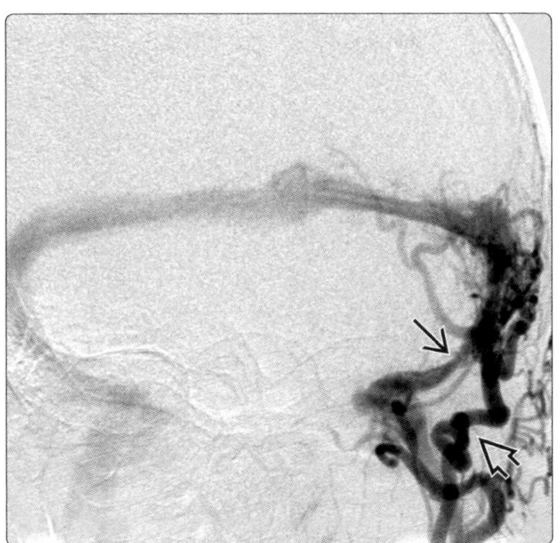

（左图）患者，搏动性耳鸣，左颞骨 CT 平扫骨窗显示颅骨内明显的多发血管➡，可疑 dAVF。（右图）DSA 前后位显示左乙状窦 Grade 2A 级 dAVF。注意扩张枕动脉⇨通过多支穿颅分支供应 dAVF。乙状窦（SS）远端狭窄→引起同侧横窦和乙状窦逆行血流，并经窦汇进入右侧乙状窦

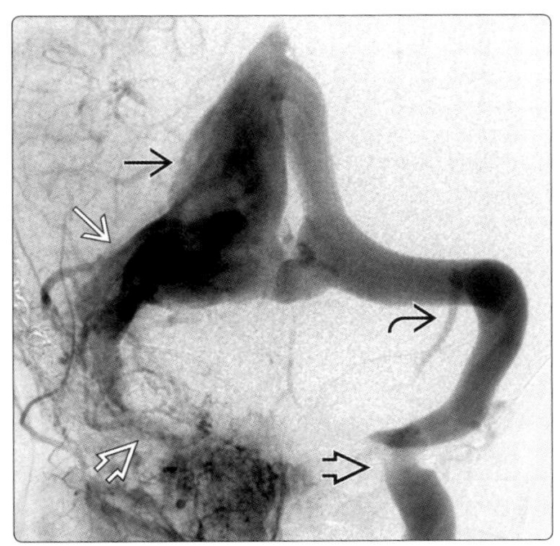

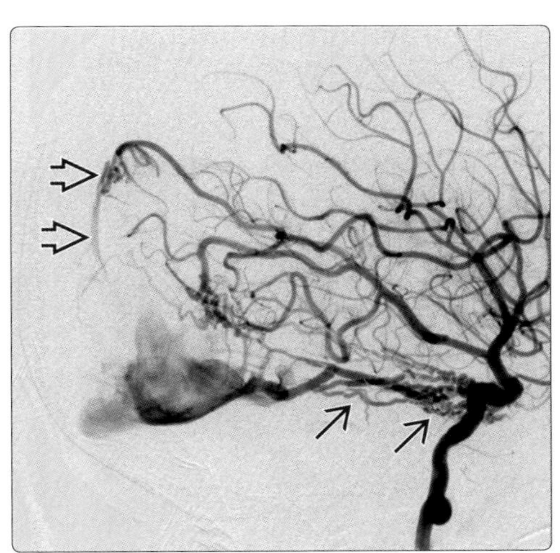

（左图）婴儿，右横窦、乙状窦广泛 dAVF，DSA 前后位示右横窦➡、半侧窦汇→扩张，同侧乙状窦➡闭塞伴逆向血流，经左侧横窦、乙状窦流出。左颈静脉球狭窄⇨，部分回流入皮层静脉↷。（右图）右侧颈内动脉 DSA 侧位片显示小脑幕动脉供血→ dAVF。可见大脑后动脉相关软脑膜供血血管⇨

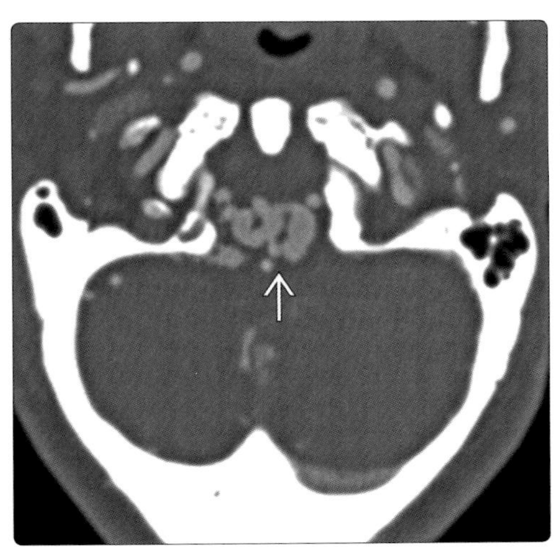

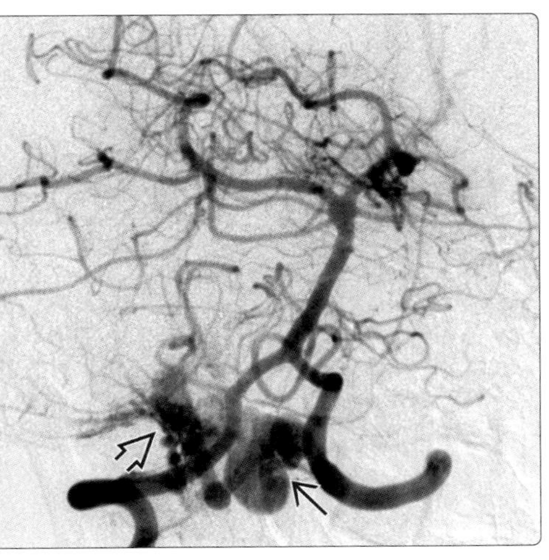

（左图）患者，蛛网膜下腔出血，CTA 横断位图像显示延髓后方枕大孔附近粗大而强化的血管➡。（右图）椎动脉 DSA 右斜位显示边缘窦 dAVF ⇨主要由右椎动脉发出的脑膜后动脉供血。逆向静脉引流进入扩张迂曲的皮层静脉→，增加颅内出血的风险

动静脉畸形

关键点

术语
- 软脑膜血管畸形
  - 动脉至静脉分流，无毛细血管床参与

影像
- 一般表现
  - 幕上（85%）、颅后窝（15%）
- CTA
  - 等／高密度迂曲血管 ± 钙化
  - 供血动脉、血管团、引流静脉强化
- MR
  - 迂曲成团的“蜂巢”样流空信号
  - 其间无正常脑组织
  - 轻微／无占位效应
  - 伴或不伴 FLAIR 高信号（胶质增生）
  - 如出血，T_2* GRE 可见“晕征”
- DSA：呈现内部血管构筑及 AVM 的 3 个组成部分
  - 扩张的供血动脉
  - 紧密排列的血管团
  - 扩张的引流静脉
- 病灶内“动脉瘤”>50%
- 血流相关性的动脉瘤（10%～15%）

主要鉴别诊断
- 胶质母细胞瘤伴动静脉分流
- 硬膜动静脉瘘

临床问题
- 临床表现：出血所致头痛（50%）
- 治疗方案
  - 栓塞
  - 显微外科切除
  - 立体定向放疗（XRT）

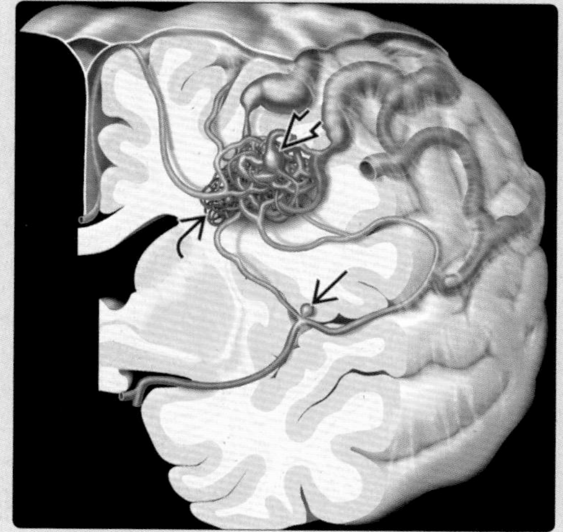

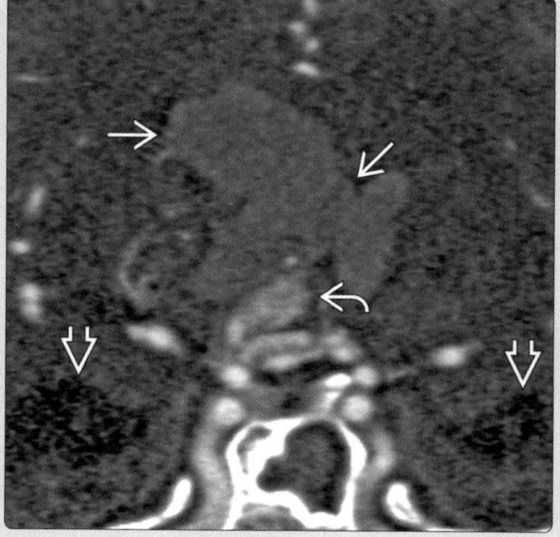

（左图）冠状图显示典型的脑动静脉畸形（AVM）。注意血管团→内动脉瘤⇨，以及增粗供血动脉的带“蒂”动脉瘤→。（右图）年轻患者，自发性颅内出血，CTA 冠状位图像显示脑实质内和脑室内出血→。注意脑积水、颞角扩大⇨。边界欠清的染色血管↪延伸至脑室表面

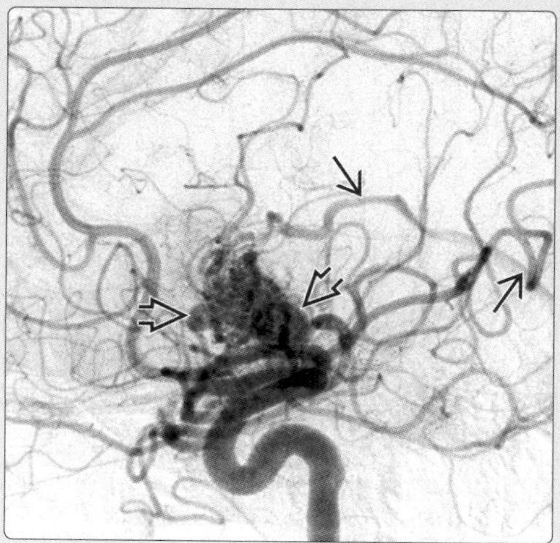

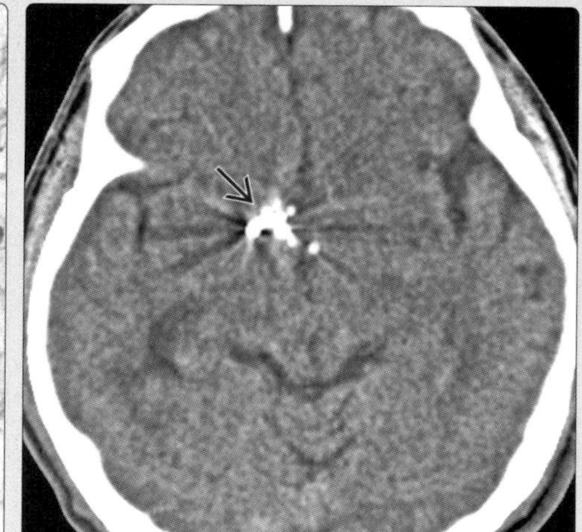

（左图）同一患者，DSA 侧位像显示 AVM 血管团位于颈内动脉末端上方⇨。未见血管团内及供血动脉上动脉瘤。注意提前显影的深静脉引流入大脑内静脉和直窦→。（右图）同一患者，2 支供血动脉栓塞术后，平扫 CT 显示病灶内高密度→。为避免破坏正常灌注压，小的 AVMs 不需行分期栓塞

术语

缩写

- 动静脉畸形，AVM

定义

- 软脑膜血管畸形，为无毛细血管床参与的动静脉（AV）直接分流

影像

一般表现

- 最佳诊断线索
  - MR 上可见流空信号，轻微 / 无占位效应
- 位置
  - 脑内任何地方
    - 幕上（85%），颅后窝（15%）
  - 98% 为孤立性、散发性
    - 多发 AVMs 罕见，常为综合征性
- 大小
  - 不等，从显微镜下可见至巨大
  - 多数有症 AVMs 为 3～6cm
- 形态
  - 3 种组成
    - 扩张的供血动脉
    - 扩张血管紧密排列形成的血管团
    - 扩张的引流静脉
  - 其间无正常脑组织

CT 表现

- 平扫 CT
  - 如 AVM 很小可表现正常
  - 等 / 高密度迂曲血管
  - 25%～30% 病例有钙化
  - AVM 出血→脑实质、脑室内出血，蛛网膜下腔出血少见
  - 栓塞后：病灶内液体栓塞物呈高密度
- 增强 CT
  - 供血动脉、血管团和引流静脉明显强化
- CTA
  - 显示扩张的动脉及引流静脉

MR 表现

- T_1WI
  - 信号与血流速度、方向、有无出血及出血时期有关
  - 排列紧密的团块，可见“蜂巢状”流空信号
- T_2WI
  - 迂曲血管团，“蜂巢状”流空信号
  - 出血不等
  - 极少或无脑组织
    - 可能存在一些胶质增生、高信号组织
- FLAIR
  - 流空信号 ± 环绕的高信号（胶质增生）
- T_2^* GRE
  - 如有出血，则可见“晕征”
- 增强 T_1WI
  - 血管团、明显强化的引流静脉
  - 快速血流没有强化
- MRA
  - 有助于大体显示血流、栓塞后 / 放疗后改变
  - 不能显示血管构筑的细节

血管造影表现

- DSA 可清楚显示内部血管构筑
- 使用高帧率，每次采集图像时提高对比剂的注射量和速率
- 显示 AVMs 的 3 个组成部分
  - 扩张的动脉 ± 血流相关性动脉瘤
  - 紧密排列的血管团 ± 血管团内动脉瘤
  - 提早显影的引流静脉 ± 高流量静脉病变导致的静脉狭窄
- 27%～32% 有软膜、硬膜的“双重”动脉供血

成像推荐

- 最佳影像方案
  - DSA 高帧率采集 ± 超选择性导管术
- 推荐检查方案
  - 标准 MR（包括 GD-MRA、GRE 序列）

鉴别诊断

胶质母细胞瘤伴动静脉分流

- 强化 /DSA 上肿瘤染色，有占位效应
- 血管间有脑实质

血栓形成（“隐匿”）的 AVM

- 海绵状血管瘤
- 钙化性肿瘤
- 少突胶质细胞瘤
- 低级别星形细胞瘤

硬脑膜动静脉瘘（dAVF）

- 特殊的管壁内动静脉分流 ± 硬脑膜静脉窦及并行静脉、邻近皮层静脉的部分血栓形成
- 最常见部位为横窦、乙状窦
- 与软膜 AVM 鉴别点
  - 部位：病变与硬膜静脉窦密切相关
  - 主要供血动脉来自硬膜（脑膜）动脉
    - 例如：脑膜中、后动脉，小脑镰动脉，ICA 海绵窦段的脑幕支，枕动脉，Davidoff 和 Schechter 动脉
  - 较大者可有软脑膜血管参与供血
  - 血流相关性动脉瘤罕见

病理

一般表现

- 病因

- 血管生成失调
  - 血管内皮生长因子（VEGFs），受体介导内皮细胞增殖、迁移
  - 细胞因子受体介导血管成熟、重构
- 遗传学
  - 散发性 AVMs 可伴有多个基因的上调 / 下调
    - 同源基因，如 *HOXD3* 和 *HOXB3*，参与血管生成过程中发生功能障碍
  - 综合征性 AVMs（占 2%）
    - HHT_1 伴多发 AVMs，常伴有 ENG 基因突变
    - 脑面部动静脉异构综合征（CAMS），出现眶 / 颌面部 + 颅内的 AVMs
- 相关异常
  - 供血动脉的血流相关性动脉瘤（10%～15%）
  - 血管团内“动脉瘤”>50%
  - 血管性“盗血”可引起邻近脑组织缺血
    - PET 可显示血流动力学损伤

分期、分级和分类

- Spetzler-Martin 评分
  - 下述评估手术风险总分为 1～5 分
    - 大小
      - 小（<3cm）=1 分
      - 中等（3～6cm）=2 分
      - 大（>6cm）=3 分
    - 位置
      - “非关键”脑区 =0 分
      - 累及“关键”脑区 =1 分
      - “关键”脑区包括：感觉运动皮层、视觉皮层、下丘脑、丘脑、内囊、脑干、小脑脚、深部核团
    - 静脉引流
      - 仅脑表面 =0 分
      - 深部 =1 分

直视病理特征

- 楔形、紧密排列的血管团

显微镜下特征

- 表现各异
  - 供血动脉通常扩大但发育成熟，可有管壁增厚
  - 扩张的引流静脉，可合并静脉曲张、狭窄
  - 血管团
    - 无数微小的动静脉分流聚集成团
    - 薄壁的发育不良血管，无毛细血管床
    - 管壁胶原排列紊乱，肌肉化程度不等
    - 病变内无正常脑组织，可有胶质增生
  - 巢周毛细血管网
    - 血管团边界外 1～7mm 的脑组织内，环绕扩张的毛细血管
    - PNCN 血管较粗，为正常毛细血管 10～25 倍

临床问题

临床表现

- 最常见的体征 / 症状
  - 出血所致头痛（50%～60%）
  - 痫性发作（15%～25%）
  - 局灶性神经功能缺失（10%～25%）
- 临床特征
  - 年轻人自发性（非外伤性）颅内出血

人群分布特征

- 年龄
  - 发病高峰年龄为 20～40 岁，25% 的病例在 15 岁前发病
- 性别
  - 无性别差异
- 流行病学
  - 是最常见有症状的脑血管畸形（CVM）
  - 散发性 AVM 的发病率为 0.04%～0.52%

自然病史及预后

- 所有脑 AVM 都有潜在危险
  - 终生存在出血风险，且每年递增 2%～4%
  - 绝大多数患者会出现症状
- 自发性闭塞罕见（<1%）
  - 75% 为小病灶（<3cm），单支引流静脉
  - 75% 有“自发性”ICH

治疗

- 栓塞
  - 分期栓塞可降低灌注压骤变风险，从而降低脑水肿，ICH 发生
  - 如 AVMs 破裂，栓塞目的为处理出血部位，以降低复发风险，如血流相关性或血管团内动脉瘤
  - 常作为手术切除前的辅助治疗
  - 如果 AVM 病灶小、供血动脉少、单支引流静脉，使用液体栓塞剂，可以仅通过栓塞实现临床治愈
- 显微神经外科手术切除
- 立体定向放射外科治疗
  - 畸形血管团越大、治愈率越低
  - <3cm 的病灶，95% 的患者 2～3 年治愈
  - 完全治愈约需 4 年，治疗期间患者仍有 ICH 风险

诊断要点

关注点

- MR 有血管样表现的病变，流空信号间有脑实质，可能为血管性肿瘤，而非 AVM

读片要点

- 仔细寻找血管团内带蒂的动脉瘤
- 寻找不易发现的早期显影的引流静脉，可能是诊断血栓化 AVMs 的唯一线索

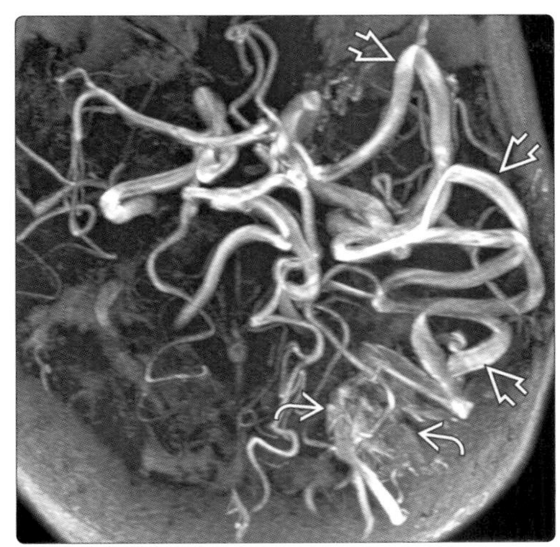
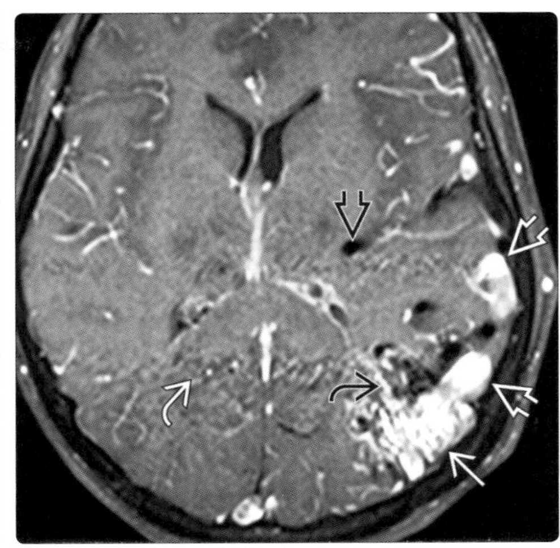

（左图）患者，头痛加重伴视力障碍，TOF MRA横断位MIP像显示左顶枕部AVM伴供血动脉MCA明显扩张。（右图）同一患者，MR横断位增强T_1WI显示病灶明显强化，脑表面可见扩张引流静脉。注意部分血管团内和供血动脉由于血管内高流速而表现为流空。相位伪影明显

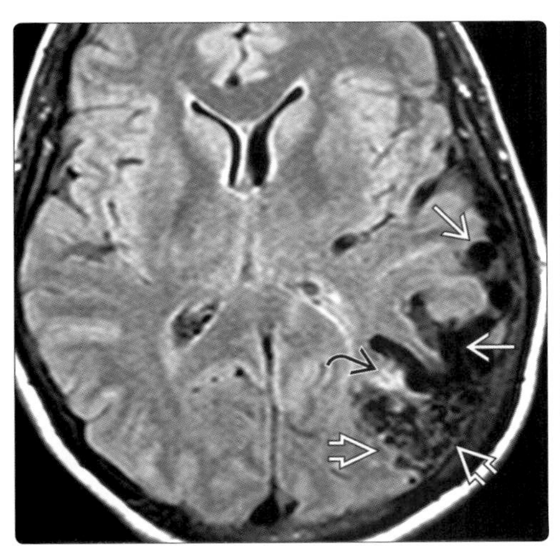
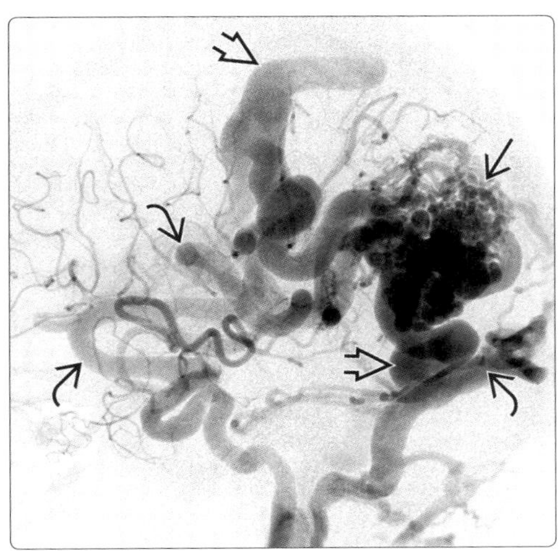

（左图）MR横断位平扫FLAIR图像显示“蜂巢状”流空信号，为AVM血管团。血管团前方较大的迂曲流空信号为供血动脉MCA±引流静脉。相对于病灶的大小，其占位效应可忽略不计。血管团旁高信号代表胶质增生。（右图）同一患者，颈内动脉DSA侧位像显示扩张的供血动脉MCA，扩张迂曲的表浅引流静脉和AVM血管团

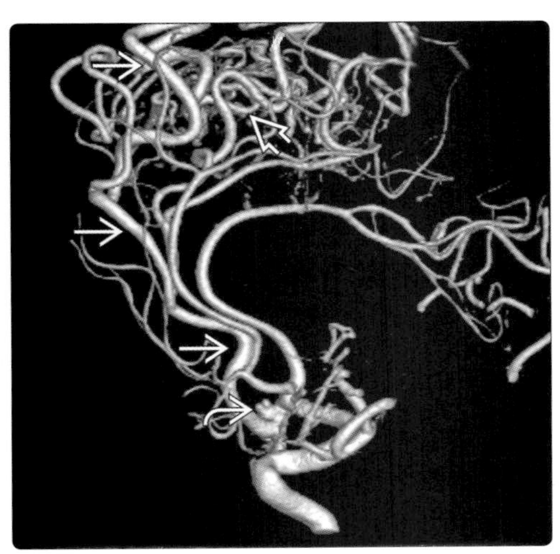
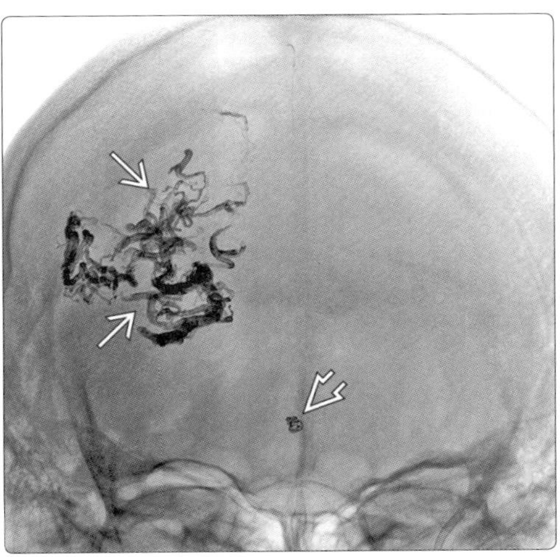

（左图）左侧ICA 3D DSA斜位显示额叶AVM，由扩张的大脑前动脉供血。注意前交通动脉的血流相关性动脉瘤，是发生ICH的潜在原因。（右图）ACA和MCA分期栓塞后，前后位未减影图像显示血管团和邻近供血动脉内可见填充物。AcoA血流相关性动脉瘤用弹簧圈栓塞

Galen 静脉动脉瘤样畸形

关键点

术语

- Galen 静脉动脉瘤样畸形（Vein of Galen aneurysmal malformation，VGAM）
- 深部脉络膜动脉和胚胎期前脑正中静脉（MPV）间的动静脉瘘（AVF）
- MPV 高血流量阻止了 Galen 静脉的形成

影像

- 最佳诊断线索：新生儿 / 婴幼儿，中线部位巨大静脉曲张（MPV）
- 50% 引流至胚胎性镰状窦

主要鉴别诊断

- Galen 静脉瘤样扩张（VGAD）
- 儿童硬膜动静脉瘘
- 复杂的发育性静脉畸形（DVA）
- 巨大动脉瘤

病理

- 占儿童血管畸形的 30%
- 是新生儿高排量心衰的最常见心外性原因
- 脑缺血 / 萎缩
- 脑积水

临床问题

- 年龄：新生儿最常见
- 预后与分流量、治疗时机以及治疗成功与否有关
- 出现脑损害或多系统器官衰竭是治疗禁忌证
- 婴儿 4～5 月龄时，行首次经动脉栓塞（TAE）
- TAE 后应经常进行神经科和 MRI 随诊复查
- 治疗后 60% 的患者神经系统恢复正常

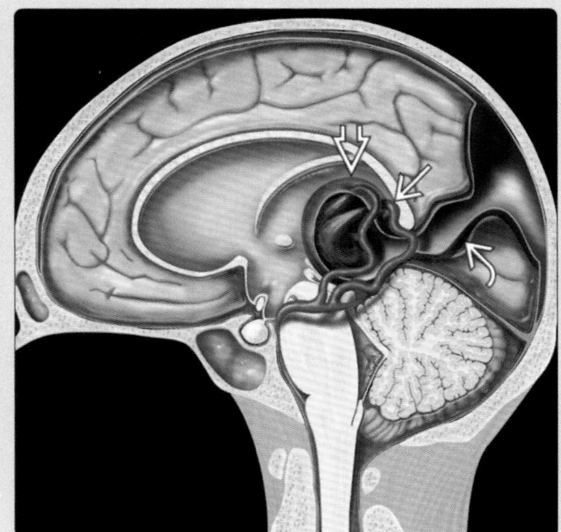

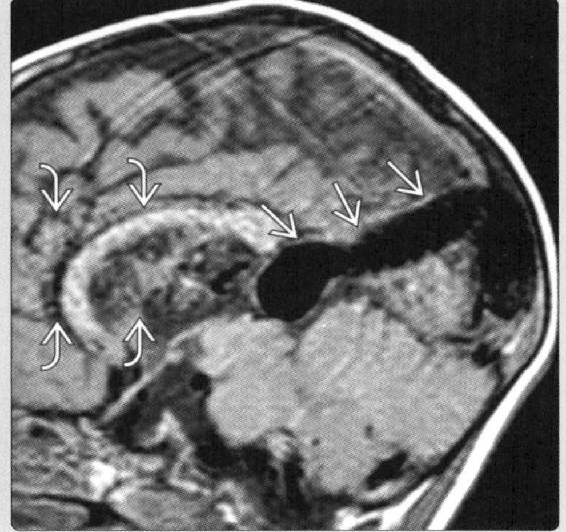

（左图）矢状图显示典型 Galen 静脉畸形。扩张的脉络膜后动脉引流入扩张的 Markowski 中央前脑静脉（MPV）。MPV 通过胚胎镰状窦引流至上矢状窦，直窦缺如。（右图）MR 矢状位平扫 T_1WI 显示典型 VGAM：中线镰状窦扩大与矢状窦相连，湍流及高流速引起相位伪影，提示病变为血管性

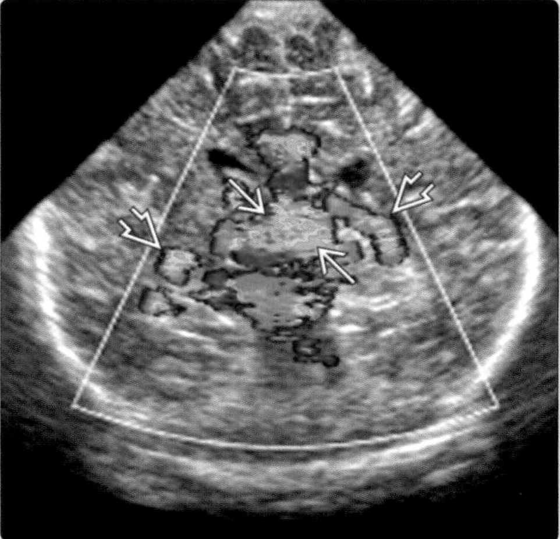

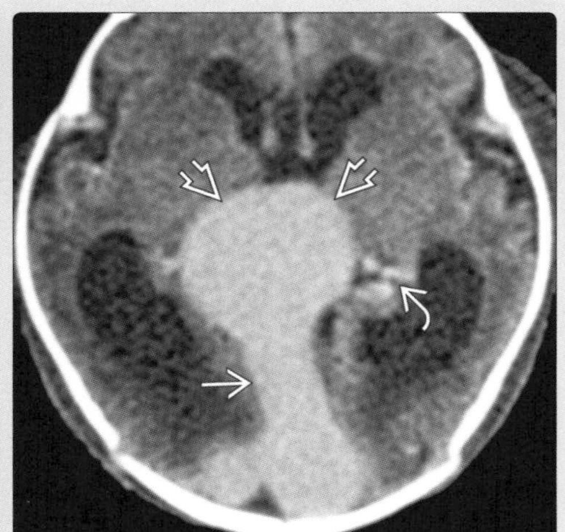

（左图）新生儿，典型 VGAM，颅彩色多普勒超声冠状面图像显示，中线部扩张的 MPV，伴有动脉和静脉双重血流。MPV 旁可见扩张血管（供血动脉）。（右图）典型 VGAM，横断位增强 CT 显示扩张 MPV 有明显血管性强化，邻近镰状窦扩大。周边可见供血动脉。脑积水可能为机械性梗阻所致，也可能与静脉高压有关

术 语

缩写

- Galen 静脉动脉瘤样畸形，VGAM

同义词

- Galen 静脉“动脉瘤”，Galen 性静脉曲张

定义

- 深部脉络膜动脉和胚胎期前脑正中静脉（MPV）间的动静脉瘘（AVF）
- MPV 高血流量阻止了 Galen 静脉的形成

影 像

一般特征

- 最佳诊断线索：新生儿／婴幼儿可见中线静脉（MPV）曲张
- 位置：四叠体池
- 大小：<1cm 至数厘米不等
- 形态：管状、球形静脉曲张

平片表现

- 胸部平片：充血性心力衰竭（CHF）
  - 心脏扩大、肺水肿

CT 表现

- 平扫 CT
  - MPV 相对于脑实质呈轻度高密度
    - 较大儿童出现管壁钙化，或 MPV 血栓形成
  - 脑积水
  - 慢性静脉性脑缺血导致皮质下白质（WM）低密度和钙化
  - 颅内出血罕见
- 增强 CT
  - 供血动脉和 MPV 呈血管性强化
- CTA
  - 血管造影前即可显示 VGAM

MR 表现

- T_1WI
  - MPV：快血流或湍流产生流空或混杂信号
    - 高信号灶：血栓
    - 快血流及湍流导致相位伪影
  - 脑内高信号灶：钙化、缺血
  - 矢状位：顶盖受压，小脑扁桃体疝
- T_2WI
  - MPV：快血流或湍流产生流空或混杂信号
  - MPV 周围供血动脉呈流空信号
  - 婴儿脑内未髓鞘化，因此难以显示缺血灶
- DWI：急性缺血／梗死时扩散受限
- MRA：显示供血动脉
- 增强 MRA：可同时显示动脉和静脉解剖
- MRV：显示 MPV 和静脉解剖
- 胎儿 MRI：明确脑及其他器官损伤
- 如产前或产后影像学发现严重损伤，则不可进行积极治疗

超声表现

- 灰阶超声
  - 中线的无回声占位
- 彩色多普勒
  - MPV 内可见动脉血流
- 产前超声：孕晚期可明确 VGAM
  - 大脑中动脉阻力↑→血管盗血
  - 心脏扩张，胎儿积液提示预后不良

超声心动图表现

- 右心扩大、上腔静脉、升主动脉／大血管扩张
- 左心室输出量的 80% 分流至低阻力的 VGAM
- 预后不良指征
  - 降主动脉舒张期血流逆转
  - 肺动脉高压
  - PDA 伴明显右向左分流

血管造影表现

- 常见供血动脉
  - 内侧和外侧脉络膜后动脉
  - 胼胝体周围动脉
- 静脉解剖
  - 50% 为胚胎镰状窦引流 MPV
    - 伴有直窦缺如
  - 其他静脉窦的变异及狭窄表现各异
  - 逆流入软膜静脉系统使颅内出血风险上升
    - 需紧急治疗
  - 中线结构的静脉引流至岩上窦和海绵窦

成像推荐

- 最佳影像方案
  - 联合 MR 和 MRA/MRV
  - 婴儿 4～5 月龄为进行导管造影和首次栓塞的理想时间
- 推荐检查方案
  - 行 MRA C+ 检查可不用做 MRV

鉴别诊断

Galen 静脉动脉瘤样扩张（VGAD）

- 动静脉畸形（AVM）伴静脉引流至真正的 Galen 静脉
- 较 VGAM 少见
- 通常 3 岁前无症状

儿童硬膜动静脉瘘

- 高流量瘘：新生儿临床表现类似 VGAM
- 常为巨大动脉瘤、静脉曲张
- 颈外动脉与窦汇、横窦或上矢状窦间形成血管瘘
- 自发性血栓形成

复杂的发育性静脉异常

- 正常脑实质的引流静脉扩张

- 无血管团或动静脉分流
- 伴发蓝色橡皮疱痣综合征

巨大动脉瘤

- 不伴静脉异常
- 管壁呈“洋葱皮”样层状改变

病　理

一般特征

- 胚胎学
  - 第 5 周：原始脑膜动脉发出分支供给脉络丛
  - 第 7~8 周：脉络丛经单支临时中线静脉引流
  - 第 10 周：脉络丛经大脑内静脉（ICVs）引流，MPV 退化
  - 尾部 MPV 保留，加入 ICVs 形成 Galen 静脉
- 病因
  - 脉络膜动脉和 MPV 形成动静脉瘘（AVF）
  - 动静脉瘘内血流增加，阻碍 MPV 正常退化
- 遗传学：散发
  - 遗传性血管发育不良综合征的报道罕见
- 流行病学
  - 罕见：占脑血管畸形 <1%
  - 占儿童血管畸形的 30%
  - 是新生儿高排量心衰最常见的心外原因
- 相关异常
  - 静脉闭塞、狭窄
    - 原发性闭锁或压力和血流量增加所致的二度闭塞
    - 为右心提供保护
  - 脑缺血 / 萎缩
    - 动脉盗血
    - 慢性静脉高压
  - 脑积水
    - 继发于静脉压↑，脑脊液重吸收↓
    - 伴或不伴导水管梗阻
  - 房间隔缺损，主动脉缩窄

分期、分级和分类

- 按 VGAM 血管构筑，可分为“脉络膜型”和“管壁型”
  - 脉络膜型：多支供血动脉，来自胼胝体周围动脉、脉络膜动脉和丘脑穿通动脉
  - 管壁性：单支或少数几只供血动脉，来自四叠体丘动脉或脉络膜后动脉

直视病理特征

- MPV 邻近结构的畸形
  - 松果体、第三脑室脉络组织

显微镜下特征

- MPV 壁增厚，± 钙化

临床问题

临床表现

- 最常见的体征 / 症状
  - 新生儿：高输出量的充血性心衰、颅内杂音
  - 婴儿：巨颅（脑积水）
  - 较大儿童、成人（罕见）：头痛、颅内出血
- 其他体征 / 症状
  - 发育迟缓、发育停滞、癫痫发作、器官衰竭

人群学分布特征

- 年龄：新生儿最常出现症状
  - 3 岁以后罕见
- 性别：男：女 =2：1

自然病史及预后

- 如不进行治疗，新生儿死于难治性心衰和多系统衰竭
- 预后与分流量、治疗时机以及治疗成功与否有关
  - 新生儿预后比婴儿 / 儿童预后差
  - 4~5 月龄时进行栓塞较新生儿期预后更好
  - 治疗后高达 60% 的患者神经功能恢复正常
- 子宫内静脉高压可导致严重脑损伤
  - 如 MR 显示脑内空洞、脑容积减小、钙化，预后多不佳

治疗

- 脑损害或多系统器官衰竭是治疗禁忌证
- 充血性心力衰竭治疗应持续至婴儿 4~5 月龄
  - 治疗失败需要及早进行介入治疗
- 首次经动脉栓塞（TAE）在婴儿 4~5 月龄时进行
  - 闭塞 AVF 的动脉侧
  - 需要多次分期栓塞
  - TAE 后要经常进行神经系统及 MR 随访
    - 病情恶化需要进一步治疗
- 通常不进行经静脉栓塞
  - 与 TAE 相比致残率增高
  - 如果脉络膜静脉和室管膜下静脉内可见对比剂，不能完全闭塞 MPV
- 脑积水的治疗尚有争议
  - 分流置管与并发症相关
    - 改变静脉引流可加重脑缺血
    - 室管膜下静脉过度充盈，可引起脑室内出血风险
    - 理想情况下只有完成全部 TAE 后才放置分流

诊断要点

读片要点

- 在特定临床情况下，影像学表现能够确诊

报告提示

- MR 还要报告进行性脑损害

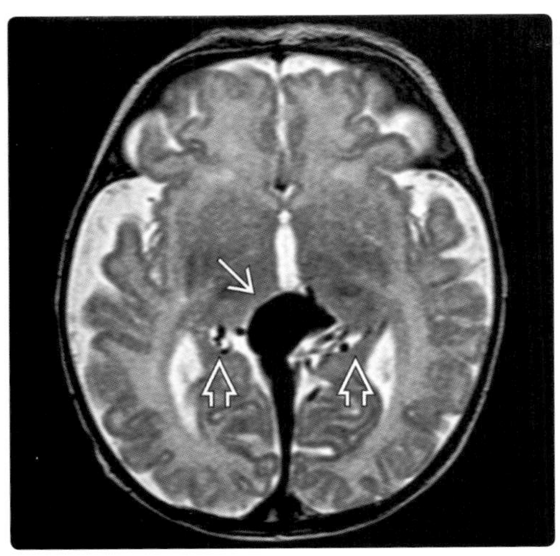

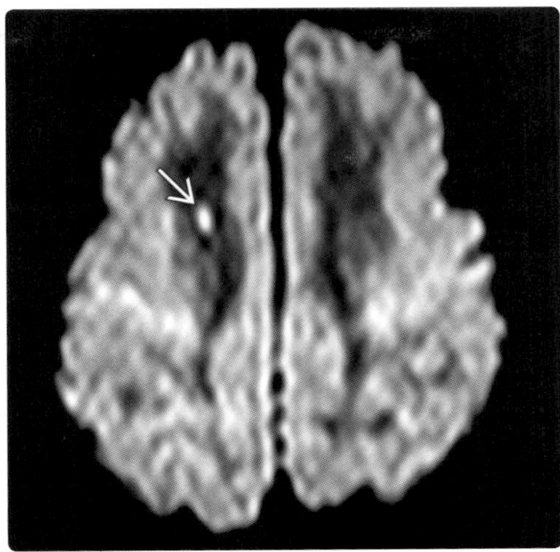

（左图）新生儿，室上性心动过速，MR 横断位平扫 T_2WI 显示中线扩张的 MPV →及周围扩张的供血动脉⇨。脑内无其他异常表现。（右图）同一患儿横断位 DWI 可见深部白质内单发的扩散受限（急性缺血）→。该新生儿分流量小，心脏症状轻，5 月龄时进行栓塞，MR 随诊复查无进一步脑损伤

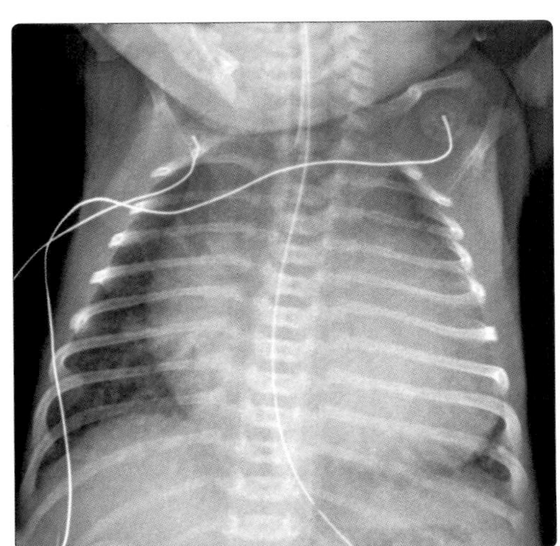

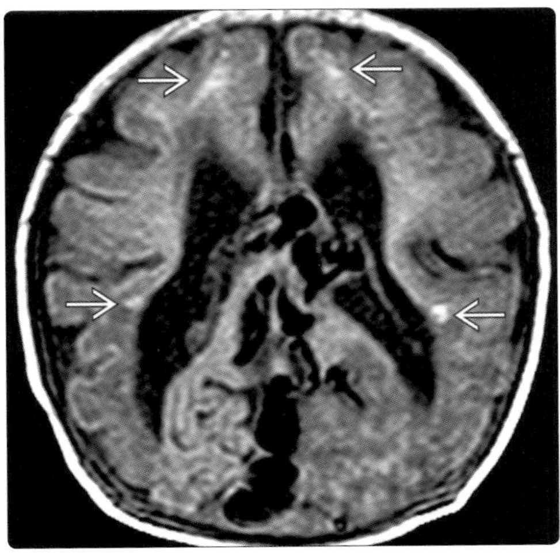

（左图）新生儿，高排量心力衰竭，前后位胸片显示心脏明显扩大。高流量分流引起的药物难治性心力衰竭需要在新生儿期进行 VGAM 栓塞。比起可在 4～5 月龄进行栓塞的病例，预后明显更差。（右图）MR 横断位平扫 T_1WI 显示脑室扩大和脑白质内异常高信号→，提示静脉压力升高引起静脉性缺血导致脑损伤

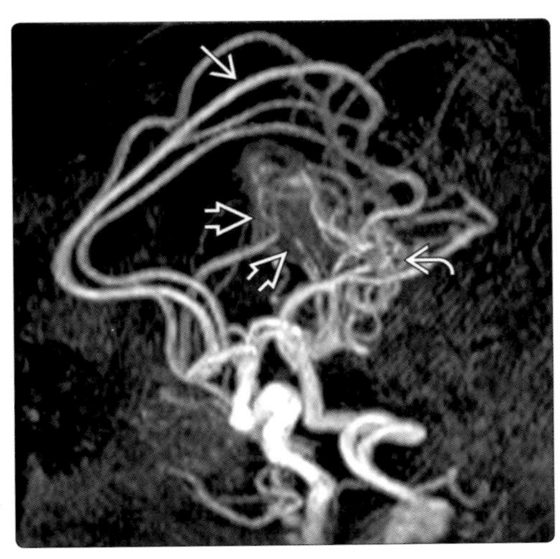

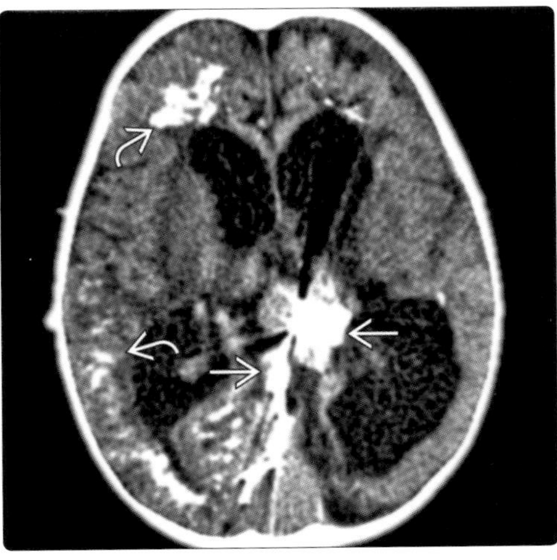

（左图）MRA 矢状位图像显示典型 VGAM 供血动脉，胼周动脉→和脉络膜后动脉↪增粗，分支终止于边界欠清的中线病变即 MPV ⇨。增强 MRA/MRV 可以很好地评估 MPV。（右图）新生儿期曾患难治性心衰，平扫 CT 显示多次栓塞后，仍发展为明显脑萎缩，伴有白质损伤区的营养不良性钙化↪。注意 MPV 内可见高密度的栓塞物→

烟雾病

关键点

术语

- ICA 远端和 Willi 环近端血管进行性狭窄，伴继发性侧支循环形成
- 烟雾病即原发性（特发性）烟雾病
    - 常见于日本、韩国
- 继发性烟雾病合并其他疾病

影像

- 最佳诊断线索：基底节多发点状影（增强 CT）和流空信号（MR）
- 造影云雾状豆纹动脉和丘脑纹状体侧枝血管
- 最佳影像方案：MR C+/MRA

病理

- 烟雾病
    - 多基因遗传或常染色体显性遗传，外显率低
- 继发性烟雾病
    - 与炎症状态、血栓前状态、早衰、先天性间充质缺陷、儿童鞍上辐照有关

临床问题

- 发病年龄呈双峰：6 岁和 35 岁
- 亚洲儿童卒中的最常见原因
- 临床表现（儿童）：TIA 反复发作、交替性偏瘫（因哭闹而加重）、头痛
- 临床表现（成人）：TIA 反复发作、脑梗死或出血
- 治疗：间接（儿童）或直接旁路搭桥（常用于成人）

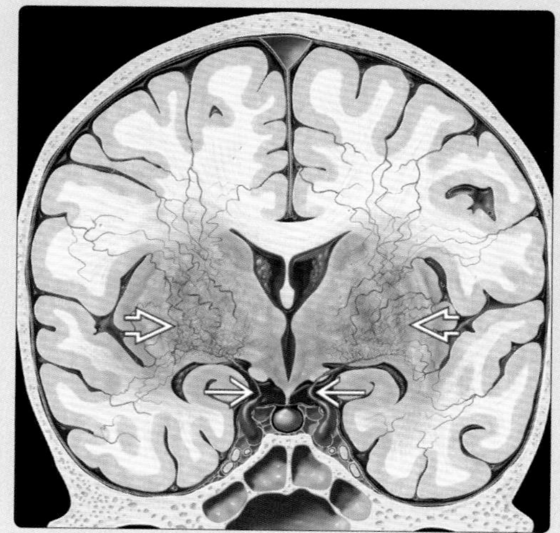

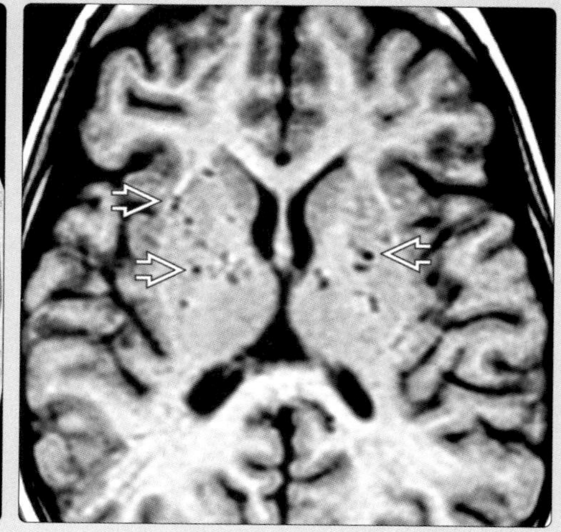

（左图）冠状图显示两侧颈内动脉远端明显变细➡，穿行基底节的豆状纹动脉明显扩张➡，为“烟雾”状（Moyamoya）表现。（右图）MR 横断位平扫 T_1WI 显示多发点状流空信号➡，代表基底节内扩张的豆状纹动脉侧支血管。所有进行性血管闭塞，都可发生类似烟雾状的侧支循环

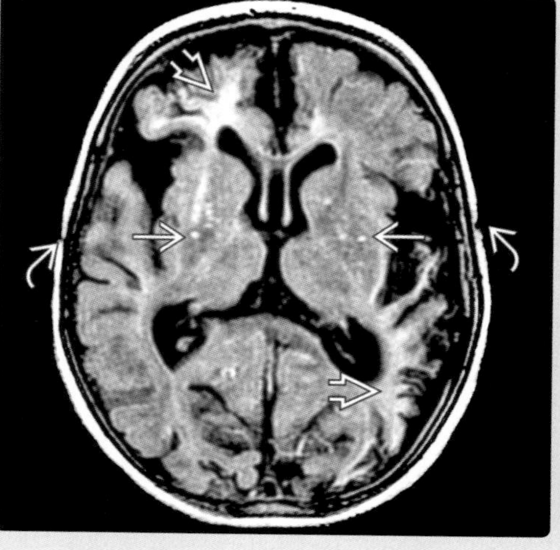

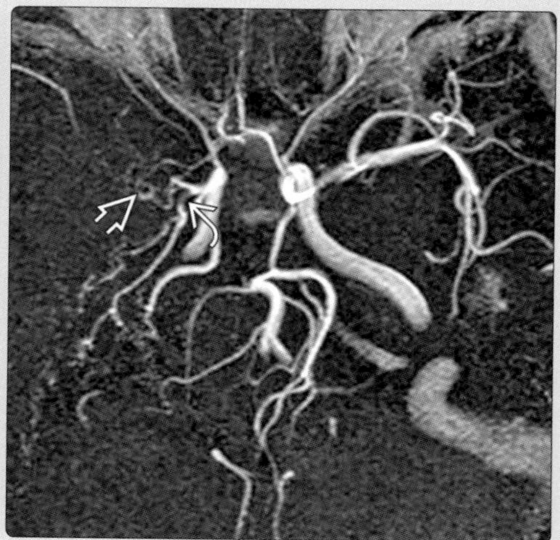

（左图）头颅 MR 横断位 FLAIR 显示进展期烟雾病，伴多灶性缺血性脑损伤➡。基底节点状高信号➡为扩张豆纹动脉侧支内的慢血流。注意既往间接性搭桥术造成的双侧头皮缺损➡。（右图）MRA 显示右侧烟雾病，ICA 远端狭窄，伴 ACA 和 MCA 闭塞。豆纹动脉➡和脉络膜前动脉➡扩张

术 语

同义词
- 儿童特发性进展性动脉病，Willis 环自发性闭塞

定义
- 颈内动脉（ICA）远端和 Willis 环近端血管进行性狭窄伴侧支循环形成
- 烟雾病即原发性（特发性）烟雾病
  - 常见于日本、韩国
- 继发性烟雾病伴发于其他疾病，或发生于鞍区 / 鞍上肿瘤放疗后

影 像

一般特征
- 最佳诊断线索：基底节多发点状影（增强 CT）和流空信号（MR）
- 位置：Willis 环；前循闭塞明显多于后循环
- 大小：大血管闭塞
- 形态："烟雾状"（日语"moyamoya"）
  - 造影可见云雾状豆纹动脉和丘脑纹状体侧枝血管

CT 表现
- 平扫 CT
  - 儿童：50%~60% 有脑萎缩，前部较后部更明显
  - 成人表现为颅内出血
- 增强 CT：基底节点状强化（扩张的豆纹动脉）和脑底部异常血管网
- CTA：异常 Willis 环和网状侧支血管
- Xe-133 SPECT：乙酰唑胺试验显示脑血流储备↓

MR 表现
- T_1WI：基底节多发点状流空信号
- T_2WI：小血管性皮层和白质梗死灶信号↑
  - 脑池内网状充盈缺损为侧支血管
  - FLAIR：脑沟变亮即软脑膜"常春藤"征
    - 充盈慢血流的软膜血管，蛛网膜增厚
    - 与脑血管储备减少有关
- T_2* GRE
  - 如果既往有出血，可见含铁血黄素沉积
  - 成人偶见无症状性微出血
- DWI：慢性病基础上的急性病变
- 增强 T_1WI
  - 基底节点状强化和脑池内网状细血管为豆纹动脉侧枝
  - 旁路手术后可见软脑膜强化（增强"常春藤"征）↓
- MRA：ICA 远端和 Willis 环近端血管狭窄 ± 合并血管炎
- MRV：可累及静脉
- MRS：伴急性梗死时乳酸升高
  - 血运重建后额叶白质 NAA/Cr 和 Cho/Cr 比值改善 / 增加
- PWI：半球深部白质灌注↓，后循环灌注相对↑

超声表现
- 灰阶超声：ICA 内径减小
- 脉冲多普勒
  - ICA 多普勒频谱波形显示无血流（闭塞）或高阻力型血流（狭窄）
  - 舒张末期血流速度↑、ECA 侧支血管阻力↓
- 彩色多普勒：混合回声提示狭窄
- 能量多普勒：注射对比剂可显示狭窄血管的慢血流和侧枝

血管造影表现
- 常规
  - 主要为前循环病变
    - Willis 环近端和 ICA 狭窄（最早期）
    - 豆纹动脉和丘脑穿通动脉侧支血管（中间期）
    - 经硬膜和经颅骨的颈外 - 颈内侧支血管（后期）
  - 脉络膜前动脉扩张和分支增多预示成人出血性事件

核医学表现
- PET：显示血流动力学储备能力↓
- SPECT：无症状则神经元密度保持正常，有症状则神经元密度减低

成像推荐
- 最佳影像方案：MRC+/MRA
- 推荐检查方案
  - 应用对比剂可以提高血管炎、侧支血管的检测
  - 搭桥术前经导管血管造影可明确闭塞血管
- 诊断标准：MR/MRA 或经导管血管造影术
  - 颈内动脉末端或 ACA 和 MCA 近端的狭窄 / 闭塞
  - 基底节异常血管网 / 流空信号
  - 双侧

鉴别诊断

"常春藤"征
- 软脑膜转移、蛛网膜下腔出血、脑膜炎

基底节点状病灶
- 筛孔样腔隙灶：无强化

Willis 环严重变细
- 蛛网膜下腔出血、脑膜炎、肿瘤包裹

病 理

一般特征
- 病因
  - 烟雾病
    - 多基因遗传或常染色体显性遗传，外显率低
    - 基因位点：Chr 3p26-p24.2，Chr 17q25，Chr 8q23
    - 脑脊液中生长因子、细胞因子、黏附分子增多提示炎症
  - 继发性烟雾病

- 唐氏综合征、结节性硬化、镰状细胞病、结缔组织病、早老症、NF1+ 鞍上肿瘤 + 放射治疗易继发严重的烟雾病
- 牵牛花综合征；多发动脉瘤、心脏和眼部缺陷综合征
- 炎性：中枢神经系统血管炎（儿童）、基底脑膜炎、动脉粥样硬化、头颈部感染
- 血管病变和血栓前状态：放疗、川崎病、抗心磷脂抗体、Leiden 因子 V、结节性多动脉炎、白塞病、SLE

- 流行病学：烟雾病
  - 日本发病率为 1：100 100
  - 北美、欧洲发病率为 0.1：100 000
  - 10%~15% 为家族性

分期、分级和分类

- 分期标准（Suzuki 之后）
  - 1 期：ICA 分叉处狭窄
  - 2 期：ACA、MCA、PCA 扩张
  - 3 期：脑底部侧支血管最多；小 ACA/MCA
  - 4 期：侧支（血管）较少；小 PCA
  - 5 期：侧支进一步减少，ACA/MCA/PCA 缺如
  - 6 期：广泛颈外动脉 - 软脑膜侧支

直视病理特征

- 脑萎缩，伴穿通血管增加（早期）和 ECA-ICA 侧支增加（后期）
- 成人脑出血（多为蛛网膜下腔、脑室内，脑实质次之）
- 伴发囊状动脉瘤概率增高（成人，尤其是脑底部）

显微镜下特征

- 内膜增厚、增生
- 内弹性层过度折叠、增厚
- 脑室周围假性动脉瘤

临床问题

临床表现

- 最常见的体征 / 症状
  - 儿童：短暂性脑缺血发作（TIA）、交替性偏瘫（因哭闹而加重）、头痛
  - 成人：反复发作 TIA、脑梗死或出血
    - 出血表现常见于亚洲成人
- 其他体征 / 症状
  - 儿童：发育迟缓、喂养困难、舞蹈症
- 临床特征
  - 儿童多为 TIA 反复发作，病情进行性加重；成人以脑梗死为主（但进展较慢）
  - 儿童多出现同侧前、后循环同时受累

人群分布特征

- 年龄
  - 发病年龄高峰为 6 岁、35 岁
    - 日本、韩国：6 岁 >35 岁
    - 北美、欧洲：35 岁 >6 岁
- 性别
  - 男：女 =1：1.8；家族性，男：女 =1：5
- 亚洲儿童卒中的最常见原因

自然病史及预后

- 血管进行性狭窄、侧支循环形成和脑缺血
- 预后取决于病因、形成侧支循环的能力、诊断时的年龄 / 分期
- 儿童病例常在发病 10 年内进展至 5 期
  - 婴儿进展更快
  - 儿童出现卒中表现
- 出血性烟雾病多见于老年，伴有较大侧支血管
  - 预后较差

治疗

- 烟雾病
  - 间接搭桥：脑 - 硬脑膜 - 动脉血管融通术（EDAS）效果最佳
    - EDAS 者 5 年内同侧脑卒中的风险为 15%
  - 直接搭桥：多采用颞浅动脉 - 大脑中动脉（STA-MCA）搭桥
- 抗凝，纠正 / 控制血栓前状态和炎性致病因素
- 镰状细胞相关烟雾病进行高灌注治疗
- 血管周围交感神经切除术或上颈部神经节切除术（成人）

诊断要点

关注点

- 寻找烟雾病的继发原因

读片要点

- 儿童头 CT 发现不对称强化的脑萎缩时，应积极寻找异常血管
- 成人烟雾病可表现为颅内出血

报告提示

- 血运重建成功的评价标准：脑底部侧支↓，MCA 分支血流↑，颞浅动脉直径↑（直接旁路移植）

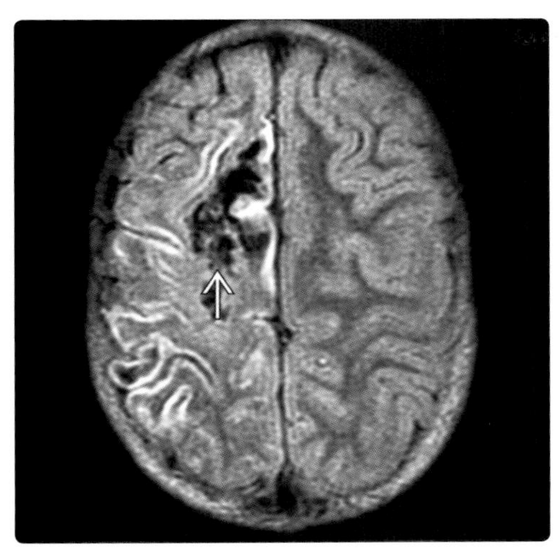

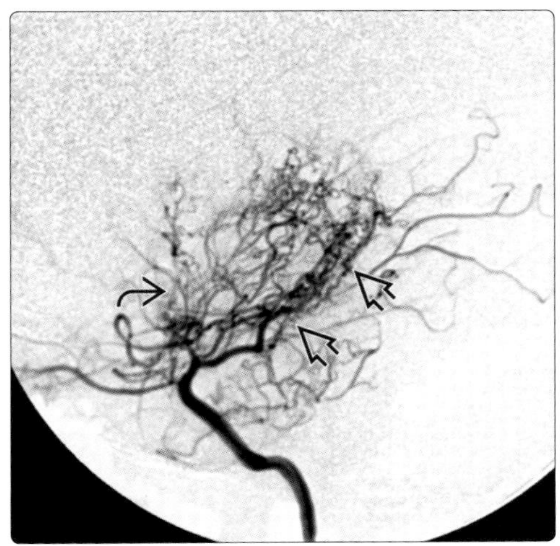

（左图）患儿，10岁，唐氏综合征，MR横断位平扫FLAIR显示右侧额顶叶皮质坏死，深部白质软化灶→。（右图）同一患儿，右侧ICA血管造影侧位像，显示右侧ICA末端狭窄、ACA和MCA闭塞，扩张的豆纹动脉侧支血管呈“烟雾样”表现→。注意靠后部的其他侧支血管网→，可能是丘脑穿通支和脉络膜后动脉分支

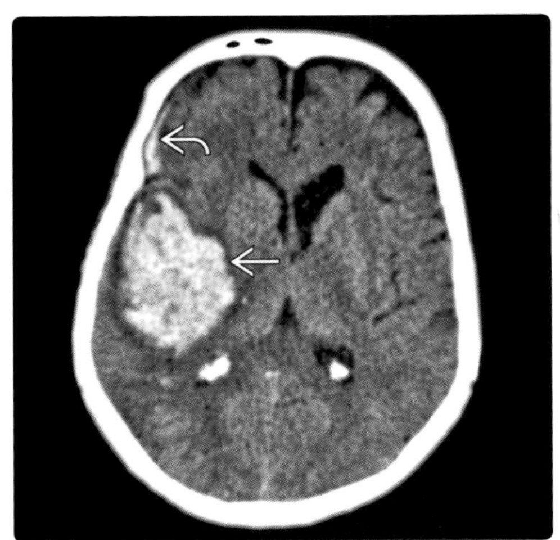

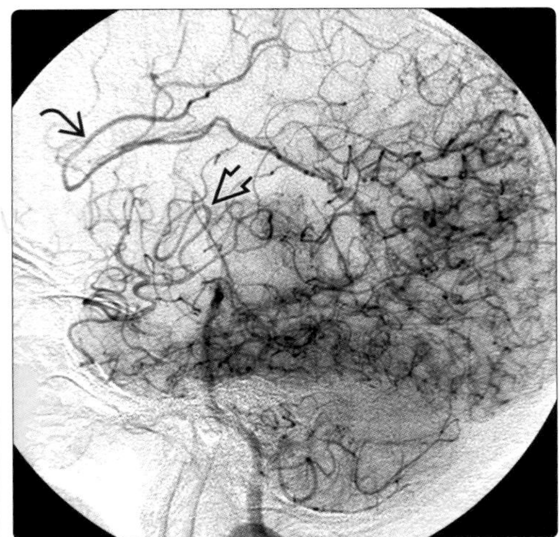

（左图）患者，成人，烟雾病，平扫CT显示脑内→和脑外→出血。（右图）同一患者，椎动脉造影侧位片显示软脑膜侧支从后循环进入大脑前动脉→和大脑中动脉→分支内。该患者双侧大脑前动脉和大脑中动脉近端完全闭塞。颅内出血是亚洲成人烟雾病的最常见表现

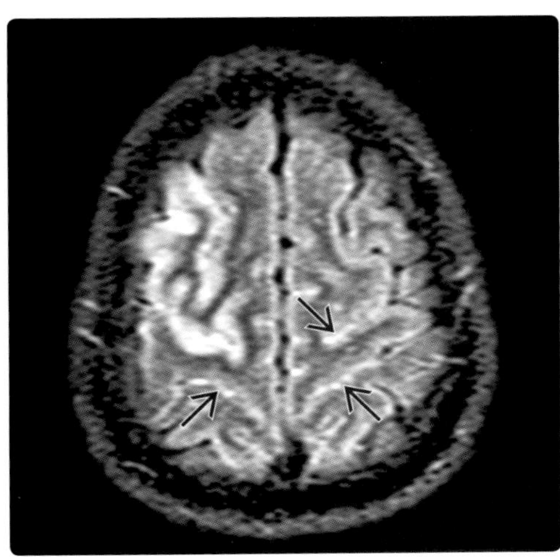

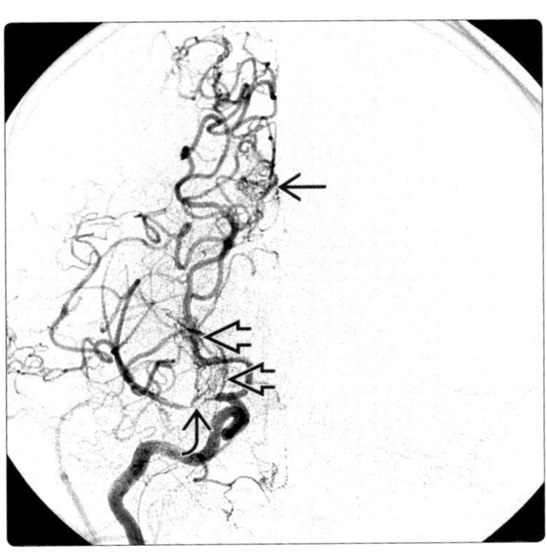

（左图）患儿，12岁，突发左侧偏瘫，MR横断位平扫FLAIR显示急性右侧MCA分布区梗死。脑沟→高信号即“常春藤”征，为软脑膜血管充盈的慢血流导致。（右图）同一患儿，右侧ICA DSA前后位显示，MCA近端→局限性重度狭窄和ACA闭塞。豆纹动脉和丘脑穿通动脉→扩张，并可见来自脉络膜后动脉→的侧支血流

第 8 章

大脑其他病变

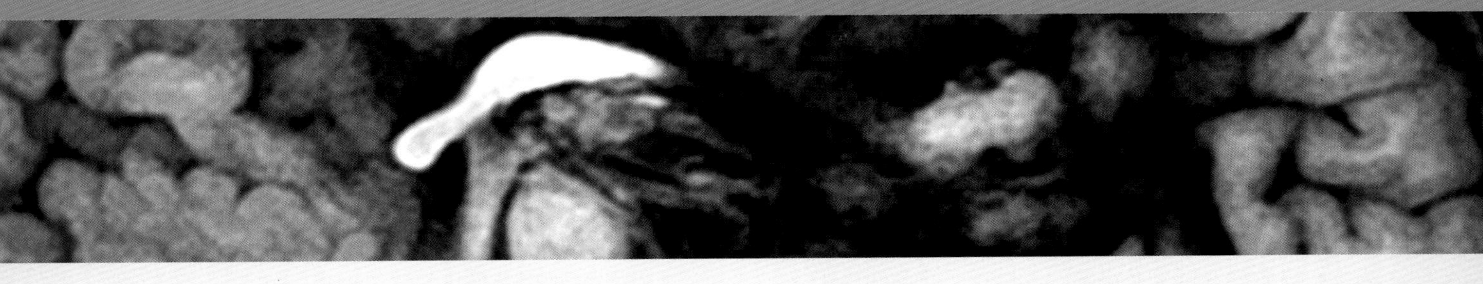

神经纤维瘤病 1 型

关键点

术语

- NF1、von Recklinghausen 病、周围型神经纤维瘤病

影像

- 70%～90% 的青春期前患儿 T_2WI 可见局灶性异常信号 FASI
- 丛状神经纤维瘤
- 视路胶质瘤
- 脑实质胶质瘤
- 蝶骨翼和枕骨发育不良伴丛状肿瘤
- 白质病变可累及小脑、苍白球、丘脑和脑干
- 白质病变呈边界不清的高信号；无占位效应
- 血管发育不良→狭窄、烟雾病、动脉瘤

病理

- 常染色体显性遗传；基因位点在染色体 17q12
- *NF* 基因表达产物为神经纤维瘤蛋白（RAS 原癌基因的负调控因子）
  - 具有调节神经胶质祖细胞功能
  - 是胶质细胞和神经元正常发育所需
- 灶状髓鞘空泡化，原浆型星形胶质细胞增生，微钙化

临床问题

- 约 50% 有巨颅畸形，部分由白质体积↑导致
- OPG 导致进行性视力丧失
- 牛奶咖啡斑是最早的临床表现
- 最常见神经皮肤综合征和遗传性肿瘤综合征

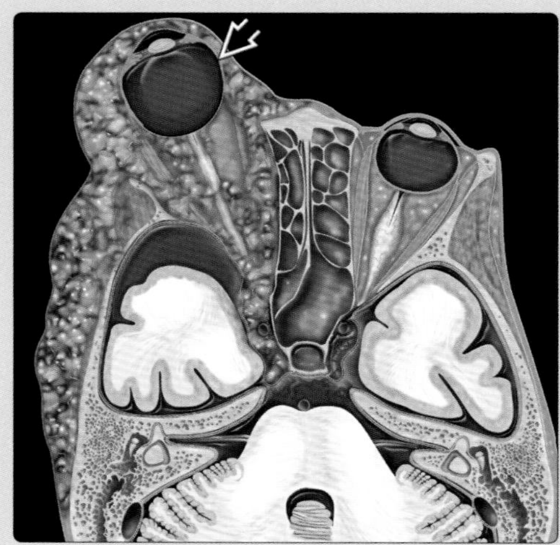
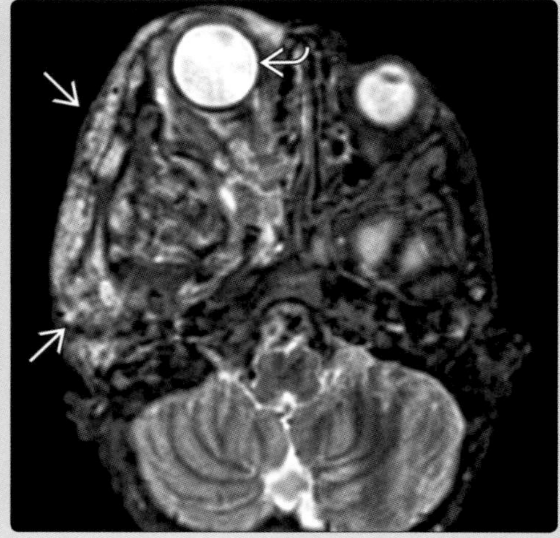

（左图）横断位图显示右侧颅中窝扩大，蝶骨翼发育不良，眼眶/眶周丛状神经纤维瘤。注意受累眼球突出及积水➡。（右图）MR 横断位增强 T_2WI 脂肪抑制显示右眶及颞部广泛的丛状神经纤维瘤➡。右侧蝶骨翼正常结构侵袭破坏致右侧眼球突出↪、增大（积水）

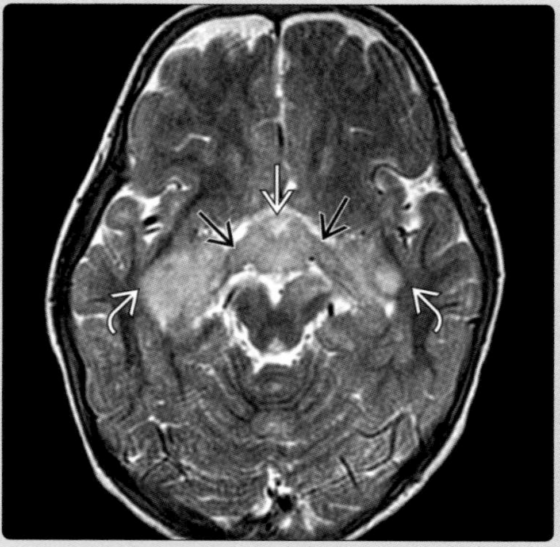
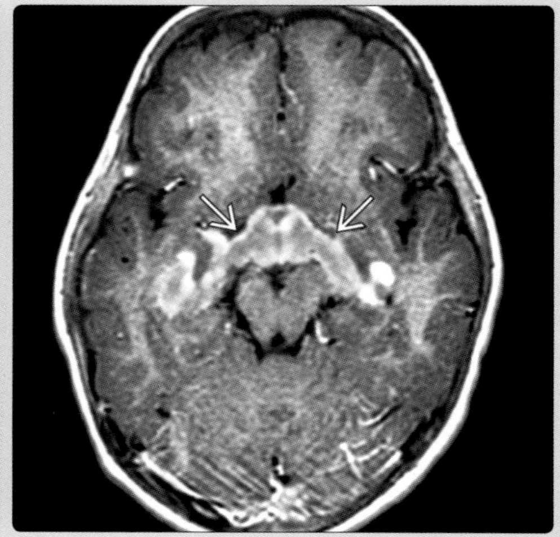

（左图）患儿，21 月龄，NF1。头颅 MR 横断位 T_2WI 显示视路胶质瘤侵犯鞍上池内的视交叉➡、视束➡，以及内侧颞叶↪。（右图）同一患儿，MR 横断位增强 T_1WI 显示视交叉和视束➡几乎完全强化。颞叶不完全强化

术 语

缩写

- 1 型神经纤维瘤病（NF1）

同义词

- von Recklinghausen 病、周围型神经纤维瘤病

定义

- 神经皮肤疾病（斑痣性错构瘤），特点为：
  - 退行性白质病变
    - 有时称为局灶性异常信号（FASI）、非特异性高信号灶、性质不明的亮信号灶（UBOs）
  - 视神经胶质瘤（ONG）
  - 视路胶质瘤（OPG）：视交叉／视束 ± 视神经
  - 其他胶质瘤：脑干、大脑半球、基底节
  - 神经纤维瘤／丛状神经纤维瘤（plexiform neurofibromas，PNF）
  - 血管发育不良
  - 色素沉着斑（牛奶咖啡斑）
  - 骨发育不良

影 像

一般特征

- 最佳诊断线索
  - 70%～90% 的青春期前患儿 T_2WI 可见局灶性异常信号区（FASI）
  - 丛状神经纤维瘤
  - 视路胶质瘤
- 位置
  - 白质病变也可累及小脑、苍白球、丘脑、脑干
  - 常见丛状病变
    - 头皮病变范围超出枕部
    - 颅底病变延伸至咽后部
    - 眼眶病变从海绵窦通过眼眶延伸至眶周软组织
  - OPG 占 15% →累及眶内视神经（ON），视交叉／下丘脑，视束；累及视辐射罕见
- 大小
  - 白质病变：2～20 mm
  - 视交叉胶质瘤：3～50 mm
  - 脑干中度至明显增大（“错构瘤”）
    - 可能由空泡化导致
    - 与脑干胶质瘤相比，表现为程度较轻的 T_1 低信号和 T_2 高信号
    - 青少年／青年消失
  - 丛状病变可以很大
- 形态
  - 白质病变：常无固定形态，可为圆形／卵圆形
  - ONG：视神经和视交叉增粗扩大；在视交叉和下丘脑区可为球形

平片表现

- 平片
  - 蝶骨翼和枕骨发育不良伴丛状肿瘤

CT 表现

- 平扫 CT：蝶骨发育不良伴颅中窝扩大，同侧眼球突出
- T_1WI
  - 白质病变呈等信号
    - 髓鞘聚集或微钙化表现为不均匀高信号
- T_2WI
  - 白质病变呈高信号，通常边界不清，无占位效应，20 岁左右消失
    - 小脑白质病变，T_2WI 比 FLAIR 更敏感
  - ONG 相对于正常脑实质呈等／高信号
  - （单侧或双侧）海马 T_2 信号↑及轻－中度增大
- STIR
  - 显示丛状／脊柱旁神经纤维瘤最佳
- DWI
  - FASI 较正常表现脑白质 ADC 值↑
  - NF 正常表现脑白质 ADC 值↑
    - 反映髓鞘内液体积聚或空泡化
  - 成人 NF1 患者脑 FA 值较健康人↓
- 增强 T_1WI
  - 白质病变／FASI 无强化
    - 出现强化提示肿瘤的可能性增大
  - 丛状神经纤维瘤强化表现多样
    - 与 STIR 图像相比，边界显示欠清
  - 视路胶质瘤强化表现多样
    - 强化程度↓意义尚不明确
- 增强 T_1WI 脂肪抑制
  - 评估 ONG 的最佳序列
- MRA
  - 评估血管病变
- MRS
  - 有利于鉴别白质病变与视路胶质瘤
    - 白质病变区 NAA 相对保留
    - 胶质瘤 NAA ↓伴胆碱↑

血管造影表现

- 大多数血管性病变是由血管内膜增生引起的非中枢神经系统病变
  - 动脉瘤／AVMs，肾动脉狭窄，主动脉瓣狭窄／缩窄，烟雾病

成像推荐

- 最佳影像方案
  - MR
    - 常规进行影像学监测是否有益，目前尚有争议
    - 脊柱或头颈部 MR 检查必须扫描冠状位 STIR 序列

- 推荐检查方案
  - 累及眼眶时行脂肪抑制增强成像检查
  - 怀疑烟雾病时可行 MRA 检查

鉴别诊断

脱髓鞘疾病
- 急性播散性脑脊髓炎或多发性硬化病变与 NF1 的白质病变类似

病毒性脑炎
- EB 病毒（EBV），巨细胞病毒（CMV）

脑胶质瘤病
- FASI 广泛分布且无占位效应

线粒体脑病
- 泛酸激酶相关性神经退行性疾病（PKAN，Hallervorden-Spatz），Leigh 综合征，戊二酸尿症，Kearns-Sayre 综合征
- 基底节或丘脑病变常与 NF1 白质病变类似

Krabbe 病（球形细胞脑白质营养不良）
- 可导致视神经增粗，与 ONG 类似

病　理

一般特征
- 病因
  - *NF* 基因产物是神经纤维瘤蛋白（RAS 原癌基因的负调控因子）
    - NF1 失活→组织增生，肿瘤形成
  - 神经纤维瘤蛋白参与调节神经胶质祖细胞功能
    - 胶质细胞和神经元正常发育所需
  - *NF1* 基因也表达少突胶质细胞髓鞘糖蛋白
- 遗传学
  - 常染色体显影遗传；基因位点为染色体 17q12
    - 外显率 =100%
  - 约 50% 为新突变

分期、分级和分类
- ≥以下 2 项，即满足 NF1 的诊断标准
  - ≥ 6 处牛奶咖啡斑，成年人 ≥ 15mm 或儿童 ≥ 5mm
  - ≥ 2 处神经纤维瘤或 1 处丛状神经纤维瘤
  - 腋窝 / 腹股沟区雀斑
  - 视路胶质瘤
  - ≥ 2 个 Lisch 结节
  - 特征性骨病变（蝶骨翼发育不良，长骨骨质变薄 ± 假性关节病）
  - 一级亲属患有 NF1

直视病理特征
- 胶质瘤通常为毛细胞星形细胞瘤
  - 恶性率 <20%
- 髓母细胞瘤 / 室管膜瘤的发病率略↑
- 罕见室管膜下胶质结节
  - 可能导致 CSF 梗阻

显微镜下特征
- 白质病变（FASI）
  - 髓鞘局灶性空泡化，原浆型星形胶质细胞增生，微钙化
  - 无脱髓鞘或炎症

临床问题

临床表现
- 最常见的体征 / 症状
  - 最早表现为牛奶咖啡斑
  - 约 50% 有巨颅畸形，部分继发于白质体积↑
  - OPG 会导致进行性视力丧失

人群分布特征
- 流行病学
  - 发病率为 1 ∶ 3000～5000
  - 最常见神经皮肤综合征
  - 最常见遗传性肿瘤综合征

自然病史及预后
- 发病率与特征性临床表现相关
  - OPG →视力损害 / 失明，下丘脑功能障碍
  - 丛状 NF →肉瘤样变风险
  - 脊柱旁 NF →脊柱后凸畸形
  - 血管狭窄→高血压（肾动脉），卒中
- 10 岁前，FASI 数量增多、体积增大，随后消退；成年人罕见
- NF1 中 40%～60% 伴有学习障碍
- NF1 视路胶质瘤临床病程较散发性视神经胶质瘤更为缓慢

治疗
- 临床观察
- OPG 进行化疗和放疗

诊断要点

关注点
- 无皮肤斑不能除外 NF1
- 注意潜在的血管性病变

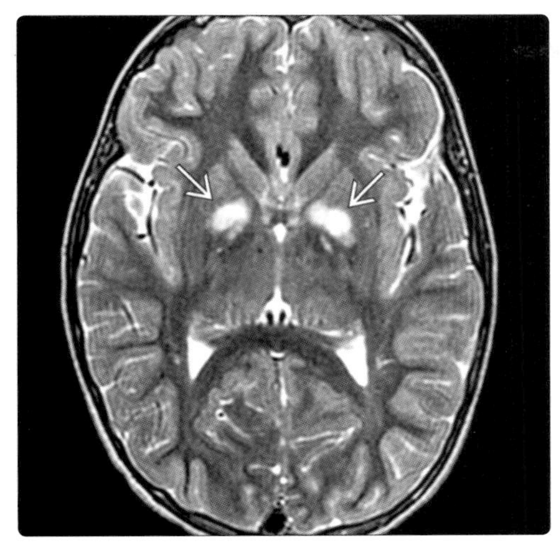
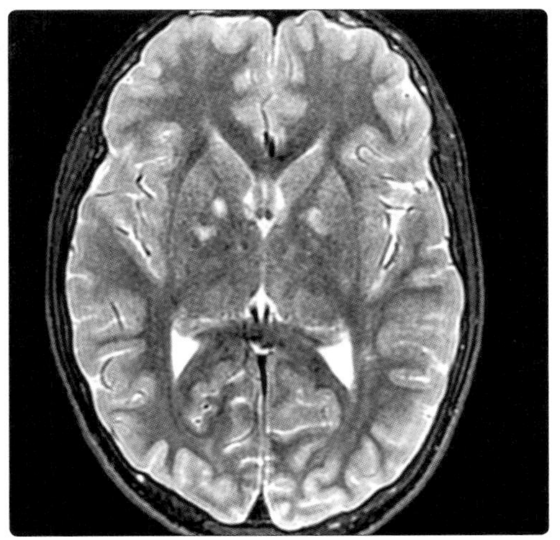

（左图）患儿，7 岁，NF1。MR 横断位平扫 T_2WI 显示双侧苍白球特征性 T_2 高信号➡，轻度或无占位效应，MR 横断位增强 T_1WI 图像未见异常强化。（右图）同一患儿，4 年后 MR 横断位 T_2WI 脂肪抑制显示特征性 T_2 高信号病变较前减小，提示病变好转

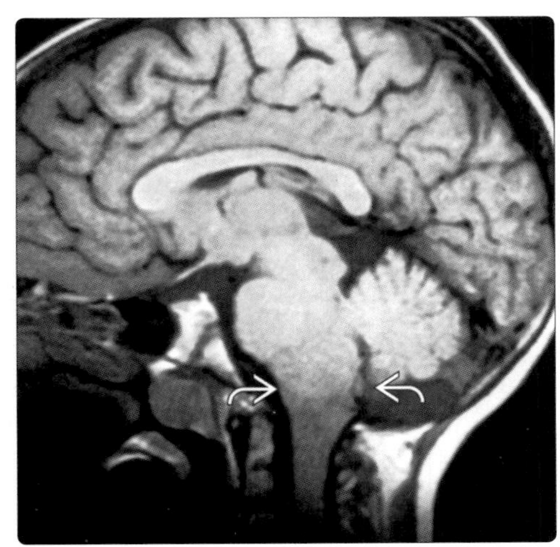
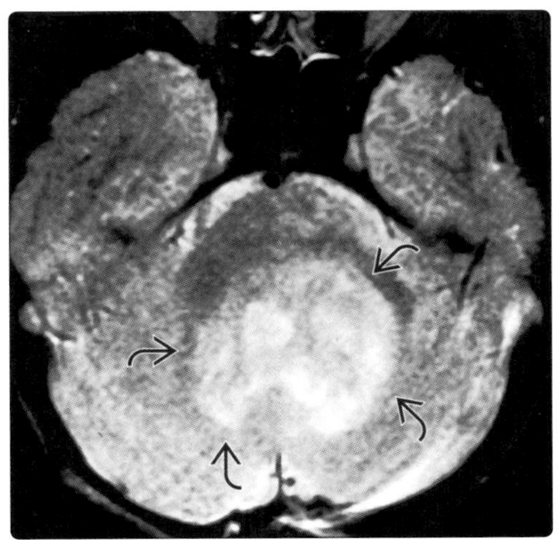

（左图）患儿，男，10 岁，NF1。MR 矢状位平扫 T_1WI 显示脑干明显增大（主要是脑桥和延髓）➡。T_1 信号几乎与其他白质结构相同。（右图）同一患儿，横断位 T_2WI 显示第四脑室周围 T_2 高信号肿块➡，特别是左侧小脑中脚。MR 随访 20 年（未提供图像）显示假性“错构瘤”T_2 高信号逐渐变为正常

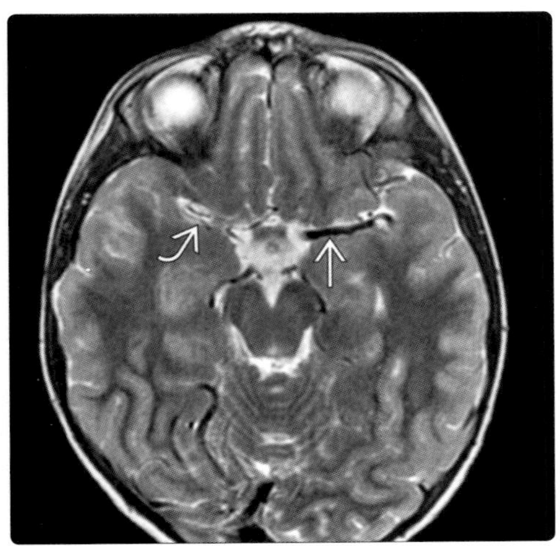
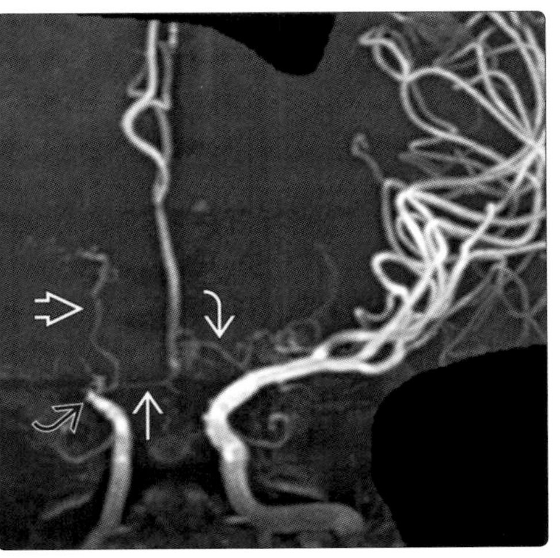

（左图）头颅 MR 横断位平扫 T_2WI 显示左侧 MCA 明显的流空信号➡。双侧大脑前动脉 A1 段和右侧 MCA 的流空信号非常细小➡。（右图）3D TOF MRA 重建冠状位图像证实烟雾病导致的血管病变。左侧 ICA 远端和左侧 MCA 正常。右侧 ICA 逐渐变细➡。右侧 MCA 未见明确显示；右侧➡和左侧➡ A1 段细小。右侧➡可见侧支血管

神经纤维瘤病 2 型

关键点

术语
- 颅内多发神经鞘瘤、脑膜瘤和室管膜瘤

影像
- 双侧前庭神经鞘瘤
- 脑神经（CN）和脊神经根的神经鞘瘤
- 硬膜表面的脑膜瘤（高达 50%）
- 脊髓和脑干的室管膜瘤（6%）
- 脑底池采用高分辨 MR 增强 T_1WI 脂肪抑制评估脑神经

主要鉴别诊断
- 神经鞘瘤病
- 多发脑膜瘤
- 转移瘤

病理
- NF2 家系均有染色体 22q12 异常
- *NF2* 基因编码 merlin 蛋白

临床问题
- 通常 10～40 岁出现听力丧失，± 眩晕
- 发病率：1：25 000～30 000
- 若有多发脑膜瘤和后组脑神经病相关的并发症（如误吸），患者寿命缩短

诊断要点
- 儿童 / 青少年 / 年轻成人，新诊断神经鞘瘤或脑膜瘤病例，都应仔细评估其他脑神经

(左图）横断位图显示 NF2 特征性的双侧 CPA 神经鞘瘤。右侧肿瘤较大➡，左侧前庭蜗神经可见多发小神经鞘瘤➡。（右图）MR 横断位增强 T_1WI 脂肪抑制显示两侧桥小脑角扩大，并可见明显强化的肿块，延伸至扩大的内听道内➡；这是 NF2 的特征性表现。小脑中脚受压变形，左侧显著

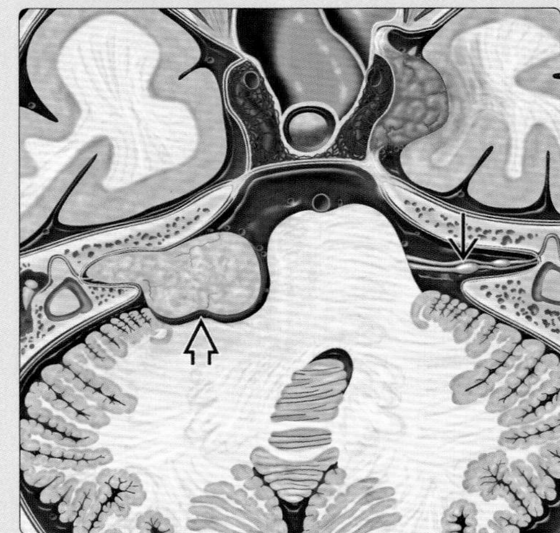

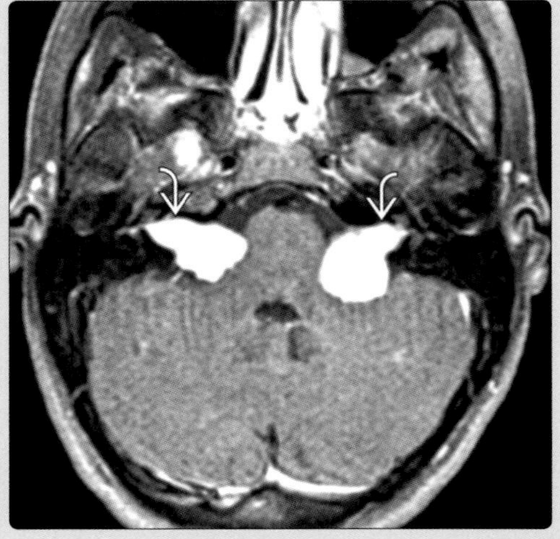

(左图）患者，17 岁，NF2，MR 冠状位增强 T_1WI 显示双侧前庭神经鞘瘤延伸至内听道➡。右侧颈静脉孔➡的肿块为后组［第 9，10 和（或）11］脑神经的神经鞘瘤。影像不能区分其起源的脑神经。（右图）此外，同一患者的 MR 横断位增强 T_1WI 脂肪抑制显示双侧三叉神经的神经鞘瘤➡，以及多发的皮下神经鞘瘤➡

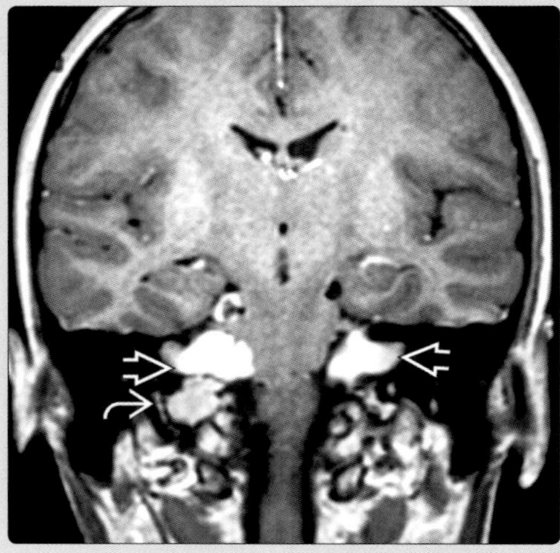

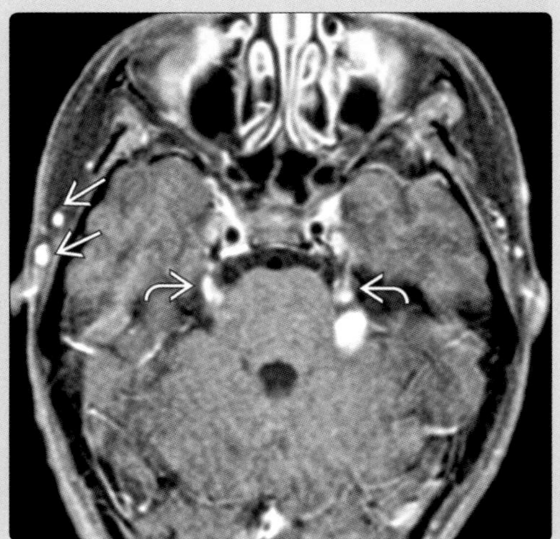

术 语

缩写

- 2 型神经纤维瘤病（NF2）

同义词

- 听神经神经纤维瘤病、中枢型神经纤维瘤病
- 多发颅内神经鞘瘤、脑膜瘤和室管膜瘤（MISME）

定义

- 遗传性综合征导致多发脑神经（CN）的神经鞘瘤、脑膜瘤和脊柱肿瘤

影 像

一般特征

- 最佳诊断线索
  - 双侧前庭神经鞘瘤
- 位置
  - 多发脑外肿瘤
    - 脑神经和脊神经根的神经鞘瘤
    - 硬膜表面的脑膜瘤（高达 50%）
  - 脑内肿瘤
    - 脊髓和脑干的室管膜瘤（6%）
- 大小
  - 脑神经肿瘤通常很小时即可出现症状，也可体积很大
- 形态
  - 肿瘤呈球形，也沿骨性管道生长，如内听道（IAC）
- 病变多样
  - 50% 伴有其他脑神经鞘瘤
    - 第 5 脑神经最常见；第 3、第 12 脑神经较常见
  - 脊神经神经鞘瘤（高达 90%）
  - 脑膜瘤（通常多发）
  - 髓内室管膜瘤（脊髓）
  - 脑内钙化
  - 60%～80% 的青少年患者有晶状体后囊混浊
  - 脑膜血管瘤病
  - 胶质细胞微小错构瘤

CT 表现

- 平扫 CT
  - 前庭神经鞘瘤
    - 桥小脑角（CPA）肿块 ±IAC 增宽
    - 等或高密度
    - 很少囊变 / 坏死
  - 脑膜瘤
    - 以硬脑膜为基底的高密度肿块
  - 非肿瘤性大脑内钙化（少见）
    - 广泛脉络丛钙化
    - 皮质表面
    - 脑室内壁
- 增强 CT
  - 脑神经肿瘤强化
  - 脑膜瘤强化

MR 表现

- T_1WI
  - 神经鞘瘤
    - 低或等信号
    - 罕见囊变
  - 脑膜瘤
    - 等或低信号
    - 偶见钙化的高信号灶
- T_2WI
  - 神经鞘瘤
    - 高分辨率 T_2WI 可显示管道内小病变
  - 脑膜瘤
    - 可能会导致周围明显水肿
- T_2^* GRE
  - 显示非肿瘤性钙化最佳
- DWI
  - 有些脑膜瘤扩散受限
    - 不典型或恶性脑膜瘤的特征
- 增强 T_1WI
  - 神经鞘瘤
    - 弥漫性强化
    - 通常强化均匀
    - 脂肪抑制和薄层增强 T_1WI 可帮助明确脑神经小肿瘤
    - 听神经鞘瘤通常从内听道“凸”至桥小脑角区
- MRS
  - 脑膜瘤
    - 无 NAA 峰，丙氨酸峰↑，± 乳酸峰
  - 神经鞘瘤
    - 无 NAA 峰，肌醇峰↑，通常无乳酸峰

非血管性介入

- 脊髓造影
  - 显示多发脊椎小肿瘤
    - 已经被 MR 增强取代

成像推荐

- 最佳影像方案
  - 增强 MR
- 推荐检查方案
  - 采用基底池 MR 高分辨增强 T_1WI 脂肪抑制评估脑神经
  - 评估脊柱病变至关重要

鉴别诊断

神经鞘瘤病

- 多发性神经鞘瘤，无前庭神经肿瘤
- 无皮肤斑或脑膜瘤

桥小脑角（CPA）占位

- 蛛网膜囊肿
  - 所有序列均为脑脊液信号
- 表皮样囊肿
  - DWI 上很容易与蛛网膜囊肿区别
- 动脉瘤
  - PICA/AICA/VA 动脉瘤可凸入 CPA
  - 相位编码方向的搏动伪影
- 室管膜瘤
  - 从第四脑室延伸至 CPA

多发脑膜瘤

- 复发或转移性
- 继发于放疗

转移瘤

- 中枢神经系统原发灶
  - 胶质母细胞瘤、PNET-MB、生殖细胞瘤、室管膜瘤
- 非中枢神经系统原发灶

炎症性疾病

- 肉芽肿性疾病：结节病、结核病
- 神经炎：Bell 麻痹、莱姆病

病　理

一般特征

- 病因
  - 50% 的患者有 NF2 家族史；50% 为新突变
  - 突变导致截短、失活的 merlin 蛋白（meosin-erzin-raxidin 样蛋白）
  - 肿瘤细胞通常是半合子或纯合子的 *NF2* 突变
- 遗传学
  - 常染色体显性遗传
  - NF2 家系均有染色体 22q12 异常
  - 种系，体细胞 *NF2* 基因突变
    - *NF2* 基因编码 merlin 蛋白
    - *NF2* 基因功能：连接细胞骨架和细胞膜，也是肿瘤抑制基因
    - 分子通路 mTORC1 受累；抑制剂可抑制肿瘤生长
- 多发性神经鞘瘤、脑膜瘤、室管膜瘤

分期、分级和分类

- NF2 相关神经鞘瘤属于 WHO Ⅰ级
- 诊断标准：满足以下任意一条即可诊断
  - 双侧前庭神经鞘瘤
  - 1 级亲属患有 NF2 伴 1 个前庭神经鞘瘤
  - 1 级亲属患有 NF2 加以下两项
    - 神经纤维瘤
    - 脑膜瘤
    - 胶质瘤
    - 神经鞘瘤
    - 晶状体后囊混浊

直视病理特征

- 神经鞘瘤为有包膜的圆形 / 卵圆形肿块
- 脑膜瘤没有包膜，但边缘清晰锐利

显微镜下特征

- NF2 相关神经鞘瘤的增殖活性高于散发肿瘤，但不一定侵袭性更高

临床问题

临床表现

- 最常见的体征 / 症状
  - 通常 10～40 岁出现听力丧失，± 眩晕
  - 1/3 的 NF2 患儿出现听力损失，1/3 出现其他脑神经症状
  - 前庭神经鞘瘤形成之前即可有脑膜瘤表现
    - 脑膜瘤患儿应进行 NF2 检测
- 其他体征 / 症状
  - 脊柱病变导致的脊柱侧弯、截瘫或颈部疼痛
- 临床特征
  - Wishart 型：发病早，成年前进展快速，临床表现更重
  - Gardner 型：发病晚，临床症状不严重

人群分布特征

- 流行病学
  - 1 ∶ 25 000～30 000

自然病史及预后

- 如有多发脑膜瘤和后组脑神经病相关的并发症（如误吸），则患者寿命缩短

治疗

- 如果可行，则应完整切除前庭神经鞘瘤
  - NF2 肿瘤倾向于包裹而不是推移脑神经，因此手术切除可能较难
- 显微外科次全切除肿瘤，保留蜗神经功能以维持听力

诊断要点

关注点

- 新诊断前庭神经鞘瘤或脑膜瘤的儿童 / 青少年病例，要仔细评估其他脑神经
- 可疑病例要检查整个神经轴（常见马尾有多发小的无症状神经鞘瘤）

读片要点

- 薄层 MR 冠状位增强 T_1WI 脂肪抑制评估脑神经

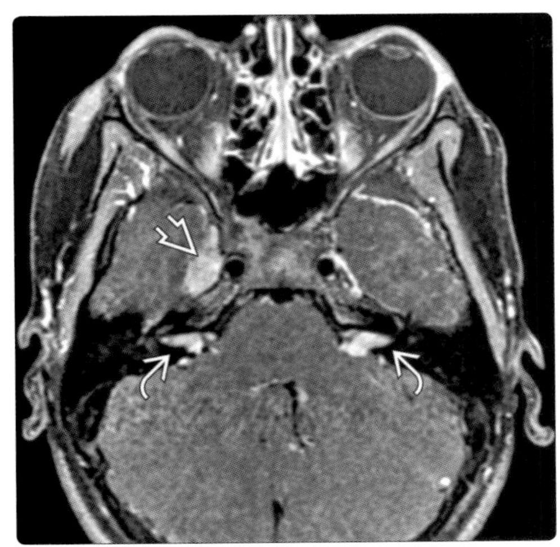

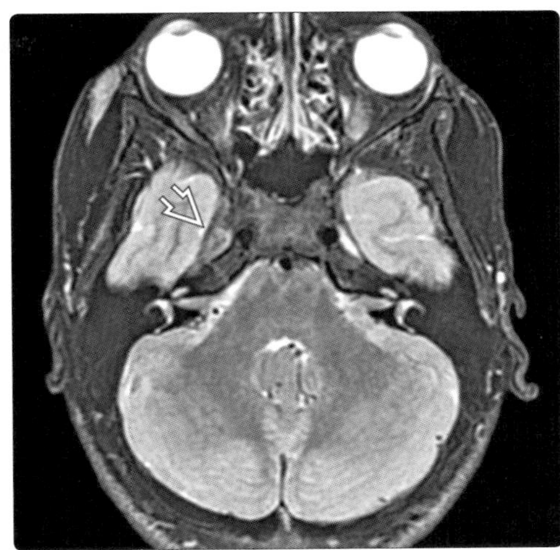

（左图）患儿，9 岁，无症状 NF2，MR 增强 T_1WI 脂肪抑制显示双侧 IAC-CPA 区强化的前庭神经鞘瘤。右侧三叉神经池也显示强化肿块，为三叉神经鞘瘤。（右图）同一患者，MR 增强 T_1WI 脂肪抑制显示右侧三叉神经池扩张和 T_2 低信号。双侧 IAC/CPA 肿块显示欠佳

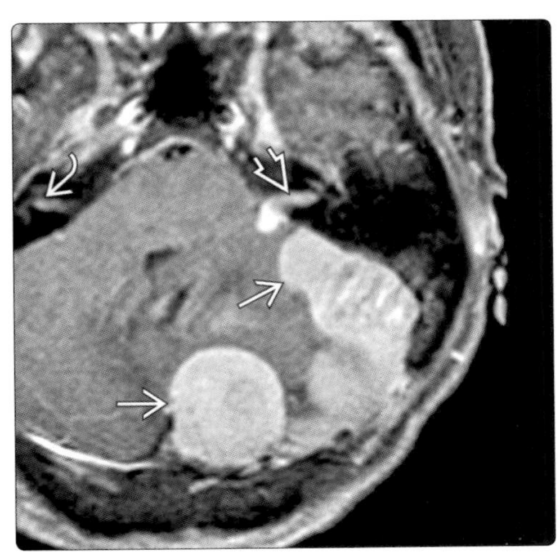

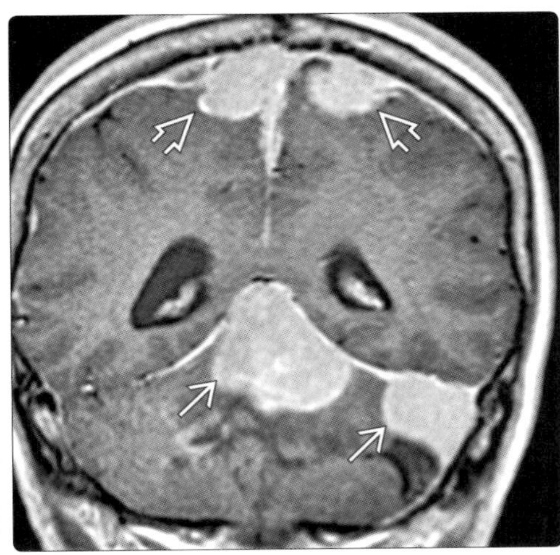

（左图）女，70 岁，NF2，MR 增强 T_1WI 显示颅后窝内以硬膜为宽基底的广泛脑膜瘤病。左侧 IAC-CPA 有小的强化肿块，右侧内听道底部见一个难以发现的强化肿块。（右图）MR 冠状位增强 T_1WI 显示以硬膜为基底的颅后窝脑膜瘤和沿大脑镰凸面的脑膜瘤

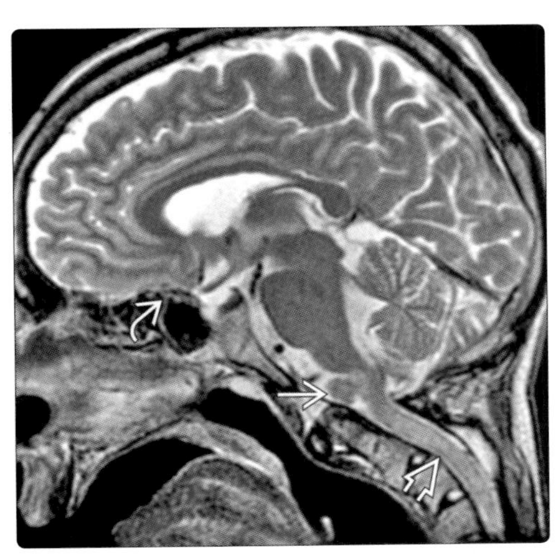

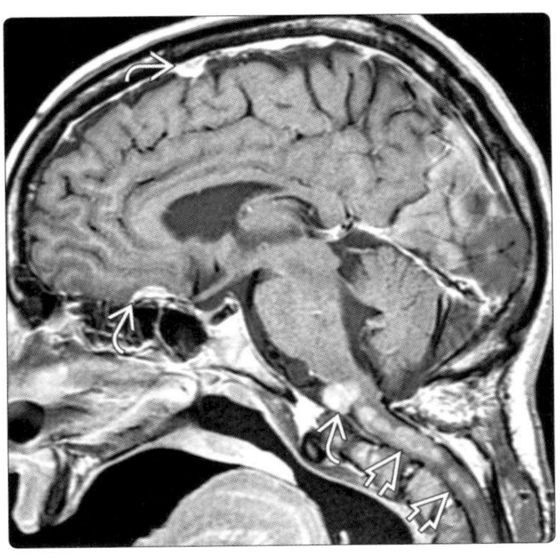

（左图）脑及上颈椎 MR 矢状位平扫 T_1WI 脂肪抑制显示蝶骨平台上凸，枕骨大孔区延髓前方有一脑外肿块，并且颈髓增粗、信号增高。（右图）同一患者，MR 矢状位增强 T_1WI 显示多发强化的脑膜瘤和颈髓上段强化的室管膜瘤。既往多节段椎板切除术，导致上颈部出现“天鹅颈”畸形

结节性硬化综合征

关键点

术语

- 结节性硬化综合征（TSC）
- 同义词：Bourneville-Pringle 综合征
- 伴多器官错构瘤的遗传性肿瘤性疾病

影像

- 室管膜下钙化结节（SEN）(错构瘤)
- 室管膜下巨细胞星形细胞瘤（SEGA）(15%)；大多数位于孟氏孔
- 皮层／皮层下结节（95%）
- 白质放射状移行线
- 囊状白质病变（囊样脑变性）
- 皮层／皮层下结节：早期 T_1 ↑，但髓鞘成熟后信号改变
- SEN 强化在 MR 比 CT 更明显
- AMT-PET 能区分致痫性和非致痫性结节

主要鉴别诊断

- X 连锁室管膜下灰质异位
- 巨细胞病毒（CMV）感染：脑室周围钙化，典型的白质病变，多微脑回
- Taylor 型皮质发育不良（FCD 2 型）

病理

- 生发基质细胞异常分化／增殖
- TSC 肿瘤抑制基因突变导致细胞分化、增殖异常

诊断要点

- FLAIR 和 T_1 磁化传递序列诊断此病最敏感
- SEN（<1.3cm），SEGA（>1.3cm）

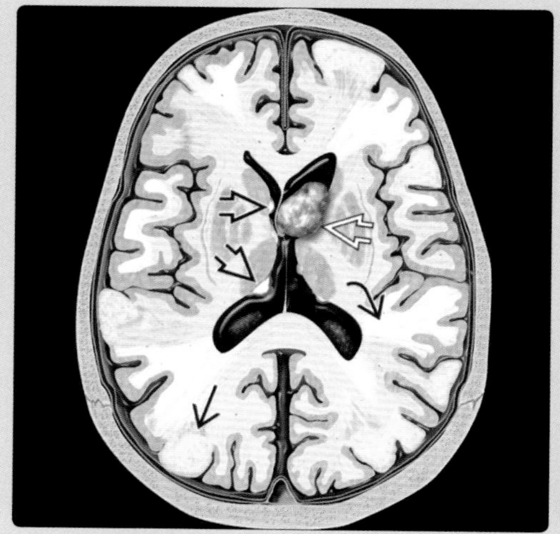

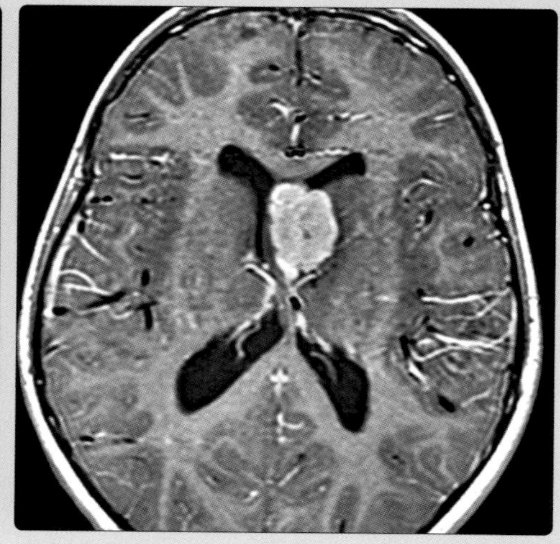

（左图）横断位图显示结节性硬化综合征典型脑受累征象，左侧室间孔区的巨细胞星形细胞瘤➡、室管膜下结节⇨、放射状移行线↗，以及皮层或皮层下结节→。(右图) MR 横断位增强 T_1WI 显示肿块从左侧孟氏孔处延伸至左侧脑室额角。SEGA 明显均匀强化，与脉络丛乳头状瘤相似

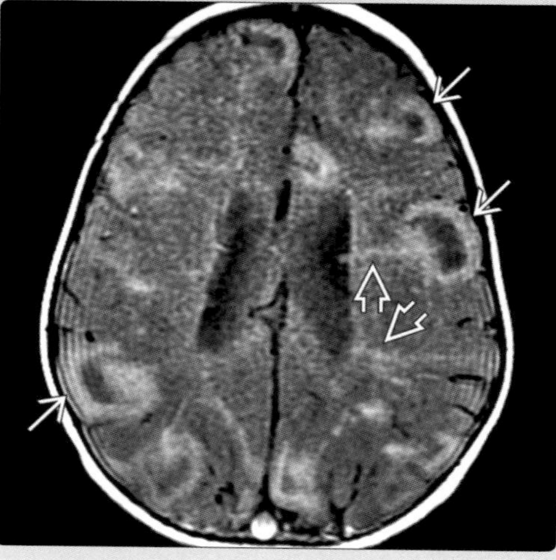

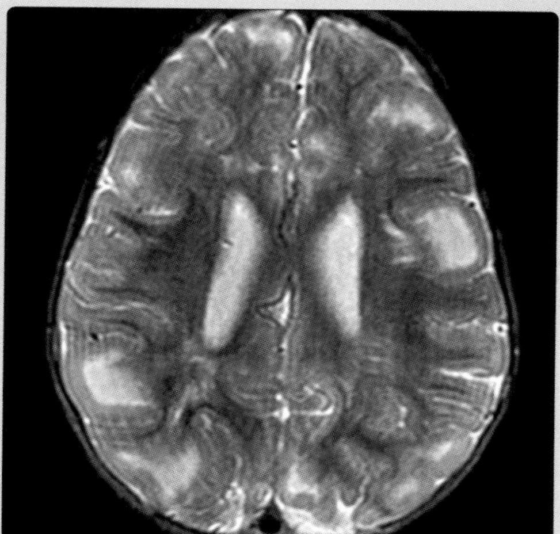

（左图）患儿，13 月龄，TSC，横断位磁化转移（MT）T_1WI 显示 TSC 的典型表现：多发皮层／皮层下结节➡和白质放射状移行线➡。由于正常白质信号被 MT 脉冲抑制，这些病变更易观察。(右图) 对应的 MR 平扫横断位 T_2WI 显示扩大（"棒状"）脑回下方的结节呈 T_2 高信号病灶。白质放射状移行线显示欠佳

术　语

缩写

- 结节性硬化综合征（TSC）

同义词

- Bourneville-Pringle 综合征

定义

- 伴癫痫和多器官错构瘤的遗传性肿瘤性疾病
  - 中枢神经系统（CNS）错构瘤谱；均含有发育不良的神经元和巨细胞（“气球细胞”）

影　像

一般特征

- 最佳诊断线索
  - 室管膜下钙化结节（错构瘤）
    - 98% 有室管膜下结节（SENs）
- 位置
  - 15% 发生室管膜下巨细胞星形细胞瘤（SEGA）；肿瘤大部分位于孟氏孔处
  - 皮层 / 皮层下结节（95%）
    - 额叶 > 顶叶 > 枕叶 > 颞叶 > 小脑
    - 结节数量↑→神经系统症状↑
  - 白质放射状移行线（WMRML）
    - 代表从脑室迁移至皮层呈放射状分布的异位胶质细胞和神经元
  - 囊样白质病变（囊样脑变性）
- 大小
  - 皮层增厚，扩大的脑回伴皮层 / 皮层下结节
  - SEN 随时间增长，>1.3cm 则为 SEGA
- 形态
  - 脑回扩张，有时为锥形
  - 20% 有中央凹陷

平片表现

- 平片
  - 骨岛（颅骨）
  - 波浪状骨膜新生骨

CT 表现

- 平扫 CT
  - SEN
    - 尾状核丘脑沟 > 侧脑室三角 >> 颞角
    - 50% 钙化（1 年后逐渐递增）
  - 结节
    - 早期：低密度 / 钙化的皮层 / 皮层下肿块
    - 后期：等密度 / 钙化（10 年达 50%）
  - 常见脑室扩大，即使没有 SEGA
- 增强 CT
  - 强化 / 增大的 SEN，可疑 SEGA

MR 表现

- T_1WI
  - 皮层 / 皮层下结节：早期 T_1 信号↑，但髓鞘成熟后信号可发生改变
  - 局灶性腔隙样囊肿（血管性）
  - WMRMLs，结节：磁化转移（MT）成像为高信号
  - MT 可提高检测小结节的敏感性
- T_2WI
  - 信号各异（与髓鞘成熟程度相关）
- FLAIR
  - WMRMLs：线条状或楔形信号↑
  - 随着年龄增长，FLAIR 阳性表现增多
- T_2* GRE
  - 钙化的 SEN 更易辨认
- DWI
  - 致痫结节的 ADC ↑
  - 外观正常白质，DTI 上 ADC ↑、FA ↓
- 增强 T_1WI
  - SEN 强化在 MR 比 CT 更易观察
    - 30%～80% 强化（孟氏孔区较大的 SEN 称为 SEGA）
    - 伴有其他强化病变（除非病变长大或阻塞 CSF）
  - 3%～4% 结节强化
- MRA
  - 罕见动脉瘤和发育不良 / 烟雾病
- MRS
  - 皮层下结节和 SENs 的 NAA/Cr ↓、MI/Cr ↑

超声表现

- 灰阶超声
  - 胎儿证实为横纹肌瘤者：96% 患有 TSC
    - 早在妊娠 20 周即可发现

核医学表现

- PET
  - TSC 伴自闭症患者，颞叶外侧脑回葡萄糖代谢↓
  - α-^{11}C- 甲基 -L- 色氨酸（AMT PET）可区分致痫与非致痫结节
- 脑 SPECT：静止结节摄取↓；活动癫痫灶结节发作期摄取↑
  - 有助于手术定位

影像推荐

- 最佳影像方案
  - 增强 MR
- 推荐检查方案
  - 增强 MR，± 平扫 CT（明确钙化的 SEN）
  - 不完全钙化或强化的 SEGA，每年进行随访检查
    - 观察是否快速增长，± 脑室阻塞

鉴别诊断

X 连锁室管膜下灰质异位

- T_1/T_2 均与灰质相比呈等信号

（S）TORCH

- 巨细胞病毒（CMV）感染：脑室周围钙化，典型白质病变，多微脑回

Taylor 型皮质发育不全（FCD Type 2）

- mTOR 通路突变引起

病　理

一般特征

- 病因
  - 生发基质细胞异常分化 / 增殖
  - 发育不良的神经元迁移停滞
- 遗传学
  - 大约 50% 的 TSC 为遗传性
    - 常染色体显性遗传，外显率高但多变
    - 新突变：自发突变 / 生殖系嵌合体（60%～85%）
  - TSC 肿瘤抑制基因突变导致 mTOR 蛋白激活→蛋白质合成↑ + 细胞增殖
    - 2 个不同基因位点：*TSC1*（9q34）编码“错构瘤蛋白”；*TSC2*（16p13.3）编码“结节蛋白”
- 相关异常
  - 肾脏：血管平滑肌脂肪瘤和囊肿（40%～80%）
  - 心脏：横纹肌瘤（50%～65%）；大多数随时间而退化消失
  - 肺：囊性淋巴管肌瘤病 / 纤维化
  - 实质脏器：腺瘤，平滑肌瘤
  - 皮肤：灰叶斑（多数），包括头皮 / 头发；面部血管纤维瘤；鲨皮斑
  - 四肢：甲下纤维瘤（15%～20%），囊性骨病变，波浪状骨膜新生骨
  - 眼：“巨大脉络膜玻璃膜疣”（50%），视网膜星形细胞瘤（可退化）
  - 大多数成人恒牙有斑点状凹陷 / 腐蚀

分期、分级和分类

- SEGA：WHO Ⅰ级

直视病理特征

- 坚实的皮质肿块（“结节”）伴有凹陷

显微镜下特征

- 皮质发育不良伴气球细胞即变形神经元
- 髓鞘缺失、空泡化和胶质增生

临床问题

临床表现

- 最常见的体征 / 症状
  - 典型临床三联征
    - 面部血管纤维瘤（90%），智力障碍（50%～80%），癫痫发作（80%～90%）
    - 存在 3 项（“结节性硬化综合征”）：30%
- 临床特征
  - 癫痫发作（很小就出现，婴儿痉挛），面部血管纤维瘤，低色素皮损，智能障碍
  - 婴儿 / 幼儿：婴儿痉挛（20%～30%），自闭症→预后不良
    - 婴儿痉挛发生在面部病变、鲨皮斑形成之前
  - 诊断标准：2 个主要条件或 1 个主要条件 +2 个次要条件
    - 主要条件：面部血管纤维瘤 / 前额斑，甲下 / 甲周纤维瘤，≥ 3 个低色素斑，鲨皮斑，多发性视网膜结节性错构瘤，皮质结节，SEN，SEGA，心脏横纹肌瘤，淋巴管平滑肌瘤病、肾血管平滑肌脂肪瘤
    - 次要条件：牙釉质斑点状凹陷，错构瘤样直肠息肉，骨囊肿，脑白质放射状移行线（≥ 3 个为主要征象），牙龈纤维瘤，非肾脏错构瘤，视网膜色素缺失斑，皮肤五彩斑，多发肾囊肿

人群分布特征

- 年龄
  - 见于任何年龄
    - 生后第 1 年，如果有婴儿痉挛或阳性家族史
    - 儿童：类似自闭症行为，智力低下，癫痫发作或有皮肤病变
    - 成人脑影像证实有症状的 SEGA，可诊断
- 流行病学
  - 活产婴中比例为 1：6000

治疗

- 儿童 / 青少年期每 1～3 年行 MR 检查
- 治疗癫痫发作：氨己烯酸治疗婴儿痉挛有效
- 切除孤立的癫痫病灶结节，或能够鉴别多发结节中的致痫结节，则手术切除
- 肿瘤阻塞孟氏孔时，可切除 SEGA
- 有报道口服雷帕霉素（mTOR 蛋白信号通路抑制剂）可使 SEGA 消退

诊断要点

读片要点

- FLAIR 和 T_1 磁化传递是诊断此病最敏感的序列
- T_1WI 易发现早期白质异常（髓鞘成熟前）
- SEN 与 SEGA 大小不同
  - SEN<1.3cm
  - SEGA>1.3cm

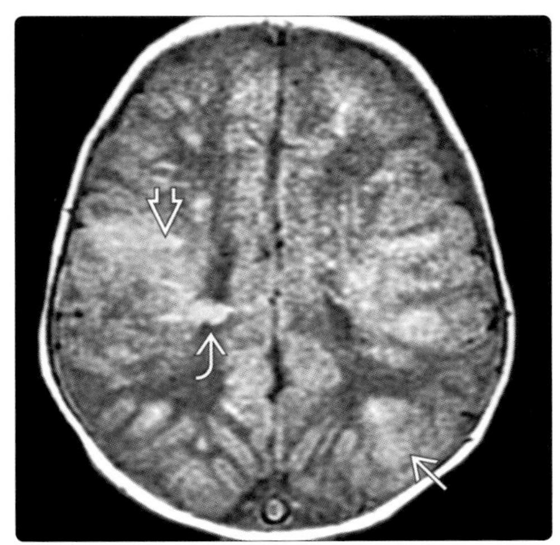

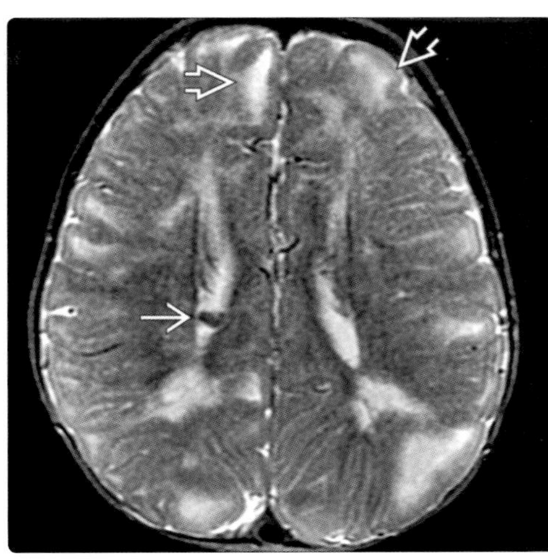

（左图）婴儿，13天，MR横断位 T_1WI 图像显示多发 T_1 高信号皮层下结节➡，白质放射状移行线➡和高信号的室管膜下结节（SEN）➡。未受累的未髓鞘化白质呈低信号。（右图）患儿，1岁，MR横断位平扫 T_2WI 显示 T_2 低信号 SEN ➡和多发 T_2 高信号结节。以往扫描显示的病变，现在难以识别；而这次检查出现了之前不明显的病变➡

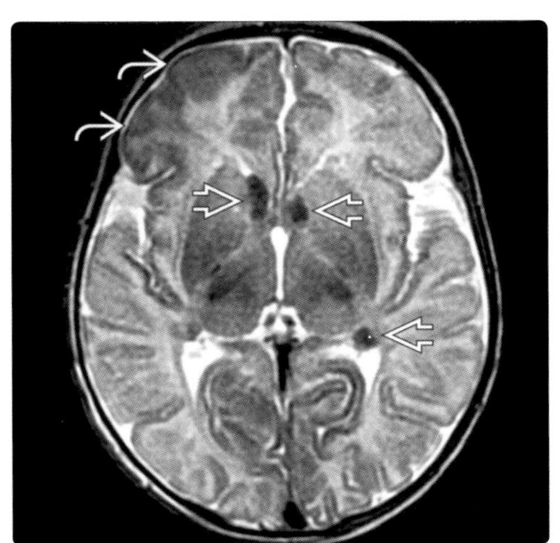

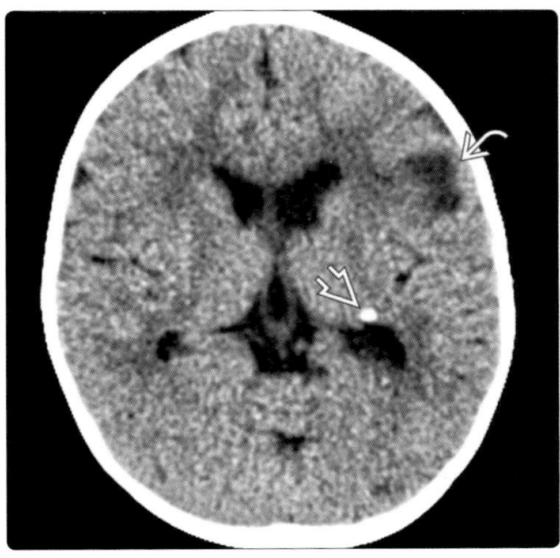

（左图）患儿，1月龄，MR横断位 T_2WI 图像显示多发侧脑室壁的 T_2 低信号 SENs ➡。右额叶皮质增厚➡，可能是弥漫性发育不良。（右图）另一患儿，平扫CT图像显示左侧侧脑室三角前缘的钙化 SEN ➡。左额叶下部可见低密度病灶，可能是囊性结节➡

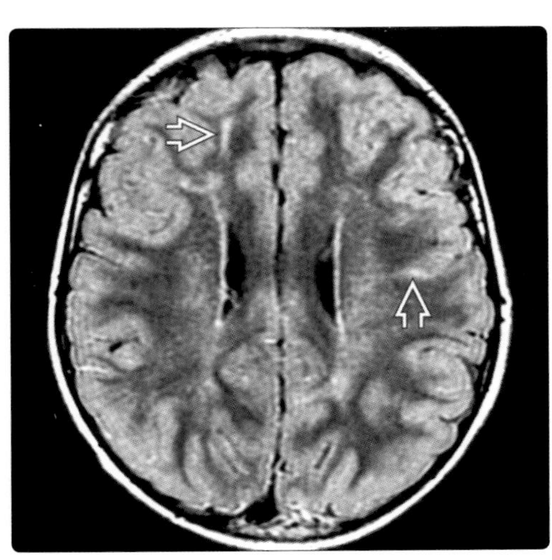

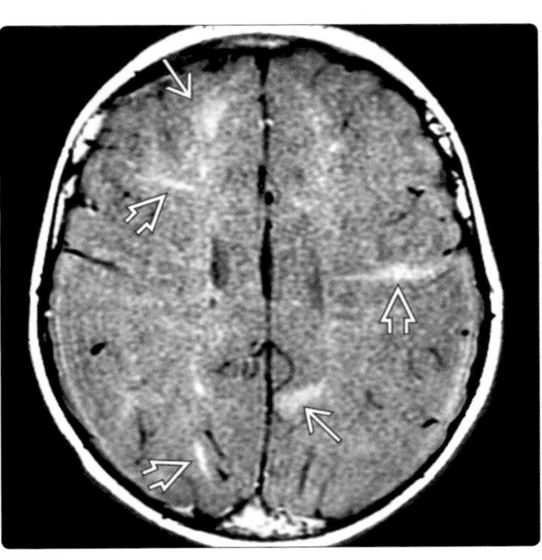

（左图）患儿，6岁，MR平扫横断位FLAIR图像显示从皮层至侧脑室呈放射状分布的多发边界不清的高信号➡。（右图）同一患儿，横断位磁化转移（MT）T_1WI 图像显示，皮层下结节呈 T_1 高信号病灶➡及放射移行线，有助于明确诊断➡。采用 T_1 磁化传递图像增强诊断信心

关键点

术语

- 同义词：Struge-Weber-Dimitri，脑三叉神经血管瘤病
- 通常为散发性先天畸形，胎儿皮层静脉发育异常
- 影像特征是进行性静脉闭塞和慢性静脉性缺血的后遗表现

影像

- 皮质钙化、萎缩，同侧脉络丛扩大
- 软脑膜血管瘤病，单侧（80%），双侧（20%）
- “轨道样”钙化
- 早期：短暂高灌注→假性髓鞘成熟
- 早期：迂曲的柔脑膜强化，蛛网膜下腔的软脑膜血管瘤病
- 后期：胶质增生区信号增高，钙化区皮层信号减低
- 发作期行 MR 检查，强化更显著；类似疾病进展

临床问题

- “葡萄酒色斑”，癫痫发作，偏瘫
- 属罕见病：1∶20 000~50 000
- 脑叶受累和萎缩程度越重，引起癫痫发作的可能性越大
- 癫痫发作导致进一步的脑损伤

诊断要点

- 增强 FLAIR 是检测软脑膜血管瘤的最敏感序列，特别是婴儿
- 血管瘤下方白质呈 T_2 低信号是早期诊断的线索
- 隐袭／早期病例发现视网膜血管瘤至关重要

（左图）冠状图显示广泛的软脑膜血管瘤病➡包绕受累的脑回，明显的髓静脉侧支➡引流静脉血至脑深部静脉系统，同侧脉络丛扩大➡，右侧大脑半球萎缩。（右图）MR 冠状位增强 T_1WI 显示广泛增厚、迂曲的软脑膜强化➡（软脑膜血管瘤病），以及右侧大脑半球的蛛网膜下腔扩大，右侧大脑半球明显萎缩

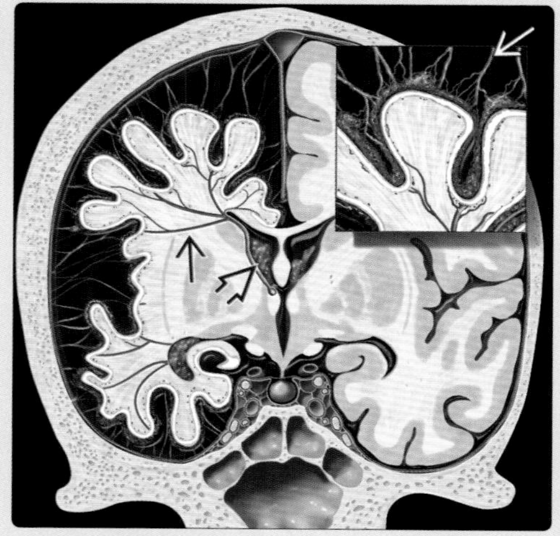

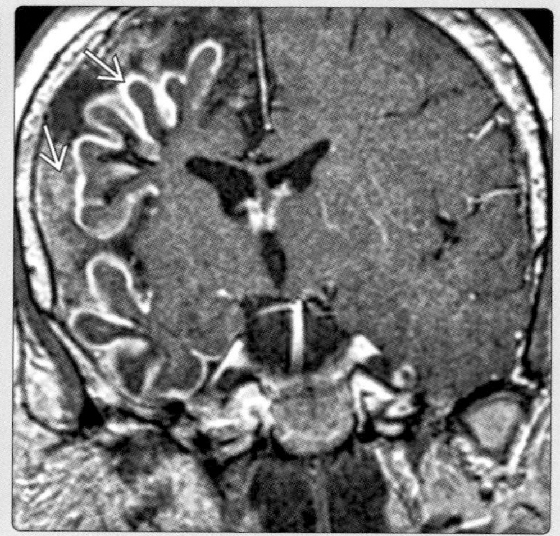

（左图）患儿，4 月龄，SW 综合征，MR 横断位平扫 T_2WI 显示左侧大脑半球后部萎缩，白质信号减低、假性髓鞘成熟。皮质信号减低明显➡。（右图）同一患儿，MR 横断位增强 T_1WI 显示左侧软脑膜强化，右枕叶内侧受累不严重➡。可见双侧脉络丛增大，左侧更显著➡

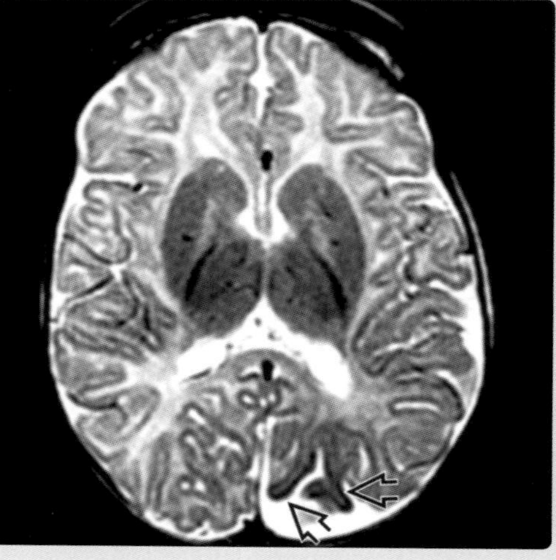

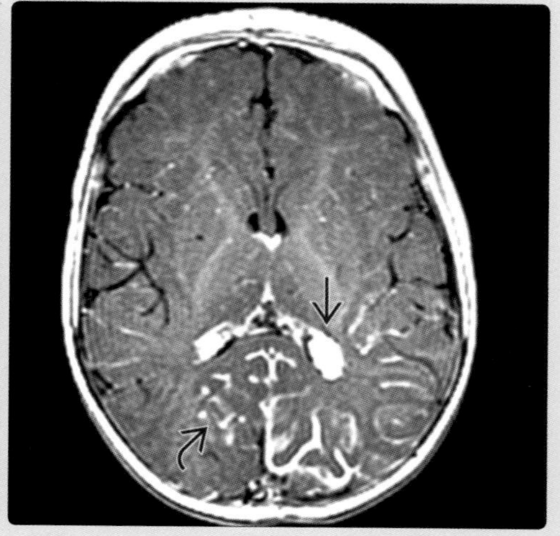

术 语

缩写

- Sturge-Weber 综合征（SWS）

同义词

- Struge-Weber-Dimitri，脑三叉神经血管瘤病

定义

- 通常是散发的先天性（非遗传性）畸形，胎儿皮层静脉不能正常发育
  - 影像学特征为进行性静脉闭塞和慢性静脉性缺血的后遗改变

影 像

一般特征

- 最佳诊断线索
  - 皮层钙化、萎缩，同侧脉络丛增大
- 位置
  - 软脑膜血管瘤病，单侧（80%）或双侧（20%）
  - 枕叶 > 顶叶 > 额叶 / 颞叶 > 间脑 / 中脑 > 小脑

平片表现

- 平片
  - “轨道”样钙化

CT 表现

- 平扫 CT
  - 脑回 / 皮层下白质钙化
    - 钙化不位于软脑膜血管瘤内
    - 由后向前进行性发展
  - 后期
    - 脑萎缩
    - 鼻窦过度气化
    - 板障增厚
- 增强 CT
  - 软脑膜迂曲强化
  - 常见同侧脉络丛增大
    - 如果前部受累，脉络膜裂扩大
    - 如果后部受累，则三角区脉络球扩大

MR 表现

- T_1WI
  - 早期：邻近软脑膜血管瘤病的白质容积↑
  - 后期：白质和灰质均萎缩
- T_2WI
  - 早期：短暂性高灌注→假性髓鞘成熟
  - 后期：胶质增生区信号增高，钙化区皮层信号减低
- FLAIR
  - 后期：受累脑叶胶质细胞增生
- T_2^* GRE
  - “轨道”样皮层钙化
- DWI
  - 急性缺血时扩散受限
- 增强 T_1WI
  - 早期：迂曲的软脑膜强化，蛛网膜下腔的软膜血管瘤病
    - 发作期行 MR 检查，强化更显著，类似疾病进展表现
  - 后期：“衰竭”→软脑膜强化减低，皮层 / 皮层下钙化增多；萎缩
  - 脉络丛充血、强化
  - 敏感性加权成像（SWI）优于增强 T_1WI，显示扩张的穿通静脉和脑室周围静脉
- MRA
  - 罕见高流量动静脉畸形
- MRV
  - 渐进性窦静脉闭塞
    - 缺乏皮质浅静脉
    - 深部（髓 / 室管膜下）侧支静脉显著↑↑
- MRS
  - 受累区域胆碱增加，NAA 下降
- 脂肪抑制：眼眶强化 >50%，增强 T_1WI 脂肪抑制显示最佳
  - 脉络膜血管瘤，眶周软组织，骨性眼眶和额骨
- 磁敏感加权成像：对检测皮层钙化有价值

超声表现

- 脉冲多普勒
  - 大脑中动脉流速下降

血管造影表现

- 常规
  - 软脑膜染色，罕见动静脉畸形
  - 主要表现在静脉：缺乏正常皮层静脉，广泛的髓静脉和深部侧枝静脉

核医学表现

- PET
  - 进行性低灌注，进行性葡萄糖代谢减低
- SPECT：早期短暂性高灌注，后期低灌注
  - 表现不一致，可能小于或大于 CT/MR 显示的病变

影像推荐

- 最佳影像方案
  - 增强 MR
- 推荐检查方案
  - 平扫 CT 评估钙化（比 MR 显示的更广泛）
  - 增强 MR（评估病变程度、单 / 双侧，眼眶受累）
    - 增强 FLAIR 提高对软脑膜血管瘤的显示
    - 灌注可预测疾病进展

鉴别诊断

其他血管性瘢痣性错构瘤病（神经皮肤综合征）

- 蓝色橡皮疱痣综合征
  - 小的多发皮肤静脉畸形合并颅内发育性静脉畸形
- Wyburn-Mason 综合征

- 面部血管痣，视通路和（或）脑动静脉畸形（AVM）
- Klippel-Trenaunay-Weber 综合征
  - 骨／软组织肥大，肢体血管畸形
  - 可能合并 SWS 的一些特征
- PHACES
  - 颅后窝畸形（P）、血管瘤（H）、动脉畸形（A）、主动脉缩窄（C）、心脏（C）、眼（E）和胸骨（S）畸形
- 脑膜血管瘤病
  - 钙化常见；软脑膜不同程度强化；通常无脑萎缩
  - 可通过血管周围间隙侵入脑

软脑膜强化

- 脑膜炎，软脑膜转移，白血病；脑颅皮肤脂肪瘤病

病 理

一般特征

- 病因
  - 持续存在的胎儿血管→深静脉闭塞／淤滞→皮层缺氧
  - 近来发现与 GNAQ 体细胞突变相关
- 遗传学
  - 通常为散发：体细胞突变或皮肤细胞嵌合型
    - 纤维连接蛋白（在 SWS 患者的“葡萄酒色斑”中提取的成纤维细胞和 SWS 的手术脑标本中发现）调节血管发生／形成
  - 家族性非常罕见，但偶尔伴有其他血管性斑痣性错构瘤病
- 相关异常
  - 50% 有颅外“葡萄酒色斑”（躯干或四肢），因此需评估其他血管性瘢痣性错构瘤病
- 三叉神经 1、2 支分布区的皮肤鲜红斑痣，± 内脏血管瘤病
- 胚胎学
  - 4～8 周：胚胎皮质静脉未能融合、发育→持续存在的原始血管
  - 视皮层和视泡及胎儿上面部相邻

分期、分级和分类

- Roach 分型
  - 1 型：面部，脉络膜 + 软脑膜
  - 2 型：面部，青光眼
  - 3 型：仅有软脑膜血管瘤（占 5%）

显微镜下特征

- 软脑膜血管瘤表现为扩大的脑沟内多发的薄壁血管
- 皮质萎缩、钙化
- 偶有潜在的皮质发育不良

临床问题

临床表现

- 最常见的体征／症状
  - 三叉神经第 1 支分布区面部鲜红斑痣（“葡萄酒色痣”）(98%)，± 第 2、3 支分布区皮肤病变
  - 眼部表现，特别是上下眼睑鲜红斑痣
    - 脉络膜血管瘤（70%）→眼内压升高／先天性青光眼→眼积水
    - 视网膜毛细血管扩张，巩膜血管瘤，虹膜异色症
  - 癫痫发作（75%～90%），偏瘫（30%～66%）
  - 卒中样发作，神经功能缺失，偏头痛
- 临床特征
  - “葡萄酒色斑”，癫痫发作，偏瘫

人群分布特征

- 年龄
  - 出生时可见面部病变
    - 如果无面部病变、无癫痫发作作为提示，影像检查时可能遗漏软脑膜血管瘤病
  - 癫痫在 1 岁内出现
    - 婴儿痉挛→强直／阵挛、肌阵挛
- 流行病学
  - 罕见：1 ：20 000～50 000

自然病史及预后

- 脑叶受累和萎缩的程度越重，引起癫痫发作的可能性越大
- 癫痫发作导致进一步脑损伤
- 进行性偏瘫（30%），同侧偏盲（2%）

治疗

- 积极控制癫痫发作，± 切除受累脑叶（半球）
- 小剂量阿司匹林可减少卒中样发作的频率

诊断要点

关注点

- 伴有面部鲜红斑痣的儿童，2 岁时神经系统和 MR 检查都正常，可能无脑受累
- 增强 FLAIR 是检测软脑膜血管瘤最敏感的序列，特别是在婴儿期

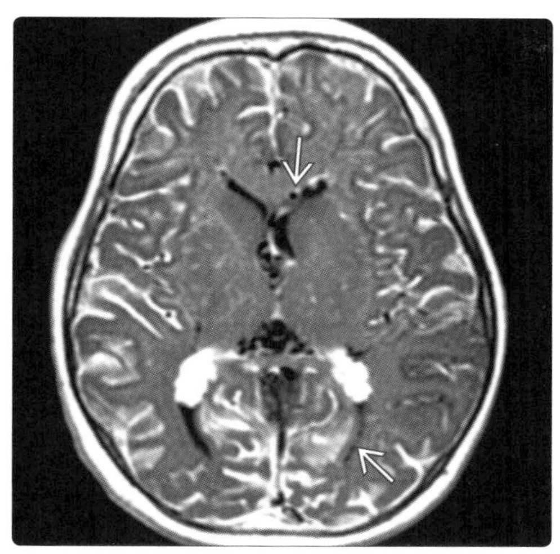

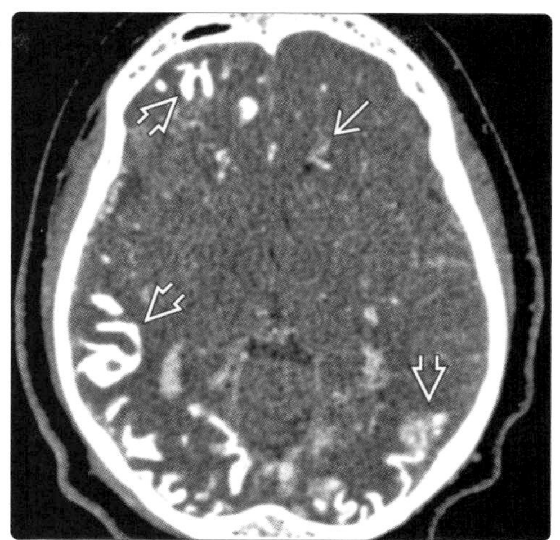

（左图）患儿，5岁，MR横断位增强 T_1WI 显示双侧广泛的软脑膜血管瘤病。双侧脉络丛扩大，脑室周围可见明显的室管膜下／脑室内静脉，呈流空信号→。（右图）同一患者，7年后增强 CT 显示双侧皮质广泛钙化⇨，但相对血管瘤病的程度，脑萎缩并不明显。可见明显强化的室管膜下静脉→

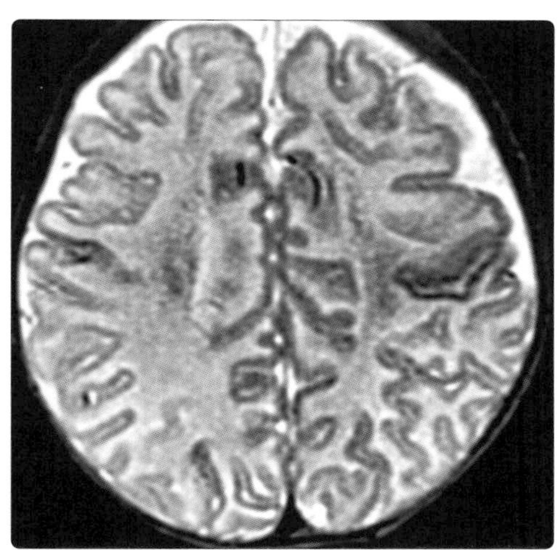

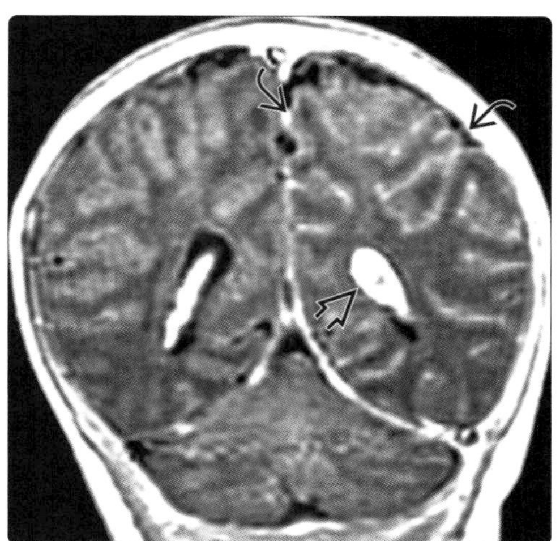

（左图）患儿，5周龄，左面部可见“葡萄酒色痣”，MR横断位平扫 T_2WI 图像未发现异常。（右图）同一患儿，MR冠状位 T_1WI 显示左侧顶枕部软脑膜强化↷和左侧脉络丛扩大⇨。此病例显示增强检查对于评估婴儿SWS的重要性，此时尚未发生脑萎缩

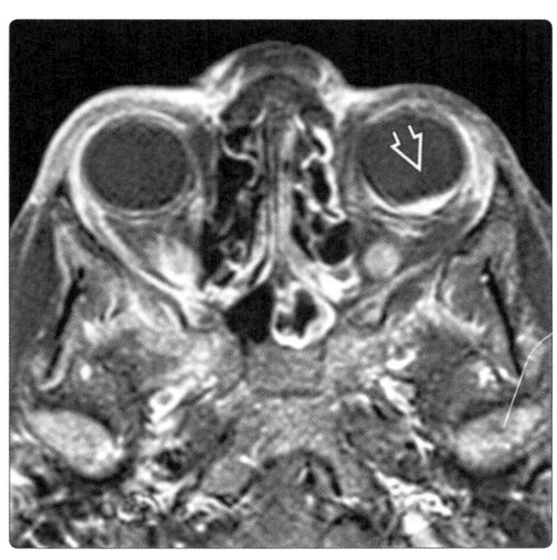

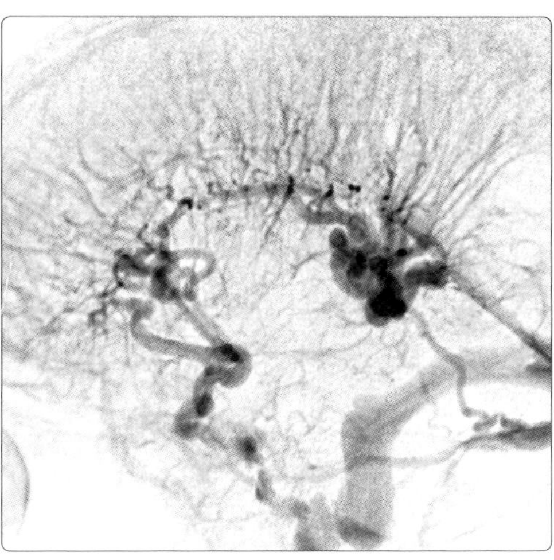

（左图）患儿，10岁，脉络膜血管瘤累及眼眶，MR横断位增强 T_1WI 脂肪抑制显示左眼后部脉络膜新月形强化⇨。注意观察眼眶内强化，提示患者有眼压增高和青光眼的风险。（右图）Sturge-Weber 综合征患儿，经导管颈动脉血管造影术静脉期侧位像，显示广泛的髓静脉侧支引流，缺乏正常浅表静脉引流

von Hippel-Lindau 综合征

关键点

术语

- 常染色体显性遗传家族性综合征，伴血管母细胞瘤（HGBLs）、肾透明细胞癌、囊腺瘤、嗜铬细胞瘤

影像

- ≥ 2 个中枢神经系统 HGBLs 或 1 个 HGBL+ 内脏病变或视网膜出血
- HGBLs 大小差异大，从微小到非常大肿块，甚至伴有更大囊肿

主要鉴别诊断

- 血行性转移瘤
- 单发血管母细胞瘤
- 毛细胞星形细胞瘤
- 青少年或年轻人半球髓母细胞瘤
- 血管性神经皮肤综合征伴多发 AVMs

病理

- HGBLs 在脑后部分布是肿瘤在胚胎发生期间形成的结果

临床问题

- 表型取决于嗜铬细胞瘤是否存在
- VHL 通常最早出现视觉症状
- 75% 产生症状的肿瘤伴有囊肿、瘤周水肿
- HGBLs →肿瘤生长呈多期性（与囊肿体积增大有关），期间可有生长停滞期

诊断要点

- 遵循 NIH 筛查标准
- VHL 伴有平衡障碍、听力损失或耳闷胀的患者，注意寻找内淋巴（ELS）肿瘤

（左图）矢状位图显示 VHL 有 2 个 HGBL。此图脊髓肿瘤伴囊变➩，导致脊髓病。小脑 HGBL 较小，无症状。（右图）颅颈交界区 MR 矢状位增强 T_1WI 显示 3 个 HGBL。其中两个位于延髓背侧➩，伴有小囊变，第 3 个病灶↪位于 C_4 水平，由一个微小的强化结节与一个大囊肿组成，病灶周围颈髓组织明显受压，颈髓增粗

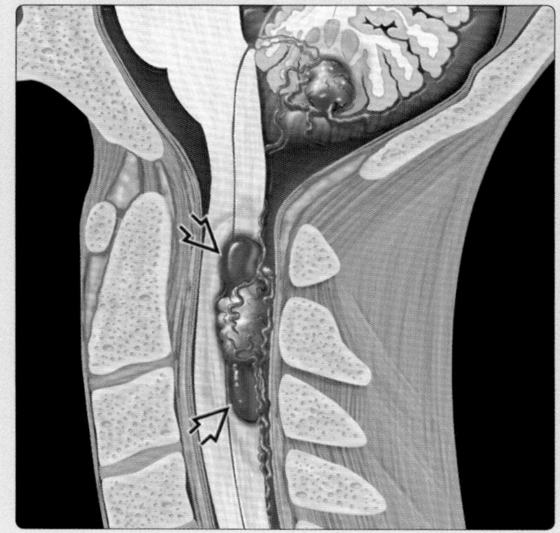

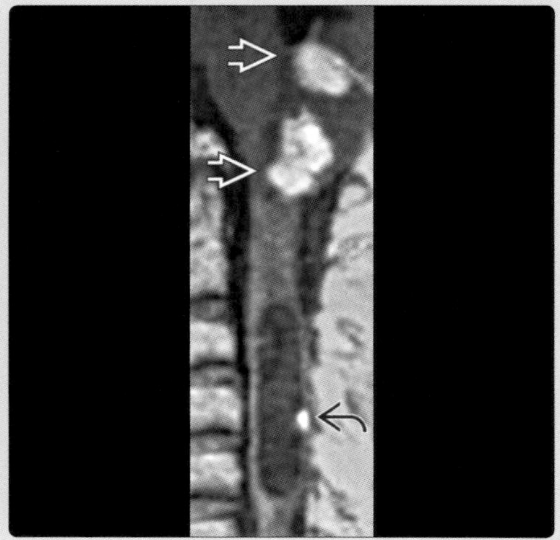

（左侧）患儿，14 岁，VHL，高分辨平扫 CT 图像显示右侧岩骨内侧肿块并骨质破坏（内淋巴囊肿瘤）↪。肿块位于内淋巴囊和前庭水管中央的典型部位。（右图）同一患儿，MR 横断位增强 T_1WI 显示小脑内多发微小强化病变➩，为 HGBL。右侧岩骨的内淋巴囊肿瘤↪ T_1WI 为高信号

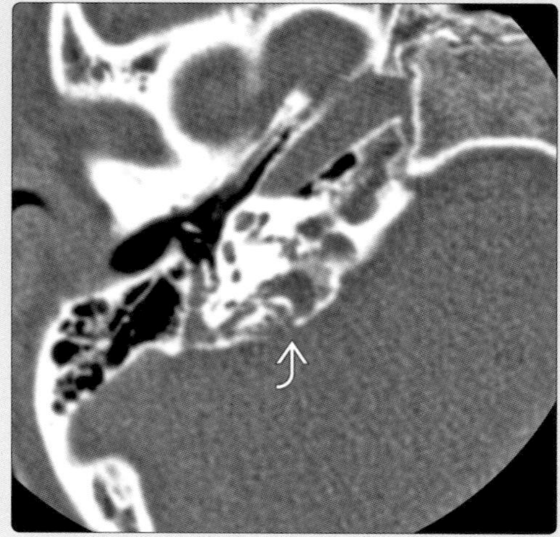

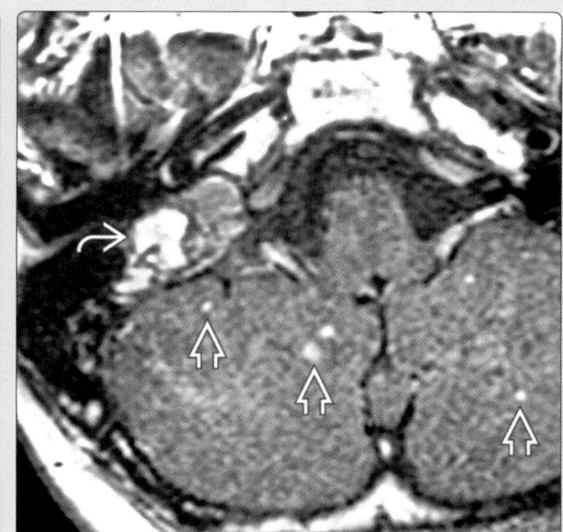

术 语

缩写

- von Hippel-Lindau（VHL）综合征

同义词

- 常染色体显性遗传家族性综合征，伴血管母细胞瘤（HGBLs）、肾透明细胞癌、囊腺瘤、嗜铬细胞瘤
  - 累及6个不同的器官系统，包括眼、耳和中枢神经系统（CNS）
  - 受累组织通常有多发病变
  - 病变→良性囊肿、血管瘤、癌

影 像

一般特征

- 最佳诊断线索
  - ≥2个CNSHGBL，或1个HGBL+内脏病变或视网膜出血
- 位置
  - 60%~80%的VHL患者有HGBLs
    - 通常为多发
    - 40%~50%位于脊髓（后半部）
    - 44%~72%位于小脑（后半部＞前半部）
    - 10%~25%位于脑干（延髓背侧）
    - HGBL起自软脑膜；如果病变位于深部白质或脊髓中央，则不是HGBL
  - 眼部血管瘤
    - 见于25%~60%的*VHL*基因携带者
    - 导致视网膜脱落、出血
  - 内淋巴囊（ELS）囊腺瘤
    - 脑实质外的大肿块；位于内听道后方近前庭导水管处
- 大小
  - HGBL可为微小至非常大的肿块，甚至伴有更大的囊肿
- 形态
  - HGBL可以实性、实性伴中心坏死、或囊性伴强化的壁结节

CT 表现

- 平扫CT
  - HGBL：2/3→边界清楚的小脑囊肿+结节
    - 结节通常贴近软膜表面
    - 1/3实性，无囊肿
  - ELS的囊腺瘤→岩骨破坏性改变
- 增强CT
  - 肿瘤结节显著强化

MR 表现

- T_1WI
  - HGBL：混杂性低至等信号结节，±“流空”信号
  - 与脑脊液（CSF）相比，伴发的囊肿呈等或稍高信号
  - ELS的囊腺瘤：不均匀高/低信号
- T_2WI
  - HGBL：结节、囊肿均呈高信号
  - ELS的囊腺瘤：高信号肿块
- FLAIR
  - HGBL：高信号囊肿伴水肿
  - ELS的囊腺瘤：高信号肿块
- T_2^* GRE
  - HGBL：若有出血，可见晕征
- 增强T_1WI
  - HGBL：肿瘤结节明显强化；囊肿壁不强化
  - 常可发现微小、无症状的强化结节
  - ELS的囊腺瘤：不均匀强化

血管造影表现

- 常规
  - HGBL：DSA显示明显的血管团块，染色时间延长
  - 常见A-V分流（引流静脉早期显影）

成像推荐

- 最佳影像方案
  - 大脑：MR±增强
- 推荐检查方案
  - 扫描脑和脊髓全部
- NIH建议
  - 11岁开始，每2年进行1次脑/脊髓的对比增强MR
  - 11岁开始，每年行腹部超声检查
  - 20岁开始，每年/每隔1年行腹部CT
  - 若有听力丧失/耳鸣/眩晕，行颞骨MR

鉴别诊断

血行性转移瘤

- 通常是实性，而不是囊肿+结节
- 某些肿瘤（如肾透明细胞癌）的组织病理学可类似HGBL

单发血管母细胞瘤

- 25%~40%的HGBL发生于VHL
- 无VHL突变、家族史、其他肿瘤或囊肿

毛细胞星形细胞瘤

- 通常比VHL患者年龄小
- 肿瘤结节缺乏血管流空信号（HGBL更具特征性）
- 肿瘤结节常不贴近软膜或室管膜表面

青少年或年轻人半球髓母细胞瘤

- 罕见；发生在小脑半球周边
- 可出现在脑外
- 实性，T_2WI上呈灰质信号

血管性神经皮肤综合征伴多发AVMs

- Osler-Weber-Rendu，Wyburn-Mason等
- 血管造影时小AVM可能与HGBL相似

病理

一般特征
- 遗传学
  - 常染色体显性遗传伴高外显率，表达各异
    - 20% 病例因新突变所致
  - *VHL* 肿瘤抑制基因的种系突变
    - 染色体 3p25-26
    - 基因产物：pVHL；pVHL 失活导致缺氧诱导的 mRNAs，包括血管内皮生长因子（VEGF）的过表达
    - 参与细胞周期调控、血管生成
    - 疾病特征不同，取决于特定的 VHL 突变
    - HGBLs 在脑后部分布是肿瘤在胚胎发生期间形成
      - 肿瘤起源于胚胎多潜能细胞
- VHL 的特征取决于以下病变的形成
  - CNS 和视网膜的毛细血管型血管母细胞瘤
  - ELS 肿瘤
  - 囊肿、肾透明细胞癌
  - 胰腺囊肿、胰岛细胞瘤
  - 嗜铬细胞瘤
  - 附睾囊肿，囊腺瘤

分期、分级和分类
- 毛细血管型母细胞瘤：WHO Ⅰ级

直视病理特征
- HGBL 边界清，富血管，红色结节
  - 至少 75% 为部分囊性；液体呈琥珀色

显微镜下特征
- HGBL 的 2 种组成成分
  - 丰富的毛细血管网
  - 胞浆透明、空泡化的大间质细胞

临床问题

临床表现
- 最常见的体征 / 症状
  - VHL 临床表现多样；外显率：65 岁时为 97%
  - 视网膜血管瘤
    - VHL 最早出现的是视觉症状
    - 视网膜脱落，玻璃体出血
  - 小脑 HGBLs
    - 头痛（梗阻性脑积水）
    - 75% 产生症状的肿瘤伴有囊肿、瘤周水肿
  - 脊髓 HGBLs
    - 进行性脊髓病
    - 95% 伴有脊髓空洞
- 临床特征
  - 基于是否有嗜铬细胞瘤分为
    - 1 型：无嗜铬细胞瘤
    - 2A 型：同时伴有嗜铬细胞瘤和肾细胞癌
    - 2B 型：有嗜铬细胞瘤，无肾细胞癌
  - VHL 的诊断：CNS/ 视网膜的毛细血管型血管母细胞瘤和 1 个典型的 VHL 相关肿瘤或既往家族史

人群分布特征
- 年龄
  - VHL 发生在年轻人
    - 视网膜血管瘤：25 岁
    - 小脑 HGBL，嗜铬细胞瘤：30 岁
    - 内淋巴囊肿瘤：31 岁
    - 肾癌：33 岁
- 流行病学
  - 1 ∶ 35 000～50 000

自然病史及预后
- 死亡的主要原因是肾癌，占 15%～50%
- HGBLs →肿瘤生长呈多期性（与囊肿体积增大有关），期间可有生长停滞期
- VHL 平均每 2 年出现一个新病变

治疗
- 从婴儿开始每年进行 1 次眼底镜检查
- 每年进行体格检查 / 神经系统检查
- 有症状的小脑 / 脊髓血管母细胞瘤行手术切除
- 立体定向放射术可治疗较小的非囊性病变
- 激光治疗视网膜血管瘤

诊断要点

关注点
- 遵循 NIH 筛查标准
- VHL 伴有平衡失调、听力损失或耳闷胀的患者，查找 ELS 肿瘤

读片要点
- 年轻患者伴有单发 HGBL 可提示 VHL

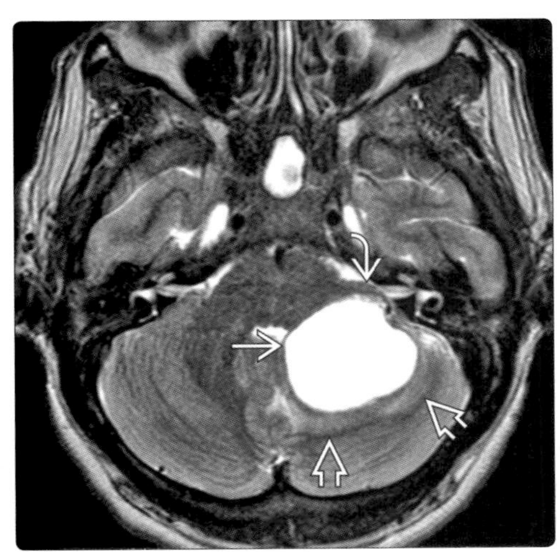

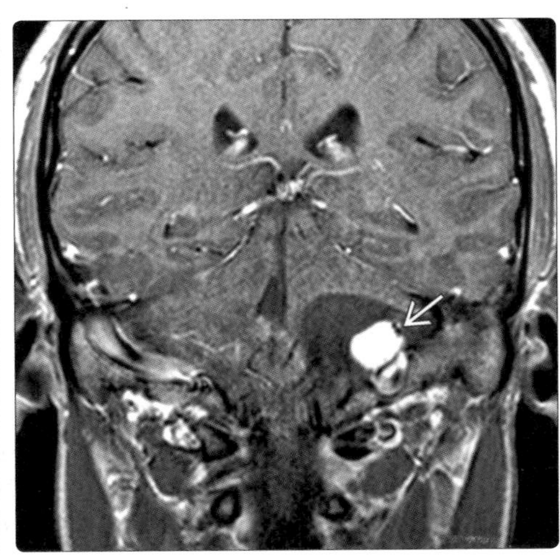

（左图）42 岁患者，MR 横断位平扫 T_2WI 显示典型的小脑半球血管母细胞瘤。左小脑半球的 T_2 高信号囊肿，邻近小脑中脚受压，桥小脑角池变窄。肿瘤导致轻微的瘤周水肿。（右图）同一患者，MR 冠状位增强 T_1WI 脂肪抑制显示囊肿下外侧明显强化的实性结节

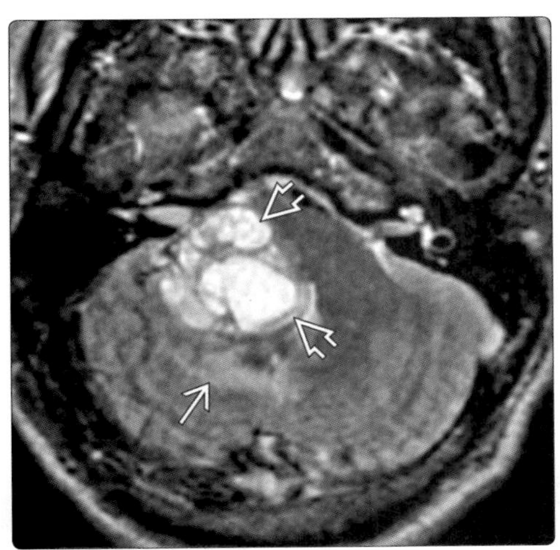

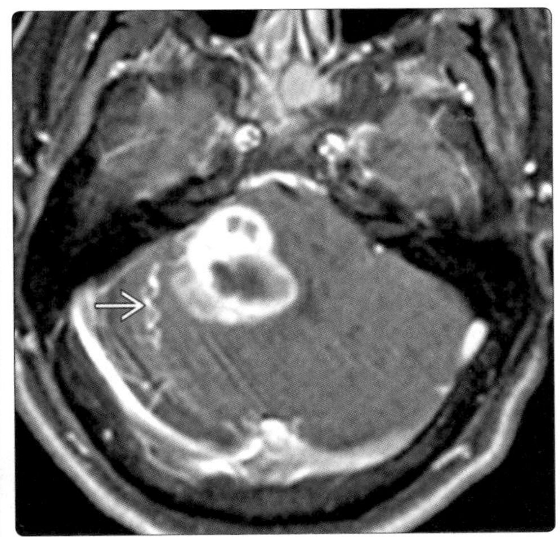

（左图）MR 横断位平扫 T_2WI 显示位于右侧小脑中脚区的囊实混合性 HGBL。囊性部分边界清晰，T_2 呈高信号。肿块周围有轻度水肿。（右图）同一患者，MR 横断位增强 T_1WI 脂肪抑制显示肿瘤实性部分明显强化。可见伴发多支增粗的供血动脉 / 引流静脉，提示肿瘤富血供

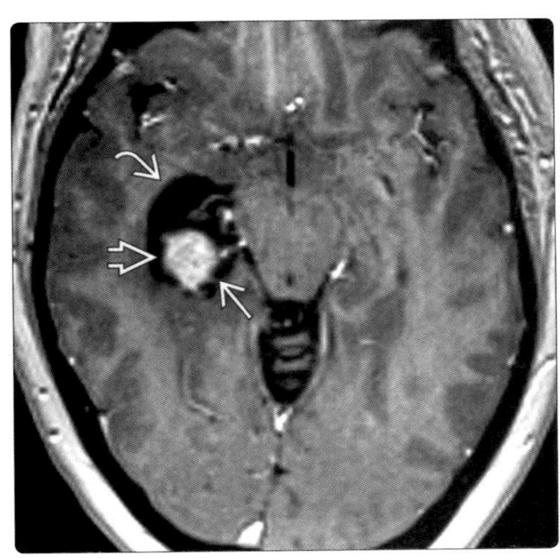

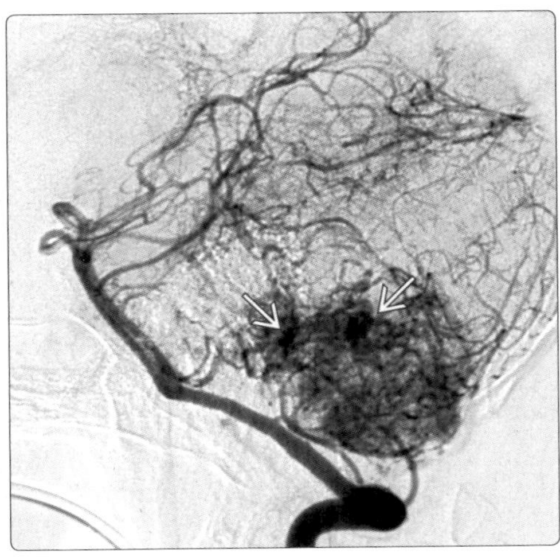

（左图）MR 横断位增强 T_1WI 显示右侧内侧颞叶 HGBL。肿块明显强化，包含囊性以及实性成分。颞角被肿瘤阻塞而扩大。（右图）另一患者，（VA 造影动脉中期）血管造影侧位图像显示颅后窝下部富血供团块（HGBL）。肿块由扩张的 AICA 和 PICA 供血。上部可见两个边界不清的结节

基底细胞痣综合征

关键点

术语
- 基底细胞痣综合征（BCNS）、痣样基底细胞癌综合征、Gorlin 综合征、Gorlin-Goltz 综合征
- 基底细胞痣综合征：遗传性肿瘤综合征，特征为多发基底细胞上皮瘤 / 基底细胞癌、牙源性角化囊肿、掌跖凹陷、硬脑膜钙化、± 髓母细胞瘤

影像
- 多发性颌部囊肿，硬脑膜明显钙化，巨头畸形
- 80%～90% 患者伴有牙源性角化囊肿
- 巨大、单房或多房、边界清晰的囊肿，其内含有未萌出牙
- 早期出现大脑镰、小脑幕、床突周围韧带（硬膜桥）、硬脑膜、软脑膜、脉络丛和基底节等结构的钙化

主要鉴别诊断
- 明显硬脑膜钙化（生理性或代谢性）
- 上 / 下颌囊肿
  - 成釉细胞瘤
  - 含齿或动脉瘤样骨囊肿
  - 家族性巨颌症
  - 巨大修复性肉芽肿
  - 牙源性黏液瘤
  - 上颌窦黏液囊肿

病理
- 4%～20% 的患者伴有促结缔组织增生性髓母细胞瘤（1%～2% 的髓母细胞瘤患者伴有 BCNS）

临床问题
- 大多数基底细胞痣综合征患者伴有牙源性角化囊肿，5% 的牙源性角化囊肿患者伴有 BCNS

（左图）典型基底细胞痣综合征患者，MR 冠状位平扫 T_2WI 显示巨大单房高信号囊肿，由左侧上颌牙槽嵴向上膨胀生长，囊肿侵入到上颌窦，使窦下壁及腔内分泌物明显向上移位➡。T_2WI 区分窦内黏液潴留囊肿和牙槽嵴 / 牙囊肿最佳。（右图）MR 冠状位平扫 T_1WI 显示低信号的囊性肿块。上颌窦的下壁不如冠状位 T_2WI 显示清晰

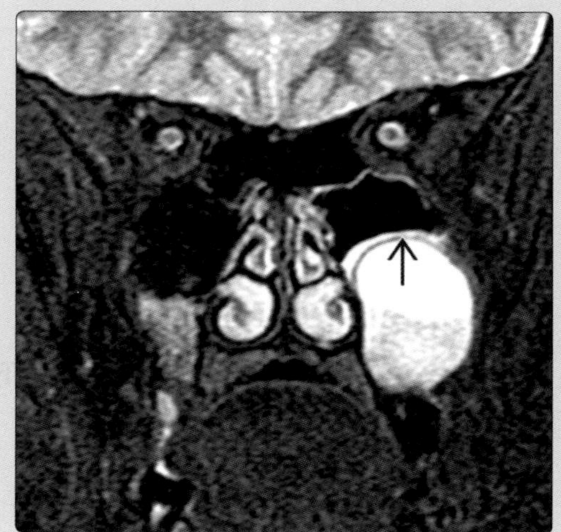

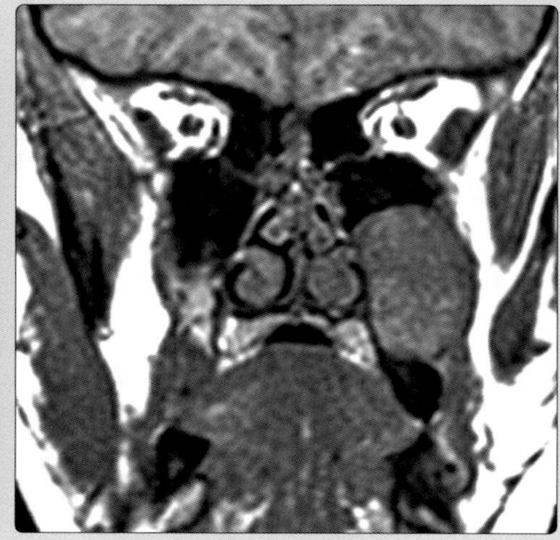

（左图）16 岁基底细胞痣综合征患者，平扫 CT 显示大脑镰➡和小脑幕➦广泛的层状钙化。凸面脑膜瘤切除术后，右侧颞叶有明显的缺损区。（右图）CT 骨窗显示左侧下颌角处边界清晰的膨胀性病变➦。手术病理证实为牙源性角化囊肿

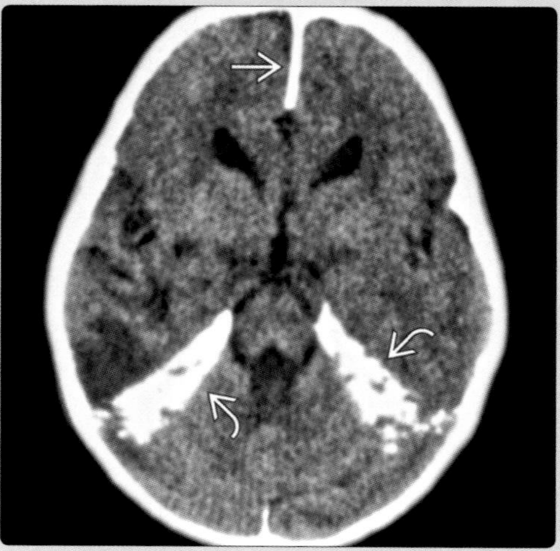

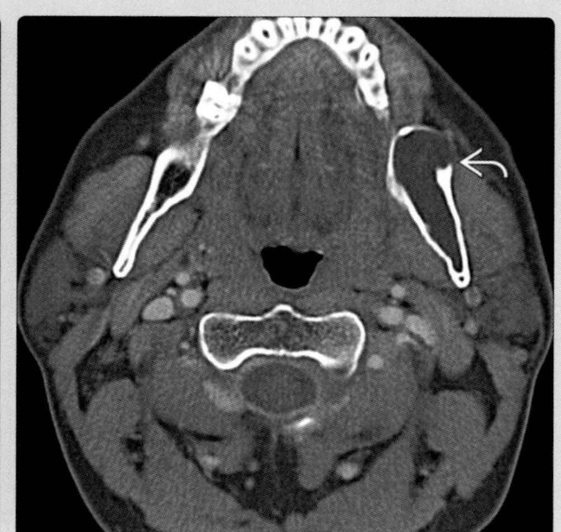

术 语

缩写

- 基底细胞痣综合征，BCNS

同义词

- 痣样基底细胞癌综合征，NBCCS、Gorlin 综合征、Gorlin-Goltz 综合征

定义

- 遗传性肿瘤综合征，特征为多发基底细胞上皮瘤，BCE/基底细胞癌，BCC、牙源性角化囊肿，KOT、掌跖凹陷、硬脑膜钙化、± 髓母细胞瘤

影 像

一般特征

- 最佳诊断线索
  - 多发颌部囊肿，明显硬膜钙化，巨头畸形
  - 其他骨骼改变：鼻窦过度气化，肋骨张开／融合／分叉、脊柱侧弯后凸畸形、扁平颅底、高肩胛
- 位置
  - 囊肿：下颌骨、上颌骨
  - 钙化：颅内硬膜
- 大小
  - 下颌骨和上颌骨不同程度扩大

平片表现

- 平片
  - 骨质可见弥漫性、微小的溶骨性（角质）囊肿（35%），多见于下颌骨
  - 其他
    - 颅盖增厚合并扁平颅底
    - 肋骨畸形（叉状肋，肋骨张开、融合或变形）
    - 第四掌骨短
    - 隐性脊柱裂，椎体分节异常

CT 表现

- 平扫 CT
  - 80%~90%的患者伴有牙源性角化囊肿(keratocystic odontogenic tumors，KOT)
    - 边界清晰的单房或多房巨大囊肿，其内含有未萌出牙
    - 下颌骨 > 上颌骨
  - 早期出现大脑镰、小脑幕、床突周围韧带（硬膜桥）、硬脑膜、软脑膜、脉络丛、基底节等结构钙化
  - ± 脑室扩大
  - ± 胼胝体发育不全
  - 各类常见囊肿
- 增强 CT
  - 查找
    - 促结缔组织增生性髓母细胞瘤
    - 脑膜瘤
    - 胶样囊肿

MR 表现

- T_1WI
  - 牙源性角化囊肿为低信号至等信号，低信号代表未萌出牙
  - MR 难以观察硬脑膜钙化
  - 神经周围播散灶，表现为神经周围脂肪信号缺失
- T_2WI
  - 牙源性角化囊肿为高信号，低信号代表未萌出牙
- 增强 T_1WI
  - 囊肿边缘薄层强化
  - 应用脂肪抑制序列，发现头颈部沿神经播散的基底细胞癌病灶

核医学表现

- 骨扫描
  - 表现为摄取增高

成像推荐

- 最佳影像方案
  - MR 筛查髓母细胞瘤（至 7 岁）以及颌骨囊性病变
- 推荐检查方案
  - 面部横断位低毫安 CT 扫描，层厚 2~3mm，包括下颌骨，并进行冠状面重建
  - T_2WI 脂肪抑制和增强 T_1WI 显示颌骨牙源性角化囊肿、沿神经播散的基底细胞癌

鉴别诊断

明显硬脑膜钙化

- 生理性（通常没有 BCNS 钙化显著）
- 代谢性（有甲状旁腺功能亢进表现，长期进行血液透析）

牙源性角化囊肿（上颌骨 / 下颌骨囊肿）

- 成釉细胞瘤
  - 皂泡状孤立病变，可包含未萌出牙
  - 当囊肿较大时，伴发可强化的软组织肿块
  - 有强化的实性壁结节
- 含牙囊肿
  - 围绕牙冠的单房性囊肿
  - 无软组织强化
- 巨颌症
  - 下颌骨对称性囊性纤维发育不良
- 动脉瘤样骨囊肿
  - 下颌骨多房、多分隔肿块
  - 骨缘内外软组织强化
- 巨大肉芽肿
  - 单发肿块，多为实性，不含未萌出牙
- 牙源性黏液瘤
  - 可见骨小梁的透亮区
  - 边界清楚或不清楚，侵蚀性生长，组织学为良性
- 其他各种上颌骨肿块

- 上颌窦黏液囊肿：其内无包囊或间隔，窦壁呈光滑膨胀性改变
- 切牙管囊肿：病变较小；位于上颌骨中线前部及切牙后部，水样密度 / 信号
- 球状上颌囊肿：病变小，位于侧切牙和尖牙之间

病 理

一般特征

- 病因
  - BCNS 患者编码 SHH 受体和肿瘤抑制蛋白的 *PTCH* 基因存在缺陷
- 遗传学
  - 常染色体显性遗传：完全外显，表型多样
  - 新突变概率约 40 %
    - 新突变概率随父亲年龄增长而增加
  - 抑癌基因失活突变 *PTCH1* 和 *PTCH2*（9q22.3q31）
- 相关异常
  - 抑癌基因失活引起的肿瘤
    - 成釉细胞瘤和鳞状细胞癌罕见
    - 促结缔组织增生性髓母细胞瘤：见于 4%~20% 的患者（1%~2% 的髓母细胞瘤患者伴发 BCNS）
    - 心脏、腹部、盆腔间质肿瘤
- 下颌骨比上颌骨更常见，是其 3 倍
  - 主要在磨牙前和磨牙后三角区
- 常多发，或大或小，单房或多房
- 可以越过中线

分期、分级和分类

- 诊断需要 2 个主要标准或 1 个主要 +2 个次要标准
- 主要标准：>2 个（或 <30 岁 1 个）基底细胞癌；>10 个基底细胞痣；KOT 或多骨性骨囊肿；≥ 3 个手掌 / 足底凹陷；层状或（<20 岁）大脑镰钙化；家族史
- 次要标准：肋骨或脊椎畸形、巨颅 / 前额突出、心脏或卵巢纤维瘤、肠系膜囊肿、面部裂（5%~13%）、手异常（手指长、第四掌骨短、多指畸形）或眼部异常、桥接蝶鞍、髓母细胞瘤

直视病理特征

- KOT：膨胀性下颌骨和 / 或上颌骨囊肿伴有未萌牙
  - 常见卫星囊形成，可累及冠突
  - 上颌尖牙 / 磨牙前区 > 磨牙后区

显微镜下特征

- KOT：内衬角化不全，上皮生长因子受体增多

临床要点

临床表现

- 最常见的体征 / 症状
  - 下颌和上颌骨畸形伴疼痛
- 2 岁或更小男孩（综合征表现之前）出现促结缔组织增生性髓母细胞瘤
  - 注意：辐射导致 BCC 明显增多
- BCE（75%）青春期发病，类似痣或皮赘，至 40 岁发展为 BCC
- 皮肤（其他）：表皮（角质）囊肿（55%）、粟粒疹、纤维瘤、脂肪瘤
- 掌跖凹陷（>85%）：通常于儿童期后发现
- 多发 KOT，可破裂或者发生感染
- 面部畸形、大头 / 前额、下颌角外翻、距离过大，唇裂常见，巨大儿，身材高
- 如果无畸形 / 肿瘤及辐射史，通常认知功能正常（智能障碍约 5%）

人群分布特征

- 年龄
  - 通常 10 岁前诊断
    - KOT 通常 7 岁前形成
- 性别
  - 无好发倾向
- 种族
  - 无好发倾向
- 流行病学
  - 1 : 57 000（有症状 BCC 1 : 200，如<19 岁为 1 : 5）
  - 大多数 BCNS 患者有 KOT；5% 的 KOT 患者有 BCNS

自然病史及预后

- 基底细胞癌
  - 特别是肤色浅、阳光照射、辐射
  - 深色皮肤具有保护作用

治疗

- 手术治疗 KOT；髓母细胞瘤行手术治疗、化疗，避免放射治疗

诊断要点

关注点

- 发现早发性硬脑膜钙化和牙源性角化囊肿时，应考虑 BCNS

读片要点

- 含牙或含部分牙的多发下颌骨囊肿

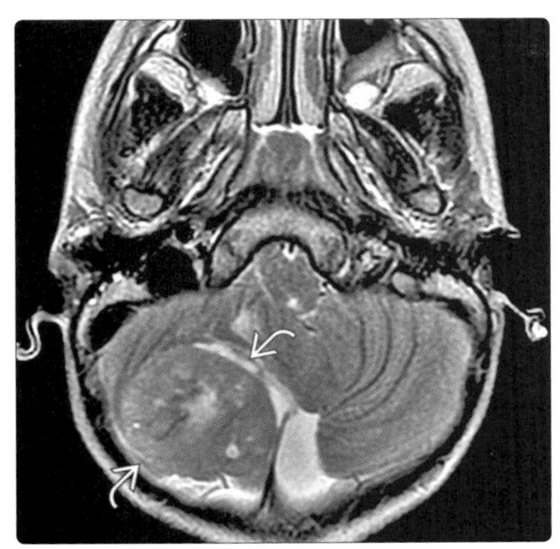

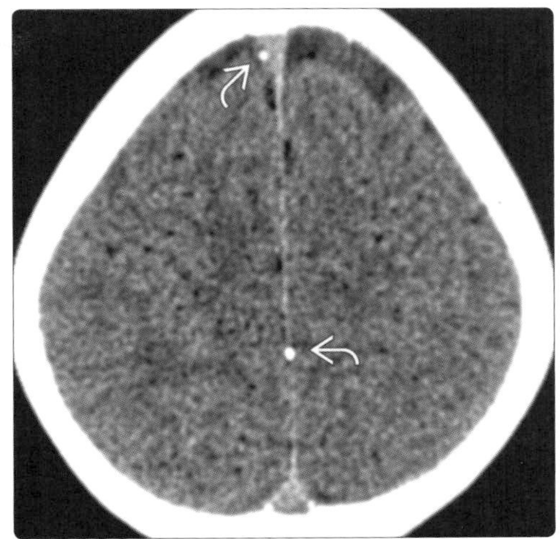

（左图）男性患儿，3岁，MR横断位平扫T_2WI显示右侧小脑半球后部边界清晰的低信号肿块➡。肿块周围轻度水肿，病理证实为髓母细胞瘤。（右图）同一患儿，术前平扫CT显示硬脑膜两个小钙化灶➡）。这种钙化在此年龄段儿童不常见，提示注意基底细胞痣综合征。可利用分子遗传学检测进行证实

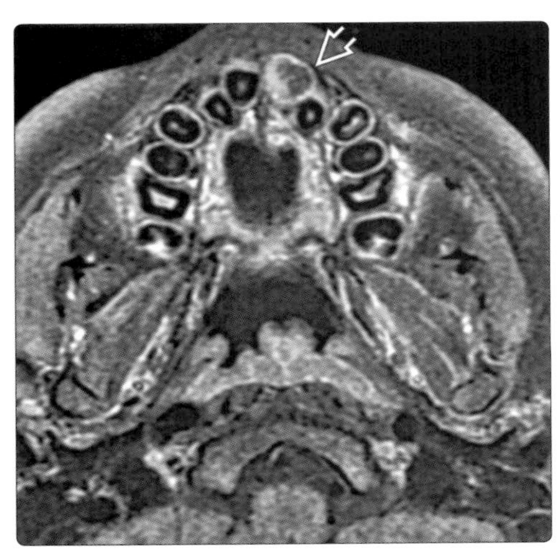

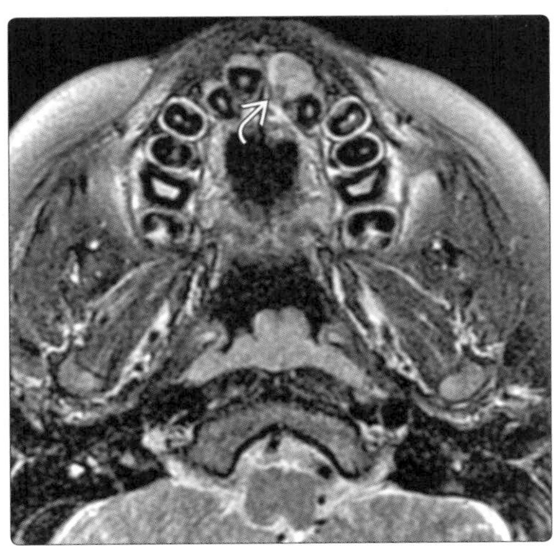

（左图）男性患儿，6岁，基底细胞痣综合征，MR横断位增强T_1WI脂肪抑制显示左上颌骨即前部小囊性肿块，符合牙源性角化囊肿。囊肿边缘可见环状轻度强化➡，其内侧有一个未萌牙。（右图）同一患儿，横断位T_2WI脂肪抑制显示病灶内容物呈中等信号强度，病灶内衬为低信号的未萌芽➡

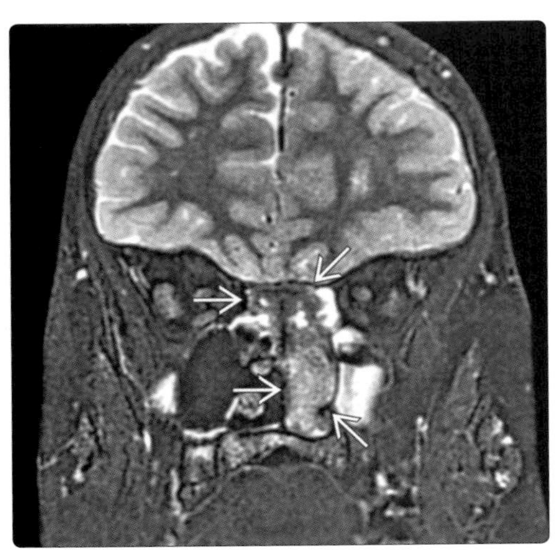

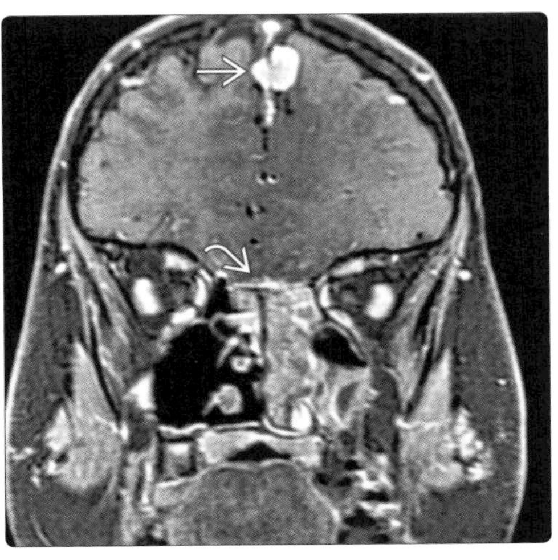

（左图）患者，19岁，基底细胞痣综合征，MR冠状位T_2WI脂肪抑制显示低信号团块影充盈左侧鼻腔，并且延伸至筛窦气房➡。患者曾因髓母细胞瘤进行放疗，从而诱发横纹肌肉瘤。（右图）MR冠状位增强T_1WI脂肪抑制显示鼻腔占位呈中度强化，侵及筛窦气房顶上方的硬脑膜➡。大脑镰脑膜瘤明显强化➡，而冠状位T_2WI显示不佳

遗传性出血性毛细血管扩张症

关键点

术语

- 遗传性出血性毛细血管扩张症（HHT）
- 同义词：Rendu-Osler、Rendu-Osler-Weber、Osler-Weber-Rendu 综合征

影像

- 颅内血管畸形（动静脉畸形和动静脉瘘、发育性静脉畸形、毛细血管扩张症）可多发，并可发生于全身任何部位；儿童少见
- 毛细血管扩张：头皮、鼻咽部、眼眶
- 脑：MR 增强、T_2* 图像有助于显示微小异常
- 强烈建议所有 HHT 患者或家族成员进行基线脑部影像表现学筛查，因为脑 AVM 可能致命
- 脑：MR 增强，T_2* GRE，MRA
- 有价值：肺和肝脏的多层螺旋 CT/CTA

病理

- TGF-β 信号转导异常影响血管生成和内皮细胞特性
- HHT-1 型：Endoglin 基因突变（9q33-q34）
- HHT-2 型：*ALK1* 基因突变（12q11-q14）
- 最小的毛细血管扩张为局灶性毛细血管后小静脉扩张，并经毛细血管扩张延伸到小动脉→ AVF/AVM

临床问题

- 毛细血管扩张：唇、口、舌、甲周
- 鼻黏膜毛细血管扩张导致反复鼻出血

诊断要点

- 脑脓肿、缺血少见，但是 HHT 合并肺动静脉畸形患者的严重并发症

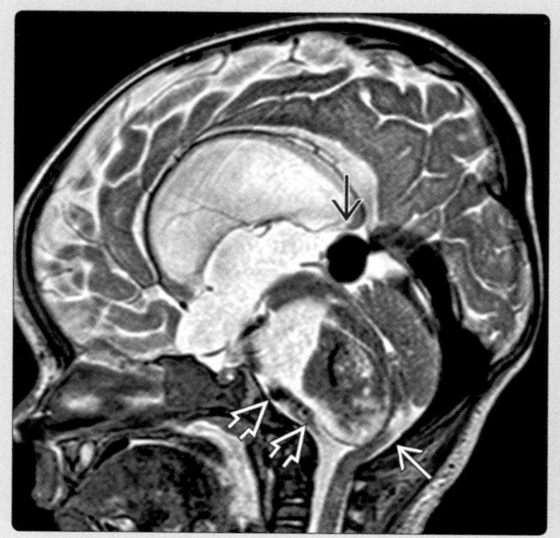
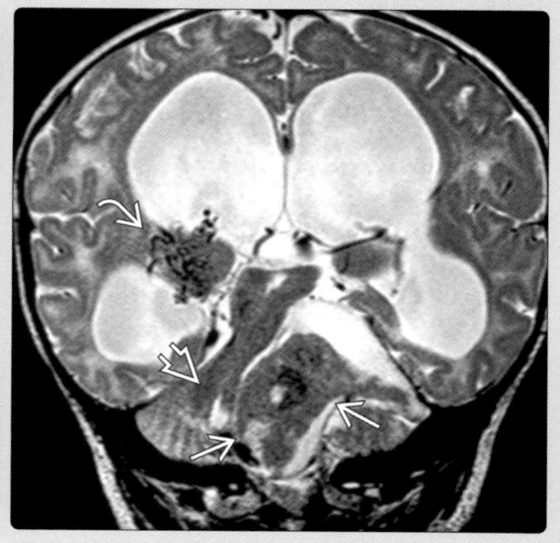

（左图）男性患儿，3 月龄，脑积水，MR 矢状位平扫 T_2WI 显示颅后窝巨大血管样团块➡，脑干受压和梗阻性脑积水➡。注意扩张的大脑大静脉➡。该患儿有 HHT 家族史。（右图）MR 冠状位平扫 T_2WI 显示该患儿颅后窝肿块➡导致脑干移位➡和严重脑积水。右侧脉络丛 - 丘脑可见血管团➡，提示脉络丛 AVM

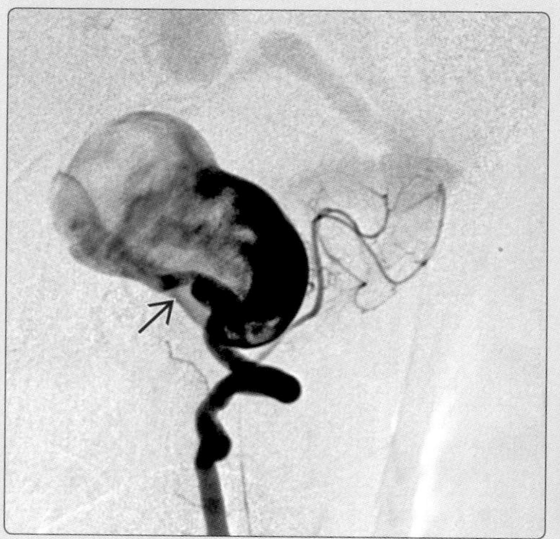
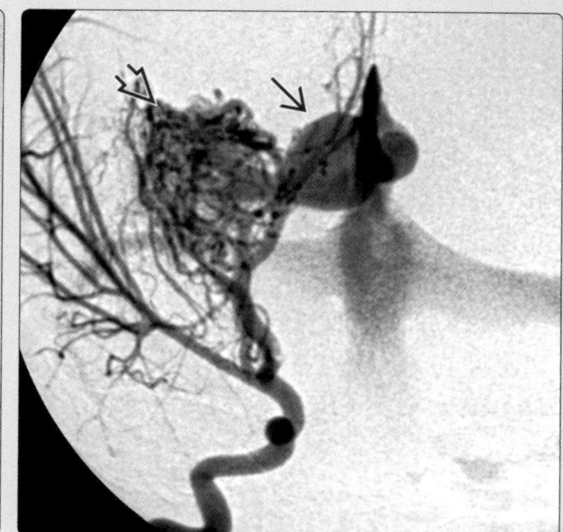

（左图）同一患儿，右侧椎动脉 DSA 侧位像证实 MR 所见团块为静脉瘤，由右侧椎动脉经高流量血管瘘➡供血，位于延髓旁。经两支狭窄血管引流入直窦和左侧横窦。（右图）右侧颈动脉 DSA 前后位像证实脉络丛 AVM 血管团➡，由右侧脉络膜动脉供血，引流至扩张的大脑大静脉➡

术 语

缩写

- 遗传性出血性毛细血管扩张症（Hereditary hemorrhagic telangiectasia，HHT）

同义词

- Rendu-Osler、Rendu-Osler-Weber、Osler-Weber-Rendu 综合征

定义

- 伴有分布广泛、多系统血管发育不良病灶的常染色体显性遗传病
  - 皮肤黏膜、内脏毛细血管扩张
  - AVM/AVF，肺、脑、胃肠道以及肝脏毛细血管扩张

影 像

一般特征

- 最佳诊断线索
  - 反复鼻出血患者，伴有多发肺部或脑部 AVM
- 位置
  - 毛细血管扩张症：头皮、鼻咽部、眼眶
  - 颅内血管畸形（AVM/AVF、发育性静脉畸形、毛细血管扩张症）可多发，可见于任何部位；儿童少见
- 大小
  - HHT 患者脑 AVM 通常比较小，常为偶发
- 形态
  - 扩张的血管团，“晕征”伪影

CT 表现

- 平扫 CT
  - 脑
    - AVM 为等密度迂曲血管
    - 脓肿为低密度占位，边缘为等或高密度环
- 增强 CT
  - 脑
    - 血管团明显均匀强化
    - 脓肿环形强化
    - 发育性静脉畸形不罕见（8%）
- CTA
  - 显示 AVMs/AVMs 的供血动脉及引流静脉
  - 需要评估内脏

MR 表现

- T_1WI
  - 脑 AVM：血管流空常见，± 出血
  - 无毛细血管扩张、发育性静脉畸形
- T_2WI
  - 脑 AVM：血管流空，± 出血、水肿、占位效应、胶质增生
- FLAIR
  - 血管流空巢，胶质增生
- T_2* GRE
  - 毛细血管扩张，“晕征”；有助于发现微出血
- 增强 T_1WI
  - 低流速血管畸形强化（如发育性静脉畸形）
  - 良好显示 AVM 的血管团、供血动脉和引流静脉
- MRA
  - 显示中等 - 大的脑 AVMs
  - 通常无微小 AVM/ 毛细血管扩张 / 发育性静脉畸形
- MRV
  - 可以显示发育性静脉畸形

血管造影表现

- 显示脑和鼻黏膜的血管畸形
  - 仅 10%～20% 病变 >10mm

成像推荐

- 最佳影像方案
  - 脑：MR C+，T_2* 有利于显示微小病变
    - 强烈建议 HHT 患者或家族进行基线脑部影像表现学筛查，因为脑 AVM 可能致命
- 推荐检查方案
  - 脑：MR C+，T_2* GRE，MRA
    - 肺、肝：多层螺旋 CT/CTA

鉴别诊断

鼻黏膜“充血”

- 正常鼻黏膜明显“充血”，类似毛细血管扩张

非 HHT 的多发颅内 AVMs

- 50% 病例伴有其他血管性神经皮肤综合征（Wyburn-Mason 综合征等）

多发颅内发育性静脉畸形

- 较蓝色橡皮疱痣综合征少见

多发毛细血管扩张

- 非 HHT 患者可偶发
- HHT 患者脑外毛细血管扩张较脑内更常见

多发海绵状血管畸形

- 导致出血、癫痫发作

病 理

一般特征

- 病因
  - TGF-β 信号转导异常
    - 血管生成
    - 内皮细胞特性
- 遗传学
  - 常染色体显性遗传：2 种主要突变
    - HHT_1 型：内皮因子基因（9q33-q34）突变
      - 毛细血管扩张、早发鼻出血、肺 AVMs
    - HHT_2 型：*ALK1* 基因（12q11-q14）突变

- 外显率低、病情较轻、胃肠道出血

分期、分级和分类

- HHT 的大多数脑 AVMs 为低级别（Spetzler-Martin 1 级或 2 级）

直视病理特征

- 黏膜、真皮、内脏多发毛细血管扩张
- AVMs、AVMs 仅见于某些类型 HHT
  - 大多数肺 AVMs 是 AVFs（动脉与静脉通过薄壁动脉瘤直接相连）
  - 肝动静脉分流少见，常为多发

显微镜下特征

- 局灶性毛细血管后小静脉扩至小动脉扩张

临床问题

临床表现

- 最常见的体征／症状
  - 鼻黏膜毛细血管扩张导致反复鼻出血
- 其他体征／症状
  - 毛细血管扩张部位
    - 唇
    - 口
    - 舌
    - 甲周
- 临床特征
  - HHT 诊断基于多种临床表现的组合（Shovlin 标准）
    - 皮肤黏膜毛细血管扩张
    - 自发性反复发作的鼻出血
    - 内脏受累
    - 家族史
  - 70% 的肺 AVMs 患者为 HHT
    - 5%～15% 的 HHT 患者有肺 AVMs
  - >50% 的多发性脑 AVMs 患者为 HHT
    - 5%～13% 的 HHT 患者有脑 AVMs（通常在晚年）
  - 2%～17% 的 HHT 患者有肝 AVMs（取决于家族）
- 神经系统症状常见
  - AVM/AVF 导致颅内出血
  - TIA，脑卒中，继发于肺 AVMs 的脓肿

人群分布特征

- 年龄
  - 鼻出血通常发生于 10 岁
  - 大多数 HHT 患者 21 岁前出现症状
  - 皮损出现较晚（大多数 40 岁）
- 流行病学
  - 罕见：1∶10 000～2∶10 000

自然病史及预后

- 鼻出血
  - 出血频率和严重程度逐渐增加
- HHT 患者脑 AVMs 出血风险较散发 AVMs 低
  - 极少数病例可自行好转
  - 如果有肺 AVMs，终身都有脑脓肿或卒中的高风险
- <50 岁发生胃肠道出血，而使寿命缩短
  - 多数需多次输血和内镜治疗
  - 心力衰竭伴有肝 AVM：预后差

治疗

- 肺 AVMs：栓塞治疗效果很好
- 脑 AVM：根据病灶大小和部位选择栓塞／放射治疗
- 黏膜的毛细血管扩张（鼻、胃肠道）：激光凝固治疗
- 如果有肺 AVM，在牙科治疗之前预防性使用抗生素
- 口服铁效果不佳，可静脉补铁

诊断要点

关注点

- HHT 患者的家族成员进行脑 MR 筛查

读片要点

- HHT 患者最常见的颅内血管畸形是 AVM，而非毛细血管扩张症
- HHT 伴肺 AVMs 者发生脑脓肿和脑缺血少见，一旦发生，则为严重的并发症

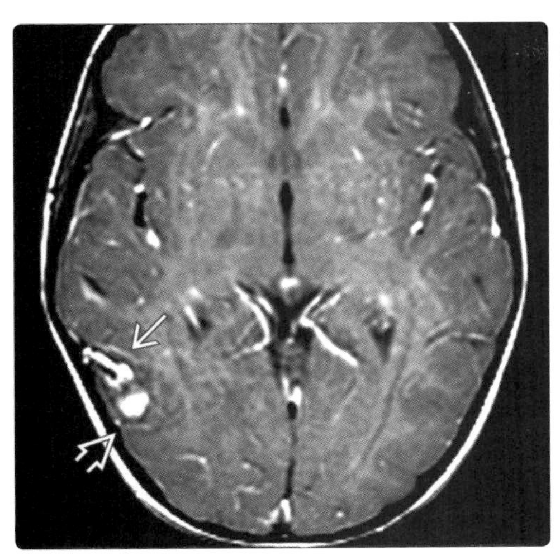

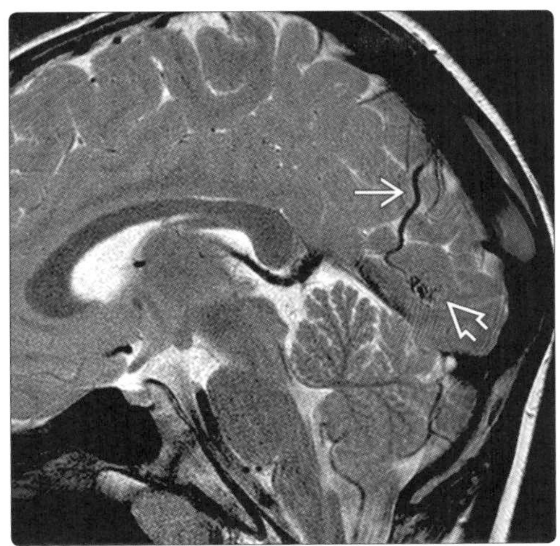

（左图）HHT 患儿，MR 横断位增强 T_1WI 显示右颞叶后部静脉湖样病灶 ⇨，周围可见扩张的动脉 →。MRA 显示为软脑膜动静脉瘘（未提供影像表现）。（右图）患儿 HHT 家族史阳性，行脑 MR 筛查，MR 矢状位平扫 T_2WI 显示内侧枕叶有一个小的、无症状的 AVF/AVM ⇨，通过扩张引流静脉回流至上矢状窦 →

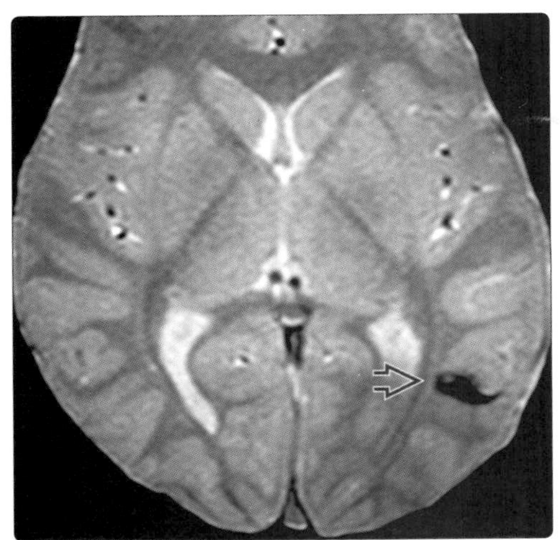

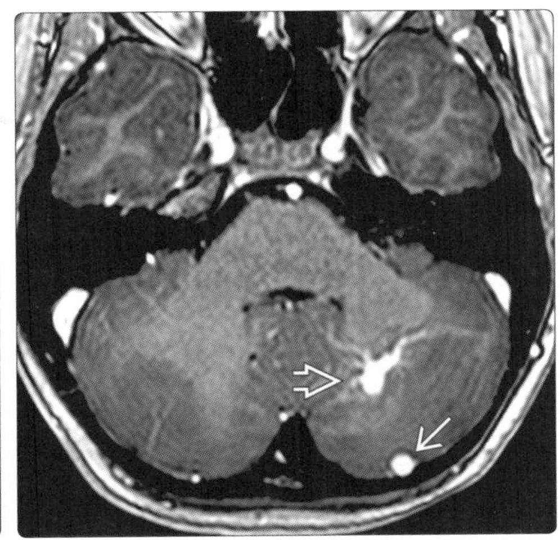

（左图）HHT 患儿，MR 横断位平扫 T_2WI 显示左侧顶枕低信号病灶 ⇨，可能为软脑膜毛细血管扩张。右侧小脑和左颞中回可见类似病灶（未提供影像表现）。（右图）HHT 患儿，MR 横断位增强 T_1WI SPGR 显示左侧小脑半球发育性静脉畸形 ⇨，引流入后方软脑膜静脉 →。虽然不是特异性表现，但 HHT 患者先天性静脉畸形比普通人群更常见

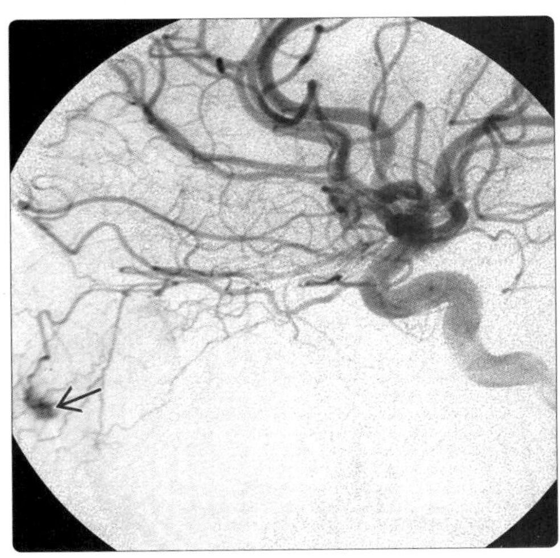

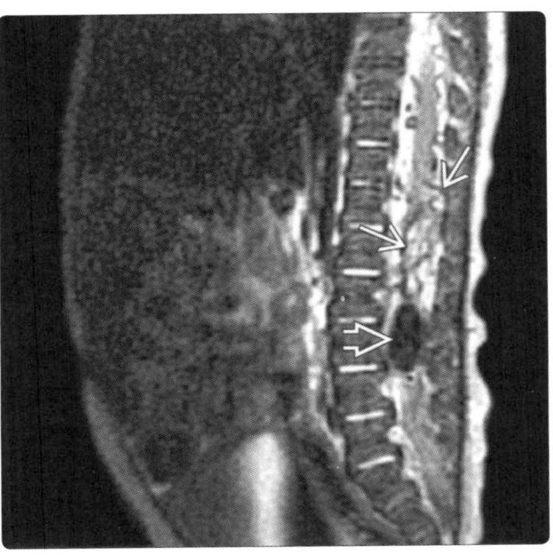

（左图）多发鼻黏膜毛细血管扩张并反复鼻出血患者，左侧颈内动脉注药 DSA 侧位显示眼动脉供血的眶下部结膜毛细血管扩张 →。（右图）1 岁男孩，HHT，脊髓 MR 矢状位 T_2WI 显示罕见的青少年型脊髓动静脉畸形，有多支迂曲供血动脉 → 和一支巨大的引流静脉 ⇨

脑颅皮肤脂肪瘤病

关键点

术语

- 罕见的先天性神经皮肤综合征，以同侧头皮、眼和脑病变为特征

影像

- 与头皮脂肪瘤同侧的大脑半球萎缩
- 约 2/3 患者有颅内脂肪瘤
- 脊髓脂肪瘤 / 脂肪瘤病常见；颈胸段 > 腰段
- 颞叶、顶叶和（或）枕叶多微脑回畸形
- 可伴有同侧弥漫性软脑膜强化
- 头皮 / 颅内脂肪瘤

主要鉴别诊断

- Sturge-Weber 综合征
- 眼脑皮肤综合征
- 表皮痣综合征
    - 同侧表皮痣、半侧巨脑、面部脂肪瘤和半侧肥大
- 变形杆菌综合征
    - 进行性不对称性双侧躯干 / 肢体肥大

病理

- 间叶组织发育缺陷

临床问题

- 无发脂肪痣：脂肪瘤表面的头皮呈界限清楚的局灶性脱发
- 颅脑皮肤脂肪瘤病的特征
- 新生儿伴无发脂肪痣、巩膜肿块、眼周丘疹
- 罕见；报道病例约 54 例（可能有未报道病例）

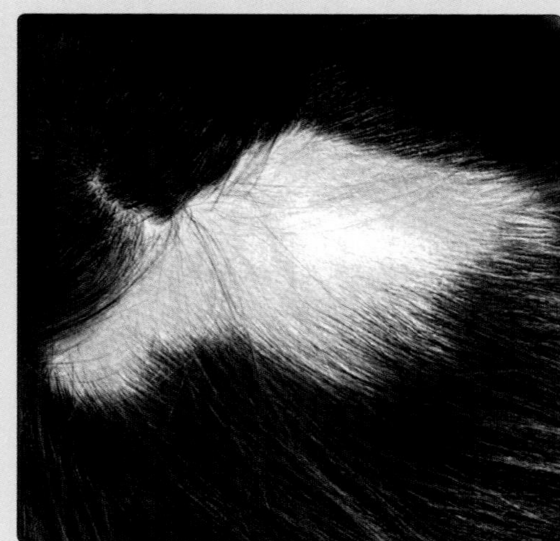

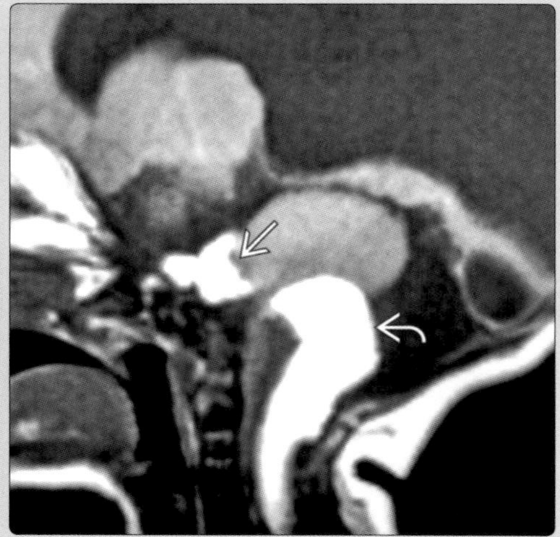

（左图）无发脂肪痣的临床图片，边界清晰的局灶性脱发，表皮痣位于脂肪瘤的表面。（右图）MR 矢状位平扫 T_1WI 显示颅后窝水平颅椎交界区➦和桥小脑角区脂肪瘤➡。脑室显著扩大，可能由于枕大孔处脑脊液循环梗阻和脑萎缩所致

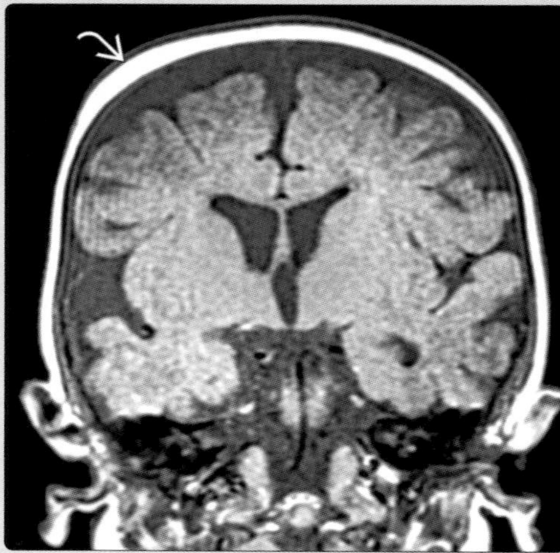

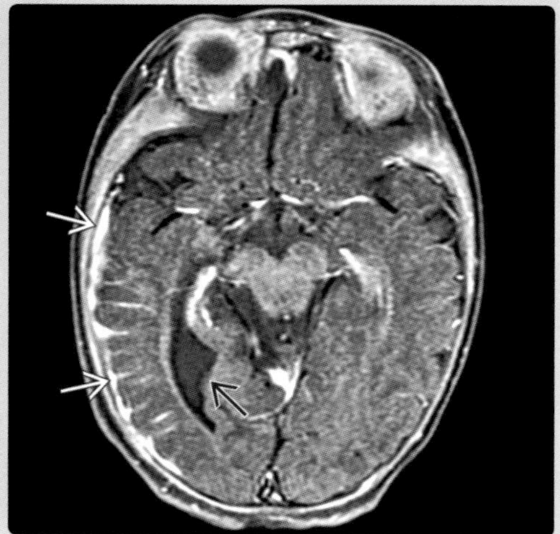

（左图）3 月龄患儿，眼眶皮样囊肿（未提供图像）和右额头皮组织突出，MR 冠状位平扫 T_1WI 显示右侧头皮下脂肪轻度增厚➦。同侧大脑半球萎缩，同侧侧脑室和蛛网膜下腔扩大。（右图）MR 横断位增强 T_1WI 脂肪抑制显示右侧大脑半球凸面脑膜异常增厚和强化➡。右侧枕角扩大➡

术语

缩写

- 脑颅皮肤脂肪瘤病，ECCL

同义词

- Haberland 综合征、Fishman 综合征

定义

- 罕见的先天性神经皮肤综合征，以同侧头皮、眼和脑病变为特征
- 1970 年 Catherine Haberland 首次报道

影像

一般特点

- 最佳诊断线索
    - 与头皮脂肪瘤同侧的大脑半球萎缩
    - 其他常见同侧中枢神经系统病变
        - 颅中窝蛛网膜囊肿
        - 皮层发育不良
        - 皮层钙化
    - 约 2/3 的患者有颅内脂肪瘤
    - 脊髓脂肪瘤 / 脂肪瘤病常见，颈胸段 > 腰段
    - 中枢神经系统异常仅限于颅内脂肪瘤者罕见
- 位置
    - 颅内脂肪瘤
        - 桥小脑角、Meckel 腔、枕骨大孔
        - 通常与头皮脂肪瘤同侧；偶见于对侧或双侧
    - 其他中枢神经系统病变均位于头皮脂肪瘤同侧
- 形态
    - 特征性的局限性枕叶萎缩与枕角扩大

CT 表现

- 平扫 CT
    - 大脑半球萎缩，脑室扩大
    - 脑室扩大主要由于脑容积减小所致，偶有脑积水
    - 低密度头皮脂肪瘤（可难以辨别，特别是位于头顶病变）
    - ± 皮层钙化
        - 最早出生后 1 个月就可发现，呈进行性
    - ± 局部颅骨扩大
        - 通常位于头皮脂肪瘤下方
- 增强 CT
    - ± 同侧弥漫性软脑膜强化
- CTA
    - 老年患者可出现动脉扩张、囊袋状扩张或动脉瘤

MR 表现

- T_1WI
    - 头皮 / 颅内脂肪瘤
    - 颞叶、顶叶和 / 或枕叶多微脑回畸形
    - 偶见巩膜迷芽瘤；局部呈不均匀高信号
- T_2WI
    - 皮层钙化呈低信号
    - T_2 FSE 上脂肪瘤呈高信号
    - 蛛网膜囊肿与脑脊液呈等信号
- FLAIR
    - 蛛网膜囊肿呈无信号
- GRE T_2^*
    - 皮层钙化呈“晕征”
- DWI
    - 蛛网膜囊肿与脑脊液呈等信号
- 增强 T_1WI
    - ± 同侧弥漫性柔脑膜强化
- MRA
    - 老年患者可出现动脉扩张、囊袋状扩张和动脉瘤

超声表现

- 孕晚期可见脑室扩大

血管造影表现

- 常规
    - 老年患者可出现动脉扩张、囊袋状扩张和动脉瘤

成像推荐

- 最佳影像方案
    - 对比增强 MR
- 推荐检查方案
    - 多平面 MR+FS 以显示头皮脂肪瘤（可能被 CT 漏诊）
    - MRA 可显示血管异常

鉴别诊断

Sturge-Weber 综合征（SWS）

- 前额葡萄酒色素痣同侧的大脑半球萎缩、钙化和软脑膜强化
    - 中枢神经系统病变常位于偏后部

眼脑皮肤综合征（Oculocerebrocutaneous syndrome，OCCS）

- 特征为独特的皮下横纹肌错构瘤、囊性小眼畸形、巨顶盖无小脑蚓畸形
- 常见皮层发育不良、胼胝体发育不全和 Dandy-Walker 畸形
- 皮下、眼部和中枢神经系统病变通常为同侧

表皮痣综合征（Epidermal Nevus Syndrome，ENS）

- 同侧表皮痣、半侧巨脑、面部脂肪瘤、半侧肥大
- 偶有巩膜迷芽瘤

变形杆菌综合征

- 进行性不对称双侧躯干 / 肢体肥大
- 骨瘤、脂肪瘤和色素痣常见
- 中枢神经系统异常少见；最常见半侧巨脑

病理

一般特点

- 病因

- 间叶组织发育缺陷
  - 影响神经嵴细胞和血管形成
- 遗传学
  - 散发
- ECCL 是一种独立的疾病，但其临床和影像表现与 SWS、OCS、ENS 及 Proteus 综合征都有重叠
- 胚胎学 - 解剖学
  - 妊娠第 3 周：胎盘由外胚层、中胚层、内胚层构成
  - 妊娠第 3 周：神经管由外胚层发育而来
  - 妊娠第 4 周和第 5 周：中胚层在脑和脊髓表面形成间叶组织鞘，后发展为血管、骨、软骨和脂肪

直视病理特征

- 脑：皮质萎缩、白质发育不良、脑室扩大、多微脑回、脑干 Wallerian 变性
  - 老年患者动脉扩张、囊样扩张和动脉瘤
- 柔脑膜：增厚，灰色，胶状，其下有过量的动脉、静脉和扩张的毛细血管
- 颅骨：巨颅并伴局灶性骨质增生
- 头皮：局灶性脂肪瘤样增厚伴表面界限清楚的脱发
- 面部：多发微小的白色 / 紫色 / 黄色眶周丘疹 > 鼻周丘疹

显微镜下特征

- 大脑：外部皮层矿物质沉积，其内散在胶质结节
- 柔脑膜：脂肪血管瘤病
- 颅骨：板障由成熟脂肪细胞替代
- 头皮：良性脂肪瘤 > 扩展至真皮的纤维脂肪瘤；无毛囊但竖毛肌保留
- 皮肤：皮下血管纤维瘤、纤维脂肪瘤或脂肪瘤
- 眼：角膜边缘 / 巩膜迷芽瘤
  - 其他眼部病变：永存玻璃体血管结构、眼缺损、角膜混浊、晶状体脱位、异位瞳孔

临床问题

临床表现

- 最常见的体征 / 症状
  - 无发脂肪痣：脂肪瘤表面的头皮呈界限清楚的局灶性脱发
    - ECCL 典型标志
- 其他体征 / 症状
  - 同侧眼部迷芽瘤，眶周丘疹 > 鼻周丘疹，眼球外层皮样囊肿
  - 巨颅（与脑积水无关）
  - 癫痫发作、精神运动发育迟滞、痉挛性偏瘫
  - 脊柱侧凸、足畸形、感觉运动障碍（继发于脊髓脂肪瘤）少见
- 临床特征
  - 新生儿 / 婴儿伴无发脂肪痣、巩膜肿块及眼周丘疹；婴儿癫痫发作

人群分布特征

- 年龄
  - 新生儿 > 婴儿
  - 青少年、成人罕见皮肤和眼部表现
- 性别
  - 无性别差异
- 种族
  - 无种族或地域倾向
- 流行病学
  - 罕见；约 54 例报道病例（可能有未报道病例）

自然病史及预后

- 脂肪瘤和眼部迷芽瘤
- 异常血管结构、动脉瘤
- 大多数伴有不同程度的精神运动功能损害和生活依赖
- 极少数报道无发脂肪痣患者神经系统正常；非综合征性无发脂肪痣和 ECCL 患者中枢神经受累较轻

治疗

- 抗癫痫治疗
- 对脑积水行置管分流

诊断要点

读片要点

- 与 SWS 影像表现表现有重叠 - 注意发现头皮脂肪瘤
- 低密度颅内脂肪瘤在 CT 上可能与脑脊液难以鉴别

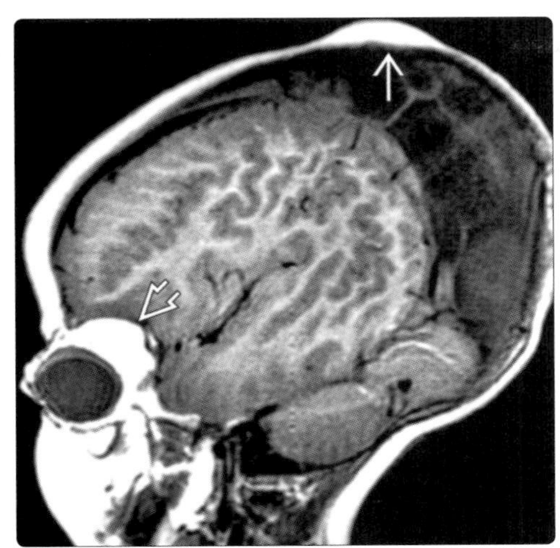

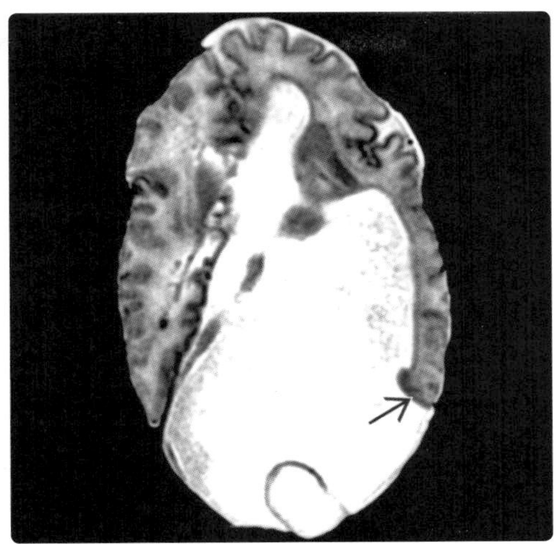

（左图）MR 矢状位平扫 T_1WI 显示同侧头皮➡和眼眶脂肪瘤⇨。眼球有巩膜脂肪皮样囊肿，呈牛眼样。（右图）MR 横断位平扫 T_2WI 显示左侧侧脑室显著扩大，脑室疝入脉络膜裂，半球容积显著减小。疝出的脑室推移大脑半球后部向前方移位→，半球实质受压变形

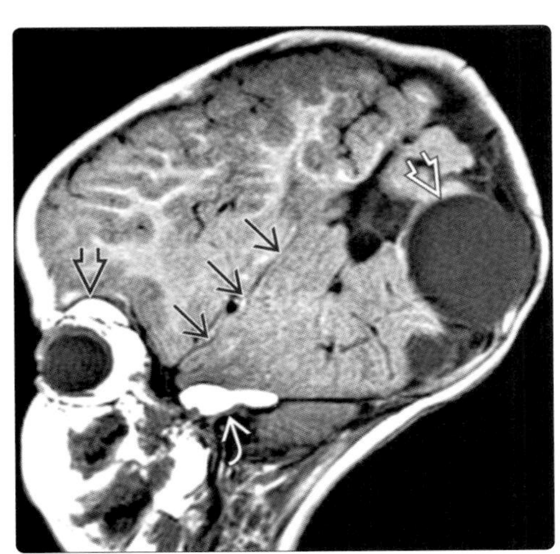

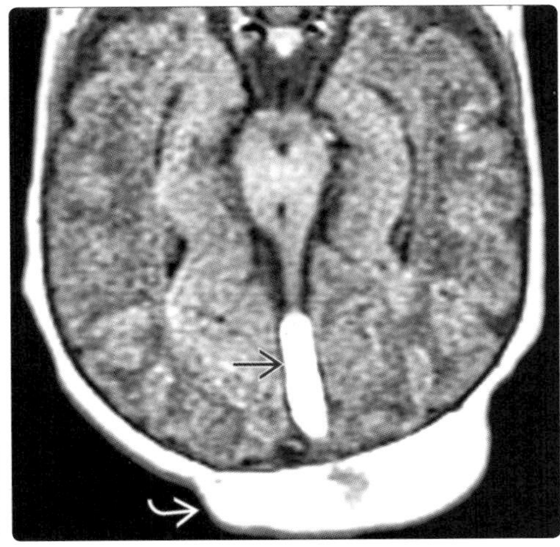

（左图）MR 矢状位平扫 T_1WI 显示同侧眼眶⇨及颅中窝脂肪瘤↪。大脑皮质由于侧脑室扩大而变形→。注意颅内囊肿⇨。（右图）MR 横断位平扫 T_1WI 显示半球间裂的颅内脂肪瘤→和颅外皮下脂肪层的脂肪瘤↪，无半球萎缩或脑室扩大。该患者临床表现正常，可能是不完全型（顿挫型）ECCL

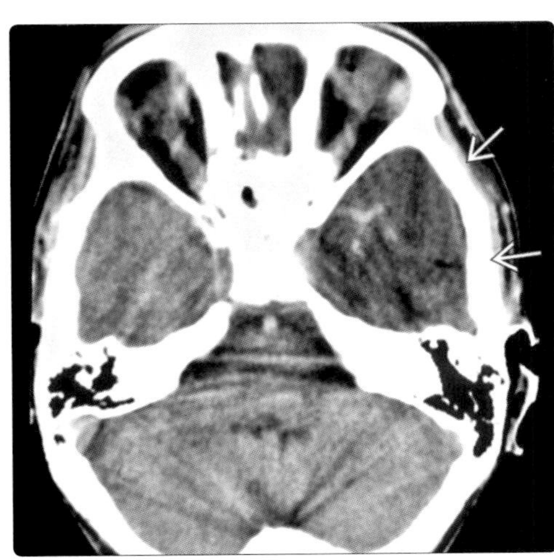

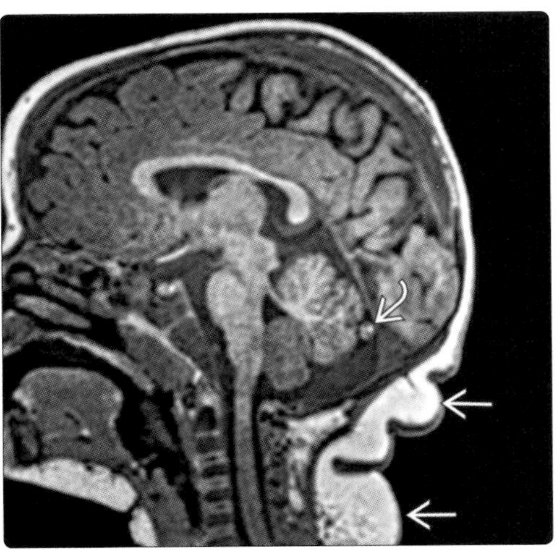

（左图）ECCL 患者，平扫 CT 显示颅中窝蛛网膜囊肿。注意囊肿导致左侧颅中窝扩大➡。囊肿同侧可见半球萎缩和头皮脂肪瘤。头皮脂肪瘤有时在影像表现上难以发现。（右图）MR 矢状位平扫 T_1WI 显示上颈部及枕部皮下巨大脂肪瘤➡。注意相邻小脑蚓部后方有小脂肪瘤↪

儿童虐待性颅脑损伤

关键点

术语

- 故意伤害
- 非意外创伤（NAT）、非意外伤害（NAI）、虐待性头外伤（AHT）

影像

- 在早期诊断起关键作用
  - 与提供的病史不相符的脑损伤
- 作为全面检查，平扫 CT 是早期重要的影像表现检查手段
  - 检测／确定颅内出血
  - 检测／确定骨折
- MR
  - 24～72 小时后才可检出脑实质损伤
  - 显示无法解释、不同时期的硬膜下血肿（SDHs）
  - 矢状或冠状位 T_1WI 科显示小脑幕上下的少量硬膜下血肿
  - T_2* 检测慢性期出血产物
  - DWI 是明确脑实质损伤的关键序列

病理

- 直接撞击损伤（颅骨骨折，潜在脑损伤）
- “挥鞭伤”
  - 弥漫分布的硬膜下血肿
  - 皮质挫伤，轴索损伤
- 缺血性损伤
  - 整体缺氧性脑损伤、血管分布区脑梗死
  - 兴奋性毒性水肿

临床问题

- 年发病率（17～25）：100 000
  - 婴儿期创伤性死亡的最常见原因
  - 美国每年有 1200 患儿因此死亡
- 1/3 的施暴者受酒精或毒品影响
- 死亡率 = 15%～60%

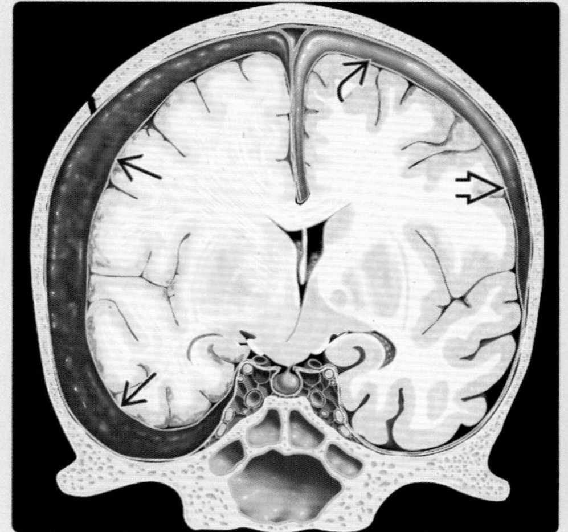

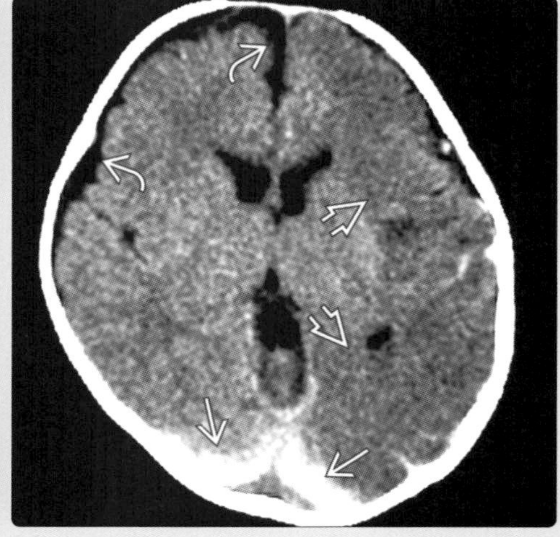

（左图）非意外创伤，冠状位图像显示右侧大脑半球外侧急性 SDH ➡，左侧亚急性 SDH，范围相对较小 ↪，“红细胞压积效应” ↪ 导致出现层状的血液产物。此外可见其他损伤（如外伤性 SAH、皮质挫伤等），也常见于非意外创伤。（右图）疑似非意外创伤，平扫 CT 显示“不同时期”SDHs-右侧慢性期 ➡、双侧急性 SDHs ➡。注意弥漫性脑水肿几乎累及整个左侧半球 ↪

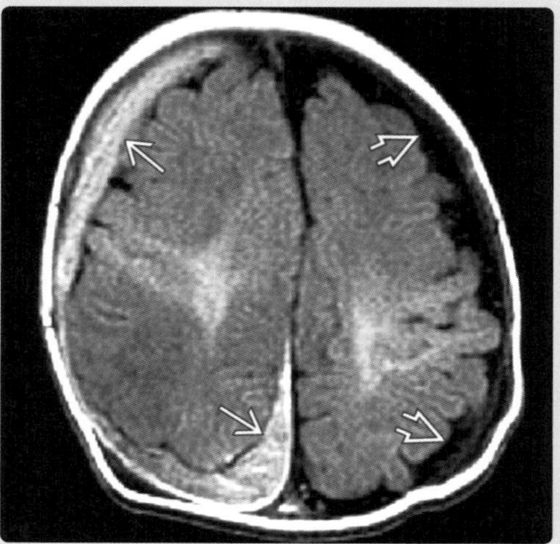

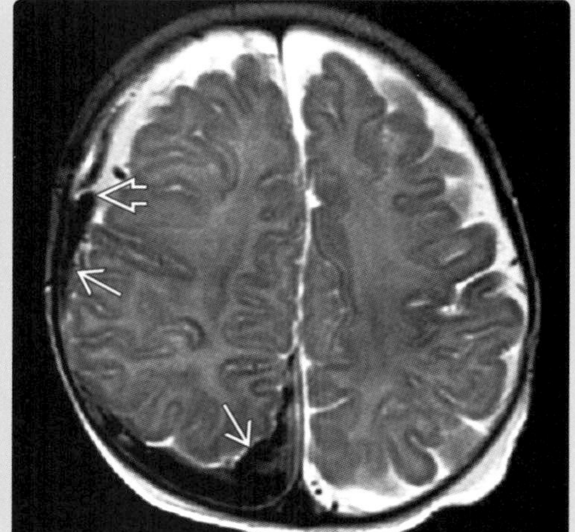

（左图）婴儿，非意外创伤，MR 横断位平扫 T_1WI 显示右侧亚急性 SDH 延伸至大脑纵裂 ➡，左侧硬膜下可见慢性 SDH ➡。（右图）同一患儿，MR 横断位 T_2WI 显示右侧 SDH ➡，邻近部位出现“红细胞压积效应”导致的低信号 ➡，提示该部分血肿处于急性期

儿童虐待性颅脑损伤

术 语

缩写

- 非意外创伤，NAT；非意外伤害，NAI；摇晃婴儿综合征，SBS；非意外头部损伤综合征，NAHI；虐待性头部外伤，AHT

同义词

- Caffey-Kempe 综合征，挥鞭样摇晃婴儿综合征，创伤 X

定义

- 故意脑损伤

影 像

一般特征

- 最佳诊断线索
  - 与所提供病史严重程度不符的多发性脑损伤
    - 临床表现包括头皮损伤、颅骨骨折、颅内出血、脑挫裂伤、剪切伤、缺血性脑损伤

平片表现

- 平片
  - 检测颅骨骨折敏感
    - 通常作为全面检查的一部分

CT 表现

- 平扫 CT
  - 早期评估儿童受虐待的主要影像表现手段
  - 对检测和确定骨折敏感
    - 横断面检测骨折，需要进行螺旋扫描加多平面重建
  - 检测和确定颅内出血敏感性高
    - 硬膜下出血（SDH）：>50% 的病例
      - 摇晃损伤的主要特征
      - 大脑凸面表面，半球间裂，小脑幕上
    - 蛛网膜下腔出血（SAH）：≤ 50% 的病例
      - 常见于大脑凸面脑沟内；与动脉瘤引起的 SAH 不同，其常发生于基底池
    - 脑室内出血（intraventricular hemorrhage）
    - 硬膜外出血（EDH）少见
    - 剪切伤
      - 典型部位包括皮髓质交界、脑干、胼胝体
      - 可以不是出血性
    - 皮质挫伤
      - 额叶和颞叶表面
      - 高密度，随后几天出现“晕环”样水肿
      - 慢性期呈局灶性萎缩
  - 缺血性损伤
    - 全脑缺氧性损伤至特定血管分布区脑梗死
    - 病因不明确
    - 反转征：白质表现为比灰质密度更高
      - 提示严重（不可逆）损伤
  - 硬膜下积液可发生于伤后 12～36 小时
    - 由蛛网膜下腔 CSF 漏出形成，硬膜下液体积聚呈脑脊液密度
    - 不治疗可自行吸收
- CTA
  - 有助于检测复杂性虐待的动脉损伤
    - 血管性损伤可呈迟发性表现

MR 表现

- T_1WI
  - 血液产物信号多变
    - SDH 大多为高信号
    - 矢状位 / 冠状位检测沿小脑幕的小 SDH 最佳
  - 高信号皮质带 - 瘀血性出血或层状坏死
- T_2WI
  - 新生儿和婴儿的缺血性损伤表现为皮质带消失
    - SDH 由暗变亮
- PD/intermediate
  - 检测小 SDH 非常敏感
  - 显示新生儿和婴儿脑室周围损伤的常优于 FLAIR 或 T_2WI
- T_2^* GRE
  - 对慢性期出血产物的检测高度敏感
    - 有助于检查出既往损伤
- DWI
  - 显示脑实质损伤的关键序列
- MRA
  - 可识别 / 确定动脉损伤
- MRS
  - NAA ↓、CHO/Cr ↑、Cr ↓、乳酸 / 脂质 ↑，提示预后不良
    - 最初 24 小时内可能正常
- 急诊 MR 检查困难
  - 难于监测病情不稳定的患者
  - 需要镇静 / 麻醉
- 24～72 小时后进行 MR 检查，方可检测出脑实质损伤

核医学表现

- 骨扫描
  - 偶尔用来确定伴发的骨骼损伤
    - 可能遗漏颅骨骨折、干骺端损伤

成像推荐

- 最佳影像方案
  - 采用平扫 CT 多平面重建进行急性期评估
- 推荐检查方案
  - 采用多平面重建评估骨折、SDH、EDH
  - 24～72 小时进行 MR 检查
    - 矢状位 / 冠状位 T_1WI 检测不明显的小脑幕周围 SDH
    - T_2^*（GRE/SWI）评估出血性损伤
    - 应用 DWI 评估脑实质损伤

- MRA/MRV 评估血管损伤

鉴别诊断

意外创伤

- 病史与损伤程度相符

线粒体脑病

- 戊二酸尿症（1 型和 2 型）、Menkes 综合征

分流过度

- 继发于脑室系统塌陷的“负性”硬膜下积液 / 出血

脑膜炎

- 硬膜下积脓或反应性渗出液

凝血障碍

- 自发性颅内出血

神经母细胞瘤

- 可表现为“熊猫眼”征，类似颅底骨折
- 硬膜外转移可类似于 SDH

病　理

一般特征

- 病因
  - 直接撞击伤：直接打击颅骨或将颅骨撞至物体
    - 颅骨骨折和损伤相邻的脑组织
  - 摇晃伤：猛烈地来回摇晃头部
    - 弥漫分布的硬膜下血肿
  - 新生儿、婴儿和儿童，颅内静脉血栓形成与 SDH 无关

临床要点

临床表现

- 最常见的体征 / 症状
  - 陈述病史与损伤程度不一致
    - 损伤常由婴儿从沙发上滚落到地面所致
  - 视网膜出血高达 96%
- 其他体征 / 症状
  - 表现为“呼吸暂停”（33%～45%），无法解释的癫痫发作，“不能唤醒”

人群分布特征

- 年龄
  - 平均年龄：2.2～4.6 个月
- 流行病学
  - 年发病率为（17～25）：100 000
  - 婴儿期外伤致死的最常见原因：美国每年有 1200 例死亡
  - 风险因素
    - <1 岁，早产儿，双胞胎，男性，身体残疾，继养子女
    - 年轻父母，社会经济地位低下
      - 1/3 的施暴者受酒精或毒品影响

自然病史及预后

- 死亡率为 15%～38%（出现昏迷为 60%）
- 神经系统缺陷包括获得性小头畸形（93%）、创伤后早期癫痫发作（79%）、创伤后迟发性癫痫发作（>20%）、视力损害（20%～65%）

治疗

- 通知美国 / 加拿大 / 澳大利亚 / 一些欧洲国家授权的当地儿童保护机构
  - 儿童虐待多学科团队干预

诊断要点

关注点

- 某些先天性代谢病或出血性恶病质可能与非意外损伤相似
  - 检查这些疾病的可能性，既能提高对患者的关怀，又能澄清犯罪调查结果

读片要点

- 注意发现合并的大脑半球脑水肿和双侧 / 半球间 SDH

报告提示

- 避免在报告中使用模糊或不准确的语言描述
  - 妨碍医疗护理和司法调查
  - 容易在法庭上受到质疑

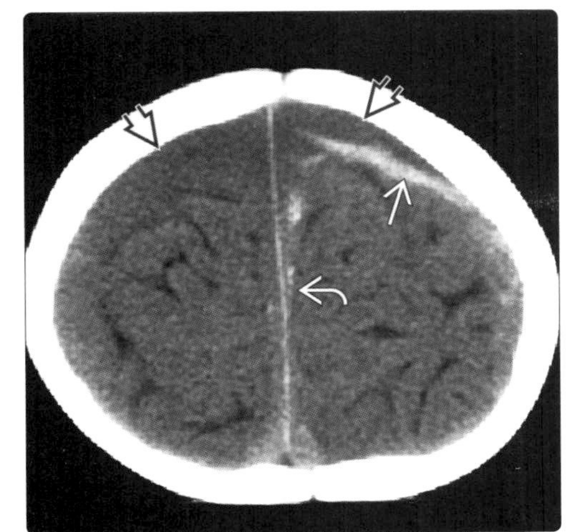

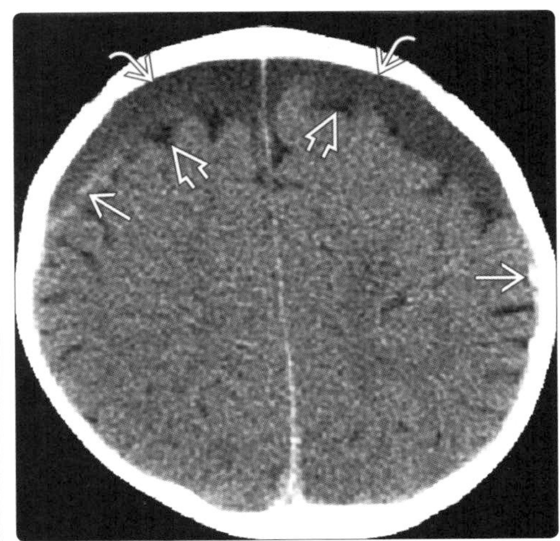

（左图）受故意伤害的患儿，平扫CT显示混合性急性➡和亚急性➡SDHs。这种情况下出血易扩展至大脑半球间裂➡。（右图）儿童虐待所致不同时期SDHs表现，可能不易察觉。平扫CT显示双侧额部大的、慢性SDHs，伴有少量高密度急性出血➡。注意，慢性SDHs下方受压移位的脑沟内可见脑脊液的“低密度点”➡

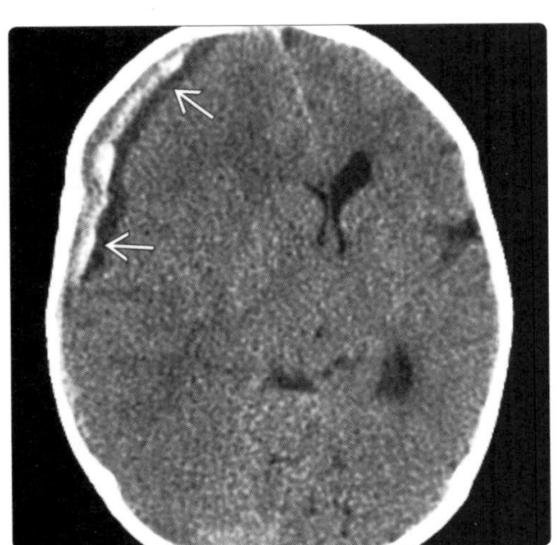

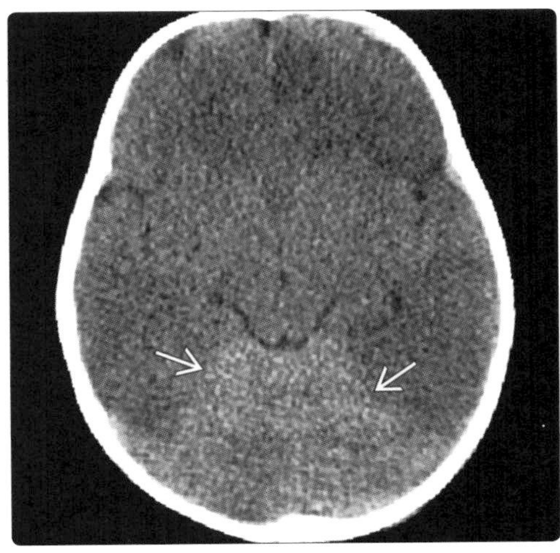

（左图）被虐待婴儿，平扫CT显示右额颞叶3个不同时期的SDHs➡。注意SDHs的占位效应远大于SDHs的厚度，提示右大脑半球肿胀。反复脑震荡可导致兴奋毒性脑损伤（“二次打击综合征”）。这种情况常见于运动员，也会发生在NAT。（右图）NAT患者，双侧弥漫性脑肿胀使正常灌注的小脑➡呈白色（反转征）

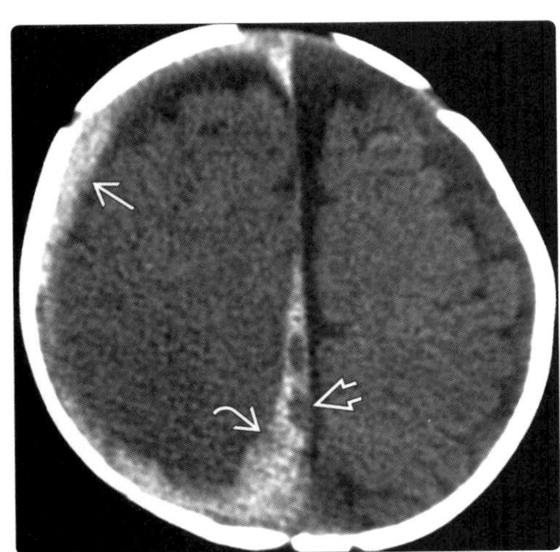

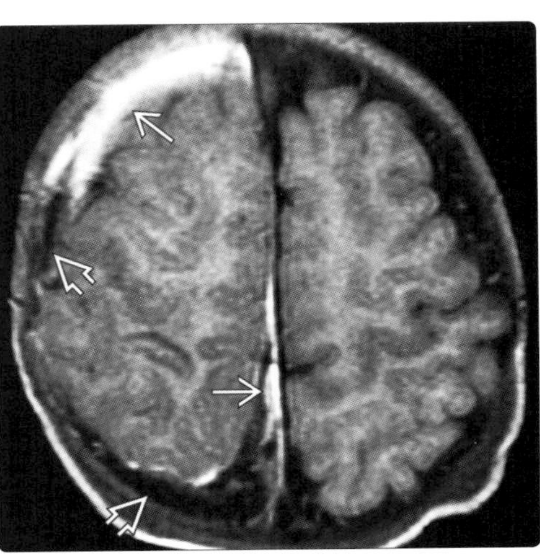

（左图）疑为NAT婴儿，平扫CT显示右侧广泛的急性SDH➡，延伸至大脑半球间裂➡。低密度囊提示可能存在不同时期的血肿➡。（右图）MR横断位平扫T_1WI显示2个不同时期的硬膜下血肿。亚急性晚期血肿呈高信号➡，而急性期血肿为低信号➡。“不同时期”的SDHs对NAT有重要提示意义

颅内脂肪瘤

关键点

术语

- 颅内脂肪瘤（ICL）
- 非肿瘤性成熟脂肪组织形成的肿块
- 中枢神经系统脂肪瘤为先天畸形，而非真正肿瘤

影像

- 呈脂肪密度／信号、边界清楚的分叶状脑外占位
- 80% 位于幕上
    - 40%～50% 位于半球间裂（胼胝体上方，可延伸入侧脑室及脉络丛）
    - 15%～20% 位于鞍上（贴附于漏斗和下丘脑）
    - 10%～15% 位于顶盖区（通常位于下丘及小脑蚓上方）
- 20% 位于幕下
- 桥小脑角（可延伸入内听道及前庭）
- 分叶状、以软脑膜为基底的脂肪性占位，可包绕血管和神经
- CT：−50HU 至 −100HU（脂肪密度）
- 钙化程度不等，从无钙化至广泛钙化
- MR：T_1WI 呈高信号
- 脂肪抑制为低信号

主要鉴别诊断

- 畸胎瘤
    - 部位与脂肪瘤相似
    - 组织来自三个胚层

诊断要点

- 可疑脂肪瘤时应用脂肪抑制序列
- T_1WI 高信号可能由缩短 T_1 的物质（如亚急性出血）引起

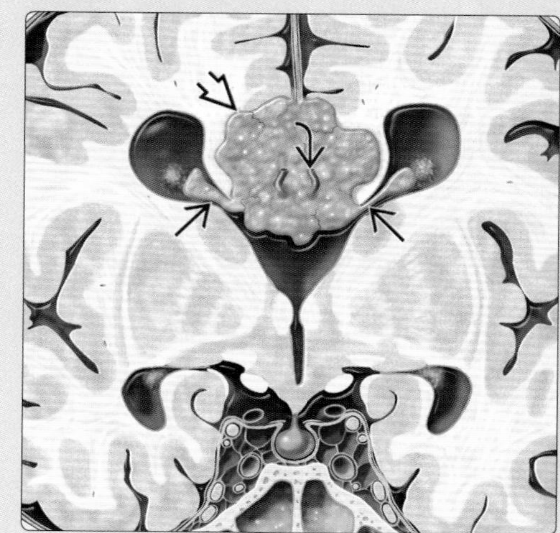

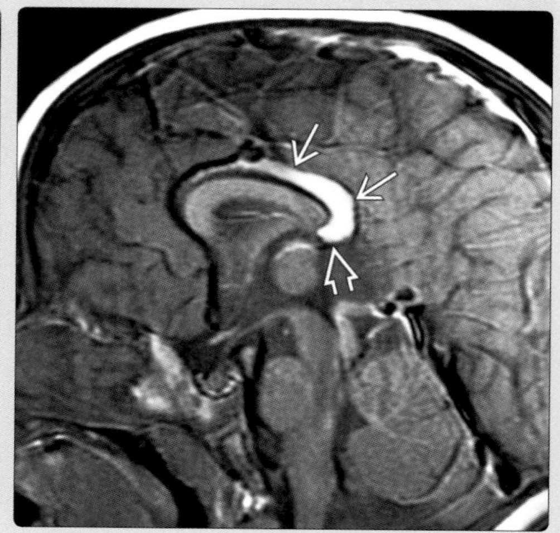

（左图）冠状位图显示胼胝体发育不全伴大块结节样半球间脂肪瘤⇨，包绕动脉↷，并延伸至侧脑室→。（右图）9 月龄婴儿，MR 矢状位平扫 T_1WI 显示很薄的曲线形半球间脂肪瘤。注意高信号脂肪瘤→后部比前部厚，包绕胼胝体后部，并延伸至胼胝体下方⇨进入中间帆腔

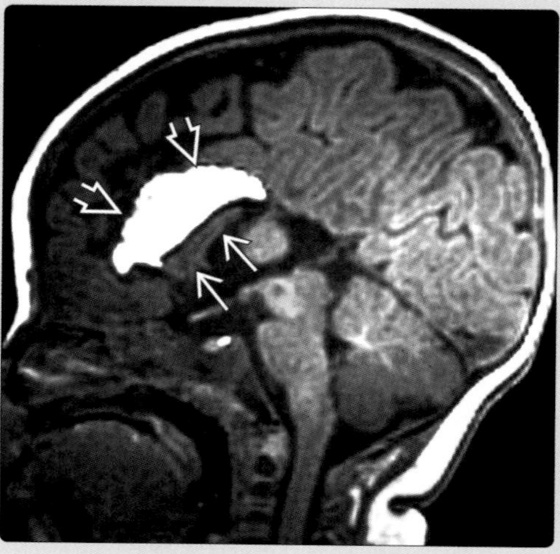

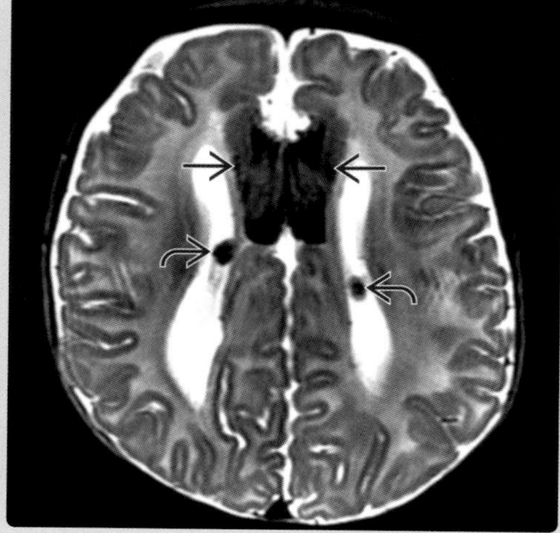

（左图）新生儿，MR 矢状位平扫 T_1WI 可见较大的结节状半球间脂肪瘤⇨，位于楔形的残缺胼胝体→背侧。（右图）同一患儿，MR 横断位平扫 T_2WI 脂肪抑制显示脂肪瘤→为低信号，位于两大脑半球之间。脂肪瘤通过脉络膜裂延伸进入侧脑室↷的脉络丛间质

术 语

缩写
- 颅内脂肪瘤（ICL）

同义词
- 脂肪瘤样错构瘤

定义
- 成熟的非肿瘤性脂肪组织团块
    - 中枢神经系统脂肪瘤是先天畸形，而非真正肿瘤
    - 发生于中枢神经系统的脂肪瘤变异包括血管脂肪瘤、冬眠瘤及骨脂肪瘤

影 像

一般特征
- 最佳诊断线索
    - 呈脂肪密度／信号、边界清楚的分叶状脑外占位
- 位置
    - 常位于中线
    - 80% 位于幕上
        - 40%～50% 位于半球间裂（胼胝体上方，可延伸入侧脑室及脉络丛）
        - 15%～20% 位于鞍上（贴附于漏斗和下丘脑）
        - 10%～15% 位于顶盖区（通常位于下丘及小脑蚓上方）
        - 少见部位：Meckel 腔、大脑外侧裂、颅中窝
    - 20% 位于幕下
        - 桥小脑角（可延伸入内听道及前庭）
        - 少见部位：颈静脉孔、枕大孔
- 大小
    - 大小不等，从微小至非常大
- 形态
    - 分叶状、以软脑膜为基底的脂肪性肿块，可包绕血管和神经
    - 两种大脑半球间脂肪瘤
        - 曲线型（较薄的 ICL 包绕胼胝体体部和压部）
        - 结节型（大块占位，钙化常见，常伴发胼胝体发育不全）

平片表现
- 平片
    - 通常无异常
    - 较大的半球间脂肪瘤可显示为低密度
    - 结节型脂肪瘤可显示边缘钙化

CT 表现
- 平扫 CT
    - −100～−50HU；脂肪密度
    - 钙化程度不等，可从无钙化至广泛钙化
        - 见于 65% 的大块状结节型胼胝体脂肪瘤
        - 颅后窝、鞍旁病灶罕见
- 增强 CT
    - 无强化
- CTA
    - 半球间脂肪瘤伴胼胝体发育不全，可见走行异常的胼周动脉

MRI 表现
- T_1WI
    - 高信号团块
    - 脂肪抑制为低信号
    - 频率编码方向可见化学位移伪影
- T_2WI
    - 常规 SE 序列呈高信号伴显著化学位移伪影
        - 脂肪瘤内穿行的血管、神经呈圆形／线形的“充盈缺损”
        - 可显示为低信号（钙化）
    - FSE：等信号至高信号（J- 耦合）
- PD
    - 等信号至高信号（取决于重复时间和回波时间）
        - 明显化学位移伪影
- STIR
    - 低信号
- FLAIR
    - 高信号
- T_2^* GRE
    - 低信号
- DTI
    - 如伴有胼胝体发育不全，DTI 可显示纤维连接异常
- 增强 T_1WI
    - 不强化

超声表现
- 灰阶超声
    - 胎儿／新生儿肿块，一般为强回声
    - 可显示其他胎儿畸形（胼胝体发育不全等）

成像推荐
- 最佳影像方案
    - MR
- 推荐检查方案
    - 加做脂肪抑制序列可明确诊断

鉴别诊断

硬脑膜发育不良
- 脂肪常见于大脑镰、海绵窦
- 化生性骨化的硬脑膜可含有脂肪

皮样囊肿
- 密度通常为 20～40HU
- 信号通常不均匀
- 破裂后常见脑池内脂肪滴
- 通常无伴发畸形（常合并脂肪瘤）
- 皮样囊肿常见钙化，非半球间裂的脂肪瘤不伴钙化

畸胎瘤
- 部位与脂肪瘤相似
- 组织包含三个胚层
- 影像表现表现通常更具异质性
  - 可见灶状强化

肿瘤的脂肪瘤样分化
- 偶见于 PNETs、室管膜瘤、胶质瘤
- 小脑脂肪神经细胞瘤
  - T_1WI 主要为低信号，可混杂灶状高信号
  - 斑片状、不规则强化
- 脑膜瘤、神经鞘瘤、转移瘤（脂肪瘤样转化）

亚急性出血
- T_1 缩短，容易与脂肪瘤混淆
- 采用 T_2*（出血的“晕征”）和脂肪抑制序列（血肿不被抑制）鉴别

脑颅皮肤脂肪瘤病
- 眼部畸形、皮损、颅内脂肪瘤、皮质发育不良

病　理

一般特征
- 病因
  - 胚胎脑膜原基永存性发育异常
    - 正常情况下分化为软脑膜和脑池
    - 异常分化为脂肪组织
  - 通过胚胎脉络膜裂形成软脑膜 - 蛛网膜鞘
    - 解释了半球间脂肪瘤常向脑室内延伸的现象
- 遗传学
  - 散发性 ICL 的遗传缺陷尚不明确
- 伴发异常
  - 最常见：大脑半球间脂肪瘤和胼胝体发育畸形
  - 其他先天畸形：脑膨出、闭合性脊柱闭合不全
  - Fishman 综合征：脑颅皮肤脂肪瘤病
  - Pai 综合征：面裂、皮肤脂肪瘤；偶有 ICLs，通常位于半球间

直视病理特征
- 贴于软脑膜的黄色分叶状脂肪性肿块，有时与脑组织粘连
- 脑神经、动 / 静脉穿行于脂肪瘤内

显微镜下特征
- 与其他部位的脂肪组织完全一样
- 细胞形态 / 大小各异，可达 200 μm
- 偶有胞核过度深染，有丝分裂罕见 / 缺失
- 脂肪肉瘤为极其罕见的恶性颅内脂肪组织肿瘤

临床要点

临床表现
- 最常见的体征 / 症状
  - 通常在影像表现检查或尸检时偶然发现
  - 罕见：脑神经病（前庭耳蜗功能异常、面部疼痛）、癫痫发作（伴发其他先天畸形）
  - 癫痫发作与脂肪瘤下方的（形态异常）皮质有关

人群分布特征
- 年龄
  - 任何年龄
- 性别
  - 无性别差异
- 种族
  - 不明确
- 流行病学
  - <0.5% 颅内肿瘤（包括非真性肿瘤）

自然病史及预后
- 良性，通常稳定
- 因使用皮质类固醇可增大
  - 长期大剂量使用可导致神经压迫症状

治疗
- 通常无需手术
  - 手术有高致残率和死亡率
- 减少 / 避免使用皮质类固醇

诊断要点

关注点
- T_1WI 高信号可能由缩短 T_1 的物质（如亚急性出血）引起

读片要点
- 怀疑脂肪瘤时采用脂肪抑制序列

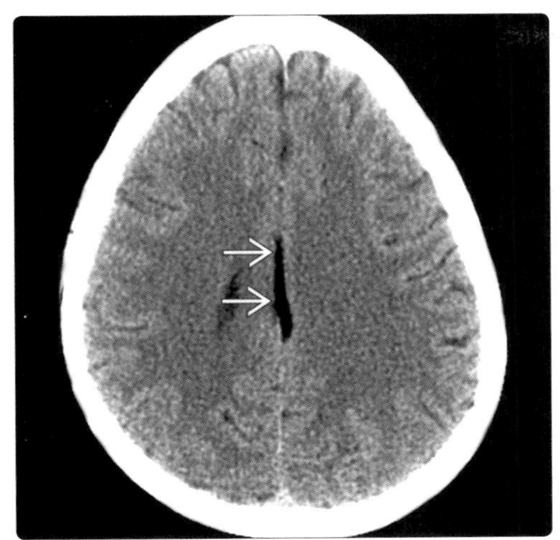
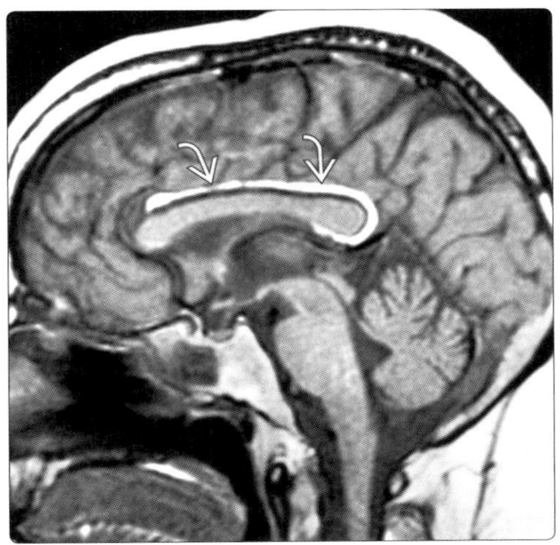

（左图）年轻女性，因无关联的头痛就诊，平扫CT显示中线部位的低密度线性异常➡。（右图）同一患者，MR矢状位平扫T_1WI显示↷大脑半球间脂肪瘤弯曲包绕发育不全的胼胝体后部，并进入中间帆的后部。胼胝体膝部和压部发育不全

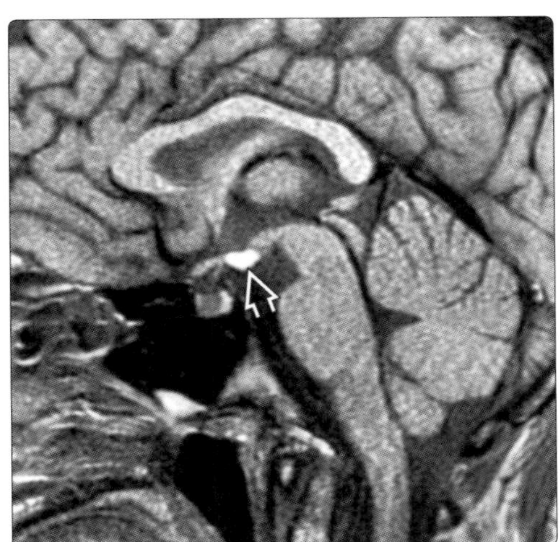
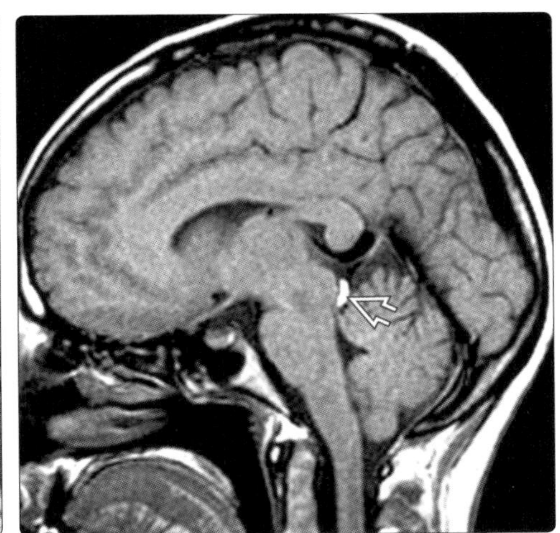

（左图）男，25岁，无相关症状，MR矢状位平扫T_1WI显示下丘脑脂肪瘤➡，位于下丘脑灰结节（漏斗和乳头体之间）。（右图）MR矢状位平扫T_1WI显示顶盖区脂肪瘤➡，紧贴顶盖下部后方、下丘脑和小脑蚓部上表面之间。这是脂肪瘤的最常见部位

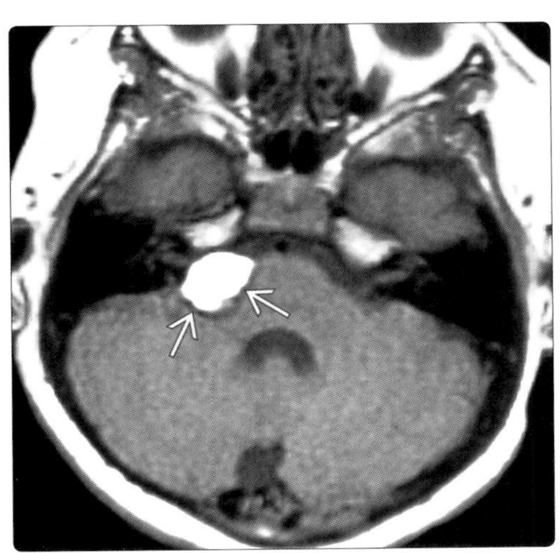
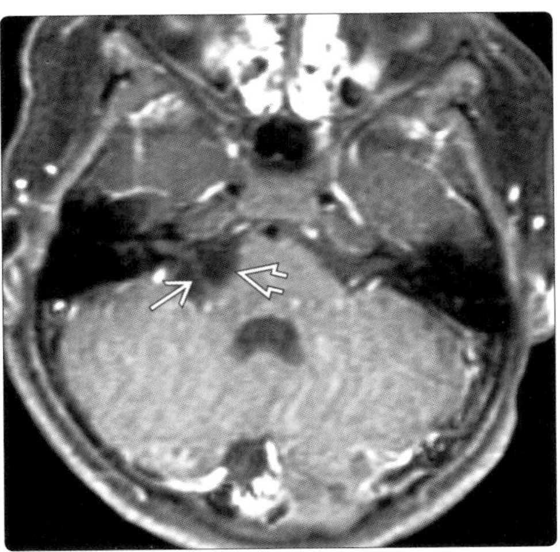

（左图）MR横断位平扫T_1WI显示，右侧桥小脑角池，毗邻内听道处的圆形脂肪瘤➡。未引起听力下降，因此无需切除。（右图）MR横断位增强T_1WI脂肪抑制显示，使用脂肪抑制序列肿块➡信号变低。由于脂肪信号被抑制，可见第八脑神经➡穿过桥小脑角池内的脂肪瘤进入内听道

关键点

术语

- CMDs 为一组异质性的常染色体隐性遗传性肌病，出生时即表现为肌张力低下

影像

- 肌张力低下的婴儿脑外观呈鹅卵石样，脑内髓鞘化缺陷，并伴有脑干“Z”形改变
  - 顶盖增大
- 多微脑回，髓鞘异常，小脑囊肿

病理

- 分层蛋白（层粘连蛋白 -α2）突变，影响细胞的迁移和连接
- 骨骼肌细胞外基质蛋白与肌营养不良蛋白相关糖蛋白复合物结合导致少突胶质前体发生迁移
- 常染色体隐性遗传
- 脑内畸形的 CMD 患者：肌营养不良蛋白聚糖糖基化缺陷→神经元通过外板间隙过度迁移；表现为“鹅卵石”样脑表面
- Fukuyama CMD、Walker-Warburg、MEB 存在表型重叠
- 肌肉活检：轻至中度肌营养不良改变，± 炎性浸润，± 层粘连蛋白 -α2 染色缺失

临床要点

- 肌张力低，发育迟缓，视力差，癫痫发作
- “软趴趴”的新生儿

诊断要点

- “Z”形脑干并非 CMD 的特异表现
- CMD 并非影像表现上均表现为“Z”形脑干［如层粘连蛋白（−）CMD］

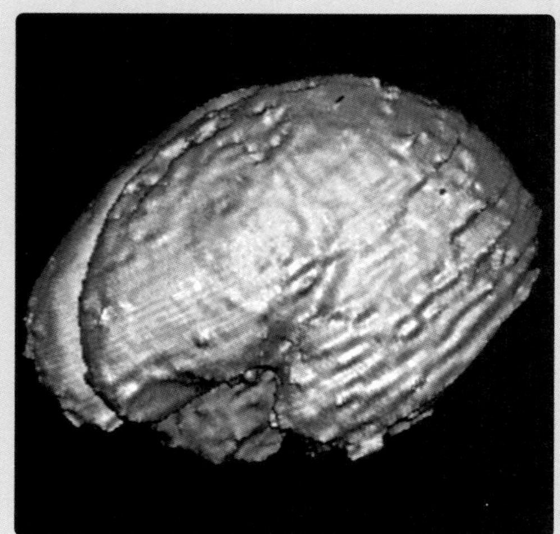
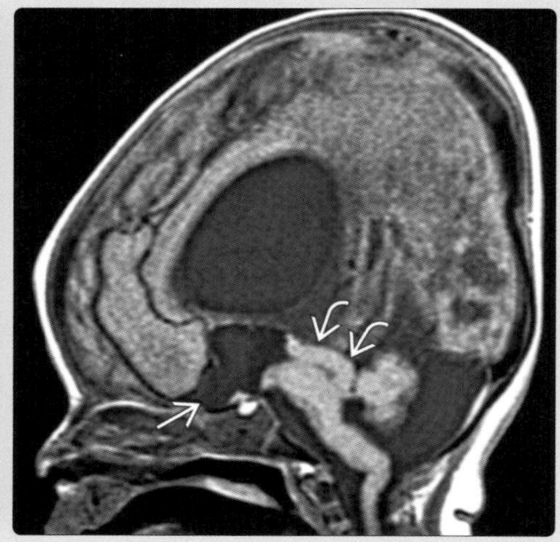

（左图）患儿，出生 10 天，Walker-Warburg 综合征，伴有小头畸形，MRI 重建图像显示脑表面结节样凹凸不平，正常脑沟裂形态消失，仅可见浅的外侧裂（“鹅卵石”脑）。（右图）新生儿头颅增大，MR 矢状位平扫 T_1WI 显示脑积水改变（三脑室前部隐窝明显扩大➡）脑干扭曲伴有巨大顶盖↷，脑桥及小脑体积明显减小

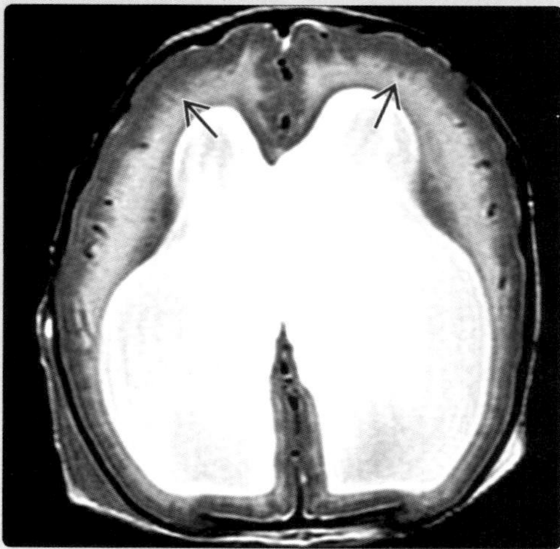
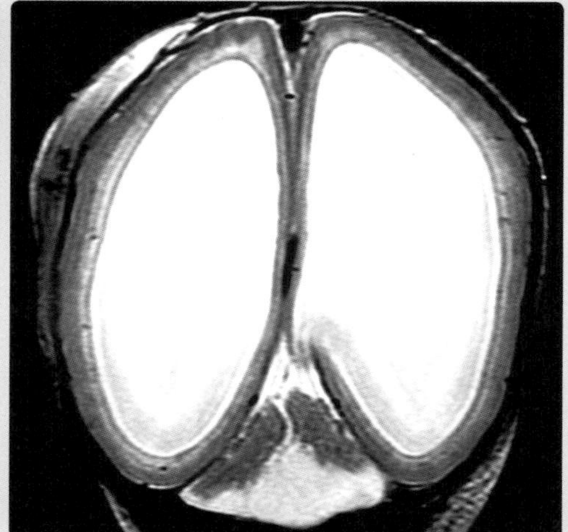

（左图）新生儿头颅增大，MR 横断位平扫 T_2WI 显示侧脑室明显增大，脑沟裂异常。大脑皮层异常增厚，神经元呈放射状延伸至皮层➡下白质，且被白质纤维束分隔。（右图）同一患儿，MR 冠状位 T_2WI 显示除了“鹅卵石”皮层表现之外，还伴有脑积水以及白质菲薄。注意小脑半球非常小且变形

术 语

缩写

- 脑畸形伴先天性肌营养不良（congenital muscular dystrophy，CMD）

同义词

- 肌营养不良聚糖病（Dystroglycanopathies）
- CMD 1：分层蛋白（±）
- CMD 2～4："鹅卵石"样无脑回畸形（LIS2）；伴严重中枢神经系统畸形的 CMD

定义

- CMDs 为一组异质性的常染色体隐性遗传性肌病，出生时即伴有肌张力低下
- 不伴有明显脑部畸形的 CMD，分层蛋白（±）
  - CMD 1 分层蛋白（+）正常表达层粘连蛋白 -2：无或轻微影像表现学表现异常（小脑发育不全，非特异性白质改变，局灶性多微脑回）
  - CMD 1 分层蛋白（-）且层粘连蛋白 -2 表达缺陷：白质显著髓鞘化减低
- 伴有明显脑畸形的 CMD 2%～49（50%），异常改变主要是 "鹅卵石"样脑、白质信号异常、眼和小脑异常
  - CMD 2：福山型 CMD（Fucuyama CMD，FCMD）最轻微
  - CMD 3：Santavuori 肌肉 - 眼 - 脑型（muscle-eye-brain，MEB）(芬兰型)
  - CMD 4：Walker-Warburg 综合征（WWS）最严重
- 混合型可能表现为分层蛋白（-）CMD 伴脑内畸形
- 所有脑内结构异常改变均与后期神经元迁移受到干扰有关

影 像

一般特征

- 最佳诊断线索
  - 肌张力低下的婴儿伴有"鹅卵石"样脑和"Z"形脑干
- 形态学
  - CMDs 伴有明显脑内畸形（WWS 最严重）
    - "鹅卵石"样脑 ± 脑室扩大 ± 后部脑膨出
      - 灰质结节通常位于鹅卵石样皮质下方
    - 胼胝体发育不全 / 不良
    - 扁平或 Z 形脑干、脑桥、小脑蚓发育不全
  - 轻型可表现为多微脑回样畸形伴小脑形态不良、髓鞘形成障碍

CT 表现

- 平扫 CT
  - WWS 的影像表现学表现最严重
    - 巨脑室，脑沟变浅或消失
    - 白质密度减低
    - 小脑蚓部发育不全（Dandy-Walker 样改变）± 后部脑膨出

MR 表现

- T_1WI
  - 大脑皮层变薄、发育不良、多微脑回（polymicrogyria，PMG）或呈"鹅卵石"样改变 ± 脑室扩大
  - ± 胼胝体、透明隔或小脑蚓部发育不良
  - 扁平、深裂的、有缺口的或"Z"形脑干伴顶盖增大
- T_2WI
  - PMG 或"鹅卵石"样脑回，髓鞘异常，小脑囊肿
    - CMD 分层蛋白（-）：半卵圆中心髓鞘化异常≤皮层下白质
    - FCMD，MEB：50% 有白质异常
    - WWS：重度白质髓鞘化减低

成像推荐

- 最佳影像方案
  - MR
- 推荐检查方案
  - 采用多平面、多序列扫描观察白质、脑干和小脑改变

鉴别诊断

伴有脑干裂隙的多种疾病

- Joubert 综合征（中脑和小脑蚓部发育不全）、中线裂隙综合征

水平凝视麻痹伴渐进性脊柱侧弯（HGPS）：Chr 11q23

- 脑干发育不全 / 裂隙，轻度小脑萎缩

CEDNIK 综合征

- 22q11.2 位点上的 *SNAP29* 基因突变

多微脑回

- 髓鞘化正常、颅后窝正常

过氧化物酶生物合成障碍

- 多微脑回、髓鞘形成障碍、生发层溶解性囊肿

病 理

一般特征

- 病因
  - 层粘连蛋白 -α2，α- 肌营养不良蛋白相关聚糖、*GPR56* 等突变，作用是使放射状胶质细胞粘附于 PLM（pial limiting membrane）
    - 粘附受阻导致分子与 PLM 内出现间隙，神经元过度迁移至向蛛网膜下腔
    - 层粘连蛋白突变影响少突胶质细胞迁移
- 遗传学
  - 常染色体隐性遗传
  - CMD 1 分层蛋白（+）：遗传缺陷不明确

- CMD 1 分层蛋白（−）：Chr 6 的层粘连蛋白 -α2 基因发生突变
- 伴脑内畸形的 CMDs：肌营养不良蛋白聚糖糖基化缺陷→神经元过度迁移通过外层的缝隙；表现为“鹅卵石”样脑表面
  - FCMD：编码 fukutin 的基因发生突变（*FCMD* 位于 9q31）
  - MEB：O- 甘露糖苷 N- 乙酰 - 葡糖胺基 - 转移酶（*POMGNT*$_1$ 位于 1p32-p34）
  - WWS：O- 甘露糖基转移酶基因（*POMT*$_1$）
- FKRP 发生突变导致先天性或迟发表型
- 已知缺陷的其他 CMD 变异型
  - CMD 伴 Chr 12 的整合素 α7 基因突变
  - CMD 伴家族性交界性大疱表皮松解症（Chr 8 的网状蛋白基因突变）
  - CMD 伴脊柱强直（与 Chr 1 有一定关系）
- 可发生混合型或中间型
  - CMD 分层蛋白（−）伴脑内畸形、小脑囊肿、小脑蚓部发育不全、智力低下

- 伴发畸形
  - 未知基因突变的 CMD 变异型的伴随表现：颞枕叶多微脑回、枕叶无脑回、腓肠肌肥大、关节挛缩、眼睑下垂、拇指内收

分期、分级及分类

- CMD 1：白质异常改变从轻度［CMD 1 分层蛋白（+）］至重度［CMD 1 分层蛋白（−）］
- CMD 2：FCMD：大脑新皮质、小脑发育不良以及白质中等异常
  - 额叶多微脑回，枕叶“鹅卵石”样皮层，“周边为主”的髓鞘化模式
- CMD 3：芬兰型 MEB，严重程度低于 CMD 4
  - 脑室扩大，小脑蚓部发育不良，皮层发育不良，白质内斑片状异常信号，± 胼胝体发育不良
- CMD 4：Walker-Warburg 综合征，最严重类型
  - “鹅卵石”样脑，巨大脑室，胼胝体发育不良或缺如，无髓鞘，脑桥 - 中脑扭曲，蚓部发育不全 ± 脑膨出

直视病理特征

- CMDs 伴发脑内畸形
  - 幕上：粗大脑回、无脑回区域 ± 脑室扩大和局部半球间融合
  - 脑干：不同程度的脑桥发育不良、上下丘融合；扁平、裂隙或 Z 型脑干
  - 小脑：小脑发育不良、多微脑回，囊肿形成 ± 脑膨出
  - 眼：视网膜 / 视神经发育不良、小眼畸形、青光眼、前房发育不良、白内障
- FCMD、Walker-Warburg、MEB 之间有明显表型重叠

显微镜下特征

- 皮层结构紊乱，大脑和小脑的多微脑回畸形
- 软脑膜纤维胶质增生（→“鹅卵石”样脑表面以及阻塞性脑脊液囊肿）
- 白质发育不良
- 肌肉活检：轻至中度的营养不良改变 ± 炎性浸润、层粘连蛋白 -α2 染色缺失

临床特点

临床表现

- 最常见的体征 / 症状
  - 肌张力低，发育迟缓，视力差，癫痫发作

人群分布特征

- 年龄
  - 伴发脑内畸形的 CMD 可通过 US 或 MR 在胎儿期诊断，其他可在婴儿早期确诊
  - FCMD：自然流产率很高
- 性别
  - 通常无性别差异（男 > 女或男 < 女不定）
- 种族
  - FCMD 在日本最常见（携带者为 1：88）
  - MEB 在芬兰发病率高
  - WWS 全世界发病
- 流行病学
  - 日本每 100 000 名儿童中有 7~12 人患此病；其他地区发病率不明确

自然病史及预后

- CMD 1［分层蛋白（+）］：轻度或非进展性；大多数患者可以坐起，一部分可行走，智力通常正常
- CMD 1［分层蛋白（−）］：症状更严重；智力通常正常；一些患者可有癫痫发作
- FCMD：早期发生肌肉挛缩，很少有患者能学会行走，多在 20 岁之前死亡
- MEB：可以存活 20 年，但伴有肌肉痉挛、挛缩
- WWS：婴儿期死亡

治疗

- 除支持治疗之外没有其他治疗方法

诊断要点

关注点

- 即使眼及幕上皮质的影像表现学表现正常，出现典型的脑干和小脑改变也提示诊断
- 发现髓鞘化不良伴“多微脑回”样皮层，应检查脑干、小脑、眼部是否有异常改变

读片要点

- “Z”形脑干并非 CMD 的特异性影像表现表现
- CMD 患者也并非均出现“Z”形脑干［如分层蛋白（−）］
- 检查有无脑干顶盖增大

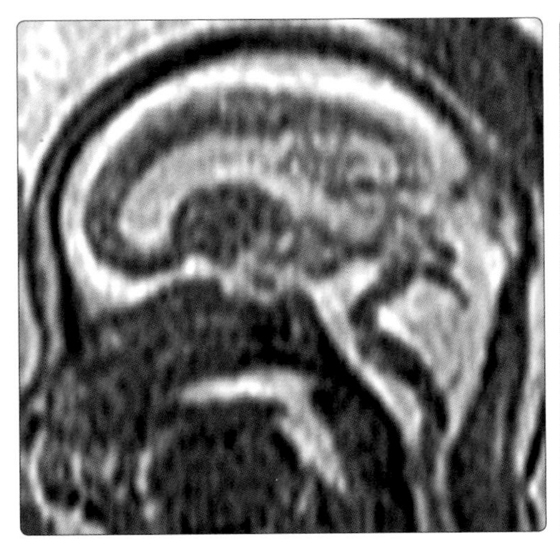

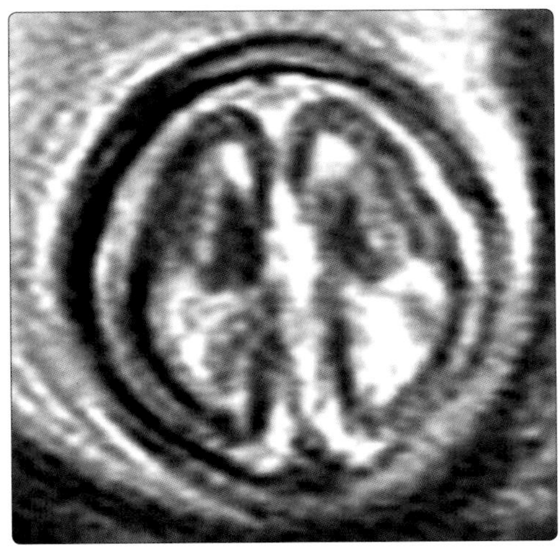

（左图）20周胎儿，MR矢状位平扫T_2WI（超快速单次激发）显示脑干扭曲、四脑室扩大、小脑蚓部发育不良。胎龄20周，后脑畸形非常明显，是诊断WWS的重要特征（出生后证实诊断）。（右图）MR横断位平扫T_2WI（超快速单次激发）显示大脑无脑回；正常20周外侧裂应该很明显。胼胝体缺如，脑室无扩大，异常表现与白质发育不良有关

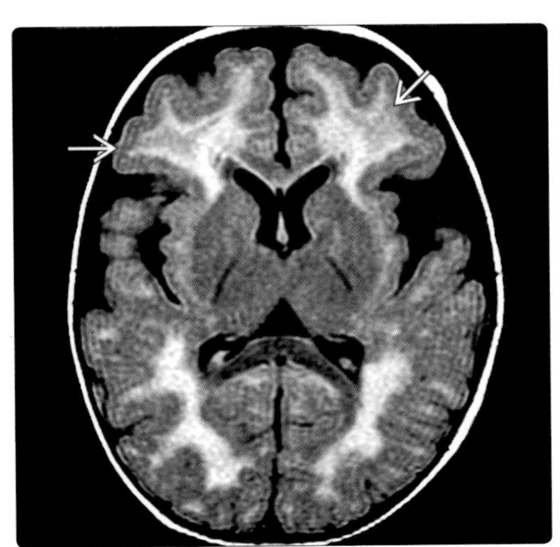

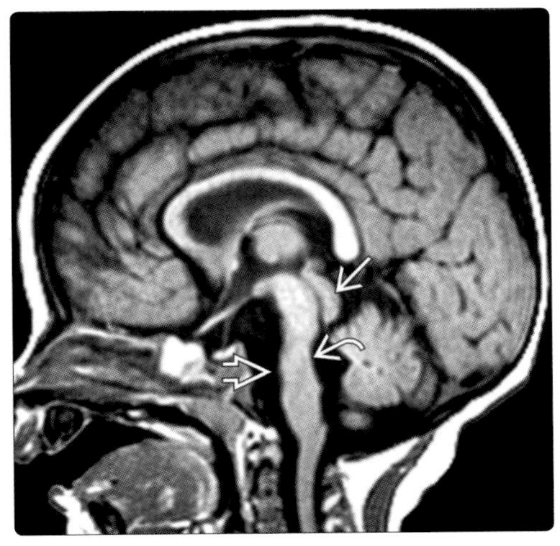

（左图）9月龄女婴，哥哥患有MEB，MR横断位平扫FLAIR显示脑脊液间隙明显扩大，脑表面不规则➡，髓鞘形成异常出现于皮层下及深部白质、侧脑室周围白质，内囊后肢、胼胝体白质相对正常。（右图）MEB患者，MR矢状位平扫T_1WI显示前脑及前连合形态大致正常。小脑蚓部体积减小伴有小囊形成。顶盖巨大➡，脑桥体积减小（腹侧平坦⇨、背侧凹陷↪）

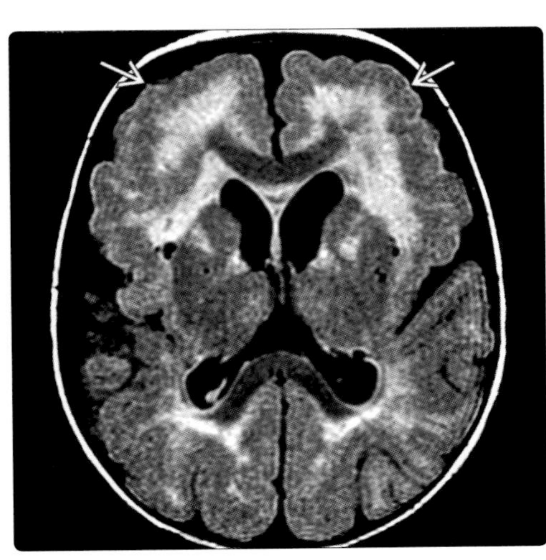

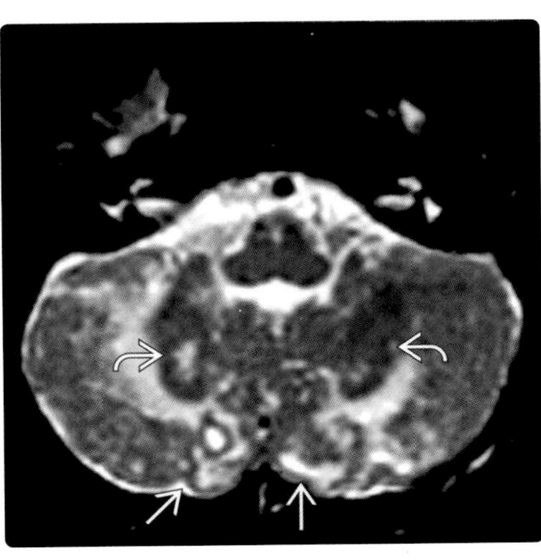

（左图）1岁女婴，FCMD，MR横断位平扫FLAIR显示脑外间隙增大，脑室轻度扩大，除胼胝体以外的白质髓鞘化异常。双侧额叶脑回➡变浅，为相对特异性表现。（右图）FCMD患者，MR横断位平扫T_2WI显示由于小脑半球多微脑回，导致皮层模糊不清。注意小脑白质髓鞘化异常，小脑齿状核突出↪。多发的T_2高信号微囊➡是FCMD的特征性表现

神经肠源性囊肿

关键点

术语

- 先天性内胚层囊肿
  - 类似于 Rathke 裂隙或胶样囊肿

影像

- 一般特征
  - 延髓前方椭圆形、不强化的稍高信号（相对于脑脊液）占位
- 位置
  - 脊髓较脑更常见（3∶1）
  - 70%～75% 的颅内神经管原肠囊肿发生于幕下脑外
  - 脑桥 - 延髓交界的前、外侧
  - 25%～30% 发生于幕上（鞍上、大脑半球）
- CT
  - 低／等／高密度，无钙化
  - 通常无骨质异常改变
- MR
  - T_1WI 呈等／高信号（相对于脑脊液）
  - T_2WI 90% 呈高信号，10% 呈低信号（相对于脑脊液）
  - DWI 扩散不受限
  - 通常不强化（有些病例可有边缘轻度强化）

主要的鉴别诊断

- 表皮样囊肿
- 皮样囊肿
- 蛛网膜囊肿
- 神经鞘瘤
- 其他内胚层囊肿（如 Rathke 裂、胶样囊肿）
- 颅内脊索瘤

诊断要点

- 脑干前方肿物，相对于脑脊液呈高密度／高信号，应考虑肠源性囊肿的可能

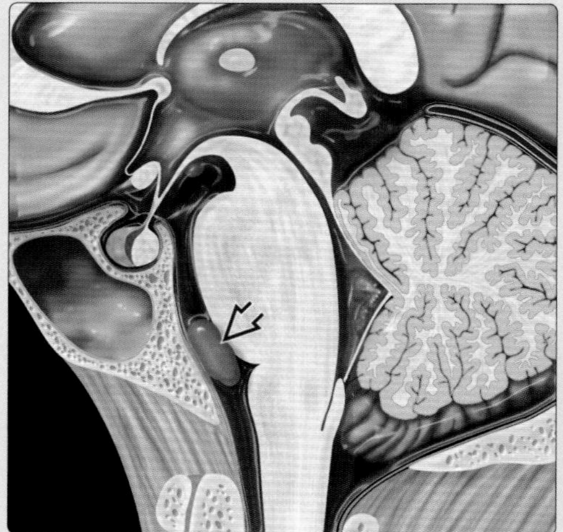

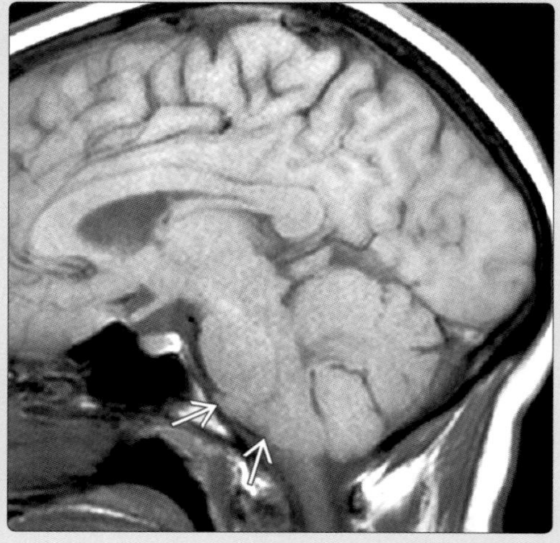

（左图）矢状图显示典型神经管原肠囊肿（NEC），颅内 NECs 多发生于中线部位，脑干前方。（右图）MR 矢状位平扫 T_1WI 显示浅分叶状占位➡，位于脑桥延髓交界处前方。病变 T_1WI 呈等信号（与脑组织相比）。T_2WI 呈高信号，FLAIR 上囊液信号不减低，DWI 扩散不受限，未见强化（未提供图像）

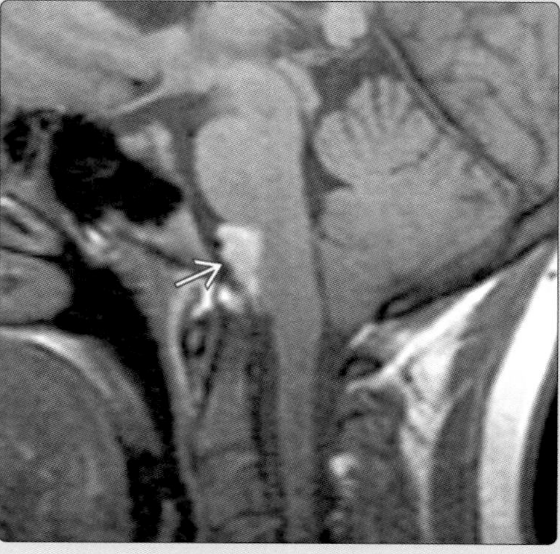

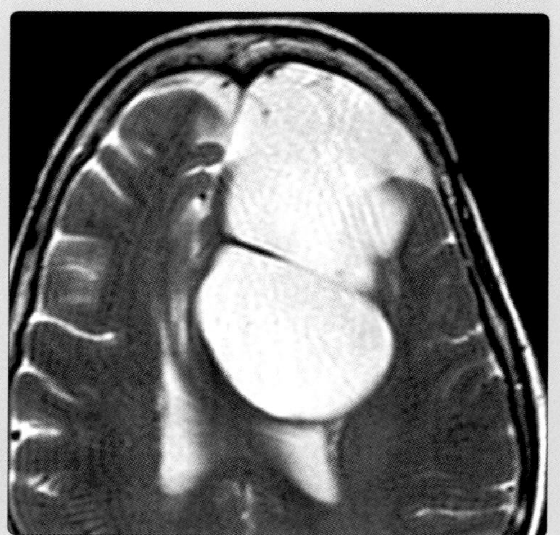

（左图）MR 矢状位平扫 T_1WI 显示脑桥延髓交界区的分叶状稍高信号占位➡。横断位 T_2WI 图像显示病变向侧方延伸的高信号，增强之后不强化，符合典型的颅后窝神经管原肠囊肿改变。（右图）MR 横断位平扫 T_2WI 显示左侧大脑半球巨大囊性病变。难以区分病变位于颅内或颅外。FLAIR 上囊液内信号不减低。手术证实病变为脑内神经管原肠囊肿

神经肠源性囊肿

术 语

缩写

- 神经管原肠囊肿（neurenteric cyst，NEC）

同义词

- 肠源性囊肿、肠囊肿

定义

- 罕见的良性中枢神经系统内胚层畸形性囊肿

影 像

一般特点

- 最佳诊断线索
  - 延髓前方椭圆形肿块，T_1WI/T_2WI 为稍高信号，不强化
- 位置
  - 脊髓比脑更常见（3∶1）
  - 70%～75% 的颅内 NECs 发生于颅后窝
    - >95% 发生于脑外
    - 脑桥 - 延髓交界区前、外侧
    - 70% 延伸至中线
  - 25%～30% 发生于幕上
    - 鞍上池、四叠体池
    - 大脑半球（额叶最常见）
- 大小
  - 发生于颅后窝者通常 <2cm；发生于幕上者通常较大
- 形态
  - 边缘光滑或呈分叶状，边界清楚

CT 表现

- 平扫 CT
  - 等 / 低 / 高密度肿块，无钙化
  - 通常无骨质异常改变
- 增强 CT
  - 无强化

MR 表现

- T_1WI
  - 呈等 / 高信号（相对于脑脊液）
- T_2WI
  - 90% 呈高信号，10% 呈低信号（相对于脑脊液）
- FLAIR
  - 呈高信号（相对于脑脊液）
- DWI
  - 通常无扩散受限，有时表现为轻度扩散受限
- 增强 T_1WI
  - 通常不强化，偶尔边缘轻度强化

成像推荐

- 最佳影像方案
  - 增强 T_1WI，FLAIR，DWI

鉴别诊断

表皮样囊肿

- 通常 DWI 上扩散受限

皮样囊肿

- 类似脂肪，常伴钙化

蛛网膜囊肿

- 所有序列上均类似脑脊液信号

神经鞘瘤

- 强化明显，很少位于中线

其他内胚层囊肿

- Rathke 裂以及胶样囊肿
- 可以通过病变部位排除

颅内脊索瘤

- 脊索残存组织
- 通常累及斜坡

病 理

一般特征

- 病因
  - 先天性内胚层囊肿
  - 可能起源于永存的神经原肠管

直视病理特征

- 透明、薄壁、光滑的圆形 / 分叶状囊肿
- 囊内成分可为清亮、无色液体（似脑脊液）至浓稠、更为黏稠 / 黏液样液体等

临床特点

临床表现

- 最常见的体征 / 症状
  - 无症状或头痛

人群分布特征

- 年龄
  - 可发生于任何年龄
- 性别
  - 男∶女 =1∶3
- 流行病学
  - 罕见（颅内肠源性囊肿报道仅 75 例）

自然病史及预后

- 静止不变或缓慢增大

治疗

- 观察或手术全切

诊断要点

关注点

- 发生于脑干前方占位，相对于脑脊液呈高密度 / 高信号，应考虑神经管原肠囊肿的可能

其他各种脑炎

关键点

术语

- 各种病原体引起的弥漫性脑实质炎症，其中病毒最常见
- 病变部位取决于病原学

影像

- 灰质 ± 白质或者深部核团呈 T_2 高信号
- 通常病变范围较大，边界不清 ± 斑片状出血
- 影像表现学表现常无特异性，可类似其他疾病

主要鉴别诊断

- 急性缺血
- 自身免疫性脑炎
- 疱疹病毒性脑炎
- 癫痫持续状态
- 中毒／代谢性病变

病理

- 大多数情况（非全部）由病毒感染引起
- 病毒可通过血液或神经播散进入中枢神经系统

临床问题

- 疱疹：散在性（非流行性）病毒性脑炎的最常见原因
- 日本脑炎：亚洲最常见的地方性流行性脑炎
- 许多脑炎具有较高的致残率、致死率
- 快速诊断并早期应用抗病毒或抗菌药物治疗，可以降低致死率，改善预后

诊断要点

- 临床病史常有助于明确诊断
- DWI 相对于常规 MRI 能更早地发现病变

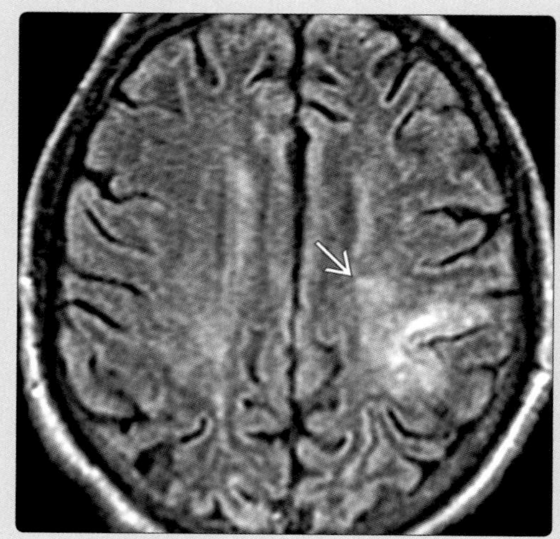
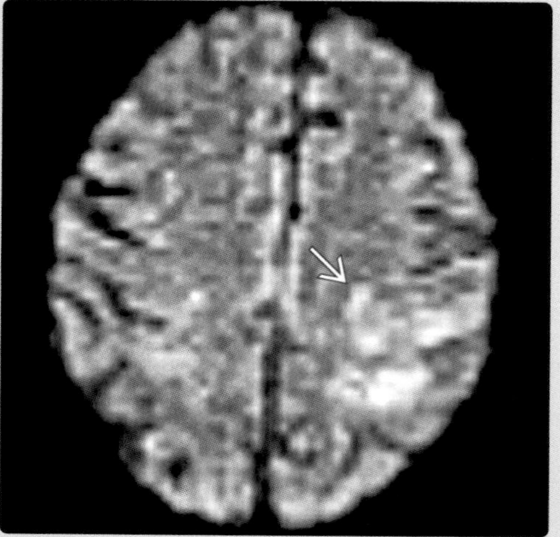

（左图）免疫抑制患者伴发 CMV 脑膜脑炎，MR 横断位平扫 FLAIR 图像显示左额叶后部➡明显斑片状高信号。CMV 通常累及脑室周围白质。（右图）同一患者，DWI 图像显示左侧额叶后部➡异常信号，扩散受限，累及皮质和白质。脑炎在 DWI 上通常表现阳性，DWI 是发现脑炎的最敏感序列

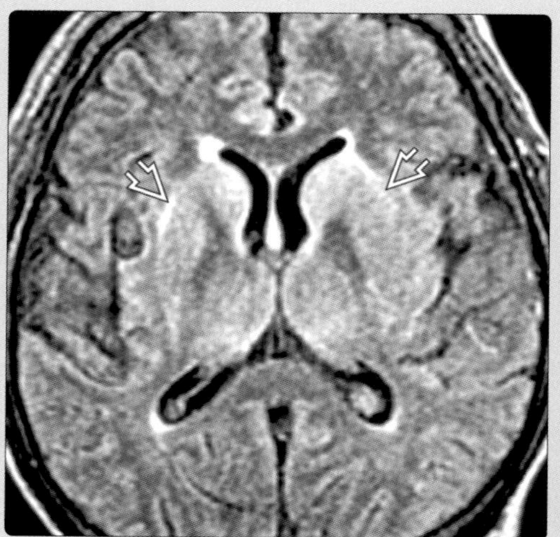
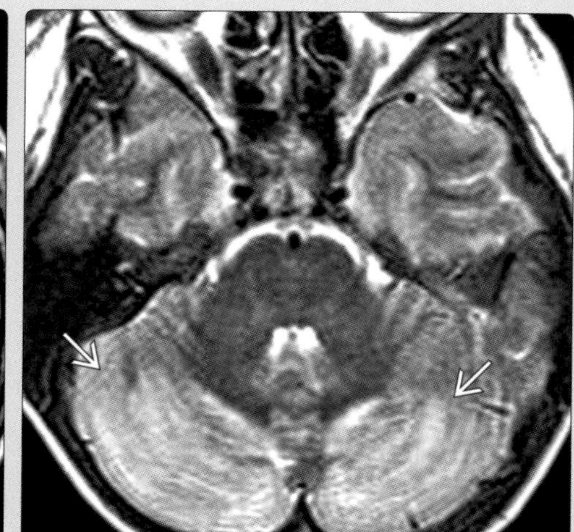

（左图）西尼罗河病毒性脑炎患者，MR 横断位平扫 FLAIR 显示基底节➡、丘脑对称性异常高信号，深部灰质核团对称受累改变，与中毒、代谢性疾病、缺血缺氧性脑病表现相似。（右图）患者 10 岁，小脑脑炎，症状为头痛、眩晕、呕吐，MR 横断位平扫 T_2WI 显示双侧小脑半球高信号➡。小脑脑炎常见于儿童

术 语

定义

- 弥漫性脑实质内炎症，可以由多种病原体引起，其中病毒感染最常见
- 病变部位取决于病原学

影 像

一般特征

- 最佳诊断线索
  - T_2WI 上皮层灰质 ± 白质或者深部核团高信号
  - 病变范围通常较大，边界不清 ± 斑片状出血
  - 影像表现表现常无特异性
- 位置
  - 单纯疱疹病毒1型（HSV1）：边缘系统
  - 巨细胞病毒（CMV）：脑室周围白质
  - EB 病毒（EBV）：双侧对称性基底节、丘脑、皮层或脑干
  - 水痘 - 带状疱疹病毒（VZV）
    - 水痘：可累及多个皮层
    - 带状疱疹：脑干 / 皮层灰质、脑神经
  - 小脑炎：双侧小脑半球
  - 东部马脑炎（EEE）：基底节、丘脑
  - 肠道病毒性脑脊髓炎
    - 肠道病毒（EV）71：延髓后部、脑桥、中脑、齿状核、脊髓
    - 脊髓灰质炎病毒，柯萨奇病毒：中脑、脊髓前部
  - 汉坦病毒：垂体出血
  - HIV-1：大脑白质、脑干、丘脑、基底节
  - 日本脑炎：双侧丘脑、脑干、小脑、脊髓、大脑皮层
  - Murray Valley 脑炎（MVE）：双侧丘脑；可累及中脑、颈髓
  - 尼帕病毒性脑炎：白质多发病变
  - 狂犬病毒性脑炎：脑干、海马、下丘脑、白质、灰质
  - 脑干脑炎（菱脑炎）：脑干和小脑
  - 圣路易斯脑炎：黑质
  - 西尼罗河病毒（WNV）：基底节和（或）丘脑；可累及脑干、大脑白质、黑质、小脑、脊髓

CT 表现

- 平扫 CT：绝大多数患者起病初期 CT 检查为阴性
  - 日本脑炎：可有丘脑出血

MR 表现

- T_1WI
  - 日本脑炎：双侧大脑半球白质、脑干、基底节、双侧丘脑低信号灶
  - 狂犬病脑炎：双侧基底节高信号（罕见）
- T_2WI
  - CMV：脑室周围白质斑片状信号增高
  - EBV：基底节、丘脑、皮层高信号
  - 水痘：皮层多发高信号
  - 带状疱疹：脑干、皮层信号增高
  - 小脑炎：小脑半球信号增高
  - EEE：基底节和丘脑信号增高；可累及脑干、皮层、脑室旁白质
  - 肠病毒性脑脊髓炎（EV71）：延髓后部、脑桥、中脑和小脑齿状核高信号病变
    - 少见部位：延髓、丘脑、壳核
  - 日本脑炎：白质、脑干、基底节、双侧丘脑高信号病灶
  - MVE：双侧丘脑高信号，可累及中脑、大脑脚
  - 尼帕病毒性脑炎：白质内多发高信号，也可累及灰质
  - 狂犬病脑炎：脑干、海马、丘脑、白质、基底节边界不清的轻度高信号
    - 麻痹型狂犬病：延髓、脊髓高信号
  - 脑干脑炎（菱脑炎）：脑桥、延髓、中脑斑片状高信号
  - 圣路易斯脑炎：可出现黑质高信号，通常无异常
  - WNV：深部灰质核团 ± 白质高信号
- FLAIR
  - 尼帕病毒性脑炎：皮层下、深部白质 ± 灰质散在高信号病灶
    - 复发型和晚发型脑炎可出现皮层融合性病灶
- DWI：通常扩散受限
- 增强 T_1：可表现为从无强化到明显强化的多种强化方式
  - 可伴有脑膜强化
  - 带状疱疹（Ramsay Hunt 综合征）：第7、8脑神经及膜迷路可见强化
- MRS：有助于鉴别脑炎与梗死

成像推荐

- 推荐检查方案
  - 多平面 MR ＋ FLAIR、DWI 和增强检查

鉴别诊断

急性缺血

- 病灶按血管供血区分布，扩散受限

自身免疫性脑炎

- 通常由抗 NMDA 受体抗体介导；病变多位于皮层下白质

疱疹病毒性脑炎

- 累及边缘系统和颞叶

癫痫持续状态

- 脑组织高灌注、血 - 脑屏障破坏的活动性癫痫，脑内出现异常信号及强化

中毒 / 代谢性病变

- 常见对称性基底节或丘脑受累

病 理

一般特点

- 病因
  - 大多数（并非全部）由病毒感染引起
    - 病毒寄生于细胞内
  - 虫媒病毒通过蚊子、蜱进行传播
  - 皮肤或呼吸道、胃肠道黏膜进行复制
  - 病毒通过血源性或神经播散进入中枢神经系统
  - 有些病毒可以沿神经侵犯（如 HSV1 通过舌神经侵犯三叉神经节）
    - 潜伏性感染容易复发，沿脑膜蔓延
  - 带状疱疹：潜伏于神经节（通常为第5、第7脑神经）内的病毒可复发，蔓延至脑干
  - 尼帕脑炎：小血管炎症，血栓形成，发生微梗死
  - 狂犬病：通过轴浆逆向运输进入中枢神经系统

分期、分级和分类

- 疱疹病毒包括 HSV1、HSV2、CMV、EBV、VZV、B 病毒、HSV6，HSV7
- HSV2 是引起新生儿脑炎的主要原因
- 水痘：引起脑膜脑炎，小脑性共济失调和无菌性脑膜炎（<1% 患者）
- 带状疱疹感染：可引起脑炎，神经炎，脊髓炎或眼部疱疹
  - 免疫力正常患者：脑神经和周围神经麻痹
  - 免疫抑制患者：弥漫性脑炎
  - 眼部带状疱疹可导致颈内动脉坏死性血管炎
- EBV：引起传染性单核细胞增多症
  - 弥漫性脑炎仅见于 <1% 的患者
  - 可伴发脑膜脑炎，吉兰－巴雷综合征，横贯性脊髓炎
- 流行病学
- 肠道病毒包括柯萨奇病毒 A、B，脊髓灰质炎病毒，埃可病毒，肠道病毒 68-71
- 虫媒病毒（节肢动物传播的病毒）包括东部、西部和委内瑞拉马脑炎，圣路易斯脑炎，日本乙型脑炎，加利福尼亚脑炎，蜱传播性脑炎
- 尼帕脑炎：副黏液病毒，和与被感染的猪有密切接触有关
- 脑干脑炎（菱脑炎）：病毒感染最常见（如 HSV），单核细胞多性李斯特菌，军团病，支原体，莱姆病，结核病

直视病理特征

- 血管充血，整体或局部水肿 ± 出血、坏死

临床特点

临床表现

- 最常见的体征／症状
  - 差异很大：从轻微脑膜症状至严重脑炎症状，± 发热，前驱症状
  - 带状疱疹－水痘病毒：同一种病毒感染，出现不同临床症状（VZV）
    - 水痘脑炎：（水痘）出疹后数天至数周内出现发烧、头痛、呕吐、癫痫发作、精神状态改变
    - 带状疱疹：免疫力正常者，与受累皮节相对应的脑神经和周围神经麻痹
      - 三叉神经眼支最易受累（眼部带状疱疹）
      - 罕见并发症：脑血管炎和霉菌性动脉瘤导致对侧偏瘫
  - 带状疱疹：免疫抑制患者出现发热、假性脑膜炎、精神状态改变
  - 小脑炎：前驱感染症状后突发肢体和（或）步态共济失调
  - 肠道病毒性脑炎（EV 71）
    - 手足口病：发热，伴有手、脚、肘、膝、口唇多发水泡
    - 疱疹性咽峡炎：腭咽眼部溃疡
    - 脑神经病、视力障碍、呼吸困难、脑干受累导致心动过速
  - 尼帕病毒：发热、头痛、头晕、呕吐；节段性肌阵挛、反射消失、肌张力低、高血压、心动过速
  - MVE：发热、头痛、意识模糊、震颤；可进展至瘫痪、昏迷、呼吸衰竭
  - 狂犬病（脑炎）：发热、萎靡、精神状态异常、边缘系统功能障碍，自主神经刺激症状
    - 麻痹型：四肢无力
  - 脑干脑炎（菱脑炎）：反射消失、共济失调、眼肌麻痹
  - 圣路易斯脑炎：震颤、发热

人群分布特征

- 疱疹病毒：散发性（非流行性）病毒性脑炎的最常见原因
- 日本脑炎：亚洲最常见的地方性流行性脑炎
- EBV：累及中枢神经系统少见（发生率 <10%）
- VZV：中枢神经受累 <1%

自然病史及预后

- 脑炎的致残率及致死率均较高
- 快速诊断并早期应用抗病毒或抗菌药物治疗可降低死亡率，改善预后

诊断要点

关注点

- 影像表现学表现常无特异性，与其他疾病表现相似
- 临床特征及旅行史有助于诊断

读片要点

- DWI 较常规 MRI 发现病变早

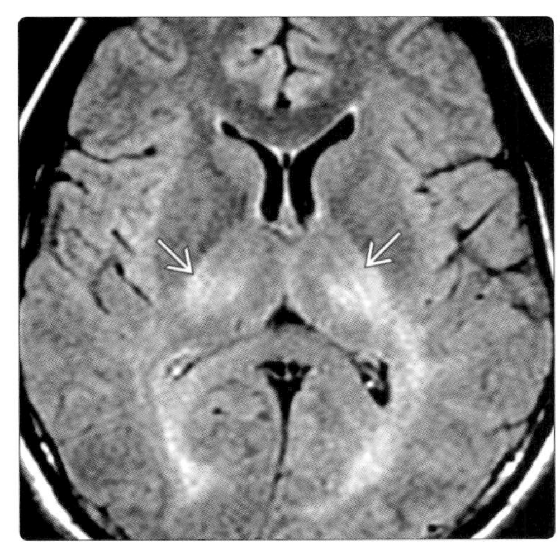

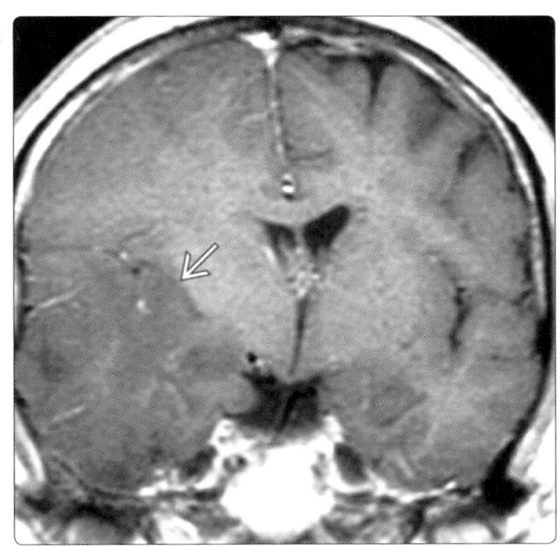

（左图）既往有传染性单核细胞增多症病史患者，MR横断位平扫FLAIR显示双侧丘脑对称性高信号➡。EBV通常累及丘脑、基底节、皮层和（或）脑干。脑炎的影像表现表现无特异性，与其他疾病进程相似。（右图）病毒性脑炎患者，MR冠状位增强T_1WI图像显示右颞叶无强化的"占位"病变➡。脑炎病灶的强化形式多样（C. Sutton, MD.提供）

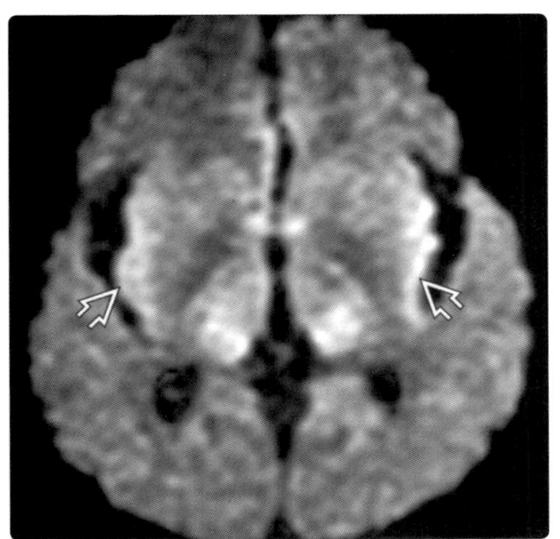

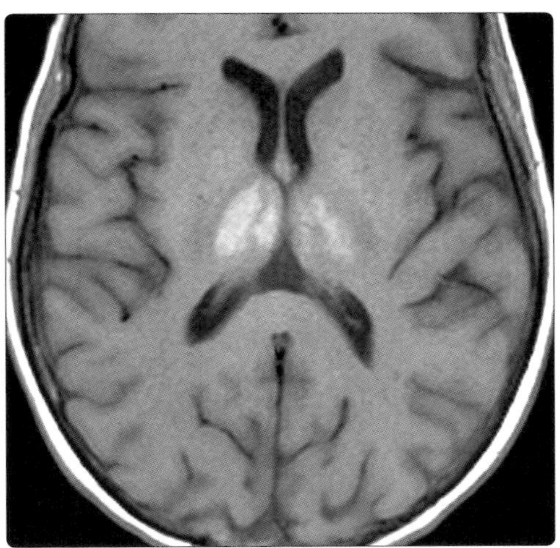

（左图）西尼罗河病毒性脑炎患者，MR横断位平扫DWI图像显示两侧丘脑、岛叶对称性扩散受限➡。基底节、丘脑受累是西尼罗河病毒性脑炎的典型表现。DWI较常规MRI更有助于早期发现病变。（右图）MR横断位平扫T_1WI图像显示患者双侧丘脑高信号。T_1WI上高信号提示病变内有出血产物，是西尼罗河病毒性脑炎不典型的影像表现

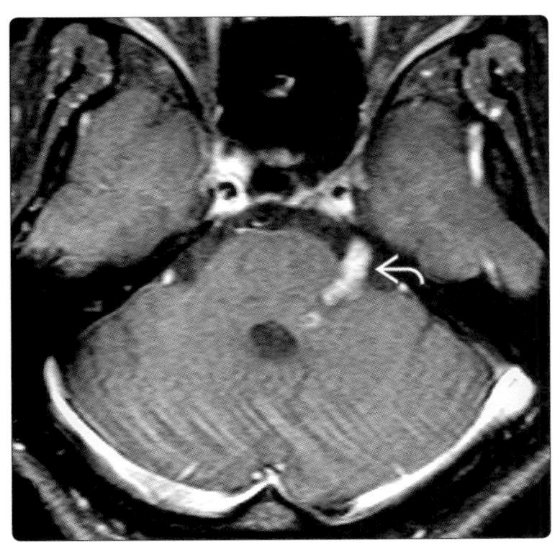

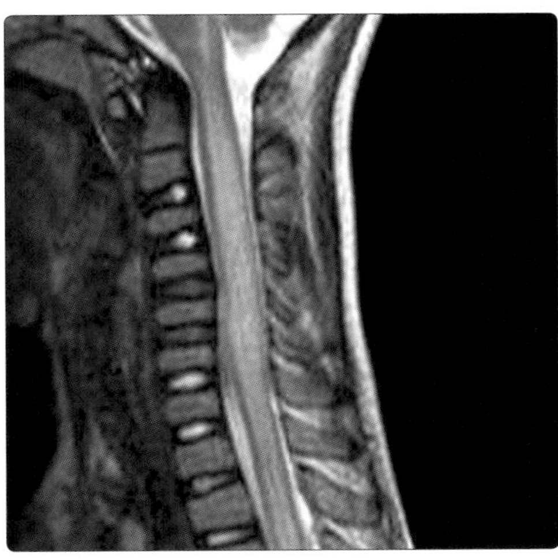

（左图）三叉神经痛患者，MR横断位平扫T_1WI图像显示三叉神经脑池段➡、神经根入口区、桥臂段强化，眼支（V1）在感染带状疱疹病毒时最易受累。免疫力正常患者，带状疱疹病毒通常累及脑神经。VZV脑炎罕见。（右图）麻痹型狂犬病患者，MR矢状位平扫T_2WI显示颈髓弥漫增粗、信号增高。麻痹型狂犬病通常累及延髓和脊髓

结 核

关键点

术语

- 通常引起结核性脑膜炎和（或）局灶性中枢神经系统感染，结核瘤

影像

- 脑底部脑膜炎 + 脑外结核（肺）
- 脑膜炎 + 脑实质病变高度提示结核感染
- 结核瘤
    - 幕上脑实质最常见
    - T_2WI 上通常表现为低信号
    - 明显强化（实性或环形强化）

主要鉴别诊断

- 脑膜炎
- 神经结节病
- 脑脓肿
- 肿瘤

病理

- CNS 结核多为继发（常继发于肺结核）
- 脑膜炎为 CNS 结核最常见表现
    - 常见于儿童

临床要点

- 临床表现各异，从不伴神经功能缺损的轻度脑膜炎症状，至严重昏迷
- 致残率高达 80%：智能障碍，瘫痪，癫痫发作，强直，语言或视力障碍
- 死亡率为 25%～30%，AIDS 患者的死亡率更高
- 疾病复发（自流行地区传入，患 AIDS，耐药菌株）

诊断要点

- 结核常与其他疾病表现相似，如肿瘤

（左图）冠状位图显示脑底部结核性脑膜炎及结核瘤➡二者常并存。图示血管形态不规则，血管炎导致的基底节早期缺血改变。（右图）尸检横断位大体标本显示中枢神经系统结核的特点：脑底部脑池渗出和脑膜炎➡、结核瘤⇨以及血管炎改变↪（R. Hewlett, MD. 提供）

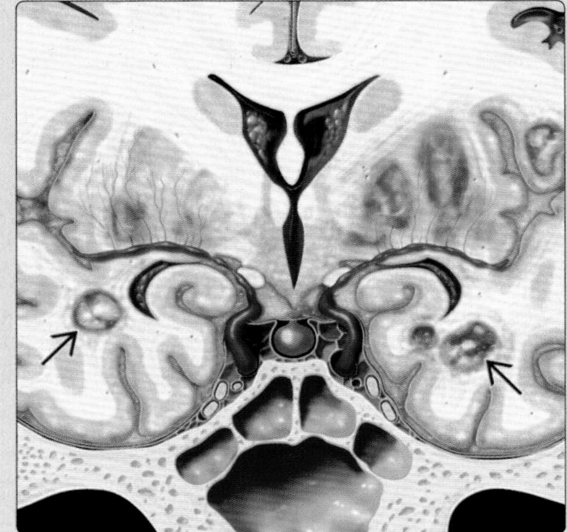

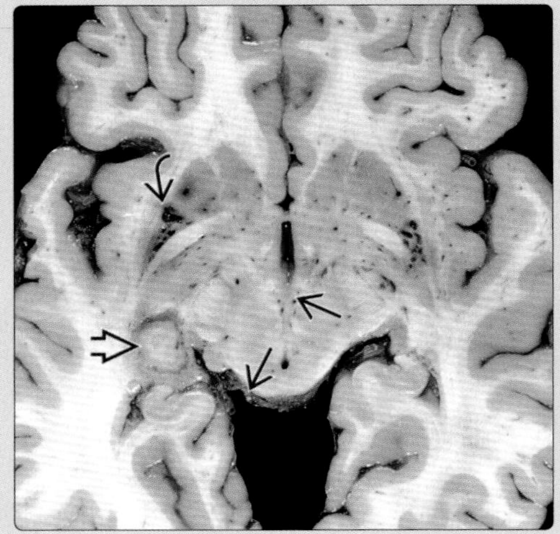

（左图）患儿，结核性脑膜炎，MR 横断位增强 T_1WI 图像显示沿中脑和颞叶表面⇨增厚、线样强化。注意侧脑室及中脑导水管扩大。（右图）患者，脑结核瘤，MR 横断位平扫 T_2WI 图像显示左侧顶叶较大的低信号病灶➡周围水肿累及整个大脑半球。水肿延伸至皮层下 U 形纤维，皮质未受累

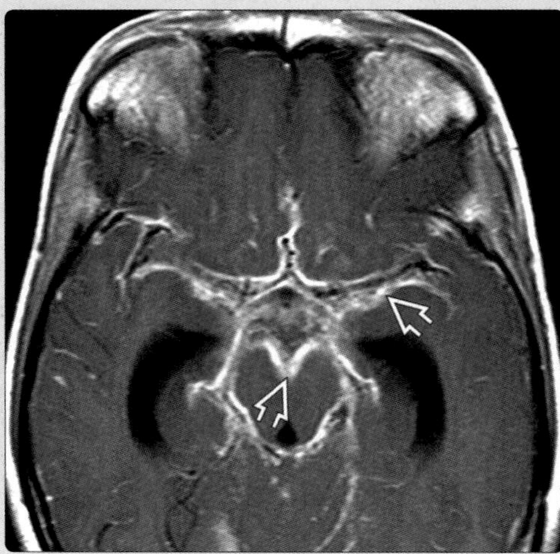

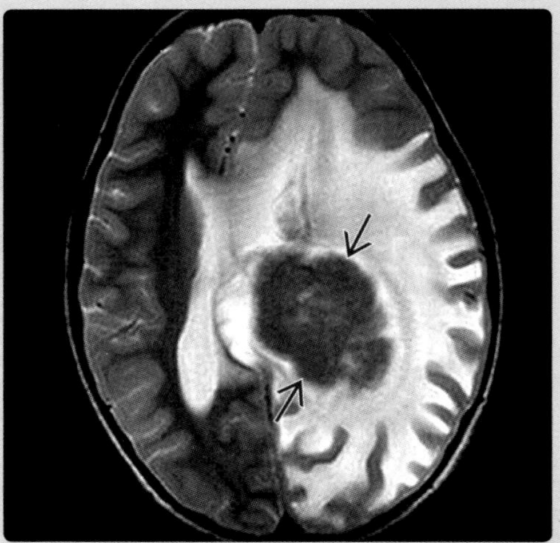

术　语

缩写

- 结核（tuberculosis，TB）

定义

- 由结核抗酸分支杆菌引起的感染
- CNS 结核几乎均继发于血源性播散（常来源于肺）
  - 主要表现为结核性脑膜炎（tuberculous meningitis，TBM）
  - 局灶性脑实质感染：结核瘤（常见）；结核性脑脓肿（罕见）

影　像

一般特征

- 最佳诊断线索
  - 脑底部脑膜炎 + 脑外结核（肺）
  - 脑膜炎 + 脑实质病变高度提示结核感染
- 位置
  - 脑膜炎（脑底部脑池 > 表面脑沟）
  - 结核瘤
    - 通常发生于脑实质
      - 幕上脑实质最常见
      - 发生于幕下者少见，脑干罕见
    - 硬脑膜也可发生结核瘤
- 大小
  - 结核瘤直径为 1mm～6cm
- 形态
  - TBM：基底部脑池内浓稠的渗出物
  - 结核瘤：圆形或椭圆形占位
    - 单发或多发（多发更常见）
- 伴发表现
  - 少见部位：颅骨（± 硬脑膜）、乳突
  - 结核性颈部淋巴结炎
    - 患有肺结核的儿童 / 年轻人，颈部淋巴结肿大或聚集成团

CT 表现

- 平扫 CT
  - TBM：早期 CT 表现正常（10%～15%）
    - 等密度至高密度渗出物渗入脑脊液间隙，填充基底部脑池、脑沟内
  - 结核瘤
    - 低至高密度不等的圆形或分叶状结节或团块，周围伴有中度至明显水肿
    - 钙化少见（约 20%）
- 增强 CT
  - TBM：基底部脑膜明显强化
  - 结核瘤：实性或环形强化
    - “靶”征：中心灶状强化 + 周边环形强化
      - 非 TB 特异表现（弓形虫感染等也会出现）

MR 表现

- T_1WI
  - TBM：渗出物相对于脑脊液呈等或高信号
  - 结核瘤
    - 非干酪性肉芽肿：相对于脑实质呈低信号
    - 干酪性肉芽肿
      - 中心为实性：低或等信号
      - 中心坏死：低信号
      - 边缘可有高信号环（顺磁性物质）
- T_2WI
  - TBM：渗出物相对于脑脊液呈等或高信号，可有低信号结节（罕见）
  - 结核瘤
    - 非干酪性肉芽肿：相对于脑实质呈高信号
    - 干酪性肉芽肿：边缘低信号
      - 中心为实性：通常呈低信号
      - 中心坏死：呈高信号
    - 常见周围水肿
- FLAIR
  - TBM：基底部脑池、脑沟内信号增高
  - 结核瘤：与 T_2WI 上信号特点相似
- DWI
  - 结核瘤中心可为高信号
  - 有助于发现结核并发症（卒中、脑炎）
- 增强 T_1WI
  - TBM：脑膜明显强化，脑底部脑池更显著，可呈结节样强化
    - 基底节点状、线样强化提示血管炎
    - 罕见：脑室炎、脉络丛炎
    - 罕见：硬脑膜炎伴硬膜增厚、强化（类似脑膜瘤）
  - 结核瘤
    - 非干酪性肉芽肿：结节样均匀强化
    - 干酪性肉芽肿：周围环状强化
      - 中心坏死呈低信号
- MRA
  - 可见血管变窄、不规则或闭塞
- MRS
  - 结核性脓肿可有明显脂峰、乳酸峰，但无氨基酸峰
    - 脂峰位于 0.9ppm、1.3ppm、2.0ppm、2.8ppm
- 并发症：脑积水、脑缺血
- 慢性期改变：脑萎缩、钙化、慢性缺血

血管造影表现

- 大动脉狭窄
  - 颈内动脉床突上段、M1、A1
- 小和（或）中动脉变窄或闭塞

成像推荐

- 最佳影像方案
  - FLAIR MR，DWI，增强 T_1，±MRA，MRS

鉴别诊断

脑膜炎

- 感染性脑膜炎（细菌、真菌、病毒、寄生虫）
  - 球孢子菌病、隐球菌病常累及脑底部脑池
- 癌性脑膜炎（CNS 或其他系统原发）或淋巴瘤

神经结节病

- 典型表现为软脑膜和（或）硬脑膜强化
- 罕见脑实质结节

脑脓肿

- 其他肉芽肿、寄生虫（脑囊虫病）、细菌
- 化脓性脓肿通常水肿更加明显
- 典型表现为 T_2 低信号环，DWI 扩散受限

肿瘤

- 原发或转移性肿瘤鉴别困难
- 壁厚、不规则结节样强化，扩散表现各异
- 通常起病隐袭，病史有助于鉴别诊断

病 理

一般特征

- 病因
  - CNS 结核大多继发于血行播散（常原发于肺；继发于胃肠道或泌尿道罕见）
    - 充血，炎症扩展至脑膜
    - 可能累及血管周围间隙，引起血管炎
  - TBM 病理生理
    - 通过血行播散穿透脑膜血管壁
    - 室管膜下、软脑膜下肉芽肿破裂进入脑脊液
  - 结核瘤病理生理
    - 血行播散，病变多位于皮髓质交界区
    - 脑膜炎通过皮质静脉、小穿通动脉侵入脑实质
  - 脑底部渗出物直接累及动脉或通过反应性动脉炎间接累及（高达 40% 患者）
    - 感染引起动脉痉挛，导致血栓形成和梗死
    - 最常累及豆纹动脉、MCA、丘脑穿支动脉
    - 梗死最常见于基底节、大脑皮层、脑桥、小脑
    - 动脉炎：常见于儿童、艾滋病患者

直视病理特征

- TBM：浓稠、凝胶状的脑池内渗出物
- 结核瘤：非干酪性，干酪性伴中心实性成分或干酪性伴中心坏死
  - 极少进展为结核性脓肿
    - 可发生于脑实质、蛛网膜下腔和硬脑膜，壁厚的分叶状占位病变

显微镜下特征

- TBM：炎性细胞，脆弱的新生毛细血管
  - 干酪样坏死、慢性肉芽肿、动脉内膜炎、血管周围炎性改变
- 结核瘤
  - 早期包膜：外周为成纤维细胞、上皮样细胞、朗格汉斯巨细胞、淋巴细胞
  - 晚期包膜：成熟结核瘤为厚的胶原层包裹中心液化的干酪样物质

临床特点

临床表现

- 最常见的体征 / 症状
  - 临床表现各异，从不伴神经功能缺损的轻度脑膜炎症状，至严重昏迷
  - TBM：发热，意识障碍，头痛，嗜睡，脑膜炎样症状
  - 结核瘤：癫痫发作，颅内压增高，视神经乳头水肿
- 实验室检查
  - 腰穿：脑脊液蛋白、细胞（淋巴细胞）数升高，葡萄糖降低，微生物为阴性
    - 初次脑脊液检查阳性患者 <40%
    - 分枝杆菌生长缓慢，培养需 4~8 周
    - 结核 PCR 检测有助于早期确诊
  - 结核皮试可为阴性，特别是早期阶段
  - 常有红细胞沉降率升高

人群分布特征

- 年龄
  - 任何年龄均可发生，<30 岁最常见
    - 儿童 >50% 有肺外结核的表现，其中 >70% 伴有 TBM
- 性别：无性别差异
- 流行病学
  - 全世界：每年 8 百万至 1 千万例
  - 疾病复发（流行地区输入，艾滋病患者，耐药菌株）

自然病史及预后

- 长期致残率高达 80%：智能障碍，瘫痪，癫痫发作，强直，语言或视力障碍
- 死亡率为 25%~30%；AIDS 患者死亡率更高
- 并发症：脑积水（70%），卒中（高达 40%），脑神经病（常见于第三、四、六脑神经），瘘
- 结核瘤可能需要数月至数年才能消散吸收
  - 病灶大小决定愈合时间

治疗

- 若 TBM 不治疗，4~8 周可致命
- 需要多种药物联合治疗：异烟肼，利福平，吡嗪酰胺，± 乙胺丁醇或链霉素
- 即使治疗，病变也可能进展或增大

诊断要点

关注点

- 结核常类似其他疾病表现，如肿瘤

读片要点

- 脑膜炎伴有脑实质内病变提示结核可能

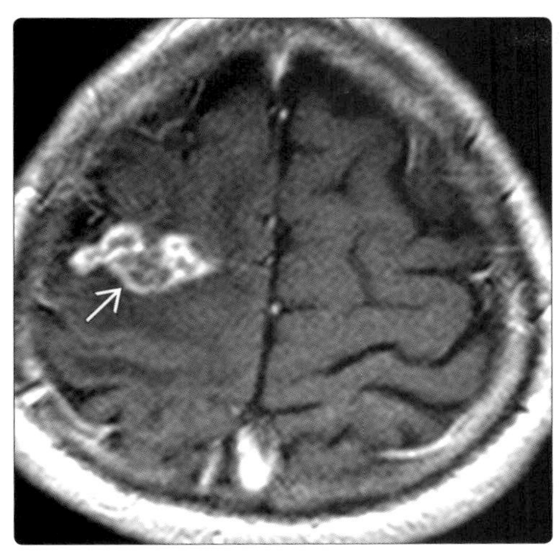

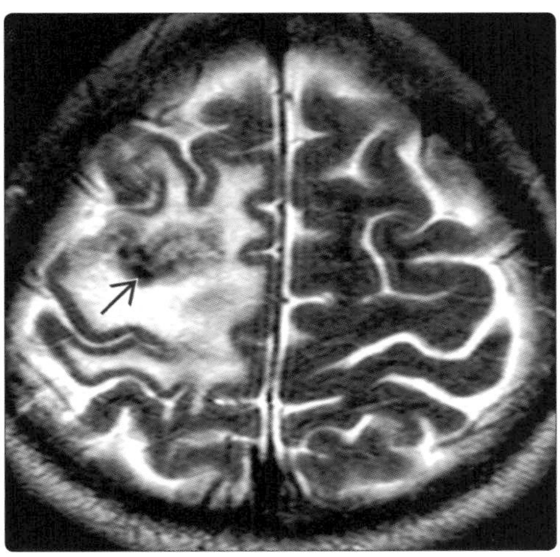

（左图）MR 横断位增强 T_1WI 显示右额叶一簇环形强化的肉芽肿→。（右图）同一患者，MR 横断位平扫 T_2WI 显示斑点状低信号的肉芽肿及其周围血管源性水肿→

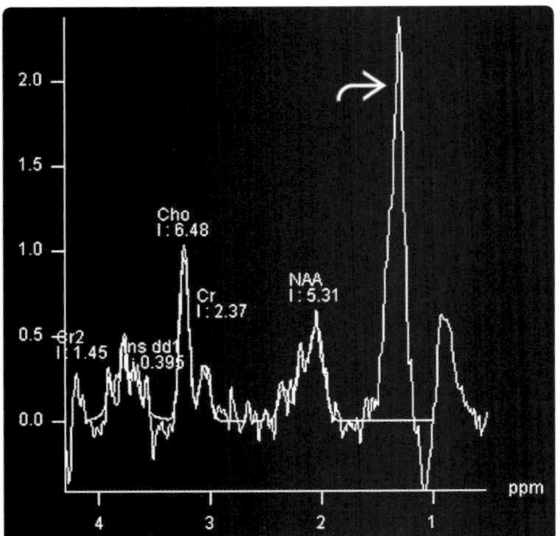

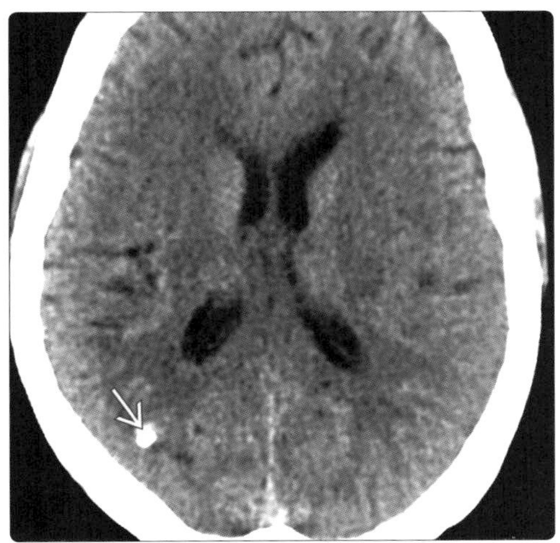

（左图）同一患者，MRS（PRESS）显示 NAA 减低及高大脂峰↪，为结核瘤常见表现。（右图）平扫 CT 显示结核瘤治愈后遗留钙化结节→

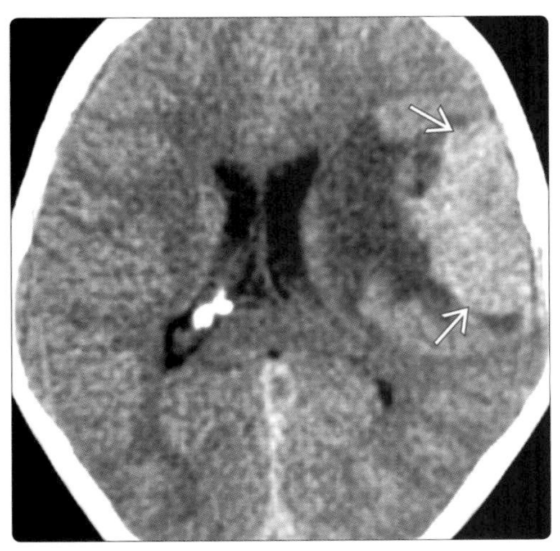

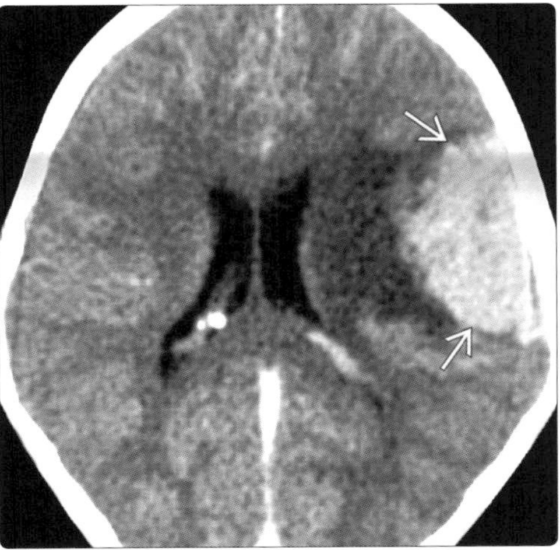

（左图）平扫 CT 显示以硬脑膜为基底的明显高密度占位 →（R. Amakantan，MD. 提供）（右图）同一患者，增强 CT 图像显示病变中度强化→此脑外占位与脑膜瘤表现相似，手术证实为硬脑膜结核瘤（R. Ramakantan，MD. 提供）

脑囊虫病

关键点

术语

- 猪肉绦虫引起的颅内寄生虫感染
  - 病理分 4 期：囊泡期、胶样囊泡期、颗粒结节期和结节钙化期

影像

- 最佳诊断线索：囊泡内伴“圆点”
- 最常见部位为大脑凸面的蛛网膜下腔
  - 囊泡周围的炎症反应可能会封闭脑沟，使病灶看起来像在脑内
- 可累及脑池 > 脑实质 > 脑室
- 脑室内囊泡通常为单发
- 脑底部脑池囊泡可为簇状（葡萄串样）
- 影像表现表现因发展阶段和宿主反应而不同
- 同一患者的病变可处于不同时期
- FLAIR 和 T_1WI 有助于显示囊虫和脑室内病变

主要鉴别诊断

- 脓肿
- 结核
- 肿瘤
- 蛛网膜囊肿

临床要点

- 常见癫性发作、头痛、脑积水
  - 脑囊虫病可以无症状，直至幼虫退化
- 脑囊虫病是全球最常见的寄生虫感染
  - 囊虫病约 60%~90% 累及中枢神经系统
- 流行地区是癫痫最常见病因
- 旅行、移民的增多导致疾病传播
- ELISA 法检测血清或脑脊液可以确诊

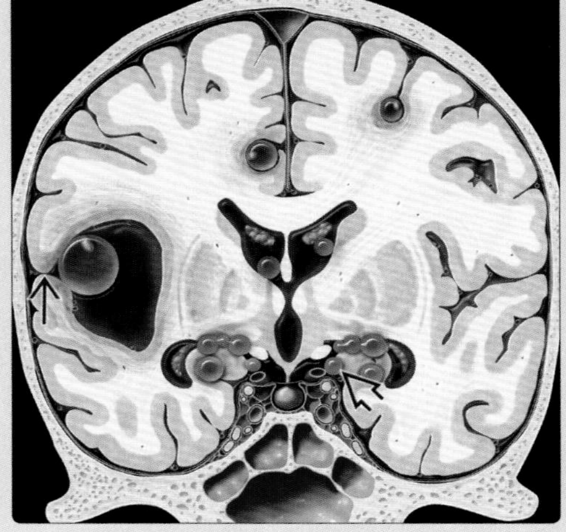

（左图）冠状位图显示蛛网膜下腔和脑室内囊泡。大脑凸面的囊泡内可见头节，其周围有炎性反应。注意，最大的囊泡周围的炎症“封闭”脑沟→，使其看起来似位于脑实质内。脑底池内可见葡萄串状的囊泡⇨。这些多房囊泡是非活动性的，通常无头节。（右图）新发局灶性癫痫的年轻患者，MR 横断位平扫 FLAIR 显示右额叶可见“占位”。脑囊虫病的囊泡信号与脑脊液信号→类似。注意病灶周围水肿

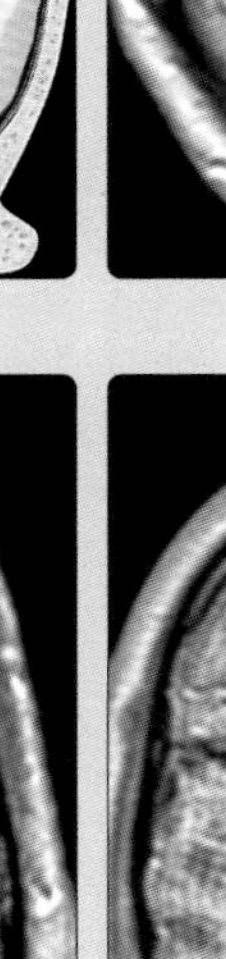

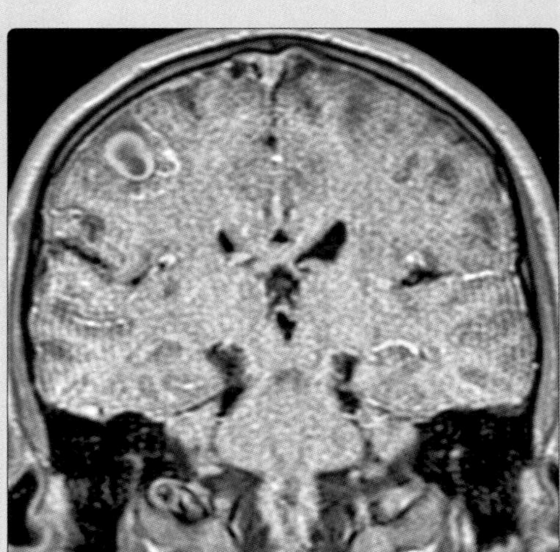

（左图）同一患者，MR 横断位增强 T_1WI 显示囊壁➡强化，中央的“点”代表头节。周围炎症导致脑沟“封闭”，使病灶看起来似位于脑内。少数可见自病灶延伸出线状强化，代表沿脑沟表面的软脑膜炎症。（右图）同一患者，MR 冠状位增强 T_1WI 显示脑囊虫病的囊壁强化（胶样囊泡期）

术　语

缩写

- 脑囊虫病（neurocysticercosis，NCC）

同义词

- 囊虫病

定义

- 由猪肉绦虫引起的颅内寄生虫感染
  - 病理上分 4 期：囊泡期、胶样囊泡期、颗粒结节期和结节钙化期

影　像

一般特征

- 最佳诊断线索
  - 囊泡内伴有“圆点”
- 位置
  - 大脑凸面的蛛网膜下腔内最常见
  - 累及脑池 > 脑实质 > 脑室
  - 脑实质内的囊泡常位于大脑半球，灰白质交界区
  - 脑室内囊泡通常单发
    - 第四脑室内最常见
  - 脑底部脑池的囊泡可呈簇状（葡萄串样）
  - CNS 罕见发病部位：蝶鞍、眼眶、脊髓
- 大小
  - 大小不等，通常为 1cm，可为 5～20mm 不等；内含头节（1～4mm）
  - 脑实质内囊泡≤ 1cm
  - 蛛网膜下腔的囊泡可较大；据报道最大可达 9cm
- 形态
  - 囊泡呈圆形或卵圆形，20%～50% 为单发
  - 多发者，通常数量也较少
  - 播散型（又称粟粒性 NCC）：罕见
- 影像表现表现因发展阶段和宿主反应而不同
- 同一患者的病变可处于不同分期
- 囊泡周围的炎症反应可能会封闭脑沟，使病灶似位于脑内

CT 表现

- 平扫 CT
  - 囊泡期（成活幼虫）：光滑，薄壁囊泡，与脑脊液呈等密度，无水肿
    - 囊泡内高密度“点”为头节
  - 胶样囊泡期（退化幼虫）：高密度囊液伴周围水肿
  - 颗粒结节期（愈合中）：轻度水肿
  - 结节钙化期（已愈合）：小的钙化结节
- 增强 CT
  - 囊泡期：无（或轻度）囊壁强化
  - 胶样囊泡期：较厚的纤维囊呈环形强化
  - 颗粒结节期：退化缩小，强化结节
  - 结节钙化期：皱缩的钙化结节
- 蛛网膜下腔病变：多发等密度囊泡，无头节；可引起脑膜炎、血管炎或脑积水
- CT 显示脑室内囊泡欠佳，可显示脑积水

MR 表现

- T_1WI
  - 囊泡期：囊泡与脑脊液信号相等
    - 可见单发、偏心的头节（高信号）
  - 胶样囊泡期：囊泡与脑脊液相比呈略高信号
  - 颗粒结节期：囊壁增厚收缩；水肿减少
  - 结节钙化期：皱缩的钙化灶
  - 有助于检出脑室内囊泡
- T_2WI
  - 囊泡期：囊泡与脑脊液信号相等
    - 可见单发、偏心的头节
    - 无周围水肿
  - 胶样囊泡期：囊泡呈高信号
    - 周围水肿可轻可重
  - 颗粒结节期：囊壁增厚收缩；水肿减少
  - 结节钙化期：皱缩的钙化灶
- FLAIR
  - 囊泡期：囊泡与脑脊液信号相等
    - 可见单发、偏心的头节（与脑脊液相比呈高信号）；无水肿
  - 胶样囊泡期：囊泡呈高信号
    - 周围水肿可轻可重
  - 有助于检出脑室内囊泡（高信号）
  - 吸入 100% 纯氧可提高病灶显示率
- T_2^* GRE
  - 有助于显示钙化的头节
  - 可呈“多发的黑点”
- 增强 T_1WI
  - 囊泡期：通常无强化，也可有轻度强化
    - 可见单发、偏心的头节强化
  - 胶样囊泡期：增厚的囊壁强化
    - 位于边缘的强化结节（头节）
  - 颗粒结节期：囊壁增厚皱缩；可有结节状或环状强化
  - 结节钙化期：小的钙化病变，罕见轻微强化
- MRS：少数报道显示乳酸、丙氨酸、琥珀酸和胆碱升高；NAA 和 Cr 下降
- DWI：囊性病变通常与脑脊液信号相等
- 儿童可见“脑炎型囊虫病”，表现为多发的小强化病灶和弥漫性水肿
- 稳态序列（CISS）有助于显示脑室内囊泡；可引起脑室炎和（或）脑积水
- 脑池内脑囊虫病可呈簇状（多发分叶状，葡萄串状），通常无头节

成像推荐

- 最佳影像方案
  - MR 最敏感
  - CT 显示钙化病灶更佳

- 推荐检查方案
  - MR 的 T_1、T_2、FLAIR、GRE 和增强检查

鉴别诊断

脓肿

- 通常 T_2 可见边缘低信号环，DWI 扩散受限
- 脓栓可导致多发病灶

结核

- 结核瘤常与脑膜炎伴发
- 通常不是囊性

肿瘤

- 原发性或转移性（常已知原发肿瘤）
- 常表现为厚壁、不规则的边缘强化
- 可有囊肿和壁结节（如毛细胞性星形细胞瘤，血管母细胞瘤）

蛛网膜囊肿

- 呈脑脊液密度／信号的单发病变
- 无强化

扩大的血管周围间隙

- 所有 MR 序列均与脑脊液信号一致
- 无强化

其他寄生虫感染

- 可为囊性，但无头节

病　理

一般特征

- 病因
  - 感染猪肉绦虫的幼虫引起
  - 人是绦虫的中间宿主
    - 粪－口途径是最常见的感染途径
    - 感染原因为摄入被虫卵污染的水、食物
    - 初级幼虫（猪绦虫六钩蚴）从胃肠道播散进入 CNS 和骨骼肌
    - 一旦进入颅内，发育为次级幼虫（囊尾蚴）
  - 人也可能是终宿主（感染绦虫）
    - 通常由于摄入生猪肉
    - 摄入活体幼虫，附于胃肠道

分期、分级和分类

- 病理上分 4 期
  - 囊泡期、胶样囊泡期、颗粒结节期和结节钙化期
- 囊泡期：幼虫为囊泡边缘小结节、突向囊内，囊液清亮
  - 活体寄生虫很少或没有炎症反应
  - 此期可持续数年，此期可以开始退化
- 胶样囊泡期：幼虫开始退化
  - 头节显示透明变性，缓慢缩小
  - 囊液变混浊，囊壁变厚
  - 周围出现水肿和炎症
- 颗粒结节期：囊壁增厚，头节呈钙化颗粒；周围水肿消退
- 结节钙化期：病灶完全钙化、缩小；无水肿

直视病理特征

- 通常为半透明的小囊泡，伴有内陷头节

显微镜下特征

- 囊壁典型为 3 层：外（表皮）层，中间细胞（假上皮）层，内网状（纤维）层
- 头节有的顶突带有小钩及吸盘

临床问题

临床表现

- 最常见的体征／症状
  - 痫性发作，头痛，脑积水
  - 至幼虫退化前可无症状
  - 其他体征／症状：晕厥，痴呆，视力改变，局灶性神经功能缺失，脑卒中
- 临床特征
  - ELISA 法检测血清或脑脊液确诊

人群分布特征

- 流行病学
  - 囊虫病是最常见的寄生虫感染
  - 囊虫病患者 60%～90% 伴 CNS 感染
  - 许多国家是地方流行性(拉丁美洲、亚洲部分地区、印度、非洲、东欧)
    - 美国：加州，亚利桑那州，新墨西哥州，德克萨斯州的发病率较高
  - 随旅行、移民增多，导致疾病传播
- 年龄：见于任何年龄；多见于年轻人、中年人
- 种族：在美国拉丁美洲裔患者常见

自然病史及预后

- 在流行地区，是癫痫最常见病因
- 最初感染至出现症状的时间：6 个月至 30 年；一般 2～5 年
- 经过 4 个病理时期的时间：1～9 年；平均 5 年
- 蛛网膜下腔病变可伴发脑膜炎、血管炎和脑积水
- 脑室内 NCC 的致残率和死亡率增高（致残率↑与急性脑积水相关）

治疗

- 口服阿苯达唑（减少寄生虫量，减少癫痫发作）
  - 通常需要使用类固醇减轻水肿
- 可考虑切除或引流脑实质内病变
- 可考虑内窥镜下切除脑室内病变
- 治疗脑积水通常需要进行脑脊液分流

诊断要点

关注点

- 复杂的寄生虫囊肿可与脑肿瘤相似

读片要点

- FLAIR 和 T_1WI 有助于识别头节和脑室内病变
- 年轻人伴癫痫发作，GRE 有助于诊断

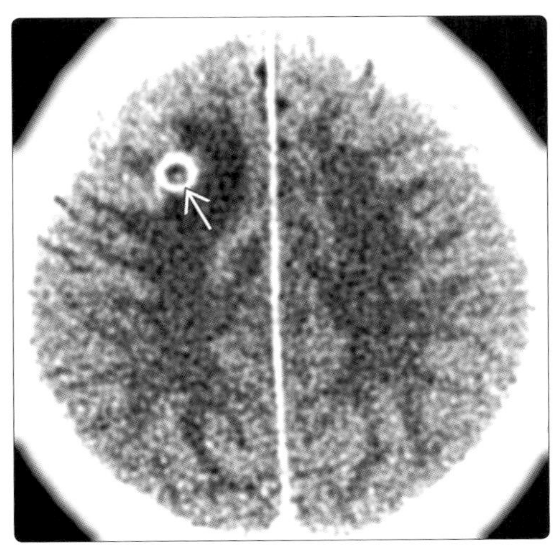

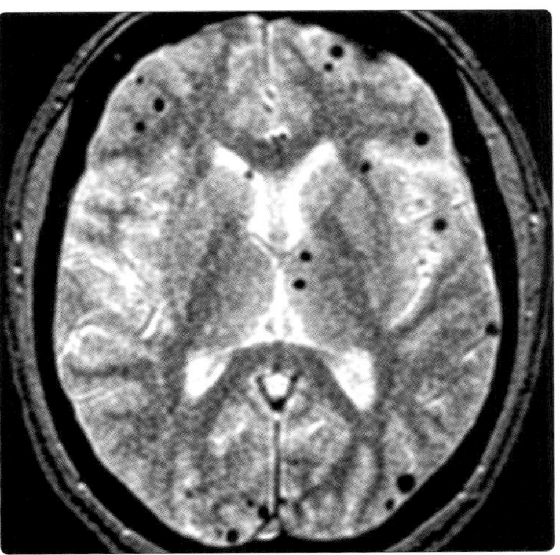

（左图）胶样囊泡期的脑囊虫病患者，增强 CT 显示额叶环状强化的病灶伴中心“点”状改变➡，周围可见水肿。CT 显示钙化病变比 MR 好。（右图）癫痫患者，MR 横断位平扫 T_2^* GRE 显示脑沟、脑实质和右额角内多发“黑点”，与脑囊虫病的结节钙化期相符。注意同一患者的不同病变可处于不同分期

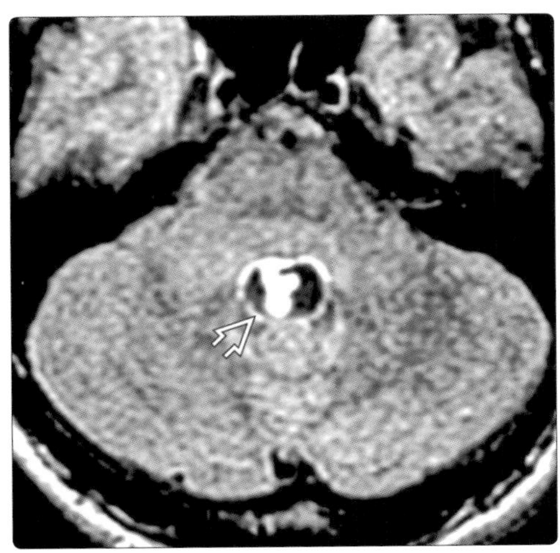

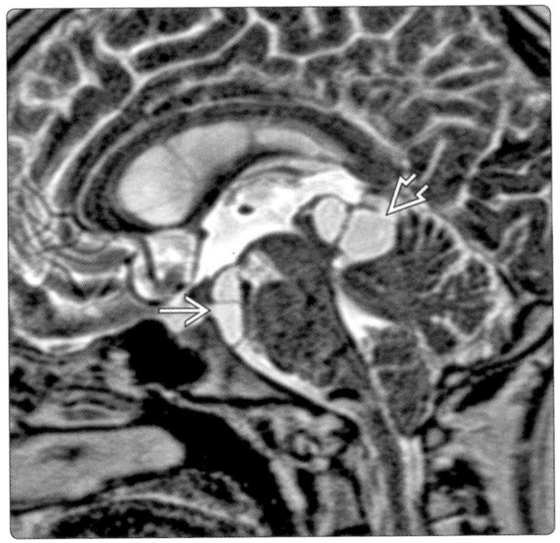

（左图）MR 横断位平扫 FLAIR 显示脑囊虫病（胶样囊泡期）的第四脑室内病变➡。注意偏心头节。FLAIR 和 T_1 是显示脑室内病变的最佳序列，病变常伴急性脑积水。（右图）MR 矢状位平扫显示四叠体池➡和脑底部蛛网膜下腔内➡多发高信号囊泡，呈葡萄串样。注意通常无头节(E. Bravo，MD. 提供)

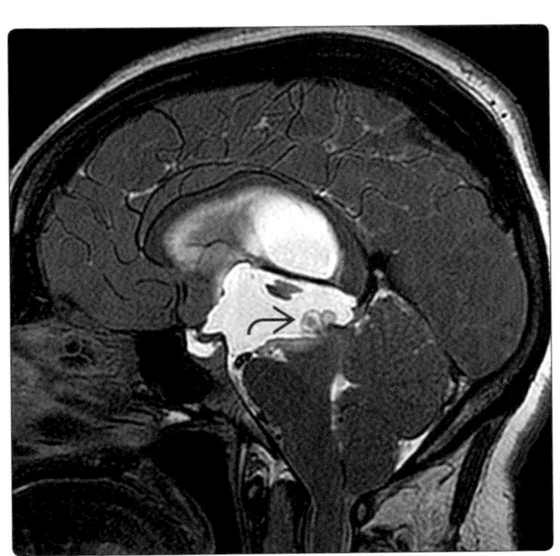

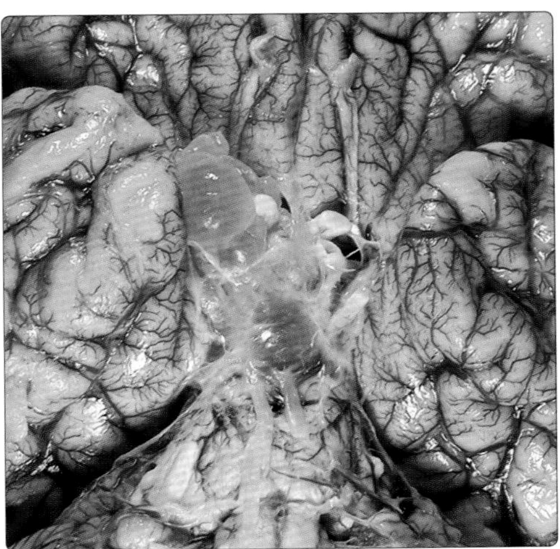

（左图）MR 矢状位平扫 FIESTA 显示脑室内囊虫病引起脑积水。注意囊泡➡阻碍脑脊液从第三脑室流向导水管。稳态自由进动序列有助于显示脑室内囊泡。(右图）尸检脑的底面观，显示脑囊虫病呈簇状的多个囊泡。脑底部脑池的囊泡常伴发脑膜炎、脑积水和血管炎(R.Hewlett，PhD. 提供)

其他寄生虫病

关键点

影像

- 肺吸虫病：急性感染可引起脑出血或脑梗死，继而形成肉芽肿
- 血吸虫病：肉芽肿性脑炎，高信号占位，周边点状强化
  - 中心线状强化，周围环绕多发点状结节，呈树枝状
- 裂头蚴病：大脑半球内团簇状分布的多囊占位，伴周围水肿
  - 可表现"隧道"征（虫体迁移）
  - 簇状分布的环形强化
- 旋毛虫病：嗜酸性脑膜脑炎，血管内血栓形成，梗死
- 锥虫病：脑膜脑炎，血管周围间隙内有致病微生物→水肿、充血，点状出血

主要鉴别诊断

- 肿瘤（多形性胶质母细胞瘤、转移瘤）
- 脓肿
- 脑囊虫病
- 神经结节病

病理

- 肺吸虫病：摄入未煮熟的感染卫氏并殖吸虫（肺吸虫）的淡水蟹或小龙虾
- 血吸虫病：感染血吸虫
- 裂头蚴病：摄入污染的水或食物（蛇、青蛙）
- 旋毛虫病：摄入未加工的感染旋毛虫包囊幼虫的肉
- 锥虫病：非洲（采采蝇）和美国（美州锥虫、猎蝽）

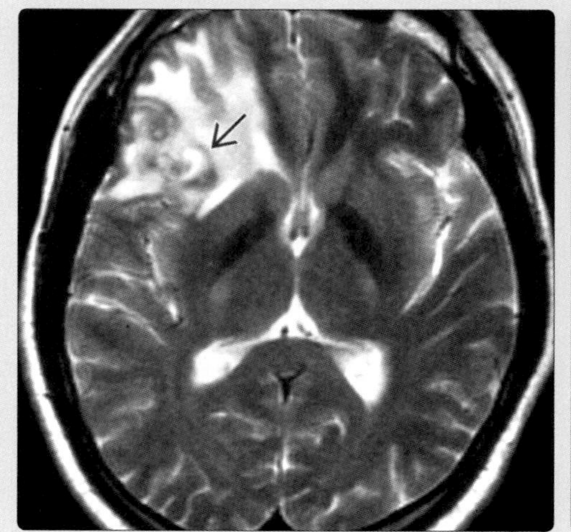

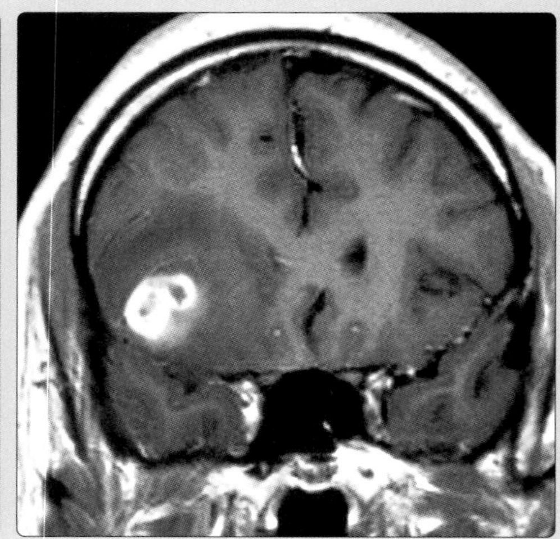

（左图）东亚患者，MR 横断位平扫 T_2WI 显示右额叶信号不均匀的病变，伴有占位效应和周围水肿。注意病变边缘低信号环➡，是肺吸虫病的典型征象。（右图）同一患者，冠状位增强 T_1WI 显示，呈团簇状的环状强化病灶周围明显水肿。肺吸虫病急性感染可引起脑出血或梗死，继而形成肉芽肿。影像学表现类似肿瘤。慢性期发生钙化和萎缩

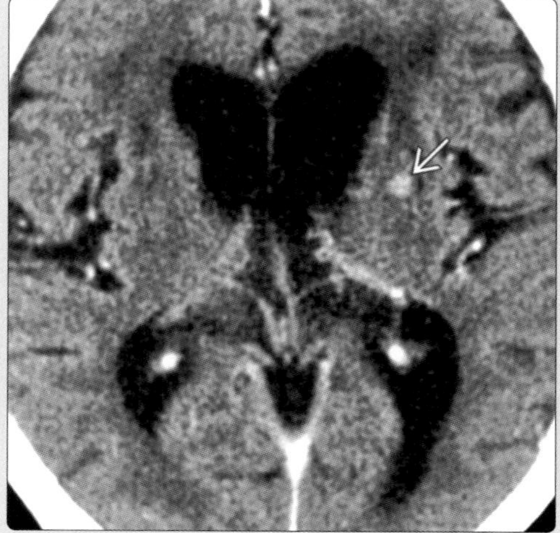

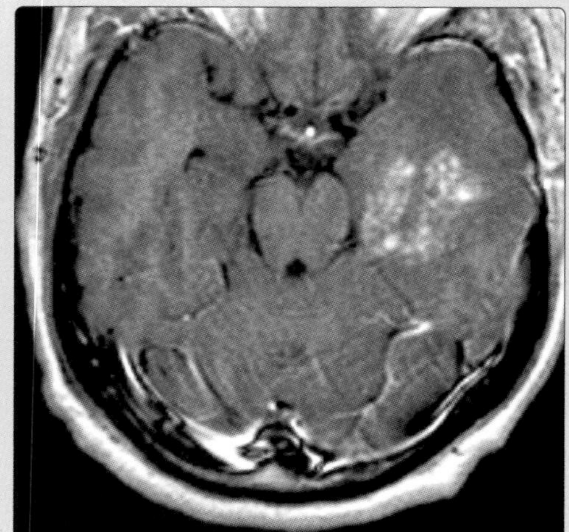

（左图）患者既往有肺吸虫感染史，增强 CT 显示弥漫性脑萎缩伴脑室扩大和基底节高密度病灶➡。急性期寄生虫可导致脑梗死。（右图）MR 横断位增强 T_1WI 显示左颞叶斑片状结节状强化。强化呈树枝状改变，是血吸虫病的特征。这种寄生虫常导致肉芽肿性脑炎，临床表现为脑病或癫痫发作

术　语

定义

- 罕见的累及中枢神经系统的寄生虫感染
- 包括肺吸虫病、血吸虫病、裂头蚴病、旋毛虫病、锥虫病

影　像

一般特征

- 最佳诊断线索
  - 强化的幕上占位病变，可呈多房状改变
- 位置
  - 大多数寄生虫感染位于幕上
  - 肺吸虫病：大脑半球，通常靠后部
  - 血吸虫病：大脑半球和小脑
  - 裂头蚴病：大脑半球
  - 旋毛虫病：大脑皮质和白质
- 形态
  - 血吸虫病：急性期可出现脑出血或梗死，继而形成肉芽肿
    - 慢性期，病变内可见圆形和卵圆形钙化灶
  - 血吸虫病：肉芽肿性脑炎，高信号占位病变，沿线形区域的多发点状强化
  - 裂头蚴病：簇状分布的多囊状占位病变，伴周围水肿
    - 由于寄生虫迁移，出现“隧道”征
  - 旋毛虫病：嗜酸性脑膜脑炎，血管内血栓形成，梗死
  - 锥虫病：脑膜脑炎，血管周围间隙内致病微生物引起脑水肿、充血、点状出血

CT 表现

- 平扫 CT
  - 肺吸虫病：团簇状分布的多发肉芽肿，± 出血
    - 多发圆形或卵圆形钙化，周围低密度，皮质萎缩，脑室增大
  - 血吸虫病：单发或多发高密度病灶伴周围水肿，占位效应
  - 裂头蚴病：簇状分布的多囊状占位病变，伴周围水肿，± 钙化灶
    - 通常累及单侧大脑半球
    - 慢性病例可见萎缩，脑室扩大
  - 旋毛虫病：脑白质内多发低密度病灶，皮层梗死
  - 锥虫病：水肿伴散在点状出血
- 增强 CT
  - 肺吸虫病：环形强化病变
    旋毛虫病：环形强化病变

MR 表现

- T_2WI
  - 肺吸虫病：信号不均匀的占位病变伴周围水肿，± 出血
    - 边缘可呈等信号或低信号
  - 血吸虫病：高信号占位病变伴周围水肿
  - 裂头蚴病：簇状分布的多囊状占位病变，伴周围水肿，± 出血
    - 病变可呈混杂信号，中心低信号、周围高信号
    - 慢性病例可见单侧白质变性，皮层萎缩
- 增强 T_1WI
  - 肺吸虫病：簇状分布的多发环形强化病灶
    - 慢性：萎缩和钙化
  - 血吸虫病：中央线状增强，周围多发点状结节，呈树枝状
  - 裂头蚴病：表现多样；病变与蠕虫迁移有关
    - “隧道”征：呈周围强化的中空管状
    - 可见簇状分布的多发环形强化（串珠样）

成像推荐

- 最佳影像方案
  - 增强 MR 最敏感
  - CT 有助于显示伴发的钙化灶
- 推荐检查方案
  - 增强 MR

鉴别诊断

多形性胶质细胞母细胞瘤

- 典型者呈厚壁、不规则边缘强化，中心坏死
- 常累及胼胝体
- 常见于老年人

转移瘤

- 皮质髓质交界区的强化占位病变
- 常多发
- 常有原发肿瘤

脓肿

- T_2 低信号边缘，DWI 弥散受限
- 环形强化，脑室侧边缘较薄

脑囊虫病

- 囊肿，边缘可见头节
- 多发病变常见

神经系统结节病

- 累及硬脑膜、柔脑膜和蛛网膜下腔的多发强化病变
- 极少累及脑实质
  - 下丘脑 > 脑干 > 大脑半球 > 小脑半球

蛛网膜囊肿

- 单发不强化的脑脊液密度 / 信号病变
- 颅中窝前部最常见

病　理

一般特征

- 病因
  - 肺吸虫病：摄入未煮熟的感染卫氏并殖吸虫（肺

吸虫）的淡水蟹或小龙虾
    - 寄生虫穿过颅底孔和脑膜直接侵入脑实质
  - 血吸虫病：血吸虫感染
    - 宿主为淡水螺
    - 人通过皮肤感染
    - 寄生虫迁移至肺和肝，进入静脉系统
  - 裂头蚴病：摄入污染的水或食物（蛇、青蛙）
  - 旋毛虫病：摄入未经烹煮的含有包囊幼虫的肉
  - 锥虫病：非洲（睡病）和美国（美洲锥虫病）
    - 非洲：通过采采蝇传播给人类；侵入脑膜、蛛网膜下腔、血管周围间隙
    - 美国：通过猎蝽感染

直视病理特征

- 肺吸虫病：囊性病变释放毒素，导致梗死、脑膜炎、粘连
- 血吸虫病：肉芽肿性脑炎，显微镜下可见虫卵
- 裂头蚴病：术中可见活体或退化的虫体，伴周围肉芽肿
- 旋毛虫病：嗜酸性脑膜脑炎，缺血性病变，点状出血，坏死
- 锥虫病：水肿，充血，出血

临床问题

临床表现

- 最常见的体征 / 症状
  - 肺吸虫病：头痛、癫痫发作、视力改变
  - 血吸虫病：脑病、癫痫发作、轻瘫、头痛、视力改变
  - 裂头蚴病：头痛、癫痫发作、神经系统体征
  - 旋毛虫病：发热、头痛、谵妄、癫痫发作、局灶性神经功能缺失
  - 非洲锥虫病：行为改变、淡漠、白日嗜睡
  - 美洲锥虫病：急性期（发热、面部肿胀、结膜炎），慢性期（神经系统体征 / 症状）
- 临床特征
  - 因寄生虫、发展阶段和宿主免疫反应不同而不同
  - ELISA 有助于某些疾病的诊断
- 年龄
  - 大多数寄生虫感染可发生在任何年龄，但通常累及儿童和年轻人
- 性别
  - 大多数寄生虫感染男性多发
- 流行病学
  - 脑囊虫病是全球范围最常见的寄生虫感染
  - 旅行和移民增多使疾病传播
  - 肺吸虫病：2%～27% 的病例有脑部受累
  - 血吸虫病：2% 的病例有中枢神经系统并发症
  - 裂头蚴病：非常罕见
  - 旋毛虫病：10%～24% 的病例中枢神经系统受累

自然病史及预后

- 有些寄生虫感染（如包虫病）多年发展缓慢
- 旋毛虫病：受感染人群的死亡率为 5%～10%

治疗

- 不同，口服药物治疗、病灶切除

诊断要点

关注点

- 任何病原引起的复杂簇状寄生虫囊肿，表现都可与脑肿瘤相似
- 患者的旅行史通常对诊断很重要

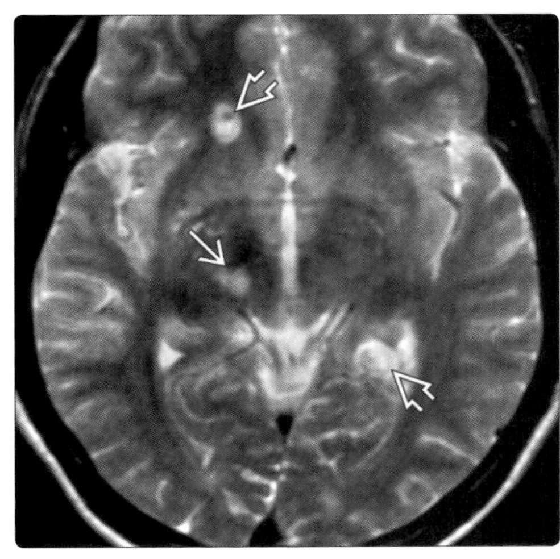

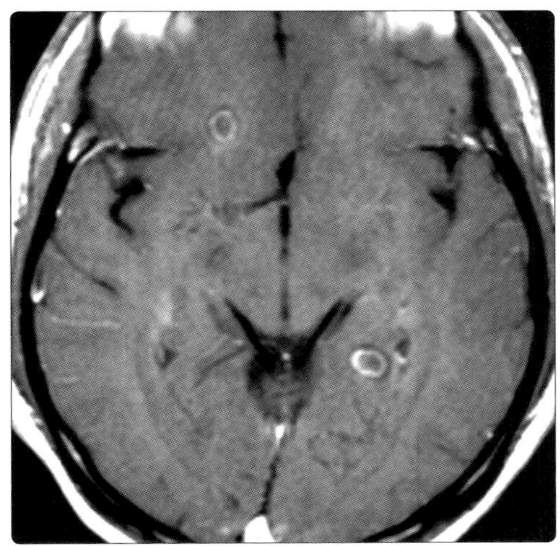

（左图）MR横断位平扫 T_2WI 显示多发圆形病灶散在分布于大脑半球和右侧脑干➡。部分病灶为混杂信号，含低信号灶或边缘低信号➡。（右图）同一患者，横断位增强 T_1WI 显示病变呈环状强化。影像学表现与其他寄生虫病相似，包括常见的脑囊虫病。裂头蚴病极为罕见，与摄入污染的水或食物有关（M. Castillo，MD. 提供）

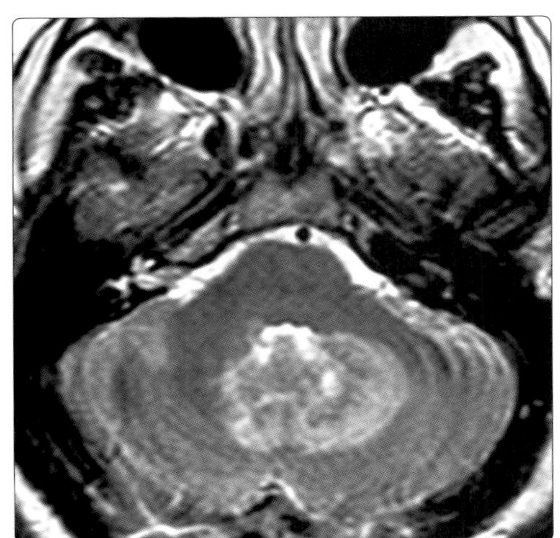

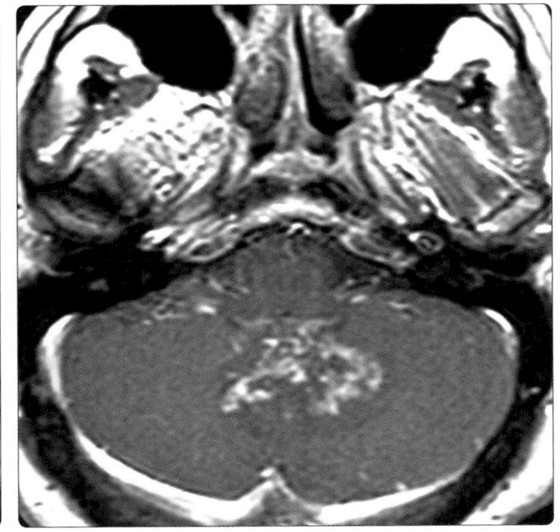

（左图）年轻男性，患血吸虫病，MR横断位平扫 T_2WI 显示小脑内与水肿高信号。（右图）同一患者，横断位增强 T_1WI 显示小脑斑片状、轻度结节状强化伴周围水肿。影像表现表现类似肉芽肿性疾病或肿瘤。血吸虫病常为中央线样强化，周围多发点状结节，呈树枝状

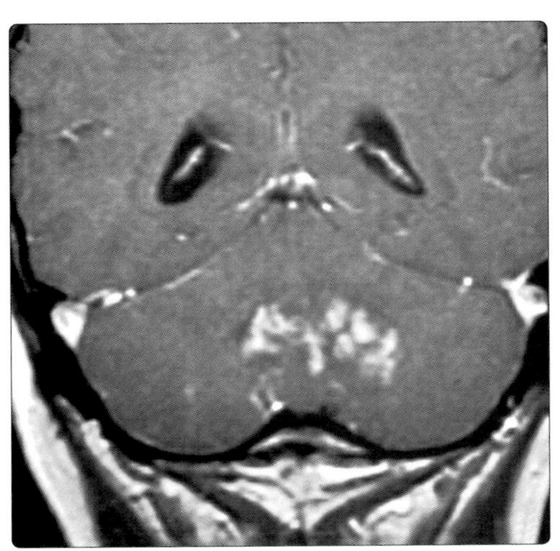

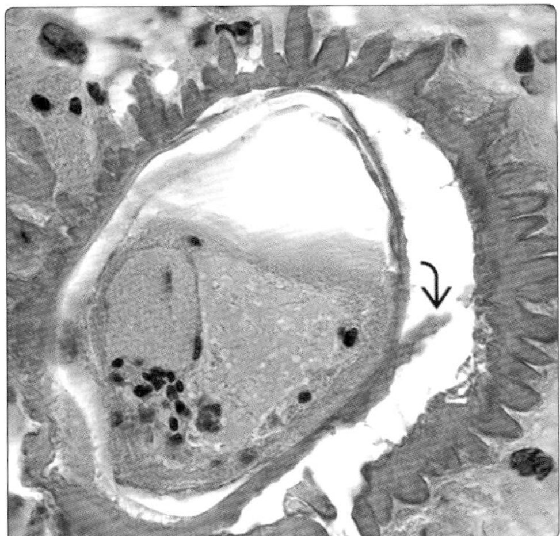

（左图）MR冠状位增强 T_1WI 显示与血吸虫病引起的颅后窝不规则的点状和结节状强化。血吸虫病最常累及大脑半球或小脑。（右图）同一患者的显微病理学显示有特征性侧棘的➡、偏心性曼氏血吸虫卵。该病非常少见（D.Kremens和S. Galetta，MD. 提供）

Leigh 综合征

关键点

术语
- 具有遗传异质性的线粒体病，特征是进行性神经退行性变

影像
- 双侧、对称性 T_2/FLAIR 信号增高，累及纹状体（壳核>尾状核）>苍白球，导水管周围灰质，黑质/丘脑底核，脑桥背侧，小脑核团
- 急性期病变扩散受限
- 常出现乳酸峰，且峰值较高
- 最佳影像方案：磁共振 SWI/MRS 序列
- 少见表现：以白质病变为主（类似脑白质营养不良）

主要鉴别诊断
- 严重围产期窒息
- 线粒体脑肌病伴乳酸酸中毒和卒中样发作（MELAS）
- 戊二酸尿症 1 型（Glutaric aciduria type 1，GA1）
- Wilson 病

病理
- 生物能量衰竭（ATP 缺失）和活性氧代谢产物的产生，可能是线粒体介导的细胞凋亡的关键因素
- 50%~75% 的 Leigh 综合征患者可检测到生化或分子异常

临床要点
- 临床表现：精神运动发育迟滞/退化，肌张力减低
- 产前诊断：绒毛膜取样（检测基因突变和生化产物及酶缺陷）
- 大多数患者 2 岁内出现症状

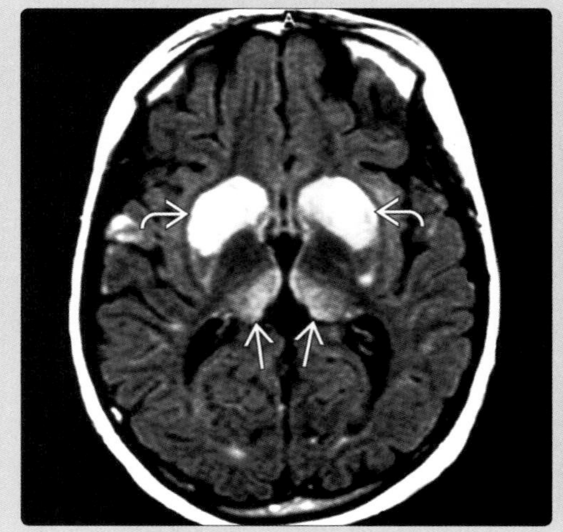

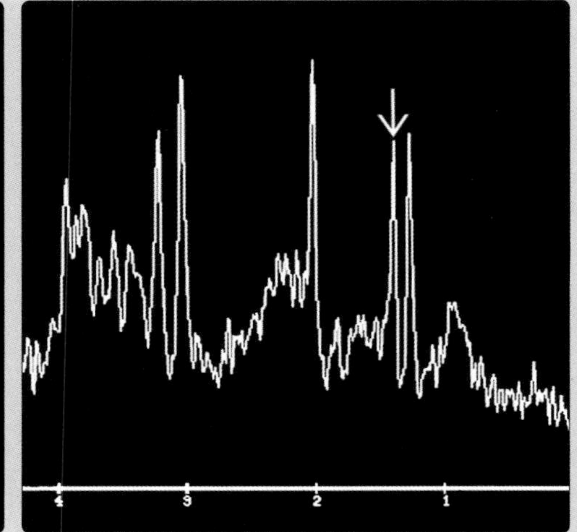

（左图）MR 横断位平扫 FLAIR 显示两侧尾状核头、壳核肿胀，呈异常高信号➡，丘脑内侧亦出现局灶性高信号➡，是 Leigh 综合征典型的受累部位。（右图）同一患者单体素质子 MRS（TE=26ms）显示 1.3ppm 处乳酸双峰➡。乳酸峰的发现支持线粒体病的诊断，但表现各异

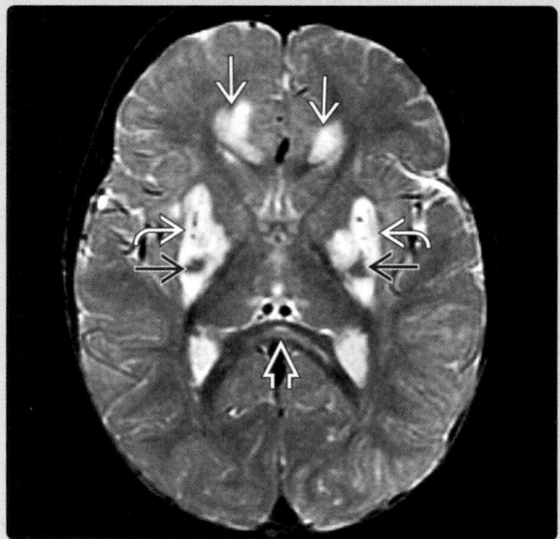

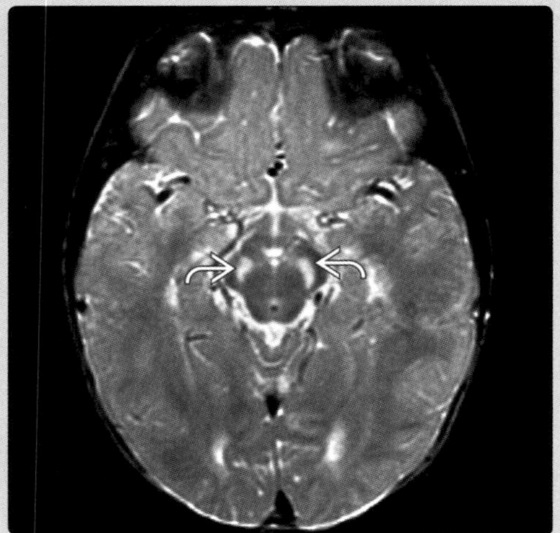

（左图）MR 横断位平扫 T_2WI 图像显示双侧豆状核高信号，伴一定程度肿胀➡。此外，胼胝体膝部➡和压部➡也受累。注意，壳核内灶状未受累区➡；不均匀受累常见。（右图）同一患者的横断位平扫 T_2WI 图像显示，双层大脑脚 T_2 高信号灶➡，为 Leigh 综合征另一常见受累部位

Leigh 综合征

术 语

缩写

- Leigh 综合征（LS）

同义词

- 亚急性坏死性脑脊髓病

定义

- 具有遗传异质性的线粒体病，其特征是进行性神经退行性变

影 像

一般特征

- 最佳诊断线索
  - 双侧对称性壳核和导水管周围灰质 T_2/FLAIR 信号增高
- 位置
  - 常见
    - 基底节：纹状体（壳核＞尾状核头）＞苍白球
    - 脑干：导水管周围灰质，黑质/丘脑底核，脑桥，延髓
    - 丘脑，小脑齿状核
  - 少见：白质（大脑＞小脑，可能为空腔样），脊髓，皮层灰质
- 大小
  - 脑干：散在局灶性的小病变（＜1cm）
    - 典型累及中央白质纤维束
  - 基底节：典型累及壳核后部，但表现各异；可累及整个豆状核
  - 丘脑：典型背内侧核团局灶性受累，但可有变异
- 形态
  - 除了白质，病变为双侧对称性
  - 早期以病变部位水肿、肿胀为特征；晚期典型表现为病变部位体积减小
    - 导水管周围灰质水肿可导致脑积水
  - 继发于 *SURF1* 突变的 Leigh 综合征表现为脑干下部（脑桥，延髓）受累，而基底节不受累
  - 少见表现
    - 以白质病变为主（类似脑白质营养不良）

CT 表现

- 平扫 CT
  - 低密度；偶可无异常
- 增强 CT
  - 强化不常见

MR 表现

- T_1WI
  - 低信号
    - 可有不同程度灶状高信号，提示出血或坏死
- T_2WI
  - 高信号
- FLAIR
  - 高信号
    - 慢性期异常信号可消失，或呈囊性脑软化灶（低信号）
- DWI
  - 急性期病变区扩散受限
- MRS
  - 胆碱升高，NAA 降低
  - 乳酸峰常见；可能较大

超声表现

- 深部灰质结构及白质为高回声

成像推荐

- 最佳影像方案
  - MR 的 SWI/MRS 序列

鉴别诊断

严重围产期窒息

- 壳核背外侧、丘脑外侧、脑干背侧和中央区皮质 T_2 和 T_1 信号增高
  - 在未髓鞘化的脑，难以识别 T_2 高信号
  - 亚急性期（3～10 天）可见 T_1 高信号
- 围产期窒息史

线粒体脑肌病伴乳酸酸中毒和卒中样发作（MELAS）

- 壳核 T_2/FLAIR 信号增高（慢性期可有钙化）
  - 为非对称性或单侧性
- 卒中样异常信号位于顶枕叶
  - 病灶不符合血管分布区，且 DWI 常无受限

戊二酸尿症 1 型（Glutaric Aciduria Type 1，GA1）

- 纹状体、苍白球 T_2/FLAIR 信号增高，伴/不伴白质受累
- 特征性的外侧裂增宽

Wilson 病

- 壳核、苍白球、中脑和丘脑 T_2/FLAIR 信号增高
  - 较大儿童和青少年 T_2 信号改变明显
- 继发于肝功能衰竭的苍白球 T_1 高信号

病 理

一般特征

- 病因
  - 线粒体功能障碍与发生神经退性行变的确切机制尚不明确
  - 生物能量衰竭（ATP 缺失）和活性氧代谢产物的产生可能是线粒体介导的细胞凋亡的关键因素
  - 辅酶 Q10 缺乏和线粒体耗竭也与发病有关
- 遗传学
  - LS 以极度的遗传异质性为特点
  - 蛋白突变导致线粒体能量产生障碍，多为常染色体隐性遗传、X- 连锁遗传和母系遗传
    - 突变常累及电子传递链复合体（COs）Ⅰ～Ⅴ

- AR：*SURF1* 基因（9q34）突变引起 CO Ⅳ 缺乏（细胞色素 C 氧化酶，COX），是 LS 最常见的病因
- 其他 AR 突变：*NDUFV1/NDUFS8*（11q13），*NDUFS4*（5q11.1），*NDUFS7* 基因→ CO Ⅰ缺乏；*NDUFS3* 基因 → NADH 脱氢酶缺乏；*SDHA* 基因（5p15）→ CO Ⅱ缺乏；*BCS1L* 基因（2q33）→ CO Ⅲ缺乏和非 SURF-1 突变 → COX 缺乏
- X 连锁：*PDHA1* 基因（Xp22.2-p22.1）→丙酮酸脱氢酶 CO 缺乏
- 母系遗传（mtDNA 突变）：*MT-ATP6* 基因 → CO Ⅴ缺乏（突变量＞ 90% 导致 LS；突变量 70%～90% 导致 NARP）；*MT-ND5*，*MT-ND6* 基因→ CO Ⅰ缺乏；*MT-CO3* 基因→ COX 缺乏；*MT-TK*，*MT-TV* tRNA 基因

- 相关异常
  - 50%～75% LS 患者可检测到生化或分子缺陷
  - 胚胎学 - 解剖学
    - 线粒体的主要作用是通过氧化磷酸化产生 ATP
    - 线粒体有独立 DNA 系统（mtDNA，平均每个线粒体含 5 个 mtDNA）
    - 只有卵母细胞的 mtDNA 对受精卵有影响（母系遗传）
    - 线粒体 /mtDNA 随机分布在子细胞
    - mtDNA 和细胞核 DNA（nuclear DNA，nDNA）编码电子传递链复合物（COs）的亚单位 Ⅰ，Ⅲ ～ Ⅴ；nDNA 编码亚单位 CO Ⅱ
  - 脑和横纹肌高度依赖氧化磷酸化→线粒体疾病受累最严重
  - 受累线粒体 / 细胞的数量不同及线粒体 /mtDNA 随机分布至子细胞，导致所有线粒体疾病典型的表型异质性

直视病理特征

- 棕灰色凝胶状或孔洞样病灶，见于纹状体、苍白球、脑干、齿状核、丘脑、脊髓及脑白质内

显微镜下特征

- 海绵状变性，胶质细胞增生，神经元丢失，脱髓鞘，毛细血管增生

临床问题

临床表现

- 最常见的体征 / 症状
  - 临床表现：精神运动发育迟缓 / 退化；肌张力减低
    - LS 是临床诊断；许多线粒体疾病可导致 LS
  - 其他体征 / 症状
    - 进行性脑干及基底节功能障碍
      - 共济失调，眼肌麻痹，眼睑下垂，吞咽和呼吸困难，肌张力障碍
  - 早期出现症状，脑干功能障碍，周围神经病和快速的神经系统退化，继发于 SURF1 突变 LS 的典型表现
  - 代谢性应激（如感染）可促使发病或导致神经系统退化
  - 典型有 CSF、血清、尿乳酸增高
  - 临床诊断
    - 进行性神经系统功能退化
    - 脑干和基底节功能障碍的体征 / 症状
    - 血 +CSF 乳酸
    - 通过肌肉活检或皮肤纤维母细胞培养进行线粒体分析证实生化缺陷
    - MR →特征性基底节或脑干病变
  - 产前诊断：绒毛膜绒毛取样（突变或生化缺陷）
- 临床概况
  - 精神运动发育倒退、肌张力减低的婴儿

人群分布特征

- 年龄
  - 大多在 2 岁前发病
  - 儿童及成年人少见
- 性别
  - 无明显差异
- 种族
  - 无明显差异
- 流行病学
  - 线粒体疾病 =1 ：8500
  - ＜ 6 岁儿童 LS=1 ：32 000（此年龄组最常见的是线粒体疾病）

自然病史及预后

- 自然病史：进行性神经退行性变导致儿童呼吸衰竭和死亡
- 预后：预后差（特别是 *SURF1* 突变者）；儿童或成人 LS 进展较缓慢

治疗

- 无有效治疗方法
- 抗氧化剂和 mtDNA 复制的抑制剂可能有潜在作用

诊断要点

读片要点

- 壳核受累为典型表现，但可表现多样
- 丘脑和导水管周围灰质受累，可类似 Wernicke 脑病；但 LS 不累及乳头体
- *SURF1* 突变的 LS 仅累及脑干

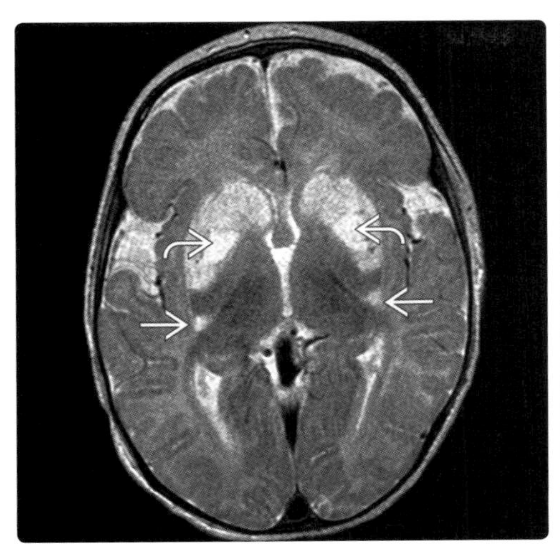

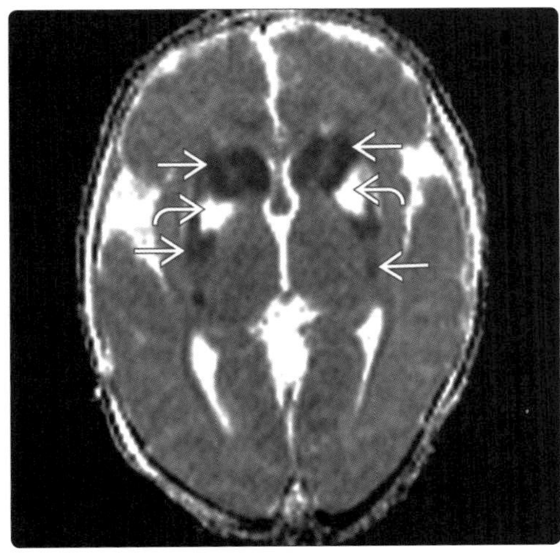

（左图）肌张力减低伴脑病婴儿，MR 横断位平扫 T_2WI FSE 显示尾状核头和壳核高信号。注意病变主要累及壳核后部➡，壳核中央↪信号更高。（右图）同一患者，横断位 ADC 图显示尾状核头和壳核大部分区域扩散受限➡，而壳核中央扩散增加↪，表明其先受损并形成空腔

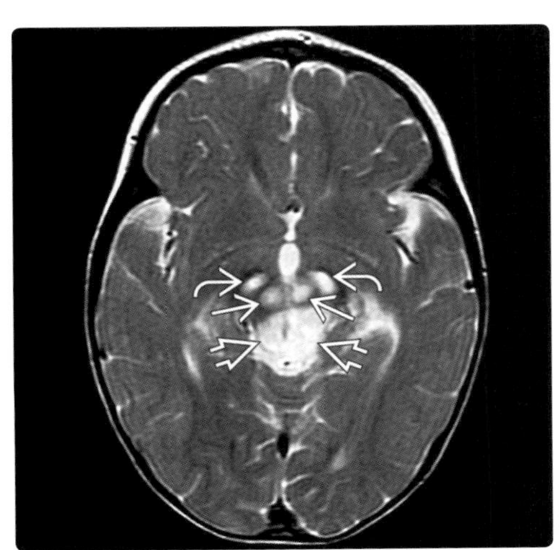

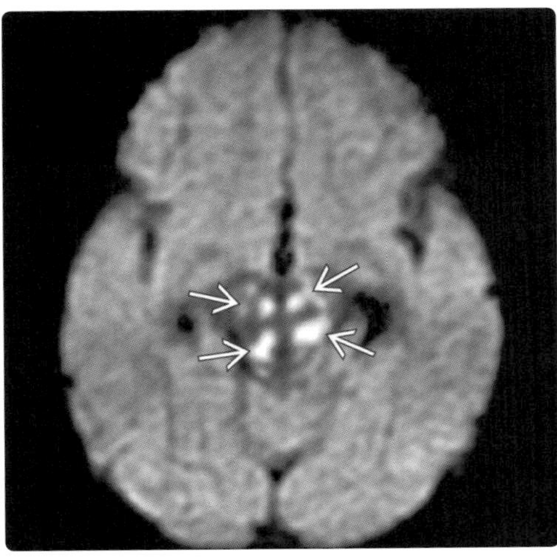

（左图）MR 横断位平扫 T_2WI 显示大脑脚↪、红核➡和中脑被盖⇨（包括导水管周围灰质）高信号。是 Leigh 综合征常见的脑干受累部位。（右图）横断位 DWI 显示中脑部分受累区首先扩散（高信号➡）。扩散受限提示急性损伤，扩散正常或增高提示慢性损伤

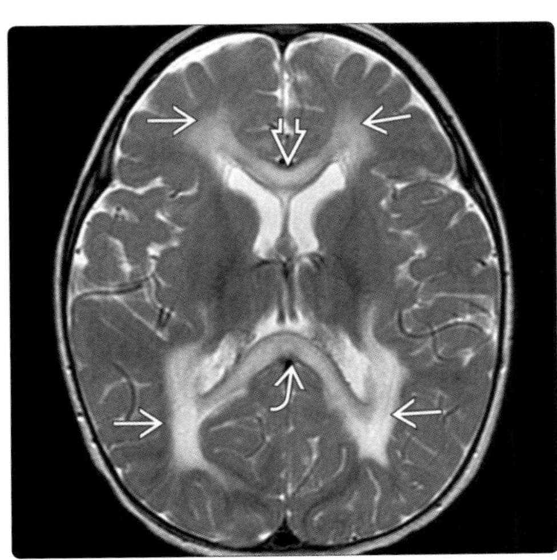

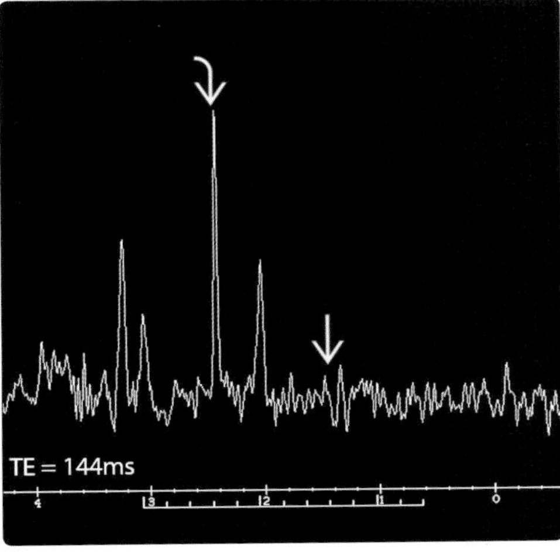

（左图）MR 横断位平扫 T_2WI 显示胼胝体膝部⇨和压部↪高信号，并扩展至侧脑室旁和深部脑白质➡以及内囊后肢。（右图）同一患者的单体素质子 MRS（TE=144ms）显示 1.33ppm 处有小的乳酸峰➡，2.4ppm 处有异常峰↪，为琥珀酸盐。诊断为 SDHA 突变导致的琥珀酸脱氢酶缺乏

黏多糖贮积症

关键点

术语

- 黏多糖贮积症（Mucopolysaccharidoses，MPS）：1~9 型
- 预后与特异性酶的缺乏相关
- 经典型：MPS 1H（Hurler）
- 不能降解黏多糖（glycosaminoglycan，GAG）为特征的遗传性代谢异常→胞内毒性产物沉积
- GAG 沉积在大多数器官 / 韧带

影像

- GAG 聚集导致血管周围间隙（Perivascular spaces，PVS）扩大
- MPS 导致 PVS 扩大的常见部位：胼胝体（Corpus callosum，CC）、侧脑室三角周围白质（peritrigonal white matter，WM）
  - 也可出现在其他脑叶
- 数量从单发至无以计数
- 多发性成骨障碍，宽肋骨，三叉戟手
- 进行性齿状突发育不良→寰枢关节半脱位风险增高；骨髓移植后可有缓解

临床问题

- 疾病恶化速度取决于缺乏的酶
- 治疗：骨髓移植或静脉用重组人酶（如 MPS1H：重组 α-L- 艾杜糖醛酸酶）
- 白质病变与智力障碍显著相关

诊断要点

- CNS 检查常规观察枕大孔区，判断有无颅颈交界区受压
- 气道：主要是镇静和麻醉风险
- 并非所有 MPS 都有典型面部特征，还可表现为血管周围间隙扩大
- 矢状图像观察上段颈椎，有助于诊断

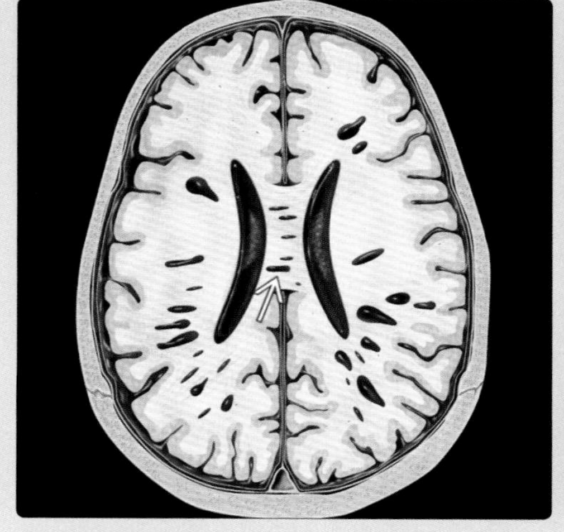

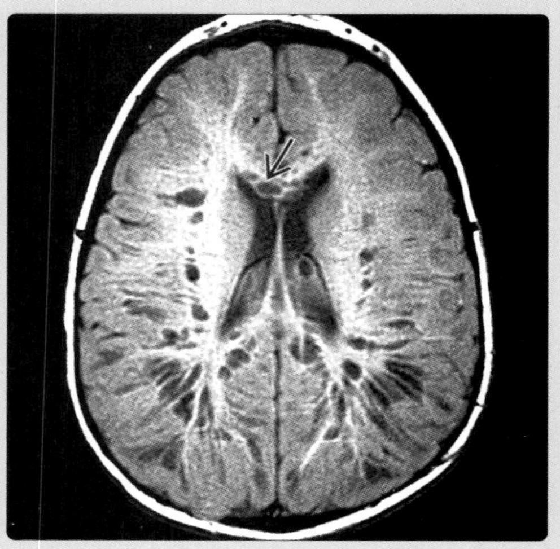

（左图）黏多糖贮积症患者，横断位图像显示脑白质呈放射状分布、多发的扩大血管周围间隙。注意病变以后部为主，并累及胼胝体➡。（右图）MPS 1H 幼儿，MR 横断位平扫 T_1WI 显示白质内显著血管周围腔隙扩大，累及胼胝体➡。注意后部受累为主是 MPS 的典型表现

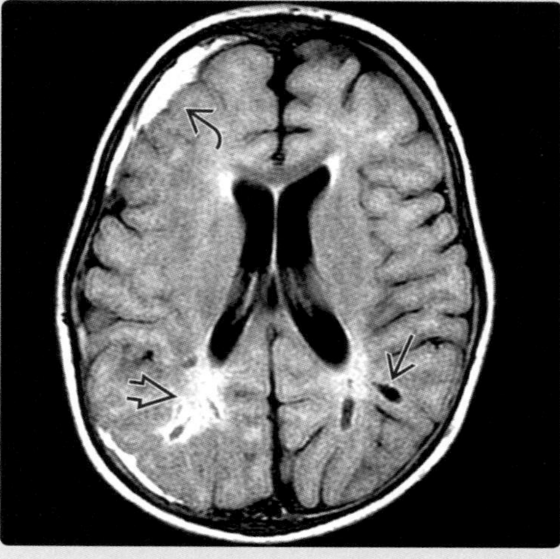

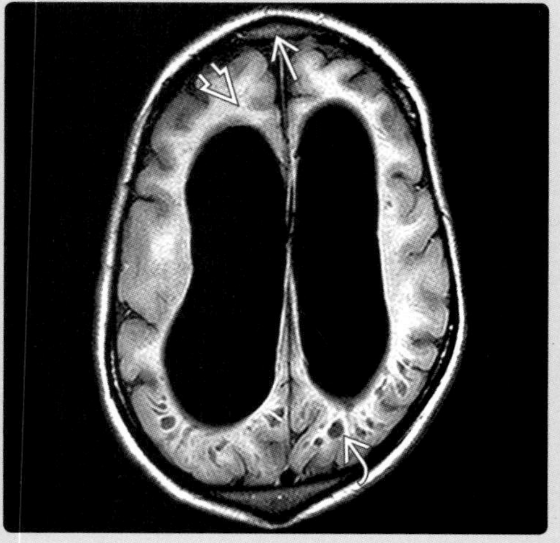

（左图）患儿，男，MPS 2 型，MR 横断位平扫 FLAIR 显示少量扩大的血管周围腔隙➡，周围环绕胶质增生的白质➡。注意单侧硬膜下血肿➡。脑外出血少见，但曾有报道 MPS 合并血管病、外伤或大量硬膜下积液的患者。（右图）另一患儿，男，学龄期，MPS 2 型，MR 横断位平扫 FLAIR 显示血管周围腔隙扩大➡，白质高信号➡和脑积水。注意典型的前额部颅骨鸟嘴样改变➡

术 语

缩写

- 黏多糖贮积症（Mucopolysaccharidoses，MPS）
  - 经典型：MPS 1H（Hurler）

同义词

- 旧称“脂肪软骨营养不良”

定义

- 以酶缺乏为特征的遗传性代谢病
  - 黏多糖（glycosaminoglycan，GAG）降解障碍→胞内毒性产物蓄积

影 像

一般特征

- 最佳诊断线索
  - GAG 聚集导致的血管周围间隙（Perivascular spaces，PVS，又称 Virchow-Robin spaces，VRS）扩大
- 位置
  - MPS 中 VRS 扩大常见部位：胼胝体（Corpus callosum，CC）、侧脑室三角周围的脑白质（peritrigonal white matter，WM）
    - 也可发生在其他脑叶
- 大小
  - 不同程度 VRS 扩大，通常＜5mm；偶见较大的梗阻性 VRS
- 形态
  - 圆形、卵圆形、梭形，与静脉平行
- PVS 数量从 1 个至不可计数

平片表现

- 平片
  - 多发性成骨异常，宽肋骨，三叉戟手，J 形蝶鞍，同一个囊泡中多个发育受阻的牙齿形成“菊形团”样改变

CT 表现

- 平扫 CT
  - 巨颅，前额突出
  - 巨颅畸形，白质密度减低，CT 很少能显示扩大的 VRS
  - 进行性脑积水和脑萎缩
    - MPS1：约 25% 的患者早期发现脑积水
    - MPS3B：严重萎缩
- 增强 CT
  - 颅颈交界区（craniocervical junction，CVJ）韧带和硬膜强化，血管翳强化

MR 表现

- T_1WI
  - 脑白质、胼胝体、基底节呈筛孔状表现
    - VRS 扩大，其内 GAG 沉积：“Hurler 孔”
    - 多见于严重 MPS（MPS 1H，2＞＞其他 MPS 类型）
    - 除了 MPS4（Morquio）：CNS 不受累
  - 偶见蛛网膜囊肿（脑膜 GAG 沉积）
- T_2WI
  - 扩大 VRS 周围的白质信号增高：胶质增生，水肿，脱髓鞘或髓鞘形成不良
  - ± 此外可见片状白质异常信号
- FLAIR
  - VRS 与 CSF 呈等信号
  - VRS 周围信号增高
- 增强 T_1WI
  - 颅颈交界区血管翳强化
- MRS
  - NAA ↓，Cho/cr 比值 ↑；3.7ppm 处波峰 ↑ 提示 MPS
    - 骨髓移植后 MPS 峰可恢复
- 脊柱 MR
  - 多数 MPS 可见 CVJ 受压
    - C2 脊膜增生肥厚
    - 进行性齿突发育不良　存在寰枢关节半脱位风险；骨髓移植后可有改善
    - C1 后弓短
  - CVJ 受压患者 50% 有脊髓 T_2 信号
  - 上腰段后凸（驼背）
    - MPS1H（Hurler）：下部鸟嘴状凸
    - MPS4（Morquio）：中部鸟嘴状凸

成像推荐

- 最佳影像方案
  - 脑 MR 检查
- 推荐检查方案
  - 基线时 MR/MRS
  - 随访：并发症（CVJ 受压，脑积水，对骨髓移植治疗的反应
  - CNS 检查常规观察枕大孔，明确有无 CVJ 受压

鉴别诊断

腭 - 心 - 面综合征（22q11DS）

- VRS 扩大和斑块，典型的以额叶为主
- 咽部颈动脉偏离是诊断线索

伴 VRS 扩大的巨颅畸形

- 缺乏典型的额缝喙突样改变和枕大孔区受压

伊藤黑素减少症

- 侧脑室旁信号改变（比 MPS 信号更高且持久）伴扩大的 VRS
- 可同时合并半侧巨脑畸形
- 典型涡旋状皮肤病变
- 缺少 MPS 的喙突样额缝

围生期缺氧缺血性脑病

- 缺氧缺血性脑病后短暂的囊性改变→萎缩

正常 VR 间隙

- 数量不一、扩大程度不等

病 理

一般特征

- 病因
  - 神经节苷脂聚集（有神经元毒性）
- 遗传学
  - 常染色体隐性遗传（X-连锁遗传的MPS 2型除外）
- 伴发畸形
  - 皮肤黑素细胞增多症（胎斑样蒙古斑）
    - 广泛青色的皮肤色素沉着，持久性和进展与典型胎斑不同
  - GAG 聚集在多数器官/韧带
    - 肝脾肿大（Hepatosplenomegaly，HSM），脐疝
    - 多发的骨骼成骨不全，关节挛缩
    - 动脉壁（中段主动脉狭窄）和心脏瓣膜增厚
    - 硬膜增厚（枕大孔处脊髓受压）
    - 面部粗糙（旧称“脂肪软骨营养不良”）
    - 上呼吸道梗阻（38%）：黏膜下沉积→气管狭小、形态异常（插管困难）；声带结构异常
  - 胚胎学-解剖学
    - 宫内胎儿有可能见到扩大的 VR 间隙

分期、分级和分类

- 诊断依赖于特定酶的缺乏
  - MPS 1H，1HS（Hurler/Hurler-Scheie综合征）：α-L 艾杜糖醛酸酶（4p16.3）
  - MPS 2（Hunter 综合征）：艾杜糖醛酸-2-硫酸酯酶（Xq28）
  - MPS 3A（Sanfilippo 综合征）：肝素-N-硫酸酯酶（17q25.3）
  - MPS 4A（Morquio 综合征）：半乳糖-6-硫酸酯酶（16q24.3）
  - MPS6（Maroteaux-Lamy 综合征）：芳基硫酸酯酶 B（5q11-q13）

直视病理特征

- 脑膜增厚
- 脑切面呈筛孔状外观

显微镜下特征

- MPS：黏多糖聚集在柔脑膜和 VR 间隙

临床问题

临床表现

- 最常见的体征/症状
  - 典型粗糙面容（MPS 3，6，7 型较轻）
    - 巨大舌，眉毛浓密，鼻梁扁平
- 临床特征
  - 经典型 MPS 1H，出生时表现正常
    - 角膜混浊（MPS 2 除外）：蛋白聚糖沉积在角膜细胞
    - 智能障碍（MPS 2b，4，1HS 除外）
    - 关节挛缩，多发成骨不全，手指粗短，腕管综合征
    - 行走能力丧失：脊髓性跛行/$C_{1\sim2}$ 脊髓病和主动脉中段狭窄导致的血管性跛行
    - 上呼吸道反复感染，流涕，耳感染，睡眠呼吸暂停，神经性耳聋
    - 中耳渗出液（73%），耳鼻喉科医生常在 MPS 确诊前见到此表现
    - 心脏瓣膜病：二尖瓣＞主动脉瓣
    - MPS 3 型皮肤起水疱
  - MPS 7 可出现胎儿颈项部透明层增厚，胎儿水肿或孤立性腹腔积液

人群分布特征

- 年龄
  - MPS 1H 于婴儿期发病
- 性别
  - MPS 2（Hunter 综合征）为 X 连锁遗传：见于男性
- 种族
  - 不同类型 MPS 的发病率存在地域差异
- 流行病学
  - 活产儿发病率为 1：29 000（澳大利亚数据）
    - MPS 1H=1：107 000 活产儿
    - MPS 2=1：165 000 活产男婴
    - MPS 3=1：58 000 活产儿
    - MPS 4A=1：640 000 活产儿
    - MPS 6=1：320 000 活产儿

自然病史及预后

- 脑白质病变与智力障碍显著相关
- 疾病恶化率依赖于缺乏的特定酶
    - 如果不治疗，MPS 1H 在 10 岁内死亡
    - MPS 2A 约在青少年晚期死亡（死于心脏病）
    - 其他类型有差异

治疗

- 骨髓移植或静脉用重组人酶（比如，MPS 1H：α-L 艾杜糖醛酸酶）
  - MPS 内脏聚集减少；临床表现减轻

诊断要点

关注点

- 气道：主要是镇静和麻醉风险

读片要点

- 并非所有 MPS 都有典型的面容特征；也可表现为血管周围间隙扩大
- 并非所有 VRS 扩大都是 MPS
- 常规观察颅颈交界区受压
  - 为 MPS 死亡的可治疗病因
  - 无 CVJ 受压提示 VRS 扩大可能为其他病因，排除 MPS

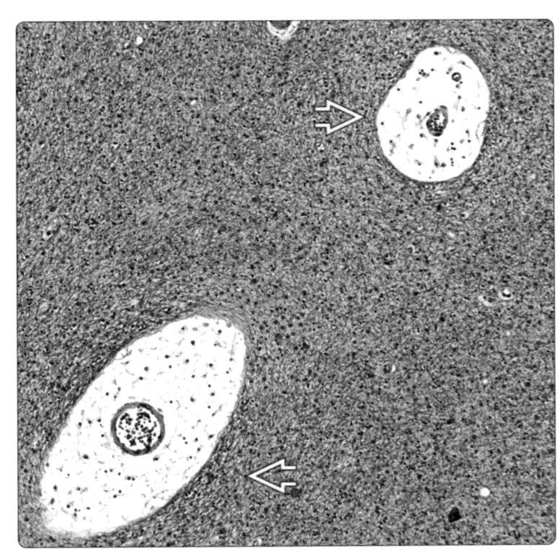

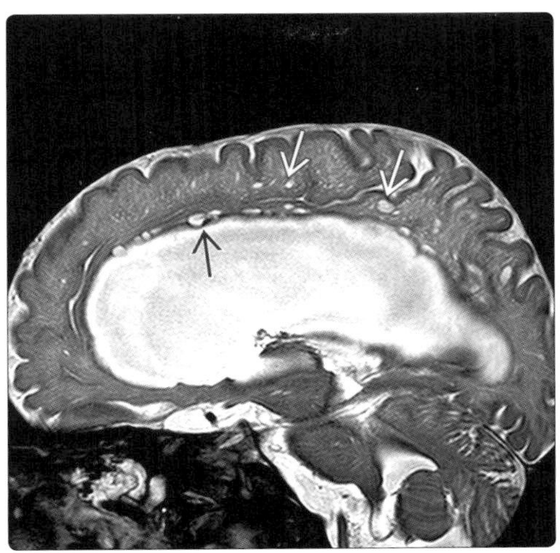

（左图）青少年MPS 1H，镜下病理图像（LFB染色）显示扩大的血管周围腔隙内➡充满黏多糖（P. Shannon，MD提供）。（右图）男，10岁，MPS 2型，MR矢状位平扫T_2WI显示脑积水导致脑室显著扩张，舟状头及多发的扩大血管周围腔隙➡。可见典型胼胝体内的扩大血管周期腔隙→

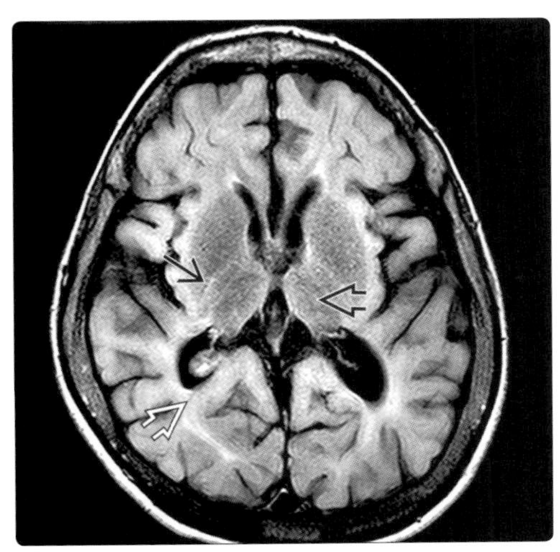

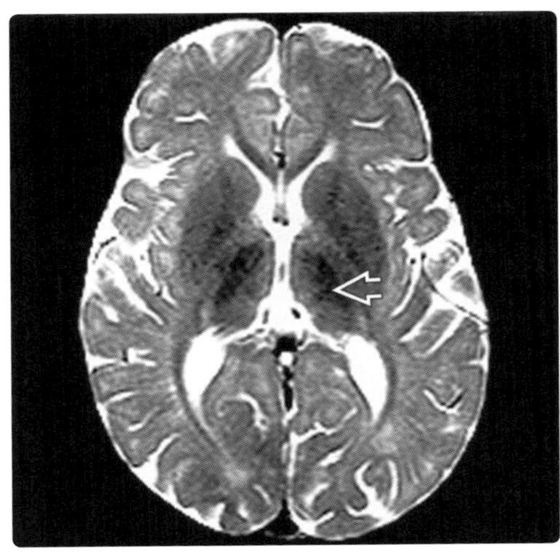

（左图）患儿，MPS 3型，MR横断位平扫FLAIR显示侧脑室三角区周围白质➡和内囊→异常髓鞘信号增高。丘脑体积减小➡、信号减低。其他MPS疾病很少见丘脑异常，但可见于MPS 3和其他溶酶体疾病。（右图）患儿，2岁，MPS 3型，MR横断位平扫T_2WI可见相似的丘脑低信号➡。注意白质髓鞘化不良的异常高信号

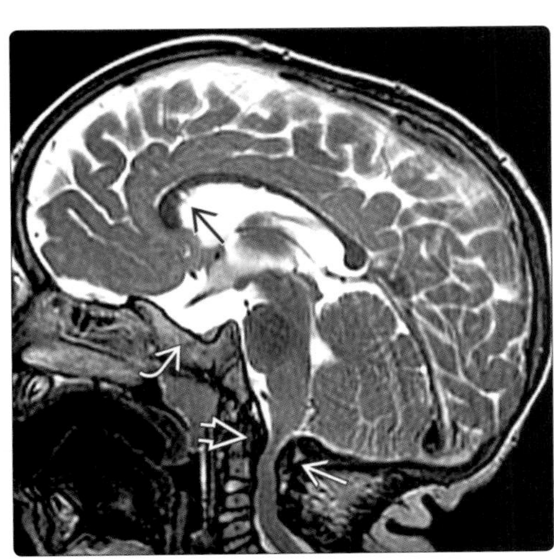

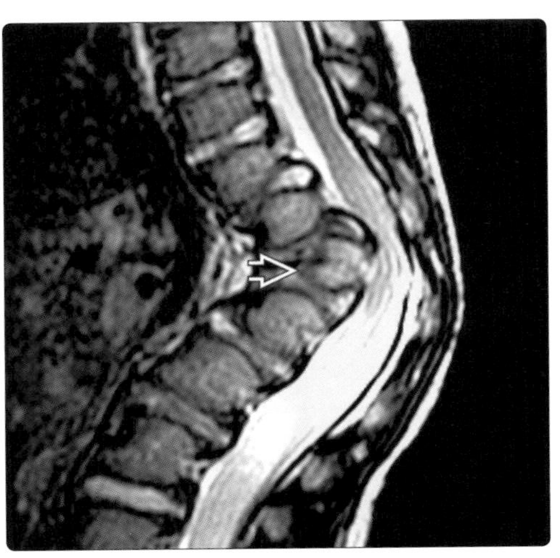

（左图）患儿，MPS 6型，MR矢状位平扫T_2WI显示胼胝体（典型部位）的血管周围腔隙扩大→，舟状头，蝶鞍异常➡。由于齿突背侧血管翳增厚后凸➡，且C1后弓短➡，导致上段颈髓显著受压。（右图）MPS 1型，MR矢状位平扫T_2WI显示由于胸椎异常，导致胸腰椎急性严重后凸畸形➡。注意脊髓圆锥受压

渗透性脱髓鞘综合征

关键点

术语

- 渗透性脱髓鞘综合征（Osmotic demyelination syndrome，ODMS）
  - 旧称“脑桥中央髓鞘溶解（central pontine myelinolysis，CPM）”和（或）“脑桥外髓鞘溶解（extrapontine myelinolysis，EPM）”
- 血清渗透压快速变化时引起的急性髓鞘脱失
  - 典型病史：快速纠正低钠血症
  - ODMS 也可发生于血钠正常患者

影像

- 脑桥中央 T_2 高信号，周围信号正常
- 50% 发生在脑桥（CPM）；50% 在脑桥外（EPM）
  - 脑桥中央纤维受累，外周纤维不受累
  - 基底节
  - 大脑白质
- CPM+EPM 可以确诊 ODMS
- 急性：脑桥中央融合的高信号且脑桥外周及皮质脊髓束不受累
- 亚急性：高信号趋于正常
- 最佳影像方案：MR >> CT

主要鉴别诊断

- 脑桥缺血 / 梗死
- 脱髓鞘疾病
- 脑桥肿瘤（星形细胞瘤、转移瘤）
- 代谢性疾病（Wilson 病、Leigh 病、糖尿病、高血压脑病）

病理

- 异质性疾病，常见病因：渗透压应激

临床问题

- 酗酒、低钠血症患者快速纠正血钠

（左图）横断位图显示急性渗透性脱髓鞘累及脑桥➡。脑桥轻度肿胀，第四脑室轻度受压。（右图）平扫 CT 显示脑桥中央低密度灶➡，由于皮质脊髓束不受累，呈典型三角形表现。患者为慢性酒精中毒，既往有渗透性脱髓鞘病病史

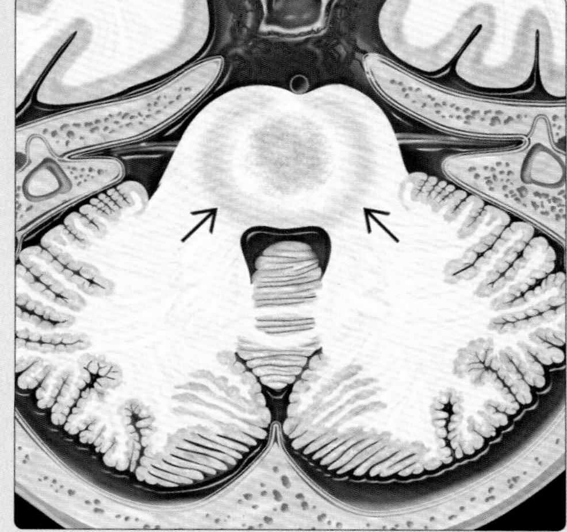

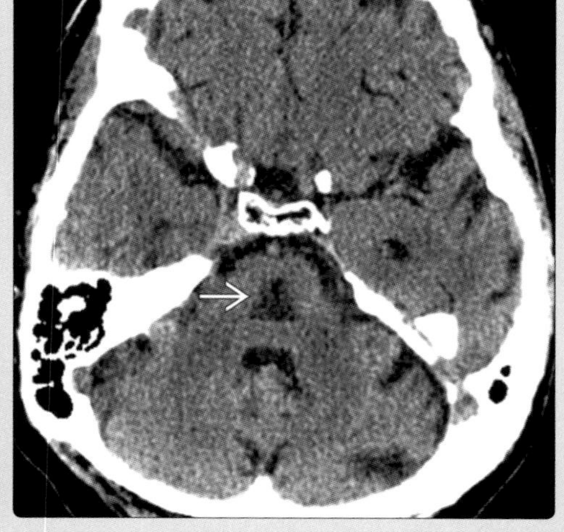

（左图）MR 横断位平扫 T_2WI 显示脑桥中央高信号区➡，脑桥周围白质未受累，皮质脊髓束几乎未受累↪。（右图）同一患者，横断位 DWI 显示脑桥中央扩散受限➡，与 T_2WI 高信号范围一致。此图像未显示相对未受累及的皮质脊髓束

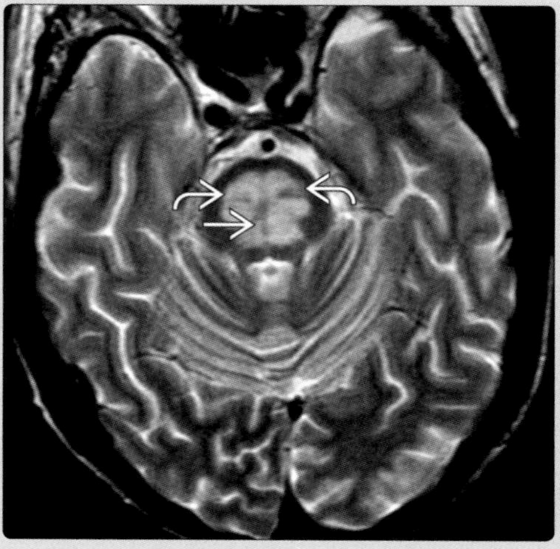

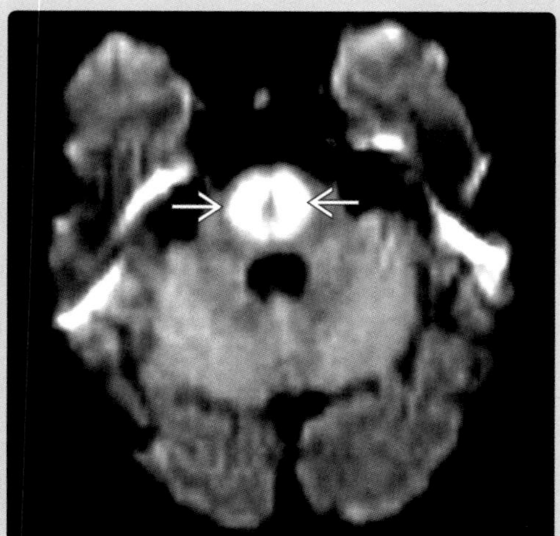

术　语

缩写

- 渗透性脱髓鞘综合征（Osmotic demyelination syndrome，ODMS）

同义词

- 旧称“脑桥中央髓鞘溶解（central pontine myelinolysis，CPM）”和（或）“脑桥外髓鞘溶解（extrapontine myelinolysis，EPM）”

定义

- 血渗透压快速变化时，髓鞘急性脱失
- 典型病史：快速纠正低钠血症
  - ODMS 也可发生于血钠正常的患者

影　像

一般特征

- 最佳诊断线索
  - 脑桥中央 T_2 高信号，外周信号正常
- 位置
  - 50% 在脑桥（CPM）
    - 脑桥中央纤维受累；外周纤维不受累
  - 50% 在髓鞘外（EPM）
    - 基底节
    - 大脑白质
    - 少见：外周皮层，海马
    - 罕见：外侧膝状体
  - CPM+EPM：可确诊为 ODMS
- 形态
  - 圆形或三角形（脑桥）
  - 所有部位的脱髓鞘均为双侧 / 对称性
  - 罕见：脑回（皮层受累）

CT 表现

- 平扫 CT
  - 受累区域呈低密度（脑桥、基底节等）
  - 其他异常（如小脑蚓部萎缩）
  - 无出血
- 增强 CT
  - 典型表现：无强化
  - 早期、急性或严重脱髓鞘也可有中度强化

MR 表现

- T_1WI
  - 急性期
    - 典型表现：轻 / 中度低信号
    - 少见：与周围正常脑实质呈等信号
    - 异常表现可以很短暂，甚至完全消失
    - 最初检查可表现正常
  - 亚急性期
    - 异常信号可完全消失
    - 少见：高信号存在 1~4 个月（凝固性坏死）
- T_2WI
  - 急性：脑桥中央高信号融合，脑桥外周及皮质脊髓束不受累
    - 基底节、脑白质（EPM）对称的高信号
  - 亚急性：高信号恢复正常，可完全消失
- PD
  - 表现为高信号
- FLAIR
  - 表现为高信号
- T_2*GRE
  - 出血、“晕征”罕见
- DWI
  - 急性期
    - DWI：高信号（扩散受限）；ADC
  - 后期
    - DWI：等信号
- 增强 T_1WI
  - 常见：一般不强化
  - 少见：中等程度融合性强化
- MRS
  - 急性期：NAA ↓，胆碱 ↑

核医学表现

- PET
  - 早期代谢性应激：不同程度代谢增高
  - 后期：受累部位代谢减低

成像推荐

- 最佳影像方案
  - MR >> CT
- 推荐检查方案
  - FLAIR，DWI，增强 T_1WI
  - 必要时复查影像检查

鉴别诊断

脑桥缺血 / 梗死

- 常不对称
- 脑桥中央和外周纤维均受累
- 注意：基底动脉穿支梗死常累及脑桥中央，影像表现与 CPM 类似（包括 DWI）

脱髓鞘疾病

- 仍需寻找其他典型部位病变
- 急性多发性硬化，常见“马蹄”样（不完整环形）强化模式

脑桥肿瘤（星形细胞瘤、转移瘤）

- 原发肿瘤（如脑桥胶质瘤）
  - 常为儿童 / 年轻成年人
- 孤立转移瘤，很少发生于脑桥

代谢性疾病

- 如 Wilson 病、Leigh 病、糖尿病和高血压脑病
- Wilson 病，基底节 > 脑桥

- Leigh 病，基底节和中脑受累
- 高血压脑病最常见受累部位 = 顶枕叶
- 脑桥高血压脑病
  - 典型表现外周纤维也受累
  - 其他部位病变常见

病理

一般特征

- 病因
  - 异质性疾病，常见病因：渗透压应激
    - 渗透压应激：渗透压梯度发生改变
  - 最常见：医源性纠正低钠血症
  - 少见：氮质血症、高血糖、低钾血症、酮症酸中毒等引起的渗透压紊乱
  - 渗透压应激相关脱髓鞘的确切机制尚不清楚
    - 血渗透压改变，渗透性损伤
    - 细胞内相对低渗
    - 血渗透压改变导致内皮细胞损伤
    - 有机渗透物质缺乏易诱发内皮细胞崩解
    - 内皮细胞皱缩，导致血 - 脑屏障破坏
    - 细胞外液富含钠盐的高渗液体聚集
    - 细胞外液高渗，髓鞘毒素释放损伤白质
    - 继而细胞死亡
- 伴发异常
  - 非炎症相关性脱髓鞘

直视病理特征

- 双侧 / 对称性，质软，灰 - 褐色改变

显微镜下特征

- 广泛脱髓鞘，胶质增生
- 巨噬细胞内含有吞噬的髓鞘碎片
- 轴索和神经细胞保留
- 无炎症改变

临床问题

临床表现

- 最常见的体征 / 症状
  - 痫性发作，意识状态改变
  - 存在低钠血症时，通常是双相
    - 低钠血症纠正后 2~4 天（偶尔为几周后）出现 ODMS 的症状
    - 意识水平改变，定向障碍
    - 假性延髓麻痹，构音障碍，吞咽困难（CPM）
    - 运动障碍（EPM）
  - 症状可随血渗透压的增高而好转
- 临床特征
  - 酗酒、低钠血症患者快速纠正血钠
  - 合并以下情况可以加重 ODMS
    - 肝、肾、肾上腺、垂体、副肿瘤疾病
    - 营养障碍（酒精，营养不良，呕吐）
    - 烧伤、移植、其他手术

人群分布特征

- 年龄
  - 所有年龄均可发病
    - 最常见：中年患者
    - 少见：儿科患者（糖尿病、厌食症）
- 性别
  - 男性 > 女性
- 流行病学
  - 嗜酒患者的尸检发现率从 < 1% 至 10% 不等

自然病史及预后

- 预后
  - 可完全恢复正常
  - 残留轻微功能缺损
    - 记忆、认知损害
    - 共济失调、痉挛、复视
  - 可进展
    - 痉挛性四肢瘫
    - “闭锁”状态进展为昏迷、死亡
- 合并其他疾病则预后不良

治疗

- 无统一共识；对于低钠血症，无最佳纠正速率
- 可以进行自身调节纠正（限制液体，停利尿剂）
- 血浆置换、类固醇激素、葡萄糖输注治疗尚处于研究阶段

诊断要点

关注点

- 嗜酒患者有基底节、白质病变（EPM），要考虑 ODMS 的诊断

读片要点

- 典型 CPM 不累及脑桥外周纤维
- EPM 可不伴 CPM，单独发病
- 初次检查可能表现正常，因此有必要随访 MR 检查

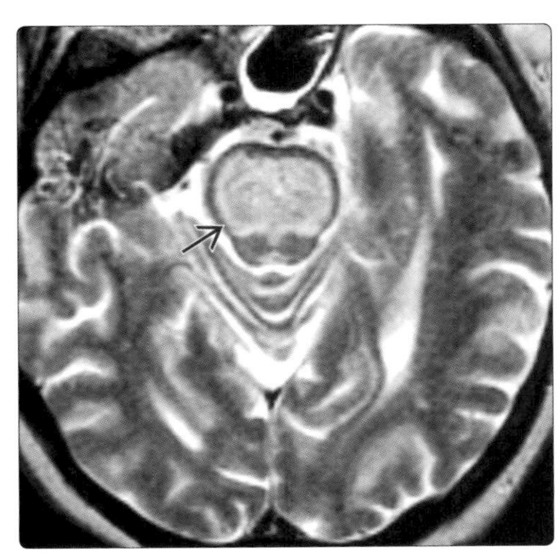

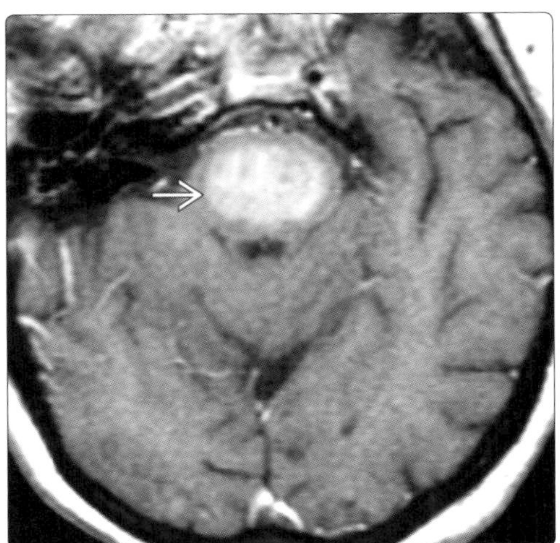

（左图）MR横断位平扫T_2WI显示脑桥中央显著高信号➡，是渗透性脱髓鞘综合征的典型表现。（右图）同一患者横断位增强T_1WI显示急性脱髓鞘区的强化➡

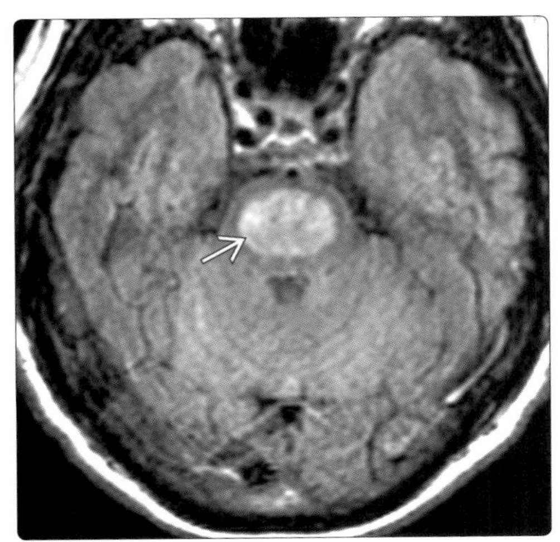

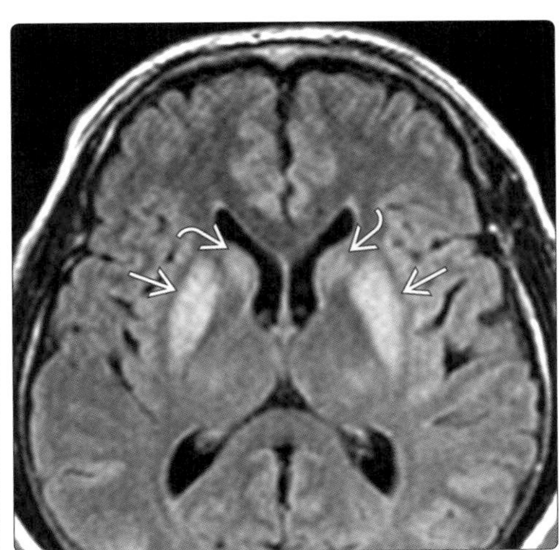

（左图）MR横断位平扫FLAIR显示脑桥异常信号➡。（右图）同一患者，横断位FLAIR显示壳核➡、尾状核↪异常信号。渗透性脱髓鞘综合征可有脑桥中央和脑桥外的髓鞘溶解

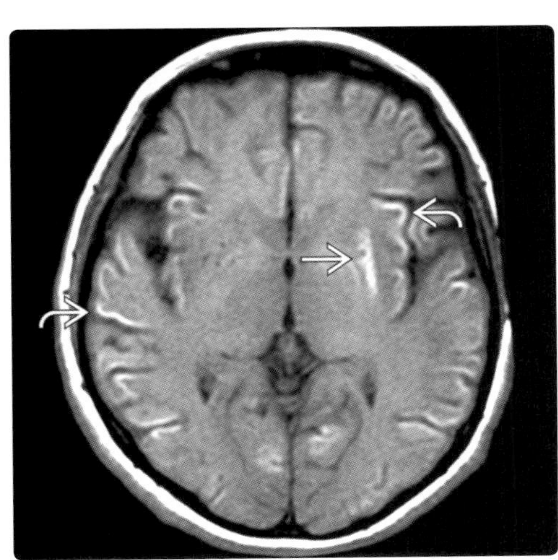

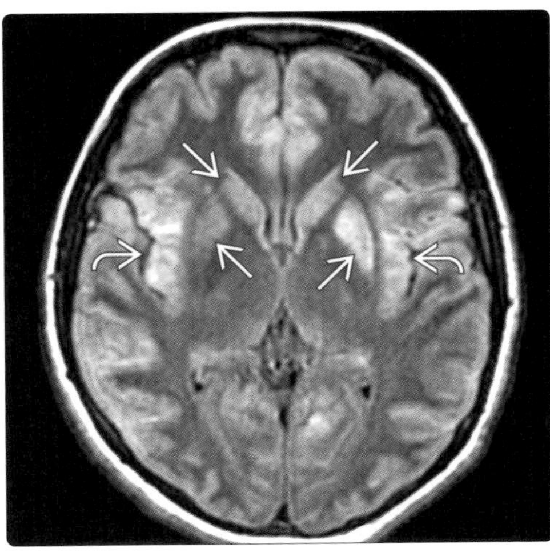

（左图）患者，低钠血症，MR横断位平扫T_1WI显示大脑皮层↪和左侧壳核➡弥漫高信号。（右图）同一患者，横断位FLAIR显示大脑皮层↪和纹状体➡弥漫高信号。皮质层状坏死是渗透性脱髓鞘综合征的不典型表现。有些病例和此患者相同，脑桥完全不受累（未提供图像），只累及基底节和（或）大脑皮质。此例大脑半球白质未受累

朗格汉斯细胞组织细胞增生症

关键点

术语
- 朗格汉斯细胞组织细胞增生症（Langerhans cell histiocytosis，LCH）
  - 又名组织细胞增生症 X

影像
- 颅骨：边缘锐利的溶骨性骨缺损
- 乳突：不规则地图样破坏，软组织肿块
- 脑：垂体漏斗增粗强化，T_1WI 垂体后叶高信号缺失

主要鉴别诊断
- 颅骨溶骨性病变
- 手术（颅骨钻孔、分流、术后缺损）
- 表皮样囊肿
- 皮样囊肿
- 垂体漏斗部／下丘脑增粗或肿块
- 生殖细胞瘤
- 胶质瘤
- 转移瘤

临床问题
- 颅盖骨：疼痛，头皮下肿块，骨质缺损
- 乳突破坏：疼痛，慢性外耳道炎，耳后皮下肿块
- 垂体漏斗受累：中枢性尿崩，± 视觉障碍，± 下丘脑功能障碍
- 小脑白质病变：共济失调，痉挛，认知下降

诊断要点
- 颅骨是 LCH 最常累及的骨骼
- LCH 最常见 CNS 表现是垂体病增粗强化
- LCH 伴共济失调者，可见脉络膜丛肿瘤和小脑白质脱髓鞘

（左图）侧位图显示膜性颅盖骨三处边缘锐利的地图样溶骨性骨质破坏➡。注意↪溶骨性破坏的清晰边界。（右图）男童，3 岁，多发头皮下肿块和中枢性尿崩，头颅侧位平片显示颅骨多发性溶骨性病变➡。注意受累颅骨溶骨性病变边缘锐利，呈“刀切样”，内外板长度不一，形成斜面↪

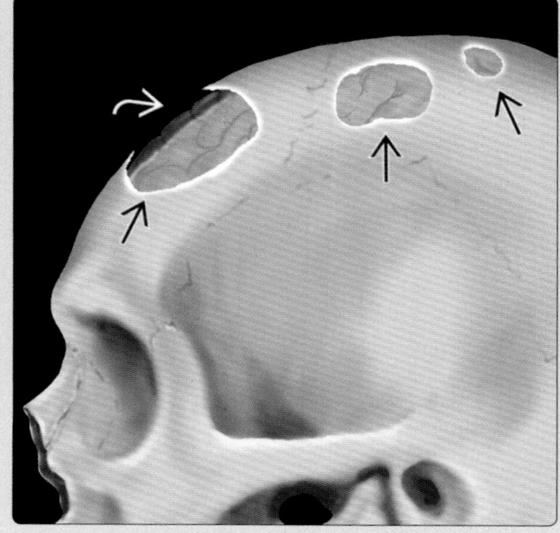

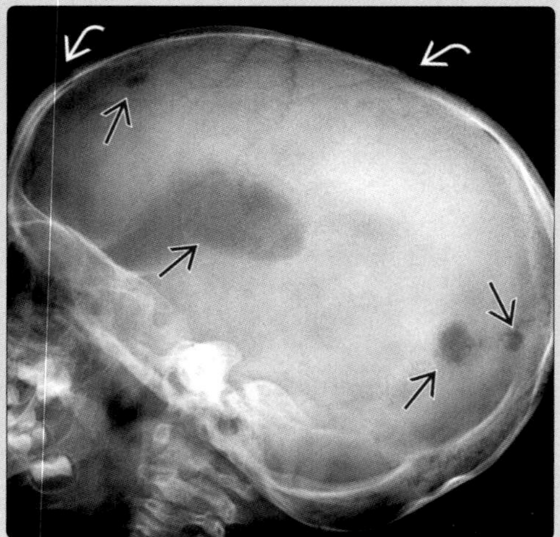

（左图）女童，5 岁，多发头皮肿块，平扫 CT 显示额骨两处溶骨性病变➡。两处病变均为典型边缘锐利的地图样溶骨性病变。注意内外板受累程度不同产生的斜面样边缘。（右图）男童，10 岁，眼球突出，平扫 CT 显示眶外壁➡边缘锐利的溶骨性病变。注意外直肌↪受压推移

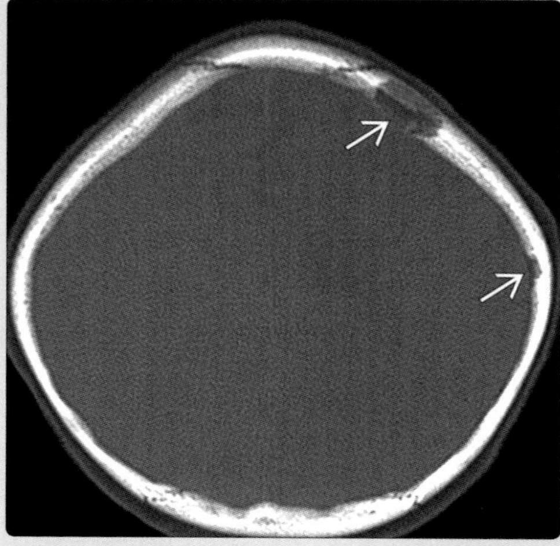

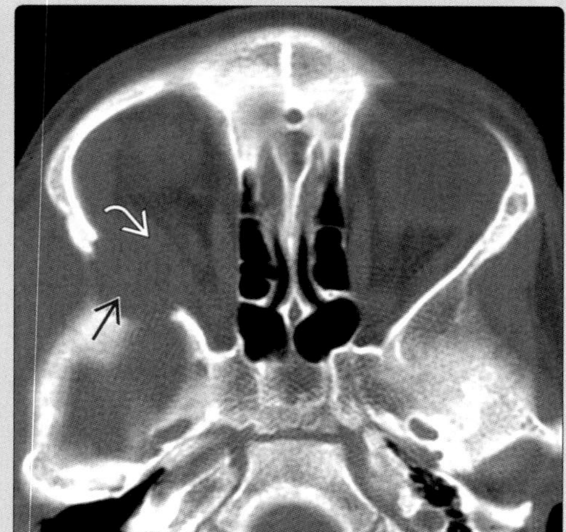

术 语

同义词
- 朗格汉斯细胞组织细胞增生症（Langerhans cell histiocytosis，LCH）
  - 又称组织细胞增生症 X（旧称）

定义
- 任何器官的朗格汉斯组织细胞增生形成的肉芽肿

影 像

一般特征
- 最佳诊断线索
  - 颅骨：边缘锐利的斜行溶骨性骨缺损
  - 乳突：地图样破坏，软组织肿块
  - 脑：垂体漏斗增粗强化，T_1WI 垂体后叶高信号缺失
- 位置
  - 颅骨
    - 颅盖骨最常受累，特别是额、顶骨
    - 颞骨的乳突部、下颌骨、眼眶和面部骨也可受累
  - 脑：垂体漏斗，下丘脑
    - 罕见：脉络丛、软脑膜、基底节、小脑白质和脑实质
- 大小
  - 颅骨和面部骨：病变生长迅速，常见中等大小的软组织肿块
  - 垂体漏斗：病变小，可导致早期内分泌障碍（中枢性尿崩）
- 形态
  - 各种形态的溶骨性破坏
  - 软组织肿块形态多变，从孤立至浸润均可发生

平片表现
- 平片
  - 颅盖骨：边界清楚的溶骨性病变，边缘呈斜面、无硬化
    - 愈合时可出现纽扣样死骨或硬化边
  - 乳突：地图样破坏，常见于双侧，很少有局部淋巴结肿大
  - 颅面骨或眼眶：溶骨性病变形态多变，从孤立至浸润均可发生

CT 表现
- 平扫 CT
  - 颅骨
    - 溶骨性骨缺损，边缘呈斜面（内板破坏＞外板）
    - 软组织肿块小
  - 乳突
    - 骨质破坏，常见于双侧；有软组织肿块
- 增强 CT
  - 颅盖骨或乳突：溶骨性病变区可见强化的软组织肿块
  - 脑：垂体柄增粗、强化，± 下丘脑肿块或强化

MR 表现
- T_1WI
  - 溶骨性破坏区、软组织肿块（± 脂肪成分所致的 T_1 缩短）
  - 脑
    - 垂体 / 漏斗：垂体后叶高信号缺失，垂体柄增粗，± 软组织肿块
- T_2WI
  - 颅骨、乳突、眼眶或面部骨病变：软组织肿块呈 T_2 稍高信号
  - 脑
    - 漏斗 / 下丘脑：轻微高信号
    - ± 小脑白质高信号（自身免疫介导的脱髓鞘）
- FLAIR
  - 罕见小脑白质脱髓鞘导致高信号
- 增强 T_1WI
  - 颅骨、乳突、眼眶或面部骨：软组织肿块强化（边界清楚或浸润性）
  - 脑
    - 漏斗：垂体柄增粗，显著强化
    - 罕见脉络丛、柔脑膜和基底节强化肿块

核医学表现
- 骨扫描
  - ^{99m}Tc 骨扫描：表现可不同（冷、热）
- PET
  - ^{18}FDG：增殖性病变摄取↑，耗竭性病变摄取↓

成像推荐
- 最佳影像方案
  - 颅骨：平扫 CT（乳突病变行增强 CT）
  - 脑：增强 MR
- 推荐检查方案
  - 颅骨：CT 使用骨算法，包括冠状和矢状位重建
  - 脑 MR：有神经科体征或尿崩症的患者；如果初次检查“正常”，2~3 个月后复查 MR 检查
    - 垂体 MR：小 FOV，薄层，无层间隔，矢状和冠状位 T_1WI 增强扫描

鉴别诊断

颅骨溶骨性病变
- 手术导致（钻孔、引流、术后缺损）
- 表皮样囊肿
- 皮样囊肿
- 柔脑膜囊肿
- 结核
- 转移瘤

颞骨骨质破坏
- 严重乳突炎：感染通常不累及骨迷路

- 横纹肌肉瘤：常伴同侧颈部淋巴结增大

垂体漏斗 / 下丘脑增粗或肿块

- 生殖细胞瘤
- 胶质瘤
- 原始神经外胚层肿瘤
- 转移瘤
- 淋巴细胞性垂体炎
- 神经结节病
- 脑膜炎

病　理

一般特征

- 病因
  - LCH 为髓系肿瘤
    - LCH 细胞是克隆性
    - ＞ 50% 的患者有 BRAF V600E 致瘤激酶突变
- 遗传学
  - 有家族性病例报道
  - 病理性朗格汉斯细胞的单克隆
  - 不同等位基因影响疾病的风险和临床发展
- 相关疾病
  - LCH 患病风险↑：甲状腺疾病家族史，免疫力低，使用青霉素，溶剂暴露史

分期、分级和分类

- 以往将其归类为 3 种相互重叠类型中的 1 种
  - 嗜酸性肉芽肿
    - 局限性，颅盖骨最常受累（70%）
  - 韩 - 薛 - 柯病（Hand-Schuller-Christian）
    - 慢性播散型，多灶性（20%）
  - 勒 - 雪病（Letterer-Siwe）
    - 急性播散型，2 岁前发病，± 骨骼受累（10%）
- 目前根据风险因素分类：年龄小，多灶受累，多器官功能障碍，复发

直视病理特征

- 黄色、灰色或棕色的肿块

显微镜下特征

- 单克隆性朗格汉斯细胞
  - CD1a 和 Birbeck 颗粒阳性可确诊

临床问题

临床表现

- 最常见的体征 / 症状
  - 颅骨：疼痛，皮下肿块，骨质缺损
  - 乳突破坏：疼痛，慢性外耳道炎，耳后皮下肿块
  - 眶后肿块：眼球突出，± 痛性眼肌麻痹
  - 垂体柄受累：中枢性尿崩，± 视觉障碍，± 下丘脑功能障碍
- 临床特征
  - 患有尿崩症的 2 岁以下儿童，± 颅骨溶骨性病变

人群分布特征

- 年龄
  - LCH 典型表现＜ 2 岁
- 性别
  - 男∶女 =2∶1
- 种族
  - 最常见于高加索人
- 流行病学
  - 患病率为 4/1 000 000
  - 发病高峰：单发者为 1 岁；多发者为 2~5 岁
  - 疾病严重程度与年龄呈反比
  - 50% 的 LCH 患者为单骨受累
  - 家族性 LCH ＜ 2%
  - 溶骨性病变是 LCH 最常见表现（见于 80%~95% 的 LCH 患儿）

自然病史及预后

- 根据发病年龄和受累范围而不同
  - 多灶性和全身性 LCH：死亡率达 18%
- 罕见情况，自发性出血　硬膜外血肿

治疗

- 根据症状、病变部位和范围选择治疗方案
  - 观察，切除 / 刮除，硬化剂治疗 / 注射，放疗 / 化疗
- 孤立性嗜酸性肉芽肿最好的预后通常为自发性消退
  - 疼痛：刮除
  - 无症状：观察
- 伴尿崩症的 LCH 患者：口服或经鼻给药加压素，± 化疗或放疗

诊断要点

关注点

- 共济失调患者伴有脉络丛肿块和小脑白质脱髓鞘，需考虑中枢神经系统 LCH

读片要点

- 颅骨是 LCH 最常累及的骨骼
- LCH 最常见 CNS 受累表现是垂体柄增粗强化

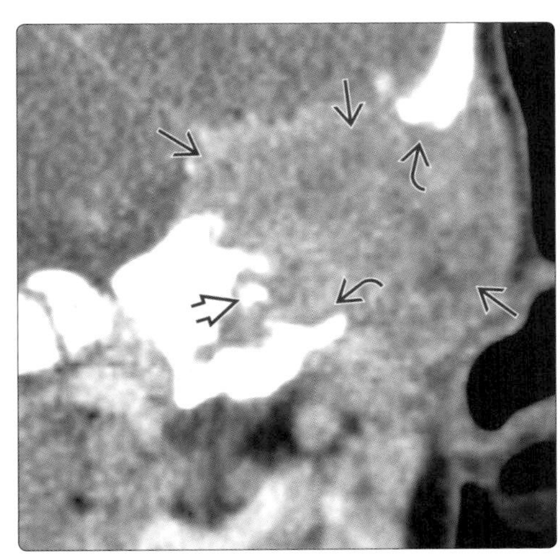

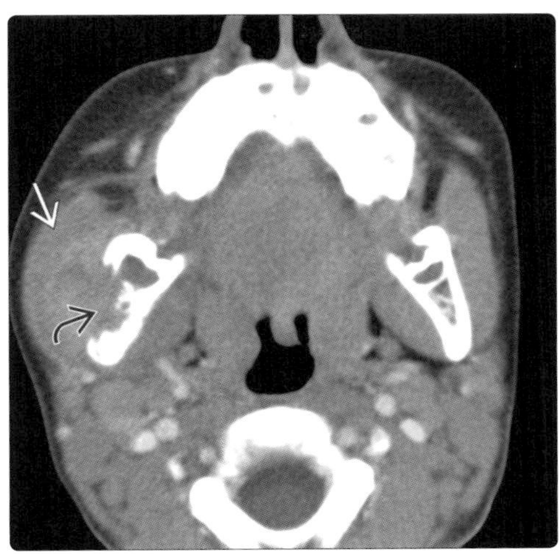

（左图）男，5岁，慢性左耳溢液及传导性耳聋，增强CT冠状位显示颞骨乳突骨质破坏伴软组织肿块→。注意骨破坏边缘锐利→，中耳听小骨移位→。（右图）儿童，右颊部肿块，缓慢生长，增强CT显示咀嚼肌下间隙软组织肿块→。注意下颌支外侧溶骨性破坏→

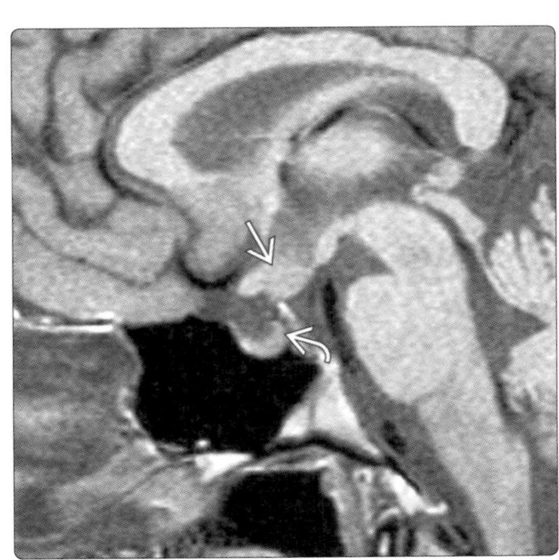

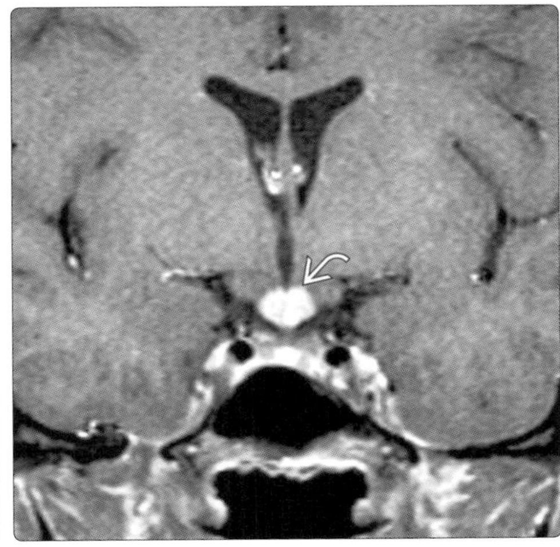

（左图）女，7岁，中枢性尿崩症，MR矢状位平扫T_1WI显示下丘脑软组织肿块→。注意T_1WI垂体后叶高信号消失→，为儿童尿崩症的常见表现。（右图）同一患者，MR冠状位增强T_1WI显示下丘脑结节强化→。垂体柄增粗是CNS受累最常见的表现

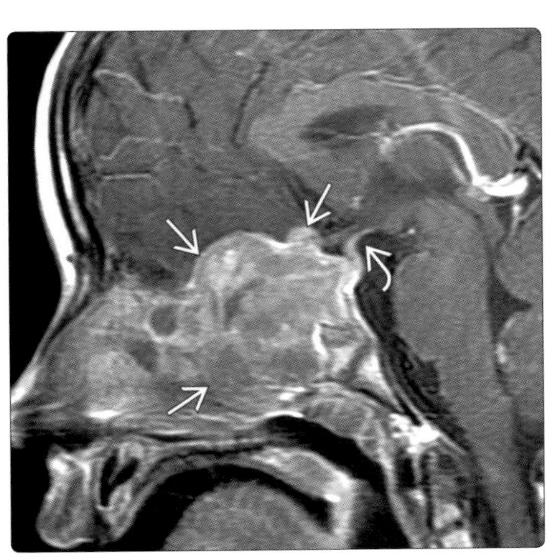

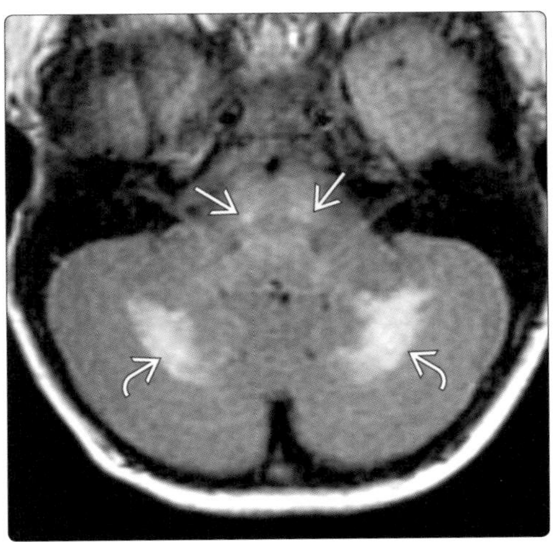

（左图）男，5岁，慢性头痛和尿崩症，MR矢状位增强T_1WI显示颅底不均匀强化肿块→。注意垂体柄增粗移位→。（右图）男，6岁，行为异常，MR横断位平扫FLAIR显示小脑白质受累呈高信号→，为融合性脱髓鞘病变。注意外展神经受累→

关键点

影像

- 婴儿颅内不均质肿块
- CT 上肿块呈高密度
- 常见囊变或出血
- 相对于肿瘤的大小，瘤周水肿轻微
- 不均匀强化
- 脑膜播散常见
- 实性成分 DWI 扩散受限，ADC 减低
  - 囊性或坏死区扩散增加，ADC 增高

病理

- WHO Ⅳ级
- 形态学及免疫表型极端异质性
- 多种组织分化与“畸胎样”名称相符
  - 被纤维血管分隔的成片的非特异性原始小细胞
  - 横纹肌样细胞与肾恶性横纹肌样肿瘤类似
- 22 号染色体单体缺失或 22q11 片段缺失
  - 22q11 片段是 *hSNF5/INI1* 的基因位点
- INI1 蛋白免疫印记缺失，与 *hSNF/INI1* 基因突变有关
  - 诊断 AT/RT 可靠

诊断要点

- 3 岁以下儿童发现较大肿瘤时要考虑 AT/RT
- 婴儿出现急性面神经麻痹并 CPA 区肿块，要考虑本病
- 无论何时考虑诊断髓母细胞瘤（PNET-MB），一定要考虑 AT/RT
  - 特别是年龄非常小的儿童

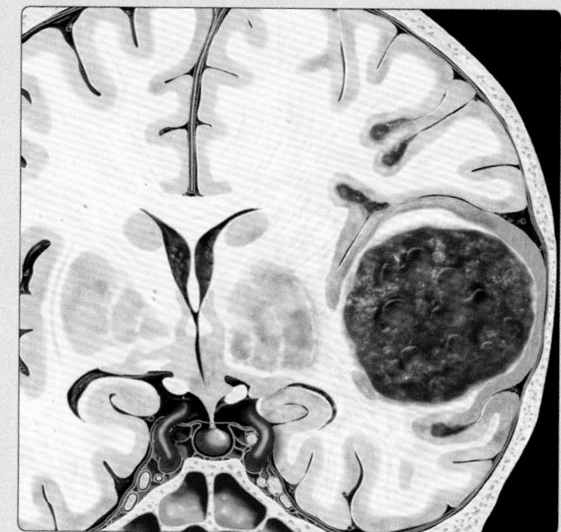

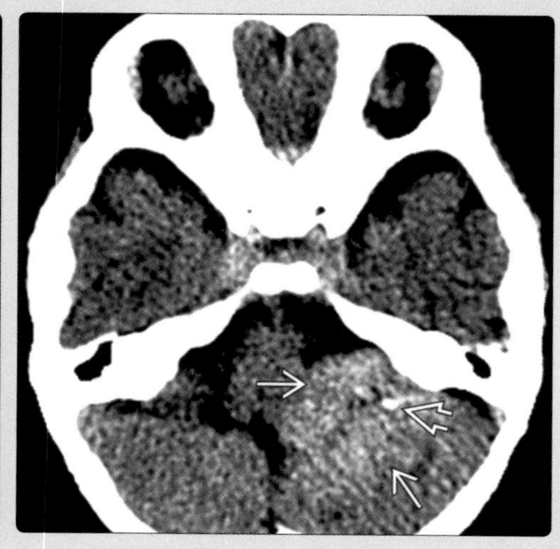

（左图）冠状位图示 AT/RT。此例肿瘤中心灶状坏死融合，形成坏死腔，周边可见强化的结节状厚壁的实性成分。（右图）平扫 CT 显示 AT/RT 典型表现，偏离中线的不均匀高密度肿瘤➡，有钙化⇨。儿童的颅后窝，原始神经外胚层肿瘤-髓母细胞瘤比 AT/RT 更常见，但肿瘤偏离中线时，需考虑 AT/RT

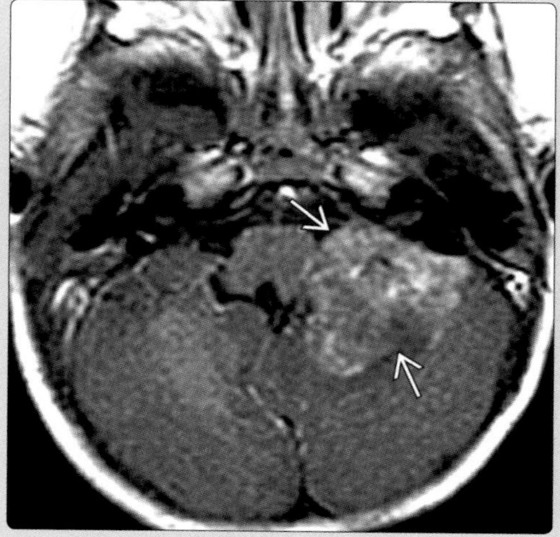

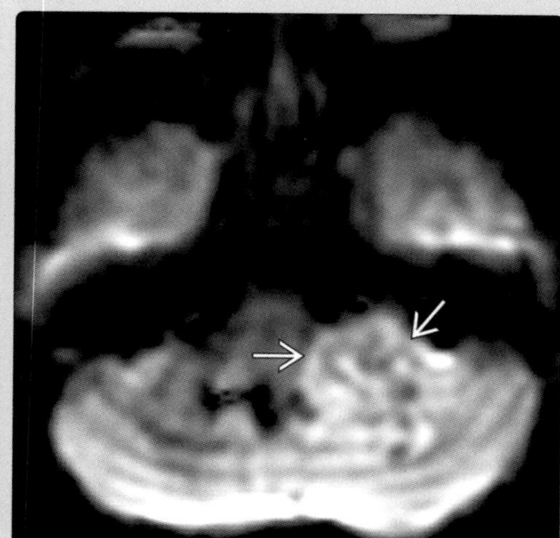

（左图）同一患者，MR 横断位平扫 T_1WI 显示不均匀强化的桥小脑角区肿块➡。（右图）MR 横断位平扫 DWI 显示轻度扩散受限➡，合并中心出血。肿瘤中央坏死或细胞高度密集典型表现为扩散受限，PNET-MB 和 AT/RT 均可见到

术 语

缩写
- 非典型畸胎样/横纹肌样肿瘤（Atypical teratoid/rhabdoid tumor，AT/RT）

同义词
- 脑恶性横纹肌样肿瘤
- 头颅横纹肌样肿瘤

定义
- 低龄儿童，罕见高度恶性的侵袭性肿瘤
- 横纹肌样细胞组成
- 常含有类似 PNET 的原始神经外胚层细胞
- 向间叶组织、神经元、胶质细胞或上皮组织等方向多样分化

影 像

一般特征
- 最佳诊断线索
  - 婴幼儿或低龄儿童的不均质肿块
  - 肿瘤较大，囊实混合性
- 位置
  - 幕下（47%）
    - 大多数偏离中线
    - 桥小脑角（Cerebellopontine angle，CPA）
    - 小脑半球和（或）脑干
  - 幕上（41%）
    - 大脑半球或鞍上
  - 幕上和幕下同时受累（12%）
  - 初诊时 15%~20% 已发生肿瘤播散
- 大小
  - 就诊时多数为 1~3cm（也可更大）
- 形态
  - 类球形，不规则/分叶状

CT 表现
- 平扫 CT
  - 高密度肿块
  - 常含囊变和（或）出血
  - 可以有钙化
  - 常见梗阻性脑积水
- 增强 CT
  - 典型表现为不均匀显著强化

MR 表现
- T_1WI
  - 不均匀
    - 相比于脑实质呈等信号
    - ± 高信号局灶性出血
    - 囊变与 CSF 相比，信号稍高
- T_2WI
  - 不均匀
    - 局灶性低信号（出血）
    - 局灶性高信号（囊变）
- FLAIR
  - 肿瘤实性部分呈等至高信号
  - 囊性部分与 CSF 相比呈高信号
  - 脑积水所致脑室旁水肿
  - 相对于肿瘤大小，瘤周水肿较轻
- T_2^* GRE
  - 出血灶呈低信号，“晕征”
- DWI
  - 由于细胞密集，扩散受限
  - 表观扩散系数减低（apparent diffusion coefficient，ADC）
- 增强 T_1WI
  - 不均匀强化
  - 软脑膜播散常见（15%~20%）
    - 弥漫线状强化
    - 多发结节样强化
  - “脑到脑”的实质转移
- MRA
  - 可见包绕血管狭窄
- MRS
  - 侵袭性代谢模式
    - 胆碱峰增高
    - NAA 峰、肌酸峰降低或缺乏
    - 常见脂峰或乳酸峰

成像推荐
- 最佳影像方案
  - MR 增强扫描
- 推荐检查方案
  - 就诊时应进行全部 CNS 的影像检查，以确定有无蛛网膜下腔播散

鉴别诊断

髓母细胞瘤（PNET-MB）
- 颅后窝肿瘤
- AT/RT 比 PNET-MB 更易囊变
- 通常 CPA 区不均质肿块更倾向 PNET-MB，但 AT/RT 不均质表现更典型

室管膜瘤
- “可塑性”肿瘤，可生长至第四脑室出口外
- 钙化、囊变、出血常见
- 显著强化、不均匀强化

脉络丛乳头状瘤
- 脑室内肿块
- 均匀强化

胶质母细胞瘤/肉瘤
- 高级别胶质瘤
- 由脑干向外生长

畸胎瘤

- 松果体区或鞍旁更常见
- 由于钙化、出血，影像表现病变不均匀

病　理

一般特征

- 病因
  - 不明，可能起源于神经嵴细胞
  - 含有原始神经外胚层、上皮、间叶组织多向分化成分
  - 横纹肌样细胞与肾恶性横纹肌瘤细胞类似
  - 多向分化与“畸胎样”名称相符
    - 不同的免疫组化染色提示多种细胞来源
    - 与畸胎瘤不同，细胞停留于原始阶段
- 遗传学
  - 22 号染色体单体缺失或 22q11 片段缺失
    - 22 号染色体的 hSNF/INI1 基因突变、失活
    - 脉络丛肿瘤有相同突变
    - 脉络丛癌发生于“横纹肌瘤易患综合征”的家族

分期、分级和分类

- WHO Ⅳ级

直视病理特征

- 通常就诊时已无法切除
- 肿瘤边界不清
- 浸润脑实质

显微镜下特征

- 形态学及免疫表型极端异质
- 被纤维血管分隔的成片的非特异性原始小细胞
- 横纹肌样细胞
  - 大而淡染的细胞，胞质中度嗜酸性
- 周围包绕细胞
  - 镰刀状细胞包绕横纹肌样细胞
- 免疫反应常为阳性
  - 波形蛋白（Vimentin，VIM）
  - 上皮膜抗原（Epithelial membrane antigen，EMA）
  - 神经元特异性烯醇化酶(Neuron-specific enolase，NSE)
  - 胶质纤维酸性蛋白（Glial fibrillary acidic protein，GFAP）
  - 紧密连接蛋白 Claudine 6（CLDN6）
    - 紧密连接的关键成分
    - AT/RT 呈中度/高度表达
    - 其他肿瘤包括髓母细胞瘤、PNETs 不表达或几乎不表达
- INI 蛋白免疫染色阴性，与 hSNF/INI1 基因突变有关
  - 诊断 AT/RT 的可靠证据

临床问题

临床表现

- 最常见的体征/症状
  - 颅压增高体征
    - 嗜睡
    - 呕吐
    - 头围增大
  - 其他体征/症状
    - 斜颈
    - 癫痫
    - 技能退化
    - 婴儿急性面神经麻痹
- 临床特征
  - ＜ 3 岁儿童，头围增大，呕吐，嗜睡

人群分布特征

- 年龄
  - ＜ 3 岁
- 性别
  - 无性别差异
- 流行病学
  - ＞ 3 岁罕见
  - ＜ 3 岁儿童原发 CNS 肿瘤，高达 20%

自然病史及预后

- 平均生存期 = 有脑膜播散者 16 个月，无脑膜播散者 149 个月
- 死亡率 =64%

治疗

- 积极切除和放化疗能够延长生存时间，但存活时间仍较短
- 已证实放疗能延长生存时间，特别是年长儿
  - 由于对发育脑有损伤，因此在低龄儿童的应用仍有争议
- PNET-MB 化疗方案对本病几乎无效

诊断要点

关注点

- 小于 3 岁的儿童发现较大肿瘤时要考虑 AT/RT
- 考虑髓母细胞瘤（medulloblastoma，PNET-MB）诊断时，也要考虑 AT/RT

读片要点

- 影像表现没有特异性
- 相对于 PNET-MB，更加不均质，常见于幕上

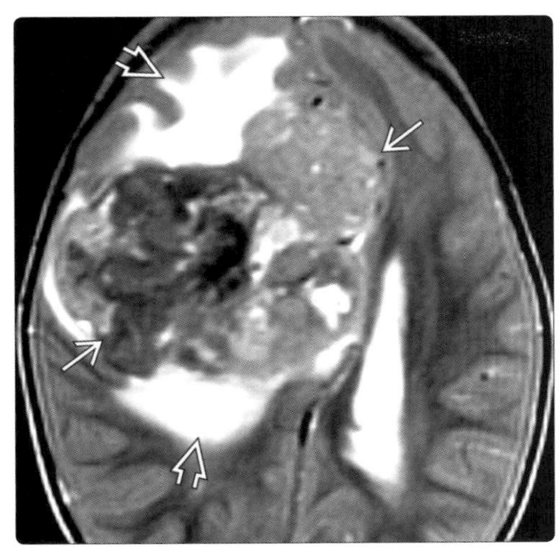

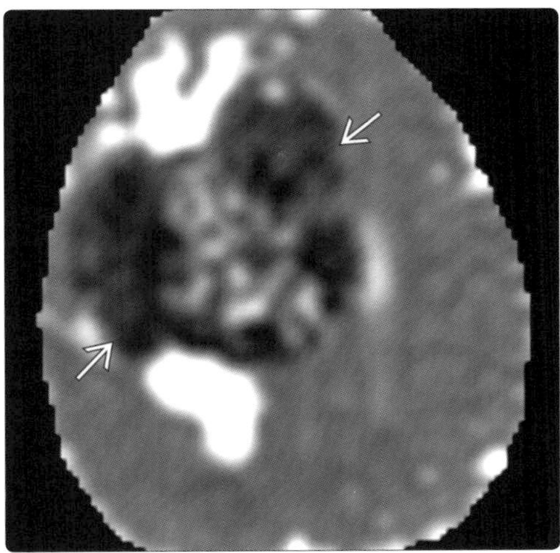

（左图）MR 横断位平扫 T_2WI 显示幕上不均匀巨大肿块➡，中央有出血，占位效应显著。瘤周水肿➡，明显小于肿瘤。（右图）同一患者，横断位 ADC 图显示表观扩散系数下降➡，与肿瘤细胞密度有关

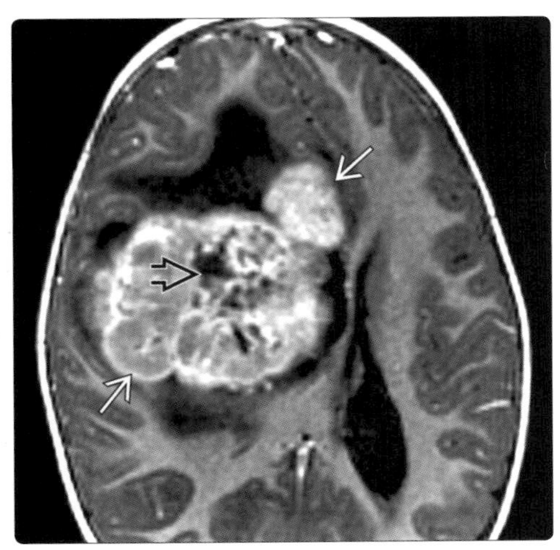

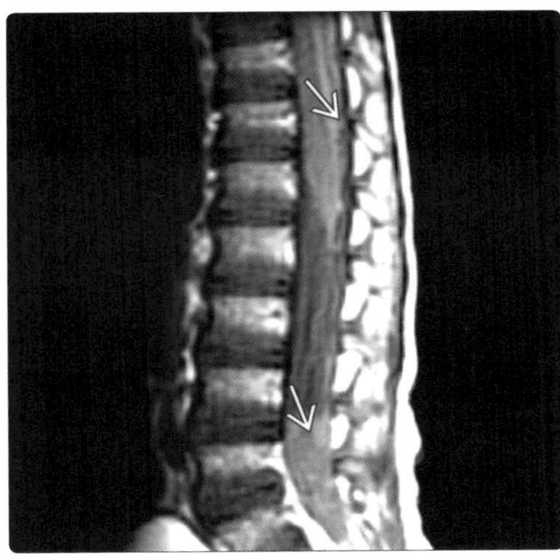

（左图）同一患者，MR 横断位增强 T_1WI 显示肿块显著不均匀强化➡，肿块实性部分中央有坏死➡。（右图）MR 矢状位增强 T_1WI 显示"散落"的转移灶➡。所有儿童颅后窝肿瘤，术前均应行整个神经系统的增强扫描检查，以排除转移。如此例所示

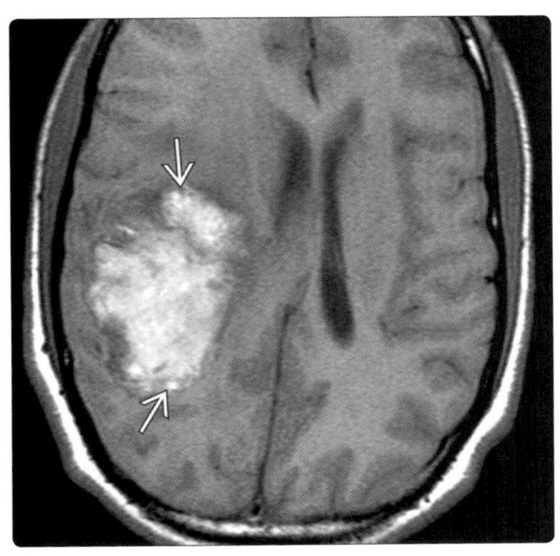

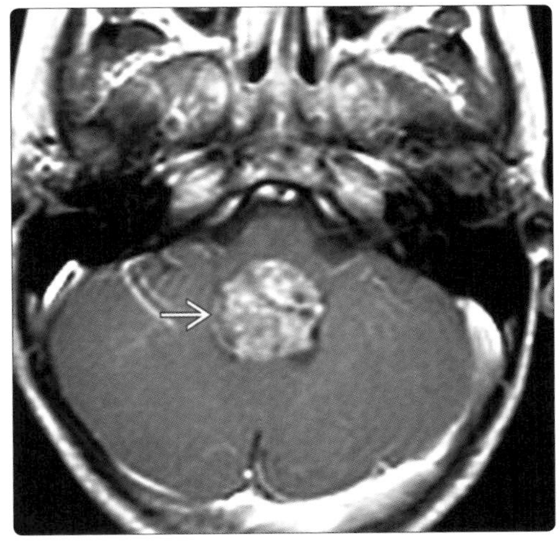

（左图）MR 横断位平扫 T_1WI 显示右顶叶高信号占位➡，梯度回波图像显示为出血。手术切除为多形性细胞聚集，高度提示 AT/RT。（左图）MR 横断位增强 T_1WI 显示肿瘤位于中线，呈不均匀强化➡，病理证实为 AT/RT。其影像表现与髓母细胞瘤（PNET-MB）无法区分

关键点

术语

- 髓外白血病性肿瘤（Extramedullary leukemic tumors，EML）；同义词：粒细胞肉瘤，绿色瘤
- 多种颅内表现，白血病并发症 / 治疗
  - PRES，侵袭性真菌感染
  - 放疗治疗后，可形成海绵状血管瘤
  - 骨髓移植后 PTLD
  - 化疗相关的静脉血栓形成

影像

- 已知或怀疑骨髓增生性疾病的患者，出现均匀强化的肿瘤
- 可表现为血肿或血肿样改变
- 脑膜（硬膜为基底或软膜）病变＞脑实质病变

主要鉴别诊断

- 转移性神经母细胞瘤（Metastatic neuroblastoma，NBT）
- 脑膜瘤
- 脑外血肿
- 髓外造血
- 朗格汉斯细胞组织细胞增生症（Langerhans cell histiocytosis，LCH）

病理

- CNS 白血病有 3 种形式
  - 脑膜病变（常伴有 ALL）
  - 血管内浸润（白细胞淤滞）：血管破裂，出血伴有白细胞计数显著
  - 肿块（绿色瘤）

诊断要点

- AML 患儿的出血性病变，可能是绿色瘤或治疗并发症

（左图）冠状位图像显示多发局灶性白血病浸润，累及颅底 / 鼻窦➡，下丘脑 / 漏斗⇨，基底节↪和硬膜⇨。大体病理外观为绿色，称为“绿色瘤”，常称为“粒细胞肉瘤”。（右图）MR 冠状位增强 T_1WI 显示粒细胞肉瘤以硬膜为基底，有强化➡，伴有“硬膜尾征”⇨

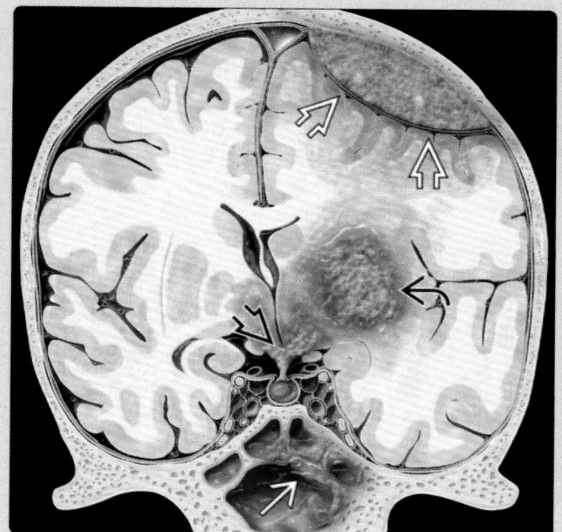

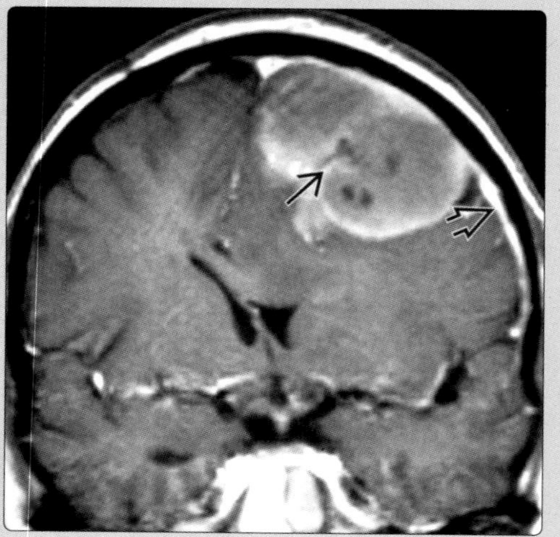

（左图）平扫 CT 显示额顶叶高密度肿块➡，周围有环状水肿↪。据报道 AML 复发以脑粒细胞肉瘤最常见。（右图）ALL 患者，MR 横断位增强 T_1WI 显示双侧 Meckel 腔扩大、强化，是由于广泛白血病细胞浸润➡。双侧三叉神经脑池段显著增粗⇨。其他扫描也显示多发脑神经强化

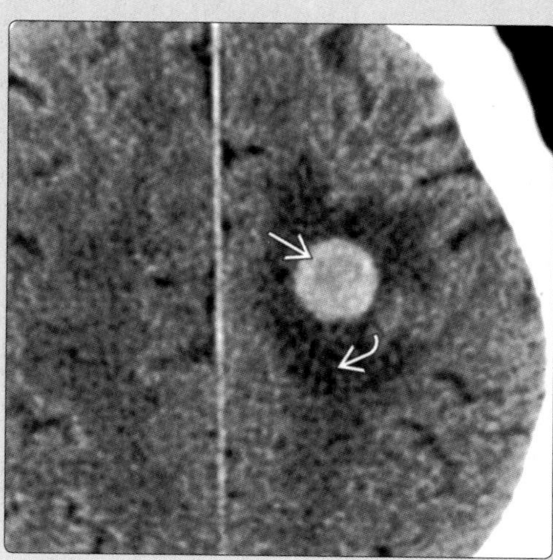

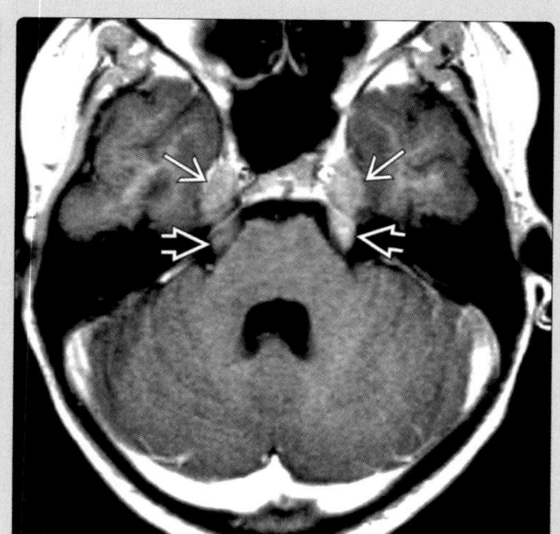

术 语

缩写

- 髓外白血病性肿瘤（Extramedullary leukemic tumors，EML）
- 髓外成骨髓细胞瘤，髓外髓样细胞肿瘤（extramedullary myeloid cell tumors，EmMCT）

同义词

- 粒细胞肉瘤，绿色瘤

定义

- 原始粒细胞 / 中幼粒细胞 / 早幼粒细胞的实体瘤
  - 见于骨髓增生性患者
- 多种白血病颅内表现 / 治疗并发症
  - 可逆性后部脑病综合征，PRES
  - 侵袭性真菌感染
  - 放疗后期并发症，可见海绵状血管瘤形成
  - 移植后淋巴增生性疾病，PTLD
  - 化疗（L- 天冬酰胺酶）相关的静脉血栓形成
  - 血管炎
    - 白血病的主要表现
    - 全反式维甲酸治疗后继发改变
    - 继发于感染的表现（如曲霉菌）

影 像

一般特征

- 最佳诊断线索
  - 已知或怀疑骨髓增生性疾病的患者，出现均匀强化的肿块
- 最常见于急性粒细胞白血病
- 位置
  - 脑膜（以硬膜为基底或软脑膜）病变>脑实质病变

CT 表现

- 平扫 CT
  - 相对于脑实质呈等 / 高密度
    - 可很快变为低密度（坏死、液化）
  - 可表现为血肿或血肿样改变
  - 观察颅底或鼻窦受累
- 增强 CT
  - 均匀强化
    - 高密度或出血可掩盖病变强化
  - 可环形强化，与脓肿类似

MR 表现

- T_1WI
  - 相对于脑实质呈低 / 等信号
  - 可以鉴别急性血肿和非出血肿块
- T_2WI
  - 信号不均匀，呈高至等信号
  - 软脑膜病变可以延伸至血管周围间隙，表现为白质片状高信号
- FLAIR
  - 对脑膜病变的显示比 T_2WI 更敏感
- T_2^* GRE
  - 有助于识别海绵状血管瘤，为白血病治疗的后期并发症
- DWI
  - 可为扩散受限（DWI 高信号，ADC 降低）
  - 有助于鉴别缺血性并发症与 PRES
- 增强 T_1WI
  - 均匀强化
    - 合并坏死或液化时强化不均匀
  - 软脑膜和血管周围间隙旁的强化
  - 评估颅底病变，必须使用脂肪抑制序列
- MRA
  - PRES 患者可见血管痉挛
  - 可现实中等动脉的血管炎
- MRV
  - 评价出血性病变需要进行 MRV 检查
  - 明确是否有静脉血栓及其范围

核医学表现

- 骨扫描
  - ^{99m}Tc-MDP 常用于评估白血病的骨病变
  - 软组织摄取通常反映高钙血症，而不是绿色瘤
- PET
  - FDG PET 呈高摄取

成像推荐

- 最佳影像方案
  - MR 增强扫描
  - 平扫 CT 对出血性病变可提供额外信息
- 推荐检查方案
  - 增强 T_1WI 脂肪抑制

鉴别诊断

转移性神经母细胞瘤（Metastatic Neuroblastoma，NBT）

- 多伴颅外病变
- 临床表现有特征性，表现为“熊猫眼征”
- 针样骨膜炎

脑膜瘤

- 很难鉴别
- 脑膜尾征更多见于脑膜瘤

脑外血肿

- 颅外软组织肿胀或颅骨骨折
- 如果无相应病史，考虑虐待儿童的可能性

髓外造血

- T_2WI 显著低信号
- 有风险的高危人群

朗格汉斯细胞组织细胞增生症（Langerhans Cell Histiocytosis，LCH）
- 邻近的骨质破坏，没有骨膜反应
- 尿崩症

尤因肉瘤
- 侵袭性生长模式
- 邻近的骨质破坏

神经系统结节病
- 类似于软脑膜病变
- 很少表现为以硬膜为基底的肿块

病　理

一般特征
- 病因
  - 与某些暴露接触史有关
    - 电离辐射、烃、苯、烷化剂
- 遗传学
  - 相对于无 CNS 病变者，CNS 白血病浸润的 AML 患儿 11 号染色体异常
  - 据报道 AML 合并绿色瘤的患者，有染色体 8，21 易位
  - 某些遗传性综合征的 AML 发病率高
- Down、Bloom、Fanconi 综合征
- 相关异常
  - 在非 AML 的骨髓增生性疾病少见
    - 髓样化生
    - 嗜酸性粒细胞增多症
    - 真性红细胞增多症
- CNS 白血病有 3 种表现形式
  - 脑膜病变
    - 通常为急性淋巴细胞白血病
  - 血管内浸润（白细胞淤滞）
    - 可破裂，出血（伴白细胞计数显著增高）
  - 局部肿块（绿色瘤）
- 绿色瘤
  - 1811 年首次描述为白血病性肿块
  - 1853 年命名为“绿色瘤”
  - 1966 年命名为粒细胞肉瘤

直视病理特征
- 由于约 70% 的病例大体外观呈绿色，故称“绿色瘤”
  - 原因为富含髓系过氧化物酶

显微镜下特征
- 细胞从中等大小至较大
- 细胞核多形性
- 多次有丝分裂所致“满天星”样表现

临床问题

临床表现
- 最常见的体征／症状
  - 可能先于白血病的骨髓诊断
  - 50% 的患者尸检诊断
  - CNS 病变常有症状
  - 由于占位效应出现局灶性体征
  - 出血引起头痛
- 临床特征
  - AML 患儿新出现神经系统的体征或症状

人群分布特征
- 年龄
  - 60% 的患者< 15 岁
- 性别
  - 男：女 =1.38：1
- 种族
  - 西班牙裔< 19 岁儿童白血病发病率最高
  - 欧洲裔美国人发病率>非洲裔美国人
- 流行病学
  - 占 AML 的 11%
  - 占慢性粒细胞白血病 1%～2%

自然病史及预后
- AML 总体生存率为 40%～50%
- 发生于其他骨髓增殖综合征的绿色瘤
  - 提示母细胞性转换化
  - 预后不良的征兆

治疗
- 诱导化疗
  - 阿糖胞苷（Ara-C）
  - 蒽环类制剂
- 骨髓移植巩固
- 注意：甲氨蝶呤治疗可引起卒中样症状
  - MR →圆形白质病变，扩散受限

诊断要点

关注点
- 髓外造血可以出现在同一患者群体，有相似的表现
- AML 患儿的出血性病变，可能是绿色瘤的表现，也可能是治疗后并发症

读片要点
- 多部位的多发病灶提示诊断
- 伴边缘强化的绿色瘤（罕见），可类似于脓肿

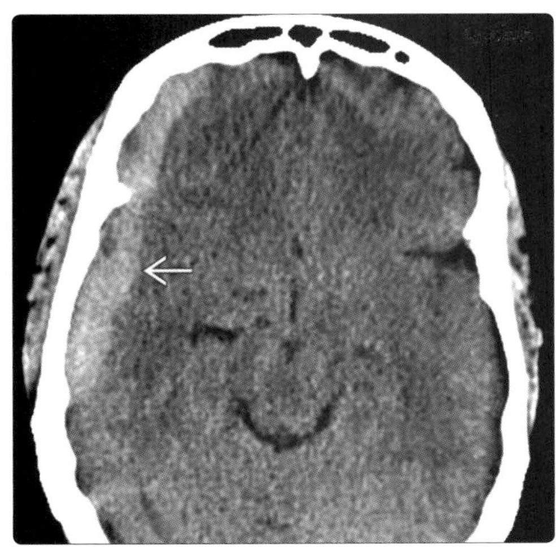
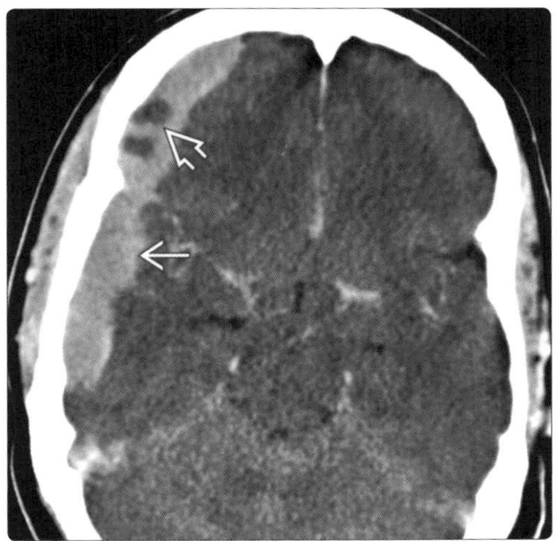

（左图）急性粒细胞白血病患者，平扫 CT 显示以硬膜为基底的高密度病变，与硬膜下血肿相似。（右图）增强 CT 显示以硬膜为基底的肿块均匀强化，因此可以排除单纯出血。小范围未强化区与坏死或液化有关，不是急性期出血。这些是 AML 患者发生以硬膜为基底的白血病浸润的典型表现

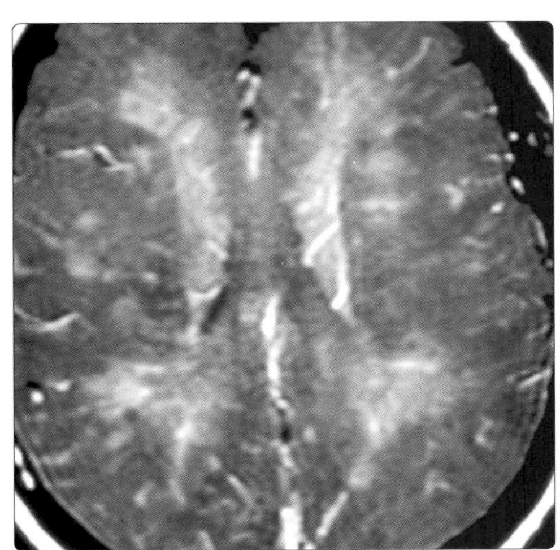
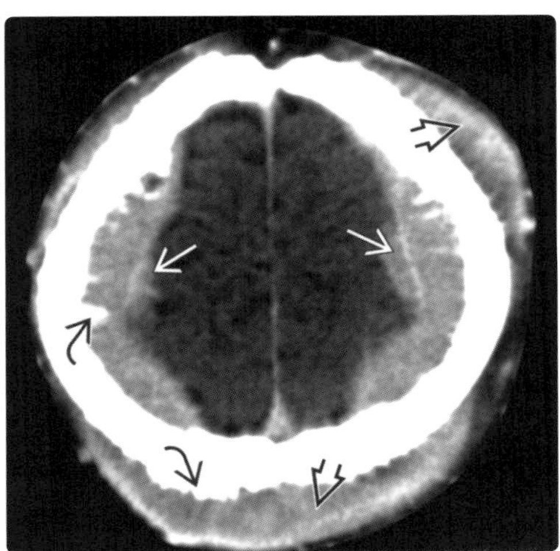

（左图）白血病伴进展性脑病患者，MR 横断位增强 T_1WI 显示多发的强化血管内和血管周围浸润。“癌性脑炎”是白血病罕见的并发症。（右图）白血病合并颅骨受累，增强 CT 显示较大的双凸面状硬膜外白血病肿块。注意骨膜下的肿瘤。颅骨内外板呈针状表现，广泛的骨髓受累

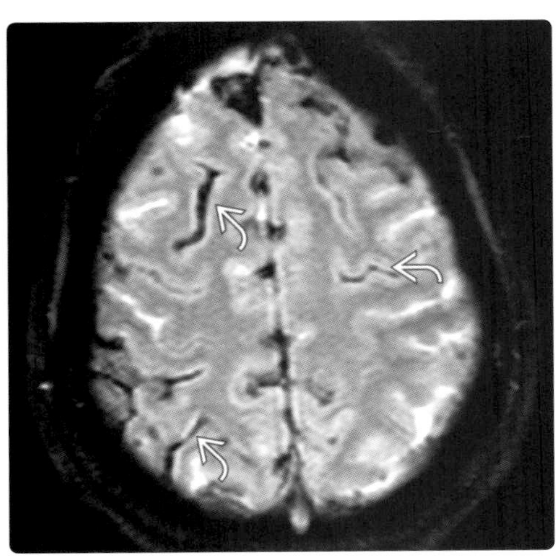
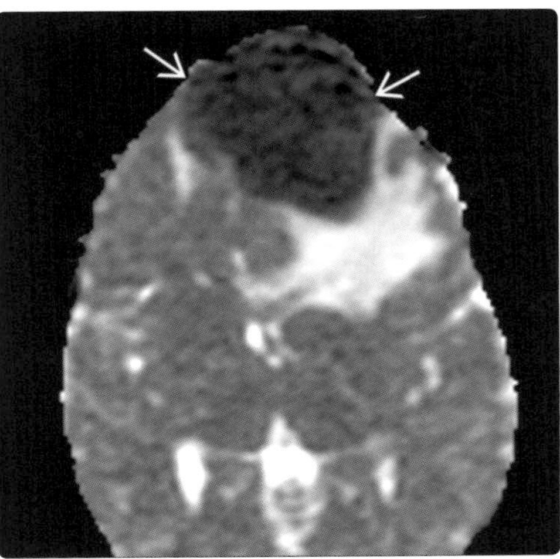

（左图）AML 急变期患者，MR 横断位平扫 T_2^* GRE 显示软脑膜低信号。CSF 分析显示出血和白血病细胞浸润。（右图）女，13 岁，鼻窦炎和头皮肿胀，横断位 ADC 显示扩散受限，呈显著低信号肿块，CT 上呈高密度，DWI 呈高信号，病变呈显著强化（未提供图像）。活检和血液检查提示高危 ALL

第 1 章

颞骨与颅底病变

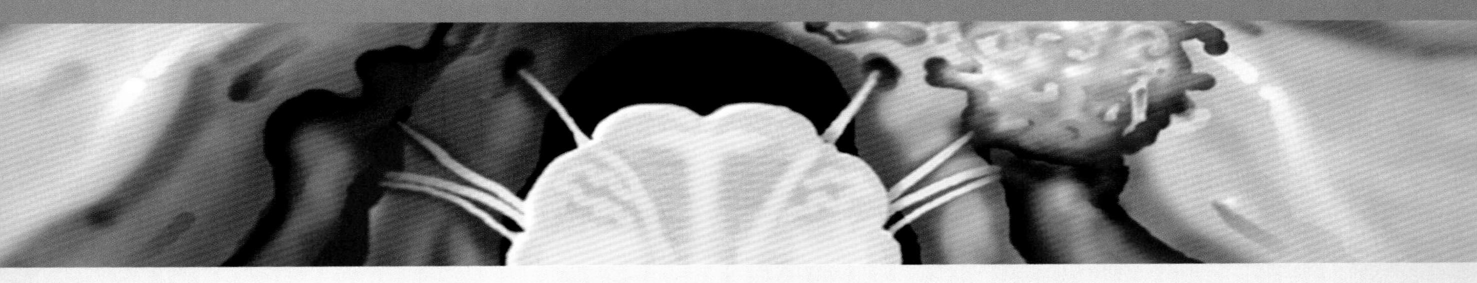

迷路未发育

关键点

术语

- 同义词：完全性迷路发育不全（CLA），Michel 畸形（旧词）

影像

- 双侧或单侧异常
- 颞骨 CT 表现
  - 耳囊骨：未发育 / 发育不全
  - 岩尖：发育不良
  - 耳蜗岬：缺如 / 扁平
  - 耳蜗、前庭、半规管和前庭导水管：缺如
  - 内听道（IAC）：未发育 / 发育不全
  - 鼓室盖：正常，低，或有缺陷
  - 听小骨：正常或镫骨畸形
  - 面神经管：畸形
  - 颈动脉管：正常或缺如
- MR：前庭神经和耳蜗神经缺如

主要鉴别诊断

- 耳蜗未发育
- 共腔畸形
- 骨化性迷路，闭塞型

病理

- 基因突变，沙利度胺（反应停）暴露，或病因不明
- 妊娠第 3 周前听基板发育停止

临床问题

- 先天性感音神经性耳聋（SNHL）
- 极其罕见

诊断要点

- 非对称性对侧异常：共同腔畸形，内耳发育不全，或耳蜗不完全分隔 I 型 IP-I

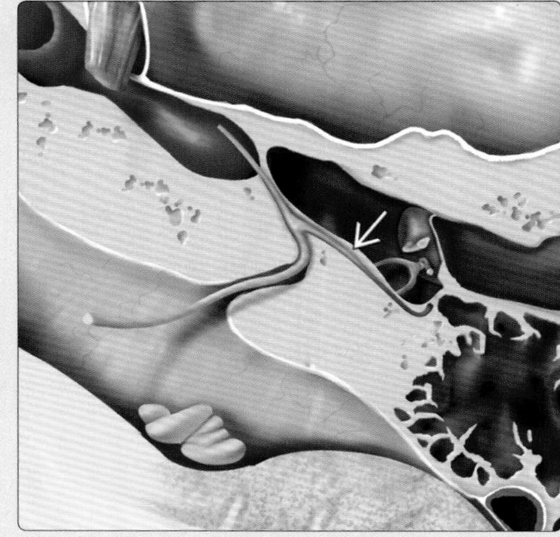

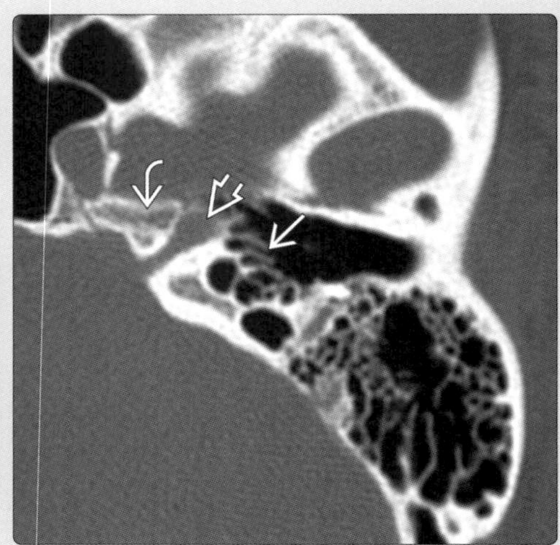

（左图）横断位像显示迷路未发育。注意内耳结构完全缺如。内耳外侧壁（岬）平坦→，小的内耳道只含第七脑神经。（右图）一个患有先天性感音神经性耳聋的 21 岁女性的横断位 CT 骨窗显示在岬的正常解剖位置耳囊骨伴气房严重发育不全→。内耳结构缺如，第七脑神经管的前膝扩大⇨，左侧岩尖发育不良↪

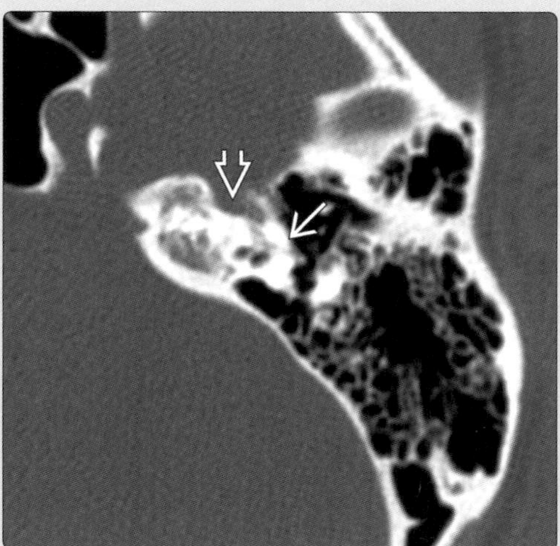

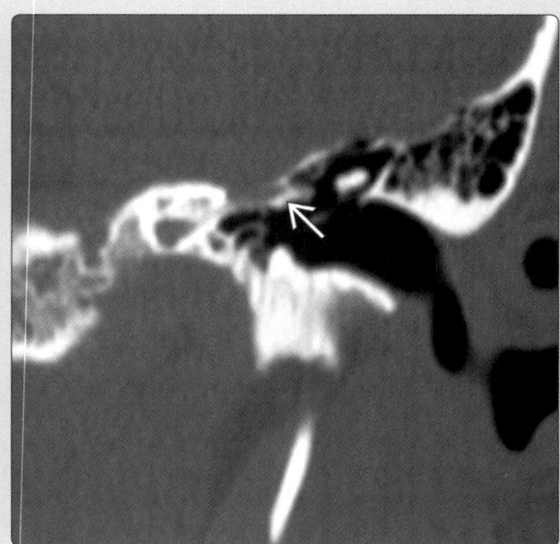

（左图）同一患者，更高头颅层面的横断位 CT 骨窗表现耳囊骨发育不全→，第七脑神经管的前膝和近鼓室段明显异常⇨。（右图）同一患者，冠状位 CT 骨窗表现为完全性内耳结构缺失和耳囊骨及岩尖严重发育不全→。注意尽管内耳发育不全，中耳和听小骨显示正常

术 语

同义词
- 完全性迷路未发育（CLA）
- Michel 畸形（旧词）

定义
- 耳蜗、前庭、半规管（SCCs）缺如

影 像

一般特征
- 最佳诊断线索
  - 内耳结构完全缺如
  - 耳囊骨缺失 / 发育不全
- 形态
  - 迷路发育不良
  - 耳囊骨未发育 / 发育不全

CT 表现
- CT 骨窗
  - 双侧或单侧异常
  - 耳囊骨：未发育 / 发育不全
  - 岩尖：发育不全
  - 耳蜗岬：缺如 / 平坦
  - 耳蜗、前庭、半规管和前庭导水管：缺如
  - 内听道（IAC）：未发育 / 发育不全
  - 中耳及乳突：正常或发育不全
  - 鼓室盖：正常，低，或缺陷（提示脑膨出）
  - 听小骨：正常或镫骨畸形
  - 面神经管：畸形
  - 颈静脉球 / 静脉：正常、裂开或狭窄伴导静脉扩张
  - 颈动脉管：正常或缺如
  - 斜坡：正常或狭窄
  - 颈椎：正常或先天性异常

MR 表现
- T_2WI
  - 无膜迷路
  - 前庭及耳蜗神经缺如

成像推荐
- 最佳成像
  - CT 骨窗
  - 脑部和颞骨 MR

鉴别诊断

耳蜗未发育
- 第三周晚期发育停止：耳蜗缺如，前庭和半规管畸形

共腔畸形
- 第四周发育停止：椭圆球囊代替耳蜗和前庭

骨化性迷路
- 脑膜炎后内耳骨化，岬形成良好（若迷路发育不全则表现平坦）

病 理

一般特征
- 病因
  - 基因突变，沙利度胺（反应停）暴露，或病因不明
- 遗传学
  - FGF3 基因突变：LAMM（迷路发育不全，小耳畸形，小牙畸形）
  - HOXA1 基因突变：Bosley-Salih-Aloratny 综合征（BSAS）和 Athabaskan 发育不全综合征（ABDS）
- 相关异常
  - BSAS 和 ABDS：先天性心脏病，水平凝视麻痹，颈内动脉缺如
- 胚胎学
  - 听基板在第 3 孕周前停止发育

直视病理特征
- 骨和膜迷路形成异常

临床问题

临床表现
- 最常见的体征 / 症状
  - 先天性感音神经性耳聋（SNHL）

人群分布特征
- 流行病学
  - 极其罕见，内耳畸形＜ 1%

治疗
- 单侧 CLA：如果双侧感音神经性耳聋，评估对侧耳蜗植入的可能性
- 双侧 CLA：脑干植入术

诊断要点

关注点
- 如果耳囊骨缺如 / 发育不全及耳蜗、前庭和半规管缺如则考虑完全性迷路发育不良

读片要点
- 常不对称：寻找对侧共腔畸形，内耳发育不全，或耳蜗不全分隔

报告提示
- 耳蜗岬“特殊”扁平化：敏感的标志
- 冠状图像评估鼓室盖的完整性

卵圆窗闭锁

关键点

术语

- 在外半规管通道以上和耳蜗岬以下无分裂面（卵圆窗 = 镫骨足板 + 环状韧带）与镫骨异常和第七脑神经（CN7）管异位有关

影像

- 颞骨 CT 表现
  - 骨化网代替正常卵圆窗
  - CN7 管鼓室段的下内侧位置
  - 除了卵圆窗可完全覆盖
- CT 上可发现手术的关键 = 面神经管位置影响手术安全矫正
- 最佳影像方案：多层面高分辨率颞骨 CT
  - 卵圆窗龛在冠状面最清晰可见
  - 面神经相对于卵圆窗位置在冠状面最清楚可见
  - 轴向平面显示镫骨脚最佳

主要鉴别诊断

- 鼓室硬化症
- 窗孔型耳硬化症
- 先天性外耳道畸形

病理

- 最佳卵圆窗病因假说
  - 孕第 7 周时原始镫骨和原始前庭未能融合

临床问题

- 临床表现
  - 儿童严重传导性听力缺陷
  - 缺乏中耳乳突炎的病史；外耳道正常
- 最佳治疗：前庭切开术或镫骨假体与全听骨置换术（TORP）
  - 面神经异位到卵圆窗龛是手术相对禁忌证

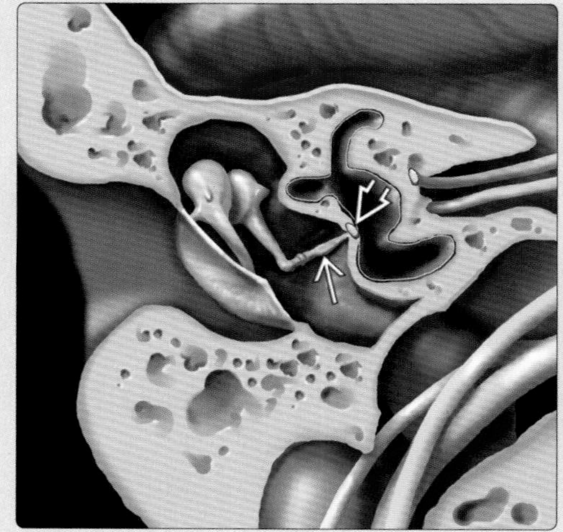

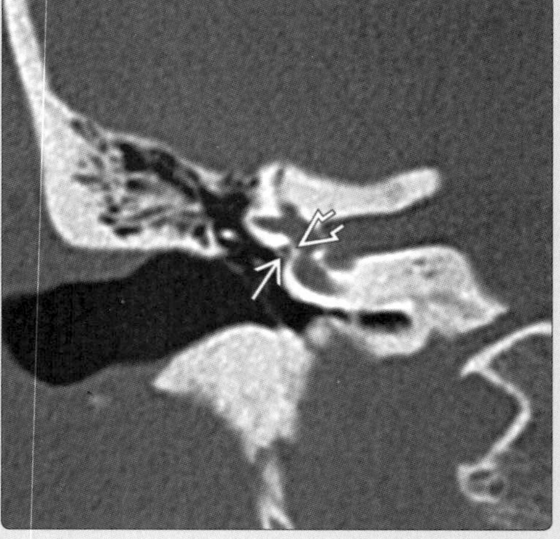

（左图）冠状图显示卵圆窗闭锁的特点，包括镫骨脚、足板畸形➡和面神经鼓室段异位⇨。（右图）通过内耳道的冠状面 CT 骨窗表现为在正常解剖位置卵圆窗缺如伴随骨密度增加⇨，面神经鼓室段不在正常解剖位置，低于水平半规管而位于闭锁窗口➡，未见镫骨

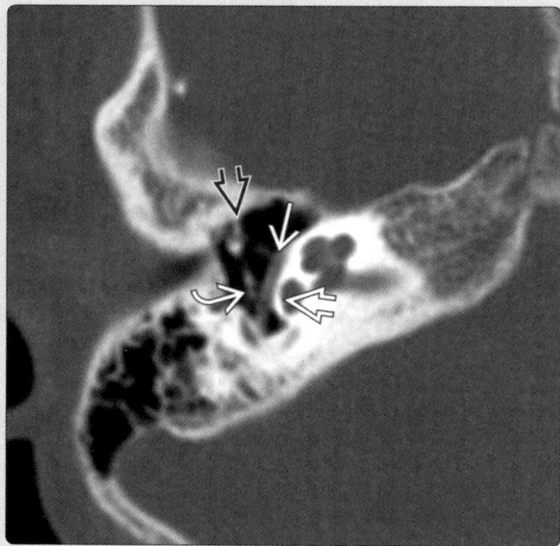

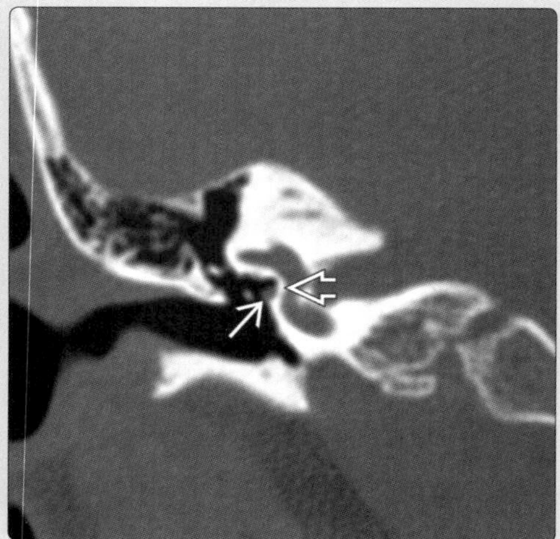

（左图）传导性耳聋的青少年患者，横断位 CT 骨窗显示听小骨畸形伴砧骨变形↗和锤骨前韧带钙化⇨，卵圆窗被第七脑神经管边缘鼓室盖段➡骨覆盖⇨。（右图）同一患者，冠状面 CT 骨窗显示卵圆窗⇨内的骨板。请注意，鼓室段沿卵圆窗龛的下缘出现➡

术　语

缩写

- 卵圆窗闭锁（OWA）

同义词

- 先天性卵圆窗缺如（OW）

定义

- 在水平半规管通道以上和耳蜗岬以下无分裂面（卵圆窗 = 镫骨足板 + 环状韧带）与镫骨异常和 CN7 管异位有关

影　像

一般特征

- 最佳诊断线索
  - 冠状面 CT 骨窗上卵圆窗被薄骨板覆盖

CT 表现

- CT 骨窗
  - 正常卵圆窗被骨化网取代
  - 镫骨上部结构（正常成对的脚缺失）和远端砧骨畸形
  - CN7 管鼓室段的下内侧位置
    - 可完全覆盖卵圆窗的正常解剖位置
      - 手术的重要性
      - 卵圆窗如果出现可能显示不佳
    - 常见的相关发现（>60%）
  - 外耳道正常（EAC）

成像推荐

- 最佳影像方案
  - 多层面高分辨率颞骨 CT
    - 冠状位显示卵圆窗龛最好
    - 横断位平面显示镫骨脚最好
- 推荐检查方案
  - 薄层（< 1mm）横断位或冠状位 CT 骨窗
    - 卵圆窗、第七脑神经和镫骨可见的附加重建
      - 纵向和横向倾斜
      - 根据需要倾斜视角

鉴别诊断

鼓室硬化症

- 临床：慢性中耳乳突炎
- 影像：镫骨可增厚，包括足板
  - 听小骨表面可能看到骨化
  - 中耳乳突的碎片 / 硬化 = 慢性中耳乳突炎
  - 镫骨及面神经是正常的

窗型耳硬化症

- 临床：儿童少见
- 影像：卵圆窗前部透亮性病变
  - 闭塞的多样性（<10%）导致床型耳化症闭塞与卵圆窗闭锁相似，但镫骨及面神经本质是正常的

先天性外耳畸形

- 临床：小耳畸形，外耳道畸形
- 影像：外耳道狭窄或缺失
  - 听小骨融合，旋转；第七脑神经异常发育过程
  - 可能与卵圆窗闭锁相关

病　理

一般特征

- 病因
  - 最佳假说：孕第 7 周时，原始镫骨与原始的前庭未能融合
  - 若镫骨形成但环状韧带没形成，导致先天性镫骨固定（代替卵圆窗闭锁）
    - 注意：这可能会导致先天性传导性听力损失，影像学表现却是阴性的

直视病理特征

- 在大多数情况下，CN7 鼓室段异常
  - 中下位置
- 与砧骨异常相关
  - 预测远端砧骨和镫骨上结构都来自第二鳃弓的形成

临床问题

临床表现

- 最常见的体征 / 症状
  - 儿童长久传导性听力缺陷
  - 缺乏中耳乳突炎的病史；外耳道正常

人群分布特征

- 年龄
  - 通常在儿童期发现
- 性别
  - 男 > 女
- 流行病学
  - 卵圆窗闭锁双侧约 40%

自然病史及预后

- 手术比镫骨切除假体修复术治疗耳硬化症成功率低

治疗

- 人工镫骨修复前庭切开术或全听骨假体置换（TORP）
- 第七脑神经异位到卵圆窗龛是手术相对禁忌证

诊断要点

关注点

- 仔细检查先天性传导性缺陷儿童的卵圆窗

读片要点

- 卵圆窗区骨质增厚 + 中下部代替第七脑神经鼓室段 = 卵圆窗闭锁

耳蜗未发育

关键点

术语

- 定义：耳蜗缺如
  - 前庭、半规管和内耳道以某种形式存在

影像

- 耳蜗：双侧或单侧缺如
- 耳蜗神经管和耳蜗神经：缺如
- 耳蜗岬：发育不良，扁平
- 前庭和半规管：常呈畸形、球状与扩张；或发育不全
- 前庭导水管：正常
- 面神经管：异常，前膝呈钝角
- 内耳道：发育不全
- 中耳：正常大小
- 听小骨：正常或镫骨畸形
- 卵圆窗：正常或狭窄 / 闭锁

主要鉴别诊断

- 迷路未发育
- 共腔畸形
- 囊状耳蜗前庭异常
- 骨化性迷路

病理

- 耳蜗缺如，内耳剩余部分异常

临床问题

- 极为罕见，先天性感音神经性耳聋，通常为双侧

诊断要点

- 如果在 CT 或 T_2 MR 上看不到耳蜗，但其余的膜迷路存在，则考虑为耳蜗未发育
- 与闭塞性耳蜗骨化区分

（左图）横断位图像显示耳蜗未发育，包括小内耳道伴耳蜗神经缺如，耳蜗缺如➡，前庭和半规管畸形，CN7 前膝变平➡。（右图）一个患有先天性感音神经性耳聋的 4 个月大的女孩，横断位 T_2 空间图像显示耳蜗缺如。球形前庭和水平半规管异常➡。短而窄的内耳道内有前庭➡和面神经➡。未见耳蜗神经

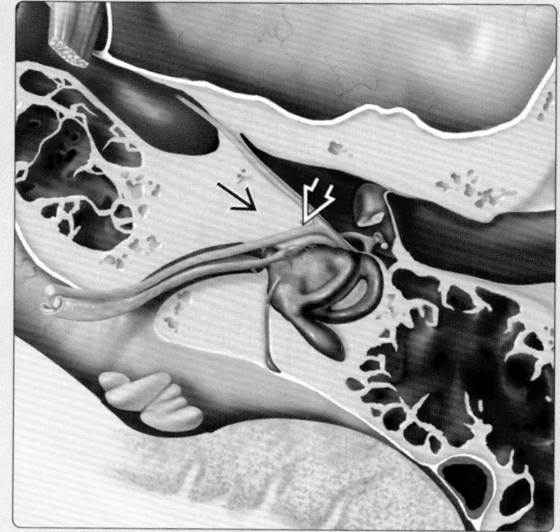

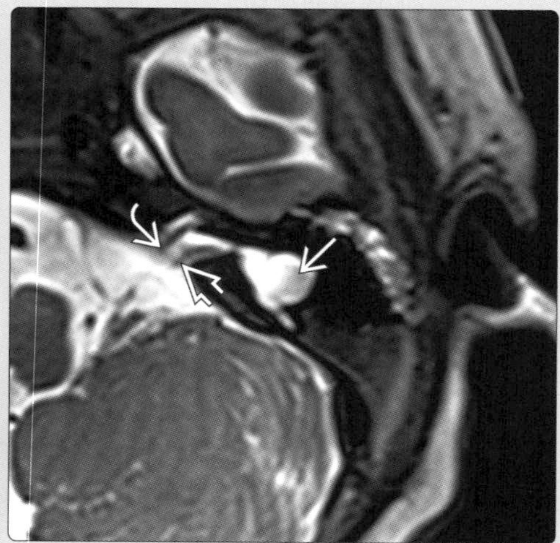

（左图）同一患者横断位 CT 骨窗显示耳蜗缺失➡和耳蜗岬轻度扁平➡。（右图）同一患者的横断位 CT 骨窗显示一个球形、畸形的前庭 - 水平半规管➡。内耳道短而小➡。面神经管前膝部分可见➡面神经管异常发育过程

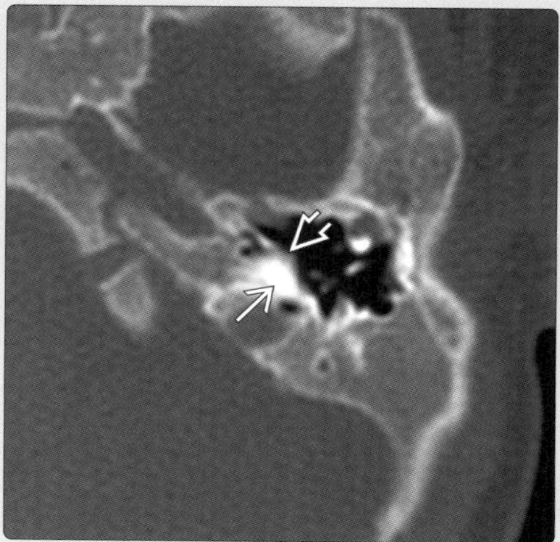

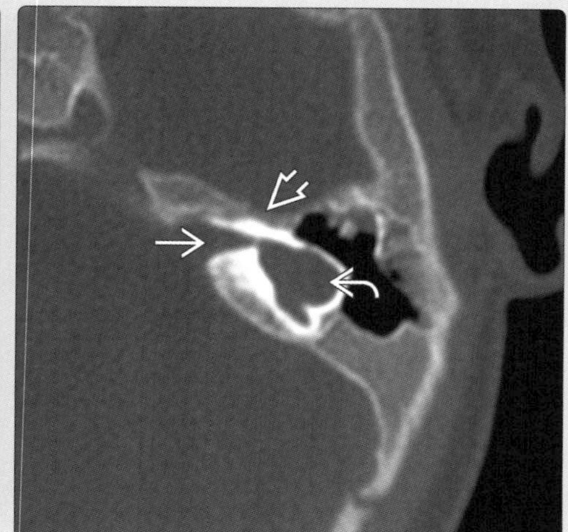

耳蜗未发育

术 语

同义词

- 耳蜗缺如

影 像

一般特征

- 最佳诊断线索
  - 耳蜗缺如，前庭和半规管通常畸形
- 定位
  - 前膜迷路

CT 表现

- CT 骨窗
  - 耳蜗：双侧或单侧缺如
  - 耳蜗神经管：缺如
  - 耳蜗岬：发育不良，扁平
  - 前庭和半规管：常呈畸形、球状与扩张；或发育不全
  - 前庭导水管：正常
  - 面神经管：异常，前膝呈钝角
  - 内耳道：发育不全
  - 中耳：正常大小
  - 听小骨：正常或镫骨畸形
  - 卵圆窗：正常或狭窄 / 闭锁

MR 表现

- T_2WI
  - 耳蜗和耳蜗神经：缺如
  - 前庭和半规管：多变的异常

成像推荐

- 最佳影像方案
  - 颞骨 CT 或 MR

鉴别诊断

迷路未发育

- 耳蜗，前庭和半规管缺如
- 在妊娠第 3 周胚胎发育阻滞

共腔畸形

- 耳蜗扩张和前庭形成共同腔
- 胚胎发育：第 4 周停止发育

囊性耳蜗前庭异常

- 耳蜗和前庭是囊状的，没有内部结构
- 胚胎发育：第 5 周停止发育

骨化性迷路

- 临床表现：获得性感音神经性耳聋（SNHL），通常继发于脑膜炎

脑膜炎

- 膜迷路致密骨化，岬正常

病 理

一般特征

- 病因
  - 未知
- 相关异常
  - 前庭和半规管可能扩张
- 胚胎
  - 在孕第 3 周后耳基板停止发育

直视病理特征

- 耳蜗缺如，内耳的剩余部分通常出现，但异常

临床问题

临床表现

- 最常见的体征 / 症状
  - 先天性感音神经性耳聋，通常双侧

人群分布特征

- 年龄
  - 先天性，出生时出现
- 流行病学
  - 内耳异常极其罕见
  - 占所有内耳先天性病变 < 1%

治疗

- 双侧感音神经性耳聋 + 双侧耳蜗发育不全：脑干植入
- 当耳蜗缺失时人工耳蜗植入
  - 记住，无“中央连接”；耳蜗未发育时耳蜗神经缺如

诊断要点

关注点

- 如果在 CT 或 T_2 MR 上看不到耳蜗，但其余的膜迷路存在，则考虑为耳蜗未发育
  - 重要的是从闭锁性耳蜗骨化中区分出耳蜗未发育

共腔畸形

关键点

术语

- 共腔为囊性间隙，表现为未分化的耳蜗和前庭

影像

- 耳蜗，前庭和水平半规管 = 常见共腔，大小不一
- 后和上半规管：缺如，正常或畸形
- 内耳道：大小不一，异常路线，缺乏基底
- 第八脑神经：小或部分缺如
- 面神经管：异常过程
- 前庭导水管：不扩张，可能缺如
- 听小骨：正常或镫骨异常和卵圆窗狭窄

主要鉴别诊断

- 耳蜗发育不全
- 囊性耳蜗前庭异常（CCVA）

病理

- 未知或基因突变
- *HOXA1* 突变：BSAS 综合征

临床问题

- 先天性感音神经性耳聋
- 罕见：在所有先天性内耳畸形病变中 < 1%
- 双侧长久先天性感音神经性耳聋：据报道有共腔畸形内耳蜗植入成功案例

诊断要点

- 耳蜗、前庭、水平半规管形成不分化的单腔
- 如果更多分化成分隔但无特征的耳蜗和前庭考虑囊性耳蜗前庭异常

（左图）横断位图像显示常见共腔畸形的特征。请注意，耳蜗和前庭都融合成一个共同的囊。半规管与囊性前庭组件无明显区分。（右图）一个6个月大的单侧感音神经性耳聋的男孩横断位CT骨窗显示内耳共腔畸形，囊性结构代替初级耳蜗芽、前庭和水平半规管➡。可见扩张的后半规管⇨

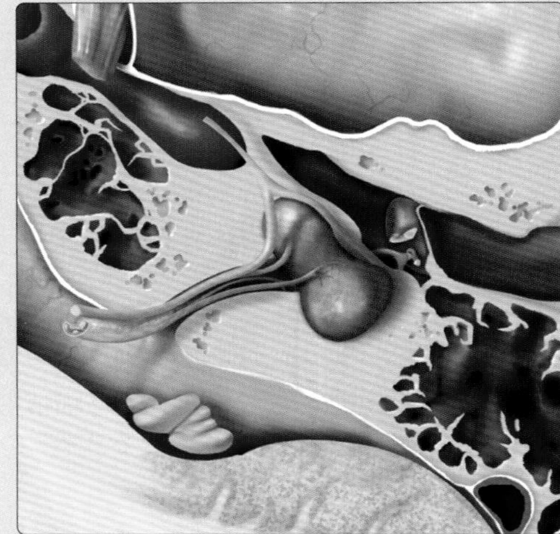

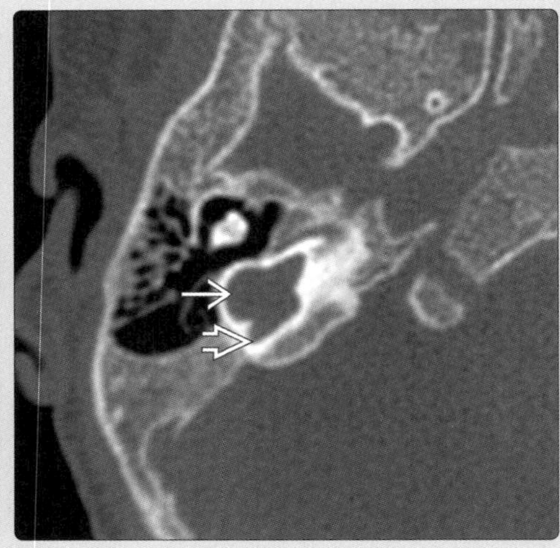

（左图）一个18个月大的双侧先天性感音神经性聋的儿童的MR横断位三维图像显示一个共腔畸形；囊性结构代替前庭、初级耳蜗芽和水平半规管➡。有一个小的后半规管⇨。注意中耳乳突腔积液↪。（右图）同一患者斜位2D FIESTA序列磁共振图像显示一个小的内耳道仅含有一个单一的前庭神经后部➡。无面神经显示

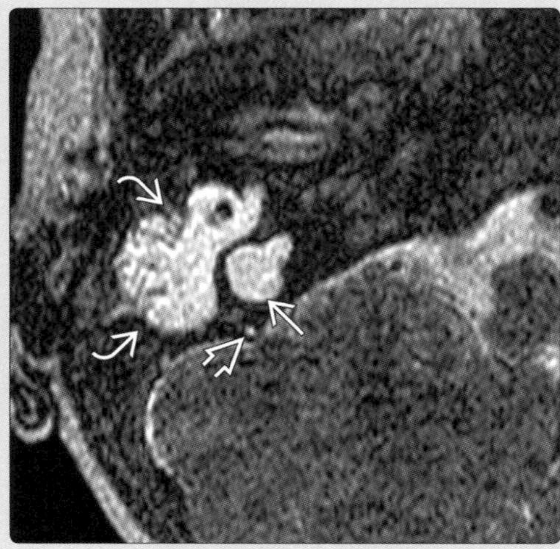

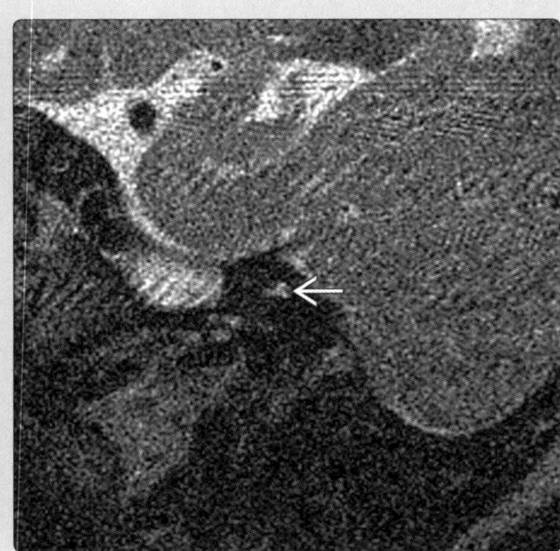

术语

定义

- 共腔为囊性间隙，表现为未分化的耳蜗和前庭

影像

一般特征

- 最佳诊断线索
  - 无特征的共腔代表初级耳蜗，前庭和半规管（SCCs）
- 位置
  - 内耳膜迷路
- 大小
  - 共腔：小或大的囊性结构
- 形态
  - 卵圆形囊肿

CT 表现

- CT 骨窗
  - 单侧或双侧，常非对称
  - 耳蜗，前庭和水平半规管 = 共腔，大小不一
  - 后或上半规管：缺如，正常，或畸形
  - 内耳道（IAC）
    - 大小不一，常为小外耳道
    - 基底部缺失
    - 形成过程异常
  - 面神经管：迷路段和前膝异常
  - 中耳腔与听小骨：正常或镫骨异常和卵圆窗狭窄
  - 前庭导水管：无扩张，可能缺如

MR 表现

- T_2WI
  - 共腔内高信号液体
  - 后和上半规管：缺如，正常，或畸形
  - 内耳道：小或第八脑神经缺如

成像推荐

- 最佳影像方案
  - T-CT 骨窗或 MR
- 推荐检查方案
  - 通过内耳道的 T_2 斜矢状位 MR 评估耳蜗神经的存在

鉴别诊断

耳蜗未发育

- 影像：耳蜗缺如，正常或前庭畸形
- 胚胎发育：第 3 周孕周发育停滞

囊性耳蜗前庭异常

- 影像：耳蜗和前庭大小正常，或扩大和呈囊性没有内部结构
- 胚胎发育：第 5 周孕周发育停止

迷路未发育

- 多样，有时有微小的听囊

病理

一般特征

- 病因
  - 未知或基因突变
- 遗传学
  - *HOXA1* 突变：BSAS 综合征
- 胚胎学
  - 孕第 4 周发育停止，耳基板分化成听囊后

显微镜下特征

- 可能有些分化的柯蒂氏器，但神经群缺如或减少

临床问题

临床表现

- 最常见的体征 / 症状
  - 先天性感音神经性耳聋（SNHL）

人群分布特征

- 流行病学
  - 罕见：在所有先天性内耳畸形病变中＜1%

治疗

- 双侧长久先天性感音神经性耳聋：有报道共腔畸形内耳蜗植入成功

诊断要点

关注点

- 耳蜗和前庭形成无分化单腔考虑共腔

读片要点

- 通过内耳道的 T_2 MR 斜矢状位评估耳蜗神经的存在

报告提示

- 可能很难区分耳蜗发育不全 + 球形前庭和水平半规管
- 如果更多分化成分隔但无特征的耳蜗和前庭，考虑囊性耳蜗前庭异常

囊性耳蜗前庭畸形

关键点

术语
- 耳蜗不完全分隔 I 型伴前庭和水平半规管扩张

影像
- 耳蜗：无内部分隔和耳蜗轴（IP-I）
- 前庭和半规管：前庭扩张和水平半规管形成单腔，与耳蜗广泛沟通
- 第七脑神经管：正常或轻度前膝钝化；鼓室段正常或裂开
- 内耳道：小或扩张；基底部缺如
- 第八脑神经：神经发育不良或缺如
- 前庭导水管：通常正常
- 卵圆窗：正常或镫骨异常狭窄

主要鉴别诊断
- 耳蜗未发育
    - 耳蜗缺如；前庭和半规管正常，扩张，或发育不良
- 共腔
    - 囊性耳蜗和前庭形成卵圆形或圆形的共腔

临床问题
- 临床表现
    - 先天性感音神经性耳聋（SNHL）
    - 孤立的症状或综合征的特点(心脏畸形,脊柱畸形,等)
- 囊性耳蜗前庭畸形（CCVM）在所有先天性迷路病变中＜2%

诊断要点
- 囊性耳蜗前庭畸形（IP-I）
    - “8 字”形耳蜗和前庭缺少内部结构

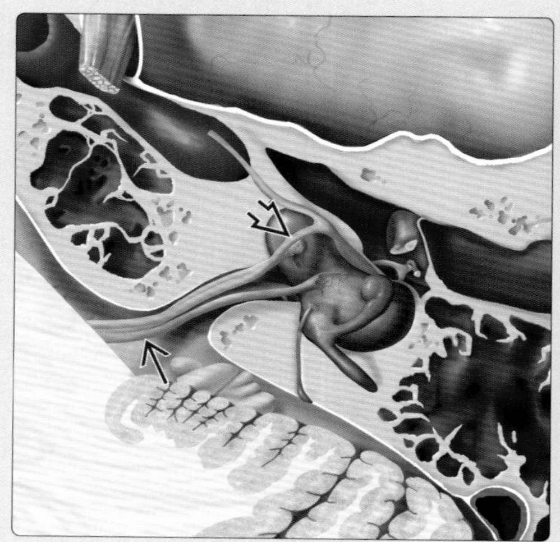

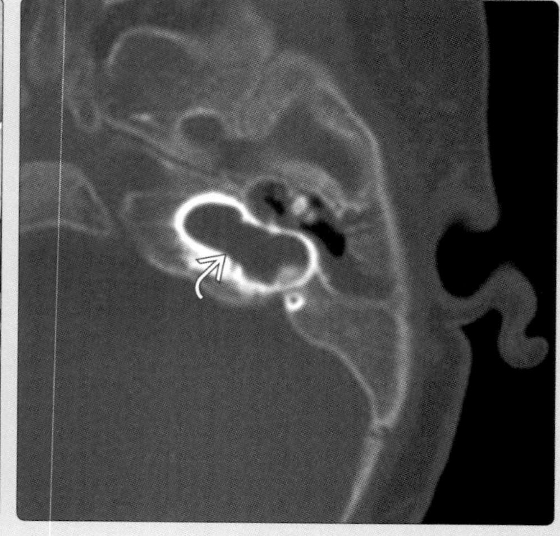

（左图）横断位图像表现“8 字”形无特征性形态的耳蜗和前庭。耳蜗内部间隔和耳蜗轴缺如。第八脑神经组成发育不良→。内耳道短而狭窄。第七脑神经迷路段向前弯曲的形状消失，在膝状神经节末端变直⇨。(右图) 一个 6 个月大的单侧先天性感音神经性耳聋和有多种先天性异常的女孩横断位 CT 骨窗表现为典型的囊性耳蜗前庭畸形的“8 字”形↗

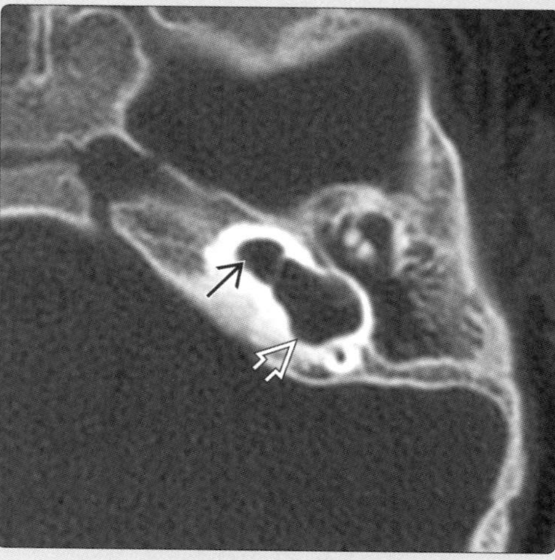

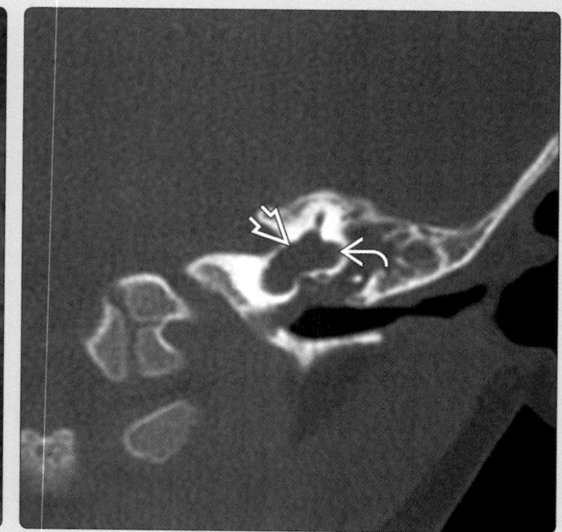

（左图）一个患有先天性感音神经性聋和囊性耳蜗前庭畸形的 18 个月大的男孩的 CT 显示耳蜗内部结构缺如→，也被称为不完全分隔 I 型畸形。前庭和半规管 (SCC) 形成一个单一的球形空腔⇨。中耳鼓室、乳突气房细胞是不透明的。该患者有对侧共腔畸形。(右图) 同一患儿冠状位 CT 骨窗显示球形前庭⇨和水平半规管↗

术 语

缩写

- 囊性耳蜗前庭畸形（CCVM）

同义词

- 囊性耳蜗前庭异常
- 耳蜗不完全分隔 I 型（IP-I）

定义

- 内耳发育停止：耳蜗无内部分隔和耳蜗轴（IP-I）伴前庭和水平半规管扩张

影 像

一般特征

- 最佳诊断线索
  - 囊性，无特征性耳蜗伴前庭和水平半规管扩张
- 位置
  - 膜迷路
- 大小
  - 通常耳蜗，前庭和水平半规管扩大
- 形态
  - 耳蜗和前庭“8 字”形，无内部特征

CT 表现

- CT 骨窗
  - 单侧或双侧，常不对称
  - 耳蜗：缺少内部分隔，耳蜗轴缺如（IP-I），大小不一
  - 前庭：扩张，与耳蜗广泛交通
  - 半规管：水平半规管扩张与前庭形成共腔，上半规管前肢 ± 扩张
  - 内听道（IAC）：小或扩张；基底部缺如
  - 第七脑神经管：正常或轻度前膝钝化；鼓室段正常或裂开
  - 前庭导水管：通常正常
  - 卵圆窗：正常或镫骨异常狭窄

MR 表现

- T_2WI
  - 耳蜗与前庭：“8 字”形
  - 耳蜗：缺少内部分隔和耳蜗轴
  - 前庭和水平半规管：扩张
  - 第八脑神经：神经发育不良或缺如

成像推荐

- 最佳影像方案
  - MR 用于识别第八脑神经组成
- 推荐检查方案
  - 3D T_2（FIESTA，SPACE）：横断位和矢状斜位

鉴别诊断

耳蜗未发育

- 耳蜗缺如；前庭和半规管正常，扩张，或发育不良

共腔

- 囊性耳蜗和前庭形成未分化或最小分化的共腔

病 理

一般特征

- 病因
  - 当前未知
- 胚胎学
  - 在妊娠约第 5 周听基板停止发育

直视病理特征

- 耳蜗和前庭缺少内部结构

显微镜下特征

- 耳蜗前庭神经缺如
- 耳蜗缺少内部分隔和耳蜗轴

临床问题

临床表现

- 最常见的体征／症状
  - 先天性感音神经性耳聋（SNHL）
  - 孤立的症状或综合征的特点（心脏畸形，脊柱畸形等）

人群分布特征

- 流行病学
  - 内耳病变少
  - CCVM 在所有先天性迷路病变中＜2%

治疗

- 如果对侧耳朵正常，没有治疗征象
- 耳蜗植入
  - 有一些成功的例子如果耳蜗神经存在
  - 囊性耳蜗前庭畸形（手术）风险：脑脊液漏（缺少内听道基底部），第七脑神经破坏（裂开）

诊断要点

关注点

- 呈“8 字”形耳蜗和前庭缺少内部结构考虑囊性耳蜗前庭畸形

读片要点

- MR 检测第八脑神经组成发育不良／未发育

报告提示

- 不完全分隔 I 型范围：囊性耳蜗前庭畸形 = 最小分化表现；不完全分隔 I 型伴正常前庭 = 轻度表现

大前庭导水管

关键点

术语

- 大前庭导水管（LVA）内扩大的内淋巴囊和导管
- 不完全分隔Ⅱ型：典型的大前庭导水管可见中段和顶点之间的不完全分隔
- 不完全分隔Ⅱ型＋大前庭导水管：Mondini 畸形（历史术语）

影像

- CT：大前庭导水管中点≥ 1mm 和（或）在前庭导水管长轴的鳃盖垂线上≥ 2mm
- MR：内淋巴囊和导管扩大
- 耳蜗：大前庭导水管案例中约 75% 有异常
  - 在中间和顶点之间缺少分隔
  - 缺少蜗轴，梯状腔隙非对称
- 前庭和半规管：正常或轻度扩大

主要鉴别诊断

- 囊性耳蜗前庭畸形（IP-I）
- 耳蜗发未育
- CHARGE 综合征
- 腮 - 耳 - 肾综合征

病理

- SLC26A4 突变
  - 约 50% 大前庭导水管患者有 SLC26A4 突变
  - 常染色体隐性遗传，5%～10% 的案例中有语前性耳聋（HL）
  - 耳聋综合征：耳聋 - 甲状腺肿综合征
  - 非耳聋综合征：DFNB4

临床问题

- 感音神经性耳聋的儿童患者中最常见的影像异常
- 双侧异常＞＞单侧异常
- 引起获得性感音神经性耳聋或混合型语前性耳聋的先天原因
- 渐进／波动性先天性感音神经性耳聋
- 避免身体接触运动和尽量防止头部外伤
- 长久双侧感音神经性耳聋耳蜗植入

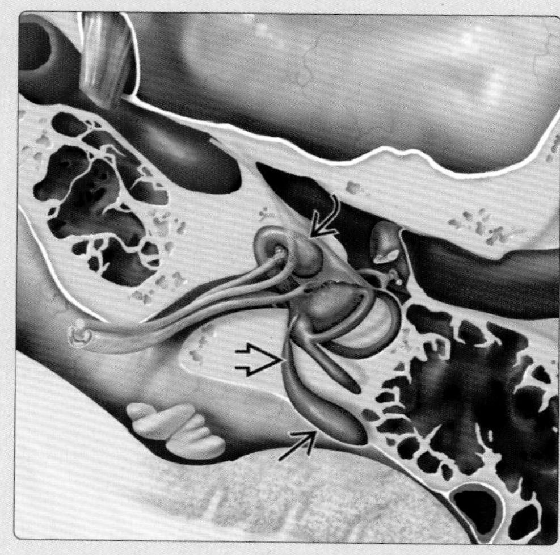

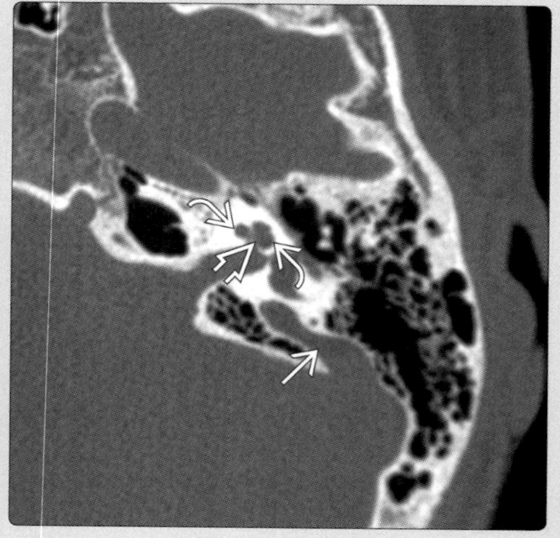

（左图）左侧内耳横断位图像显示大的硬膜外内淋巴囊和骨内成分。耳蜗呈球形畸形，在中间和顶点之间缺少分隔。（右图）一个患有先天性感音神经性耳聋的 15 岁男孩的横断位 CT 骨窗显示大前庭导水管。耳蜗顶点和中间有内部分隔，但是有蜗轴狭窄和梯状腔隙非对称（后＞前）

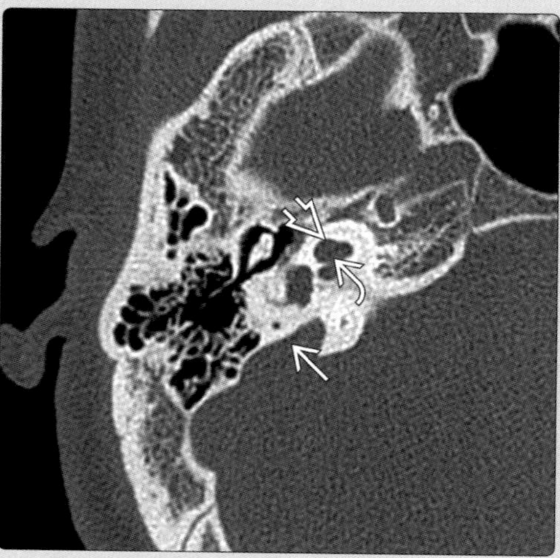

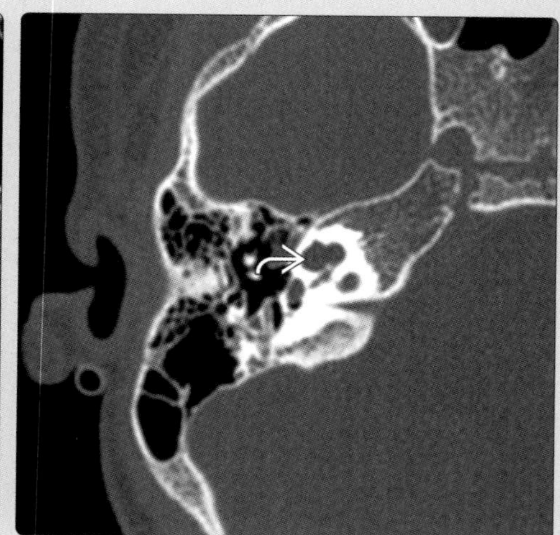

（左图）一个患有耳聋 - 甲状腺肿综合征的 17 岁女性患者的横断位 CT 骨窗显示前庭导水管扩大和耳蜗中间和顶点之间缺少分隔并缺少蜗轴。这是典型的不完全分隔Ⅱ型，导致耳蜗呈“棒球帽”样外观。（右图）一个患有感音神经性耳聋和大前庭导水管的 3 岁女孩的横断位 CT 骨窗显示典型的不完全分隔Ⅱ型耳蜗异常伴耳蜗中段丰满，缺少蜗轴，顶点无分隔

术 语

缩写

- 大前庭导水管（LVA）

同义词

- 大内淋巴囊异常（LESA）：T_2WI
- 前庭导水管扩大（EVA）：T-CT 骨窗
- Mondini 异常（历史术语）：IP-Ⅱ+LVA

定义

- 大前庭导水管：扩大的骨性前庭导水管内有大内淋巴囊（ES）和与耳蜗畸形有关的导管
- 不完全分隔Ⅱ型：大前庭导水管中常见不全性分隔（缺少内部分隔），在耳蜗中间与顶点之间

影 像

一般特征

- 最佳诊断线索
  - T-CT 骨窗：LVA+IP-Ⅱ
  - T_2 MR：大的 ES+IP-Ⅱ
- 位置
  - 岩骨；双侧或单侧
- 大小
  - 横断位 T-CT 骨窗：大前庭导水管中点处 > 1mm，± ≥ 2mm 在鳃盖缘与前庭导水管长轴的垂直处
    - 短轴：在平行于上半规管平面分析 LVA 边界
- 形态学
  - 横断位 CT 骨窗：V 形，骨性前庭导水管（VA）扩大
  - 横断位 T_2 MR：大内淋巴囊沿着岩骨后壁，硬脊膜反射的外侧走行

CT 表现

- CT 骨窗
  - 大前庭导水管：可能残留岩骨扇形后缘
  - 耳蜗：约 75% 的大前庭导水管患者 CT 表现异常
    - 正常基底
    - 正常或在顶点和中间缺少分隔
    - 梯状腔隙非对称：前 < 后
    - 缺陷（典型），缺如，或正常的蜗轴
  - 前庭：正常或轻度扩大；前庭容积增加
  - 半规管：正常或轻度扩张
  - 中耳腔和听小骨：正常

MR 表现

- T_1WI
  - 低到中等信号沿着岩骨后部内淋巴囊明显可见
- 3D FIESTA，SPACE，CISS，或者 equivalent 序列
  - 内淋巴囊和导管：扩大，信号不一；因黏蛋白可能是低信号
  - 耳蜗
    - 正常或在顶点和中转之间缺少分隔（IP-Ⅱ）
    - 梯状腔隙非对称：前 < 后
    - 缺陷（典型）：缺如，或正常蜗轴

成像推荐

- 最佳影像方案
  - 高分辨率薄层磁共振或 T-CT 骨窗
- 检查推荐检查方案
  - CT：薄层横断位 T- 骨（< 1mm），冠状面重组，形成 45° 的倾斜角
  - MR：3DFIESTA，SPACE，或者 equivalent（< 1mm 层厚）序列

鉴别诊断

囊性耳蜗前庭畸形（IP-I）

- 囊性耳蜗没有内部结构 + 囊性前庭

耳蜗发育不良

- 小耳蜗，通常 < 2 转

CHARGE 综合征

- 漏斗形前庭导水管，前庭小，和小 / 无半规管
- 耳蜗神经通道狭窄 / 闭锁和蜗轴增厚；偶有耳蜗发育不良

腮 - 耳 - 肾综合征

- 漏斗形前庭导水管；耳蜗锥形基底；小，偏移中间和顶点的耳蜗方向

高位颈静脉球

- 与颈静脉孔沟通，而非前庭
- 颈静脉孔解剖正常变异

病 理

一般特征

- 病因
  - 基因 ± 环境因素导致听力损失
  - 大前庭导水管和大内淋巴囊在胚胎形成过程中发生
  - 内淋巴水肿是潜在的细胞 / 分子损伤的非特异性标志
    - *SLC26A4* 基因失败表达，胚胎干细胞的液体吸收失败
  - 作为微观基础结构缺乏的结果，耳蜗是“脆弱的”，易因轻度创伤而损伤
    - 受影响的小鼠耳蜗和 ELS 扩大→酸化和扩大的中阶→柯蒂氏器发育迟缓（伴甲状腺功能减退）和耳蜗血管纹
    - 毛细胞破坏可能是多因素的，在部分相关的内淋巴中钙离子浓度升高
  - 混合性耳聋的传导性组件（MHL）是由于扩大的前庭导水管对迷路声传输的“第三窗”效应
- 遗传学
  - *SLC26A4* 突变（*PDS* 基因，7 号染色体）

- 约 50% 的 LVA 患者有 *SLC26A4* 突变
- 编码 pendrin 蛋白
  - 阴离子转运体（氯化物和碘化物）
  - 在甲状腺、肾和内耳中表达
  - 淋巴液稳态和骨吸收的作用
  - 缺乏则导致神经上皮损伤和内耳畸形
- 常染色体隐性遗传
- *SLC26A4* 突变在语前聋病例中占 5%～10%
- 耳聋综合征：耳聋 - 甲状腺综合征
  - 感音神经性耳聋（SNHL）+ 甲状腺有机化缺陷 ± 甲状腺肿
  - 常染色体隐性遗传；双等位基因 *SLC26A4* 突变
  - 约 10% 为遗传性耳聋
- 非耳聋综合征：耳聋的常染色体隐性遗传 4（DFNB4）
  - 孤立的家族性感音神经性耳聋
  - 约 4% 为非耳聋综合征
  - 第 2 个最常见的非耳聋综合征的因素是 *GJB2* 突变
- *FOXI1* 突变（少见）：*SLC26A4* 基因的转录激活剂

• 相关异常
  - 耳聋 - 甲状腺综合征：甲状腺肿（第 2 年）
  - 远端肾小管酸中毒（罕见）

• 解剖评价
  - 内淋巴囊有硬膜外（大部分）和骨内成分
  - 内淋巴管是总脚和骨内囊的短连接
  - 在 3DFIESTA/SPACE 序列上正常内淋巴囊和导管不明显

直视病理特征

• 扩大的前庭导水管大内淋巴囊；内淋巴囊位于硬膜袖，在颞骨后壁的中央凹处

临床问题

临床表现

• 最常见的体征 / 症状
  - 感音神经性耳聋（或 MHL）
    - 双侧或单侧；严重或长久
    - 波动或者渐进过程
    - 感音神经性耳聋由轻微的头部外伤造成

• 其他体征 / 症状
  - 耳鸣、眩晕、头晕
  - 耳聋 - 甲状腺综合征：约 50% 甲状腺功能减退，± 青春期甲状腺

人群分布特征

• 年龄
  - 语前聋或 SNHL 早期（或 MHL）
  - 引起获得性 SNHL 的先天原因

• 流行病学
  - 大前庭导水管：儿童感音神经性耳聋最常见的 CT/MR 异常
  - 双侧异常＞＞单侧异常

自然病史及预后

• 如果双侧，必然导致长久的感音神经性耳聋
• SNHL（或混合性 HL）
  - 听力损失不会出现直到成年早期
  - 波动或渐进过程
  - 表型多样
• ± 观察到前庭导水管的宽度和渐进的感音神经性耳聋之间线性关系
• 单侧 HL 或迟发性 HL 预后最好

治疗

• 避免身体接触运动和尽量避免头部创伤
• 长久双侧 SNHL：耳蜗植入
  - 人工耳蜗植入并发症无增加

诊断要点

关注点

• 已知 *SLC26A4* 突变 / 耳聋 - 甲状腺综合征：寻找 EVA/LESA
• EVA/LESA：推荐 *SLC26A4* 基因测试，甲状腺超声，甲状腺功能试验，± 高氯酸盐放电试验
• 如果 CT 上前庭导水管边界可测则做 MR

读片要点

• 大前庭导水管诊断：寻找相关的耳蜗异常

报告提示

• 重建冠状位CT或横斜位区分高骑行颈静脉球和 LVA

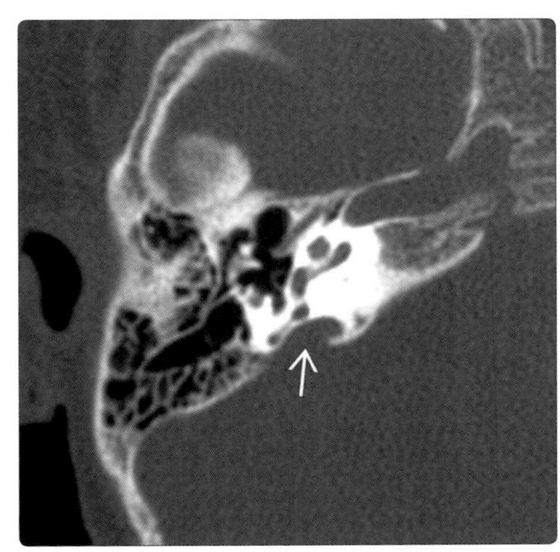

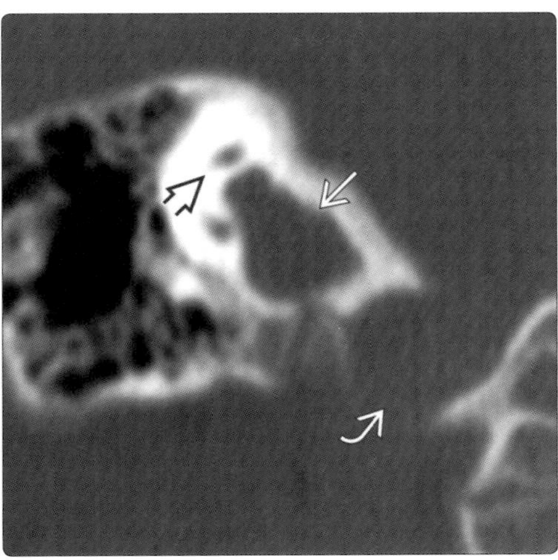

（左图）一个4岁的SNHL男孩的横断位CT骨窗显示大前庭导水管和高骑行颈静脉球结构。更多头部图像（未显示）表现为与前庭相沟通。（右图）同一患儿冠状位CT重建显示后半规管内侧的大前庭导水管。注意颈内静脉球内下区位置的大前庭导水管

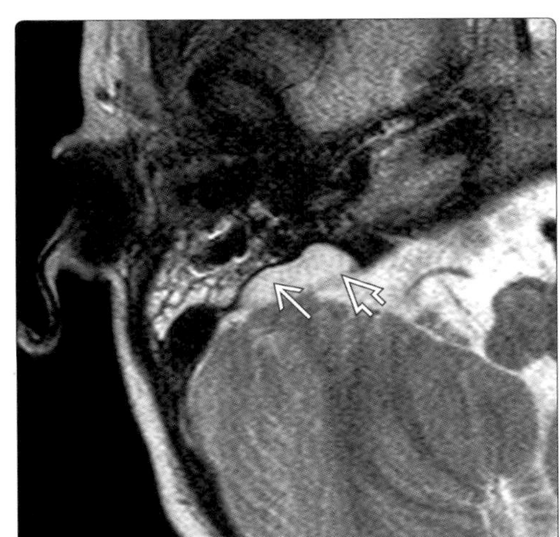

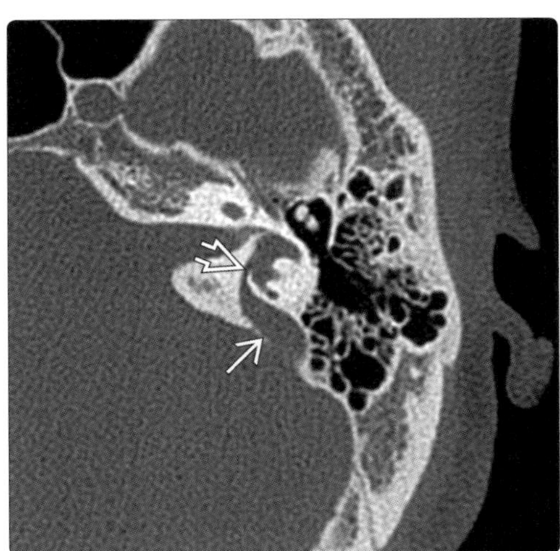

（左图）常规MR横断位T_2WI（同一患者）显示高信号大内淋巴囊，勿与蛛网膜囊肿、表皮样囊肿或静脉结构混淆。低信号硬脑膜位于内淋巴囊和桥小脑角池之间。（右图）一个患有耳聋-甲状腺综合征的17岁女孩的横断位T-CT骨窗显示左侧大前庭导水管完全从前庭脚延伸到岩骨后部

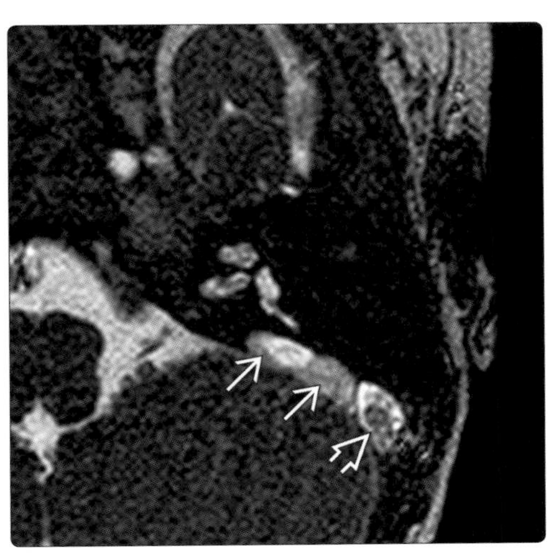

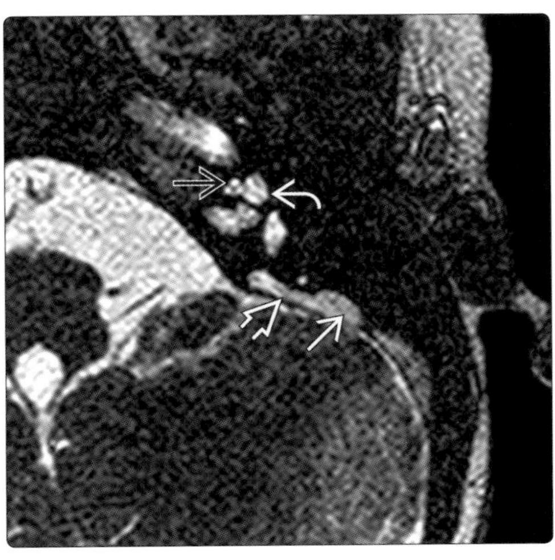

（左图）一个患有渐进性感音神经性耳聋的6岁女孩的MR横断位3D FIESTA序列显示大的内淋巴囊，含有多种信号强度，邻近乙状窦。（右图）一个2岁SNHL女孩的MR横断位3D FIESTA序列显示于硬膜外侧大的内淋巴囊呈低信号。耳蜗的中间和顶部无分隔，蜗轴缺如。各耳蜗中心线样低信号是正常骨螺旋板

半规管未发育 - 发育不全

关键点

术语

- 定义：1 个或多个半规管未发育 / 发育不全 ± 前庭未发育

影像

- 前庭未发育 +CHARGE 综合征中所有半规管未发育 / 发育不全
  - 卵圆窗狭窄 / 闭锁
  - 第七脑神经异常
  - 耳蜗：蜗轴增厚，CN Ⅶ 管狭窄 / 闭锁，耳蜗分隔缺如（IP-I）
  - 前庭导水管：扩张，漏斗形
- 单个半规管未发育 + 正常前庭
  - 后半规管（PSCC）+ 正常耳蜗：Waardenburg 和 Alagille syndromes 综合征
  - 后半规管 + 异常耳蜗：腮 - 耳 - 肾综合征：耳蜗中间和顶部未发育
  - 水平半规管：卵圆窗狭窄 / 闭锁和异常 ± 第七脑神经鼓室段缺如

主要鉴别诊断

- 小儿唐氏综合征
  - 小的水平半规管骨岛 ± 水平半规管与未发育前庭融合
  - 耳蜗神经管狭窄，内耳道狭窄，大前庭导水管呈现多样
- 骨化性迷路：脑膜炎或手术前

诊断要点

- 如果前庭 + 半规管未发育则为 CHARGE 综合征
- 横断位和冠状位 T- 骨评价卵圆窗和第七脑神经鼓室段部
- 发育不良，偏离耳蜗中间和顶部考虑 BOR；寻找后半规管异常
- 孤立的后半规管异常（罕见）考虑 Waardenburg 和 Alagille syndromes 综合征

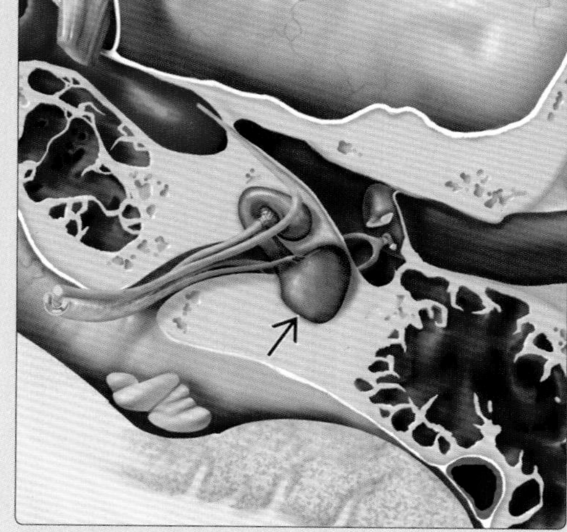

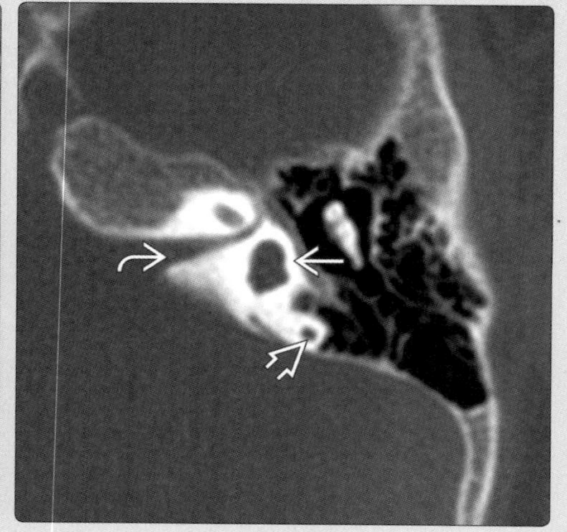

（左图）横断位图像显示严重的半规管异常综合征伴所有半规管缺如，耳蜗畸形，小前庭畸形➡。（右图）一个长久感音神经性耳聋 12 岁男孩患者的横断位 CT 骨窗显示在前庭水平的水平半规管➡完全缺如。可见一个正常的后半规管➡。内听道狭窄➦

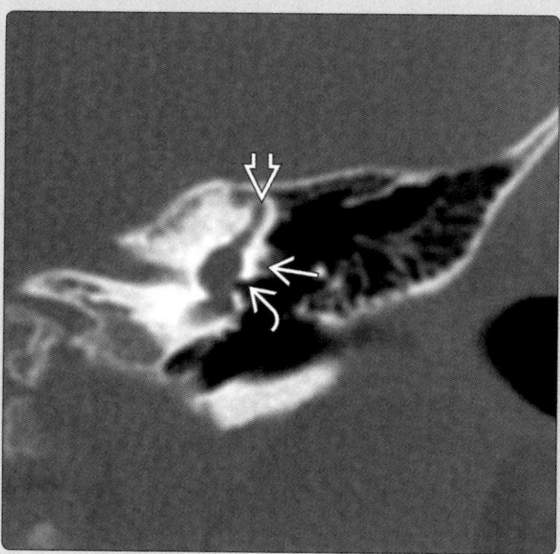

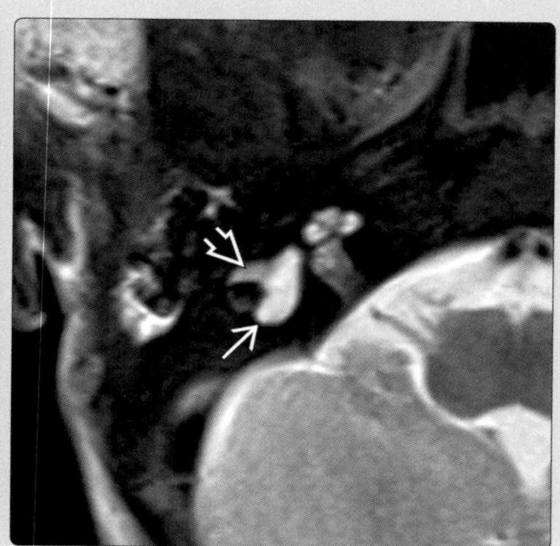

（左图）同一患者冠状位 CT 骨窗显示面神经管➡，一个正常的上半规管➡，缺少水平半规管。卵圆窗轻度狭窄➦。（右图）一个患有 Waardenb-urg 和 Alagille syndr-omes 综合征的出生 1 天的女婴的 MR 横断位 T_2WI 显示沿着前庭后部➡有一初级的后半规管芽。可见正常的水平半规管➡

术 语

同义词

- 半规管 - 前庭发育不全

定义

- 1 个或多个半规管未发育 / 发育不全 ± 前庭未发育

影 像

一般特征

- 最佳诊断线索
  - 1 个或多个半规管未发育 / 发育不全 ± 前庭未发育
- 位置
  - 后膜迷路
- 大小
  - 从所有半规管发育不全 + 前庭未发育到 1 个未发育半规管和正常前庭
- 形态
  - 半规管短或发育不全；小骨岛
  - 前庭正常或小

CT 表现

- CT 骨窗
  - 前庭未发育 + 所有半规管未发育 / 发育不全
    - 卵圆窗狭窄 / 闭锁
    - 第七脑神经（CN Ⅶ）鼓室段异常 + 裂开
    - 耳蜗：耳蜗轴增厚，脑神经管道狭窄 / 闭锁，耳蜗分隔缺如（IP-Ⅰ）
    - 前庭导水管：扩张，漏斗形
    - CHARGE 综合征的相关表现
  - 单个半规管未发育 + 正常前庭
    - 后半规管未发育（不常见）
      - 小或初级 / 缺如后半规管
      - 后半规管异常起源于水平半规管和上半规管
      - 症状病因：Waardenburg（WS），Alagille 和 BOR 综合征
      - CT 上的异常常被忽视
      - 耳蜗：正常（WS）或异常（BOR）
    - 水平半规管未发育或发育不全
      - 未发育：小或球状水平半规管带有小骨岛：21 三体综合征
      - 发育不全：缺少部分 / 所有水平半规管（罕见）+ 卵圆窗狭窄 / 闭锁
      - CN Ⅶ 鼓室段异常 ± 裂开
      - 耳蜗：一般正常，取决于病因症状学

MR 表现

- T_2WI
  - 未发育或缺如的半规管呈液体信号
  - 正常或小的前庭
  - 耳蜗：正常或异常（CHARGE，BOR）

成像推荐

- 最佳影像方案
  - 颞骨 CT
- 推荐检查方案
  - 横断位和冠状位重建图像

鉴别诊断

CHARGE 综合征

- 小前庭 + 所有半规管未发育 / 发育不全，耳蜗异常

腮 - 耳 - 肾综合征

- 后半规管未发育 / 缺如，正常前庭
- 特征性耳蜗异常：未发育。中间和蜗顶未卷绕

21 三体综合征

- 小的水平半规管骨岛，小或球形水平半规管，耳蜗神经管 ± 内听道狭窄，± 大前庭导水管

骨化性迷路

- 膜迷路纤维化和骨化
- 当影响半规管时，可能类似发育不良

Waardenburg 综合征

- 后半规管异常 / 发育不良

Alagille 综合征

- 后半规管异常 / 发育不良

病 理

一般特征

- 遗传学
  - 半规管发育不全或未发育通常是综合征，很少孤立
    - CHARGE 综合征（缺损、心脏病、孔闭锁，精神发育迟缓，生殖器发育不良、耳畸形）：*CHD7* 突变
    - BOR 综合征（耳畸形、鳃和肾功能异常）：*EYA1* 基因突变
    - Waardenburg 综合征（± 内眦移位、虹膜异色、白额）：*PAX*，*SOX* 等突变
    - Alagille 综合征（肝动脉发育不良）：*JAG1* 或 *NOTCH2* 基因突变
- 相关异常
  - 常见病因与症状不同

临床问题

临床表现

- 最常见的体征 / 症状
  - 感音神经性耳聋
    - 常见，即使耳蜗在图像上正常出现
  - 卵圆窗闭锁和骨化异常导致传导性耳聋
  - 面神经减弱 / 瘫痪

内淋巴囊瘤

关键点

术语
- 内淋巴囊瘤（ELST）
- 内淋巴囊的乳头状囊腺瘤

影像
- CT 表现
  - 迷路后肿块渗透性破坏
  - 针状肿瘤中央钙化（100%）
  - 沿小肿瘤后缘薄的钙化边缘
- MR 表现
  - 80%T_1 高信号灶
  - T_2 信号不均匀
  - 不均匀强化
- 动脉造影表现
  - ＜3cm 的肿瘤由 ECA 分支供应
  - 肿瘤＞3cm 也受 ICA 分支供应

主要鉴别诊断
- 岩尖胆固醇肉芽肿
- 颈静脉球瘤
- 颈静脉孔区神经鞘瘤
- 颈静脉孔脑膜瘤

病理
- 偶发＞ VHL- 相关性 ELST
  - 15% 的 VHL 患者发展成 ELST → 30% 双侧
- VHL
  - 小脑和脊髓海绵状血管瘤，肾细胞癌，嗜铬细胞瘤
  - 肾和胰腺囊肿

临床问题
- 感音神经性耳聋 = 最常见的症状
- 治疗：手术完全切除
- 如果为偶发 ELST，检测患者和家族的 VHL

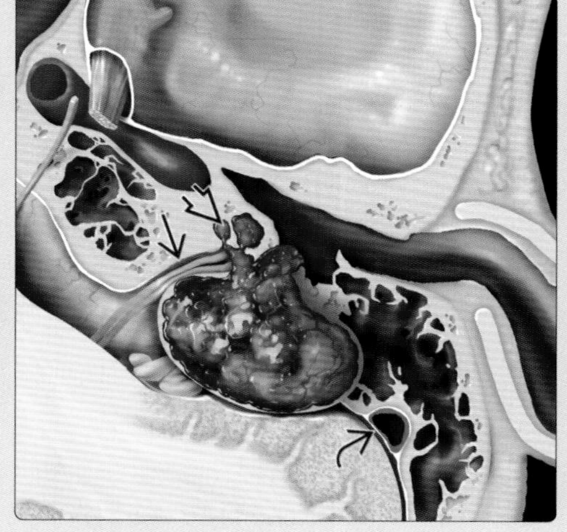

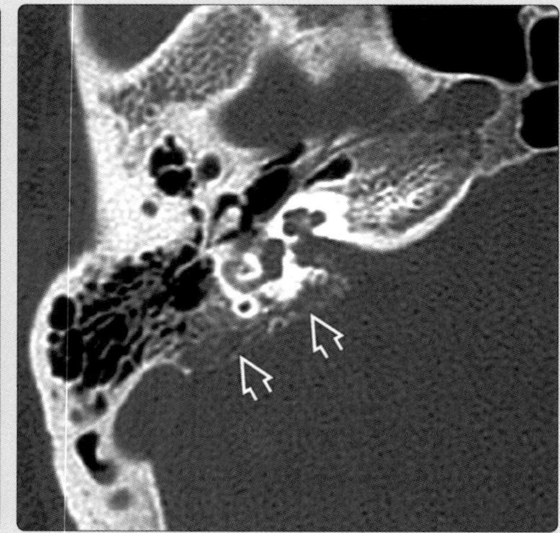

（左图）T- 骨横断位像显示内淋巴囊肿瘤的典型表现。重要的特征包括管道、在内耳➩形成瘘管的趋势和肿瘤基质中的骨碎片。注意典型的后迷路位于内听道➩和乙状窦之间➩。（右图）横断位 CT 骨窗图像显示 ELST 3 个特征，包括（1）肿瘤中心位于 T- 骨后部的内淋巴囊凹区，（2）针状肿瘤基质钙化➩，（3）渗透性骨改变

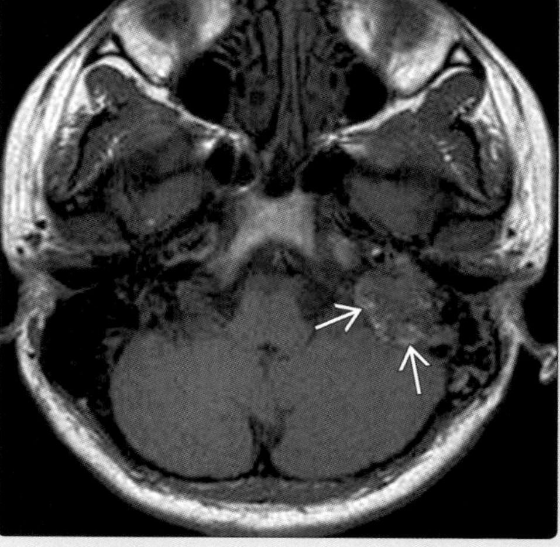

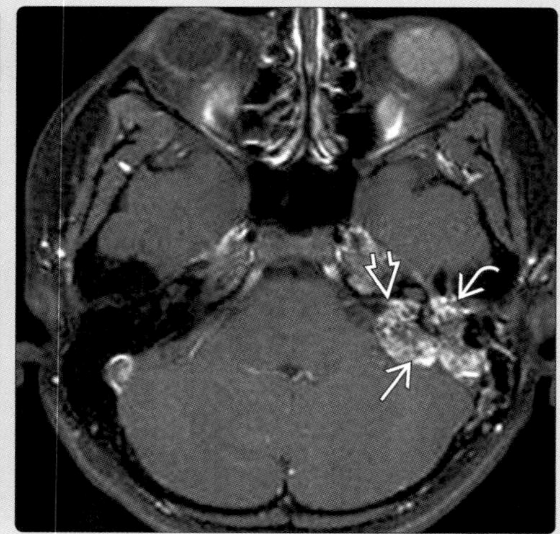

（左图）横断位 T_1WI 图像显示膨胀性分叶肿块集中在左侧 T- 骨，该区 ↑ T_1 信号，这是 ELST 的常见表现，典型位于周边位置➩。（右图）同一患者横断位增强 T_1WI 脂肪抑制序列图像上显示 ELST 典型的信号强度，不均匀强化➩。这种肿瘤也长入左侧内耳道➩、中耳➩和乳突。注意弥漫性异常信号提示 VHL 病变中可见左眼球视网膜血管瘤伴视网膜脱离

术 语

缩写

- 内淋巴囊肿瘤（ELST）

同义词

- 腺瘤样瘤、Heffner 瘤

定义

- 乳头状囊腺肿瘤

影 像

一般特征

- 最佳诊断线索
  - CT 骨窗：中央肿瘤骨骨刺和后缘钙化
  - MR：未增强的 T_1 上呈高信号
- 位置
  - 后迷路
- 大小
  - VHL 患者在做扫描成像发现这个更小的病变

CT 表现

- CT 骨窗
  - 后迷路肿块渗透性破坏
    - 针状肿瘤中央钙化（100%）
    - 沿小肿瘤后缘薄的钙化边缘

MR 表现

- T_1WI
  - 80%T_1 高信号灶
    - 继发于出血、缓慢流动、蛋白质含量、胆固醇裂口
  - 肿瘤＞ 2cm 可能有流空现象
- 增强 T_1WI
  - 不均匀强化
- 动脉造影表现
- ＜3cm 的肿瘤由 ECA 分支供应
- 肿瘤＞ 3cm 也受 ICA 分支供应

鉴别诊断

岩尖胆固醇肉芽肿

- 影像表现
  - CT 骨窗：平滑延伸的边缘
  - MR：整个区域 T_1 和 T_2 信号增强

颈静脉球瘤

- 影像表现
  - CT 骨窗：渗透性破坏骨侵蚀，没有毛刺
  - MR：病灶 T_1 信号升高少见；T_2 流空常见

颈静脉孔区神经鞘瘤

- 影像表现
  - CT 骨窗：颈静脉孔扩大，边界平滑
  - MR 增强 T_1WI：均匀强化；壁内囊肿

颈静脉孔脑膜瘤

- 影像表现
  - CT 骨窗：扇形边缘 ± 骨质增生 ± 弥漫性骨硬化
  - MR：T_1 增强均匀强化；硬膜尾征；T_2 信号均匀↓

病 理

一般特征

- 遗传学
  - 偶发＞ VHL- 相关性 ELST
    - VHL 抑癌基因突变
- 相关异常
  - 15% 的 VHL 患者发展成 ELST
    - 30% 双侧

分期、分级和分类

- Ⅰ级：局限于骨、中耳、± 内耳道
- Ⅱ级：颅后窝延伸
- Ⅲ级：颅后窝和中窝延伸
- Ⅳ级：斜坡 ± 蝶骨翼延伸

临床问题

临床表现

- 最常见的体征 / 症状
  - 感音神经性耳聋
    - ELST 可能在图像上连续数年不明显
- 其他体征 / 症状
  - 耳鸣、眩晕（梅尼埃病混淆）
  - 面神经瘫痪

人群分布特征

- 年龄
  - 偶发：50 岁
  - VHL：30 岁

自然病史及预后

- 预后良好，完全手术切除
  - VHL-ELST 较早发现（年度 MR 检查）
- 晚期复发可能（肿瘤生长缓慢）
  - 建议长期影像学随访

治疗

- 完全手术切除
  - 小肿瘤迷路后入路保留听力
  - 更大病灶术前栓塞
- 放射治疗不能手术切除的病变或非手术患者
- 如果为偶发 ELST，检测患者和家族的 VHL

诊断要点

关注点

- 如果双侧 ELST 则可诊断 VHL

读片要点

- 后壁骨肿瘤病灶↑ T_1=ELST

皮样囊肿和表皮样囊肿

关键点

术语

- 定义：先天性上皮包涵体或残余引起的囊性肿块
    - 表皮样囊肿：只有上皮成分
    - 皮样囊肿：上皮成分加真皮下部结构，包括皮肤附属器

影像

- 表皮样囊肿：囊性，边界清楚只含有液体成分
- 皮样囊肿：囊性，边界清楚含有脂肪、液体或混合物
- 位置
    - 口腔：下颌下间隙、舌下间隙或舌根
    - 前颈，通常中线
    - 眼眶：与额颧缝相邻 > 与额泪缝相邻
    - 与鼻皮窦（NDS）相关的鼻腔囊肿 ± 颅内扩展
- 扇形骨或骨质重塑常见
- 有时会看到壁的边缘轻微增强
- 皮样囊肿和表皮样囊肿可能会出现弥散受限
- 检查推荐检查方案
    - 常规增强 CT 与矢状面和冠状面重建，软组织和骨算法
    - MR 包括前及后增强 T_1WI 脂肪抑制和 DWI 序列
    - 高分辨率前颅底鼻皮窦 MR，图像从鼻尖到后鸡冠

诊断要点

- 如果包含脂肪的复杂病变，考虑皮样囊肿
- 单纯的病变（可能是蛋白质液体）= 表皮囊肿和皮样囊肿

（左图）一位 10 岁的腭裂修补术患者的矢状位 CT 重建图像显示一个大的皮样囊肿 ➡ 伴随鼻皮窦 ➩ 延伸到筛状板。（右图）一个 8 个月大女婴的 T_2 矢状位成像显示 ➡ 高信号窦道 ➩ 从鼻尖皮样囊肿延伸到筛板。注意没有证据表明颅内皮样囊肿或表皮样囊肿

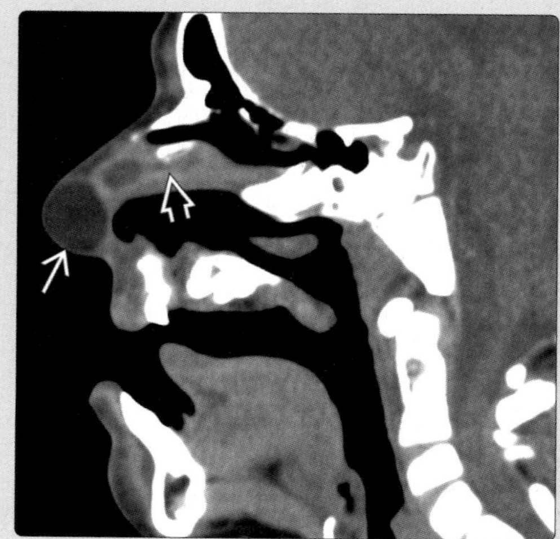

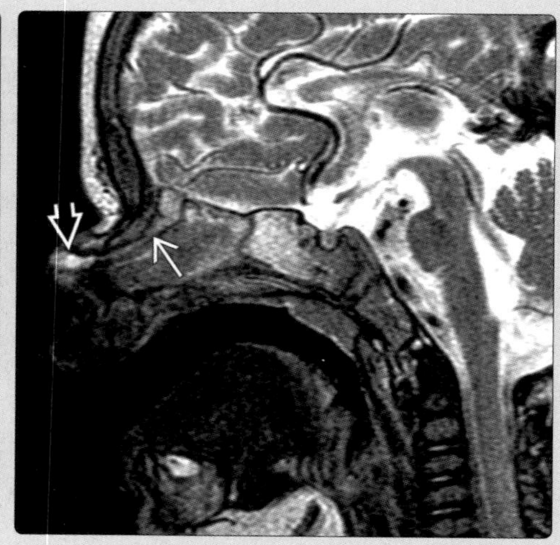

（左图）一个 14 岁的男孩的纵向超声显示一个不均匀回声和最小回声的颏下肿块通过传播增加。一个强回声 ➡，后方声影集中 ➩，与皮样钙化一致。（右图）同一患者的冠状位增强 CT 显示口腔内一个少许钙化 ➩ 的低密度肿块 ➡。在下颌舌骨肌下 ⤻ 下移表明皮样囊肿在舌下间隙

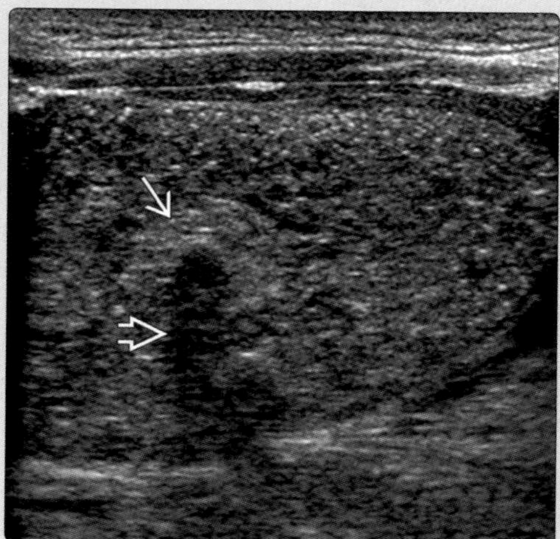

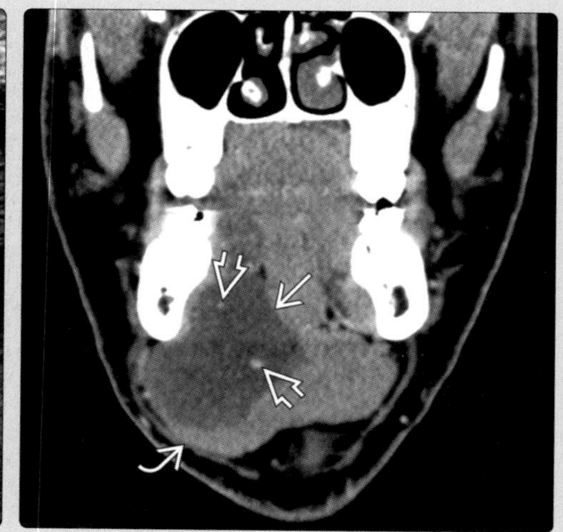

术 语

同义词

- 进展性囊肿，外胚层囊肿，皮样囊肿

定义

- 先天性上皮包涵体或残余引起的囊性肿块
  - 表皮样囊肿：仅含上皮成分
  - 皮样囊肿：上皮成分加真皮下部结构，包括真皮附件

影 像

一般特征

- 最佳诊断线索
  - 表皮样囊肿：囊性，边界清楚只含有液体
  - 皮样囊肿：囊性，边界清楚，含有脂肪、液体或混合物
- 位置
  - 表皮样囊肿和皮样囊肿病变
    - 口腔（OC）：下颌下间隙（SMS）、舌下间隙（SLS）或舌根（ROT）
    - 前颈，通常中线
    - 眼眶：与额颧缝相邻＞与额泪缝相邻
    - 与鼻皮窦（NDS）相关的鼻腔囊肿 ± 颅内扩展
      - 通向鸡冠的窦道或囊性鼻桥
      - 颅内延伸的征象为大的盲孔裂伴随鸡冠或筛板畸形
- 形态
  - 卵圆形或管形

CT 表现

- 平扫 CT
  - 低密度，边界清楚的囊性肿块
    - 表皮样囊肿：病变内液体密度无复杂特征
    - 皮样囊肿：内含脂肪密度，混合液体密度，钙化＜50% 均有可能
      - 当液体密度无复杂特征，则与表皮样囊肿不易区分
  - 扇形或骨质重塑常见
- 增强 CT
  - 病变的壁可能难以察觉
  - 壁轻度强化有时可见

MR 表现

- T_1WI
  - 表皮样囊肿：边界清楚，均匀液体信号
    - 若为高蛋白液体则呈弥漫性高信号
  - 皮样囊肿：边界清楚，复杂液体信号
    - 若为脂肪成分，局灶性或弥漫性↑信号
- T_2WI
  - 表皮样囊肿：均匀高信号
  - 皮样囊肿：不均匀高信号
    - 如果为脂肪则呈中等信号
    - 如果为钙化则呈局灶性低信号
- DWI
  - 皮样囊肿和表皮样囊肿可能表现为弥散受限
- 增强 T_1WI
  - 薄边缘增强或没有增强
  - 如果使用脂肪抑制序列则皮样囊肿中脂肪呈低信号

超声表现

- 用于评估浅表病变
- 表皮样囊肿："假固体"外观，内部回声均匀
  - 囊肿细胞成分→"假固体"外观
  - 后壁回声增强＝囊性病变
- 皮样囊肿：内部混合回声包括脂肪回声和如果钙化呈致密的阴影

成像推荐

- 最佳影像方案
  - 增强 CT 是口腔病变最佳的成像工具（除非受牙汞合金的影响，否则 MR 最佳）
  - 增强 CT 或 MR 用于颈部病变
  - 增强 CT 或 MR 用于眼眶病变：小孩，醒着时做 CT，MRI 可能需要更多的镇静／麻醉
  - 鼻皮窦 MR 可更好的评估颅内延伸
    - CT 评估颅底和鸡冠的异常
- 推荐检查方案
  - 常规矢状位和冠状位重建增强 CT，软组织和骨算法
  - MR 包括 T_1WI 脂肪抑制前后对比和 DWI
  - 鼻皮窦的高分辨率前颅底 MR；图像从鼻尖到后鸡冠

鉴别诊断

儿童舌下间隙，下颌下间隙或颈部病变

- 甲状腺舌管囊肿
  - 舌骨和盲孔之间的中线单叶囊肿
  - 无脂肪或钙化
- 淋巴细胞畸形
  - 单叶或多叶，跨空间常见
  - 常见液－液平面
- 舌下腺囊肿
  - 良性：舌下间隙薄的单侧低密度／信号肿块，壁未强化
  - 恶性：彗星状不分叶肿块"尾部"在坍塌的舌下间隙，"头部"在下颌下间隙后方
- 脓肿
  - 临床：发热，红斑，白细胞计数升高
  - 影像：边缘增强囊肿常伴软组织蜂窝织炎、水肿和淋巴结肿大

儿童眼眶病变

- 眼眶骨膜下脓肿

- 骨膜下积液边缘强化，通常伴有广泛的鼻窦炎
- 眼眶皮脂瘤
  - 均匀的巩膜外层脂肪，无杂物或液体
- 泪腺囊肿
  - 泪腺内液体密度／强度
- 眼眶淋巴管畸形
  - 肌肉圆锥内、外或两者都有
  - 无强化，常见液－液平面
- 眼眶静脉淋巴管畸形
  - 结合静脉和淋巴畸形，各自有增强和未增强成分

儿童鼻腔病变

- 正常鸡冠的骨髓脂肪细胞
  - 鼻子没有肿块或凹陷
- 非骨化盲孔
  - 在0～5岁骨化
- 额筛窦脑膨出
- 鼻神经胶质瘤
  - 最常见的鼻外病变在鼻桥旁

病　理

一般特征

- 病因
  - 先天性包括胚胎融合部位的真皮成分
    - 受限的表皮外胚层分隔

分期、分级和分类

- 口底发育不良囊肿的Meyer分类
  - 表皮样囊肿：与单纯鳞状上皮及周围结缔组织相关
  - 皮样囊肿：上皮囊肿包含皮肤附件
  - 畸胎样囊肿：上皮囊肿包含中胚层或内胚层的成分，如肌肉、骨骼、牙齿、黏膜

显微镜下特征

- 表皮样囊肿
  - 单纯鳞状上皮并纤维壁
- 皮样囊肿
  - 包含真皮结构，包括皮脂腺、毛囊、血管、脂肪酸胶原
    - 与角化性鳞状上皮相关
- 畸胎样囊肿（少见）
  - 包含成分来自3层细胞

临床问题

临床表现

- 最常见的体征／症状
  - 口底，前颈，鼻眉间无痛性肿块
- 其他体征／症状
  - 口腔病变：吞咽困难，口腔感觉，大气道受侵
  - 眼眶病变：突眼，复视
  - 鼻部病变：鼻桥皮肤凹陷 ± 毛发突出，复发性脑膜炎，凹陷
    处间歇性排出皮脂物质

人群分布特征

- 年龄
  - 口腔病变：平均10多岁～20多岁
    - 口底的皮样囊肿：5～50岁
    - 平均：30岁
  - 眼眶病变：儿童或成人早期
  - 鼻部病变：新生儿至5岁
    - 平均：32个月
- 流行病学
  - 目前从出生：自发发生
  - 所有的先天性颈部病变中皮样囊肿／表皮样囊肿少见
  - H&N皮样囊肿中眼眶最常见
  - 在所有的H&N皮样囊肿中口腔皮样囊肿占<25%

自然病史及预后

- 良性病变，缓慢生长
  - 儿童时期存在但是很小，处于休眠状态
  - 在快速生长的早期成人时期出现症状
- 破裂后突然生长或改变
  - 炎症显著和大小增加（罕见并发症）

治疗

- 手术切除是可愈的
  - 必须移除整个囊肿防止复发
  - 口腔病变：相对于下颌舌骨肌的病变位置决定手术方式
    - 舌下间隙：口内入路
    - 下颌下间隙：下颌下腺入路
- 最近有报道成功地用十四烷基硫酸钠泡沫硬化疗法治疗眼眶皮样囊肿

诊断要点

读片要点

- 复杂病变伴有脂肪密度和信号强度则考虑皮样囊肿
- 单纯病变（可能是蛋白液）= 表皮样囊肿或皮样囊肿
- 舌下囊肿，甲状舌管囊肿，皮样囊肿，表皮样囊肿，或淋巴管畸形（LM）
  - 舌下囊肿：舌下间隙 ± 下颌下间隙
  - 舌骨上甲状舌管囊肿：沿着舌骨到盲孔
  - 皮样囊肿（复杂）vs. 表皮样囊肿（只含液体）
  - LM：只含液体，单叶或多叶，单空间或多空间，液－液平面常见
- 如果皮窦道延伸到前颅窝硬脑膜，则可能出现鸡冠分成两半和盲孔增大
- 盲孔一般不骨化直至5岁

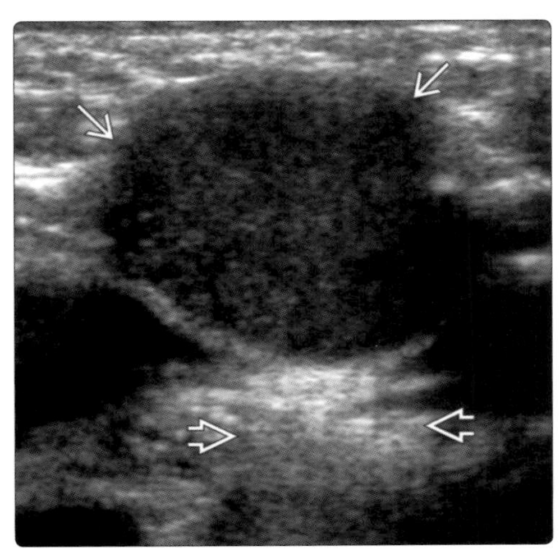

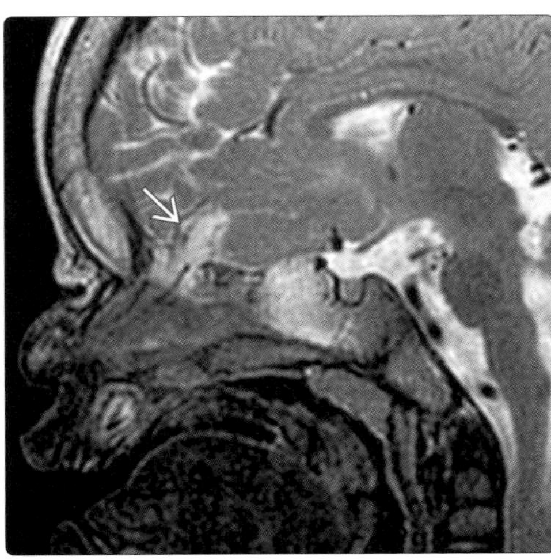

（左图）一个3岁女孩的，超声横切面显示，颈前部中线，通过加大探头频率⇨，甲状腺下方见一低回声结节→，内含皮样囊肿伴蛋白质样囊液改变。（右图）一个鼻皮窦患儿的MR矢状位T_2WI显示中线高信号病变→代表皮样囊肿的颅内成分。注意皮样囊肿位于鸡冠位置

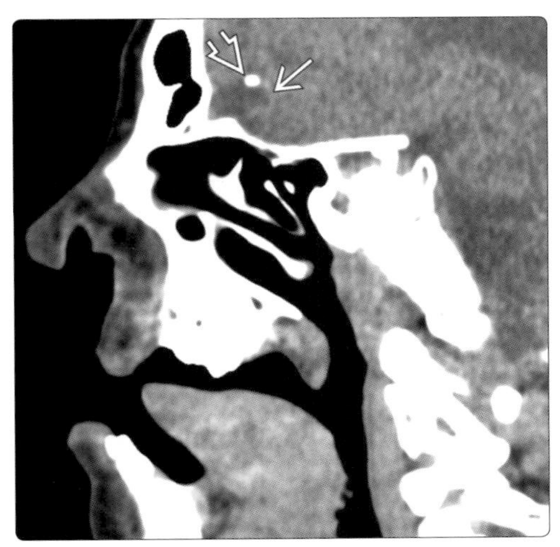

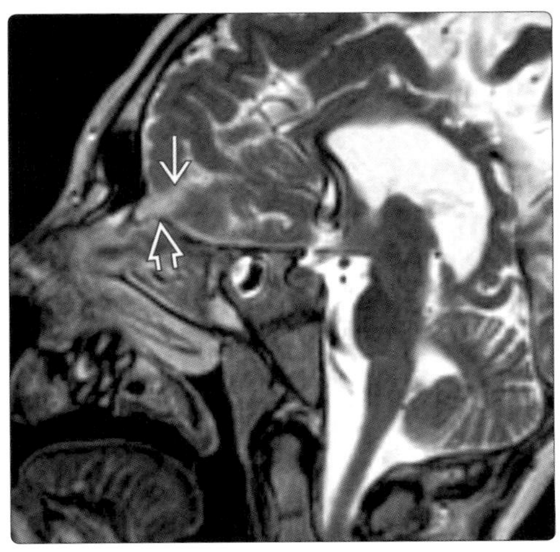

（左图）一个10岁鼻皮窦患者的矢状位CT重建显示一个皮样囊肿→延伸到颅内。注意皮样囊肿上边缘的钙化⇨。（右图）同一患者的MR矢状位T_2WI显示通过筛板⇨延伸到颅内中线的小囊成分→。还可见弥漫性脑容量丢失，小头畸形，和严重的小胼胝体

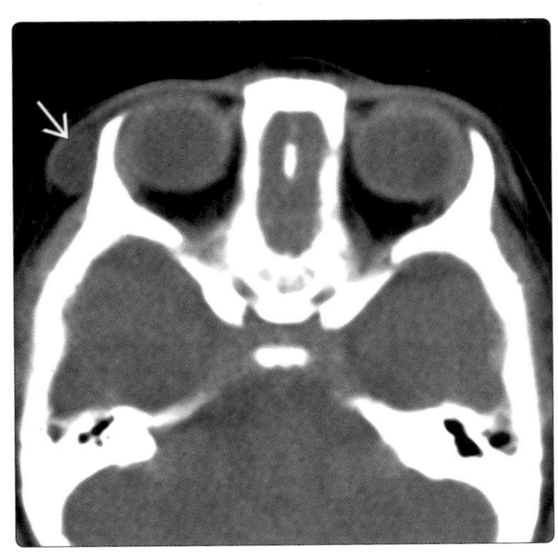

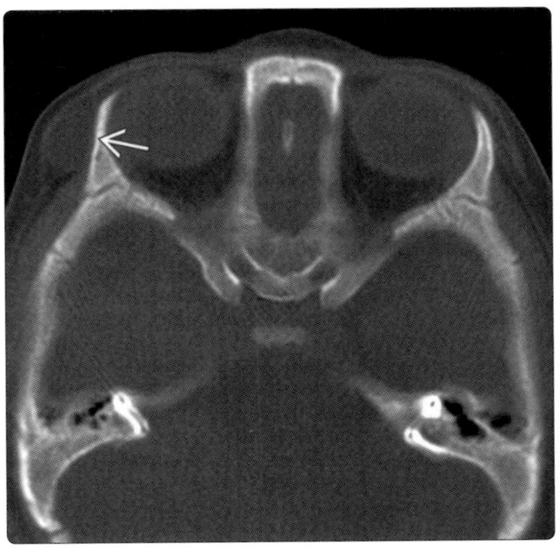

（左图）一个4岁患儿横断位平扫CT显示右侧眶壁外侧一个边界清楚、低衰减的肿块→，没有脂肪或钙化衰减；因此有不同诊断包括表皮样囊肿和皮样囊肿。从组织学上来说这个病变包含皮肤附件因此是皮样囊肿。（右图）同一患者的横断位CT骨窗显示临近侧眶壁→轻度变平/重塑，典型的眼眶皮样囊肿

桥小脑角区蛛网膜囊肿

关键点

术语

- 蛛网膜囊肿（AC）：发育性蛛网膜重复畸形形成的脑脊液囊

影像

- 边界清楚的圆形或卵圆形的轴外池囊肿带有不明显的、呈脑脊液密度（CT）或信号（MR）的壁
- 所有MR序列上蛛网膜囊肿的信号与脑脊液信号相似
- FLAIR MR上完全性液体衰减
- DWI上无弥散受限

主要鉴别诊断

- 表皮样囊肿，CPA-IAC
- 大枕大池
- 囊性前庭神经鞘瘤
- 神经管源性肠囊肿
- 囊性脑膜瘤，CPA-IAC
- 囊性幕下室管膜瘤
- 小脑毛细胞型星形细胞瘤

临床问题

- 临床表现
  - 小蛛网膜囊肿：无症状，偶然发现（MR）
  - 大蛛网膜囊肿：直接受压症状 ± 颅内压升高
- 自然病程
  - 大部分蛛网膜囊肿不随时间增加而变大
- 治疗
  - 大多数无需治疗
  - 手术干预是高度选择性的过程

诊断要点

- 蛛网膜囊肿与表皮样囊肿不同
- 蛛网膜囊肿：DWI上无弥散受限 = 最佳线索
- 报告提示：由于蛛网膜囊肿不用手术治疗，当影像学诊断为蛛网膜囊肿时，不应有任何的鉴别诊断

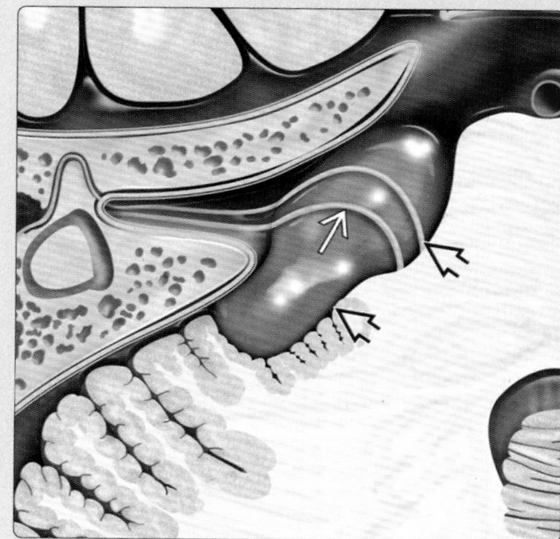

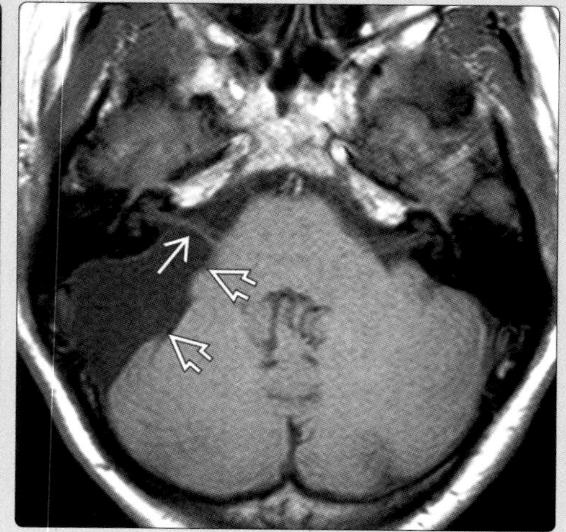

（左图）横断位图像中桥小脑角区的一个蛛网膜囊肿，表现为薄的、半透明壁。注意囊肿使第七和八脑神经呈弓形向前➡，越过脑干和小脑。（右图）横断位 T_1WI 显示一个大的桥小脑角区的蛛网膜囊肿使面神经和前庭耳蜗神经➡呈弓形、脑桥和小脑半球⇨外侧缘的扁平化。DWI上不受限是蛛网膜囊肿的特征

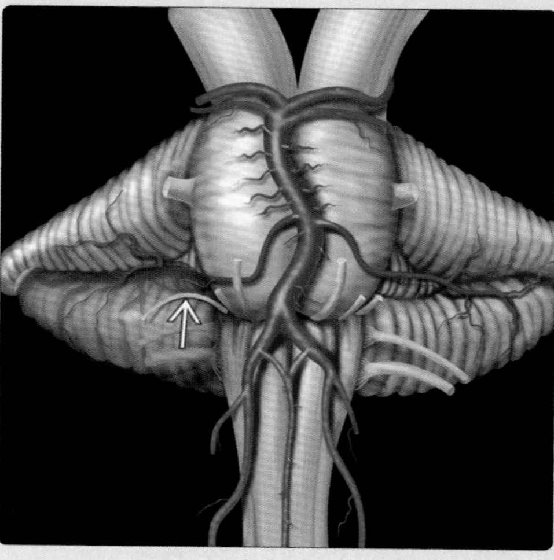

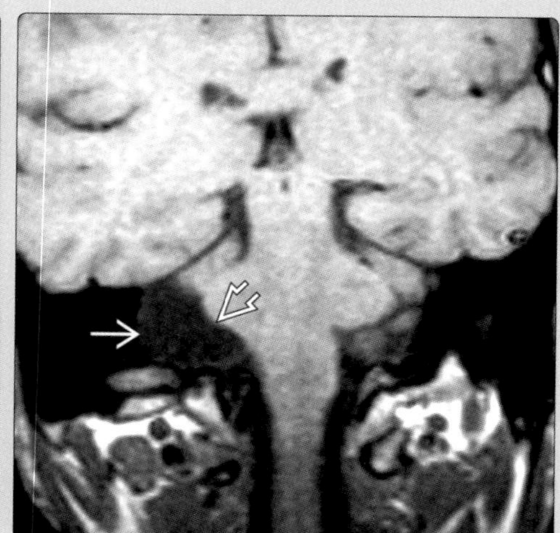

（左图）冠状图像显示桥小脑角区的蛛网膜囊肿典型的半透明囊壁。第七脑神经和第八脑神经被囊肿➡推移但并没有被它吞没。而表皮样囊肿中脑神经通常被吞没。（右图）冠状位 T_1WI 显示一个小的脑脊液信号桥小脑角区的蛛网膜囊肿➡，对邻近脑干⇨有轻微的肿块效应。FLAIR上呈完全液体衰减，有助于从表皮样囊肿中区分这种病变，这是主要的影像学鉴别诊断

术 语

缩写
- 蛛网膜囊肿（AC）

同义词
- 原发性或先天性蛛网膜囊肿，蛛网膜下腔囊肿

定义
- 发育性蛛网膜重复畸形形成的脑脊液囊

影 像

一般特征
- 最佳诊断线索
  - 边界清楚的圆形或卵圆形的轴外池囊肿带有细微的壁呈脑脊液密度（CT）或信号（MR）
  - 所有 MR 序列上蛛网膜囊肿的信号相似于脑脊液信号
    - FLAIR MR 上呈完全性液体衰减
    - DWI 上无弥散受限
- 位置
  - 10%～20% 的蛛网膜囊肿发生在颅后窝
    - 桥小脑角区（CPA）= 最常见的幕下区域
  - 播散方式
    - 大多数局限于桥小脑角区（60%）
    - 可能蔓延到脑干背侧（25%）
    - 很少蔓延到内听道
- 大小
  - 范围宽：1～8cm
  - 可能很大但是无症状
  - 较大时，将会对临近脑干和小脑产生肿块效应
- 形态
  - 边界清楚，大 - 弓形边缘
  - 取代，不吞噬，周围结构
  - 推移脑池结构但不伸入
    - 表皮样囊肿伸入临近结构

CT 表现
- 平扫 CT
  - 同脑脊液密度相同
  - 罕见的高密度出血或蛋白液
- 增强 CT
  - 壁或腔无强化
- CT 骨窗
  - 可能引起骨膨胀性重构，尤其是在儿童
- CT 脑池造影
  - 可能显示与蛛网膜下腔相连接

MR 表现
- T_1WI
  - 与脑脊液相同的低信号病变
- T_2WI
  - 与脑脊液相同的高信号病变
    - 可能比脑脊液信号更高
      - 囊液缺少脑脊液流动
  - 当大的时候边界清楚的病变压迫邻近的脑干和小脑
- FLAIR
  - 完全抑制
- DWI
  - 不受限
- 增强 T_1WI
  - 无强化
- 相位对比 MR
  - 血流定量有时候可以从蛛网膜下腔中区分蛛网膜囊肿
  - 蛛网膜囊肿与脑池的连接罕见

超声表现
- 灰阶超声
  - <1 岁婴儿蛛网膜囊肿显示低回声

成像推荐
- 最佳影像方案
  - MR ± 对比增强
- 推荐检查方案
  - 增加 FLAIR（抑制）
  - 增加 DWI（不受限）

鉴别诊断

大枕大池
- 后小脑脑脊液空间明显
- 大枕大池可以延伸到桥小脑角区
- 与小脑异常无关

囊性前庭神经鞘瘤
- 内部和边缘囊肿在更大病灶中可见
- 增强 T_1WI 可见肿瘤强化灶
- 罕见，更大病变与蛛网膜囊肿相关

表皮样囊肿，CPA-IAC
- 不同的蛛网膜囊肿中主要病变
- FLAIR：不完全液体衰减
- DWI：受限
- 形态：伸入临近的脑脊液空间

囊性脑膜瘤，CPA-IAC
- 脑膜改变少
- 硬膜尾征，IAC 不对称，在 T_1WI 上仍呈混杂强化

神经肠源性囊肿
- 桥前池附近中线少见
- 常含蛋白质液体（T_1WI 上增加）

囊性幕下室管膜瘤
- 室管膜瘤来自 Luschka 的第四脑室孔
- 50% 钙化
- 囊性和固体增强成分

小脑毛细胞型星形细胞瘤

- 小脑半球囊性肿瘤
- 强化的壁结节

病　理

一般特征

- 病因
  - 胚胎期脑膜不融合
    - 保留为分开的双重蛛网膜
    - 分离的蛛网膜包含脑脊液
  - 2 型
    - 无交通：最常见
    - 与蛛网膜下腔／脑池交通
- 遗传学
  - 常散发，家族遗传罕见
  - 代谢性遗传疾病
    - “黏性”软脑膜：黏多糖病
- 相关异常
  - 听神经鞘瘤与蛛网膜囊肿有 0.5% 的相关性

临床问题

临床表现

- 最常见的体征／症状
  - 小蛛网膜囊肿：无症状，偶然发现（MR）
  - 大蛛网膜囊肿：直接受压症状 ± 颅内压升高
- 其他体征／症状
  - 位置和大小的定义
    - 头痛
    - 头晕、耳鸣 ± 感音神经性听力损失
    - 面肌痉挛和三叉神经痛
- 临床概要
  - 成人患者脑 MR 无关的症状

人群分布特征

- 年龄
  - 任何年龄可见
    - 儿童期 75% 的蛛网膜囊肿可识别
- 性别
  - 男：女 =（3~5）：1
- 流行病学
  - 占颅内肿块的 1%

自然病史及预后

- 多数蛛网膜囊肿不随时间增加而变大
  - 很少扩大，通过脑脊液流动经开放的球阀进入蛛网膜囊肿
  - 出血随后体积变小
- 如果手术局限于症状明显相关的蛛网膜囊肿，预后良好
- 根治性囊肿切除可能导致脑神经病变 ± 血管损害

治疗

- 多数无需治疗
- 手术干预是高选择过程
  - 保留直接与蛛网膜囊肿解剖位置联系的有明确症状的病例
  - 内镜囊肿开窗减压术
    - 微创入路

诊断要点

关注点

- 区分表皮样囊肿和蛛网膜囊肿
  - 蛛网膜囊肿：DWI 不受限 = 最佳线索
- 在考虑手术治疗之前，确定症状是否与蛛网膜囊肿位置相匹配

读片要点

- 在所有的 MR 序列上蛛网膜囊肿信号与脑脊液信号相同
  - 因缺少脑脊液流动，T_2WI 上信号可能比脑脊液高
- DWI 序列上显示低信号
- FLAIR 序列显示低信号
- 预计蛛网膜囊肿无强化，包括壁
  - 结节样强化提示其他诊断

报告提示

- 由于蛛网膜囊肿不用手术治疗，当影像学诊断为蛛网膜囊肿时，不应有任何的鉴别诊断

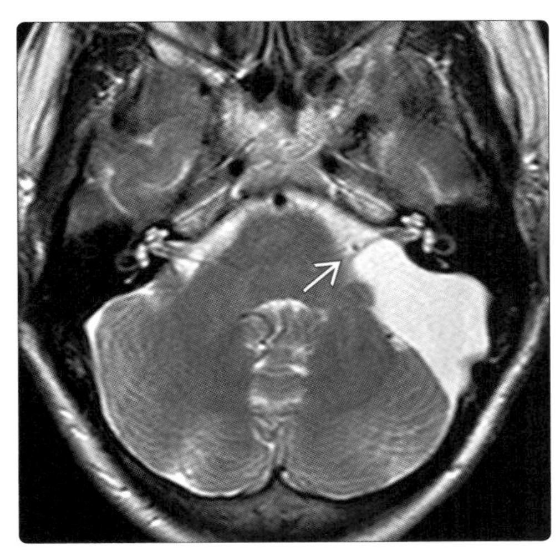
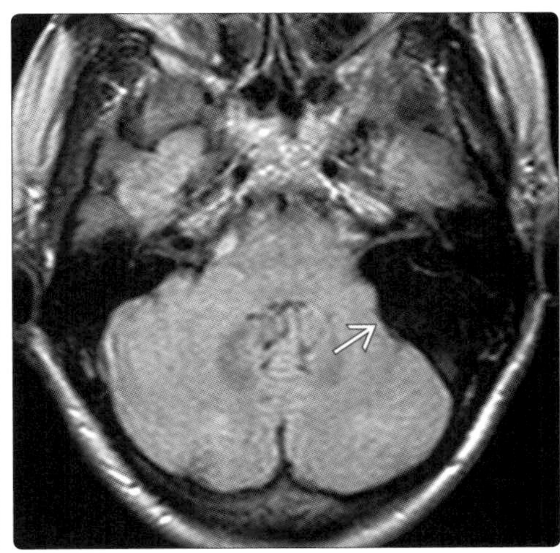

（左图）横断位 T_2WI 显示呈高信号的大蛛网膜囊肿使左侧桥小脑角池扩大。面神经和前庭蜗神经在蛛网膜囊肿的内表面➡呈明显的弓形。（右图）同一患者横断位 FLAIR 序列显示低信号蛛网膜囊肿➡和完全性液体衰减。由于蛛网膜囊肿实质上是蛛网膜层之间脑脊液积聚，所以 FLAIR 受抑制

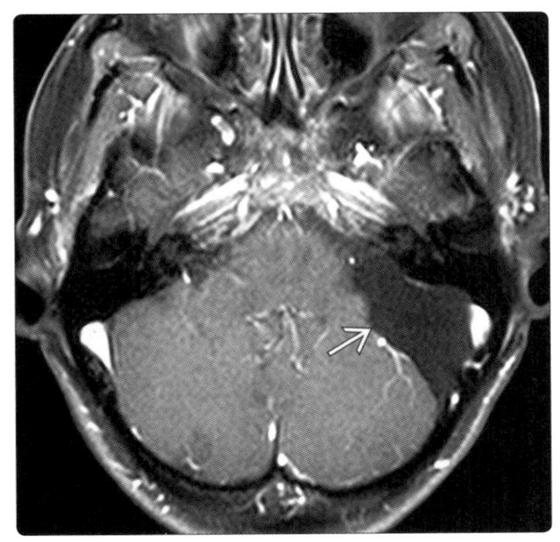
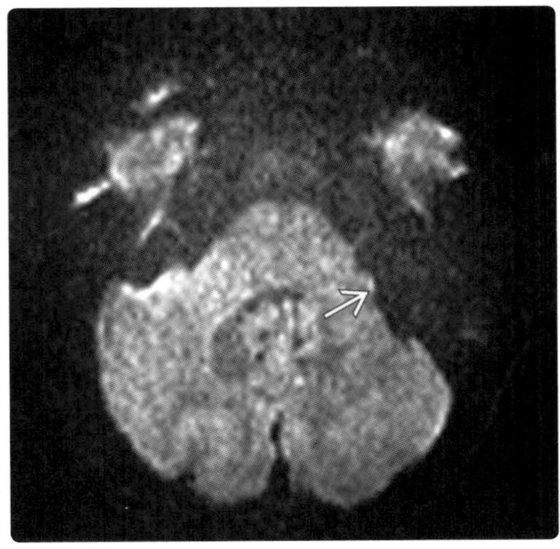

（左图）同一患者横断位增强 T_1WI 脂肪抑制序列显示桥小脑角区蛛网膜囊肿➡未强化。（右图）同一患者的轴向磁共振弥散加权成像显示蛛网膜囊肿➡没有相关信号（无弥散受限）。如果这是一个表皮样囊肿，DWI 将呈高信号（弥散受限）。DWI 是鉴别蛛网膜囊肿与表皮样囊肿的最佳方法

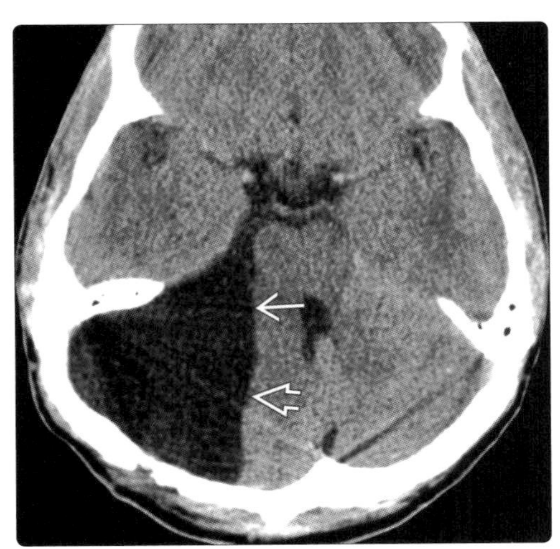
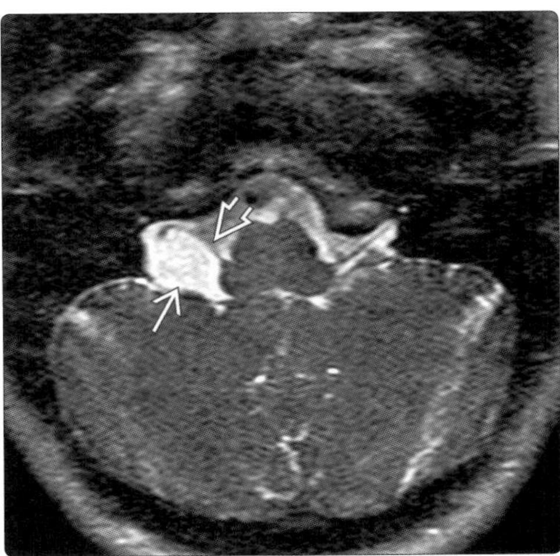

（左图）经上桥小脑角池的横断位平扫 CT 显示一个大的低密度蛛网膜囊肿引起侧桥壁➡和小脑半球⇨受压变扁平。（右图）横断位 T_2WI 脂肪抑制序列像显示在头痛发作时偶然发现的在桥小脑角区的蛛网膜囊肿➡。这个双凸透镜状病变取代舌咽神经（CN9）前部⇨。这些小的病变不需要额外的影像检查或治疗

先天性中耳胆脂瘤

关键点

术语

- 先天性胆脂瘤（CCh）
- 先天性胆脂瘤最常发生在中耳，完整的鼓膜（TM）后，患者无手术史、中耳炎或耳漏

影像

- 中耳为主（CCh-ME）
  - 前上鼓室腔附近咽鼓管或镫骨：最常见
  - 鼓峡处鼓室上隐窝后
- 颞骨 CT 表现
  - 小 CCh-ME：分界清楚中耳病变
  - 大 CCh-ME：大肿块可能侵蚀听小骨，中耳壁，外半规管，或者鼓室盖
- MR 表现：周围强化的中耳肿块弥散受限

主要鉴别诊断

- 获得性胆脂瘤：慢性中耳炎和鼓膜穿孔
- 横纹肌肉瘤：中耳和乳突的破坏性肿块
- 朗格汉斯细胞组织细胞增生症：强化软组织肿块并破坏骨质

临床问题

- 完整的鼓膜后乏血供性中耳肿块，无先前的炎症病史或外伤史
- 单侧传导性听力损失占 30%
- 大中耳病变可阻塞咽鼓管并合并渗出和感染

诊断要点

- 年轻患者听小骨内侧中耳肿块 + 正常乳突气化，无感染史 =CCh-ME

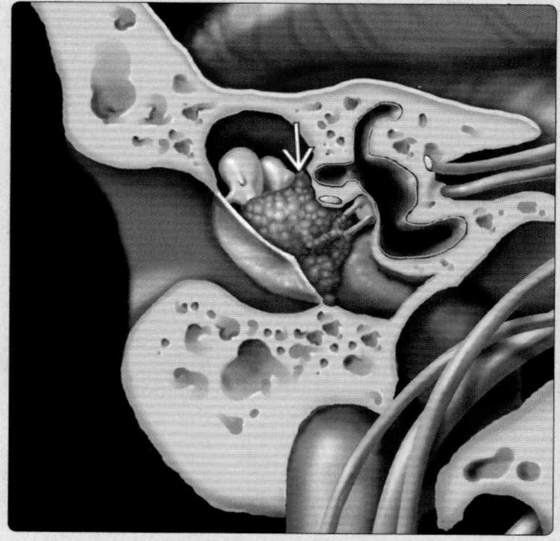

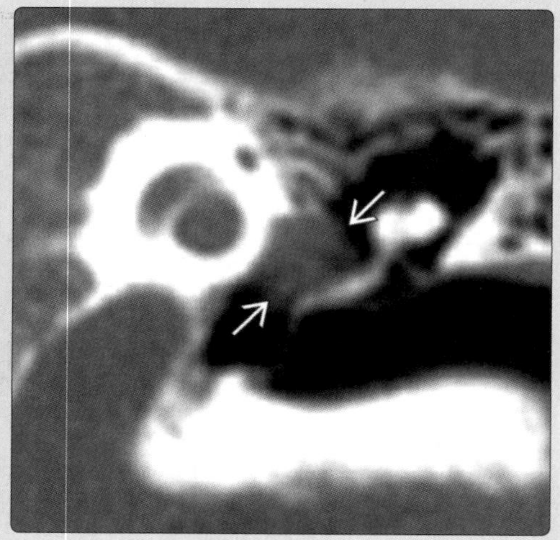

（左图）冠状平面显示先天性胆脂瘤累及中耳。注意，当病变吞噬整个听骨链时候，累及中耳听小骨➡。鼓膜（TM）完好无损。（右图）一个 5 岁的男孩冠状位 CT 骨窗显示砧骨长脚内侧的先天性胆脂瘤➡，毗邻耳蜗岬，无骨侵蚀

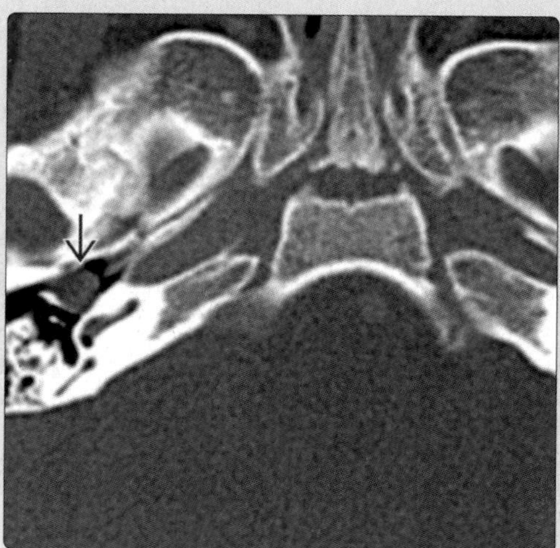

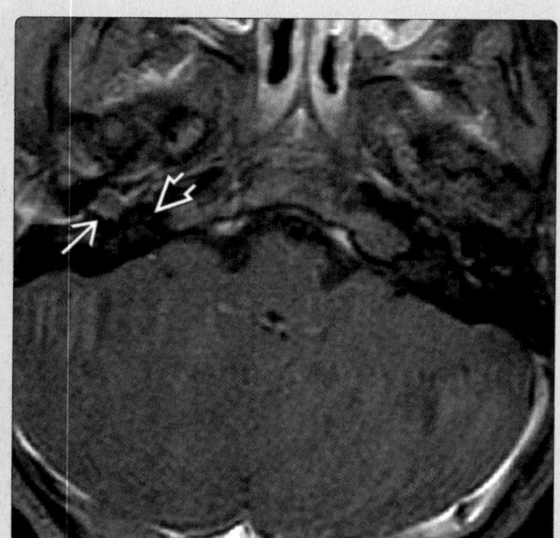

（左图）右侧耳横断位 CT 骨窗显示锤骨柄前内侧的先天性胆脂瘤➡。（右图）同一患者 MR 横断位增强 T_1WI 显示中央无强化的先天性胆脂瘤与薄的边缘周围强化➡，邻近耳蜗➡

术语

缩写

- 先天性胆脂瘤（CCh）

同义词

- 原发性胆脂瘤，表皮样囊肿

定义

- 先天性胆脂瘤最常发生在中耳、完整的鼓膜（TM）后，患者无手术史、中耳炎或耳漏

影像

一般特征

- 最佳诊断线索
  - 平滑、边界清楚的中耳（ME）肿块 ± 听小骨侵蚀
- 位置
  - 中耳为主（CCh-ME）
    - 前上鼓室腔附近咽鼓管或镫骨：最常见
    - 鼓峡处鼓室上隐窝后（中耳与鼓室上隐窝之间）
  - 其他定位：外耳道（EAC）、乳突、颞骨岩部、桥小脑角、面神经管
- 大小
  - 通常小，耳镜检查表现为 CCh-ME
  - 很少充满整个中耳腔
- 形态
  - 小叶，分散的中耳肿块

CT 表现

- CT 骨窗
  - 外观取决于病变的大小和位置
  - 小 CCh-ME：分界清楚的中耳病变
  - 大 CCh-ME：大肿块可能侵蚀听小骨、中耳壁、外半规管或者鼓室盖（与获得性胆脂瘤相似）
    - 在获得性胆脂瘤中骨侵蚀相对少见；发生在疾病后期
    - 听小骨侵蚀与前中鼓室受累不常见
    - 砧骨和镫骨上部结构的漫长过程，最常破坏听小骨
    - 晚期可能延伸到迷路
    - 如果鼓窦口闭塞，乳突气房细胞不透明分泌物排出
  - CCh-ME 常见定位
    - 前上中耳，临近咽鼓管和前鼓室环，在听小骨内侧
    - 下方但接近鼓膜张肌，模仿部分张力 - 获得性 Ch-ME 常在听小骨内侧终止
    - 镫骨附近
    - 鼓峡处鼓室上隐窝后

MR 表现

- T_1WI
  - 孤立的低信号中耳肿块
- T_2WI
  - 中等强度中耳肿块
  - 病变较大、窦性梗阻→乳突气房细胞高信号分泌物滞留
- DWI
  - 大病灶表现弥散受限
- 增强 T_1WI
  - 中耳肿块周围强化
    - CCh-ME 周围是薄的未强化的成分，轻度边缘增强
  - 如果病变长期存在，可能与瘢痕相关→临近 CCh-ME 的强化区域

成像推荐

- 可选择颞骨 CT 检查
- 如果复发 / 大的 CCh-ME 或诊断不明确，则 T_1WI 增强 MR 在一定程度上作为补充检查

鉴别诊断

获得性胆脂瘤

- 临床：耳镜检查提示回缩袋，鼓膜松弛部或紧张部鼓膜部分穿孔
- CT 表现
  - 松弛部获得性胆脂瘤型
    - 鼓室上隐窝处病变侵蚀骨板
    - 听骨链和外半规管更可能受侵蚀
    - 慢性炎症改变
  - 松弛部获得性胆脂瘤
    - 病变扩大到听小骨内侧
    - 听小骨受侵常见

横纹肌肉瘤

- 影像表现：肿块破坏中耳和乳突
  - 潜在延伸
    - 侧向延伸到外耳道
    - 内侧延伸到内耳道
    - 向头侧延伸到颅中窝
    - 向后延伸到颅后窝
    - 下延伸到颞下颌关节、咀嚼肌、咽或腮腺间隙

朗格汉斯细胞组织细胞增生症

- 临床：传导性听力损失 ± 耳漏
- 影像表现：软组织肿块强化，骨破坏
  - 头颈位置：颞骨，眼眶，上颌骨，颈椎和颅骨

鼓室球瘤

- 临床：搏动，鼓膜后的血管性肿块
  - 儿童和青少年患者不常见
- 影像表现：耳蜗岬肿块，无骨侵蚀
  - T_1WI 增强磁共振上病灶强化

中耳面神经鞘瘤

- 临床：鼓膜后血管肿块
  - 儿童少见

- 影像表现：鼓室面神经管发出的管状肿块，MR 增强 T_1
  - 骨性面神经管和膝状窝扩大
  - 沿着面神经鼓室段延伸到膝状神经节

中耳胆固醇肉芽肿

- 临床：耳镜显示蓝色的鼓膜
- 影像表现：中耳肿块（T_1WI 高信号）听小骨受侵蚀常见

病 理

一般特征

- 病因
  - 2 个主要的理论
    - 在神经管闭合时遗留的中耳腔内先天性外胚层剩余（在妊娠第 3～5 周）
    - “表皮形成”无衰退
      - 表皮形成：鼓室与咽鼓管之间的上皮转化点
      - 未能衰退→肿块样中耳上皮鳞状细胞积聚→前上 CCh-ME
- 相关异常
  - 外耳道闭锁可能与 CCh-ME 或外耳道相关
  - 很少与第一鳃裂残余相关

分期、分级和分类

- CCh-ME 分期系统
  - Ⅰ级：单个象限，无听小骨受累和乳突延伸
  - Ⅱ级：多个象限；无听小骨受累和乳突延伸
  - Ⅲ级：听小骨受累，无乳突延伸
  - Ⅳ级：乳突延伸

直视病理特征

- 受限，白珍珠样肿块，包膜可见
- 若是早期检查，则没有相关的炎症改变

显微镜下特征

- 与表皮样囊肿相同
- 分层的鳞状上皮细胞，角蛋白成分逐步剥离
- 胆固醇晶体含量丰富

临床问题

临床表现

- 最常见的体征／症状
  - 完整鼓膜后缺血性中耳肿块，无先前的炎症或者创伤病史
- 其他体征／症状
  - 单侧传导性听力损失占 30%
  - 大的 ME 病变可使咽鼓管阻塞并继发渗出和感染
  - 可以通过外科手术后慢性积液鼓膜置管反应迟钝发现
  - 如果生长在外耳道则考虑外耳道肿块（少见）

人群分布特征

- 年龄
  - 报告或检查的平均年龄
    - 前或前上：4 岁
    - 后上和中鼓室：12 岁
    - 鼓室和乳突窦受累：20 岁
- 性别
  - 男∶女 =3∶1
- 流行病学
  - 2%～5% 的 T- 骨胆脂瘤是先天性的

自然病史及预后

- CCh-ME：更小的，前部病变预后良好，可完全手术切除
- 如果不及时治疗，角蛋白碎片会随着时间推移而累积，从而产生更大的病变
  - 扩大，囊状 CCh-ME 可能破裂，延伸到中耳腔
  - 如果有咽鼓管阻塞、中耳积液，可能发生中耳乳突炎
  - 大的感染性病变可能与获得性胆脂瘤很难区分
- 大病变和后鼓室上 CCh 复发率高达 20%
  - 分期手术切除常用于大病灶

治疗

- 手术完全切除 = 治疗选择
  - 鼓室成形术用于小的、界限清楚的 CCh-ME
  - 鼓室成形术与管壁及乳突根治术用于大的 CCh-ME
- 听骨链重建是必要的

诊断要点

关注点

- 完整鼓膜后可见肿块考虑 CCh-ME
- 没有反复中耳感染病史考虑 CCh-ME
- 先天性外耳道发育不良的患者中耳不透明并壁受侵蚀考虑 CCh-ME

读片要点

- 年轻患者中耳听小骨内侧肿块 + 正常乳突气化，没有感染史 =CCh-ME

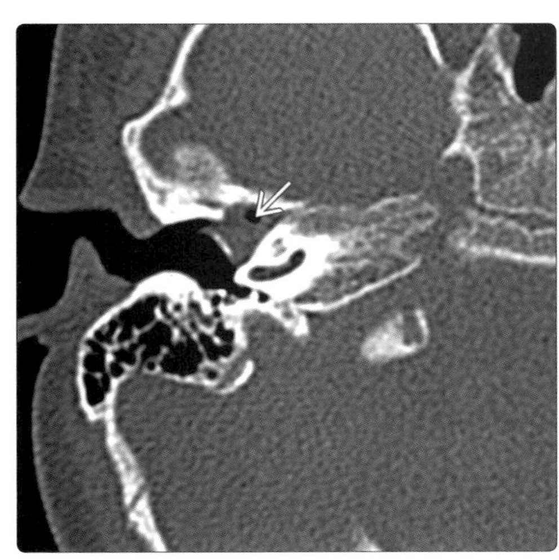

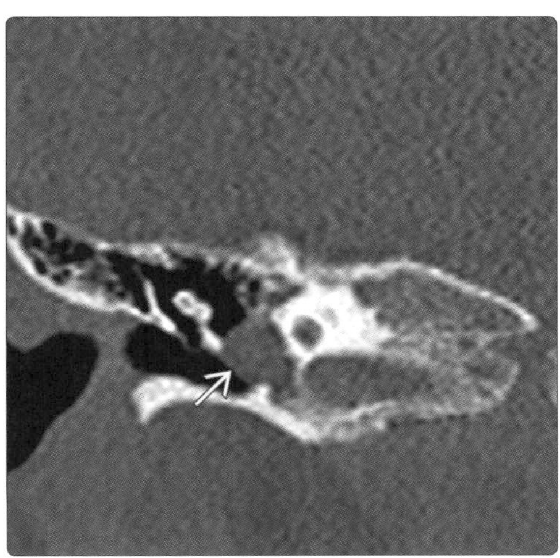

（左图）一个 3 岁男孩的横断位 CT 骨窗显示先天性胆脂瘤➡，在年度体检中耳镜检查时发现完整耳膜后白珍珠样肿块。（右图）同一患者冠状位 CT 骨窗显示明确的砧骨内侧胆脂瘤➡，不伴骨侵蚀或乳突疾病

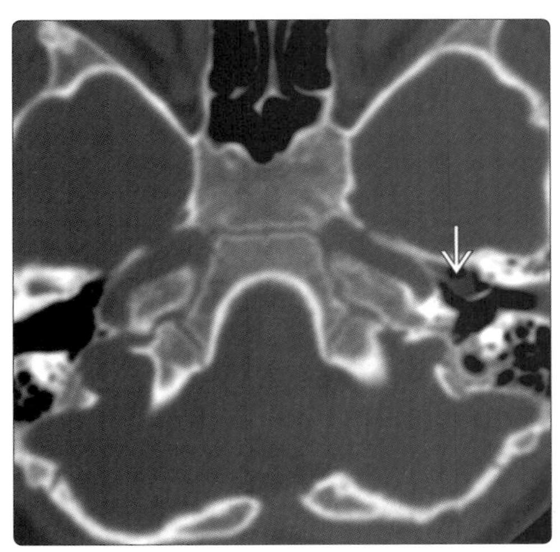

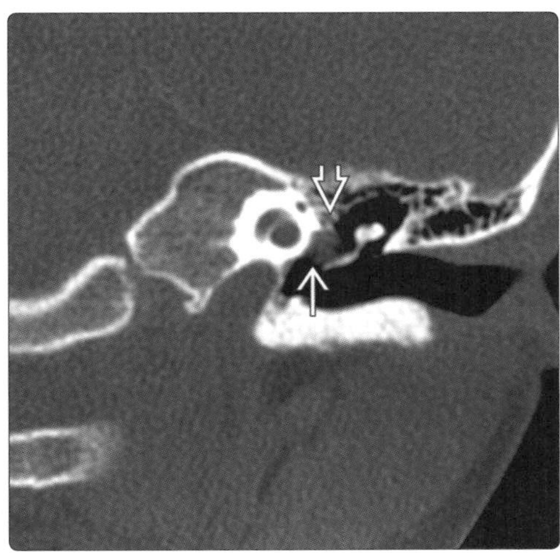

（左图）一个 4 岁男孩横断位 CT 骨窗显示在左侧中耳腔前内侧到锤骨柄一个非常小的，圆形先天性胆脂瘤➡。（右图）同一患者冠状位 CT 骨窗显示毗邻耳蜗岬的胆脂瘤➡，听小骨不受侵，面神经管不扩大⇨

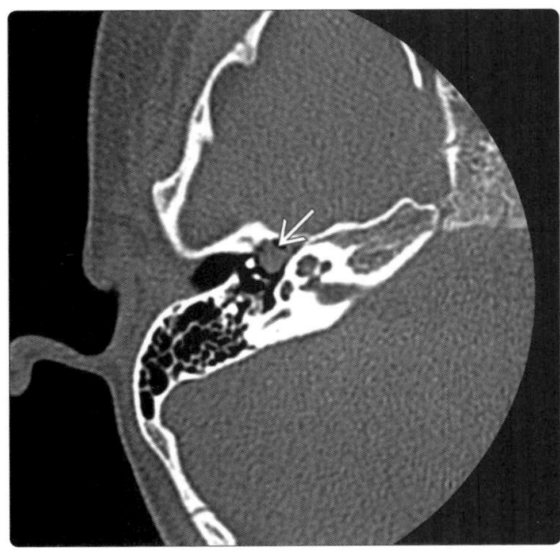

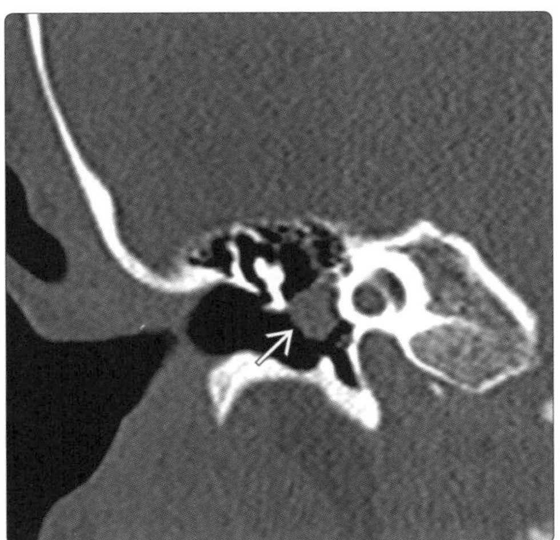

（左图）一个没有中耳感染史的 4 岁男孩的横断位 CT 骨窗显示一个明确的圆形肿块➡位于右侧中耳腔，它的位置和外观与先天性胆脂瘤一致。（右图）同一患者冠状位 CT 骨窗清楚地显示小的先天性胆脂瘤➡和邻近听小骨的典型表现

获得性胆脂瘤

关键点

术语
- 继发性或获得性胆脂瘤（ACh）
- 鼓室或鼓膜上隐窝胆脂瘤 = 松弛部胆脂瘤
- 部分紧张部胆脂瘤（PTC）

影像
- PFC：鼓室上隐窝的软组织肿块无强化，骨板受侵
  - ± 鼓室盖，外半规管，面神经管，或乙状窦板裂开
- PTC：鼓室后听小骨内侧无强化肿块
  - ± 听小骨受侵，鼓室窦，面神经隐窝，乳突窦入口，乳突受累

主要鉴别诊断
- 先天性胆脂瘤
  - 完整鼓膜后明确的中耳肿块
  - 通常缺少反复感染的病史
- 慢性中耳炎伴听小骨受侵
  - 常无周围炎症反应
  - 在 CT 上可能与 ACh 难以区分
- 急性中耳乳突炎合并脓肿
  - 积液边缘强化邻近不透明的乳突气房细胞 = 脓肿
- 朗格汉斯细胞组织细胞增生症（LCH）
  - 软组织肿块强化伴骨受侵
- 横纹肌肉瘤
  - 软组织肿块强化程度不一
  - 侵袭性骨质破坏常见

临床问题
- 传导性听力损失（CHL）
- 复发或慢性中耳感染伴鼓膜穿孔或回缩袋

（左图）冠状图像显示大的松弛部后天性胆脂瘤。并发症包括听小骨、外半规管➡和薄的鼓室盖⇨侵蚀。（右图）一个患有复发性OM和慢性鼓膜穿孔的12岁患者的冠状位CT骨窗显示鼓膜上隐窝的松弛部胆脂瘤➡

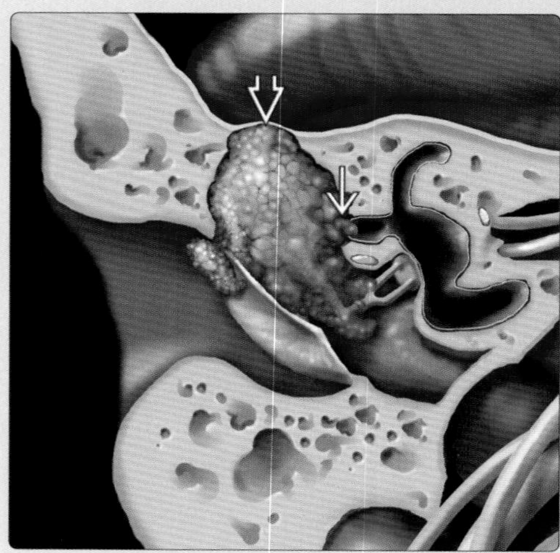

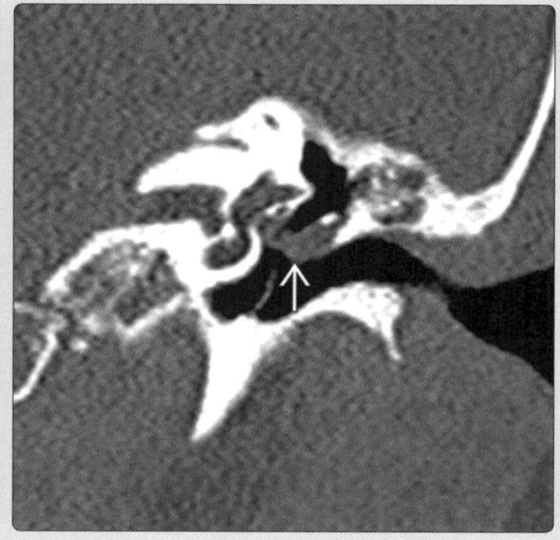

（左图）同一患者的横断位CT骨窗显示鼓室腔➡软组织肿块，没有延伸到鼓室窦➡且非特异性乳突气房细胞部分不透明➡。（右图）横断位CT骨窗更好地显示了乳突窦看上去分隔的肿块➡，手术证实为大胆脂瘤

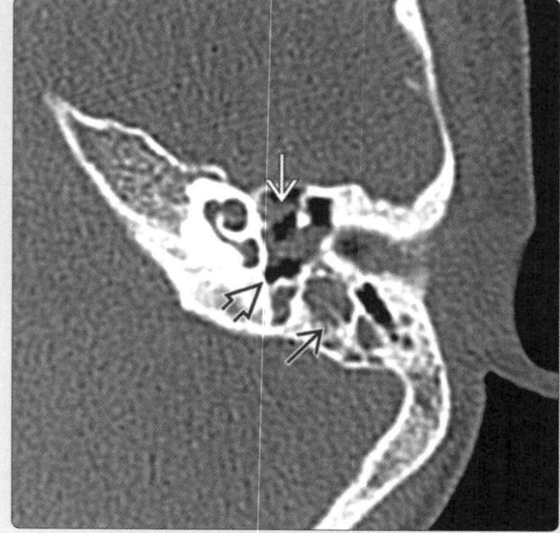

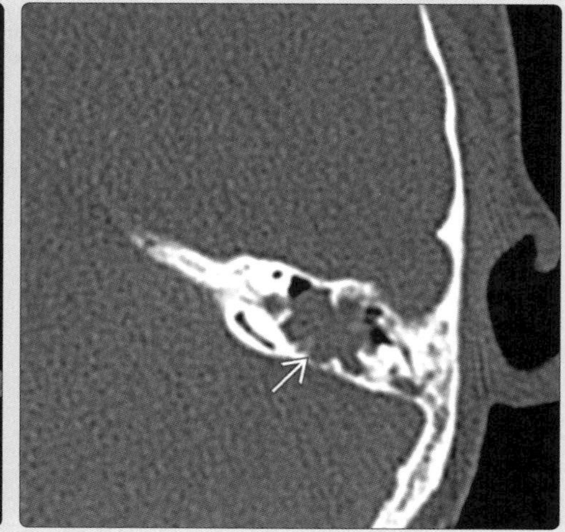

术　语

缩写

- 继发性或后天性胆脂瘤（ACh）

定义

- 复层鳞状上皮内囊有脱落的角蛋白碎片
- 鼓室或鼓膜上隐窝胆脂瘤 = 松弛部胆脂瘤（PFC）
- 部分紧张部胆脂瘤（PTC）
- 窦胆脂瘤 = 鼓室窦 PTC

影　像

一般特征

- 最佳诊断线索
  - PFC：鼓室上隐窝的软组织肿块无强化，骨板受侵
    - ± 鼓室盖，外半规管，面神经管，或乙状窦板裂开
  - PTC：鼓室后听小骨内侧无强化肿块
    - ± 听小骨受侵，鼓室窦，面神经隐窝，乳突窦入口，乳突受累
- 位置
  - 部分松弛部胆脂瘤：占所有胆脂瘤的 80%
    - 继发于鼓膜穿孔或回缩袋包括鼓膜的前上松弛部（也叫 Shrapnell 膜）
  - 部分紧张部胆脂瘤：占所有胆脂瘤的 15%
    - 继发于鼓膜穿孔或回缩袋包括鼓膜的前上紧张部－鼓膜下 2/3 的紧张部
  - 壁 = 乳突小房，非典型性胆脂瘤壳
    - 中耳乳突－获得性胆脂瘤后残余的胆脂瘤边通过鼓膜或外耳道骨性壁挤压中央基质
  - 其他：岩顶，桥小脑角
- 大小
  - 几毫米至几厘米

CT 表现

- 增强 CT
  - 胆脂瘤无强化
  - 周围肉芽组织可强化
- CT 骨窗
  - 松弛部胆脂瘤
    - 鼓室上隐窝，锤骨头外侧软组织肿块，骨板受侵是典型特征
    - 听小骨中侧移位
    - 70% 听小骨受侵：最常见的砧骨长突，不常见的砧骨体与锤骨头
    - 可能延伸到乳突窦入口的后侧和乳突小房或中耳腔的后下方
    - 可能侵蚀外半规管，面神经管，鼓室盖和（或）乙状窦壁
    - 中鼓室内侧听小骨侵袭性肿块
    - 可能累及鼓室窦、面神经隐窝、乳突窦入口和（或）乳突
    - 听小骨受侵常见（90%）：尤其是内侧砧骨长突，镫骨和锤骨柄
    - ± 鼓室盖后部裂开
  - 获得性胆脂瘤壁
    - “中空”的中耳乳突内沿腔壁残留胆脂瘤外壳
  - 放射医生检查方法和报告应包括
    - 肿块位置
    - 与听小骨关系
    - 听小骨、骨板、外半规管、鼓室盖、面神经管、乙状窦板的完整性
    - 延伸到乳突窦
    - 乳突气房细胞的评估：充满气体或不透明，合并或者不合并，可能较小且正在气化，伴继发于慢性感染的硬化分隔

MR 表现

- T_1WI
  - 低信号中耳肿块
- T_2WI
  - 轻度高信号，通常低于阻塞的分泌物
- DWI
  - 高度弥散受限与 ADC 图相符
- 增强 T_1WI
  - PFC 和 PTC 不强化
  - 相关肉芽组织和瘢痕可能强化
  - 如果鼓室盖开裂，冠状位可显示邻近骨性缺损处硬膜强化

成像推荐

- 最佳影像方案
  - 非增强骨 CT：横断位或冠状位
    - 鼓室上隐窝肿块，骨板和鼓室盖冠状位显示较好
    - 听小骨，外半规管和面神经管受侵：横断位和冠状位
    - 乙状板受侵横断位显示最好
  - 冠状 T_1WI 增强磁共振对脑膨出、颅内扩展或疑似颅内感染有用

鉴别诊断

先天性胆脂瘤

- 占所有胆脂瘤的 2%
- 完整鼓膜后明确的中耳肿块
- 如果病变扩大侵蚀骨与获得性胆脂瘤相似
- 通常缺少复发感染和鼓膜穿孔的病史

慢性中耳炎伴听小骨受侵

- 非胆脂瘤性听小骨受侵：砧骨远端最常见
- 鼓膜常回缩
- 周围常无炎症反应
- 在乳突形成时期继发于慢性中耳炎的乳突硬化
- CT 上可能与 ACh 难以区分

急性耳乳突炎合并脓肿
- 临床表现：发热、耳周红斑、疼痛、波动
- 临近不透明乳突气房细胞的积液边缘强化 = 脓肿
  - 可能颅内或颅外
- 小梁改变和皮质受侵，侵蚀可能很难察觉
- 局部并发症
  - 骨膜下脓肿
  - 脑膜炎，脑脓肿，硬膜外脓肿
  - 继发于血栓性静脉炎的乙状窦血栓
  - 胸锁乳突肌周围颈部脓肿
  - 迷路炎
  - 岩尖炎
  - 继发于蛛网膜颗粒阻塞的交通性脑积水

朗格汉斯细胞组织细胞组织增生症（LCH）
- 软组织肿块强化伴骨破坏
- 位于头和颈：眼眶、上颌骨、下颌骨，颞骨，颈椎，颅骨

横纹肌肉瘤
- 脑膜旁 = 中耳，副鼻窦，鼻咽
- 强化程度不一的软组织肿块
- 侵袭性骨破坏常见

病 理

一般特征
- 病因
  - 鼓膜内陷或穿孔导致中耳腔的复层鳞状上皮细胞的积累
  - 鳞状上皮细胞产生大量的肿块样球形角蛋白
  - 逐渐增加；可能引起邻近骨破坏
  - 相关慢性炎症可能导致更重的骨破坏
- 相关异常
  - 腭裂患者的风险增加

直视病理特征
- 白珍珠样肿块

显微镜下特征
- 复层鳞状上皮填充角蛋白碎片和胆固醇结晶脱落
- 通常呈慢性炎症改变

临床问题

临床表现
- 最常见的体征 / 症状
  - 传导性听力损失（CHL）
  - 复发或慢性中耳感染伴鼓膜穿孔和回缩袋
  - 耳道发出恶臭气味
  - 耳科检查中中耳肿块伴鼓膜穿孔
- 其他体征 / 症状
  - 无痛性耳漏、耳痛、眩晕、面神经麻痹

人群分布特征
- 年龄
  - 发生于儿童和成人
  - <4 岁儿童不常见

自然病史及预后
- 自然病程
  - 回缩袋内小胆脂瘤形成；大小逐渐增加破坏周围结构（听小骨，半规管，鼓室盖，面神经管，横窦侵入）
  - 若不治疗：晚期并发症 CN7 受累，静脉窦血栓形成和颅内延伸
- 预后
  - 小的病变完全切除预后良好
  - 残余 CHL，感音神经性耳聋和周围面神经瘫痪的可能
  - 鼓室窦延伸与术后高复发率相关

治疗
- 必要的话手术切除，行乳突根治术、听骨链重建

诊断要点

读片要点
- 当中耳和乳突不透明时，很难区分积液是否来自胆脂瘤
- 存在听小骨受侵支持胆脂瘤的诊断但也可能发生在非胆脂瘤慢性中耳炎

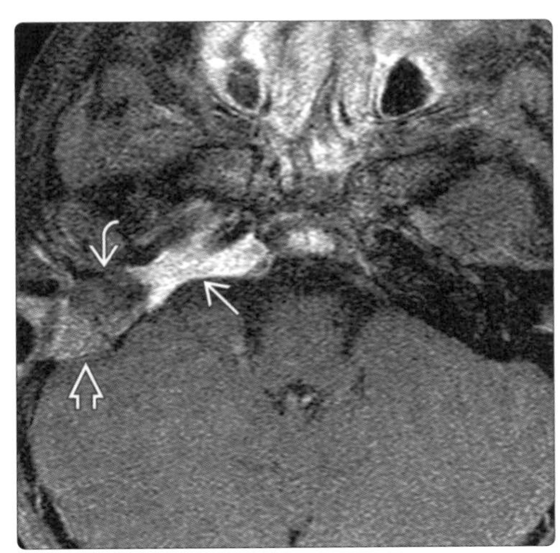

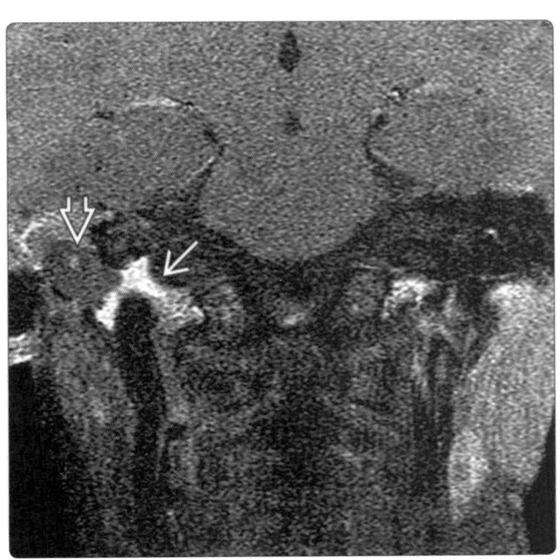

（左图）一个先前经过4年颞骨横纹肌肉瘤治疗的6岁男孩的MR横断位增强T_1WI显示原发肿瘤床→的稳定强化，轻度强化的乳突炎性疾病⇨和不强化的后天性胆脂瘤↪。（右图）同一患者MR冠状位增强T_1WI显示强化的肿瘤床→和无强化的胆脂瘤⇨

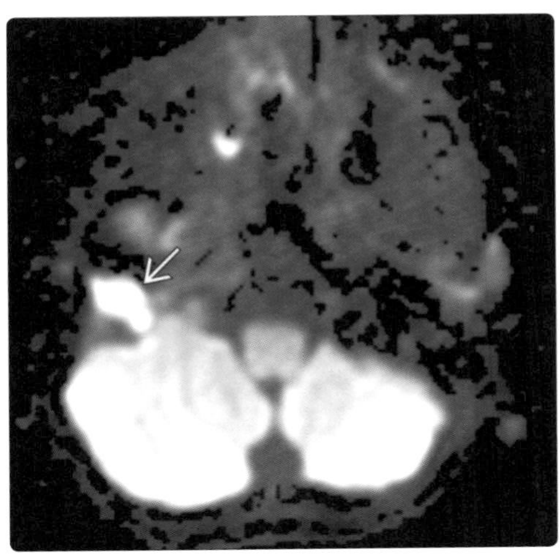

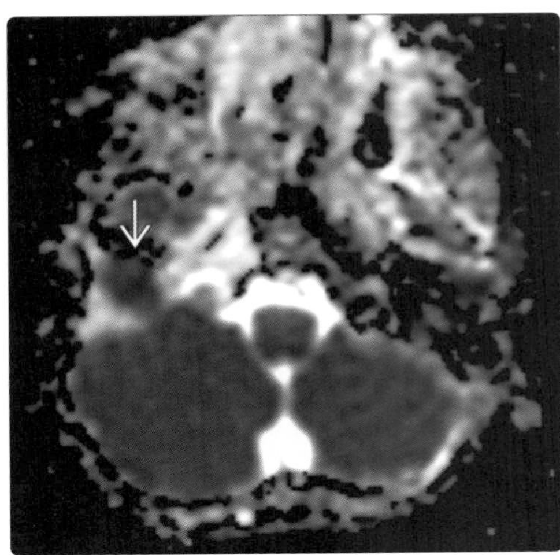

（左图）MR横断位DWI清楚地显示乳突胆脂瘤内标志性高信号→。（右图）同一患者相应的ADC图显示标志性低信号→，说明这个获得性胆脂瘤存在弥散受限

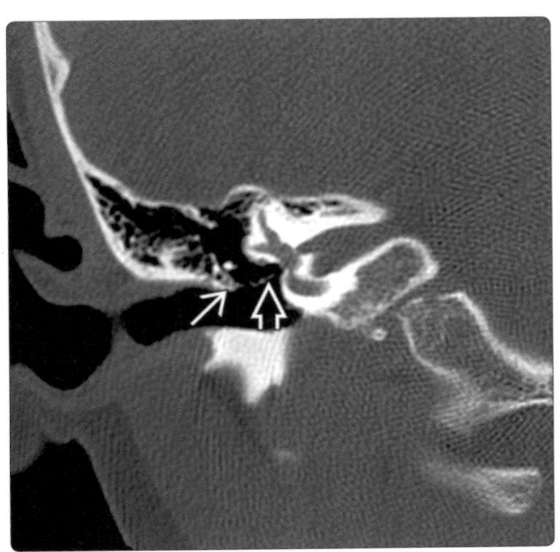

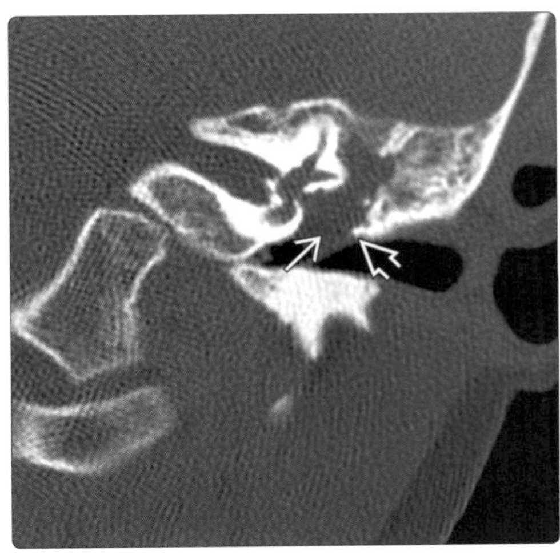

（左图）一个右耳无症状左耳复发性中耳炎和鼓膜穿孔的患者的冠状位CT骨窗显示清晰的骨板→，中耳腔和正常的镫骨⇨。（右图）患有左耳传导性耳聋和复发性耳炎的同一患者的冠状位CT骨窗显示鼓室腔一个大的胆脂瘤→伴骨板断裂和不能识别的镫骨⇨

颅底软骨肉瘤

关键点

术语

- 颅底软骨肉瘤（Csa-SB）：颅底软骨恶性肿瘤

影像

- 典型位置偏离中线，以岩枕裂为中心（POF）
- CT
  - 特征性软骨肿瘤基质 50% 钙化
  - 弓形或环形钙化
  - 正常骨周围锐利、狭窄、无硬化过渡区
- MR
  - 高 T_2 信号伴分散的低信号灶（钙化）
  - 不均匀强化
  - 肿瘤基质内可见螺旋状强化线

主要鉴别诊断

- 脊索瘤
- 脑膜瘤
- 颅底转移瘤
- 浆细胞瘤
- 岩尖胆脂瘤

临床问题

- 典型的中年患者头痛和脑神经麻痹（CN6）起病隐匿

诊断要点

- 病变偏离中线（CSa）或在中线上（脊索瘤）？
- 钙化代表病灶内弓－弧钙化（CSa）或碎片状骨破坏（脊索瘤）？

(左图）横断位图像显示一个在左侧岩枕裂的颅底软骨肉瘤➡。注意正常右侧岩枕裂➡。软骨钙化在病变区域➡内为黄色。(右图）横断位 T_2WI 显示颅底软骨肉瘤典型的位置和信号。肿块在左侧岩枕裂➡集中在中线以及长 TR 序列上呈高信号

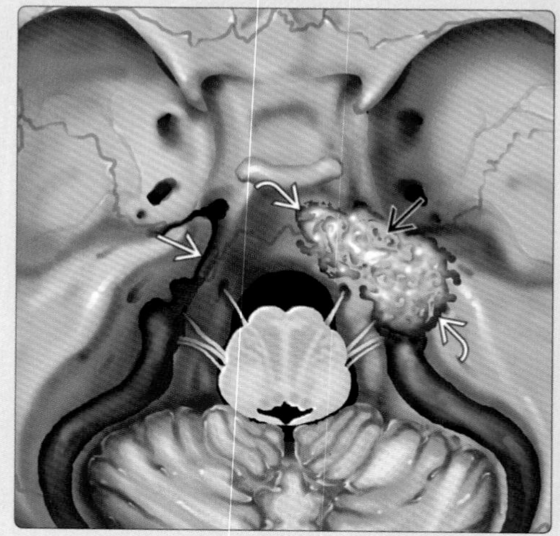

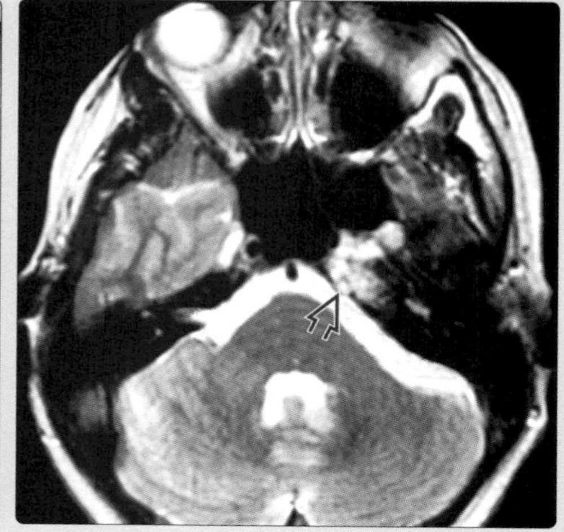

(左图）MR 横断位增强 T_1WI 图像显示左侧岩枕裂内的软骨肉瘤呈斑点状强化➡。在其他强化肿瘤内钙化基质被视为局限性低信号区➡。左侧颈内动脉通畅➡。(右图）横断位 CT 骨窗显示左侧岩枕裂软骨肉瘤典型软骨钙化➡。在这种情况下，相邻的岩尖➡无明显破坏

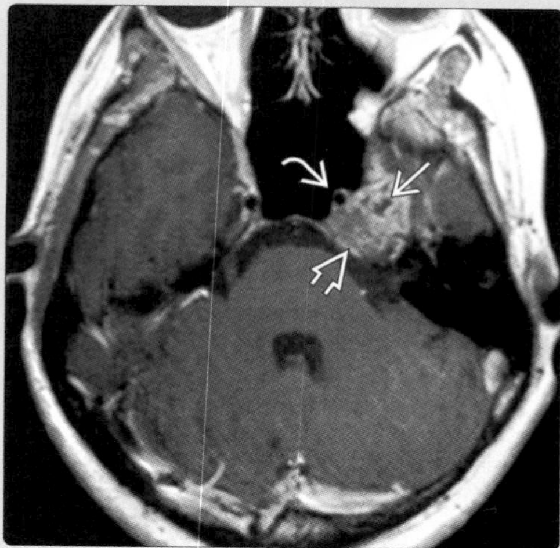

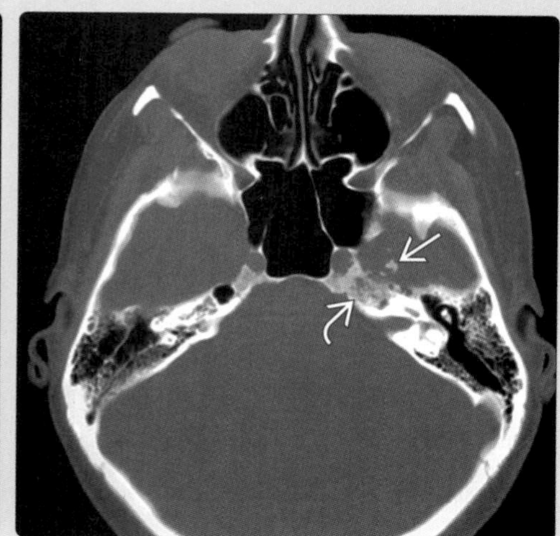

术 语

缩写

- 颅底软骨肉瘤（CSa-SB）：颅底软骨恶性肿瘤

定义

- CSa-SB：颅底恶性软骨瘤

影 像

一般特征

- 侵入颅底可能在斜坡或 POF
- 最佳诊断线索
  - 软骨基质集中在岩枕裂（POF）
- 位置
  - POF（2/3）
  - 前蝶骨底（1/3）
  - 通常孤立的但可能多个
- 大小
  - 多变，通常 >3cm
- 形态
  - 边界清楚，呈分叶状边缘

CT 表现

- 平扫 CT
  - 软组织成分相对密集
- 增强 CT
  - 多样，不均匀强化
- CT 骨窗
  - 肿瘤基质内特征性软骨钙化
    - 50% 基质钙化
    - 弓形或环形钙化
  - 正常骨周围锋利，狭窄，无硬化过渡区
  - >50% 有骨破坏

MR 表现

- T_1WI
  - 相对于灰质呈低到中等信号强度
    - 肿瘤内病灶信号↓可能提示潜在的粗基质矿化或纤维软骨元素
- T_2WI
  - 高信号
  - 低信号病灶（钙化）不如 CT 明显
- PD/ 中间
  - 高信号
- 增强 T_1WI
  - 不均匀强化
    - 肿瘤基质内可见螺旋状强化线

造影表现

- 无血供或低血供肿块
- 颈内动脉移位 ± 包绕

成像推荐

- 最佳影像方案
  - 多维，颅底钆增强
- 推荐检查方案
  - 颅底横断位和冠状位 CT 骨窗用于评估软骨基质和骨破坏模式
  - 脂肪抑制增强 MR 图像更好显示肿瘤边缘
    - MRA 和 MRV 有助于术前血管评估
  - 如果血管异常，进行术前血管栓塞试验

鉴别诊断

脊索瘤

- 破坏性斜坡病变，基质内骨碎片
- 中线 > 侧面
- 低 T_1 和高 T_2 信号；肿块强化
- 软骨样脊索瘤侵袭性增加和预后更差

脑膜瘤

- 脑膜瘤钙化与软骨基质类似
- 骨质增生可能；无典型的骨破坏
- 低到中等 T_2 信号，强化呈硬膜“尾征”

颅底转移瘤

- CT 骨窗：侵袭性肿块可能位于颅底任何位置
- MR：常多样强化，侵袭性病变
- 已知原发性肿瘤

浆细胞瘤

- 常位于中线，斜坡内
- 低到中等 T_2 信号
- 超过 50% 多发并发多发性骨髓瘤

岩尖胆脂瘤

- 膨胀性，光滑的岩尖病变
- 病变呈低 T_1 高 T_2 信号，无强化
- DWI 上弥散受限

软骨黏液样纤维瘤

- 少见，膨胀性，非浸润性颅底肿块
- 可见磨玻璃样密度
- 外观可能与 CSa-SB 有相同部分

鼻咽癌

- 鼻咽黏膜间隙内主要的肿块

病 理

一般特征

- 病因
  - 起源于残余的胚胎软骨、软骨内成骨或来自脑膜原始间充质细胞
    - 可能是脑膜成纤维细胞化生所致
- 遗传学
  - 可能是复杂的内生软骨瘤和 Maffucci 综合征

分期、分级和分类

- 分类
  - 传统的 CSa：透明（7%）、黏液（30%）或混合（63%）
  - 透明细胞

- 间充质
- 分化
- 从低到高分级
  - 基于细胞分化、多形性、有丝分裂和多核细胞的程度

直视病理特征

- 光滑，分叶状肿块，光滑、分叶肿块来自岩枕裂隙
- 切面呈灰白色，有光泽的薄壁组织

显微镜下特征

- 富细胞性肿块由深染的软骨细胞，多形性细胞核和突出的核仁组成
  - 规则的双核或多核细胞
- 透明基质“卷发”样钙化
  - 透明细胞型细胞间基质为实性，相比于黏液样或混合型黏液 / 凝胶基质
- 组织学检查可与脊索瘤重叠或混淆
  - 软骨样脊索瘤，黏液样软骨肉瘤组织尤其混乱
  - 免疫组织化学染色利于区分

临床问题

临床表现

- 最常见的体征 / 症状
  - 外展神经（第六脑神经）麻痹
  - 头痛
  - 诊断时平均症状持续时间为 27 个月
- 其他体征 / 症状
  - 其他颅内神经瘫痪（CNs 3，5，7，8）
- 临床特征
  - 中年患者头痛和脑神经麻痹起病隐匿

人群分布特征

- 年龄
  - 范围：10～80 岁
    - 平均 40 岁
- 流行病学
  - 占所有颅底肿瘤的 6%
  - 在所有发生在颅底的颅内 CSa 中占 75%

自然病史及预后

- 预后取决于诊断范围、组织学分级和手术切除的完整性
  - 近期报道特定疾病 10 年生存率达 99%
  - 大部分中央型颅底软骨肉瘤轻度分化
  - 高分级的 CSa 常发生骨和肺转移
- 传统 CSa：不活跃
  - 大多缓慢生长，局部侵袭性，但很少转移
- 间充质和去分化形成：侵袭行为；预后差

治疗

- 积极切除术与明显的发病率相关，因为完全切除的可能性较低
  - 基底额叶下入路用于侵入斜坡和向前延伸到蝶窦和筛窦的肿块
  - 颞下和耳前颞下入路时用于 CSa 横向延伸超过颈内动脉
- 联合根治性切除和术后频繁使用高剂量、分段精密适形放射治疗
  - 带电粒子（质子或碳离子放疗）单独或联合切除术

诊断要点

关注点

- 病变偏离中线（CSa）或在中线上（脊索瘤）？
- 钙化代表病灶内弓 - 弧钙化（CSA）或碎片状骨破坏（脊索瘤）？
- 患者是否有已知的原发肿瘤（转移），多发性骨髓瘤（浆细胞瘤），或鼻咽肿物（鼻咽癌）？

读片要点

- 经典表现：位于 POF 的 T_2 高信号的不均匀强化肿瘤
  - CT 显示软骨矿物化和骨破坏
- 当无肿瘤基质的时候，很难辨别 CSa 浆细胞瘤、局限性转移瘤或软骨黏液样纤维瘤

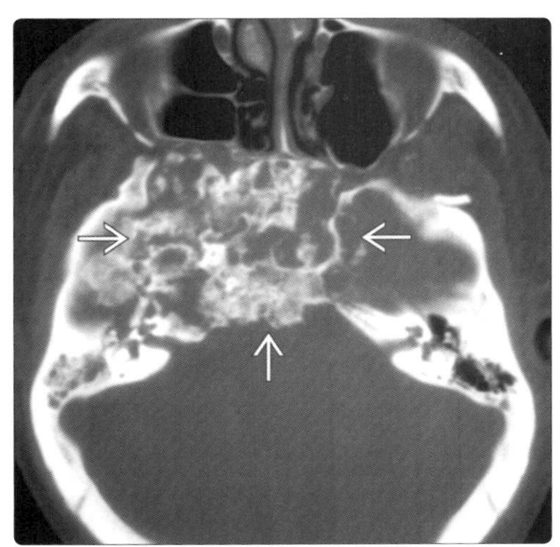

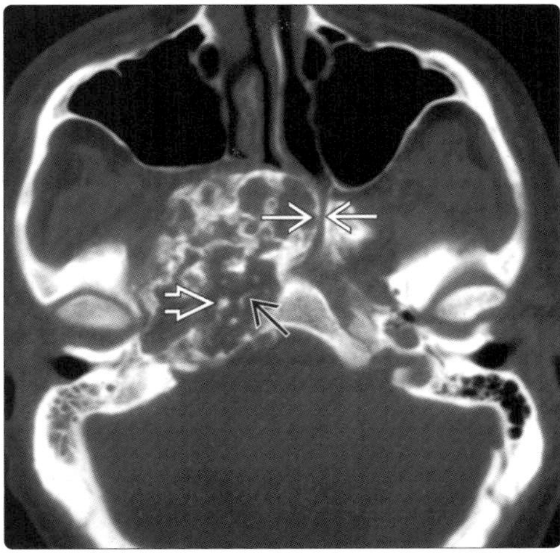

（左图）横断位CT骨窗显示一个大的含有丰富钙化软骨基质的颅底软骨肉瘤→。此大病变表现出典型的CT特征，包括岩枕（POF）和软骨基质的位置。（右图）同一患者的横断位CT骨窗显示大软骨肉瘤中心圆形→和弓形→钙化病灶。50%的软骨肉瘤患者有基质钙化。注意左侧翼管轻度狭窄→

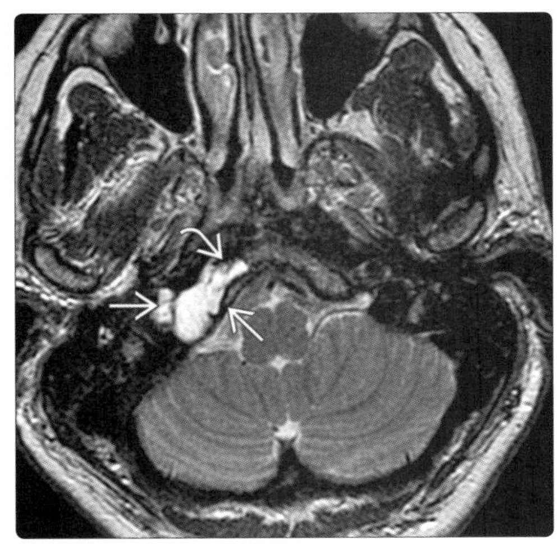

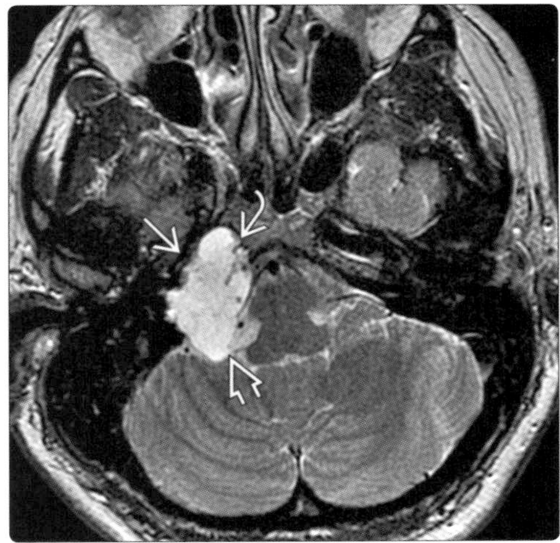

（左图）MR横断位T_2WI显示典型的POF颅底软骨肉瘤→。肿块以中线为中心，在T_2序列上呈弥漫性高信号。向下，高信号肿块累及斜坡→。（右图）同一患者先前的头部横断位T_2WI图像显示肿块累及右岩尖→和延伸到右侧桥小脑角→。岩颈动脉移位→

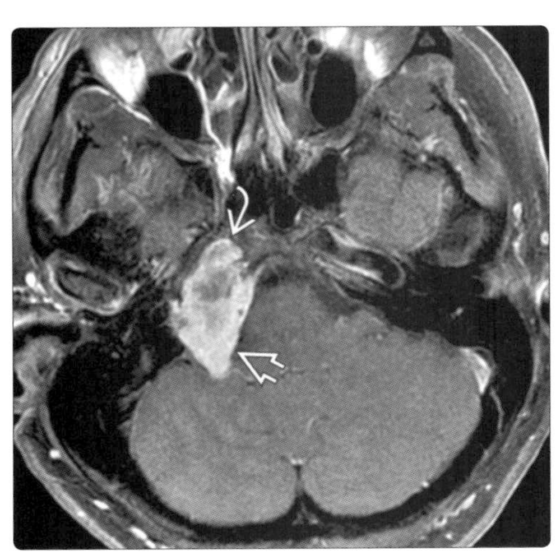

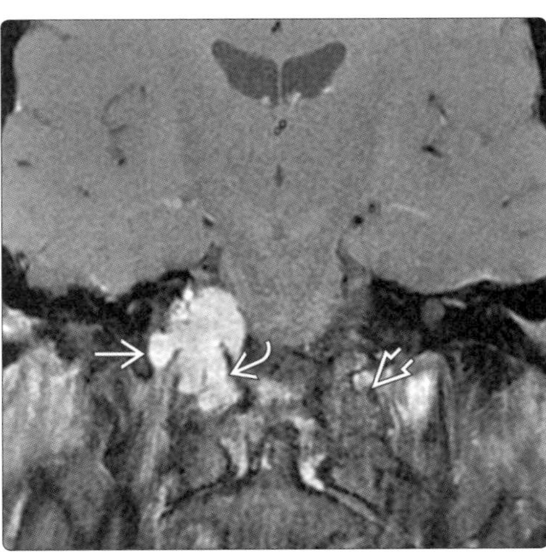

（左图）同一患者横断位增强T_1WI脂肪抑制显示软骨肉瘤明显强化。再次注意岩尖→和桥小脑角池→受累。大部分颅底软骨肉瘤起自POF。然而当变大时很难看到起源点。（右图）同一患者MR冠状位增强T_1WI脂肪抑制显示肿瘤侵犯颈静脉孔→和枕骨髁→。注意正常的左枕骨髁→

第 2 章

眼眶、鼻和鼻窦病变

鼻神经胶质瘤

关键点

术语

- 为发育不良的神经源性的发育性团块隔离或孤立于蛛网膜下腔的脑组织
  - “鼻神经胶质瘤”本质是一种先天畸形，而非肿瘤组织，所以这个名词不恰当
  - 鼻外型胶质瘤（ENG），鼻内型胶质瘤（ING）

影像

- 软组织包块，边界清楚，位于上鼻背部（ENG）或者鼻腔内（ING），与脑组织不相连
- 多平面 MR
  - 可显示 ING 与颅内连接的纤维组织蒂（而非脑实质）
  - 在与脑膨出、皮样囊肿的鉴别方面优于 CT
  - 灰质的脑回结构很少显示
  - 通常表现为和神经胶质瘤相似的高信号

主要鉴别诊断

- 额筛骨脑膨出
- 鼻皮窦囊肿
- 鼻窦孤立性息肉

病理

- 先天畸形，光谱类似于额筛骨脑膨出
  - 不含脑脊液，与蛛网膜下腔和脑室不相通
- 很少合并其他脑组织或者系统的畸形

临床问题

- 通常出生即可确诊
- ENG：60%；ING：30%；其他部位：10%
- 治疗首选手术完全切除

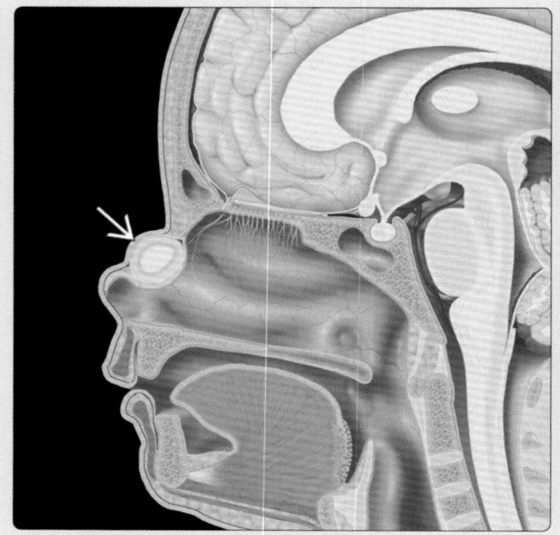

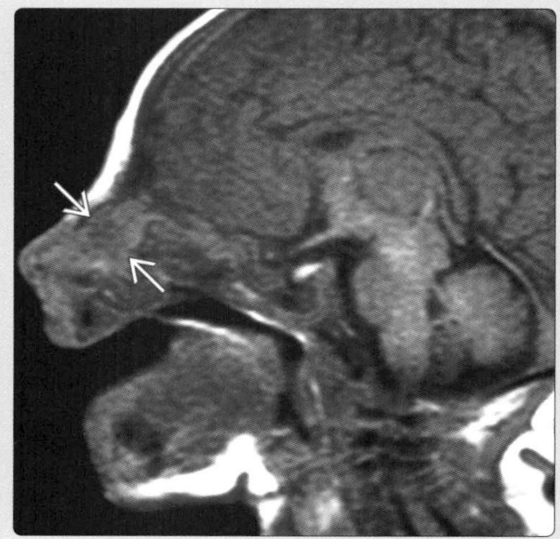

（左图）矢状位图像鼻神经胶质瘤示团块状异常发育的神经胶质组织➡沿着鼻背，注意与颅内组织没有相通。（右图）新生儿患者，MR 矢状位 T_1WI 显示鼻内型胶质瘤➡填塞右侧鼻腔，没有与颅内脑脊液或脑组织相通，这一点有助于与脑膨出相鉴别

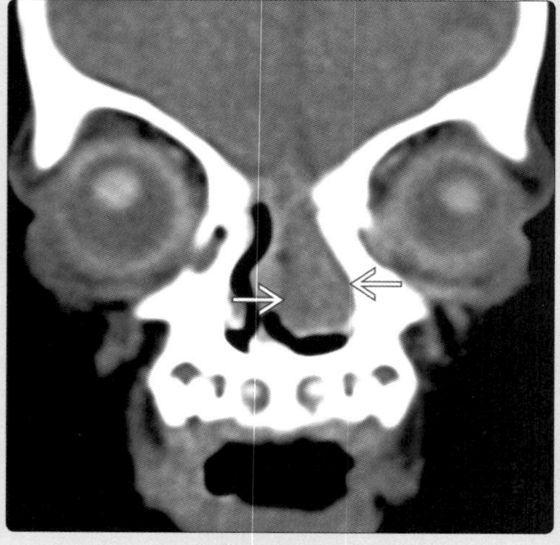

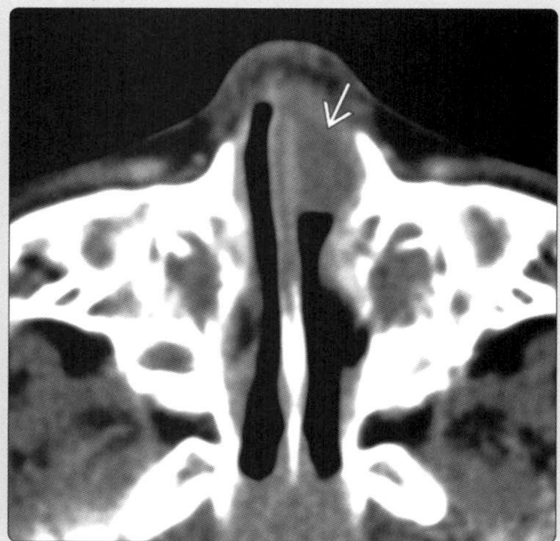

（左图）冠状位平扫 CT 显示一个边界清楚，不规则软组织肿块➡，符合鼻内型胶质瘤表现，填塞左侧鼻腔。鼻中隔稍微偏右，与额叶脑组织没有明确相通。（右图）横断位增强 CT 显示左侧鼻腔的鼻内型胶质瘤➡鼻前庭增宽

鼻神经胶质瘤

术 语

缩写

- 鼻神经胶质瘤（NG）
  - 鼻外型胶质瘤（ENG），鼻内型胶质瘤（ING）

同义词

- 鼻脑异位症，神经胶质异位症

定义

- 为发育不良的神经源性的发育性团块隔离或孤立于蛛网膜下腔的脑组织
  - “鼻神经胶质瘤”本质是一种先天畸形，而非肿瘤组织，所以这个名词并不恰当
  - 被认为是不与颅内相通的脑膨出比较合适

影 像

一般特征

- 最佳诊断线索
  - 软组织包块，边界清楚，位于鼻根部（ENG）或者鼻腔内（ING），与脑组织不相连
- 位置
  - 大多数发生在鼻梁或鼻腔周围
  - 通常偏离中线；右侧 > 左侧
  - ENG：鼻背肿块
    - 眉间是最常见的部位
    - 其次是内眦
    - 可在鼻咽、口、翼腭窝中发现（非常罕见）
  - ING：鼻腔肿块
    - 可附着在中鼻甲、鼻中隔或侧鼻壁上
  - 其他部位：筛窦、腭、中耳、扁桃体及咽
- 大小
  - 直径：1～3cm
- 形态
  - 圆形、卵圆形或息肉状肿块，边界清楚

CT 表现

- 平扫 CT
  - ENG：边界清楚的软组织包块（密度类似于脑组织），位于眉间
    - 鼻额囟表面（额囟）
    - 鼻骨可能变薄
  - ING：鼻腔内软组织肿块
    - 典型的高于鼻前庭
    - 纤维蒂可以延伸到颅低，但不会进入颅内
    - 筛骨板缺陷（10%～30%）
  - 钙化少见
- 增强 CT
  - 通常无明显强化
  - 如果使用鞘内造影剂
    - 看不到病变与蛛网膜下腔相通

MR 表现

- T_1WI
  - 肿块通常呈低或混杂信号
  - 很少看到灰质的脑回结构
- T_2WI
  - 通常表现为与胶质细胞病变相关的高信号
  - 病灶周围无脑脊液与蛛网膜下腔相通
- 增强 T_1WI
  - 发育不良组织通常不会强化
    - 鼻内病变周围的强化实际上可能是邻近的鼻黏膜

成像推荐

- 最佳影像方案
  - 多平面 MR
    - 可显示 ING 与颅腔之间的纤维组织蒂（非脑组织）
    - 在脑膨出、皮样囊肿和表皮样囊肿的鉴别方面 MR 优于 CT
    - 在年轻患者，避免对放射敏感的眼睛进行辐射治疗
- 推荐检查方案
  - 薄层矢状面 T_1 和 T_2 MR 是重要的序列
  - 术前薄层横断位 CT 扫描及冠状位重建图像对手术计划有帮助
    - 骨骼没有强化

鉴别诊断

额筛骨脑膨出

- 额鼻骨（FN）及鼻筛窦（NE）脑膨出
- 临床
  - 先天性鼻梁、鼻梁周围（FN）或鼻腔内肿块（NE）
- 影像
  - MR 显示病变与颅内脑组织相连

鼻皮样囊肿和表皮样囊肿

- 临床
  - 鼻尖或鼻梁凹陷
- 影像
  - 分布于鼻尖到盲孔的皮肤样或表皮样组织，位于鸡冠前方
    - 单发或多发
  - 可能经窦道和颅内相通

鼻窦孤立性息肉

- 临床
  - 息肉柔软，较 ING 透明
  - 较少发生于 5 岁之前
- 影像
  - 常见于鼻腔下外侧至中鼻甲（ING 常位于内侧）
  - MR T_2 信号较 NG 均匀，伴有外周黏膜轻度强化

眼眶皮样和表皮样囊肿

- 临床
  - 位于鼻泪缝内侧走行区域的小肿物
- 影像
  - 表皮样囊肿：液体密度

病 理

一般特征

- 病因
  - 发育异常的异位神经胶质或纤维组织，在前颅底发育过程中与脑组织分离
  - 光镜下发育异常的神经胶质组织与额筛骨的脑膨出相似，但是不包含脑脊液，并且不与蛛网膜下腔、脑室相通
    - ENG：鼻额囟（额骨与鼻骨融合前的潜在间隙）为硬膜憩室消退前的引线
      - 被鼻骨或鼻额囟隔离的发育不良的组织
    - ING：鼻骨间缝（鼻骨与软骨鼻囊融合前的潜在间隙）硬膜憩室消退前的引线
      - 位于鼻腔内的发育异常的组织
- 相关异常
  - 很少合并其他脑组织或其他系统的畸形

直视病理特征

- 实性，光滑的肿块
- 手术时很少被认为是脑组织
- 10%～30% 通过纤维状组织蒂穿过筛状板内或其附近的缺陷附着于脑
- 鼻内外混合病变通过鼻骨缺损连接

显微镜下特征

- 纤维组织或星形细胞及神经胶质纤维
- 纤维状、血管化的结缔组织或稀疏的神经元
- 胶质纤维酸性蛋白（GFAP）及 S100 蛋白阳性
- 没有有丝分裂特征或多样的细胞核形态

临床问题

临床表现

- 最常见的体征 / 症状
  - 鼻外型胶质瘤
    - 先天性鼻背青色或红色肿块（眉间）
    - 常见表现为非进展性面中部肿胀
  - 鼻内型胶质瘤
    - 实性，息肉样黏膜下鼻腔肿块
    - 鼻塞和鼻中隔可能有偏离
    - 容易与鼻息肉混淆
- 其他症状
  - 随着哭、Valsalva 动作或颈静脉压力的增加，大小没有变化（相对于额筛骨脑膨出）
  - ENG：含有扩张的毛细血管
  - ING：呼吸窘迫；流泪；肿物可通过鼻孔突出到外面
- 临床特征
  - 新生儿位于眉间（ENG）或鼻腔内（ING）的实性肿块

人群分布特征

- 年龄
  - 新生儿或 1 岁以内
- 流行病学
  - 发病率很低
  - ENG：60%；ING：30%；其他部位：10%

自然病史及预后

- 由纤维蒂与颅内附着的组织可与邻近的组织或脑组织成比例缓慢生长
  - 鼻骨、上颌骨或眼眶变形
- 可能会感染，导致脑膜炎
- 完全切除是有效的治疗方法
  - 10% 会复发是由于切除不完全

治疗

- 治疗首选手术完全切除
  - ENG 无颅内连接，经外切口剥离纤维蒂，将肿物切除
  - ING 无颅内连接，可在内窥镜下进行切除
    - 术后畸形的概率小于开颅手术
  - 罕见混合胶质瘤（同时包含鼻内外成分）经颅外联合鼻内入路治疗效果最好

诊断要点

关注点

- NG 和脑膨出鉴别很重要
- 缺乏和颅内组织 / 蛛网膜下腔相连的证据

读片要点

- 必须评估颅底缺损与颅内连接的影像（脑膨出）
- 薄层 MR 与 CT 骨窗的结合应用完成了这一任务
  - 额筛窦区高分辨率扫描

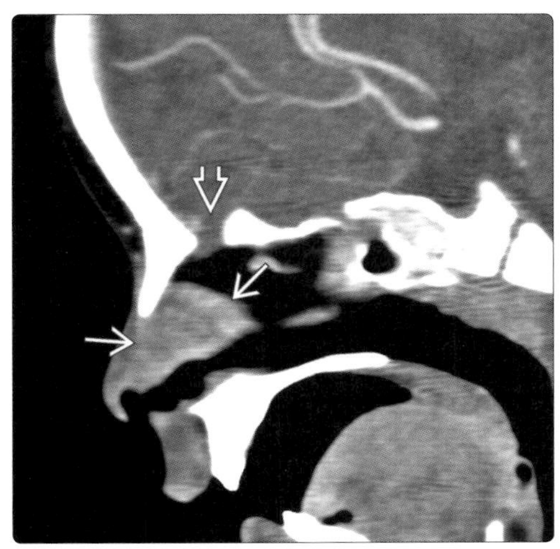

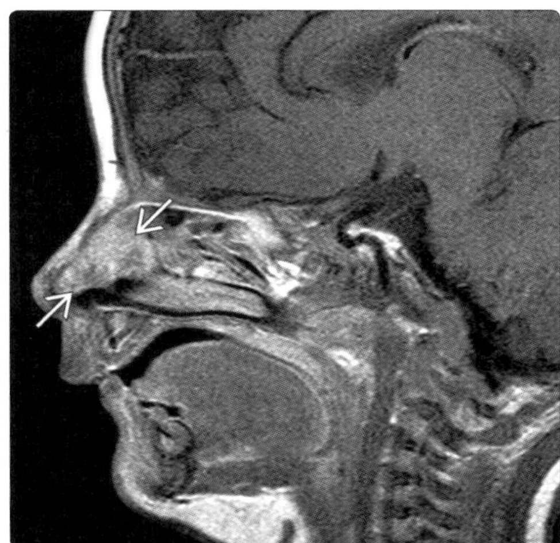

（左图）矢状位增强 CT 显示鼻腔内轻度强化的软组织病变，符合鼻腔神经胶质瘤的影像学表现➡。在这个年龄的患者没有发现与正常盲孔的联系⇨。（右图）同一例脑胶质瘤 MR 矢状位增强 T_1WI 表现为弥漫性、轻度不均匀性强化➡

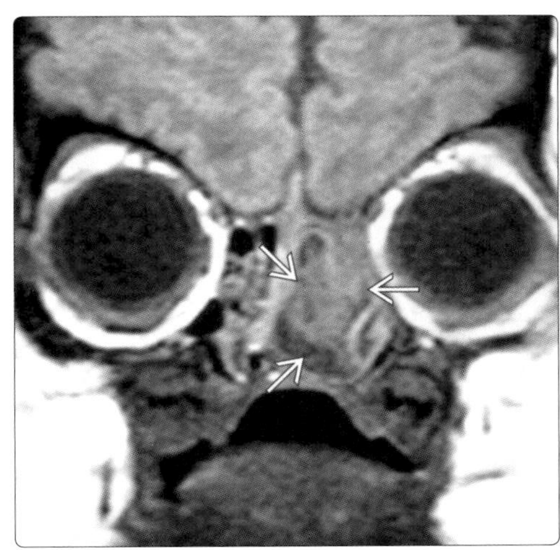

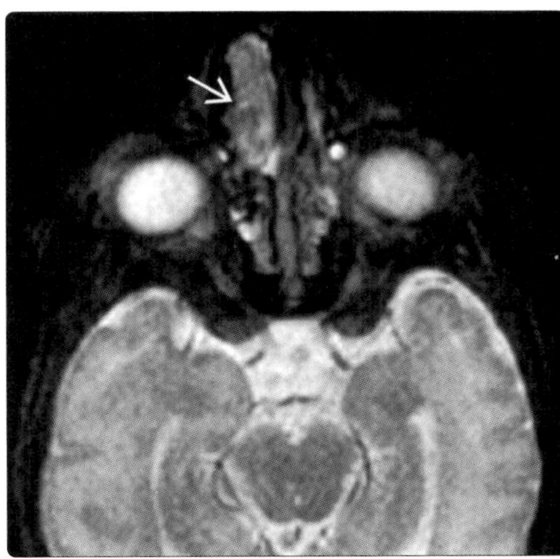

（左图）MR 冠状位 FLAIR 显示鼻内胶质瘤呈混合信号➡。与左额叶没有任何联系（与脑膨出鉴别）。（右图）MR 横断位 T_2WI 显示一个边界清楚的颅内胶质瘤➡。和脑组织的信号相似，但是信号相对不均匀。鼻神经胶质瘤周围无脑脊液，这可以和脑膨出相鉴别

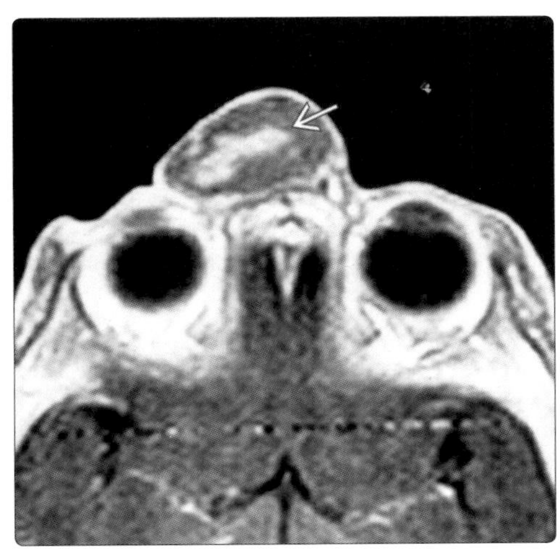

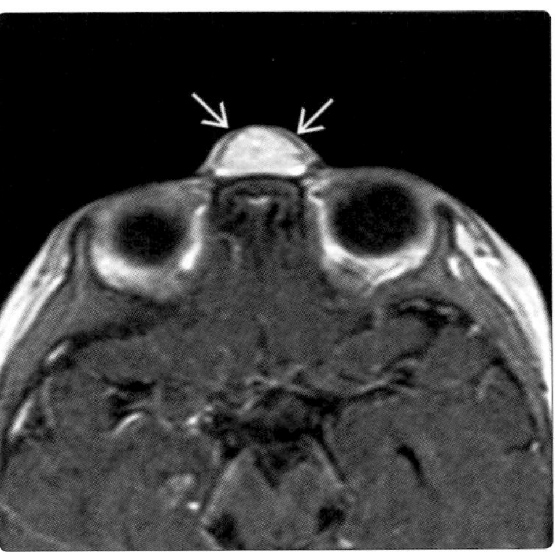

（左图）MR 横断位增强 T_1WI 显示巨大的鼻外型胶质瘤中心性增强➡。病变位于偏中线位置。在这种病变中强化是不常见的。（右图）MR 横断位增强 T_1WI 显示一个边界清楚的胶质瘤➡沿鼻背中线，整个病变呈弥漫性强化。这种强化程度是鼻腔胶质瘤的一种罕见特征

额筛骨脑膨出

关键点

术语

- 先天性脑膜膨出，脑脊液 ± 脑组织经前颅底中胚层缺陷外疝所致

影像

- 肿物密度不均匀，（脑脊液及脑组织）从颅内经骨质缺损突出
  - 额中线：额鼻型 FNC（FNCeph）
  - 鼻内：鼻筛型（NECeph）
  - 眶内侧：鼻眶型（NOCeph）

主要鉴别诊断

- 鼻神经胶质瘤
- 眼眶皮样囊肿和表皮样囊肿
- 鼻皮窦囊肿
- 鼻泪管黏液囊肿

病理

- FNCeph：通过未消除的窦道突出到额部
- NECeph：通过盲孔突出进入前鼻骨区域
- NOCeph：通过上颌骨泪道 / 额突缺损突出到眶内壁

临床问题

- 颅内异常：约 80%
- 女 67%，男 33%
- 最常见于东南亚人

诊断要点

- 矢状位和冠状位 T_1 和 T_2 MR 图像是最佳选择。显示肿块与颅内内容物的毗邻关系

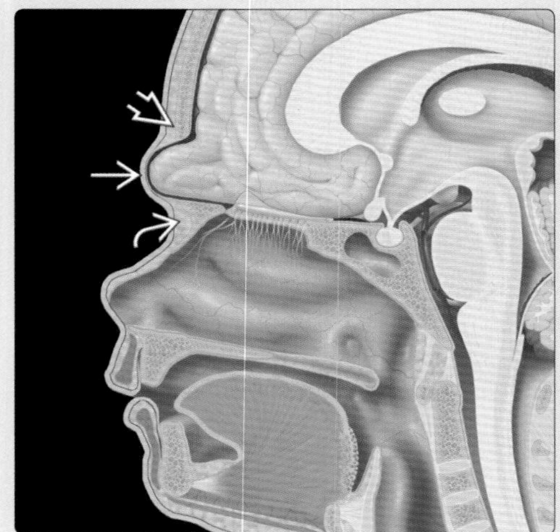

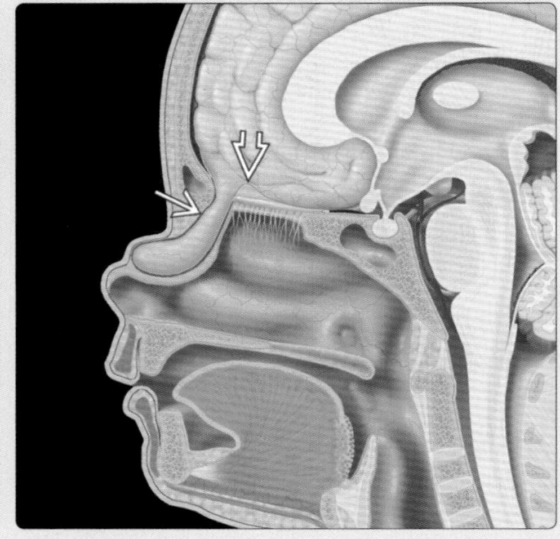

（左图）额鼻型脑膨出矢状位示脑组织通过鼻额囟疝到脑外→额骨在上方⇨鼻骨在下方↪。（右图）矢状位显示鼻筛型脑膨出。注意脑组织的突出→是通过盲孔进入鼻腔。另外，鸡冠位于颅底缺损的后部⇨

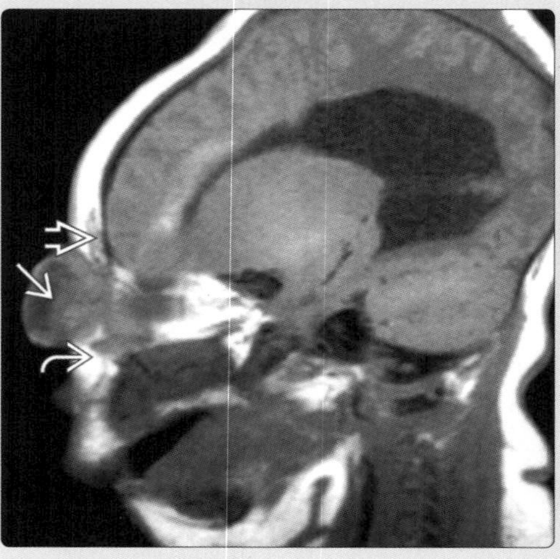

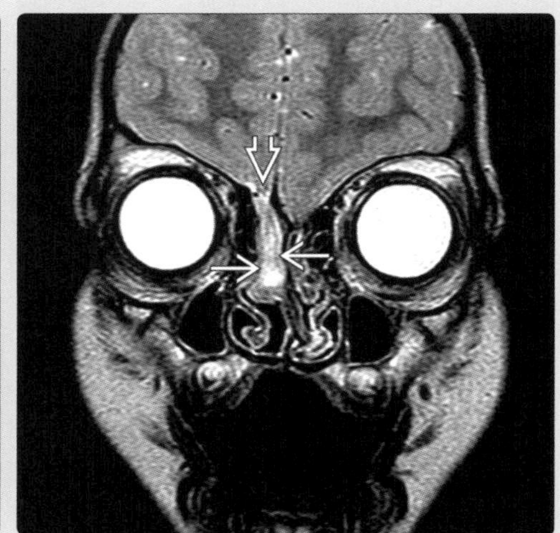

（左图）MR 矢状位 T_1WI 示新生儿额前中线肿物为鼻额型脑膨出→，通过额缝⇨及鼻骨↪突出。（右图）MR 冠状位 T_2WI 示典型鼻筛型脑膨出。脑组织→疝出到鼻腔是高信号。脑膨出通过颅底缺损⇨突出到右侧鼻腔

术 语

缩写

- 额筛骨脑膨出（FECeph）
  - 额鼻型脑膨出（FNCeph）
  - 鼻筛型脑膨出（NECeph）
  - 鼻眶型脑膨出（NOCeph）

同义词

- 颅顶脑膨出

定义

- 先天性脑膨出，脑脊液 ± 脑组织经前颅底／颅底中胚层缺损突出为鼻外、鼻内或眶内肿块

影 像

一般特征

- 最佳诊断线索
  - 额中线（FNCeph），鼻内（NECeph），眶内侧（NOCeph）软组织肿块与颅内通过骨缺损疝出的脑组织相连
- 位置
  - FNCeph：前额部眉间鼻背部
  - NECeph：鼻腔上内侧
    - 90% 在盲孔处的中线缺损处终于颅内
    - 10% 在前筛板中线骨桥分离两侧成对的间隙终于颅内
  - NOCeph：眶内侧壁
- 大小
  - 大小不一；通常为 1～2cm，很少比婴儿的头颅大
- 形态
  - 边界清楚，圆形，球形

CT 表现

- 平扫 CT
  - 不均匀，混杂密度肿块（脑脊液和软组织的组成比例不一）通过骨缺损突入颅内
- CT 骨窗
  - FNCeph：额骨向上移位，鼻骨、上颌骨额突被推向下
  - NECeph：鼻骨及导管经筛窦前区向前弯
    - 鸡冠分裂或者缺如
    - 筛板残缺或者缺如
- CT 髓内造影
  - 鞘内对比：填充蛛网膜下腔，包裹软组织通过骨缺损延伸入颅内

MR 表现

- T_1WI
  - 软组织肿块与灰质等信号，与颅内实质相连，通过骨缺损延伸至颅内
- T_2WI
  - 高信号脑脊液包围突出的软组织
  - 组织可能由于胶质增生，信号增高
- 增强 T_1WI
  - 软组织内无异常强化
  - 如果存在脑膜感染／炎症，脑膜可能会强化

成像推荐

- 最佳影像方案
  - 对于脑膨出 MR 成像优于 CT
    - 脑脊液填充的脑膜膨出与脑膨出相鉴别
    - 较显示其他相关脑畸形效果好
- 推荐检查方案
  - 薄层（3mm）3D T_1 和 T_2 MR
    - 矢状面和冠状面最适合于观察脑组织通过
    - 缺损疝出
  - CT 骨窗能为手术计划提供有关颅骨缺损的重要信息
    - 只有在 MR 和 CT 骨窗不能提供证据时，才考虑进行鞘内对比 CT 检查

鉴别诊断

鼻神经胶质瘤

- 临床：沿鼻背（鼻外型）或鼻内（鼻内型）走行的软组织肿块
- 影像学：MR 显示肿块与颅内没有任何联系

眼眶皮样囊肿和表皮样囊肿

- 临床：眶内无蒂肿块
  - 眼眶内侧肿块远少于眶外侧肿
- 影像学：脂肪密度／信号 = 皮样囊肿；液体密度／信号 = 皮样或表皮样囊肿

鼻皮窦

- 临床：鼻尖或鼻梁凹坑
- 影像学：鼻尖至颅底中线窦
  - 皮样肿物或表皮样肿物沿纤维素分布
  - 可能通过窦道与颅内相通；不含脑实质

鼻泪管黏液囊肿

- 临床：出生时发现小、圆、蓝、内侧的鼻孔肿块，位于下鼻道鼻腔黏膜下
- 影像学：鼻泪管扩张可累及下鼻道
  - 与颅底或脑实质无关

病 理

一般特征

- 病因
  - 在妊娠第 8 周之前，有 2 个潜在空间存在
    - 额缝：额骨与鼻骨之间
    - 鼻前间隙：在鼻骨之间，发展为软骨性鼻中隔
      - 前神经孔在鼻前间隙，经盲孔与前颅窝相通
  - 硬膜憩室突出于缺损处，没能复位
    - FNCeph：通过未闭合的额缝突出
    - NECeph：通过盲孔突出至鼻前间隙

    - NOCeph：通过上颌骨泪道/额突缺损向下内侧眶突出
- 遗传学
  - 散发
  - 与神经管缺陷无关，如枕骨脑膨出
  - 兄弟姐妹有 6% 的先天性中枢神经系统异常的发病率
- 相关异常
  - 颅内异常（约 80%）
    - 胼胝体发育不良、半球间脂肪瘤
    - 神经元迁移异常
    - 小头畸形
    - 中脑导水管狭窄、脑积水
    - 胶样囊肿或蛛网膜囊肿
  - 中线颅面闭合不全与眼距宽
  - 小眼畸形

分期、分级和分类

- 额顶脑膨出的 3 种类型
  - 额鼻型（FNC（FNCeph）
  - 鼻筛型（NECeph）
  - 眶内型（NOCeph）

直视病理特征

- 边界清楚的脑膜内含有脑脊液 ± 脑组织的肿块

显微镜下特征

- 脑膜脑膨出：脑脊液、脑组织和脑膜
- 脑膜膨出：只有脑膜和脑脊液
- 闭锁性脑膨出：不完全型脑膨出，由硬脑膜、纤维组织和退化的脑组织构成
- 胶质细胞瘤：胶质内衬脑脊液充填囊肿

临床问题

临床表现

- 最常见的体征/症状
  - 外部可见，实性的额中线（FNC（FNCeph），鼻内（NECeph）或眶内侧（NOCeph）肿块
- 其他症状
  - 眼距增宽、眼眶畸形
  - 上覆皮肤色素沉着
  - 随着哭、Valsalva、颈静脉压迫而增大
  - <50% 的病例伴有癫痫及智力低下
- 临床特征
  - 新生儿额部肿块，鼻腔内肿块，或眶内侧缘肿块

人群分布特征

- 年龄
  - 产前超声检查或出生时发现先天性病变
- 性别
  - 女 67%，男 33%
- 种族特点
  - FECeph 最常见于东南亚人
- 流行病学
  - 脑膨出在西方国家很少见
  - 东南亚活产婴儿发病率约为 1/5000～1/4000
  - FECeph 约占所有脑膨出的 15%
  - FNCeph 为 50%～61%，NECeph 为 30%～33%，NOCeph 为 6%～10%

自然病史及预后

- 出生时；需要外科修复
- 如果不加以治疗，可能会和患儿一起长大
- 若皮肤薄或无皮，易破裂，形成脑脊液漏及感染
- 当充满脑脊液时，体积可能会迅速增大
- 脑积水和颅内异常是发育迟缓/预后不良的预测因素

治疗

- 活检是脑膨出的禁忌：可能导致脑脊液漏、癫痫、脑膜炎
- 手术完全切除
  - 整形外科及神经外科
  - 突出的脑组织功能异常（无神经损伤）
- 脑膜及颅底缺损修复可能导致脑脊液漏、脑膜炎或复发

诊断要点

关注点

- MR 矢状位和冠状位 T_1 和 T_2 图像是显示肿块与颅内内容物关系的最佳方法
- CT 骨窗用于术前评估骨缺损大小和位置

读片要点

- 确定病变和鼻骨的关系
  - 上面是 FNCeph，下面是 NECephA
- 评估大脑是否存在相关的颅内异常

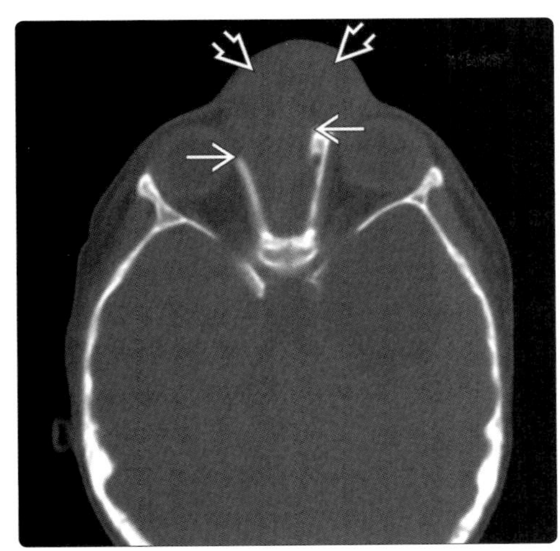

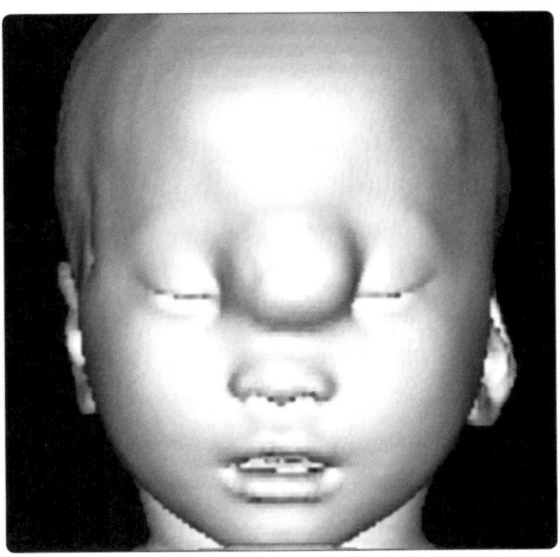

（左图）横断位CT骨窗示新生儿前额中部一个软组织包块，前颅底存在一个巨大的骨质缺损→，通过这个骨质缺损形成一个巨大的额鼻脑膨出⇨。（右图）同一患者，额面投影3D表面呈现出较大的眼间脑膨出的临床表现。这个额鼻脑膨出是通过未闭的鼻额囟突出来的

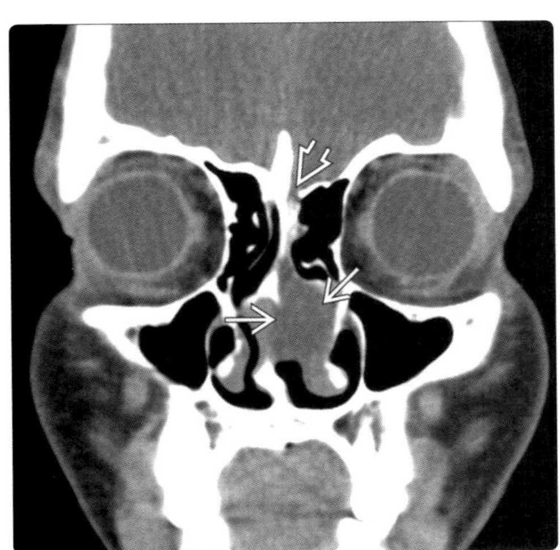

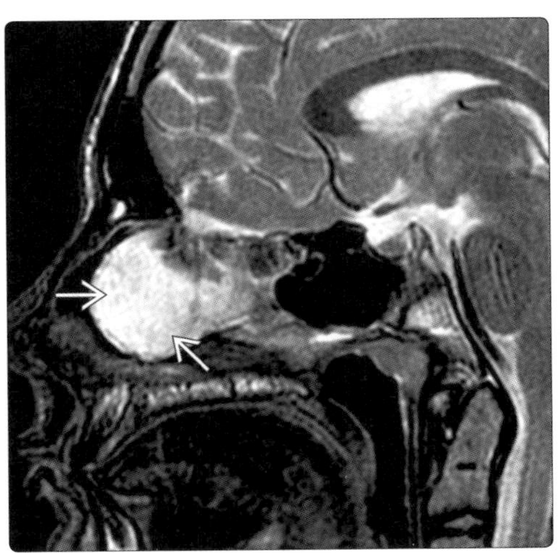

（左图）冠状位平扫CT示左侧鼻腔鼻筛骨脑膨出为低密度肿块→，颅底小的骨质缺损⇨在软组织窗不容易鉴别。（右图）MR矢状位T_2WI脂肪抑制显示病灶主要以脑脊液信号为主→。在此图像上，脑膨出内未见明确的脑实质

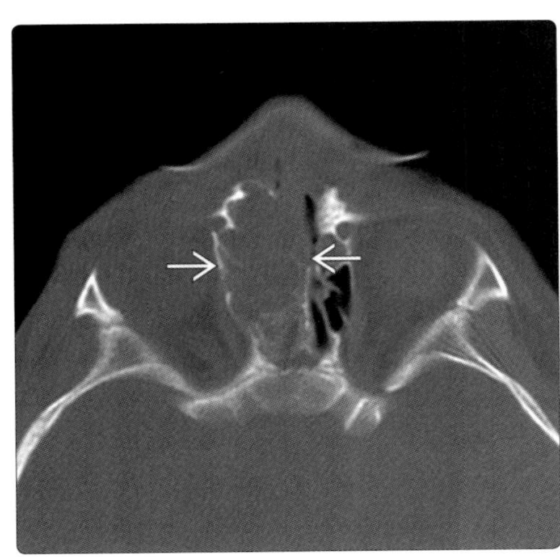

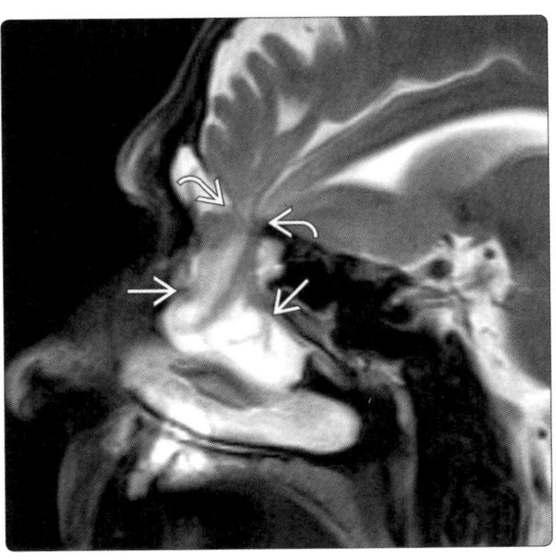

（左图）横断位CT骨窗示17月龄患儿上鼻腔扩张性病变，累及筛骨→，与鼻筛型脑膨出表现一致。冠状位示巨大颅底缺损（未展示）。（右图）在这个鼻筛型脑膨出中，MR矢状位T_2WI脂肪抑制示脑实质和脑膜→通过前颅底的巨大缺损↷膨出

鼻皮窦

关键点

术语

- 前神经孔发育缺陷导致皮样囊肿、表皮样囊肿或额鼻区囊肿

影像

- 从鼻尖到前颅底盲孔的中线位置
- CT
  - 鸡冠分叉，盲孔扩大
  - 液体信号的导管（窦）/囊肿或含脂肪的肿块（皮样囊肿）鼻中隔内从鼻背到颅底的肿块
- MR
  - 鼻中隔内从鼻背至颅底液体信号的窦道
  - 位于鼻尖与鸡冠之间局灶性低信号（表皮样）或高信号（皮样）的肿块

主要鉴别诊断

- 鸡冠内的黄骨髓
- 盲孔未骨化
- 额筛骨脑膨出
- 鼻神经胶质瘤

病理

- 20% 鼻皮窦与颅内相通
- 15% 颅面发育异常

临床问题

- 眉间肿物（30%）
- 鼻软骨与骨连接处的鼻梁皮肤凹陷 ± 毛发溢出

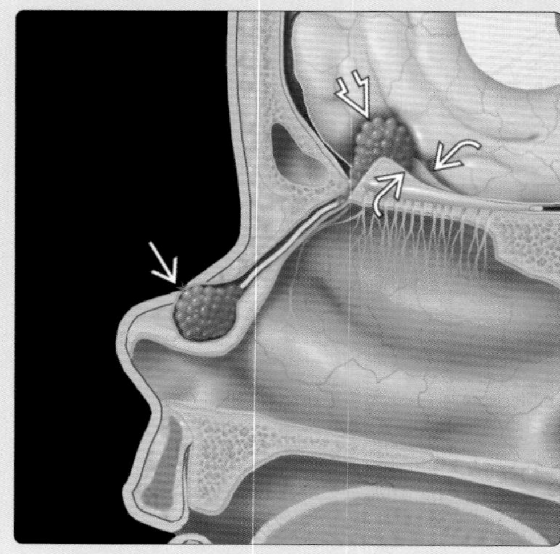

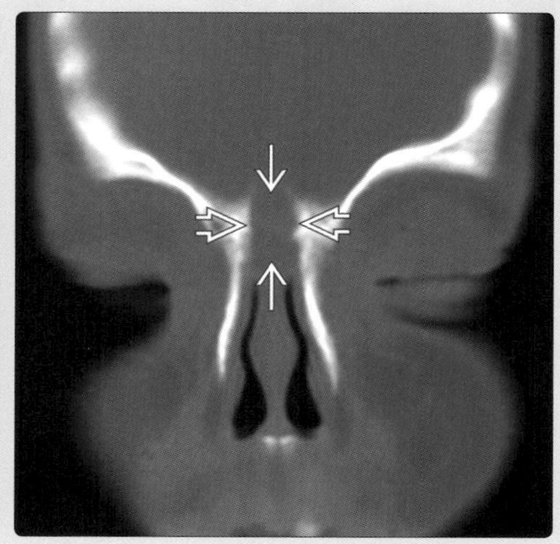

（左图）侧图描绘了一个带有两个皮样囊肿的鼻皮窦。一个颅外皮样囊肿位于皮肤凹陷下面➡。一个颅内皮样囊肿⇨位于分裂的鸡冠间↪。（右图）冠状位 CT 骨窗示颅底一个鼻皮样/表皮样囊肿。中线部低信号肿物➡导致位于盲孔边缘的临近骨骼重塑⇨

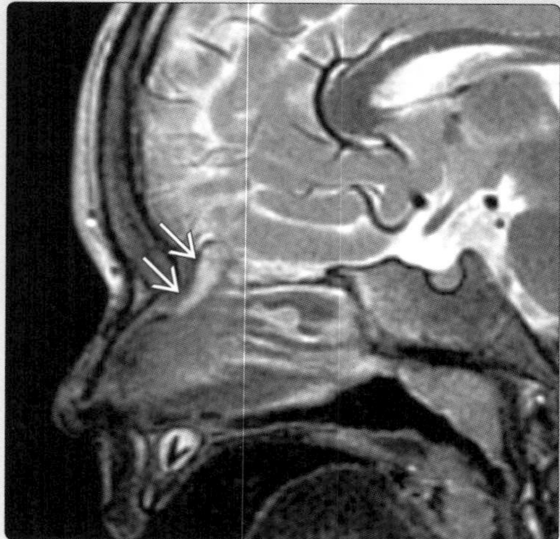

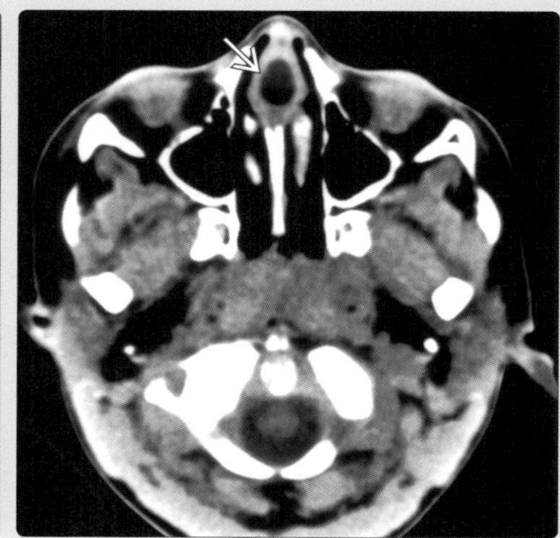

（左图）MR 矢状位 T_2WI 在一个 3 岁男孩的鼻根部可见一高信号窦道➡，从前颅底延伸至鼻中隔，符合皮样囊肿的特点。（右图）横断位平扫 CT 示在鼻中隔中心的软骨部分一个低密度皮样囊肿➡。肿物比临近脂肪的密度稍高

术 语

缩写

- 鼻皮窦（NDS）

同义词

- 鼻皮样囊肿，鼻真皮囊肿，前神经孔异常

定义

- 前神经孔胚胎发生缺陷，导致额鼻区皮样囊肿、表皮样囊肿和／或窦道

影 像

一般特征

- 最佳诊断线索
  - CT
    - 鸡冠盲孔扩大
    - 鼻中隔内由鼻背至颅底的低密度（窦）／囊肿或脂肪团（皮样）
  - MR
    - 鼻背至颅底（鼻窦）鼻中隔区液体信号束
    - 鼻尖与鸡冠之间的局灶性低信号（表皮样）或高信号（皮样）肿块
- 位置
  - 从鼻尖到前颅底的盲孔中线病变
- 大小
  - 5mm～2cm 皮样／表皮样囊肿
- 形态
  - 卵圆形肿块 ± 管状窦道

CT 表现

- CT 骨窗
  - 病灶（窦）或肿块（皮样或表皮样），沿鼻梁到鸡冠分布
    - 液体密度管道 = 窦
    - 流体密度肿块 = 表皮样囊肿
    - 脂肪密度肿块 = 皮样囊肿
  - 颅内扩张征
    - 盲孔增大，鸡冠或筛状板分裂或者畸形

MR 表现

- T_1WI
  - 管道信号↓ = 窦道
  - 肿块信号↑ = 皮样囊肿
  - 肿块信号↓ = 表皮样囊肿
- T_2WI
  - 信号↑：窦道，皮样囊肿，表皮样囊肿
  - 冠状面显示间隔病变最佳
- DWI
  - 信号↑ = 表皮样囊肿
  - 颅底伪影可能会掩盖表皮样囊肿的信号

成像推荐

- 最佳影像方案
  - MR 对于窦道及表皮样／皮样病变及颅内扩张的特征更敏感
  - 颅底缺损及鸡冠畸形最佳的诊断方法是 CT 骨窗
- 推荐检查方案
  - 成像“关键点”是小并且靠前的
    - 从鼻尖到鸡冠的聚焦成像
    - 轴向成像的下端是硬腭
    - 增强成像对诊断没有帮助
  - CT
    - 薄层（1～2mm）骨及软组织横断位及冠状位 CT
  - MR
    - 矢状面显示鼻窦从鼻背到颅底的走行
    - 脂肪抑制序列证实了皮样囊肿中脂肪的存在
    - DWI 是重要的附加序列

鉴别诊断

鸡冠中的黄骨髓

- 鼻唇无肿块或鼻部皮肤无凹陷
- CT 及 MR 检查正常

未骨化盲孔

- 0～5 岁会自然闭锁
- 鸡冠无畸形或分叉

额筛骨脑膨出

- 骨缝增大，累及中线筛板或额骨区域
- 脑膜、蛛网膜下腔的直接延续，或者在矢状位 MR 上可以看到脑组织与脑膨出相通

鼻神经胶质瘤

- 与蛛网膜下腔及脑膜分离的异常发育的神经胶质组织肿块
- 最常见的位于鼻腔外，突出在鼻梁上
- 较不常见的位于前鼻中隔偏侧

病 理

一般特征

- 病因
  - 前神经孔异常 = 一般术语为异常前神经孔回归；3 种主要类型
    - 鼻真皮窦
    - 鼻部神经胶质瘤
    - 前脑膨出
  - 胚胎学 - 解剖学：孕第 4 周前神经孔的发育
    - 硬膜柄从未来的盲孔到鼻骨软骨结合区，然后正常完全消退
    - 退化失败可能会使神经外胚层沿着硬膜柄残留
    - 皮样或表皮样囊肿单独存在或是鼻真皮窦道的其中一种
- 遗传学
  - 家族聚集

- 相关畸形
  - 20% 中见鼻真皮窦颅内扩张
  - 15% 伴颅面部异常

直视病理特征

- 窦道 = 通过骨骼的组织管道
- 表皮样囊肿 = 边界清楚的囊肿；皮样囊肿 = 边界清楚的脂肪肿块

显微镜下特征

- 窦道 = 内覆上皮的管道
- 表皮样囊肿含脱落上皮
- 皮样囊肿含有上皮、角蛋白碎片、皮肤附件

临床问题

临床表现

- 最常见的体征 / 症状
  - 眉间肿块（30%）
  - 在骨软骨交界处 ± 毛发溢出处的鼻梁可见皮肤凹陷
- 其他体征 / 症状
  - 可见间断皮脂质物质从坑中排出
  - <50% 伴鼻根梁变宽
  - 如果有鼻窦道，可能会发生复发性脑膜炎（罕见）
- 临床特征
  - 儿童（平均年龄 32 个月）伴有鼻梁皮肤凹陷 ± 眉间肿物
  - 成人很少有临床症状
    - 脑膜炎的发作可能是首发症状，进而诊断

人群分布特征

- 年龄
  - 新生儿至 5 岁
- 性别
  - 男性的皮窦道更容易发生颅内扩张
- 流行病学
  - 先天性中线鼻部病变很少见（20 000～40 000 新生儿中有 1 例）
    - 鼻部皮肤病最常见

自然病史及预后

- 手术矫正成功可 1 次解决问题
- 未经治疗的患者会出现鼻桥增宽 ± 复发性脑膜炎

治疗

- 80% 仅需颅外切除
  - 局部治疗是切除皮肤表面的凹陷
  - 也同时从鼻梁上切除任何相关的皮肤样或表皮样物
    - 开放鼻成形术与经鼻内镜下切除术
- 20% 的病例行颅外联合颅内切除术
  - 双眶额鼻开颅入路
    - 除皮样或表皮样囊肿外，还切除硬脑膜嵴
    - 硬脑膜手术切口一期闭合

诊断要点

关注点

- 眉间肿物或者鼻梁皮肤凹陷给临床医生寻找颅内扩张的 NDS 提供线索
- 薄层磁共振成像是放射学诊断中的关键
  - 鸡冠前缘至硬腭的横断位图像
  - 从鼻尖到鸡冠的冠状面图像
- 如果 NDS 在 MR 上发现颅内扩张，则进一步行 CT 骨窗检查

读片要点

- 如果皮窦道到达前颅窝硬脑膜，则鸡冠分叉和盲孔就会变大
- 如果盲孔增大，而鸡冠分叉不明显，则盲孔正常，只是尚未闭合
  - 盲孔于 0～5 岁闭合
  - 不要高估“大盲孔”或进行不必要的开颅手术
  - 6～12 个月随访病例图像确认盲孔闭合良好

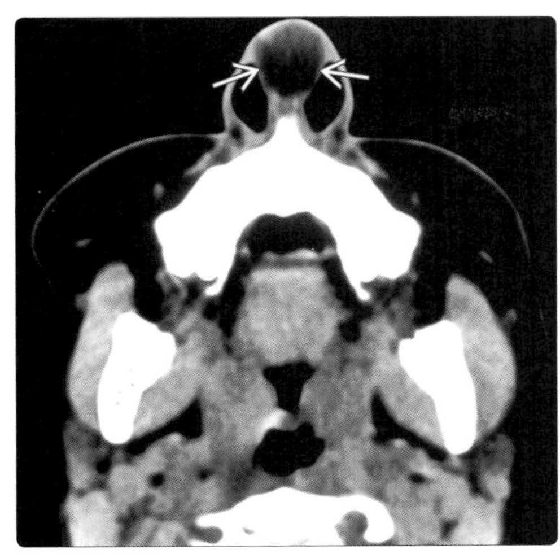

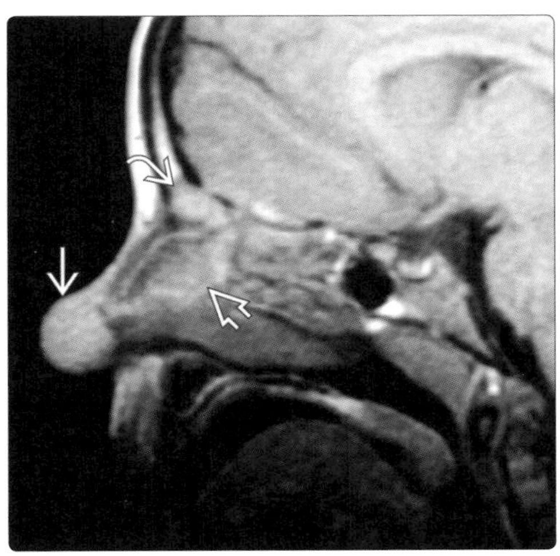

（左图）横断位平扫CT示一个边界清楚的肿物→与鼻尖的皮样囊肿表现一致。肿块的密度略高于邻近脂肪，皮样囊肿也可以见于这类患者的鼻中隔和盲孔。（右图）MR矢状位T_1WI示该患者的鼻尖皮样囊肿→。在鼻中隔⇨和颅底↪可见其他皮样囊肿

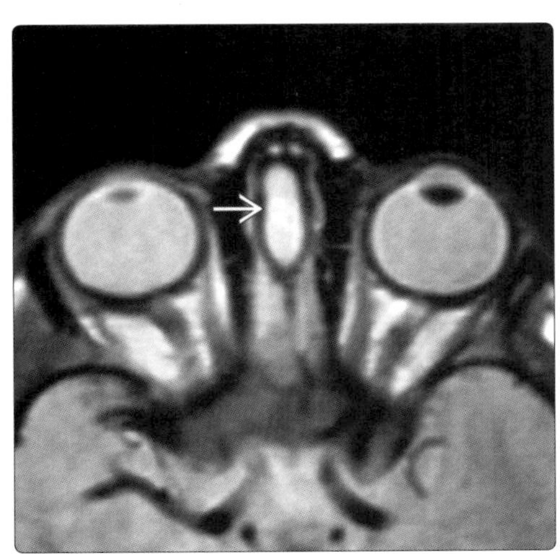

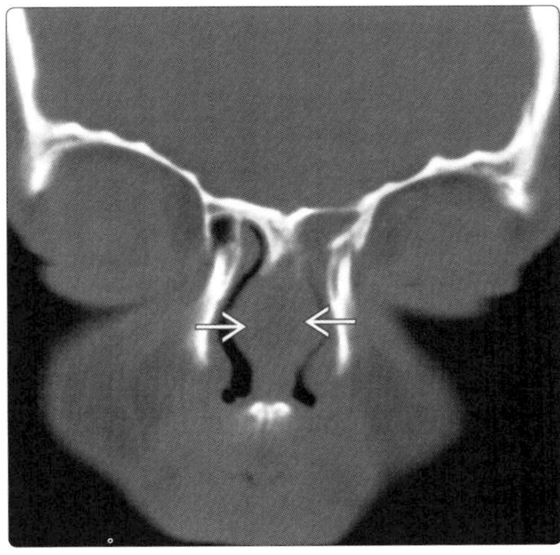

（左图）MR横断位PD FSE示鼻中隔内鼻皮窦道的典型特征。这个婴儿的鼻中隔内的鼻窦道从颅底延伸到鼻尖→。（右图）冠状位CT骨窗显示鼻中隔皮样囊肿的典型表现→。病变边界清楚，密度较低

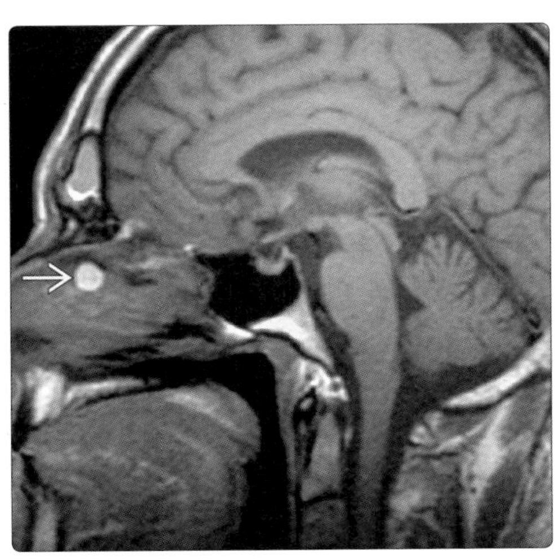

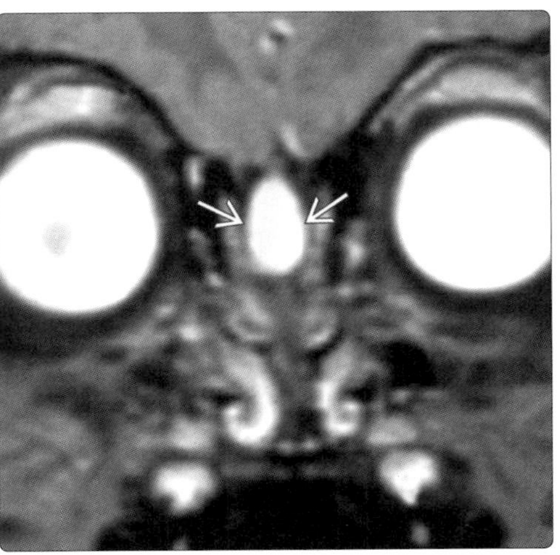

（左图）MR矢状位T_1WI示一个边界清楚，<1cm的高信号的鼻中隔病变→。和皮样囊肿或者表皮样囊肿信号一致。从颅底到鼻尖没有发现其他的病变。（右图）MR冠状位T_2WI示一个婴儿皮窦道的典型特征，从前颅底经鼻中隔→延伸至鼻尖，并伴有相应鼻尖的皮样囊肿

鼻后孔闭锁

关键点

术语
- 先天性鼻后孔梗阻

影像
- 单侧或者双侧鼻后孔狭窄，包含膜性狭窄和骨性狭窄
- 梨骨增厚
- 后部上颌骨内侧弯曲

主要鉴别诊断
- 颈动脉狭窄
  - 比真正的 CAt 更常见
- 梨状孔狭窄
  - 鼻前通道狭窄
  - 可能存在单一的中央巨大空腔
- 鼻泪管黏液囊肿
  - 双侧鼻泪管窝及鼻泪管囊状肿块
- 鼻异物
  - 老年鼻后孔狭窄或单侧 CAt

病理
- 单侧发病率约是双侧的 1.6~2 倍
- 骨性狭窄（85%~90%）
- 膜性狭窄（10%~15%）

临床问题
- 双侧 CAt：新生儿呼吸窘迫
- 单侧 CAt 或狭窄：单侧慢性化脓性鼻漏伴轻度呼吸阻塞
- 最常见的先天性鼻腔畸形
  - 独立存在（25%）
  - 合并其他畸形（75%）

诊断要点
- 应用薄层 CT 骨窗对新生儿呼吸窘迫和鼻塞进行评价

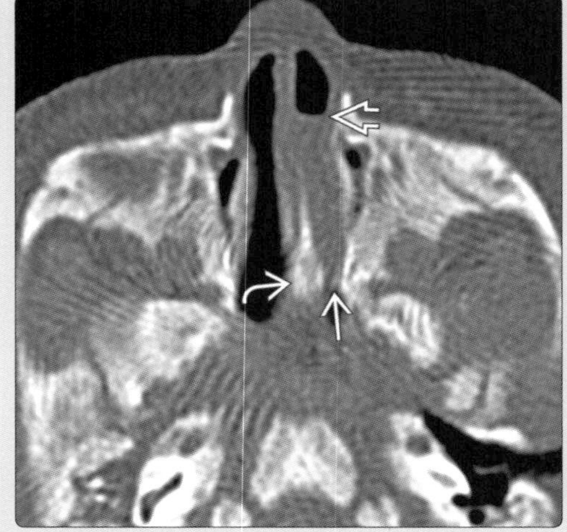
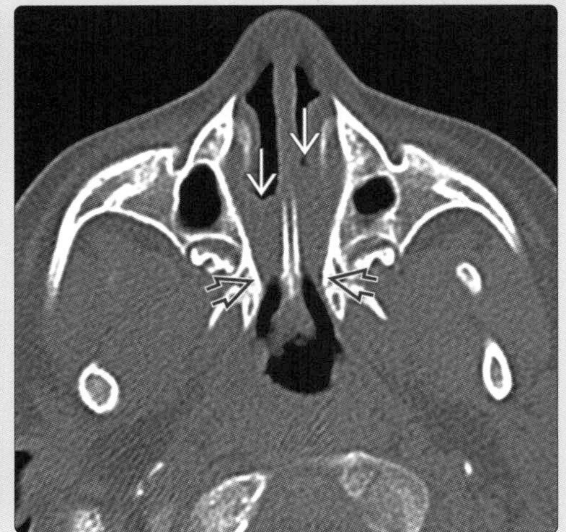

（左图）一个鼻后孔闭锁的新生儿，横断位 CT 骨窗示左侧鼻腔可见膜性狭窄➡和气液平➩。注意：与之相关的梨状骨后部增厚↪。（右图）横断位 CT 骨窗示一个呼吸窘迫的新生儿两侧鼻后孔膜性闭锁，鼻腔内可见软组织和液体➡上颌骨（侧鼻壁）后侧向中线靠拢➩

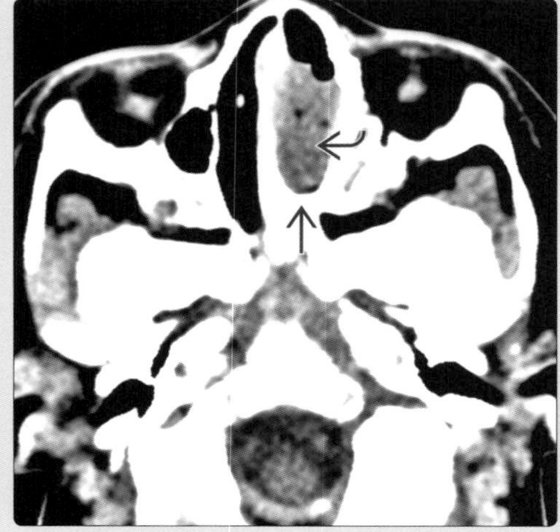
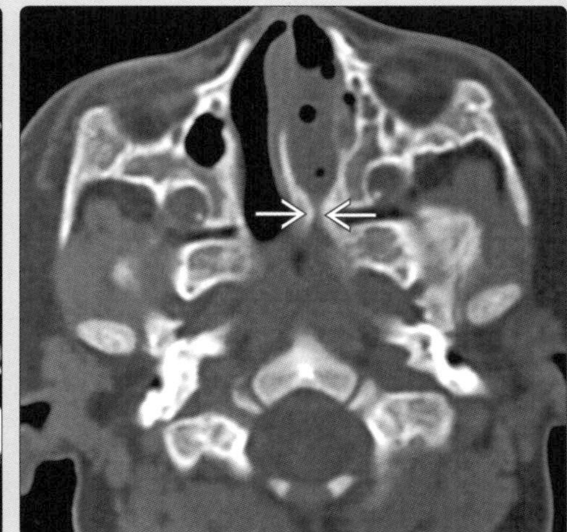

（左图）横断位平扫 CT 示单侧鼻后孔闭锁的典型表现，左鼻腔内软组织填充↪，左侧鼻孔明显变窄➡。对侧鼻腔无明显变化。（右图）横断位 CT 骨窗示该患者左侧鼻后孔骨性狭窄➡鼻腔开口于优势侧。狭窄侧的开口被膜性组织填塞

鼻后孔闭锁

术 语

缩写
- 鼻后孔闭锁（CAt）

定义
- 先天性鼻后孔梗阻

影 像

一般特征
- 最佳诊断线索
  - 单侧或双侧后鼻腔狭窄伴膜性或骨性梗阻
- 位置
  - 鼻孔开口：后鼻腔与鼻咽交界处
- 大小
  - 新生儿鼻孔 <0.34cm；梨骨 >0.23cm
- 形态
  - 上颌骨后部内侧弯曲（侧鼻壁）
  - 梨骨增宽
  - 骨或软组织阻塞鼻后孔

CT 表现
- CT 骨窗
  - 骨板或软组织阻挡鼻后孔开口
    - 膜性闭锁的软组织可能是薄 / 线状或厚 / 塞子状
  - 梨骨增厚，可能和上颌骨融合
  - 上颌骨后部内侧弯曲
  - 鼻腔充满气体、软组织、液体，下鼻甲肥大

成像推荐
- 最佳影像方案
  - 高分辨率平扫 CT
- 推荐检查方案
  - 扫描前抽吸鼻腔液体
  - 仰卧位图像，5° 头侧到腭
  - 高分辨率，边缘增强骨皮质有助于部分颅底骨边缘的勾画
  - 需要多平面重建
    - 矢状面通常是最佳诊断平面
  - 三维重建有助于临床诊断和手术计划的制定

鉴别诊断

颈动脉狭窄
- 比真正的 CAt 更常见
  - 部分属于从狭窄到闭锁的“鼻后孔发育不良”
- 横断位 CT 骨窗表现
  - 鼻后气道狭窄但未阻塞

梨状孔狭窄
- 前鼻孔区狭窄
- 横断位 CT 骨窗表现
  - 下鼻道前部狭窄
  - 上颌前内侧增厚
  - 鼻中隔前部可能变薄
  - 可能存在单一的中央巨腔
- 脑评价对前脑无裂畸形的诊断很重要

鼻泪管黏液囊肿
- 双侧鼻泪管窝及鼻泪管囊状肿块

鼻腔异物
- 老年患者表现为鼻后孔狭窄或单侧 CAt

病 理

一般特征
- 病因
  - 病理机制仍未证实
    - 口鼻黏膜穿孔失败（通常妊娠第 7 周时穿孔）
      - 骨性 CAt：鼻后孔不完全骨化
      - 膜性 CAt：上皮组织不完全吸收
    - 近年来研究维甲酸受体发育的分子机制与 CAt 发生的关系
- 遗传学
  - 染色体异常、单基因缺陷、变形和致畸
    - 与 18 号、12 号、22 号、XO 染色体异常相关
    - 家族形式
- 相关异常
  - 综合征
    - CHARGE 综合征
      - 无眼畸形，心脏缺损、鼻后孔闭锁、发育迟缓、泌尿生殖系统异常、耳缺损
      - 100% 的鼻后孔闭锁的患者为 CHARGE 综合征
    - 尖头并指多指畸形
    - 羊膜带综合征
    - Apert 综合征
    - 颅缝早闭
    - 肠道畸形
    - Crouzon 病
    - Cornelia de Lange 综合征
    - 胎儿酒精综合征
    - DiGeorge 综合征
    - Treacher-Collins 综合征
- 单侧发病率为双侧的 1.6~2 倍

分期、分级和分类
- 鼻后孔闭锁畸形
  - 骨性闭锁（85%~90%）
  - 膜性闭锁（10%~15%）

直视病理特征
- 膜性软组织或骨板堵塞鼻后孔

临床问题

临床表现

- 最常见的体征／症状
  - 新生儿双侧后鼻孔闭锁：呼吸窘迫
    - 婴儿在 6 个月前为被动鼻式呼吸
    - 喂食时加重
    - 哭泣时减轻
  - 单侧鼻后孔闭锁或狭窄：慢性化脓性单侧鼻漏伴轻度呼吸障碍
- 其他体征／症状
  - 在平片上，即使肺部充气，鼻胃管进入鼻腔仍不能超过 3～4cm
  - 鼻塞
  - 咕噜，哼，低沉的喘鸣
- 临床特征
  - 双侧：婴儿呼吸窘迫
  - 单侧：儿童／青少年伴单侧化脓性鼻漏

人群分布特征

- 年龄
  - 出生时表现为双侧鼻后孔闭锁
  - 单侧鼻后孔闭锁／狭窄可在儿童／青少年中出现
- 性别
  - 男女发病率在统计上无差异
- 流行病学
  - CAt 或后鼻孔狭窄：最常见的先天性鼻腔畸形
    - 新生儿发病率为 1∶（5000～8000）
  - 孤立性 CAt（25%）
    - 单侧病例更有可能是孤立的
  - CAt 合并其他畸形（75%）
    - 双侧病变更有可能合并其他畸形

自然病史及预后

- 双侧 CAt
  - 新生儿期即可诊断及治疗
- 单侧 CAt
  - 不会危及生命
  - 可能会在童年后期发现
  - 手术治疗效果好
- 一些患者可能出现再次狭窄
  - 支架可降低再狭窄的风险
  - 再狭窄发生率增加
    - 年龄较小的患者
    - 双侧 CAt 的患者
    - CHARGE 综合征患者
  - 有些患者不止一次复发，需要多次手术

治疗

- 立即开放口腔气道，确保适当的呼吸
- 膜性狭窄可以通过 NG 管穿破
- 外科治疗被认为能有效减轻呼吸道症状
  - 最佳手术入路，使用内镜／激光辅助技术，辅助使用支架
    - 使用抗增殖性药物是有争议的
  - 内镜常用于单纯性膜性和骨性闭锁
    - 尽量减少创伤性损伤导致的瘢痕和再狭窄
  - 双侧骨性闭锁需要经口切除梨骨，然后重建后鼻孔
- CT 骨窗可以很好地评价术后瘢痕及不完全切除的闭锁骨板

诊断要点

关注点

- 一旦开放气道，应用薄层 CT 对新生儿呼吸窘迫和鼻阻塞进行评估

读片要点

- 确定 CAt 是双侧的还是单侧的
- 寻找头颈部相关异常

报告建议

- 描述 CAt 是膜性还是骨性闭锁；是单侧还是双侧
  - 描述骨闭锁板厚度

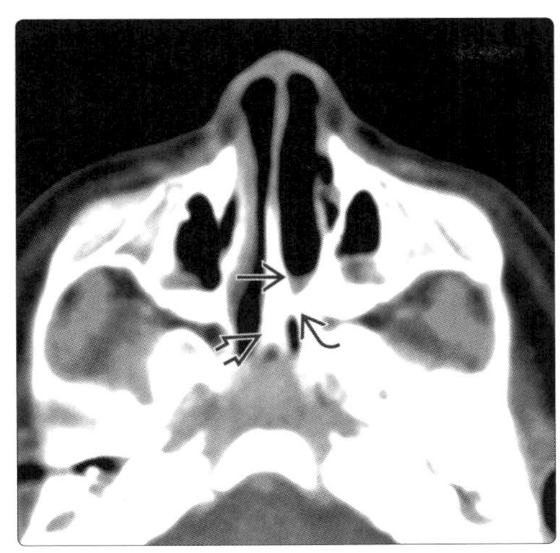

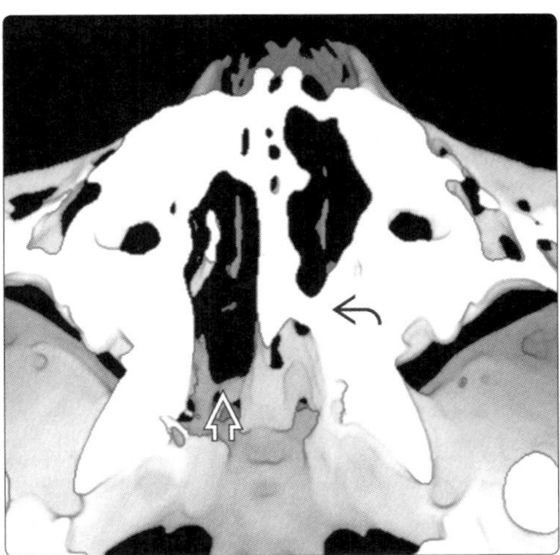

（左图）横断位平扫CT示单侧鼻后孔闭锁的典型特征。左侧鼻腔后部的液体层➡是由于骨性闭锁↷造成的。梨骨增厚⇨。（右图）横断位3D重建图像显示该患者左侧骨性闭锁↷，右侧有一个宽的未闭的鼻后孔⇨。三维图像对临床医生的手术规划有很大帮助

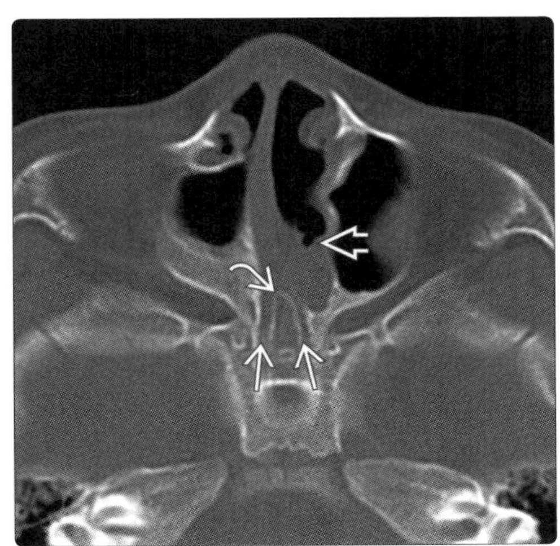

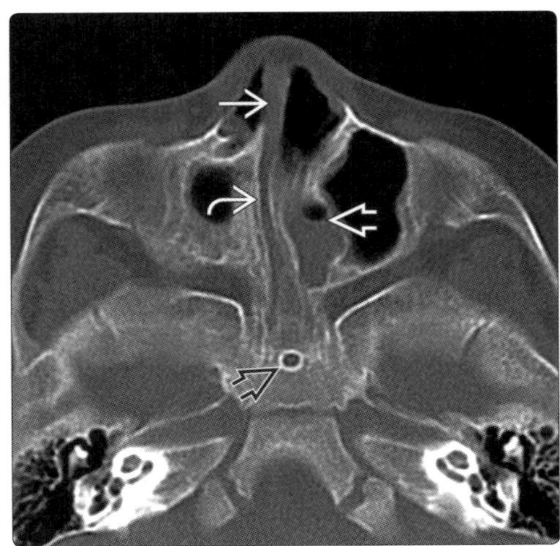

（左图）横断位CT骨窗示新生儿表现为双侧CAt的复杂鼻畸形➡伴右侧鼻腔发育不全。左侧鼻腔可见液体层⇨，梨骨后部增宽↷。（右图）更低层面的横断位CT骨窗显示该患者左侧鼻腔的液体层⇨，在缺如的鼻孔前。注意右侧鼻腔缺如，鼻中隔➡靠近鼻外侧壁↷。注意伴颅咽管永存⇨

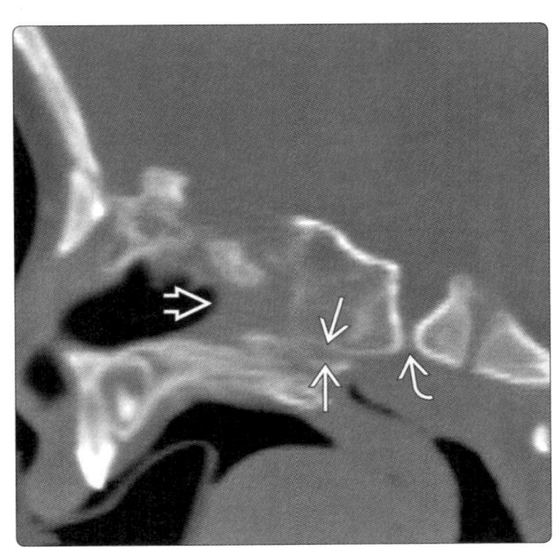

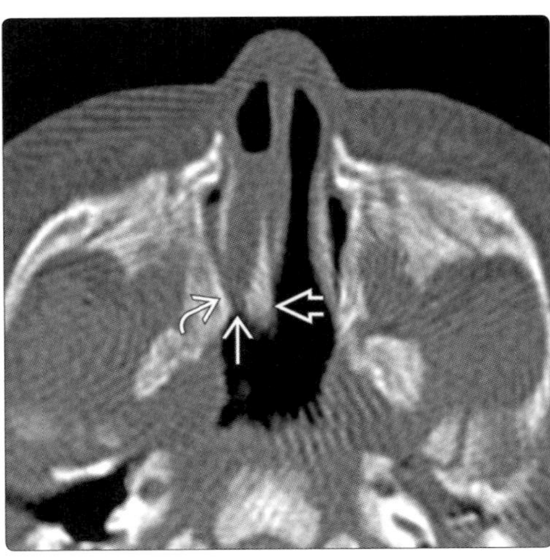

（左图）同一患者矢状位重建CT骨窗示左侧鼻后孔不通畅➡，鼻腔可见液体层⇨及颅咽管↷。（右图）横断位CT骨窗示右侧➡鼻后孔膜性狭窄，鼻腔可见液体层。并可见一些典型的相关特征，包括梨骨的增厚⇨、上颌骨后部的变形↷

青少年鼻咽纤维血管瘤

关键点

术语

- 良性，血管性，无薄膜，局部侵袭性肿物

影像

- 位置：在 SPF 附近的鼻腔后部中心
  - 延伸至鼻咽、翼腭窝（PPF），颞下窝
- JAF CT 表现
  - 肿物表现为弥漫性明显增强
  - 上颌窦后壁前屈
  - 骨重塑 ± 破坏
- JAFMR 表现
  - 信号流空代表扩张血管中的血液流动
  - 明显强化 ± 血管流空
- 血管造影通常在术前栓塞时显示肿瘤血供
  - ECA 的 IMAX 分支是常见的供血血管

主要鉴别诊断

- 富血管性息肉
- 横纹肌肉瘤
- 上颌窦鼻后孔息肉
- 鼻腔神经胶质瘤

临床问题

- 症状：单侧鼻塞（90%）或鼻出血（60%）
- 几乎全部为男性
- 首选治疗：手术完全切除
  - RT 可作为术后辅助治疗或在某些情况下作为主要治疗

诊断要点

- 女性患者需要考虑其他诊断
- 确定 JAF 累及的周围组织结构

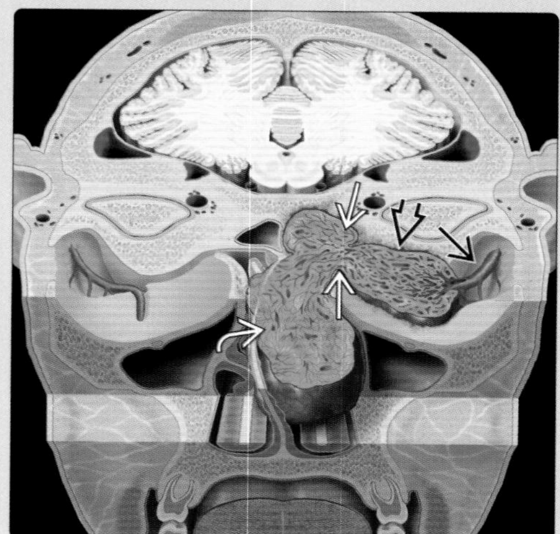

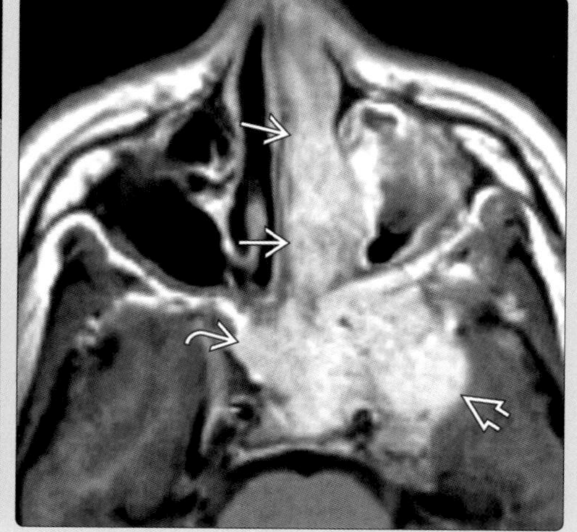

（左图）横断面斜图说明了 JAF 的典型特征和位置。起源部位在蝶腭孔内，延伸至翼腭窝和鼻腔。上颌动脉是这个血管瘤的主要供血血管。（右图）MR 横断位增强 T_1WI 显示鼻腔、蝶窦内有一个大的、浸润性的 JAF，并延伸至颅中窝

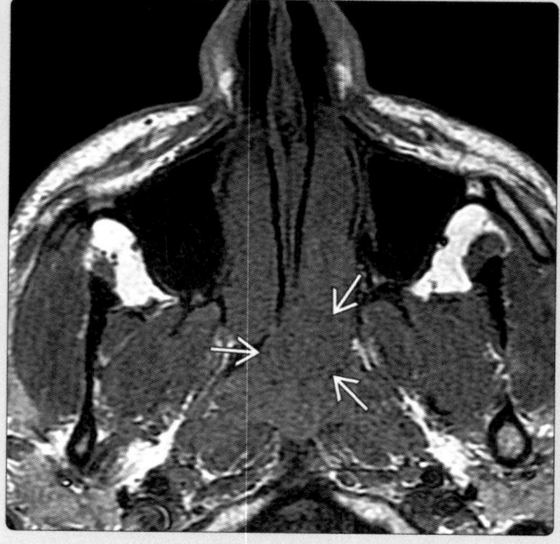

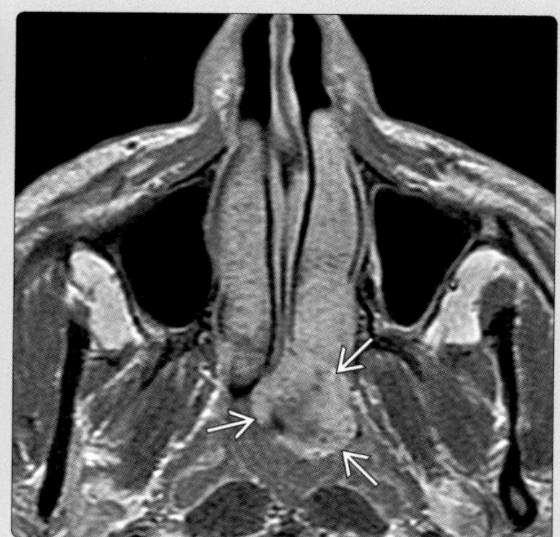

（左图）MR 横断位 T_1WI 示左侧鼻腔中心一个较小的血管纤维瘤。与鼻咽及鼻腔内黏膜相比，肿块密度稍低。（右图）MR 横断位增强 T_1WI 示该患者病变呈弥漫性明显强化。增强有助于将肿物与周围组织相区别。这个病例，没有延伸到翼腭窝，咀嚼肌间隙存在

术 语

缩写

- 青少年鼻咽纤维血管瘤（JAF）

同义词

- 青少年鼻咽血管纤维瘤（JNA）；纤维瘤或血管纤维性错构瘤
  - 鼻腔 JAF 是比较准确的术语
  - JNA 是常用术语，但肿瘤起源于鼻，而非鼻咽

定义

- 良性，血管性，无薄膜，局部侵袭性肿物

影 像

一般特征

- 最佳诊断线索
  - 青春期男性起源于蝶腭孔（SPF）的明显强化肿块
- 位置
  - 以鼻腔后壁中线为中心，在 SPF 范围内
    - 从后鼻腔延伸至鼻腔、鼻咽及翼腭窝（PPF）
      - 早期穿透 PPF（90%）并累及上内侧翼板
    - 蝶窦延伸（60%）
    - 可延伸至上颌（43%）或筛窦（35%），咀嚼肌间隙（颞下窝），眶下裂
    - 5%～20% 经翼管或圆孔延伸至颅中窝
- 大小
  - 通常为 2～6cm，但可能会变大
- 形态
  - 小叶状，通常为边界清楚的肿块
    - 大病灶周围浸润

平片表现

- 平片
  - 侧位平片显示上颌窦后壁向前移位（弓征）
  - 鼻腔模糊
  - ± 鼻腔 / 鼻咽软组织影

CT 表现

- 增强 CT
  - 起源于 SPF 附近的软组织肿块明显强化，并延伸至邻近的鼻咽及 PPF
  - ± 蝶窦呈乳白色（分泌物阻塞与肿瘤浸润）
- CT 骨窗
  - 骨重塑 ± 破坏
  - 上颌窦后壁前屈
  - 同侧鼻腔及 PPF 扩大
- CTA
  - 同侧颈外侧动脉（ECA）及上颌内动脉（IMAX）扩张

MR 表现

- T_1WI
  - 类似于其他软组织的不均匀等信号
  - 信号空洞代表扩张血管中流动的血液
- T_2WI
  - 不均匀中等偏高信号
  - 在肿瘤内可见点状和弯曲状血管流空影
- 增强 T_1WI
- 明显强化 ± 血管流空
  - 冠状面显示向海绵窦、蝶窦或颅底延伸
- MRA
  - 同侧颈外侧动脉（ECA）及上颌内动脉（IMAX）扩张
  - 病灶内血管可能太小，无法用 MRA 评估

血管造影表现

- 常规血管造影通常在术前栓塞时进行
- 巨大的毛细血管肿瘤血流是由扩张的 ECA 提供的
  - IMAX，从 ECA 发出的咽升动脉是最常见的供血血管
  - 如果颅底或海绵窦扩张，则由颈内动脉（ICA）供血是常见的
  - 供血也可能来自对侧 ECA 分支

成像推荐

- 最佳影像方案
  - 仅在轴向和冠状面 CT 平扫对颌面骨重建与破坏做评估
  - 钆增强 MR 成像是确定病变范围和确定血管分布方面的最佳选择
  - ECA 和 ICA 导管造影
    - 常与栓塞治疗相结合
    - 有助于制订手术计划，减少术中失血
- 推荐检查方案
  - 颌面部 MR 的横断位及冠状位增强 T_1WI
    - 多平面成像是评价蝶窦、眶、颅底延伸的最佳方法
  - 增强 CT 有助于评价术后残留病灶

鉴别诊断

富血管息肉

- 鼻咽息肉，因反复损伤而成为多血管的
- 不累及 SPF 或 PPF
- 血管少于 JA

横纹肌肉瘤

- 均质肿块 ± 骨破坏
- 不一定集中在后外侧鼻腔
- 通常不会穿透蝶腭孔进入 PPF

上颌窦后鼻孔息肉

- 上颌窦开放
- 病灶突出进入前鼻腔，然后进入鼻咽；PPF 未受累仅外周增强

脑膨出

- 鼻筛型脑膨出为鼻内肿块

- 影像上可见与颅内相通
- 没有增强
- 通常位置比较靠前

鼻神经胶质瘤

- 发病高峰为 10～20 岁；女 > 男
- 症状与 JAF 相同
- 鼻筛板附近的鼻腔肿块
- 明显强化

鼻窦神经鞘瘤

- 神经鞘瘤或神经纤维瘤
- 边界清楚的，明显强化的肿块，邻近的骨重塑

病 理

一般特征

- 病因
  - 目前 JAF 纤维血管组织的来源尚不清楚
  - 目前的主要假说
    - 蝶腭孔原始间质是 JAF 的来源

分期、分级和分类

- 根据肿瘤大小（< 或 >6cm），侵犯翼状板前或后侧的 PPF，颅底或颅内进行分期

直视病理特征

- 紫红色、可压缩、表面覆盖黏膜的肿块
- 切割表面呈“海绵状”

显微镜下特征

- 没有包膜的、纤维间质中的息肉样富血供肿块
- 成纤维细胞被认为是起源细胞
- 可能存在雌激素、睾酮或孕酮受体

临床问题

临床表现

- 最常见的体征 / 症状
  - 单侧鼻塞（90%）或鼻出血（60%）
- 其他体征 / 症状
  - 鼻音，鼻分泌物
  - 嗅觉丧失
- 临床特征
  - 青春期男性鼻塞鼻出血
  - 鼻内镜显示为血管性鼻腔肿块
    - 门诊应避免进行活检，有出血危险

人群分布特征

- 年龄
  - 好发年龄 10～25 岁
    - 平均发病年龄 =15 岁
- 性别
  - 几乎全部发生在男性身上
    - 如果发生在女性身上，基因检测可能会显示为嵌合体
- 流行病学
  - 与头颈部肿瘤的 0.5%
  - 5%～20% 的 JAF 延伸到颅底，并可能有颅底侵蚀

自然病史及预后

- 很少自然退化
- 局部复发率：6%～24%
  - 局部复发多见，病变大（>6cm），颅内扩张，有治疗史

治疗

- 首选：完全手术切除，术前栓塞可减少出血量
- 多种术式
  - 手术切开切除（面中部撕开）与内镜下切除 ± 激光辅助
  - 内镜下切除，减少出血量，缩短住院时间
- 放射治疗（RT）
  - 辅助治疗颅内疾病及海绵窦受累（控制率 78%）
  - 某些机构单独用 RT 进行治疗
  - 在年轻患者中谨慎使用，因为有可能诱发恶性肿瘤
- 激素治疗（雌激素）是有争议的

诊断要点

关注点

- JAF 表现为青少年男性鼻出血及后鼻腔可强化的肿块

读片要点

- 一定要确定 JAF 侵犯的周围组织

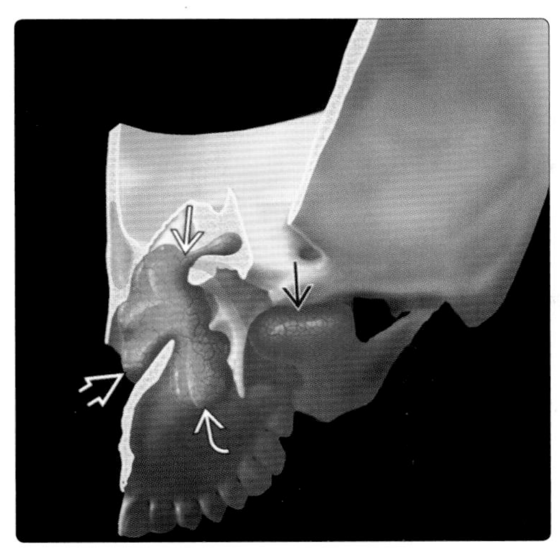

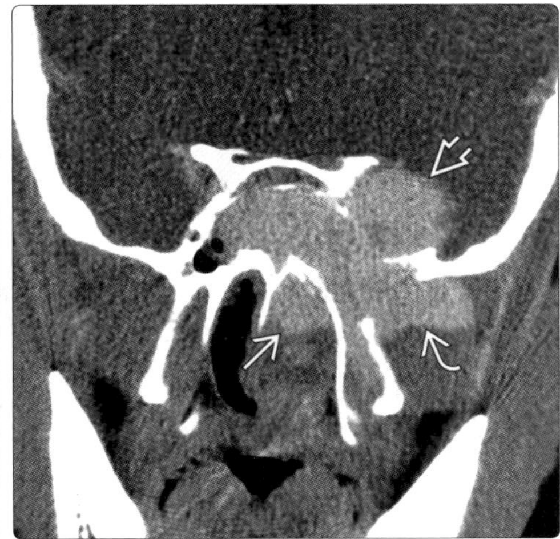

（左图）矢状位斜位图显示了 JAF 的生长模式。病变起源于蝶腭孔，延伸至鼻腔、鼻咽和颞下窝。（右图）冠状位增强 CT 示一个大的 JAF 延伸到鼻咽、颞下窝和颅中窝。蝶窦被肿瘤所取代。明显强化是这种血管病变的特征性表现

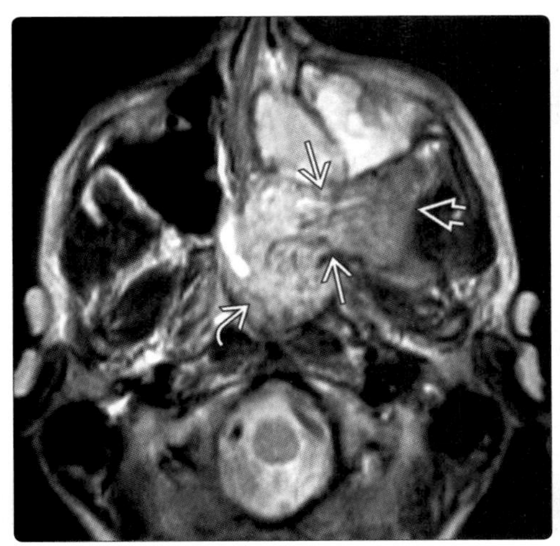

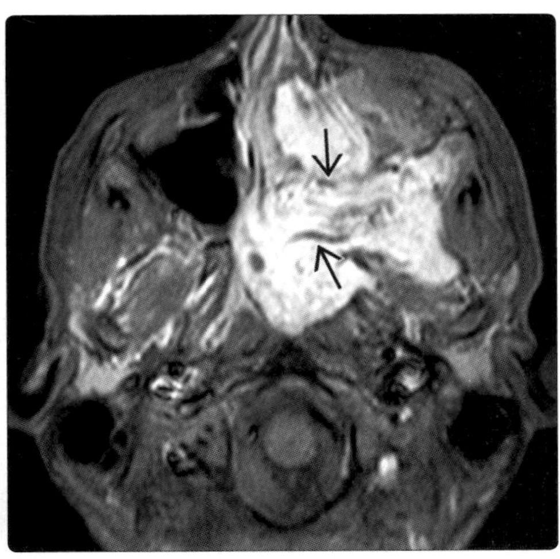

（左图）MR 横断位 T_2WI 示一位年轻男性患者在典型位置有一个大的浸润性 JAF。肿物主要位于蝶腭孔，并向侧面延伸至咀嚼肌间隙，中间进入鼻咽。（右图）MR 横断位增强 T_1WI 脂肪抑制示该患者病灶呈明显强化。肿物内可见几条流空信号，这和扩张的供血血管表现一致

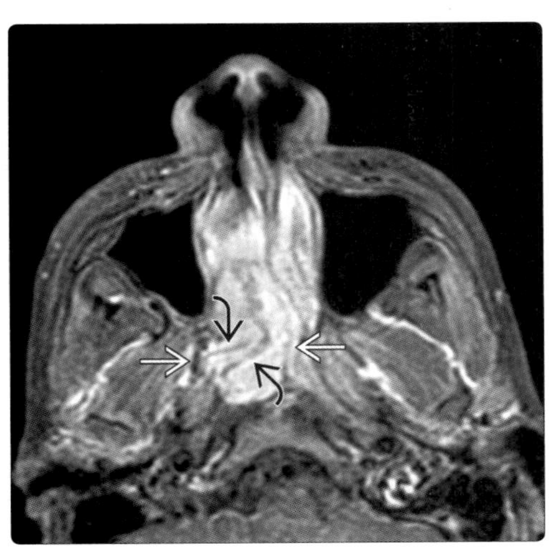

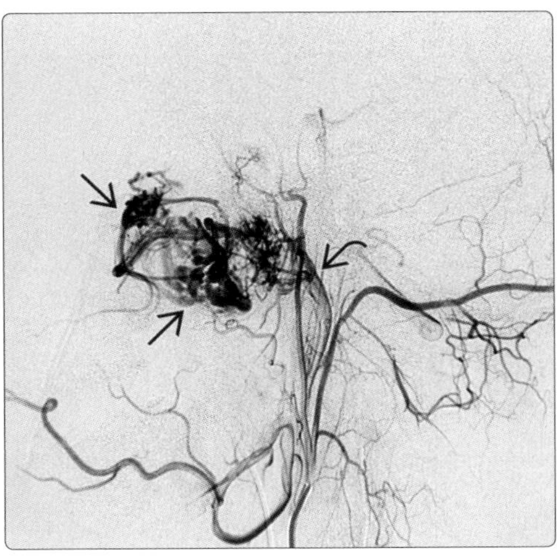

（左图）MR 横断位增强 T_1WI 脂肪抑制小叶状，弥漫强化的肿块充盈右侧鼻腔，突入鼻咽。在 JAF 可见流空信号，这与它的血管走行一致。（右图）一侧导管造影示肿瘤供血丰富区域，这种情况下优先选择栓塞。颈外动脉造影显示上颌内动脉是主要的供血血管

无眼畸形与小眼球

关键点

术语
- 无眼畸形：眼球完全消失，伴有正常的眼附属器
- 小眼畸形：眼球总轴长（TAL）< 相应年龄平均水平的 2 个标准差
  - 1 岁以内 <19mm 或者成人 <21mm

影像
- 眼球缺失或持续增生性原始玻璃体（PHPV），先天性囊肿，或颅内异常

主要鉴别诊断
- 眼球内陷
  - 眼球大小正常但凹陷
- 眼球痨
  - 终末阶段，小的 / 钙化的眼球残体
- 手术切除
- 对侧眼球偏大

病理
- 无眼畸形
  - 原发性无眼畸形非常罕见：视泡发育不良（妊娠 1～3 周）
  - 其次为继发性于前脑发育异常
- 先天性小眼畸形
  - 眼球先天性发育不全 ±PHPV 或球后先天性囊肿
- 获得性小眼畸形
  - 外伤
  - 早产儿视网膜病变（ROP）
  - 先天性感染：先天性风疹（也会导致白内障），巨细胞病毒，梅毒
  - 出生后感染：眼蛔虫病（硬化型眼内炎）
  - 渗出性视网膜病变

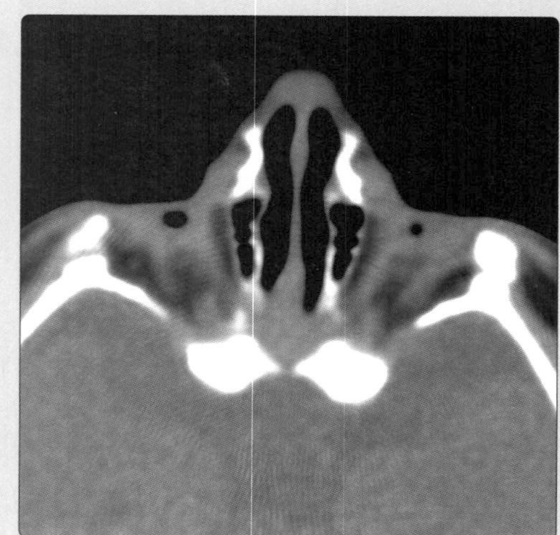

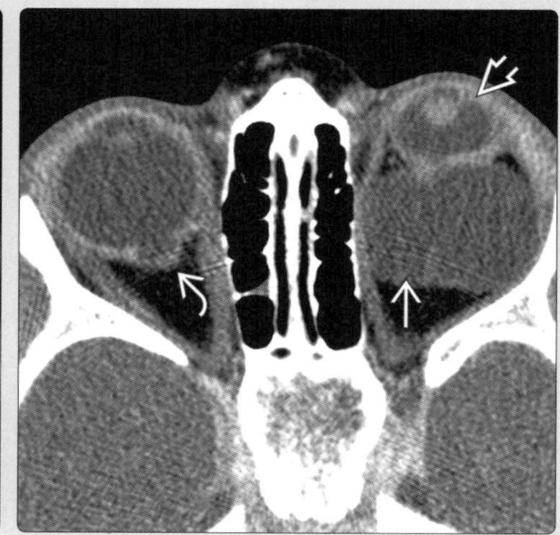

（左图）一个 5 周的先天性无眼球的婴儿，横断位平扫 CT 表现为眼球的完全缺失。（右图）横断位增强 CT 示一个大的先天性囊肿➡位于左侧小眼球后面➡并且右侧可见一个小的缺损➡

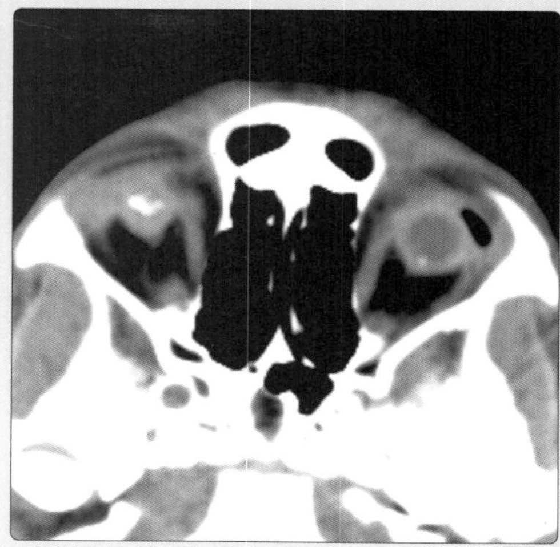

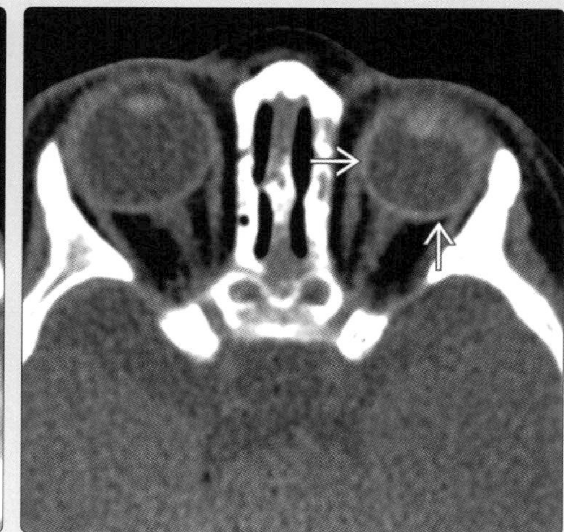

（左图）一个患有小眼球综合征的 9 岁男孩，横断位平扫 CT 表现为双侧小眼球，以及眼球内钙化。在没有已知的外伤、早产或感染的情况下，这些表现可能由基因决定。（右图）横断位平扫 CT 示先天性小眼球的儿童表现为左侧眼球小➡

术语

缩写

- 无眼畸胎（Anophthalmos）= 无眼畸形（anophthalmia）
- 小眼（Microphthalmos）= 小眼球（microphthalmia）

定义

- 无眼畸形：眼球完全缺失，可伴有正常的眼附属器
- 小眼球：眼球总轴长（TAL）< 相应年龄平均水平的 2 个标准差比
    - 1 岁以内 <19mm 或成人 <21mm
- 新生儿眼轴为 17mm，3 岁达到成人水平
- 真性小眼球：单纯小眼球 + 小角膜，双侧 TAL< 18mm 并有远视

影像

一般特征

- 位置
    - 单侧或者双侧
- 胚胎学
    - 妊娠第 4 周，视泡开始陷入，形成视杯
        - 视泡发育失败形成原始玻璃体
    - 妊娠第 5 周：间质组织侵入脉络膜裂组织，有利于玻璃体动脉的形成
    - 妊娠第 6 周：视泡（眼球）开始闭合
    - 第 36 周时，眼球内玻璃体动脉已退化
        - 玻璃体动脉不完全退化→眼后房永存原始玻璃体内的残余血管
    - 在第 4 和第 8 周期间，面部发育
        - 胼胝体的原基在同一时间内形成（在第 3～8 周之间）
    - 因此，先天性畸形，包括闭合中部（内侧裂综合征）或胼胝体形成伴有缺损，小眼球，或无眼畸形

成像推荐

- 最佳影像方案
    - MR 利于眼球的内部结构，眼球内容物和合并的颅脑异常的显示

鉴别诊断

眼球内陷

- 眼球大小正常但是内陷

眼球痨

- 终末阶段，小的 / 钙化的眼球残体

手术摘除

- 20 岁以下可能会导致眼眶体积减少

对侧眼球大

- 巨眼畸形

具有正常眼球的微角膜

- TAL 在正常范围内

病理

一般特征

- 病因
    - 无眼畸形
        - 原发性无眼症非常罕见：视泡发育失败（妊娠第 1～3 周）导致
        - 其次为继发性于前脑发育异常
        - 由于以前形成的视泡退化
        - 单侧常合并严重颅面畸形
        - 双侧伴视交叉、视路发育不全 / 胼胝体发育不全
    - 先天性小眼球
        - 先天性眼球发育不良
            - 散发、常染色体显性、隐性和 X- 连锁形式
            - ± 胎儿血管［以前称为永存原始玻璃体增生症（PHPV）］、白内障、巨大球后囊肿或前脑发育不良
            - 继发于小的视泡伴小睑裂的小眼球
            - 脉络膜裂延迟或不完全闭合并正常睑裂引起的微小眼球
        - 比真正的无眼畸形更常见
        - 比后天微小眼球相对较少
    - 后天小眼球
        - 比先天更常见
        - 外伤
            - 眼球外伤可能导致小眼球 ± 眼球出血、脱离或体积缩小
        - 早产儿视网膜病变（ROP）
            - 低出生体重儿和早产儿的血管性增殖障碍
            - 小的、未钙化的球状，通常是双侧的（钙化可能被视为晚期发现）
        - 先天性感染：风疹（也会导致白内障）、巨细胞病毒（CMV）、梅毒
        - 出生后感染：眼蛔虫病（硬化型眼内炎）
            - 前房可能未受累；视网膜脱离，眼球大小正常，早期，无钙化
        - 母亲接触酒精（胎儿酒精综合征）、毒素，如杀真菌剂苯甲基、沙利度胺、维甲酸、LSD、海洛因
        - 渗出性视网膜病变
            - 渗出性视网膜脱离，眼球大小正常，无钙化
        - 眼球痨 = 终末期，小 / 钙化球
        - 极端时，类似无眼畸形
        - 眼球的生长会影响骨眼眶的大小，因此无眼畸形和小眼球常合并小骨眼眶

- 遗传学
  - 多种染色体异常、综合征和非综合征性单一基因障碍
  - 无眼畸形／小眼球（A/M）
    - 孤立性：无眼畸形－常染色体隐性（AR），小眼球约 10% AR
    - 异倍体：13 三体（Patau 综合征），19 嵌合体三体
    - 缺失（涉及染色体 4、7、14 或 X）
    - 染色体重排
    - SOX2- 相关眼畸形，包括无眼畸形－食道－生殖器综合征（AEG）
    - *PAX6* 突变
    - Waardenburg 无眼综合征
    - Oculocerebrocutaneous 综合征（Delleman 综合征）
    - Anophthalmia-plus 综合征（多发性先天畸形）
    - 小眼球伴线状皮肤缺损（MLS）或小眼球，真皮发育不全，和硬皮病（MIDAS）
    - 大脑－眼－面部－骨骼综合征（COFS）
    - 南斯－霍兰综合征
    - Micro 综合征（智力低下、小头畸形、先天性白内障、微角膜、小眼球、胼胝体发育不全／发育不全、生殖功能低下）
    - CHARGE 综合征（眼缺损，心脏病，鼻后孔闭锁，生长及发育迟缓和（或）中枢神经系统异常、生殖器异常的男性，耳异常／耳聋）
    - Papillorenal（肾缺损）综合征
    - Lenz 小眼综合征（X 连锁隐性遗传，*ANOP1* 和 *ANOP2*）
      - 几乎全部发生在男性
    - Branchio-oculo-facial 综合征（BOF）
    - Goltz 综合征
    - Aicardi 综合征（婴幼儿痉挛，胼胝体先天性发育不全，脉络膜视网膜缺陷）
    - Walker-Warburg（WWS），muscle-eye-brain（MEB）综合征
    - Meckel-Gruber 综合征
    - Norrie 病
    - 色素失调症（IP）
    - *SIX6*
    - *RAX*
    - 小眼球脑萎缩（常染色体隐性）
    - Lowe 综合征（oculocerebral 肾病）；也称脑白质病变
    - Oculo-auriculo-vertebral spectrum（Goldenhar 综合征）
      - 合并中枢神经系统异常，如脑膨出，灰质异位胼胝体发育不良，面中部畸形
      - 合并 GU、心脏、耳、椎体畸形

分期、分级和分类

- 严重程度：眼球角膜直径 <4mm，出生时 TAL<10mm 或者 1 岁以后 <12mm
- 单纯型：眼球正常但是 TAL 轻微减小
- 复杂型：眼球前段或后段 TAL 轻微、中度、严重减小
  - 眼前段发育不良：角膜、虹膜、眼前房角、睫状体发育异常
  - 眼后段发育不良：眼球后部及晶状体发育不良

直视病理特征

- 无眼畸形：那些并非来源于神经外胚层的结构（眼外肌肉、眼睑、结膜、泪器）依然存在

临床问题

临床表现

- 最常见的体征／症状
  - 小眼球，视力下降
- 其他体征／症状
  - 取决于是单发还是综合征

人群分布特征

- 年龄
  - 通常在 1 岁之前发现
- 性别
  - 不定，取决于发病原因
- 流行病学
  - A/M 患病率为（1.0~1.9）/10 000
  - 单发约为 5%，染色体异常约为 25%

自然病史和预后

- 多样的，取决于病情严重性和合并的畸形

治疗

- 眼整形外科医生：假体
- 早期干预和治疗
- 如果还有视力残留，好的眼睛视力可以弥补小眼球
- 遗传学家研究发病原因的特点

诊断要点

关注点

- 基因咨询
- 染色体研究，以寻找证据，染色体复制，删除或者重新排列以及 TORCH 滴度为先天性感染的证据
- 分子基因检测可用于 *SIX3*，*HESX1*，*BCOR*，*SHH*，*PAX6*，*CHD7* 基因突变（CHARGE 综合征），*IKBKG*（色素失调症），*NDP*（Norrie 病），*SOX2*（SOX2- 相关眼畸形），*POMT1*（Walker-Warburg 综合征），*SIX6*

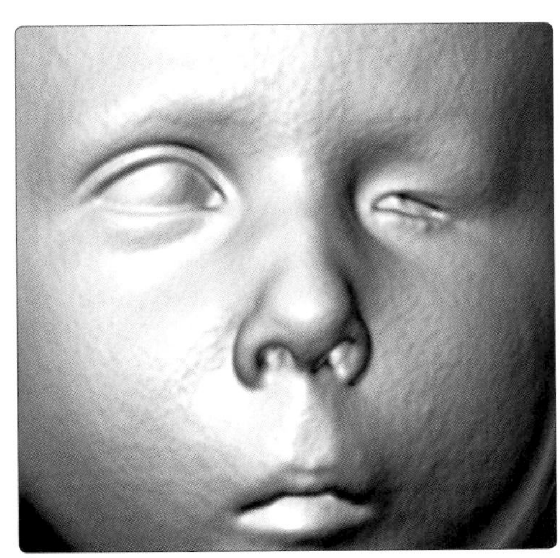

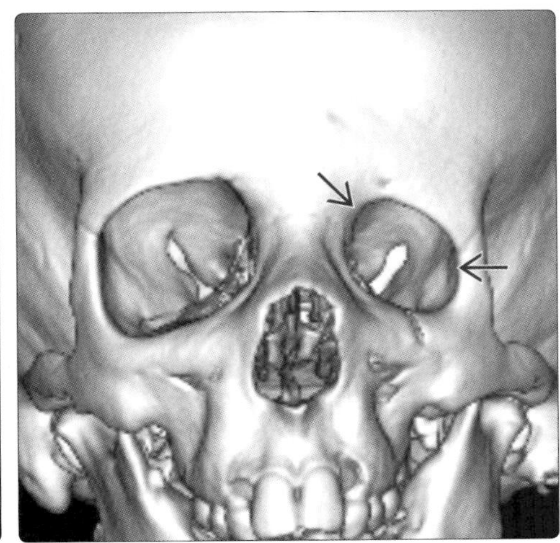

（左图）AP 软组织表面 3D 还原重建示一个伴有多发畸形的儿童左眼睑严重发育不良，包括先天无眼畸形。（右图）AP 3D CT 示该患儿眼眶大小存在显著的不对称性，左侧眼眶明显减小继发于先天性无眼球

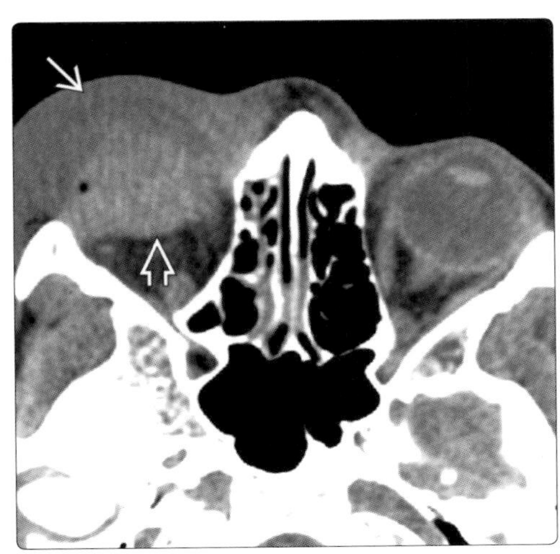

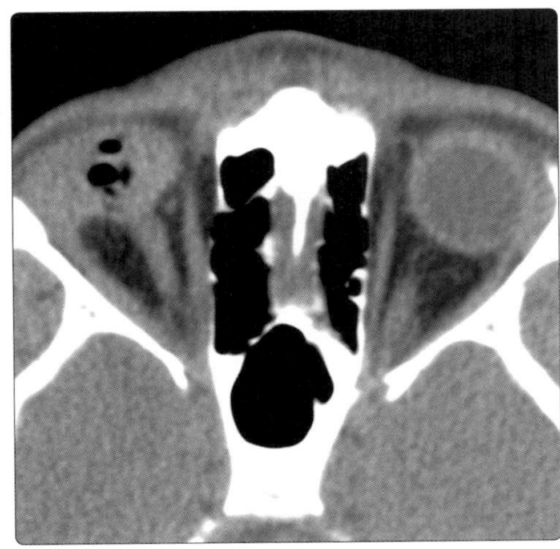

（左图）横断位平扫 CT 示青少年眶前软组织明显肿胀／血肿➡，伴右侧一个小的密度增高的小眼球⇨，在一次篝火爆炸中，一枚未知的炮弹击中了眼球。（右图）横断位平扫 CT 示一个 6 岁的儿童，右侧小眼球内含气体，这是近期的一个来源于 BB 枪的穿透性损伤

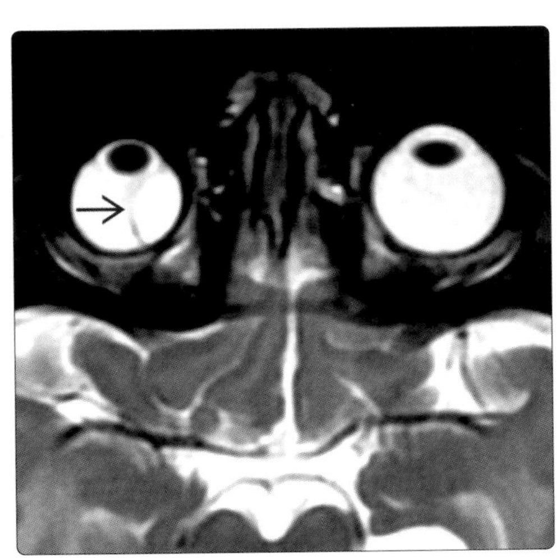

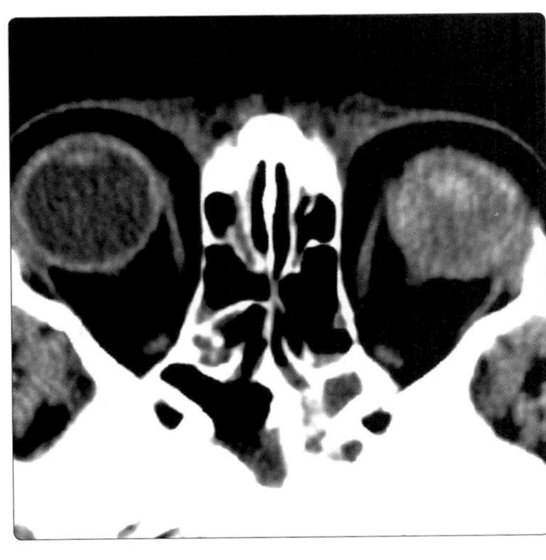

（左图）MR 横断位 T_2WI 示右侧先天性小眼球并晶状体后永存原始玻璃体增生症➡。（右图）横断位增强 CT 示一个免疫缺陷的青少年左侧非特异性小眼球，与近期的巨细胞病毒（CMV）视网膜膜炎有关

巨眼畸形

关键点

术语
- 眼球增大
- 先天性青光眼 = 当巩膜仍然柔韧时，大眼球由于 ↑ IOP 导致，如 4 岁以下儿童 PCG 或青光眼

影像
- 广泛应用于 PCG 和儿童早期青光眼
- 成人巩膜更僵硬；青光眼通常与眼睛大小无关

主要鉴别诊断
- 眼球突出
  - 眼眶外肿块，眼球缺损合并眼后囊肿，甲状腺眼病，特发性眼眶炎性假瘤
- 对侧小眼球

病理
- 病因
  - 原发性先天性青光眼
  - 神经纤维瘤病 I 型
  - 继发于眼内肿块或外伤
  - Sturge-Weber 病
  - Peter 畸形 = 先天性角膜混浊
  - 胶原紊乱
  - 葡萄肿
- 合并畸形
  - 视神经萎缩与晶状体半脱位
  - 继发于眼部疾病的眼内肿块
  - Sturge-Weber 中的脉络膜血管瘤和软脑膜血管瘤
  - 丛状神经纤维瘤，蝶骨翼非典型增生，NF1 合并搏动性眼球突出

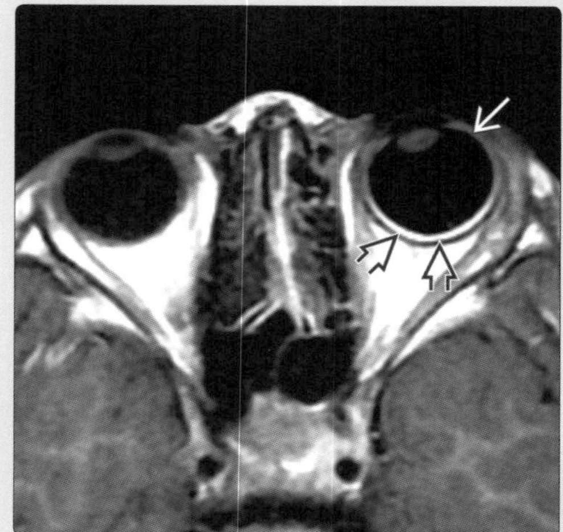

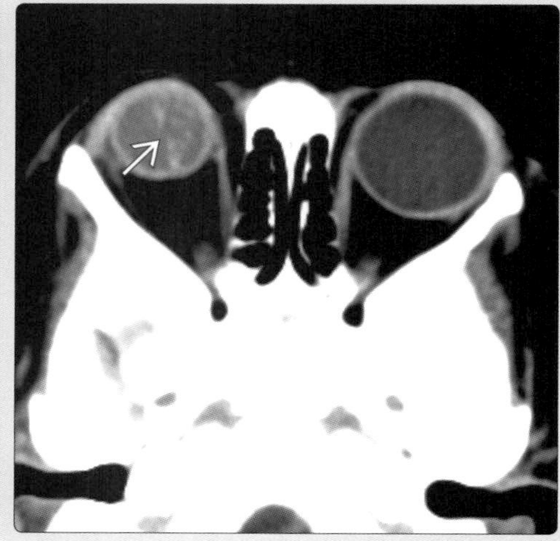

（左图）一个患有 Sturge-Weber 病的 5 岁的女孩，MR 横断位增强 T_1WI 示左侧眼球很大➡，脉络膜后部可见光滑、明显强化的血管瘤⇨。头颅 MR 还显示同侧软脑膜增强和脉络丛扩大（未显示）。（右图）横断位增强 CT 示一个 4 岁的女孩左侧眼球继发于后天性青光眼，弥漫性增大，右侧小眼球晶状体后部结构➡代表永久性原始玻璃体增生症

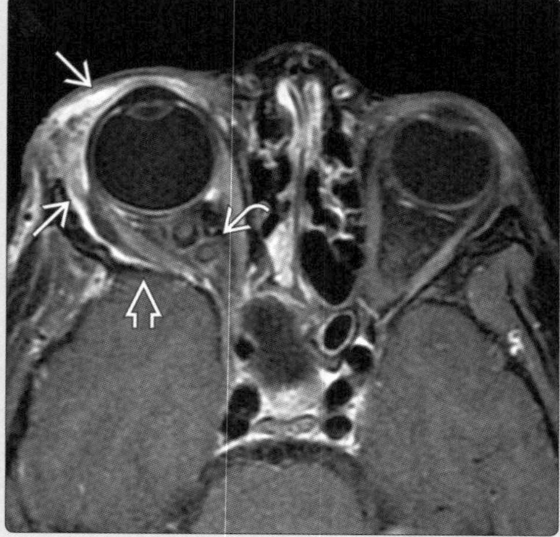

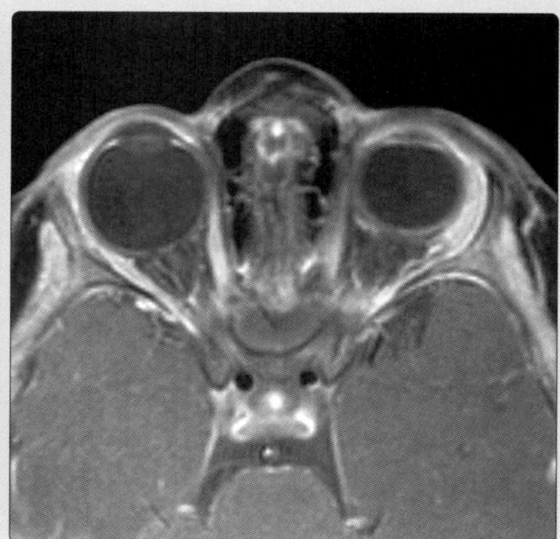

（左图）一个患有神经纤维瘤病 I 型的 4 岁儿童，MR 横断位增强 T_1WI 脂肪抑制示右眼眶丛状神经纤维瘤可见强化➡，右侧蝶骨翼部分缺失⇨，右侧眼球弥漫性增大，右侧视神经胶质瘤不完全显示↪。（右图）一个 1 岁儿童。MR 横断位增强 T_1WI 脂肪抑制示右侧眼球继发于青光眼，呈弥漫性增大

术语

定义

- 眼球增大
- 先天性青光眼（“水眼”或“牛眼”）= 当巩膜仍然柔软时，由于眼压（IOP）升高而引起的大眼球，如原发性青光眼（PCG）或 4 岁以下儿童的青光眼

影像

一般特征

- 最佳诊断线索：眼球增大
- 大小
  - 眼球比对应年龄的正常眼球大
    - 正常成熟球前后部为 24mm，上下径为 23mm，水平径为 23.5mm
    - 正常婴儿眼球为10~10.5mm；>12mm为大眼畸形
  - PCG 平均前房深度为 6.3mm（正常 3mm）
- 形态
  - PCG 与儿童早期青光眼
    - 成人巩膜僵硬，所以成人型青光眼与眼球大小无关，除非结缔组织紊乱会导致眼球增大
  - 成人：病理性轴向近视→眼后节段延长，前房深度正常

成像推荐

- 最佳影像方案
  - US 是最佳的眼内初始形态评估方法，通常由眼科医生进行
  - MRI 可很好地评价眼内肿块及相关颅内异常

鉴别诊断

眼球突出

- 眼眶外肿块
  - 骨膜下脓肿
  - 血管瘤
  - 脉管畸形（淋巴、静脉、静脉淋巴）
  - 肿瘤：横纹肌肉瘤，视神经胶质瘤，朗格汉斯组织细胞增生症，转移瘤
- 眼眶后囊肿
- 甲状腺性眼病
  - 眼外肌无痛性增大（EOMS）；双侧 90%，对称 70%
- 特发性眼眶炎性假瘤
  - EOMS 疼痛性增大，通常为单侧

对侧眼球小

- 对侧眼球：先天性或继发于先前的创伤、感染或视网膜脱离

病理

一般特征

- 病因
  - 原发性先天性青光眼
    - 原因不确定：研究表明小梁网发育不良、受压改变，胚胎神经嵴细胞的正常后移必定发育为小梁网，导致小梁网的发育停止
  - 神经纤维瘤病 1 型（NF1）
    - 可能是由于神经纤维瘤浸润前房角或涉及睫状体；发生率高达 50%
  - 继发于眼内肿块或外伤
  - Sturge-Weber 病
    - 可能是由于睫状体或前房角的血管瘤性改变
  - 胶原纤维紊乱
  - 葡萄肿
    - 继发于巩膜后壁变薄的局灶性肿大，通常为特发性
- 遗传学
  - 原发性先天性青光眼：散发性 > 常染色体隐性
    - CYP1B1 和 LTBP2 双等位基因变异体；GLC3B 在 1p36 上，GLC3C 在 14q24.3 位点上，但是具体基因不清楚
- 相关异常
  - PCG 中的视神经萎缩及晶状体半脱位
  - 继发于原发眼损害的眼内肿块
  - Sturge-Weber 疾病中的硬化性脉络膜血管瘤与软脑膜血管瘤
  - 神经纤维瘤 1 型中蝶骨翼骨性发育不良、搏动性突眼
    - NF1 可能会在没有眼压升高的情况下出现眼白斑（病因不明）

临床问题

临床表现

- 最常见的体征 / 症状
  - PCG 的经典三联症：畏光，流泪，眼睑痉挛
  - 角膜混浊

人群分布特征

- 年龄
  - PCG：通常在 1 岁以前确诊
- 性别
  - PCG：65% 男性

自然病史及预后

- 早期治疗预后较好
- 如果不治疗则最终导致失明

治疗

- 先天性青光眼需要手术

诊断要点

关注点

- 视网膜母细胞瘤，脉络膜血管瘤，如果与眼内肿块相关，很少发生黑色素瘤

关键点

术语

- 眼球缺损 = 眼组织裂开或缺损
- 后部缺损的类型
  - 视盘缺损（ODC）
  - 脉络膜视网膜缺损（CRC）
- 合并相关且明显的畸形
  - 牵牛花综合征（MGDA）
  - 乳头周围葡萄肿（PPS）

影像

- 眼球后极局灶性缺损
  - 玻璃体膨出
- 眼球后部可见囊肿形成
- CT 上为等密度 /MR 上相对于玻璃体为等信号

主要鉴别诊断

- 先天性小眼球
- 葡萄肿
- 轴性近视
- 眼眶神经纤维瘤病 1 型
- 先天性青光眼

病理

- 胚胎裂闭合障碍
- 可为孤立，散发型或综合征型
  - 综合征一般是双侧

临床问题

- 视力下降；白瞳症
- 治疗屈光不正，斜视，弱视，视网膜脱离

诊断要点

- 寻找综合征和系统性联系
  - 头颅 MR 对综合征颅内畸形的寻找有帮助

（左图）横断位图显示经典视盘缺损，在球后视神经入口的位置有一个局灶性缺损 ➡。（右图）横断位增强 CT 示球后部裂开，出现广泛缺损 ➡，以视盘上缘为中心。注意，玻璃体与球后囊肿相邻，密度相似

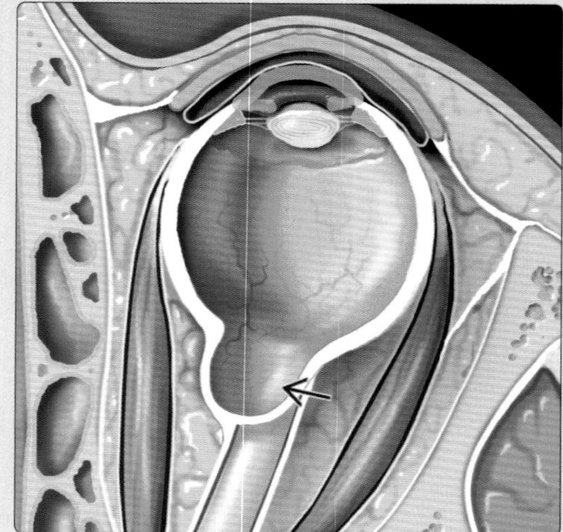

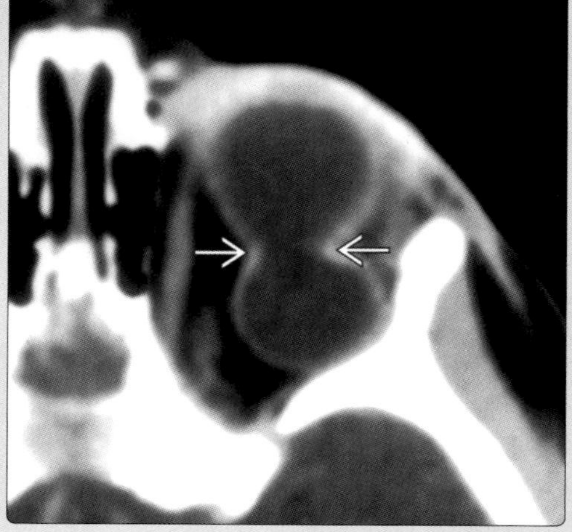

（左图）横断位 T_1WI 示眼球后极处有一个局限性突出 ➡，缺损位于视神经入口的上方和内侧。注意球体内相邻的视神经 ↪。（右图）横断位 T_2WI 示该患者在视神经入口处眼球局灶性缺损 ➡。囊肿内的信号与眼内玻璃体的信号相同

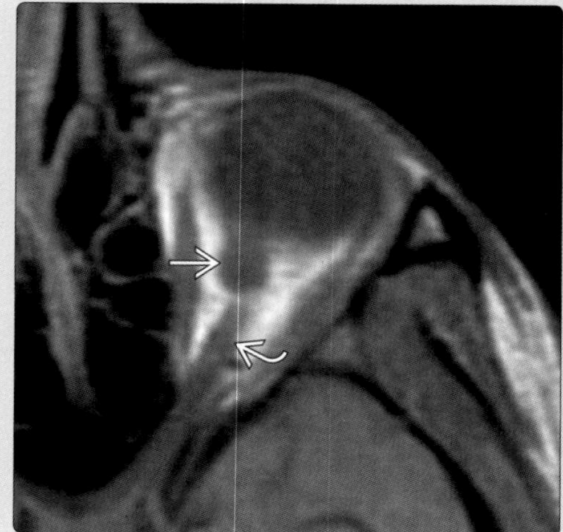

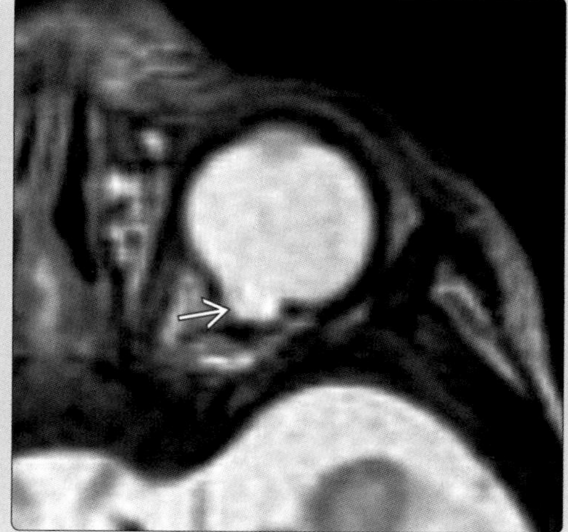

术 语

缩写

- 视盘缺损（ODC）
- 脉络膜视网膜缺损（CRC）

定义

- 眼球缺损＝眼组织裂开或缺损
- 球后部缺损类型
  - ODC：限于视盘的缺损
  - CRC：缺陷超过视盘范围
- 相关畸形
  - 牵牛花综合征（MGDA）：神经胶质组织缺损，边缘色素性沉着
  - 乳头周围葡萄肿（PPS）：先天性视乳头巩膜缺损
- 其他先天性病变
  - 可能涉及胚胎裂痕的任何或全部结构
    - 虹膜、睫状体、晶状体或眼睑
  - Fuchs 缺损
    - 下方倾斜视盘伴沿鼻下缘新月形缺损

影 像

一般特征

- 最佳诊断线索
  - 眼球后极膨出的局灶性缺损
    - 玻璃体伴缺损
- 位置
  - 球后部视神经附着处
- 大小
  - 通常很小（几毫米）
  - MGDA 及 PPS 缺损比单纯的缺损大
- 形态
  - 圆形凹陷，与玻璃体相连
  - MGDA 缺损为漏斗状，中央为神经胶质组织
  - PPS 缺损包饶视盘
- 非对称性
  - 散发一般为单侧，综合征一般为双侧
  - MGDA 几乎都是单侧的，右侧＞左侧
  - PPS 通常是单侧的

CT 表现

- 平扫 CT
  - 缺陷内液体 ± 球后囊肿与玻璃体为等密度
  - 视网膜下高密度为出血
- CT 骨窗
  - 营养不良性钙沉积少见，一般出现在缺陷边缘

MR 表现

- T_1WI 和 T_2WI
  - 与玻璃体等信号
  - 若视网膜脱离，出血性或蛋白质性液体会使信号混杂（↑ T_1 信号）
  - MGDA 胶质束与脑白质等信号
- 增强
  - 巩膜强化；MGDA 胶质束可能强化
  - 缺陷内无其他异常强化
- 产前 MR
  - 眼球后部凸起
  - 单次激发和平衡 / 真实 FISP 技术

超声表现

- 球后视神经入口处膨出
- 球后低回声肿块为囊肿

光学相干层析成像（OCT）

- 视网膜显微分辨率图像
- 显示边缘脱离和病理表现

成像推荐

- 最佳影像方案
  - MR 或 CT 可显示眼球和眼外特征，特别是当缺陷妨碍直接显示时
  - CT 在没有镇静作用的情况下可提供合理的描述
  - 头颅 MR 对综合征颅内异常具有诊断价值

鉴别诊断

先天性小眼球

- 先天性眼功能严重障碍
- 小眼球畸形并临近囊肿

葡萄肿

- 眼球退变性扩张
- 巩膜后葡萄膜边缘变薄
- 眼球增大，与近视有关

轴性近视

- 前后径变长

眼眶神经纤维瘤病 1 型

- 眼球增大＝“水眼”
- 可能与视神经胶质瘤、蝶骨翼发育不良、丛状神经纤维瘤有关

先天性青光眼

- 出生时出现，通常是双侧

眼眶外伤

- 创伤性眼球破裂导致眼球畸形
- 合并眼内出血

病 理

一般特征

- 病因
  - 胚胎学
    - 胚胎裂沿视杯和视柄的下面扩展
    - 正常眼球和神经形成所需的裂融合（孕第 5～7 周）
  - 缺损（ODC/CRC）
    - 胚胎裂融合失败

- MGDA
  - 巩膜闭合不全（孕第 4 周）
  - 视神经入口处中胚层发育不良
- PPS
  - 巩膜分化不良
    - 后神经嵴细胞
- MGDA 和 PPS 与眼缺损的关系不明确

• 遗传学
  - 散发性眼缺损
    - 非遗传性
    - 单侧；特别是孤立性 ODC
  - 非综合征性缺损
    - 典型常染色体显性
    - 鉴别许多特定的突变
  - 综合征型眼球缺损
    - 常染色体隐性
    - 通常是双侧的，特别是 CRC
    - 和三体综合征有关
    - 数十种综合征（CHARGE，Aicardi，Papillo-renal，COACH，Meckel，Warburg，Lenz）
  - MGDA
    - 通常是散发的；罕见家族性病例
    - 单侧的，家族病例除外
  - PPS
    - 典型的散发
    - 单侧，通常是孤立的畸形

• 合并畸形
  - 眼眶
    - 小眼球；视束及交叉萎缩
    - 眼球后部囊肿
    - 视网膜脱离（25%~40%）（ODC，MGDA）
    - 先天性视乳头小凹（ODC，MGDA）
    - 白内障；玻璃体动脉（ODC，MGDA）
    - 虹膜缺损（ODC）
    - PHPV，无虹膜（MGDA）
  - 综合征
    - 肾，CNS 和许多其他系统相关，特别是当双侧眼球缺损时

分期、分级和分类

• 单纯型眼球缺损（眼球及眼角膜正常）约为 15%
  - 预后最好

• 眼缺损合并小角膜（<30mm）约为 40%
  - 预后较好

• 小角膜和小眼球的眼缺损约为 40%
  - 预后较差

• 合并小眼球及球后囊肿的眼缺损约为 5%
  - 预后最差

直视病理特征

• 眼缺损（ODC/CRC）
  - 漏斗状眼底凹陷

• MGDA
  - 一簇白色的组织覆盖在扩大的视盘上

• PPS
  - 合并视盘凹陷

显微镜下特征

• 眼缺损（ODC/CRC）
  - 缺损处为凹陷的视神经，视网膜

• MGDA
  - 中心为血管结缔组织和神经胶质组织

• PPS
  - 巨大乳头周围缺损，巩膜变薄

临床问题

临床表现

• 最常见的体征 / 症状
  - 视力下降（VA）

• 其他体征 / 症状
  - 白瞳征
  - 虹膜参与导致典型的“锁孔”缺陷
  - 重症患者合并无眼畸形及小眼球
  - 相关综合征的特征

• 临床特征
  - 由视盘受累程度及视网膜脱离程度而定
    - 由视力差继发的斜视和眼球震颤
    - 视觉诱发电位减少

• 眼底镜检查
  - ODC
    - 视盘增大，凹陷
    - 可类似于青光眼
  - CRC
    - 白色边缘有色素
    - 从视盘向下延伸或低于视盘
  - MGDA
    - 组织中心为增大的，凹陷的视盘
    - 中央为一簇簇的组织，周围有色素环，类似于牵牛花
  - PPS
    - 中央凹陷为视神经
    - 视盘凹陷，其他正常；周围色素上皮萎缩

人群分布特征

• 性别
  - 无差异
    - 除外 MGDA：男 < 女（1 : 2）

• 流行病学
  - 眼缺损（非综合征）：1 : 12 000
  - MGDA 和 PPS：罕见

自然病史及预后

• 视力与视网膜状态相关

- 视网膜脱离导致明显的视力丧失
- 神经萎缩和白内障可能导致隐匿的视力丧失

治疗

- 屈光不正，斜视，弱视
- 视网膜剥离管理

诊断要点

关注点

- 眼底镜诊断眼缺损
- 影像证实眼部特征并评估合并畸形

读片要点

- 寻找综合征和系统联系

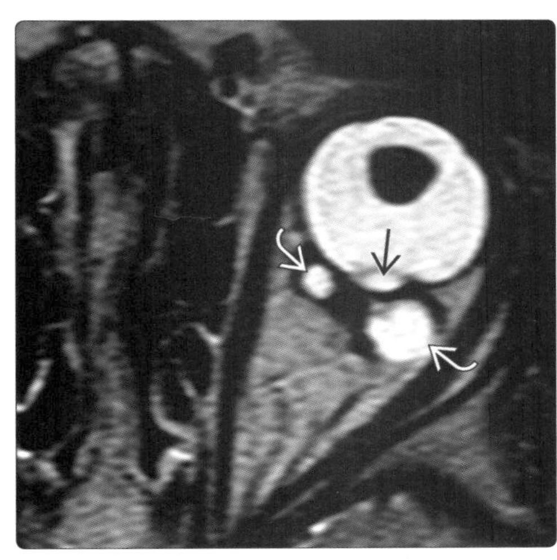

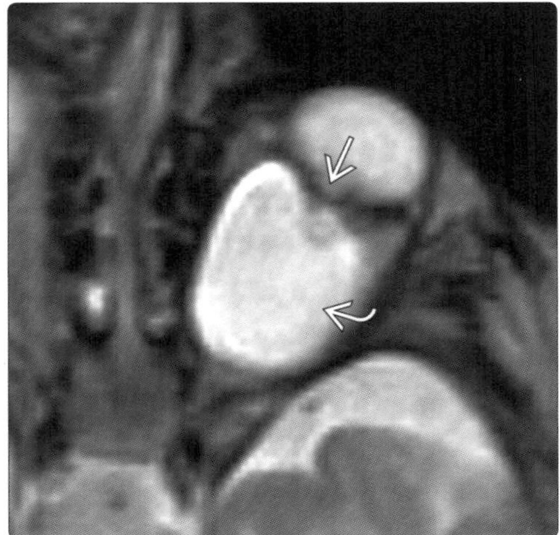

（左图）MR 横断位 T_2WI 脂肪抑制示左侧小眼球，眼球后部可见较大的缺损➡。两个相连的球后部囊肿➡，出现在眼球后部脂肪囊里。（右图）MR 横断位 T_2WI 脂肪抑制示一个有多发性先天缺陷的患者，左侧眼球后部可见小的缺损➡。可见一个相连的大的球后囊肿➡

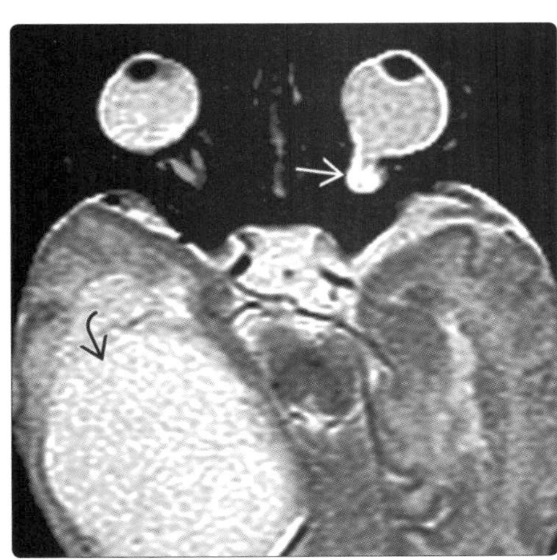

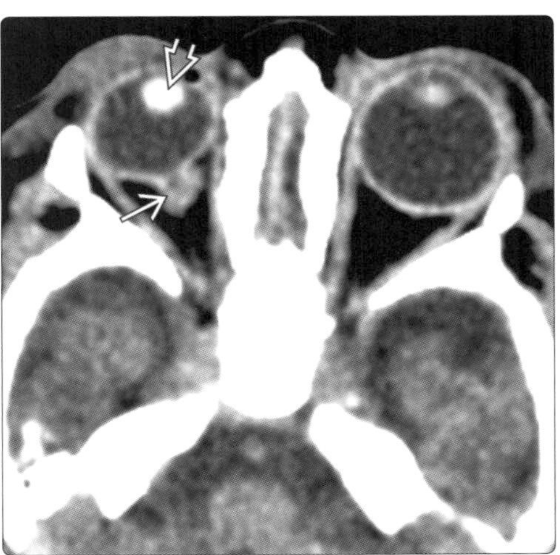

（左图）MR 横断位 STIR 示在一个 Aicardi 综合征患者，左侧眼球视神经入口处可见中等大小的缺损➡。可见一个大的脉络丛囊肿➡，这是 X- 连锁综合征患者的共同征象。（右图）一个 CHARGE 综合征的患者横断位增强 CT 示右眼球后可见小的缺损，伴有局灶性玻璃体脱出➡。右侧为小眼球，晶状体异常➡

关键点

术语

- 同义词：先天性泪囊囊肿

影像

- 在新生儿中与扩大的骨 NLD 连接的、边界清楚的、囊性的、单侧的或双侧的内眦区肿块
- 囊壁无或轻度强化（除非合并感染）
- 冠矢状位重建图像显示泪囊囊肿和 NLD、下鼻道相连

主要鉴别诊断

- 眼眶皮样和表皮样囊肿
- 后天获得性泪囊囊肿

病理

- Hasner 膜式闭锁（鼻泪管远端）导致泪液和黏液在鼻泪管中积聚

临床问题

- 近端病变：内眦区有小、圆、蓝色肿块，出生时或出生后不久即可发现肿块
- 远端病变：鼻气道阻塞，如果是双侧，可导致呼吸窘迫
- 最常见的婴儿泪道异常

诊断要点

- 断层成像评估病变沿泪道的范围，并且排除其他鼻窦原因导致的新生儿呼吸窘迫

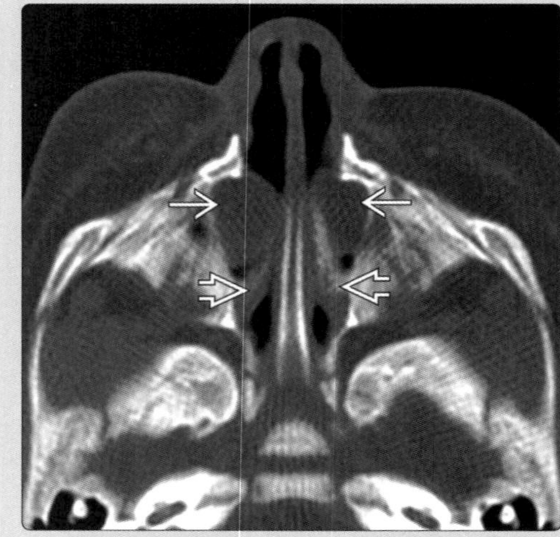

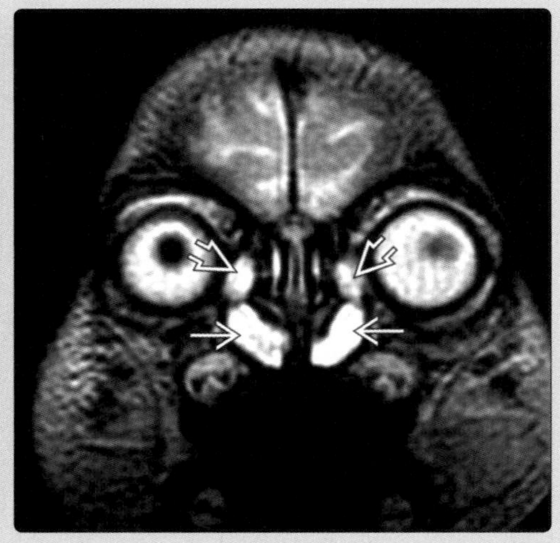

（左图）横断位 CT 示一个婴儿双侧下鼻道水平可见边界清楚，低密度肿块➡，和鼻泪管黏液囊肿表现一致。注意病变相对于下鼻甲的位置➡。（右图）MR 冠状位 T_2WI 示该患者不仅在鼻泪管下端➡，而且在泪囊水平➡黏液层也可见高信号

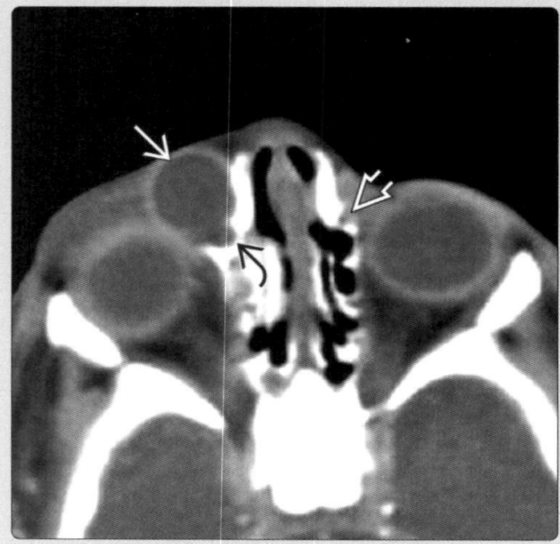

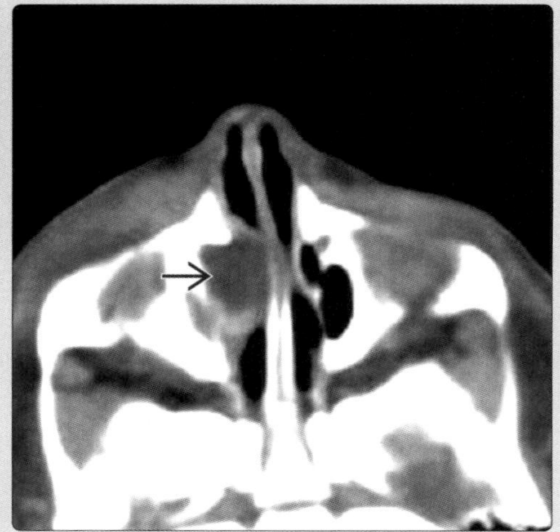

（左图）婴儿横断位增强 CT 可见一个囊性肿块➡，右侧内眦区可见囊壁强化，与黏液囊肿表现一致。眼眶前软组织肿胀，泪道扩张➡。注意正常的左侧泪囊窝➡。（右图）横断位增强 CT 示该患者黏液囊肿向下延伸至下鼻道水平➡。病变所在水平鼻腔阻塞

术 语

缩写
- 鼻泪管（NLD）黏液囊肿

同义词
- 先天性泪囊囊肿

定义
- NLD 近端或远端梗阻继发鼻泪管囊性扩张

影 像

一般特征
- 最佳诊断线索
  - 在新生儿中与扩大的骨 NLD 连接的、边界清楚的、囊性的、单侧的或双侧的内眦区肿块
- 位置
  - 分布沿泪囊至下鼻道 NLD 的内下面
- 大小
  - 可变；5～10mm，鼻内或眶内

CT 表现
- 平扫 CT
  - 内眦区或下鼻道低密度薄壁囊肿
    - 囊肿与扩大的 NLD 连通
- 增强 CT
  - 囊壁轻度强化（除非合并感染）

MR 表现
- T_1WI
  - 内眦区或下鼻道低信号，边界清楚的肿块
- T_2WI
  - 由于液体成分呈明显高信号
- 增强 T_1WI
  - 囊壁无或轻微强化

成像推荐
- 最佳影像方案
  - 薄层横断位 CT 骨窗
    - 迅速，对镇静的需求小
    - 排除鼻后孔闭锁导致的气道梗阻
- 推荐检查方案
  - 冠状、矢状位重建显示泪囊囊肿与扩张的鼻泪管相连，延伸到下鼻道

鉴别诊断

眼眶皮样囊肿和表皮样囊肿
- 外侧 > 内侧眼角
- 50% 脂肪密度，周边可强化，可有钙化

泪囊突出
- 获得性泪囊囊肿

病 理

一般特征
- 病因
  - Hasner 膜式闭锁（鼻泪管远端）导致泪液和黏液在鼻泪管中积聚
  - 鼻泪管囊状扩张与解剖变异压迫近端开口

临床问题

临床表现
- 最常见的体征 / 症状
  - 主要表现（近端病变）
    - 出生时或出生后不久发现内眦区小、圆形、蓝色肿块
  - 主要表现（远端病变）
    - 鼻气道阻塞如果为双侧表现为呼吸窘迫
    - 鼻腔下鼻道黏膜下肿块
- 其他体征 / 症状
  - 内侧眼角撕裂、结痂
  - 眼眶前蜂窝织炎
- 临床特征
  - 婴儿内眦区 ± 鼻腔团块

人群分布特征
- 年龄
  - 婴儿期；通常为 4 天至 10 周
- 性别
  - 男 < 女，1 : 3
- 流行病学
  - 婴儿泪道最常见的畸形
  - 新生儿鼻塞最常见病因
    - 第 1 位是黏膜水肿，第 2 位是鼻后孔闭锁
  - 单侧 > 双侧

自然病史及预后
- 90% 的单纯远端梗阻（先天性泪道狭窄）在 1 岁前自然消退
- 建议在感染发生前进行干预，以防止鼻腔阻塞、泪囊炎和永久性后遗症

诊断要点

关注点
- 横断面成像用于评估泪道病变程度且可排除新生儿呼吸窘迫的其他鼻窦原因

眼眶皮样和表皮样囊肿

关键点

术语
- 发育性眶外胚层包涵体囊肿导致迷芽瘤样肿块
- 皮样囊肿：包含真皮及其附属物
- 表皮样囊肿：无真皮附属物

影像
- 眼眶外上区域囊性，边界清楚的肿块，含有脂质、液体等混合成分
- 可含有碎片或液平
- 临近眼眶骨膜，骨缝走行区域
- 眼眶外上区域，额颧缝走行区域
- 大多数病变的骨重塑
- 鉴别特征
  - 皮样囊肿：典型表现含有脂肪；密度不均质
  - 表皮样囊肿：密度和信号和液体相似，更均匀

主要鉴别诊断
- 眼眶骨膜下脓肿
- 眼眶皮脂腺瘤
- 泪囊囊肿
- 额窦或筛窦黏液囊肿

病理
- 颅缝闭合部位外胚层成分包埋导致
- 囊肿被覆角化鳞状上皮

临床问题
- 眶周质硬，固定，无压痛肿物
- 生长缓慢；可能会感染破裂
- 手术切除是有效的办法

诊断要点
- 特征明显，但是位置较深或者感染的病灶可能不易诊断
- 脂肪的存在本质上是病理征象

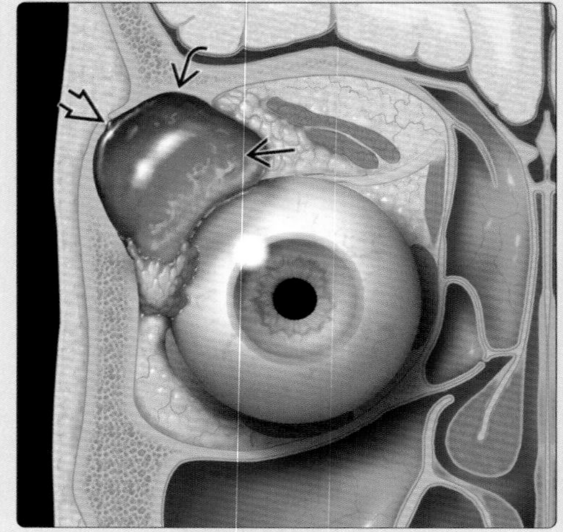

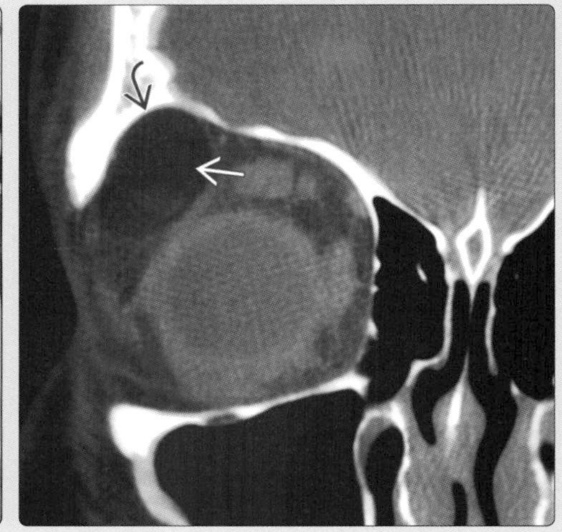

（左图）冠状图显示颞上皮样囊肿➡位于右侧眶额颧骨缝合附近➡。注意肿物以及骨重塑➡对眼球的影响。（右图）冠状位 CT 骨窗示右侧眼眶➡外上象限一个卵圆形，边界清楚的囊性肿物。即使在骨窗上，脂肪密度也很容易分辨出来。临近眼眶可见明显的骨质重构➡

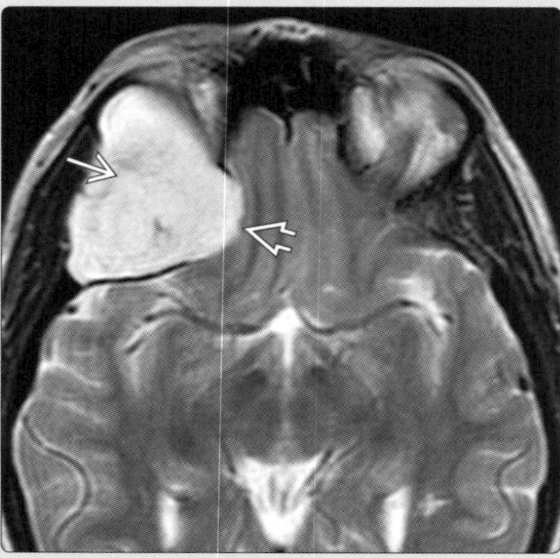

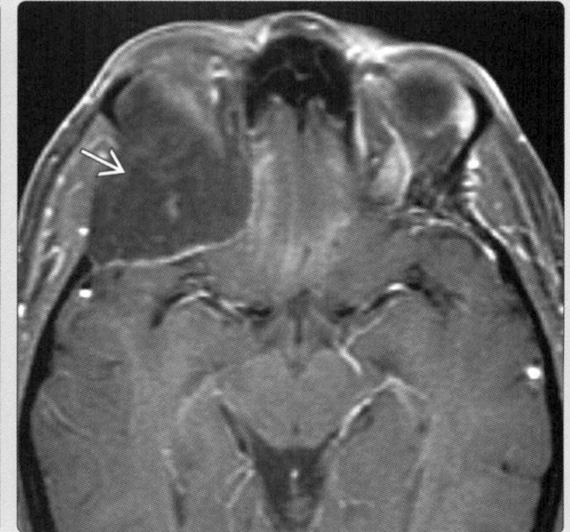

（左图）MR 横断位 T_2WI 示右侧眼眶外上象限深部可见一个大的分叶状肿块➡。该表皮样囊肿呈液体信号，内部不均质。邻近骨眼眶和颅底明显变薄➡。（右图）MR 横断位增强 T_1WI 脂肪抑制示该患者表皮样囊肿➡表现为低信号，形态不规则，无强化。病灶在 T_1WI 上显示信号相同（未显示），无脂质信号

术 语

术语

- 发育性眶外胚层包涵囊肿
- 皮样囊肿 = 表皮皮样囊肿
- 表皮样囊肿 = 表皮或上皮样囊肿

定义

- 先天性上皮包涵体引起眼眶囊性迷芽瘤样肿物
  - 迷芽瘤 = 由组织学上正常但位于异常部位的组织组成的肿瘤
- 皮样囊肿
  - 上皮成分加真皮结构，包括真皮附属物
- 表皮样囊肿
  - 无真皮附属物的上皮结构

影 像

一般特征

- 最佳诊断线索
  - 眼眶外上象限囊性，边界清楚，含有脂质，液体的成分混杂的肿物
- 位置
  - 邻近眼眶骨膜，近颅骨缝处
  - 大部分位于眼眶外上区域，额颧骨缝走行区域（65%~75%）
- 大小
  - 典型者位于浅表部位 <1~2cm
  - 深部复杂病变较大
- 形态
  - 卵圆形，边界清楚的囊性肿块
  - 大多数可见薄壁（75%）
  - 囊肿周围没有软组织成分（80%）
- 亚型
  - 浅表的（简单的、外生的）
    - 典型的较小、孤立的和圆形肿物
    - 幼儿期出现
  - 深部（复杂的，内生的）
    - 更隐匿、广泛的骨性改变
    - 如伸入颞窝，呈哑铃状
- 组成成分
  - 内含脂肪及液体成分
  - 脂质成分在 40%~50% 的病变中明显存在
  - 可能成分混杂或含有碎片
  - 5%~10% 的病灶含有液 - 液平面
- 鉴别特征
  - 皮样囊肿：典型表现含有脂肪；密度不均质
  - 表皮样囊肿：密度和强度与液体相似；密度更均匀

平片表现

- 平片
  - 圆形透亮骨边缘可见硬化

CT 表现

- 平扫 CT
  - 低密度脂肪含量约为 50%
    - 密度 −80 ~ −30HU
  - 钙化 15%
    - 囊壁细或点状的钙化
- 增强 CT
  - 边缘轻度强化
  - 边缘不规则强化提示可能为破裂或炎症反应
- CT 骨窗
  - 大多数病变的骨重塑（85%）
    - 骨受压；呈光滑弧形边缘
    - 骨变薄；可能出现局灶性裂开
    - 骨隧道、裂缝或凹坑可达 1/3，表现为哑铃状
    - 浅表病变的骨改变不常见

MR 表现

- T_1WI
  - （cf. 玻璃体）如果是脂肪成分呈明显高信号
  - 否则为等信号或稍高信号
- T_2WI
  - 等信号或轻度低信号（cf. 玻璃体）
  - 可见非均质碎片
- DWI
  - 表皮样囊肿（和一部分皮样囊肿）表现为扩散受限
- 增强 T_1WI
  - 囊壁轻度强化
  - 如果破裂可表现为广泛炎症改变
- 脂肪抑制序列
  - 皮样囊肿可表现为脂肪抑制信号

超声表现

- 灰度超声
  - 适用于没有向深部延伸的浅表病变的评估
  - 高内反射率；可变衰减
  - 碎片可能会影响囊性的测定

成像推荐

- 最佳影像方案
  - CT 通常能够提供足够的诊断证据
    - 幼儿一般不需镇静
- 推荐检查方案
  - MR 与 CT 不同，在儿童中通常需要镇静
  - MR 可应用于 CT 或临床表现不典型，特别是伴有病变的生长的病例

鉴别诊断

眼眶骨膜下脓肿

- 临床：类似皮样囊肿
- 影像：边缘增强，骨膜下积液，通常伴有广泛的鼻窦炎

眼眶皮脂腺瘤
- 临床：眼角质软，实性肿块
  - 局限于前结膜位置
- 影像：巩膜外均质性脂肪
  - 无碎屑或液面

泪囊囊肿
- 临床：泪囊肿胀和炎症
- 影像：腺体内液体密度和信号

额窦或筛窦黏液囊肿
- 临床：慢性阻塞性鼻窦炎
  - 息肉病与非侵袭性真菌性鼻窦炎
- 影像：可膨胀阻塞额窦
  - 骨变薄与骨重塑

眼眶横纹肌肉瘤
- 临床：儿童增大的眼眶肿物
- 影像：眼眶局灶性或浸润性肿块 ± 骨破坏

病 理

一般特征
- 病因
  - 先天性真皮包涵囊肿
  - 表面外胚层的封闭隔离
  - 典型的位于胚胎颅缝闭合处
  - 后天性表皮样细胞可能发生在手术或创伤（着床囊肿）之后

显微镜下特征
- 囊肿内衬角化鳞状上皮
- 部分可见肉芽肿反应，特别是深部病变
- 可能会提供破裂的证据，特别是皮样囊肿
  - 内衬破裂（急性或偏远）
  - 40% 会出现炎症改变
- 皮样囊肿
  - 皮脂腺和毛囊、血管、脂肪和胶原蛋白
  - 含有角蛋白、皮脂腺分泌物、脂代谢物和头发
  - 少数人含有汗腺（20%）
- 表皮样囊肿
  - 无附件结构
  - 充满角质碎屑和胆固醇

临床问题

临床表现
- 最常见的体征 / 症状
  - 眉弓外侧圆形，实性肿物
  - 无痛，生长缓慢
- 其他体征 / 症状
  - 90% 无痛，如果破裂会出现炎症反应
  - 相对固定在底层骨上
- 临床特征
  - 童年出现最常见
    - 眼眶边缘皮下结节
    - 较小的病变会导致小的眼球移位
  - 成人症状
    - 更常见的是眼眶边缘深部
  - 可能出现破裂（10%～15%）
    - 继发于外伤或自发性破裂
    - 急性炎症如蜂窝织炎或炎性假瘤
    - 可导致神经症状
  - 肿物较大会出现占位效应
    - 眼球运动受限引起复视
    - 眼球或视神经损害

人群分布特征
- 年龄
  - 通常出现在儿童或青少年时期
  - 单纯的浅表性病变常出现在婴儿期
  - 可能在任何年龄出现
  - 有时会出现在成年人身上，并在几个月内显著增长
- 流行病学
  - 眼眶最常见的非炎性占位性病变
    - 占儿童眼眶病变的 1/2
    - 90% 的眼眶囊性病变
  - 10% 的头颈部皮样 / 表皮样囊肿发生在眶周区域

自然病程及预后
- 良性病变，通常出于对外观的考虑
- 生长非常缓慢，通常休眠数年
  - 儿童时期出现，但是小且不生长
  - 青壮年可能在快速生长阶段出现症状
- 破裂后突然生长或变化
  - 明显炎症反应或增大

治疗
- 手术切除是有效的治疗方法
  - 必须切除整个囊肿以防止复发，包括骨膜界面生长中心
  - 眉毛或眼睑皱褶切口最常见
    - 入口取决于眼眶的位置
  - 儿童早期明显的病变应切除，以避免创伤性破裂
- 近期报道用十二烷基硫酸钠治疗成功的案例
- 类固醇或非甾体类药物消除破裂病变的炎症反应
- 无症状的小病变可随访观察
  - 尤其是小表皮样组织，破裂时炎症反应较少

诊断要点

关注点
- 典型病变的特征是独特的，但深或发炎的病变可能会不易诊断
- 皮样或表皮样囊肿不同于皮脂腺瘤

影像诊断要点
- 脂肪的存在本质上是病理征象
- 复杂病变的延伸范围可能在临床上不明显，因此需要进行影像学检查

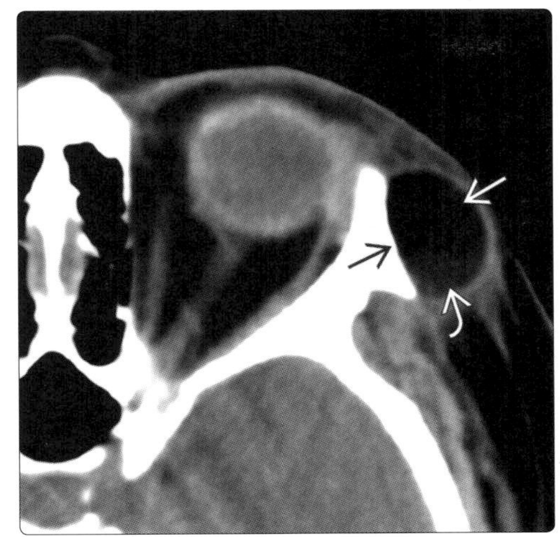

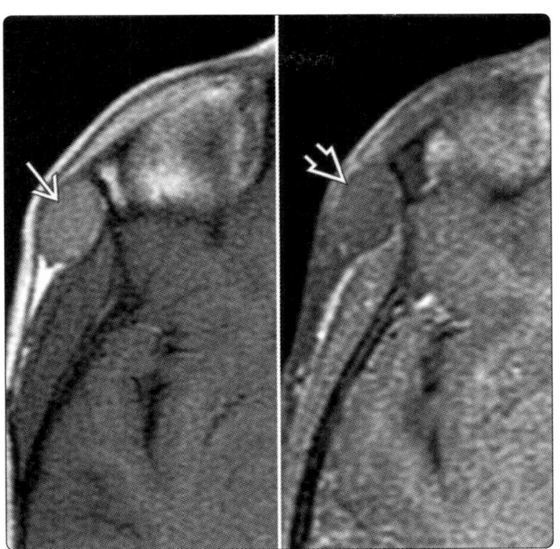

（左图）横断位平扫 CT 示眼眶外侧附近颞骨窝有卵圆形肿块➡。该皮样囊肿呈脂肪密度，其内可见少许碎片呈稍高密度↪。注意邻近骨的重建→的宽扇形。（右图）横断位 MR 图像示另一个位于眼眶外侧颞窝的皮样囊肿 T_1WI ➡和增强 T_1WI 脂肪抑制可见⇨。病变呈信号脂肪饱和抑制，表明含有脂肪成分

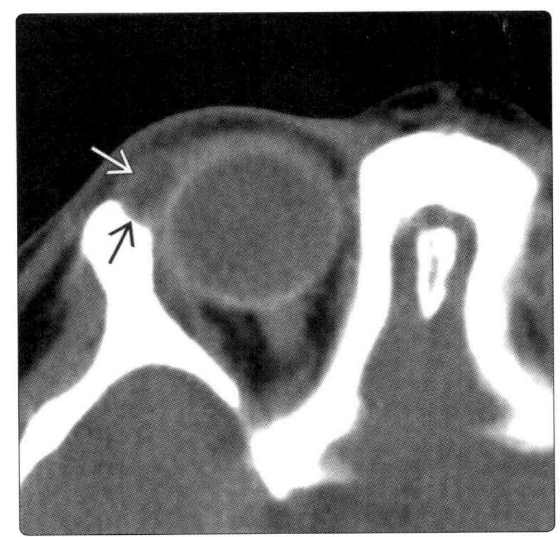

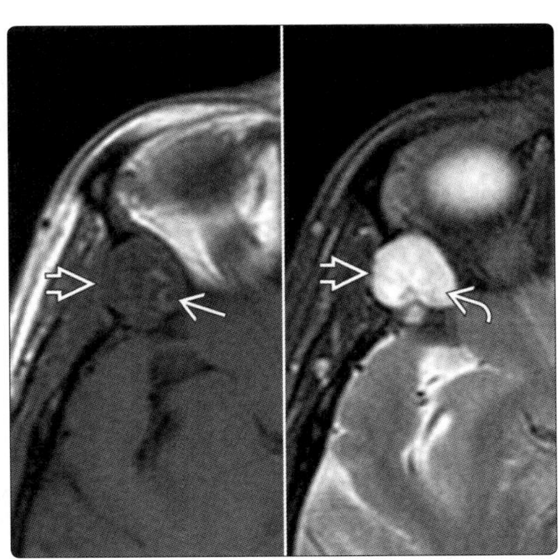

（左图）婴儿的横断位平扫 CT 可见一个示眼眶外侧缘➡一个先天性肿块，表现为表皮样囊肿典型的液体密度。注意相邻眼眶骨→的平滑扇形。（右图）横断位 MR 图像显示深部表皮样囊肿，在 T_1WI ➡和 T_2WI ↪显示。病灶表现为液体信号，不含脂肪成分。眶外侧壁呈良性变薄改变⇨

眼眶蜂窝织炎

关键点

术语

- 眼眶间隙
  - 骨膜反应从眼眶到眶内

影像

- 眼眶周围或眼眶软组织增厚和水肿组织 = 蜂窝织炎及（或）脓液
- 低密度，边缘强化
  - 多数为可引流骨膜下脓肿（SPA）
  - 20% 为蜂窝织炎，无引流脓液
- 常见肌炎
  - 眼外肌肿胀（EOMs），± 异常增强
- ± 鼻窦炎的眶外并发症

主要鉴别诊断

- 特发性眼眶炎性假瘤
  - 边界不清软组织肿块，可强化
  - 肌炎型表现为眼外肌肿胀：最常见的模式
  - 泪腺型：第二常见形态
  - 眶隔前炎型：球后眼眶前肿胀
  - 弥漫性眶内、外病变
  - 眶尖型（位于眶尖，向颅内延伸）
- 眼眶结节病
  - 非干酪性肉芽肿病
  - 眼眶肿块占位效应涉及眼眶多个结构
- 眼眶淋巴增生性病变
  - 从良性淋巴组织增生到恶性淋巴瘤（在儿童不常见）
  - 可位于眼眶任何位置

（左图）横断位图像显示，感染从筛窦通过筛骨板蔓延到眼眶内侧。骨膜下脓肿，使视神经处于危险状态。（右图）横断位增强 CT 示一位 18 岁患者右眼肿胀，眼眶➡和后间隔➡蜂窝织炎，眼球轻度突出，未见局灶性脓肿形成

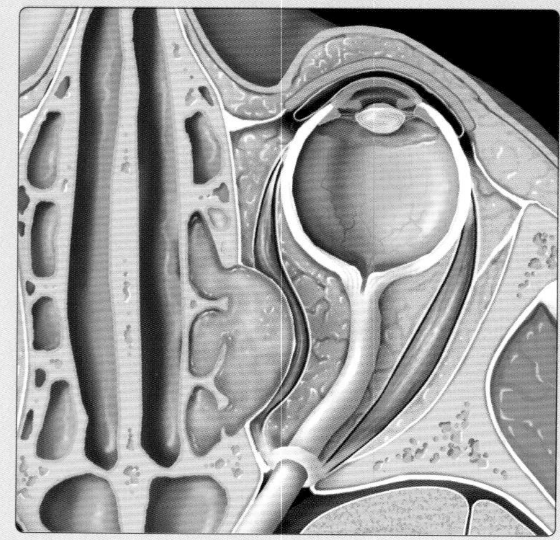

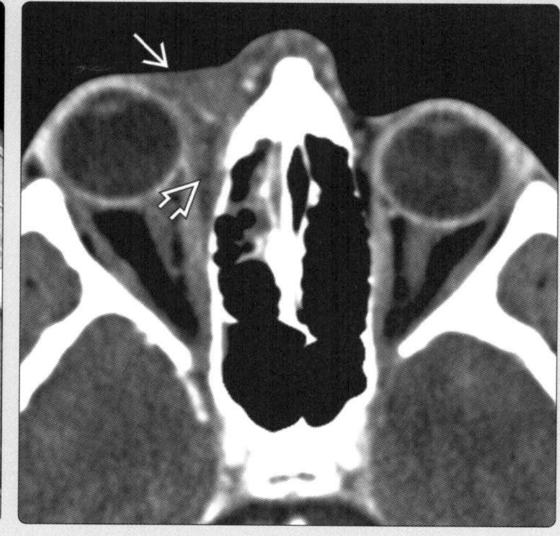

（左图）MR 横断位增强 T_1WI 示一位 6 岁的患儿，表现为继发于鼻窦炎的蜂窝织炎，眼眶前软组织➡，隔后眶内➡软组织及眶外↗脂肪明显肿胀，并可见明显强化。（右图）横断位增强 CT 示一个儿童筛窦炎合并多种并发症：眶前蜂窝织炎➡，隔后蜂窝织炎，含气的骨膜下脓肿➡使增粗的左内直肌➡移位，眼球突出

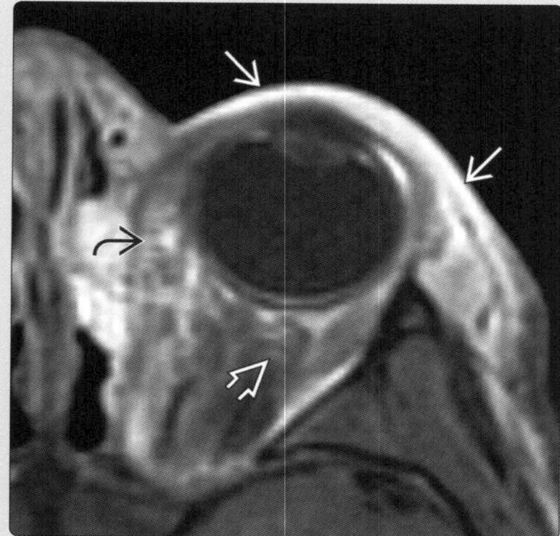

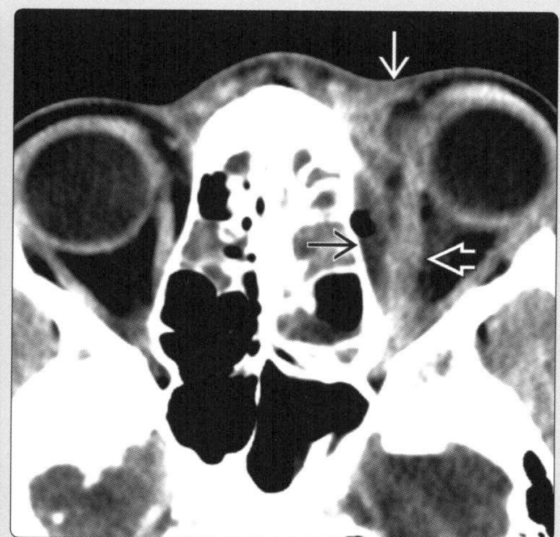

术 语

定义

- 眶隔
  - 骨膜反应从眼眶骨到眼睑睑板

影 像

一般特征

- 最佳诊断线索
  - 眶周或眼眶软组织增厚水肿 = 蜂窝织炎
  - 低密度，边缘强化，骨膜下脓肿
    - 大部分为可引流脓肿 [(骨膜下脓肿（SPA)]
    - 20% 为蜂窝织炎，无引流脓肿
- 位置
  - 眶隔前：病变局限于眼眶周围软组织、眶间隔前
  - 后间隔：病变位于眶隔后
    - 眼内：眼外肌（EOMS）形成的肌锥内
    - 眶外的：后间隔眼眶骨与眼外肌之间
    - 骨膜下：眼眶与眶骨膜之间
  - 合并肌炎是常见的
    - 肿胀的 EOMS，± 异常增强
  - ± 眶外并发症鼻窦炎
    - 额骨髓炎，脑膜炎，硬膜下积液，脓胸，脑炎，实质脓肿

成像推荐

- 最佳影像方案
  - 增强 CT：轴向和冠状面重建图像
  - MR 增强：利于鼻窦炎及颅内并发症的评价
- 推荐检查方案
  - 选择 STIR 或脂肪抑制自旋回波 T_2 均可

CT 表现

- 增强 CT
  - 眶周（或）眶内脂肪浸润
  - 弥漫性轻度强化
  - ± 骨膜下积脓
  - 如果合并肌炎，可伴 EOM 增粗

MR 表现

- T_1WI：脂肪浸润，呈低信号
- T_2WI：不均质高信号
- DWI：除非有脓肿，否则无弥散受限
- 增强 T_1WI 脂肪抑制：增强可见弥漫性不均匀强化

鉴别诊断

特发性眼眶炎性假瘤

- 亚急性感染
- 边界不清，眼眶内可见弥漫性肿块样强化
  - 单侧或者双侧
  - 按感染范围分类
    - 肌炎型表现为眼外肌肿胀
      - 最常见的形式
      - 上复合体和内直肌是最常受累的肌肉
      - 涉及肌腱及腱鞘
    - 泪腺型
      - 第二常见的感染形式
    - 眶隔前炎型：眼球，球后眼眶肿胀
    - 弥漫性眶内眶外感染
      - 通常呈肿块型，但一般不会压迫眼球，或侵蚀骨骼
    - 眶尖型（位于眶尖，向颅内延伸）
      - 不常见；涉及眶尖，向后伸至破裂孔
  - 疾病不同形式
    - Tolosa-Hunt 综合征：感染经眶上裂延伸至海绵窦

眼眶结节病

- 非干酪性肉芽肿性疾病
- 眼眶内可见多发软组织增大或肿块
  - 泪腺弥漫性浸润最常见
  - 视神经鞘增厚、强化
  - 非对称性 EOM 浸润→ EOM 增粗
  - 眶内软组织肿块
  - 眼睑及眶周 / 间隔前浸润

眼眶淋巴增生性病变

- 范围从良性增生到显性淋巴瘤（在儿童中不常见）
  - 淋巴样增生：反应性增生为良性增生，不典型增生为交界性
  - 非霍奇金淋巴瘤：低度恶性小 B 细胞淋巴瘤最常见［尤其是黏膜相关淋巴组织（MALT）］
- 眼眶多发肿物

病 理

一般特征

- 病因
  - 鼻窦炎是儿童眶周 / 眼眶蜂窝织炎最常见的病因，蜂窝织炎是鼻窦炎最常见的并发症
    - 高达 3% 的鼻窦炎患者会出现蜂窝织炎
    - 也可为先于鼻窦炎的体征和症状
    - 通常继发于筛窦炎
    - 偶发性鼻窦炎的潜在病因
      - 鼻泪管黏液囊肿
      - 上颌窦后鼻孔息肉
      - 鼻窦异物
    - 牙源性鼻窦炎
- 其他原因：外伤、异物、皮肤感染；少数视网膜母细胞瘤出现为眼眶蜂窝织炎
- 相关畸形
  - 额骨髓炎 [Pott 肿瘤（PPT)]
    - 额蜂窝织炎，± 帽状腱膜下脓肿
    - 额骨溶解性病变是潜在的

- 脑膜炎
  - 脑膜异常强化
- 硬膜下或硬膜外积液
  - 积液无边缘增强或扩散受限
- 积脓
  - 硬膜外（梭形）或硬膜下（新月）外脓液积聚
  - DWI 上的弥散受限（信号强度增加）
  - 通常伴有周围硬膜强化
  - 非强化的积液可能是无菌的（即是渗出而不是脓）
- 脑炎
  - 无边缘强化的无定形的脑内水肿
- 脓肿
  - 脑内圆形或卵圆形脓液积聚
  - 脓肿壁环形均匀强化
  - DWI 高信号，ADC 低信号
- 眼上静脉和（或）海绵窦血栓形成

分期、分级和分类

- Chandler 分类：鼻窦炎的眼眶并发症
  - 眼眶前蜂窝织炎
    - 眶隔前炎症
    - 眼睑水肿
    - 无压痛、视力丧失或 EOM 运动受限（眼肌麻痹）
  - 无脓肿眶蜂窝织炎
    - 眶脂肪弥漫性隔后水肿
  - 眶蜂窝织炎伴骨膜下脓肿
    - ± 眼球突出、视力下降或 EOM 运动受限
  - 眶脂肪脓肿伴眶蜂窝织炎
    - 通常是严重的眼球突出，视力下降，EOM 运动受限
  - 眶静脉炎继发海绵窦血栓形成：单侧或双侧

显微镜下特征

- 微生物学
  - <10 年：通常为单一有氧生物
    - 肺炎链球菌，流感嗜血杆菌，卡他莫拉菌，化脓性链球菌
  - 10～15 年：混合，大部分是有氧生物
  - >15 年：混合、有氧和厌氧
  - 肺炎链球菌近期减少，金黄色葡萄球菌（耐甲氧西林）增加
  - 在儿童中很少由真菌引起：曲霉菌

临床问题

临床症状

- 最常见的体征 / 症状
  - 取决于感染程度
    - 眼睑肿胀，红肿，压痛，发热
    - 球结膜水肿，突出
    - 眼肌麻痹导致复视
    - 视力下降
    - 视神经、硬膜鞘或血管供应受压的相对传入性瞳孔缺损（Marcus Gunn pupil）
- 其他体征 / 症状
  - 脑神经麻痹（CN Ⅲ，Ⅳ，Ⅴ，Ⅵ）并海绵窦血栓形成
  - 癫痫发作，如果与颅内并发症相关的精神状态变化

人群分布特征

- 年龄
  - 50% 的患儿年龄 <4 岁

自然病史及预后

- 经合适的治疗预后良好
- 很少致盲

治疗

- 影像学指征
  - 眼眶增强 CT：视力明显下降或眼肌麻痹
  - 使用适当的抗生素，症状无改善或恶化
  - 患者眼睑严重水肿，怀疑骨膜下或眼眶脓肿，评估妨碍视力和 EOM 运动能力
- 药物管理 = 静脉注射抗生素
  - 广谱抗生素
  - 加入克林霉素进行厌氧菌覆盖，特别是 10～15 岁的患者
- 手术管理适应证
  - 骨膜下脓肿（非绝对指征）
    - 年幼的孩子可能只需要抗生素
    - 更积极的外科引流术（年龄较大的儿童）
    - 视神经或视网膜损害引起的视觉障碍
  - 眼眶脓肿
  - 额窦引流术治疗骨髓炎
  - 颅内脓肿很少需要手术引流术；大多数可通过抗生素治疗来解决

诊断要点

读片要点

- 骨膜下脓肿与蜂窝织炎可能难以区分
- 海绵窦血栓形成可能是潜在的
  - 如果是单侧的话，可将大小、形状和增强程度与对侧比较
- 寻找鼻窦炎和鼻窦炎眶外并发症的潜在原因
- MR 可提示是否合并颅内并发症

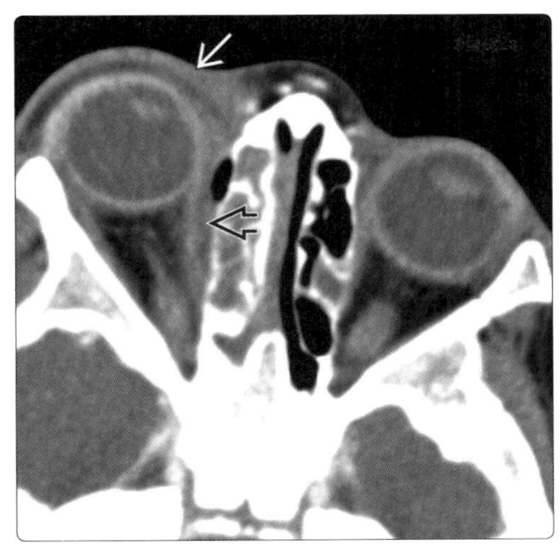

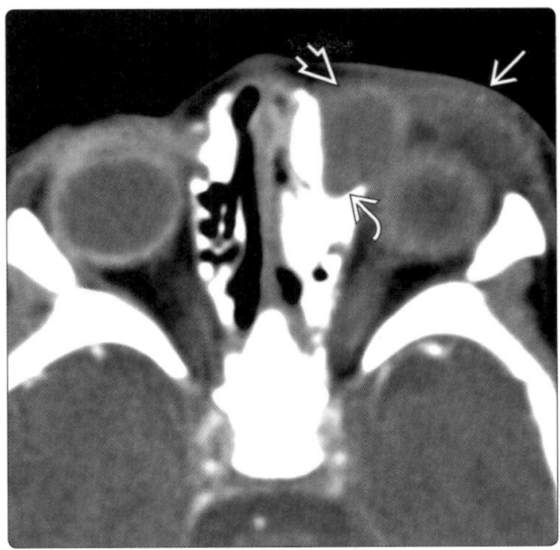

（左图）横断位增强CT示一个2岁的发热患者，筛窦浑浊，隔前→隔后⇨蜂窝织炎，眶外可见气体，右侧内直肌偏斜，眼球轻度突出。（右图）横断位增强CT在一个9天大的患者表现为眼部肿胀，左眼眶前肿胀，鼻泪管黏液囊肿，泪囊⇨和泪窝↪近端增大。眶前软组织肿胀→，与黏液囊肿相关的鼻腔远端部分（未显示）

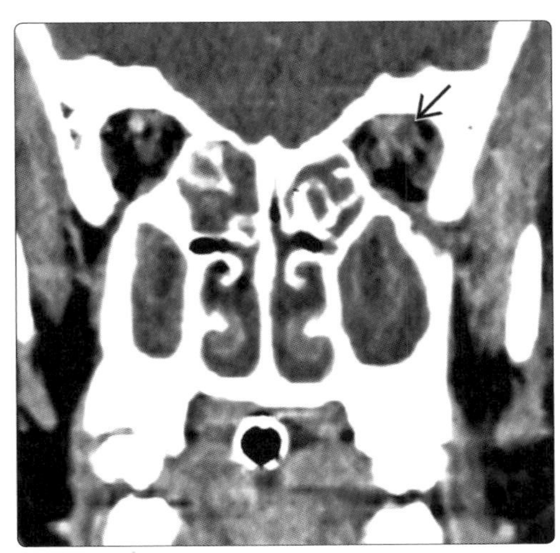

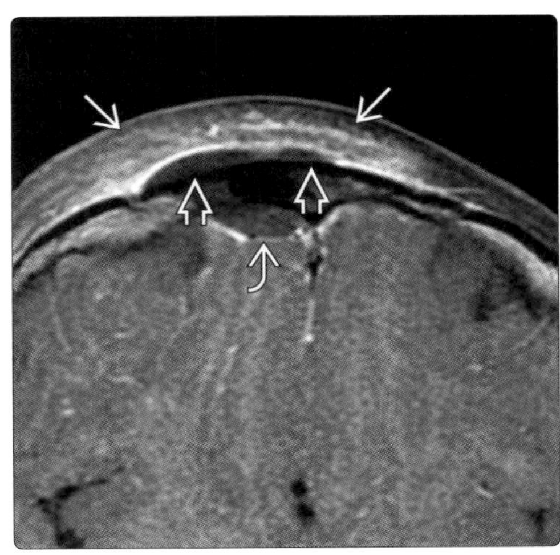

（左图）冠状位增强CT在一个儿童表现为血管炎和左上眼静脉血栓形成。静脉扩张，不增强→。（右图）MR横断位增强T_1WI示一例7岁儿童Pott瘤的典型表现。前额软组织肿胀，可见强化→，外周可见少量骨膜下积液⇨，增强可见边缘强化。另外，颅内硬膜外积液较少↪，经抗生素治疗后可得到解决

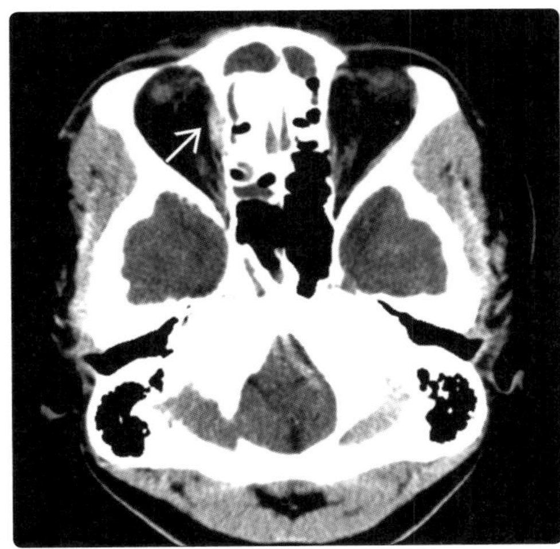

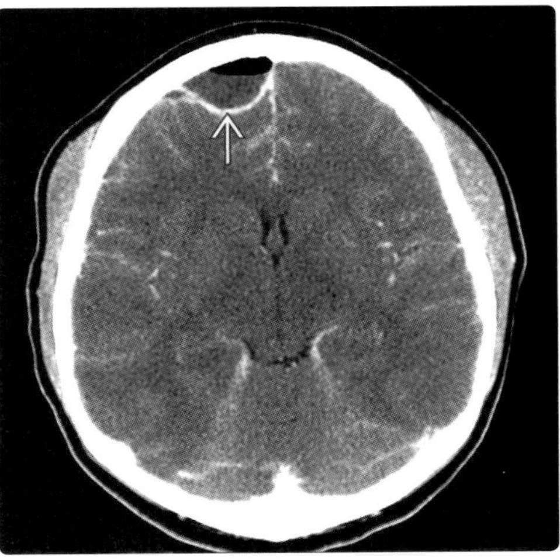

（左图）横断位头颅增强CT示一位以头痛和发烧为主的16岁的女孩表现为额窦浑浊，筛窦部分浑浊，右侧眼眶内侧可见少量蜂窝织炎→。（右图）横断位头颅增强CT示该患者硬膜外脓肿→边缘可见强化。其内可见液平面，提示部分脓液排除

关键点

术语
- 先天性脉管畸形为淋巴管 ± 静脉畸形

影像
- 边界不清，分叶，分布范围较广
- 伴有液 - 液平面的囊性区域
- 混杂血液、淋巴以及蛋白等液体成分
- CT 低密度伴密度较高的出血灶
- MR T_1WI 和 T_2WI 表现为混杂高信号
- 不均质强化，囊肿边缘强化
  - 静脉成分强化更弥漫，更明显
- 超声（US）表现为不均质低回声
- 最佳成像工具：眼眶 MR FS

主要鉴别诊断
- 眼眶静脉畸形
- 眼眶静脉曲张
- 婴儿血管瘤
- 丛状神经纤维瘤
- 横纹肌肉瘤
- 淋巴增生性病变
- 特发性炎性假瘤

病理
- 先天性非肿瘤性脉管畸形
- 扩张的淋巴管增生异常 ± 静脉畸形

临床问题
- 具有眼球突出和运动受限的占位效应
- 存在于婴儿和青年
- 由于急性出血可导致体积迅速增大
- 由于手术风险常选择保守治疗
- 手术切除困难，常复发

诊断要点
- 血液成分和液 - 液平面具有高度提示作用

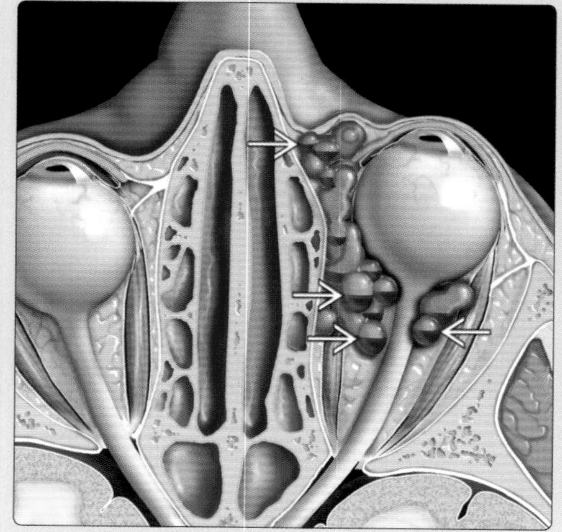

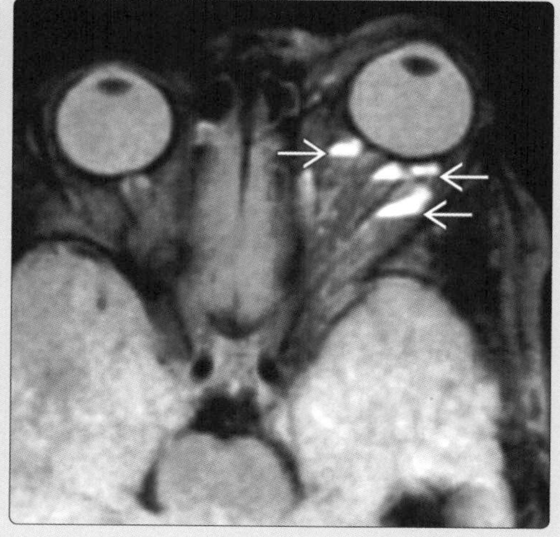

（左图）轴向图显示眼眶淋巴畸形的典型特征。注意这个病变的多腔隙性，以及跨腔隙性，可分布于肌锥内、管内、肌锥外眼眶。也要注意液液平面➡是这个病变的一个特征性表现。（右图）MR 横断位 T_2WI 脂肪抑制示一位眼球突出的幼儿表现为跨区域的复杂的畸形。存在于多个腔隙，其内由于出血可见液 - 液平面➡

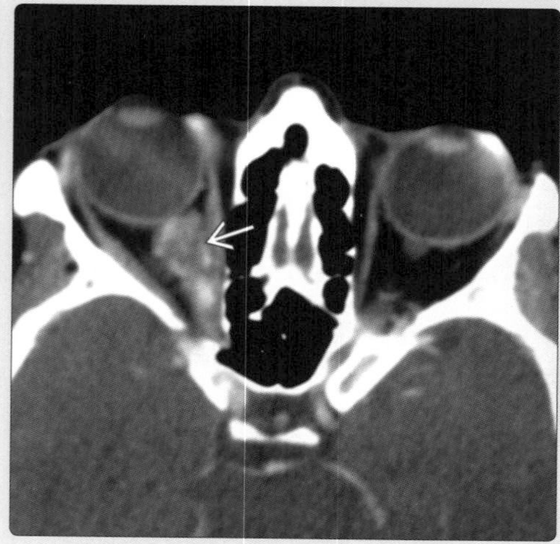

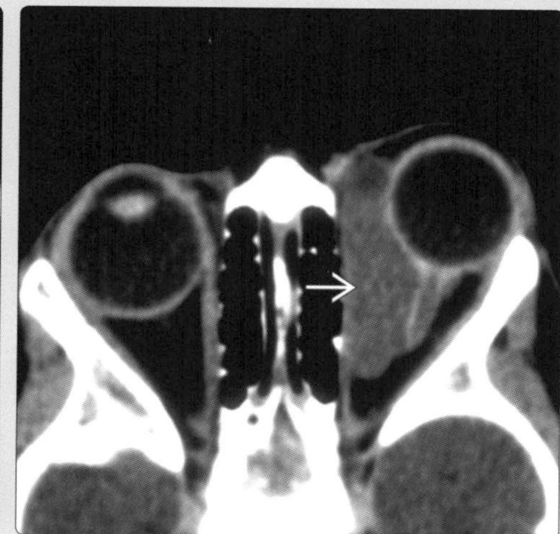

（左图）横断位增强 CT 示眼眶内可见一个形态不规则肿块，边缘呈分叶状，不均匀强化➡，为混合性静脉淋巴畸形。（右图）横断位增强 CT 示一个囊性、边界清楚的肿块，增强未见强化，左内侧眶➡隐约可见囊壁。肿块为单房，未见液平面，但是仍跨越眶内眶外多个间隙

术 语

缩写

- 淋巴管畸形（LM）

同义词

- 当合并静脉成分时称静脉淋巴管瘤畸形（VLM）
- 旧术语：淋巴管瘤，囊性湿疣

定义

- 先天性脉管畸形包含淋巴管 ± 静脉成分

影 像

一般特征

- 最佳诊断线索
  - 边界不清，分叶状，跨腔隙肿物
  - 囊性肿物，可见液－液平面，含有血液成分，可见不规则不同程度的强化
- 位置
  - 浅表的：常局限于结膜
    - 相对常见的 VLM
  - 深部的：沿伸入眶内
    - 眶外 > 眶内，但常发生于多个相邻的间隙
- 大小
  - 从几毫米（浅表的）至几厘米（深部）
- 形态
  - 边界不规则，多房囊性病变，其内可见液平面
  - 边缘清晰的非典型静脉病变类似眼眶海绵状血管瘤

CT 表现

- 平扫 CT
  - 形态不规则，囊性，低密度肿块
  - 出血区域→血红蛋白呈混杂高密度
  - 可见点状钙化或静脉石
- 增强 CT
  - 囊壁可见不同程度强化
  - 静脉成分弥漫性明显强化
- CT 骨窗
  - 大病灶可导致骨重塑

MR 表现

- T_1WI
  - 分叶状、边界不清楚的肿物
  - 囊性肿物内血液、淋巴液、蛋白液会形成信号不同的液－液平面
  - 出血时期不同；亚急性出血为高信号
- T_2WI 脂肪抑制
  - 分叶状，明显液体样高信号
  - 液－液平面显示不同信号对应不同时期的出血
  - 无血流信号（与婴儿血管瘤不同）
- 增强 T_1WI 脂肪抑制
  - 不同程度的强化，典型强化为囊肿边缘强化
  - 如果存在明显的静脉成分，则表现为更明显的不规则强化
  - 急性加重期可见无强化血栓

超声表现

- 灰度超声
  - 内部不均质回声
  - 囊内血液和淋巴液为低回声
  - 囊壁高回声

成像推荐

- 最佳影像方案
  - 眼眶 MR 增强的脂肪抑制序列
- 推荐检查方案
  - 头颅 MR 显示颅内相关异常

鉴别诊断

眼眶静脉畸形

- 临床：上睑下垂
- 影像学：静脉成分不规则强化，常伴有淋巴成分（静脉淋巴畸形）

眼静脉曲张

- 临床：间歇性疼痛和呕吐
- 成像：类似于 VLM，但是随 Valsalva 动作，可见动态扩张
- 常被认为是 VLM 谱的一部分，但有可能是膨胀的静脉成分

婴儿血管瘤

- 临床：高度怀疑婴儿期血管瘤；常自行消退
- 影像：眼眶肿物，边界不清，明显强化，可见流空血管

丛状神经纤维瘤

- 临床：与神经纤维瘤病 1 型有关
- 影像：浸润性生长，不均匀强化的，钻缝生长的肿物
  - 与蝶骨和眼眶发育不良有关

横纹肌肉瘤

- 临床：儿童最常见的原发性眼眶恶性肿瘤
- 影像：轻度至中度强化眼眶肿物 ± 骨质破坏

淋巴增生性病变

- 临床：原发于眼眶或伴有全身疾病的非霍奇金淋巴瘤
- 影像：肿块柔软，一般不破坏周围组织，包括泪腺、EOM，或在眶内扩散
  - 常为双侧

特发性炎性假瘤

- 临床：眼球突出、眼肌麻痹，疼痛的炎症改变
- 影像学：肌肉、泪腺及其他眼眶结构的不对称肿块样炎症

病 理

一般特征

- 病因
  - 先天性非肿瘤性血管畸形伴少或无静脉血流

- 起源于多能静脉干细胞
- 眶内未发现正常的淋巴组织
- 相关畸形
  - 头颈部其他地区的 VLM
  - 广泛性淋巴管瘤病
  - 非连续性颅内血管畸形

分期、分级和分类

- 眼眶畸形的一般分类
  - 1 型：无血流（淋巴畸形）
  - 2 型 ：静脉血流（内淋巴畸形）
    - 不肿胀（小静脉连接）
    - 肿胀（与眼眶静脉曲张有关）
  - 3 型：动脉血流
    - 低流量（眼眶海绵状血管瘤 = 有包膜的静脉畸形；发生于成人）
    - 高流量（真动静脉畸形）

直视病理特征

- 多房薄壁肿物
- 囊性结构，囊液呈透明或巧克力色
- 边界不清，和组织关系密切，难以解剖

显微镜下特征

- 没有包膜的不规则形状的窦团；浸润到邻近的间质中
- 异常扩张增生的淋巴管 ± 静脉血管内衬扁平内皮细胞
- 平滑肌纤维间质和疏松结缔组织
- 淋巴滤泡与淋巴细胞浸润
- 带淋巴液或慢性血液的囊性间隙
- 阳性淋巴免疫组织化学标记证实为淋巴来源

临床问题

临床症状

- 最常见的体征 / 症状
  - 进行性增大并突然发作性恶化
- 其他体征 / 症状
  - 占位效应：压迫性视神经病变
  - 复视，眼外肌运动受限，上睑下垂
  - 眶周瘀血伴出血
- 临床特征
  - 由于急性出血，病变体积可迅速增大
    - 再出血发生率为 50%
    - 与术后复发有关
    - 血栓形成可导致出血
      - 与淤血、充血和炎症有关
  - 上呼吸道感染可导致病变间歇性体积 ↑ 和 ↓
    - 与淋巴组织的存在有关

人群分布特征

- 年龄
  - 年轻患者：从婴儿到年轻人
  - 40% 在 6 岁前出现；60% 在 16 岁前出现
- 性别
  - 轻度女性优势
- 流行病学
  - 发病率为 3/100 000
  - 占所有眼眶肿瘤的 8%
  - 占儿童眼眶肿瘤的 5%

自然病史及预后

- 儿童期和成年期缓慢渐进性生长
- 浸润生长的特性导致频繁的复发
- 难治性视觉问题以及容貌缺陷是常见的
- 视力差与多次外科手术有关
- 大病灶复发会导致视神经损害

治疗

- 选择、风险、并发症
  - 保守治疗
    - 由于手术存在风险，所以当视力未受到威胁时优先选择观察
    - 全身应用类固醇类药物可以减轻疼痛、肿胀和呕吐，特别是在年轻的患者中
  - 影像引导硬化治疗
    - 经皮瘤内注射无水乙醇或其他硬化剂
  - 手术
    - 眼眶正常解剖结构复杂导致手术比较困难
    - 术后复发常见（50%）
    - 多次手术会导致视力障碍
    - 出血引起的急性占位效应可能需要紧急减压
    - 适应证包括视神经功能障碍、角膜损害和顽固性弱视

诊断要点

关注点

- VLM 和眶静脉曲张是相关的病变
  - VLM 与血液动力学无关
  - 静脉曲张是系统引流导致的，是压力依赖性扩张

读片要点

- 出血导致的液 - 液平面征象，对 LM 有很大的提示作用

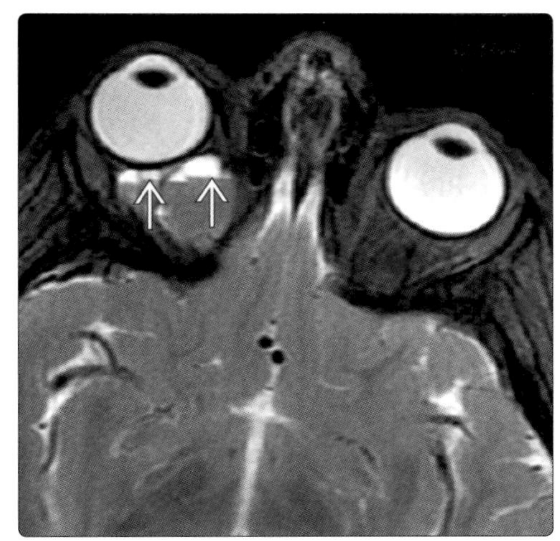

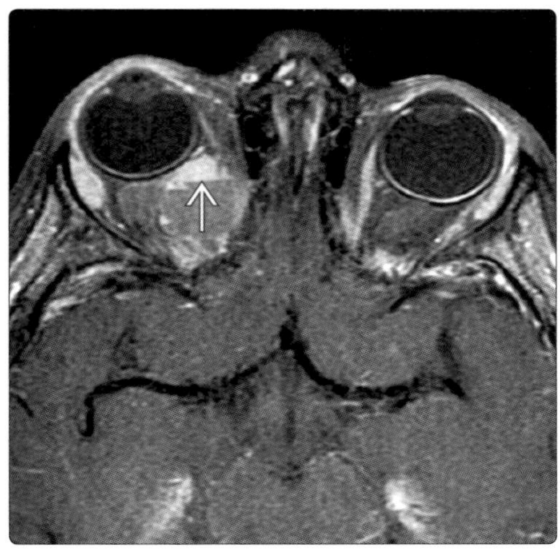

（左图）MR 横断位 T_2WI 脂肪抑制示一名年龄较大的儿童，其长期右侧上睑下垂急性恶化，右侧球后一个大的肿块，其内可见特征性液平➡。不同程度的信号显示病变的多房性。（右图）MR 横断位增强 T_1WI 脂肪抑制示该患者球后肿物内容物的不同信号形成液-液平面➡。提示含有蛋白质或存在出血

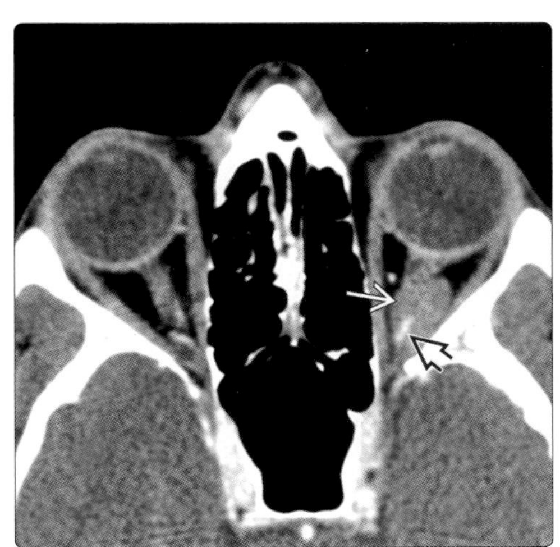

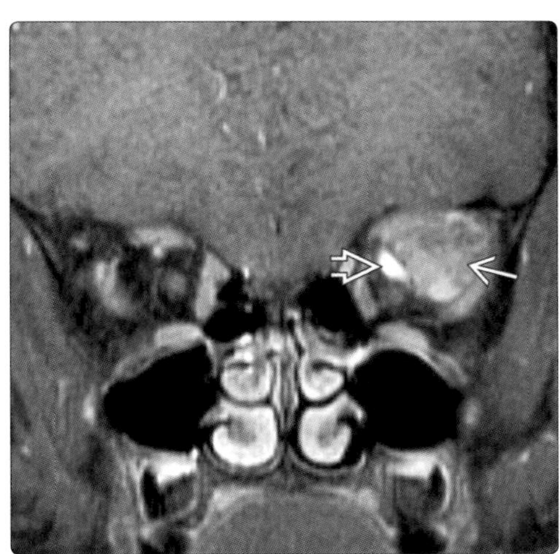

（左图）横断位增强 CT 示一例小的混合性静脉淋巴管畸形，肿物呈低信号➡，病变主体未见强化，中央可见少量静脉强化⇨。（右图）MR 冠状位增强 T_1WI 脂肪抑制示左侧眼眶内一个大的混杂信号肿物，其内大部分成分不强化，表现为原本的 T_1 信号➡，强化的结构代表小的静脉成分⇨

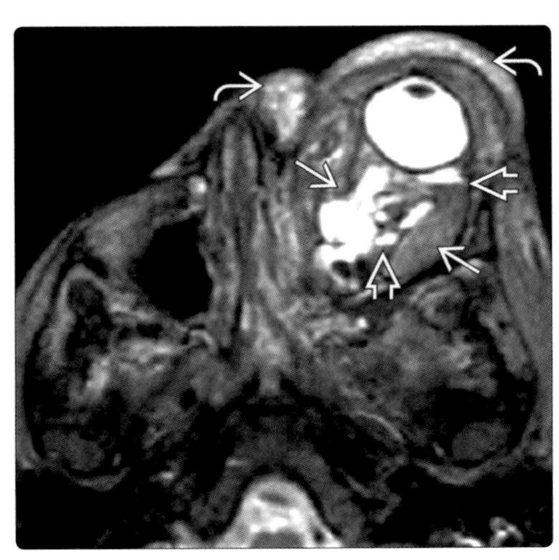

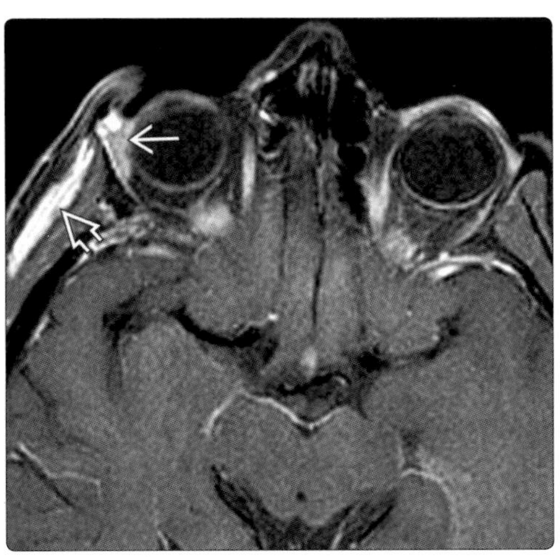

（左图）MR 横断位 T_2WI 脂肪抑制示左侧眼眶内一个大的、复杂畸形➡，眼球突出。信号明显混杂，并可见液平面⇨，为多次出血的后遗症状。额外的眶前成分也是出血的证据↗。（右图）MR 横断位增强 T_1WI 脂肪抑制示右侧眼眶外侧可见一个小的、不规则肿物➡，呈混杂高信号，并可见不均匀强化。增强成分延伸到邻近的颞窝⇨

眼眶婴儿血管瘤

关键点

术语
- 同义词：眼眶毛细血管瘤，婴儿眼周血管瘤
- 定义：婴儿良性血管肿瘤
- 病变与血管畸形不同

影像
- 位置：眼眶间隔前和（或）间隔后
  - 10% 完全位于球后
- CT 表现
  - 分叶状，密度稍高，较均匀
  - 明显强化
- MR 表现
  - T_1 等信号；其内可见明显血管流空信号
  - T_2 中度高信号（高细胞性）
- US：富血管，无动静脉区别，高峰值动脉多普勒频移
  - 当位置浅表时，超声可明确诊断
- MR 最适合于更大更深的病变

主要鉴别诊断
- 横纹肌肉瘤
- 转移性神经母细胞瘤
- 眼眶蜂窝织炎
- 眼眶组织细胞增生症
- 眼眶静脉畸形
- 丛状神经纤维瘤
- 眼眶非霍奇金淋巴瘤

临床问题
- 和血管畸形区别
  - 出生时出现；生长形式单一

诊断要点
- 记住需要和婴儿快速生长的恶性肿瘤相鉴别诊断

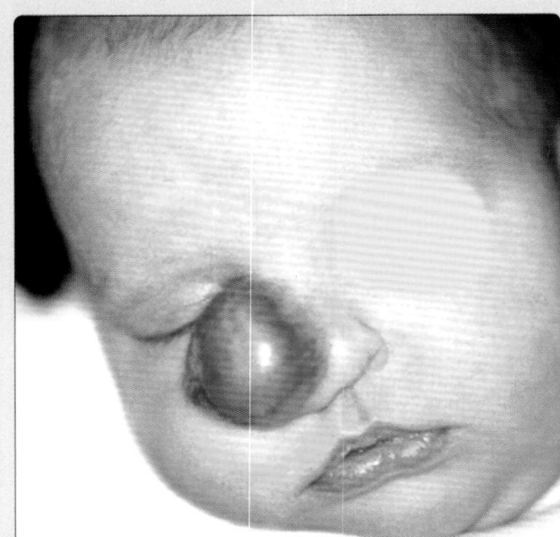

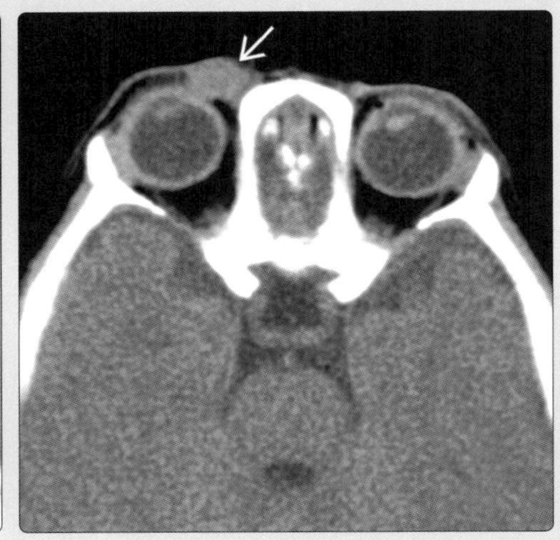

（左图）临床图片示一个浅表的血管瘤，以眼眶内侧和鼻子为中心，伴有婴儿血管瘤典型的紫红色变色。（右图）横断位平扫 CT 示婴儿眼眶血管瘤最常见的位置：位于上内侧间隔前软组织内➡。没有证据显示向间隔后生长

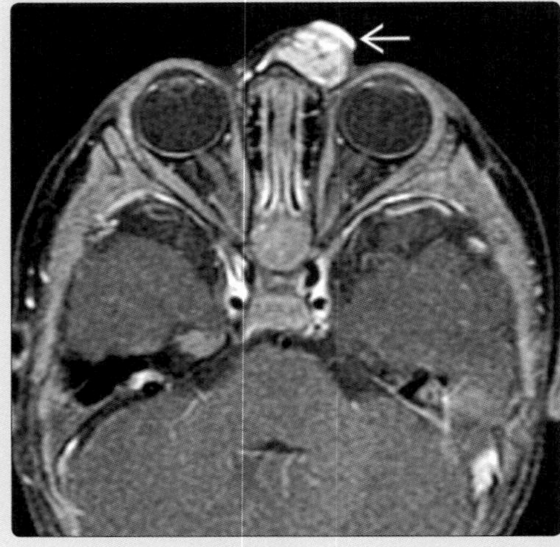

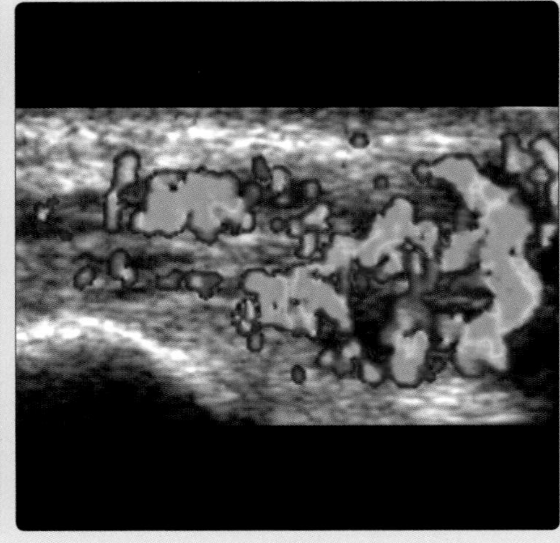

（左图）横断位增强 T_1WI 示血管瘤的典型位置眶周，可见一个边界清楚的明显强化的婴儿血管瘤➡，内部可见分隔并（或）流动信号。也未见间隔后生长。（右图）多普勒超声示同一患者肿物内明显的血流，典型的 1 期（增生）病变

术 语

同义词

- 眼眶毛细血管瘤，婴儿眼周血管瘤

定义

- 婴幼儿良性血管肿瘤
- 病变与血管畸形不同

影 像

一般特征

- 最佳诊断线索
  - 婴儿分叶状或浸润性肿块，富血管，明显强化
- 位置
  - 可能涉及多个区域
  - 好发于眼睑和鼻上眶周
  - 眼眶受累部位
    - 最常见的表浅的肿物位于眼眶上内侧
    - 可延伸至眶上裂或眶内间隙
    - 10% 位于球后
- 大小
  - 大小不一；浅表部位的小病变很少做影像检查
- 形态
  - 从分叶状到浸润型
    - 隔后成分为典型浸润型

CT 表现

- 平扫 CT
  - 中等信号，密度较均匀
  - 肿物退化，其内脂肪成分增加
- 增强 CT
  - 明显强化，强化通常比较均匀
    - 退化，强化程度会降低
  - 增生期可见明显血管

MR 表现

- T_1WI
  - 信号略高于肌肉
  - 其内可见流空信号
- T_2WI
  - 中等高信号代表细胞较多
  - 经常可见流空信号
- 增强 T_1WI
  - 弥漫性明显强化
  - 强化可能不均匀，特别是在退化阶段
- MRA
  - 一般诊断不需要，但有助于评估 PHACES 综合征的相关动脉血管异常
- MPGR
  - 病灶内高血流血管

超声表现

- 分叶状软组织肿块，富含血管，高峰值动脉多普勒频移，无 AV 分流

血管造影表现

- 颈外动脉、眼动脉供血支增粗
- 致密实质染色，无 AV 分流

成像推荐

- 最佳影像方案
  - 在微小和浅表的情况下，超声可能足以证实临床诊断
  - MR 用于绘制更大、更深、更复杂的病变
- 推荐检查方案
  - 脂肪抑制多平面 MR 增强成像应用于肿瘤定位

鉴别诊断

横纹肌肉瘤

- 快速增长性眶内肿瘤
- 较大时可出现骨破坏

转移性神经母细胞瘤

- 快速增长性骨转移瘤
- 好发于蝶骨大翼

眼眶蜂窝织炎

- 炎症改变 ± 脓肿形成

眼眶朗格汉斯细胞组织细胞增生症

- 在儿童中的边界清楚，溶解性骨损害伴软组织肿块

眼眶静脉畸形

- T_1WI 低信号，T_2WI 高信号，弥漫性强化，± 静脉曲张

丛状神经纤维瘤

- 浸润性蝶骨发育不良
- + 其他神经纤维瘤病 1 型的皮肤瘤

眼眶非霍奇金淋巴瘤

- 多部位浸润性肿块

眼眶白血病

- 一个或更多眶壁 ± 骨膜反应形成的均匀肿块，通常不伴有明显的骨质破坏

病 理

一般特征

- 病因
  - 血管内皮增生
    - 内皮细胞增生
    - 与血管畸形的鉴别：内皮静止期血管形态发生的局限性缺损
- 遗传学
  - 大多数病例是散发的
  - 一些与多向性遗传综合征有关
  - 少部分常染色体显性
    - 基因图谱位点 5q35.3，5q31～q33
- 相关异常
  - 大病变可累及面部、颈部和气道的外胚层结构

    - 腮腺受累常见
  - PHACES 综合征：颅后窝异常；血管瘤、动脉、心脏、眼睛和胸骨异常

分期、分级和分类

- 分类位置
  - 深部：位于眼睑和前眼眶的深部组织内，或完全位于球后
  - 肤浅：局限于真皮
  - 联合：位于真皮和深层成分

直视病理特征

- 上覆浅蓝色皮肤
- 可能有颈外或颈内动脉供应
- 可能会大量出血

显微镜下特征

- 没有包膜，分叶状细胞肿瘤
- 小叶内可见细纤维膜分隔薄壁，毛细血管间隙
  - 静脉畸形有较大的血管间隙
- 增殖期内皮细胞和肥大细胞增多
- 凋亡细胞减少
- 免疫组织化学标记 GLUT1 在所有相中均为阳性

临床问题

临床表现

- 最常见的体征／症状
  - 单侧眼睑、眉或鼻血管病变
  - 常见的眼科症状：弱视、散光、眼球突出和视力下降
    - 大小＞1cm，弥漫性弱视的风险最高，并可能伴有 PHACES 综合征
- 临床特征
  - 有弹性的软组织肿块
  - 皮肤或结膜可见蓝色痣（80%）
    - 按压可褪色，不像葡萄酒的污渍
  - 随 Valsalva 动作或哭泣，可增大 50%
  - 退化后偶见眶周脂肪过剩

人群分布特征

- 年龄
  - 出生时通常不存在；大多数在出生后前几周出现
    - 出生时出现血管畸形；深部病变可能直到生命后期才会显现
  - 早产儿和低出生体重儿发病率高
- 性别
  - 女：男＝（2～3）：1
    - 女：男在遗传综合征中甚至更高
- 流行病学
  - 影响约 1% 的新生儿

自然病史及预后

- 3 个不同阶段
  - 增殖期：出生后几周出现，在第 1 年或第 2 年迅速生长
  - 稳定期：退化 3～5 年
  - 退化期：通常在儿童晚期完全消退
- 与血管畸形的区别：出生时就存在，随着年龄的增长呈单相生长
- 变异体：非消退性先天性血管瘤（NICH）和快速消退的先天性血管瘤（RICH）
  - 出生时或出生前，GLUT1 阴性

治疗

- 期待观察除非出现并发症
- 治疗指征
  - 眼科：视力障碍，神经损害，眼球突出
  - 皮肤科：溃疡，感染，美容
- 普兰洛尔
- 类固醇类
  - 注射、系统或局部用药
- 大面积病变可肿瘤内激光治疗
- 干扰素、长春新碱、手术切除或激光消融治疗顽固性病变

诊断要点

关注点

- 婴幼儿快速增长的肿块需要和恶性肿瘤相鉴别

读片要点

- US 可以提供方便的床边评估
- 在适合的年龄组，细胞增强肿块和明显的血流空洞几乎可以诊断

报告提示

- 提示眼眶和颅内临界结构的损害

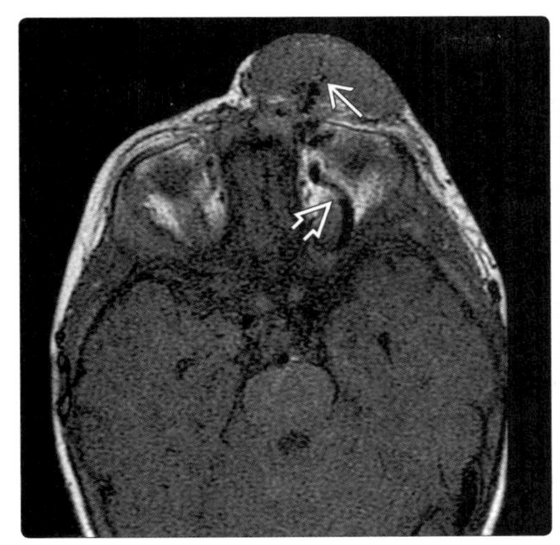

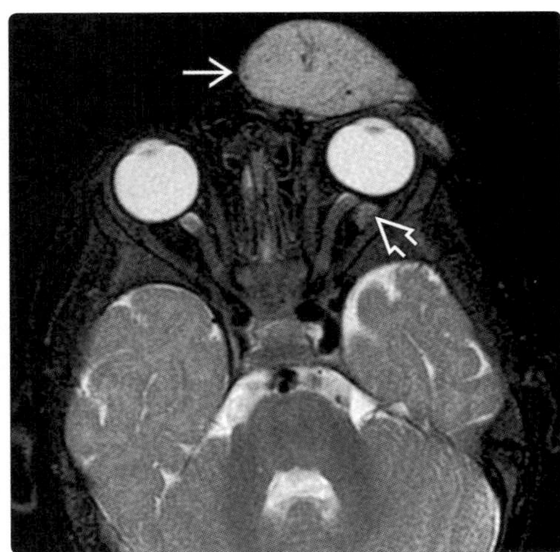

（左图）MR 横断位 T_1WI 在一个大的眼眶内婴儿血管瘤可见明显的血管流空影→和增粗的眼上静脉⇨，是该血管瘤的主要引流血管。（右图）MR 横断位 T_2WI 示一个大的婴儿血管瘤和前者位于类似的位置→，球后可见一个小的分叶状血管瘤成分⇨。眼眶周围血管瘤的影像学研究表明，仔细观察间隔后软组织是检查的关键

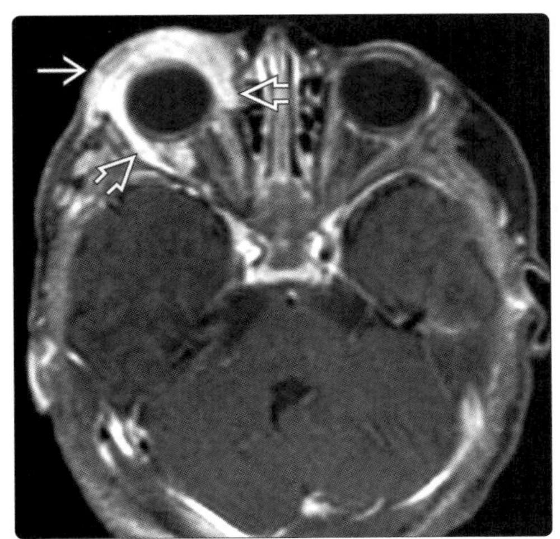

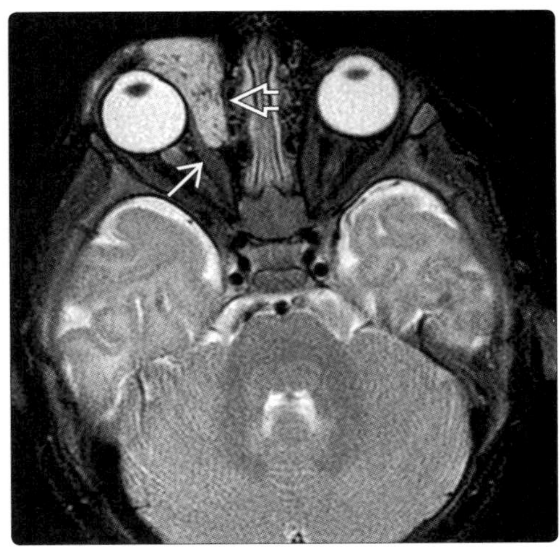

（左图）在这个患儿中存在间隔前→和间隔后⇨成分，右眼眶血管瘤表现出典型的强化。一些病灶为小叶状，边界清楚，另一些则表现为更多的浸润生长。（右图）内直肌→被这个带隔后成分⇨的血管瘤向中间推移，确定为肌锥外间隙，虽然病变看起来很软，并且被眼球挤压变形，但是眼球仍存在细微的移位和变形

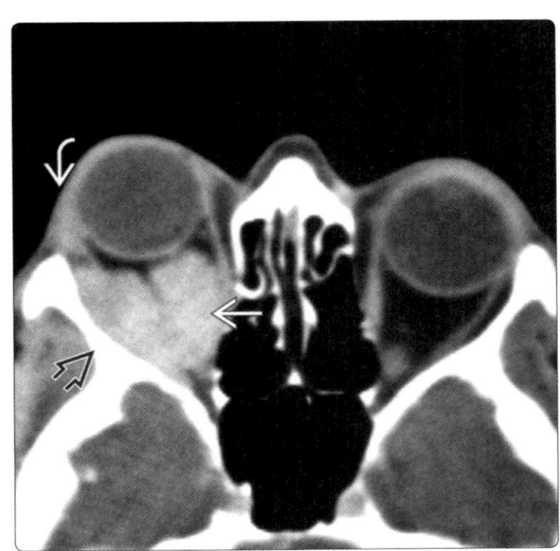

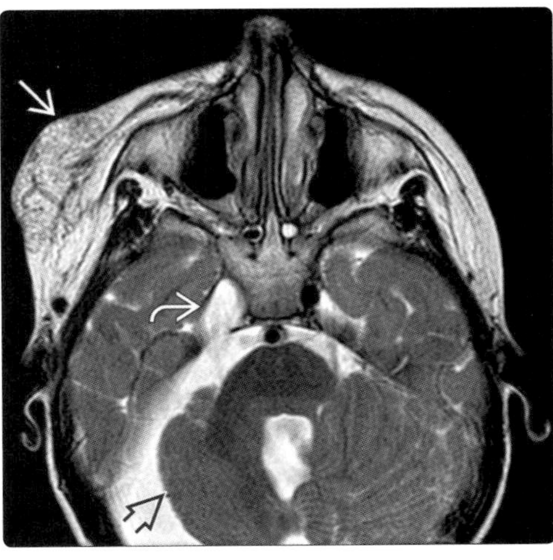

（左图）横断位增强 CT 示一个明显强化的、分叶状、主要位于球后的血管瘤。肿块为跨间隙生长，可见肌锥内→和肌锥外⇨成分。还有一个小的浅表部分↷。眼球轻度突出。（右图）MR 横断位 T_2WI 示一个儿童右侧眶面部血管瘤→合并 PHACES 综合征，表现为右侧小脑发育不全⇨，右侧颈内动脉↷无预期血液流空信号

视网膜母细胞瘤

关键点

术语

- 视网膜母细胞瘤（RB）
- 视网膜恶性肿瘤，肿瘤源于神经外胚层细胞
- 三位型 RB：双侧眼肿瘤合并颅内中线区原始神经母细胞瘤，松果体 >> 鞍上

影像

- 眼内钙化性肿块
- 单侧占 70%～75%
- T_2WI 上与玻璃体相比，为低信号
- 中度到显著的不均质增强
- CT 最适合于显示钙化
- MR 最适合评估眼外和颅内疾病

主要鉴别诊断

- 永存原始玻璃体增生（PHPV）
  - 小眼球，高密度；无钙化
  - T_2WI 高信号为球后纤维血管柄
- 早产儿视网膜病变（ROP）
  - 小眼球，密度增高，双侧；晚期可见钙化
- Coats 病
  - 正常或小眼球，高密度；无钙化
  - T_1WI 和 T_2WI 为高密度
- 造成白瞳的其他原因
  - 视网膜发育不良，先天性白内障，视网膜错构瘤脉络膜骨瘤，脉络膜血管瘤非特异性视网膜脱离

临床问题

- 白瞳症（白色瞳孔反射）：60%

诊断要点

- 检查颅内松果体及鞍区三位或四位型病变

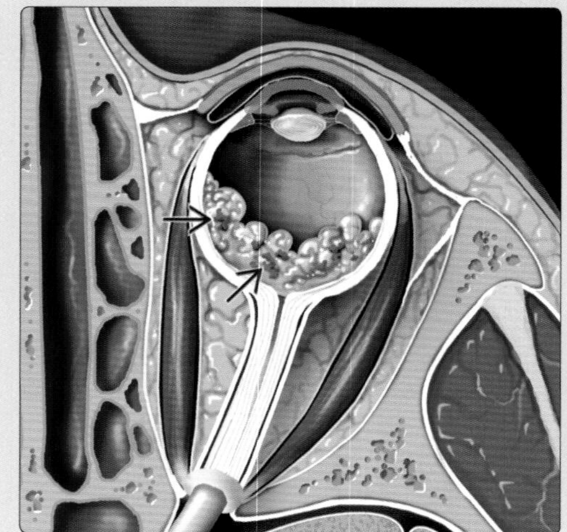

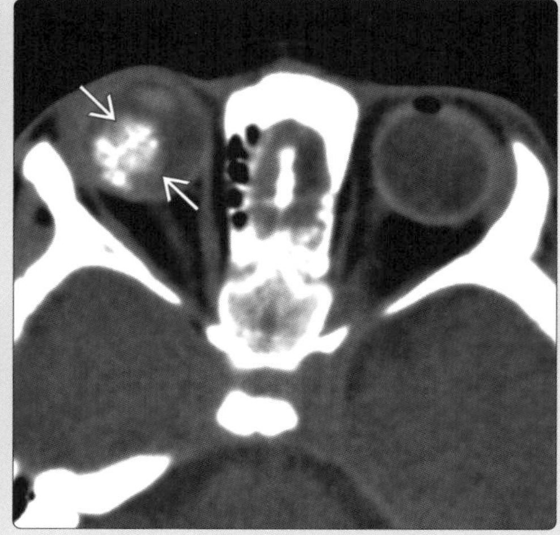

（左图）横断位图显示视网膜母细胞瘤，分叶状肿瘤通过限制膜进入玻璃体。点状钙化→是特征性表现。（右图）横断位平扫 CT 示一个 8 月龄大的女孩表现为白瞳，右侧眼球内可见部分钙化的肿块→，这是视网膜母细胞瘤的典型表现

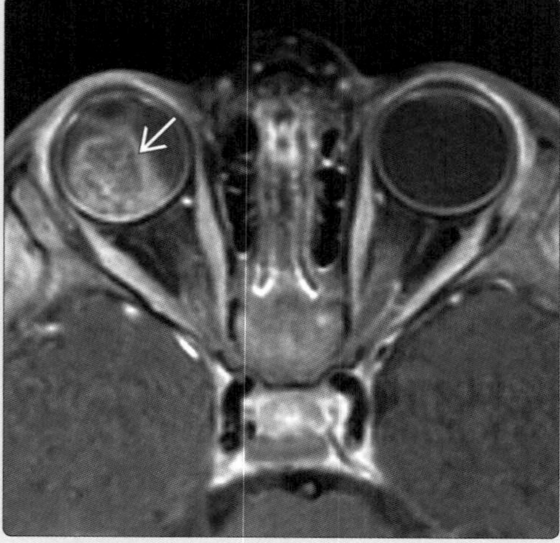

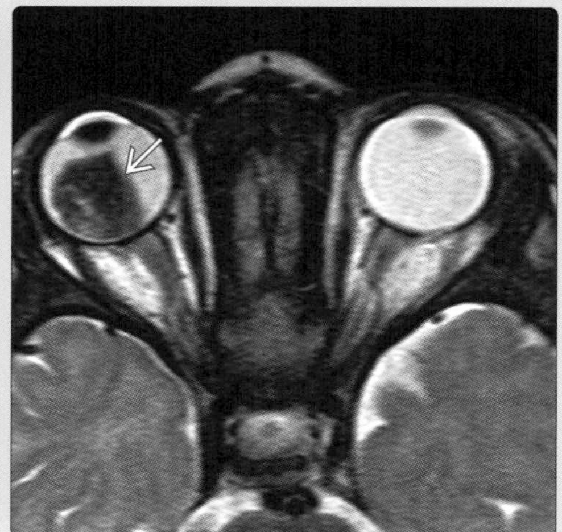

（左图）MR 横断位增强 T_1WI 示同一患者眼内肿物表现为不均匀强化→，无眼外或视神经鞘侵犯的迹象。（右图）MR 横断位 T_2WI 显示肿物钙化为明显的低信号→，这是视网膜母细胞瘤的典型表现

术　语

缩写

- 视网膜母细胞瘤（RB）

定义

- 视网膜恶性肿瘤，起源于神经外胚层细胞
  - 成视网膜细胞：发育中的未成熟视网膜细胞
- 三位型 RB：双侧眼肿瘤合并颅内中线区原始神经母细胞瘤，松果体 > 鞍上
- 视网膜细胞瘤：罕见的视网膜良性肿瘤，与基因相关

影　像

一般特征

- 最佳诊断线索
  - 眼内钙化性肿块
- 位置
  - 单侧 70%～75%
  - 双侧 25%～30%
  - 三位或四位型疾病罕见
    - 5%～15% 为家族性病变
  - 视神经或眶内扩张不常见
    - 10%～15% 的患者预后不良
    - 沿巩膜血管、眼眶及视神经向蛛网膜下腔扩散
  - 经脑膜转移不常见
    - 15%～20% 的患者可复发
  - 血行转移罕见
- 生长模式
  - 内生型：向内生长到玻璃体内
    - 与玻璃体播种有关
  - 外生形态：向外生长进入视网膜下间隙
    - 与视网膜脱离有关
  - 内生和外生混合形态
  - 弥漫性浸润形式：视网膜上的斑块样生长
    - 罕见（1%～2%）；常无钙化；见于年龄较大的儿童
    - 类似炎症或其他情况

CT 表现

- 平扫 CT
  - 眼内钙化型肿块（90%～95%）
- 增强 CT
  - 非钙化部分的不均匀强化

MR 表现

- T_1WI
  - 信号不均匀，相对于玻璃体而言，为稍高信号
- T_2WI
  - 相对玻璃体而言为稍低信号
  - 有助于和其他充血性病变相鉴别
  - 有助于显示视网膜脱离
- 增强 T_1WI
  - 中度至明显不均匀强化
  - 评价视神经及经巩膜向外延伸最佳
  - 前段强化显示肿瘤的侵袭性行为

超声表现

- A- 型扫描：钙化为高度反射的尖峰
- B- 型扫描：有聚焦阴影的易形成不规则肿块
- 对于眼外延伸视野有限

成像推荐

- 最佳影像方案
  - CT 更好地显示钙化
    - 然而，由于关注儿童的辐射暴露，经常不会采用 CT
  - MR 用于评估眼外和颅内疾病
- 推荐检查方案
  - 包括全脑三位型疾病和脑脊液播散；T_2WI FSE 和眼眶 MR T_1WI 脂肪抑制

鉴别诊断

永存原始玻璃体增生（PHPV）

- 原发性玻璃体未进行正常退变
- 胚胎结缔组织增殖
- 小眼球，高密度；无钙化
- 球后纤维血管柄为 T_2WI 高信号

早产儿视网膜病（ROP）

- 晶体后纤维增生症
- 继发于长时间暴露于高浓度氧和未成熟的视网膜血管
- 玻璃体出血与视网膜脱离
- 小眼球，高密度，双侧；进展会出现 Ca 沉积

Coats 病

- 原发性视网膜毛细血管扩张和渗出性视网膜病变
- 视网膜内 / 视网膜下渗出 / 脱离的结果
- 正常或小眼球，高密度；无钙沉积
- T_1WI 和 T_2WI 上呈高信号
- 通常为 > 4 岁的男孩

眼弓蛔虫病

- 犬弓形虫致眼内炎硬化
- 上巩膜强化；急性期无钙沉积

脉络膜或视盘缺损

- 先天性异常；局灶性球后缺损伴玻璃体外翻
- 眼球大小正常或小眼球可伴有相关囊肿

造成白瞳的其他原因

- 视网膜发育不良，先天性白内障，视网膜错构瘤，脉络膜骨瘤，脉络膜血管瘤，非特异性视网膜脱离

病　理

一般特征

- 病因
  - 散发非家族性：60%

- 视网膜母细胞内两个 RB1 复制体的突变或缺失
- 单侧疾病占多数（85%）
  - 家族遗传型：40%
    - 一个 RB1 复制的种系突变或缺失，另一个复制体的自发突变
    - 常染色体显性
    - 家族史阳性者 5%～10%
    - 新的种系突变 30%～35%
    - 基本上所有的双位型和多位型疾病
    - 单侧疾病少数（15%）
- 遗传学
  - 13 号染色体 q14 位点上的 Rb1 基因
    - RB1 基因编码 pRB 抑癌蛋白
    - 调节细胞生长、分裂和凋亡
    - 2- 打击理论：胚胎视网膜母细胞缺乏两种 RB1 等位基因导致 pRB（和抑癌蛋白）缺失→恶性肿瘤
    - 其他细胞起源的恶性肿瘤也与 Rb1 相关
  - 10%～20%RB 患者的体细胞为嵌合体
- 相关异常
  - 家族型患者发生其他非眼恶性肿瘤的风险
    - 未经辐射的患者为 20%～30%，受辐射的患者为 50%～60%
    - 30 岁内，平均 10～13 岁
    - 骨肉瘤、软组织肉瘤、黑色素瘤
  - 13q 缺失综合征：Rb+ 多器官系统异常

分期、分级和分类

- Reese-Ellsworth 分类
  - Ⅰ～Ⅴ组；基于大小、位置和多灶性
  - 在放射治疗中更有用
- 国际分类（更新，Murphree 等人提出）
  - A～E 组；根据大小、视网膜位置、视网膜下或玻璃体下播种率和几种特殊的预后特征
  - 在化疗管理中更有用

显微镜下特征

- 小圆细胞，细胞质稀少，核大
- Flexner-Wintersteiner 染色体

临床问题

临床表现

- 最常见的体征 / 症状
  - 白瞳（白色瞳孔反射）：60%
- 其他体征 / 症状
  - 斜视、视力丧失、炎症征象（10%）
  - 不常见：异色症，青光眼，白内障，眼球震颤，眼球突出

人群分布特征

- 年龄
  - 先天的，但通常在出生时不明显
  - 在美国，确诊平均年龄是 13 个月
    - 如果有家族史，常规早期筛查
  - 90%～95% 5 岁前确诊
- 流行病学
  - 最常见的儿童眼内恶性肿瘤；占 15 岁以下儿童的癌症的 3%
  - 1% 的癌症死亡；5% 的儿童失明
  - 活产婴儿的发病率约 1：15 000～30 000
    - 在过去的 60 年里有所增加

自然病史及预后

- 90% 的无侵袭性 RB 可以治愈
- 存活与神经受累程度相关
  - 浅或无侵袭性：90%；侵犯筛板：70%；浸润深度超过筛板：60%；手术边缘受累：20%
- 病变侵及眼球外预后不良
  - 死亡率 >90%
- 三位型或存在脑脊液播散预后不良
  - 生存期 <24 个月

治疗

- 化学治疗（化疗）
  - 最新进展；减少对外部辐射的需求
  - 目前为低度眼内肿瘤的首选一线治疗
  - 与其他局部治疗结合使用以实现治愈
- 外部放射治疗（EBRT）
  - 用于伴有播散的体积较大的肿瘤
  - 不良的并发症，例如阻止骨生长和放射引起的肿瘤
- 局部放射治疗
  - 局部直接放射治疗，^{215}I 或其他同位素
  - 单发或小肿瘤
- 摘除术
  - 当由于肿瘤扩散或视网膜脱离而无法保留有用的视力时
- 冷冻疗法
  - 前部小肿瘤的一期局部治疗
- 光凝法
  - 球后小肿瘤的局部治疗

诊断要点

关注点

- 早期诊断对于预后至关重要
- 定期筛查有家族史的儿童
- 7 岁前，密切监视异常多位型肿瘤的发展
- Rb 可以类拟炎性疾病，尤其是弥漫性疾病

读片要点

- 进行活检可能会导致肿瘤的播散；因此，影像学诊断是关键
- 检查松果体和鞍上区发现颅内三位型或四位型疾病

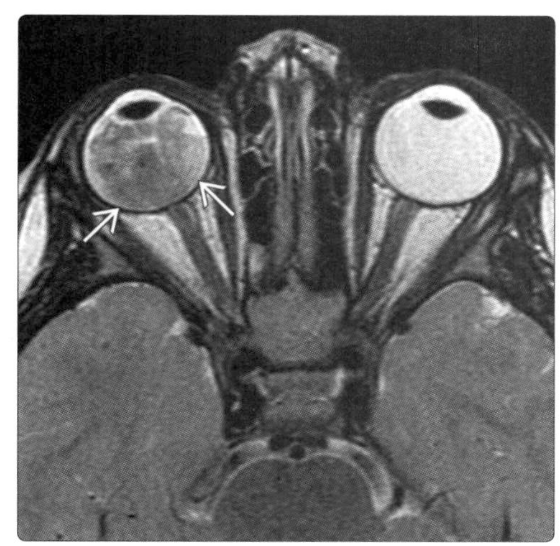

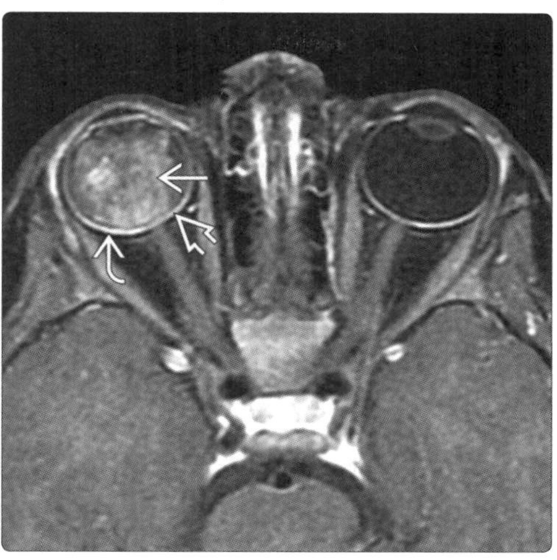

（左图）MR 横断位 T_2WI 示一位患有晚期视网膜母细胞瘤的 3 岁患儿，右眼球内可见一个大的低信号肿物，几乎充满眼球，晶状体向前移位。（右图）MR 横断位增强 T_1WI 示该患者眼球内肿物为轻度不均匀强化。请注意，细线状强化的脉络膜和低信号的巩膜是完整的，表明没有受侵犯。眼球前段异常强化暗示预后差

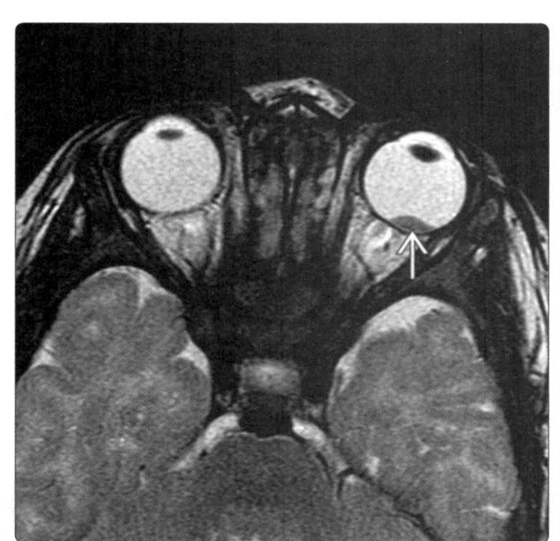

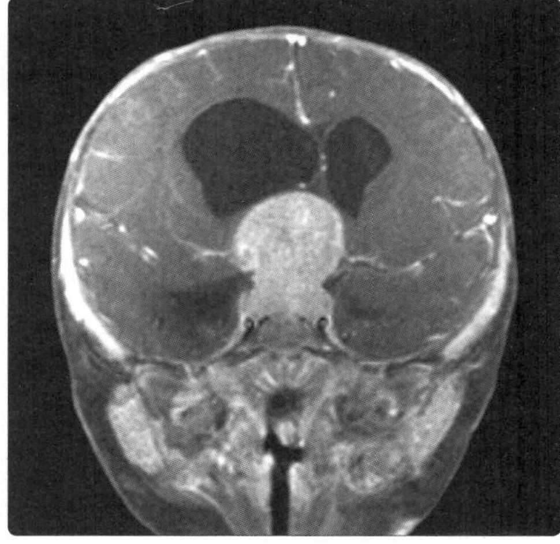

（左图）MR 横断位 T_2WI 在一个出现白瞳症的 6 个月大的男孩，视盘附近可见小而清晰的低信号肿块（典型的视网膜母细胞瘤）。（右图）MR 冠状位增强 T_1WI 示一个出现呕吐的 3 月龄大男孩。头颅超声显示梗阻性脑积水。脑和眼眶 MR 可更好地显示双眼肿块。鞍上病变与“三位型”病变表现一致

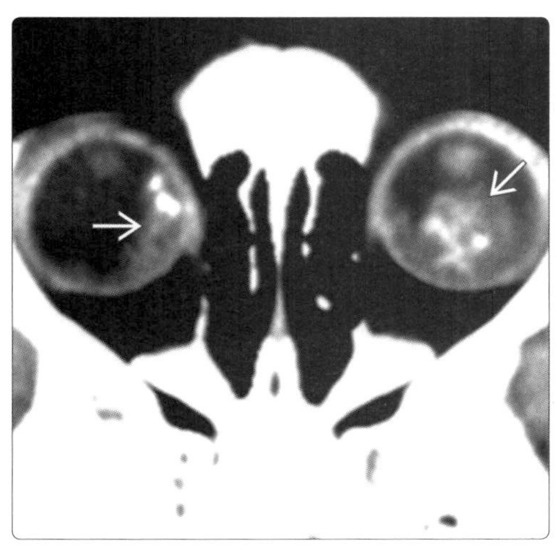

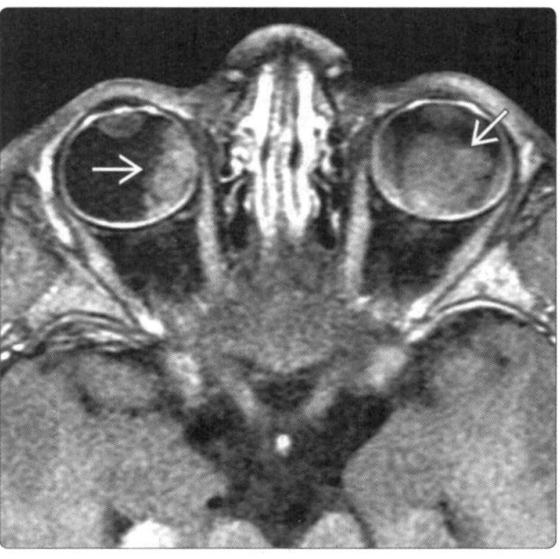

（左图）横断位增强 CT 示一个 2 岁患儿两侧眼内肿物可见部分钙化。（右图）MR 横断位增强 T_1WI 示该患者眼内肿物不均匀强化。没有眼外扩张的证据

第 3 章

颈部舌骨上区与舌骨下区病变

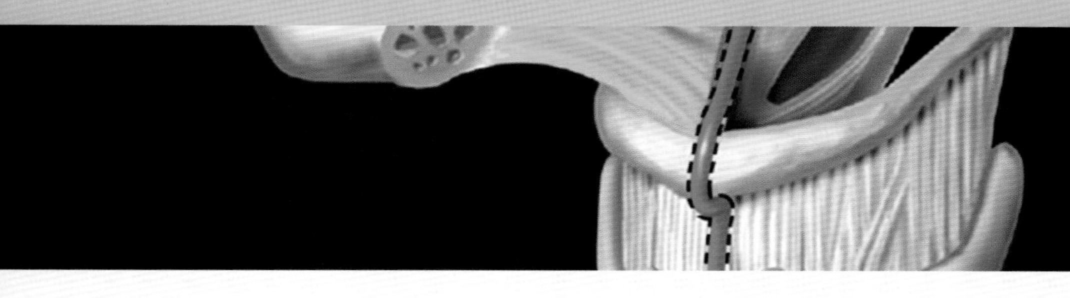

介绍与概述

颈部舌骨上区与舌骨下区病变

摘要：颈部先天性病变

颈部肿块是儿童头部和颈部成像的常见征象(H&N)。大多数儿童颈部肿块是先天性的或起源于炎症，只有5%的儿童肿瘤发生在头部和颈部。最常见的儿童甲状腺外非固体颈部肿块与炎症性疾病相关，不需要影像检查，除非有颈深部感染或脓肿。最常见的儿童头颈部囊性肿块是先天性病变，仅次于胚胎发育畸形累及甲状舌管（TGD）、鳃器官或血管内皮。甲状舌管囊肿（TGDCs）占儿童先天性颈部囊肿的70%～90%。最常见的鳃器病变是第二鳃裂囊肿(BCC)，淋巴管畸形是最常见的头颈部血管畸形。

患儿的颈部囊性肿块的影像学研究,根据位置（中线，中线旁或侧面以及相对于颈动脉鞘的位置）、影像表现（单纯囊肿，复杂囊肿，强化，± 固体成分）、和临床表现（目前自出生或急性起病，± 临床感染的证据），可以作出非常合理的鉴别诊断。

术 语

一个甲状舌管囊肿或通道是甲状舌管正常发育过程中的残余，完全退化。从盲孔处后舌中线到下颈部甲状腺床的任何地方。

鳃器异常可能发生在囊肿、窦道或瘘管的形成过程中。囊内充满液体有明确的壁，继发于鳃裂或囊的消失。窦道是只有一个开口的先天性通道：无论是通向外部的皮肤表面[或外耳道(EAC)]或内部的咽（第二鳃裂），下咽部的上外侧区（第三鳃裂），或梨状窝（第四或第三鳃囊）。瘘管是有两个开口的先天性通道：一个内部和一个外部，继发于鳃裂或囊的消失。

影像技术和成像显示

超声、CT和MR都是儿童颈部肿块的初步成像的合理选择。方法的选择取决于临床表现，参考临床服务，在成像时可用的方式。例如，一个患蜂窝织炎和颈淋巴结炎的患儿有一个流水脓肿，深的可触及的颈部肿块，超声可能有助于确定存在潜在的化脓性淋巴结炎和脓肿。此外，如果一个患儿被认为有甲状舌管囊肿，超声成像可以评估可疑性甲状舌管囊肿和证实下颈部正常的甲状腺的存在。然而，CT是最初选择的成像方式，用于评估疑似深颈部感染儿童疾病的总体累及范围，和评估左侧颈部脓肿累及甲状腺左侧叶的儿童可能存在潜在的梨状窝窦道。

儿童可能并不表现出感染的体征和症状，CT和MR可作为许多临床病变的最初影像检查方式。选择何种方式可能取决于镇静/麻醉的需要（通常是4岁或5岁以下儿童的MR检查需要）。MR是疑似血管畸形患儿首选的成像方式。

胚胎学

甲状腺通过甲状舌管迁移从舌后中线的盲孔到下颈部中线旁。甲状舌管正常地裂开在妊娠第5周或第6周。然而，沿着管道的任何一个地方上皮残余都会形成一个甲状舌管囊肿。当正常的甲状舌管憩室下降，沿着正在发育中的舌骨的前表面。因此，残余的部分在喉的会厌前间隙被发现。

鳃器结构出现妊娠第4周和第6周之间，由被5对内胚层的囊袋分隔成6对弓形中胚层。在妊娠第6周时候，第二鳃弓超越第三和第四鳃弓，导致第二、第三、第四鳃裂，被称为“他的颈窦”。异常的鳃器包括囊肿、窦道和瘘管。最常见的影像学病变是BCCs，其中大部分与鳃裂的异常发育有关。然而，少数与鳃囊发育异常有关。

病变部位是鳃器异常起源最重要的决定因素。第一腮裂囊肿约占所有鳃异常的8%，位于或在外耳道附近，耳垂，或腮腺，并可延伸向下至下颌角。第二腮裂囊肿约占所有鳃异常的95%，可深至颈阔肌，在胸锁乳突肌前方（SCM）（贝利分类1型）；下颌下腺后方，胸锁乳突肌前方（2型）；突入颈外动脉与颈内动脉之间（3型）；或紧邻咽壁（4型；被认为是第二囊的残余）。最常见的是位于胸锁乳突肌前方边缘的第二腮裂囊肿。一个完整的第二鳃器瘘管在咽的水平有一个内部开口和胸锁乳突肌下部前外侧皮肤开口。

第三鳃裂囊肿少见，在上颈部的后间隔或下颈部的前间隔中。第三咽囊残余比裂残余更常见，和与妊娠第6至第9周时胸腺原始细胞从咽侧缘到上前纵隔的下降有关（通过胸腺咽管）。如果管道不正常退化，颈部胸腺囊肿可能形成，通常与颈动脉鞘前缘密切相关。形成的原因是内胚原基与正常胸腺发育和迁移过程中的神经嵴细胞之间的相互作用。组织学上，Hassall小体在囊肿壁内可辨认。固体胸腺异位病灶也可以沿残余导管沉积。

梨状窝窦道或瘘管（少见），代表一个独特的先天性异常的第四（或第三）咽囊。对于累及左侧甲状腺叶的颈部感染的儿童应怀疑这种病变。炎症常可追溯到上一个不对称的梨状窝尖。吞钡后CT研究往往有助于确定充钡道从梨状窦向前下颈部延伸。

血管畸形是血管内皮发育过程中的先天性畸形，可以根据病变主要的内皮细胞特征分成毛细血管、淋巴、静脉和动静脉畸形，静脉淋巴和动脉畸形。最常见的头颈部血管畸形是静脉畸形、淋巴管畸形，合并静脉淋巴病变。

影像解剖

甲状舌管病变可能是囊肿或固体异位甲状腺组织从舌根中线到中线旁舌骨下肌群甲状腺床。第一鳃裂

先天性病变的鉴别诊断
TGD
甲状舌管囊肿：舌根到甲状腺床；当舌骨下嵌入肌群
异位甲状腺组织：舌位置最常见
鳃器病变
第一鳃裂囊肿（1型）：位于前、上或后外耳道
第一腮裂囊肿（2型）：位于或邻近腮腺，可以延伸向下至下颌角
第二鳃裂囊肿：最常见的位置颌下腺后，颈外侧间隙内，与胸锁乳突肌前中部
第三鳃裂囊肿：上颈部颈后间隙，下颈部胸锁乳突肌前区
第三鳃囊残余：胸腺囊肿或异位胸腺（沿咽至上纵隔）
第四鳃囊残：梨状窦道，患者表现为左侧脓肿累及甲状腺
血管畸形
静脉畸形：慢血流增强病灶伴静脉石
淋巴管畸形：非增强的单房或多房 ± 液－液平面
静脉淋巴管畸形：静脉和淋巴管组成的混合强化

囊肿位于外耳道或腮腺周围。第二鳃裂囊肿最常见的是下颌下腺的内侧和胸锁乳突肌的前内侧。囊肿在上颈部后三角可能是第三鳃裂囊肿或淋巴管畸形。囊肿沿着胸锁乳突肌前下边缘可能来自第二或第三鳃裂或是淋巴管畸形。囊肿或固体肿块与颈动脉鞘密切相关，在胸腺咽管道，从下颚角到上纵隔，引起颈部胸腺囊肿或异位胸腺的问题。

临床意义

成像者必须记住，任何潜在的先天性病变可能会发生重复感染。因此，鉴别先天性异常位置的脓肿可能是一种潜在的先天性鳃裂囊肿或淋巴管畸形。

鉴别诊断

甲状腺舌管病变

- 甲状舌管囊肿：舌根到甲状腺床
- 异位甲状腺：舌甲状腺最常见鳃器病变
- 第一鳃裂囊肿：1型囊肿位于外耳道的前、下、后方
- 第一鳃裂囊肿：2型囊肿位于表面，腮腺，咽旁间隙，可延长至下颌后间隙
- 第二鳃裂囊肿：常见的位置是后外侧至下颌下腺，颈动脉外侧和胸锁乳突肌前内侧
- 第三鳃裂囊肿：位于颈上后间隙或在中下颈部沿着胸锁乳突肌的前缘
- 第三鳃囊残余→胸腺咽管囊肿或异位胸腺
- 第四鳃囊残余→梨状窦→复发性甲状腺炎或甲状腺脓肿，通常左侧，最近的文献表明这可能是第三鳃囊残余

血管畸形

- 静脉畸形是慢血流病变，显示中等对比增强和静脉石是常见的
- 淋巴管畸形可以是单房或多房，在单一空间或跨空间内（典型表现为多房囊性肿块无强化液－液平面）
- 静脉淋巴管畸形结合含非增强淋巴和增强静脉病变的元素 ± 静脉石

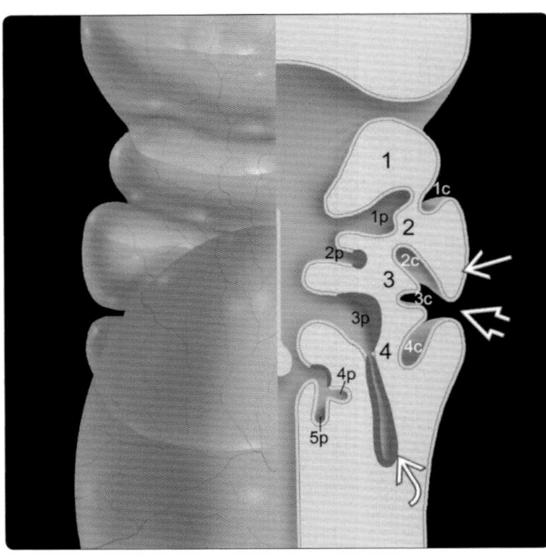

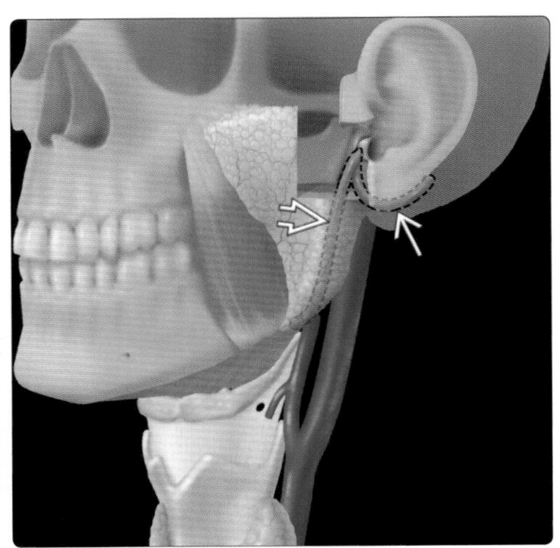

（左图）一个6周胎儿的前后位图像显示第二鳃弓生长在第三和第四鳃弓下，导致他的颈窦处合并第二、第三、第四鳃裂。注意胸腺咽管是第四鳃囊的残余。（右图）斜位图像显示1型管道，第一鳃裂异常，从骨性外耳道中间朝向耳后区域。2型管道，第一鳃裂异常将外耳道与下颌角相连

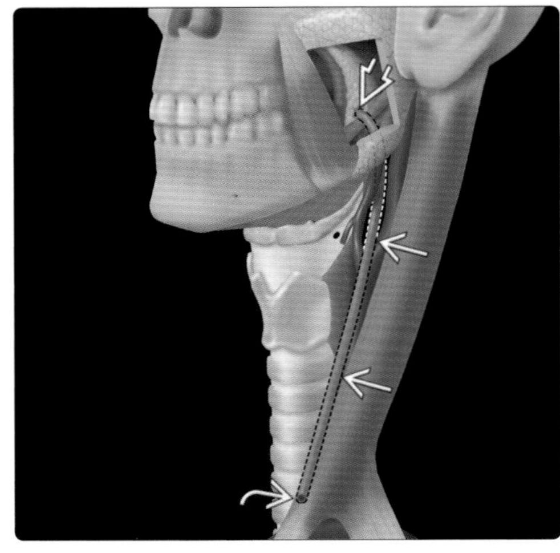

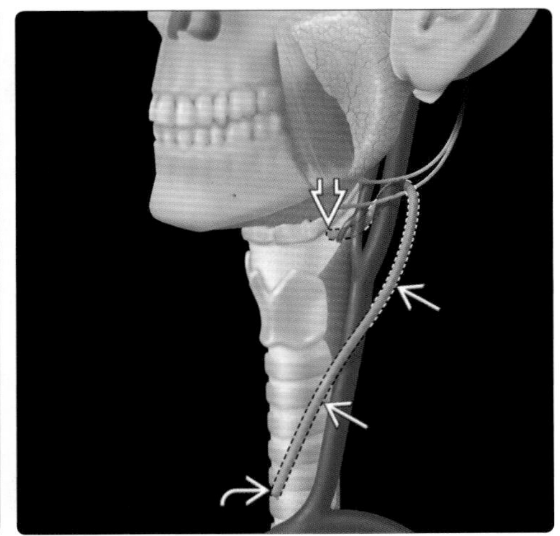

（左图）第二鳃裂瘘管的斜位图像显示在腭扁桃体近端开口和颈前锁骨远端开口。（右图）颈部斜位图像显示第三鳃裂管道异常，从下咽外侧头端延伸到前颈部锁骨上皮肤

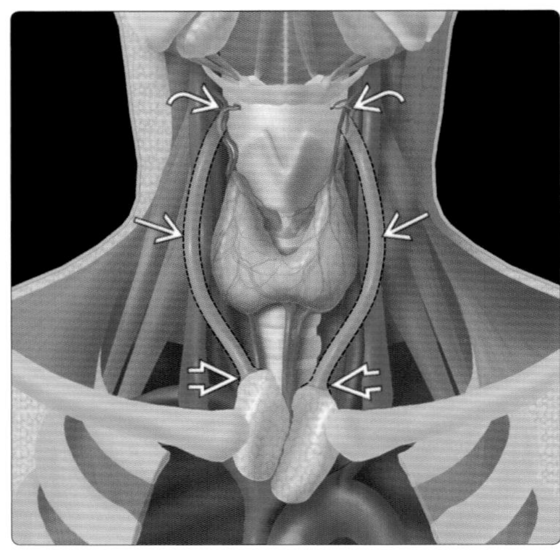

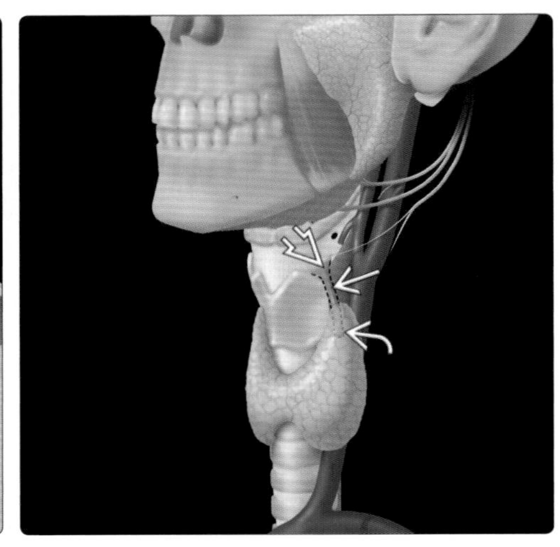

（左图）前后位图像显示两胸腺咽管从咽下外侧区延伸到上纵隔胸腺正常叶的位置。（右图）颈部斜位图像显示第四鳃裂管异常，从咽部至左甲状腺叶的位置。这解释了为什么这种病变常表现为甲状腺炎

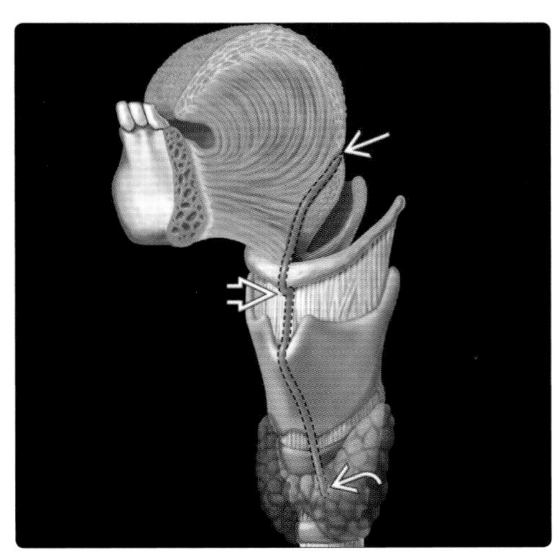

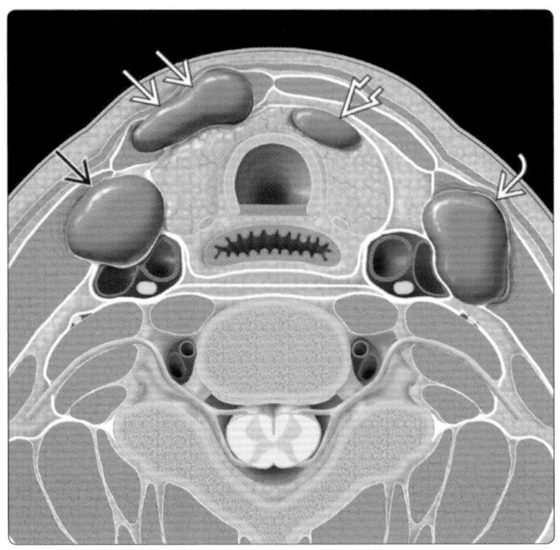

（左图）斜位图像表明甲状舌管从舌根处的盲孔➡，中线舌骨下➡处下降，然后从中线移到甲状腺叶➡。（右图）横断位图像显示头颈部4个主要的先天性囊性病变。这里显示了舌骨下第二和第三鳃裂囊肿➡，舌骨下甲状舌管囊肿➡，颈部胸腺囊肿➡和第四鳃器窦道➡

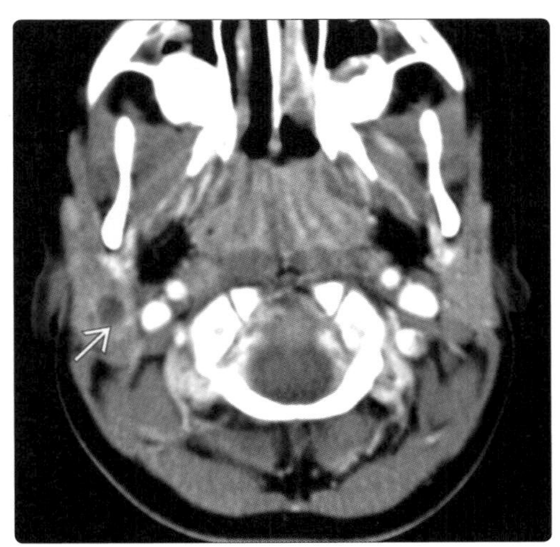

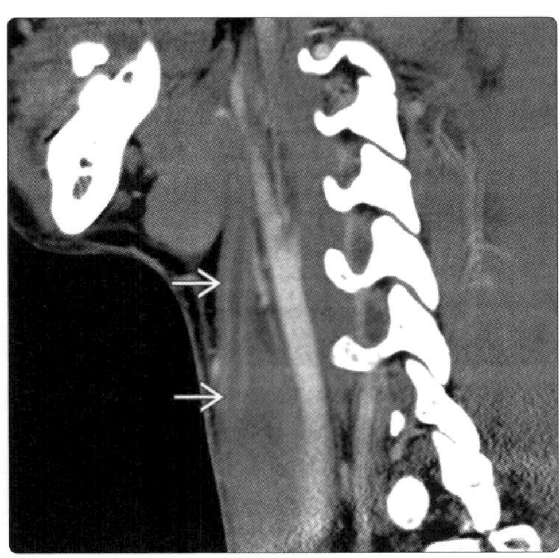

（左图）一个2岁男孩横断位CT显示腮腺内第一鳃裂囊肿➡，外周轻度强化和同侧腮腺表现符合腮腺炎伴轻度肿大。（右图）矢状位增强CT显示第二鳃器瘘管➡一位青少年患者，典型位置从前下颈部皮肤开口（不包括）延伸到咽喉处，皮肤开口处有间歇性的脓性引流

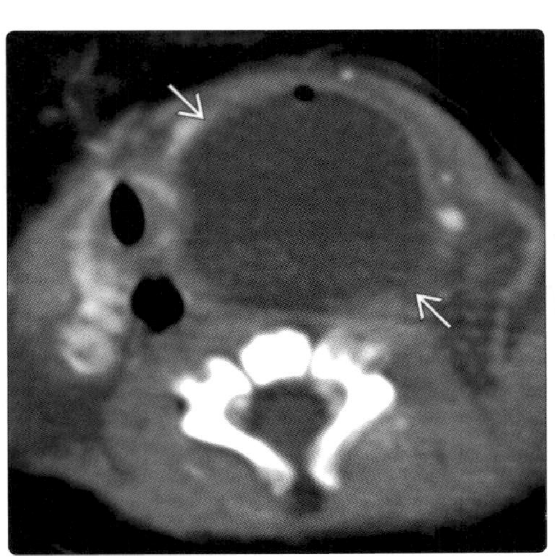

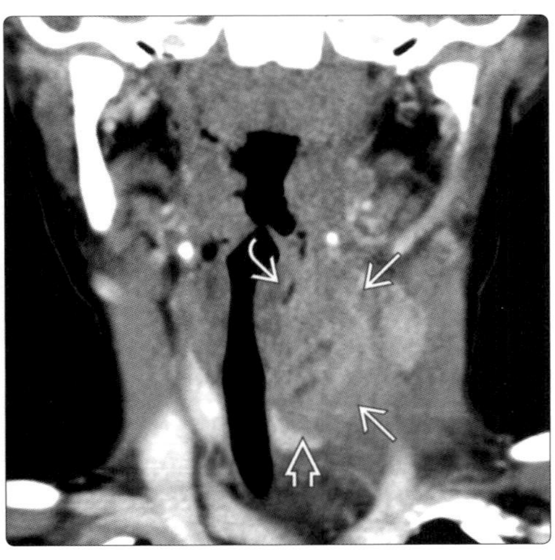

（左图）一个婴儿的横断位增强CT显示左颈部的一个大而清晰的囊性肿块➡伸入纵隔，典型的颈部胸腺囊肿。气泡可能与感染相关。（右图）一个4岁男孩的冠状位增强CT显示左颈部蜂窝织炎肿块➡累及左甲状腺叶➡和朝向左侧梨状窦的炎性通道，与发炎的梨状窝通道一致➡（第四或第三鳃囊残留）

舌部甲状腺

关键点

术语
- 舌底或口底部异位甲状腺组织
- 异位甲状腺组织

影像
- 界限清楚，舌底中线圆形肿块
  - 通常位于盲孔
- 舌下间隙或舌根较少见
- 影像学特征与正常甲状腺组织相似
- 由于含碘平扫 CT 上呈高密度
- 常均匀强化
- ^{99m}Tc 高锝酸盐或放射性碘扫描明确诊断并确定其他位置的甲状腺组织

主要鉴别诊断
- 静脉畸形
- 血管瘤，上气道
- 扁桃体组织，突出 / 非对称
- 非霍奇金淋巴瘤，舌扁桃体

病理
- 在第 1 个月内甲状腺前体下移停止

临床问题
- 异位甲状腺最常见部位（90%）
- 75%，舌甲状腺是唯一能起作用的甲状腺组织
- 舌部甲状腺在青春期可能迅速扩张
- 舌性甲状腺肿伴梗阻症状
- 舌甲状腺癌罕见

诊断要点
- 诊断提示在舌底或口底有清楚边界的卵圆形或圆形肿块
- CT 上呈特征性固有高密度
- 必须检查其他颈部甲状腺组织

（左图）横断位图像显示舌后中线的舌甲状腺➡，深约盲孔水平。轮廓清晰锐利、口底或舌底中线位置，是舌甲状腺的典型表现。（右图）横断位增强 CT 显示舌底中线➡圆形，明显强化的肿块伴颏舌肌➩轻微变形。相对于轻度强化舌扁桃体来说↗，舌甲状腺明显高密度

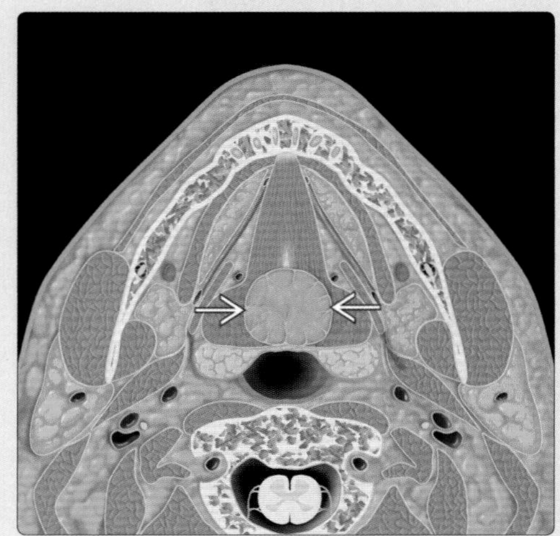

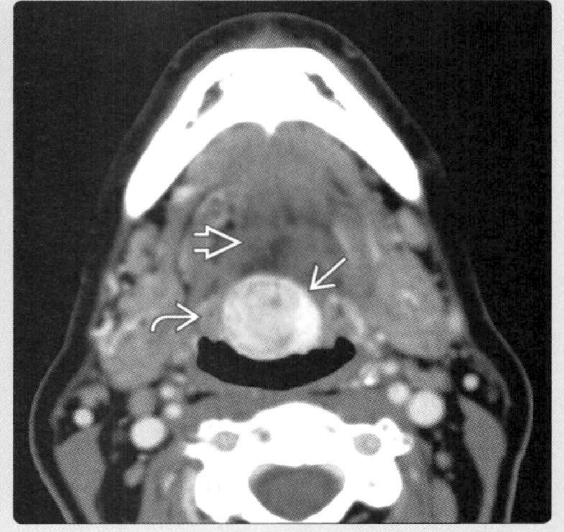

（左图）横断位增强 CT 显示口底中线一个清晰的肿块➡，深达黏膜边缘。异位甲状腺组织密度不均，与早期甲状腺肿改变并存。（右图）MR 正中矢状位 STIR 显示舌底界限清楚，信号不均的肿块，充满会厌➡。这例舌部甲状腺导致明显的口咽气道➩狭窄和向后下取代会厌↗

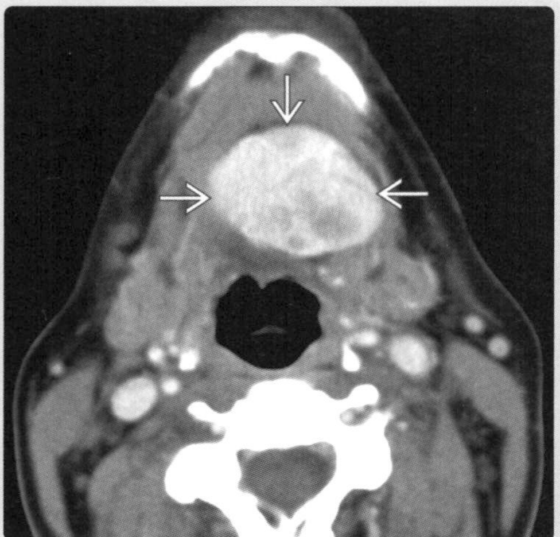

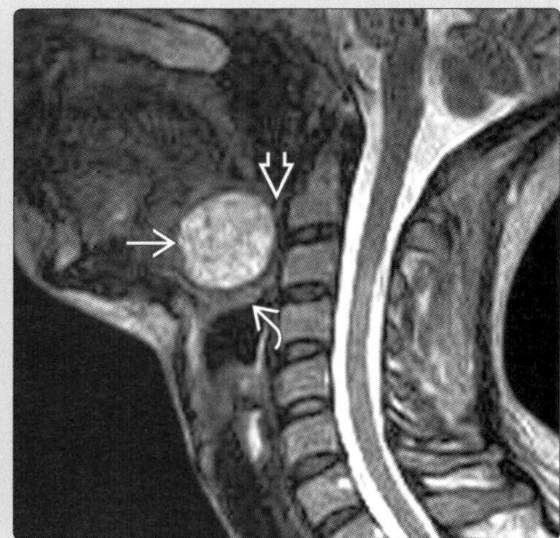

术语

同义词
- 异位甲状腺组织

定义
- 舌底或口底异位甲状腺组织

影像

一般特征
- 最佳诊断线索
  - 界限清楚舌底中线肿块
  - 影像学特征与正常甲状腺相似
- 位置
  - 盲孔水平舌根中线
  - 舌下间隙或舌根较少见
- 大小
  - 1～3cm
- 形态
  - 界限清楚，圆或卵圆形

CT 表现
- 平扫 CT
  - 边缘锐利，圆形肿块
  - 碘蓄积高密度
- 增强 CT
  - 明显均匀强化

MR 表现
- T_1WI
  - 相对于舌，等－轻度高信号
- T_2WI
  - 相对于舌，轻度－明显高信号
- 增强 T_1WI
  - 多样；最常见的是比舌更均匀的强化

核医学表现
- ^{99m}Tc 高锝酸盐或放射性碘扫描明确诊断

成像推荐
- 最佳影像方案
  - 平扫 CT：典型高密度，圆形肿块
- 推荐检查方案
  - 继续通过颈部成像确定甲状腺组织是否正常

鉴别诊断

静脉畸形
- 血管形成异常表现为突出的 T_2 高信号和对比增强

婴儿血管瘤，上气道
- 海绵状比毛细血管更常见（婴儿）

扁桃体组织，突出／非对称
- 肥大舌扁桃体表现为类似其他淋巴结构的影像学特征

非霍奇金淋巴瘤，舌扁桃体
- 孤立的或与结节／扁桃体淋巴瘤相关

病理

一般特征
- 病因
  - 在第 3 和第 7 周的妊娠时甲状腺原基在舌底部迁移停止
    - 完全停止：没有颈部甲状腺（75%）
    - 部分停止：高颈甲状腺（25%）
- 相关异常
  - 可能与其他甲状腺迁移异常相关，如甲状舌管囊肿

临床问题

临床表现
- 最常见的体征／症状
  - 吞咽困难，发音困难，呼吸困难，阻塞性睡眠
  - 大多数患者的甲状腺功能减退（60%）或甲状腺功能正常
- 其他体征／症状
  - 25% 先天性甲状腺功能减退症婴幼儿会有异位腺体

人群分布特征
- 性别
  - 女性多于男性（女：男 =4：1）
- 流行病学
  - 最常见部位异位甲状腺（90%）
  - 估计发病率：1/100 000～1/10 000

自然病史及预后
- 青春期舌部甲状腺可能迅速扩张
- 舌甲状腺肿已有报导
- 舌甲状腺癌罕见
  - 最常见的甲状腺乳头状癌

治疗
- 如果出现梗阻症状则手术
- 一些提倡放射性碘消融

诊断要点

关注点
- 当确诊舌甲状腺时，必须对颈部甲状腺组织的状况进行评估
  - 75% 舌甲状腺是唯一的功能性甲状腺组织

读片要点
- 内在高密度，明确的舌底中线肿块高度提示舌甲状腺

口腔皮样囊肿和表皮样囊肿

关键点

术语

- 先天性上皮性包涵体或残余引起的囊性口腔病变
- 皮样囊肿：上皮成分加皮肤附属器
- 表皮样囊肿：只有上皮成分

影像

- 皮样囊肿和表皮样囊肿表现为界限清楚的口腔囊肿
- 皮样囊肿常位于中线
- 皮样囊肿：复杂囊性肿块，常伴脂肪和（或）钙化
- 显示脂肪病灶最好用 MR 化学位移法
    - T_1WI 脂肪是亮的和脂肪饱和低信号
- 表皮样囊肿：只含液体成分
- 皮样囊肿和表皮样囊肿都可能弥散受限

主要鉴别诊断

- 舌下腺囊肿
- 口腔淋巴管畸形
- 口腔涎腺囊肿
- 甲状舌管囊肿
- 口腔脓肿
- 肠重复囊肿

临床问题

- 平均年龄 30 岁
- 无痛皮下或黏膜下肿块（85%～90%）
- 青春期皮脂腺激活时，常迅速生长
- 外科切除治愈

诊断要点

- 口腔皮样、表皮样囊肿、涎腺囊肿，淋巴管畸形，并可能难以区分

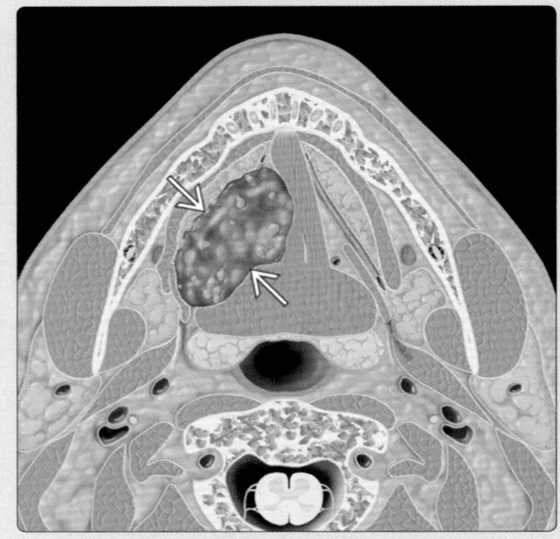

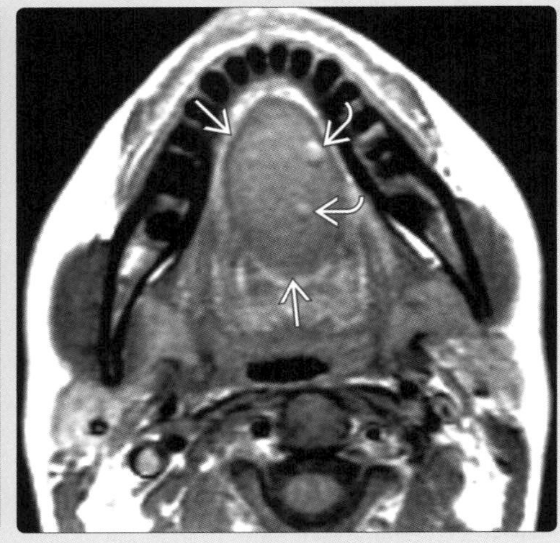

（左图）横断位图像示舌下间隙的皮样囊肿➡界限清楚，只有邻近解剖变形。肿块复杂，含混合液体、脂肪球和钙化。（右图）横断位 T_1WI 图像显示口腔中线卵圆形边界清楚的肿块➡，舌根前受累。高信号小球↪表现为后缘低信号的化学位移伪影，被证实是脂肪。这是皮样囊肿的特征性病变

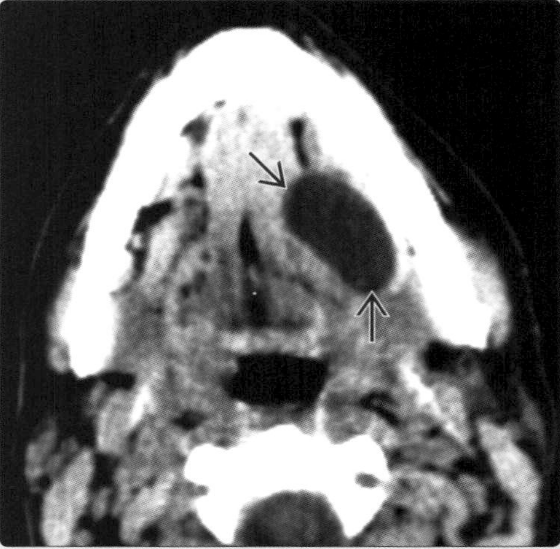

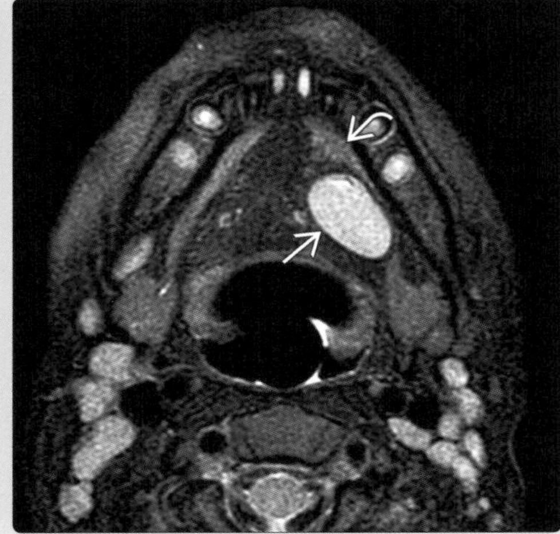

（左图）横断位平扫 CT 显示左舌下间隙➡有一边界清楚的囊性肿块，病理证实为皮样囊肿。舌下间隙的皮样囊肿没有表皮样囊肿那样的复杂成分，只有单纯的舌下囊肿和淋巴管畸形。（右图）不同患者的横断位脂肪抑制显示左侧舌下间隙➡，舌下腺后方↪有一边界清楚信号均匀的表皮样囊肿。若只含液体，表皮样囊肿与舌下囊肿或淋巴管畸形难以区分

术 语

同义词

- 发育性的口腔囊肿、外胚层包涵囊肿、皮样囊肿

定义

- 先天性上皮性包涵体引起的囊性口腔病变
  - 皮样囊肿：上皮成分加皮肤附属器
  - 表皮样囊肿：只有上皮成分
- 罕见的实体是畸胎样囊肿
  - 上皮成分加其他组织，比如骨、软骨或肌肉

影 像

一般特征

- 最佳诊断线索
  - 口腔界限清楚的皮样囊肿和表皮样囊肿
  - 皮样囊肿：脂肪、液体或混合成分
  - 表皮样囊肿：只含液体
- 位置
  - 颌下间隙(SMS)、舌下间隙(SLS)，或舌根(ROT)
    - ROT：舌中线下部颏舌肌与颏舌骨肌之间潜在的空间
  - 皮样囊肿常位于中线
- 大小
  - 典型＜ 4cm
- 形态
  - 卵圆形或管状
    - 常呈薄的，有明显的壁（75%）
    - 20% 囊肿周围或壁有软组织结节

CT 表现

- 平扫 CT
  - 低密度，单叶，边界清楚肿块
    - 皮样囊肿：内含脂肪成分，混合密度液体，钙化（＜ 50%）
    - 表皮样囊肿：液体密度无复杂特征
- 增强 CT
  - 可能看到轻微的壁强化
  - 如果皮样囊肿复杂成分少则与表皮样囊肿难以区分

MR 表现

- T_1WI
  - 口腔边界清楚肿块
  - 皮样囊肿：复杂液体信号比较典型
    - 局灶性或弥漫性高信号提示脂肪
      - 脂肪由化学位移技术或脂肪饱和技术显示
  - 表皮样囊肿：均匀液体信号
    - 弥散高信号可能是蛋白成分
- T_2WI
  - 皮样囊肿：不均匀高信号
    - 脂肪呈中等信号
    - 钙化呈局限性低信号
  - 表皮样囊肿：均匀高信号
- DWI
  - 皮样囊肿和表皮样囊肿都弥散受限
- 增强 T_1WI
  - 明显可见薄的强化边

超声表现

- 评估浅表病变有用
- 皮样囊肿：来自脂肪的内部混合回声；钙化则回声灶后方声影
- 表皮样囊肿："假固体"外观，内部回声均匀
  - 囊内细胞成分产生"假固体"外观
  - 后壁回声增强提示囊性

成像推荐

- 最佳影像方案
  - 增强 CT 或 MR 定位
  - MR 最适用于区分皮样囊肿和表皮样囊肿
    - 如果为混合信号，病变最可能是皮样囊肿
- 推荐检查方案
  - CT：薄层多平面重建有助于特殊的口腔定位
  - MR：包括脂肪抑制序列证实脂肪的存在

鉴别诊断

舌下腺囊肿

- 单纯舌下腺囊肿可能与颌下间隙表皮样囊肿表现完全类似
  - 单侧，薄壁舌下间隙囊性肿块
- 潜在的舌下腺囊肿可能类似舌下间隙 - 颌下间隙表皮样囊肿
  - 彗星状不分叶肿块，"尾部"位于坍塌的颌下间隙和"头部"位于舌下间隙后

口腔淋巴管畸形

- 跨空间囊性肿块
- 可能出血，导致液平面
- 感染性淋巴管畸形可能有复杂的蛋白成分

口腔涎腺囊肿

- 假性囊肿继发于外伤性唾液腺导管中断后的唾液累积

甲状舌管囊肿

- 颈部中线囊性肿块在舌骨和盲孔之间
- 位于后舌根，模仿表皮样囊肿

口腔脓肿

- 有脓毒症临床表现的患者伴疼痛性口腔肿块可以区分
- 边缘增强囊性肿块，常伴有广泛的舌部和软组织蜂窝织炎 - 水肿

肠重复畸形

- 婴儿期出现，成人少见
- 颏舌肌间明确，无强化的病变
- 影像特征与皮样囊肿难以区分

病　理

一般特征

- 病因
  - 2 种理论：先天性和获得性
    - 先天性包括胚胎第一和第二鳃弓部位的真皮成分
      - 在第 3~4 周胚胎中线融合时表皮外胚叶分隔受阻
    - 获得性外伤在口腔黏膜内植入上皮成分

分期、分级和分类

- 迈耶分类（病理学）
  - 皮样囊肿：上皮囊肿包含皮肤附件，如皮脂腺和汗腺和囊壁毛囊
  - 表皮样囊肿：单层鳞状上皮和周围结缔组织
  - 畸胎瘤：上皮囊肿包含中胚层或内胚层的元素，如肌肉，骨骼，牙齿和黏膜

直视病理特征

- 油状或干酪状成分；黄褐色、黄色或白色
- 可能含有血液或慢性血液制品
- 囊壁为 2~6mm 厚的纤维囊

显微镜下特征

- 皮样囊肿
  - 含有表皮结构包括皮脂腺、毛囊、血管、脂肪 + 胶原蛋白
    - 汗腺少数（20%）
    - 内衬鳞状上皮
  - 如果没有完整的囊肿内衬则皮样囊肿病理学诊断困难
- 表皮样囊肿
  - 单层鳞状上皮细胞带有纤维壁
- 畸胎样囊肿
  - 包含 3 层细胞成分
    - 皮样囊肿特征加其他成分，如骨、肌肉和软骨

临床问题

临床表现

- 最常见的体征 / 症状
  - 无痛性皮下或黏膜下肿块（85%~90%）
  - 其他体征 / 症状
    - 吞咽困难，口腔感觉
    - 大的时候侵犯呼吸道
    - 囊肿破裂和炎症的急性表现不常见
- 临床概要
  - 年轻成年男性伴无痛性颌下间隙 / 舌下间隙肿块

人群分布特征

- 年龄
  - 通常在 10 多岁到 30 岁之间
    - 平均年龄 30 岁
- 性别
  - 男：女 =3：1
- 流行病学
  - 皮样囊肿或表皮样是最常见的先天性颈部病变
  - ＜ 25% 的头颈部表皮样囊肿发生在口腔
  - 90% 的口腔 / 口咽肿块是鳞状细胞癌

自然病史及预后

- 良性病变缓慢生长
- 童年时存在，小而休眠状态
- 在青春期皮脂腺激活时，可能会扩大有症状
- 突然生长可能提示囊肿破裂
  - 明显的炎症和大小增加

治疗

- 手术切除可治愈
  - 整个囊肿必须切除防止复发
- 囊外切除术可通过口内入路或外入路进行
- 手术方式由病变相对于下颌舌骨肌位置决定
  - 舌下间隙：内至下颌舌骨肌
    - 口内入路有良好的美容和功能效果
  - 颌下间隙：下颌舌骨内侧
    - 下颌下腺的方法

诊断要点

关注点

- 口腔皮样囊肿，表皮样囊肿，舌下囊肿，淋巴管畸形常难以区分

读片要点

- 脂肪存在 ± 钙化特征皮样囊肿
- 当出血出现液平面，考虑淋巴管畸形
- 舌下间隙和颌下间隙有彗星状成分支持潜在的舌下囊肿

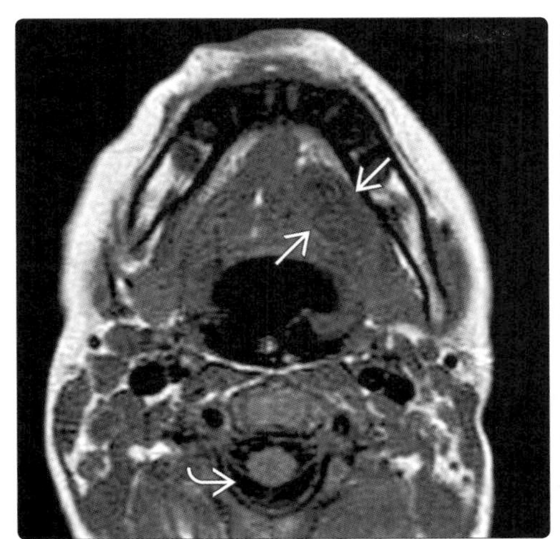

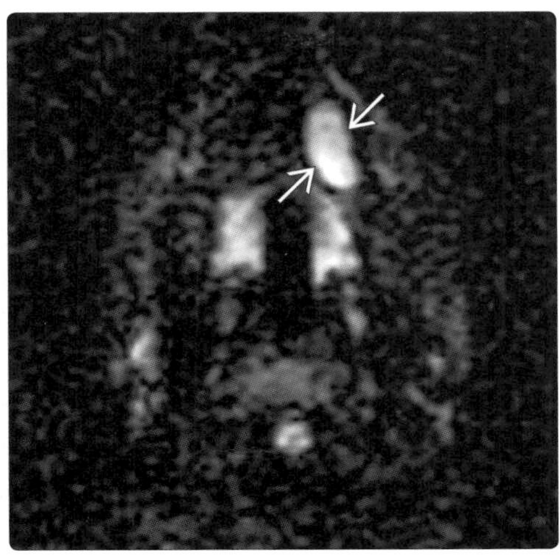

（左图）横断位 T_1WI 图像显示舌下间隙表皮样囊肿。病变只是相对于骨骼肌呈低信号，相对于脑脊液明显高信号。外观与增加的蛋白质成分是一致的，提示以前感染或可能出血。（右图）同一患者横断位 DWI 图像显示舌下病变内在高信号，代表弥散受限。皮样囊肿和表皮样囊肿都有这样表现

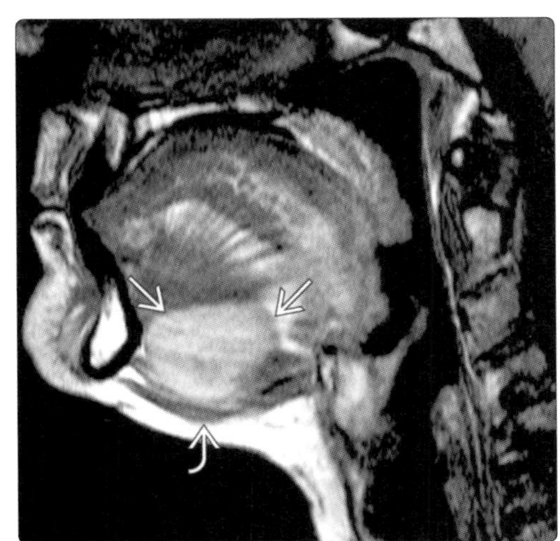

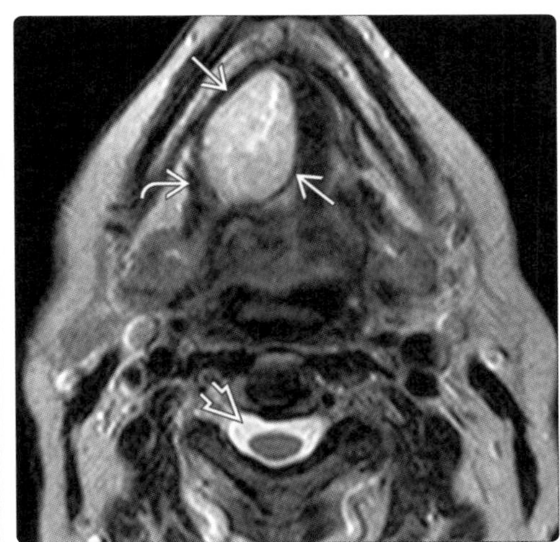

（左图）矢状位 T_1WI 图像显示高信号，明确的表皮样囊肿生长在舌根前和压抑口腔松弛肌。弥漫高信号提示蛋白含量增加。（右图）同一患者横断位 T_2WI 图像显示右侧口底表皮样囊肿内轻度高信号，比脑脊液信号低，再次反映了蛋白成分。在病变的侧面可见下颌舌骨肌的信号衰减

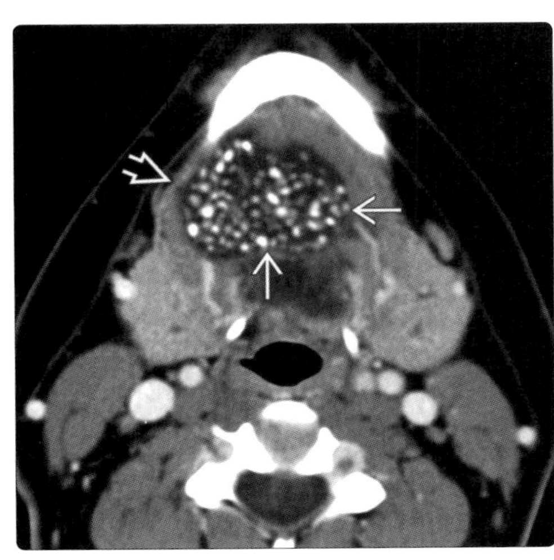

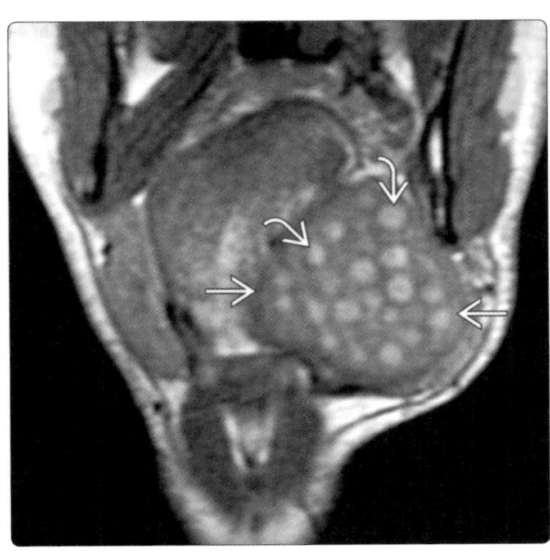

（左图）横断位增强 CT 图像显示舌下间隙内中线旁界限清楚的肿块，下颌舌骨肌内侧衰减，多个斑点状钙化和另外不均匀低密度明显可见，与皮样囊肿一致。（右图）冠状位 T_1WI 图像显示大的舌下间隙皮样囊肿，向下颌舌骨肌外侧延伸。内部圆形高信号病灶是脂肪，从其他舌下间隙的囊肿中区分皮样囊肿，比如表皮样囊肿，舌下囊肿，淋巴管畸形

反应性淋巴结

关键点

术语

- 反应性结节：良性，对抗原刺激反应的可逆性肿大结节
- 淋巴结受累可能是急性或慢性，局限性或广泛性

影像

- 多个明确的卵圆形结节
- 结节大小正常或轻度扩大
- 儿童，反应性结节可能≥ 2cm
- 增强 CT：小到轻度均匀强化
  - 结节内特征性线性强化

主要鉴别诊断

- 霍奇金淋巴瘤，淋巴结节
- 非霍奇金淋巴瘤结节
- 神经母细胞瘤，转移性
- 淋巴增生性障碍，移植后
- 分化型甲状腺癌，结节
- 朗格汉斯组织细胞增生症，结节
- 全身性淋巴结转移
- 鳞状细胞癌淋巴结转移

临床问题

- 儿童年龄组常见的临床问题，尤其是 2～12 岁
- 成人少见，考虑恶性或 HIV 感染

诊断要点

- 反应性结节呈典型的卵圆形，簇状
- 邻近蜂窝织炎提示细菌感染
- 非结核分枝杆菌缺少蜂窝织炎
- 结节内局限性不强化提示化脓或坏死

(左图) 一个单核细胞增多症青少年患者横断位增强 CT 显示腭扁桃体➡双侧均匀性扩大，颈部淋巴结肿大⇨。(右图) 一个 2 岁的猫抓病患者的横断位增强 CT 显示颌下淋巴结肿大➡，难以从邻近的颌下腺⇨分离，伴少部分的外周坏死无明显蜂窝织炎。家人最初并不记得这起发生在 3 个星期前的抓伤

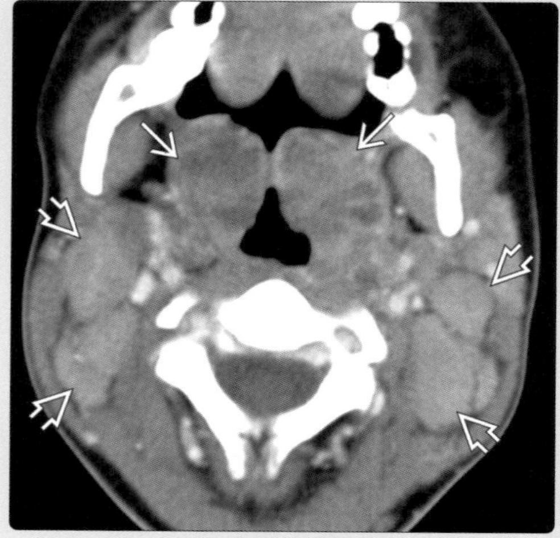

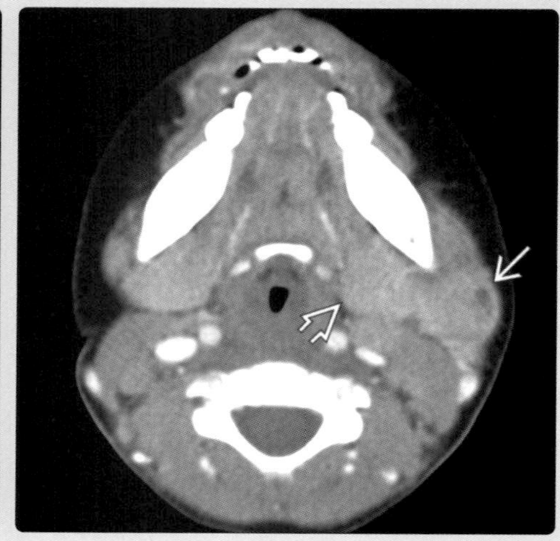

(左图) 一个患有链球菌性咽炎的 3 岁男孩的横断位增强 CT 显示大的颈部淋巴结➡，左侧比右侧大，均匀强化。轻微的软组织水肿使左侧深脂肪层消失。(右图) 一个 10 月龄的患者的横断位增强 CT，很难识别患者的深颈部脂肪小淋巴结。发现下颌下腺➡后方均匀、大的、反应性上颈部淋巴结⇨

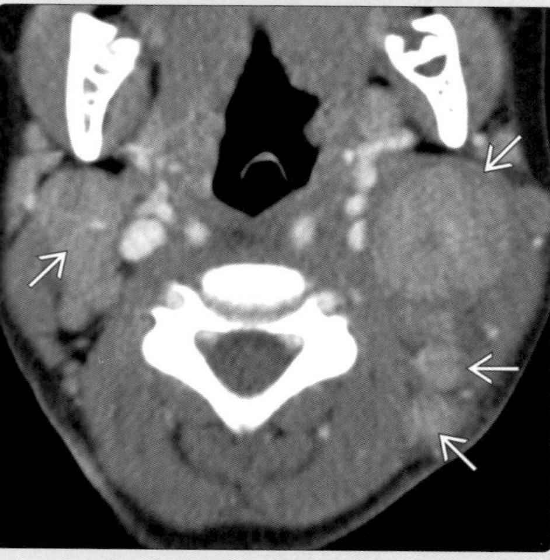

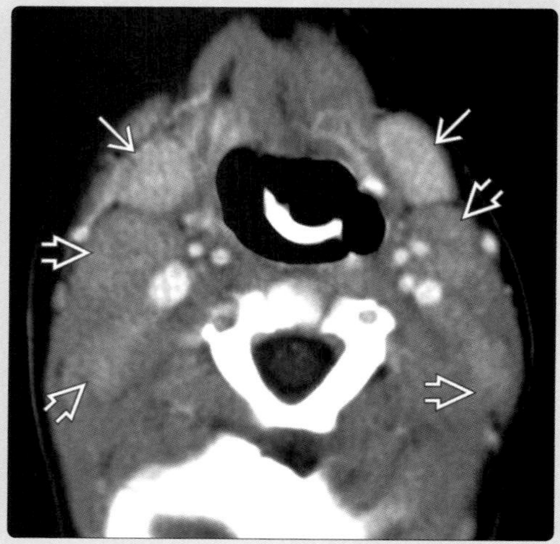

术 语

同义词

- 反应性淋巴结肿大，淋巴组织反应性增生，淋巴结增生

定义

- 良性，对抗原刺激反应的可逆性肿大结节
  - 淋巴结受累可能是急性或慢性，局限性或广泛性
- “反应性”意味着良性病因

影 像

一般特征

- 最佳诊断线索
  - 多个明确的，卵圆形结节
    - 结节大小正常或轻度扩大
- 位置
  - 任何头颈部结节
- 大小
  - 大范围
    - 儿童：反应性结节可能≥ 2cm
    - 成人：常达 1.5cm
- 形态
  - 典型的结节呈卵圆形多于圆形

CT 表现

- 增强 CT
  - 明确的结节内均匀强化
  - 结节内特征性线性强化
  - ± 蜂窝织炎：细菌感染常见，非结核分枝杆菌（NTM）通常不存在
  - ± 邻近肌肉（肌炎）增大 / 水肿
  - ± 可确定的邻近原因，如扁桃体炎、深颈部感染性蜂窝织炎和脓肿
  - ± 咽淋巴组织增生常相关（Waldeyer 环）

MR 表现

- T_1WI
  - 均匀低 - 中等信号强度结节
- T_2WI
  - 均匀中等 - 高信号强度结节
  - 囊性改变提示化脓或肿瘤坏死
- DWI
  - 良性结节比肿瘤结节有更高的 ADC 值
- 增强 T_1WI
  - 强化程度不一，通常轻度和均匀
  - 中心线样强化多趋向于良性结节

超声表现

- 卵圆形结节伴血管腔回声

核医学表现

- PET
  - 可见轻度 FDG 摄取
  - 有明显吸收更可能是活动性肉芽肿性疾病或肿瘤

成像推荐

- 最佳影像方案
  - 超声是最初常用（唯一的）的成像方式，以评估淋巴结化脓或淋巴结脓肿
  - 增强 CT 评估腺病
    - 区分反应性和化脓性淋巴结和有助于鉴别蜂窝织炎和脓肿
    - 可以确定结节和蜂窝织炎程度，并评估潜在的恶性原因

鉴别诊断

霍奇金淋巴瘤，淋巴结节

- B 细胞起源；组织学 R-S 细胞
- 最常见颈部和纵膈淋巴结受累
- 其他结节外疾病常见
- EBV 阳性率达 50%
- 影像不能区分霍奇金淋巴瘤和非霍奇金淋巴瘤

非霍奇金淋巴瘤

- NHL 其他结节外疾病比 HL 更常见
  - 非淋巴结疾病：腭部、舌部或腺样体扁桃体
  - 影像不能区分 NHL 和 HL

神经母细胞瘤，转移性

- 神经母细胞瘤转移最常见颈部受累
- 大淋巴结节，很少坏死
- ± 双侧颅底转移常见
- ± 强化肿块伴侵袭性骨破坏

淋巴增殖性疾病，移植后

- 频谱：良性增生至淋巴瘤
- 最常见于患者 EBV 阴性移植前
- 心脏或肺移植后比肾移植后更常见
- 儿童 >>>> 成人
- 腹部、胸部、同种异体移植、淋巴细胞和中枢神经系统
- 颈部淋巴结肿大，扁桃体肥大，± 鼻窦炎，中耳炎

分化型甲状腺癌，结节

- 淋巴结播散常见于乳头状癌，远端播散常见于滤泡癌
- 在 20~40 岁成人中出现；青少年偶尔出现，幼儿罕见

朗格汉斯细胞组织细胞增生症，结节

- 局灶性、局部性或全身性疾病
- 骨骼受累最常见 ± 腺病伴全身性疾病

全身淋巴结转移

- 儿童少见，常知道的原发性恶性肿瘤
- 神经母细胞瘤最常见；其他原发性恶性肿瘤如睾丸癌、肝母细胞瘤、脊索瘤
- 锁骨上结节提示锁骨下原发

鳞状细胞癌结节转移

- 儿童少见

- 扩大的圆形结节或簇状结节
- 坏死提示非反应性，恶性结节！
- 应寻找原发性咽部病变

结核淋巴结炎

- 多个颈部结节中化脓性淋巴结结核
- 邻近蜂窝织炎破裂和瘘管可能
- 常见胸片阳性

病 理

一般特征

- 病因
  - 对感染源、化学药品、药物或外来抗原的反应
    - 包括病毒、细菌、寄生虫、真菌
- 相关异常
  - 咽淋巴组织增生（Waldeyer 环）常伴病毒感染
  - 同淋巴组织炎症（如扁桃体炎）可引起淋巴结肿大
  - 颈深部感染（蜂窝织炎或脓肿）常与显著的反应性淋巴结肿大相关
  - 相关研究结果可能缩小病原体鉴别范围
    - 邻近脂肪堆积常见于细菌、非典型分枝杆菌罕见
    - 全身淋巴结肿大提示病毒感染或恶性肿瘤
      - 记住 EBV 感染可以发生在年幼的孩子身上，而不仅仅是青少年
    - 腮腺淋巴上皮病变 ± 腺样体肥大表明 HIV 淋巴结肿大

临床问题

表现

- 最常见的体征 / 症状
  - 坚固，有时波动，可自由移动的皮下淋巴结肿块
  - 其他体征 / 症状
    - 细菌性淋巴结炎和猫抓伤通常很痛
    - 非结核分枝杆菌（NTM）通常无触痛
    - 猫抓伤：抓咬可能先于淋巴结肿大的发展 1～4 周
- 临床特征
  - 儿童或青少年有淋巴结肿大表现
  - 患者有已知的原发肿瘤，可能只有反应性“边界”大小的结节

人群分布特征

- 年龄
  - 任何，最常见儿童年龄组
  - 组织有特定年龄的偏好
    - ＜ 1 岁：金黄色葡萄球菌，B 组链球菌属
    - 1～5 岁：金黄色葡萄球菌，A 组 β - 溶血性链球菌，非典型分支杆菌
    - 5～15 岁：厌氧细菌、弓形体病、猫抓病（B.henselae 最常见的致病菌）、结核
    - 显著增加耐甲氧西林金黄色葡萄球菌在儿童头颈部感染的发病率
- 流行病学
  - 儿童年龄组最常见的临床问题
    - 小儿淋巴结不常显影
    - 大部分 2～12 岁的儿童有时有淋巴结肿大
    - 大部分是感染的结果，虽然组织可能不确定

自然病史及预后

- 细菌性感染，非结核分枝杆菌，以及猫抓伤进展为坏死的结节
- 慢性炎症可能导致脂肪化生
  - 低密度结节模仿坏死

治疗

- 许多反应性结节自发溶解
- 抗生素，如果怀疑细菌感染
- 淋巴结穿刺和活检是必要的
  - 对抗生素无反应
  - 结节大小迅速增大
  - 相关的全身性淋巴结肿大或不明原因发热和体重减轻
  - 恶性相关特征
    - 体检结节坚硬和（或）缠结的
    - 锁骨上或后颈部结节

诊断要点

关注点

- 邻近蜂窝织炎提示细菌感染
- 非儿童年龄组必须考虑转移性疾病、淋巴瘤和 HIV

读片要点

- 影像学表现常为非特异性，有多个均匀、轻度肿大或正常大小的淋巴结
- 卵圆形更可能是良性和反应性
- 中央线性血管特征性强化
- 结节内局限性无强化提示化脓或坏死

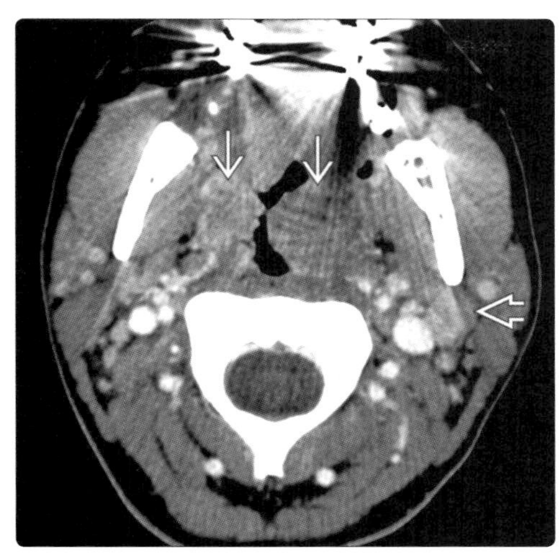

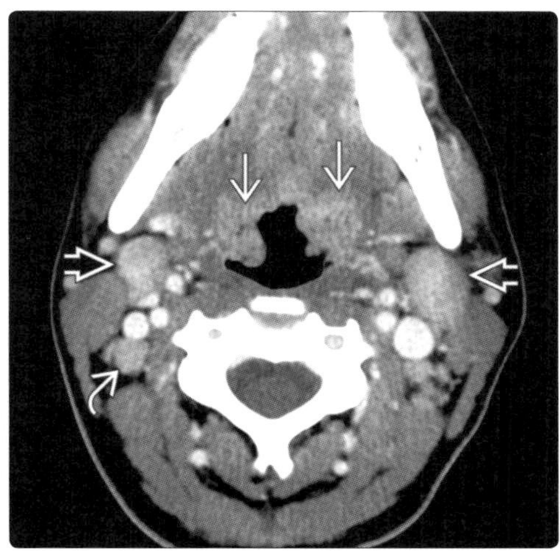

（左图）喉咙痛的年轻女性，横断位增强 CT 显示腭扁桃体➡不对称肥大和扁桃体炎的“虎纹”特征，双侧有多个小的反应性结节，左上颈部淋巴结肿大➡。（右图）肿大扁桃体➡下方的横断位增强 CT 显示双侧反应性上颈部结节➡。注意颈部这些小的和反应性结节均匀轻度强化➡

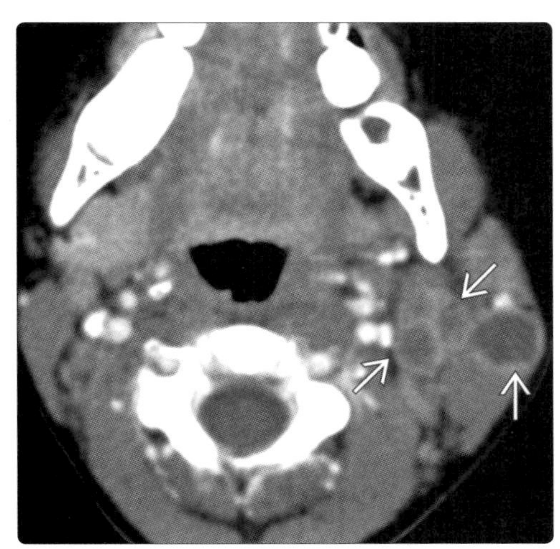

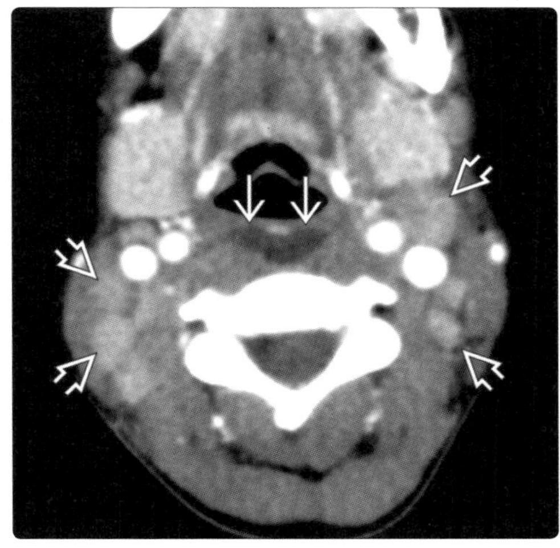

（左图）2 岁男孩，横断位增强 CT 显示多发坏死的右颈部淋巴结➡无蜂窝组织炎，是典型的非结核分枝杆菌感染。没有急性的临床感染症状，对标准抗生素治疗无效。（右图）一个患有链球菌咽炎的患儿横断位增强 CT 显示咽后壁软组织水肿➡及相关的双侧、均匀强化的反应性淋巴结肿大➡

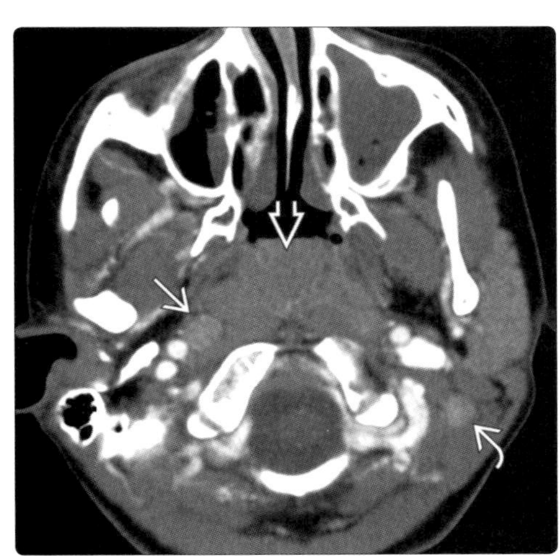

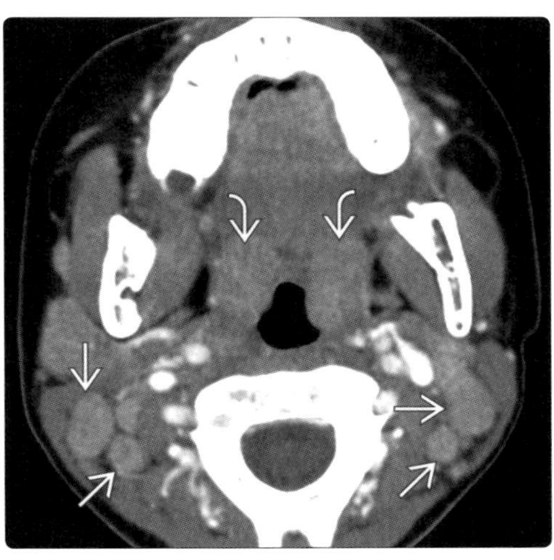

（左图）有喉咙痛和免疫缺陷综合征病史的 8 岁男孩，横断位增强 CT 显示突出的鼻咽扁桃体组织➡和右侧咽后大而均匀的结节➡。注意到高位左侧后三角区反应性结节➡。（右图）横断位增强 CT 显示多个双侧、平滑扩大的反应性结节➡没有任何脂肪堆积或化脓，继发于病毒感染。腭扁桃体肥大也很明显➡

第 4 章

头颈部其他病变

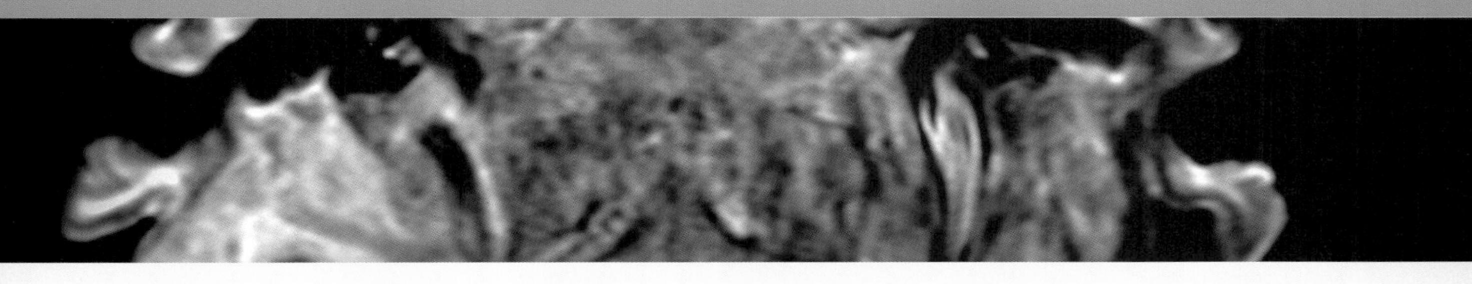

第一鳃裂囊肿

关键点

术语

- 最常见的第一鳃裂（BC）异常是囊肿（BCCs）或窦道

影像

- 最佳诊断线索：囊性肿块，近耳廓和外耳道或从外耳道延伸到下颌角
- 增强 CT：边界清楚，无强化或边缘强化，低密度肿块
  - 如果感染，则表现为囊壁增厚且边缘强化

主要鉴别诊断

- 外耳道胆脂瘤
  - 伴有骨质侵蚀的黏膜下肿块
- 肉芽肿性疾病（非结核分枝杆菌）
  - 腮腺间隙结节状坏死的肿块
  - 坏死物突出到皮下脂肪
- 腮腺炎并发脓肿（罕见）
  - 腮腺炎伴邻近或腮腺内厚壁、环形强化的囊性肿块
  - 蜂窝织炎扩散至外耳道及下颌角
- 淋巴管畸形
  - 无对比增强，± 液 - 液平面
- 外耳道静脉畸形
  - 增强方式多样的肿块，± 静脉石

病理

- 第一鳃器残留
  - 囊肿 >> 窦道或瘘
- 第一鳃裂囊肿最常见的位置终止于外耳道，位于软骨部和骨部之间

诊断要点

- 考虑第一鳃裂囊肿，对于有慢性的不明原因耳瘘或反复腮腺间隙脓肿的患者
  - 在外耳道，耳廓，腮腺间隙或咽旁间隙（罕见）或附近寻找囊肿

（左图）耳及面颊部斜位片显示 Work Ⅰ型第一鳃裂囊肿➡位于耳廓后下方，邻近外耳道的骨软骨连接部。Work Ⅱ型第一鳃裂囊肿⇨为向下突入下颌角。（右图）MR 冠状位增强 T_1WI 脂肪饱和序列显示中等信号强度，无强化，Work Ⅰ型第一鳃裂囊肿➡导致左膜性外耳道近完全性的梗阻⇨

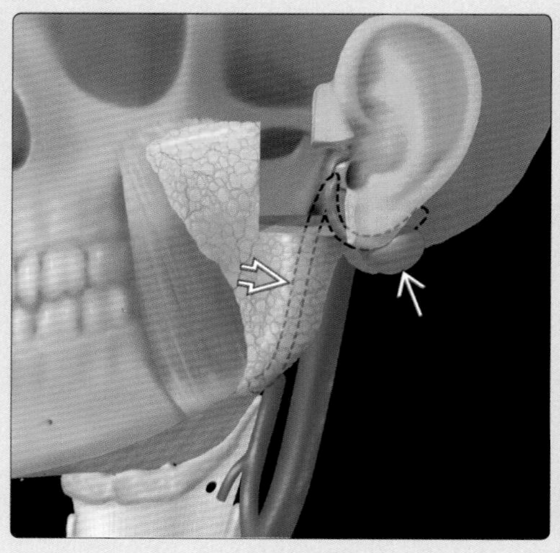

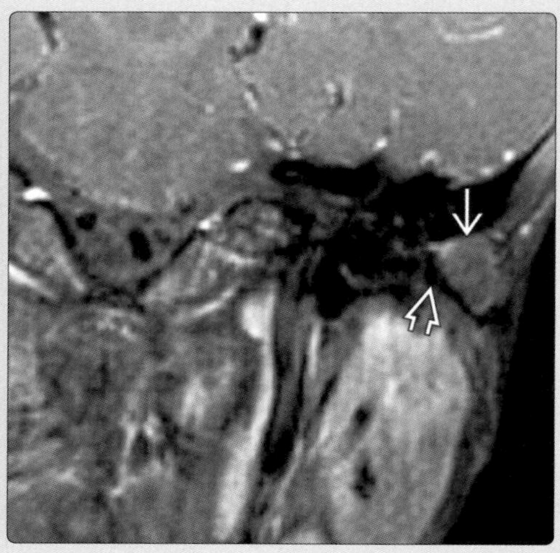

（左图）耳及面颊部斜位片显示 Work Ⅱ型第一鳃裂囊肿➡，沿外耳道的骨软骨连接部至下颌角的方向。注意鳃裂囊肿与面神经分支关系密切。（右图）MR 冠状位 T_2WI 脂肪饱和序列显示Ⅱ型第一鳃裂囊肿的囊性成分➡，以及向外耳道方向延伸的窦道⇨

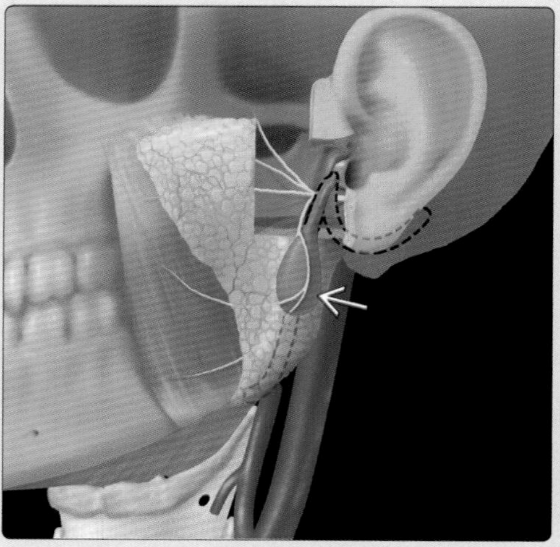

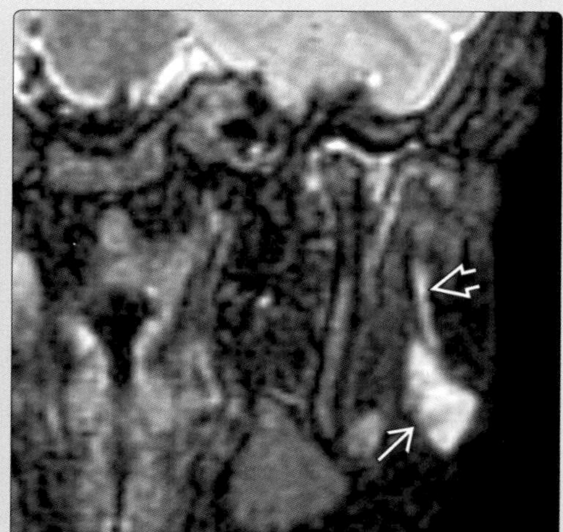

术 语

缩写

- 鳃裂囊肿（BCC）

同义词

- 咽裂畸形 = 鳃裂畸形（BCA）
- 咀嚼器 = 鳃器（裂、弓或袋）

定义

- 第一鳃裂异常：大部分为囊肿或窦道；由皮肤到外耳道或中耳的瘘管是罕见的
- 第一鳃裂囊肿：良性、先天性囊肿，位于腮腺，外耳道及耳廓内或邻近
  - 第一鳃器残端：最常用的分类方法
    - Work Ⅰ型：膜性外耳道重复畸形；来源于外胚层（裂）
    - Work Ⅱ型：外耳道及耳廓软骨重复畸形
      - 来源于皮肤（外胚层）和软骨（中胚层）
      - 也可能来自第二鳃弓
  - 较少使用的分类
    - Arnot Ⅰ型：隐匿的起源于第一鳃裂；腮腺内的囊肿或窦道
    - Arnot Ⅱ型：继发于不完全闭合的第一鳃裂
      - 囊肿或窦道位于颈前三角 ± 与外耳道相通
- 第一鳃裂窦道开口邻近腮腺间隙、外耳道、咽旁间隙或颈前三角

影 像

一般特征

- 最佳诊断线索
  - 囊性肿块，近耳廓和外耳道（Work Ⅰ型）或从外耳道延伸至下颌角（Work Ⅱ型）
- 位置
  - Ⅰ型：耳廓周围的囊肿或窦道
    - 耳廓和外耳的前方，后方或下方
  - Ⅱ型：腮腺周围的囊肿或窦道
    - 与腮腺关系更加密切，面神经（CN7）的内侧或外侧
    - 表面上，腮腺间隙和咽旁间隙（PPS）
- 大小
  - 大小不等，但通常＜3cm
- 形态
  - 边界清楚的囊

CT 表现

- 平扫 CT
  - 低密度囊
  - 如果先前被感染，则可表现为等密度
- 增强 CT
  - 边界清楚，无强化或边缘强化，低密度肿块
  - 如果感染，则表现为囊壁增厚且边缘强化
    - 周围脂肪内索条提示感染
  - 第一鳃裂囊肿，Work Ⅰ型
    - 囊肿，位于外耳道前方，下方或后方
    - 病变可“延伸”到外耳道的骨软骨连接部
    - 通常与外耳道平行
  - 第一鳃裂囊肿，Work Ⅱ型
    - 囊肿，位于表面，腮腺间隙和咽旁间隙
    - 可能会低至下颌后间隙
    - 深部投影可“延伸”至外耳道的骨软骨连接部
  - 第一鳃裂窦道（BCST）：线样密度影，邻近耳廓、外耳道或咽旁间隙穿过皮下脂肪

MR 表现

- T_1WI
  - 低信号单房的囊
- T_2WI
  - 高信号单房的囊
  - 可见窦道至皮肤，外耳道或咽旁间隙（罕见的）
  - 合并感染时周围软组织水肿
- 增强 T_1WI
  - 囊肿壁通常不强化
  - 先前或同时合并感染时可能表现为囊肿壁增厚并边缘强化

超声表现

- 无回声肿块，位于耳周或腮腺周围

成像推荐

- 最佳影像方案
  - 增强 CT 或 MR 可诊断囊肿
  - MR（T_2WI）可观察小病灶及相关窦道
- 推荐检查方案
  - 冠状位重建图像有助于评价与外耳道之间的关系

鉴别诊断

外耳道先天性胆脂瘤

- 无强化的黏膜下肿块，伴有骨质侵蚀
- 病变处可见骨碎片
- 鼓室板上有“含气腔”
- 已知与第一鳃裂囊肿 ± 至外耳道的瘘或重复外耳道畸形或狭窄相关

非结核分枝杆菌，淋巴结

- 有 4～6 周的皮肤上小的柔软且呈紫色的肿块病史
- 腮腺间隙结节状坏死的肿块
- 坏死物突出到皮下脂肪
- 皮下脂肪小索条影

急性腮腺炎

- 有明显的触痛及发热的症状
- 腮腺增大或者有炎症
- 蜂窝织炎延至外耳道和下颌角
- 合并脓肿罕见：厚壁环形强化的囊性肿块，位于腮腺内或邻近

耳周淋巴管畸形
- 先天性血管畸形；胚胎性淋巴囊
- 单房或多房；小囊或大囊
- 单个或多个部位
- 特征性的液－液平面常见
- 无对比增强或静脉石除非混合静脉成分

耳周静脉畸形
- 先天性血管畸形：内衬血管窦内皮细胞
- 单发或多发，分叶状肿块 ± 静脉石
- 增强的方式多样反映了血流缓慢流向并穿过病灶
- ± 如果为混合静脉淋巴畸形则无强化的为淋巴的成分

病 理

一般特征
- 相关异常
  - 可能与其他第一鳃器异常相关
  - 可能偶尔与独立存在的外耳道的先天性胆脂瘤相关
    - 伴有骨重塑或骨侵蚀的外耳道内侧的小肿块和鼓板上的"含气腔"
    - 可突入鼓膜（TM）或从鼓板下鼓膜延伸至中耳腔
- 胚胎学／解剖学
  - 第一鳃器残端
    - 第一鳃器的裂（外胚层）→外耳道
    - 鳃弓（中胚层）→下颌骨，咀嚼肌，三叉神经（CN5），砧骨体，锤骨头
    - 囊（内胚层）→咽鼓管，中耳腔，乳突气房
  - 第一鳃器不完全闭塞出现的鳃器残端
  - 孤立的第一鳃裂囊肿不与内（咽）或外（皮肤）相交通
  - 鳃裂瘘有内部和外部的连接，从外耳道至皮肤的管道
  - 第一鳃裂窦道(BCST)开口在外部或内部(罕见)；闭合的部分为盲袋
  - 2/3 的第一鳃裂残留是孤立的囊

直视病理特征
- 颈部囊性肿块
  - 除非有反复感染，否则容易剥离
- 囊肿的内容物通常是厚厚的黏液
- 囊肿的残余可以分裂面神经干
- 面神经可以位于第一鳃裂囊肿的内侧或外侧
- 邻近面神经给手术增加了难度
- 第一鳃裂囊肿最常见终止位置是外耳道，位于软骨部和骨部之间

显微镜下特征
- 外层为薄的纤维假囊
- 内层为扁平鳞状上皮
- ± 生发中心和囊壁上的淋巴细胞

临床问题

临床表现
- 最常见的体征／症状
  - 软的，无痛的，可压缩的肿块：外耳道，耳周，腮腺内或腮腺周围舌骨上颈部
- 其他体征／症状
  - 反复外耳道，耳周及腮腺周围肿胀
  - 痛性肿块 ± 如果感染则有发热
  - 外耳道或皮肤窦道罕见
  - 若存在外耳道窦道可表现为慢性化脓性耳溢液

人群分布特征
- 年龄
  - 大多数在 10 岁以前发现
  - 窦道较早被发现
  - 当仅存在囊肿时，可发现较晚，甚至到成年时才发现
- 流行病学
  - 约占所有鳃器残余的 8%
  - 第一鳃裂囊肿：Ⅱ型 >>I 型

自然病史及预后
- 伴上呼吸道感染时可增大
  - 囊壁淋巴滤泡反应，囊壁分泌物
- 通常仅作为"脓肿"切开引流会复发
- 如果完全切除预后良好
- 如果有囊肿壁残留可以复发

治疗
- 完全手术切除
- 邻近面神经（CN7）会使神经在手术时处于危险状态
  - Work Ⅰ型：邻近面神经（CN7）
  - Work Ⅱ型：多在面神经（CN7）分支远端

诊断要点

关注点
- 对于有慢性的，不明原因耳瘘或反复腮腺间隙脓肿的患者，考虑第一鳃裂囊肿
  - 在外耳道，耳廓，腮腺间隙或咽旁间隙（罕见）或邻近寻找囊肿
- 考虑复杂的鳃裂畸形及颅面异常的综合征的病因，如鳃－耳－肾综合征

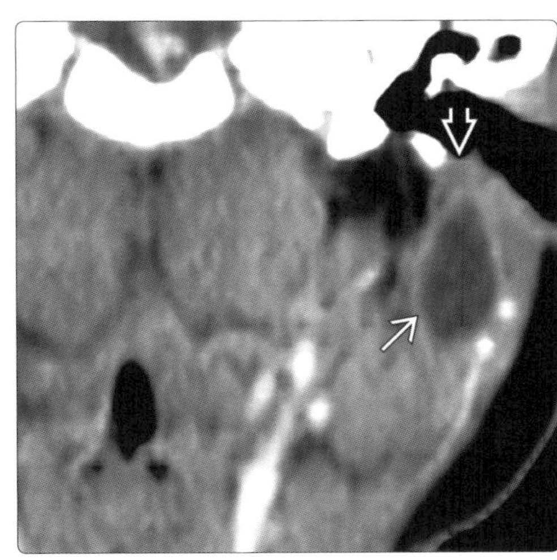
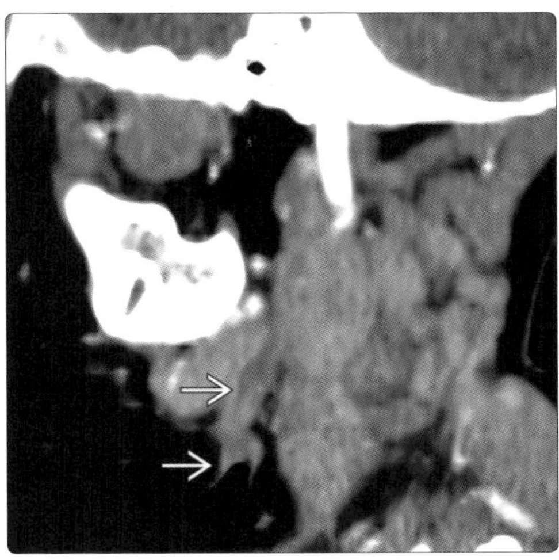

（左图）冠状位增强 CT 显示一个边界清楚的腮腺内的第一鳃裂囊肿→，上界是左侧外耳道的骨软骨连接处⇨。（右图）矢状位增强 CT 在同一患者显示出一个充满液体的延伸至左侧颈前皮肤表面的窦道→

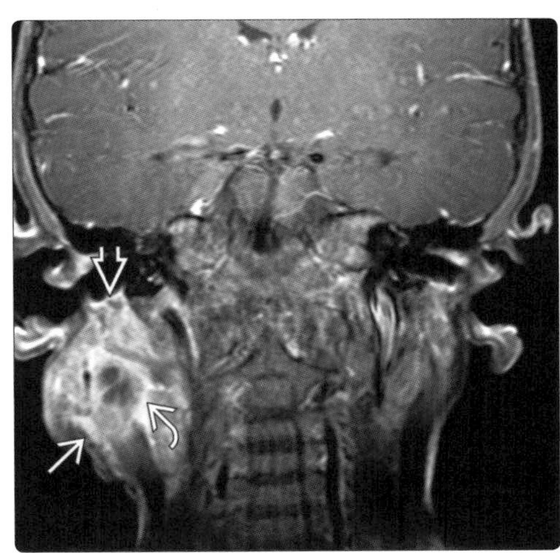
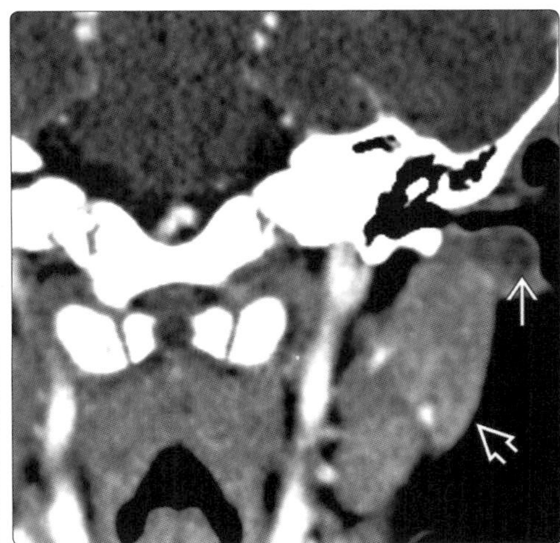

（左图）MR 冠状位 T_2WI 表现为累及右侧腮腺的不均质增强的炎症肿物→，紧邻右侧外耳道软骨的下侧⇨。中心强化减弱的区域代表第一鳃裂囊肿感染↪。（右图）一个 3 岁儿童患有左侧外耳道肿物，冠状位增强 CT 显示一个边界清楚低密度的病变→，位于腮腺表面⇨，并且紧邻外耳道的下界，这是第一鳃裂囊肿的典型位置

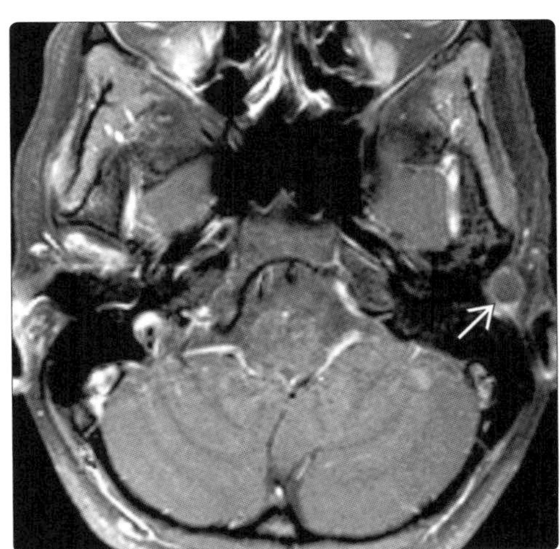
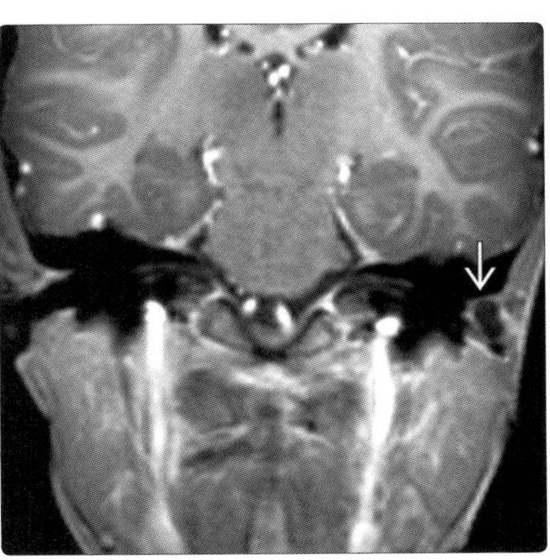

（左图）一个 9 岁患者左侧外耳道肿块，MR 横断位增强 T_1WI 脂肪抑制显示低信号的、边缘轻度强化的耳前第一鳃裂囊肿→。（右图）MR 冠状位增强 T_1WI 脂肪抑制在同一患者清楚地显示左侧外耳道梗阻的 Work Ⅰ型鳃裂囊肿→

第二鳃裂囊肿

关键点

术语

- 颈窦的囊性残留：第二、第三、第四鳃裂和第二鳃弓衍生
- 同义词
  - 第二鳃裂囊肿或异常
  - 第二鳃器囊肿或异常

影像

- 最佳诊断线索：颈部囊性肿块，位于下颌下腺的后外侧，颈动脉外侧间隙，胸锁乳突肌的前侧（或前内侧）
- 如果感染，则壁增厚，强化并周围软组织蜂窝织炎

主要鉴别诊断

- 淋巴管畸形
  - 可累及多部位
- 颈部胸腺囊肿
  - 第三咽囊残留
- 淋巴结病 / 脓肿
  - 存在感染的症状和体征
- 囊性淋巴结转移
  - 鳞状细胞癌淋巴结转移
  - 分化型甲状腺癌淋巴结转移
- 颈动脉间隙神经鞘瘤
  - 偶见大的壁内囊肿
  - 壁厚且强化
  - 儿童罕见

病理

- 第二鳃裂畸形，窦道或瘘管
- 流行病学：第二鳃器异常约占所有鳃器异常的 95%

诊断要点

- 注意首发表现为“第二鳃裂囊肿”的成人
  - 可能是原发于头或颈部的鳞状细胞癌的转移坏死

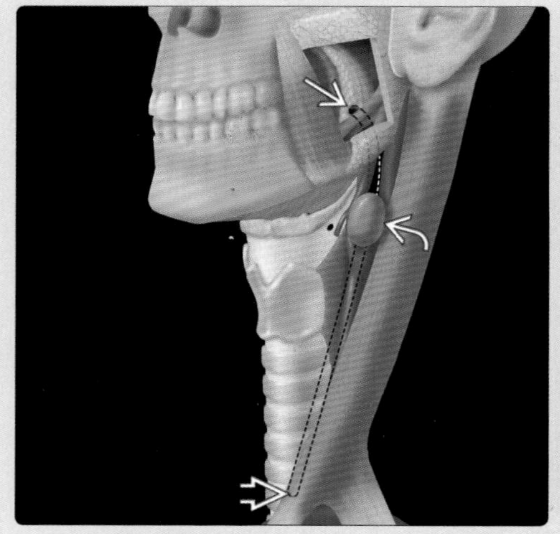

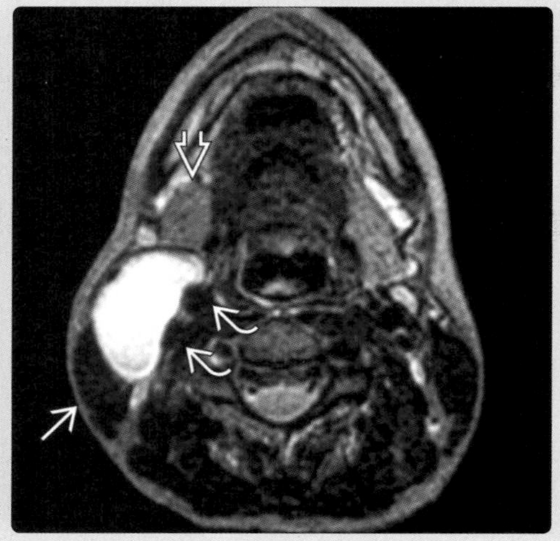

（左图）矢状位斜位图显示第二鳃裂囊肿➦在其最常见的部位；胸锁乳突肌的前侧和颈动脉间隙前面偏一侧。全程可由咽扁桃体➡延伸至颈部下前间隙➪。（右图）MR 横断位 T_2WI 显示一个边界清楚的高信号肿块，位于右侧胸锁乳突肌前方➡，右侧下颌下腺后外侧➪以及右侧颈动脉鞘血管前外侧➦。这是第二鳃裂囊肿最常见的部位

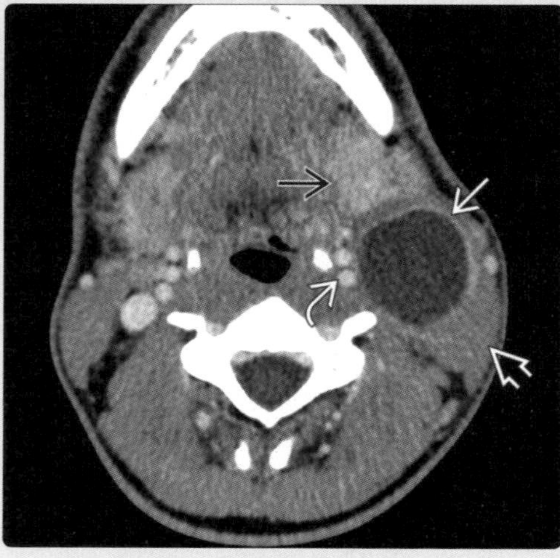

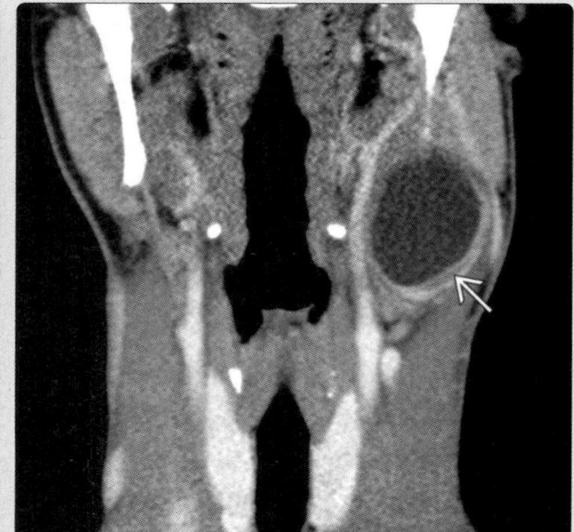

（左图）一个 17 岁男孩的横断位增强 CT 显示一个边界清楚的低密度肿块➡在 Bailey Ⅱ型第二鳃裂囊肿的典型部位：胸锁乳突肌前方➪，颈动脉鞘血管外侧➦以及下颌下腺后外侧→。（右图）冠状位增强 CT 在同一患者显示下壁较厚➡，其组织学表现为囊肿壁的淋巴滤泡

术 语

缩写

- 第二鳃裂囊肿（BCC）

同义词

- 第二鳃器囊肿（BAC）
- 第二鳃器畸形（BAA）

定义

- 第二鳃裂囊肿：最常见的鳃器囊肿
  - 颈窦的囊性残留：第二、第三、第四鳃裂和第二鳃弓衍生
- 窦道：通常通过胸锁乳突肌前缘与外部相交通
  - 很少向内与扁桃体窝相交通
- 瘘管：与内部和外部均有交通
  - 继发于鳃裂和咽囊残留
- 合并
  - 囊肿 + 窦道和（或）瘘管

影 像

一般特征

- 最佳诊断线索
  - 颈部囊性肿块位于下颌下腺的后外侧，颈动脉外侧间隙，胸锁乳突肌前侧
  - 大多数位于或接近下颌角下方
- 位置
  - 第二鳃器囊肿的 Bailey 分型
    - Ⅰ型：颈阔肌的深部，胸锁乳突肌前侧
    - Ⅱ型：胸锁乳突肌前侧，下颌下腺后侧，颈动脉鞘外侧
      - 最常见
    - Ⅲ型：颈内动脉和颈外动脉之间向外突，可向咽侧壁或颅底生长
    - Ⅳ型：邻近咽侧壁，可能为第二咽囊残存
  - 第二鳃器瘘管从胸锁乳突肌前缘通过颈动脉分叉，止于扁桃体窝
- 大小
  - 大小不等，范围从几厘米至＞5cm
- 形态
  - 卵圆形或圆形，边界清楚的囊
  - 囊肿的边缘局部可延伸至颈动脉分叉

CT 表现

- 增强 CT
  - 壁不强化的低密度囊
  - 如有感染，壁增厚强化并周围软组织蜂窝织炎

MR 表现

- T_1WI
  - 通常为等脑脊液信号的囊肿
  - 感染→信号增高 / 蛋白含量
- T_2WI
  - 高信号囊肿，无明显的壁
- FLAIR
  - 与脑脊液信号相等或呈稍高信号的囊肿
- 增强 T_1WI
  - 无明显强化
  - 如果感染，则周围的壁强化

超声表现

- 无回声或低回声，薄壁囊肿
  - 超声可能会呈“假固体”样表现
    - 实时显示可见内部回声的移动，以鉴别实性病变
- 如有感染，则表现为囊壁增厚

成像推荐

- CT，US 或 MR 可清晰地显示Ⅰ，Ⅱ，Ⅲ型囊肿的位置
- 超声显示Ⅳ型囊肿很困难
- CT 或 MR 显示感染的相关表现及罕见的Ⅳ型囊肿最好

鉴别诊断

口腔淋巴管畸形

- 单房或多房
- 可累及多部位
- 如有囊内出血，则会有液 - 液平面
- 像第二鳃器异常一样孤立在同一位置是不常见的

胸腺囊肿

- 胸腺咽管残留，第三咽囊的衍生物
- 左侧比右侧常见
- 多达 50% 可延伸至上纵隔

淋巴结病 / 脓肿

- 存在感染的症状和体征
- 有不规则、厚的及增强的壁伴中心不强化的空腔
- 周围软组织硬结除外分支杆菌
- 同侧非化脓性淋巴结肿大

囊性淋巴结转移

- 壁厚且增强的坏死性肿块
- 儿童罕见，青少年偶见
- 囊性鳞状细胞癌淋巴结转移
- 囊性分化型甲状腺癌淋巴结转移

颈动脉间隙神经鞘瘤

- 偶尔大的壁内囊肿
- 厚的、强化的壁
- 颈动脉后间隙的中心

病 理

一般特征

- 胚胎学
  - 第二鳃弓增长迅速超过第二、第三及第四鳃裂，形成有外胚层内衬的颈窦
  - 第二、第三及第四鳃裂残留通过颈囊泡与颈窦相连

  ◦ 正常发育的颈窦及囊泡消失
- 病因
  ◦ 第二鳃器残留形成囊肿，窦道或瘘管
- 相关异常
  ◦ 常呈孤立的病灶
  ◦ 可能是鳃 - 耳 - 肾综合征的一部分
    ▪ 常染色体显性遗传病
    ▪ 双侧鳃瘘或囊肿以及耳周突起或凹陷
    ▪ 重度混合性耳聋：耳蜗，半规管畸形，镫骨固定
    ▪ 肾异常：囊肿，发育不良，不发育
    ▪ 咽鼓管扩张
    ▪ 与鳃 - 耳 - 肾综合征相似的鳃耳综合征，无肾受累

直视病理特征
- 边界清楚的囊，在 Bailey 描述的位置
- 充满干酪样物质或浆液性，黏液性或脓性液体

显微镜下特征
- 囊壁内衬鳞状上皮
- 囊壁内有淋巴细胞浸润，生发中心形成
  ◦ 淋巴组织提示在胚胎发生过程中，上皮残余可能被包裹在颈部淋巴结内

临床问题

临床表现
- 最常见的体征 / 症状
  ◦ 无痛性可压缩的颈外侧肿块，在儿童或青年
  ◦ 合并上呼吸道感染时可增大
    ▪ 可能由于淋巴组织反应所致
  ◦ 感染时会有发热，疼痛和红斑

人群分布特征
- 年龄
  ◦ 大多数＜ 5 岁，第二个发病高峰为 10～30 岁
- 流行病学
  ◦ 第二鳃器异常约占所有鳃器异常的 95%

自然病史及预后
- 未经处理可反复感染
- 反复炎症会使手术切除更加困难
- 病灶完全切除后预后良好

治疗
- 治疗选择完全手术切除
- 术者需仔细分离囊肿周围以除外相关瘘管或窦道的可能
  ◦ 如果瘘管存在，通常在出生时被确认
    ▪ 黏液分泌物是从皮肤开口流出
  ◦ 如果窦道向上，它会通过颈动脉分叉至腭扁桃体隐窝
  ◦ 如果窦道向下，它会通过颈前间隙到锁骨上的皮肤
- 耳后入路的内窥镜辅助切除可替代常规切除方法

诊断要点

关注点
- 囊壁强化或蜂窝织炎提示感染
- 囊肿是否紧贴颈内静脉或颈动脉鞘?

读片要点
- 注意首发表现为“第二鳃裂囊肿”的成人
  ◦ 肿块可能为头或颈部原发性鳞状细胞癌的淋巴结转移
  ◦ 如果患者超过 30 岁，首先考虑囊性淋巴结转移

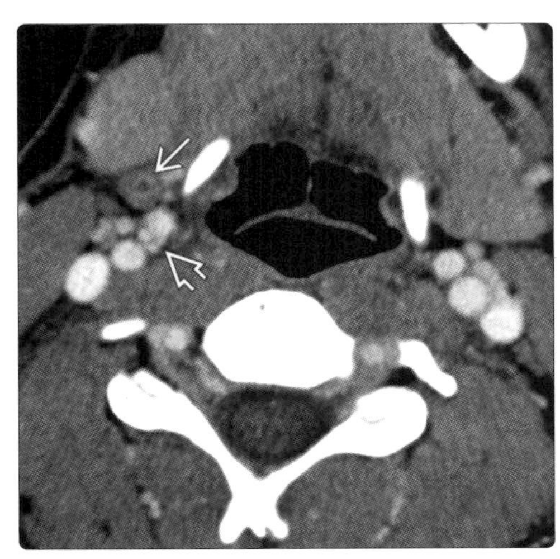

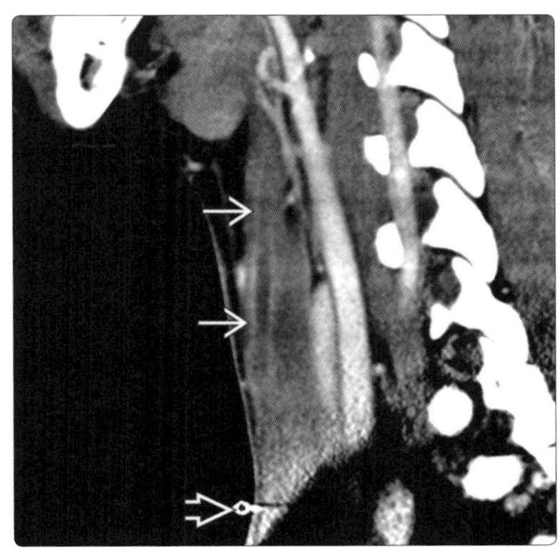

（左图）横断位增强 CT，一个 15 岁男孩出生后即发现颈部下前间隙有一凹陷，现排出脓液，显示一个边界清楚的厚壁的小病灶→位于颈动脉血管⇨前，下颌下腺后方。（右图）同一患者矢状位 CT 重建，显示感染的第二鳃裂囊肿的窦道→，从凹陷（放射性标记⇨）的水平延伸至咽扁桃体

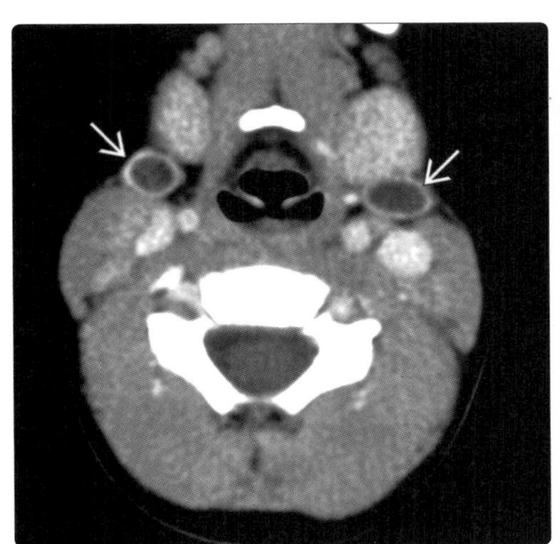

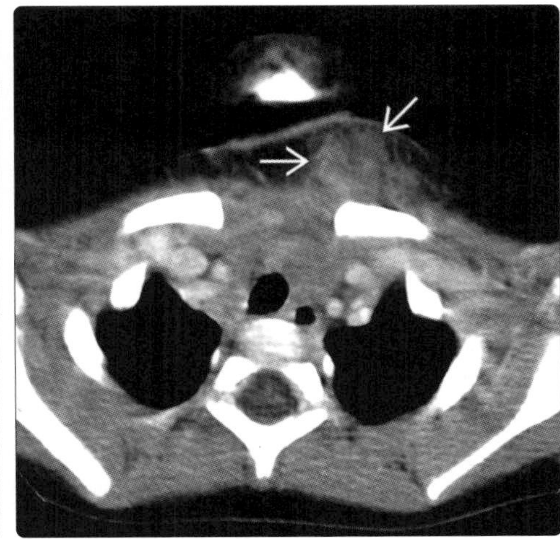

（左图）横断位增强 CT，一个 2 岁男孩，患有鳃 - 耳 - 肾综合征，显示双侧的、边界清楚的、无强化的囊→，在 Bailey Ⅱ型第二鳃裂囊肿的典型部位。（右图）横断位增强 CT 显示锁骨上化脓性炎性肿块→在婴幼儿皮肤凹处的内侧，伴第二鳃器异常窦道的感染。这是残余窦道或瘘管在最下方的典型位置

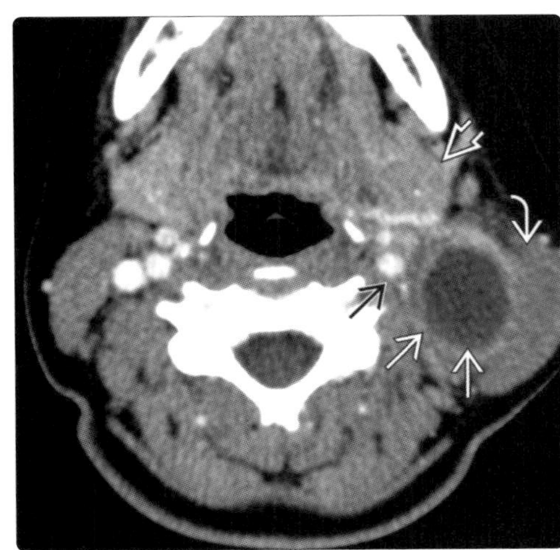

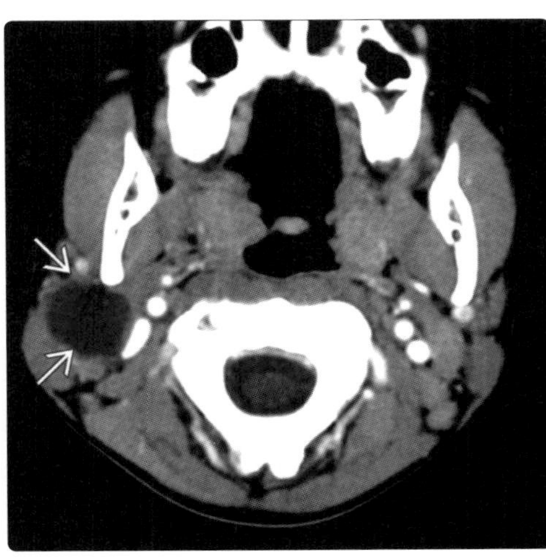

（左图）横断位增强 CT 显示一个边界清楚的低密度肿块→，位于左侧下颌下腺后方⇨，左侧胸锁乳突肌↷偏后方以及颈动脉鞘血管内→。薄的边缘强化由于继发慢性炎症和囊壁淋巴样增生。（右图）横断位增强 CT 显示无强化的囊状肿块→，位于右侧下颌角，这是第二鳃裂囊肿的常见位置

第三鳃裂囊肿

关键点

术语

- 第三鳃裂囊肿（BCC）
  - 第三鳃裂内衬上皮残留

影像

- CT/MR/US
  - 单房薄壁的囊肿，位于颈部上后间隙或下前间隙
  - 如果感染，囊壁增厚并强化
  - ± 邻近蜂窝织炎或肌炎
- 口服钡或水溶性对比剂可以显示相关窦道或瘘管的轮廓

主要鉴别诊断

- 第二鳃裂囊肿：最常见的鳃裂囊肿
- 淋巴管畸形：单房或多房
- 脓肿：感染的症状和体征
- 颈部胸腺囊肿：第三鳃囊残留
- 第四鳃裂囊肿：化脓性甲状腺炎
- 舌骨下甲状舌管囊肿：当位于舌骨下时埋入带状肌
- 囊性坏死的转移淋巴结：已知或未知的头颈部原发性鳞状细胞癌或全身性非霍奇金淋巴瘤
- 喉外型囊肿：经甲状腺舌骨膜与喉室沟通

临床问题

- 后外侧颈部波动性肿块
- 成年期反复出现
- 若有相关窦道或瘘管则经皮肤口排脓

诊断要点

- 上颈部颈后三角囊肿
  - 考虑第三鳃裂囊肿
- 上颈部颈后三角脓肿
  - 考虑潜在的第三鳃裂囊肿感染

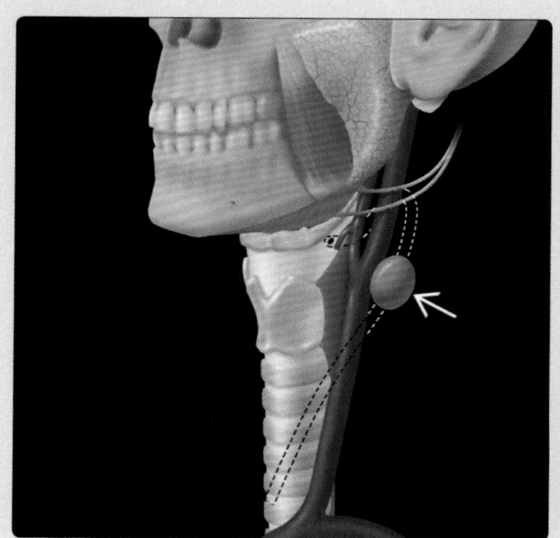

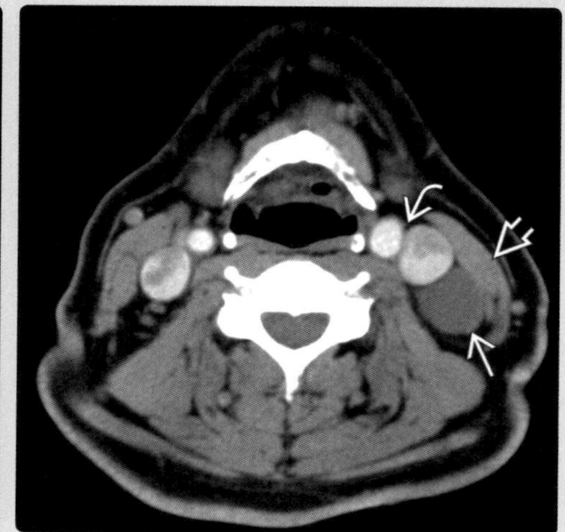

（左图）侧位图显示第三鳃异常的过程，第三鳃裂囊肿出现，最常见的是位置颈部上后三角➡。（右图）横断位增强CT，左颈后部肿块的成年男性，显示一个边界清楚、薄壁的、单房的囊肿➡位于颈后间隙，胸锁乳突肌➾的深部及颈动脉鞘后外侧↪。注意：囊肿壁是不可察觉的，表明病灶尚未感染

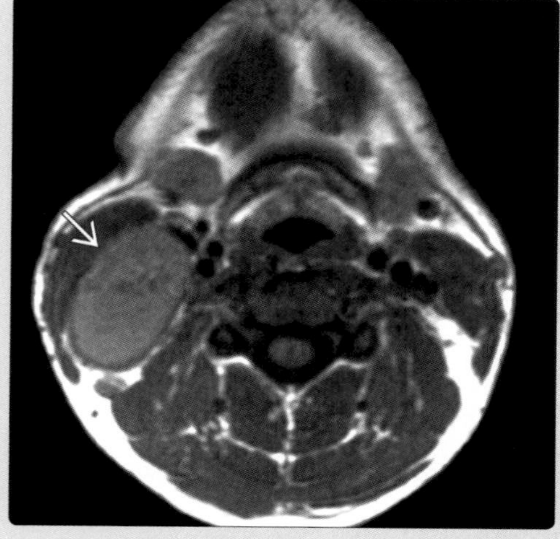

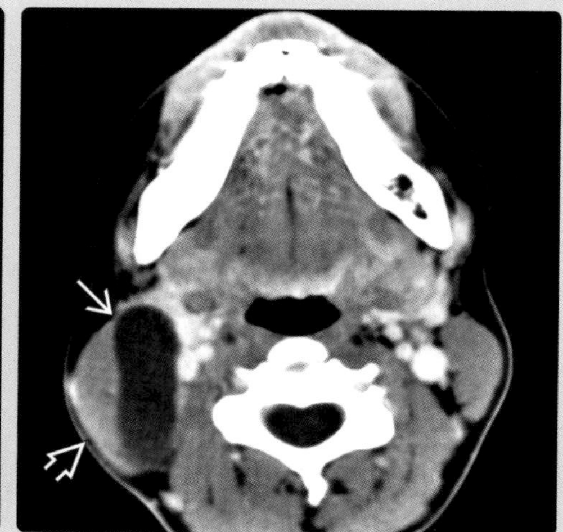

（左图）MR横断位T_1WI显示高信号的第三鳃裂囊肿➡，提示蛋白含量较高，可能与先前感染或出血相关。（右图）横断位增强CT显示第三鳃裂囊肿➡位于颈动脉间隙后外侧，胸锁乳突肌➾向外侧移位

第三鳃裂囊肿

术 语

缩写

- 第三鳃裂囊肿（BCC）

同义词

- 第三鳃器囊肿（BAC）

定义

- 第三鳃裂上皮内衬囊性残留

影 像

一般特征

- 最佳诊断线索
  - 单房薄壁的囊肿，位于颈部上后间隙或下前间隙
- 位置
  - 沿着第三鳃裂或囊的任一部位
    - 上颈部：颈后间隙
    - 下颈部：胸锁乳突肌前缘
    - 很少位于下颌下间隙，侧至头侧下咽部
  - 典型的第三鳃裂瘘管可出梨状隐窝，经喉上神经及舌下神经上方和舌咽神经下方
- 大小
  - 大小不等，通常 2～3cm
- 形态
  - 典型的卵圆形或圆形囊肿

透视表现

- 口服钡或水溶性对比剂
  - 可显示相关窦道或瘘管的轮廓
  - 下咽部出口
    - 梨状隐窝外侧上部

CT 表现

- 增强 CT
  - 圆形或卵圆形，边缘锐利的病灶伴中央液体密度
  - 囊肿壁薄，无钙化
  - 如有感染，囊肿壁增厚且强化
    - ± 邻近蜂窝织炎或肌炎
  - 囊肿位于上颈部时胸锁乳突肌外侧移位
  - 囊肿位于下颈部时胸锁乳突肌向后外侧移位

MR 表现

- T_1WI
  - T_1 呈均匀液性低信号
  - 囊壁薄或不可见
- T_2WI
  - T_2 呈均匀液性高信号
  - ＋感染时周围组织水肿
- 增强 T_1WI
  - 薄、均匀、很少增强的囊壁
  - 如有感染
    - 囊壁厚且增强
    - 液体成分呈等脑脊液的高信号
    - 第三鳃裂囊肿周围软组织线状强化

超声表现

- 薄壁，低回声肿块

成像推荐

- 最佳影像方案
  - 增强 CT 或 MR 评价其完全性最佳
- 推荐检查方案
  - 口服钡（或水溶性对比剂）可以显示窦道或瘘管的轮廓
  - 瘘管可以直接由皮肤口注射显示

鉴别诊断

第二鳃裂囊肿

- 最常见的鳃器异常
- 最常见于青年人下颌角肿物
- 通常位于颈动脉间隙外侧，下颌下腺后方以及胸锁乳头肌前内侧

淋巴管畸形

- 大多数于 2 岁内确诊
- 单房或多房
- 局灶性或浸润性
- 其内出血可见液 - 液平面

脓肿

- 存在感染的症状及体征
- 不规则的，厚的强化的壁；中心低密度
- 周围蜂窝织炎
- 如果与甲状腺相关，考虑第四鳃囊异常
- 如果位于颈部上后间隙，考虑第三鳃裂囊肿感染

颈部胸腺囊肿

- 第三鳃囊残留
- 沿着胸腺咽管
- 左 >> 右
- 与颈动脉鞘密切相关
- ± 延伸至前纵隔

第四鳃裂囊肿

- 儿童存在化脓性甲状腺炎
- 囊肿或脓肿与甲状腺左叶前方关系密切，甲状腺炎
- 窦道从梨状隐窝顶部至左颈部下前方

舌骨下甲状舌管囊肿

- 儿童或青少年中线或中线旁的颈前囊肿
- 颈部带状肌或舌骨下的甲状腺前部偏中线

转移，囊性坏死淋巴结

- 颈后间隙脊副神经恶性坏死性腺病
- 已知或未知的头颈部原发的鳞状细胞癌，或全身性非霍奇金淋巴瘤

喉外型囊肿

- 有增大的颈部肿物的成人吹玻璃工或喇叭手
- 经甲状腺舌骨膜与喉室沟通

病　理

一般特征

- 病因
  - 有争议的
    - 第三鳃裂，部分颈窦或第三咽囊闭塞失败
- 相关异常
  - 第三鳃裂窦道
    - 单一开口
      - 喉咽上外侧的咽内或颈动脉前部锁骨上皮肤开口
  - 第三鳃裂瘘管
    - 2 个开口
      - 喉咽上外侧的咽内和颈动脉前部锁骨上皮肤开口
      - 皮肤开口可能是假性瘘管继发反复感染或外科切口而不是真正的瘘

直视病理特征

- 光滑的，薄壁的囊肿
- 可含清澈的，含水的黏液物质
  - ± 脱落的细胞碎片

显微镜下特征

- 囊壁被覆鳞状上皮细胞（偶见柱状上皮细胞）
- 壁内可见淋巴组织及反应性淋巴滤泡

临床问题

临床表现

- 最常见的体征 / 症状
  - 后外侧颈部波动性肿块
  - 上呼吸道感染后可迅速增大
- 其他体征 / 症状
  - 反复颈外侧或咽后脓肿
  - 引流瘘管沿着胸锁乳突肌前缘

人群分布特征

- 年龄
  - 通常发生在成人期
  - 新生儿或婴儿发病不常见
  - 当存在窦道或瘘管时，发病较早
- 流行病学
  - 第三鳃裂异常仅占所有鳃裂异常的 3%
  - 第二鳃裂囊肿 > 第一鳃裂囊肿 > 第三和第四鳃裂囊肿

自然病史及预后

- 如完全切除，预后良好
- 可能感染或存在颈部脓肿

治疗

- 手术切除
  - 如果感染，术前使用抗生素治疗
  - 手术包括切除囊肿和任何相关的窦道或瘘管

诊断要点

关注点

- 当囊肿位于上颈部颈后三角（颈后间隙）
  - 考虑第三鳃裂囊肿
- 上颈部颈后三角脓肿
  - 考虑第三鳃裂囊肿感染

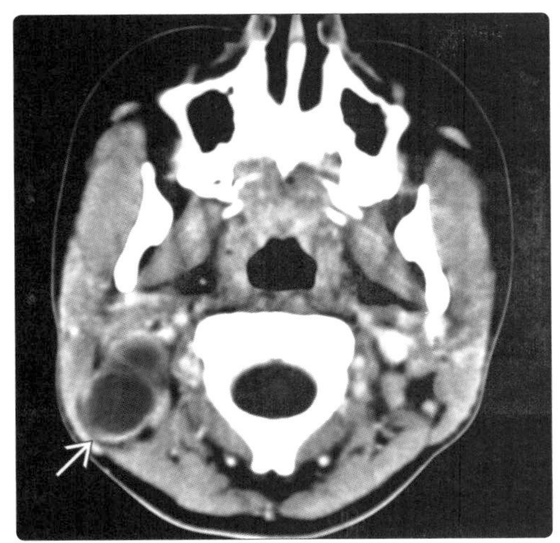

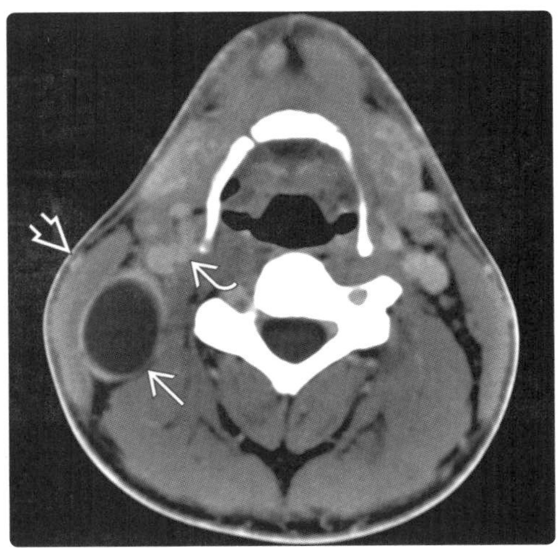

（左图）横断位增强 CT 显示第三鳃裂囊肿→位于上颈部颈后三角。轻度强化及分隔提示并发感染。（右图）横断位增强 CT 显示囊壁轻度增厚的，感染的第三鳃裂囊肿→，位于胸锁乳突肌⇨内侧，颈动脉鞘↪的后外侧

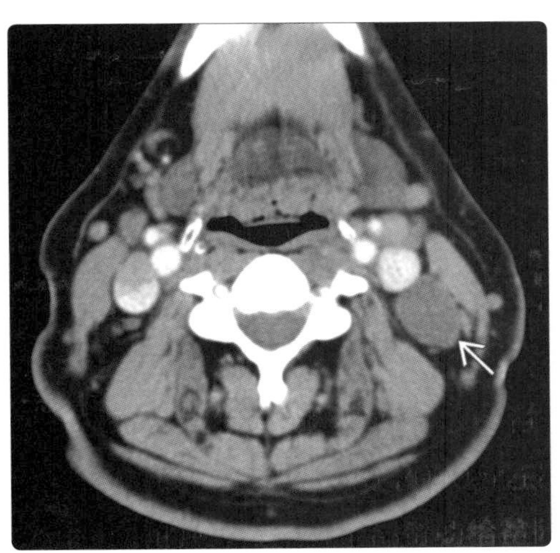

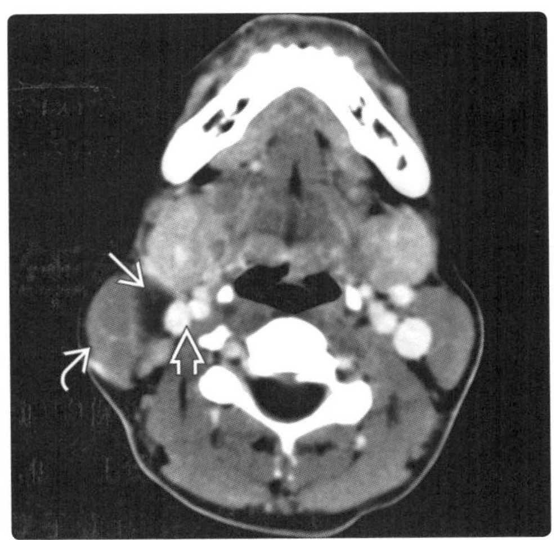

（左图）横断位增强 CT 显示第三鳃裂囊肿→位于左颈动脉鞘后外侧。（右图）横断位增强 CT 显示第三鳃裂囊肿→的下部位于颈动脉鞘⇨的外侧，胸锁乳突肌↪的内侧

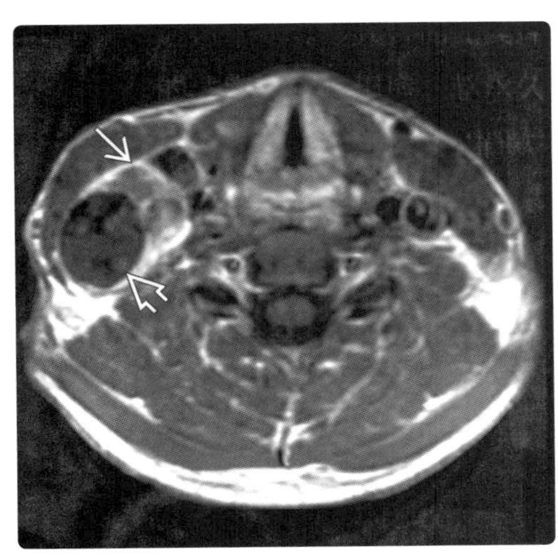

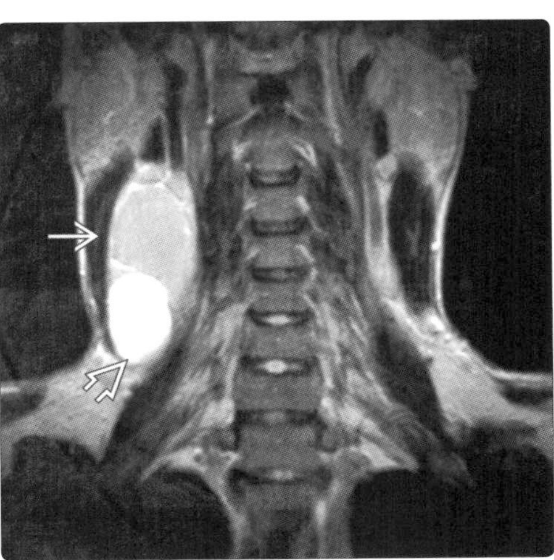

（左图）MR 横断位增强 T_1WI 显示右颈后间隙的多房的第三鳃裂囊肿。前半部分→信号高于后半部分⇨，提示继发于先前感染或出血所致的高蛋白成分。（右图）MR 冠状位 T_2WI 在同一患者显示上半部分→信号低于下半部分⇨。术前应与淋巴管畸形相鉴别

第四鳃器窦道

关键点

术语
- 梨状窝“瘘”或第四鳃器囊肿
  - 大多数实际上是窦道
  - 可发生于梨状窝顶至甲状腺左叶上部的任何位置

影像
- 口服钡剂可见从梨状窝顶至颈部下前间隙的窦道
- 增强 CT 显示蜂窝织炎或脓肿最佳
  - 脓肿位于或邻近甲状腺左叶的前方
  - CT 在口服钡剂后显示窦道最佳
- 瘘管直接注射显示瘘管全程最佳

主要鉴别诊断
- 颈部胸腺囊肿
- 淋巴管畸形
- 甲状舌管囊肿
- 甲状腺胶体囊肿
- 第三鳃裂囊肿

临床问题
- 反复颈部脓肿
- 反复化脓性甲状腺炎
- 治疗方案
  - 最初的治疗是抗生素 ± 脓肿切开引流
  - 窦道或瘘管完全切除
  - 甲状腺叶切除术治疗甲状叶病变

诊断要点
- 对于任何小儿甲状腺左叶内或左叶前的脓肿，均需怀疑梨状窝瘘

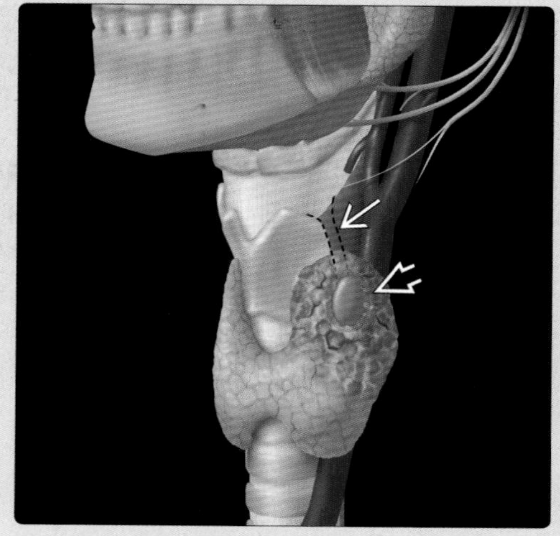
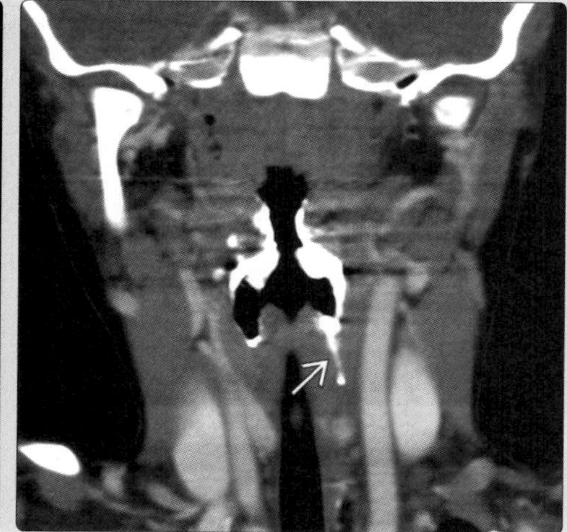

（左图）矢状（斜）位显示从梨状窦到甲状腺左叶的窦道➡，伴脓肿⇨和甲状腺炎，继发于第四咽囊残留。（右图）口服钡剂后的冠状位增强 CT 显示一个有左侧甲状腺炎病史的患者从左侧梨状窝顶至左颈前间隙下方的窦道➡

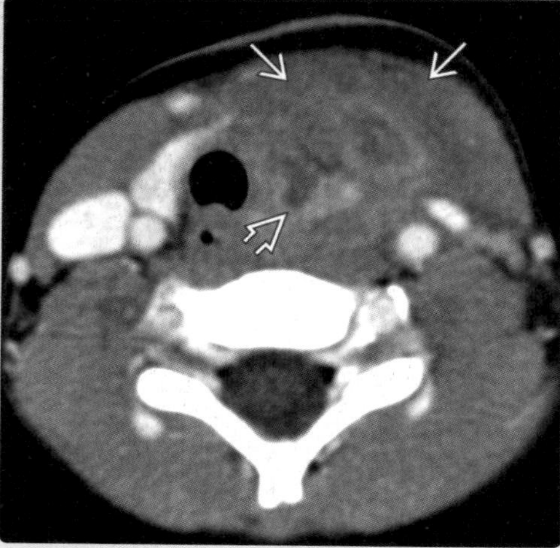
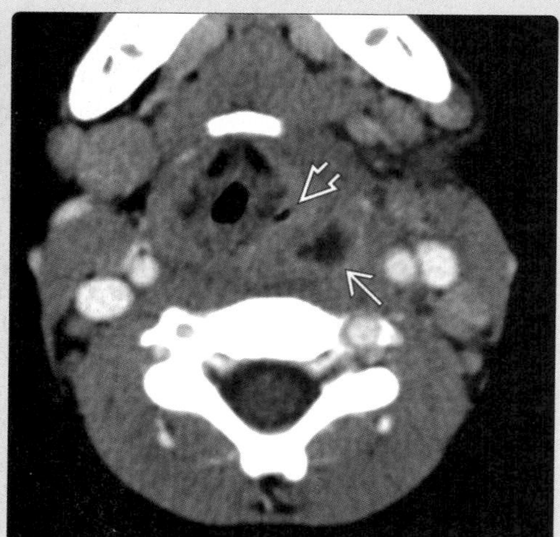

（左图）横断位增强 CT，在一个有急性感染征象的孩子，显示位于左颈前间隙的炎性肿块➡，累及甲状腺左叶⇨并导致气道右偏。（右图）横断位增强 CT 在同一患者显示早期脓肿➡边缘强化，前方有一充气的窦道⇨。这些发现提示临床医师应该从梨状窝顶寻找开口

术 语

同义词

- 梨状窝“瘘”
  - 大多数第四鳃器异常实际上表现为窦道，而不是瘘管或囊肿

定义

- 第四鳃器（BA）窦道
  - 可发生于梨状窝顶至甲状腺左叶上部的任何位置
- 鳃器窦道：皮肤表面，外耳道，咽或喉部有1个开口
- 鳃器瘘管：2个开口；皮肤和前肠腔
  - 当鳃裂及其相应咽囊持续存在时，窦道内会有留下的内衬上皮出现

影 像

一般特征

- 最佳诊断线索
  - 口服钡剂后见从梨状窝顶至颈部下前间隙的窦道
  - 邻近或位于甲状腺左叶内的脓肿
- 位置
  - 可发生于左侧梨状窝顶至甲状腺左叶之间的任何部位
    - 常位于或邻近甲状腺左叶上部或与甲状软骨邻近
    - 上部与梨状窝相交通或与梨状窝邻近
- 大小
  - 大小不等
- 形态
  - 厚壁窦道 ± 位于或邻近甲状腺左叶的脓肿

透视表现

- 钡餐
  - 从梨状窝顶至颈部下前间隙的窦道内充满钡剂
  - 如果处于急性感染期，窦道不能被钡剂完全填充
  - 继发于感染的瘢痕可以阻止窦道的充盈

CT 表现

- 增强 CT
  - 蜂窝织炎性肿块或软组织脓肿邻近或位于甲状腺左叶，蜂窝织炎向四周延伸，使同侧梨状窝塌陷
- 钡餐后的平扫 CT
  - 从梨状窝顶至颈部下前间隙的窦道内充满钡剂
  - 如果处于急性感染期，部分窦道不能被钡剂填充
  - 继发于感染的瘢痕可以阻止窦道的充盈

MR 表现

- 蜂窝织炎或脓肿，位于左颈前伴深部炎症蔓延至梨状窝

超声表现

- 不均质的蜂窝织炎肿块或厚壁脓肿伴充血性的壁，位于甲状腺左叶或前方

核医学表现

- 甲状腺扫描上为冷结节

成像推荐

- 最佳影像方案
  - 增强 CT 显示蜂窝织炎或脓肿最佳
  - 钡餐后 CT 显示窦道最佳
  - 向瘘管内直接注射显示瘘管最佳
- 推荐检查方案
  - 多平面重建后的薄层增强螺旋 CT 非常有帮助

鉴别诊断

颈部胸腺囊肿

- 先天性囊肿：胸腺咽管残留，第三咽囊的衍生物
- 左侧多于右侧
- 如果位于内脏空间，与第四鳃裂囊肿难以区分
- 多达 50% 至上纵隔

淋巴管畸形

- 单房或多房，局灶或浸润性
- 单独的或累及多部位
- 如有内出血，则有液 - 液平
- ± 如果为混合内淋巴畸形则静脉畸形部分会强化

甲状舌管囊肿（TGDC）

- 沿着甲状舌管从舌根（盲孔）至下颈部前甲状腺原基的任何部位
- 舌骨下的甲状舌管囊肿
  - 甲状腺叶前，偏中线
  - 与甲状软骨及带状肌密切相关

胶体甲状腺囊肿

- 不常见于幼儿，多发生于年长儿童和成年人
- 真正的甲状腺囊肿罕见
- 大多“甲状腺囊肿”= 退化性腺瘤
- T_1 MR 上由于出血，胶体或高的蛋白含量可能出现高信号

第三鳃裂囊肿

- 大多发生于上颈部颈后间隙
- 很少沿着胸锁乳突肌下前缘

病 理

一般特征

- 病因
  - 有争议的
    - 第四鳃弓或远端颈窦组织闭塞失败
    - 最近的文献表明，第三或第四鳃裂残存时，窦道不遵循理论方向
      - 窦道可能实际上是第三鳃弓的残留
- 相关异常
  - 第四鳃裂窦道
    - 当窦道与梨状窝顶相连时，有可能有感染

    - 甲状腺炎 ± 甲状腺脓肿，在这种情况下可能出现
  - 第四鳃裂瘘管
    - 瘘管有 2 个开口：1 个位于下前颈部，另 1 个位于梨状窝顶

直视病理特征

- 颈外前部的蜂窝织炎或脓肿
- 梨状窝顶直接探查可显示窦道或瘘管

临床问题

临床表现

- 最常见的体征 / 症状
  - 反复颈部脓肿
  - 反复化脓性甲状腺炎
  - 颈部下 1/3 至胸锁乳突肌前内侧的波动性肿块
    - 感染后疼痛
  - 咽痛，吞咽困难，喘鸣

人群分布特征

- 年龄
  - 大多鳃裂窦道和瘘管（所有类型）发生在儿童期
  - 大多第四鳃器异常在婴儿期或幼童时被诊断
- 性别
  - 常见于女性
- 流行病学
  - 所有鳃器异常中最罕见的（占所有鳃器异常的 1%～2%）
  - 多数病例发生于左侧

自然病史及预后

- 如果窦道与梨状窝相连未被发现且未治疗，则会导致反复化脓性甲状腺炎
- 如果窦道含有未切除的分泌上皮，则可能复发

治疗

- 如果感染，最初的治疗是抗生素 ± 脓肿切开引流
- 完全性切除窦道或瘘管，梨状窦口闭塞
- 当病变位于甲状腺叶内时，需行甲状腺叶切除术防止复发

诊断要点

关注点

- 对于任何小儿甲状腺左叶内或左叶前的蜂窝织炎或脓肿，均需怀疑梨状窝瘘

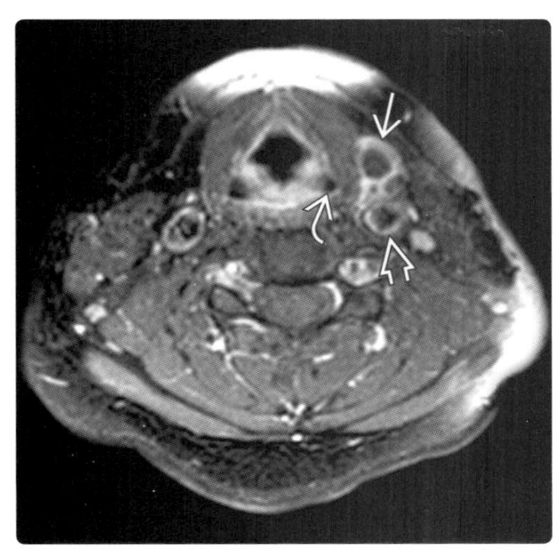

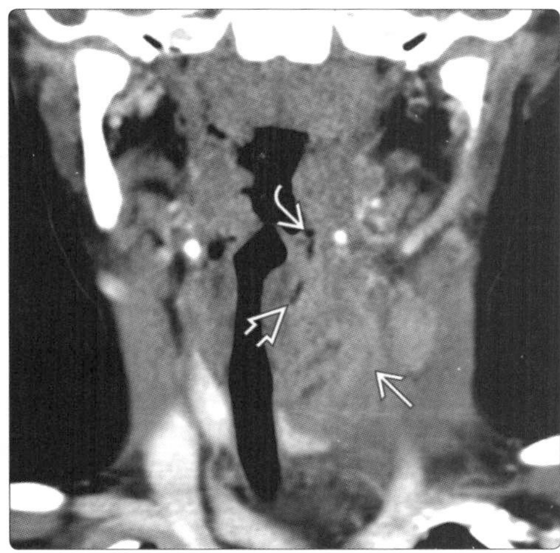

（左图）MR 横断位增强 T_1WI 脂肪抑制显示一个小的多房的边缘强化的囊性肿块➡位于左颈动脉➡前方，左侧梨状窝顶➡的外侧。（右图）冠状位增强 CT 显示有典型表现的炎性肿块➡，位于甲状腺左叶的下方，窦道➡周围炎症延伸至梨状窝顶➡

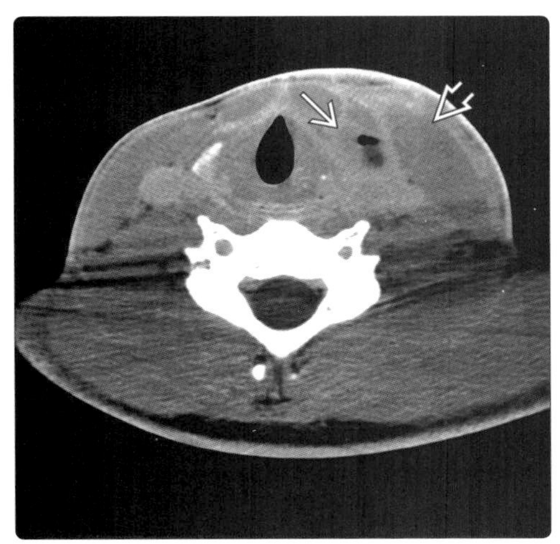

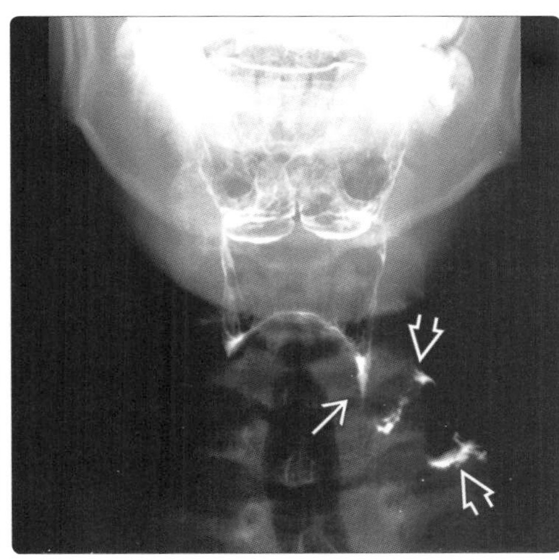

（左图）横断位增强 CT 显示左颈部➡不均匀强化的多房性炎性肿块内的液体和气体。弥漫性炎症和周围脂肪及皮下脂肪分界不清。左侧胸锁乳突肌增大，与肌炎➡一致。（右图）同一患者口服钡剂后正位胸片证实有从梨状窝顶➡至左下颈部➡软组织的含钡剂的窦道

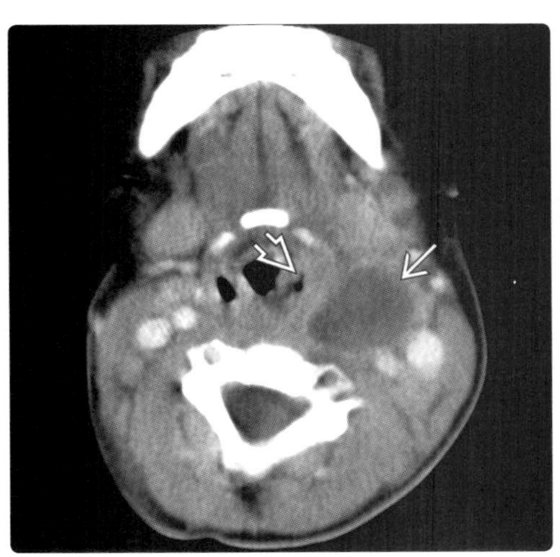

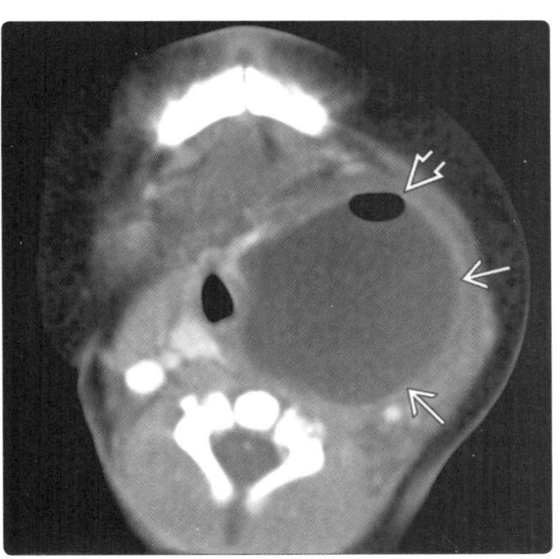

（左图）横断位增强 CT 显示左颈前低密度的肿块➡，位于左侧梨状窝➡的后方。显示延伸至甲状腺左叶，因此应该在梨状窝顶寻找窦道。（右图）横断位增强 CT 显示一个大的、左侧囊性肿块➡位于甲状腺左叶水平，病灶内有小灶的气体➡，提示可能与上消化道相通

甲状舌管囊肿

关键点

术语
- TGDC：甲状舌管残留
  - 位于舌根部盲孔 → 舌骨下颈部甲状腺原基

影像
- 最佳诊断线索：舌骨上中线或舌骨下中线或中线旁的颈部囊性肿块
- 20%～25% 位于颈部舌骨上水平
- 约 50% 位于舌骨水平
- 约 25% 位于颈部舌骨下水平
  - 位于颈带状肌内 = "爪" 征
- 如有感染则囊壁强化

主要鉴别诊断
- 淋巴管畸形
- 口腔皮样囊肿或表皮样囊肿
- 舌根部甲状腺
- 下颌下或舌下间隙脓肿
- 混合型喉囊肿
- 意义不明的链状坏死性结节

病理
- 甲状舌管消退失败，同时合并被覆上皮细胞分泌 → TGDC
- 沿着甲状舌管下降区域的任何位置

临床问题
- 最常见的先天性颈部病灶
- 治疗：囊肿切除 + 中线舌骨

诊断要点
- 需注意与舌骨的关系：位于舌骨上，舌骨或舌骨下
- 任何相关的结节或块状钙化都提示与甲状腺癌有关

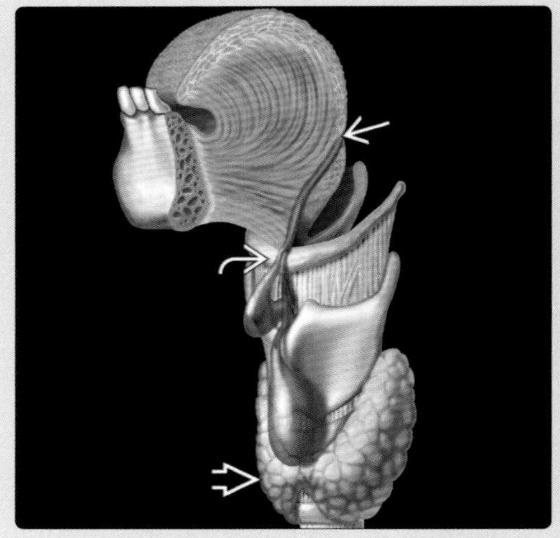
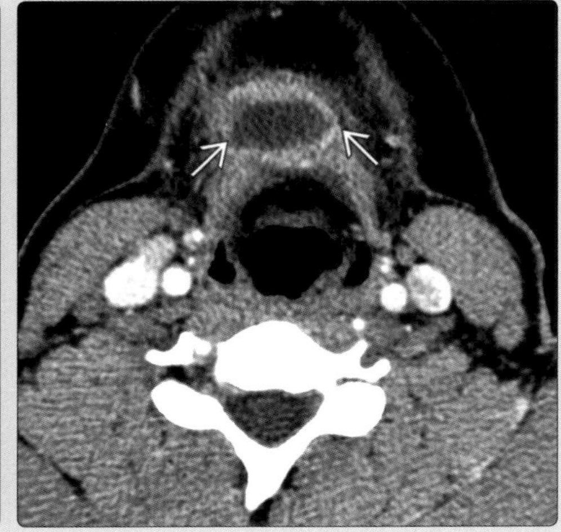

（左图）矢状斜位显示甲状舌管囊肿，从舌骨➡到甲状腺原基⇨。注意与舌骨↪中部的密切关系。囊肿可以发生在此处的任何位置。（右图）横断位增强 CT 显示一个 15 岁的男孩在感染的舌骨下的甲状舌管囊肿➡周围不明确的软组织炎性改变

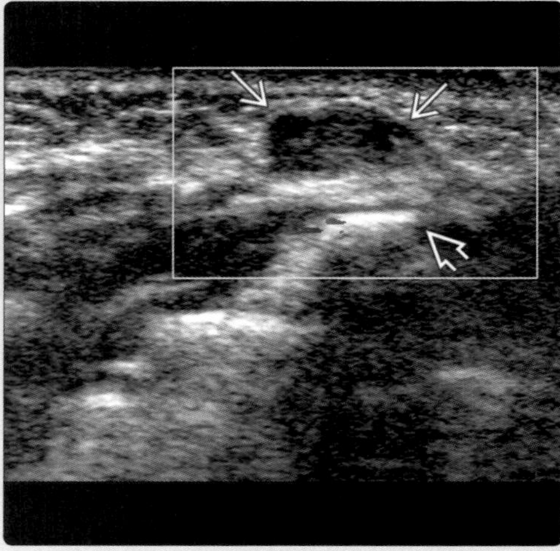
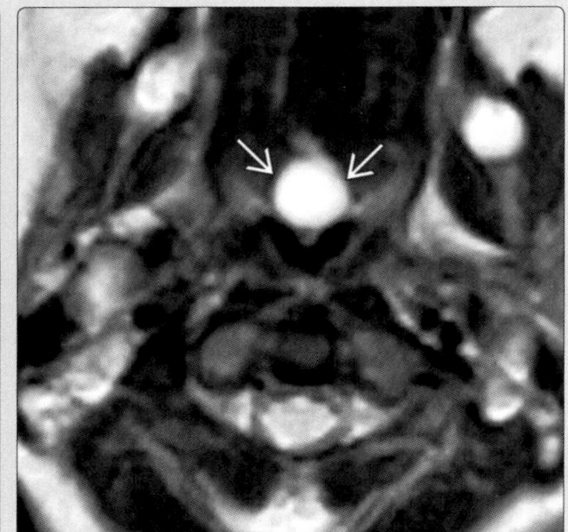

（左图）纵向超声，一个 5 岁男孩外伤后发现颈部中线结节，显示低回声的甲状舌管囊肿➡，位于舌骨⇨水平，彩色多普勒未见明显血流信号。（右图）一个 3 月龄患儿存在窒息 / 青紫发作，横断位 T_2WI 显示一个边界清楚的高信号甲状舌管囊肿➡，位于舌骨中线水平

术 语

同义词

- 甲状舌管囊肿（TGDC）
- 甲状舌管残留

定义

- 甲状舌管残留发现位于舌根部盲孔及舌骨下颈部甲状腺原基

影 像

一般特征

- 最佳诊断线索
  - 舌骨上中线或舌骨下中线或中线旁囊性颈部肿块
- 位置
  - 20%～25% 位于颈部舌骨上水平
  - 约 50% 位于舌骨水平
  - 约 25% 位于颈部舌骨下水平
  - 颈部舌骨上：中线；颈部舌骨下中线或中线旁位于颈部带状肌内
- 大小
  - 大小不等，通常 2～4cm
- 形态
  - 圆形或卵圆形的囊

CT 表现

- 平扫 CT
  - 颈部中线低密度肿块
- 增强 CT
  - 颈部中线低密度囊性肿块伴薄的边缘强化
    - 如有感染则壁强化
    - 偶有分隔
  - 舌骨上甲状舌管囊肿
    - 舌底或口底后部
  - 舌骨水平
    - 中线，通常紧邻舌骨前方
    - 可突入会厌前间隙
  - 舌骨下甲状舌管囊肿
    - 位于颈部带状肌内 =“爪”征
    - 甲状舌管囊肿位置越低，越偏于中线
  - ＜ 1% 可合并甲状腺癌（通常为乳头状癌）
    - 囊肿内实性偏心性肿块，通常有钙化
    - 可仅见于显微镜下，因此不能前瞻性地通过影像鉴别

MR 表现

- T_1WI
  - 通常为低信号
    - 如果含蛋白分泌物较多则为高信号
- T_2WI
  - 均匀高信号
- 增强 T_1WI
  - 无强化囊肿
    - 如果感染则边缘强化

超声表现

- 无回声或低回声颈部中线肿块
  - ± 内部回声（± 出血或感染）

成像推荐

- 儿童：甲状舌管囊肿有典型临床表现
  - 超声检查仅为确认正常的甲状腺
  - 如果感染或诊断不明确时进行 CT 或 MR 检查
- 成人：如果有舌骨上囊肿或感染，进行 CT 或 MR 检查
- 如果怀疑异位甲状腺组织进行核素显像

鉴别诊断

口腔皮样囊肿或表皮样囊肿

- 皮样囊肿：脂肪，液体或混合
- 表皮样囊肿：液体
- 下颌下间隙、舌下间隙或舌根
- 两者均不直接累及舌骨

淋巴管畸形

- 单房或多房
- 局灶或多部位
- 无强化除非感染或部分合并静脉淋巴管畸形
- 液 - 液平面常见；继发出血

舌根部甲状腺

- 实性部分强化；平扫 CT 上高密度

下颌下间隙或舌下间隙脓肿

- 起源：牙源性或唾液腺感染
- 不位于颈部带状肌内
- 脓液外绕以厚的强化的壁

混合型喉囊肿

- 追溯到喉部的起源
- 不位于颈部带状肌内

意义不明的链状坏死性结节

- 很难与感染的甲状舌管囊肿相鉴别
  - 儿童罕见

病 理

一般特征

- 遗传学
  - 家族性病例（罕见）
    - 通常为女性
    - 常染色体显性遗传
  - 甲状腺发育异常常发生在同一家系
- 病因
  - 甲状舌管消退失败，同时合并被覆上皮细胞分泌 → TGDC
    - 甲状舌管囊肿或异位甲状腺组织可发生于沿甲状舌管下降区域的任何位置

- 相关异常
  - 甲状腺发育异常，异位，锥状叶
  - 偶尔与甲状腺癌相关
    - 最常见的是甲状舌管的乳头状癌
- 胚胎学 / 解剖学
  - 甲状舌管起源于盲孔附近，位于舌骨后
  - 甲状腺原基发生于舌底并沿着甲状舌管下降至最低位置
  - 下降过程沿着舌底，口底→舌骨前或经过舌骨→颈部带状肌前→甲状腺原基的最终位置，甲状腺或环状软骨前
  - 在孕第 5~6 周，甲状舌管消退，正常残留舌根部盲孔及甲状腺锥状叶
  - 退化失败，存在分泌活性的上皮→ TGDC

直视病理特征

- 光滑的，良性囊肿，与舌骨或盲孔相关

显微镜下特征

- 囊壁为呼吸道上皮或鳞状上皮覆盖
- 常见少量甲状腺组织和胶样物
- ± 甲状腺癌（乳头状癌最常见）

临床问题

临床表现

- 最常见的体征 / 症状
  - 中线或中线旁、柔软的、可压缩、无痛的颈部肿块，在儿童或青少年期
  - 其他体征 / 症状
    - 上呼吸道感染或外伤后反复的颈部中线肿块
    - ± 多部位切口及颈部脓肿引流
    - 罕见，舌骨的 TGDC 可引起→婴儿呼吸道梗阻
    - 小病变可于脑部 MR 检查中偶然发现，尤其是在舌根部
  - 物理检查
    - 如果 TGDC 位于舌骨周围，囊肿可能会随舌骨上下移动

人群分布特征

- 年龄
  - ＜ 10 岁（多达 90%）
- 性别
  - 在遗传方式上男少于女
- 流行病学
  - 最常见的先天性颈部病灶
    - 占非牙源性先天性囊肿的 90%
    - 是鳃裂囊肿的 3 倍
  - 尸检人群中大于 7% 可发现甲状舌管残留

自然病史及预后

- 反复的、间歇性肿胀的肿块，通常见于轻微的上呼吸道感染之后
- 快速增大的肿块提示感染或者相关难以鉴别的甲状腺癌
  - 癌与甲状舌管囊肿相关（小于 1%）
  - 鉴别甲状腺癌（85% 乳头状癌）

治疗

- 完全手术切除 =Sistrunk 手术
  - 解剖分离盲孔
  - 全囊及中线部舌骨切除
    - 即使影像显示与舌骨没有明显关系
    - 例外：舌骨下的低位颈部甲状舌管囊肿
  - 将复发率从 50% 降低到 4% 以下
- 孤立的舌骨上的 TGDC 可经内镜治疗
- 完全手术切除预后良好
- 复发（不完全切除）是复杂的、横向的

诊断要点

关注点

- 需注意与舌骨的关系：位于舌骨上，舌骨或舌骨下
- 任何相关的结节或块状钙化都提示与甲状腺癌相关
- 甲状腺原基成像：确认甲状腺的存在

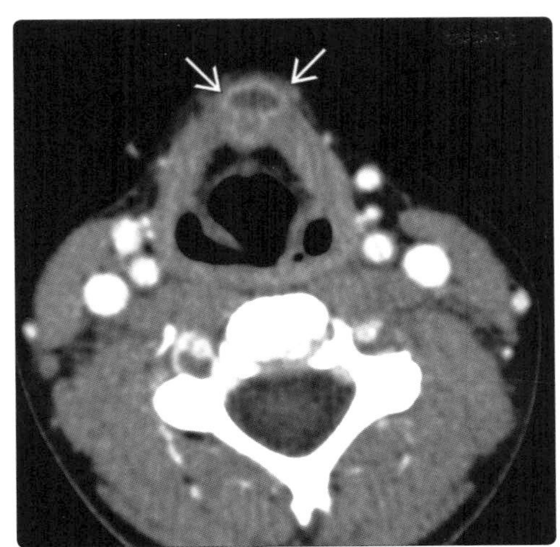

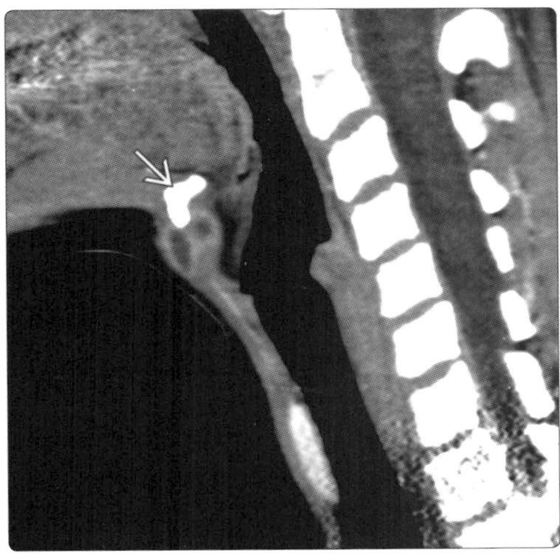

(左图) 横断位增强 CT 显示一个分叶状、部分边缘强化、感染的甲状舌管囊肿➡嵌入于颈部带状肌内。(右图) 同一患者，矢状位 CT 重建在显示病灶从腹侧和背侧延伸至舌骨➡，显示甲状舌管的路径及在 Sistrunk 手术时支持舌骨中线切除的必要性

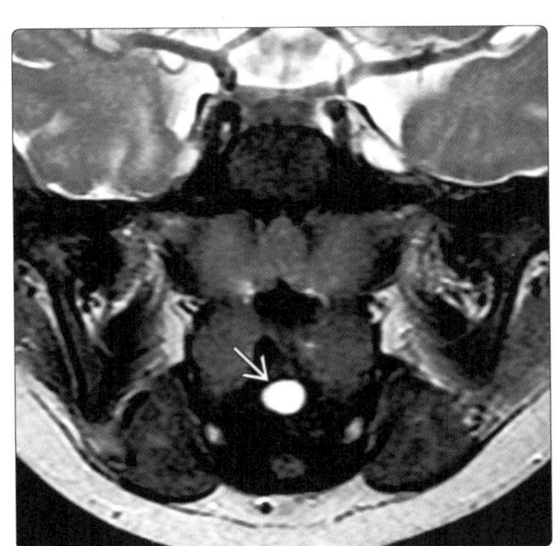

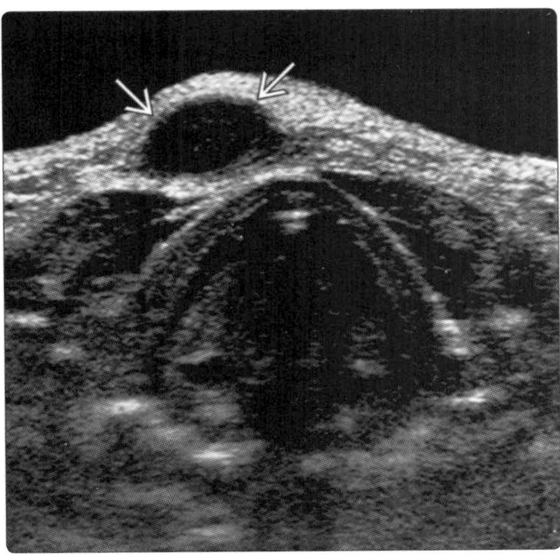

(左图) MR 冠状位 T_2WI 显示一个边界清楚的高信号，位于舌副基的舌骨上的甲状舌管囊肿➡，1 岁患儿因发育迟缓而进行脑 MR 检查时发现。(右图) 横向的超声显示一个边界清楚，皮下的，中线偏右的，低回声肿块➡，颈部带状肌的腹侧。该病例通过手术切除并证实为甲状舌管囊肿

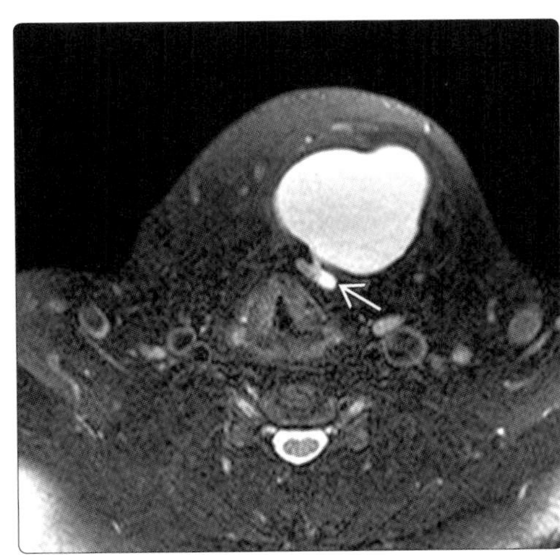

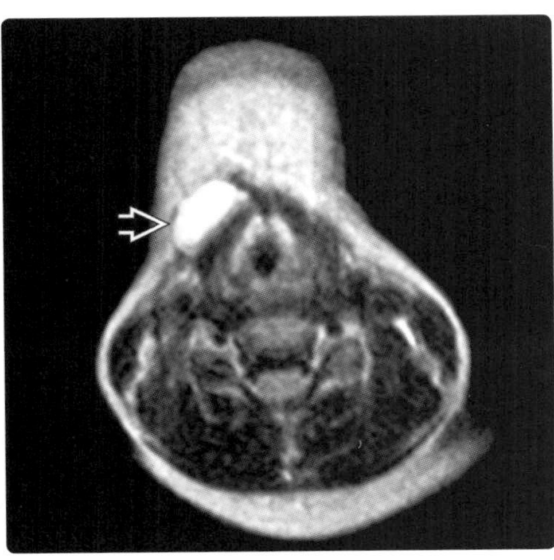

(左图) MR 横断位 T_2WI 脂肪抑制显示一个通道➡从前颈部中线旁大囊肿到舌骨下带状肌床。这是正确影像诊断甲状舌管囊肿的重要线索。(右图) MR 横断位 T_2WI 显示一个高信号囊肿➩位于舌骨下带状肌表面。注意该囊肿与周围组织结构的界限仍十分清晰

颈部胸腺囊肿

关键点

术语
- 颈部胸腺囊肿（CTC）
- 胸腺咽管的囊性残留
  - 第三咽囊的衍生物

影像
- 囊性肿块，与颈动脉鞘密切相关
- 从梨状窝到前纵隔沿胸腺咽管的任何位置
- 通常位于颈部舌骨下外侧
- 可能分开颈动脉和颈静脉，尤其是位于上颈部时
- 可直接与纵隔胸腺连接，也可通过纤维索连接
- 可能有邻近的颈部实性胸腺残留

主要鉴别诊断
- 第二鳃裂囊肿
  - 最常见的鳃器囊肿
  - 最常见的位置：颈动脉鞘的外侧，胸锁乳突肌的前内侧，下颌下腺的后方
- 第四鳃器窦道
  - 甲状腺左叶前方的蜂窝织炎或脓肿
- 淋巴管畸形
  - 单房或多房，局灶或浸润性
  - 常有液 - 液平面
- 脓肿
  - 不规则的、厚的强化的壁，中心呈低密度
  - 存在感染的症状和体征
  - 如果与甲状腺相关，需考虑第四鳃器窦道

病理
- 囊肿壁中的 Hassall 小体可确定诊断

（左图）冠状位图像显示典型的双侧颈部胸腺囊肿➡沿着胸腺咽管⇨从前纵隔延伸至下颈部。注意与颈动脉间隙的密切关系。（右图）一位感染的胸腺囊肿的婴儿，横断位增强 CT 显示一大的、左侧颈部囊性肿物➡内小泡样气体影，导致气道⇨和食管↪明显右偏

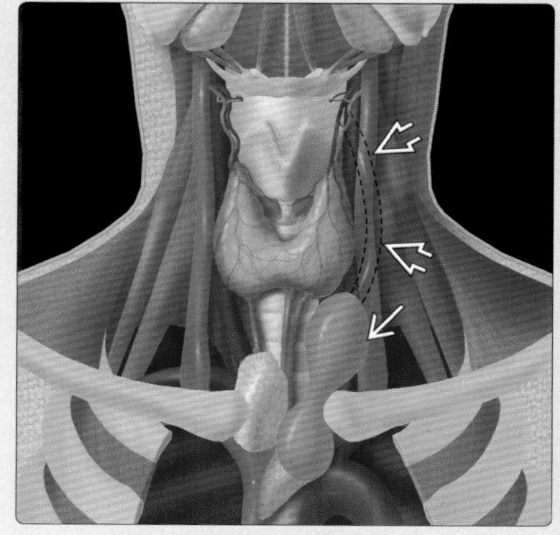

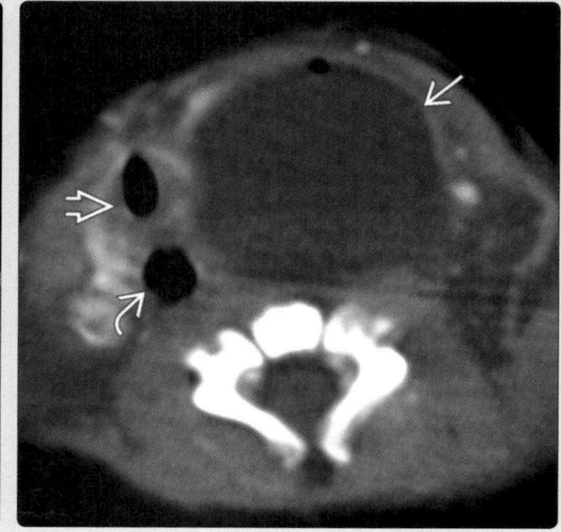

（左图）横断位增强 CT 显示一低密度、无强化的左颈部胸腺囊肿➡。病灶位于内脏间隙，因为它使左颈动脉⇨向偏侧移位，甲状腺左叶↪移向中线偏右侧。（右图）同一患者，横断位增强 CT 显示一低密度胸腺囊肿➡延伸至前纵隔。胸腺囊肿可能发生在任何位置，沿胸腺咽管的胚胎学结构，从下颌角到纵隔

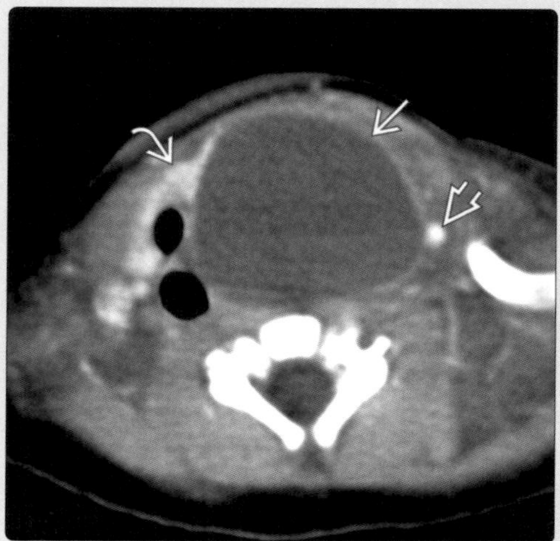

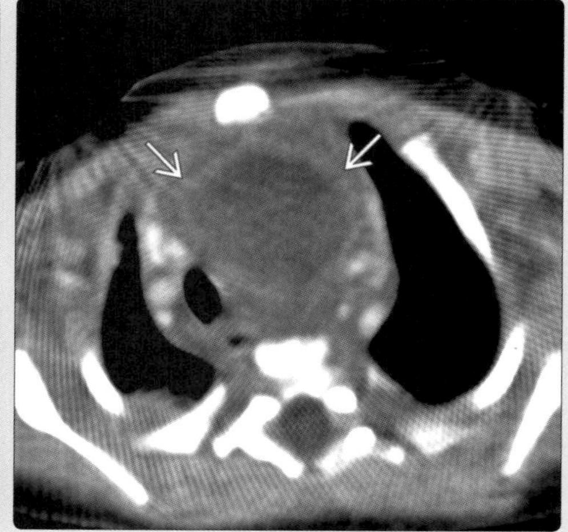

术 语

缩写

- 颈部胸腺囊肿（CTC）

同义词

- 胸腺咽管囊肿，先天性胸腺囊肿

定义

- 胸腺咽管囊性残留，第三咽囊的衍生物
- 囊肿壁中的 Hassall 小体可确定诊断

影 像

一般特征

- 最佳诊断线索
  - 囊性肿块，位于舌骨下颈部侧方，在内脏间隙侧方，或邻近颈动脉间隙
    - 与颈动脉鞘密切相关
    - 可能有邻近的颈部实性胸腺残留，在所有影像序列上与纵隔胸腺相似
- 位置
  - 从梨状窝到前纵隔沿胸腺咽管的任何位置
  - 通常位于甲状腺水平的左侧舌骨下颈部侧方
  - 可与胸锁乳突肌平行，邻近颈动脉鞘
  - 颈部 ± 深入纵隔
- 大小
  - 大小不等，从几厘米到很长，沿着胸腺咽管
- 形态
  - 通常为大囊肿
  - 可能为多房的
  - 可能分开颈动脉和颈静脉
  - 大的颈部胸腺囊肿可表现为哑铃状的颈胸部肿物，从下外侧颈部突入上纵隔

CT 表现

- 增强 CT
  - 无强化，低密度的位于左颈部外侧的囊肿
    - 常与颈动脉鞘密切相关
    - 实性成分罕见 = 异常胸腺组织，淋巴细胞聚集或甲状旁腺组织
    - 可直接与纵隔胸腺连接，也可通过纤维索连接

MR 表现

- T_1WI
  - 均匀的低密度囊肿最常见
  - 如果充满血液成分、蛋白质液或胆固醇，则可能是等或高信号
  - 薄壁
  - 实性结节通常等肌肉信号
- T_2WI
  - 均匀高信号的液体成分
- 增强 T_1WI
  - 囊性成分无强化
  - 囊壁或实性结节轻度强化
  - 如有感染，囊壁可能增厚并强化，周围软组织可能发炎肿胀

超声表现

- 薄壁无回声或低回声侧颈部肿块
- 壁上实性结节罕见

成像推荐

- 最佳影像手段
  - 增强 CT 或 MR 优于超声
- 推荐检查方案
  - 包括上纵隔来显示延伸至纵隔

鉴别诊断

第二鳃裂囊肿

- 最常见的鳃器囊肿
- 最常见的位置：颈动脉鞘外侧，胸锁乳突肌前内侧，下颌下腺后方
- 舌骨下的位于颈动脉前间隙
- 当在左侧下颈部发现时，可能是小的颈部胸腺囊肿

第四鳃器异常

- 原发部位：甲状腺左叶前方的蜂窝织炎或脓肿
- 经常存在化脓性甲状腺炎
- 炎症通常蔓延至梨状窝顶周围

淋巴管畸形

- 可能会发生于头颈部的任何位置
- 当进入颈部间隙后方时，向后紧贴颈动脉间隙
- 单房或多房
- 局灶或浸润并且累及多部位
- 液 - 液平面常见，继发于囊内出血

脓肿

- 存在感染的症状和体征
- 不规则，厚的强化的壁，中心呈低密度
- 如果与甲状腺相关，考虑第四鳃囊异常

甲状腺囊肿

- 原发部位：甲状腺内，左或右
- 大的或出血性胶样囊肿
- 通常比颈部胸腺囊肿更靠内侧

病 理

一般特征

- 病因
  - 胸腺咽管残留 → CTC
  - 异位胸腺也可沿着胸腺咽管出现
- 胚胎学
  - 胸腺咽管闭合失败，第三咽囊残留
  - 胸腺咽管起源于梨状窝，下降至纵隔
  - 从下颌骨到胸廓入口可能会有持久的残存物
  - 胸腺和甲状旁腺分别来自第三及第四咽囊
  - 在胚胎前三个月中沿胸腺咽管向尾端迁移

- 无恶性相关

直视病理特征

- 光滑薄壁的颈部囊肿，经常通过纤维束与纵隔胸腺相连
- 充满褐色的液体
- 囊壁可能有结节
- 与淋巴组织，甲状旁腺及胸腺残留相关
- 很少通过甲状舌骨膜延伸至梨状窝

显微镜下特征

- 囊壁上 Hassall 小体可确定诊断
  - 如果先前有出血或感染可能不容易辨别
- 囊壁可能包括
  - 淋巴组织
  - 甲状旁腺组织
  - 甲状腺或胸腺组织
  - 胆固醇晶体和肉芽肿，可能是先前出血引起的

临床问题

临床表现

- 最常见的体征 / 症状
  - 常无症状
  - 逐渐扩大、柔软、可压缩的中至下颈部肿块
  - 当肿块增大时，可能导致吞咽困难，呼吸窘迫，或声带麻痹
- 其他临床表现
  - 大的、婴儿期、颈胸部胸腺囊肿可伴有呼吸损害
  - 如果甲状旁腺功能正常，可能很少与钙代谢紊乱有关

人群分布特征

- 年龄
  - 大多发生于 2～15 岁之间
  - 仅 33% 发生于 10 岁之后
  - 罕见初发于成人的报道
- 性别
  - 男性稍多
- 流行病学
  - 与其他先天性颈部肿块相比较为罕见

自然病史及预后

- 如果完全切除预后良好
- 如果部分切除则常复发

治疗

- 完全手术切除
- 大的颈胸部囊肿可能需要头颈外科以及胸外科

诊断要点

关注点

- 如果囊性肿块与颈动脉鞘前关系密切，考虑 CTC
- 如果囊性肿块从颈前延伸至上纵隔，考虑 CTC

读片要点

- 哑铃状的颈胸部囊性肿物高度提示胸腺囊肿或淋巴管畸形
- 如果边界清晰的单房病灶，可能是胸腺囊肿或单房的淋巴管畸形

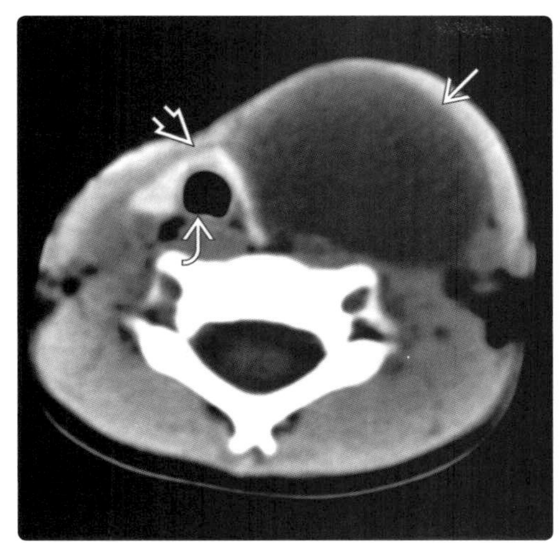

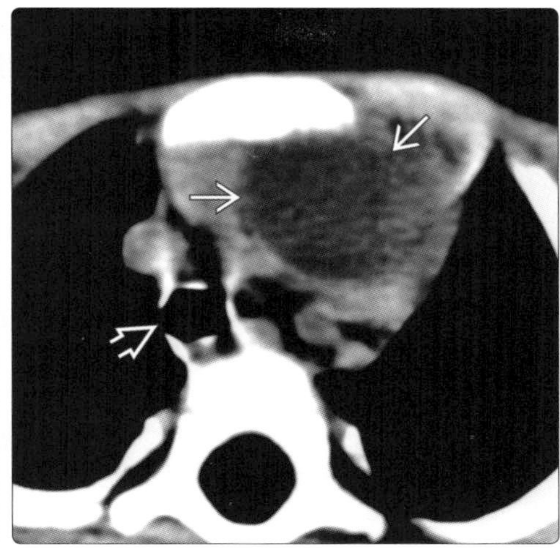

(左图) 横断位平扫CT显示左颈部低密度、边界清楚的肿块→使甲状腺⇨和气道↪向右偏。(右图) 横断位平扫CT显示同一患者胸腺囊肿→延伸至前纵隔，使气管⇨右偏

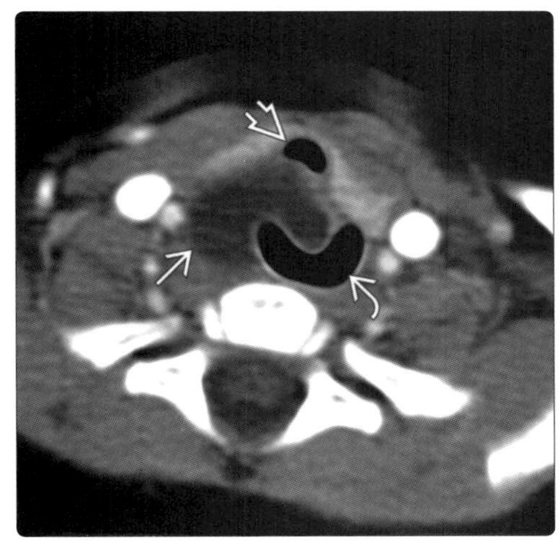

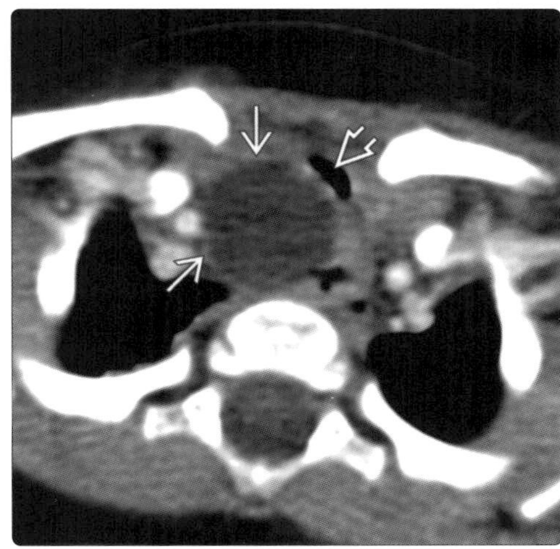

(左图) 横断位增强CT，一个6月龄婴儿反复喘鸣，显示右侧颈部囊性肿块→，位于甲状腺由于及气管⇨内侧。囊肿是可压缩的，沿着喉罩气道的后缘凹陷↪。(右图) 横断位增强CT在同一患者显示胸腺囊肿→下延至上纵膈，导致气管⇨左偏

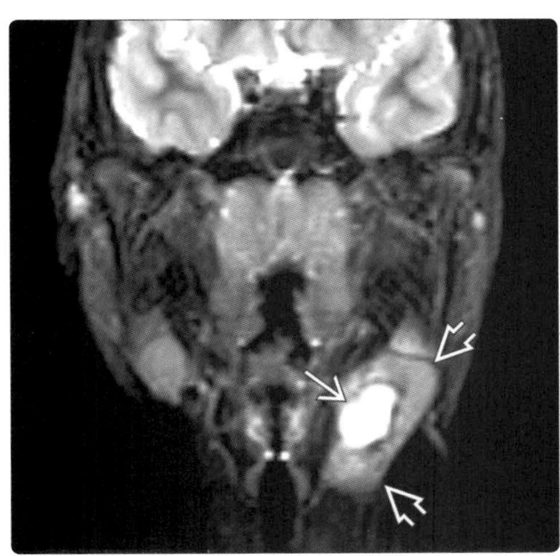

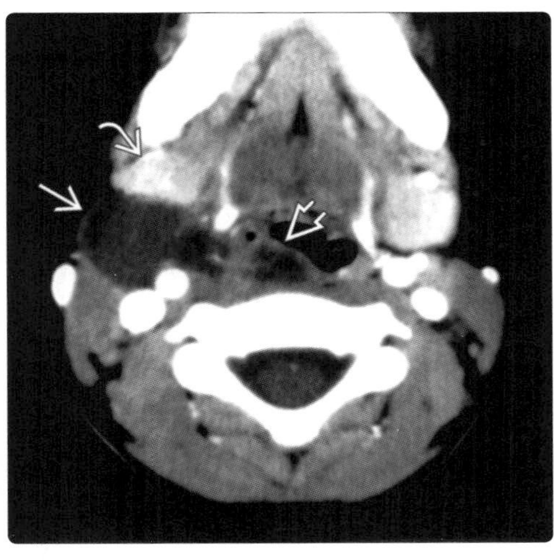

(左图) MR冠状位T_2WI显示一个罕见的在左颈部的胸腺囊性→和实性⇨残留。(右图) 横断位增强CT显示胸腺囊肿位于右侧颈部，下颌下间隙→后方，使下颌下腺↪向前内侧移位。病灶延伸至右侧咽后间隙⇨是罕见的

静脉畸形

关键点

术语
- 静脉畸形（VM）＝ 首选术语

影像
- 一般影像表现
  - 分叶状软组织“肿块”伴有静脉石
  - 孤立的或多发的
  - 可能是局限的或跨空间的，浸润邻近软组织间隔
  - ± 联合淋巴管畸形，例如混合性静脉淋巴畸形（VLM）
- CT 表现
  - 圆形钙化（静脉石）
  - 邻近骨重塑
  - 邻近软组织脂肪肥大
- 增强特征
  - 可变的增强模式反映了血流缓慢的流向 / 穿过病变
  - 片状及延迟或均匀及明显增强

主要鉴别诊断
- 淋巴管畸形
- 婴儿血管瘤
- 皮样囊肿及表皮样囊肿
- 动静脉畸形

病理
- 先天性静脉血管残余
- 70% 患有眶周淋巴管畸形或静脉淋巴畸形的患者有颅内血管或实质的异常
  - 脑发育性静脉畸形（DVA），脑海绵状血管畸形，硬脑膜动静脉畸形，软脑膜动静脉畸形，颅骨膜血窦

临床问题
- 作为面部海绵状软组织肿块，与患者成比例生长

（左图）一个 14 岁男孩，MR 横断位增强 T_1WI fat-saturated 显示面部一个小灶状强化区➡，在左侧咬肌的非特异性病灶，位于左咀嚼肌间隙。（右图）横断位平扫 CT 在同一患者显示边界不清的肌肉内肿块伴静脉石➡，与静脉畸形一致

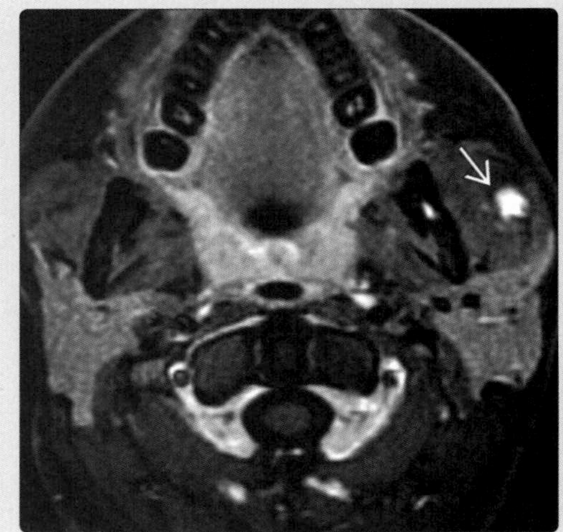

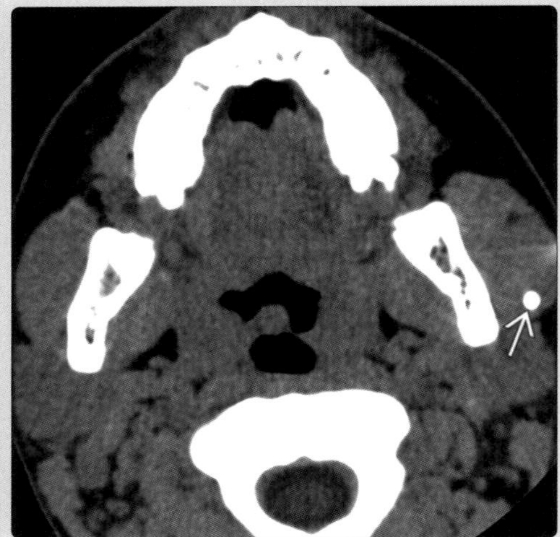

（左图）一个有多发的静脉畸形的 10 岁女孩，MR 横断位 STIR 显示高信号的病灶位于左颊间隙➡、中线后颈部皮下⇨以及双侧椎旁软组织↱。（右图）同一患者，MR 横断位增强 T_1WI 脂肪抑制显示左颊间隙➡可变的强化，中线后颈部皮下⇨以及双侧椎旁软组织↱

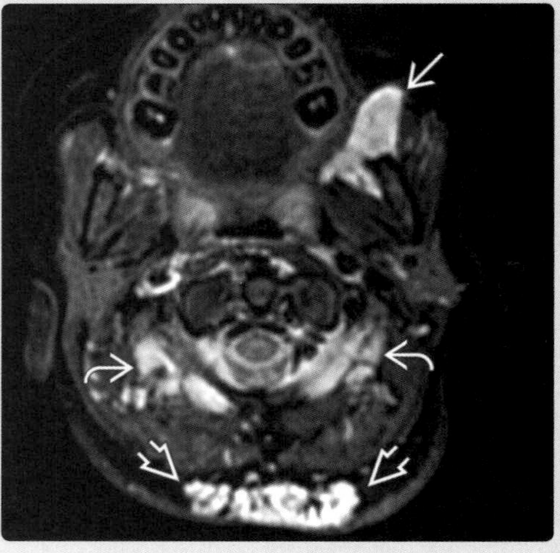

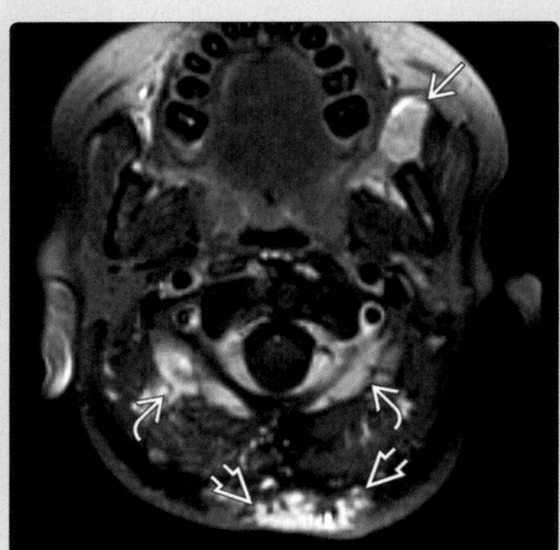

术 语

缩写

- 静脉畸形（VM）= 首选术语

同义词

- 海绵状血管畸形，海绵状血管瘤（应避免的说法）

定义

- 静脉畸形：先天性慢血流所致毛细血管后病变包括内皮内衬的血管窦

影 像

一般特征

- 最佳诊断线索
  - 分叶状软组织“肿块”伴有静脉石
- 位置
  - 大多位于面颊部
  - 咀嚼肌间隙，舌下间隙，舌，眼眶及颈部背侧是其他常见的位置
  - 表浅或深在，弥散或局限
- 大小
  - 大小不等，可能很大
- 形态
  - 多分叶
  - 孤立或多发
  - 可能是局限的或跨空间的，浸润邻近软组织间隔
  - ± 联合淋巴管畸形，例如混合性静脉淋巴畸形（VLM）

平片表现

- 平片
  - 作用有限，可能显示静脉石或邻近的骨改变

CT 表现

- 平扫 CT
  - 分叶状软组织肿块，等肌肉密度
  - 圆形钙化（静脉石）
- 增强 CT
  - 通过病变的流率是可变的
    - 影响个体病变的临床表现及增强方式
  - 可变的增强模式反映了血流缓慢的流向或穿过病变
  - 通常强化明显，但是多样
    - 片状及延迟或均匀及明显强化
  - VLM 的淋巴成分不强化
  - 邻近骨重塑
  - 邻近软组织脂肪肥大
- CTA
  - 无扩张的供血动脉
  - 病变通常由扩大的静脉引流

MR 表现

- T_1WI
  - 多分叶，信号多变
    - 等信号或低信号，与肌肉相比
  - 局部脂肪肥大
- T_2WI
  - 血管的大小影响表现
    - 含大血管的病灶呈囊状，高信号，有分隔
    - 病灶内有小血管出现会表现的更实及中等信号强度
  - 静脉石表现为圆形或卵圆形的信号
  - 血管信号流空影是不典型的
    - 如果存在 = 扩大畸形的引流静脉
- STIR
  - 同 T_2 信号相似
- 增强 T_1WI
  - 强化方式多样，可能延迟，不均匀或均匀或轻度强化
  - VLM 的淋巴成分不强化
- MRA
  - 通常正常，由于病灶血流相关的强化是可忽略的
- MRV
  - 可能显示与病灶相关的静脉扩大
  - 可能显示相关颅内静脉异常

超声表现

- 海绵状，可压缩
- 病灶有小血管穿过更容易产生回声并比有大血管腔的病变更难压缩
- 多普勒超声无动脉血流
- 用换能器加压可增加静脉流量
- 静脉石 = 强回声病灶伴声影

血管造影表现

- 常规动脉造影隐匿或轻微扩张

其他检查表现

- 解剖及静脉引流最佳方法是直接经皮注入静脉窦
- 即使直接注入，畸形的静脉成分也不能自由的流过
- 大的血管与“葡萄串”类似，小的血管呈“cotton-wool blush”表现

成像推荐

- 最佳影像方案
  - CT 显示静脉石最佳
  - MR 显示病灶的范围以及确认 VLM 是否有淋巴成分最佳
  - US 无创性显示病灶内的血流特征最佳
- 推荐检查方案
  - MR 对比增强及脂肪抑制
    - STIR 或脂肪抑制 T_2 图像显示病变的范围
    - 梯度回波成像有助于确认高血流量的血管

鉴别诊断

淋巴管畸形

- 血 - 液平面

- 无静脉石；无强化除非混合型静脉淋巴畸形
- 单发或多发；单部位或多部位
- 大小不等的无强化囊肿
- 多普勒超声显示无静脉血流

婴儿血管瘤

- 以内皮细胞增生为特征的肿瘤以及 $GLUT_1$ 标志物阳性
- 明显的血管流空
- 快速的，均匀的，明显强化
- 无静脉石
- 1 岁以内快速增大，之后自发退化

皮样囊肿及表皮样囊肿

- 可能有圆形钙化（皮样囊肿）
  - 如果存在，发现病灶内含脂肪
- 病灶成分在超声上产生回声（皮样囊肿）

动静脉畸形

- MR 上表现为杂乱的血管流空
- T_2 高信号区域不常见（囊性成分出现）
- 静脉石罕见

病 理

一般特征

- 病因
  - 先天性静脉血管残余
- 遗传学
  - 一些家族性静脉血管畸形通常与常染色体显性遗传相关
    - 家族性皮肤黏膜静脉畸形：与编码内皮的受体 TIE2 突变相关
    - 多发性血管畸形：涉及染色体 1p 的基因突变
    - 蓝橡皮奶头痣综合征
      - 皮肤、胃肠道及肌肉骨骼系统的静脉畸形
- 相关异常
  - 70% 患有眶周淋巴管畸形或静脉淋巴畸形的患者有颅内血管或实质的异常
    - 脑发育性静脉畸形（DVA），脑海绵状血管畸形，硬脑膜动静脉畸形，软脑膜动静脉畸形，颅骨膜血窦

直视病理特征

- 由不规则的静脉组成的局限性的血管畸形

显微镜下特征

- 管腔直径可变且壁厚的静脉血管
- 血管内衬有丝分裂不活跃的扁平上皮，且壁平滑肌少
- 内弹性膜缺乏
- 腔内血栓，静脉石
- 在所有异常血管内皮中发现促卵泡激素受体

临床问题

临床表现

- 最常见的体征 / 症状
  - 面部海绵状软组织肿块，与患者成比例生长
  - 做 Valsalva 动作，弯腰，大哭时增大
  - 创伤或感染后明显增大；或在激素的影响下（青春期，怀孕）
  - 可能疼痛

人群分布特征

- 年龄
  - 出生时发现
  - 可在任何年龄发现，通常在儿童期、青春期及成年早期
- 流行病学
  - 最常见的头颈部血管畸形

自然病史及预后

- 预后取决于程度及位置

治疗

- 经皮硬化疗法
  - 注射的药物包括乙醇、烷基硫酸钠、博来霉素以及乙醇胺
    - 通常全麻下进行
    - 并发症：皮肤坏死，神经损伤，肌肉萎缩，静脉血栓形成，肺栓塞，弥散性血管内凝血
- 手术切除
  - 通常用于范围有限的病变
  - 可与经皮硬化疗法联合使用
- 激光凝固

诊断要点

关注点

- 病变是做 Valsalva 动作、大哭时增大，还是在头部依靠时增大
  - 所有的这些体征都提示 VM

读片要点

- CT 上存在静脉石或 T_2 高信号的面部肿块是 VM 最典型的影像学表现

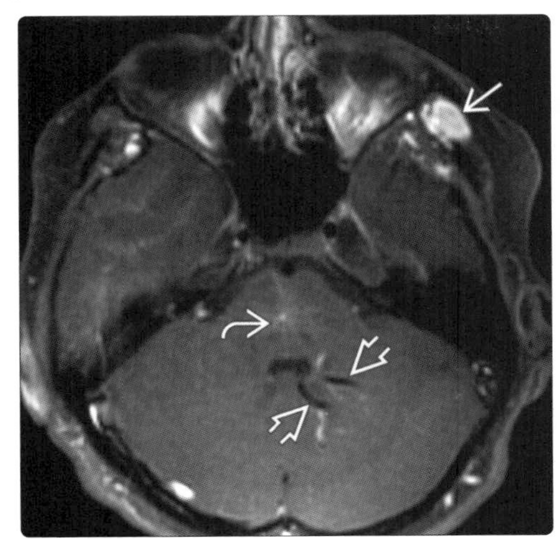
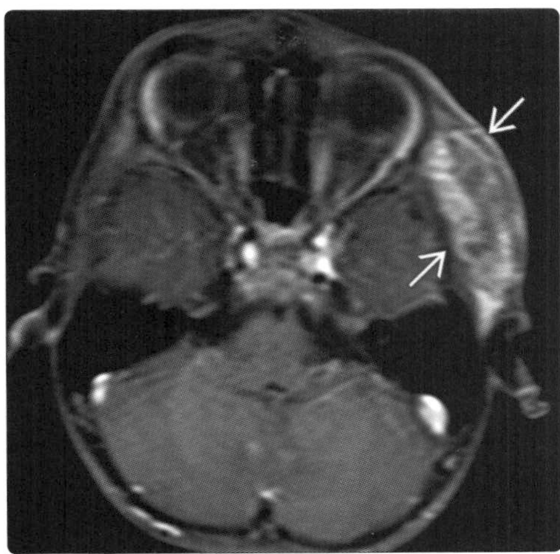

（左图）MR横断位增强T_1WI脂肪抑制显示累及左侧颞肌的中度强化静脉畸形，左小脑半球发育性静脉畸形（DVA），以及在脑桥中可能较小的DVA或毛细血管扩张。（右图）MR横断位增强T_1WI脂肪抑制显示不均匀强化的静脉畸形，位于左颧骨上咀嚼肌间隙（颞窝）

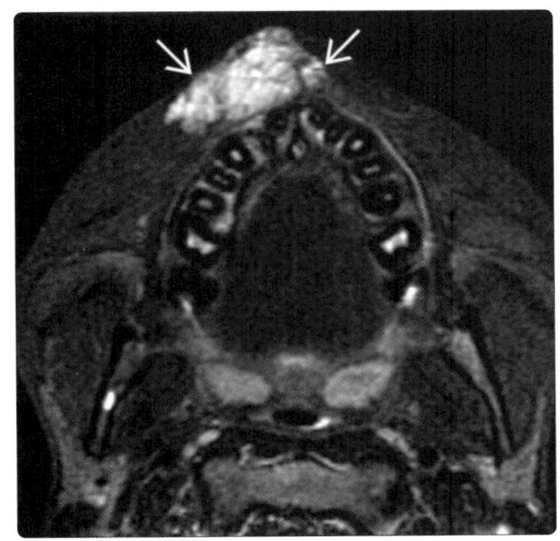
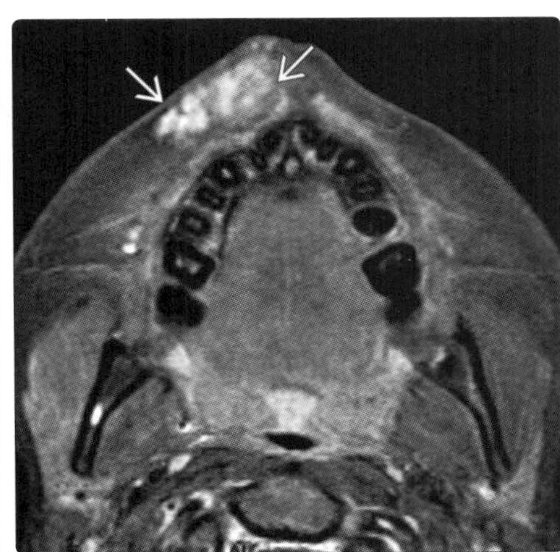

（左图）MR横断位STIR显示上唇皮下组织边界清楚的分叶状的静脉畸形，没有潜在的骨和牙齿的异常。（右图）MR横断位增强T_1WI脂肪抑制在同一患者显示异常的静脉湖中不均匀的中度强化

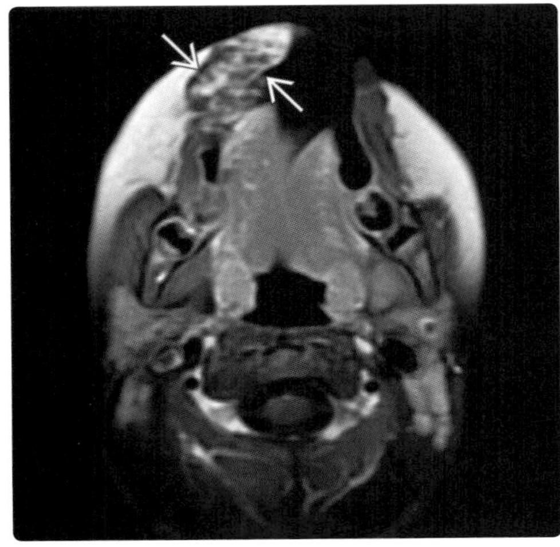
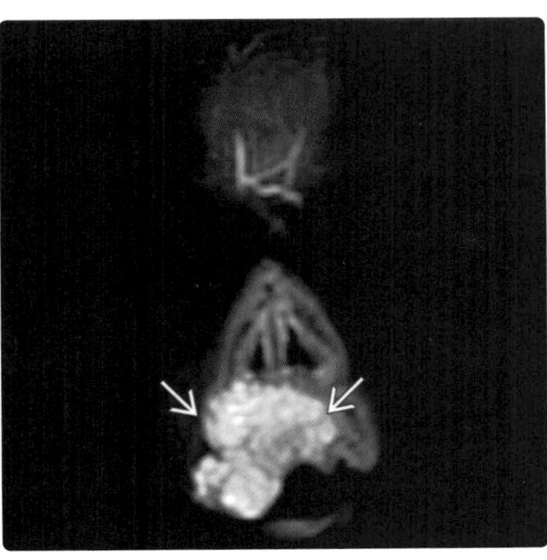

（左图）MR横断位增强T_1WI脂肪抑制显示中度强化的右上唇的静脉畸形。（右图）MR冠状位STIR在同一患者清晰地显示上唇静脉畸形的边缘

淋巴管畸形

关键点

术语

- 同义词：淋巴管畸形（首选术语）；血管畸形；淋巴型；淋巴管瘤及囊性水瘤（旧称）
- 淋巴管畸形（LM）：先天性血管畸形，由胚胎淋巴囊组成
- 静脉淋巴畸形（VLM）：由静脉畸形及淋巴管畸形混合组成的肿块

影像

- 头颈部的任何的位置
- 微囊性或大囊性
- 单部位或多个部位
- 单房或多房；无强化的颈部肿块
  - 无明显的囊壁；渗入血管或其他正常结构
- T_2 MR 上显示液-液平面最佳

关键点

- 多维的 T_2：多个部位的病灶范围，尤其是与气道及血管之间的关系
- 增强 T_1WI 有助于直接发现混合性病变的静脉畸形成分

主要鉴别诊断

- 第二鳃裂异常
  - 下颌角的单房囊肿
- 胸腺囊肿
  - 可能延伸至前纵隔
- 畸胎瘤
  - 实性及囊性成分构成
- 脓肿
  - 液体周围有厚的增强的囊壁
  - 邻近软组织有蜂窝织炎、肌炎、筋膜炎
- 甲状舌管囊肿
  - 单房的中线或中线旁的囊肿
  - 舌底至下颈部
  - 埋入舌骨下的颈部带状肌

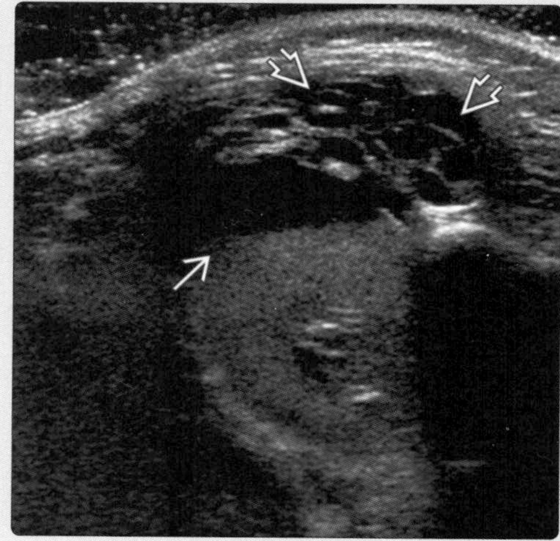

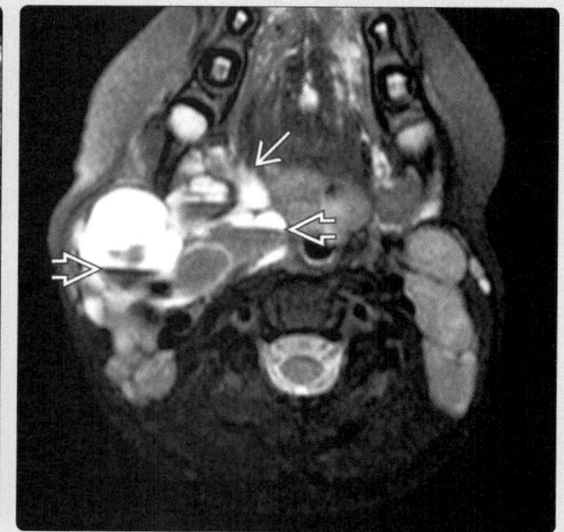

（左图）横断面超声，在一个2岁男孩表现为颈部突发的肿块，表现为多房的淋巴管畸形，在最大的囊➡及最小的囊➩前方可见液-液平面。（右图）MR 横断位 T_2WI 脂肪抑制在同一患者用于显示病变内侧➡不同大小的囊内继发于血液分层形成的液-液平面➩有最佳优势

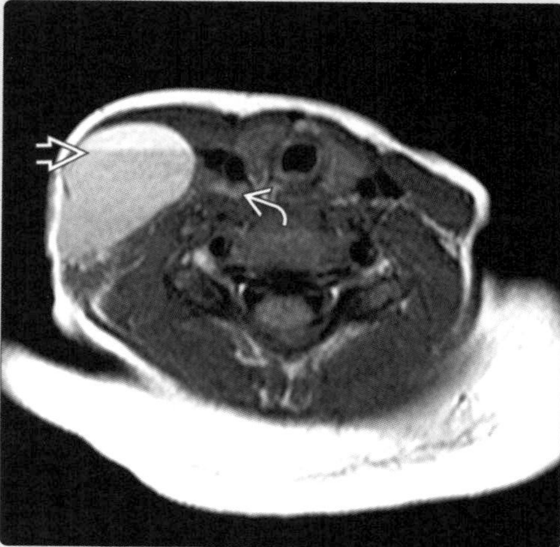

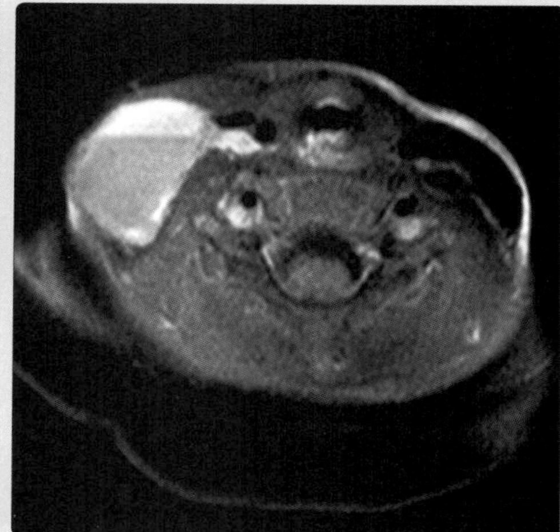

（左图）MR 横断位 T_1WI，在一个1岁女孩表现为突发的左颈部肿块，显示一个单房、大囊的有液-液平面➩的淋巴管畸形，继发于囊内出血。注意颈动脉鞘后方延伸的较小的微囊成分↪。（右图）MR 横断位增强 T_1WI 脂肪抑制在同一患者显示缺乏明显的对比增强，典型的大囊性淋巴管畸形

术语

缩写

- 淋巴管畸形（LM）

同义词

- 血管畸形，淋巴型；淋巴管瘤及囊性水瘤（旧称）

定义

- LM：先天性血管畸形，由胚胎淋巴囊组成
- 静脉淋巴畸形（VLM）：由静脉畸形及淋巴管畸形混合组成的病变

影像

一般特征

- 最佳诊断线索
  - 单房或多房，无强化，颈部囊性肿块，无明显囊壁，渗入血管或其他正常结构
  - T_2 MR 上显示液 - 液平面最佳
- 位置
  - 通常在多个相邻的部位发现 = 多个部位
  - 头颈部的任何位置
    - 舌骨下的颈部
      - 颈后间隙是常见的部位
    - 舌骨上的颈部
      - 咀嚼肌，下颌下及腮腺间隙最常见
    - 眼眶，舌，口底及颊间隙
- 大小
  - 微囊性或大囊性
  - 从几厘米至很大不等
  - 可能突然变大，特别是当囊内出血时
- 形态
  - 可能是单房或多房
  - 可能是单个或多个
  - 单个部位或多个部位
    - 当发生浸润时，倾向于表现为正常结构内陷而没有占位效应

平片表现

- 平片
  - 咽后的 LMs 可能→气道的占位效应

CT 表现

- 平扫 CT
  - 低密度，边界清楚的或局限性的囊性颈部肿块
  - 可能见到液 - 液平面
  - 静脉石可能存在于有静脉畸形成分的静脉淋巴畸形中
- 增强 CT
  - 单房或多房囊肿，没有明显强化
  - 在混合病变中，例如 VLM，静脉成分会有强化

MR 表现

- T_1WI
  - 主要表现为低信号，但是如果先前有出血或者高蛋白成分是可能表现为高信号
  - 通常可见液 - 液平面
- T_2WI
  - 反应病变的最佳序列，因为淋巴管畸形始终表现为高信号
  - 当发生于多个部位时，通常边界不清
  - 通常可见液 - 液平面
- 增强 T_1WI
  - 通常无明确强化或轻微边缘强化
  - 如果可见强化区，大多可能是混合性病变伴有静脉畸形的成分

超声表现

- 主要表现为低回声或无回声的多部位肿块
- 单房或多房有分隔
- 液 - 液平面提示先前有出血
- 可能在产前被 MR 及 US 发现

成像推荐

- 最佳诊断手段
  - MR 价值最高
    - T_2 高信号精确地显示局部延伸情况以及邻近的正常结构，包括血管
- 推荐检查方案
  - 多维的 T_2：多个部位的病灶范围，尤其是与气道及血管之间的关系
  - 增强 T_1WI 有助于直接发现混合性病变的静脉畸形成分

鉴别诊断

第二鳃裂异常

- 下颌角处卵圆形、单房的囊肿，具有特征移位方式

胸腺囊肿

- 颈部侧方的单房囊肿
  - 可能延伸至前纵隔
  - 可能与颈动脉鞘关系密切

畸胎瘤

- 典型的实性及囊性成分构成
- 常含钙化
- 通常为大的，浸润的
- 通常在产前影像学上可被发现

脓肿

- 液体周围有厚的增强的囊壁
- 邻近软组织有蜂窝织炎、肌炎、筋膜炎

甲状舌管囊肿

- 位于中线或中线旁的卵圆形单房囊性肿块
- 舌底至下颈部
- 埋入舌骨下的颈部带状肌

神经纤维瘤

- CT 上无明显强化的低密度肿块

• MR 可以更好地显示神经纤维瘤的实性部分

化脓性淋巴结

• 单个或多个结节肿块伴中心液体密度

病　理

一般特征

• 病因
  ◦ 淋巴管畸形是由于胚胎发生过程中胚胎淋巴囊残留形成
• 遗传学
  ◦ 多为散发
  ◦ 可能与 Turner 综合征，Noonan 综合征或胎儿酒精综合征有关
• 相关异常
  ◦ 70% 患有眶周淋巴管畸形或静脉淋巴畸形的患者有颅内血管或实质的异常
    ▪ 脑发育性静脉畸形（DVA），脑海绵状血管畸形，硬脑膜动静脉畸形，软脑膜动静脉畸形，颅骨膜血窦
• 胚胎学：2 个主要理论
  ◦ 原始淋巴囊及静脉系统间胚胎学融合的失败
  ◦ 胚胎淋巴囊的异常分离

分级、分期和分类

• 微囊或大囊性
• 单纯淋巴或静脉淋巴混合

直视病理特征

• 光滑、灰色、反光的、无包膜的肿块

显微镜下特征

• 结缔组织基质分离不同大小的原始胚胎淋巴囊
• 最近的推荐：用免疫组织化学方法检测 PROX 1、VEGFR 3、CD 31 和 CD 34 抗体来鉴别淋巴管畸形与其他静脉畸形
• 在所有异常血管内皮中发现促卵泡激素受体

临床问题

临床表现

• 最常见的体征 / 症状
  ◦ 无痛的，可压缩肿块
    ▪ 囊内出血或病毒性呼吸道感染可能→快速增大
• 其他体征 / 症状
  ◦ 大的淋巴管畸形可能→气道受累

人群分布特征

• 年龄
  ◦ 90% 于 2 岁前诊断
  ◦ 成人表现不常见，提示淋巴管畸形在成人可能是获得性的，可能是外伤后

自然病史及预后

• 大囊性单房的病变罕见复发
• 微囊浸润性病变复发率高
• 复发可能是由于淋巴液重新定向到剩余的扩张间隙或截断淋巴通道
• 无恶变的潜能

治疗

• 手术切除和（或）经皮硬化疗法
• 近年来的文献有射频消融术治疗口腔微囊性淋巴管畸形，激光治疗舌病变成功的报道

诊断要点

关注点

• T_2 MR 图像对淋巴畸形范围的显示效果最好

读片要点

• 多部位的颈部多囊性肿块伴液 - 液平面要考虑淋巴管畸形的可能
• 在未感染的条件下，病灶的囊壁可能显示不清

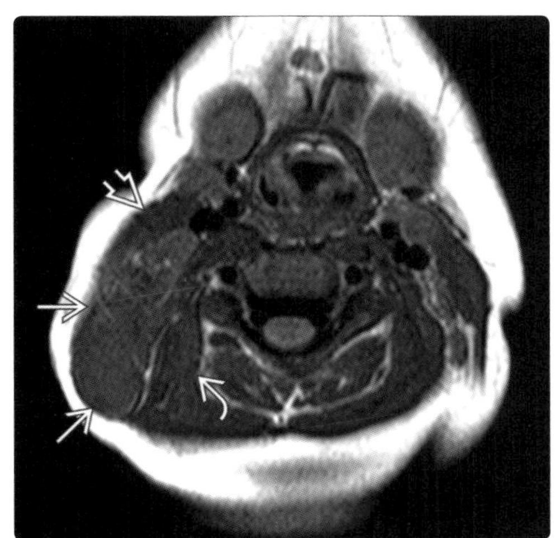

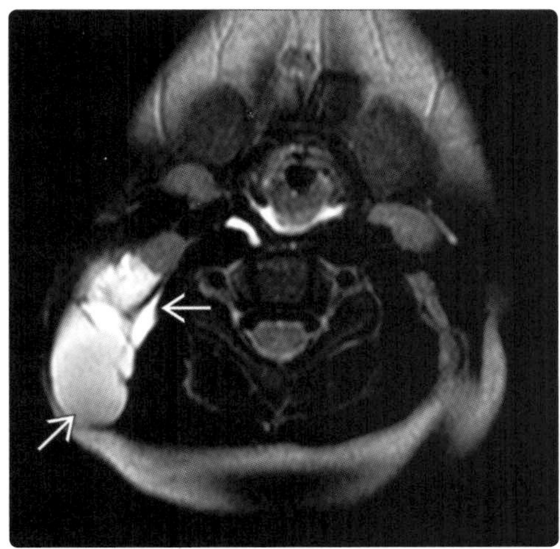

（左图）MR 横断位 T_1WI，在一个 1 岁女孩，显示右侧颈部肿块➡，信号与右侧胸锁乳突肌⇨及后部椎旁肌↪相似。（右图）MR 横断位 T_2WI 脂肪抑制在同一患者明确显示 T_2 高信号，来自邻近肌肉的、多房的、大囊性淋巴管畸形➡

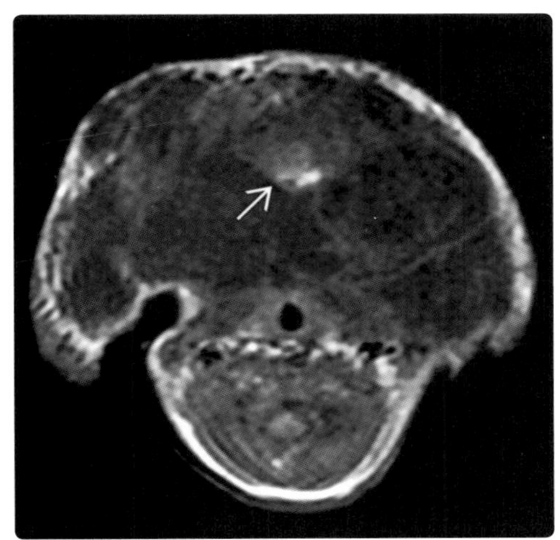

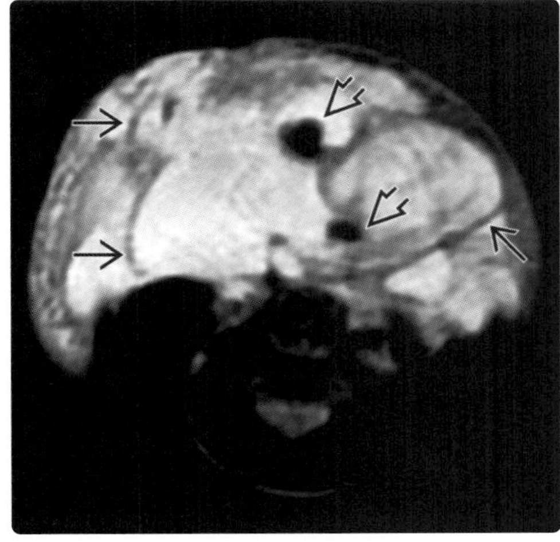

（左图）MR 横断位 T_1WI，一个 27 天的女婴产前诊断大的颈部肿块，显示浸润性淋巴管畸形伴近期的中心小的出血灶➡。（右图）MR 横断位 T_2WI 脂肪抑制在同一患者更好地显示了多房的肿块，有多发的分隔➡以及 2 个小范围的出血灶⇨

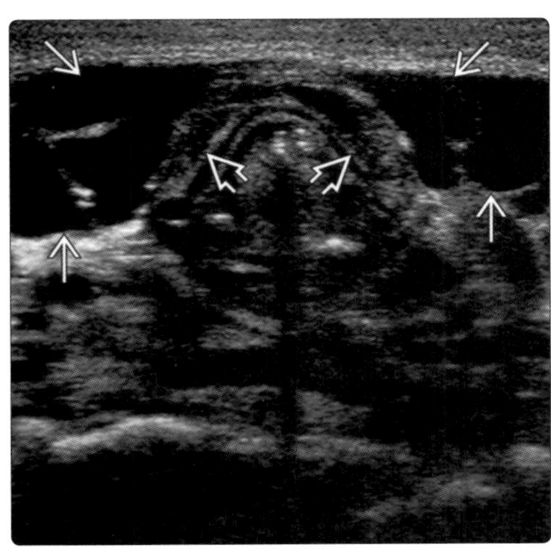

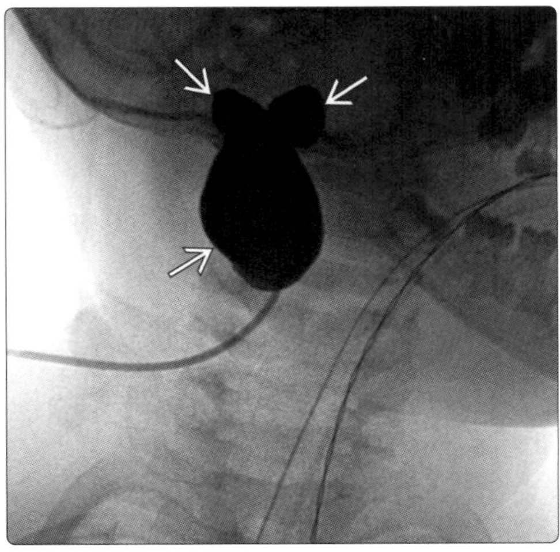

（左图）横断面超声，一个 10 天的女婴，患多房型大囊性淋巴管畸形，显示双侧多个无回声的大囊肿➡，位于颈部带状肌⇨的外侧。（右图）斜前后位片显示多西环素硬化治疗过程中，经皮穿刺将造影剂注入分叶状大囊性淋巴管畸形➡

婴儿血管瘤

关键点

术语
- 婴儿血管瘤（IH）
- 良性血管肿瘤
- 不是血管畸形

影像
- 弥漫性增强且边界清楚的肿块
- 增生期（PP）肿块内及其邻近的血管血流丰富
- 消退期（IP）肿块逐渐减小并被脂肪替代

主要鉴别诊断
- 先天性血管瘤
  - 出生或胎儿期影像即可发现
  - GLUT-1 阴性
- 静脉畸形
  - 先天性血管畸形，静脉湖
  - ↑ T_2，↓ T_1，弥漫性增强 ± 静脉石
- 肉瘤
  - 如果年龄、外观、生长史或影像学对 IH 来说是非典型的，则怀疑恶性肿瘤
- 丛状神经纤维瘤（NF）
  - 边缘模糊，累及多个部位
- 动静脉畸形（AVM）
  - 先天性血管畸形
  - 血流丰富的供血动脉、动静脉分流和大的引流静脉

病理
- 免疫组织化学标记 GLUT-1 在生长和衰退的各个阶段均呈阳性

临床问题
- 发现的中位年龄：2 周；大多数是 1～3 个月
  - 通常在出生时不明显

（左图）MR 横断位 PD FSE 脂肪抑制，一个 5 月龄男孩，显示右颈部边界清楚的、高信号的婴儿血管瘤➡，右下颌下腺⇨向前移位，右胸锁乳突肌↪受压。注意多个病灶内的流空与血流丰富的血管一致。（右图）MR 横断位增强 T_1WI 脂肪抑制在同一患者显示明显的对比增强，典型的婴儿血管瘤

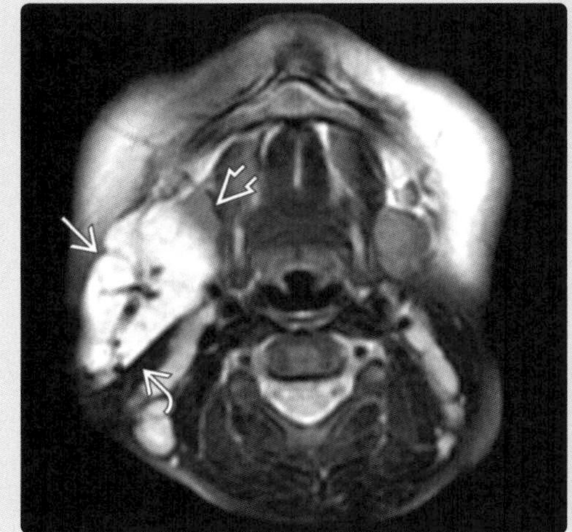

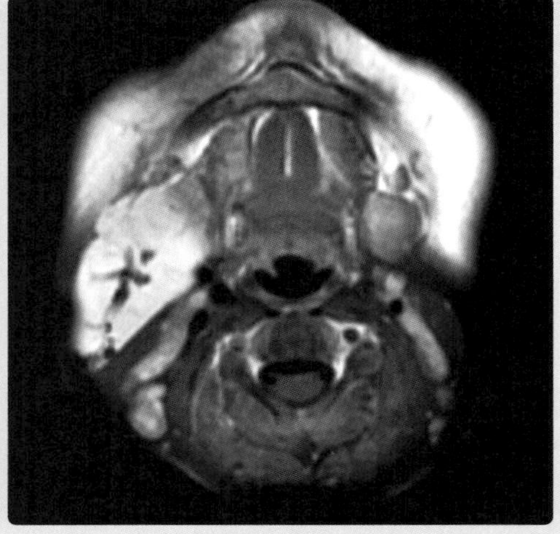

（左图）横断位 SPGR 序列在同一患者证实在 T_1WI 和 T_2WI 上病灶内流空信号代表血流丰富的血管➡。（右图）同一患者的纵向彩色多普勒超声显示肿块内有高➡及低⇨血流，是婴儿血管瘤的特征性表现

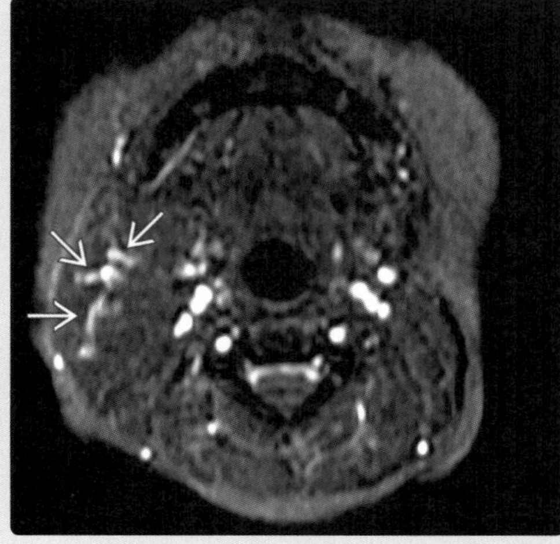

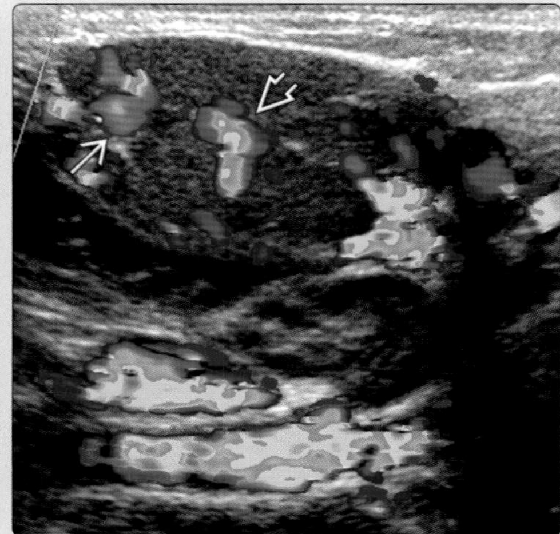

术语

缩写

- 婴儿血管瘤（IH）

同义词

- 婴儿血管瘤
- 毛细血管瘤（旧称）

定义

- 内皮细胞增殖的良性血管肿瘤，不是血管畸形

影像

一般特征

- 最佳诊断线索
  - 边界清楚的肿块，弥漫性的对比增强
  - 增生期（PP）肿块内及其邻近的血管血流丰富
  - 消退期（IP）肿块逐渐减小并被脂肪替代
- 位置
  - 60% 发生在头颈部
    - 任何间隙：耳旁间隙，眼眶，鼻腔，声门下气道，面部及颈部（颅内罕见）
- 大小
  - 取决于生长及消退的阶段
    - 增生期开始于出生后几周并持续 1～2 年
    - 消退期显示在之后的几年逐渐消退
      - 通常完全消退在儿童晚期，90% 会在 9 年内消退
- 形态
  - 大多数为皮下组织的单发病变
  - 偶有多发，多部位，或深在
  - 与 PHACES 综合征相关异常
    - 颅后窝或幕上脑畸形（Dandy-Walker 畸形 / 变异，迁移异常）
    - 面颈部血管瘤
    - 动脉狭窄，闭塞，动脉瘤，发育不良，发育不全，起源异常
    - 心血管缺陷［主动脉缩窄 / 动脉瘤 / 发育不良，迷走锁骨下动脉 ± 血管环（室间隔缺损 VSD）］
    - 眼部异常（永存原始玻璃体增生，眼组织缺损，牵牛花综合征，视神经发育不良，角膜葡萄肿，小眼球畸形，白内障，角膜硬化）
    - 脐上裂和胸骨裂口 / 缺损
    - 近期报道有内分泌相关异常（垂体机能减退，异位甲状腺）

成像推荐

- 最佳影像方案
  - MR（或 CT）C+ 显示为弥漫性增强
  - GRE 序列识别血管内和周围的血流丰富的血管
  - MRA 显示相关的血管异常
  - 影像学指征
    - 怀疑向深部延伸（例如眼眶和气道
    - 如果考虑内科或外科 / 激光治疗，需先预处理
    - 评估对治疗的反应
    - 怀疑 PHACES 综合征
    - 不典型病史，年长患者
- 推荐检查方案
  - MR
    - 对比增强前 T_1，FSE，STIR 和 SPGR 成像
    - 对比增强后脂肪抑制 T_1 成像
    - MRA 诊断相关血管异常：狭窄、闭塞、烟雾病、动脉瘤
    - 腮腺血管瘤：评价面神经（CN7）的位置
  - CT
    - 对比增强后
    - CTA 对于怀疑 PHACES 综合征的患者诊断相关血管异常

CT 表现

- 平扫 CT
  - 中等密度无钙化
  - 罕见，邻近骨结构重塑；无骨侵蚀
  - 消退期脂肪浸润
- 增强 CT
  - 弥漫性和明显的对比增强
  - 增殖期肿块内或邻近的血管明显

MR 表现

- T_1WI：增殖期，等肌肉信号；消退期，脂肪替代呈高信号
- T_2WI：与肌肉相比信号稍高
- 增强 T_1WI：明显对比增强
  - 脂肪饱和的 T_1WI 显示最明显
  - 肿块内或邻近匐行的血管流空
- MR GRE：肿块内或邻近丰富的血流
- MRA：狭窄、闭塞、发育不全、动脉瘤（PHACES 综合征）

超声表现

- 有明显血管的软组织肿块
- 动脉及静脉呈波浪状
- 平均静脉峰值流速未升高（真动静脉畸形升高）

血管造影表现

- 不是影像诊断的主要工具
- 富血管肿块伴毛细血管充盈延长，没有动静脉分流

鉴别诊断

先天性血管瘤（RICH/NICH）

- 出生或产前影像即发现
  - 先天性血管瘤（RICH）快速消退：8～14 个月消退
  - 非消退性先天性血管瘤（NICH）
- GLUT-1 阴性

静脉畸形

- 先天性血管畸形伴大的静脉湖
- ↑ T_2，↓ T_1，弥漫性增强
- 静脉石

横纹肌肉瘤

- 如果年龄、外观、生长史或影像学对 IH 来说是非典型的，则怀疑恶性肿瘤
  - 横纹肌肉瘤，骨外尤因肉瘤，未分化肉瘤
    - 轻到中度强化 ± 骨侵蚀

丛状神经纤维瘤

- 通常为浸润性，边界不清，且累及多部位
- 与神经纤维瘤病 1 型的皮肤红斑相关

动静脉畸形（AVM）

- 先天性血管畸形
- 血流丰富的供血动脉、动静脉分流和大的引流静脉
- 边界不清的实性肿块

病　理

一般特征

- 病因
  - 提出的理论：成纤维细胞生长因子和其他血管生成标志物高表达的成血管细胞克隆扩增
- 遗传学
  - 多为散发
  - 罕见与染色体 5q31-q33 相关

显微镜下特征

- 突出的内皮细胞、周细胞、分裂像的肥大细胞和多层内皮基底膜
- 免疫组织化学标记物 GLUT-1 在生长和退化各阶段均为阳性

临床问题

临床表现

- 最常见的体征 / 症状
  - 增大的软组织肿块，典型的表现为婴儿皮肤变暖，淡红或草莓样的皮肤变色（PP）
    - 未来几年可能自发消退
  - 偶有深在，由于引流静脉突出使皮肤呈蓝色
- 其他体征 / 症状
  - 表面皮肤溃疡
  - 气道受累时气道阻塞
  - 突入眶内
  - 与 PHACES 综合征相关的异常

人群分布特征

- 年龄
  - 发现的中位年龄：2 周；大多数是 1～3 个月
    - 通常出生时不明显
    - 多达 1/3 的新生儿，即苍白或红斑，毛细血管扩张症，假性湿疹斑或红斑
- 性别
  - 女＞男（2.5：1）
- 流行病学
  - 婴儿头颈部最常见的肿瘤
  - 发病率占新生儿的 1%～2%，1 岁以内占 12%
  - 早产儿和低出生体重儿发病率增加
    - 体重小于 1kg 的婴儿发病率高达 30%
- 种族特点
  - 高加索人最常见

自然病史及预后

- 大多经历增生期后于 9 岁以内自然消退
- 大的及节段性面部血管瘤并发症发生率高，需要治疗

治疗

- 大多数不需要治疗；期待疗法
- 治疗指征
  - 重要结构受损，如视神经受压或气道阻塞
  - 严重的皮肤溃疡
- 药物治疗
  - 类固醇（全身或局部），普萘洛尔，干扰素
- 程序性治疗
  - 激光；罕见手术切除和栓塞

诊断要点

关注点

- 生后短期可见
- 静脉石提示静脉畸形
- 年龄稍长的儿童或骨侵蚀：考虑肉瘤
- 多部位受累肿块伴皮肤“牛奶咖啡斑”提示丛状神经纤维瘤
- 大血管内有边界不清的实质肿块考虑动静脉畸形

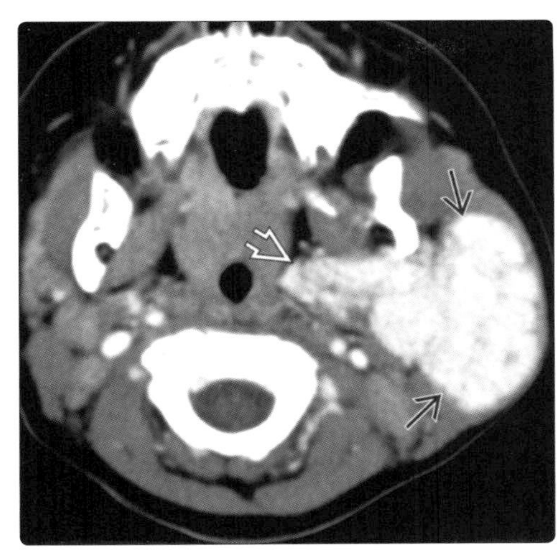

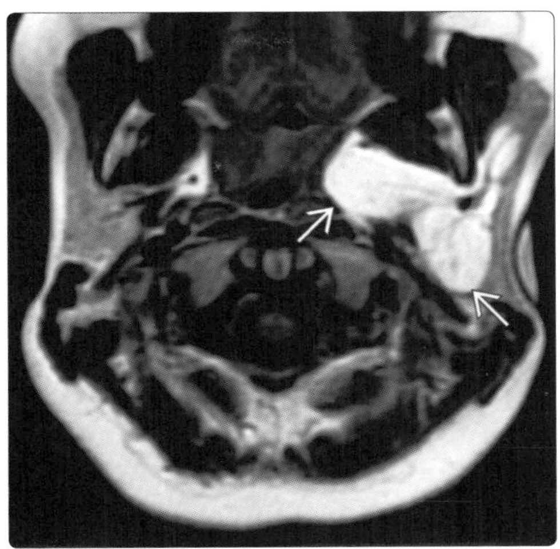

（左图）横断位增强 CT，在一个 1 岁女孩显示一个巨大的明显均匀强化的婴儿血管瘤，取代了腮腺全部左浅叶→及深叶➩。（右图）8 年后 MR 横断位 T_1WI 在同一患者显示原始的婴儿血管瘤缩小被弥漫的脂肪组织→所替代。注意正常出现的浅表的薄的腮腺组织➩覆盖其上

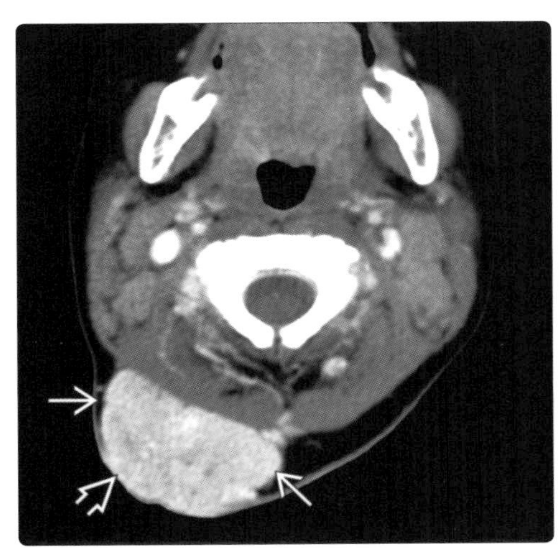

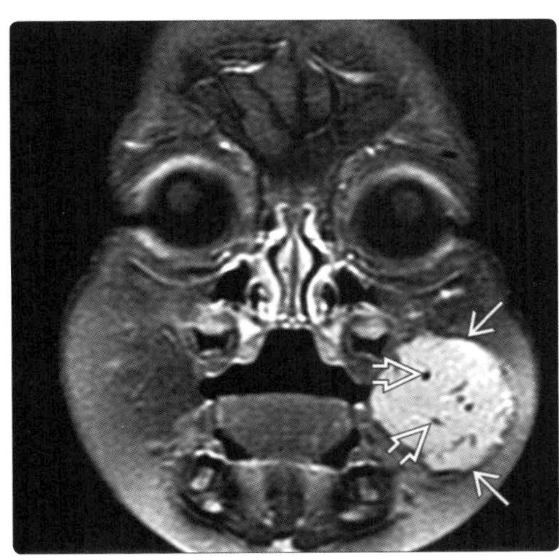

（左图）横断位增强 CT，在一个 1 岁男孩显示一边界清楚的皮下肿块→，明显强化，没有肌肉组织浸润，这是浅表的婴儿血管瘤的典型表现。然而，注意表面皮肤受累➩，典型的有溃疡风险的病灶。（右图）一个 6 月龄女孩 MR 冠状位增强 T_1WI 脂肪抑制，清晰地显示边界清楚，明显增强的面颊部血管瘤→。注意病灶内的血管流空信号，与血流丰富的血管➩一致

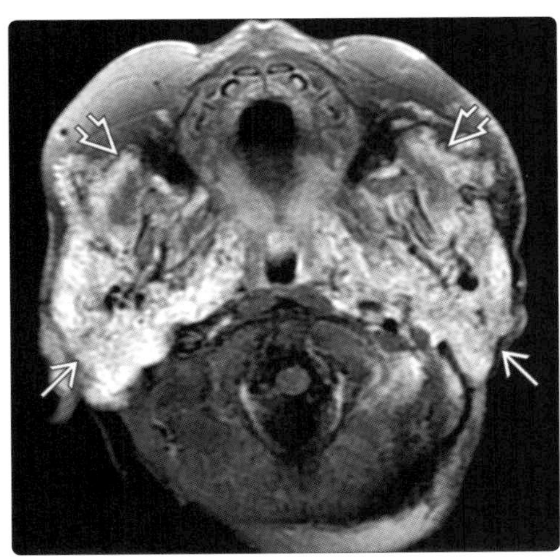

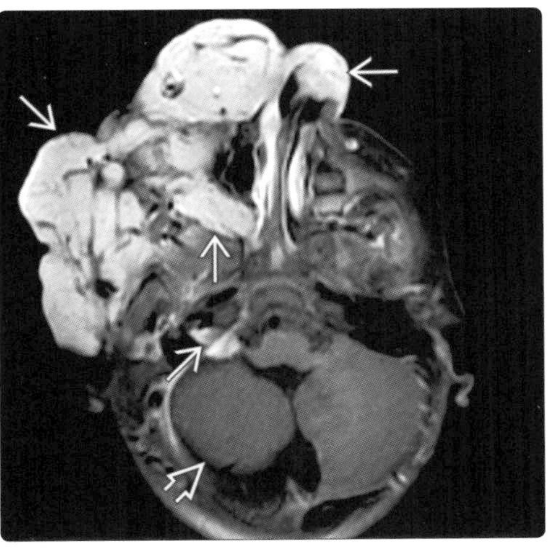

（左图）MR 横断位增强 T_1WI 脂肪抑制，一个 4 月龄女孩患有 PHACES 综合征，显示弥漫的、有浸润的、双侧的腮腺血管瘤→，两侧颊间隙多中心受累➩。（右图）MR 横断位增强 T_1WI 脂肪抑制，一个 4 月龄女孩患有 PHACES 综合征，显示多发强化血管瘤→，位于腮腺右间隙、右后下眼眶、右颊、鼻及右 IAC/CPA。注意同侧右侧小脑半球发育不全➩

神经纤维瘤病 1 型，头颈部

关键点

术语

- 神经纤维瘤病 1 型（NF1）
- 神经纤维瘤：NF1 中多发性局限性神经纤维瘤（NF）和丛状神经纤维瘤（PNF）

影像

- T_2 高信号
  - “靶征”=PNF ↓中心信号，↑周边信号
- 对比增强后的 CT 或 MR
  - 局灶性 NF：均匀或斑片状强化，边界清楚的梭形肿块
  - PNF：沿着周围神经分布的不均匀强化的分叶状肿块
- 大多在 STIR 及 T_2WI 脂肪抑制上明显
- NF1 其他颅外的头颈部表现
  - 眼眶：视神经胶质瘤、视神经鞘扩张症、Lisch 结节、牛眼、孔增大伴 PNFs
  - 颅骨及颅底：蝶骨发育不良，PNF 沿着光滑的骨性孔道浸润脑神经，人字缝缺陷
  - 血管发育不良：ICA 狭窄／闭塞以及烟雾病；动脉瘤及动静脉瘘罕见

主要鉴别诊断

- 淋巴管畸形
- 静脉畸形
- 横纹肌肉瘤

诊断要点

- 如果患者有丛状或多发局灶性 NFs，考虑 NF1
  - 寻找其他颅内病灶，视神经胶质瘤，蝶骨翼发育不全
- 多部位受累的 NF 可能像淋巴管畸形一样在 CT 上表现为低密度

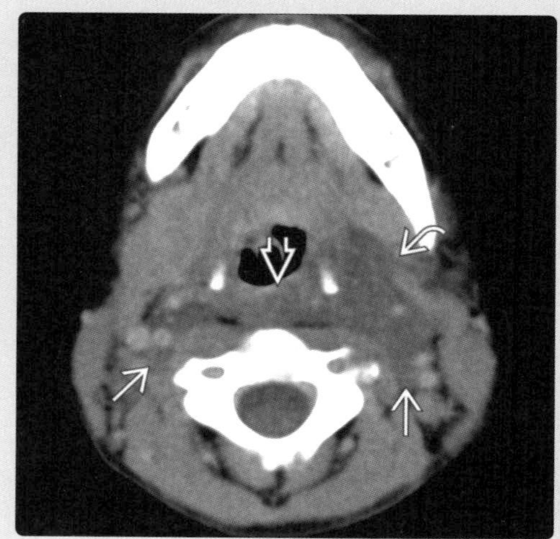

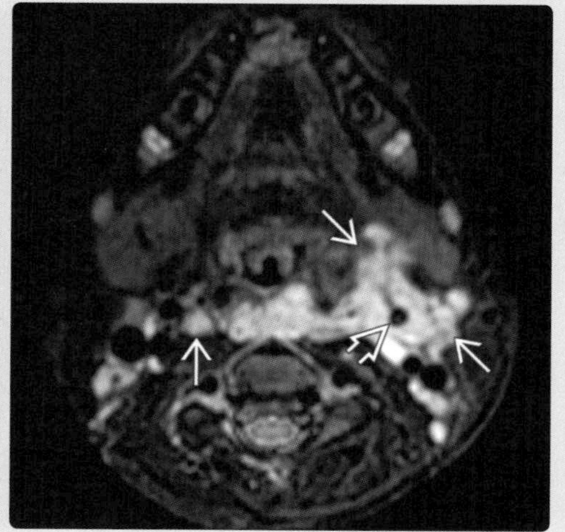

（左图）横断位增强 CT，在一个NF1的患儿表现为边界不清的浸润性多部位受累的 PNF 累及双侧颈动脉➡，咽后部➩以及左侧下颌下间隙↪。（右图）MR 横断位 STIR 在同一患者表现为边界清楚的 PNF ➡。注意浸润方式，累及左侧颈动脉➩周围，呈典型的丛状表现

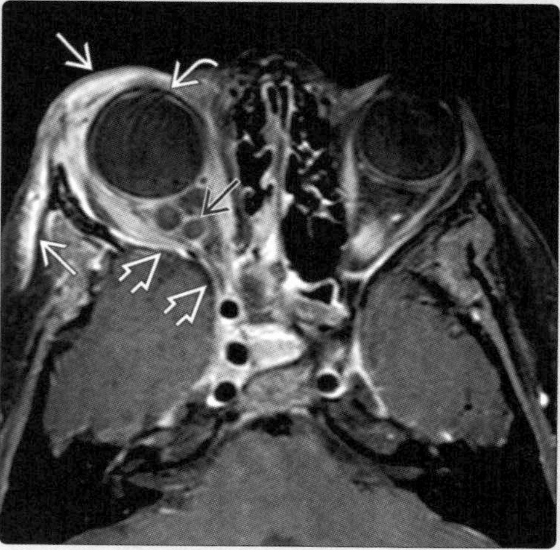

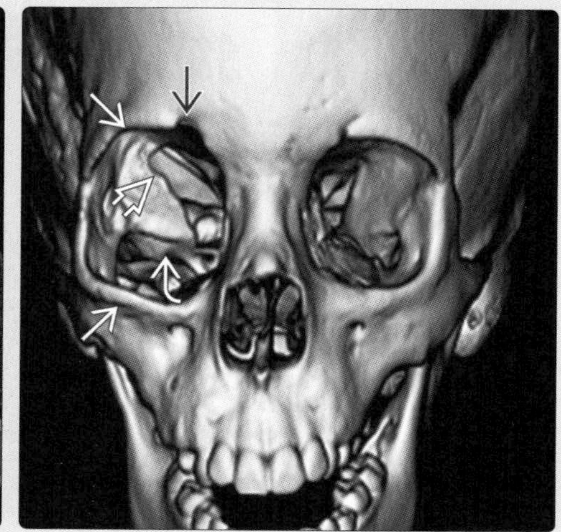

（左图）MR 横断位增强 T_1WI 脂肪抑制显示弥漫性增强的神经纤维瘤➡，累及右侧眼眶前壁，后壁及颞部皮肤。此外还有蝶骨翼发育不全➩，眼球发育不全↪及视神经扭曲→。（右图）正面三维重建在同一患者显示弥漫性右眶扩张➡。此外还有与蝶骨发育不良及邻近的 PNF 相关的眶上裂➩，眶下裂↪及眶上孔→的增大

神经纤维瘤病 1 型，头颈部

术 语

缩写
- 神经纤维瘤病 1 型（NF1）

同义词
- 神经纤维瘤病，常染色体显性神经纤维瘤

定义
- 常染色体显性神经皮肤紊乱（斑痣性错构瘤病）
- NF1 的诊断标准：如果符合至少以下两条
  - ＞6 个牛奶咖啡斑，青春期前≥5mm，青春期后≥15mm
  - ≥2 个神经纤维瘤（NF）或 1 个丛状 NF（PNF）
  - 腋窝或腹股沟雀斑
  - 视神经胶质瘤
  - ≥2 个 Lisch 结节（视错构瘤）
  - 特有的的骨损害
    - 蝶骨翼发育不良
    - 长骨变薄 ± 假关节形成
  - 一级亲属中有确诊 NF1 的患者
- 周围神经鞘瘤（PNST）= 神经鞘瘤，NF 及 PNF
- 神经纤维瘤：局灶性，丛状及弥漫性

影 像

一般特征
- 最佳诊断线索
  - 丛状神经纤维瘤（PNF）：NF1 的特点及诊断特征
  - 多发局灶性 NFs
- 位置
  - 神经纤维瘤可能涉及头颈部的任何部位；最常见=颈动脉间隙，臂丛，口腔，面颊，咽后间隙，颈后间隙
  - 恶性周围性神经鞘瘤（PNST）
    - 最常累及的主要是神经干，包括臂丛
- 大小
  - 局灶性 NF：几毫米至几厘米
  - PNF：通常较大
- 形态
  - 局灶性神经纤维瘤
    - 多发，边界清楚的，光滑，梭形，沿着神经分布的增强方式可变的肿块
    - 脊柱旁 NF 可能呈哑铃形 ± 骨神经孔扩大
    - 神经鞘瘤可能与 NF 难以鉴别
  - 弥漫性神经纤维瘤
    - 斑片状或边界模糊浸润，皮肤及皮下脂肪网状病变
  - 丛状神经纤维瘤
    - 多部位受累，分叶状，弯曲的，绳样扩张，主要沿神经分布
    - 与“缠结的蠕虫”相似

CT 表现
- 增强 CT
  - 局灶性 NF 及 PNF
    - 通常在对比增强前后的图像上表现为低密度（5～25HU），像淋巴管畸形一样
    - 脊柱旁 NF 可能呈哑铃形 ± 神经孔扩大

MR 表现
- T_2WI
  - 高信号
  - “靶征”=PNF ↓中心信号，↑周边信号
    - “束”征：多发，小的，不规则的，低信号灶（成束状的）
- 增强 T_1WI
  - 局灶性 NF：均匀或斑片状不均强化，边界清楚的梭形肿块
  - PNF：不均匀强化，分叶状肿块，沿着周围神经分布
  - 恶性 PNST
    - 单独在影像上鉴别良性及恶性 PNST 困难
    - 如果大（＞5cm），中心不均匀坏死，浸润周边及快速生长，考虑恶性 PNST
  - 弥漫性 NF：皮肤及皮下脂肪斑片状或弥漫增强

成像推荐
- 最佳影像方案
  - MR 显示特征及范围最佳；STIR 及 T_2WI 脂肪抑制最明显
  - CT 骨窗显示相关的骨变化；特别对于有蝶骨翼发育不良及 PNF 的患者更有帮助

鉴别诊断

淋巴管畸形
- 低密度
- 单房或多房，局灶或浸润性
- 无强化，除非有感染或混合型静脉淋巴畸形

静脉畸形
- 静脉石常见

横纹肌肉瘤
- 侵袭性多部位受累的肿块
- 通常有侵袭性的骨质破坏

病 理

一般特征
- 病因
  - *NF* 基因（肿瘤抑制基因）正常的编码“神经纤维素酶”来影响细胞生长调节
  - *NF* 基因在 NF1 时“关闭”
    - 导致细胞增殖及肿瘤发展
- 遗传学
  - 常染色体显性；50% 新发突变

- 基因座位 =17 号染色体 q11.2
  - 该基因导致 NF1 的“无义突变”
- 相关异常
  - NF1 其他颅外的头颈部表现
    - 眼眶：视神经胶质瘤（OPG），视神经鞘扩张症，Lisch 结节，牛眼，增大的孔伴 PNFs
    - 颅骨：人字缝缺陷
    - 颅底表现
      - PNF 伴蝶骨发育不良，可能是 PNF 与骨发育相互作用的后遗症
      - PNF 浸润脑神经伴颅底骨骨孔光滑，增大，皮质增厚
    - 血管发育不良：ICA 狭窄 / 闭塞以及烟雾病；动脉瘤及动静脉瘘罕见
    - 神经嵴的肿瘤
      - NF1 的患者，嗜铬细胞瘤 10x ↑
      - 甲状旁腺腺瘤发病率增加
  - NF1 的其他影像学表现
    - CNS 发现
      - 脑胶质瘤，脑积水，脑神经鞘瘤
      - 动态反应性病变：白质，齿状核，苍白球（GP），脑干，丘脑，海马
      - 脊髓星形细胞瘤
    - 脊柱：脊柱后凸，胸段脊膜侧方膨出，椎间孔扩大
    - 骨骼：假关节，长骨皮质变薄，长骨弯曲

分级、分期和分类

- 神经纤维瘤是 WHO1 级
- 恶性 PNST 是 WHO3～4 级

直视病理特征

- 局灶性神经纤维瘤
  - 梭形的，坚实的，灰白色肿块，与起源神经混合
- 丛状神经纤维瘤
  - 弥漫的，弯曲的，绳样扩张，与“缠结的蠕虫”相似
  - 累及邻近的皮肤，筋膜及深部组织
- 恶性 PNST
  - 梭形的，肉样的，褐色的肿块伴坏死及出血区
  - 神经的近端及远端增厚由于肿瘤沿着上皮及神经束膜扩散

显微镜下特征

- 局灶性神经纤维瘤
  - 胶原纤维及黏液物质基质中的 Schwann 细胞、成纤维细胞、肥大细胞
  - 轴突通常嵌入肿瘤内
- 丛状神经纤维瘤
  - Schwann 细胞，周围神经的成纤维细胞，沿着神经束生长
- 恶性 PNST
  - 梭形细胞纤维肉瘤样生长
  - 考虑高分级肿瘤
  - PNF：5% 有恶变的风险

临床问题

临床表现

- 最常见的体征 / 症状
  - 大多数 NF 及 PNF 症状不典型
  - NF1 皮肤红斑
  - 突发的，疼痛，稳定的 NF 突然增大提示恶性变
- 其他体征 / 症状
  - 视神经胶质瘤伴视力下降
  - 蝶骨翼发育不良及丛状 NF 伴搏动性突眼

人群分布特征

- 年龄
  - 任何年龄，大多发生于儿童晚期及成年早期
    - 新发病灶可能一生中均可发生
  - 恶性 PNST：通常发生于成年，罕见于儿童
- 流行病学
  - NF1
    - 最常见的常染色体显性遗传病
      - 1/3000
    - 最常见的神经皮肤综合征
    - 最常见的遗传性肿瘤综合征
  - 局灶性 NF
    - 90% 为孤立性且与 NF1 不相关
    - 10% 与 NF1 相关→更大，多发且累及深部神经（如臂丛）
  - 恶性 PNST
    - 50% 与 NF1 相关
    - 5% 的 NF1 患者发展成为恶性 PNST
  - 弥漫性 NF
    - 大多数患者不伴有 NF1

自然病史及预后

- 通常缓慢生长除非恶性变
  - 在儿童偶有重度增大

治疗

- 压迫重要结构的 NF 手术切除
- 孤立的 NF 可切除；PNF 通常不可切除
- 射频治疗可能为 PNF 带来新的希望

诊断要点

关注点

- 如果患者患丛状或多发局灶性 NFs，考虑 NF1
  - 寻找其他颅内病灶，视神经胶质瘤，蝶骨翼发育不全

读片要点

- 注意：多部位受累的 NF 可能向淋巴管畸形一样在 CT 上表现为低密度

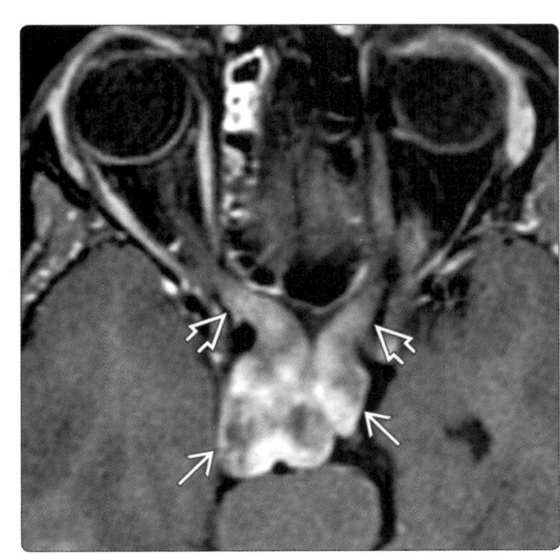

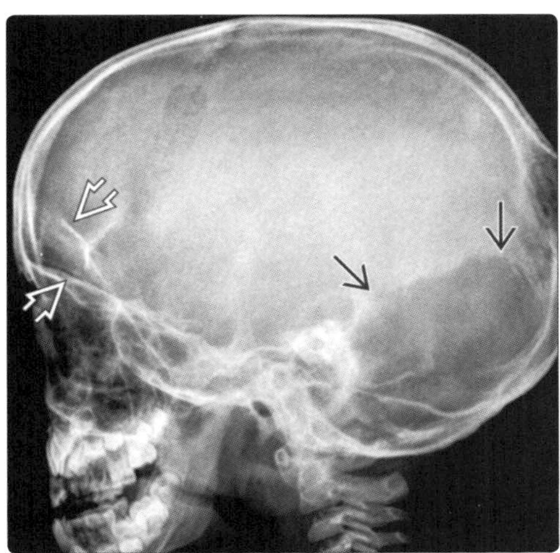

（左图）NF1 患儿的 MR 横断位增强 T_1WI 显示一个大的视神经胶质瘤累及视交叉→及其前方的视神经⇨。（右图）患有颅底 PNF 的患儿侧位平片显示一个大的人字缝缺陷→，这在 NF1 患儿典型的但是很罕见的病灶。注意眼眶不对称⇨，继发于单侧眼眶扩大，典型的患者有蝶骨翼发育不良及邻近的 PNF

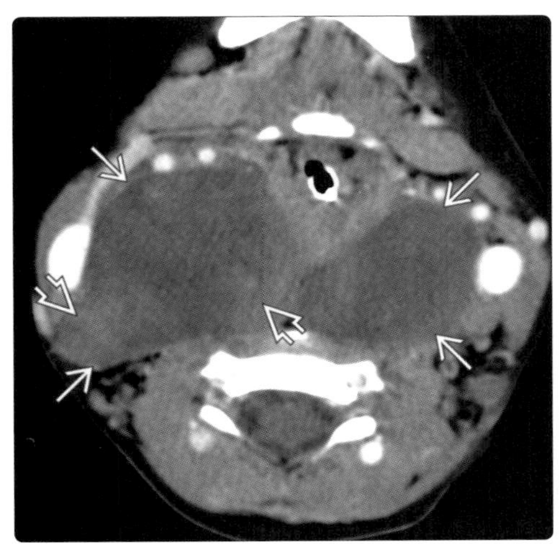

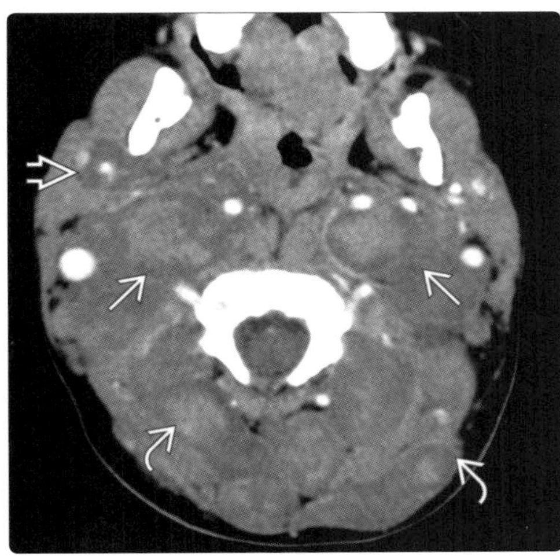

（左图）横断位增强 CT，在 NF1 患儿，显示位于颈动脉间隙的大的神经纤维瘤→的典型表现，低密度伴轻度斑片状对比增强⇨。（右图）横断位增强 CT，在 NF1 患儿，显示大的肿瘤占位，累及双侧颈动脉间隙→，右侧腮腺间隙⇨以及颈后间隙↷的多发神经纤维瘤。中心片状强化伴边缘少许强化并不少见

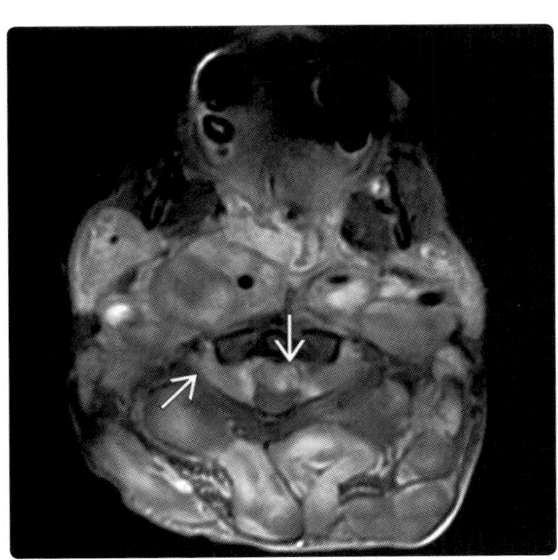

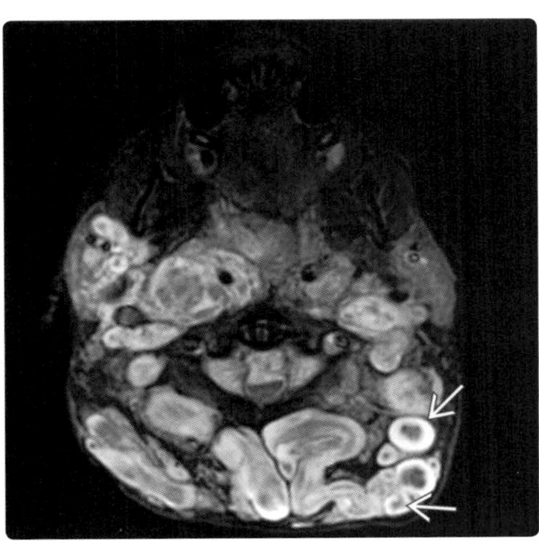

（左图）MR 横断位增强 T_1WI 脂肪抑制在同一患者显示类似的增强模式，有片状的中央强化和周边的强化减低。注意从神经孔延伸至椎管→，压迫上颈髓。（右图）所有病灶在 MR 横断位 STIR 显示更明显。注意几个病变→的典型的“靶”外观和其他病变的“有轨电车”外观，NF 的成像沿着长轴而非横向生长

臂丛神经鞘瘤

关键点

术语

- 良性 Schwann 细胞肿瘤在血管区域（PVS）包绕臂丛神经

影像

- 边界清楚的梭形肿块，沿着臂丛神经根生长
- 沿着臂丛神经根的任何部位
- 硬膜内外及神经孔
- 在血管区域，前中斜角肌之间

主要鉴别诊断

- 全身淋巴结转移
- 神经纤维瘤
- 侧方脊膜膨出
- 恶性周围神经鞘瘤

病理

- 囊变及出血常见
- 坚实的，有包膜的，梭形肿块
- 附着及神经移位

临床问题

- 5% 的良性软组织肿瘤
- 恶性变罕见，多发神经鞘瘤综合征更常见
- 随着疼痛的进展要怀疑恶性的可能

诊断要点

- 确定病变沿臂丛神经分布是关键
- 臂丛神经根（C_5～T_1）出现不等边三角形，位于前中斜角肌之间

（左图）MR 横断位增强 T_1WI 脂肪抑制显示大的神经鞘瘤➡，位于下颈部，表现为明显的不规则边缘强化。中心无强化代表囊变。病灶比预期的下颈部淋巴结位置更偏侧，典型的邻近颈内静脉⇨。（右图）MR 横断位 T_2WI，在另一个患下颈部神经鞘瘤➡的患者，显示不均匀高信号，与前↷、中⇨斜角肌密切相关

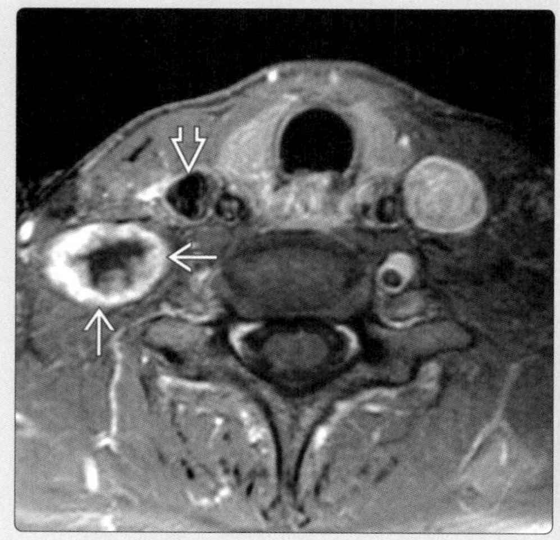

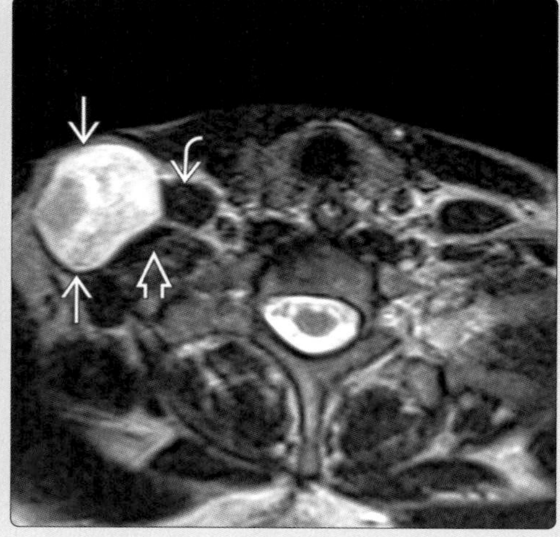

（左图）MR 冠状位 T_2WI 脂肪抑制显示不对称的右侧 C_8 神经根➡延伸至 C_7～T_1 神经孔。（右图）MR 冠状位 STIR 在另一个患者显示梭形的、不均匀高信号的下颈部神经鞘瘤➡。注意和邻近与病灶平行的臂丛神经↷相比表现为明显高信号。针刺活检引起手臂抽搐，但可确定诊断

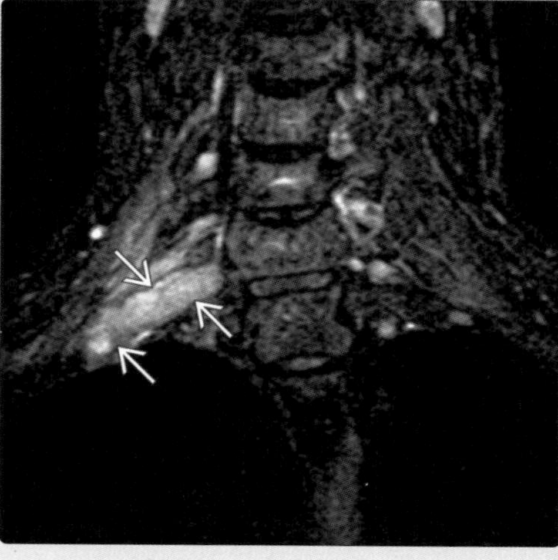

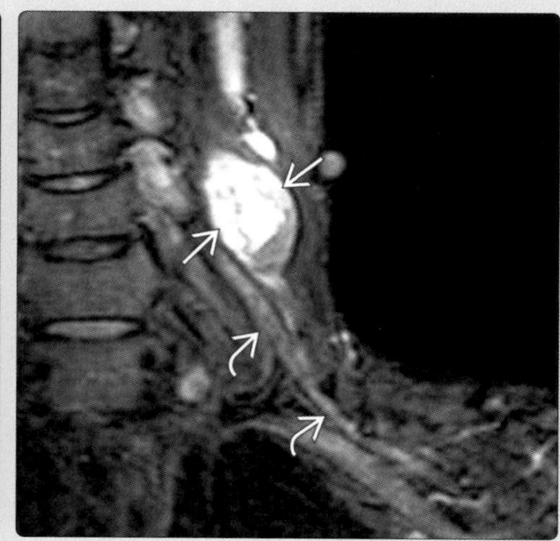

臂丛神经鞘瘤

术　语

缩写

- 臂丛神经（BP）鞘瘤

同义词

- 周围神经鞘瘤（PNST）
- Neurilemmoma（神经鞘瘤），neurinoma（神经鞘瘤）or neuroma（神经瘤）

定义

- 良性 Schwann 细胞肿瘤在血管区域（PVS）包绕臂丛神经

影　像

一般特征

- 最佳诊断线索
  - 边界清楚的，梭形肿块，沿着臂丛神经根分布
- 位置
  - 沿着臂丛神经根的任何位置
    - 硬膜内外及神经孔
    - 在血管区域，前及中斜角肌之间
- 大小
  - 大小多样
- 形态
  - 梭形或哑铃状肿块
  - 囊变及出血常见

CT 表现

- 平扫 CT
  - 典型的等肌肉密度；钙化不常见
  - 当位于脊柱旁时，骨性神经孔光滑增大
- 增强 CT
  - 轻到中度强化

MR 表现

- T_1WI
  - 梭形肿块，等肌肉信号
- T_2WI
  - 不均匀高信号
  - 靶征：中心低信号，外周高信号
  - 束征：多发，不规则，中心低信号灶
- 增强 T_1WI
  - 中度不均匀强化
    - 壁内囊肿常见
  - 较小的时候增强较均匀

成像推荐

- 最佳影像方案
  - MR 显示正常的臂丛神经根及神经鞘瘤最佳
- 推荐检查方案
  - T_1WI 脂肪抑制及 STIR 显示更清楚

鉴别诊断

全身淋巴结转移

- 锁骨上淋巴结是胸部及腹部疾病的转移部位
- 下颈部淋巴结位于前斜角肌内侧，邻近颈内静脉

神经纤维瘤

- 可能与神经鞘瘤难以区分
- 典型的在平扫 CT 上呈低密度，接近水的密度
- 囊变及出血不常见

侧方脊膜膨出

- 梭形囊性肿块同脑脊液密度／信号
- 邻近椎管

恶性周围神经鞘瘤

- 逐渐扩大，不规则的，不均匀的肿块
- 通常与疼痛相关

病　理

直视病理特征

- 坚实，有包膜的，边界清楚的，灰褐色的梭形肿块，附着或使神经移位
- 囊性变及出血常见

显微镜下特征

- 肿瘤起源于神经鞘的 Schwann 细胞
- 富含细胞（Antoni A）及松散的黏液样成分（Antoni B）交替区

临床问题

临床表现

- 最常见的体征／症状
  - 无痛、缓慢生长的侧颈部肿块 ± 神经根病

人群分布特征

- 年龄
  - 高发年龄为 20～30 岁

自然病史及预后

- 缓慢生长的病灶
- 恶变罕见，多发性神经鞘瘤综合征多见
- 随着疼痛的进展要怀疑恶性的可能

诊断要点

读片要点

- 确定病变沿臂丛神经分布是关键
- 臂丛神经根（C_5～T_1）出现不等边三角形，在前中斜角肌之间

报告技巧

- 当描述任何下颈部病变时，总要描述病灶与臂丛的关系

颈部纤维瘤病

关键点

术语
- 婴儿胸锁乳突肌瘤（SCMTI）
- 婴儿早期非肿瘤性胸锁乳突肌（SCM）增大

影像
- 婴儿期无痛性胸锁乳突肌增大
- 邻近无炎症及明显肿大的淋巴结
- 位置：右＞左；双侧罕见
- CT：增大的肌肉与对比增强前后的肌肉密度相同
- MR：信号多变，弥漫增强
- US：有需要的时候可选择
  - 回声可变

主要鉴别诊断
- 颈部感染相关的肌炎
  - 无痛的，临床上蜂窝织炎明显
  - 淋巴结明显
- 全身淋巴结转移
  - 正常胸锁乳突肌内侧的淋巴结肿大
- 原发性颈部神经母细胞瘤
  - 与颈动脉鞘关系密切
- 横纹肌肉瘤
  - 更分散的肿块伴侵袭性的边界
- 畸胎瘤
  - 通常有脂肪、钙化

临床问题
- 单侧的纵向的颈部肿块
- 多达 30% 有斜颈
- 分娩后 2 周内出现的肿块
- 通常在 8 个月时消退
- 臀先露及产钳分娩发病率增高
- 偶伴髋关节发育不良

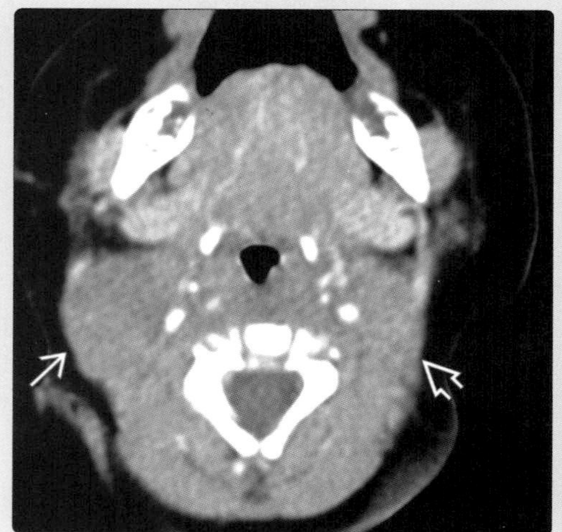
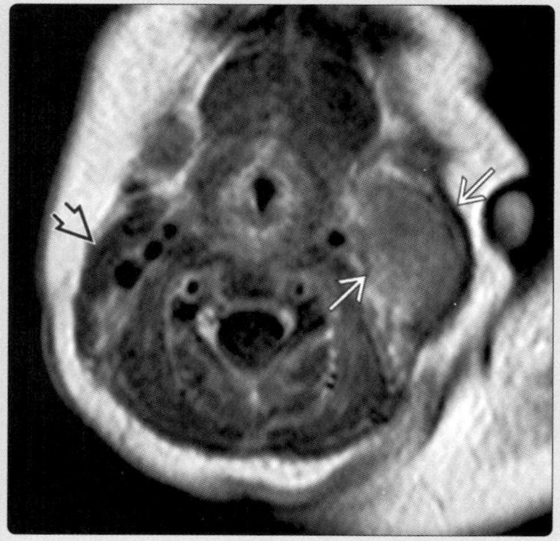

（左图）一个 1 月龄女孩患有颈部纤维瘤病，横断位增强 CT 显示右侧胸锁乳突肌➡弥漫增大，与对侧正常的胸锁乳突肌⇨等密度。（右图）一个 1 月龄男孩有左颈部肿块，MR 增强 T_1WI 脂肪抑制显示增大的左侧胸锁乳突肌➡轻度不均匀强化。分娩时是产钳助产。注意右侧胸锁乳突肌⇨正常的外观及大小

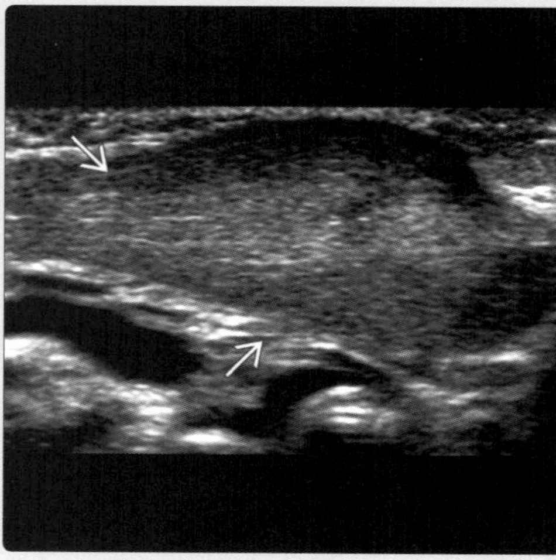
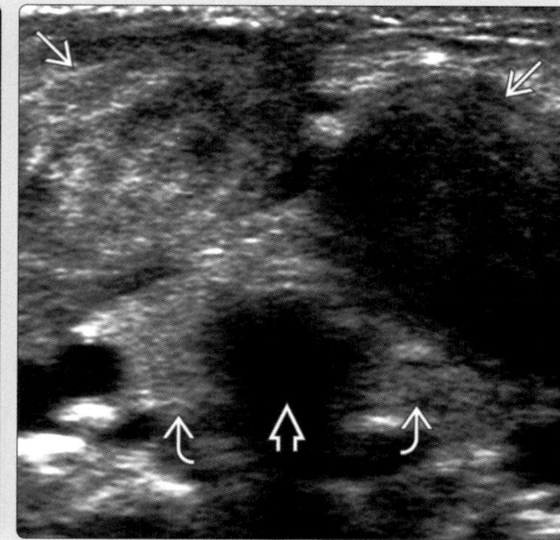

（左图）一个 6 周的男孩纵向超声显示左侧胸锁乳突肌➡梭形增大，其内无血管。（右图）横断面超声在同一患者显示左右侧胸锁乳突肌➡双侧增大，呈轻度不均匀回声。在这个水平，肌肉的肌腹几乎延伸到中线，气管⇨和甲状腺叶↪前方

颈部纤维瘤病

术语

同义词

- 婴儿胸锁乳突肌瘤（SCMTI）
- 先天性肌性斜颈

定义

- 婴儿早期非肿瘤性胸锁乳突肌（SCM）增大

影像

一般特征

- 位置
  - 胸锁乳突肌中下 1/3
  - 右＞左；双侧罕见

CT 表现

- 增强 CT
  - 胸锁乳突肌局灶性或梭形增大
  - 与对侧正常的肌肉相比呈等密度
  - 邻近的脂肪组织无炎性“索条”
  - 无淋巴结肿大或钙化

MR 表现

- T_1WI
  - 受累的胸锁乳突肌梭形增大
  - 信号多样
    - 与正常的肌肉相比通常呈等或低信号
- T_2WI
  - 信号多样
  - 邻近软组织正常
    - 注意，婴儿偶发性“反应性”结节肿大是常见的
- 增强 T_1WI
  - 受累的肌肉弥漫强化

超声表现

- 灰度超声
  - 有需要的时候选择
  - 卵圆形或梭形胸锁乳突肌增大
  - 回声多样
  - 受累的胸锁乳突肌与对侧肌一样随呼吸运动

成像推荐

- 最佳影像方案
  - 超声证实临床的猜测

鉴别诊断

颈部感染相关的肌炎

- 无痛性，临床上蜂窝织炎明显
- 炎性改变及肿大淋巴结阳性

全身淋巴结转移

- 正常的胸锁乳突肌内侧的淋巴结肿大

原发性神经母细胞瘤

- 与颈动脉鞘关系密切

横纹肌肉瘤

- 更分散的肿块伴侵袭性的边界

畸胎瘤

- CT 上混杂密度或 MR 上混杂信号的颈部肿块
- 通常有脂肪、钙化

病理

一般特征

- 病因
  - 病因未明，几种创伤理论→纤维变性及纤维化
  - 臀先露及产钳分娩发病率增高

显微镜下特征

- 有些骨骼肌纤维萎缩或退化，另一些则有成纤维细胞 - 肌成纤维细胞增生
- 细胞多变：早期细胞增多，后发展为胶原蛋白增多，细胞下降

临床问题

临床表现

- 最常见的体征 / 症状
  - 单侧的纵向的颈部肿块
  - 多达 30% 有斜颈
- 其他体征 / 症状
  - 颈部活动度下降，双侧面部不对称

人群分布特征

- 年龄
  - 70% 发生于 2 个月内

自然病史及预后

- 肿块多于分娩后 2 周内出现
- 肿块大小可在数天或数周内增大
  - 通常在 8 个月内退化

治疗

- 观察等待正常的自然消退
- 物理治疗，例如伸展运动
- 保守治疗失败的斜颈患者可手术治疗

诊断要点

关注点

- 创伤性分娩史？局限于胸锁乳突肌的肿块
  - 如果以上均有，诊断为颈部纤维瘤病

读片要点

- 梭形肿块与胸锁乳突肌的形状一致 = 颈部纤维瘤病

关键点

术语

- 横纹肌肉瘤（RMSa）
  - 儿童最常见的软组织肉瘤

影像

- 对比增强表现多样的软组织肿块
- 可能有骨破坏或重塑
- 多达 40% 发生于头及颈部
  - 眼眶，脑膜旁部位及任何头颈部其他部位
- CT 骨窗评价骨侵蚀最佳
- 增强 MR 评价颅内扩散最佳
- 排除颈部转移性淋巴结肿大

主要鉴别诊断

- 青年鼻咽血管纤维瘤
- 朗格罕细胞组织细胞增生症
- 丛状神经纤维瘤
- 鼻咽癌
- 非霍奇金及霍奇金淋巴瘤
- 白血病

病理

- 3 种组织学亚型
  - 胚胎型 RMSa：最常见；年幼儿童
  - 腺泡型 RMSa：第二常见；患者年龄 15～25 岁
  - 多形型 RMSa：最少见；成人 40～60 岁

临床问题

- 发病年龄
  - 70% < 12 岁，40% < 5 岁
- 治疗：外科减积手术，化疗，± 放疗

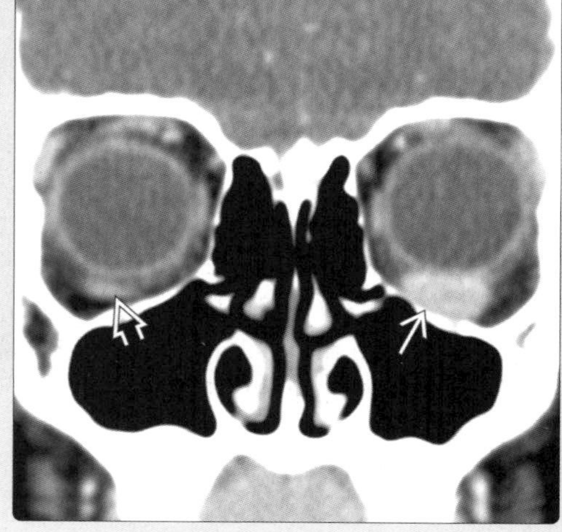

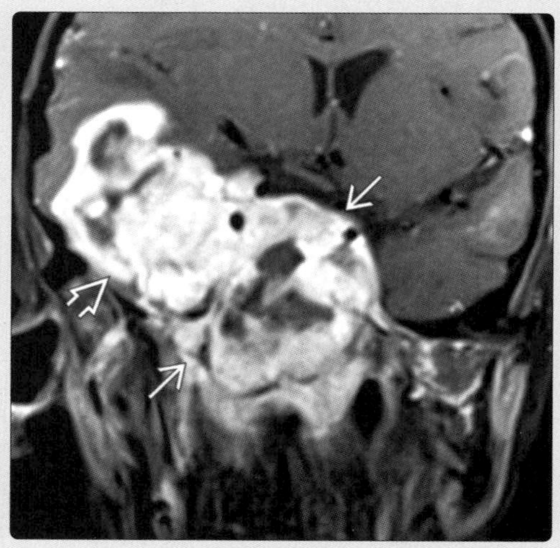

（左图）冠状位增强 CT，在一个 5 岁小孩，显示边界清楚的、轻度强化的左眼眶横纹肌肉瘤➡，与左侧下直肌关系密切。注意对侧正常的下直肌➩。（右图）MR 冠状位增强 T_1WI 脂肪抑制，在一个患有复发性脑膜旁横纹肌肉瘤➡的 11 岁男孩，显示向颅内延伸，累及双侧海绵窦，以及右侧颅中窝➩

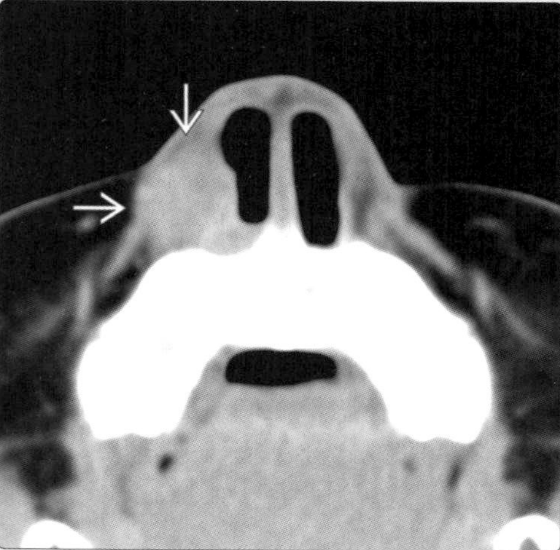

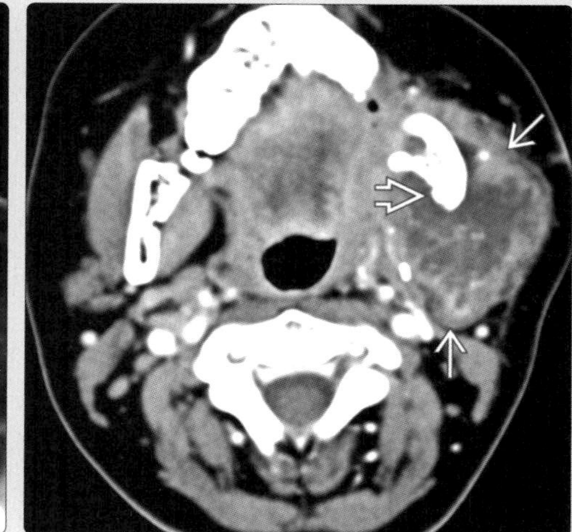

（左图）横断位增强 CT，在一个 2 岁女孩患有鼻翼横纹肌肉瘤➡，显示边界清楚的肿块，使右侧前鼻腔狭窄，没有明显的骨破坏。缺乏骨破坏的儿童软组织肿块不应该被诊断为良性病变。（右图）横断位增强 CT，在一个 11 岁孩子，有左面部肿块及先前横纹肌肉瘤的病史，显示左侧咀嚼肌间隙大面积坏死复发➡及下颌骨骨质破坏➩

术 语

缩写

- 横纹肌肉瘤（RMSa）

定义

- 横纹肌的恶性肿瘤；最常见的儿童软组织肉瘤

影 像

一般特征

- 最佳诊断线索
  - 对比增强表现多样的软组织肿块
  - 可能有骨破坏或重塑
- 位置
  - 多达 40% 发生于头颈部
    - 眼眶
    - 脑膜旁部位：中耳，鼻旁窦，鼻咽（NP），咀嚼肌间隙，翼腭窝，咽旁间隙
      - 延伸至颅内的多达 55%
    - 其他头颈部位置包括颈部、鼻腔
- 大小
  - 大小不等；若早期发生在眼眶，可由于空间小并继发眼球突出

CT 表现

- 侵袭性软组织肿块伴对比增强表现多样
- 骨侵蚀常见但是不是所有病例均有

MR 表现

- 与肌肉组织相比，T_1 等信号，T_2 高信号
- 对比增强表现多样
- 脑膜旁的横纹肌肉瘤可延伸至颅内
  - 脑膜增厚并强化

成像推荐

- 最佳影像方案
  - CT 评价骨侵蚀最佳
  - MR 评价颅内及周围神经侵犯最佳
- 推荐检查方案
  - 冠状位对比增强后的脂肪抑制 T_1WI 成像评估颅内病变
  - 横断位及冠状位薄层 CT 骨窗显示骨侵蚀
  - 排除颈部转移性淋巴结肿大

鉴别诊断

青年鼻咽血管纤维瘤

- 临床：青春期男性鼻出血或鼻塞
- 影像：明显增强的肿块伴骨破坏及病灶内部血流丰富的血管
  - 起源于鼻腔外侧壁的蝶腭孔
  - 潜在的播散模式
    - 从翼腭和翼颌裂进入咀嚼肌间隙
    - 眼眶进入眶下裂
    - 颅内通过卵圆孔，经蝶窦或直接侵入
    - 蝶窦或筛窦

朗格罕细胞组织细胞增生症

- 影像：增强的软组织肿块 + 光滑的骨侵蚀
  - 头颈部的位置：眼眶，上颌骨，下颌骨，颞骨，颈椎，颅骨

丛状神经纤维瘤

- 临床：神经纤维瘤病 1 型
  - 周围神经的良性肿瘤
- 影像：分叶状，T_2 信号增高伴中心 T_2 信号降低 =“靶征”
  - 骨重塑；无骨破坏

鼻咽癌

- 临床：儿童；多发于 10～19 岁
  - 在美国，非洲裔美国人比高加索人更常见
- 影像：鼻咽部肿块伴对比增强方式多样
  - 中央颅底骨侵蚀，岩斜裂隙扩大，延伸至翼腭窝，咀嚼肌及咽旁间隙
  - 颈部单侧或双侧及咽后外侧淋巴结肿大

非霍奇金淋巴瘤（NHL）

- 占儿童所有头颈部恶性肿瘤的 25%
- 非霍奇金淋巴瘤及霍奇金淋巴瘤影像表现相似
  - 很难鉴别
- 鼻及鼻窦，眼眶或鼻咽的非霍奇金淋巴瘤可能引起骨破坏
- 大的、典型的非坏死性结节

霍奇金淋巴瘤

- 占儿童所有头颈部恶性肿瘤的 25%
- 结外部分不常见
- 大的，典型的非坏死性结节

白血病

- 临床：粒细胞肉瘤 = 绿色瘤
  - 罕见并发症，急性髓细胞样白血病（AML）＞慢性髓细胞样白血病（CML）
- 影像：软组织肿块 ± 侵袭性骨破坏
  - 头颈部的位置：颅骨，面部，眼眶，鼻旁窦，鼻腔，鼻咽，扁桃体，嘴，泪腺，唾液腺

转移性神经母细胞瘤

- 影像：颈部原发灶罕见；大多数颈部病变是淋巴结转移
  - 双侧颅底转移性病灶伴强化的肿块
  - 侵袭性骨破坏伴针状骨膜反应

病 理

一般特征

- 病因
  - 起源于原始间充质细胞分化的骨骼肌（横纹肌溶解）
- 遗传学

- TP 53 抑癌基因突变的儿童发病率升高
- 大多胚胎型横纹肌肉瘤在 11p15 位点杂合丢失
- 腺泡型横纹肌肉瘤：50% 有 *FOXO1* 及 *PAX3*（或 *PAX7*）基因融合
  - *PAX3-FOXO1* 基因融合：最佳诊断
- 相关异常
  - 患有 Noonan 综合征的患者胚胎型横纹肌肉瘤的发病率增加
    - 血液科恶性疾病及神经母细胞瘤也可见于 Noonan 综合征
  - 罕见与神经纤维瘤病 1 型，Li-Fraumeni 综合征及 Beckwith-Wiedemann 综合征相关
  - 罕见与遗传性成视网膜细胞瘤相关
  - 可能是放射诱发的第 2 原发肿瘤

分级、分期和分类

- 横纹肌肉研究协作组（IRSG）
  - Ⅰ级：肿瘤局限，完全切除
  - Ⅱ级：大体完全切除伴镜下病变残留
  - Ⅲ级：不完全切除伴大体病变残留
  - Ⅳ级：远处转移
- TNM：肿瘤的位置，大小（5cm），局部浸润，淋巴结，远处转移

显微镜下特征

- 横纹肌肉瘤在不同的阶段表现不同
- 免疫组织化学：结蛋白、波形蛋白和抗肌肉特异性肌动蛋白抗体阳性
- 3 种组织亚型
  - 胚胎型横纹肌肉瘤：最常见
    - 发生于年轻儿童
    - 原始细胞结构
    - 圆形或梭形的细胞，深染的，不规则的细胞核，有丝分裂多
    - 占所有横纹肌肉瘤的 50% 以上，70%～90% 发生于头颈部或泌尿生殖道
    - 葡萄状的横纹肌肉瘤大体观与葡萄串相似；75% 发生于阴道，前列腺及膀胱，25% 发生于头颈部或胆道；2～5 岁多见
  - 腺泡型横纹肌肉瘤：第二常见
    - 通常发生于 15～25 岁患者
    - 常见于四肢及躯干
  - 多形型横纹肌肉瘤：最少见
    - 通常发生于 40～60 岁成人，罕见于 15 岁以下
    - 大多发生于四肢，罕见于头颈部

临床问题

临床表现

- 最常见的体征 / 症状
  - 症状多样，与部位有关
    - 眼眶：肿块，眼球突出，视力下降
    - 鼻及鼻窦：鼻部阻塞，鼻出血，晚期可能出现面部软组织肿块
    - 颞骨：耳后或外耳道肿块，中耳炎，面神经（CN7）麻痹
    - 颈部：肿块，疼痛，罕见气道损伤

人群分布特征

- 年龄
  - 70% < 12 岁
  - 40% < 5 岁
- 种族特点
  - 最常见于高加索人

自然病史及预后

- 多样，与位置及细胞类型有关
  - 眼眶：预后最佳（80%～90% 无病生存）
  - 脑膜旁：预后最差（40%～50% 无病生存）
  - 胚胎型及多形型预后较腺泡型好
    - 腺泡型横纹肌肉瘤无基因融合者预后与胚胎型相似

治疗

- 外科减积手术，化疗，± 放疗

诊断要点

关注点

- 并不总是伴有骨质破坏
  - 注意强化的软组织肿块不伴骨质破坏：可能类似婴儿血管瘤
    - 婴儿血管瘤通常明显均匀增强 + 病灶内富血管
    - 除了部分腺泡软组织肉瘤外，其他肉瘤通常无血管流空

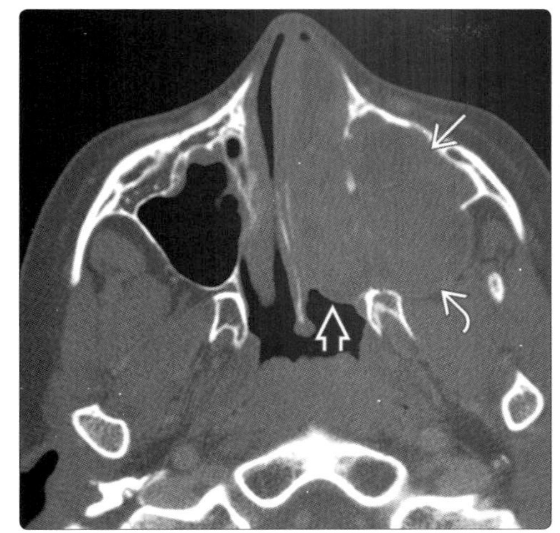
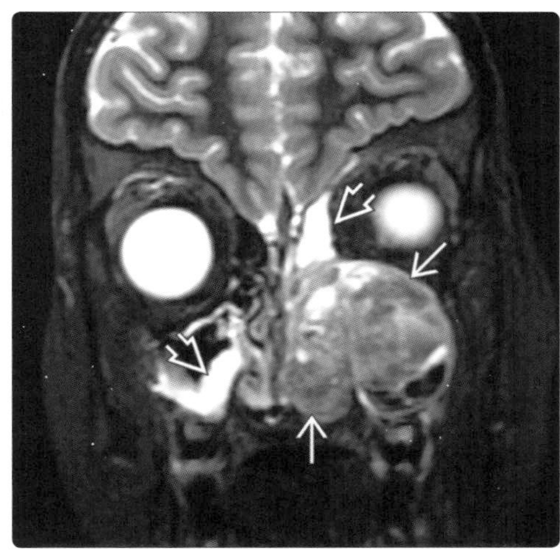

（左图）横断位CT骨窗，在一个有3周的鼻塞病史的10岁男孩，显示大的、膨胀的软组织肿块➡充满左侧上颌窦，延伸至左侧鼻腔⇨并破坏窦的后壁↷。注意缺乏侵袭性的骨膜反应。（右图）MR冠状位STIR在同一患者可更好地鉴别肿瘤➡与高信号的黏膜炎性反应⇨

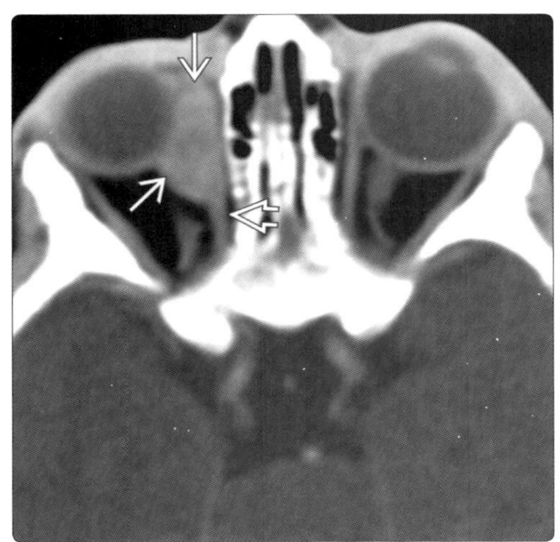
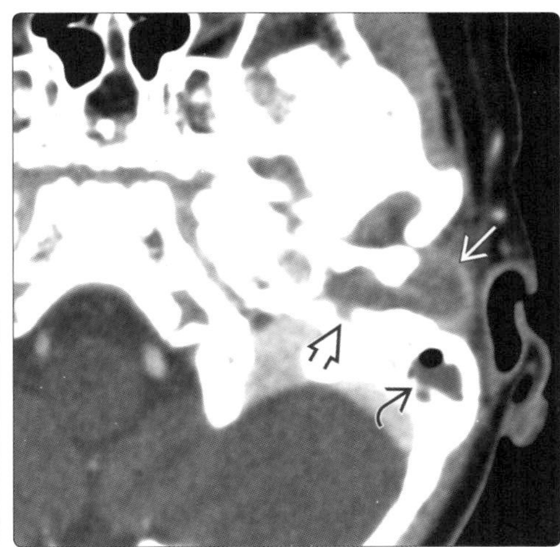

（左图）横断位增强CT，在一个6月龄男孩，显示长方形的右眶肿块➡，与内直肌⇨的前方分界不清，无邻近筛板的侵蚀。（右图）横断位增强CT，一个2岁男孩有几天的外耳道肿块➡的病史，显示极小的骨不规则⇨及梗阻性乳突浑浊↷

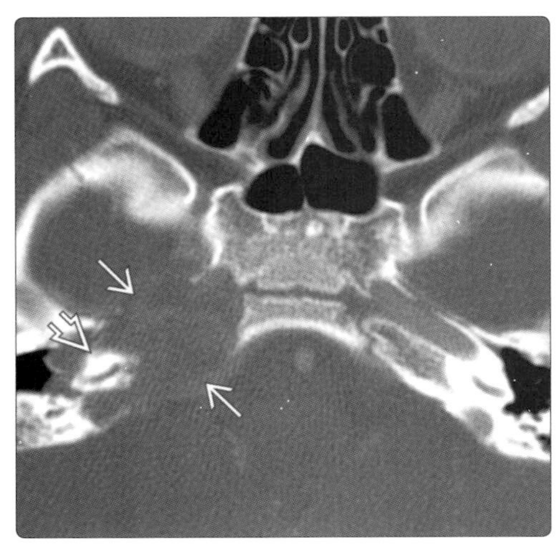
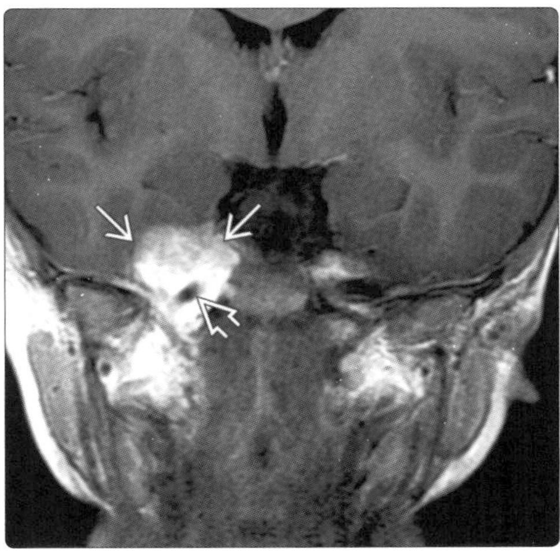

（左图）横断位CT骨窗，在一个右侧面神经（CN7）麻痹的3岁男孩，显示软组织肿块➡及右侧岩部尖破坏。颈动脉水平的骨壁也有破坏。耳膜有糜烂，仅可见右耳蜗⇨残余。（右图）MR冠状位增强T_1WI在同一患者显示颈内动脉水平远端周围⇨强化的横纹肌肉瘤➡由颅内外延伸至右侧颅中窝

黑色素神经外胚层肿瘤

关键点

术语

- 婴儿黑色素神经外胚层肿瘤（MNTI）同义词：黑素突变瘤，含黑色素的原始神经外胚层肿瘤
- 定义：罕见，通常良性，婴儿期神经嵴细胞起源的局部侵袭性色素瘤
  - 极少数有恶性转移潜能

影像

- 头部，颈部，中枢神经系统位置：上颌骨（最常见），颅骨，下颌骨，眼眶，中枢神经系统（小脑蚓，松果体区）
- 平片及 CT：骨化的，膨胀性生长的枕颞部肿瘤伴邻近骨质增生
- MR：骨化与黑素沉着病→ T_2WI 肿瘤呈明显低信号
- 头皮和硬膜外间隙非骨化软组织成分

主要鉴别诊断

- 婴儿血管瘤
  - 婴儿明显强化的血管肿瘤，无骨破坏
- 婴儿纤维肉瘤
  - 中度或明显的强化，局部侵袭性
- 转移瘤（如神经母细胞瘤）
  - 弥漫性溶骨性骨质破坏

病理

- 棕黑色肿块
- 神经、上皮和黑素细胞标记物阳性

临床问题

- 小于 1 岁婴儿固定于皮肤的皮下肿块
- 中枢神经系统肿瘤 ± 恶性脑脊液播散
- 完全手术切除是有效的 ± 残余肿瘤和（或）转移瘤的化疗

（左图）CT 骨窗，一个 6 月龄伴头皮肿块的女婴，显示左侧颞骨及枕骨膨胀性生长的肿瘤，其特征是膨大、骨化➡。（右图）软组织窗（同一患者）显示大的、骨化的肿瘤➡。软组织成分累及头皮⇨伴大的等密度的硬膜外软组织肿块↷。压迫大脑并引起轻度脑积水。骨化性颅骨肿瘤是婴儿黑色素神经外胚层肿瘤的典型表现

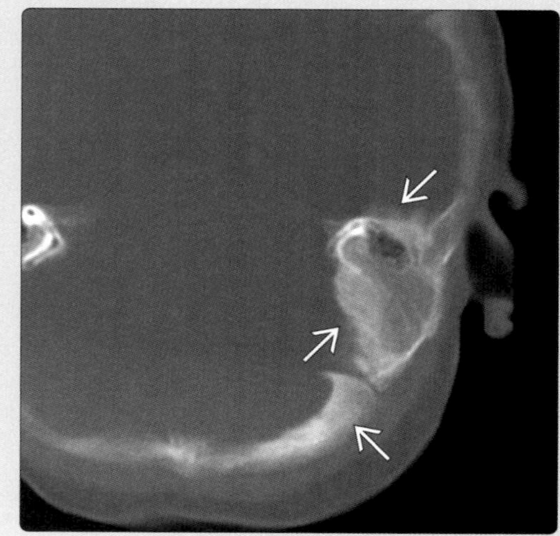

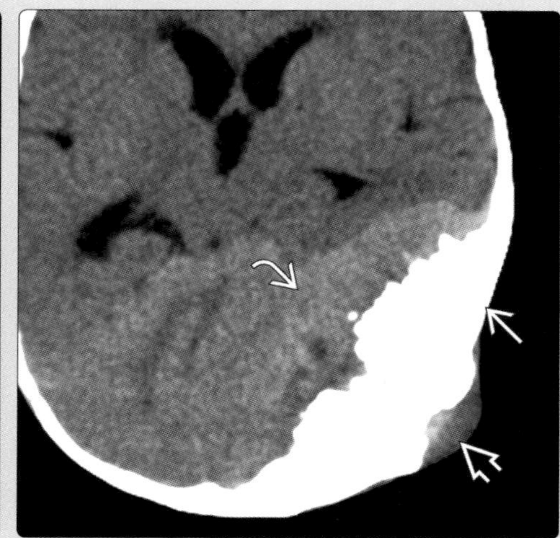

（左图）有趣的是，在 T_2 加权成像上（同一患者），由于骨及黑色素成分，肿瘤有骨➡及软组织↷成分显示 T_2 信号明显减低。（右图）冠状位对比增强 T_1WI 在同一患者可鉴别颅外➡、硬膜外⇨软组织成分与骨部分。MR 也显示出这种罕见而不寻常的婴儿肿瘤的高度特征性的表现

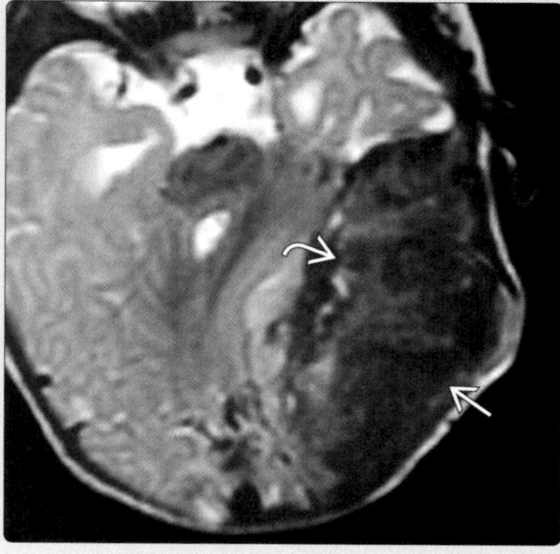

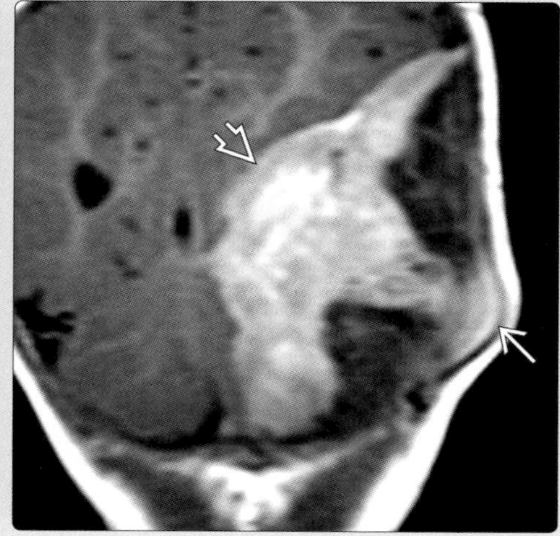

术 语

缩写

- 婴儿黑色素神经外胚层肿瘤（MNTI）

同义词

- 黑素突变瘤，含黑色素的原始神经外胚层肿瘤
- 视网膜原基瘤

定义

- 罕见，婴儿局部侵袭性色素瘤

影 像

一般特征

- 最佳诊断线索
  - 膨胀性生长的肿瘤伴骨化，骨质增生，在 T_2WI MR 上表现为低信号
- 位置
  - 上颌骨（最常见），颅骨，下颌骨，眼眶，中枢神经系统（小脑蚓及松果体区）
- 大小
  - 很大

CT 表现

- CT 骨窗
  - 骨化，膨胀性生长的枕颞部肿瘤伴邻近骨质增生
  - 软组织成分位于头皮及硬膜外间隙

MR 表现

- T_2WI
  - 骨化与黑素沉着病→肿瘤明显低信号
  - 从硬膜外成分寻找占位效应→脑积水 ± 脑疝
- 增强 T_1WI 脂肪抑制
  - 非骨化成分强化

成像推荐

- 最佳影像方案
  - CT 及平片可诊断
  - CT 及 MR 提供补充信息

鉴别诊断

婴儿血管瘤

- 婴儿明显强化的血管瘤
- 骨破坏不是特征表现除了罕见的骨内病灶 ± 边缘硬化

婴儿纤维肉瘤

- 中度或明显的强化，局部侵袭性伴骨破坏

转移瘤

- 弥漫性溶骨性骨质破坏，强化方式多样
- 神经母细胞瘤转移在婴儿最常见

病 理

直视病理特征

- 宏观特征：棕黑色肿块
- 微观特征（两阶段）
  - 在致密的硬化性纤维间质（神经嵴起源）内含有黑色素沉积的大的多角形上皮细胞及小的深染的成神经样细胞
- 免疫组化特征
  - 表达神经、上皮和黑素细胞来源组织的标记阳性

临床问题

临床表现

- 最常见的体征／症状
  - 婴儿固定于皮肤的皮下肿块
  - 位置：颅骨，颅底，上颌骨，下颌骨及眼眶是头颈部最常见的部位；偶有中枢神经系统受累（例如小脑蚓、松果体区）± 肿瘤脑脊液播散

人群分布特征

- 年龄
  - 95% 小于 1 岁
- 流行病学
  - 罕见

自然病史及预后

- 通常良性但局部浸润
- 罕见恶性伴转移及复发可能

治疗

- 完全手术切除是有效的 ± 不能完全切除的肿瘤化疗

眼眶神经纤维瘤病 1 型

关键点

术语

- 神经皮肤紊乱（遗传性肿瘤综合征）伴明显的眶额部特征

影像

- 眼眶 NF1 一系列的特征
  - 丛状神经纤维瘤（PNF）
  - 视神经胶质瘤（ONG）
  - 蝶骨发育不良（SD）
  - 牛眼
  - 视神经鞘扩张
- 眶面部的 NF1 典型为单侧的

主要鉴别诊断

- 丛状神经纤维瘤
  - 横纹肌肉瘤，婴儿血管瘤，静脉淋巴畸形，淋巴瘤
- 视神经胶质瘤
  - 不伴 NF1 的神经胶质瘤；脑膜神经鞘瘤
- 蝶骨发育不良
  - 先天性脑膨出，创伤性脑膨出
- 牛眼
  - 先天性青光眼；葡萄肿
- 视神经鞘扩张
  - 正常变异；颅内压增高

病理

- 常染色体显性遗传，50% 为新发突变

临床问题

- 临床特征：浸润性眶周肿块，眼球突出及下垂

诊断要点

- 眼眶表现随时间推移而发生进展
- 快速进展要考虑 PNF 恶性变

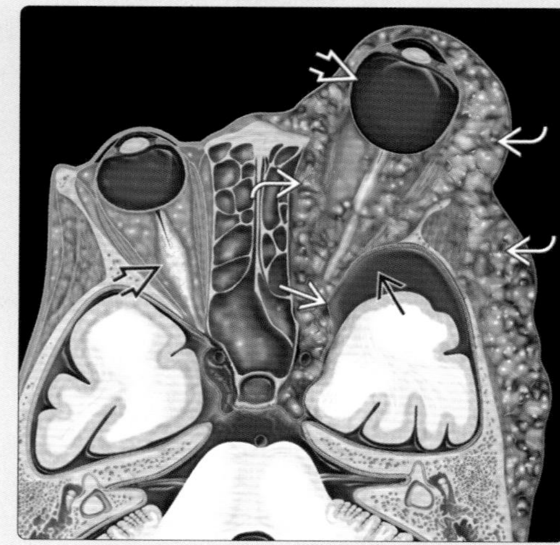

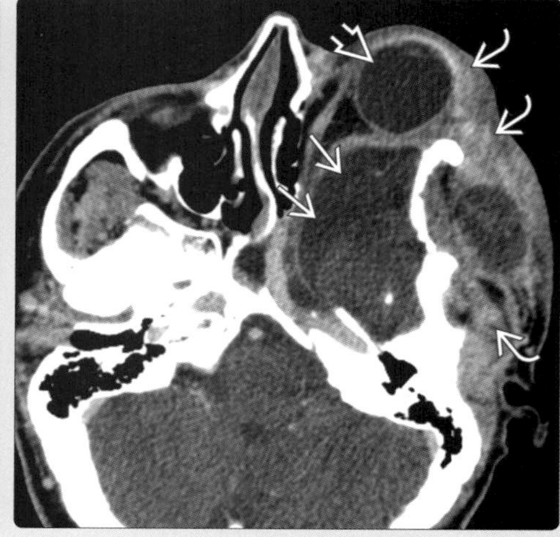

（左图）横断位图显示蝶骨大翼发育不良➡，蛛网膜囊肿通过骨缺损⇨突出。广泛的丛状神经纤维瘤↪类似牛眼➡。右侧为视神经胶质瘤⇨。（右图）横断位增强 CT 显示左侧蝶骨大范围缺损➡伴颅中窝内容物向眼眶内突出，造成眼球明显突出➡。广泛的眶颞部丛状神经纤维瘤是明显的

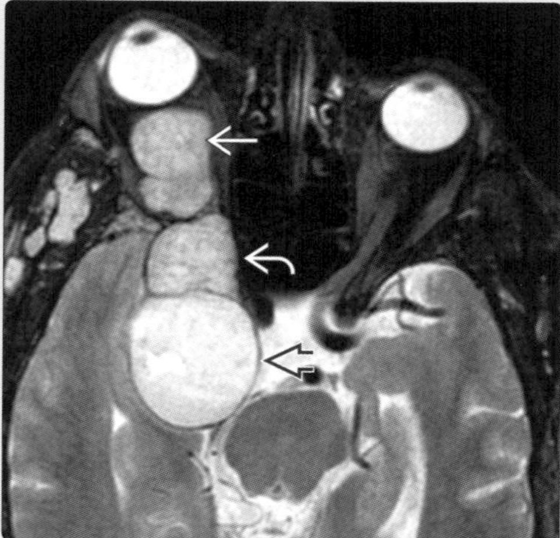

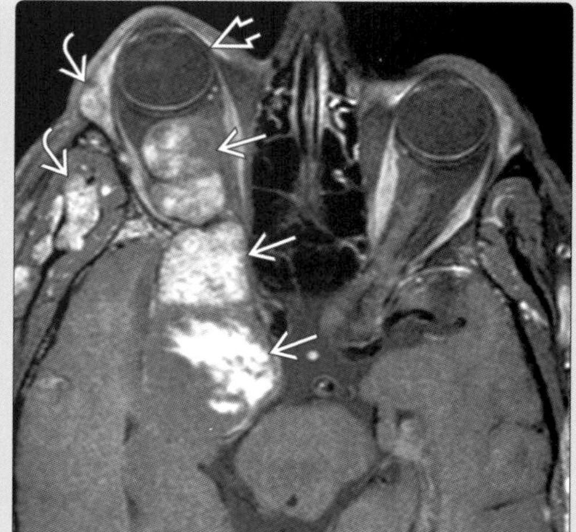

（左图）MR 横断位 T_2WI 脂肪抑制显示眼眶的高信号的多分叶状丛状肿块➡，通过扩大的眶上裂和发育不良的蝶骨翼↪延伸到海绵窦⇨。（右图）MR 横断位增强 T_1WI 脂肪抑制在同一患者显示大面积眼眶及颅底神经纤维瘤➡的斑片状强化。右侧眼球严重突出➡。位于颅外眶颞部的丛状肿瘤也很明显↪

眼眶神经纤维瘤病1型

术 语

缩写

- 神经纤维瘤1型（NF1），丛状神经纤维瘤（PNF），视神经胶质瘤（ONG），蝶骨发育不良（SD）

同义词

- von Recklinghausen disease 神经纤维瘤病

定义

- 神经皮肤紊乱（遗传性肿瘤综合征）伴不同的眶面部及颅骨表现

影 像

一般特征

- 最佳诊断线索
  - 一系列眼眶及颅内特征是NF1的特征表现
- 位置
  - 眶面部NF1典型为单侧的
- 形态
  - 丛状神经纤维瘤（PNF）
    - 迂曲的，无包膜的浸润性肿块
    - 可能累及脑神经、眶内支、肌肉、视神经鞘及巩膜
    - 与颅底孔扩大相关
    - 通常是多部位的，伴有邻近间隔前眼眶、颞窝和颅底的肿瘤
  - 视神经胶质瘤（ONG）
    - 管状或分叶状的视神经
    - 可能累及神经的各个部分
    - 可能延伸至视交叉及脑干的后方
  - 蝶骨发育不良（SD）
    - 骨缺损，脱钙或蝶骨大翼及眶外侧壁的重塑
    - 颅中窝扩大伴颅内容物疝入眼眶
    - 相关的颅中窝蛛网膜囊肿常见
  - 牛眼
    - 眼球横径及前后径增大
    - 眶前缘重塑及扩大
    - 葡萄膜及巩膜层增厚
  - 视神经鞘扩张
    - 非肿瘤性硬膜鞘扩大
    - 视神经周围脑脊液增多

平片表现

- 平片
  - 蝶骨大翼缺失
  - 眶前缘蛋形的扩大
  - “小丑的眼睛”（Harlequin eye）表现
  - 视神经管和（或）眶上裂扩大

CT表现

- 平扫CT
  - PNF
    - 低密度的浸润性软组织肿块
  - ONG或神经鞘扩张：扩大的神经／鞘外形
  - SD：骨缺损伴颅中窝内容疝入眼眶；眼球可突出明显

MR表现

- T_1WI
  - PNF：低信号边界不清的软组织肿块
  - ONG：与视神经等信号的肿块 ± 囊性低信号
- T_2WI
  - PNF：高信号结节状肿块伴中心低信号“靶征”
  - ONG：视神经梭形高信号肿块
  - 牛眼：眼球增大，巩膜增厚
  - 视神经鞘扩张：眼周液体增多
- 增强T_1WI
  - PNF：不规则的浸润性弯曲的肿块；增强方式多样，可能明显强化
  - ONG：增强方式多样的视神经肿块

超声表现

- PNF：不规则，可压缩的，高反射
- ONG：光滑的神经增大，反射最小
- 眼球发育不良：眼球横径增大

成像推荐

- 最佳影像方案
  - MR对眼眶、颅外和颅内的病变评价理想
- 推荐检查方案
  - 专门的脑和眼眶检查显示广泛的异常
  - 平扫CT在儿童无镇静时可提供结构及大体肿瘤的评估

鉴别诊断

与丛状神经纤维瘤鉴别

- 婴儿血管瘤
- 静脉淋巴畸形
- 横纹肌肉瘤
- 淋巴瘤
- 朗格汉斯细胞组织细胞增生症

与视神经胶质瘤鉴别

- 视神经胶质瘤（孤立的）
- 脑膜视神经鞘瘤

与蝶骨发育不良鉴别

- 先天性蝶骨眼眶脑膨出
- 创伤后蝶骨脑膨出

与牛眼鉴别

- 先天性青光眼
- 葡萄肿

与视神经鞘扩大鉴别

- 正常变异
- 先天性颅内压升高
- 脑膜视神经鞘瘤

病 理

一般特征
- 病因
  - 组织发生障碍，被归类为神经皮肤遗传性肿瘤综合征
  - 一系列眼眶 NF1 的表现具有特征性
    - 典型特征由于复杂的潜在的相互作用的机制通常是不独立的
- 遗传学
  - 常染色体显性遗传；表达多样
  - 50% 为新发突变；基因座位 =17q11.2
  - NF1 抑癌基因功能的丧失
- 相关异常
  - 中枢神经系统肿瘤脑影响的典型信号灶
  - 基底节区特征病灶 T_2 信号升高（非肿瘤性）
  - 弥漫的软组织神经纤维瘤；骨畸形
  - NF1 的眼眶特征与潜在的眼眶病理学相关
    - 特别是，SD 与 PNF 密切相关

分级、分期和分类
- 关于 NIH 神经纤维瘤病的共识声明设立的 NF1 的诊断标准
- 眼眶疾病治疗基础上的分类
  - 可见的眼眶内软组织肿块
  - 可见眼内软组织及骨受累
  - 软组织肿块及骨受累伴眼盲

直视病理特征
- 丛状神经纤维瘤
  - 蠕虫样浸润性弯曲肿块
  - 可能累及眼睑、眶周前部、头皮、眼眶、颞窝及颅底
- 视神经胶质瘤
  - 神经弥漫增大；苍白色的肿瘤
  - 囊性成分黏液样变
- 蝶骨发育不良
  - 眼眶后外侧壁骨缺损
  - 颅中窝延伸伴蛛网膜囊肿

显微镜下特征
- 丛状神经纤维瘤
  - 早期黏液样神经上皮堆积
  - Schwann 细胞增殖，胶原累积
- 视神经胶质瘤
  - 纺锤状星形胶质细胞伴成纤维细胞及脑膜上皮细胞增生
- 蝶骨发育不良
  - 骨脱钙，颅缝闭合过早

临床问题

临床表现
- 最常见的体征 / 症状
  - 浸润到眼眶下的肿块，眼球突出及眼睑下垂
- 其他体征 / 症状
  - 丛状神经纤维瘤
    - 大的软组织肿块；“虫袋样”结构
    - 任何位置的 PNF 均是 NF1 的特征表现
  - 视神经胶质瘤
    - 视觉缺陷，通常较轻
    - 眼球突出与视力不良相关
  - 蝶骨发育不良
    - 由于颅中窝内容物侵入眼眶而导致搏动性眼球突出
  - 牛眼
    - 眼球增大；视力下降
    - 可能存在青光眼
- 临床特点
  - 具有渐进性眼球突出，视力损害，软组织肿块及外观畸形的儿童

人群分布特征
- 年龄
  - 出生时一般不明显
  - 在出生或 1 岁时出现皮肤体征
  - 肿瘤在儿童期出现
- 性别
  - 无明显的性别偏好
- 流行病学
  - NF1 是最常见的遗传性肿瘤综合征
  - 发病率 1/5000～1/2500
  - 多达 1/3 的 NF1 患者有眼眶受累

自然病史及预后
- NF1 的眼眶特征是是渐进的发展病变而不是简单的先天缺陷
- 随着时间的推移，并发症的逐渐恶化
  - 青光眼，视神经损害，失明
  - 眼球突出，角膜暴露
  - 肌肉损伤，弱视
- PNF 可能发生肉瘤变为恶性周围神经鞘瘤（2%～16%）
- 预期寿命减少
  - 恶性的通常会导致死亡

治疗
- 丛状神经纤维瘤
  - 由于浸润的特征，通常不能通过外科手术治愈
  - 眼眶前及眼睑手术最常见
  - 视力及美容可能需要减瘤手术
  - 放射治疗无效
- 视神经胶质瘤
  - 观察除非有视觉威胁
  - 对于较大的肿瘤放疗或者手术治疗
- 蝶骨发育不良
  - 对于严重的后方缺陷，经颅重建伴骨移植

- 合理地管理眼球突出；可能最终需要行摘除术
- 与 PNF 相关的减瘤术

诊断要点

关注点

- 尽管 NF1 是遗传性紊乱，但是眼眶的表现随着时间的延长不断进展

读片要点

- 肿瘤外观的快速变化需考虑是恶性变

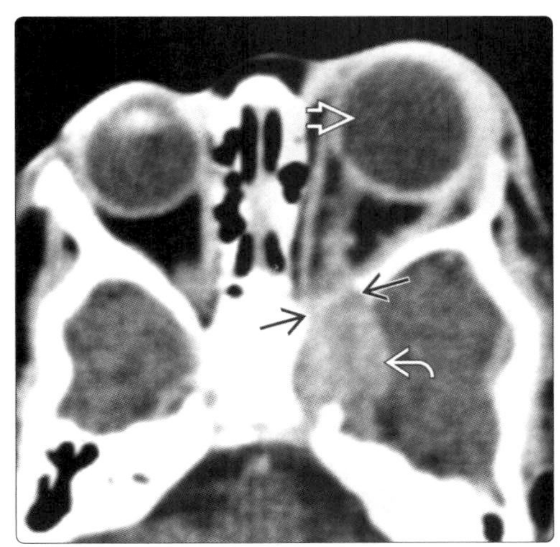

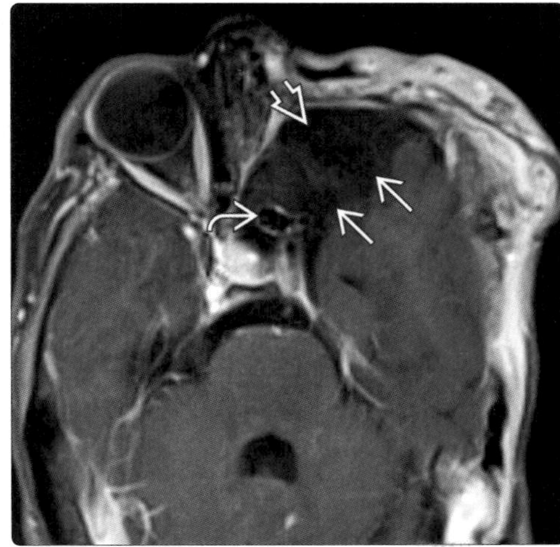

（左图）横断位增强 CT 在一个年轻女孩显示轻度的蝶骨发育不良伴眶上裂➡的扩大和神经纤维瘤延伸至颅底中央➡。左侧眼球发育不良➡。（右图）MR 横断位增强 T_1WI 脂肪抑制显示 20 年后同一患者巨大的蝶骨缺失➡，证明此病是进展性的。有大的相关的蛛网膜囊肿➡疝入眼眶。偶然的发现一个 ICA 动脉瘤➡

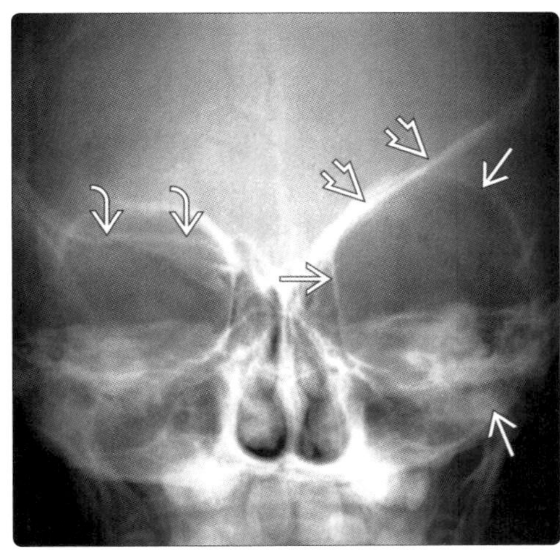

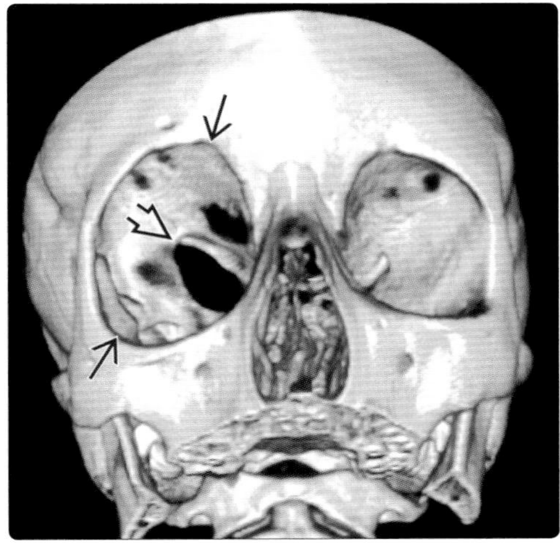

（左图）前后位的平片在一个患有 NF1 及蝶骨大翼发育不良的患者显示左侧眼眶的边缘➡扩大。与右侧正常的表现相比➡，蝶骨大翼的正常轮廓紊乱及被替代➡。（右图）3D CT 表面在另一个患者显示右侧眼眶边缘呈卵圆形➡扩大。在眶上裂的区域显示蝶骨的眶尖➡有明显的缺陷

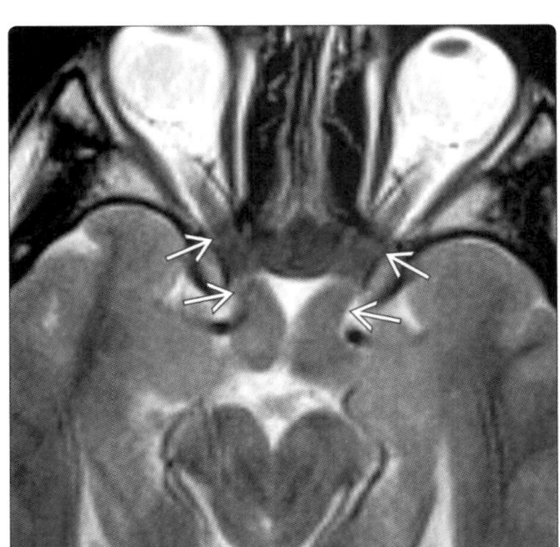

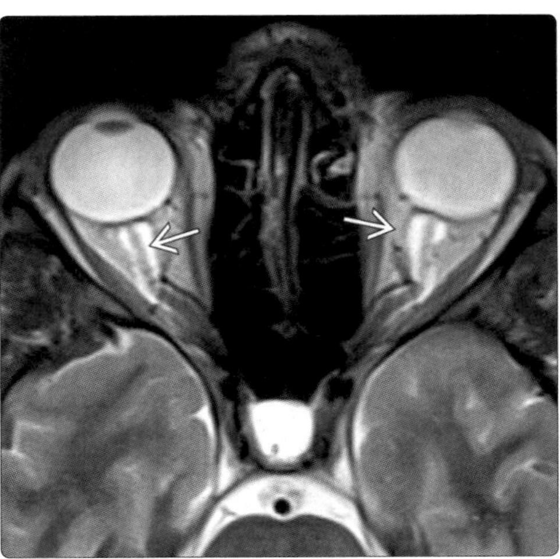

（左图）MR 横断位 T_2WI 显示一个 NF1 的患者双侧视神经➡弥漫性增粗与视神经胶质瘤一致。病灶延伸至后方累及视交叉及视束。（右图）MR 横断位 T_2WI 脂肪抑制在另一患有 NF1 但是没有眼眶肿块的患者显示视神经硬膜鞘扩张，双侧视神经颅内段➡周围充满脑脊液信号

第 1 章

颅颈交界区病变

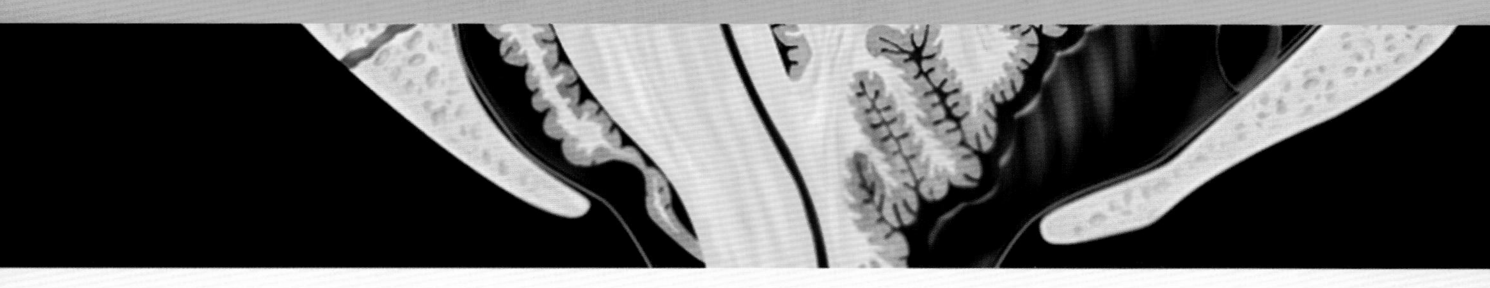

介绍与概述

颅颈交界

概　念

定义

形态发生区

- 具有发育成独立解剖结构潜能的胚胎细胞区

演化区（gradient fields）

- 描述在形态发生区内逐渐变化的、形成特定个体骨骼和器官的潜能区域

同源基因

- 调控早期胚胎分化的基因家族复合体
- 位于不同的染色体
- 以相同的顺序线性排列，沿头尾轴表达

影像学检查方法

多平面磁共振成像能够较好地评估软组织、神经结构和韧带。多排螺旋CT横断位、矢状位和冠状位重建则可较好地评价骨解剖。

胚胎学

脊柱轴（大部分）按照一定顺序逐步发育形成，脊椎和脊髓同步发生。胚胎期脊柱的发生始于枕骨区域，然后在多个其他位点同时开始。这些位点的进展速度不同，在任何既定时间点都会处于不同的发育阶段。脊柱头侧（至圆锥水平）在初级神经胚的形成过程中形成，而脊柱尾侧在次级神经胚形成时形成。多数脊柱异常的原因可能是这些过程中的一个或多个步骤异常。

初级神经胚形成

胚胎脊柱发生始于妊娠第2周末，Hensen结形成，并在第3周开始原肠胚形成期间出现神经板（二胚层胚盘分化为三胚层胚盘）。受精第16～17天脊索突形成，通过脊索管与羊膜囊暂时相通，经Kovalevsky神经肠管与卵黄囊相通，该阶段发生异常会形成神经管原肠囊肿。神经管在第3周末折叠并闭合，遗留下暂时的头端和尾端开口，称为神经孔。神经管通常在受精第25～27天闭合，标志着初级神经胚的发生结束。神经管闭合是神经弓后部正常发育的先决条件。

初级神经胚形成期间，在脱节过程中神经管与被覆的外胚层分离。如果分离发生过早（过早分离），神经周围间充质细胞可以进入神经沟和室管膜层，分化成脂肪，阻止神经管完全闭合，导致脂肪瘤畸形疾病谱。相反，如果分离失败（未分离），则形成外胚层-神经外胚层束，阻止间充质迁移，导致局灶性或广泛性闭锁不全和神经管开放性缺陷，包括脊髓脊膜膨出（MMC）、背部皮毛窦和脊髓囊状膨出。需要注意的是过早分离和未分离可以同时并存。

过早分离

神经管与被覆的外胚层过早分离，允许神经周围间充质细胞进入神经沟并分化成脂肪，从而阻止神经管闭合并导致脊髓脂肪瘤形成，伴或不伴椎体后部闭合不全。最常见的过早分离异常是脂肪脊髓脊膜膨出（LMMC）和硬膜内（脊髓旁）脂肪瘤。LMMC是一种被覆皮肤的闭合性闭锁不良畸形，神经基板及脂肪瘤通过椎体后部缺损与皮下脂肪相连，脂肪瘤附着于脊髓并导致脊髓栓系。LMMC占隐性椎管闭合不全的20%～56%，占皮肤被覆的腰骶部肿块20%。脊柱脂肪瘤分为硬膜内（脊髓旁、软膜下）和终端脂肪瘤。硬膜下脂肪瘤最常见于脊髓圆锥附近。相反，由于终端脂肪瘤可以发生在过早分离和异常尾部细胞分化谱，其部位多变，与两种机制均有关。为方便起见，一些专家将所有以脂肪瘤为特征的过早分离整合至脂肪瘤畸形谱，提示LMMC和脂肪瘤畸形之间存在大部分重叠。

未分离

未分离畸形是由于致畸因子或脊索诱导错误，神经管局灶性或较长时间内不能从邻近的表皮外胚层解离。最常见畸形是背侧皮毛窦，形成从皮肤至圆锥或脊髓中央管的单个连接纤维索。皮毛窦的窦道通常在离肛门较远（>2.5cm）部位，有不规则的凹陷，常合并其他皮肤异常；最常见于腰骶部椎体，其次是枕骨区域，窦道于皮肤表面的开口位置，与脊髓附着的节段有关。合并局灶性闭合不全症的患者，与棘突裂相似。严重未分离异常与母体叶酸缺乏相关，导致开放性MMC病变。合并该畸形的婴儿，病变表现为开放、红色、没有皮肤覆盖。腰骶椎和胸腰椎的MMC最常见，颈椎和胸椎的MMC很少。病变可伴发Chiari 2型畸形的情况。

背侧皮毛窦的重要特征是骶骨下部（尾侧）凹陷和藏毛窦。常见骶骨下部或尾骨的凹陷，特征是下部皮肤凹陷通过一个“点”连接至尾骨。如果皮肤凹陷在臀间沟，且不与椎管沟通，则不需要治疗。如果皮毛窦有一个低位窦口，不与椎管沟通，后期可出现皮肤感染。

次级神经胚形成（空洞化和退行性分化）

受精后第30天，尾神经孔以下的神经管发育已经从原条未分化的尾部细胞团开始，随后退化。这个过程在遗传上不如初级神经胚形成精确，会产生更多异常，其特征是在尾部细胞团中形成囊肿，聚结成室管膜内衬的管状结构，随后与嘴侧神经管结合。受精后第48天，发育为圆锥的结构中出现暂时的终室。如果这种情况在出生后仍然存在，则成为一个永久性的终室或第五脑室，通常没有临床意义。空洞化和退行性分化失败，会导致尾部退化相关疾病谱，如末端脊髓囊状膨出、骶前脊膜膨出、脊髓栓系或骶尾部畸胎瘤。妊娠前3个月，脊髓与脊柱等长。之后的妊娠期，脊柱增长比脊髓快，脊柱逐渐超越脊髓向尾端延伸，脊髓位置相对上移。出生后不久，圆锥处于成人水平，如果足月儿出生1个月后，圆锥持续位于L_2椎体水

平以下很可能异常。

尾部细胞团畸形是一组表现不同的发育畸形，其严重程度源自尾部细胞团的异常分化和尾部细胞团的退行性分化。推测病因可能是妊娠第4周，前尾部细胞团受到代谢或毒性物质的损伤。尽管最近报道HLBX9有显性遗传缺陷，但多数病例以散发为主。15%～20%患儿的母亲有糖尿病，约1%患糖尿病的孕妇其后代受影响。尾部细胞团畸形，可合并椎体、肛门、心脏、气管、食管、肾脏和肢体的畸形，以及脐膨出、膀胱外翻、肛门闭锁和Currarino三联征。

尾部细胞团发育不全会产生尾部退化综合征(caudal regression syndrome，CRS)。分为两种类型：1型CRS比较严重，表现为脊柱末端变短，脊髓圆锥高位、呈楔形，常合并其他严重畸形；2型CRS不太严重，表现为圆锥低位、脊髓栓系并伴随轻度其他畸形。一般来说，脊髓圆锥的位置越高，骶部畸形越严重。最严重CRS表现为腰骶部发育不全，脊髓终止于下胸段椎体水平，骶骨严重发育不全与下肢融合，形成所谓"美人鱼"样外观(美人鱼综合征)。相反，轻微CRS病例仅表现为骶椎末端缺失，且无临床症状。CRS与大多数其他先天畸形有关，包括肾／肺发育不良和肛门直肠畸形。CRS常与其他先天性脊柱畸形如开放性椎管闭合不全、分节和融合异常以及脊髓纵裂畸形相关，因此影像学检查也应包括这些部位，以除外这些畸形。

尾部细胞团发育不全引起的骶前脊膜膨出(anterior sacral meningocele，ASM) 比CRS少见；ASM是一个较大的脊膜囊性肿块，通过扩大的骶孔形成骶前囊性肿块。多为散发，少数表现为Currarino三联征或以硬脊膜发育不良为特征的综合征（NF1，马方综合征)，有遗传倾向。ASM和其他尾部细胞团发育不良相似，也可合并肛门直肠畸形、尾部发育不良及皮样／表皮样肿瘤。

末端脊髓囊状膨出比较罕见，表现为中央管扩张的脊髓，通过末端膨出的脊膜形成由皮肤覆盖的脊髓囊状膨出。该病常合并肛门直肠和其他内脏畸形，这些表现有助于早期诊断疾病，但是也增加了致残率和死亡率。

尾部细胞团发育不全疾病谱中最常见的病变为脊髓栓系综合征（TCS)。从语义上讲，TCS仅指脊髓低位和终丝增厚的患者，不包括脊柱及脊髓异常，即使这些患者的临床表现看起来与"栓系"类似。临床诊断TCS比较慎重，影像检查是重要的术前评估手段，并非仅仅初步确定诊断。TCS的影像表现为：脊髓牵拉，圆锥不明确或圆锥低位并增厚、终丝变短及相关的脂肪瘤畸形。

如果原条退化不全，尾部残留，残余的全能干细胞（Hensen节）可能会形成骶尾部畸胎瘤（SCTs)。SCTs的组织成分源于三个胚层，含有不同比例的成熟和不成熟组织。

椎体的形成和分节

椎体形成与脊髓发育同时，在神经胚形成过程中，脊索诱导从原条衍生而来的轴旁中胚层形成成对的体节块（生肌节、生骨节)。生肌节形成椎旁肌肉和被覆皮肤，而生骨节分成内侧、外侧两部分，以产生椎体、椎间盘、脊膜和脊柱韧带（内侧部分）及脊椎后部附件（外侧部分)。脊索诱导失败导致神经板从脊索不完全分裂，产生脊索裂隙综合征（神经管原肠囊肿和脊髓纵裂)。受精后第24天，生骨节再分节的过程开始，并持续至第5周末。生骨节再分节过程中，椎体内出现水平生骨节裂隙，一个椎体的尾侧份与下节椎体的头侧份结合形成"新"椎体。椎体内的脊索随后退化，残存的椎间脊索发育为椎间盘髓核。受精后40～60天，椎体和椎弓软骨化，随后持续骨化至成年初期。骨化从胸椎下段和腰椎上段开始，并向头侧和尾侧发展。在颈椎区，椎体的初级骨化中心出现于椎弓骨化中心之后，始于颈椎下段（C_6，C_7）并向头侧发展。生骨节细胞向背侧迁移形成椎弓，致密化形成棘突。相对于生肌节，椎弓位于节段间，因此每个椎弓与两个连续的生肌节相关联。假定椎体水平无神经节，则单侧椎弓融合。

脊柱发生过程异常可以导致椎体形成和分节畸形。通常由于部分或完全的椎体形成障碍（FVF）以及椎体形成后分节障碍（VSF）导致。异常椎体可能多余，或可能取代了正常椎体。根据经验，分节和融合畸形越严重，并发内脏器官或其他神经轴异常的概率越高。PAX1异常表达可能是发生分节异常的病因，也在其他内脏和神经轴异常表达。FVF引起的椎体形成障碍的程度和部位可以预测椎体异常的形态；单侧软骨中心缺乏，骨化失败形成半椎体；而多个骨化中心联合异常则形成"蝴蝶椎"。相反，椎体分节障碍，表现为椎体融合或"阻滞"以及椎体后部的结构融合。因此，阻滞椎通常与FVF半椎体和蝴蝶椎共存，许多人将其合并在一起称为"椎体分节和融合异常"(SFAs)。许多主要表现为SFAs临床综合征，如Klippel-Feil和Jarcho-Levin综合征（脊椎胸廓发育不全综合征)。因此，SFAs并不是一个特定疾病，更多作为综合征影像表现的一部分。

脊髓

脊髓形成与椎体形成同时发生。脊髓内中央管周围的神经上皮细胞（神经母细胞）形成套层，产生脊髓灰质。最外层为边缘层，其髓鞘化产生脊髓白质。中央的神经上皮细胞沿中央管分化成室管膜细胞。沿神经沟两侧的神经嵴细胞形成背根神经节(dorsalroot ganglia，DRG)、自主神经节、施万细胞、软脑膜和肾上腺髓质。

脊索畸形

脊索畸形，主要是指原发性神经管原肠囊肿和脊髓纵裂，是极罕见的先天性脊髓畸形。神经管原肠囊肿是由肠黏膜内衬的椎管内囊肿，在颈椎段最常见，其次为胸段。胚胎第 3 周，由于原始内胚层和外胚层之间的异常持久连接而形成。正常情况下，脊索在胚胎发育过程中分化为腹侧内胚层（前肠）和背侧外胚层（皮肤，脊髓），而在神经管原肠囊肿中，脊索分化异常、中胚层发育受阻，诱导原肠至发育中的椎管内。残留的前肠被分离，形成囊肿，或与肠道、皮肤或两者相连保持联系，形成瘘管或窦道，形成背侧肠管脊柱畸形疾病谱。最严重的病例，表现为 Kovalevsky 的原始椎管保持沟通；即使是较轻的病例，通常也会存在某种椎体分节异常。

脊髓纵裂（DSM）的发生与神经管原肠囊肿有相似的异常形成过程。脊髓分裂成两半，每半侧脊髓有一个腹侧根和一个背侧根。半脊髓可以对称，也可以不对称（部分脊髓纵裂），其中一个或两个半脊髓可合并脊髓中央管扩张或脊髓栓系。由于脊索影响椎体发育，脊髓纵裂通常伴有椎体分节异常。骨性或纤维性分隔存在（1 型）或不存在（2 型），以及脊索是否分离或位于单个独立的椎管中，对于术前评估非常重要。偶见神经根黏附于硬膜并脊髓栓系，导致“脊膜膨出不全”。DSM 可以孤立，或与其他脊柱异常，特别是脊髓脊膜膨出合并存在，因此手术修复脊柱异常或脊柱侧凸矫正前，进行针对 DSM 的检查至关重要。

病因不明的先天性和发育性畸形

其他不常见但比较重要、病因不明的畸形，包括单纯性背侧脊膜膨出和脊柱旁脊膜膨出。背侧脊膜膨出，从语义上讲，发生在背部，通常位于腰骶段；严格讲，其特征是不含神经成分的脊膜囊，通过发育不全的椎体后部缺损膨出，且表面有皮肤覆盖。然而临床中膨出的脊膜囊有发育不良的神经根或其他神经组织很常见。脊柱旁脊膜膨出表现为充满脑脊液的椎旁肿块，通过邻近椎弓形成的神经孔以及重塑的骨性孔道与硬膜囊相连并延续。

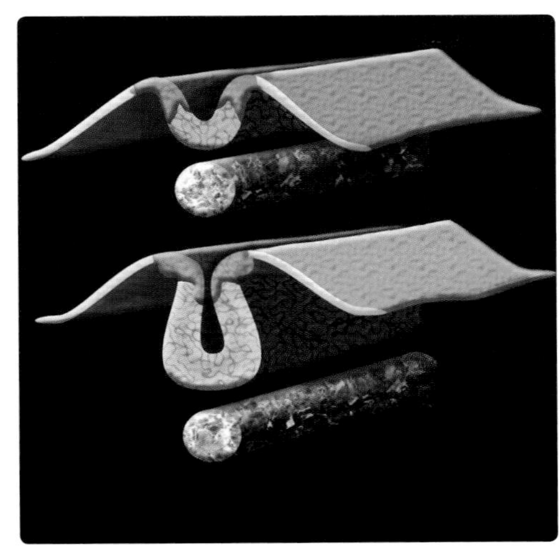

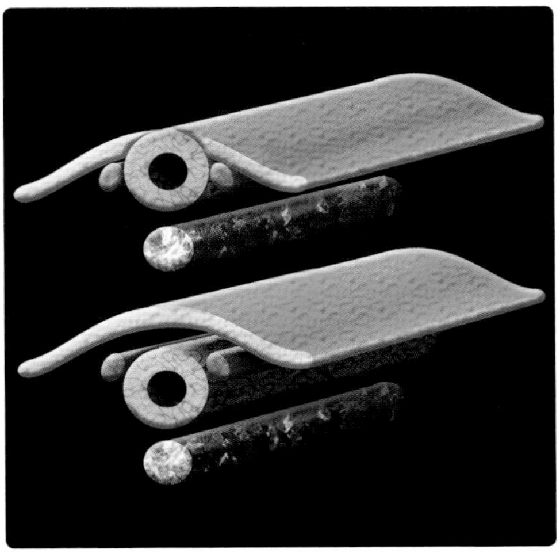

（左图）胚胎神经管3D示意图，神经板（顶部）和神经沟（底部）的正常发生。注意皮肤上皮层（橙色），神经嵴（红色），神经外胚层（绿色）和脊索（灰色）。（右图）神经管发生的3D示意图，正常神经管闭合（上）和随后的分离（下）。注意皮肤上皮层（橙色），神经嵴（红色），神经外胚层（绿色）和脊索（灰色）

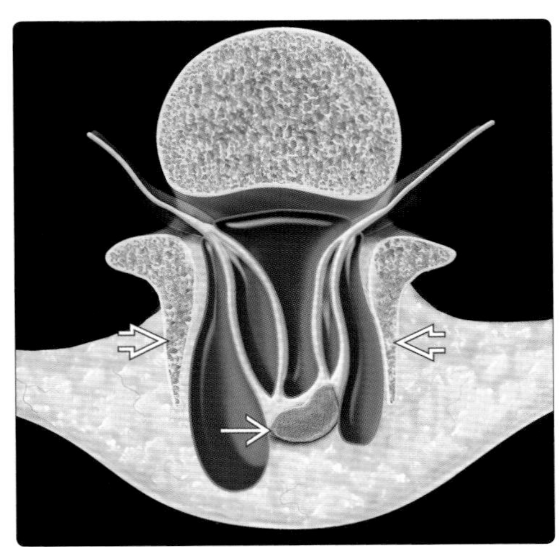

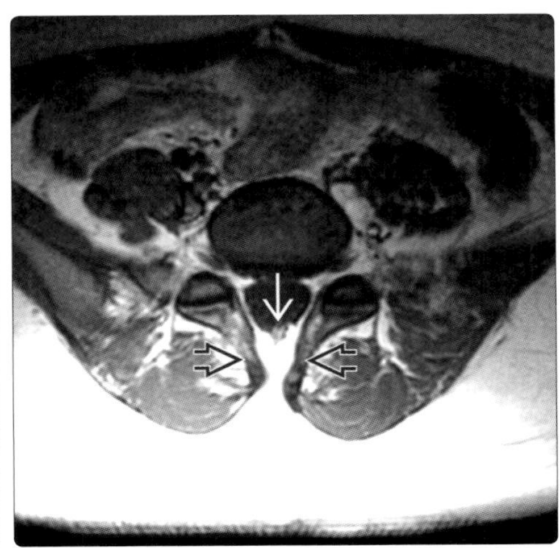

（左图）横断位图像示典型的神经管过早分离，并伴有脂肪脊髓脊膜膨出。神经基板➡通过发育不全未融合的椎体后部⇨进入脊膜膨出的囊。（右图）脂肪脊髓脊膜膨出，MR横断位平扫T_1WI示脊髓远端➡嵌入的脂肪瘤，通过未闭合的椎体后部与腰骶部皮下脂肪融合⇨

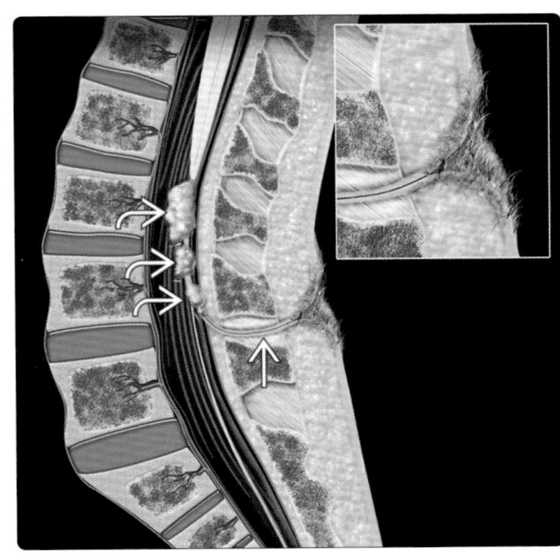

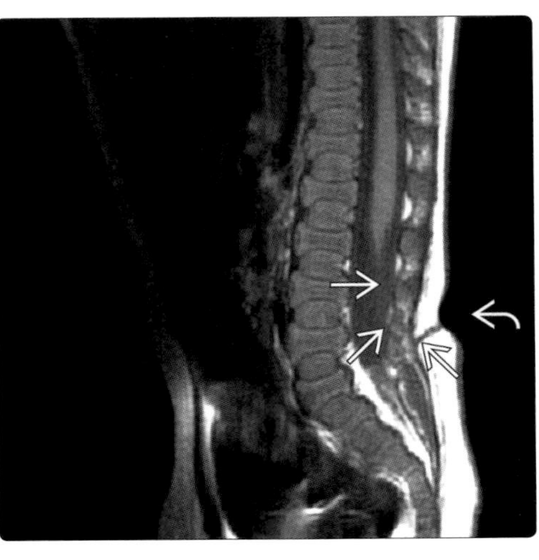

（左图）矢状位图示椎管局部未分离，以及背侧皮毛窦→，窦道从皮肤表面延伸至脊髓圆锥。皮肤表面有毛发的管道病变提示为窦口。注意沿窦道的表皮样沉积物↪。（右图）MR矢状位平扫T_1WI可见低信号线样窦道➡，从皮肤表面的凹陷（体表标记↪）延伸，通过椎体后部进入硬膜囊，并与$L_{2/3}$处的低位圆锥融合

(左图)神经管未分离，横断位图示，典型的脊髓脊膜膨出，神经根从暴露的神经基板➡进入硬膜囊，与相邻的皮肤和皮肤脂肪融合。(右图)未修复的腰椎脊髓脊膜膨出，MR 横断位平扫 T_1WI 显示神经管未分离，特点是开放性闭合不全，在神经基板➡的表面，没有皮肤覆盖，神经成分与外部环境直接接触

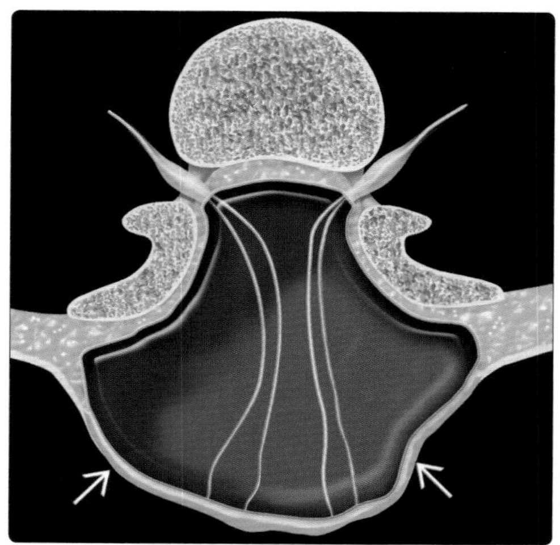

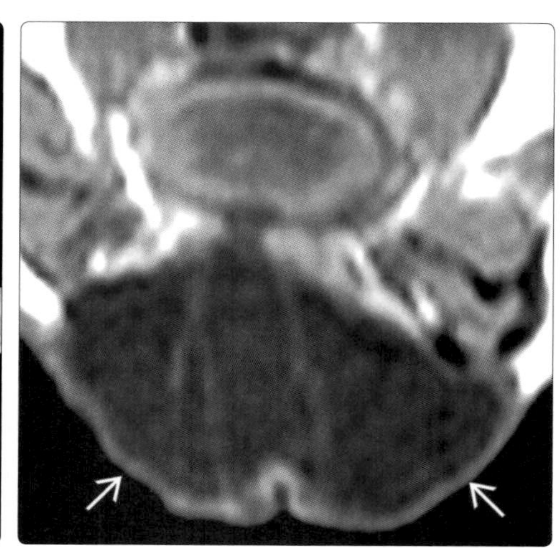

(左图)矢状位图示次级神经胚形成异常，导致尾部严重退化及下腰段脊柱终止。1 型 CRS 的特征表现：圆锥圆钝，且异常高位➡。(右图)MR 矢状位平扫 T_1WI(尾部退化)示异常椎管止于下腰椎水平。圆锥➡呈圆钝的楔形，具有特征性。骶骨缺失，髂骨翼向内侧移位➡

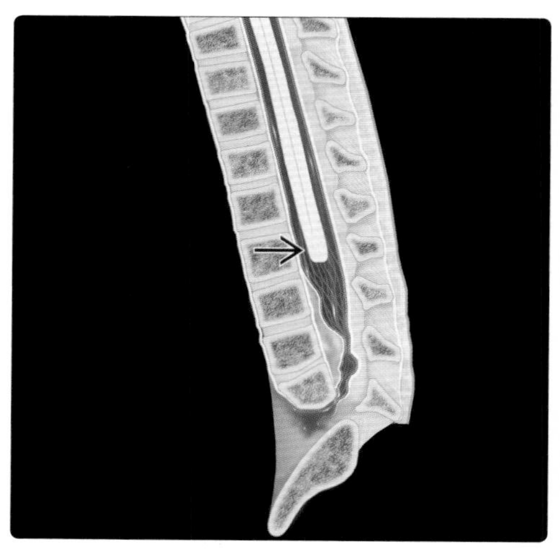

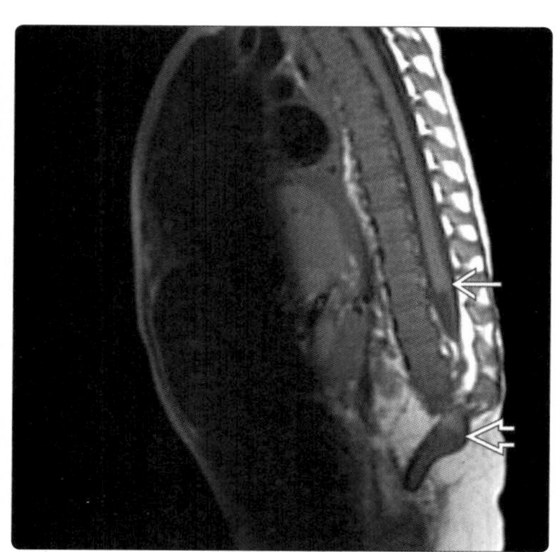

(左图)(左)矢状和(右)冠状位图示典型的骶前脊膜膨出，脊膜囊➡通过异常扩大的神经孔➡向腹侧膨出。(右图)骶前脊膜膨出，MR 矢状位平扫 T_2WI 示旁中线处向腹侧膨出的脊膜囊➡通过异常扩大的骶孔➡与椎管相延续

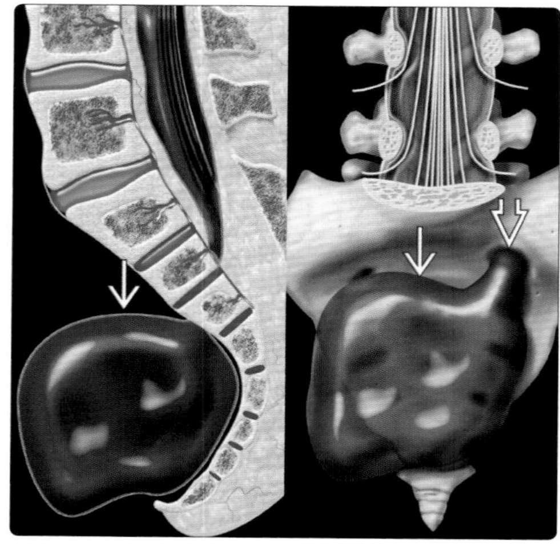

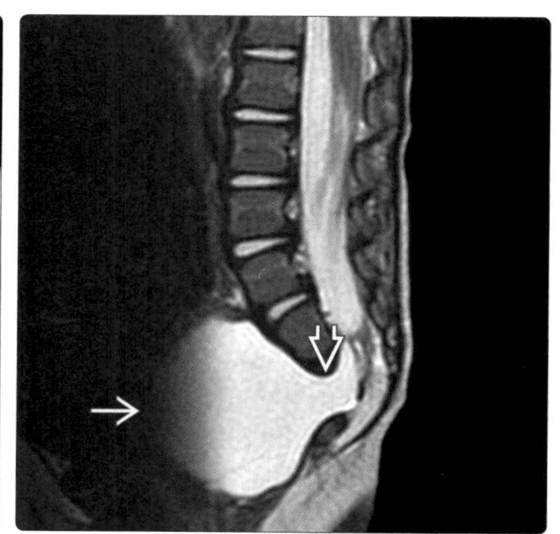

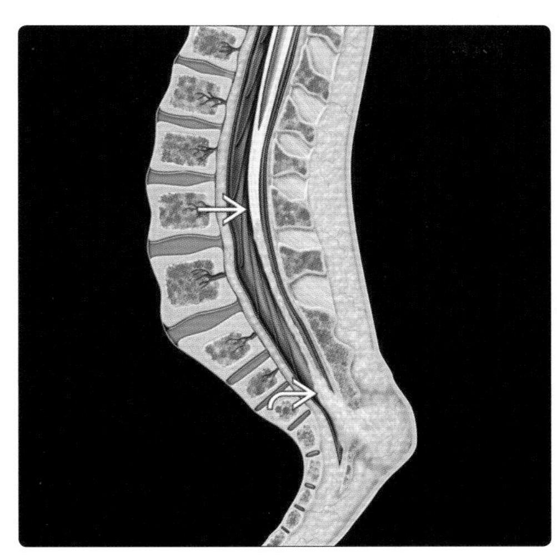

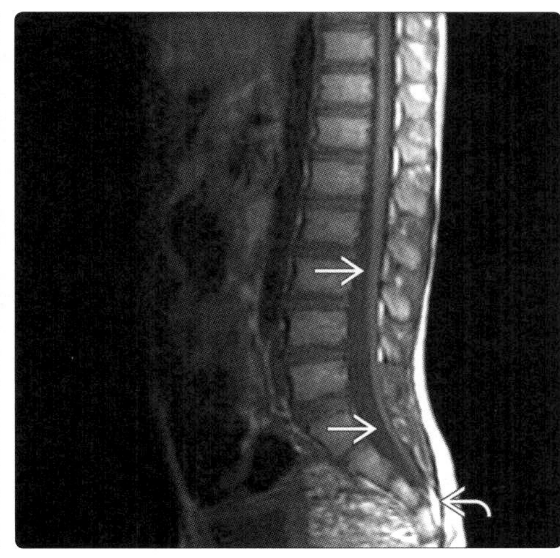

（左图）脊髓栓系矢状位图示异常延伸的低位脊髓→，终丝增厚缩短，末端脂肪瘤嵌入↪。（右图）脊髓栓系，MR 矢状位平扫 T_1WI 示脊髓异常延伸至 L_5 椎体水平→，然后为增粗的终丝，止于末端小脂肪瘤↪。无脊髓空洞或中央管扩张

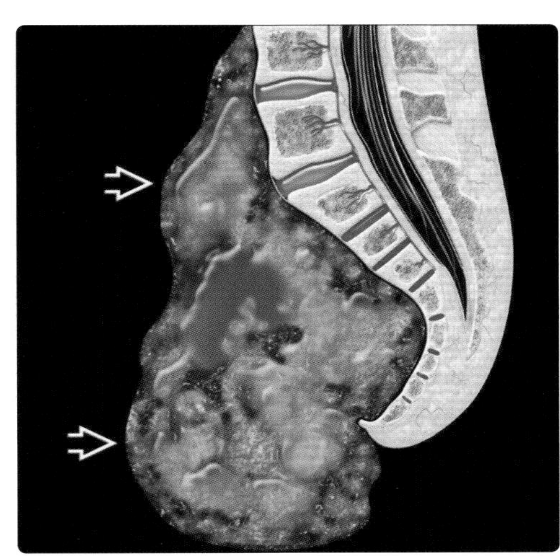

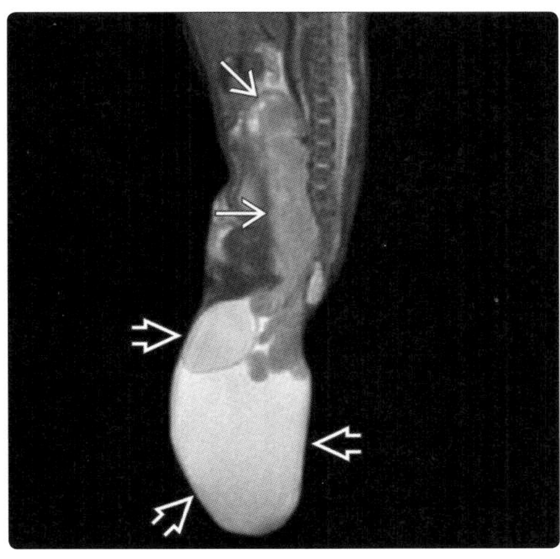

（左图）AAP Ⅱ型骶尾部畸胎瘤，矢状位图示位于骶骨腹侧不均匀的坏死性肿瘤⇨，内生、外生部分大致相等，将其归为 AAP Ⅱ型。其特征是骶骨不受累。（右图）AAP Ⅱ型骶尾部畸胎瘤，MR 矢状位平扫 T_2WI 示盆腔囊实混合性肿块，内部成分以实性为主→，而外部成分以囊性为主⇨

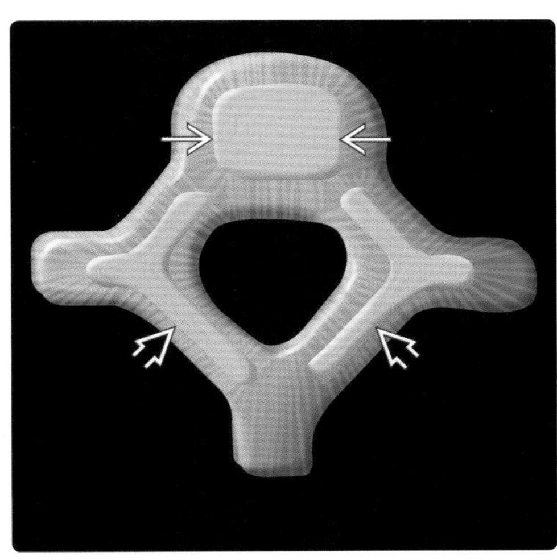

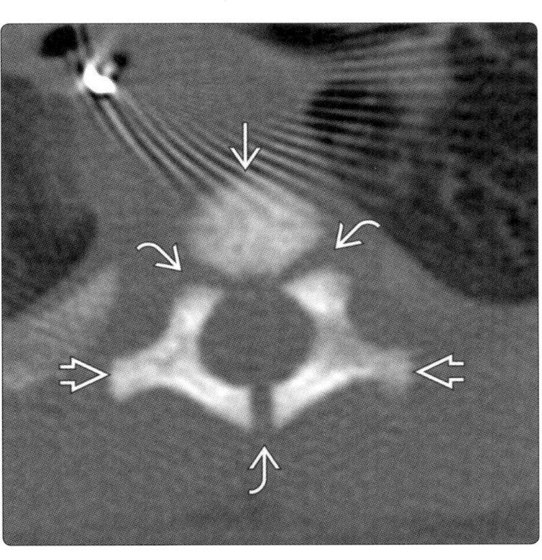

（左图）婴儿胸椎的横断位图，显示椎体正常形成过程中的骨化过程。椎体→和椎弓⇨初级骨化中心在椎体软骨内形成。（右图），出生 3 天的婴儿，正常椎体→和椎弓⇨的平扫 CT 骨窗图像，初级骨化中心通过软骨结合部↪分开

（左图）2岁患儿，骶尾骨平扫CT矢状位图像示正常骨化的5块骶骨及前3块尾骨。下面的尾骨软骨形态隐约可见，呈软组织密度，含有骨化中心。（右图）冠状位图示正常的青少年腰椎椎体形成，隆起的软骨环持续存在➡，之后椎体骨化

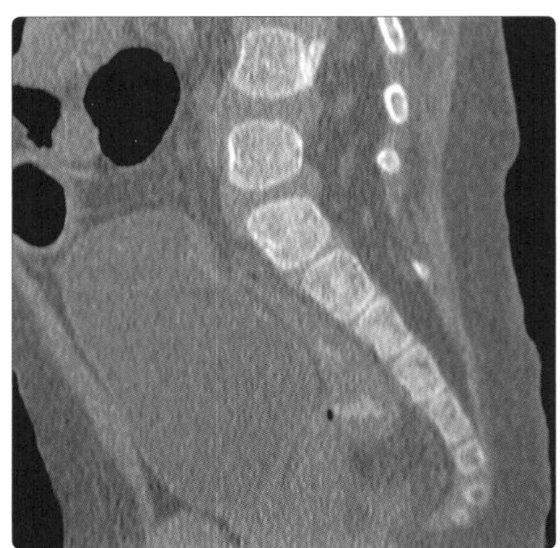

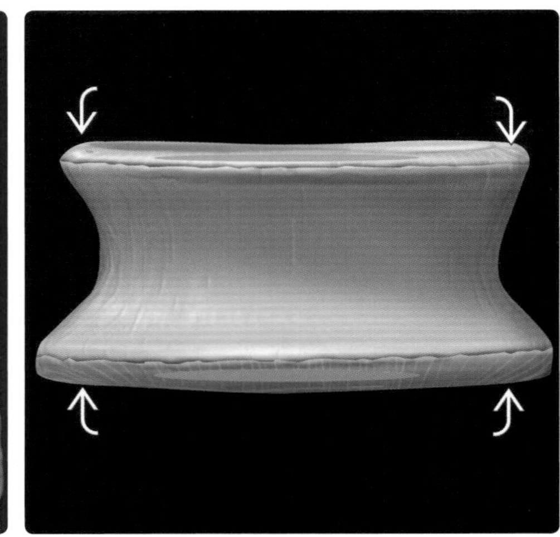

（左图）脊索裂隙综合征，矢状位图示上胸椎椎体分节异常，并永存Kovalevsky管➡，使纵隔肠源性囊肿➡与硬膜外神经管原肠囊肿➡沟通。（右图）MR矢状位平扫T_1WI显示较大、哑铃形神经管原肠囊肿。纵隔肠源性囊肿➡通过Kovalevsky➡管延伸至椎管内腹侧，形成神经管原肠囊肿➡

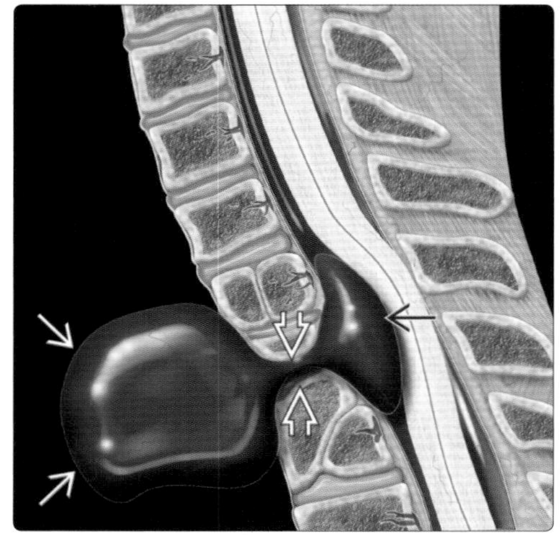

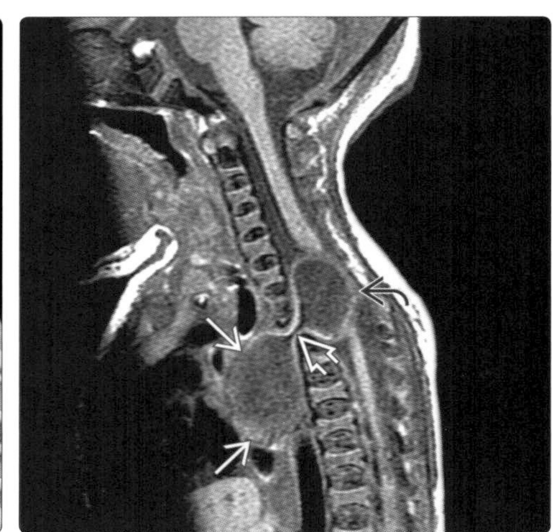

（左图）椎体横断位图显示1型脊髓纵裂，较大的与椎体后部相连的骨棘➡，将脊髓分成两半➡，每个半脊髓有单独的椎管。右侧半脊髓内可见空洞。（右图）脊索裂隙综合征，MR横断位平扫T_1WI显示典型的1型脊髓纵裂，骨棘➡，将硬膜囊和脊髓一分为二➡，两个半脊髓位于各自的椎管内

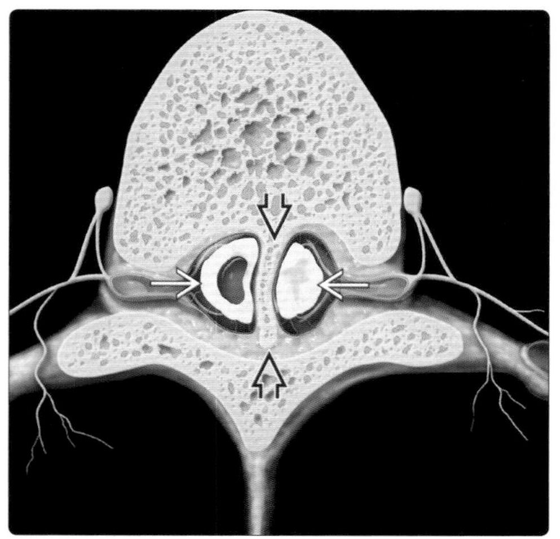

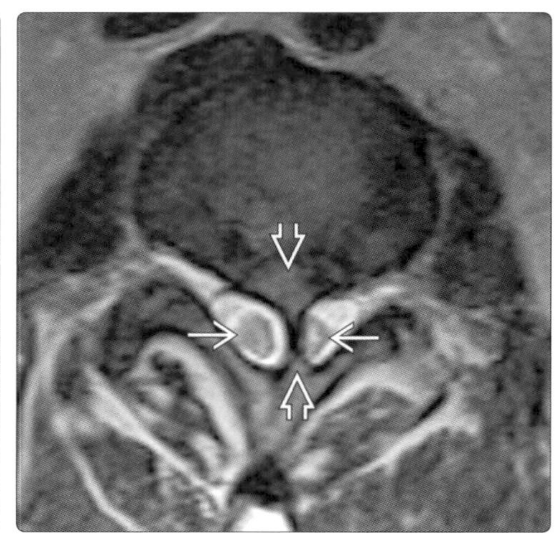

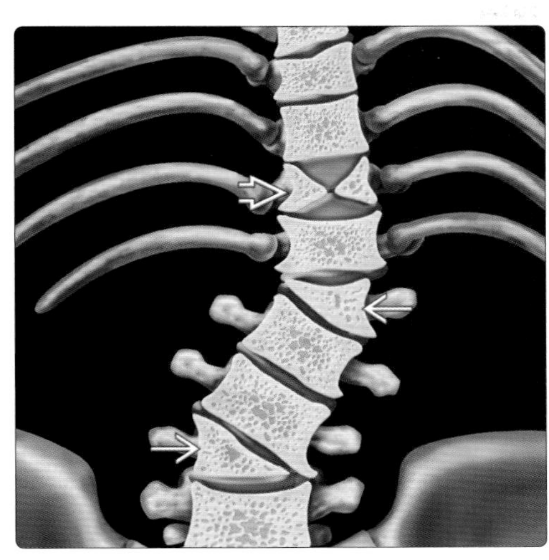

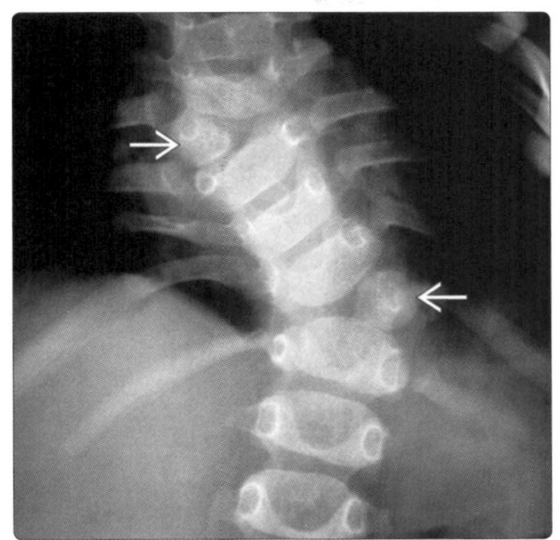

（左图）冠状位图显示几种不同类型的椎体形成障碍（FVF）。位于 L_1 和 L_4 的平衡半椎体➡，产生方向相反的局部脊柱侧弯。T_{11} 蝴蝶椎⇨不导致脊柱侧弯。（右图）后前位平片示，2个胸椎半椎体➡。这些半椎体左右对称，相互“抵消”以限制脊柱弯曲。这种“平衡”半椎体比“不平衡”的半椎体，不易引起进行性脊柱侧弯

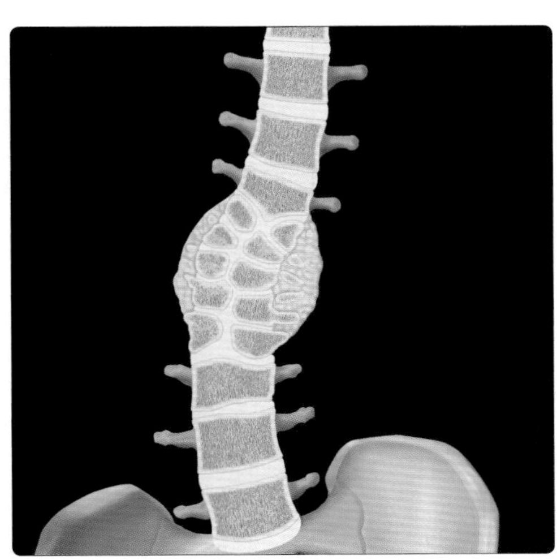

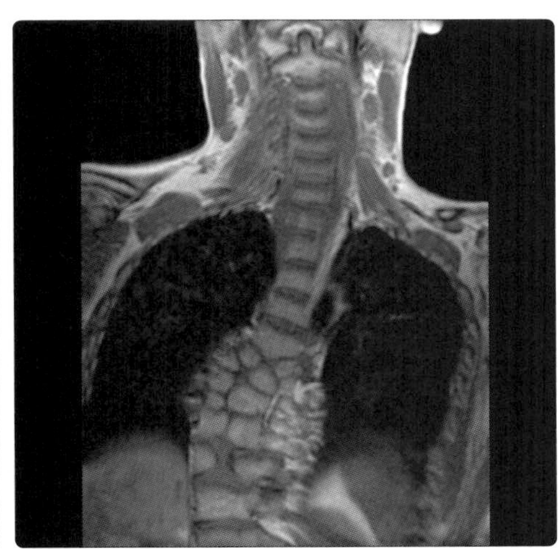

（左图）冠状位图显示多个椎体分节障碍（VSF），发育不全的椎体被软骨分隔，形成特征性的椎体发育不良外观，可见轻度脊柱右凸畸形。（右图）MR 冠状位平扫 T_1WI 显示胸椎向右侧弯曲，伴有广泛椎体分节不良。发育不良椎体之间的低信号，代表未骨化的软骨，该患者骨骼尚未发育成熟

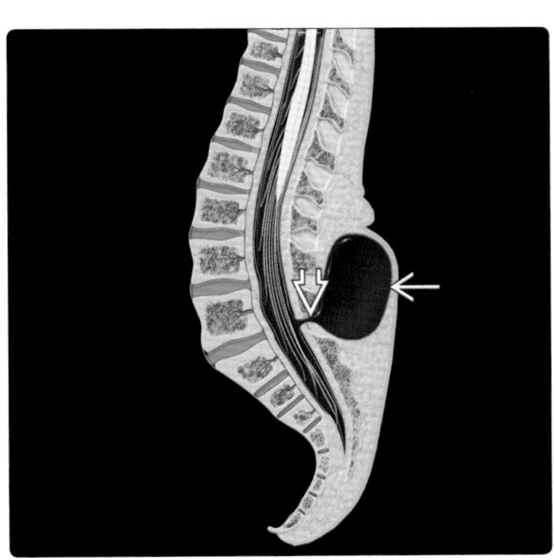

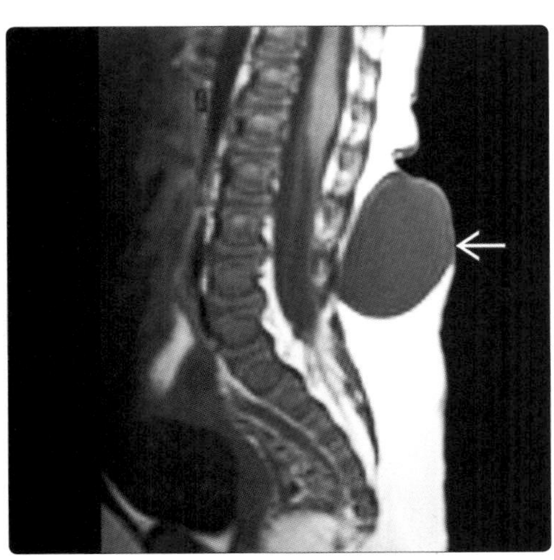

（左图）矢状位图显示背侧脊膜囊膨出，其病因不明。膨出的脊膜囊➡与硬膜囊通过峡部⇨沟通。脊膜囊内没有神经成分。（右图）MR 矢状位平扫 T_1WI 显示典型的背侧脊膜膨出表现。脊膜囊➡通过椎体后部较窄的峡部向外延伸，代表轻度局灶性的脊柱闭合不全

Chiari 1 型畸形

关键点

影像

- 变尖的小脑扁桃体下移超过枕骨大孔平面≥ 5mm，伴或不伴脊髓空洞、脊柱侧弯、脑积水

主要鉴别诊断

- 位于枕骨大孔下方的正常低位小脑扁桃体
- 复杂的 Chiari 畸形
- 获得性小脑扁桃体疝（获得性 Chiari 1 型畸形）

病理

- 病因不明
  - 假说包括液体动力学说和颅后窝发育不良学说
- 可单独出现或与综合征（第四枕生骨节）同时出现、或非综合征性颅底和颅颈交界区异常

临床问题

- 高达 50% 的 CM1 无症状
  - 无症状患者的手术治疗存在争议
- 有症状患者
  - 手术目的是恢复枕骨大孔处脑脊液的正常流动
  - 颅后窝减压，C_1 后弓切除 ± 硬膜成形，小脑扁桃体切除术

诊断要点

- 小脑扁桃体疝出程度与临床严重程度相关
  - 小脑扁桃体疝出 >12mm，几乎均有症状

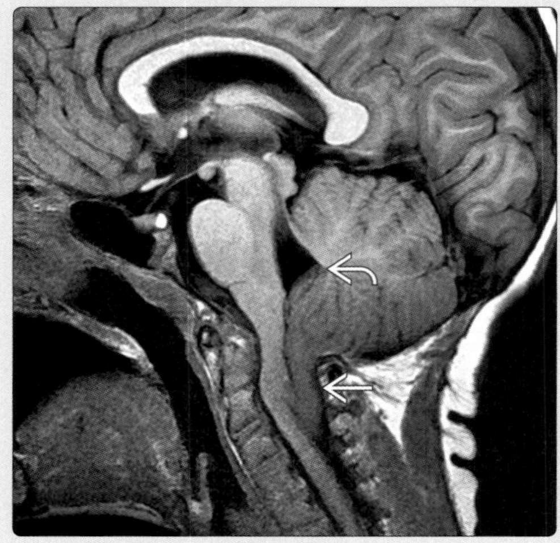

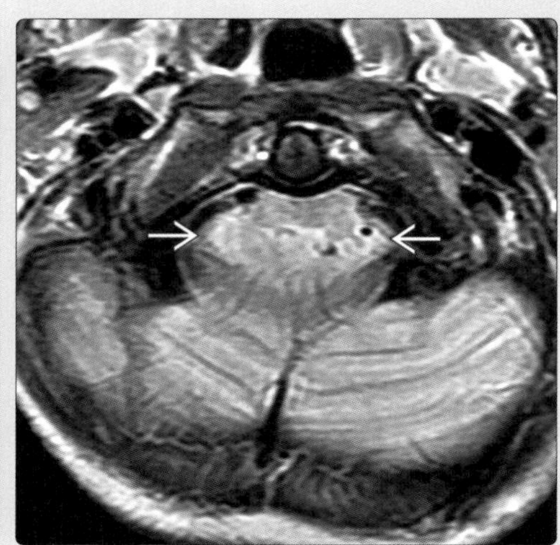

（左图）MR 矢状位平扫 T_1WI 示正常第四脑室位置和外观，其顶部➡位置正常，有助于与 Chiari 2 型畸形鉴别。小脑扁桃体➡通过枕骨大孔向下移位，伴齿状突后移和斜坡变短。（右图）MR 横断位平扫 T_2WI 证实小脑扁桃体经枕骨大孔向下移位➡，导致枕骨大孔拥挤

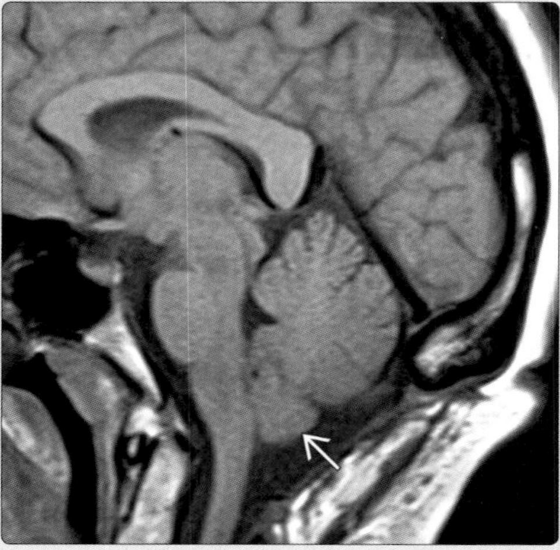

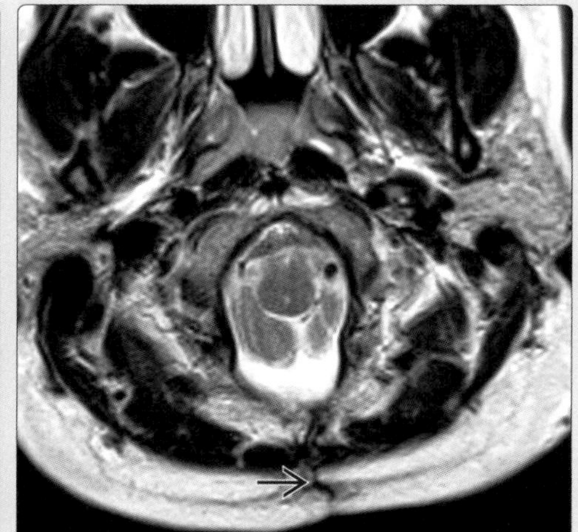

（左图）Chiari 1 型畸形减压并硬膜成形及 C_1 后弓切除术后改变，MR 矢状位平扫 T_1WI 示小脑扁桃体和脑干周围脑脊液间隙恢复，扁桃体➡呈圆形。（右图）MR 横断位平扫 T_1WI 示 Chiari 减压术并硬膜成形术和 C_1 后弓切除术的手术部位➡，是外科手术干预的影像表现，枕骨大孔增宽进一步证实

术语

缩写

- Chiari 1 型畸形（Chiari 1 malformation，CM1）

同义词

- Chiari Ⅰ型

定义

- 细长、钉状的小脑扁桃体通过枕骨大孔下疝到上段颈椎椎管内

影像

一般特征

- 最佳诊断线索
  - 小脑扁桃体下端低于枕骨大孔平面≥5mm，±脊髓空洞（14%~75%）
- 位置
  - 颅椎交界处（craniovertebral junction，CVJ）
- 形态
  - 低位，尖钉状并有斜或垂直脑沟的细长小脑扁桃体，一般位于第四脑室位置

平片表现

- 平片
  - 斜坡正常或短斜坡，颅椎交界区分节/融合异常，颅后窝（posterior fossa，PF）小

CT 表现

- 平扫 CT
  - 颅后窝小→窦汇低位，枕骨大孔“拥挤”，小脑扁桃体脱垂，脊髓受压变扁
- CT 骨窗
  - 通常正常；异常病例→短斜坡，CVJ 分节/融合异常，颅后窝小

MR 表现

- T_1WI
  - 扁桃体尖端（非圆形）低于枕骨大孔≥5mm
  - “拥挤”的枕骨大孔，脑池较小/缺如
  - ±第四脑室延长、后脑畸形
- T_2WI
  - 扁桃体斜叶形条纹（如“军士的肩章条纹”）
  - ±短斜坡→第四脑室、延髓明显下移
  - ±脊髓空洞（14%~75%）
- MR 电影
  - 脑脊液搏动紊乱，脑干/小脑扁桃体运动↑→收缩期峰值速度↑，通过枕骨大孔的脑脊液↓

非血管性介入

- 脊髓造影
  - 低位扁桃体使枕骨大孔水平脑脊液闭塞

成像推荐

- 最佳影像方案
  - MR 多平面、矢状位电影

鉴别诊断

正常扁桃体下移位于枕骨大孔以下

- 扁桃体通常位于枕骨大孔下方
- 除非扁桃体 >5mm 和（或）下端变尖，否则可能是没有临床意义的 Chiari 1 型畸形

复杂的 Chiari 畸形

- 小脑扁桃体移位和闩低位，使颅颈交界区畸形的患病率增加
- 临床表现比 CM1 更严重，可能需要 2 次或更多次手术

获得性扁桃体疝（获得性 Chiari 1 型畸形）

- 获得性颅底凹陷症→颅后窝小
  - 成骨不全症
  - Paget 病
  - 颅缝早闭
  - 佝偻病
  - 软骨发育不全
  - 肢端肥大症
- 椎管-腹膜腔分流（LP），脑脊液漏等“向下分流”导致颅内压降低
  - “下垂”脑干，扁桃体疝，硬脑膜强化，硬膜外丛扩张，C_1/C_2 段椎管后部脑脊液聚集，脊髓水瘤
- “向上分流”
  - 慢性脑室-腹膜腔（VP）分流；颅骨厚，颅缝早闭，蛛网膜粘连
  - 颅内压升高，颅内占位

病理

一般特征

- 病因
  - 流体力学理论
    - 受累扁桃体/延髓的活塞样收缩期下降→枕骨大孔处 CSF 通路堵塞
    - 在心脏舒张期，脑干/扁桃体的快速反冲减弱了枕骨大孔处脑脊液压力，允许正常的 CSF 舒张搏动
  - 颅后窝发育不良理论
    - 轴旁中胚层枕骨体的发育不全产生小的颅后窝→继发性扁桃体疝
    - 并非所有 CM1 患者的颅后窝均小
- 遗传学
  - 常染色体显性遗传伴有外显率降低或常染色体隐性遗传
  - 综合征/家族性症候群
    - 腭心面综合征/22 号染色体缺失、Williams 综合征、颅缝早闭、软骨发育不全、Hajdu-Cheney 综合征和 Klippel-Feil 综合征
- 伴发异常

- 第四枕骨节综合征（50%）：短斜坡，颅椎交界区分节／融合异常
- 颅底骨／骨骼异常（25%～50%）
  - 脊柱侧凸 ± 后凸畸形（42%）；胸椎左侧弯
  - 齿状突向后弯曲（26%）
  - 扁平颅底，颅底凹陷（25%～50%）
  - Klippel-Feil 综合征（5%～10%）
  - C_1 环不完全骨化（5%）
  - 寰枕融合（1%～5%）
- 脊髓空洞症（30%～60%）；症状性 CM1 患者为 60%～90%
  - 最常见于 $C_{4\sim6}$；全脊髓空洞症，颈椎／胸椎脊髓空洞，延髓空洞症少见
- 脑积水（11%）

• 枕骨内软骨发育不全→颅后窝小，后脑向下疝出
• 枕骨大孔阻塞→脑内和脊髓脑脊液之间的流动障碍

分期、分级和分类

• 诊断标准：颅底与枕骨的连接线以下，至少有一侧小脑扁桃体突出 >5mm 或两侧扁桃体疝≥ 3～5mm
  - 两侧扁桃体疝均在枕骨大孔下方≥ 3～5mm，脊髓空洞，颈髓扭结，第四脑室延长或扁桃体变尖→先天性 CM1
  - 扁桃体疝≤ 5mm，不能排除 CM1

直视病理特征

• 扁桃体枕骨沟突出、硬化
• 枕骨大孔处的蛛网膜瘢痕和粘连

显微镜下特征

• 扁桃体软化或硬化与浦肯野／颗粒细胞丢失

临床问题

临床表现

• 最常见的体征／症状
  - 多达 50% 无症状（特别是≤ 5mm 尾侧移位）
  - 最常见症状是头痛，颈部疼痛
  - 有症状患者的表现
    - 猝死（罕见）
    - 枕下头痛，脑神经麻痹，眼功能，耳神经功能障碍
    - 脊髓运动或感觉异常，步态障碍，神经病理性关节
    - 扁桃体疝 >12mm，常伴有症状；约 30% 扁桃体在枕骨大孔下方 5～10mm 无症状
    - CM1 患者症状反复发作常伴有脊髓空洞症；若脊髓空洞延伸至延髓，延髓症状为主
  - 创伤通常预示症状发作（24%）

• 临床特征
  - 临床 CM1 综合征：头痛、假瘤样发作、梅尼埃病样综合征、下位脑神经和脊髓体征

人群分布特征

• 年龄
  - 10 个月至 65 岁；脊髓空洞，先天性颅椎交界区畸形
• 性别
  - 女＞男（3∶2）
• 流行病学
  - 发病率：各年龄组为 0.01%~0.6%，儿童患者组为 0.9%

自然病史及预后

• 自然病史不清楚
  - 许多患者长期无症状
  - 异位增大 + 时间→↑可能性症状
• 儿童对治疗的反应比成年人更好

治疗

• 治疗无症状患者存在争议
  - “影像学的”CM1（无脊髓空洞），无相应临床体征／症状→保守治疗
  - 无症状 Chiari 1 型畸形伴有脊髓空洞→考虑减压
• 有症状患者：PF 减压／C_1 后弓切除，硬脑膜成形术，小脑扁桃体切除术
  - >90% 脑干体征↓
  - >80% 脊髓积水空洞症↓
  - ± 阻止脊柱侧凸
• 不推荐直接分流有症状的脊髓空洞症患者；目的是恢复枕骨大孔处正常的脑脊液流动
  - Chiari 减压术后脊髓空洞可改善或消失，无需专门处理
• 轻度脊柱侧凸可能仅减压治疗有效；严重脊柱侧凸通常需要支架或手术

诊断要点

关注点

• 扁桃体疝的程度与临床严重程度相关
• 扁桃体 >5mm 和（或）变尖，有临床意义的 Chiari 1 型畸形

读片要点

• 扁桃体疝 >12mm 常伴有症状

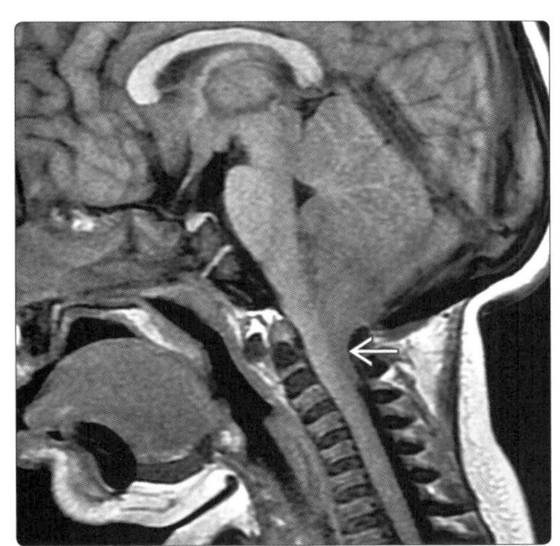

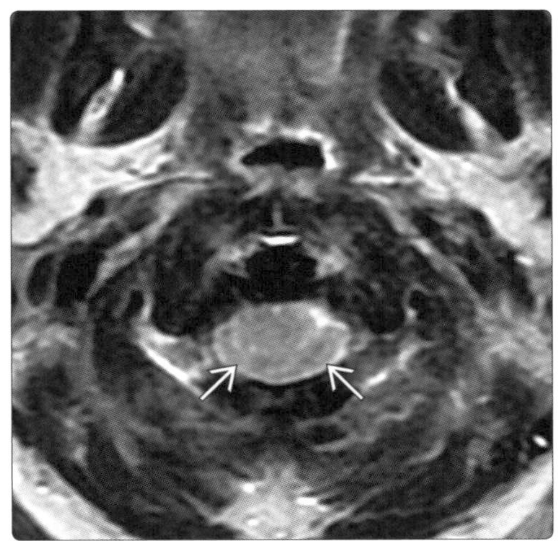

（左图）MR 矢状位平扫 T_2WI（石骨症）表现为明显的小脑扁桃体异位，伴伸长的小脑扁桃体→延伸进入上颈椎管至 $C_{2/3}$ 段。骨髓呈低信号，反映弥漫性硬化。（右图）MR 横断位平扫 T_2WI（石骨症）示 CM1 枕骨大孔特征性拥挤，并伴有小脑扁桃体移位→至上段颈椎管内

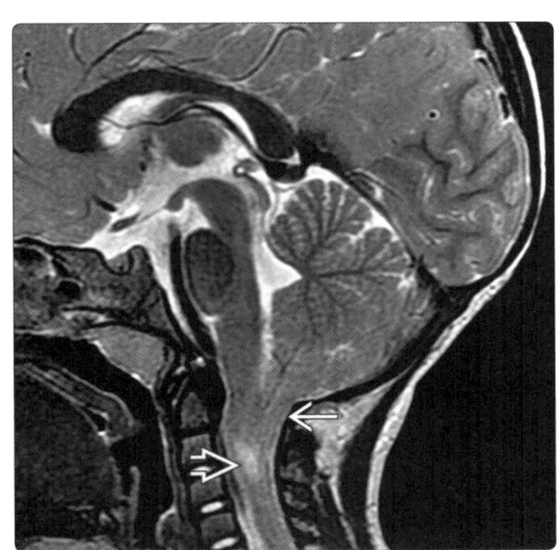

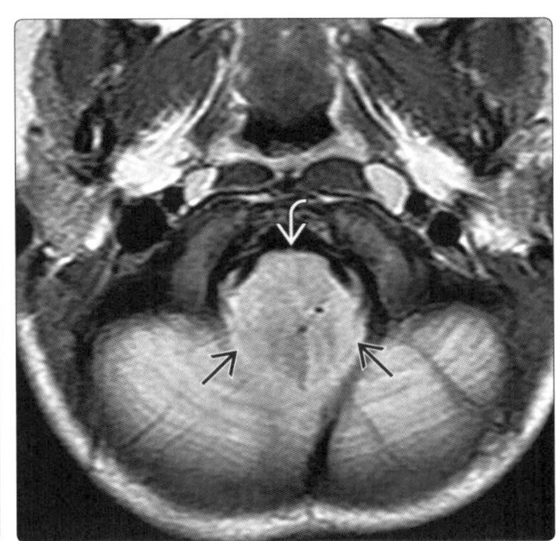

（左图）MR 矢状位平扫 T_2WI（无症状 CM1）示严重小脑扁桃体异位。扁桃体导致上颈段脊髓变形和异常的条索状 T_2 高信号⇨，反映水肿和早期空洞前的状态。（右图）横断位 T_2WI（无症状 CM1）显示异位小脑扁桃体的尾部延伸进入枕骨大孔，完全占据基底池并取代相邻的脊髓↪

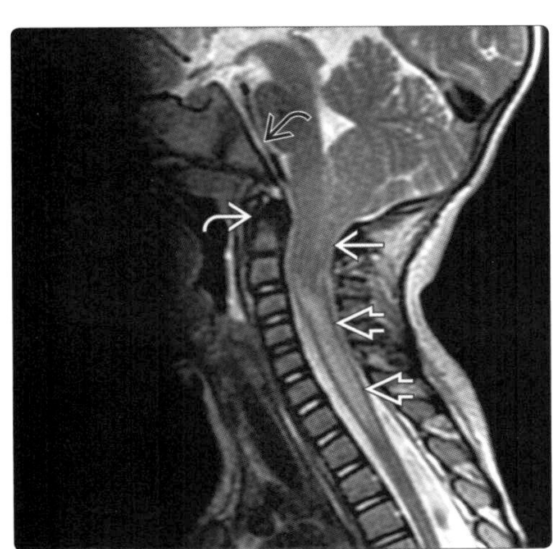

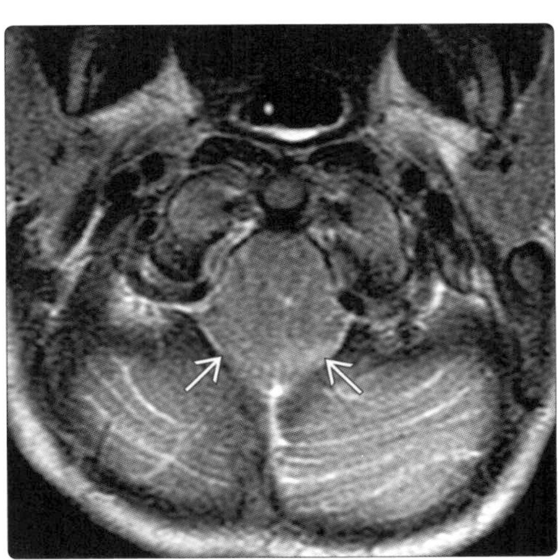

（左图）MR 矢状位平扫 T_2WI 显示明显的小脑扁桃体异位→，顶盖和第四脑室位置正常。斜坡↪轻度缩短，齿状突↪向后弯曲。颈髓无明显脊髓空洞，髓内中心水肿⇨是“前脊髓空洞”状态。（右图）MR 横断位平扫 T_2WI 证实通过枕骨大孔移位的小脑扁桃体→，导致枕骨大孔拥挤

Chiari 2 型畸形

关键点

术语
- 复杂的后脑畸形
- 近 100% 与神经管闭合缺陷（neural rubeclosure defect，NTD）有关，通常腰椎脊髓脊膜膨出（myelomeningocele，MMC）

影像
- 小脑“环绕”延髓并“高耸超过”幕切迹，伴“喙”状顶盖和“心形”中脑
- 几乎 100% 均有神经管闭合缺陷（NTD）

主要鉴别诊断
- Chiari 1 型畸形
- Chiari 3 型畸形
- 颅内 CSF 低压
- 严重，慢性脑积水分流（先天性）

病理
- 继发于妊娠期间开放性脊髓闭合不全（第 4 胎周）的 CSF 漏后遗症
- 亚甲基四氢叶酸还原酶（MTHFR）突变→叶酸代谢异常
- 常见脊柱和脑 / 颅骨的相关畸形

临床问题
- 脊髓脊膜膨出患者最常见的死亡原因
  - 脑干压缩 / 脑积水

诊断要点
- 小脑高位，小脑蚓部下移，± 脑干压缩

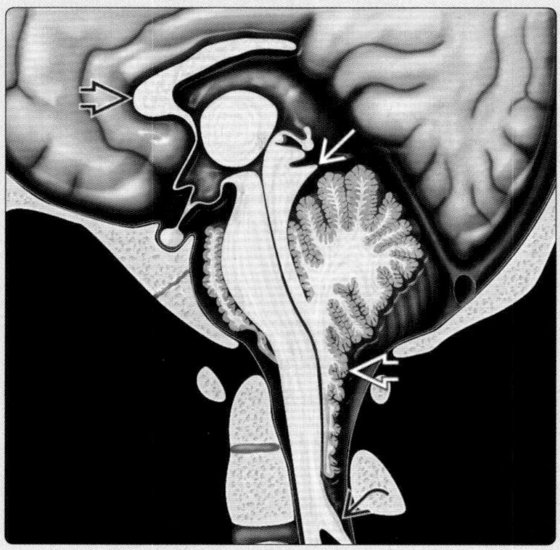

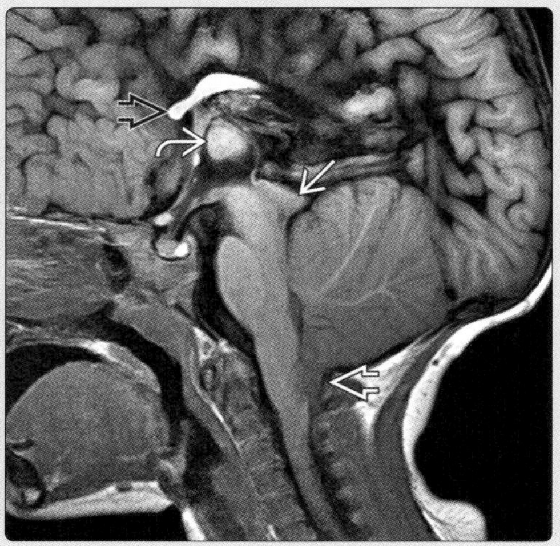

（左图）颅后窝和上颈椎的矢状位图，显示 Chiari 2 型畸形的特征性表现，包括胼胝体发育不全，喙状顶盖，小颅后窝，蚓部异位，和延髓扭结。（右图）MR 矢状位平扫 T_1WI 示特征性 Chiari 2 型畸形。喙状顶盖，经枕骨大孔的蚓部移位，中间块巨大，和胼胝体发育不全

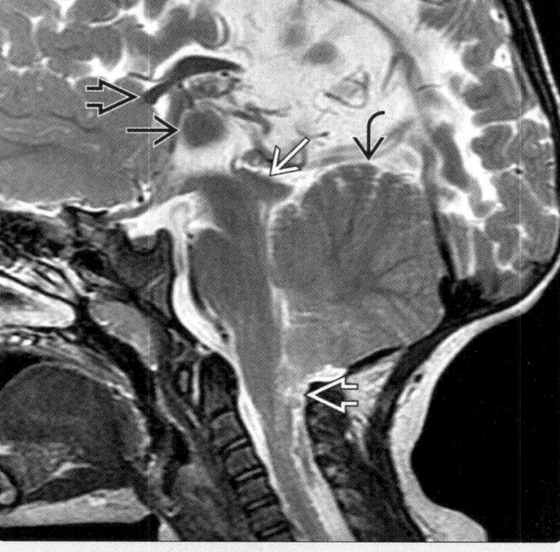

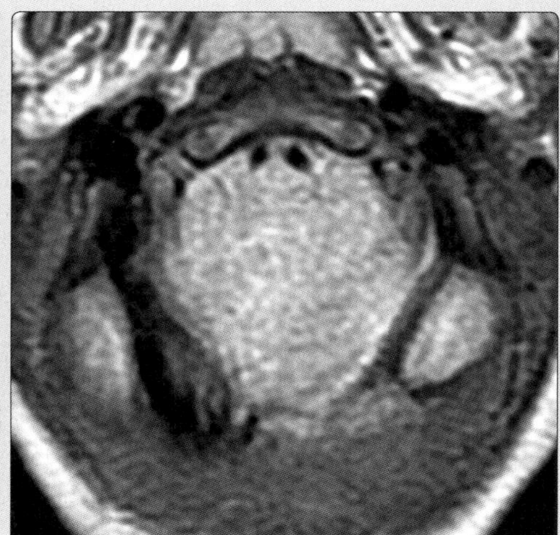

（左图）MR 矢状位平扫 T_2WI 示 Chiari 2 型畸形的特征性表现，包括喙状顶盖，通过枕骨大孔的蚓部移位，“高耸”的小脑，大的中间块，和胼胝体发育不全。（右图）MR 横断位 T_2WI 示典型枕骨大孔处颅后窝拥挤，反映颅后窝狭小，伴有小脑移位和蚓部通过枕骨大孔移位

术语

缩写

- Chiari 2 型畸形（CM2）

同义词

- Chiari Ⅱ 型

定义

- 复杂的后脑畸形
  - 几乎 100% 与神经管闭合缺陷（NTD）有关，通常是腰段脊髓脊膜膨出（MMC）
    - 隐性脊柱闭合不全罕见报道（可能误诊为 Chiari 1 型畸形）

影像

一般特征

- 最佳诊断线索
  - 小脑下垂并伴有脊髓脊膜膨出
- 位置
  - 后颈窝，上颈椎；空洞可累及整个脊髓
- 大小
  - 颅后窝比正常小
- 形态学
  - 小脑“环绕”延髓并“高耸超过”幕切迹，伴“喙”状顶盖和“心形”中脑

平片表现

- 平片
  - 头颅侧位→低窦汇 ±“腔隙”颅骨（出生时常见，第二年大部分消失）

CT 表现

- 平扫 CT
  - 颅后窝拥挤，小脑幕切迹扩大，喙口和下方的蚓部移位
- CT 骨窗
  - 小后颈窝
    - 枕骨大孔附近的低位天幕 / 窦汇
    - 带有枕骨“缺口”的大漏斗状枕骨大孔
    - “扇形”后岩锥体，斜坡
  - C_1 后弓畸形（66%），颈椎管扩大

MR 表现

- T_1WI
  - 小脑 / 脑干向下的“级联”或“瀑布”
    - 小脑蚓部 / 结节 / 蚓椎体→硬化“钉”
    - 颈髓扭结（70%）
    - “高耸”小脑→中脑压缩，以及喙顶盖
    - 第四脑室延长而无后凸部分
  - 开放性脊柱不全，MMC ~ 100%（腰椎 > 颈椎）
  - 脊髓积水空洞（20%~90%）
- T_2WI
  - 类似于 T_1WI+ 高信号，胶质小脑组织
  - 伴或不伴第四脑室病变（罕见）
    - 毗邻或在脉络丛内的第四脑室顶部
    - 胶质或蛛网膜囊肿，神经胶质或脉络膜结节，室管膜下肉瘤
- MR 电影
  - MR 相位对比电影→流经枕骨大孔脑脊液限制
- 弥散张量成像（DTI）
  - 各向异性分数（FA）图和定量分析定义胼胝体发育不全，证实异常白质结构

超声表现

- B 型超声
  - 胎儿产科超声（美国）是早期诊断的关键
    - MMC 可能会在 10 周内识别
    - 早在 12 周可见特征性的脑内表现（“柠檬”和“香蕉”征）

成像推荐

- 最佳影像方案
  - MR 多平面用于重要的大脑和脊柱评估
  - 随访脑 CT 或 MR 评估脑积水
  - MR 颈椎检查用于进行性脑干或脊髓症状的患者

鉴别诊断

Chiari 1

- 与脊髓脊膜膨出无关
- 扁桃体疝（非蚓部）

Chiari 3

- 脑干、小脑通过 C_1 ~ C_2 脊柱闭合不全下疝

颅内低压

- 低 CSF 压力的症状表现；临床发作和症状可区分
- 塌陷的颅后窝压迫斜坡，硬膜增厚 / 增强

严重，慢性顺行性脑积水（先天性）

- 可能会导致大脑塌陷，小脑向上突出

病理

一般特征

- 病因
  - 继发于妊娠期间开放性脊髓不全症（第 4 胎周）CSF 漏的后遗症
    - 异常神经胚→ CSF 通过 NTD 流出→未能保持第四脑室扩张→发育不良的后颈窝软骨性颅→移位 / 扭曲的后颈窝
    - 罕见的隐性脊柱闭合不全伴 Chiari 2 型畸形，可能与此理论相矛盾
  - 另一种理论认为 Chiari 2 型畸形与脊髓脊膜膨出之间的关系是由头侧和尾侧神经管发育不全引起
- 遗传学
  - 亚甲基四氢叶酸还原酶（MTHFR）突变与叶酸代谢异常有关
    - MTHFR 突变加叶酸缺乏→ ↑ NTD 风险→

Chiari 2 型畸形
- 第二胎有 4%～8% 风险
- 伴发异常
  - 脊柱
    - 开放性闭合不全（MMC）约占 100%（腰椎 > 颈椎）
    - C_1 后弓异常（66%）
    - 脊髓空洞症（20%～90%）
    - 皮肌萎缩症（5%）
    - Klippel-Feil 综合征
    - 颈髓囊肿
  - 脑 / 颅骨
    - 胼胝体（CC）发育不全（90%），导水管狭窄，菱形脑综合征，灰质畸形，无透明隔，融合穹隆柱
    - 颅陷窝（Lückenschädel）
- 脑积水和脑畸形的严重程度与后颈窝大小、后脑尾侧下降程度有关

直视病理特征
- 小后颈窝→内容物向下移入颈椎管
  - 小脑半球 / 扁桃体“包裹”在髓质周围
  - 脑桥 / 脑神经根常拉长
  - 被压缩 / 伸长 / 低位的第四脑室进入颈椎管
  - 延髓扭结
  - ± 脊髓空洞症

显微镜下特征
- 浦肯野细胞丢失，椎间盘髓核组织硬化

临床问题

临床表现
- 最常见的体征 / 症状
  - 新生儿：MMC，扩大头围，± 脑积水症状
  - 年龄较大儿童 / 成人：临床性脑积水，脊髓栓系症状（MMC 修补）
  - 所有年龄均可有不同程度的下肢麻痹 / 括约肌功能障碍 / 延髓体征
- 临床特征
  - 通常已知 MMC 出现
    - 婴儿：头围扩大
    - 儿童 / 成人：Chiari 2 型畸形有脑积水 / 分流失败的征象 ± 延髓症状
- 实验室
  - 胎儿筛查：↑ 甲胎蛋白

人群分布特征
- 年龄
  - 通常出生时出现 MM，伴或不伴脑积水
- 性别
  - 男、女无差异
- 流行病学
  - 发病率：每 1000 名新生儿有 0.44 名，↓ 叶酸替代治疗

自然病史及预后
- MMC 最常见的死亡原因
  - 脑干压迫 / 脑积水，脑干“连接”缺陷
- 脊髓神经功能障碍的进展很少见；可疑脑积水，伴有未确诊的脊柱畸形（脊髓纵裂），脊髓栓系
- 小脑扁桃体 / 蚓部异位可能会在出生之后修复“改善”（提升）

治疗
- 怀孕母亲补充叶酸（孕前→妊娠后 6 周）可显著降低 MMC 风险
- 外科管理
  - Chiari 减压术：切除枕骨大孔后部和 C_1
  - CSF 转移 / 分流
  - 胎儿 MMC 修复在特定患者可改善 Chiari 2 型畸形的严重程度

诊断要点

关注点
- MR 脑 / 脊髓横断位检测 Chiari 2 型畸形，评估严重程度，寻找并发症

读片要点
- 低位窦汇提示颅后窝小
- CT 或 MR 显示高位小脑，蚓部向下移位，± 脑干压迫

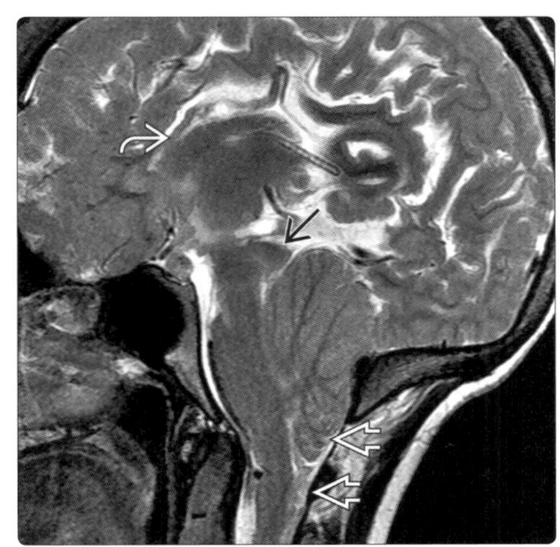

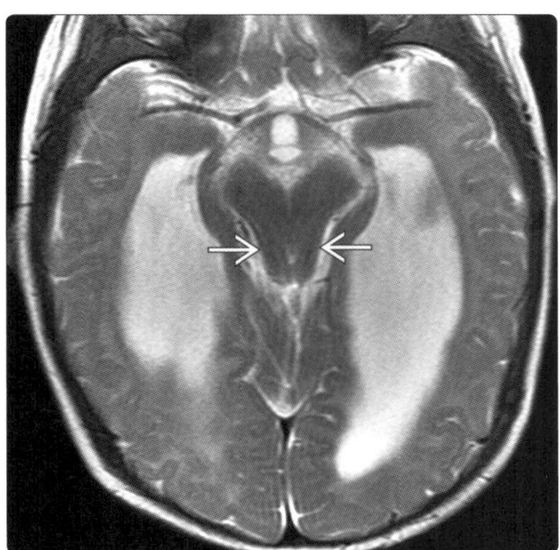

（左图）MR 矢状位平扫 T_2WI 显示典型 Chiari 2 型畸形表现，颅后窝狭小，突出顶盖呈喙形➡，蚓部/扁桃体伸入枕骨大孔。CSF 分流后，显示胼胝体➡严重发育不良和脑室缩小。（右图）MR 横断位 T_2WI 显示侧脑室（空洞脑）枕角扩大➡与胼胝体发育不全和喙形顶盖有关

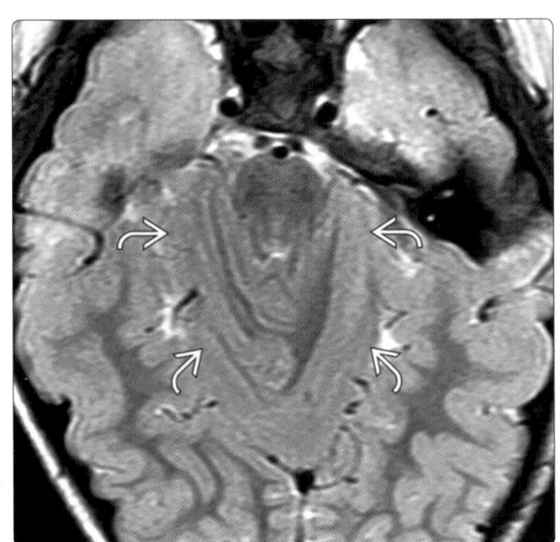

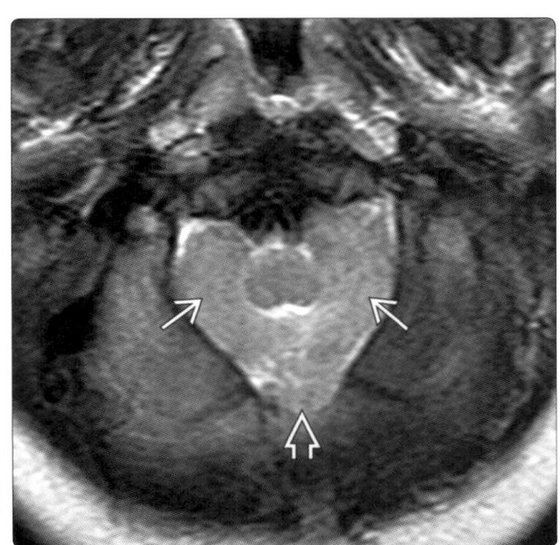

（左图）MR 横断位平扫 T_2WI 显示颅后窝可见由小脑幕切迹延伸的"高耸"小脑➡。（右图）横断位 T_2WI 示在枕大孔水平颅后窝的典型表现。双侧小脑扁桃体➡以及蚓部➡下移至枕骨大孔

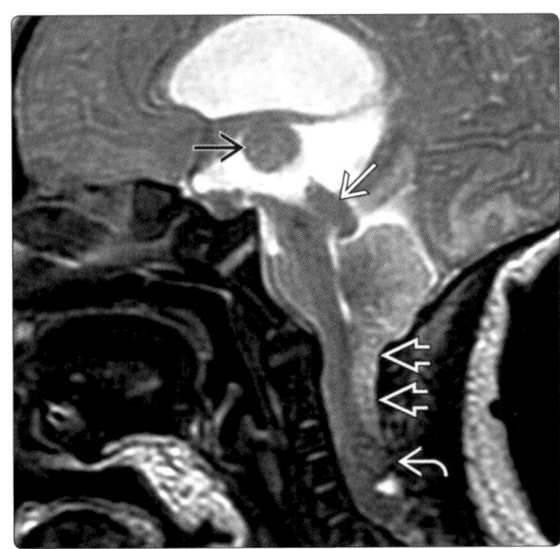

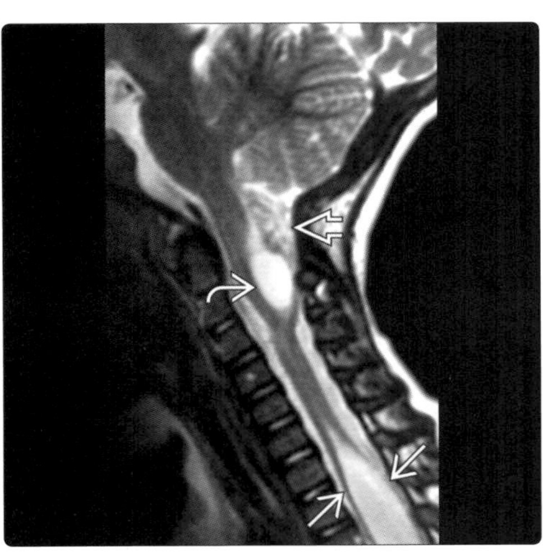

（左图）MR 矢状位平扫 T_2WI 示小脑蚓部移位➡和脊髓扭结突出➡低于 C_4 水平。注意发育不良的"顶盖喙"和突出的中间块。（右图）MR 矢状位平扫 T_2WI 示颅后窝拥挤，蚓部移位➡，巨大的颈胸段脊髓空洞➡以及局灶性颈髓空洞（延髓空洞症➡）。高信号为蚓部胶质瘢痕改变

Chiari 3 型畸形

关键点

术语

- 缩写：Chiari 3 型畸形（CM3）
- 同义词：Chiari III，脑膨出

影像

- 低枕骨或高颈椎脑膜脑膨出，包含小脑，伴或不伴脑干、脑膜、血管、脑脊液
- 上枕骨中线处骨质缺损

主要鉴别诊断

- 孤立性枕部脑膨出
- 其他枕部脑膨出
  - 脑回畸形
  - 综合性枕叶脑膨出

病理

- 严重程度按囊内容物分类
- 膨出的脑内容物：脑膜、小脑、脑干 ± 颈髓、枕极、脉管系统
  - 组织紊乱（神经元迁移异常，皮质发育不良）和胶质细胞的脑组织
  - 囊内衬可表现为灰质异位
- 相关异常：胼胝体异常、灰质异位症、脊髓空洞积水症、脊髓栓系

临床问题

- 小头畸形、严重发育迟缓、痉挛、张力减退、癫痫发作
- 机械性脑干牵引、呼吸衰竭、下位脑神经功能障碍

诊断要点

- 枕颈部小脑膨出 ± 脑干联合 C_1～C_2 脊柱裂，可诊断为 Chiari 3 型畸形

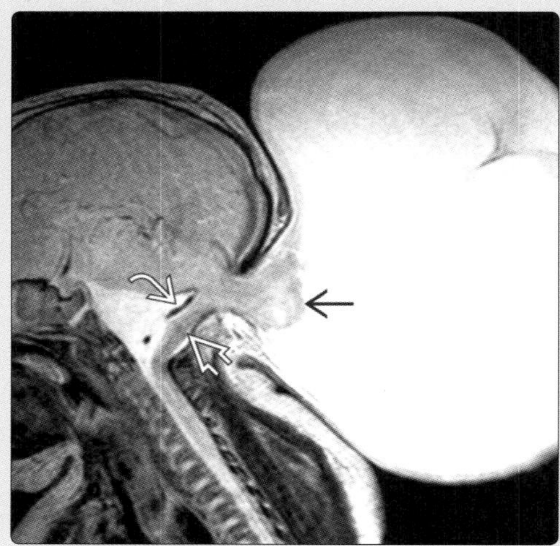

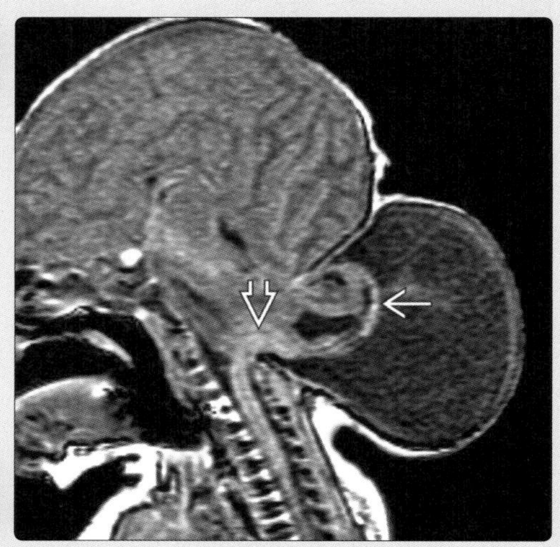

（左图）头颅 MR 矢状位平扫 T_2WI 示上枕骨和枕骨大孔处腹侧软骨大部分缺损。小脑组织➡突入大囊。脑干➡和基底动脉↗受压移位。（右图）MR 矢状位平扫 T_1WI 示较大的脑膜脑膨出，由脑膜、脑脊液、小脑➡、脑干➡和上段颈髓组成，通过下枕骨和上颈椎的骨质缺损处疝出

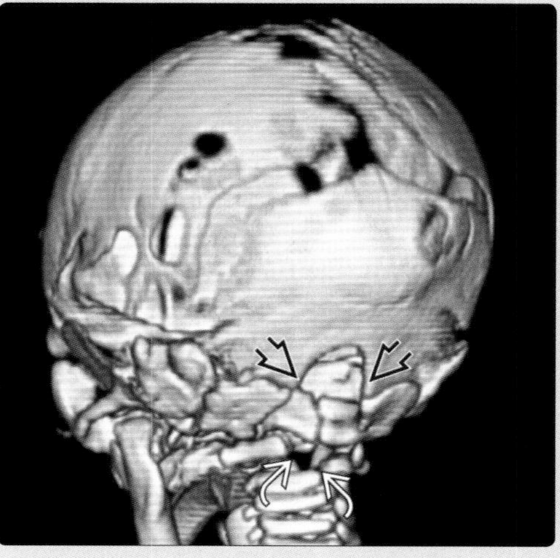

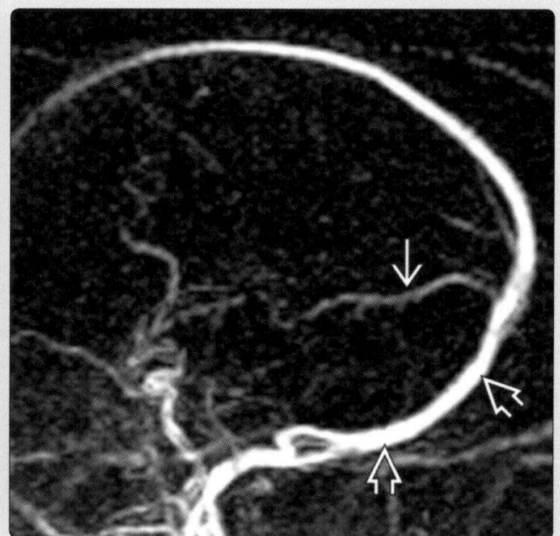

（左图）CT 颅骨三维表面遮盖重建图像显示 Chiari 3 型畸形（CM3）患者，后颅骨／上颈椎的腹侧软骨和上枕骨较大缺损➡，伴上段颈椎脊柱裂↗。（右图）MRV 矢状位图显示 Chiari 3 型畸形的典型静脉异常。直窦➡和 Galen 静脉严重发育不良。枕窦较大➡，注意不是横窦

术　语

同义词

- Chiari Ⅲ，脑膨出

定义

- 通过高位颈椎 ± 低位枕部发育不良的脑膜脑膨出

影　像

一般特征

- 最佳诊断线索
  - 被覆皮肤的上颈部含小脑组织的脑膜脑膨出

CT 表现

- 平扫 CT
  - 包含小脑的中线处后脑膨出
  - 颅后窝狭小，伴或不伴扇形斜坡，颅骨陷窝
- CT 骨窗
  - 枕骨和上段颈椎骨质增发育不全性骨缺损
- CTA
  - 基底动脉与脑干被“牵拉”由缺损处进入脑膨出囊
  - 在脑膨出囊内 ± 静脉 / 硬膜窦
  - 异常和（或）下垂的静脉、硬膜窦

MR 表现

- T_1WI
  - 高位颈椎脑膨出囊内含脑膜、小脑 ± 脑干和上段颈髓
  - 脑池、第四脑室、硬脑膜窦可发展为脑膨出（50%）
- T_2WI
  - 脑膨出囊中的组织可呈明亮高信号（胶质增生），层状（坏死）或低信号（出血性）

成像推荐

- 最佳影像方案
  - MR 脑多平面、MRV 检查显示枕颈段脑膨出、血管异常
  - CT 骨多平面重建评估骨缺损

鉴别诊断

单纯枕部脑膨出

- 残余枕骨大孔，缺乏颅内 Chiari 2 型畸形表现

其他枕部脑膨出

- 脑回畸形
- 综合征性枕叶脑膨出
  - Meckel-Gruber 综合征、Goldenhar-Gorlin 综合征，MURCS（苗勒管，肾，颈椎）、Walker-Warburg、羊膜带

病　理

一般特征

- 遗传学
  - 亚甲基四氢叶酸还原酶（MTHFR）基因 677C → T 突变（≤ 50%）
- 相关异常
  - 胼胝体发育异常、灰质异位、脊髓空洞症、脊髓栓系
  - 上述疾病伴颅内 CM2
    - 目前认为，顶盖与下脑干的表现实际上反映了小脑变形移位到脑膨出囊内

直视病理特征

- 脑膨出内容物：脑膜、小脑、脑干 ± 颈髓，± 枕极，± 扭曲的血管

显微镜下特征

- 囊内排列紊乱的脑组织，包括神经元迁移异常、皮质发育不良、胶质细胞

临床问题

临床表现

- 最常见的体征 / 症状
  - 枕叶 / 上颈部脑膨出，小脑畸形
  - 胎儿超声检查发现胎儿先天性畸形或出生时意外发现
- 其他体征 / 症状
  - 机械性脑干牵引，呼吸衰竭，下位脑神经功能障碍
- 临床特征
  - 发育迟缓严重、痉挛、肌张力低下、癫痫发作

人群分布

- 年龄
  - 新生
- 性别
  - 女 > 男（所有 NTD）
- 流行病学
  - 罕见；占所有 Chiari 畸形的 1%～4.5%

自然病史及预后

- 取决于数量，疝内组织的类型
- 预后通常不良，严重残疾和早亡

治疗

- 手术切除，脑膨出修复
  - 切除或修复脑膨出囊（囊内大多数结构无正常功能）
  - 如果中枢神经系统组织囊内部分 > 颅内部分 → 非手术指征
- 出现脑积水患者引流脑脊液

诊断要点

关注点

- Chiari 3 型畸形在新生儿表现为下枕部脑膨出

颅颈交界区变异

关键点

术语

- 颅颈交界区解剖异常或变异

影像

- 斜坡／枕骨髁，C_1 前环或齿状突变平或畸形
- 动态屈曲和伸展过程中变化不稳定
- ± 肉芽组织增多（“血管翳”）
  - 可减少异常的最大的血管翳

主要鉴别诊断

- 颅颈交界区的发育异常
  - 软骨发育不全，唐氏综合征
- 炎症和退行性关节炎
- 获得性扁平颅底
- 外伤

病理

- 宫内第 4 至第 7 周 CVJ 神经和骨骼组织发生先天性损伤
- 骨性强直或纤维结合，不可避免
- 不稳定或可还原的异常运动区域周围肉芽组织增生

临床问题

- 屈曲／伸展加剧枕部头痛或枕下颈部疼痛
- 轻度创伤后的症状较常见

诊断要点

- 动态屈伸影像确定稳定性，异常的还原性

（左图）平扫 CT 骨窗（扁平颅底）冠状位显示异常扁平的斜坡，以及显著的中线骨裂缺损➡。（右图）患者，平扫 CT 矢状位骨窗显示伴有寰枢椎不稳，第三髁与游离齿状突共存。注意斜坡顶端➡的骨质突出为第三髁。游离小骨片➡移位，C_1 环椎前部扩大➡

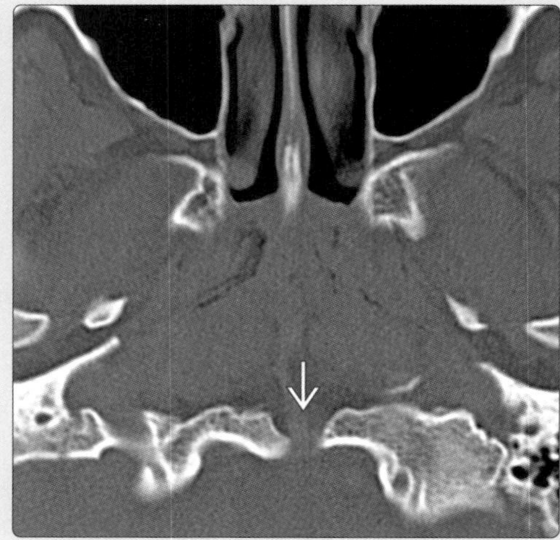

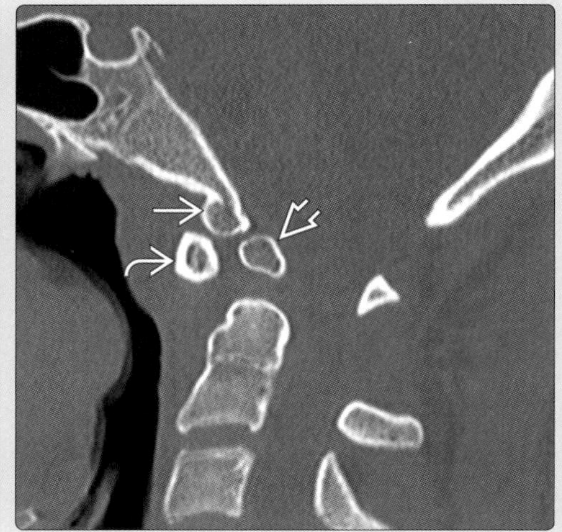

（左图）平扫 CT 骨窗矢状位（游离小骨移位）显示游离小骨➡和斜坡➡异常融合。C_1 环前部➡和游离小骨重塑改变。C_1 后环➡发育不全，位于椎管内以及枕骨大孔下方。（右图）同一患者，MR 矢状位平扫 FLAIR 显示 C_1 水平颈髓内异常 T_2 信号，反映寰枢椎不稳和轻度 C_1 环➡发育不全导致的损伤

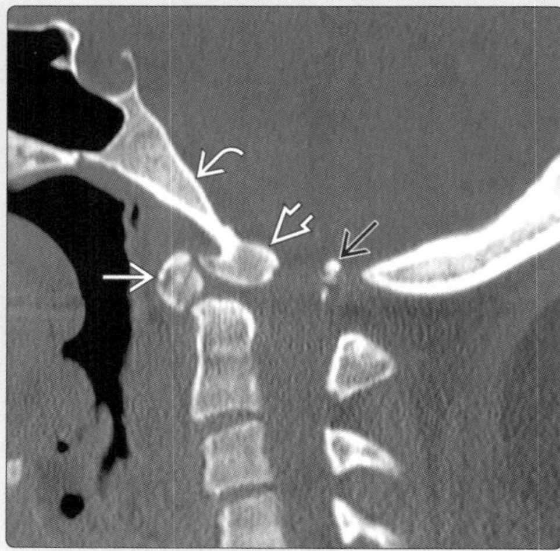

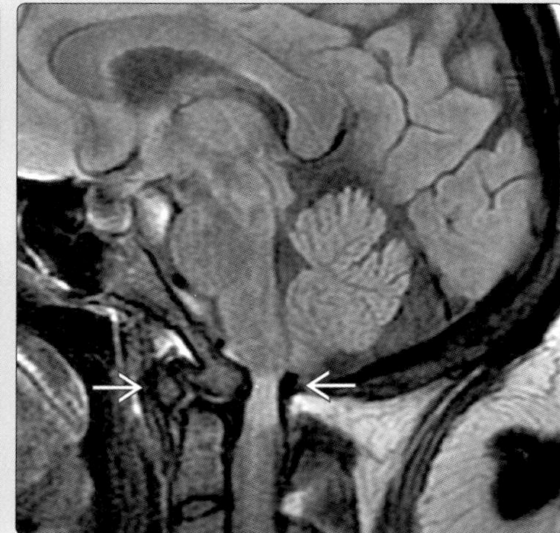

术　语

缩写

- 颅颈交界区（CVJ），颅脑交界处（craniocerebral junetion，CCJ）

同义词

- CVJ 异常，CCJ 变体或异常

定义

- 颅底 - 上颈椎关节解剖变异

影　像

一般特征

- 最佳诊断线索
  - 斜坡 / 枕骨髁，C_1 前环或齿状突的变形或畸形
- 位置
  - 颅椎交界区

平片表现

- 平片
  - 扁平颅底，颅底凹陷症，C_1 环吸收消失，$C_{1/2}$ 关节不对称，后倾，发育不全 / 发育不良，齿状突游离，$C_{2/3}$ 融合（Klippel-Feil）

透视表现

- $C_{0/1}$，$C_{1/2}$ 在动态屈曲和伸展时关节不稳定

CT 表现

- 增强 CT
  - 伴或不伴强化的肉芽组织（“血管翳”）
    - 还原性异常的患者通常具有最大的血管翳
- CT 骨窗
  - 与普通平片具有类似表现；矢状位和冠状位重建可最大限度地减少重叠结构的影响

MR 表现

- T_1WI
  - 骨性异常 ± 软组织肉芽组织，脊髓受压，后脑异常
- T_2WI
  - 类似于 T_1WI；最适合评估脊髓
- 增强 T_1WI
  - 伴或不伴强化的“血管翳”

成像推荐

- 推荐检查方案
  - 动态屈曲 / 伸展位平片显示生物力学改变及关节不稳
  - 多平面 T_1WI，T_2WI 评估脊髓和软组织最佳；弯曲 / 伸展位 MR 显示不同位置对神经压迫的影响最佳
  - CT 骨窗多平面重建能够为手术评估骨结构改变

鉴别诊断

CVJ 发育异常

- 颅椎交接区狭窄或寰枢椎不稳
  - 软骨发育不全
  - 黏多糖病
  - 唐氏综合征
  - 先天性代谢障碍

炎症和退行性关节炎

- 伴或不伴颅颈交界区融合，齿状突的 C_1 环向前移位，颅底凹陷症→脊髓压迫甚至椎管狭窄
  - 类风湿关节炎
  - 反应性关节炎
  - 银屑病关节炎
  - 强直性脊柱炎
  - 退行性关节炎（骨关节炎）
- 临床表现包括脊髓型颈椎病、疼痛、肢端畸形
  - 特征性临床症状，病史和实验室异常帮助确诊

获得性扁平颅底

- 枕大孔平面以上枕骨髁向上移位，Chamberlain 线上方齿状突放射状突出
- 2° 至骨软化
  - Paget 病
  - 成骨不全症
  - 佝偻病
  - 类风湿关节炎
  - 甲状旁腺功能亢进症

外伤

- 骨折和（或）韧带损伤
- 尖锐的无皮层边缘，与先天性异常相反
- 颅颈交界区损伤较少见，但发病率 / 死亡率高
- 相应的病史和临床表现

病　理

一般特征

- 病因
- 在宫内第 4 至第 7 周，发育的 CVJ 神经和骨骼组织先天性损伤→发育不全，分节 / 融合异常，CVJ 关节强直
- 相关异常
  - 侏儒症、下颌异常、腭裂、先天性耳畸形、短颈、Sprengel 畸形、漏斗胸、弓形足（高足弓）和并指（趾）
- 先天性 CVJ 异常相对罕见
  - 严重程度从良性，无症状至可能致命的不稳定性→脊髓 / 脑干受压
- 异常的类型和严重程度由解剖学的一个或多个标准“参考线”决定
  - Chamberlain 线：从枕骨最低点至硬腭的背面连线
  - McGregor 线：从硬腭的后上方至枕骨最上点的连线

分期、分级和分类

- 枕骨骨节畸形

- 大多数枕骨异常与颅底高度↓，± 伴发颅底凹陷（齿状突在 McGregor 线上方 >4.5 mm）
    - 第三髁、髁突发育不良，枕骨基底部发育不良，寰枕融合，斜坡裂
    - 扁平颅底定义为先天性扁平颅颈角 >135°
    - 伴有后脑疝，脊髓空洞症（≤ 30%）
- C_1 环异常
    - C_1 同化（“寰枕骨性融合的 C_1”）：分节障碍→第 1 个脊椎骨节和第 4 个枕骨骨节之间的纤维或骨骼融合
        - ± 枕颈骨性融合；大多数 C_1 环同化无症状，如果齿状突与 AP 的管径 <19mm，可能会出现症状
    - C_1 畸形：发育不良、C_1 弓裂隙、“寰椎裂”（前弓和后弓）
    - 与 Klippel-Feil、basilar invagination、Chiari 1 型畸形相关
- C_2 异常：$C_{1/2}$ 分节不良，齿状突发育不良
    - 多数限于齿状突的发育；部分缺失（发育障碍）→完全缺失（发育不全），终末小骨持续存在，齿状突游离
        - 终末小骨持续存在：终末小骨骨化障碍→在齿状突顶端附带的“缺口”
        - 齿状突游离：齿状突尖清晰的小骨 +C_1 前弓环扩大
    - 伴有韧带松弛的齿状突异常→寰枢椎不稳定；唐氏综合征、Morquio 综合征、Klippel-Feil 综合征和骨骼发育不良最常见
        - 十字韧带不全→ $C_{1/2}$ 不稳定，可能出现神经功能缺陷或死亡

直视病理特征

- 在许多不可复位的异常中，存在骨性强直或纤维融合
- 不稳定或还原性异常运动区域周围出现肉芽组织增生

显微镜下特征

- 组织学包括正常的骨，纤维组织和肉芽组织的成分

临床问题

临床表现

- 最常见的体征 / 症状
    - 枕下颈部疼痛（85%）；可能临床表现与“基底型偏头痛”类似
    - 后部枕骨头痛因屈曲 / 伸展而加重
- 其他体征 / 症状
    - 脊髓型颈椎病，脑干 / 脑神经缺陷，无力，下肢共济失调
    - 血管症状（15%～20%）；TIA、眩晕，伴随旋转或头部活动的视觉症状
- 临床特征
    - 临床表现一般正常；临床异常表现与相关的综合征有关
    - 轻度创伤后症状表现

人群分布特征

- 年龄
    - 婴儿→成年后期，视严重程度而定
- 性别
    - 男女无差异
- 流行病学
    - 相对罕见：0.14%～0.25% 发生于儿童

自然病史及预后

- 通常逐渐出现具有局部神经症状；部分患者无症状
- 偶尔，神经症状表现为暴发性→四肢瘫痪，猝死
- 在轻微创伤和麻醉期间没有发现有损伤风险的异常
- 早期诊断治疗可以在出现症状或永久性神经系统后遗症之前进行

治疗

- 早期采用保守治疗，除非病情不稳定或有神经功能缺损
    - 牵引，颈椎矫形器，限制活动
- 对症治疗，用于保守治疗难以治愈
    - 骨骼牵引可以区分可复位畸形和不可复位畸形，可缓解术前症状
    - 用减压 ± 融合术矫正基础生物力学异常

诊断要点

关注点

- 根据已知的关联模式查找异常模式
- 明确诊断，然后根据患者的个体情况制订最佳治疗方案

读片要点

- 动态屈曲 - 伸展成像可确定关节稳定性和可复位性
- CT 重建有价值，可用于评估骨性异常

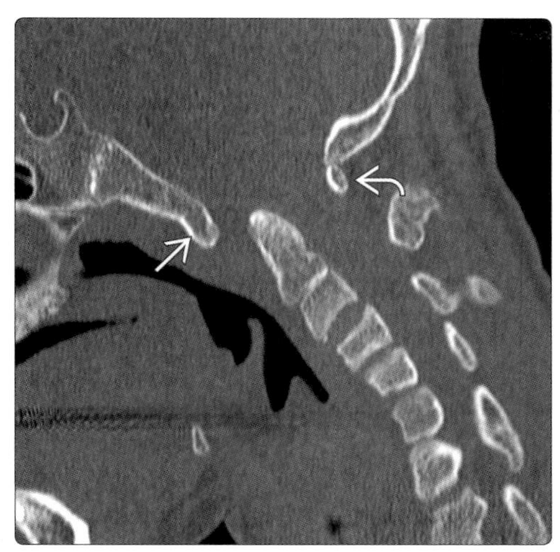

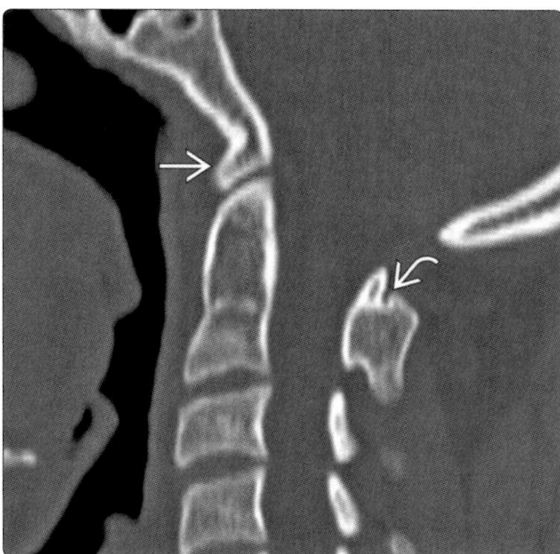

（左图）平扫 CT 矢状位骨窗显示 C_1 前部与颅底融合➡、C_1 后弓和枕骨部分融合➦。寰椎齿状突间距增宽，颅底轻度凹陷。（右图）平扫 CT 矢状位骨窗显示先天性 C_1 前弓➡与斜坡融合，C_1 后弓与 C_2 棘突融合。➦。CVJ 解剖变异有望减少 CVJ 动态运动

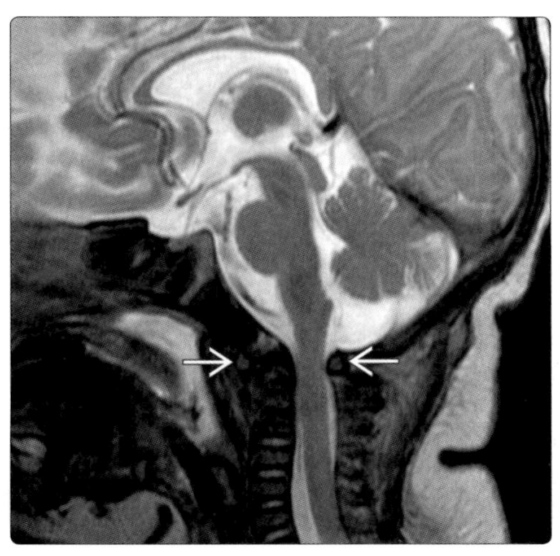

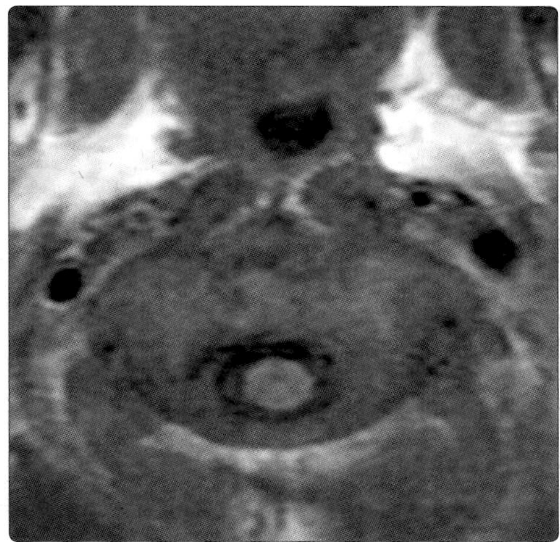

（左图）MR 矢状位平扫 T_2WI（VACTERL）显示继发于 C_1 环发育不全的 C_1 处➡中重度中央管狭窄。该水平的脊髓呈轻度 T_2 高信号，表明骨髓软化症。$C_{2/3}$ 处椎间盘发育不全，反映先天性分节障碍。（右图）MR 横断位 T_1WI（VACTERL）显示继发于 C_1 环发育不全的 C_1 处中央管中重度狭窄

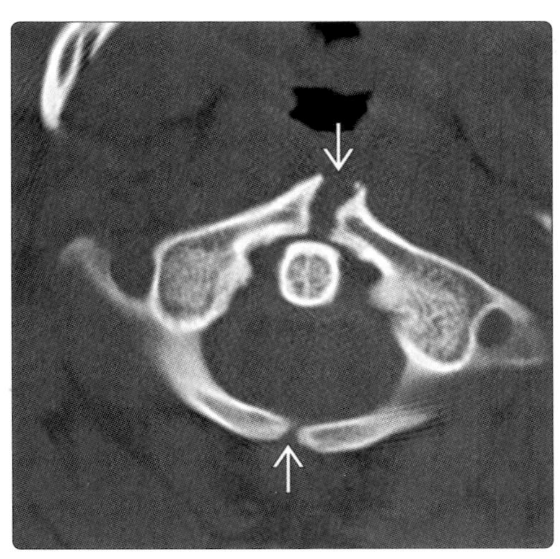

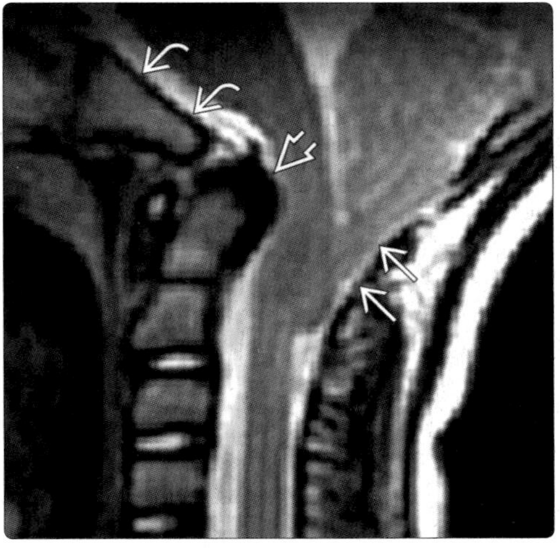

（左图）平扫 CT 骨窗显示先天性 C_1 环融合障碍伴前弓和后弓裂➡。尽管其外观怪异，但不一定会导致颈椎不稳。（右图）MR 矢状位平扫 T_2WI 显示斜坡➦角度变平，齿状突后屈和邻近低信号的血管翳➩。另外，MR 成像显示伴有小脑扁桃体异位➡的 Chiari 1 型畸形

第 2 章

脊椎病变

椎板后部不完全融合

关键点

术语
- "隐性脊柱裂"这个概念已经过时，建议不再使用

影像
- 棘突 / 椎板在中线未融合
  - 椎板后部骨质缺损，无异常的神经、硬膜和脂肪瘤组织
  - 硬膜囊、圆锥位置和终丝厚度正常
- 腰骶部（L_5>S_1）>> 颈椎（C_1>C_7>T_1），胸椎

主要鉴别诊断
- 隐性脊柱闭合不全（CSD）
- 椎板切除术后的缺损
- 正常骨化过程

病理
- 病因未明；可能与神经胚形成过程异常无关

临床问题
- 患者最常见的症状是腰或腿部疼痛；可在影像检查过程中偶然发现
- 背部偶尔可观察到皮肤陷窝
- 如无皮肤损伤则通常无症状

诊断要点
- 椎板后部不完全融合是偶然发现的，很少有神经学意义
- MR 是排除显著潜在异常的最佳检查方法，但如果没有皮肤损伤或神经系统缺陷，发现率极低

（左图）腰骶椎前后位平片（对下腰痛患者进行影像学检查）偶然发现 S_1 椎板不完全融合➡。（右图）MR 横断位平扫 T_1WI 显示典型的中线后部不完全融合➡。该发现是在下腰痛患者 MR 检查中偶然发现

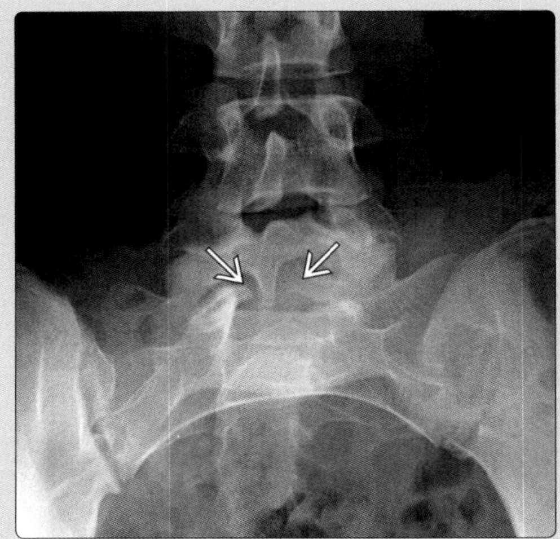

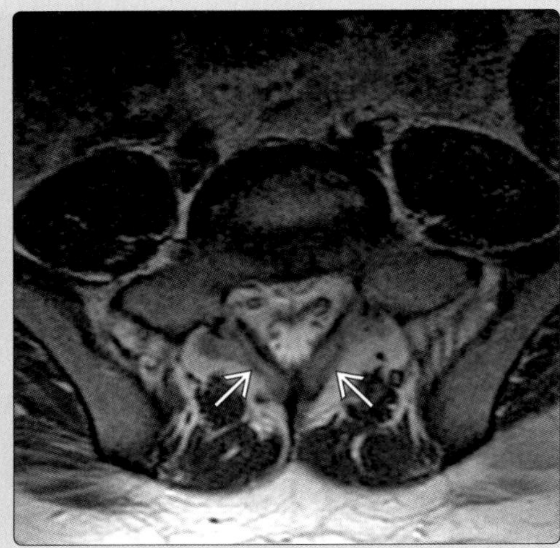

（左图）冠状位平扫 CT 骨窗示 L_5 椎板斜向不对称旋转合并重叠，认为产生旋转应力导致小关节面过早发生退行性改变➡。（右图）平扫 CT 骨窗示患者在腰骶交界处存在斜向不对称旋转和椎板后部不完全融合，还显示无移位的 L_5 部分缺损⇨，可能与旋转应力作用在椎弓峡部有关

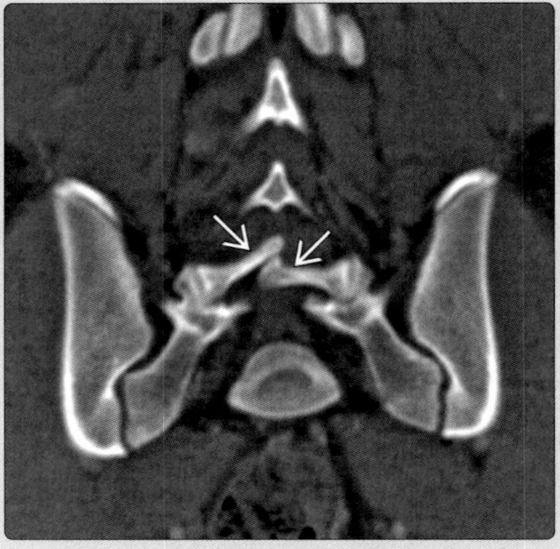

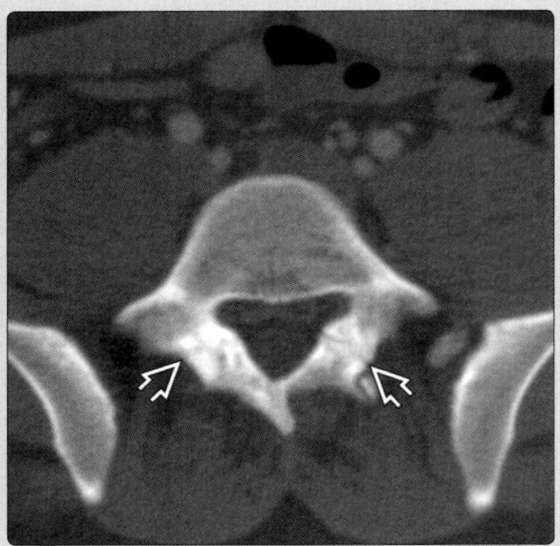

术 语

同义词

- “隐性脊柱裂”这个概念已过时

定义

- 棘突/椎板在中线未融合，无潜在的神经或脊膜异常

影 像

一般特征

- 最佳诊断线索
  - 腰骶椎板后部不完全融合
- 位置
  - 腰骶部（L_5>S_1）>> 颈椎（C_1>C_7>T_1），胸椎
- 大小
  - 骨质缺损通常很小
- 形态学
  - 椎板后部在中线未融合；边缘光滑，皮质完整，并可重叠

平片表现

- 平片
  - 棘突/椎板近中线位置未融合

CT 表现

- CT 骨窗
  - 棘突/椎板未融合

MR 表现

- T_1WI
  - 硬膜囊、圆锥位置和终丝厚度正常
  - 椎板后部骨质缺损，无异常的神经、硬膜和脂肪瘤组织
- T_2WI
  - 与 T_1WI 相同

超声表现

- B 超
  - 椎板后部缺损；圆锥位置和运动正常

成像推荐

- 推荐检查方案
  - 超声用于低风险骶骨凹陷婴儿
  - 多平面 MR 用于脊髓栓系、神经系统异常 + 皮肤损伤

鉴别诊断

隐性脊柱闭合不全（CSD）

- 脂肪瘤，脊髓栓系，脂肪性脊髓膨出，背侧脑膜膨出和皮毛窦

椎板手术缺损

- 有手术史；可见切口瘢痕，椎旁肌肉失神经支配，椎板切除后缺如
- 存在手术史；椎板缺如

骨化正常过程

- 直到 5~6 岁时，正常 L_5 椎板可保持未融合

病 理

一般特征

- 病因学
  - 未明；可能与神经胚形成过程异常无关

直视病理特征

- 未融合的棘突和椎板覆盖在正常的硬膜囊上

显微镜下特征

- 椎板骨皮质组织学正常

临床问题

临床表现

- 最常见的体征/症状
  - 通常无症状，有时会有皮肤损伤
  - 偶尔背部皮肤陷窝
    - 臀裂内的陷窝不需要进一步评估
    - 臀裂上方的陷窝提高相关异常的发生率；应采用 MR 进一步评估
- 其他体征/症状
  - 无
- 临床特征
  - 患者出现腰或腿部疼痛；可在影像检查过程中偶然发现

人群分布特征

- 年龄
  - 所有年龄
- 性别
  - 女性 > 男性
- 流行病学
  - 多达 30% 的美国人口

自然病史及预后

- 通常偶然发现无临床意义
- 最近的生物力学研究表明旋转应力可能由不完全融合引起
  - 早期退行性改变，椎弓峡部裂

治疗

- 保守观察

诊断要点

关注点

- 椎板后部不完全融合是偶然发现，很少有神经学意义

关键点

术语

- 椎体发育不全，分节和融合异常（SFA），“脊柱排列紊乱”
- 部分或完全性椎体形成障碍

影像

- 脊柱侧凸成角、曲线或局灶性
- 半椎体、蝴蝶椎，一般比正常椎体小

主要鉴别诊断

- 椎体骨折：病史至关重要
- 遗传性脊柱发育不良

病理

- 脊柱发育过程中 PAX1 基因表达异常
- 许多综合征表现为椎体发育不良
- 相关的异常包括：椎管闭合不全、脊索裂畸形、内脏畸形（61% 的先天性脊柱侧凸患者）

临床问题

- 许多患者无症状或在脊柱侧凸评估期间发现
- 综合征患者通常在婴儿期被发现
  - 脊柱曲度异常 ± 神经缺陷，肢体或内脏异常
  - 呼吸衰竭（胸廓运动障碍甚至肋骨融合，脊柱侧凸畸形）

诊断要点

- 重点是寻找和表征相关的内脏异常
- 畸形类型决定了脊柱侧凸进展的方向

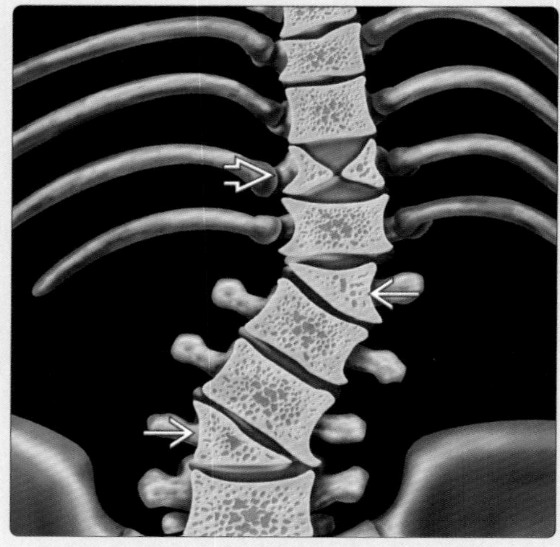

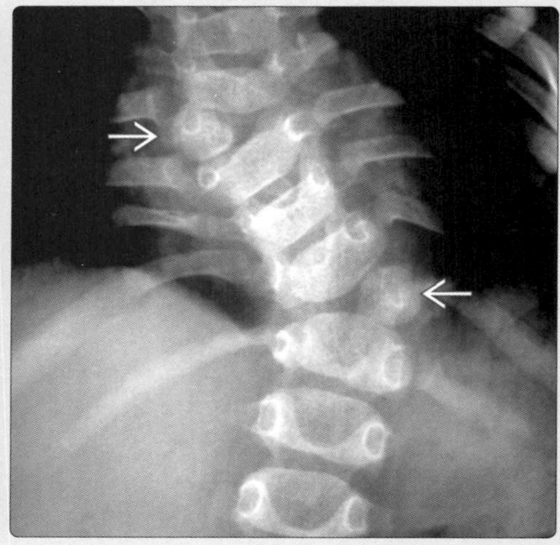

（左图）胸腰椎冠状位图显示几种不同类型的椎体形成障碍，分节“平衡的”L_1 和 L_4 半椎体➡和一个 T_{11} 蝴蝶椎⇨。（右图）胸椎前后位平片显示分节的 T_7 右侧和 T_{11} 左侧半椎体➡，导致脊柱局部侧弯。因为这类半椎体大多会抵消彼此产生的脊柱弯曲，所以这种结构对预后和治疗有“平衡曲度”作用

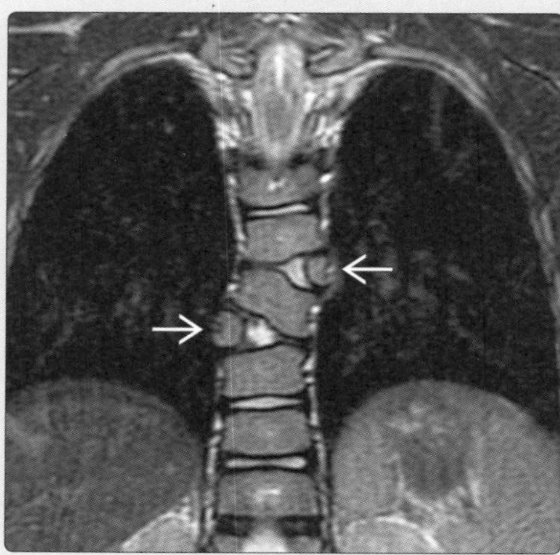

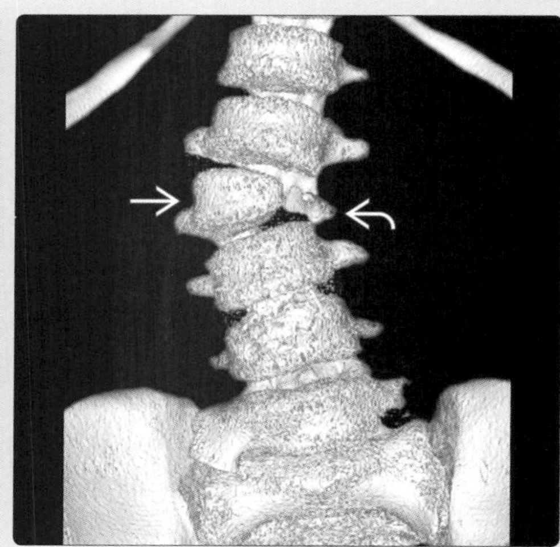

（左图）MR 冠状位平扫 T_2WI 显示 T_6 左侧和 T_8 右侧半椎体➡。只产生较小向左侧弯曲的合力，因为两个半椎体彼此“平衡”，因此该曲度预计不会快速变化。（右图）冠状位平扫 CT 骨三维重建图像显示不平衡的 L_3 右侧半椎体➡，导致局部脊柱右凸。L_3 左侧椎弓根和后部残留↪

术语

同义词

- 椎体发育不良，分节和融合异常（SFA），“脊柱排列紊乱”

定义

- 部分或完全性椎体形成障碍
  - 部分形成障碍→楔形椎
  - 完全性椎体形成障碍→椎体发育不良、半椎体、蝴蝶椎

影像

一般特征

- 最佳诊断线索
  - 脊柱侧弯成角、曲线或局部明显侧弯伴椎体形态异常
- 位置
  - 胸腰椎最常见
- 大小
  - 半椎体、蝴蝶椎一般比正常椎体小
- 形态学
  - 椎骨形成不全；可能缺失椎体的前部、后部、侧部或中部

平片表现

- 平片
  - 椎体形成障碍
  - ± 脊柱侧弯
    - 部分双侧半椎体→“平衡”、侧弯曲度抵消
    - ≥1个单侧半椎体→“不平衡”，侧弯曲度未抵消
  - “计数”椎体水平可确定是否存在脊柱侧弯和严重程度

CT表现

- CT骨窗
  - 矢状位或冠状位显示椎间隙、半椎体、蝴蝶椎
    - 横断位很难评估异常椎体；矢状位、冠状位重建有所帮助
  - ± 后部椎板闭合不全、融合异常
    - 横断位评估最佳
  - CT骨三维重建图像对有手术计划的异常椎体显示最佳

MR表现

- T_1WI
  - 椎体形成障碍
  - 骨髓、椎间盘信号强度正常
- T_2WI
  - 同T_1WI表现相似
  - ± 脂肪瘤、脊髓栓系、脊髓纵裂、脊髓受压

成像推荐

- 最佳影像方案
  - 多平面MR成像
- 推荐检查方案
  - 负重平片→量化脊柱侧凸，“计数”以明确定位椎体异常水平
  - 多平面MR T_1WI、T_2WI→识别椎体异常、评估脊髓和软组织情况
    - 大多数椎体和脊髓异常在冠状位、矢状位中显示最佳
  - CT骨三维重建有助于为术前计划显示脊柱侧凸和椎体异常

鉴别诊断

椎体骨折

- 病理性或外伤性
- 每个水平有2个椎弓根
- 骨折缘不规则 ± 软组织水肿、脊髓损伤
- 病史有助于鉴别

遗传性脊柱发育不良

- 黏多糖病
- 软骨发育不全
- 通过影像、临床和实验室检查特征来鉴别

病理

一般特征

- 病因
  - 软骨总体发育不全：软骨中心在发育过程中不能早期发生
  - 一侧半椎体：一个软骨中心不发育；骨化中心随后未能在此侧形成
  - 椎体矢状裂（“蝴蝶椎”）：每个相对的靠近中线的软骨中心形成单独的骨化中心（但未融合）
  - 椎体冠状裂：独立的腹侧和背侧骨化中心形成并永存
  - 后侧半椎体：在骨化阶段后期异常
- 遗传学
  - 脊柱发育过程中PAX1基因表达异常
  - 许多综合征表现椎体发育不全
- 相关异常
  - 椎管闭合不全、脊索裂畸形
    - 皮肌萎缩症、脊髓栓系／终丝脂肪沉积、先天性肿瘤、内脏器官异常
  - 其他发育性椎体异常
    - 部分重复（多余的半椎体）
    - 分段异常（阻滞椎、后部椎板闭合不全、椎弓根融合）
  - 内脏异常：61%的先天性脊柱侧弯患者
- 正常椎体形成发生超过3个连续的时期
  - 膜发育：内侧骨节（椎体）和外侧肌节（椎旁肌）的分节形成

  - 软骨化：骨节横向分离并相邻的两半骨节融合→成对的软骨化发育为椎体和椎弓
  - 骨化：软骨骨架从单一骨化中心骨化
- 椎体形成异常导致椎体分节和融合异常
  - 异常的椎体可能超出或代替正常的椎体
  - 更严重的 SFA →可能与内脏异常有关
- 椎体形成障碍决定了影像显示的椎体部分缺损
  - 前部形成不良（常见）→脊柱成角后凸畸形
  - 后部形成不良（罕见）→曲度过度前凸
  - 侧部形成不良（常见）→先天性脊柱侧弯的典型半椎体
- 半椎体变异分为嵌顿型、非嵌入型、分节型、未分节型或半分节型
  - 嵌顿型：椎体上下重塑以适应半椎体→一般不会产生脊柱侧弯
  - 非嵌顿型：位于脊柱侧弯顶部；曲线大小取决于楔形椎体的大小
  - 分节（“自由”）：半椎体上方和下方的椎间盘正常→生长不平衡导致的进行性脊柱侧弯
  - 未分节：楔形椎和正常相邻椎体之间缺乏椎间盘间隙
  - 半分节：一侧为正常椎间盘，另一侧未分节
- 节段性脊柱发育不全（SSD)：罕见的先天性异常，其中 1 段脊柱 / 脊髓无法正常发育
  - 在异常水平，脊髓变薄或难以辨认；在大多数情况下，体积较大、近尾部的低位脊髓分节会引起局灶性异常
  - 形态紊乱的严重程度与残余脊髓功能、临床缺陷的严重程度相关

直视病理特征

- 骨密度正常，排除同时发生代谢异常
- 手术中观察椎体形态与影像结果相符

显微镜下特征

- 骨组织正常，排除同时出现代谢异常

临床问题

临床表现

- 最常见的体征 / 症状
  - 无症状
  - 脊柱曲度异常 ± 神经缺陷、肢体或内脏异常
- 其他体征 / 症状
  - 呼吸衰竭（胸廓运动障碍甚至肋骨融合，脊柱侧弯畸形）罕见
- 临床特征
  - 大多数无症状或在脊柱侧弯评估期间发现
  - 并发症患者通常在婴儿期发现

人群分布特征

- 年龄
  - 通常在婴儿期到儿童早期诊断
  - 少数病例可能在成年期出现
- 性别
  - 男女相当
- 流行病学
  - 孤立或并发症，单发或多发
  - 发病率随亲缘关系增加而增加，同时可并发多系统异常

自然病史及预后

- 脊柱侧弯经常呈进行性发展
  - 观察，如果有必要可提前干预，以防止发生严重畸形

治疗

- 轻度者保守治疗（矫形器，观察）
- 手术切除和（或）融合以阻止 / 逆转中到重度病例的脊柱侧后凸畸形

诊断要点

关注点

- 综合征起源或相关性→重要的是寻找和描述内脏异常的特征

读片要点

- 寻找并发分节障碍、其他神经和内脏异常
- 畸形类型决定了脊柱侧凸进展的方向

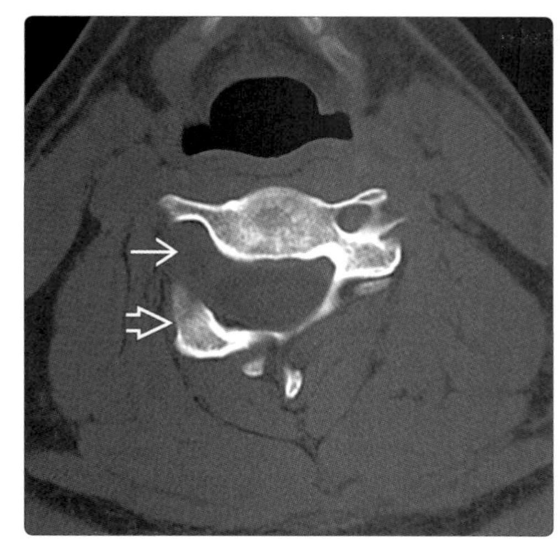

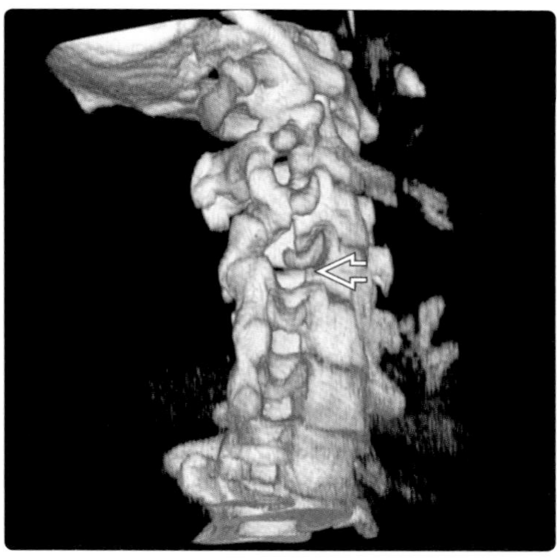

（左图）CT 骨窗横断位示 C_4 右侧椎弓根缺如。同侧神经孔在椎弓根形成障碍处异常扩大，右侧椎体后部椎板发育不良。（右图）平扫 CT 斜位骨三维重建示 C_4 右侧神经孔扩大与 C_4 右侧椎弓根缺如和右侧后部椎板发育不良有关

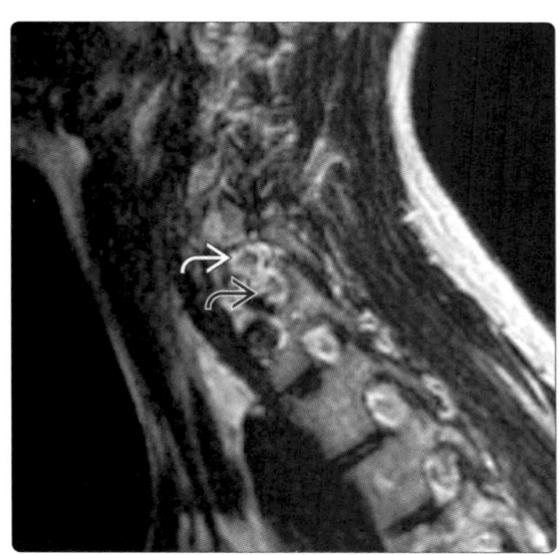

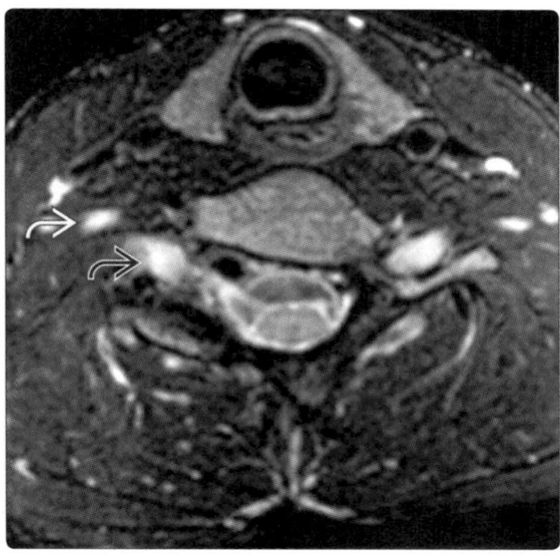

（左图）MR 矢状位 T_2WI 示 C_7 椎弓根缺如，导致异常增大的神经孔内同时含有 C_7 和 C_8 神经根。（右图）MR 横断位 T_2WI 脂肪抑制显示 C_7 椎弓根缺如，伴有异常增宽的神经孔。C_7 和 C_8 神经根出口在由缺如的椎弓根所导致异常扩大的神经孔内

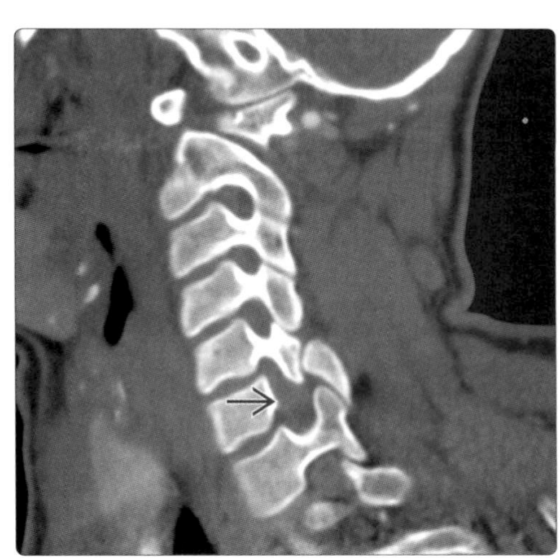

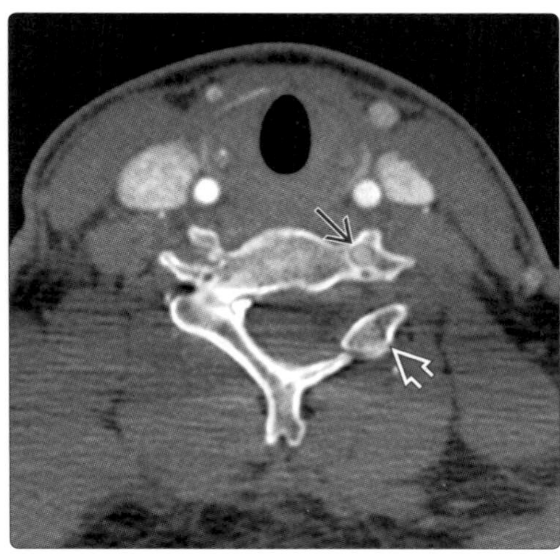

（左图）斜冠状位平扫 CT 骨窗示 C_6 左侧椎弓根先天性形成障碍，合并左后椎弓异常和小关节发育不良。这一系列异常导致神经孔明显增大。（右图）平扫 CT 骨窗示 C_6 左侧椎弓根形成障碍，合并左后椎弓异常和小关节发育不良。左侧椎动脉走行正常

椎体部分重复畸形

关键点

术语

- 脊柱部分重复畸形→≥1 个多余椎体

影像

- 非典型脊柱侧弯（成角、曲线或局灶性）≥1 个“额外”半椎体
- “额外”半椎体常与脊柱侧凸曲度相关

主要鉴别诊断

- 蝴蝶椎
- 椎体骨折

病理

- 正常椎体骨化紊乱导致半椎体形成
- 颈胸或胸腰段分段变异→“额外”的半椎体
- 多余的半椎体可能会融入相邻的椎体，产生不平衡的阻滞椎、局部脊柱侧凸

临床问题

- 可能无症状或存在神经肌肉性脊柱侧弯
- 严重脊柱侧弯妨碍胸部运动导致呼吸衰竭（罕见）

诊断要点

- 超量的半椎体椎弓根缺如出现在发育不良的一侧（区别于骨折）

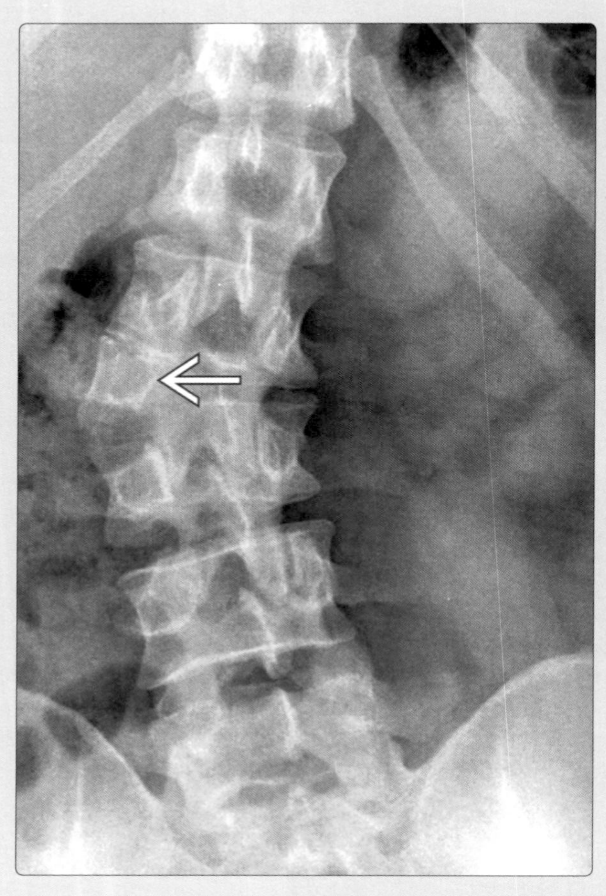

前后位平片显示典型的额外半椎体➡，位于 L_2 和 L_3 椎体右侧间，导致右侧脊柱侧弯畸形

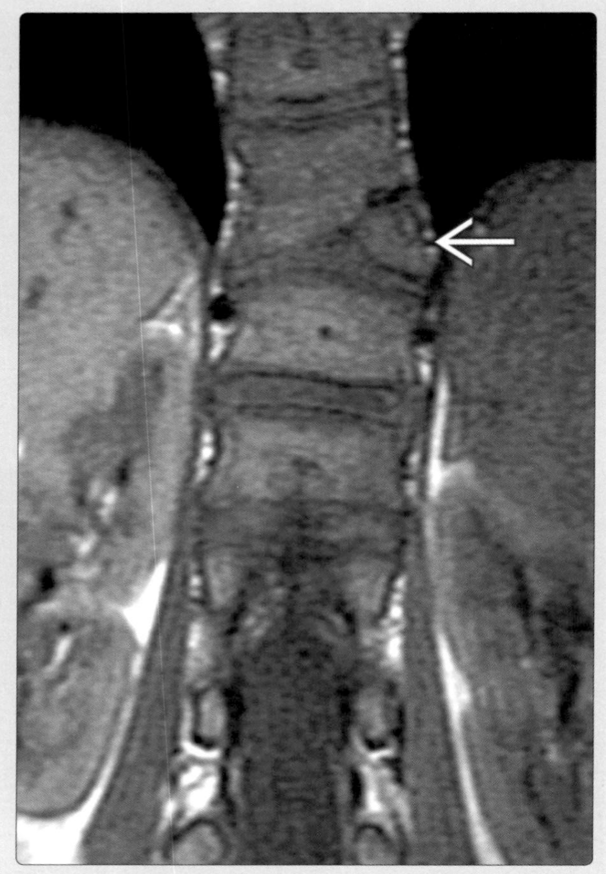

平扫 MR 冠状位 T_1WI 显示胸椎左侧多余的半椎体➡，导致左下胸椎小角度侧弯畸形

术　语

同义词

- 多椎体畸形

定义

- 椎体部分重复→≥ 1 个额外椎体

影　像

一般特征

- 最佳诊断线索
  - 非典型脊柱侧弯（成角、曲面或局部）≥ 1“额外”半椎体
- 位置
  - 胸腰椎＞颈椎

平片表现

- 平片
  - 多余的一侧半椎体导致脊柱侧弯

CT 表现

- CT 骨窗
  - 多余的一侧半椎体

MR 表现

- T_1WI
  - 多余的一侧半椎体 ± 脊柱裂、脊髓异常
- T_2WI
  - 与 T_1WI 相似

成像推荐

- 最佳影像方案
  - 前后位（AP）平片
- 推荐检查方案
  - AP 平片用于“计数”以定位异常的椎体水平
  - 长暗盒式站立负重平片可定量脊柱侧弯
  - 多平面 MR 成像评估椎体解剖及相关的神经异常

鉴别诊断

蝴蝶椎

- 两个椎弓根；看起来像中央裂开的“双侧半椎体”
- 双侧骨化中心未能融合

椎体骨折

- 病理性或创伤性（病史至关重要）
- 椎体边缘不规则 ± 软组织水肿、脊髓损伤
- 两个椎弓根不在同一水平（不同于半椎体）

病　理

一般特征

- 病因学
  - 正常椎体骨化排列紊乱→半椎体
  - 颈胸或胸腰分节变异→“额外”的半椎体
- 相关异常
  - 脊柱裂、脊索裂综合征、尾椎退化、其他椎体分节异常、脏器异常

直视病理特征

- 半椎体可以融入相邻的椎体→不平衡的阻滞椎

临床问题

临床表现

- 最常见的体征／症状
  - 无症状
  - 神经肌肉性脊柱侧弯；通常进展
- 其他体征／症状
  - 严重脊柱侧弯妨碍胸部运动导致呼吸衰竭（罕见）
  - 神经缺陷、肢体／内脏缺陷

人群分布特征

- 年龄
  - 很多严重的病例发现于婴儿或儿童时期
  - 轻度病例发现于青少年，在脊柱侧弯检查中由儿科医生检查出来或在影像检查期间偶然发现
- 性别
  - 男＝女
- 流行病学
  - 孤立或综合征，单发或多发
    - 许多综合征与分节和融合异常（SFA）有关
    - 当多系统先天性异常、有血缘关系时发病率增加

自然病史及预后

- 病程变化：随着体细胞生长，脊柱侧弯可能会进展，此时需要治疗

治疗

- 轻度病例保守治疗
- 在严重的情况下进行手术治疗以阻止／逆转脊柱侧弯

诊断要点

关注点

- 排除相关异常

读片要点

- 超量多余的半椎体在发育不全侧的椎弓根“缺如”（区别于骨折）

椎体分节不全

关键点

术语

- 分节异常、分节和融合异常（SFA）、“阻滞椎”“脊柱排列紊乱”

影像

- 包含从单一层面到广泛的多个层面受累
- 寻找相关的融合椎弓跟、肋骨、后部椎板
- ± 脊柱侧弯、后凸畸形、脊髓受压

主要鉴别诊断

- 青少年慢性关节炎
- 手术椎体融合
- 慢性椎间盘炎后遗症
- 强直性脊柱炎

病理

- PAX1 基因表达紊乱→在发育中的脊柱中出现脊索信号传导异常
- 许多综合征与 SFA 相关
- 相关的包括其他神经轴索异常、肾、胃肠、先天性心脏缺陷

临床问题

- 通常无症状或伴有脊柱侧后凸畸形
- 少见的神经缺陷、肢体或内脏异常、呼吸衰竭
- 脊柱侧弯通常呈进展性

诊断要点

- 临床表现多样，由 SFA 的类型和相关综合征决定

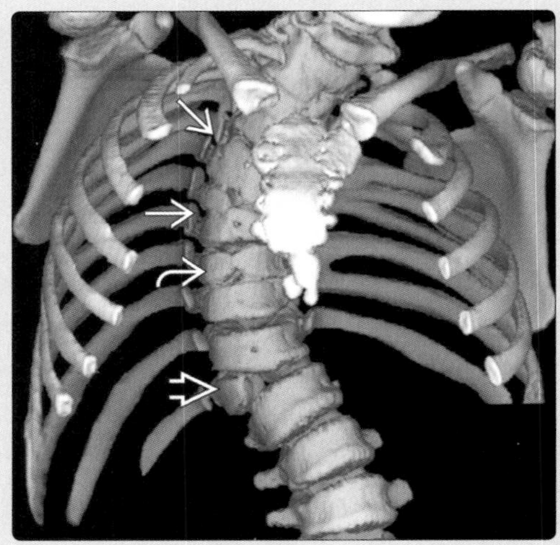

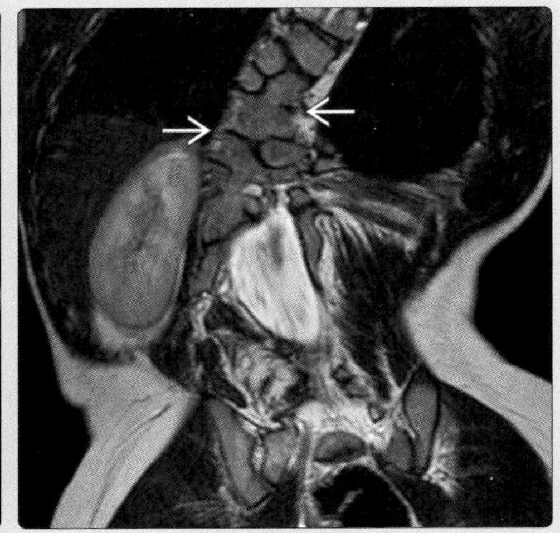

（左图）平扫 CT 冠状位骨骼三维重建显示上胸椎阻滞椎➡、半椎体⇨和蝴蝶椎↪。这些分节异常共同导致先天性脊柱右侧弯。相应肋骨融合影响侧弯进展并限制肺部扩张。（右图）平扫 MR 冠状位 T_2WI 显示多个椎体分节不良➡导致先天性脊柱侧弯右旋畸形

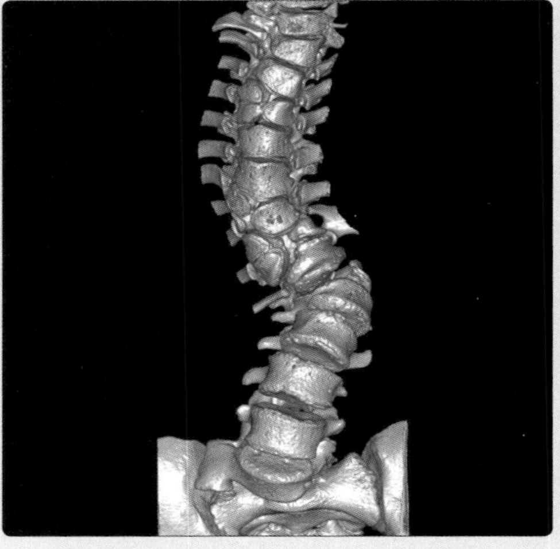

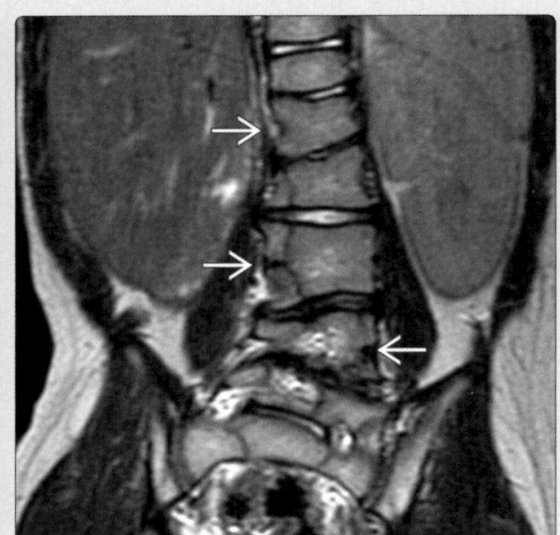

（左图）平扫 CT 冠状位骨三维重建显示多个水平的椎体分节异常导致右侧胸椎和左侧胸腰段侧弯畸形。CT 三维重建能全面显示多种椎体异常导致的脊柱侧弯、脊柱后凸畸形，可为治疗计划提供依据。（右图）腰椎 MR 冠状位平扫 T_2WI 显示先天性脊柱侧弯左旋畸形，多个椎体分节不良➡导致的椎体形态异常

椎体分节不全

术 语

同义词

- 分节异常、分节和融合异常（SFA）、“阻滞椎”“脊柱排列紊乱”

定义

- 胚胎畸形发育导致的脊柱畸形（阻滞椎、神经弓融合、椎弓根成条）→正常分节不良

影 像

一般特征

- 最佳诊断线索
  - 脊柱侧弯成曲度角合并脊柱异常融合
- 位置
  - 腰椎 > 颈椎 > 胸椎
- 大小
  - 包含从一个层面到多个层面受累
  - 阻滞椎通常比单个正常椎体大
- 形态学
  - 椎体不完全分节
    - 融合的后部椎板
    - 大而畸形的椎体
    - 至少累及两个椎体水平

平片表现

- 平片
  - 变形、融合的椎体 ± 脊柱侧弯、后凸畸形
  - 立位图像显示向侧位和前后位弯曲
    - 评估负重对脊柱侧弯的影响

CT 表现

- CT 骨窗
  - 椎体不完全分节
    - 大而畸形的椎体累及一个或多个水平
    - ± 椎弓根、肋骨、后部椎板融合

MR 表现

- T_1WI
  - 变形、融合椎 ± 脊柱侧弯、后凸畸形
  - ± 脊柱侧弯畸形
  - 骨髓信号正常
- T_2WI
  - 同 T_1WI 表现相似
  - ± 脊柱侧弯畸形、脊髓受压

成像推荐

- 最佳影像方案
  - 负重平片评估脊柱侧弯畸形、“计数”异常椎体水平
  - MR 成像
    - 多平面 T_1WI 评估椎体解剖结构
      - 椎体异常在冠状位、矢状位上显示最佳
    - T_2WI 评估脊髓病理、受压
  - 3DCT 重建显示骨结构特征、术前评估

鉴别诊断

青少年慢性关节炎

- 与颈椎阻滞椎难以区分
- 寻找其他受累的关节、结合临床病史

手术融合

- 在椎间盘水平间盘缺失；椎小关节不常发生强直
- 手术史是诊断的关键

慢性椎间盘炎后遗症

- 终板皮质边缘不规则，“椎间盘”缺失
- 寻找脊柱感染史

强直性脊柱炎

- 细小连续的韧带骨赘（“竹节椎”）+ 对称骶髂关节异常
- HLA-B27 阳性（95%）

病理学

一般特征

- 病因学
  - 脊柱形成异常导致分节和融合异常
  - 轻度也是最常见的畸形发生在过渡段椎体，如胸腰椎、腰骶移行段
- 遗传
  - PAX1 基因表达紊乱→在发育中的脊柱中出现异常的脊索信号传导
  - 许多综合征与 SFA 相关
    - 颈椎 SFA（Klippel-Feil）：常见病、基因位点 8q22.2
    - 脊椎胸廓发育不全（Jarcho-Levin）：不常见，胸椎融合呈蟹状排列并合并有多个肋骨融合
- 相关异常
  - 其他神经轴索异常（40%）
    - 脊柱裂，脊索裂综合征
    - 部分或完全形成不良（椎体发育不良、半椎体、蝴蝶椎）
    - 部分重复（多余的半椎体）
  - 脊柱侧弯
  - 肾、胃肠道、先天性心脏缺陷
- 正常胚胎学：正常椎体形成发生在超过 3 个连续的时期
  - 膜发育：内侧骨节（椎体）和外侧肌节（椎旁肌）的分节形成
  - 软骨化：骨节横向分离并相邻的两半骨节融合→成对的软骨化发育为椎体和椎弓
  - 骨化：软骨骨架从单一骨化中心骨化

分期、分级及分类

- 阻滞椎：≥两节椎体分节不全
  - 融合的椎体可能是正常高度、矮小或较高
  - 椎间隙通常退化或消失

- 经常与半椎体 / 缺失椎体的上方或下方椎体相联，后部椎板融合
- 后神经弓异常
  - 未能在中线融合→脊柱裂（± 单侧椎弓根不发育 / 发育不全）
  - 未融合的棘突；L_5、S_1>C_1>C_7>T_1> 下位胸椎
  - 多个水平后路融合→先天性脊柱异常

直视病理特征

- 一般骨密度正常，除外同时发生代谢异常情况
- 手术观察的椎体形态与影像结果一致

显微镜下特征

- 一般骨组织正常，排除同时出现代谢异常情况

临床问题

临床表现

- 最常见的体征 / 症状
  - 无症状
  - 脊柱侧弯畸形
- 其他体征 / 症状
  - 神经缺陷（通常是脊髓病）、肢体或内脏异常
  - 呼吸衰竭（罕见，继发于因严重脊柱侧弯、肋骨融合而导致的胸部运动障碍）
- 临床特征
  - 无症状偶然发现或评估患者脊柱异常弯曲时发现

人群分布特征

- 年龄
  - 严重病例发现在婴儿期 / 儿童期；轻度病例可能在成年人出现
- 性别
  - 男女相当；取决于相关综合征
- 流行病学
  - 孤立发生或综合征，单发或多发
  - SFAs 占脊柱侧弯畸形的 18%；多系统异常、有血缘关系时发生率较高

自然病史及预后

- 脊柱侧凸畸形经常呈进行性进展
  - 合并对侧半椎体的单侧未分节椎体→迅速进展，先天性脊柱侧弯严重变形
  - 孤立阻滞椎很少产生脊柱侧弯
- 异常分节可能会继续融合

治疗

- 轻度病例保守治疗（矫形器、观察）
- 在中度至重度病例手术融合以阻止 / 逆转脊柱侧弯畸形

诊断要点

关注点

- 临床表现多样，由 SFA 的类型和相关综合征决定

读片要点

- 冠状位 MR、前后位平片检查最适合检测和显示 SFA、“计数”异常椎体水平

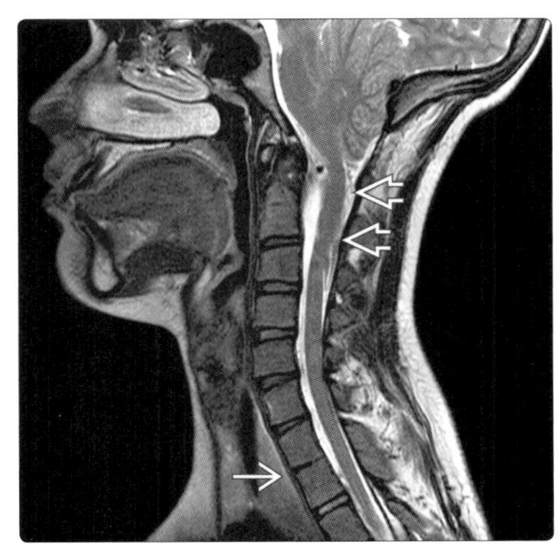

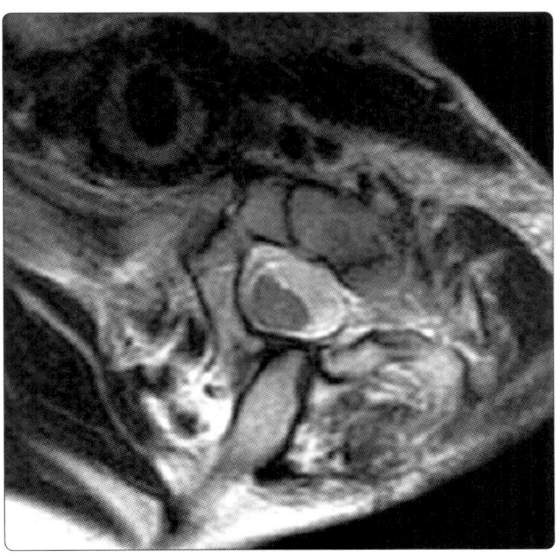

（左图）MR 矢状位平扫 T_2WI（Chiari 2 型畸形）显示小脑蚓部移位➡至上段颈椎管内，C_7 和 T_1 ➡椎体分节不全，棘突和小关节的“融合”。（右图）横断位 T_2WI（不同患者）显示上段颈椎分节不全。受累椎体明显异常，其确切形态在横断位像上很难观察

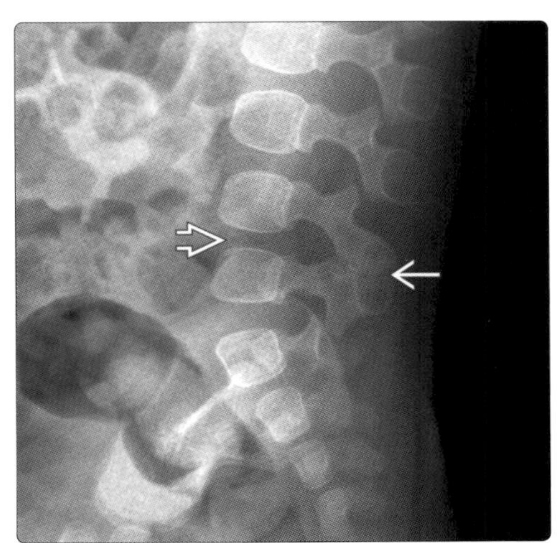

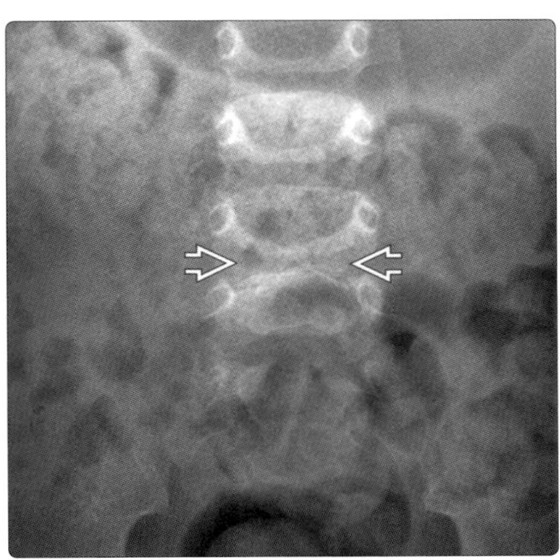

（左图）侧位平片显示 L_4 和 L_5 棘突和椎板分节不全➡。$L_{4/5}$ 椎间隙异常变窄伴发育不良➡。（右图）腰椎前后位平片显示 $L_{4/5}$ 椎间隙变窄➡。在正确的临床背景下，影像学的鉴别包括椎间盘炎或炎症性关节炎

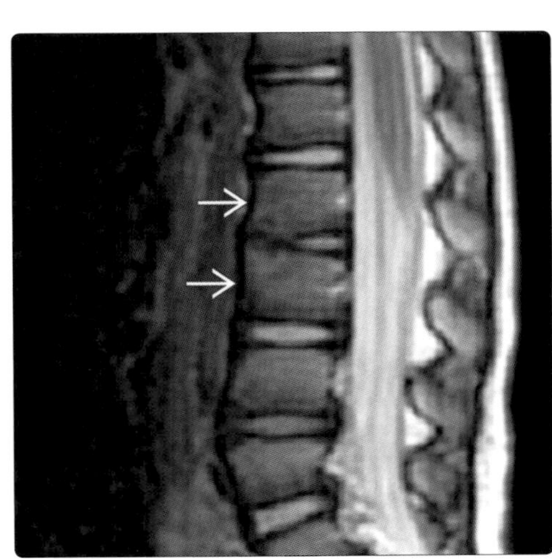

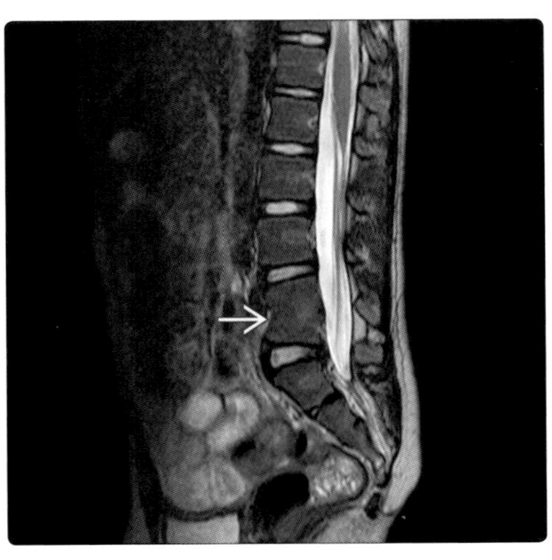

（左图）MR 矢状位平扫 T_2WI 显示 L_3 和 L_4 ➡椎体前部部分分节不全，先天性阻滞椎变化轻微，常无症状而偶然发现。（右图）矢状位 T_2WI 显示 L_4 和 L_5 先天性分节异常➡，腰椎前凸异常变直和轻度局灶性后凸畸形。L_4/L_5 阻滞椎的总高度小于 2 个正常椎体。剩余腰椎椎体形态正常

Klippel-Feil 谱系疾病

关键点

术语

- 同义词：Klippel-Feil 综合征（KFS）
- 先天性脊柱畸形的特征为≥两个颈椎分节不全 ± 胸椎、腰椎分节不全

影像

- 单个或多个水平的先天性颈椎分节和融合异常
- $C_{2\sim3}$（50%）>$C_{5\sim6}$（33%）>CVJ、上段胸椎

主要鉴别诊断

- 青少年特发性关节炎
- 手术融合
- 慢性脊椎炎后遗症
- 强直性脊柱炎

病理

- 没有确切的病因；胚胎可能在第 4 周至第 8 周之间受到损害
- 散在发病；在许多患者中家族遗传成分异常表达

临床问题

- 经典的三联征（33%～50%）：短颈、后发际线高、颈部活动受限
- 然而，在实际中，临床、解剖学变异较大

诊断要点

- 很多 KFS 发病率和几乎所有的死亡率与内脏系统功能障碍有关
- 寻找不稳定性、进行性退行性改变，脊髓／脑干受压

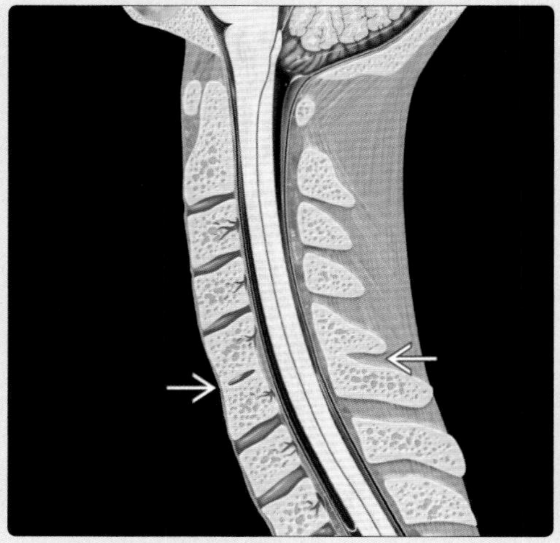

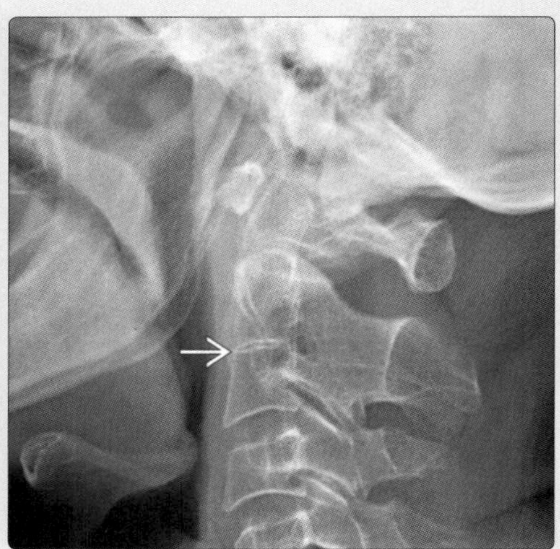

（左图）矢状位（KFS 2 型）图显示 $C_{5\sim6}$ 椎体、棘突先天性融合➡，合并特征性残余的椎间盘间隙和先天性棘突融合典型的“腰部”征象。（右图）侧位平片（KFS 2 型）显示典型的 $C_{2/3}$ 先天性分节不全（“融合”），具有特征性残余的椎间盘间隙➡和融合面。椎间盘间隙的显示有助于和颈椎后部融合区分

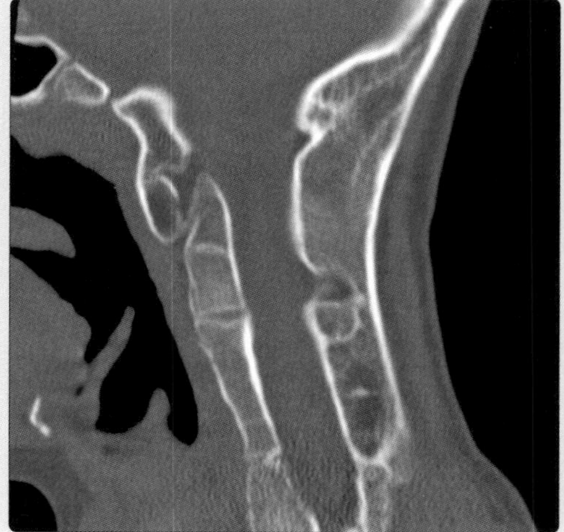

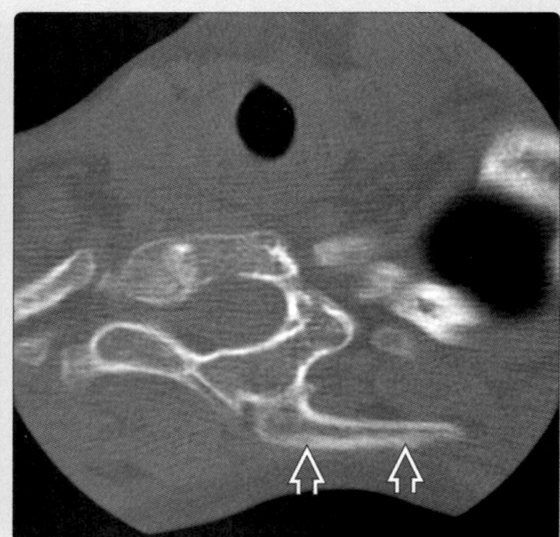

（左图）矢状位平扫 CT 骨窗（KFS 1 型）显示所有颈椎和后部椎板的广泛融合，具有椎骨和椎间盘间隙的特征性发育不良。这名患者 C_1 嵌入到颅底（寰椎枕化）。（右图）平扫 CT 骨窗（KFS 1 型，严重的分段异常）显示左侧肩胛脊椎骨

术 语

同义词

- Klippel-Feil 综合征（KFS）

定义

- 先天性脊柱畸形的特征为 ≥ 2 个颈椎分节不全 ± 胸、腰椎分节不全

影 像

一般特征

- 最佳诊断线索
  - 单个层面或多平面先天性颈椎分节和融合异常
- 位置
  - $C_{2\sim3}$（50%）>$C_{5\sim6}$（33%）> 颅颈交界区、上位胸椎
- 大小
  - 椎体 < 在融合椎间盘楔形轮廓的正常大小
  - 发育不全的椎间盘的高度、直径都减小
- 形态学
  - 融合椎体的椎间隙缩窄（“黄蜂腰”）± 后部结构融合

平片表现

- 平片
  - 一个或多个椎体融合，具有狭窄的椎间隙
    - 椎间隙多不正常；通常也伴融合的小关节和棘突
    - 在椎体不稳水平的相邻椎间隙 ± 退行性改变
  - ± 肩胛脊椎骨
  - 屈曲 / 伸展动态改变→融合节段之间缺乏活动，非融合层面的活动性增加

CT 表现

- CT 骨窗
  - 典型的骨性发现 ± 退行性改变
  - 矢状面，椎管横径通常正常
    - 变窄反映了融合段附近的继发性退行性改变
    - 椎管扩大→考虑脊髓空洞症

MR 表现

- T_1WI
  - 颈椎融合；椎体 ± 小关节，后部椎板
  - ± 退行性改变；椎关节僵硬、椎间盘突出常见（尤其是下段颈椎）
  - ± CVJ 骨性异常，Chiari 1 型畸形
- T_2WI
  - 与 T_1WI 相同的骨性表现；骨髓信号正常
  - ± 脊髓或神经根压迫、脊髓空洞症、脑干异常、脊髓骨髓炎

成像推荐

- 最佳影像方案
  - 平片评估不稳定性、退行性改变
  - MR 排除脊髓受压，评价退行性改变
- 推荐检查方案
  - 连续直立和屈曲 / 伸展平片，以检测关节进行性不稳定性退行性疾病
  - 多平面 MR 评估椎管受累、脊髓压迫、软组织退行性改变
  - 超声或 CE CT 检测和表征相关的内脏器官异常

鉴别诊断

青少年特发性关节炎

- 与颈椎阻滞椎难以区分
- 寻找其他受影累关节、适当结合病史

手术融合

- 没有椎间盘“融合”，关节面很少僵硬
- 手术史是诊断的关键

慢性脊椎炎后遗症

- 终板边缘不规则、无“黄蜂腰” ± 脊柱后凸
- 确认先前脊柱感染的病史

强直性脊柱炎

- 细小连续的韧带骨赘（“竹节椎”）+ 对称性骶髂关节异常
- HLA-B27 阳性（95%）

病 理

一般特征

- 病因学
  - 没有确切病因；胚胎可能在第 4 周至第 8 周之间受到损害
    - 可能的环境致病因素包括致畸剂、母亲酗酒
    - 与其他综合征相关（胎儿酒精综合征，Goldenhar 综合征，Wildervanck：颈 / 眼 / 听觉综合征）
- 遗传学
  - 散在发生；在许多患者中家族遗传成分异常表达
    - $C_{2/3}$ 融合（2 型）→具有可变外显率的常染色体显性遗传
    - $C_{5/6}$ 融合（2 型）→常染色体隐性
  - SGMI（8 号染色体）→第 1 个 Klippel-Feil 基因鉴定；基因表达与所有三种 KFS 类型重叠
- 相关异常
  - 半椎体、蝴蝶椎、脊柱裂
  - 脊柱侧弯（通常先天性）± 脊柱后凸（60%）
  - 齿状突发育异常，颅底凹陷、寰枕融合，枕颈不稳
  - 脊髓空洞症，脊髓纵裂（20%），Chiari 畸形（8%），新月体囊肿或皮样瘤（罕见）
  - 颈髓神经鞘瘤 ± 联带运动（20%）
  - 高肩胛畸形 ± 肩胛脊椎骨（15%～30%）；单侧或双侧
  - 感觉神经性耳聋（30%），外耳畸形，泌尿生殖道

异常（35%），先天性心脏病（14%），上肢畸形，面部异常
- “Klippel-Feil 综合征”经常通俗地被用于所有患有颈椎先天性融合异常的患者，而不管其程度如何
- 先天性颈椎融合至正常颈椎节段分节不良（第 3～8 周）

分期、分级及分类
- 1 型（9%）：颈椎、上胸椎严重融合→严重的神经功能障碍，相关异常多见
- 2 型（84%）：≥ 1 个颈椎椎间隙融合
- 3 型（7%）：融合累及颈椎和下胸椎 / 腰椎

直视病理特征
- 手术所见与影像结果相关

显微镜下特征
- 骨和椎间盘组织学正常

临床问题

临床表现
- 最常见的体征 / 症状
  - 面部疾病，颈部或神经根性疼痛，缓慢进行性或急性脊髓病
    - 由于存在面部畸形，广泛的融合常在婴儿期 / 儿童早期就被发现
  - 婴儿期和儿童期的神经系统异常通常继发于 CVJ 畸形
  - 下颈段融合（除非是大范围）通常发生在退行性改变或相邻节段颈椎不稳的第 30 年
- 其他体征 / 症状
  - 声带障碍（通常 >1 级融合）
  - 联带运动（镜像运动）：20%，上部 > 下部，随着时间的推移而减少
- 临床特征
  - 三个（33%～50%）：短颈、后发际线高、颈部活动受限
  - 然而，在实际中，临床、解剖学有变异较大
    - 尽管严重受累，许多患者的临床表现正常
    - 颈部活动受限是最一致的临床发现

人群分布特征
- 年龄
  - 20～30 岁；涵盖整个生命周期
- 性别
  - 男≤女
- 流行病学
  - 1/42 000

自然病史及预后
- 邻近融合节段的进行性加速性退行性改变
- 3 种模式对未来不稳定的风险最大
  - C_0 → C_3 融合合并枕颈融合
  - 长节段颈椎融合 +$C_{0/1}$ 结合异常
  - 2 个融合节段之间单个开放性空隙
- 颈椎节段过度活动时轻微创伤导致神经损伤风险增加
  - 高危患者：2 组阻滞椎、寰枕融合 + 颅底凹陷症、颈椎融合 + 椎管狭窄

治疗
- 避免接触性运动、职业运动和娱乐活动，以避免头部或颈部创伤
- 限制活动、支撑和牵引可能会减轻症状
- 神经损伤时，保守治疗仍疼痛显著或进行性不稳定→减压 + 脊柱融合术

诊断要点

关注点
- 很多 KFS 发病率和几乎所有的死亡率与内脏系统功能障碍有关

读片要点
- 发现不稳定性、进行性退行性改变，脊髓 / 脑干受压

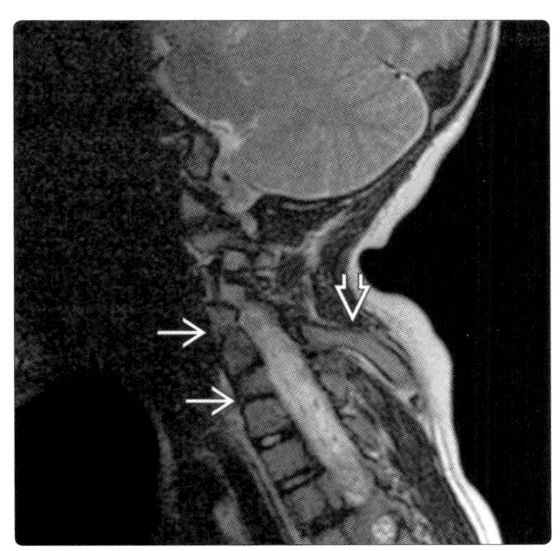

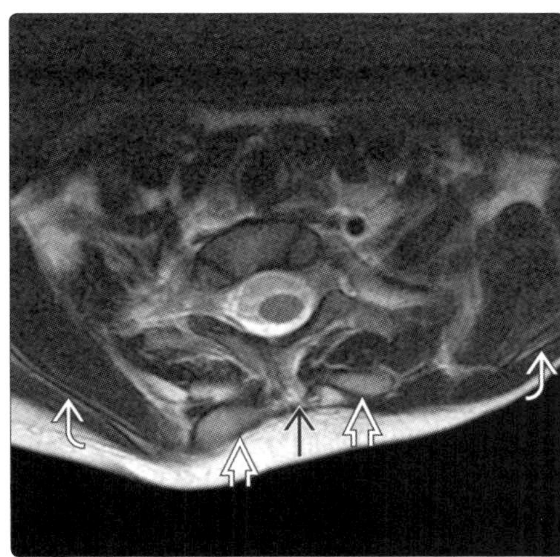

（左图）颈椎 MR 矢状位平扫 T_2WI（KFS 1 型，双侧肩胛脊椎骨）显示颈椎前凸异常变直和多椎体分节异常➡。肩胛脊椎骨⇨位于背部皮下软组织内并与后部椎板相连。（右图）颈椎 MR 横断位平扫 T_2WI（KFS 1 型）示双侧肩胛脊椎骨⇨自脊柱后部椎板→到肩胛骨↪走行

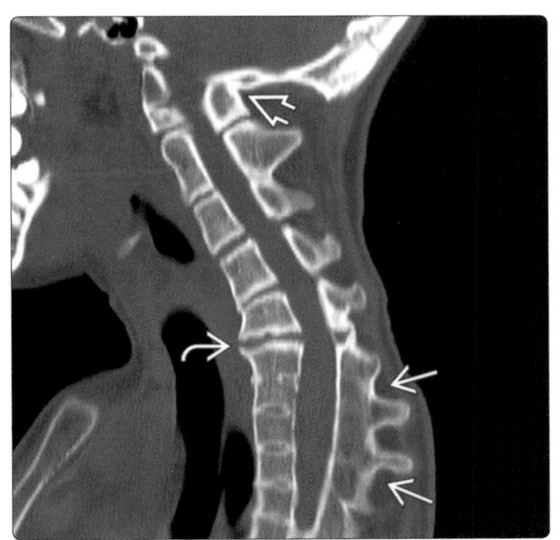

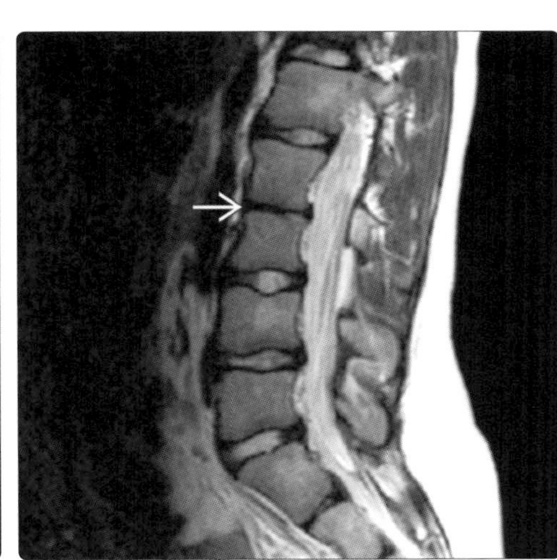

（左图）颈胸段 CT 骨窗矢状位显示颈胸段椎体分节异常。C_1 棘突与枕骨⇨融合，C_6～T_4 椎体及后部结构➡融合。$C_{5\sim6}$ 处椎间盘退变显著↪，但未融合。（右图）腰椎 MR 矢状位平扫 T_2WI（KFS 3 型）证实分节不全累及腰椎➡以及颈椎和胸椎（未显示）

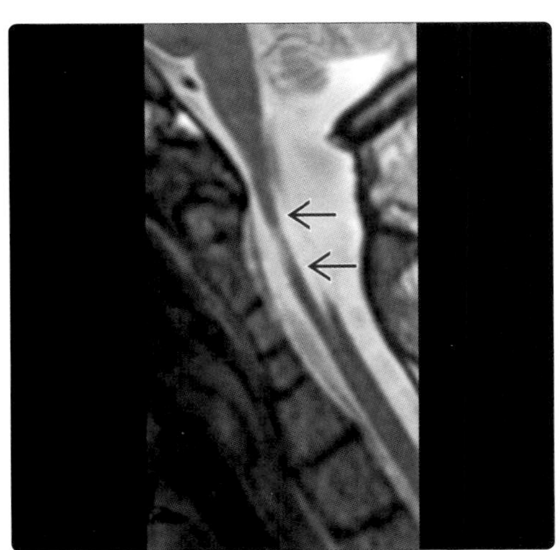

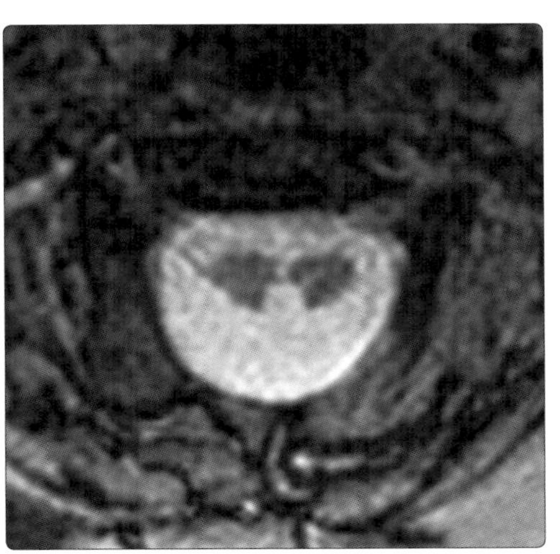

（左图）MR 矢状位平扫 T_2WI（KFS 1 型）表现为多节段严重颈椎椎体分节不全，伴发育不良的椎体和椎间盘，上颈段脊髓→明显变细，在横断位像上证实了颈椎脊髓纵裂，脊髓被分成体积相等的两部分。（右图）MR 横断位平扫 T_2^* GRE（KFS 1 型）证实颈椎脊髓纵裂（2 型，无间隔）

先天性椎管狭窄

关键点

术语

- 继发于椎弓根缩短和椎板侧突的椎管前后径减小

影像

- 中心椎管的直径小于正常值
  - 颈椎：前后径绝对值 <14mm
  - 腰椎：前后径绝对值 <15mm
- 短而厚的椎弓根
- 三叶形侧隐窝
- 侧向突出的椎板

主要鉴别诊断

- 获得性椎管狭窄
- 遗传性椎管狭窄
  - 软骨发育不全
  - 黏多糖贮积症

病理

- Torg 比值（椎管 AP 径 / 椎体 AP 径）<0.8
- 特发性

临床问题

- 症状性颈椎或腰椎管狭窄症状比典型的退行性狭窄更年轻化
  - 这些患者通常无临床问题（糖尿病或血管功能不全）
- 运动员在运动后出现暂时性神经功能缺损，随后就会消退

诊断要点

- 获得性退行性改变积累到一定程度才有可能产生临床症状
- 识别短而厚的椎弓根及 AP 管径缩小是诊断的关键

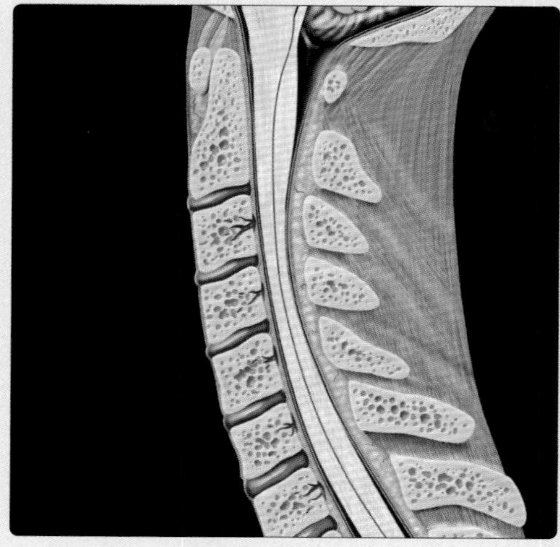
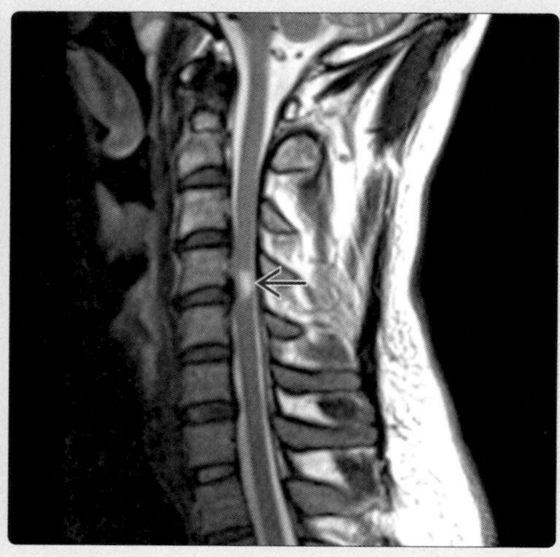

（左图）矢状位图显示先天性中央椎管前后径明显缩小，反映了较短的椎弓根对椎管前后径的影响。注意颈髓（通常是脊髓增宽的区域）异常狭窄。（右图）MR 矢状位平扫 T_2WI 显示 $C_{4/5}$ 椎间盘突出加重了中度先天性 AP 椎管狭窄。椎间盘突出导致脊髓损伤，显示为 T_2 高信号➡，对应临床脊髓病变

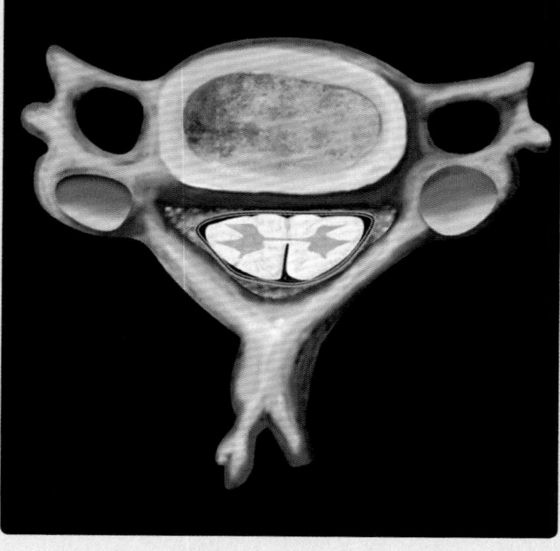
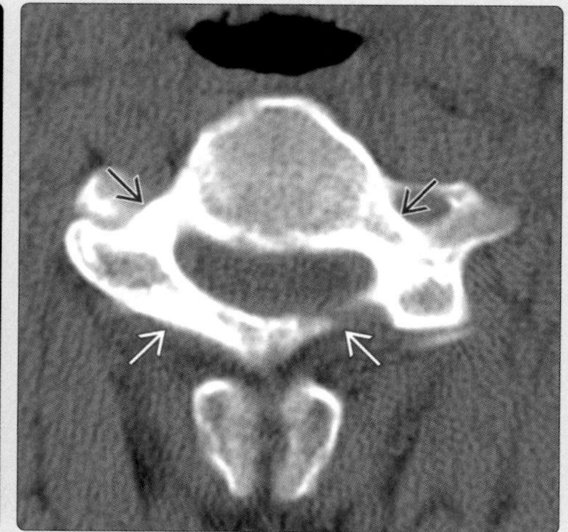

（左图）横断位图显示先天性颈椎管前后径狭窄伴蛛网膜下腔广泛狭窄。椎弓根厚且横向导致椎弓变平和椎管前后径缩小。（右图）平扫 CT 骨窗显示椎管明显狭窄，前后径减少归因于发育较短的椎弓根➡和横向增厚的椎板➡

术 语

同义词

- “短椎弓根”综合征，先天性椎弓根短，发育性椎管狭窄

定义

- 继发于椎弓根缩短和椎板侧突的椎管前后径减小

影 像

一般特征

- 最佳诊断线索
  - 短而厚的椎弓根导致椎管前后（AP）径缩窄
- 位置
  - 腰椎 > 颈椎 > 胸椎
- 大小
  - 中央椎管的直径小于正常值
    - 颈椎：前后径绝对值 <14mm
    - 腰椎：前后径绝对值 <15mm
- 形态
  - 短而厚的椎弓根
  - 三叶形侧隐窝
  - 侧向的椎板

平片表现

- 平片
  - 椎体后部与棘突椎板线间的前后径距离缩短
    - ± 退行性椎间盘突出症
  - 侧位平片通常显示关节柱止于棘突椎板线
    - 成像要点：如果关节柱在侧位平片上占据整个椎前后径管，则存在中央管狭窄

CT 表现

- CT 骨窗
  - 短而厚的椎弓根，三叶形侧隐窝和横向指向椎板
  - ± 获得性椎间盘、小关节退变
    - 矢状位有助于评估先天性狭窄的程度
  - 横断位显示缩小的椎管前后径及短而厚的椎弓根最佳

MR 表现

- T_1WI
  - 椎管前后径缩小 ± 获得性小关节及椎间盘退行性改变
  - ± 小关节呈低信号，椎体骨髓改变表明退行性改变
- T_2WI
  - 与 T_1WI MR 相似的骨性发现
  - ± 脊髓压迫
- T_2* GRE
  - 显示骨结构最佳
  - 警告：高估椎管狭窄真实程度，易产生较大伪影

非血管性介入

- 脊髓造影
  - 确认缩小的椎管前后径范围，显示神经受压的严重程度

成像推荐

- CT 矢状位和冠状位重建评估骨性结构
  - 横断位最适合观察缩窄和神经受压的程度
- MR 评估脊髓、硬膜囊是否存在及受压的程度
  - 也很好地显示了骨质解剖结构；单一成像研究可以完成影像学评估
  - 矢状位 MR 显示 AP 椎管狭窄、评估脊髓／马尾的受压最佳
  - 横断位 MR 确认椎弓根的形态、评估椎管狭窄的严重程度

鉴别诊断

获得性椎管狭窄

- 椎弓根长度正常
- ± 半脱位
- ± 峡部裂
- ± 椎间盘退行性改变
- ± 小关节退行性改变

遗传性椎管狭窄

- 遗传易感性；最常见
  - 软骨发育不全
  - 黏多糖贮积症
    - 经常伴有特征性的脑、内脏和（或）四肢异常，可以进行特异性诊断

病 理

一般特征

- 病因
  - 特发性
- 相关异常
  - 获得性（退行性）狭窄
- 短而厚的椎弓根

分期、分级和分类

- 颈椎
  - Torg 比值（椎管 AP 径／椎体 AP 径）<0.8
  - 绝对直径 <14mm
    - 必须考虑身体习惯；相对尺寸比绝对测量更重要
- 腰椎
  - 绝对 AP 径 <15mm
    - 身体习惯显著影响测量

直视病理特征

- 矢状位椎管狭窄，椎弓根短，椎板增厚以及下关节突关节
- 侧隐窝经常缩小至共存合并肥厚性上关节突关节

显微镜下特征

- 骨的组织学正常

临床问题

临床表现

- 最常见的体征／症状
  - 腰椎
    - 下腰痛，放射性腿痛（单侧或双侧），± 膀胱和肠功能障碍
    - 神经源性跛行：行走时腿部放射性疼痛，休息时缓解，向前弯曲
    - 马尾神经综合征（罕见）：双侧腿部无力，弛缓性膀胱导致的尿潴留
  - 颈椎
    - 放射性手臂疼痛或麻木
    - 进行性脊髓病（脊髓功能障碍）或可逆性急性神经系统缺陷（“刺痛者”）
- 临床特征
  - 症状性颈椎或腰椎管狭窄比典型的退行性狭窄患者更年轻化
    - 这些患者通常不出现复杂的临床问题（糖尿病或血管功能不全）
  - 运动员在身体接触后出现暂时性神经功能缺损，随后就会消退

人群分布特征

- 年龄
  - 青少年可能会出现症状；更常见于 40～50 岁
- 性别
  - 男≥女
- 种族
  - 没有种族或人种差异
- 流行病学
  - 一般人群的患病率难以确定；一项研究中高达 30% 的病例经手术证实腰椎管狭窄
    - 临床上在常规颈椎或腰椎评估中并不少见
    - 262 名高中和大学橄榄球运动员有 7.6% 报告有先天性颈椎管狭窄症
  - 症状出现早于预期年龄

自然病史及预后

- 可能偶然发现于年轻患者
  - 临界病例通常无症状，直到发生脊椎退行性疾病
- 许多患者最终出现症状性椎管狭窄
  - 轻微的获得性异常重叠（椎间盘膨出，突出，骨赘）会导致严重的神经系统症状
- 早期手术治疗预后最佳
  - 手术减压通常有效地缓解症状
  - 手术后长期疼痛缓解

治疗

- 腰椎：椎板减压切除术、后方椎间孔切开术
  - 更多水平的减压、糖尿病和长期使用类固醇时会增加并发症的风险
- 颈椎：后路颈椎椎板切除术或椎板成形术
  - 与腰椎减压并发症有相同的危险因素

诊断要点

关注点

- 患者年龄低于典型的脊椎退行性疾病
- 先天性椎管狭窄可能不会产生症状，直到获得性退行性改变叠加到一定程度出现症状

读片要点

- 识别短而厚的椎弓根及椎管前后径缩小是诊断的关键
- 寻找退行性改变叠加的证据

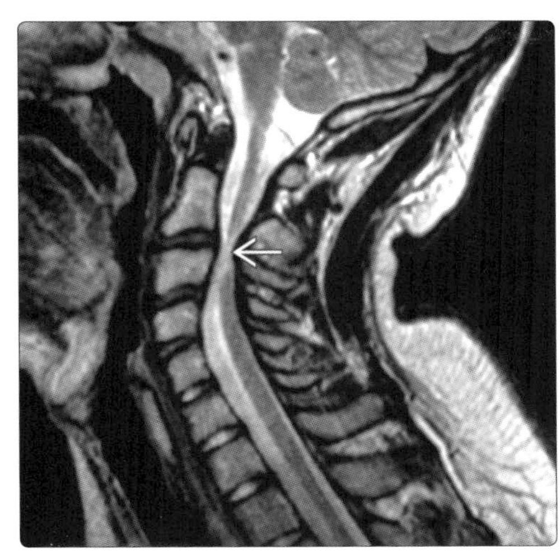

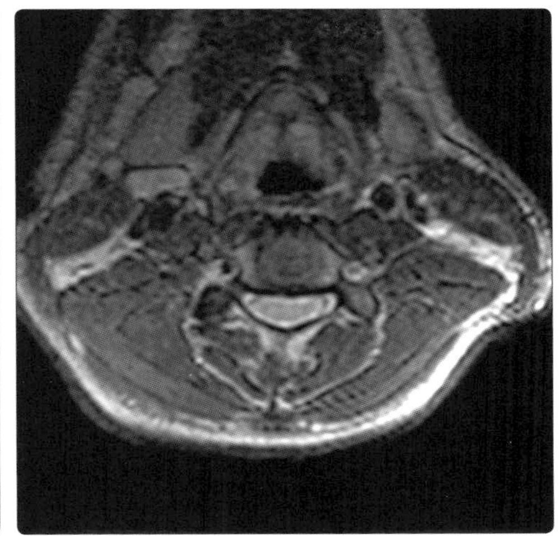

（左图）MR矢状位平扫T_2WI显示由于椎弓根短引起在C_3水平先天性狭窄。脊髓变细，T_2呈高信号➡与临床脊髓病相对应。（右图）MR横断位平扫T_2WI显示颈椎管前后径中度狭窄。无椎间盘突出或骨质退行性改变。典型的颈椎发现包括椎管前后径减小和横向而短的椎弓根

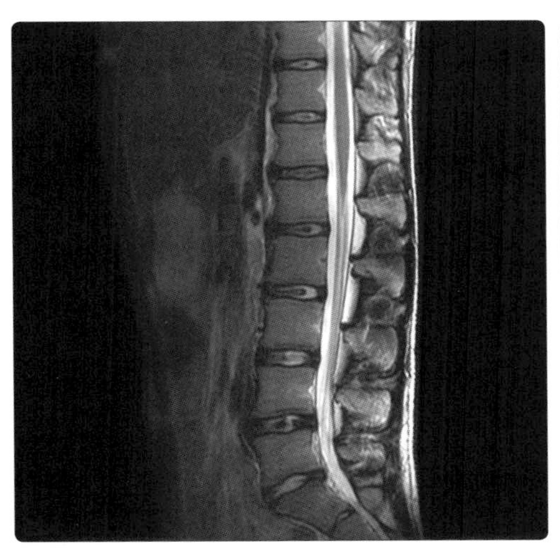

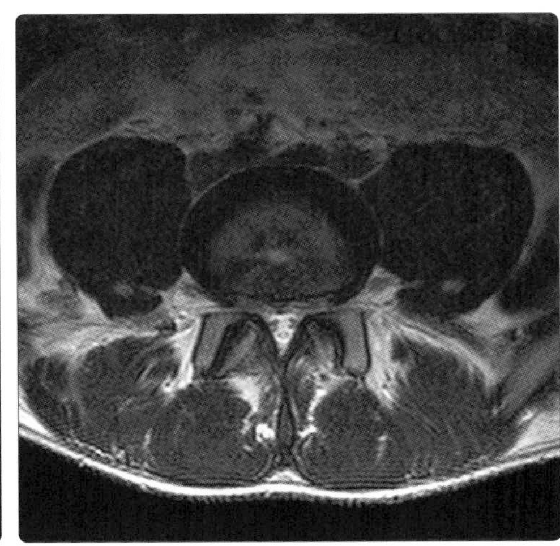

（左图）MR矢状位平扫T_2WI（青少年腰背痛患者）显示椎管前后径显著变窄，从头向尾端逐渐加重。正常腰椎椎管前后径越接近腰骶交界处越大。（右图）同一患者的MR横断位T_2WI证实短椎弓根、椎间盘突出加重相应的椎管前后径减小程度

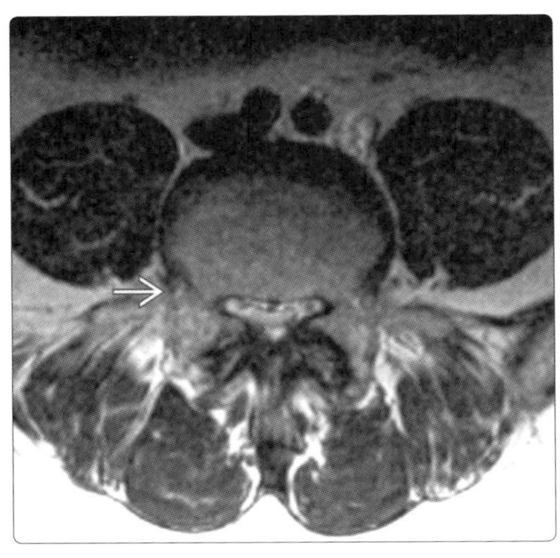

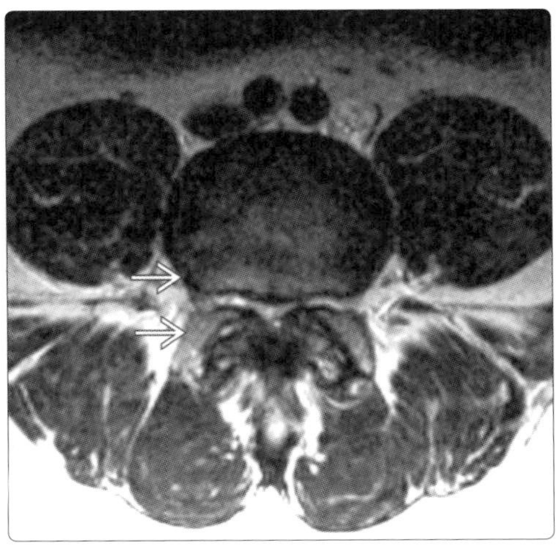

（左图）MR横断位平扫T_2WI显示典型的L_{4-5}椎管狭窄伴有后天性小关节肥厚和先天性短椎弓根➡。注意侧隐窝是如何变窄的。（右图）老年患者的横断位T_2WI显示继发性椎管狭窄，由于椎间盘突出，黄韧带松弛、肥厚，退化的小关节（含有液体），以及造成椎管先天性狭窄的与椎体紧密相邻的小关节等成分➡

先天性脊柱侧弯／后凸畸形

关键点

术语
- 脊柱畸形继发脊柱弯曲
- 半椎体畸形：单侧或前侧椎体发育不全
- 蝴蝶椎：椎体中央发育不全导致的椎体裂
- “融合”椎：胚胎椎骨分节异常
- Klippel-Feil 综合征：多个椎体分节异常

影像
- 通常是短节段脊柱侧弯和（或）脊柱后凸
- 如果存在多个异常，则可能呈多曲线，即 S 形

主要鉴别诊断
- 外伤性脊柱侧弯
- 特发性脊柱侧弯
- 神经肌肉型脊柱侧弯
- 感染性脊柱侧弯
- 综合征所致的脊柱侧弯

病理
- 妊娠前 3 个月胎儿损伤导致脊椎发育和（或）椎体分节异常
- 由发育和（或）椎体分节失败引起的异常

临床问题
- 可仅累及运动系统，也可累及多系统（VACTERL 综合征）
- 出生时出现，但临床表现不明显，直至儿童或青少年时期以后才出现明显临床表现

诊断要点
- 完整的脊柱影像，排除其他骨质及脊髓异常

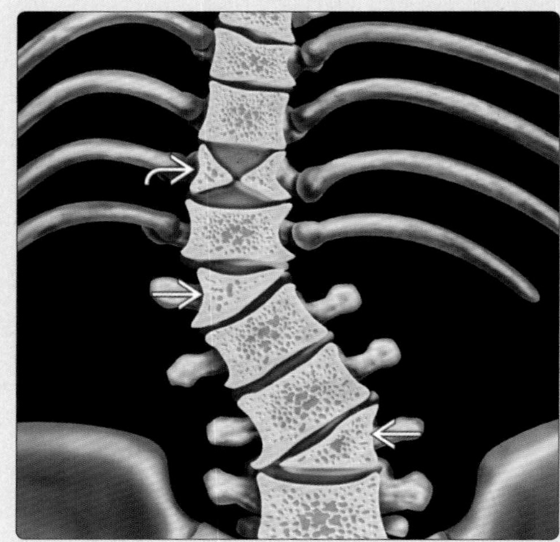

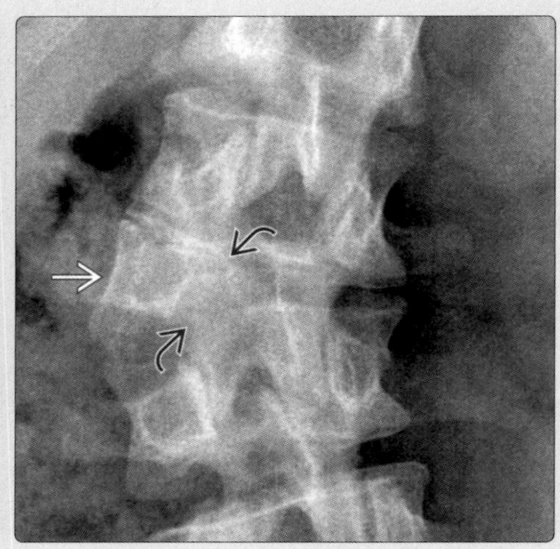

（左图）冠状位显示蝴蝶椎➡和半椎体➡。半椎体与相邻椎体不融合，且生长不受限制，可导致进行性脊柱侧弯。（右图）前后位平片显示右侧半椎体➡造成先天性脊柱侧弯，表现为典型的短节段侧弯。注意半椎体与上方椎体的关节突关节融合➡

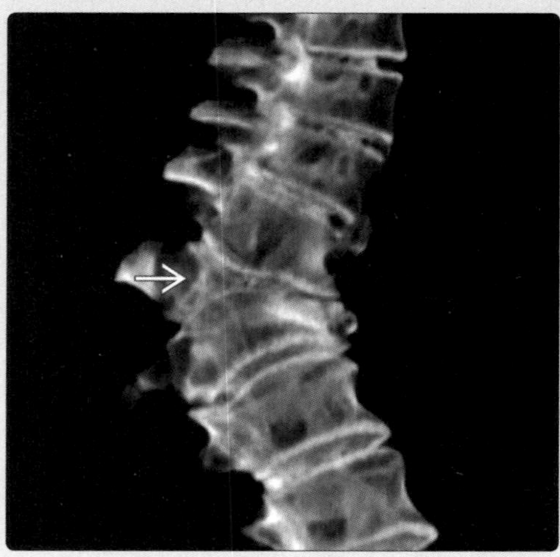

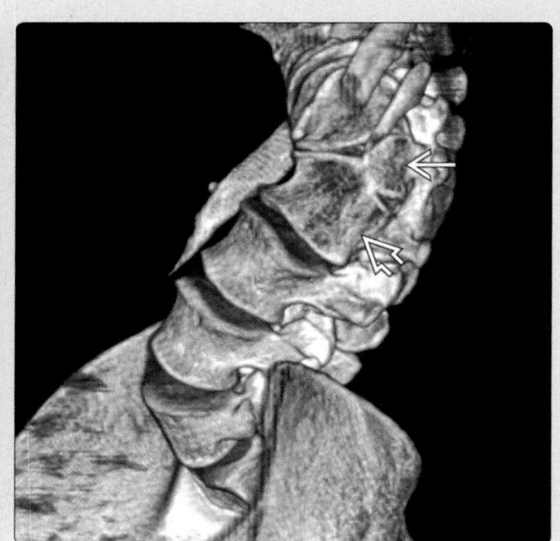

（左图）平扫 CT 骨三维重建显示右侧半椎体➡是导致短节段旋转侧弯畸形的原因。（右图）平扫 CT 骨三维重建（不同患者）显示后部半椎体➡，与其下椎体融合➡，导致严重脊柱侧弯畸形。CT 骨三维重建直观显示复杂性先天性脊柱侧后凸畸形

术 语

定义

- 继发于脊柱畸形的脊柱弯曲
- Klippel-Feil 综合征：多节段颈椎分节异常

影 像

一般特征

- 最佳诊断线索
  - 脊柱侧弯或后凸患者的椎体异常
- 位置
  - 最常见于胸椎，但可发生在任何节段
- 形态
  - 蝴蝶椎：椎体中央发育不全导致的椎体裂
  - 半椎体畸形：单侧或前侧椎体发育不全
  - “融合”椎：胚胎脊柱分节障碍所致的畸形
    - 也称为阻滞椎，可累及椎体、附件或两者都有
    - 受累椎体的中间侧位和前后向的长度变窄
    - 可见未发育的椎间盘
  - 椎板
    - 相邻椎骨之间的骨或软骨连接
    - 常与肋骨融合有关

平片表现

- 大小不等或非对称的椎体、椎板、肋骨融合
- 融合椎体常会变现为椎体前后径缩短
  - 有助于区别成人期的融合
- 短节段脊柱侧弯
- 单或多节段
- 脊柱畸形往往难以看到；使用 CT，MR 可清晰观察

CT 表现

- 与平片比较，CT 观察异常脊柱较好
- 冠状位和矢状位影像表现
  - 三维成像有助于制订外科手术方案

MR 表现

- T_1WI
  - 可用于评价脊髓的形态异常
  - 评价神经损伤
- T_2WI
  - 当伴有神经功能损害，有助于寻找软化灶
- 稳态序列（FIESTA，CISS）最适用于评估中央管、神经根

成像推荐

- 最佳影像方案
  - CT 具有良好的空间分辨率，更适合于成人的手术方案
  - 多序列 MR 是评价儿童脊柱最好的方式
  - 避免 CT 辐射剂量，排除相关的脑脊髓异常
- 推荐检查方案
  - 整个脊柱的冠状和矢状图像
  - 使用 T_1WI 或者 PD MR 序列评估骨形态，排除肿瘤或 Chiari 畸形
  - T_2WI，STIR 序列评估脊髓栓系，脊髓空洞，肿瘤

鉴别诊断

外伤性脊柱侧弯

- 短节段脊柱侧凸，椎体畸形

特发性脊柱侧弯

- 单一或 S 形曲线，无异常

神经肌肉性脊柱侧弯

- 累及胸腰椎单一或长节段

感染性脊柱侧弯

- 短节度侧弯，疼痛
- 可导致椎体融合

综合征所致脊柱侧弯

- 神经纤维瘤病
- 马方综合征
- 成骨不全症
- 致死性侏儒
- Ehlers-Danlos 综合征

儿童期放射致脊柱侧弯

- 短节段脊柱侧弯，椎体发育不全，放射史
- 现今很少发生

肢体不等长

- 检查站立位时髂骨翼高度
- 使用足部矫正以矫正长度，评估真正的脊柱侧弯

特发性脊柱后凸

- 脊柱畸形缺失

Scheuermann 病脊柱后凸

- ≥ 3 个楔形椎体，终板凹陷
- 15% 脊柱侧凸和脊柱后凸

骨髓炎、肉芽肿性炎

- 严重者表现为后凸畸形（“驼背”）
- 可发展为脊柱融合
- 椎旁脓肿，终板破坏

幼年特发性关节炎

- 累及颈椎，而不是胸椎或腰椎
- 椎体融合／脊柱侧弯或脊柱后凸
- 儿童期发病

病 理

一般特征

- 病因
  - 妊娠的前 3 个月胎儿损伤导致脊椎发育和（或）椎体分节异常
  - 由于发育和（或）分裂失败引起的异常
  - 椎体发育不全
    - 椎体前方或单侧发育不良（楔形椎）
    - 椎体前方或单侧生长不全（半椎体）

        - 蝴蝶椎：椎体中央裂
    - 椎体分节不全
        - 异常椎体由相邻的 2 个正常椎体的骨片形成
        - 明显的先天性椎体融合即是分节不全的结果
        - 可能涉及椎体、后部椎板或两者都有
    - 发育和分节异常可能都存在
        - 半椎体可以融合到相邻的椎骨
        - 半椎体形成的根本原因未知
- 遗传学
    - 有时与染色体异常有关
    - 通常与遗传无关
- 相关异常
    - Klippel-Feil 综合征可能与颅颈交界区及脑干异常相关
    - 脐带异常
        - 脊髓空洞症
        - 脊髓纵裂
        - 脊髓栓系
    - 尾部退化
    - VACTERL 综合征
        - 发生率为 1.6/10 000
        - 胚胎发育早期中胚层发育缺陷
        - 有些病例遗传，有些是由于胎儿时期受累
        - 患者至少具有以下项中的 3 项
            - 脊柱畸形（37%）
            - 肛门闭锁（63%）
            - 心脏异常（77%）
            - 气管食管瘘（40%）
            - 肾和泌尿生殖系统异常（72%）
            - 射线相关性发育不全（58%）
        - 脑积水发生的可能
- 额外的半椎体

临床问题

临床表现

- 最常见的体征／症状
    - 可见脊髓畸形
- 临床特征
    - 单发异常或多系统异常（VACTERL）

人群分布特征

- 年龄
    - 出生时出现，但临床上可能并不明显，直到儿童或青少年时期甚至以后表现明显
- 性别
    - 无性别差异
- 流行病学
    - 少见的、罕见的

自然病史及预后

- 脊柱后凸畸形
    - 在没有治疗的情况下进展；童年时期可融合
    - 可能导致
        - 脊髓压迫
        - 麻痹
- 脊柱侧弯
    - 很难预测哪些节段会进展
    - 可自行恢复正常
    - 出现以下情况，提示脊柱侧弯将会迅速进展
        - 半椎体未与椎体相邻椎体融合
        - 半椎体伴对侧椎体分节不全

治疗

- 临床观察脊柱侧弯进展的情况
- 辅助支撑作用是有限的
- 对先天性脊柱后凸采取融合以预防瘫痪
- 对于脊柱侧弯进展 > 每年 10° 者选择手术
    - 前路或后路融合术
    - 椎板或半椎体切除术
    - 半骨骺：单侧融合生长板以防止侧弯进展

诊断要点

关注点

- CT（三维重建）联合 MR 可以充分评估脊柱及脊髓

读片要点

- 椎弓直到 2 岁左右开始在中线融合，因此前期看到裂隙应避免误诊为脊柱畸形
- 扫描范围应包括全部脊柱，以排除其他的骨骼或脊髓异常，例如 Chiari 畸形
- 儿童的椎板可能是软骨性的

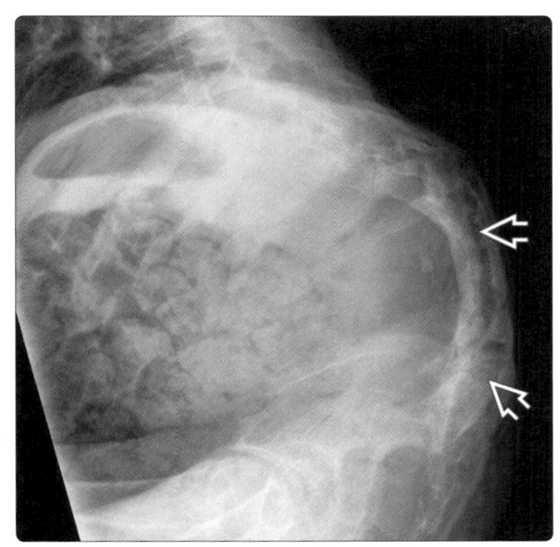

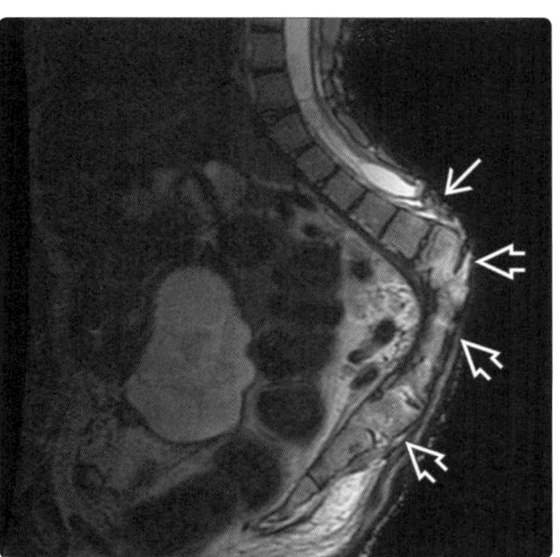

（左图）侧位片（脊髓脊膜膨出）显示重度先天性脊柱后凸与腰椎分节异常所致的胸腰椎融合➡。（右图）同一患者，MR 矢状位平扫 T_1WI 显示脊髓脊膜膨出➡并见广泛的先天性椎体分节障碍➡

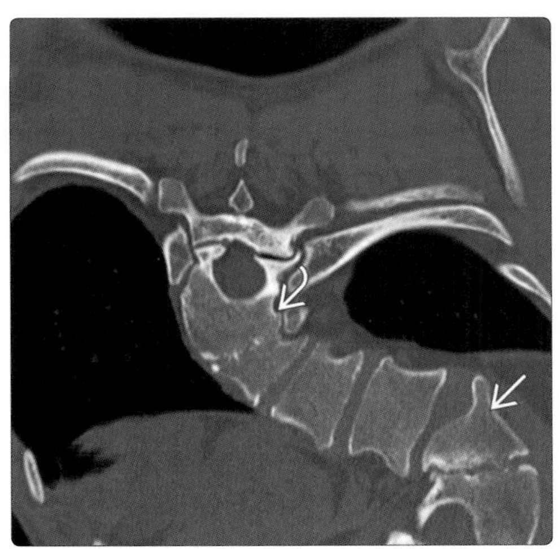

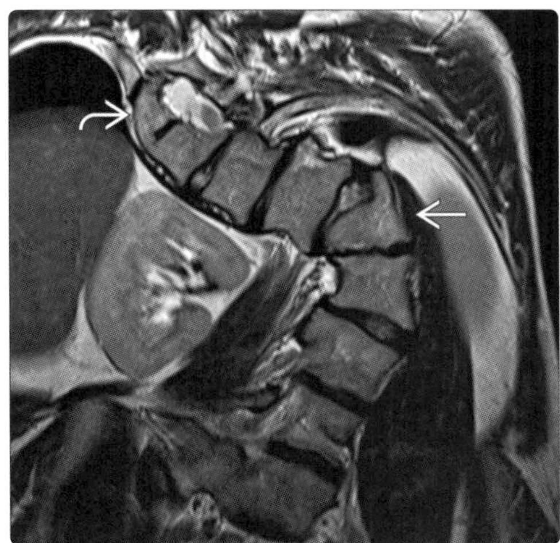

（左图）胸椎 CT 骨窗显示两个节段融合异常导致复杂的脊柱侧后凸畸形。中段胸椎➡明显旋转其前方皮质与下方椎体的上终板融合。腰椎左侧半椎体➡与下方椎体融合。（右图）同一患者，MR 平扫冠状位 T_2WI 也表明了胸➡腰➡椎椎体异常。可见先天性脊柱左旋侧弯

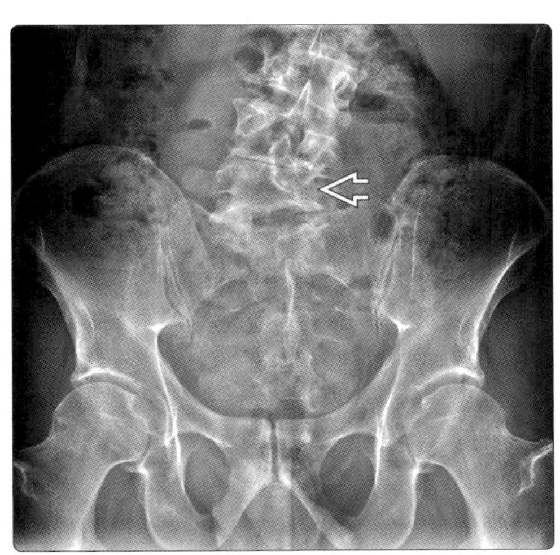

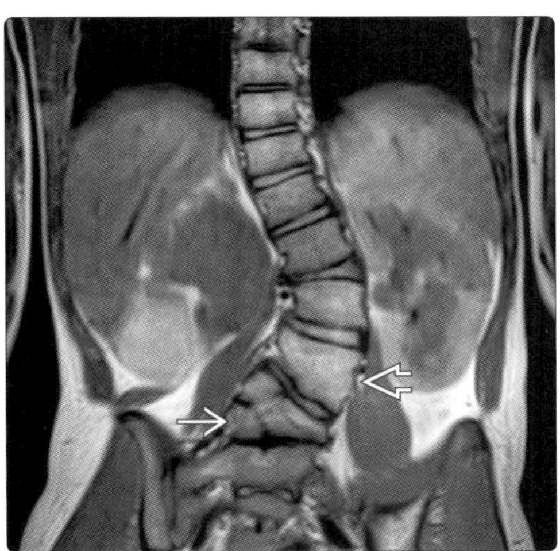

（左图）前后位平片显示 L_4 和 L_5 ➡典型的短节段左旋脊柱侧弯，部分分节不全。胸腰椎交界处有多发异常（未显示）。（右图）VACTERL 综合征，MR 平扫冠状位 T_1WI 显示右侧半椎体➡与其上方的椎体融合。相邻部位可见不规则的阻滞椎➡。这两种畸形都可发展为先天性脊柱侧弯。注意右肾盂和输尿管积水

神经肌肉性脊柱侧弯

关键点

术语
- 由于神经或肌肉所引起的脊柱侧弯

影像
- 常见模式：长节段、单曲度的胸腰段脊柱侧弯
- 胸腰椎后凸畸形常见
- 正常椎体的形态，± 曲度顶点楔型变
- 常出现骨质疏松

主要鉴别诊断
- 特发性脊柱侧弯
- 先天性脊柱侧弯
- 脊椎骨骺骨软骨病
- 先天性脊柱侧弯综合征
- 肢体不等长

病理
- 与脊髓空洞症、脊柱裂、脊髓栓系相关

临床问题
- 侧弯进展迅速
- 婴儿期或儿童期发病；成年后可能进展
- 20% 脑瘫
- 进展迅速→呼吸损害
- 最难治疗的脊柱侧弯
- 融合手术并发症发生率高于其他类型的脊柱侧弯

诊断要点
- 脊柱侧弯矫正前行全脊柱磁共振成像排除脊柱或骨髓异常

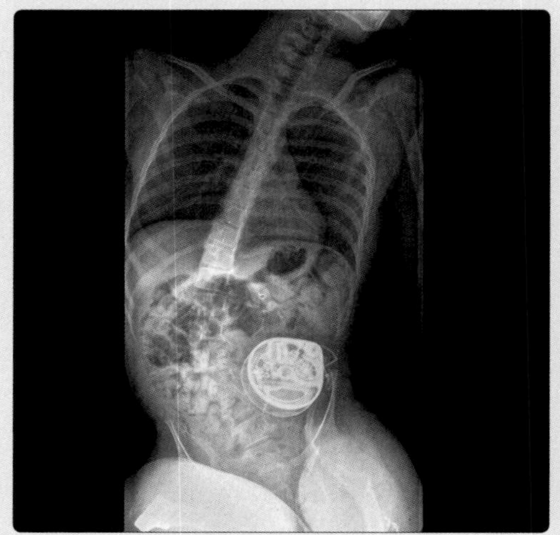
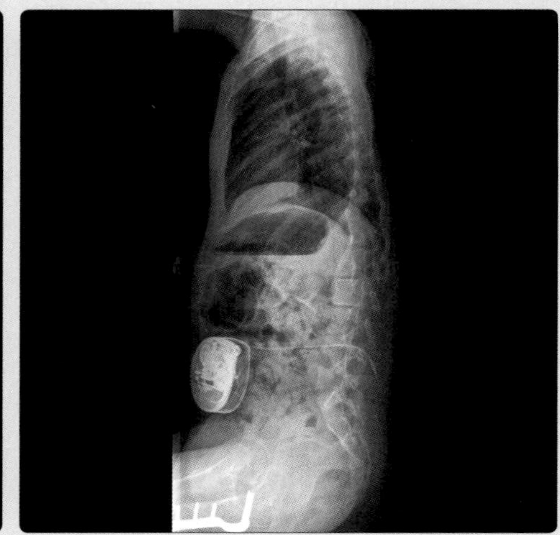

(左图) 脑瘫患者，前后位平片（非承重状态下）示典型神经肌肉性脊柱侧弯，脊柱右凸呈 C 形。可见巴氯芬鞘内注射装置，此为治疗痉挛的方式。(右图) 神经肌肉性侧弯患者，胸腰段脊柱侧位片显示腰椎生理曲度变直。巴氯芬输液系统和股骨前截骨术是诊断脑瘫的线索

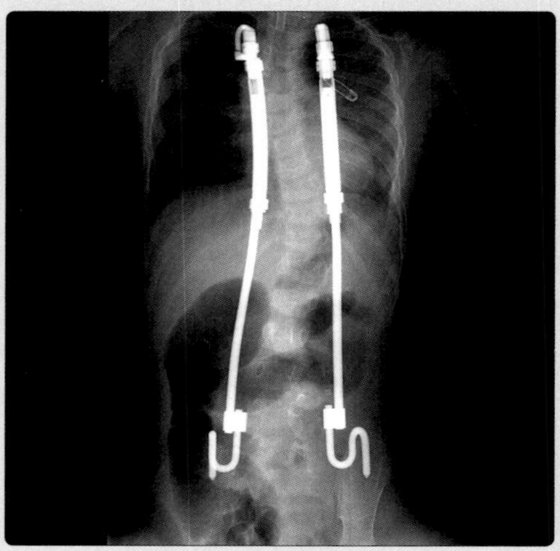
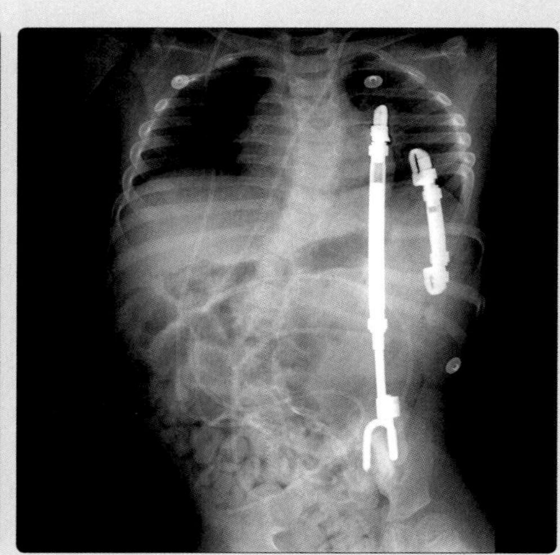

(左图) 脊髓脊膜膨出患者，胸腰椎前后位平片显示脊柱左旋侧弯，可见成对的纵向可扩展人工钛杆 (VEPTR)。骨盆附着提示手术器械定位失败。(右图) 前后位平片（脊髓脊膜膨出伴脑积水）分流患者行单侧外科矫治向右的神经肌肉性脊柱侧弯以解决限制性呼吸功能障碍呈现手术来解决限制障碍

术语

同义词
- 神经源性脊柱侧弯

定义
- 由于神经源性或肌源性脊柱侧弯

影像

一般特征
- 最佳诊断线索
  - 最常见的模式：长节段、单侧脊柱侧弯

平片表现
- 单向长段“C”形弯曲
- 通常位于胸腰椎交界处
- ± 持续性婴儿样胸腰段脊柱后凸
- 正常椎体的形态，± 曲度顶点楔型变
- 骨质疏松常出现
- 矢状面、冠状面的曲度常不平衡
  - 通常在 L_5 以上，以 T_1 为中心

MR 表现
- 与平片相同
- ± 脊髓空洞，脊髓栓系

成像推荐
- 推荐检查方案
  - 矢状 T_1WI STIR，冠状面 T_1WI 扫描范围覆盖脊柱全长，包括颅颈交界区
  - 横断位 T_2WI 扫描至圆锥，脊髓空洞（如果存在）

鉴别诊断

特发性脊柱侧弯
- S 形或 C 形弯曲

先天性脊柱侧弯
- 脊柱畸形

脊椎骨骺骨软骨病
- 轻度脊柱侧弯，椎体终板异常

先天性脊柱侧弯综合征
- 神经纤维瘤病
- 马方综合征
- 成骨不全症
- 致死性侏儒
- Ehlers-Danlos 综合征

肢体不等长
- 代偿性脊柱侧弯；髂嵴不在同一水平

病理

一般特征
- 病因
  - 神经性原因
    - 脑瘫
    - 脊髓肿瘤
    - 脊髓空洞症
    - 外伤性瘫痪
    - 脊髓灰质炎
    - 脊髓脊膜膨出
    - 遗传性运动感觉神经病
  - 肌病的原因
    - Duchenne 型肌营养不良症
    - 脊髓性肌萎缩
    - Friedreich 共济失调
    - 先天性多发性关节挛缩
- 伴发异常
  - 脊髓空洞症、脊柱裂、脊髓栓系
  - 脊柱后凸或脊柱前凸

分期、分级和分类
- Cobb 角
  - 轻度弯曲：<20°
  - 明显弯曲：>20°

临床问题

临床表现
- 最常见的体征 / 症状
  - 胸腰椎迅速侧弯
- 其他体征 / 症状
  - 呼吸损害

人群分布特征
- 年龄
  - 通常发生在婴儿或儿童期
  - 可能在成年期进展
- 性别
  - 无性别差异
- 流行病学
  - 20% 的患者伴有脑瘫

自然病史及预后
- 进展迅速→呼吸损害
- 最难治疗的脊柱侧弯

治疗
- 对于轻度脊柱弯曲患者，辅助支撑治疗并不会减缓疾病进展
- 严重侧弯或呼吸窘迫者宜行外科手术治疗
  - 手术并发症发生率高于其他类型的脊柱侧弯

诊断要点

关注点
- 全脊柱磁共振成像在脊柱侧弯矫正前排除脊髓或骨的异常

特发性脊柱侧弯

关键点

术语
- 病因不明的脊柱侧弯，无潜在的骨或神经肌肉异常
- 可变性侧弯：当患者向对侧弯曲时，侧弯消失
- 结构侧弯：当患者向对侧弯曲时，侧弯仍存在

影像
- 冠状面 + 矢状面曲度 + 旋转
- 进展 >90°
- 常见模式：胸椎右侧弯，也可表现为胸椎右旋侧弯伴腰椎左旋侧弯

主要鉴别诊断
- 神经肌肉性脊柱侧弯
- 肿瘤性脊柱侧弯
- 先天性脊柱侧弯
- 先天性脊柱侧弯
- 脊椎骨骺骨软骨病
- 退变性脊柱侧弯

病理
- 婴儿型：4 岁以前发病
- 幼年型：发病年龄为 4~9 岁
- 青少年型：从 10 岁开始到骨骼成熟

临床问题
- 侧弯常于生长过程中进展
- 骨骼成熟后侧弯通常不会进展，除非曲度较大（>40°）

诊断要点
- 胸椎侧弯：脊髓空洞症、脊髓肿瘤的发病率较高

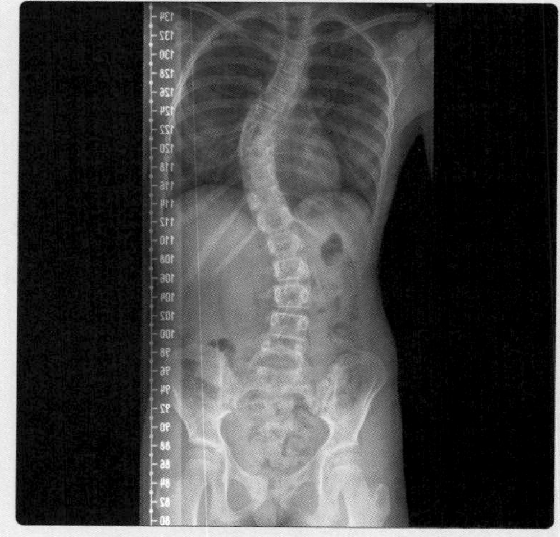

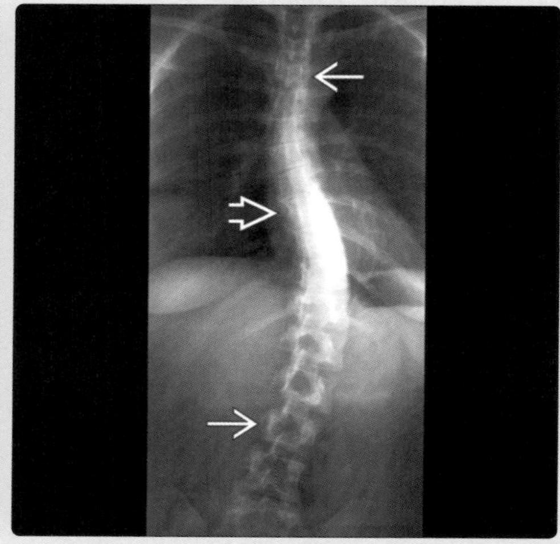

（左图）前后位胸片显示胸椎右侧侧弯，远离正常的左主动脉弓，伴腰椎左旋侧弯。（右图）前后位胸片显示胸椎右旋侧弯伴腰椎左旋侧弯。脊柱侧弯末端的椎体称为终椎➡。其间为过渡椎⇨

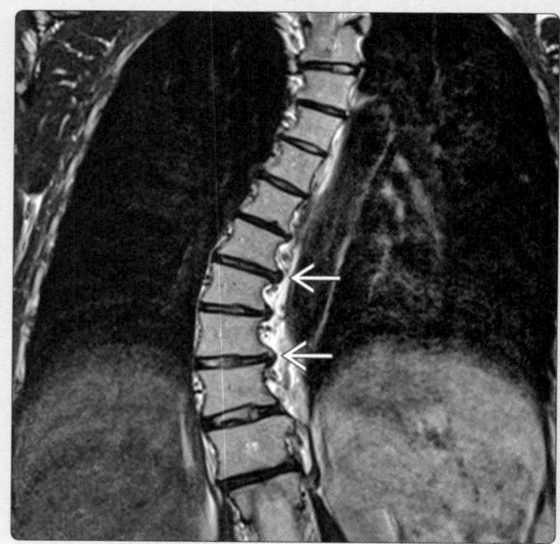

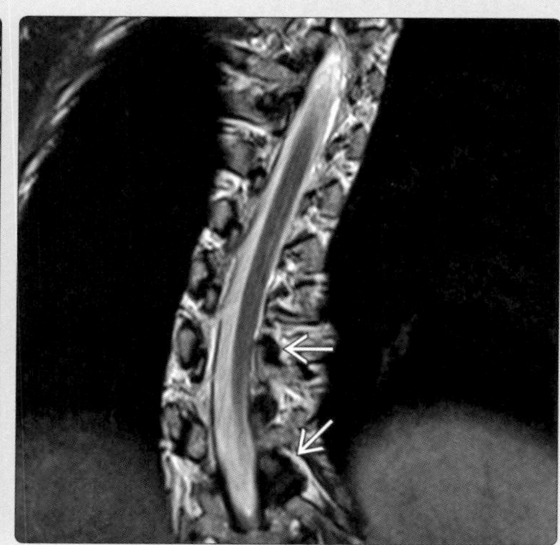

（左图）疼痛性脊柱侧弯患者，MR 冠状位平扫 T_2WI 显示典型的特发性脊柱侧弯畸形表现，侧弯凹面可见间盘退行性变➡。（右图）同一患者，MR 冠状位平扫 T_2WI 显示脊髓向脊柱侧弯的凹陷侧移位。小关节骨关节炎➡出现在凹陷侧

术 语

定义

- 病因不明的脊柱侧弯，无潜在的骨或神经肌肉异常
- 可变性侧弯：当患者向对侧弯曲时，侧弯消失
- 结构侧弯：当患者向对侧弯曲时，侧弯仍存在

影 像

一般特征

- 位置
  - 常见类型：胸椎右侧弯，也可表现为胸椎右旋侧弯伴腰椎左旋侧弯
    - 对称性 S 形曲线
  - 不常见：仅有腰椎侧弯
  - 胸椎左旋侧弯罕见→提示其他潜在异常
  - 偶尔累及颈椎
- 形态
  - 冠状面 + 矢状面曲线 + 旋转
    - 在侧弯顶点伴有前凸

平片表现

- 侧弯凹面可见轻度楔形变
- 侧位平片显示矢状面畸形
  - 胸椎曲度顶点常伴有前凸

CT 表现

- 排除脊椎异常、肿瘤

MR 表现

- 排除脊椎异常，肿瘤
- 评估脊髓空洞
- 评价脊髓栓系，终丝脂肪瘤

鉴别诊断

神经肌肉性脊柱侧弯

- 胸腰椎单侧、长节段曲线

肿瘤性脊柱侧弯

- 短曲度，疼痛

先天性脊柱侧弯

- 脊柱畸形常见

感染性脊柱侧弯

- 短曲度，疼痛
- 终板破坏，椎间盘狭窄

脊椎骨骺骨软骨病

- 脊柱侧弯的发病率为 15%
- 脊柱后凸，多发许莫结节、椎体楔形变

先天性脊柱侧弯

- 寻找其他特征综合征

外伤性脊柱侧弯

- 短曲度脊柱侧弯，特征性椎体畸形

放射致脊柱侧弯

- 短曲度脊柱侧弯，脊椎发育不全，放射史

肢体不等长

- 检查站立位时的髂骨翼高度

退行性脊柱侧弯

- 成年后出现，通常是腰椎

病 理

分期、分级和分类

- 婴儿型：4 岁以前发病
  - 罕见，± 脊髓栓系，Chiari 畸形
- 幼年型：发病年龄为 4~9 岁（不常见）
- 青春期类型：从 10 岁开始至骨骼成熟（最常见）
- 骨骼成熟度评估可预测进展的风险

临床问题

人群分布特征

- 性别
  - 女：男 =7：1

自然病史及预后

- 常在生长过程中进展
- 骨骼成熟后通常不会进展，除非曲度较大（>40°）
- 重度脊柱侧弯→呼吸损害

治疗

- 选择、风险、并发症
  - 曲度 <20° 者继续观察
  - 辅助支撑为首选治疗方案
  - 重度（>40°）或快速进展者手术治疗
  - 曲轴现象
    - 后路融合术后
    - 前向生长→进展性脊柱侧弯，脊柱前凸
    - 变化 >10° 可诊断

诊断要点

关注点

- 胸椎左旋侧弯：脊髓空洞症脊髓肿瘤的发病率较高

许莫结节

关键点

术语
- 椎间盘通过椎体终板垂直嵌入椎体内（椎间盘突出症）

影像
- 椎间盘突向终板，其外被骨硬化（陈旧）或水肿（急性）
- 平片表现
  - 在终板缘呈局限性凹陷，椎间盘延伸至椎体松质骨和皮质边缘
- CT 表现
  - 横断位上椎体局限性凹陷，周围环绕低密度影
- MR 表现
  - 椎体终板局部缺损伴椎间盘嵌入 ± 邻近骨髓水肿、脂肪化

主要鉴别诊断
- 急性压缩性骨折
- 退行性终板改变
- 椎间盘炎
  - 显示两侧终板凹陷
- 椎缘骨
  - 见于椎体角
- 骨岛
  - 硬化结节
- 病灶转移
  - 与病变椎间盘不相邻

临床问题
- 高达 75% 的正常脊柱可见
- 保守观察

诊断要点
- 许莫结节总是与椎间盘相连

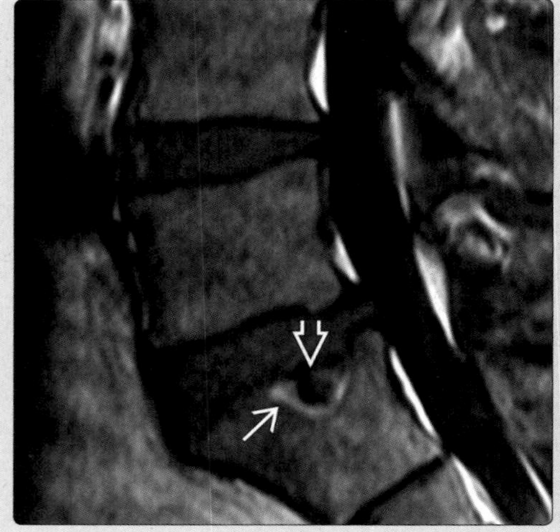

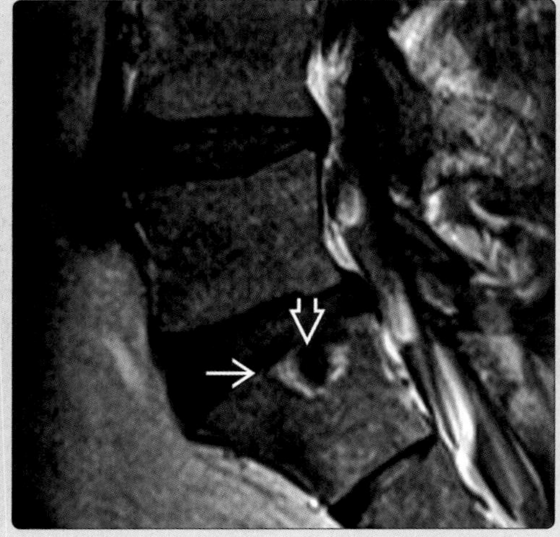

（左图）MR 矢状位平扫 T_1WI 可见边界清晰的局灶性低信号➡累及 S_1 终板上缘。许莫结节→旁有薄层富含脂肪的骨髓包绕。（右图）同一患者，MR 矢状位平扫 T_2WI 可见富含脂肪的骨髓→及慢性终板疝（许莫结节➡）

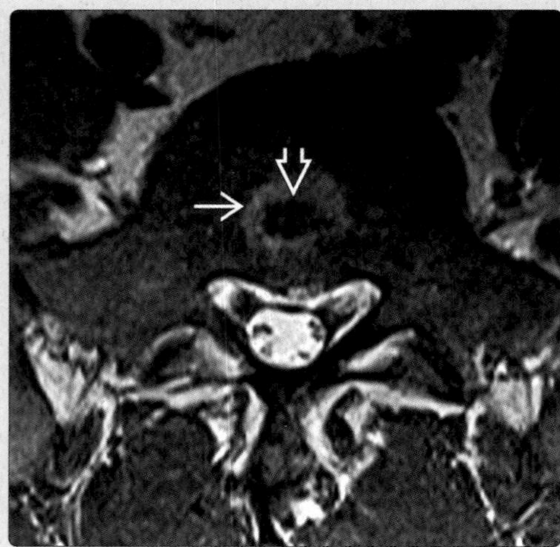

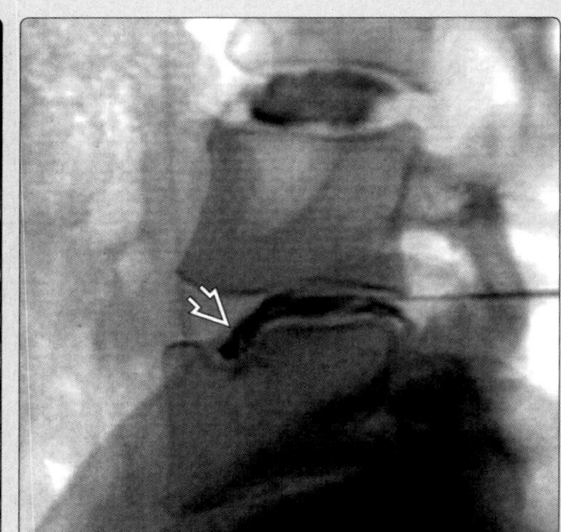

（左图）同一患者，MR 横断位平扫 T_2WI 显示 S_1 终板上的低信号➡病灶，脂肪呈同心圆样→包绕许莫结节。（右图）侧位透视图像（不同的患者）椎间盘造影显示终板许莫结节➡。对比剂注入相邻椎间盘内，并填充椎体许莫结节凹陷内

术 语

缩写

- 许莫结节（schmorl male，SN）

同义词

- 椎间盘突出症

定义

- 由于椎体终板减弱而导致椎间盘结节状嵌入

影 像

一般征象

- 最佳诊断线索
  - 椎间盘突向终板，其外被骨硬化（陈旧）或水肿（急性）
- 位置
  - $T_8 \sim L_1$ 最常见
- 大小
  - 变化从几毫米到“巨大”
- 形态
  - 通常为开口向上的圆形或锥形凹陷，与椎间盘相邻

平片表现

- 平片
  - 终板缘局限性凹陷，椎间盘突入至椎体松质骨和皮质边缘

CT 表现

- 平扫 CT
  - 横断位上椎体终板凹陷骨周围环绕低密度影
  - 矢状位显示终板凹陷与椎间盘相邻，可见硬化缘
- CT 骨窗
  - 与平扫 CT 相同
  - 许莫结节可发生钙化

MR 表现

- T_1WI
  - 椎间盘终板可见局灶性缺损
  - 急性期可见相邻骨髓呈低信号
- T_2WI
  - 椎间盘终板可见局灶性缺损
  - 慢性期是正常骨髓信号
  - 急性期可见相邻骨髓呈高信号
- STIR
  - 急性期椎体可见周围水肿
- 增强 T_1WI
  - 亚急性期局部边缘可见强化
  - 急性期骨髓弥漫性强化
  - 显示椎间盘退变相关软骨成分可见中心强化

核医学表现

- 骨扫描
  - 急性期病变摄取增加

成像推荐

- 最佳影像方案
  - MR 显示终板病变，排除并发其他异常
- 在所有序列分析相邻的椎间盘

鉴别诊断

急性压缩性骨折

- 类似急性许莫结节呈弥漫性水肿；事实上可能预示其最终形成
- 缺乏骨髓异常的椎间盘内结节状

终板退行性改变

- 被视为无功能变化的椎间盘退变，通常累及相邻的椎体
- 表现为退变椎间盘引起的肉芽组织和水肿
- 随访研究发现水肿被脂肪代替
- 无局灶性终板缺陷

椎间盘炎

- 两侧终板显示凹陷
- 椎间盘信号弥漫异常，可见异常强化

椎缘骨

- 见于椎体角
- 椎体前缘缩短
- 缺损前方可见骨碎片

骨岛

- 硬化结节
- 没有终板缺损

局灶性脂肪骨髓

- T_1WI 高信号

局灶性转移

- 不显示累及椎间盘或其信号强度

病 理

一般特征

- 病因
  - 发育、退化、创伤和疾病影响
  - 重力重复应力作用于不成熟的终板
  - 轴向负荷可导致急性外伤性背痛、局灶性许莫结节形成
  - 骨质疏松、肿瘤和感染可损坏终板
- 遗传学
  - 对双胞胎的研究显示，常见于中年妇女（30%），许莫结节和基因相关
    - 腰椎退行性改变
    - 背部疼痛不是独立危险因素
    - 遗传率 >70%
- 软骨盘组织退行性或炎性改变
  - 病理分期反映椎体终板骨折
  - 典型的许莫结节为椎体终板骨折愈合后改变

- 胚胎学 - 解剖学
  - 与终板相比，年轻人的椎体可以承受更大的机械力
  - 椎体终板薄弱点诱发许莫结节形成
  - Scheuermann 病导致终板弱损坏

分期、分级和分类

- 椎体终板水肿，伴急性创伤、疼痛，MR 无终板缺损
- MR 随访可发现慢性无症状性许莫结节

直视病理特征

- 与终板骨折相同

显微镜下特征

- 纤维软骨组织周围的松质骨或骨髓硬化型炎性改变
- 骨软骨终板下也可能存在骨坏死
  - 编织骨反应性增加，骨小梁增厚和突出的成骨细胞和破骨细胞

临床问题

临床表现

- 最常见的体征 / 症状
  - 突然发病，局部疼痛和压痛，非辐射尖锐样疼痛
  - 大多数情况下偶然发现，逐步转变为慢性
- 临床特征
  - 青少年参与体育运动时的轴向负重
  - 定位疼痛急性发作

人群分布特征

- 年龄
  - 青少年
- 性别
  - 男 > 女，达到 9 : 1
- 流行病学
  - 高达 75%
  - 最急性病例多发生于 11～30 岁
  - 可以因单侧创伤发生

自然病史及预后

- 自限性
- 预后良好，除非全身骨质疏松导致复发性压缩性骨折

诊断要点

关注点

- 对不明原因椎体水肿和局限性疼痛进行 MR 随访
- 总是与椎间盘相邻

治疗

- 继续观察，有症状者进行疼痛监测

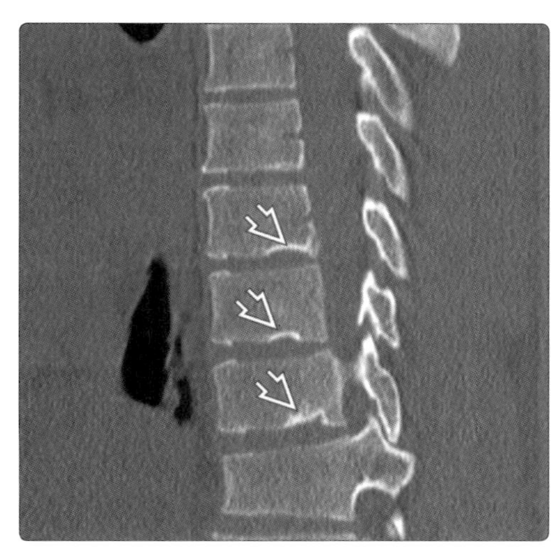

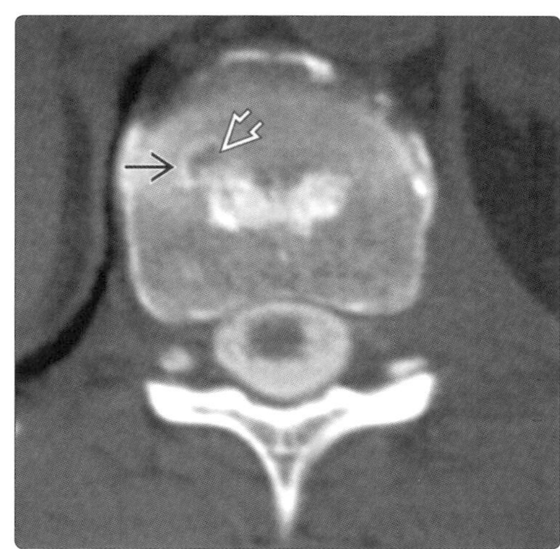

（左图）平扫 CT 矢状位骨窗显示多发大小不等的许莫结节➡。结节旁硬化缘代表修复性骨改变。这个患者不符合 Scheuermann 病的诊断标准。无相邻 3 个水平椎体以及至少 5 度前部楔形变。（右图）平扫 CT 显示骨髓低密度周围硬化边→（许莫结节➡）在椎体上方的间隙内

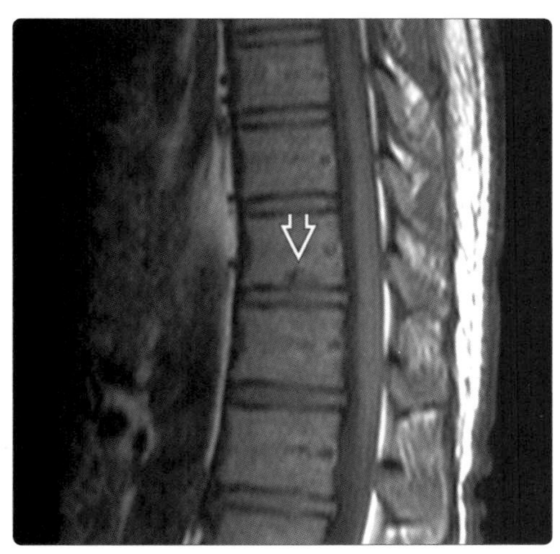

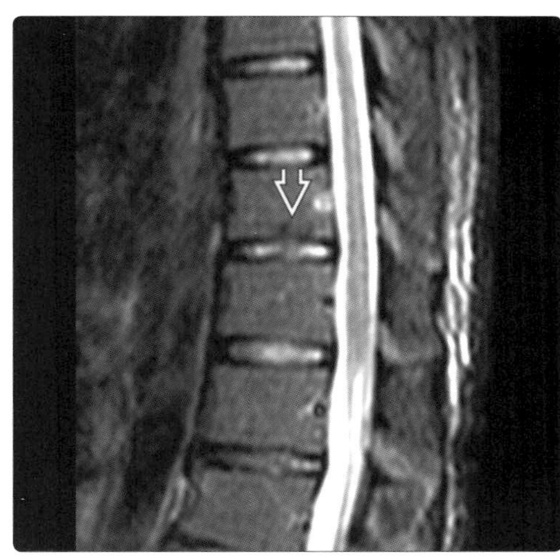

（左图）MR 矢状位平扫 T_1WI 显示椎体终板下缘许莫结节➡。在许莫结节周围未见脊髓水肿和脂肪浸润。（右图）MR 矢状位平扫 STIR 图像证实在无症状的许莫结节➡周围未见脊髓水肿，因其他原因可偶然发现。其余椎间盘间隙正常

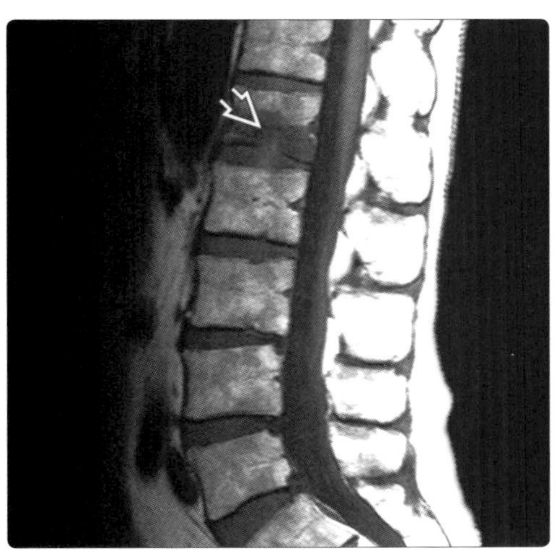

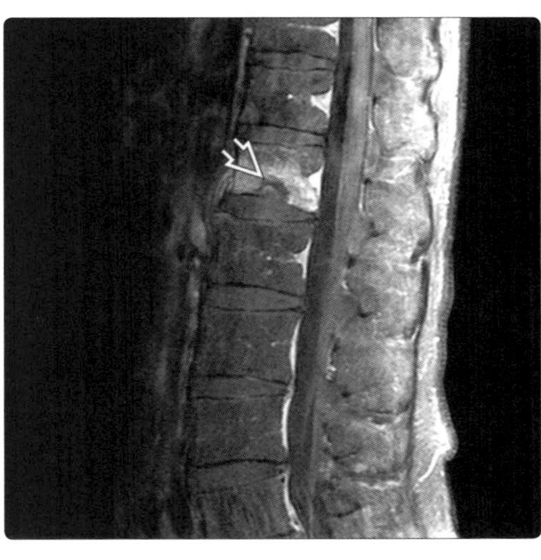

（左图）MR 矢状位平扫 T_1WI 显示终板下缘局灶性缺损➡，椎间盘填充。邻近骨髓内有明显的低信号，提示这一患者有近期的损伤伴背部疼痛。（右图）同一患者，MR 矢状位增强 T_1WI 脂肪抑制显示在弥漫性骨髓增强包围下终板许莫结节➡周围弥漫骨髓水肿，提示亚急性期

舒尔曼（Scheuermann）病

关键点

术语

- 青少年脊柱后凸，Scheuermann 脊柱后凸
- 畸形继发多个许莫结节→椎体楔形变

影像

- 胸椎椎体楔形变伴终板不规则
  - ≥ 3 相邻椎骨，后凸≥ 5°
  - 椎间盘凹陷继发于广泛的间盘突入
  - 椎间隙变窄，前方为著
  - 确定许莫结节位置
- 75% 在胸椎

主要鉴别诊断

- 姿势性脊柱后凸
- 楔形压缩性骨折
- 先天性脊柱后凸
- 结核
- 成骨不全症
- 神经肌肉疾病

临床问题

- 脊柱后凸畸形
- 胸椎疼痛，活动后加重
- 在青春期出现，可能在以后的生活中产生临床表现
- 发病高峰：13～17 岁
- 治疗包括观察、辅助支撑
- 外科治疗
  - 脊柱后凸畸形 >75° 且骨骼未成熟者

诊断要点

- 许莫结节，但无椎体前部楔形变并不是舒尔曼病

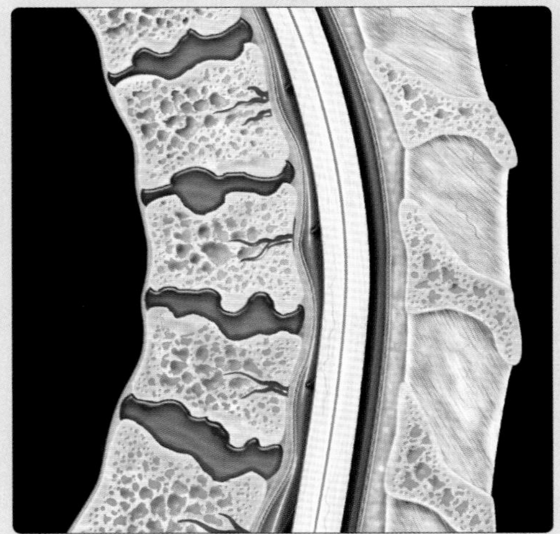

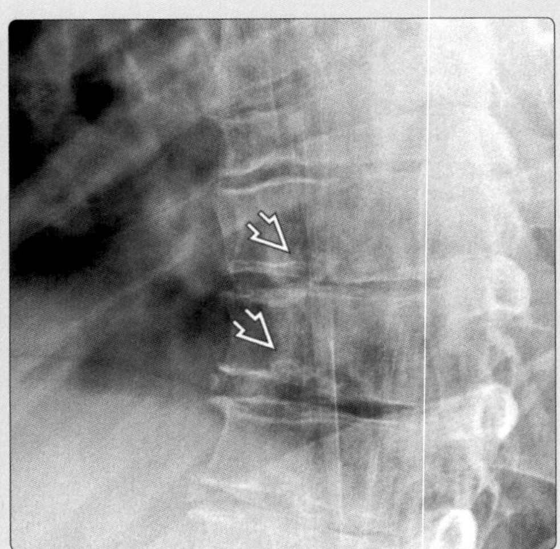

（左图）矢状位图像显示椎体前部楔形变，椎间盘突出并通过椎体终板，与胸椎后凸畸形结合并填充局部皮质下的骨缺损。凹陷的终板反映骨修复过程的结果。（右图）侧位平片显示椎体前部楔形变和椎体终板缘多发许莫结节➡

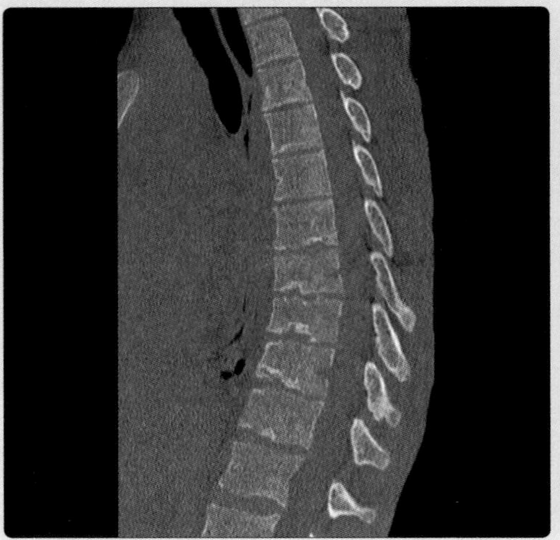

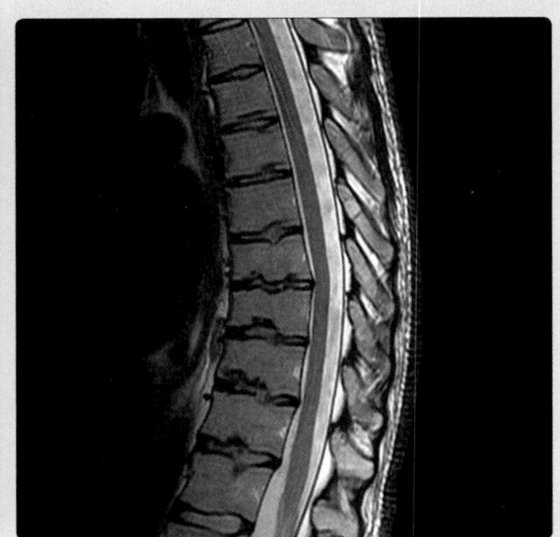

（左图）平扫 CT 矢状位骨窗显示多个胸椎椎体前部楔形变伴终板不规则。多个（>3）相邻终板不规则（许莫结节），胸椎后凸明显。（右图）同一患者，MR 矢状位平扫 T_2WI 可见多发胸椎水平的椎间隙改变和信号改变。胸髓未见异常，并没有相关的胸椎间盘突入椎管内

术 语

同义词

- 青少年脊柱后凸，Scheuermann 脊柱后凸

定义

- 畸形继发于多个许莫结节→椎体楔形变
- 许莫结节：椎间盘通过椎体终板内陷

影 像

一般特征

- 最佳诊断线索
  - 胸椎终板不规则楔形变≥ 3 椎体
- 位置
  - 75% 位于胸椎
  - 20%～25% 胸腰椎
  - <5% 仅有腰椎
  - 很少累及颈椎
- 大小
  - 正常脊柱后凸随年龄增长而增加
  - 脊柱后凸 >40° 视为异常

平片表现

- 平片
  - ≥ 3 个相邻椎骨，每个椎体显示后凸≥ 5°
  - 继发于广泛的椎间盘凹陷的终板许莫结节
  - 椎间隙变窄，前方为著
  - 确定许莫结节位置
  - 胸椎后凸：测量从 T_3～T_{12}
  - 胸椎或腰椎受累
    - 在矢状平面测量从 1 个椎体以上到 1 个椎体以下的畸形
    - 这种测量方法能更好地估计功能性脊柱后凸
    - 正常腰椎前凸功能显著丧失
  - ± 缘骨
  - 15% 有脊柱侧弯及后凸畸形
    - 过伸侧位片评估脊柱后凸畸形的活动度

CT 表现

- CT 骨窗
  - 显示终板异常比 X 线更清晰

MR 表现

- T_1WI
  - 许莫结节，低信号伴椎间盘突出症
  - ± 椎间盘源性硬化
- T_2WI
  - 50% 的椎间盘退变伴变性
  - 椎间盘突出症
  - 许莫结节可高或低信号
    - ± 骨髓水肿，邻近许莫结节

核医学表现

- 骨扫描
  - 可能是正常的或显示放射性浓聚

其他影像检查表现

- 骨密度正常（DEXA 骨密度仪、CT）

成像推荐

- 平片诊断
- MRI 排除椎间盘突出症

鉴别诊断

姿势性脊柱后凸

- 椎体终板正常
- 通常畸形可纠正，除非长期姿势不良

楔形压缩性骨折

- 可能涉及相邻椎体
- 椎体前缘皮质常呈角状畸形
- MR 显示骨折线、骨髓水肿

先天性脊柱后凸

- 脊椎出现异常

肺结核

- 脊柱后凸常严重
- 终板破坏 / 椎体融合

成骨不全症

- 扁平椎
- 严重骨质疏松

神经肌肉疾病

- 长期卧床的小儿患者持久性胸腰椎后凸畸形
- 脊柱侧后凸畸形

强直性脊柱炎（AS）

- 椎体融合
- 骶髂关节异常

迟发性脊椎骨骺发育不良（SED）

- 扁平椎
- 骨骺异常

病 理

一般特征

- 病因
  - 无明显诱因
    - 举重、体操和其他负重运动可能加重脊柱侧弯
  - 椎间盘受压通过薄弱区域凸向椎体终板
    - 椎间隙变窄
    - 椎体边缘
    - 许莫结节
  - 在椎体前部缓慢生长产生并楔形改变
- 遗传学
  - 家族倾向
- 相关异常
  - 颈椎和腰椎前凸

直视病理特征

- 许莫结节通过椎体薄弱区域凸向椎体终板

- 腰椎盘突出发生在椎体缘，通过环形骨突突入终板

显微镜下特征

- 椎体生长板
  - 软骨细胞异常
  - 软骨基质疏松
  - 胶原纤维的数量或厚度减少
  - 蛋白多糖含量增加
- 骨坏死，不见骨软骨病

临床问题

临床表现

- 最常见的体征 / 症状
  - 脊柱后凸畸形
  - 其他体征 / 症状
    - 活动可加重胸椎疼痛和压痛
    - 脊柱后凸或椎间盘突出症神经症状
    - 疲劳

人群分布特征

- 年龄
  - 在青春期出现，可能在之后的生活产生临床症状
- 性别
  - 轻微的男性优势
- 流行病学
  - 患病率：0.4%～8%
  - 发病高峰：13～17 岁

自然病史及预后

- 青少年生长突增的幅度增加
- 生长完成后的轻度进展
- 罕见的严重畸形
- 脊柱后凸＞ 70° 者功能差
- 早期椎间盘退变
- 椎间盘突出与退变及脊柱畸形的机械应力有关

治疗

- 观察
  - 适应证
    - 增长依旧存在
    - 后凸畸形＜ 50°
  - 消除特定的剧烈活动
  - 镇痛药
  - 脊柱活动练习
  - 随访至生长板融合（约 25 岁）
- 支架治疗
  - 适应证
    - 至少有 1 年的增长率
    - ＜后凸 70°
    - 在过伸位至少部分矫正畸形
    - 对骨骼未发育成熟的患者有效
- 手术治疗
  - 患者不能耐受
  - 适应证
    - 脊柱后凸畸形的骨骼未成熟的人 >75°
    - 成人后凸畸形 >60°
    - 过度的疼痛
    - 神经功能缺损
  - 后路器械融合
  - 前路和后路融合术治疗更严重的脊柱后凸

诊断要点

读片要点

- 有许莫结节、无楔形变并不代表舒尔曼病
- 造影可能显示终板凹陷而不是离散的许莫结节

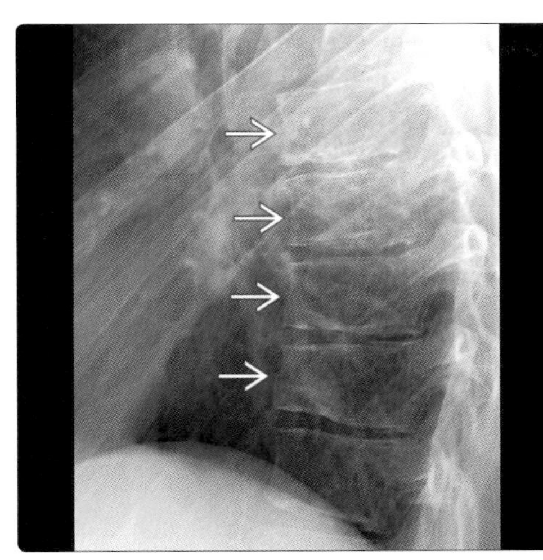

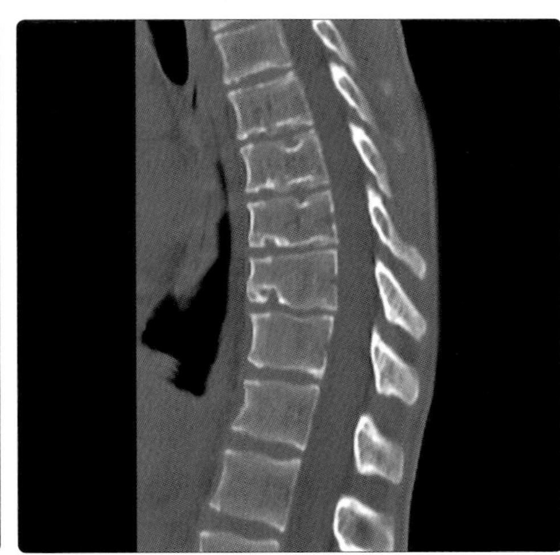

（左图）侧位片显示椎体终板不规则和楔形变➡，椎体终板凹陷形态规整，不像骨折中出现的锐角。（右图）CT 矢状位骨窗显示多发椎体终板不规则和椎体楔变。对于许莫结节的诊断标准包括至少 3 个邻近的椎体可见许莫结节和 5° 的楔形变

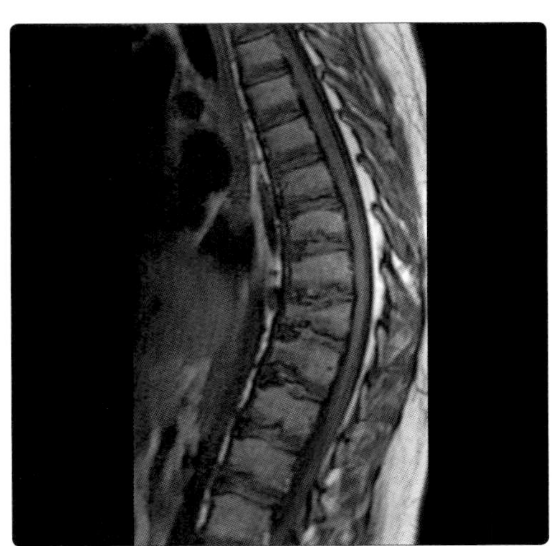

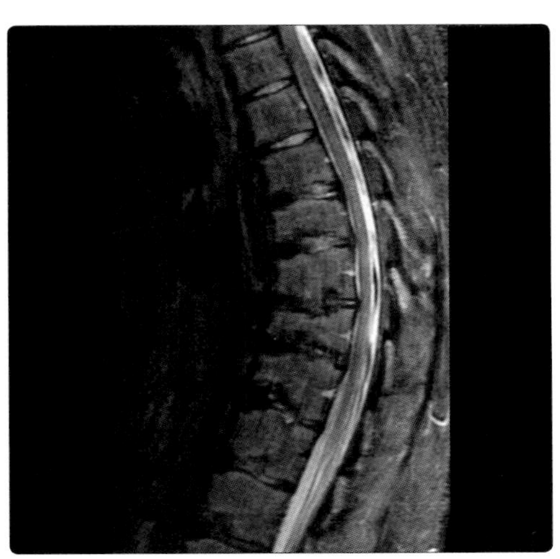

（左图）青少年竞技骑手，背部疼痛，MR 矢状位平扫 T_1WI 可见多节段胸椎椎体楔形变，终板凹陷，后凸畸形。（右图）同一患者，MR 矢状位平扫 STIR 显示多节段胸椎椎体楔形变，终板凹陷以及严重的后凸畸形

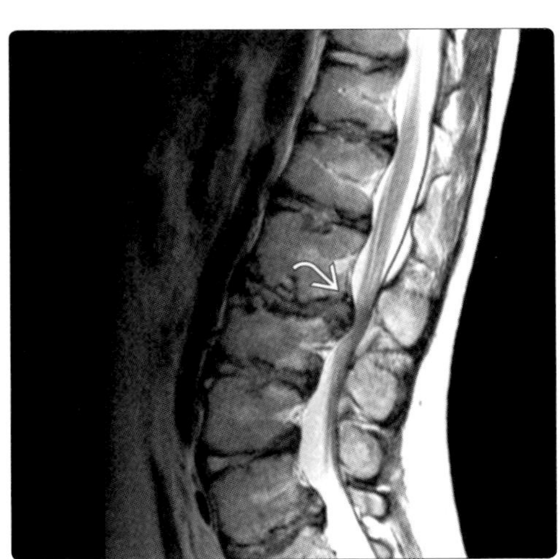

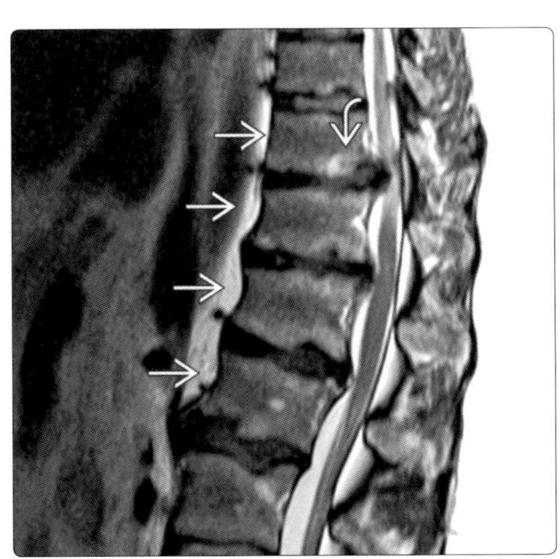

（左图）MR 矢状位平扫 T_2WI 可见椎间盘信号消失、腰椎楔形变，终板不规则和散在的许莫结节。注意明显的间盘突出↪。（右图）MR 矢状位平扫 T_2WI，多个相邻椎体➡可见终板不规则、许莫结节与椎间盘退变及 I 型终板退变↪

软骨发育不全

关键点

术语
- 同义词：软骨发育不全性侏儒症
- 影响脊柱和四肢的常染色体显性侏儒症

影像
- 脊柱、颅骨、骨盆和四肢内的典型骨骼改变
  - 继发于枕骨大孔 ± 寰椎前弓发育不良的颅椎交界处狭窄
  - 伴短椎弓根的扁平椎体
  - 尾部方向的腰椎间隙距离减小（正常关系颠倒）

主要鉴别诊断
- 假性软骨发育不良
- 软骨发育不良
- 畸形性发育不良
- 脊椎骨骺发育不良
- 致死性骨发育不良
- 成骨不全症

病理
- 成纤维细胞生长因子受体 3（FGFR-3）异常→软骨内骨形成缺陷

临床问题
- 侏儒症，出生时带有明显特征面容
- 椎管狭窄，胸腰椎后凸畸形
- 睡眠呼吸暂停，婴儿突发死亡
- 婴儿肌张力低下

诊断要点
- 最有可能在妊娠晚期超声检查中发现正常骨化的短肢侏儒症

（左图）冠状图显示出典型的从延髓到尾椎方向椎弓根间距离的进行性狭窄。横断位图显示与短椎弓根相对应的骨性椎管狭窄和缩小的椎弓根间距。（右图）腰椎前后位平片显示从延髓到尾椎逐渐减少的椎弓根间距。另外腰椎也有轻微的左侧弯

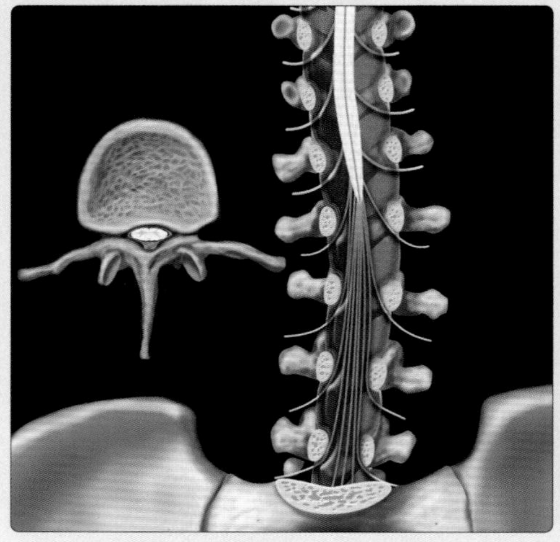

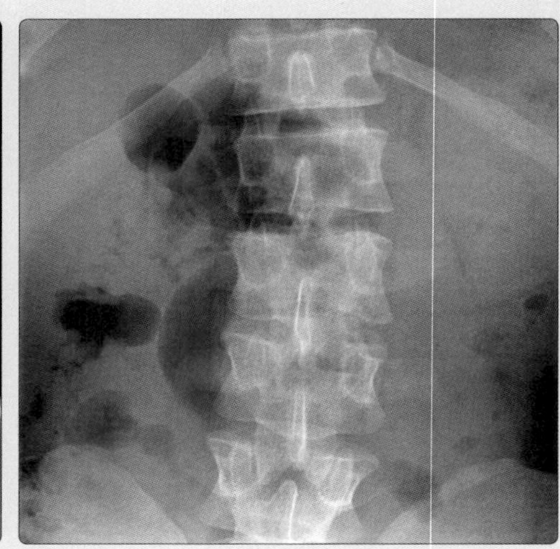

（左图）MR 矢状位 T_2WI 显示和颅顶直观相比的颅底收缩。枕骨大孔部位的狭窄压迫颈髓交界处➡（右图）枕骨大孔水平层的 MR 平扫 T_2WI 显示中度骨性狭窄，伴发局部组织拥挤和脑脊液间隙消失

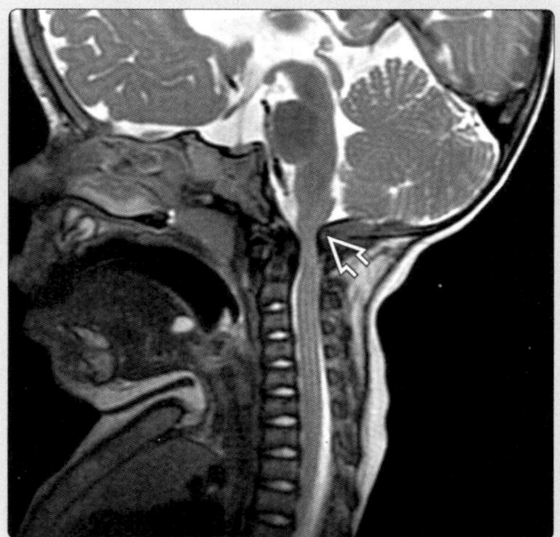

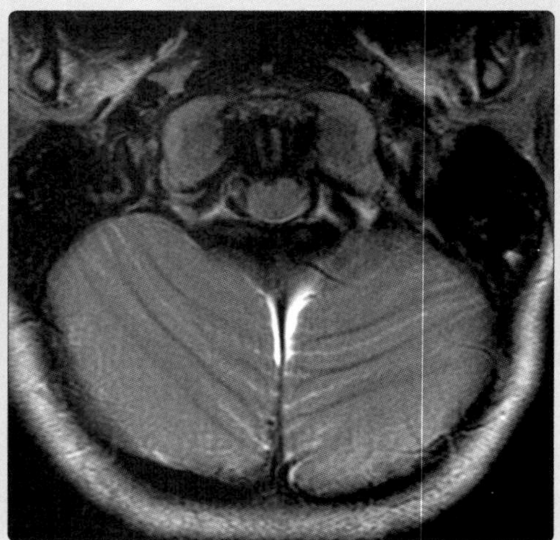

术 语

同义词

- 软骨发育不全性侏儒症

定义

- 影响脊柱和四肢的常染色体显性侏儒症

影 像

一般特征

- 最佳诊断线索
  - 枕骨大孔颈髓交界处狭窄，寰椎发育不良
  - 扁平椎体，伴有短椎弓根
  - 尾部方向的腰椎间隙距离减小（正常关系颠倒）
- 位置
  - 脊柱、颅骨、骨盆和四肢的典型的骨骼改变
- 形态
  - 严重侏儒症，包括躯干和四肢
    - 生长障碍在近端肢体更为明显（四肢近端侏儒症）
  - 椎体稍扁平伴椎弓根缩短
  - 腰椎畸形
  - 胸腰椎后凸畸形

平片表现

- 平片
  - 颈椎和颅骨交界处
    - 枕骨大孔、寰椎前弓发育不良→椎管狭窄
    - $C_1 \sim C_2$ 不稳定罕见
  - 胸椎和腰椎
    - 增厚、缩短的椎弓根
      - 腰椎弓根间距变小
    - 椎体畸形
      - 儿童时期呈“子弹”形（前方钝化）
      - 轻度扁平化和（或）轻度前部楔形变
    - 胸腰椎后凸 ± 脊柱侧弯
      - 起初为 $T_{10} \sim L_4$ 易弯曲
      - 当幼儿开始独立行走时自行缓解
    - 腰椎畸形
  - 脊柱外表发现
    - “香槟杯”骨盆：骨盆入口平坦而宽阔
    - 方形髂骨翼
    - 缩短的长骨，四肢近端最突出
    - 短肋骨
    - “三叉戟手”：第 2、3、4 指长度相等
    - 头颅体积扩大伴颅底缩窄

CT 表现

- CT 骨窗
  - 枕骨大孔和寰椎较小，前后径缩短＞横径
  - 轻度扁平椎体（成人）或子弹形椎体（儿童）
  - 椎体后部呈扇形
    - 畸形可能导致压缩性骨折
  - 腰椎弓根缩短伴腰椎弓根间距变窄
    - 椎管狭窄
    - 易发生显著的椎管和神经孔狭窄，伴其他轻度退行性改变
  - 骨质密度正常

MRI 表现

- 所描述的骨骼 CT 形态学改变
- 椎间盘突出常见
- 邻近颈髓、脊髓、神经根受压→脊髓信号改变（T_2 高信号）

非血管性介入

- 脊髓造影
  - 枕骨大孔和中央管狭窄；脊髓和神经根受压
  - 椎间盘突出常见

成像推荐

- 最佳影像方案
  - 在所有软骨发育不全的婴儿和儿童中，通过枕骨大孔多平面 MR 检查以评估枕骨大孔、中央管狭窄
  - 平片可良好的显示典型的颅骨、脊柱、骨盆异常

超声表现

- 纯合子型可以通过妊娠中期超声诊断
- 妊娠晚期超声诊断显示明显的生长障碍

鉴别诊断

假性软骨发育不良

- 面部特征和颅骨正常
- 可见扁平椎体
- 通常在幼儿时而非出生时发现

软骨发育不良

- 脸面中部发育不全
- 与软骨发育不良类似，枕骨大孔狭窄的程度更轻，椎弓根间距缩短

畸形骨发育不良

- 以小颌畸形为标志的面部特征
- $C_1 \sim C_2$ 不稳定
- 扁椎体；椎弓根间距狭窄
- 脊柱侧弯和后凸
- 四肢半脱位（“搭便车”拇指），马蹄内翻足

假性软骨发育不良

- 面部特征和颅骨正常
- $C_1 \sim C_2$ 不稳定，齿状突发育不全
- 严重的椎体变扁
- 扁平骨骺骨化延迟，长骨缩短
- 婴儿耻骨骨化缺失

致死性骨发育不良

- 致命的侏儒症
- 严重扁平椎体
- 躯干长而窄，钟形胸

- ±“立体式”颅骨

成骨不全症

- 通常继发于软化骨的颅底凹陷、扁平颅底→颈髓受压
- 婴儿型骨短而厚，多发骨折
- 出现在儿童或成年时期比较轻微的身材矮小、扁平骨、骨质减少、骨折和骨骼畸形

病 理

一般特征

- 病因
  - 成纤维细胞生长因子受体 3（FGFR-3）异常→软骨内骨形成缺陷
  - 椎弓根与椎体早期融合
  - 椎弓根短而增厚；椎管直径横径和前后径减小
    - 有症状的椎管和神经孔隙狭窄，常见于 30～40 岁
- 遗传学
  - 将基因定位到染色体 4p16.3
    - 与软骨发育不全和致死性骨发育不良相同的染色体
    - 常染色体显性遗传
    - 通常自发突变（80%）
  - 稀有的纯合子，比杂合子症状严重
- 相关异常
  - 胸壁畸形可能导致呼吸困难
  - 肢体延长术可导致神经系统症状

直视病理特征

- 枕骨大孔狭窄
  - 几乎存在于所有患有软骨发育不全的儿童中
  - 通常随着孩子的成长而症状缓解
- 椎管狭窄
  - 可能发生在任何脊柱水平
  - 椎弓根短、椎板增厚
  - 椎间盘膨出和突出所导致的狭窄
  - 成人发病的重要原因
- 胸腰椎后凸畸形
  - 与婴儿肌张力低下有关
  - 当幼儿开始自主行走和躯干肌肉加强时症状缓解

临床问题

临床表现

- 最常见的体征 / 症状
  - 侏儒症，在出生时有明显的特征面容
- 其他体征 / 症状
  - 继发于枕骨大孔脊髓压迫的睡眠呼吸暂停（婴儿和儿童）
  - 小儿肌张力低下
  - 椎管狭窄
  - 胸腰椎后凸畸形
- 临床特征
  - 出生时出现明显的四肢近端侏儒症
  - 智力正常
  - 肥胖是常见的临床问题
  - 婴儿临床过度诊断为骨骼发育不良的原因

人群分布特征

- 年龄
  - 先天性；通常在婴儿期诊断
- 性别
  - 男 = 女
- 流行病学
  - 最常见的非致命性骨骼发育不良（1：26 000 活产儿）

自然病史及预后

- 椎管狭窄的发病率高

治疗

- 后凸畸形
  - 婴儿后凸畸形可采用坐位改良 ± 胸腰椎支撑加以治疗
  - 渐进式 / 无法解决的采用手术矫正
- 颅椎交界处狭窄
  - 严重病例行枕骨大孔手术减压；随着患者的成长，症状通常会缓解
- 胸腰椎管狭窄
  - 手术减压
- 四肢
  - 生长激素延长长骨
  - Ilizarov 肢体延长术具有争议

诊断要点

关注点

- 最有可能在妊娠晚期超声检查中发现正常骨化的短肢侏儒症

读片要点

- 脊柱成像必须包括枕骨大孔评估颅椎交界处狭窄

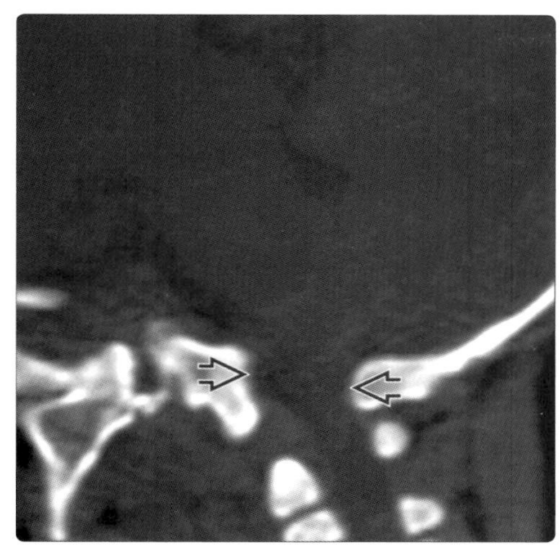

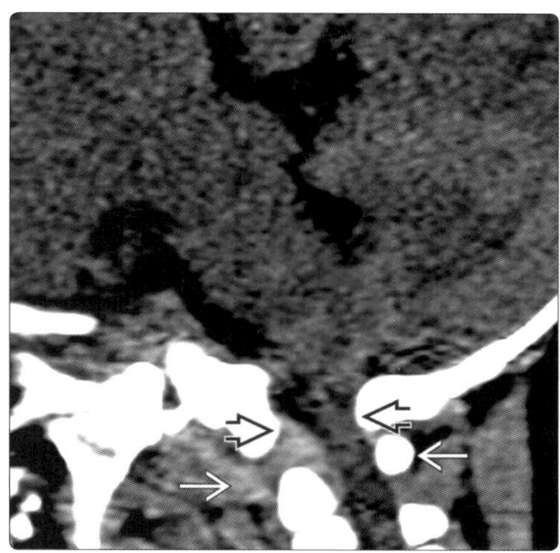

（左图）颅颈交界处的平扫CT矢状位显示枕骨大孔⇨和颈椎上部的前后径相对变短。斜坡呈垂直方向发育不良，齿状突发育不良。（右图）平扫CT矢状位显示C_1处狭窄的枕骨大孔⇨和减小的椎管直径➡，导致颅颈交界处狭窄。请注意上颈髓和延髓交界处周围脑脊液间隙消失

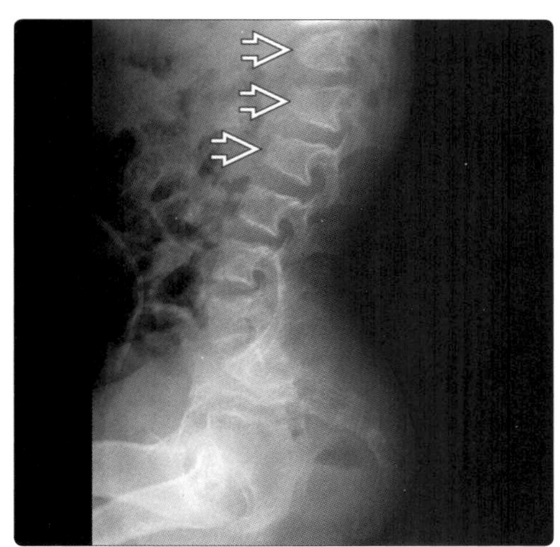

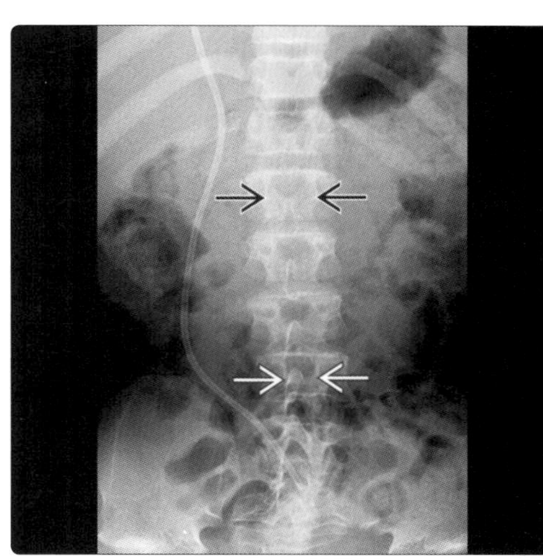

（左图）侧位平片显示在胸腰段的椎体前部发育不良的“子弹”形椎体⇨。先天性短椎弓根导致了腰椎管前后径狭窄。该患者还存在椎体后凸畸形。（右图）腰椎的前后位平片显示椎弓根间距变窄，L_1→和L_4➡椎弓根间距进行性变窄，导致横向腰椎管狭窄

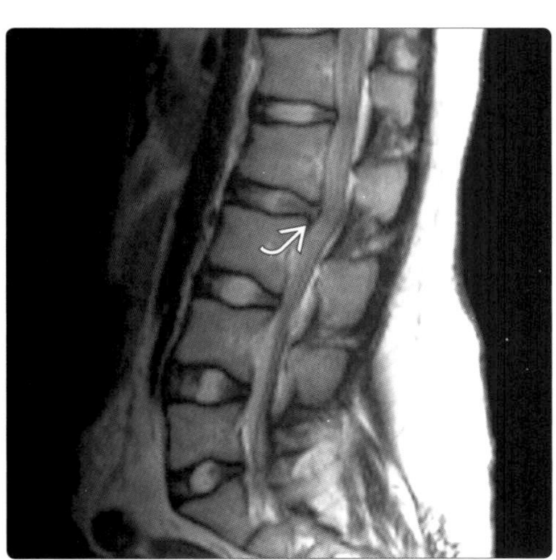

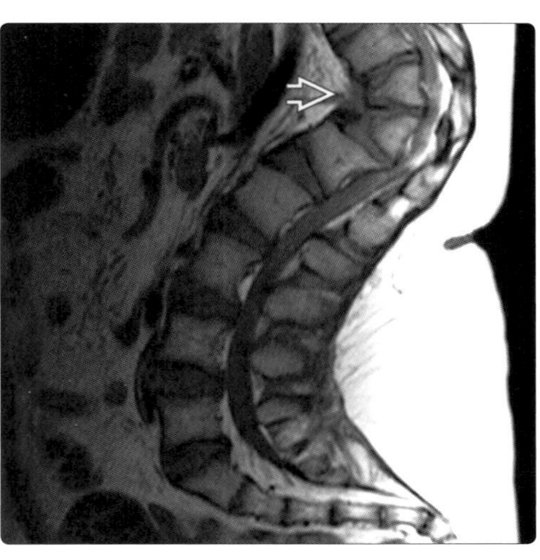

（左图）MR矢状位平扫T_2WI显示腰椎管的前后径减小，反映出椎弓根缩短。先天性椎管狭窄由于在L_2～L_3处由一个小的椎间盘突出↪而进一步加重。（右图）MR矢状位平扫T_1WI显示继发于异常“子弹”形T_{11}和T_{12}椎体的严重胸腰椎交界处后凸畸形⇨和腰骶部脊柱前凸。腰椎轻微后凸畸形

黏多糖贮积症

关键点

术语

- 黏多糖贮积症是遗传性的溶酶体贮积紊乱疾病

影像

- 颈椎
  - 颅椎交界处狭窄、齿状突发育不全、韧带松弛、寰枢椎不稳定、枕骨大孔硬膜环增厚
- 胸腰椎
  - 脊柱侧弯畸形、扁平椎体、椎体前缘骨赘 ± 胸腰椎畸形

主要鉴别诊断

- GM1 神经节苷脂贮积症
- 黏脂贮积症 Ⅲ 型
- 软骨发育不全
- 唐氏综合征（21 三体）
- 脊椎骨骺发育不良

病理

- 遗传性溶酶体酶缺陷→储存紊乱
  - 常染色体隐性（除 MPS Ⅱ、Hunter；为 X 连锁隐性）
- 糖胺聚糖（GAG）在器官和韧带中积聚

临床问题

- 渐进性进行性脊髓病
- 归因于脑部糖胺聚糖沉积、髓鞘化异常、脊柱畸形和外周神经压迫的临床神经症状

诊断要点

- 成功的诊断需要结合临床，影像和遗传 / 生化信息

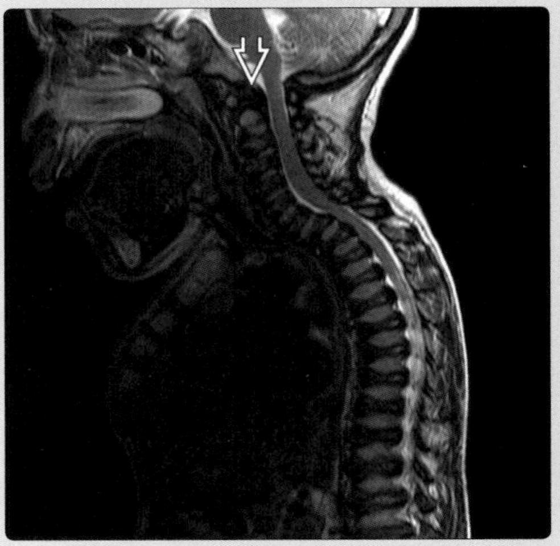

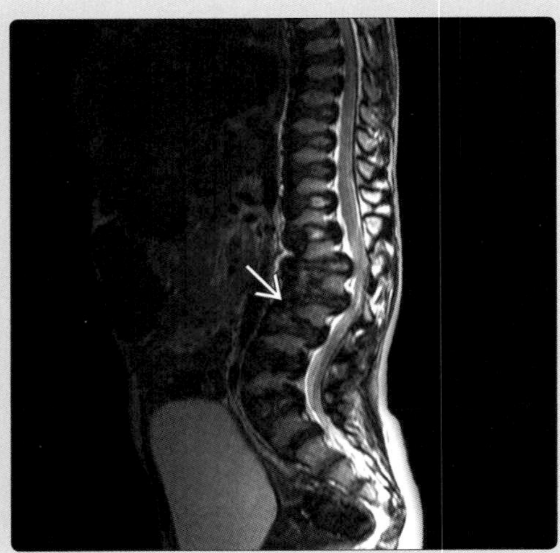

（左图）MR 矢状位平扫 T_2WI（黏多糖贮积症 Ⅳ）显示扁平椎体，椎间盘异常双凹陷，轻度中央椎管狭窄。显示出齿状突发育不全 T_1 呈等信号、糖胺聚糖浸润韧带 T_2 呈低信号➾。（右图）MR 矢状位平扫 T_2WI（黏多糖贮积症 Ⅳ）显示典型的扁平椎体，伴双凹椎间盘和 L_2 发育不良➔，导致局灶性后凸畸形。另外还发现椎管前后径的直径减小

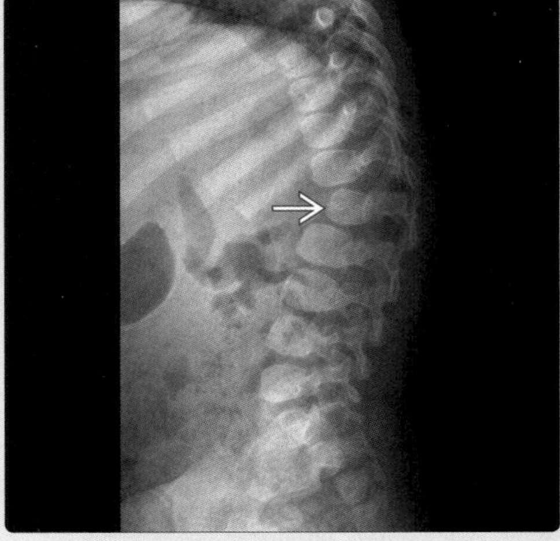

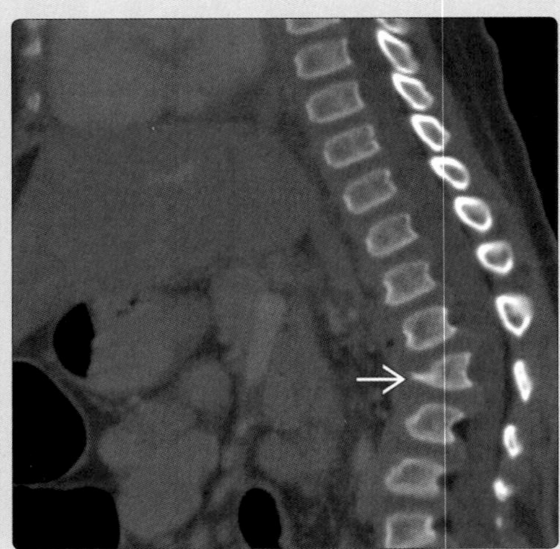

（左图）胸腰椎侧位平片显示轻度 L_1 椎体前部发育不全，导致 L_1 处局部后凸畸形➔。（右图）胸腰椎平扫 CT 矢状位骨窗（黏多糖贮积症 Ⅵ，Maroteaux-Lamy 综合征）显示轻度椎体发育不全和低位胸腰段交界处局部后凸，其椎体前方可见骨赘➔。该图像没有显示相关的椎管狭窄

术 语

缩写
- 黏多糖贮积症（mucopolysaccharidoses，MPS）

同义词
- “承溜口病”（非专业术语）

定义
- 遗传性溶酶体贮积症
  - 特定的酶缺陷→无法分解特定的糖胺聚糖（GAG），细胞内积累和毒性

影 像

一般特征
- 最佳诊断线索
  - 齿状突发育不全，颅椎交界处狭窄和枕骨大孔硬膜环增厚
- 位置
  - 脊柱：颈髓交界处，胸腰椎，骨盆
  - 脊柱外：脑，内脏器官沉积
- 大小
  - 齿状软组织小大不等；通常在老年患者中肿块较大
- 形态
  - 颈椎
    - 颅底增厚，枕部发育不全，C_1 后弓短，齿状突发育不全 ± 游离齿状突，韧带松弛，硬膜囊狭窄和寰枢椎不稳定
  - 胸腰椎
    - 后凸畸形
    - 扁平椎体，前缘骨赘 + 胸腰椎（MPS Ⅰ-H 和Ⅳ）畸形

平片表现
- 平片
  - 齿状突发育异常 ± 寰枢椎半脱位
  - 棘突发育不良、楔形椎体和椎管狭窄
  - 胸腰椎下（MPS Ⅰ-H）或中央（MPS Ⅳ）椎弓根畸形

透视表现
- ± 屈曲 - 伸展动态颅椎交界处不稳定性

CT 表现
- 增强 CT
  - 颅椎交界处中央和椎间孔狭窄，硬脑膜明显增厚，无异常增强
- CT 骨窗
  - 异常齿状突骨化，椎板增厚，骨髓腔扩大

MRI 表现
- T_1WI
  - 低信号或等信号的软组织块，低信号增厚的硬脑膜
- T_2WI
  - 压发育不全 + 软组织肿块
  - 由于脑膜增厚（MPS Ⅰ-H，Ⅱ），低信号，硬脑膜增厚 ± 伴发囊肿
  - ± 脊髓压迫，异常高信号
- 增强 T_1WI
  - 没有异常强化
- MRS
  - 脑质子 MRS 可能显示 NAA/Cho 比率降低，谷氨酰胺 / 谷氨酸升高和肌醇峰值区域减少

成像推荐
- 最佳影像方案
  - 多平面 MR
- 推荐检查方案
  - 脊柱磁共振成像用于阐明脊髓压迫的原因 / 部位
  - 平片显示骨性脊柱，肢体异常
  - 屈伸平片或透视检查颅椎不稳

鉴别诊断

GM1 神经节苷脂贮积症
- 都可表现脊柱边缘骨赘，上腰椎后凸畸形，齿状突发育不全
- 需依据临床、基因标准鉴别两者

黏脂贮积症 III 型
- 都可表现脊柱边缘骨赘，上腰椎后凸畸形，齿状突发育不全
- 需依据临床、基因标准鉴别两者

软骨发育不全
- 常染色体显性软骨内骨形成障碍
- 椎弓根短宽和椎板增厚→椎管狭窄
- 需依据临床、基因标准鉴别两者

唐氏综合征
- ± 齿状突发育不全，无伴发齿状软组织肿块或出生时脊柱侧弯的情况
- 需依据临床、基因标准鉴别两者

脊柱发育不良
- 椎体变平，出现发育不良，出生时出现脊柱侧弯畸形
- 手和足极少受累

病 理

一般特征
- 病因
  - 遗传性溶酶体酶缺乏
- 遗传学
  - 常染色体隐性(除 MPS Ⅱ、Hunter，为 X 连锁隐性)
- 糖胺聚糖积聚于大多数器官和韧带中
  - 粗糙的面相（因此命名为脂质软骨营养障碍）
  - 肝脾肿大，脐疝
  - 骨骼肌肉萎缩综合征，关节挛缩
  - 动脉壁（主动脉瓣中段狭窄），心脏瓣膜增厚
  - 上呼吸道阻塞（38%）；气管插管非常困难

- 齿状突发育不良和糖胺聚糖沉积 ± 韧带松弛，伴反应性变化产生齿状突周围的软组织肿块
- 双凸形卵圆形、子弹形或矩形椎体、椎体边缘骨赘、椎体后侧滑脱（MPS Ⅳ）和椎间盘突出明显（MPS Ⅵ）

分期、分级和分类

- MPS Ⅰ-H，Hurler；MPS 1-H/S，Hurler-Scheie：α－利多糖苷酶（4p16.3）
- MPS Ⅱ，Hunter：艾杜糖醛酸 2- 硫酸酯酶（Xq28）
- MPS Ⅲ，Sanfillipo：肝素 N- 硫酸酯酶（17q25.3）
- MPS Ⅳ，Morquio：半乳糖 6- 硫酸酯酶（16q24.3）
- MPS Ⅴ，Scheie：α-L- 艾杜糖苷酶（不再用于临床）
- MPS Ⅵ，Maroteaux-Lamy：芳基硫酸酯酶 B（5q11-q13）
- MPS Ⅶ，Sly：β－葡萄糖醛酸酶

直视病理特征

- 颅椎交界处狭窄→神经血管压迫、脑脊液动力学改变→脑积水、脊髓空洞症
- 扩大的髓腔板层
- 增厚的硬脑膜可能在手术中看起来正常

显微镜下特征

- 硬膜外 / 硬膜黏膜多糖沉积，伴弹性和胶原增生

临床问题

临床表现

- 最常见的体征 / 症状
  - 渐进性轻度进展性脊髓病（通常错误地归因于下肢畸形）
    - 与 MPS Ⅰ-H、Ⅱ、Ⅲ 和 Ⅶ 相同；不常见于 MPS Ⅳ、ⅠH/S、Ⅵ，除非与肌肉骨骼畸形相关
    - 运动耐力降低；可能是最早的症状
  - 由于脑部 GAG 沉积，髓鞘形成异常，脊柱畸形和周围神经压迫引起的临床神经症状
- 临床特征
  - 具有巨舌、粗糙眉毛、扁平鼻梁的粗糙面相（MPS Ⅵ、Ⅶ 中较轻）
  - 角膜混浊（MPS Ⅱ 除外）
  - 明显的智力障碍（MPS Ⅰ H/S，Ⅱb，Ⅳ 除外）
  - 关节挛缩、多发性肌无力（主要发现于 MPS Ⅳ，Ⅵ）
- 实验室诊断：测量特定的尿糖胺聚糖
- 临床诊断规则
  - 年龄、智商 ± 角膜混浊、尿 GAG 排泄和特定临床表现

人群分布特征

- 年龄
  - 通常在儿童时期被诊断；轻度病例偶尔在成人中被诊断出来
- 性别
  - 除 MPS Ⅱ 以外的 M=F（仅限男生→ X 连锁）
- 流行病学
  - MPS Ⅰ-H（1∶10 000 新生儿），MPS Ⅳ（1∶40 000 新生儿）最为常见

自然病史及预后

- 过早死亡常见；恶化速度依赖于特定的酶缺陷
- 缓慢进行性脊髓压迫→未经治疗会四肢麻痹，感觉丧失
  - 在疾病晚期进行手术的结果较差
- 高位脊髓压迫是 MPS 并发症和死亡主要的脊柱原因
  - 相对轻微的创伤可能会造成呼吸暂停和猝死

治疗

- 保守（轻微症状）：脊柱外部支撑
- 手术（更严重的症状）
  - 枕颈后路减压 / 稳定
  - 对于症状性齿状突肿块行经口腔齿状突切除 / 后路稳定治疗
- 骨髓移植（BMT）或静脉注射重组人类酶
  - 减少器官中的 GAG 积累；部分改善但并不能改善全部

诊断要点

关键点

- 成功的诊断需要结合临床，影像学和遗传 / 生化信息

读片要点

- 齿状突发育不全伴有肿块和硬膜增厚表明 MPS 综合征
- 脊椎边缘骨赘可能是特异性诊断

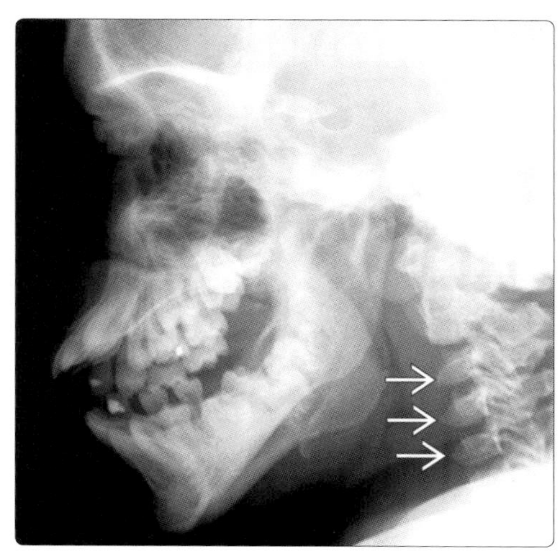

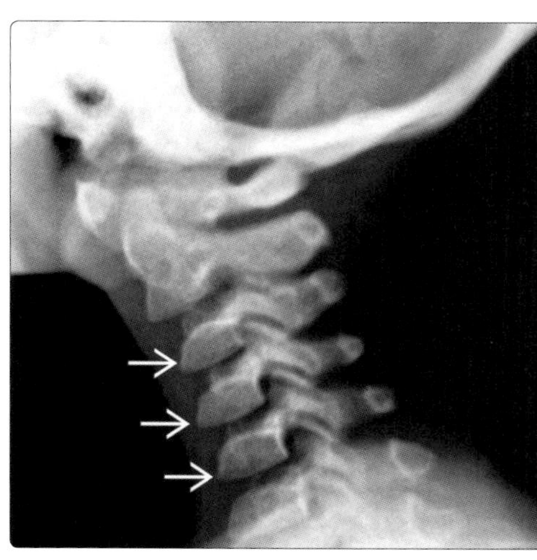

（左图）颈椎侧位平片（MPS I-H，Hurler）显示椎体前缘的骨赘→，上颌骨和下颌骨的异常特征。在这个患者中，椎体的骨赘是位于中央而不是下方。（右图）颈椎侧位平片（MPS Ⅱ，Hunter）显示轻度椎体下方骨赘→。一般来说，Hunter 综合征的影像（以及临床）结果与 Hurler（MPS I-H）相似，但相对不太严重，进展较慢

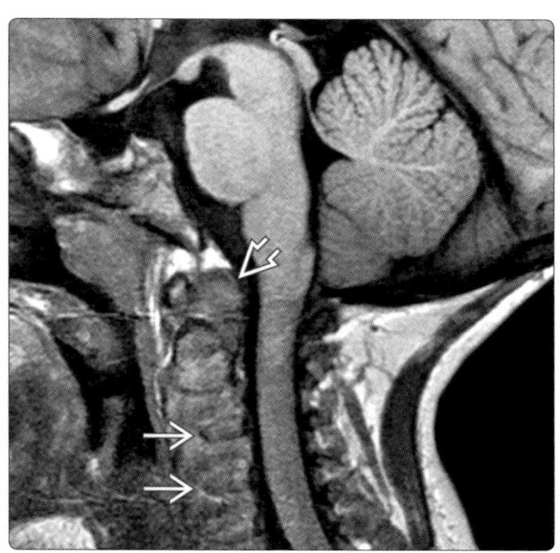

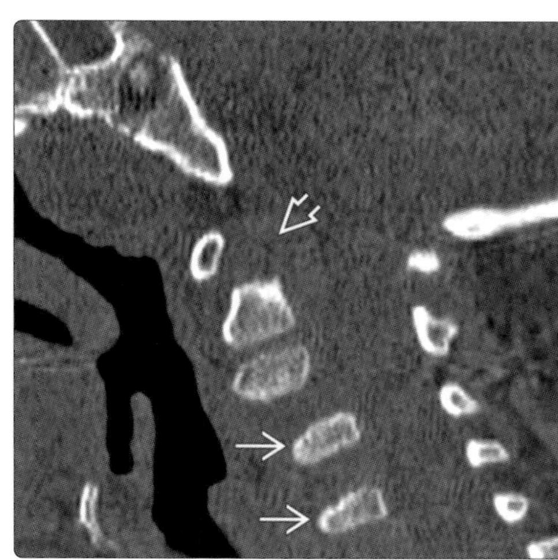

（左图）MR 矢状位平扫 T_1WI（MPS Ⅳ，Morquio）显示未骨化的齿状突→。图中无寰枕融合或颅底凹陷。还显示了典型的颈椎椎体发育不全→。（右图）同一患者平扫 CT 矢状位骨窗图像（MPS Ⅳ，Morquio）证实了齿状突的非骨化→以及 C_3 和 C_4 椎体的轻度发育不全→

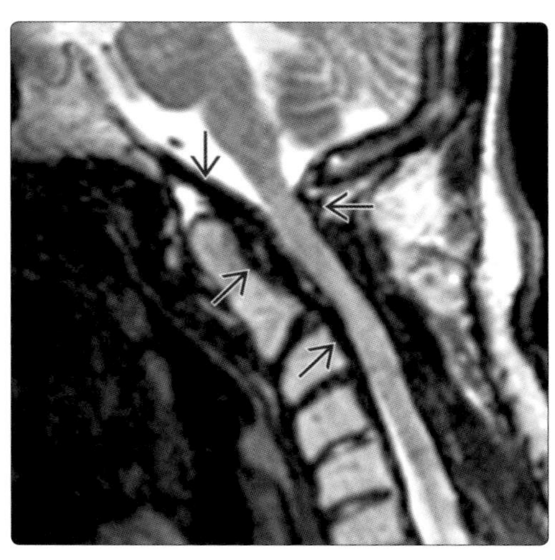

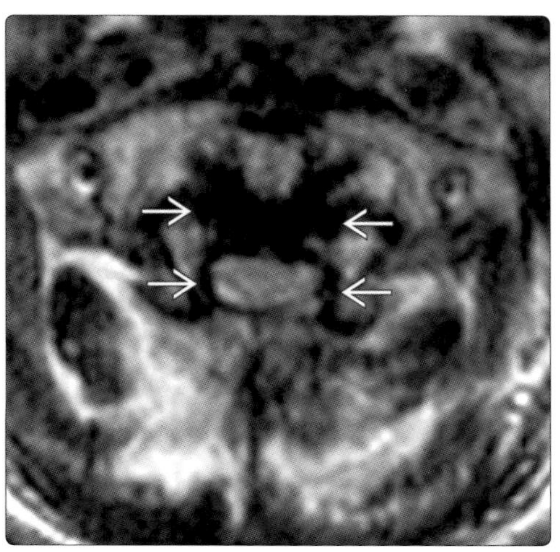

（左图）MR 矢状位平扫 T_2WI（MPS I-H/S，Hurler-Scheie）显示明显低信号的增厚韧带→，产生脑脊液信号消失和颅椎交界处狭窄。注意图中没有骨性椎管变窄，并且在平片或 CT 骨窗上可能会明显低估管腔狭窄的程度。（右图）MR 横断位平扫 T_2WI（MPS I-H/S，Hurler-Scheie）显示典型的韧带增厚呈明显低信号→，导致了这一水平的椎管狭窄

镰状细胞病，累及脊柱

关键点

影像

- 43%～70% 的患者伴脊柱受累
- 骨梗死
  - 斑片状或弥漫性硬化骨
  - 脊柱中央终板压缩畸形，导致椎体呈 H 形
- 骨质减少
  - 骨质疏松性压缩性骨折
- 塔形椎体
  - 与梗死 / 塌陷椎体相邻的椎体代偿性地垂直生长

主要鉴别诊断

- 地中海贫血
- 肾性骨营养不良
- 骨硬化症
- 脊椎骨骺发育不良（SED）
- 弥漫性骨转移

病理

- 常染色体隐性遗传
- 伴发异常
  - 烟雾病，多发梗死
  - 股骨头和肱骨头梗死
  - 生长障碍
  - 胆石症（胆红素结石）
  - 由于多次输血导致的血色素沉着

临床问题

- 镰状细胞危象：氧气、水合作用、疼痛管理、输血
- 感染率高
  - 预防性接种以预防感染

诊断要点

- 中央终板压缩畸形导致椎体 H 形改变

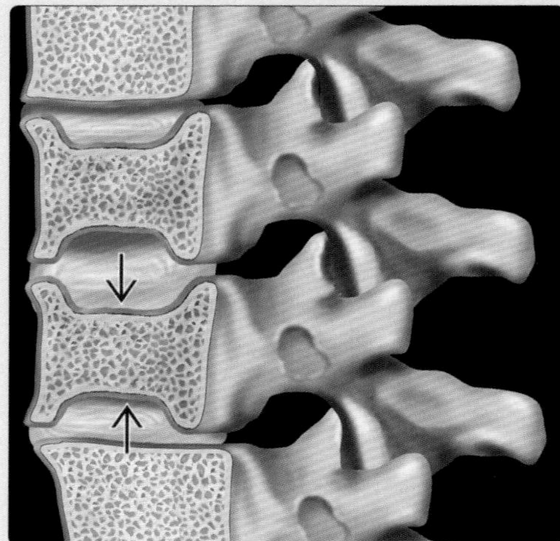

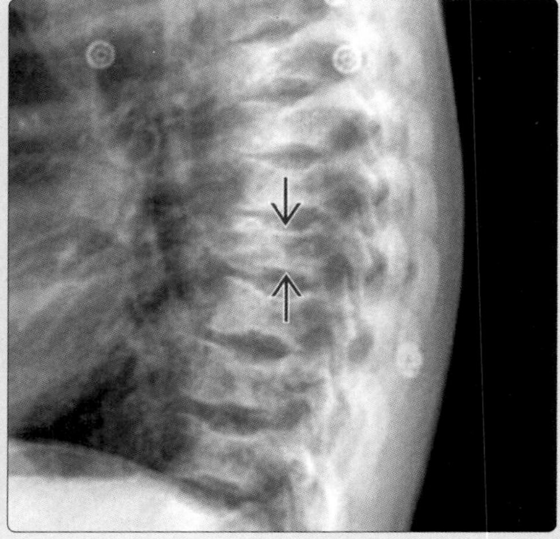

（左图）矢状图显示由于骨梗死导致椎体终板的中心塌陷[→]，倾向于首先累及椎体的中心部分。其次，椎体的高度保持不变，椎体呈 H 形。（右图）胸椎侧位平片显示图像中的骨质和中央终板压缩的部位发生斑片状硬化[→]，导致椎体呈现典型的 H 形

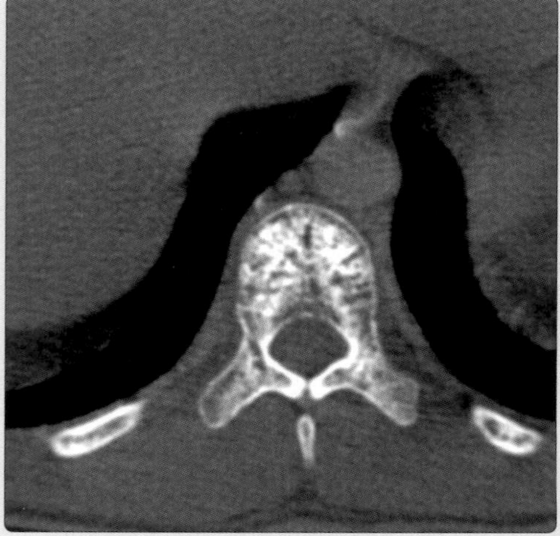

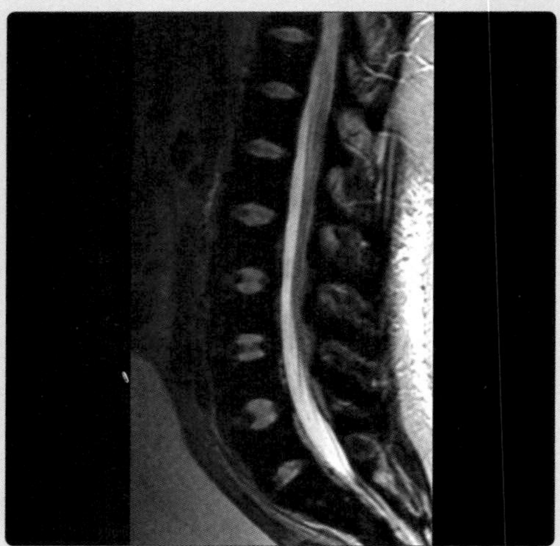

（左图）一例镰状细胞病伴有背部疼痛患者，CT 骨窗显示由慢性骨梗死引起的下位胸椎内弥漫性斑片状硬化。（右图）腰椎 MR 矢状位 T_2WI 显示骨髓信号弥漫性明显减低，反映了患者多次输血后的铁沉积

术　语

同义词

- 镰状细胞贫血，HbSS 病

定义

- 遗传性血红蛋白病导致贫血和红细胞变形（镰刀形）并阻塞血管
- 纯合子：HbSS（镰状细胞贫血）
- 杂合子：HbSA（镰状细胞性状，无症状），HbSC（不太严重的分型）
- 镰状细胞危象：严重骨骼、腹部、胸部疼痛的急性发作

影　像

一般特征

- 最佳诊断线索
  - 由于中央终板压缩畸形导致椎体呈 H 形（矢状位）
- 位置
  - 43%~70% 的患者脊柱受累
  - 骨梗死更常见于四肢的长骨

平片表现

- 平片
  - 骨梗死
    - 由于慢性重复性骨梗死引起的斑片状或弥漫性硬化骨
    - 脊柱中央终板压缩畸形，导致椎体呈 H 形
  - 骨质减少
    - 骨质疏松性椎体压缩性骨折，伴发双凹或楔形椎体
  - 塔形椎体
    - 与梗死 / 塌陷椎体相邻的椎体代偿性地垂直生长
  - 骨髓炎
    - 脊柱罕见

CT 表现

- 平扫 CT
  - 轴骨干髓腔的斑片状硬化
  - （在矢状或冠状重建图像上）中央终板压缩畸形，导致椎体呈 H 形
  - 骨质疏松性压缩性骨折

MRI 表现

- T_1WI
  - 由于慢性骨梗死、感染、输血依赖性 HbSS 病导致的铁沉积，致使骨髓增生 T_1 呈低信号
  - 圆形，椎旁软组织肿块反映骨外造血；可能会出现严重的慢性贫血
- T_2WI，STIR
  - 增生性（造血）骨髓：T_2 信号中等至低信号
  - 输血依赖性 HbSS 疾病导致铁沉积：T_2 信号非常低
  - 急性骨梗死：骨髓弥漫的高信号
  - 骨髓炎：骨髓弥漫的高信号
  - 圆形，椎旁软组织肿块反映骨外造血；可能会出现严重的慢性贫血
- 增强 T_1WI
  - 骨梗死：弯曲的细线状边缘强化
  - 骨髓炎：弥漫性强化或粗糙的外周皮质强化
    - 邻近的软组织强化伴局部皮质缺损 / 强化

成像推荐

- 最佳影像方案
  - 平片

核医学表现

- 骨骼扫描
  - 骨梗死：急性低摄取，在愈合和血运重建期间具有摄取增高
  - 骨髓炎：摄取增高
- ^{99m}Tc 硫胶体
  - 急性骨梗死：骨髓摄取减少或消失
  - 骨髓炎：正常或骨髓摄取减少
    - 感染早期阶段骨髓摄取可能正常（<1 周）
- ^{67}Ga 闪烁扫描
  - 急性骨梗死：相对于 ^{99m}Tc 硫胶体骨髓扫描的一致性摄取量
  - 骨髓炎：相对于 ^{99m}Tc 硫胶体骨髓扫描的摄取量增加或不一致
- 标记白细胞的闪烁扫描
  - 骨髓炎：^{99m}Tc 硫胶体骨髓扫描没有摄取增加的相应区域的摄取增加

鉴别诊断

地中海贫血

- 缺血性坏死比在镰状细胞贫血中少见

平片表现相似的疾病

- 肾性骨营养不良
  - 增厚、密度增加的椎体终板
- 骨硬化症
  - 弥漫性骨硬化
  - “骨中有骨”征象
- 脊椎骨骺发育不良（SED）
  - 具有杯形终板的椎骨
- 弥漫性骨转移
  - MR 骨髓 T_1WI 呈低信号，T_2WI 呈中等至高信号
  - 白血病，淋巴瘤
  - 神经母细胞瘤

病　理

一般特征

- 病因
  - 血红蛋白四聚体异常 B 链

- 红细胞脱氧变形（“镰刀”形）
  - 红细胞柔韧性降低→毛细血管阻塞→缺血和梗死
- 脾大（红细胞隔离、破坏）→萎缩（自身梗死）
  - 自身梗死导致宿主对荚膜细菌的抵抗力降低
    - 伤寒沙门菌，肺炎链球菌，流感嗜血杆菌，脑膜炎奈瑟球菌，肺炎克雷伯菌
  - 肺炎
  - 骨髓炎
  - 脑膜炎
  - 败血症
- 椎体呈 H 形
  - 脊椎营养动脉长支对中央终板骨血管供应 - 更容易受到镰状红细胞的血管闭塞的影响
  - 由骨膜血管短穿支分支提供终板周边部分血供
  - 中心性骨坏死→中心塌陷→矢状面 H 形椎体
- 骨密度（BMD）异常的患病率高，特别是在腰椎
  - 骨梗死愈合导致骨密度增加
  - 由于慢性严重贫血导致骨密度下降
    - 骨髓细胞增生导致骨小梁减少和骨量减少
    - 骨坏死
  - 一项系列报告镰状细胞病中骨密度减低发生率为 79.6%，不论年龄和性别
  - 骨质疏松性椎体压缩性骨折
  - 其他不完全骨折
- 遗传学
  - 常染色体隐性遗传
  - 血红蛋白 HbS 的结构缺陷：用缬氨酸取代 6 位的谷氨酸
- 相关异常
  - 烟雾病，多发梗死
  - 股骨头和肱骨头梗死
  - 生长障碍
    - 肢体长度差异
  - 胆石症（胆红素结石）
  - 由于多次输血导致的血色素沉着

临床问题

临床表现

- 最常见的体征 / 症状
  - 镰状细胞危象
    - 由于血管闭塞危象引起的疼痛发作，最常累及骨骼
  - 溶血性贫血
- 临床特征
  - 经常性疼痛、黄疸、发育迟缓、中风
  - 感染率高
    - 肺炎球菌败血症，脑膜炎
    - 儿童中常见的骨髓炎

人群分布特征

- 年龄
  - 前 6 个月内胎儿受血红蛋白（HbF）水平升高的保护
- 种族
  - 非洲，中东和地中海东部
- 流行病学
  - 1% 的非洲裔美国人是纯合子 HbSS；8%~13% 是杂合性 HbSA（无症状）
  - 3% 的非洲裔美国人是 HbS 携带者
  - 在一个研究队列中，26% 的镰状细胞危象导致入院的病例均伴有骨受累
    - 第 2 常见的骨部受累部位（下肢后部）

自然病史及预后

- 纯合子形式的死亡 <50 岁

治疗

- 镰状细胞危象：氧气、水合作用、疼痛管理、输血
- 预防性接种以预防感染

诊断要点

关注点

- 脊柱中央终板压缩畸形导致典型的 H 形椎体

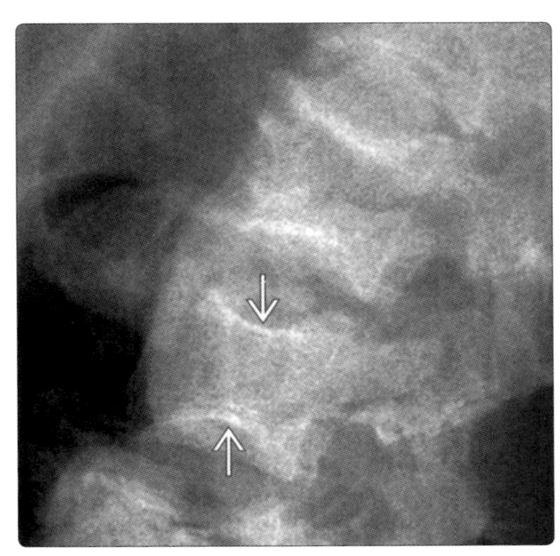

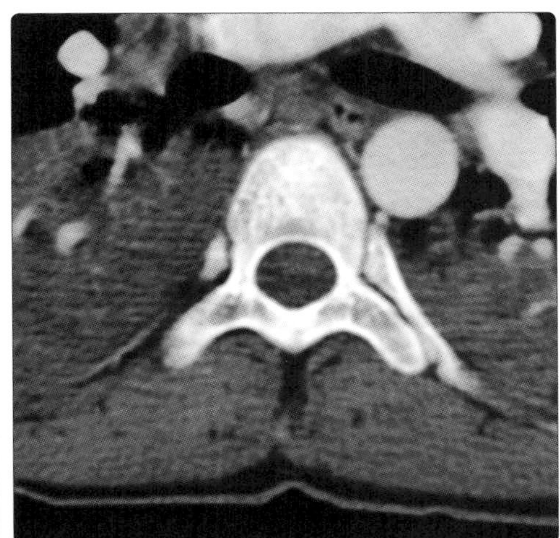

（左图）腰椎侧位平片显示镰状细胞贫血典型的脊柱受累改变，终板中央凹陷➡不累及椎体周围。（右图）增强 CT 显示椎体弥漫性磨玻璃样骨硬化。应注意严重双侧肺炎者双肺下叶的广泛实变，这可能是由于镰状细胞贫血患者的脾梗死后免疫功能受损

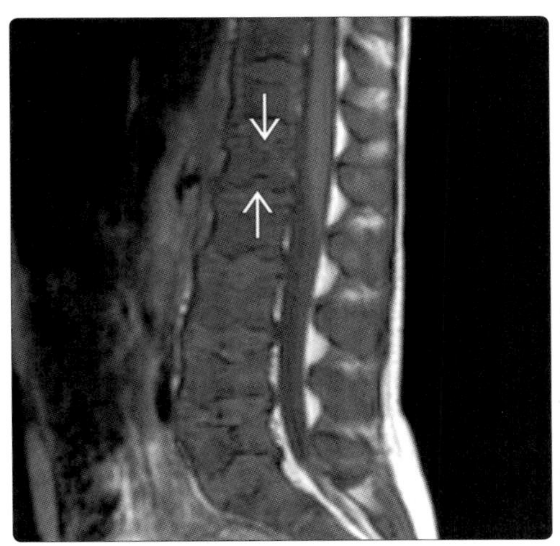

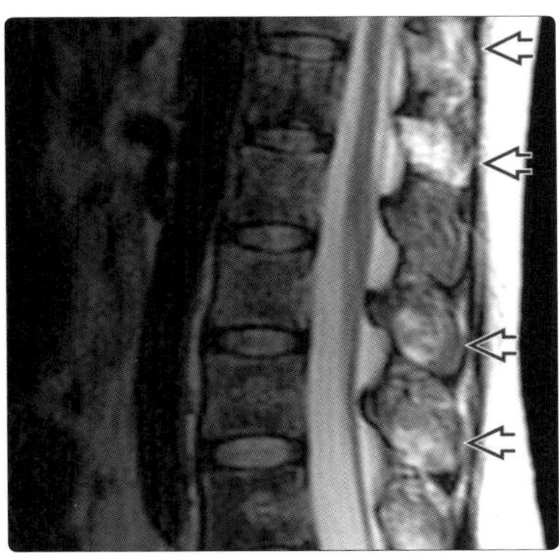

（左图）MR 矢状位平扫 T_1WI 显示骨髓信号减低，低于预期的红系增生，以及多次输血导致含铁血黄素沉积等更多特征的患者。中央终板压缩畸形导致典型 H 形椎体➡。（右图）由于骨髓增生导致 MR 矢状位平扫 STIR 图像在椎体内显示低信号。棘突中的多发高信号➡提示多发性骨梗死

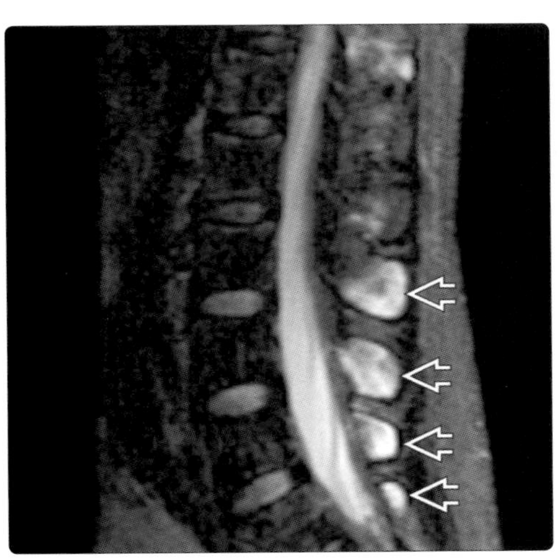

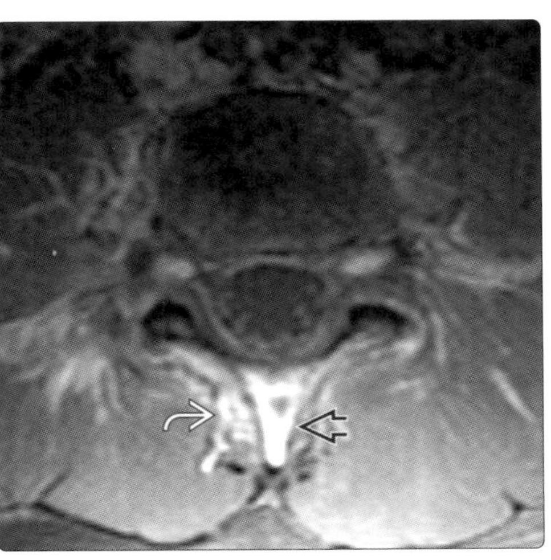

（左图）腰椎 MR 矢状位 STIR 图像显示 L_3、L_4、L_5 和 S_1 棘突内呈高信号➡，最终确定是由于急性骨梗死而引起。（右图）同一位患者的 MR 增强 T_1WI 脂肪抑制在腰椎棘突显示出微小的没有强化的梗死灶周边强化↗。相对于骨髓炎，骨梗死更易发生边缘强化并缺乏邻近软组织变化

成骨不全症

关键点

术语

- 遗传性 I 型胶原异常所致骨化不全
- 根据临床、基因及 X 线表现分为 4 种类型

影像

- 骨量严重减少
- 椎体骨折，脊柱后凸
- 长骨、肋骨多发骨折
- 骨骺增大，干骺端“爆米花”样钙化

主要鉴别诊断

- 非意外性创伤（NAT）
- 先天性侏儒症
- 骨质疏松症

病理

- I 型胶原大量突变→骨化不全
- 伴发异常包括蓝色巩膜，早期听力下降，牙齿脆弱，皮肤薄弱易裂，关节松弛

临床问题

- 身材矮小，多继发于脊柱、肢端多发骨折、脊柱后凸及生长板异常
- X 线检查提示诊断，辅助检验加以确诊

诊断要点

- 注意与非意外性创伤鉴别
- 平片诊断颅底凹陷或其他脊柱合并症可能较为困难，可行 MR 或 CT 检查

（左图）平扫 CT 矢状位骨窗示扁平颅底⇨及严重颅底凹陷，伴齿突向上移位➡、寰椎前弓→穿过枕骨大孔。脊柱后路内固定物置入以阻止颅底凹陷。（右图）MR 矢状位平扫 T_2WI 示严重的颅脑下陷、扁平颅及颅底凹陷、齿突➡进入枕骨大孔，造成延颈髓腹侧受压

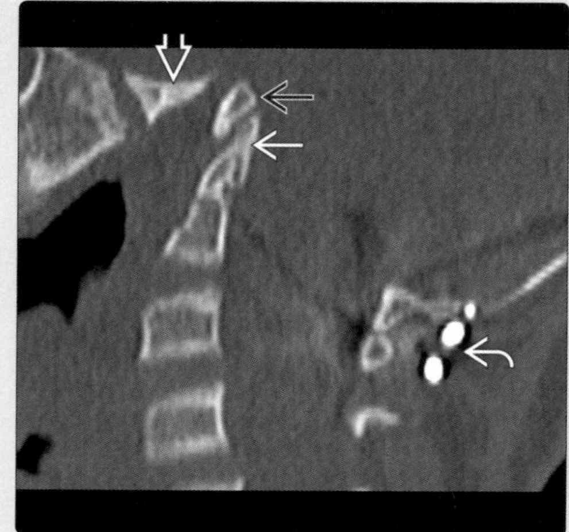

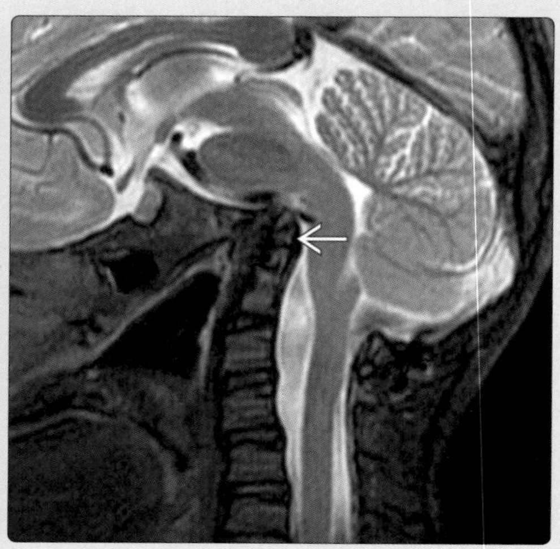

（左图）MR 冠状位平扫 T_2WI 证实骨软化及严重颅底凹陷导致的颅底中部⇨向上倾斜，造成脑干及小脑半球的受压。（右图）MR 横断位平扫 T_2WI 证实颅脑下陷，延髓受斜坡⇨压迫而变形↷。金属磁敏感伪影↷为缓解颅脑下陷而进行的脊柱融合手术置入的内固定物

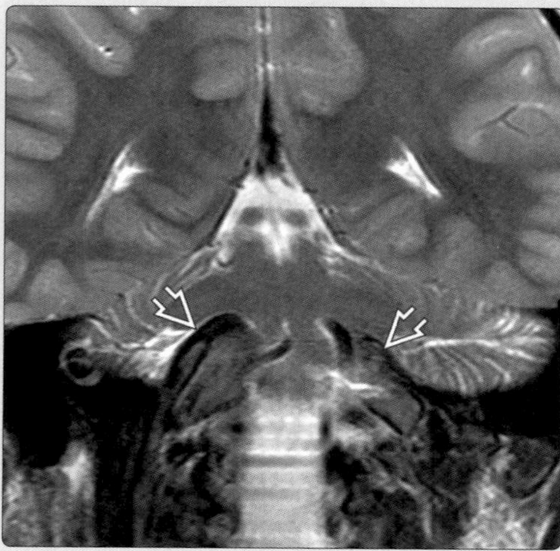

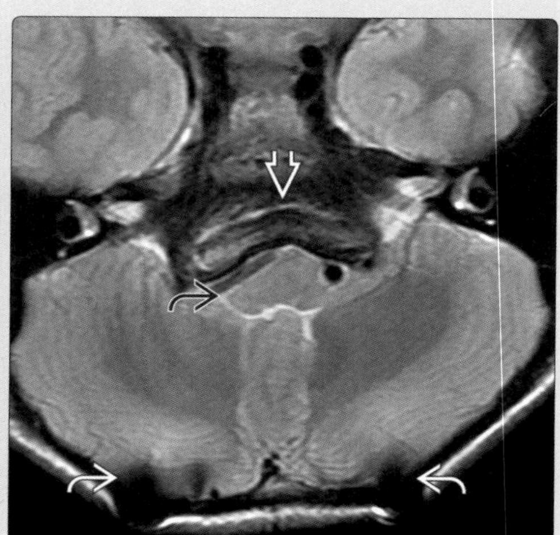

术 语

同义词

- “脆骨病”

定义

- 成骨不全症（osteogenesis imperfecta，OI）是遗传Ⅰ型胶原异常导致骨化不全
- 根据临床、基因及 X 线表现分为 4 种类型
  - 重型：骨骼短小，因宫内及儿童早期多发骨折而导致骨骼增厚
  - 轻型：骨骼薄弱

影 像

一般特征

- 最佳诊断线索
  - 严重骨质减少伴多发性骨折，脊柱后凸
- 位置
  - 全部中轴骨及肢带骨
- 形态
  - 多发骨折常见

平片表现

- 平片
  - 骨质疏松
    - 骨皮质变薄，次级骨小梁吸收，初级骨小梁明显
  - 脊柱后凸
  - 椎体骨折，椎体变扁，“鳕鱼椎”
    - 鳕鱼椎：椎体上下终板面变扁
  - 多发长骨及肋骨骨折，伴有胸廓前后径增加
    - 微骨折及平片可见的骨折导致弯腰畸形
  - 骨骺增大
  - “爆米花”样的干骺端钙化
    - 创伤致生长板破裂形成钙化的软骨结节
  - 骨盆：髋臼内陷，髋外翻

CT 表现

- CT 骨窗
  - 骨皮质菲薄
  - 髓腔几乎全部被脂肪填充
    - 初级骨小梁稀疏但走行正常
    - 次级骨小梁几乎缺失
  - 脊柱后凸
  - 颅底凹陷
  - 耳硬化症表现

MR 表现

- T_1WI
  - 脊柱后凸
  - 由于骨折及脂肪浸润导致的骨髓信号异常
- T_2WI
  - 同 T_1WI
  - ± 脊髓受压，脊髓空洞症
- 胎儿磁共振用于辅助产科超声进行产前诊断

超声表现

- 灰阶超声
  - 颅骨骨化不良，肋骨短小，四肢骨短小变形
  - 妊娠中期进行产前诊断

核医学表现

- 骨扫描
  - 骨折部位放射性示踪剂摄取增加

其他检查发现

- 双能 X 线骨密度仪（DEXA）或 CT 示骨密度↓
  - 用于辅助诊断（轻型），随访治疗效果

成像推荐

- 最佳影像方案
  - 平片用于疾病诊断及脊柱后凸畸形的评价
  - MR 用于评估脊髓受压及颅底凹陷
- 推荐检查方案
  - 低 kVp 技术用于骨质疏松
  - 矢状及横断位 MR，CT 图像最有价值

鉴别诊断

非意外性创伤（NAT）

- 骨质无机物密度正常
- 骨折可能与 OI 表现相似
- 谨慎的病史采集及家庭情况评估
- 基因检测无异常改变

先天性侏儒症

- 椎体高度减低
- 身材矮小
- 脊柱侧弯
- 骨密度多变
- 常见病因
  - 软骨发育不全
  - 致死性侏儒症
  - 脊椎骨骺发育不良

骨质疏松症

- 骨皮质变薄，次级骨小梁重吸收，初级骨小梁增加
- 平片对诊断不敏感，骨密度测量能够更好地进行评估
- “鳕鱼椎”、压缩性骨折常见
- 多种病因

病 理

一般特征

- 病因
  - 多发Ⅰ型胶原突变→骨化不全
    - Ⅰ型胶原见于骨骼，皮肤，巩膜
- 遗传学
  - 大部分为常染色体显性遗传
  - 遗传或自发性突变
- 相关异常

- 蓝色巩膜
- 早期听力下降
- 牙齿脆弱
- 皮肤脆弱
- 关节松弛
- 呼吸系统、心脏病变

分级、分期及分型

- Ⅰ型：最常见
  - 易损长骨
  - 儿童期骨折风险增高，青春期后风险降低
  - 脊柱后凸，沃姆骨（缝间骨）
  - 蓝色巩膜
- Ⅱ型：多早期致命
  - 多发骨折导致出生后骨骼短、宽、变形
- Ⅲ型：常染色体隐性遗传；罕见
  - 出生时骨折、脊柱后凸
- Ⅳ型：与Ⅰ型相似
  - 脊柱后凸，沃姆骨
  - 成年后巩膜正常，儿童时可能为蓝色
- 近期提出了Ⅴ～Ⅻ等新的类型，尚无法通过X线进行区分
  - 这些类型不能定位于Ⅰ型胶原的基因；病因尚不明确

大体病理与手术特征

- 菲薄，蛋壳样骨皮质
- 髓腔内骨小梁减少
- 近期或已愈合的骨折

显微镜下特征

- 缺乏有序的骨小梁
- 骨缝突出
- 正常形态的成骨细胞数量增加
- 生长板碎裂

临床问题

临床表现

- 最常见的体征/症状
  - 多发的脊柱和四肢骨折
  - 脊柱后凸
- 其他体征/症状
  - ±耳聋，蓝色巩膜
- 临床特征
  - 骨折、脊柱后凸、生长板异常所导致的身材矮小
  - X线检查提示诊断，辅助检查加以确诊
    - 皮肤活检
    - 基因检测
    - 警惕：上述检查都可能出现假阴性

人群分布特征

- 年龄
  - 表现在出生时就很明显
  - 轻型的患者可能在成年表现出症状
- 性别
  - 男＝女
- 流行病学
  - 4/100 000新生儿

自然病史及预后

- 重型病例既往多为致死性，但现今一般可以存活至成年
- 生长迟缓与疾病的严重程度相关
- 青春期后骨折较少见

治疗

- 保守治疗
  - 双磷酸盐在药物治疗方面有一定功效
  - 为避免加重骨质疏松，应避免长期的固定制动
- 手术治疗
  - 脊柱融合术治疗脊柱后凸
    - 积极的手术减压、固定可防止颅底凹陷的进展并有助于获得良好的长期功能性治疗效果
    - 内固定失败风险高
    - 未来可能成为脊柱后凸的替代治疗
  - 髓内棒置入治疗长骨骨折
    - 侵入性最小的内固定治疗
    - 有助于防止骨骼变形及预防远期骨折

诊断要点

关注点

- 注意与非意外性创伤的鉴别
- 平片可能难以发现颅底凹陷以及其他脊髓并发症
  - 应考虑MR或CT

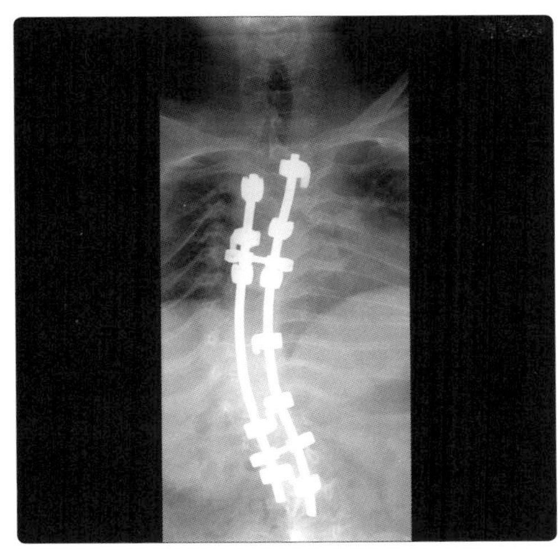

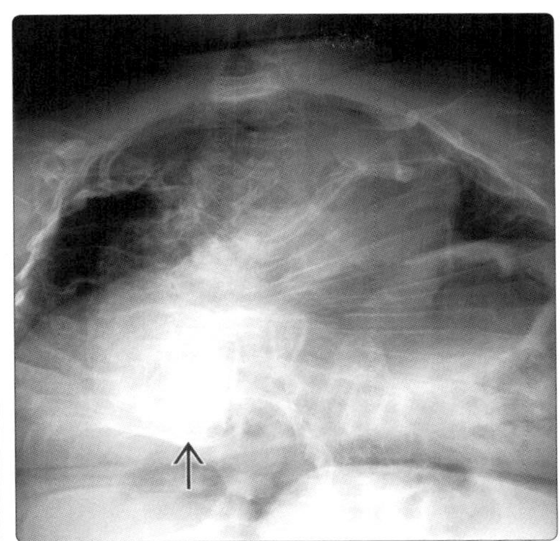

（左图）胸椎前后位平片示右侧神经肌肉性脊柱侧凸并可见脊柱钉棒。还可见OI的特征性表现如骨量减少、带状肋骨等。（右图）前后位平片示骨量减少和严重的脊柱凸，胸腰段曲率＞130°→，加之多发的压缩性骨折，导致了躯干的显著缩短。还可见多发肋骨骨折愈合改变

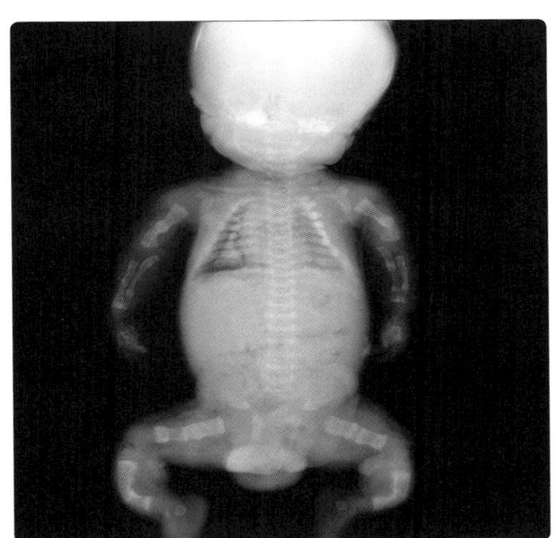

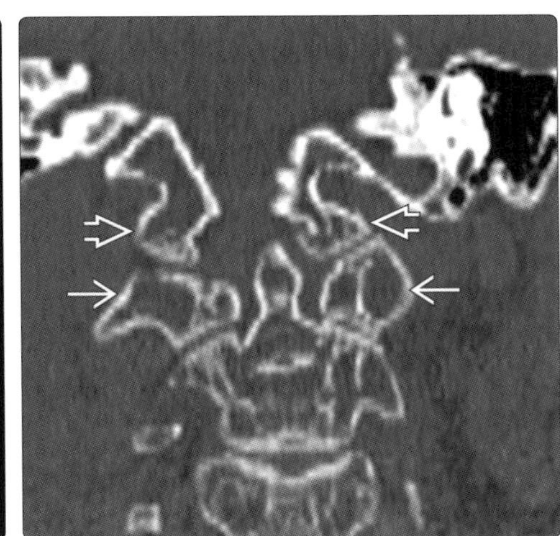

（左图）在尸检胎儿，正位平片显示四肢多发骨折、不同修复时期的肋骨骨折，以及特征性的扁平椎、颅盖骨骨化不良。（右图）I型OI患者主诉为严重头痛，颈椎平扫CT冠状位骨窗示严重的弥漫性骨量减少。无枕髁➩和 C_1 侧块→的塌陷

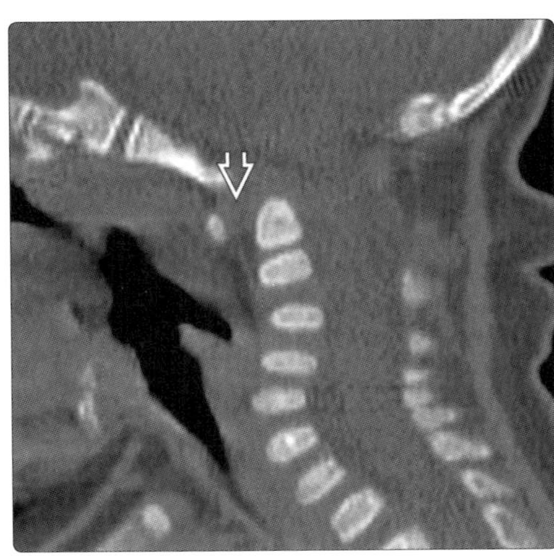

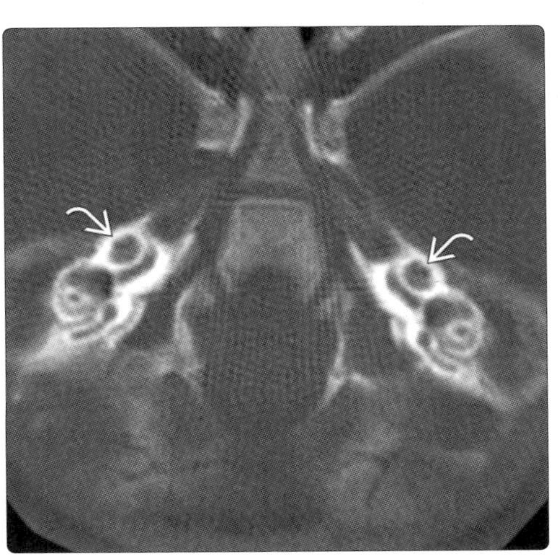

（左图）新生儿OI，平扫CT矢状位骨窗示颈椎异常的天鹅颈样畸形。齿突前间隙➩轻度增宽提示寰枢椎不稳定。未见颅底凹陷及扁平颅底。（右图）平扫CT骨窗示广泛的骨量减少而听软骨囊密度正常（其通常为人体最致密的骨）。同时可见双侧耳蜗及前庭器官发育不良↪

骨突环骨折

关键点

术语

- 未成熟的骨骼遭受损伤造成椎体骨突环骨折或撕脱

影像

- 骨骼不成熟的患者中椎体终板边缘同心圆样的骨片移位
- 可累及上终板或下终板；LV 多为上终板
- 骨突骨折碎片多在中线区

主要鉴别诊断

- 终板前角的屈曲泪滴样骨折
- 许莫结节
- 间盘的钙化或骨化
- 间盘钙化形成的骨片；椎体后缘骨赘
- 椎间盘突出

病理

- LV：骨突环与椎体之间的髓核疝（NP）
- PAR-Fx：2 种可能的发生机制
  - 同 LV
  - 疝出的髓核导致夏贝纤维断裂，骨突环撕脱

临床问题

- 急性病例（青少年）表现为背痛
- 青少年运动员急性的下腰痛
- 大多数 PAR-Fx/LV 患者都参与体育活动

诊断要点

- 比起平片和 CT，MR 在幼儿更为敏感（由于 RA 没有骨化）
- T_2WI FS/STIR MR 对评价相关的韧带损伤至关重要

（左图）矢状位图片示急性腰椎骨突环骨折➡累及椎体后下角，伴移位和出血。邻近硬膜囊受压。（右图）骨突环骨折伴间盘突出患者，MR 矢状位平扫 T_1WI 示 $L_5 \sim L_1$ 间盘突出伴有 L_5 骨突环骨折移位➡。注意骨髓水肿及终板面不规整

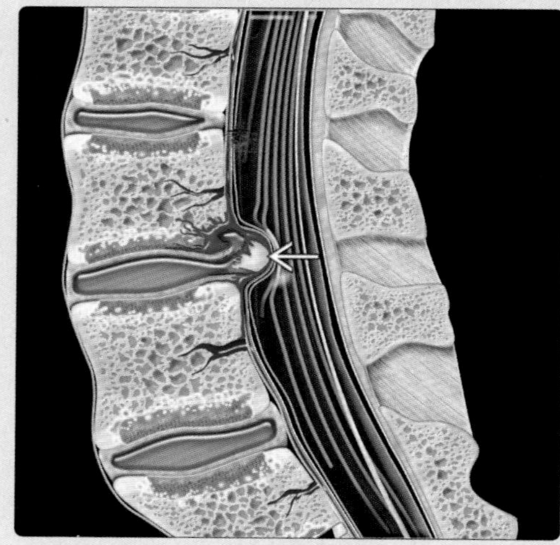

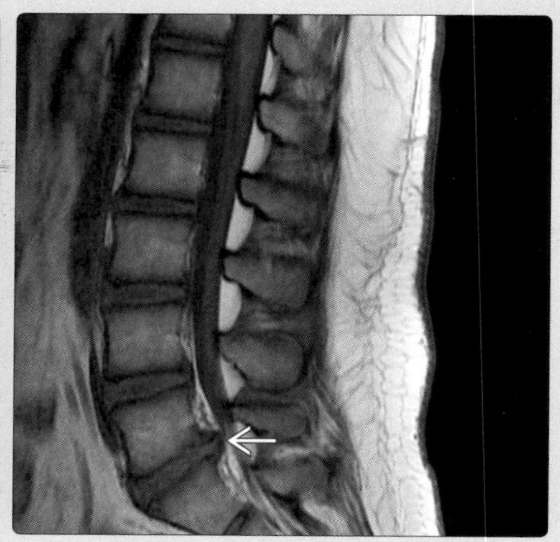

（左图）同一患者，MR 矢状位平扫 T_2WI STIR 图像显示骨髓水肿➡、骨折线。还应注意合并的先天性椎管狭窄伴 AP 管径缩小及椎弓根短小，这些加重了临床症状。（右图）同一患者，MR 横断位平扫 T_2WI 示骨折的骨突向后移位➡致中央椎管及双侧侧隐窝狭窄

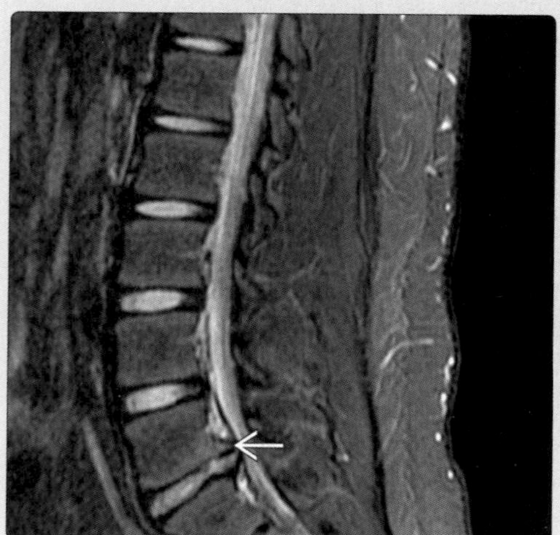

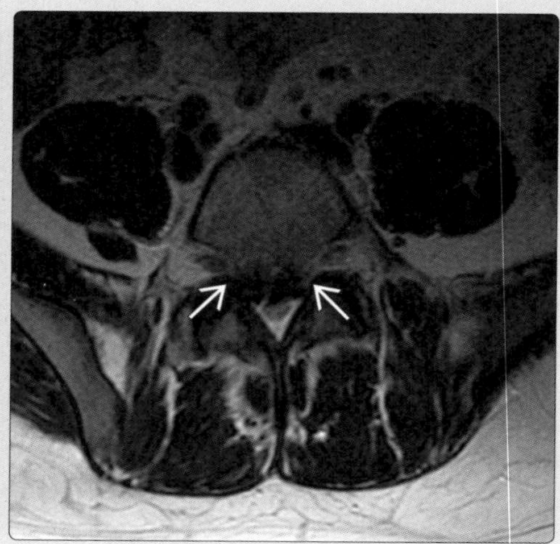

术　语

同义词

- 椎体骨突骨折，椎缘骨（LV），终板撕脱骨折，角骨折，椎体骨突滑脱，腰椎后缘结节

定义

- 未成熟的骨骼遭受损伤造成椎体骨突骨折或椎体骨突环撕脱（RA）
  - 前环骨折称为椎缘骨
  - 后环骨折称为后骨突环骨折（PAR-Fx）

影　像

一般特征

- 最佳诊断线索
  - 骨骼不成熟患者中椎体终板边缘同心样的骨片移位
- 位置
  - 腰骶椎最常见；胸、颈椎罕见
    - L_3～S_1
    - PAR-Fx 常见于 L_4，S_1
  - 可累及上或下终板；LV 多累及上终板
  - 骨突骨折碎片多在中线区
- 大小
  - 碎片大小不定
- 形态
  - 典型表现为“镶边样”

平片表现

- 平片
  - 骨片从终板角移位
  - ＞50% 的病例骨片不可见（为软骨或再吸收）

CT 表现

- CT 骨窗
  - 急性
    - PAR-Fx：位于椎体终板缘背侧后方的弧形或矩形的骨片
    - 通常可见椎体相应缺损区
    - LV：与 PAR-Fx 相同，但位于前缘，± 轻度脊柱后凸
  - 亚急性或慢性
    - 骨片及椎体缺损部位边缘的硬化
    - 缺损部位增大（尤其见于 LV）

MR 表现

- T_1WI
  - 相应椎体（VB）骨质缺损并可见间盘结构延伸至缺损部位
  - 低信号的骨片与邻近韧带融合
  - PAR-Fx 骨片加夏贝纤维 = 在矢状位 MR 上呈“Y”形或“7”形
- T_2WI
  - 终板缺损；在骨片与相应椎体间可见高信号的间盘
  - 常见间盘高度减低 ± 间盘失水
    - 随时间延长上述表现更为明显
  - 急性病例中可见其下方骨髓呈高信号
- STIR
  - 与 T_2WI 表现相同，水肿更为显著
- T_2* GRE
  - 慢性病损中骨硬化缘更为明显
- 增强 T_1WI
  - 在急性骨折中缺损部位的骨髓可见强化

非血管性介入

- 脊髓造影
  - PAR-Fx 中对比剂柱见硬膜外缺损征象

核医学表现

- 骨扫描
  - 急性病损中放射性核素摄取增加

其他检查表现

- 间盘造影（LV）：对比剂扩散至骨片和相应椎体之间的空隙内

成像推荐

- 最佳影像方案
  - 骨和软组织算法的多平面 CT
- 推荐检查方案
  - 矢状位和横断位重建图像是进行诊断的关键

鉴别诊断

终板前角的屈曲骨折

- 见于骨突融合后的年长儿童、成人
- 脊髓损伤较骨突环骨折常见

许莫结节

- 终板的缺损在椎间隙内而非在终板角
- 急性病例中可见相应的水肿和强化

间盘的钙化或骨化

- 以疼痛为主的儿童髓核（NP）钙化，病因不明
  - 多水平常见，颈椎＞胸椎，偶尔可无症状
  - 钙化及相应症状可自行消退

间盘钙化形成的骨片；椎骨后缘骨赘

- 长期间盘退行性疾病的后遗症，在儿童中罕见
- 骨片在间盘水平，不偏上或者偏下
- 若骨化，可能看到骨髓

间盘突出

- 少见于青少年，10 岁以内罕见（外伤性）

病　理

一般特征

- 病因学
  - LV：髓核疝入骨突环与椎体之间
  - PAR-Fx：2 种可能的发生机制
    - 同 LV
    - 疝出的髓核导致夏贝纤维断裂，骨突环撕脱

- 遗传学
  - 常见于舒尔曼病
- 相关异常
  - 椎间盘突出
  - 脊柱后凸
- 胚胎学 - 解剖学
  - 发育中的椎体上、下表面均覆盖着菲薄、边缘厚的软骨盘→软骨边缘嵴
  - 边缘嵴的软骨内骨化开始于 7~9 岁，后形成 RA
  - RA 表现为椎体角的三角形小体（XR，矢状位 / 冠状位 CT 重建图像）
  - RA 通过薄软骨与椎体分离，直至 18~20 岁时骨突与椎体融合。因此，融合前其为间盘 / 椎体复合体的相对薄弱部位
  - 纤维环最外层的纤维（夏贝氏纤维）嵌入 RA 中，将间盘固定于脊椎

分级、分期及分型

- 改良 Takata 分型
  - I 型：后部椎体缘皮质的撕脱（最常见）
  - II 型：中央皮质和松质骨 Fx
  - III 型：偏侧性片状 Fx
  - IV 型：跨整个椎体后缘

直视病理特征

- 移位的骨性 / 软骨性边缘样碎片 ± 间盘结构
- 夏贝纤维和后纵韧带多完好

显微镜下特征

- 松质骨，透明软骨及无细胞结构的透明组织（间盘）
- 嗜碱性变性及透明软骨内灶状出血常见

临床问题

临床表现

- 最常见的体征 / 症状
  - （青少年）急性病例中背部疼痛
- 临床特征
  - 青少年运动员急性下腰痛
  - 大多数 PAR-Fx/LV 患者参与体育活动
- PAR-Fx：主要临床表现
  - 急性>>长期中部下腰痛 ± 坐骨神经痛
    - 66% 有轻微创伤史或者抬举动作（举重，体操）
  - 物诊（PE）表现：与髓核疝相似
- LV：无明确诱发事件；慢性背痛；偶有诱因
  - PE：↓ ROM，± 脊柱后凸、棘突压痛

人群分布特征

- 年龄
  - 儿童晚期至青春期
- 性别
  - 男性>女性（PAR-Fx 组中 85% 为男性）
- 流行病学
  - 患 PAR-Fx 的青少年 20% 行腰椎间盘手术（33% 在 14~17 岁）

自然病史及预后

- LV：数月（较常见）或数年（罕见）内症状消失
  - 有报道 LV 演变为椎体前部的许莫结节
- PAR-Fx：手术疗效好；偶有轻微、短暂的功能缺损

治疗

- LV：保守治疗：症状急性期应用镇痛药并制动
- PAR-Fx：手术是主要治疗手段，保守治疗很少有效
  - 单侧或双侧椎板切开并移除骨片，± 间盘

诊断要点

读片要点

- 与平片和 CT 相比，MR 在幼儿更为敏感（由于 RA 没有骨化）
- T_2WI FS/STIR MR 对评价相关的韧带损伤至关重要

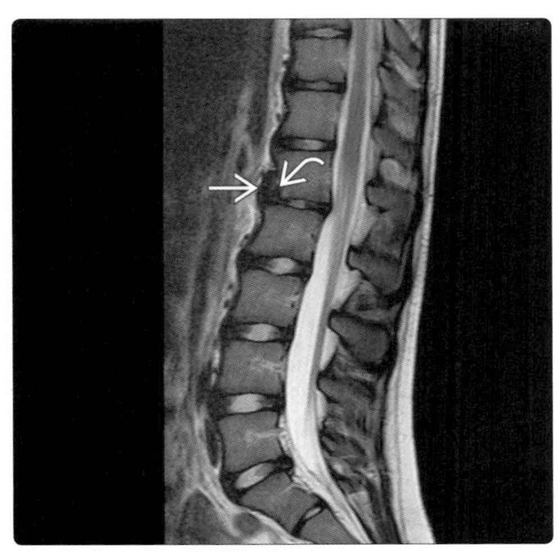

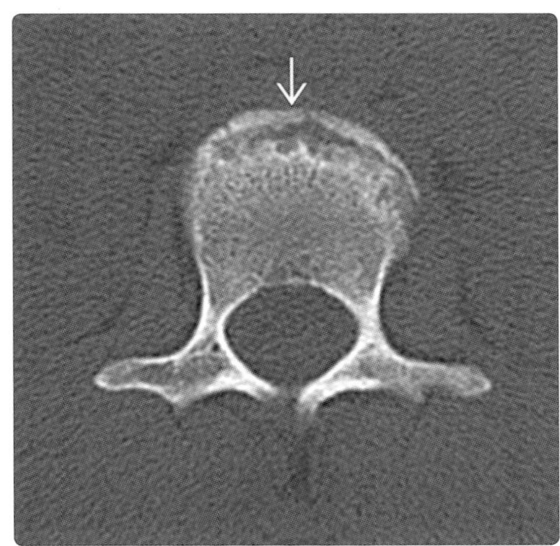

（左图）慢性腰椎骨突环骨折患者，MR矢状位平扫 T_2WI示相较于相邻椎体，L_1 椎体骨突环移位、重塑。注意间盘组织进入移位的骨突与 L_1 椎体之间。（右图）同一患者，平扫CT示特征性的骨突环移位，更倾向为骨突环骨折而非孤立的间盘前部突出

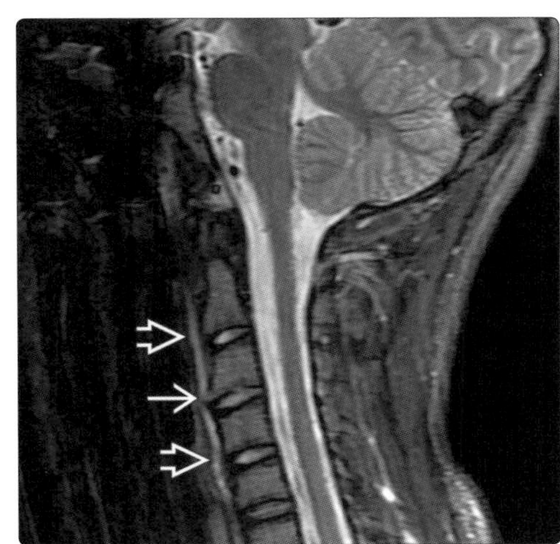

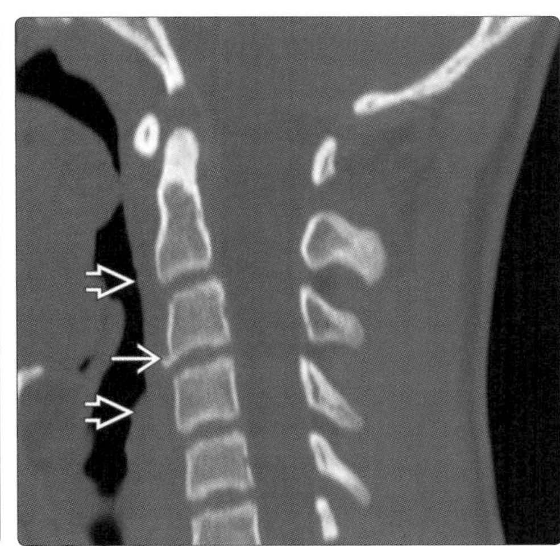

（左图）急性颈椎骨突环骨折患者，MR矢状位平扫STIR图像示骨髓水肿及 C_3 椎体前下缘的撕脱。注意急性创伤导致的椎体前方水肿。前纵韧带（ALL）完整。（右图）同一患者，平扫CT矢状位骨窗清晰显示了 C_3 椎体前下骨突环的撕脱。椎前软组织增厚、气道前移，印证了急性创伤

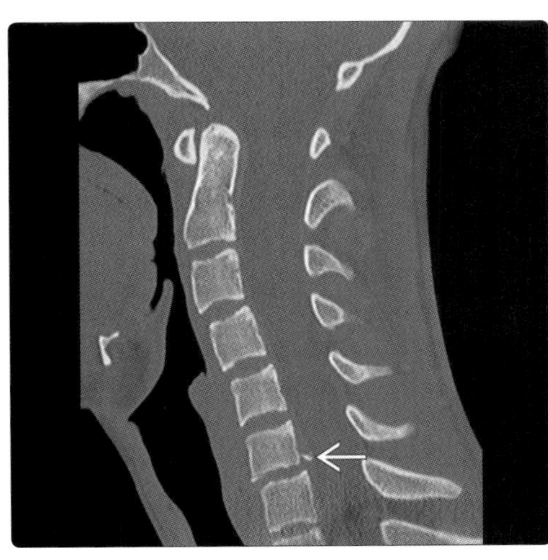

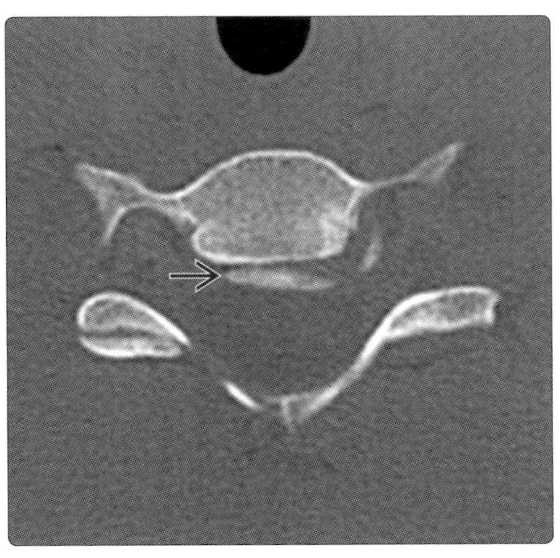

（左图）颈椎后部骨突环骨折患者，平扫CT矢状位骨窗示 C_6 椎体后下缘骨折的小骨片同时伴有 C_6 椎体轻度前滑脱。注意骨片是移位的 C_6 椎体后下部骨突环（C_6 椎体局部见缺失骨质）。（右图）同一患者，平扫CT骨窗证实了 C_6 椎体旁骨片为移位的 C_6 骨突环

脊柱滑脱

关键点

术语

- 脊椎滑脱：脊柱 - 椎体相对于其下位椎体的移位
  - 前滑脱：上位椎体向前移位
  - 后滑脱：上位椎体向后移位

影像

- 椎体后缘骨皮质相对于下位椎体的移位
  - 腰椎>>颈椎
- 侧位过屈及过伸片用于评估动力的不稳定性
- 峡部裂在 MR 上可能难以发现

主要鉴别诊断

- 生理性运动（假性脱位）
- 移位的椎体骨折

病理

- 峡部裂（椎弓峡部）是小儿脊柱滑脱最常见的病因
- 脊柱滑脱的 Meyerding 分级
  - 根据前滑脱的严重程度分为 1～5 度

临床问题

- 小儿症状最常见与峡部裂和急性创伤相关
  - 背痛，神经根病变
  - 运动员常见的临床表现

诊断要点

- 小儿背痛、滑脱应考虑峡部裂或创伤
  - 运动员背痛最常见的严重病因
- 骨密度异常的儿童峡部裂及脊柱不稳定的发生率增加

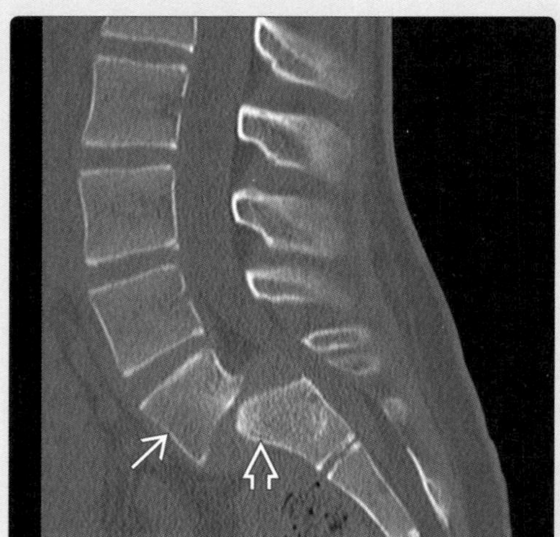

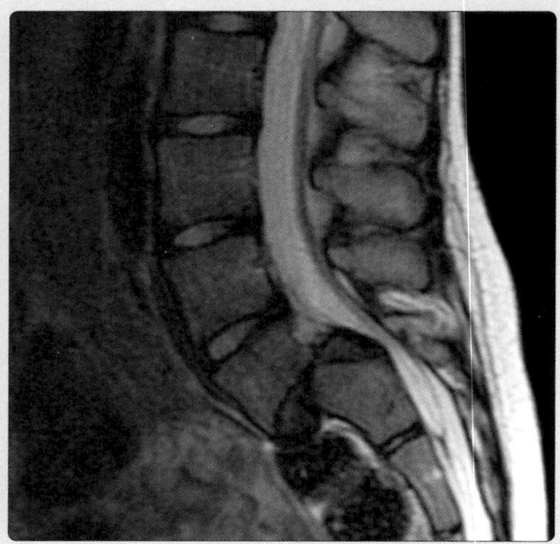

（左图）腰椎矢状位 CT 骨窗示双侧峡部裂（图中未示）导致 L_5 椎体➡相对于 S_1 椎体⇨的 4 度前滑脱。S_1 椎体发育不良、外形圆钝，提示了椎体慢性的不全滑脱伴有重塑。（右图）同一患者，MR 矢状位平扫 T_2WI 印证了 L_5/S_1 的 4 度滑脱。严重的 L_5 椎体前滑脱造成了 S_1 椎体后移压迫硬膜囊，加重了椎管狭窄

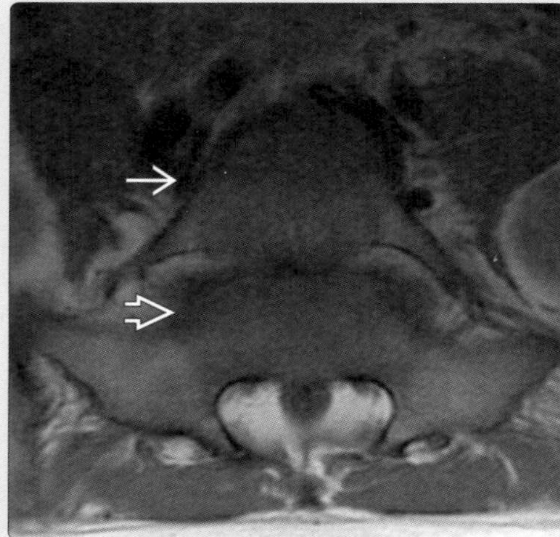

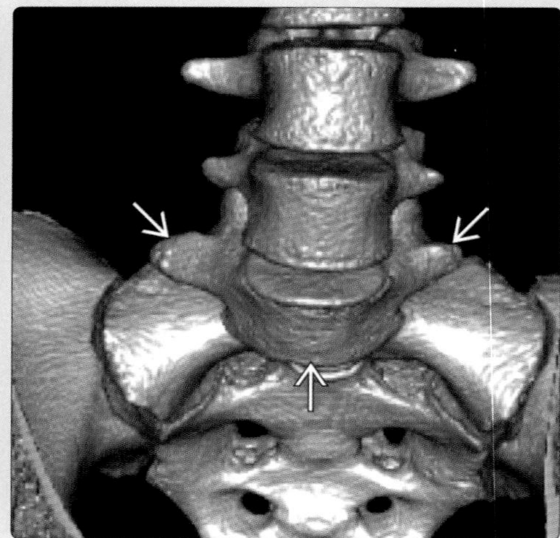

（左图）同一患者，MR 横断位 T_2WI 示 L_5 椎体➡相对于 S_1 椎体⇨几乎完全的向前半脱位。（右图）同一患者，冠状位平扫 CT 骨三维重建见 L_5 椎体➡形成特征性的倒置的“拿破仑帽”形态，这也用于前后位平片的描述

术 语

定义

- 脊柱滑脱：脊柱一椎体相对于其下位椎体的移位
  - 前滑脱：椎体相对于其下位椎体向前移位
  - 后滑脱：椎体相对于其下位椎体向后移位
  - 滑脱：椎体相对于其下位椎体完全前移并向下移位
- 退变性脊柱滑脱：在椎弓完整的情况下椎体相对另一椎体的前滑脱
  - 不常见于儿童及青少年

影 像

一般特征

- 最佳诊断线索
  - 侧位平片上见椎体后缘皮质相对于下位椎体的移位
- 位置
  - 腰椎>>颈椎
  - 由于胸廓能够稳定脊柱，胸椎滑脱极为罕见（除严重创伤后）

平片表现

- 平片
  - 侧位平片上评估滑脱的程度和级别
  - 侧位过屈及过伸片用于评估动力学不稳定
    - 不稳定几乎都见于创伤性脊柱滑脱
    - 不稳定有时见于峡部裂（特别是见于未成熟的脊柱）
    - 在退变性脊柱滑脱中不稳定较为罕见
  - 评估骨折及峡部裂
  - 退变型脊柱滑脱可见间盘的退变和小关节炎
  - “拿破仑帽”征
    - 严重的脊柱滑脱导致局限性脊柱后凸
    - 脊柱后凸、椎体半脱位在前后位平片上形成倒置的曲线形帽子样

CT 表现

- CT 骨窗
  - 评估椎弓峡部的骨质缺损、骨折及椎管狭窄

MR 表现

- 峡部裂椎管前后径（AP）增加或狭窄取决于滑脱的严重程度
  - 峡部裂在 MR 上难以观察
  - 应考虑到多层横断位图像，并在椎间盘水平的横断位有一定角度
- ± 椎间盘突出
- 血肿征象提示急性创伤性峡部裂

核医学表现

- 骨扫描
  - 对骨重塑敏感但对侧别及椎体水平不特异
  - 骨质缺损处的摄取反映了骨重塑状态及修复性改变
    - 急性：低摄取 - 摄取增加
    - 亚急性：摄取增加
    - 慢性：除非持续发生骨骼重塑，否则为低摄取

成像推荐

- 最佳影像方案
  - 薄层 CT 骨窗加矢状位重建以发现峡部裂、小关节炎
  - 多平面 MR 评估椎管狭窄，间盘和神经孔受累

鉴别诊断

生理运动（假性脱位）

- 年轻患者常见轻微的滑脱
- 反映了正常的脊柱活动度及脊椎骨化不完全

移位的椎体骨折

- CT 显示骨折最好
- 临床病史有助于诊断

病 理

一般特征

- 病因
  - 发育异常
    - L_5 椎体较小导致生物力学的改变和局部骨质缺损
  - 峡部裂（椎弓峡部）
    - 急性创伤或疲劳性骨折
    - 与高强度运动明显相关
      - 反复性微损伤→腰椎过伸加之旋转和负重导致了峡部裂发生
    - 双侧发生高达 80%
  - 创伤
    - 峡部以外部位
    - 剪切伤，后部附件骨折
  - 手术后
    - 大范围椎板切除术后发生脊柱不稳定
    - 相邻椎体融合术后晚期并发症，其上方或下方椎体表现出加速退变
  - 病理性
    - 基因异常
      - 成骨不全症，神经纤维瘤病 1 型
    - 肿瘤
      - 后部附件的溶骨性骨质破坏
    - 感染
      - 骨破坏累及终板，少数情况下累及后部附件
      - 椎体破坏造成的生物力学改变，导致晚期致椎体不稳定
    - 神经性关节病
  - 退行性变
    - 前滑脱多与小关节对位有关
      - $L_{4\sim5}$ 关节面越接近矢状位方向，退变性滑脱的风险增加
    - 后滑脱多与椎间盘退变有关

- 相关异常
  - ± 脊柱侧弯，脊柱后凸

分级、分期及分型

- Meyerding 分级
  - Ⅰ度：椎体滑移＜25%
  - Ⅱ度：椎体滑移 25%～50%
  - Ⅲ度：椎体滑移 50%～75%
  - Ⅳ度：椎体滑移 75%～100%
  - Ⅴ度：滑脱
- ＜10% 的严重进展病变不适于此分级标准

临床问题

临床表现

- 最常见的体征 / 症状
  - 背痛，神经根病变
    - 运动员常见的临床表现
- 其他体征 / 症状
  - 神经源性跛行
    - 疼痛＞麻木、无力
    - 与成人相比，儿童较为少见

人群分布特征

- 年龄
  - 小儿症状最常见与峡部裂和急性创伤相关
  - 退变性脊柱前滑脱多＞40 岁
- 性别
  - 椎弓峡部裂：男＞女
  - 退变：女＞男（4∶1）
    - 可能与韧带松弛有关
- 流行病学
  - 峡部裂患病率：普通人群 4%～11%，精英运动员 7%～8%（很可能低估）
  - 约 50% 的青少年运动员 LBP 病例归因于峡部裂
    - 舞者，体操运动员，花样滑冰运动员，举重运动员，球类运动员和滑雪运动员最多
      - 峡部裂在几乎所有种类的运动中都有报道

自然病史及预后

- 骨盆入射角增加，滑脱风险随之增加
  - 伴有脊柱过度前突的受累及部位剪切力增加
- 脊柱滑脱的矫正可能导致神经损害
- 无论使用何种治疗手段，脊柱后凸角越大的患者预后越差

治疗

- 非手术治疗（“观察等待疗法”）：休息 3 个月，予物理治疗 ± 支具
  - 对轻症或无症状患者初始治疗采用以前的标准
    - 最近的效果研究显示与手术治疗相比，有效的证据相对较弱
    - 混杂因素包括运动的性质，运动员回归该项运动的愿望，滑脱的严重程度
- 手术干预：融合术
  - 有症状的峡部裂患者其远期疗效与症状轻微行保守治疗的患者相仿
    - 延期的手术干预并不降低疗效
    - 与前路的脊柱融合术相比，后外侧路融合术不能提高治疗效果

诊断要点

关注点

- 峡部裂或创伤是小儿脊柱滑脱最常见的病因
  - 运动员背痛的常见原因
- 在骨密度异常的儿童发生率增加

读片要点

- 90% 正常志愿者腰椎过曲过伸侧位片可见 1～3mm 的移位
  - ＞4mm 的移位应考虑异常
- 影像与核素结果不一致的情况并不少见

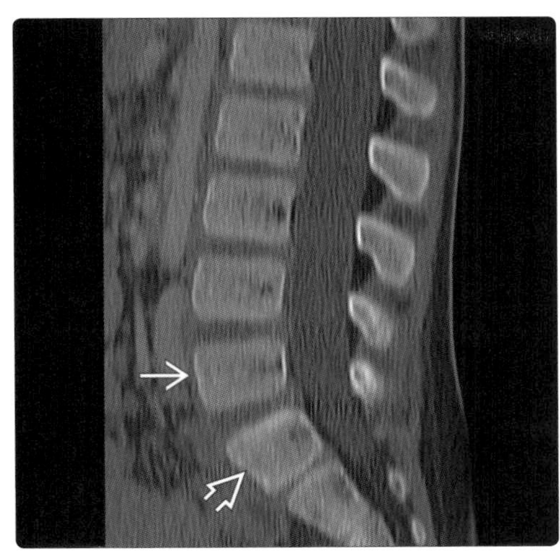

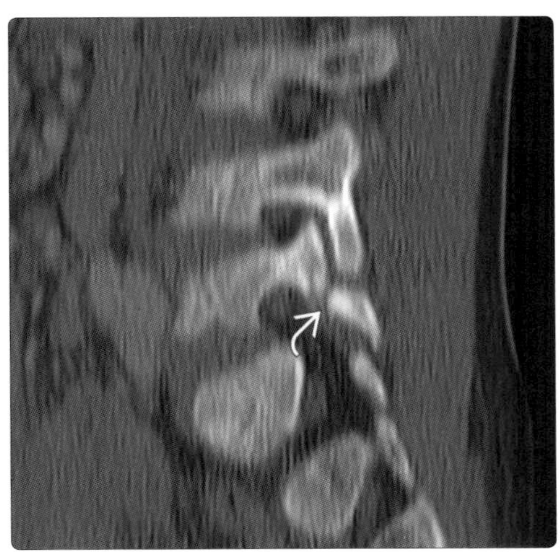

（左图）单侧峡部裂患者，经中线区域的平扫 CT 矢状位骨窗示 L_5 椎体→在 S_1 椎体⇨上的 1 度前滑脱。这种单侧（双侧对比）峡部裂所表现出轻微的椎体前滑脱反映了完整的 L_5 椎弓峡部所起到的稳定作用。（右图）同一患者的平扫 CT 矢状位骨窗左侧旁矢状面示 L_5 椎弓局部骨质缺损↪伴慢性硬化缘

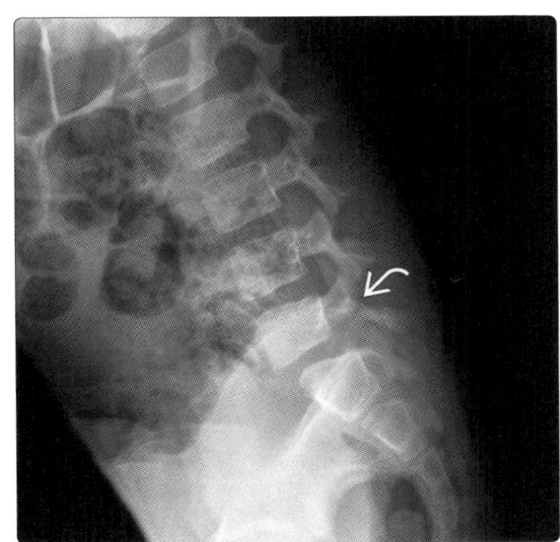

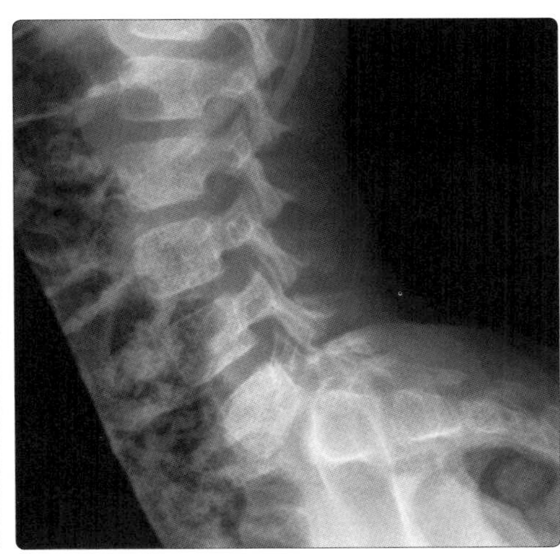

（左图）双侧峡部裂患者，行侧位过屈位平片以进行动态腰椎失稳的评估。在过屈位上可见 2 度脊柱滑脱。在该侧位片上可见椎弓峡部局部缺损↪。尽管在斜位平片上显示更佳，侧位上也经常能够发现峡部骨质缺损。（右图）同一患者过伸侧位平片示前滑脱的程度较过屈位略减轻

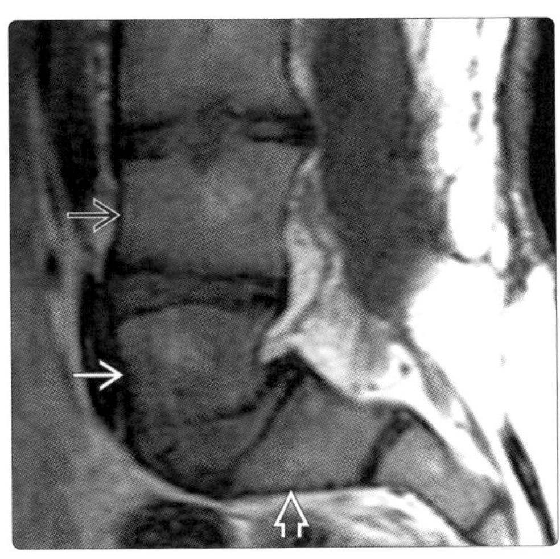

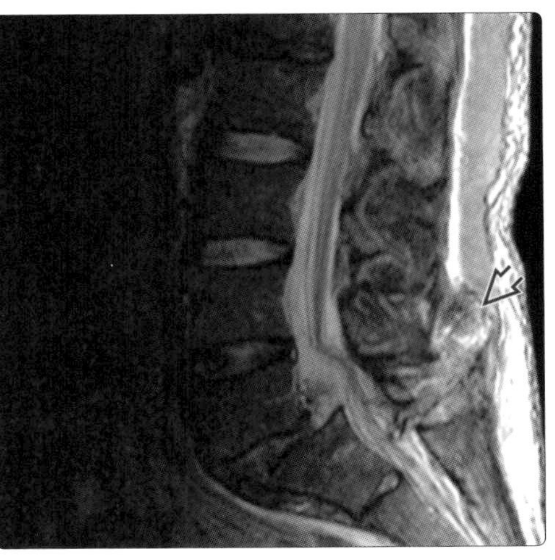

（左图）MR 矢状位平扫 T_1WI（L_5/S_1 发育不良行脊柱滑脱，脊髓脊膜膨出修复术后）示 L_5 椎体→与相对正常的 L_4 椎体⇨相比，体积小、略呈梯形。L_5/S_1 椎体 2 度滑脱↪。（右图）MR 矢状位平扫 STIR 图像示创伤后 L_5/S_1 椎体滑脱伴多柱的腰椎骨折。后部附件和支持韧带⇨损伤致椎体半脱位

峡部裂

关键点

术语

- 反复性压力损伤导致的椎弓峡部（PI）骨质缺损

影像

- 最常见于 L_5 椎体（82%）
- "斯科蒂狗颈断裂征"
- 正面观示倒置"拿破仑帽"征：L_5 椎体前滑脱
- 横断位图像上峡裂所致椎管前后径延长
- 横断位图像上"不完整环"征
  - 可能形成假关节
- 峡部缺损在斜位 CT 重建图像上更易观察

主要鉴别诊断

- 退行性脊柱滑脱
- 创伤性脊柱滑脱
- 病理性脊柱滑脱
- 发育不良性脊柱滑脱
- 术后脊柱滑脱

病理

- 反复的 PI 微骨折导致疲劳性骨折
- 多发生于生长高峰期

临床问题

- 慢性腰背痛
- 80% 无症状
- 男：女 =（2~3）：1
- 6 岁时发病率 4.4%
- 对Ⅰ或Ⅱ度滑脱患者予保守治疗

诊断要点

- 在矢状位 MR 图像上勿忘评估椎弓峡部的完整性

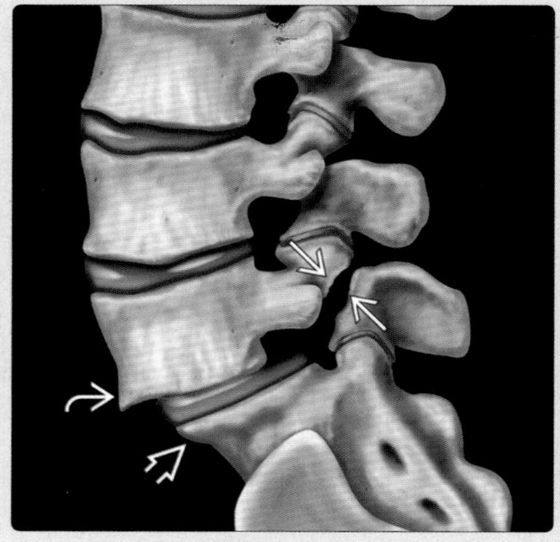
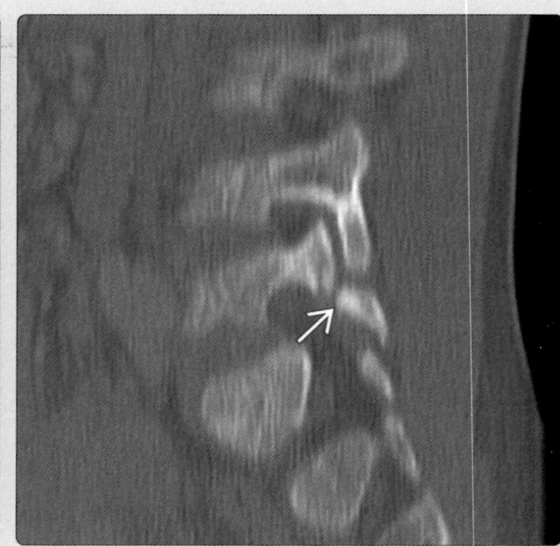

（左图）侧位图像示 L_5 椎体慢性峡部裂➡，椎弓峡部骨折导致 L_5 椎体↪相对 S_1 椎体⇨向前移位（前滑脱）伴相应椎间孔狭窄。（右图）左侧偏离中线层面的 CT 矢状位骨窗示 L_5 椎弓峡部缺损➡伴硬化缘。该处骨质缺损与平片上"斯科蒂狗"有领圈的颈部相对应

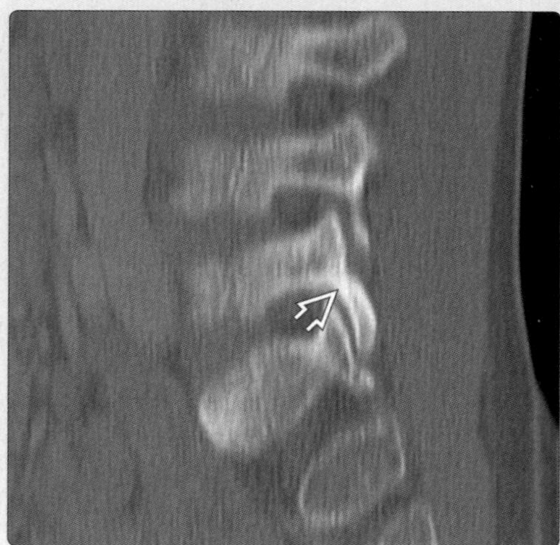
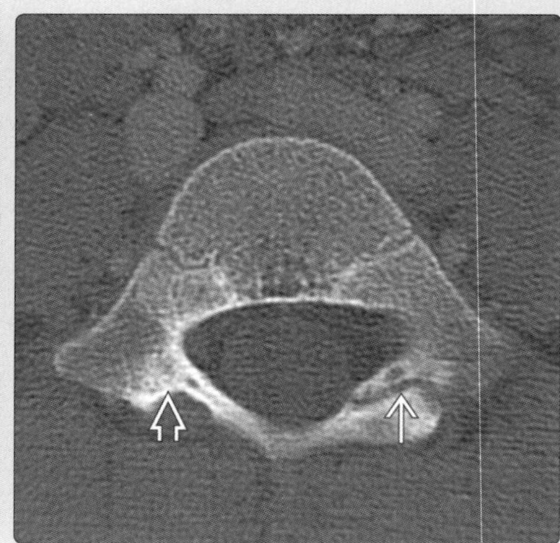

（左图）同一患者的平扫 CT 矢状位骨窗右侧旁矢状层面显示 L_5 右侧椎弓峡部⇨的骨质硬化，无透明线样的骨质缺损。该表现代表了一种尚未发展至骨折的压力反应。（右图）同一患者经椎弓峡部的 CT 横断位骨窗层面印证了 L_5 右侧椎弓峡部的骨质硬化⇨和左侧峡部裂➡

术 语

同义词

- 椎弓峡部裂

定义

- 反复性压力损伤导致的椎弓峡部（PI）骨质缺损

影 像

一般特征

- 最佳诊断线索
  - 横断位图像上峡部裂所致椎管前后径延长
- 位置
  - 最多见于 L_5 椎体（82%）
  - 第 2 常见于 L_4 椎体（11%）
  - 10%～15% 为单侧峡部缺损
    - 单侧愈合，或者初期双侧后联合骨折
- 形态
  - 在横断位图像上呈水平走行

平片表现

- 平片
  - 腰椎斜位片上位于椎弓峡部（PI）的透亮带
    - “苏格兰狗颈断裂征”
  - 腰椎侧位片椎板基底部斜行透亮影
  - 不同程度的脊柱滑脱
    - 正面观显示倒置“拿破仑帽”征：L_5 椎体前滑脱
  - 峡部裂以下水平的间盘高度减低
  - 终板硬化改变及骨赘形成
  - 对侧椎弓根和椎板肥厚、硬化
    - 单侧峡部裂
    - 腰椎正位观察最佳

CT 表现

- CT 骨窗
  - 横断位图像上见“不完整环”征
    - 由椎体和椎弓形成的环的破坏
  - 可能形成假关节
    - “额外的关节面”征
    - 水平 vs 斜行
    - 不规则 vs 光滑的骨皮质
  - 斜位重建上可很好地显示椎弓峡部骨质缺损
  - 矢状位重建图像示不同程度的脊柱滑脱及椎孔狭窄
    - 间盘空间损失
    - 终板退行性变

MR 表现

- T_1WI
  - 矢状位和横断位图像上椎弓峡部信号减低
  - T_2WI 上表现相似
- T_2WI
  - 椎弓峡部骨质缺损处可能表现为高信号
- STIR
  - 椎弓峡部骨质缺损周围骨髓水肿
- 延长的椎管
- 受影响的神经孔在矢状位上呈水平结构
  - 前滑脱
  - 间盘高度减低
  - 神经根周围脂肪减少
- 敏感性：57%～86%
- 特异性：81%～82%

非血管介入

- 脊髓造影
  - 前滑脱和间盘高度减低造成神经孔狭窄

核医学表现

- 骨扫描
  - 后部附件区局灶性的放射性摄取增加
    - 提示峡部缺损侧的骨质修复
    - 也可能反映缺损椎弓对侧的反应性改变
    - SPECT 提高敏感性

成像推荐

- 最佳影像方案
  - 骨算法横断位薄层 CT
    - 矢状和斜位重建

鉴别诊断

退行性脊柱滑脱

- 最常见于 $L_{4\sim5}$
- 继发于双侧小关节病
- 见于年长患者
- 多为 I 度滑脱

创伤性脊柱滑脱

- 椎弓峡部或其他后部附件的急性骨折
- 多发骨折伴错位

病理性脊柱滑脱

- 潜在的骨异常累及后部附件
  - 代谢性，肿瘤，发育异常

发育不良性脊柱滑脱

- 先天性 L_5～S_1 关节发育不良导致滑脱
- 无椎弓峡部骨质缺损或延长

医源性脊柱滑脱

- 术后
- 后部附件移除导致不稳定

矢状位 MR 上与峡部裂类似表现的

- 椎弓峡部（PI）的硬化
- 椎弓峡部旁的上关节突产生的部分容积效应
- 部分小关节面切除
- 椎弓峡部的转移瘤

病 理

一般表现

- 病因
  - 参加体操、举重、摔跤、足球等体育项目
    - 开始运动的年龄小
    - 每周训练时间＞15小时
    - 反复的旋转、屈伸及过度伸展
  - 椎弓峡部反复的微骨折导致的疲劳性骨折
    - 多发生于生长高峰期
- 遗传学
  - 某些家族性疾病导致易患脊柱峡部裂
    - 马方综合征
    - 成骨不全症
    - 骨硬化症
    - 其他遗传病
- 相关异常
  - 脊柱侧弯
  - 50%伴有脊柱滑脱
  - 隐形脊柱裂
  - 舒尔曼病
- “薄弱”的骨骼加之生长高峰期反复创伤被认为导致了本病发生

显微镜下特征

- 如存在愈合则可见新生的骨和软骨基质
- 如没有愈合则可在峡部缺损处见纤维软骨组织

临床问题

临床表现

- 最常见的体征/症状
  - 慢性腰背痛
    - 多发生于青少年生长高峰期
  - 其他症状
    - 背部痉挛
    - 小腿肌肉紧张
    - 神经根病和马尾综合征
    - 步态紊乱
- 临床特征
  - 剧烈运动会加剧疼痛
- 80%无症状

人群分布特征

- 年龄
  - 10～20岁
- 性别
  - 男：女=(2～3)：1
- 种族
  - ＞30%～40%为爱斯基摩人
  - 高加索男性发生率较高：6.4%
- 流行病学
  - 6岁患病率为4.4%
    - 发病率：3.3%
  - 普通人群中5%～7%
    - 在跳水、举重、摔跤等竞技体育中达22%～44%

自然病史及预后

- 进展性的脊柱滑脱多发生在骨骼未成熟时
  - 女性更常见
  - 发生进展的风险：3%～28%
- 水平骶骨导致的轻微滑移
  - 腰骶角≥100°
- 进展性脊柱滑脱伴垂直型的骶骨
  - 腰骶角＜100°
- Ⅰ度滑脱：上位椎体移位达1/4椎体
- Ⅱ度滑脱：椎体移位达1/2椎体
- Ⅲ度滑脱：椎体移位达3/4椎体
- Ⅳ度滑脱：椎体移位达整个椎体宽度

治疗

- Ⅰ或Ⅱ度滑脱采取保守治疗
  - 改变体育活动
  - 抗炎药物
  - 硬膜外注射类固醇药物
  - 背部支具
  - 物理治疗
  - 2/3可成功缓解症状
- 手术干预
  - 保守治疗无效的患者
  - 滑脱逐渐加剧的患者
  - 保留神经功能并防止失稳
    - 后路或侧后路融合术
    - 融合或石膏进行固定
    - 适当减压

诊断要点

读片要点

- 在矢状位MR图像上评估峡部完整性
  - 神经孔后方

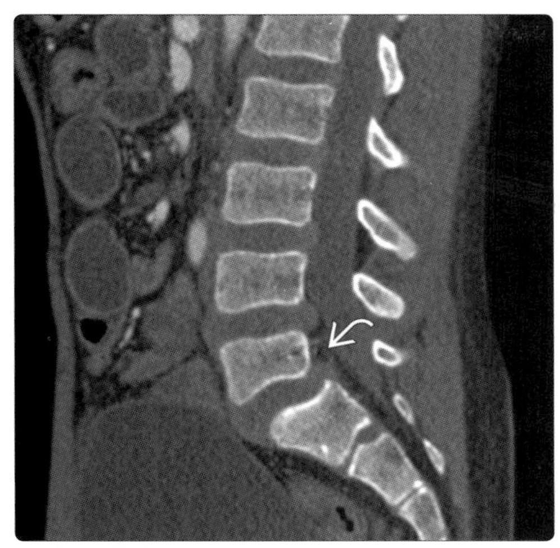
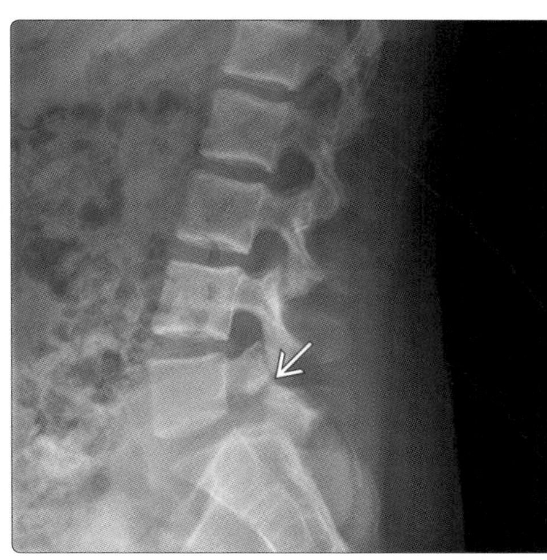

（左图）双侧峡部裂（图中未显示）的青少年，矢状位 CT 骨窗，可见 L_5 椎体相对于 S_1 椎体↪的轻度前滑脱。注意局部椎管的前后径增宽。（右图）腰椎侧位片示 L_5 椎体轻度前移，L_5 椎弓峡部骨质缺损清晰显示→。L_5/S_1 水平椎管前后径增宽，反映了椎体与其后方附件的“分离”

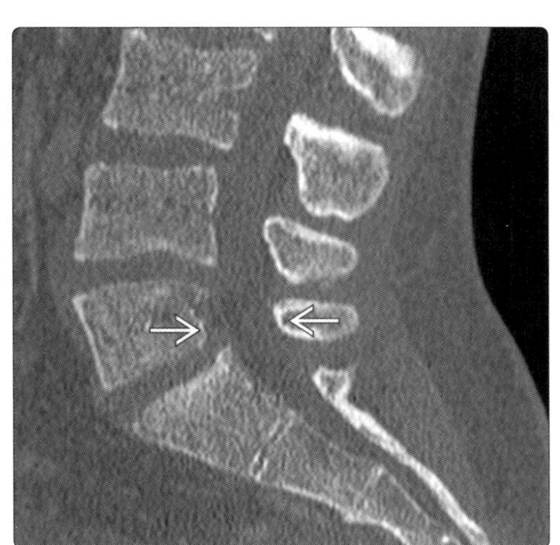
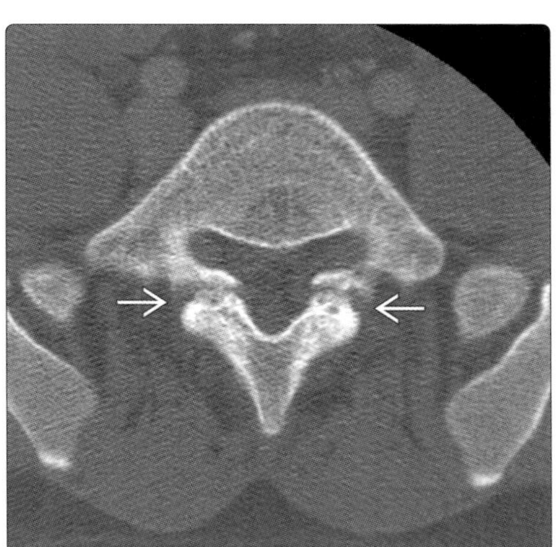

（左图）矢状位 CT 骨窗示双侧峡部裂（该图未显示）病例“椎管增宽”征象→，同样可见 L_5 椎体后部较小并轻度发育不良。（右图）横断位 CT 骨窗示典型的 L_5 双侧峡部裂→，伴有硬化修复改变。相应层面也可见椎管前后径特征性增宽

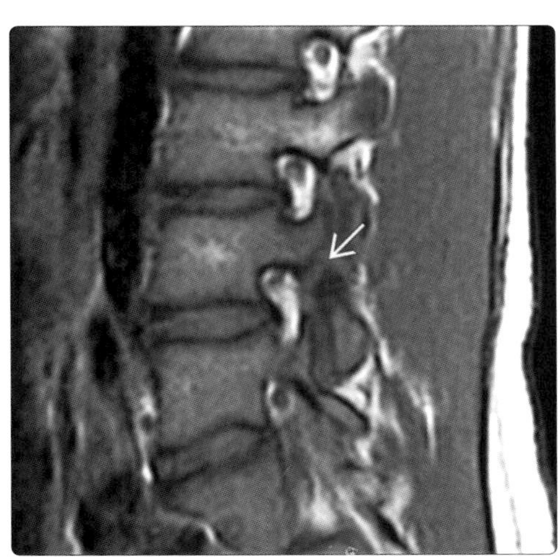
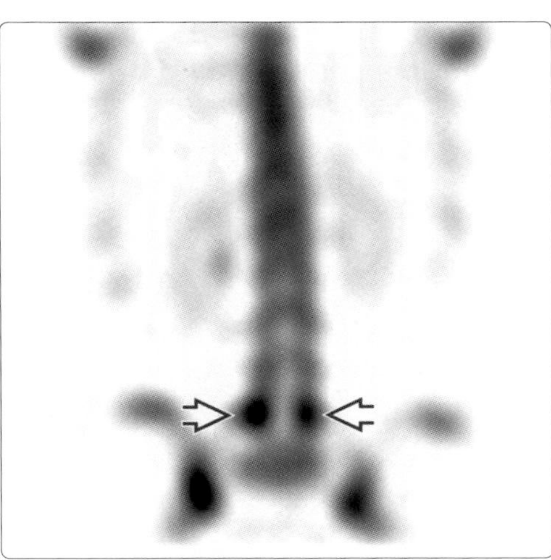

（左图）偏离中线层面的 MR 矢状位 T_1WI 示 L_4 椎弓峡部的一骨性缺损→。L_5 是峡部裂最常见的部位，而 L_4 及以上水平的峡部裂相对少见。（右图）一双侧峡部裂导致背痛患者，其腰骶椎冠状位骨扫描 SPECT 图示双侧椎弓峡部活性增加⇨，证实为骨基质沉积增加

化脓性骨髓炎

关键点

术语

- 细菌引起的椎体及椎间盘的化脓性感染

影像

- 椎体终板面骨皮质破坏 ± 椎体压缩变扁
- 间盘高度减低及间盘信号异常
- 脊柱旁 ± 硬膜外软组织浸润、局部积液
- MR 随访
  - 应重点关注软组织表现
  - 没有单独的 MRI 指标与临床状态相关

主要鉴别诊断

- 终板退行性改变
- 结核性脊柱骨髓炎
- 神经性脊柱关节病

病理

- 发病诱因
  - 静脉内用药
  - 免疫抑制状态
  - 慢性疾病（肾衰竭，肝硬化，肿瘤，糖尿病）
- 金黄色葡萄球菌为最常见的病原体

临床问题

- 急性或慢性背痛
- 局部脊柱压痛
- 发热
- 红细胞沉降率（血沉）↑、C 反应蛋白↑、白细胞↑

诊断要点

- 弥漫性强化的椎间盘、相邻椎体骨髓及软组织伴有终板侵蚀强烈提示脊柱骨髓炎

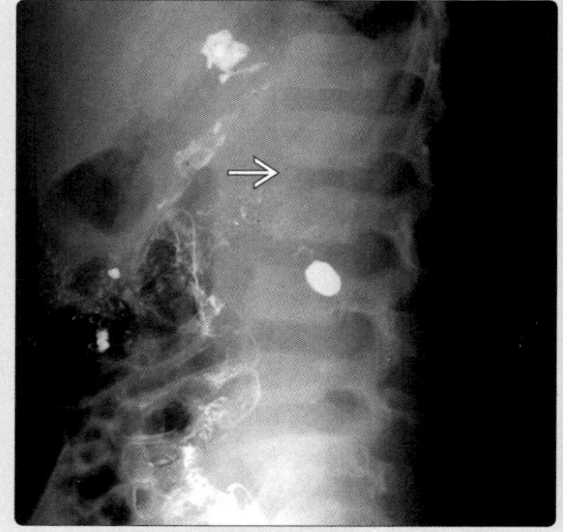

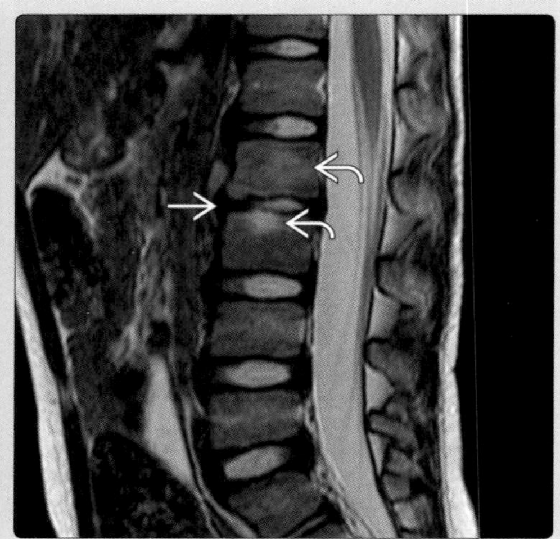

（左图）腰椎侧位片示 $L_{2/3}$ 椎间隙➡与其上方或下方正常椎间隙相比变窄。注意终板面不规则。腹腔局部高密度影为前次检查后肠内残余的对比剂。（右图）腰椎 MR 矢状位 T_2WI 印证了 $L_{2/3}$ 椎间隙高度的减低➡及相邻椎体局部骨髓水肿↪

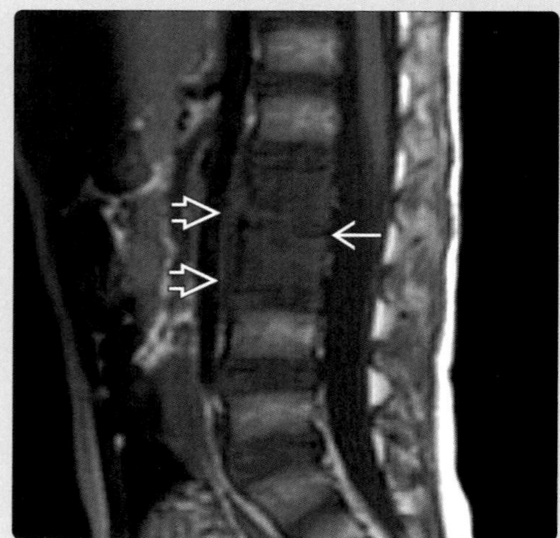

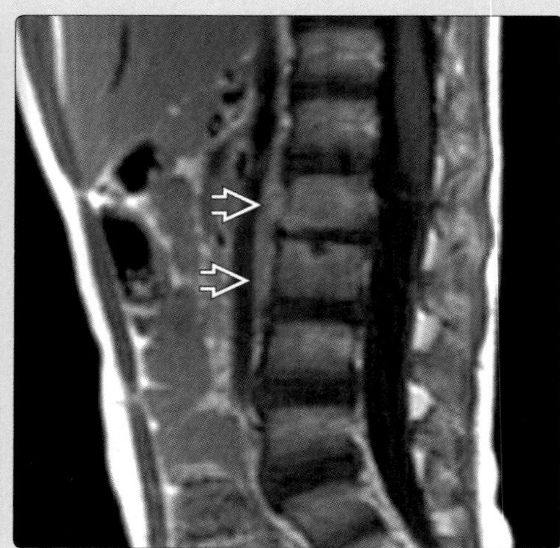

（左图）MR 矢状位 T_1WI 示 L_2、L_3 椎体弥漫性低信号的骨髓水肿、$L_{2/3}$ 椎间隙变窄➡，以及代表椎前间隙脓肿形成的椎前肿物影⇨。（右图）MR 矢状位增强 T_1WI 图像可见椎体骨髓及椎旁炎性肿物⇨明显强化，证实了脊柱骨髓炎。这例患者变窄的 $L_{2/3}$ 椎间隙未见强化

术　语

同义词
- 化脓性椎体及椎间盘炎

定义
- 细菌引起的椎体及椎间盘的化脓性感染

影　像

一般特征
- 最佳诊断线索
  - T_1WI 上椎体髓内边界不清的低信号，伴上下终板边界不清
- 位置
  - 可发生于脊柱所有节段
    - 腰椎（48%）＞胸椎（35%）＞颈椎（6.5%）
- 形态
  - 椎间盘高度减低
  - 椎间盘信号异常
  - 椎体终板骨皮质破坏
  - 边界不清的骨髓信号改变
  - 椎体压缩变扁
  - 脊柱旁 ± 硬膜外软组织浸润、局部积液
    - 75% 脊柱化脓性骨髓炎可见
  - 不同程度的椎管变窄

平片表现
- 平片
  - 起病 2～8 周可为阴性
  - 最初起病的终板和椎体溶骨性骨破坏并伴有骨质密度增加
  - 脊柱旁软组织密度
    - 正常脂肪间隙消失
  - 椎间隙融合发生在疾病晚期

CT 表现
- 平扫 CT
  - 终板溶骨性改变 / 骨质硬化性改变
  - 脊柱畸形在矢状和冠状位重建图像上更易观察
  - 等密度或低密度的椎旁软组织密度增高
    - ± 软组织内气体
- 增强 CT
  - 间盘、骨髓及椎旁软组织强化

MR 表现
- 椎间隙
  - T_1WI 为低信号
  - T_2WI 上信号可变，通常为高信号
  - 弥漫性或边缘强化
  - 高度减低
- 邻近间盘的椎体骨髓信号异常
  - T_1WI 为低信号
  - 脂肪饱和 T_2WI 或 STIR 序列上为高信号
  - 钆剂强化显著
- 椎旁及硬膜外蜂窝织炎或脓肿
  - T_1WI 上与肌肉等信号
  - T_2WI 上为高信号
  - 弥漫性或边缘强化
- 脊髓受压
- DWI
  - 急性期：椎体、终板及间盘高信号
  - 慢性期：低信号
- MR 随访
  - 没有单独的 MRI 表现与临床状态相关
  - 与基线相比，椎旁感染减少，硬膜外强化积液减轻
  - 与基线相比，椎体、椎间盘增强和骨髓水肿等变化不明显或者恶化

核医学表现
- 骨扫描
  - 3 期 ^{99m}Tc 二磷酸盐扫描显示所有期相活性均增加
- 镓扫描
  - 枸橼酸镓（^{67}Ga）摄取增加
    - SPECT 可以提高敏感性
- WBC 扫描
  - 慢性骨髓炎患者多见假阴性

成像推荐
- 最佳影像方案
  - 矢状位和横断位 T_2WI、T_1WI MR
    - 敏感性（96%），特异性（92%），准确率（94%）
  - SPECT ^{67}Ga 扫描是较好的选择
    - 敏感性和特异性（低，90%）
- 推荐检查方案
  - STIR 或 FSE T_2 脂肪抑制对骨髓水肿、硬膜外受累最敏感
  - 钆剂增强加脂肪抑制 T_1WI，提高 MR 的敏感性
    - 改善对硬膜外及软组织的评估

鉴别诊断

终板退行性改变
- 最常见的易混淆疾病
- 椎间盘失水
  - T_1WI 和 T_2WI 上均为低信号
  - 钆剂增强后轻微或无强化
- 椎体终板面尚存

结核性脊柱骨髓炎
- 中段胸椎或胸腰段＞腰椎或颈椎
- 椎体压缩变扁，后凸畸形
- ± 终板破坏性改变
- 大的椎旁脓肿与受累椎体节段不成比例

神经性脊柱关节病
- 为脊髓创伤的后遗症

- 椎间隙减小 /T_2 高信号，终板侵蚀 / 骨质硬化，骨赘形成，软组织肿块
  - 椎间盘炎和神经病性脊柱均有此表现
- 椎间盘真空征 / 边缘强化，小关节受累，脊柱滑脱，骨碎片，结构紊乱

慢性透析性脊柱关节病

- 最常见于颈椎
- 椎间隙变窄，终板侵蚀，椎体破坏
- T_1WI 和 T_2WI 上椎体骨髓呈低信号
- T_2WI 上信号低至与椎间盘信号强度相似
- ± 软组织成分

脊柱转移瘤

- 不连续或边界不清的椎体病变
  - T_1WI 上为低信号
  - T_2WI 上为高信号
  - 钆剂增强后强化
- 后部附件常受累
- 椎间隙正常

病　理

一般特征

- 病因
  - 诱发因素
    - 静脉内用药
    - 免疫抑制状态
    - 慢性疾病（肾衰竭，肝硬化，肿瘤，糖尿病）
  - 金黄色葡萄球菌为最常见的病原体
    - 革兰阴性菌中大肠埃希菌最为常见
    - 沙门菌在镰状细胞贫血患者更为多见
  - 椎管外原发灶来源的菌血症
    - 最常见的感染途径
    - 泌尿生殖或胃肠道，肺，心脏，黏膜 / 皮肤来源
    - 邻近终板富血供的软骨下骨首先受到感染
    - 继发于椎间盘或相邻椎体的感染
    - 由于血管的分布，椎间盘是儿童感染的最常见部位
  - 直接由穿透性创伤、手术干预或诊断性检查造成的感染
  - 由邻近的椎旁软组织感染蔓延而来
    - 憩室炎，阑尾炎，炎症性肠病
    - 肾盂肾炎
- 相关异常
  - 脊膜炎
  - 脊髓炎
  - 局部感染性血栓性静脉炎 ± 硬膜外静脉丛扩张

临床问题

临床表现

- 最常见的体征 / 症状
  - 急性或慢性背痛
  - 局部脊柱压痛
  - 发热
- 其他体征 / 症状
  - 脊髓受累引起脊髓病变
  - 红细胞沉降率、C 反应蛋白及白细胞数增加
- 临床特征
  - 诊断前平均症状持续时间为 7 周

人群分布特征

- 年龄
  - 双峰性分布
    - 小儿
    - 60～70 岁
- 流行病学：占脊柱骨髓炎的 2%～7%

自然病史及预后

- 椎体压缩
- 死亡率：2%～12%
- 若诊断和治疗及时可缓解症状，预后较好
  - 15% 的患者可能残留功能缺陷
- 治疗不完全可导致复发（2%～8%）
- 不可逆的神经功能缺陷
  - 诊断延误及诊断时已有神经系统损伤是随访中神经功能缺陷的重要预测因素
  - 既往脊柱手术史与不良预后相关：第 1 次脊柱感染出院后 1 年内再次住院
  - 远期残疾的独立危险因素
    - 诊断时已有神经功能障碍，发病到诊断时间≥ 8 周以及衰竭性疾病
- 影像表现上病情好转可能滞后于临床症状好转

治疗

- CT 引导下或开放性活检较血培养更易获得致病菌（77% vs. 58%）
  - 进行 CT 引导下活检以前已应用抗生素治疗的患者诊断率明显减低（23% vs. 60%）
  - 二次活检可能提高检出率（增至 50%）
- 早期经验性并应用广谱抗生素直至分离出致病菌
  - 应该对葡萄球菌、革兰阴性菌及厌氧菌有效
- 病原菌特异性抗生素胃肠道外应用 6～8 周
- 支具固定脊柱 6～12 周
- 手术治疗
  - 椎板切除术，清创术 ± 内固定术
    - 围手术期抗生素的应用及前路手术在根治性清创及自体骨移植术中安全、有效
  - 特别对于硬膜外脓肿，脊柱不稳定

诊断要点

读片要点

- 弥漫性强化的椎间盘、相邻椎体骨髓及软组织伴有终板面的骨侵蚀强烈提示脊柱骨髓炎

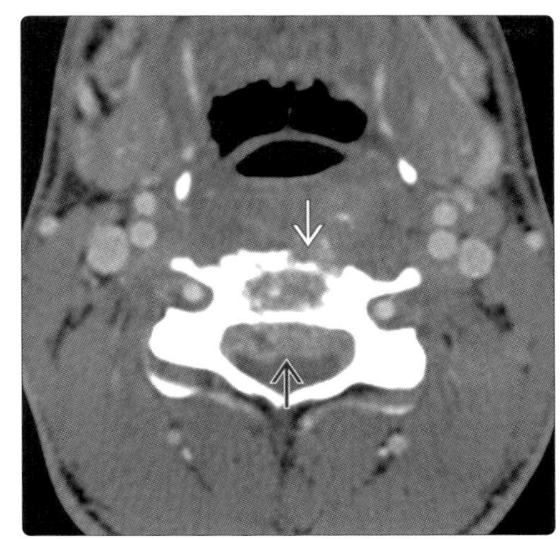

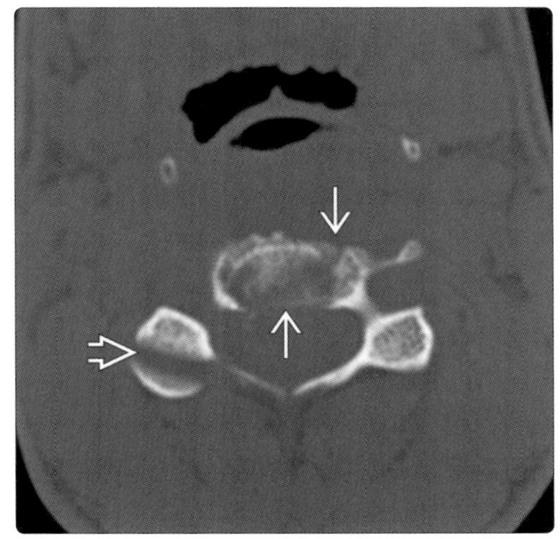

（左图）抗生素治疗后持续的咽喉及颈部疼痛患者，颈椎增强CT示椎体前部➡不规则的骨质缺损，硬膜外强化性肿物为蜂窝织炎蔓延至硬膜外➡。（右图）同一患者，CT骨窗证实了不规则的骨质破坏➡以及右侧小关节间隙增宽➡，反映了局部炎症造成的韧带松弛

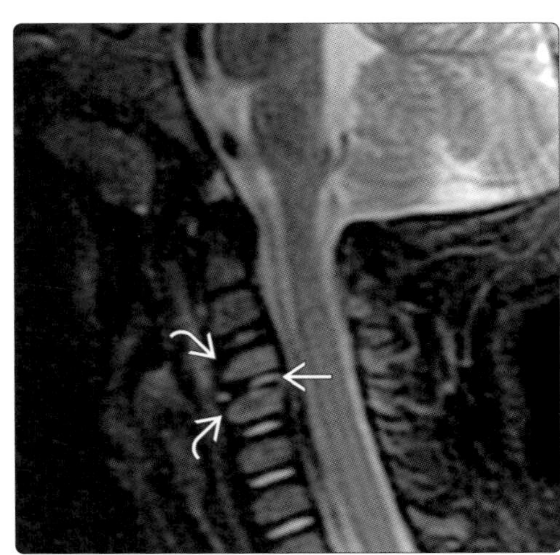

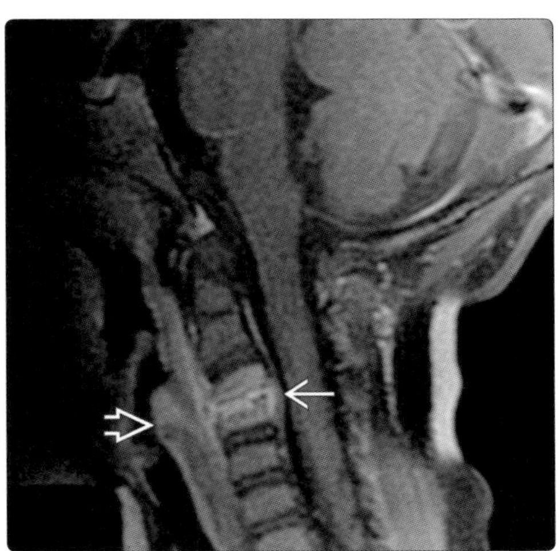

（左图）学龄前儿童伴有颈痛及斜颈症，MR矢状位STIR示$C_{3/4}$椎间隙➡变窄并伴有异常的液性信号，其导致了颈椎局部的轻微后凸。$C_{3、4}$椎体可见轻度骨髓水肿➡。未见明确脊髓受压。（右图）同一患者，MR矢状位增强T_1WI脂肪抑制示椎间隙和椎体骨髓明显强化并伴有较大的椎前➡及较小的后部硬膜外➡脓肿

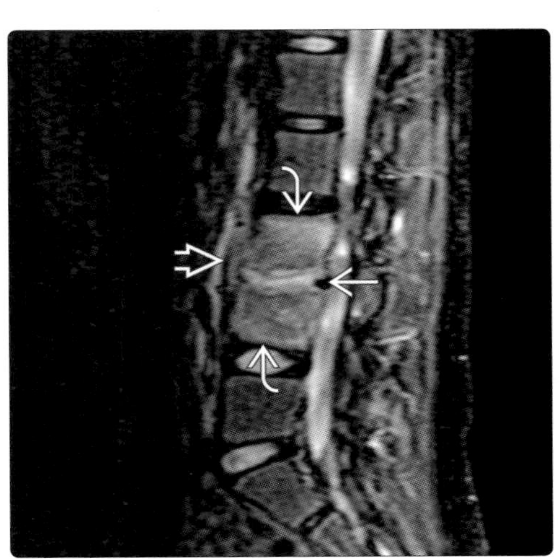

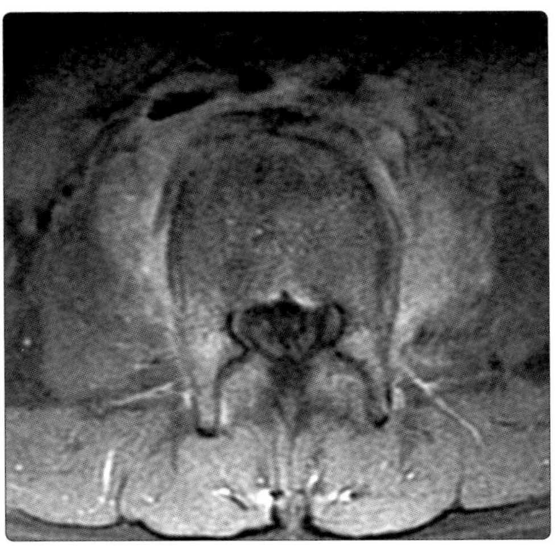

（左图）背痛、发热患者，腰椎MR矢状位STIR示L_3、L_4椎体➡显著的骨髓水肿。$L_{3/4}$椎间隙➡变窄及异常的液性信号。注意椎前间隙小的炎性肿块➡。（右图）同一患者，MR横断位增强T_1WI脂肪抑制示异常的椎体骨髓强化并蔓延至椎弓。可见中等范围的椎旁蜂窝织炎，致下腔静脉（IVC）及髂动脉向前移位

骨样骨瘤

关键点

术语
- 良性成骨性肿瘤，一般小于 1.5cm
- 瘤体常被称为“瘤巢”，以区别因宿主反应导致的周围反应区

影像
- 10% 骨样骨瘤发生在脊柱、椎弓
- 局限性脊柱侧弯，凹向肿瘤侧
- 中央瘤巢
  - 数量不等的骨化
- 反应区
  - 瘤巢周围致密硬化、水肿
  - 累及范围远远大于瘤体本身
  - 出现各种骨膜反应
  - 软组织肿块或胸膜增厚 / 胸腔积液

主要鉴别诊断
- 骨母细胞瘤
- 椎弓根及椎板应力性骨折
- 单侧的椎体峡部裂
- 单侧椎弓根及峡部缺失
- 硬化性转移（成骨性转移）
- 骨髓炎

病理
- 边缘锐利、圆形、粉红色肿块（瘤巢）
- 瘤巢被周围硬化的、不含肿瘤的反应性新生骨掩盖

临床问题
- 夜间痛，服用阿司匹林、非甾体抗炎药物可缓解
- 70% 伴有肌肉痉挛所致的脊柱侧凸，凹向肿瘤侧

诊断要点
- 薄层 CT 扫描是显示瘤巢最佳的方法
- 水肿在 MR 上类似于感染、恶性病变

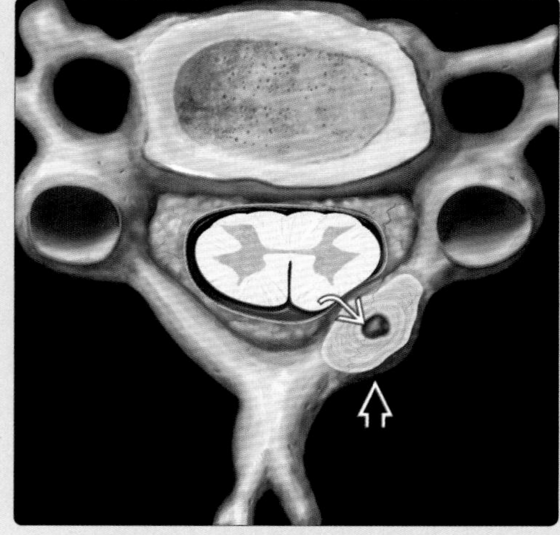

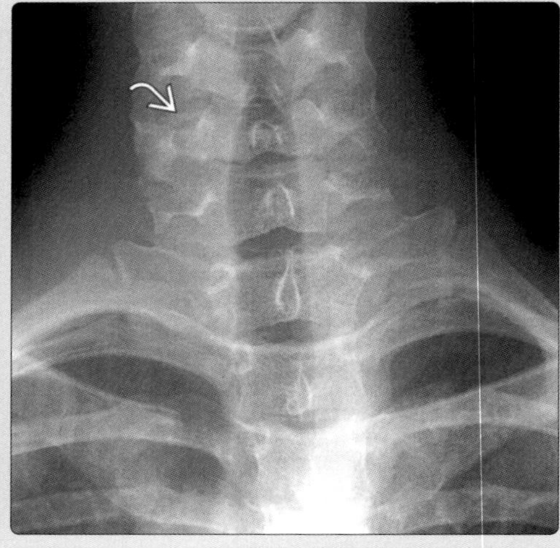

（左图）横断位图显示左侧椎板骨样骨瘤，可见较小且富血管性肿瘤性瘤巢➡，周围环以致密的反应性新生骨➡。（右图）患者为颈部疼痛且无外伤史的年轻男性，前后位平片显示局限性、小幅度脊柱左侧凸。脊柱侧凸伴疼痛需要考虑肿瘤或感染。C_6 椎体右侧硬化提示可能为骨样骨瘤➡

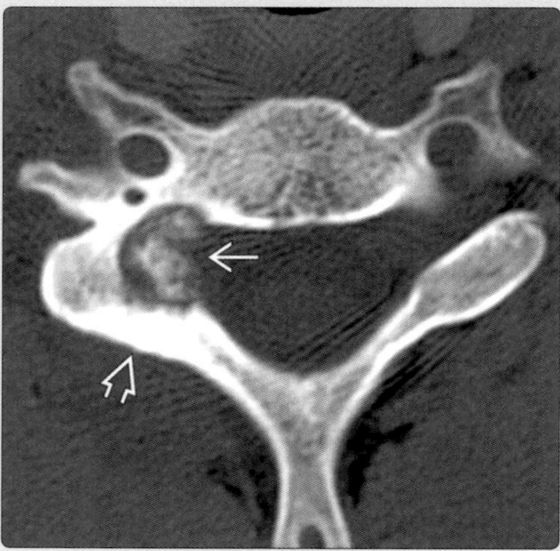

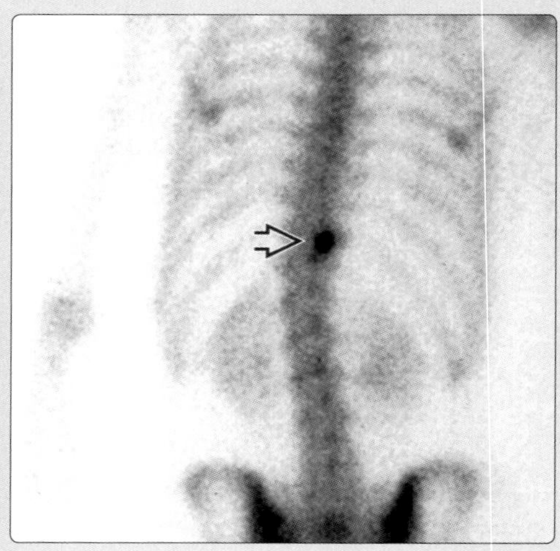

（左图）同一患者，平扫 CT 显示 C_6 椎体硬化性骨样骨瘤瘤巢➡。瘤巢从单纯的低密度到完全硬化，病变边缘清晰，周围伴反应性硬化边➡。病灶在之前的常规颈椎 MR 未显示。（右图）后前位核素骨扫描（3 小时显像）显示脊柱侧凸，T_{11} 椎体右侧骨样骨瘤的局灶高浓度摄取➡。骨样骨瘤所致脊柱侧凸总是凹向肿瘤侧

骨样骨瘤

术 语

缩写

- 骨样骨瘤（osteoid osteomal，OO）

定义

- 良性成骨性肿瘤，瘤体小于 1.5cm
- 肿瘤常被称为"瘤巢"，以区别于因为宿主反应所致的周围反应病灶

影 像

一般特征

- 最佳诊断线索
  - 较小的低密度瘤巢伴周围硬化
- 位置
  - 10% 的骨样骨瘤发生于脊柱
  - 几乎所有病变都累及椎弓
  - 59% 的病例位于腰椎，27% 位于颈椎，12% 位于胸椎，2% 位于骶椎
- 大小
  - 瘤巢 <1.5cm，较大的病变称作骨母细胞瘤
- 形态
  - 瘤巢可能为硬化或低密度，圆形或卵圆形

平片表现

- 平片
  - 中心、透亮的肿瘤瘤巢，常因反应性硬化而模糊
  - 局限性脊柱侧凸，凹向肿瘤侧

CT 表现

- 增强 CT
  - 瘤巢及周围反应性区域不同程度增强
    - 增强后可能使骨基质模糊不清
- CT 骨窗
  - 瘤巢中心
    - 瘤巢中不同数量骨化
    - 瘤巢常为低密度
    - 偶见瘤巢硬化
  - 反应性区域
    - 肿瘤周围致密硬化
    - 出现各种骨膜反应，常为单层
    - 常见软组织肿块，胸膜增厚、胸腔积液
    - 邻近于骨样骨瘤的骨质可出现硬化，骨膜反应
      - 临近椎体的肋骨受累
    - 黄韧带钙化也有报道

MR 表现

- 瘤巢中心
  - T_1WI 上呈低信号
  - T_1WI、STIR 上呈不同程度低或高信号
  - 增强后快速明显强化
- 周围反应性区域
  - 因前列腺素释放导致瘤巢周围水肿
    - T_1WI 低信号；T_2WI，STIR 高信号
    - 增强扫描
      - 动态增强示周围反应性区域较瘤巢可延迟强化
  - 累及范围大于肿瘤本身
  - 可能被误诊为恶性病变或感染
  - 常见骨膜反应，骨皮质增厚
  - 可能会蔓延至邻近椎体、肋骨、棘突旁软组织
    - 胸椎的骨样骨瘤会出现胸膜的增厚、强化及胸腔积液
- 文献报道 MR 对骨样骨瘤的误诊率高
  - 由于病灶小常被漏诊
    - 形状薄，斜向后侧附件
    - 相邻结构出现部分容积效应
    - 薄层（3~3.5mm）扫描可提高检出率
    - 横断位、冠状、矢状位
  - 由于肿瘤反应性区域比瘤巢显示更清楚，常导致误诊
    - 常被误诊为感染或恶性肿瘤

核医学表现

- 骨扫描
  - ^{99m}Tc 骨扫描 3 个时相均为阳性

成像推荐

- 最佳影像方案
  - CT 扫描

鉴别诊断

骨母细胞瘤

- 较大，>1.5 cm
- 椎弓 / 椎弓根的膨胀性病变

椎弓根及椎弓板的应力性骨折

- 骨折周围硬化类似于骨样骨瘤周围的反应性硬化
- CT 重建图像或高分辨 MR 易于显示骨折线
- 因为应力性作用，可能导致已有脊柱侧弯的患者发生骨折
- 活动相关性疼痛，尤其是夜间痛

单侧椎弓峡部裂

- 峡部的线性骨折
  - 通常伴周围硬化
- 对侧硬化改变
- 疼痛
- 常见于青春期，青少年时期
  - 常见于运动员（体操运动员、篮球远动员）
- 可导致脊柱侧弯
- 斜位平片，CT 可能做出诊断

单侧椎弓根及峡部的缺失

- 对侧硬化
- CT 可显示椎弓根及峡部的先天性缺失

硬化性转移瘤

- 老年患者

淋巴瘤
- 老年患者
- 常累及椎弓根，破坏后部椎体骨皮质
- 边界不清，广泛的过渡区
- 常伴有软组织肿块
- 常表现为夜间痛，服用阿司匹林，非甾体抗炎药物可缓解

骨髓炎
- 死骨片或局灶性脓肿类似于骨样骨瘤的瘤巢
    - 常表现为形态不规则，与骨样骨瘤圆形的瘤巢不同
- 常累及椎体而不是椎弓根
- CT 可显示终板的破坏及破坏性小关节炎
- 常表现为夜间痛，服用阿司匹林、非甾体抗炎药物可缓解

尤因肉瘤
- 在 MR 上类似于正常骨髓被肿瘤替代
    - 以椎体为中心
    - 弥漫性水肿累及邻近椎骨及肋骨

病　理

一般特征
- 病因
    - 良性成骨性肿瘤

直视病理特征
- 边缘锐利、圆形、粉红色肿物（瘤巢）
- 瘤巢周围硬化骨质，反应性骨不包括在瘤巢内

显微镜下特征
- 网状骨小梁内多种矿物质沉积
- 血管，纤维结缔组织
- 组织学上与骨母细胞瘤相似
- 没有恶变倾向
- 反应区域可包含淋巴细胞及浆细胞

临床问题

临床表现
- 最常见的体征 / 症状
    - 夜间痛，服用阿司匹林、非甾体抗炎药物可缓解
- 临床特征
    - 70% 患者因肌肉痉挛导致脊柱侧弯，向肿瘤侧凹陷
    - 有时见步态紊乱、肌肉痉挛、斜颈

人群分布特征
- 年龄
    - 大多数发生在 20 岁
    - 有报道 70 岁也可发病，但很罕见
- 性别
    - 男：女 =（2～3）：1
- 流行病学
    - 占良性骨肿瘤的 12%

自然病史及预后
- 在大多数情况下，外科切除是有效的
    - 必须切除整个瘤巢，否则容易复发
    - 放射性核素可用于术中标记定位
- 有自愈的报道

治疗
- 开放切除
    - 颈部骨样骨瘤切除时，应注意避开邻近的椎动脉
- CT 引导下经皮切除
- 热电 / 光凝
- 保守治疗（症状控制良好的患者）

诊断要点

关注点
- 是儿童及青少年疼痛性脊柱侧弯的重要原因

读片要点
- 薄层 CT 扫描是显示瘤巢的最佳方法
- MR 上的水肿类似于感染，恶性病变

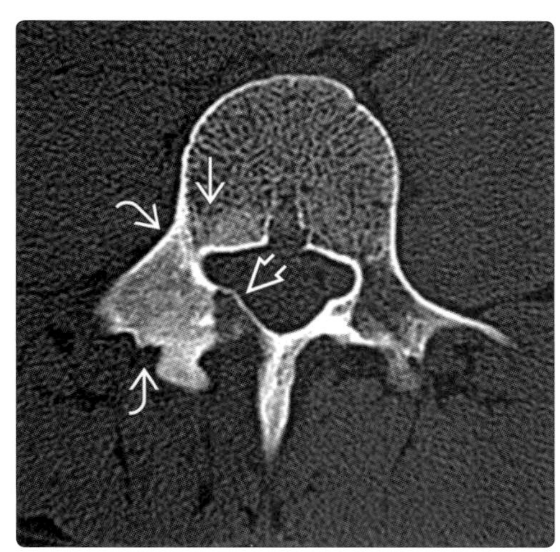
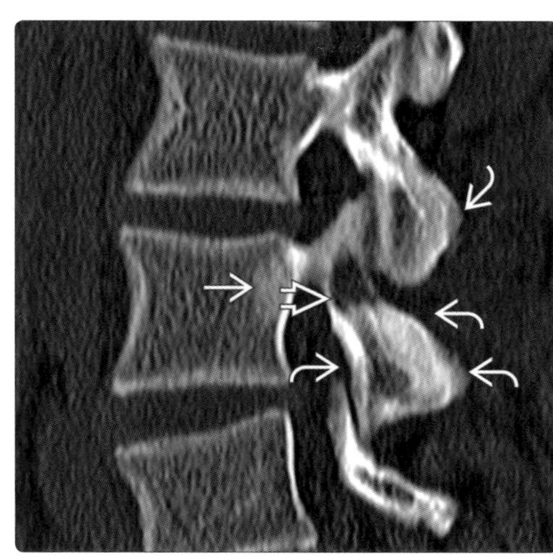

（左图）平扫CT显示单纯溶骨性骨样骨瘤⇨，相对于膨大、硬化的椎弓根和横突↪，肿瘤表现不明显；硬化延伸到椎体↪。（右图）同一患者，矢状位CT显示反应性椎体硬化→，易被误诊为病变。瘤巢中心位于峡部⇨。广泛增厚、骨膜反应↪，可蔓延至相邻的椎体

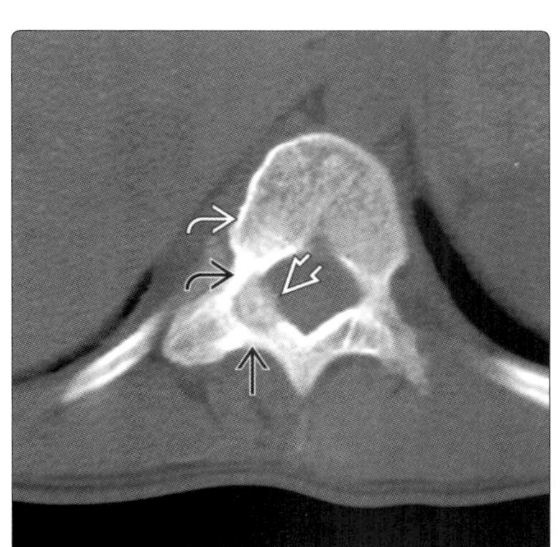
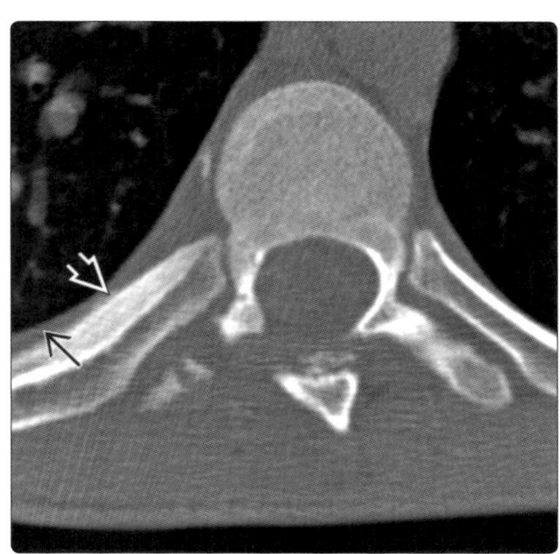

（左图）平扫CT显示硬化性骨样骨瘤，瘤巢位于右侧椎板→，椎弓根↪及椎板→可见反应性硬化，且可蔓延至椎体↪。（右图）同一患者，CT显示在骨样骨瘤椎体上水平同侧肋骨增厚、均匀的反应性骨膜反应⇨。肋骨附近可见轻度胸膜增厚→

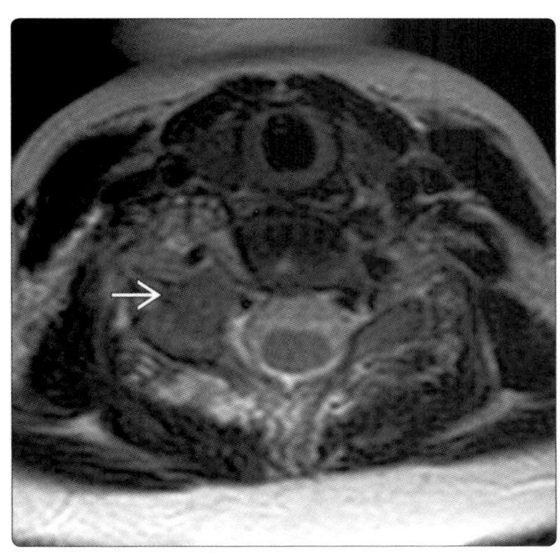
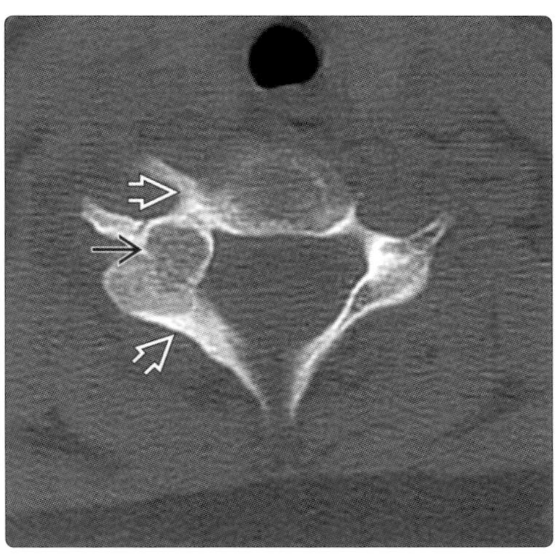

（左图）MR横断位T_2WI显示右侧C_6椎间孔可见边界模糊的等信号团块→。肿块边缘不清，类似恶性病变。结合患者年龄，考虑骨样骨瘤可能性大，并进行了CT扫描。（右图）同一患者，CT骨窗显示溶骨性的骨样骨瘤瘤巢→，周边有硬化⇨，对应MR上的水肿表现

骨母细胞瘤

关键点

术语

- 良性骨源性肿瘤
- 可通过大小（>1.5cm）与骨样骨瘤相鉴别

影像

- 40% 骨母细胞瘤发生在脊柱
- 边界清楚，椎间孔膨胀性病变
    - 常延伸至椎体
- 狭小的过渡带，硬化环
- 密度不一的骨化影
- 炎症反应可蔓延到病变之外
- 显著的瘤周水肿（灯泡征）
    - 水肿明显，肿瘤边缘模糊，在 MR 上与恶性肿瘤表现相似

主要鉴别诊断

- 骨样骨瘤
- 动脉瘤样骨囊肿
- 转移瘤
- 骨肉瘤
- 脊索瘤
- 感染
- 软骨肉瘤

病理

- 肿瘤释放前列腺素引起广泛的瘤周水肿

临床问题

- 局限性钝痛及疼痛性脊柱侧凸
- 压迫脊髓、神经根引起的神经症状

诊断要点

- 平片上可能无阳性发现；对于有疼痛性脊柱侧弯的年轻患者，需要做 CT 或 MR 检查

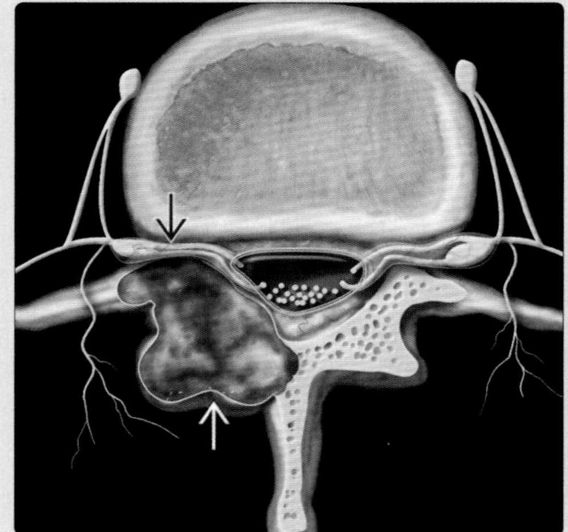

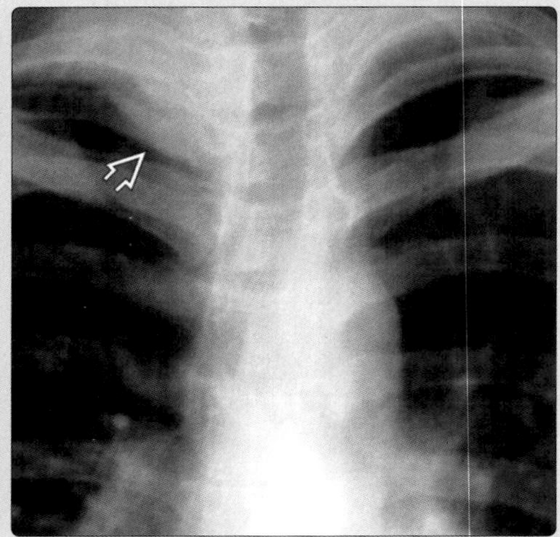

（左图）横断位图显示一个膨胀性生长，富血供的骨母细胞瘤→，起源于右侧椎板，侵犯正常的神经根→。（右图）上胸部疼痛的骨母细胞瘤患者，前后位平片显示局灶性脊柱侧凸及局灶性胸膜增厚→，是骨母细胞瘤的继发征象。在平片上肿瘤本身显示不清，但结合症状及平片的表现，提示需要 CT 扫描进一步明确诊断

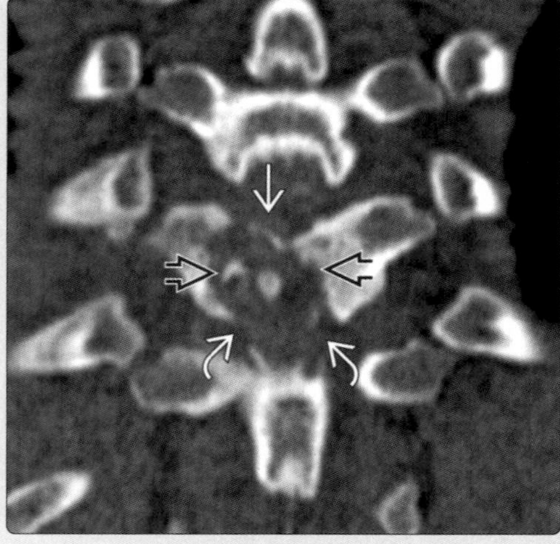

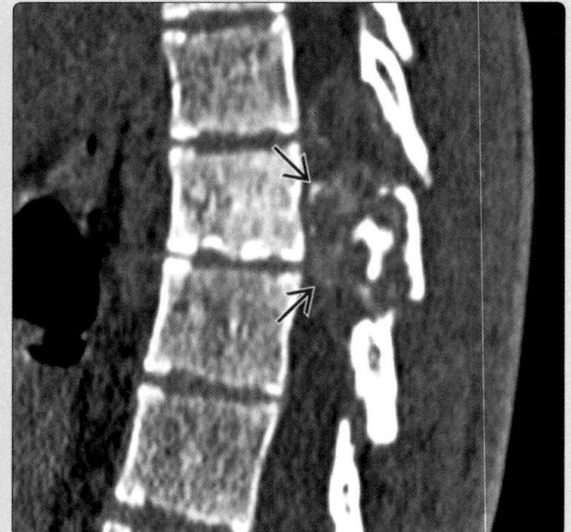

（左图）冠状位 CT 显示起源于右侧椎板、膨胀性生长的骨母细胞瘤→。瘤体→类似于软骨基质的“环和弓”。↗肿瘤下缘骨皮质破坏明显。（右图）背痛患者，矢状位 CT 显示下部胸椎膨胀性生长的骨母细胞瘤→，肿瘤从椎板延伸到椎管内，病变边缘光整、分叶，累及两个邻近平面

术　语

定义

- 良性骨源性肿瘤
- 通过大小（>1.5cm）与骨样骨瘤相鉴别

影　像

一般特征

- 最佳诊断线索
  - 发生在附件的膨胀性生长的肿块
- 位置
  - 40% 骨母细胞瘤发生在脊柱
    - 40% 位于颈椎，25% 位于腰椎，20% 位于胸椎，15%～20% 位于骶椎
  - 起源于椎弓
  - 肿瘤中心可位于椎弓根、椎板、横突或棘突、关节柱或椎弓峡部
  - 常蔓延至椎体
- 大小
  - >1.5cm

平片表现

- 平片
  - 类圆形，膨胀性病变
  - 在脊柱平片上常难以发现瘤体，CT 显示较好
  - 通常为透亮影，偶见硬化
  - 细微的影像表现
    - 与对侧比较附件比较，关注其上下区域
  - 前后位平片
    - 透亮或者硬化的椎弓根
    - 横向膨胀生长
    - 50%～60% 的病例出现硬化
    - 脊柱侧弯，凹向肿瘤侧
  - 侧位平片
    - 椎弓根，椎弓板，棘突扩大
    - 椎体后缘边界清楚的透亮影

CT 表现

- 增强 CT
  - 不均匀强化掩盖骨基质
- CT 骨窗
  - 最常见的表现
    - 位于椎弓，边界清楚的膨胀性病变
    - 常蔓延至椎体
    - 狭窄的过渡区，硬化环
  - 侵袭性骨母细胞瘤
    - 皮质破坏，广泛的过渡带
    - 与骨肉瘤鉴别困难
  - 基质矿化
    - 不同程度骨化影
    - 可见细小，不规则骨小梁
    - 与软骨肉瘤及内生软骨瘤的软骨钙化难以鉴别
  - 炎症反应可能向病变远处蔓延
    - 病变周围广泛的，边界不清的骨质硬化
    - 邻近肋骨骨膜反应
    - 胸膜增厚 / 胸腔积液
    - 黄韧带钙化

MR 表现

- T_1WI 上呈低或中等信号
- T_2WI，STIR 上呈低至高不等信号
  - 依据肿瘤的钙化程度
- 不同程度的增强
- 明显的瘤周水肿（“灯泡征”）
  - 因为前列腺素的释放
  - 水肿明显，使肿瘤边缘模糊
  - 类似于恶性病变
  - 可累及邻近骨及软组织
    - 常见胸腔积液
- 病变骨或邻近骨质的骨膜反应
  - 因为前列腺素的释放
- 骨基质常不可见
  - 在所有序列上均可以见小的，不规则低信号影
- 因周围的骨髓的水肿，肿瘤边缘常模糊
  - CT 对病灶显示最佳
- 常出现动脉瘤样骨囊肿的特征
  - 液 - 液平面
- 有报道轻微损伤引起的硬膜外血肿

血管造影表现

- 明显的肿瘤染色

核医学表现

- 骨扫描
  - 3 个时相骨扫描阳性

成像推荐

- CT 矢状位，冠状位重建

鉴别诊断

骨样骨瘤

- 较小，<1.5cm
- 圆形瘤巢，伴周边硬化
- 发病年龄相同
- 疼痛常更剧烈
- 常见脊柱侧弯

动脉瘤样骨囊肿

- 位于附件的膨胀性病变
- 在 10%～15% 的骨母细胞瘤中见动脉瘤样骨囊肿的成分
- 动脉瘤样骨囊肿可能是孤立的或伴发其他肿瘤
- 多个充满血液腔形成液 - 液平面
- 动脉瘤样骨囊肿常伴基质缺失，而骨母细胞瘤无改变

转移瘤
- 老年患者
- 常伴骨皮质的破坏而不是膨胀
- 可能呈膨胀性生长，特别是肾细胞癌转移
- 常累及附件和（或）椎体

成骨肉瘤（OGS）
- 肉瘤包含骨基质
- 少有发生于脊柱
- 在平片及 CT 上更具有侵袭性征象
- 广泛的过渡区
- 骨皮质破坏而不是膨胀
- 累及椎弓和（或）椎体

脊索瘤
- 累及椎体而不是附件
- 常发生于骶骨，椎体罕见
- 没有基质；单纯溶骨性肿瘤

感染
- 由于邻近骨质的炎性反应，骨母细胞瘤在 MR 上可能类似于感染病变
- CT 易于鉴别骨母细胞瘤与感染

骨纤维异常增殖症
- 脊柱罕见
- 发生于附件的膨胀性病变
- 可能是溶骨性或包含磨玻璃样骨质或骨小梁骨质

软骨肉瘤
- 脊柱罕见
- 累及积椎体和（或）后侧附件
- 在影像上无侵袭性表现
- 弓和环软骨钙化

病　理

一般特征
- 肿瘤释放的前列腺素导致瘤周明显水肿
- 疼痛比骨样骨瘤程度轻

分期、分级和分类
- 典型的骨母细胞瘤
- 侵袭性骨母细胞瘤
    - 骨肉瘤周边病变
    - 局部侵袭性改变但不发生转移

直视病理特征
- 质韧，富血供的肿瘤
- 因富血管而呈红色
- 与周围骨质分界清晰

显微镜下特征
- 以成骨细胞为主
- 成骨细胞沿骨小梁生长
- 血管纤维基质
- 不等量的编织骨基质
- 10%～15% 肿瘤有动脉瘤样骨囊肿成分
- 侵袭性骨母细胞瘤
    - 与以上特征相似，另可见
        - 更多核的多形性细胞
        - 上皮样骨母细胞

临床问题

临床表现
- 最常见的体征 / 症状
    - 局部钝痛
    - 由于压迫脊髓、神经根而出现相应的神经性症状
- 脊柱侧弯伴疼痛

人群分布特征
- 年龄
    - 90% 发生在 20～30 岁
    - 也可能在 70 多岁时才被诊断
- 性别
    - 男：女 =（2～2.5）：1

自然病史及预后
- 生长慢性
- 典型的骨母细胞瘤复发率为 10%～15%
- 侵袭性骨母细胞瘤复发率为 50%

治疗
- 骨移植或甲基丙烯酸甲酯置入
- 手术前血管栓塞或许有助于治疗

诊断要点

关注点
- 在平片上可能无阳性发现；对于有疼痛性脊柱侧凸的年轻患者都需要进行 CT 检查

读片要点
- 侵袭性骨母细胞瘤在影像和组织学上难以与骨源性骨肉瘤相鉴别
    - 广泛的过渡带，应怀疑骨母细胞瘤
    - 骨母细胞瘤常见骨皮质破坏
        - 如缺乏广泛的过渡区，就不考虑恶性肿瘤

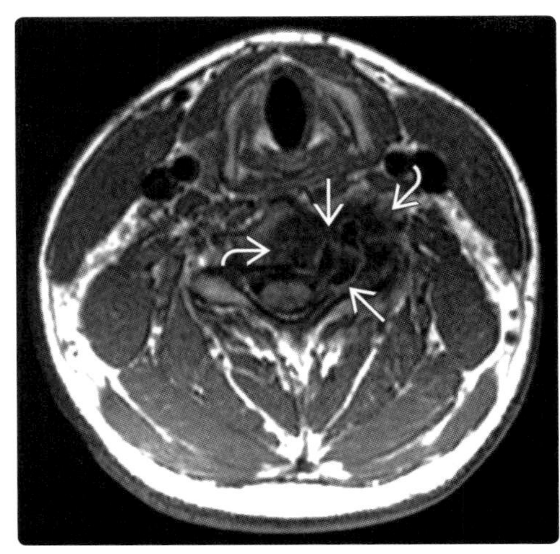

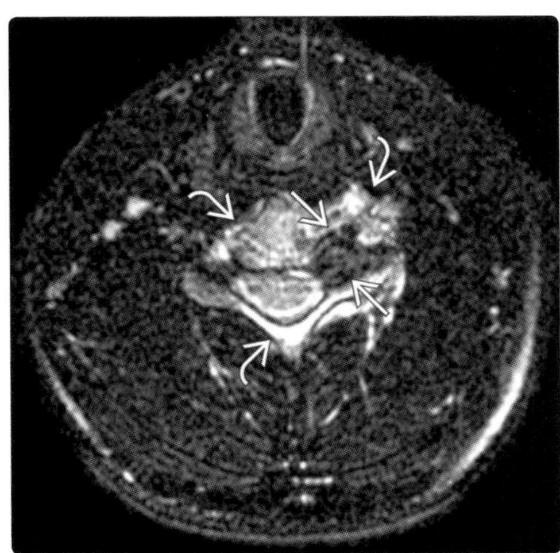

（左图）MR横断位T_1WI显示低信号、致密的骨化肿块→，蔓延至左侧椎弓根。邻近的后侧附件、椎体及软组织内见广泛的水肿↷，与具有侵袭性的肿瘤类似。（右图）MR横断位T_2WI脂肪抑制显示致密骨化肿瘤的中心→呈低信号，周围水肿区呈高信号↷

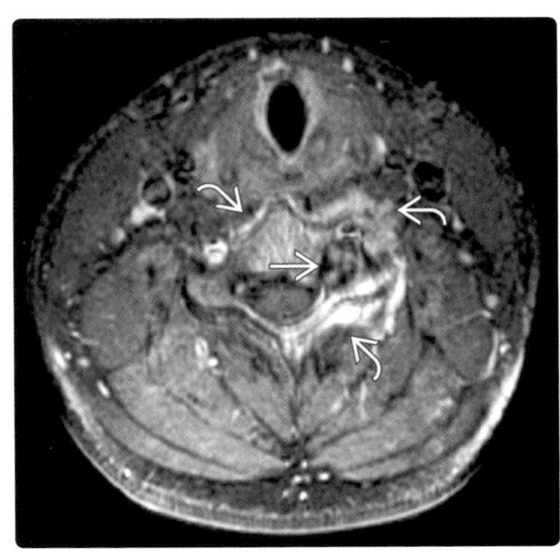

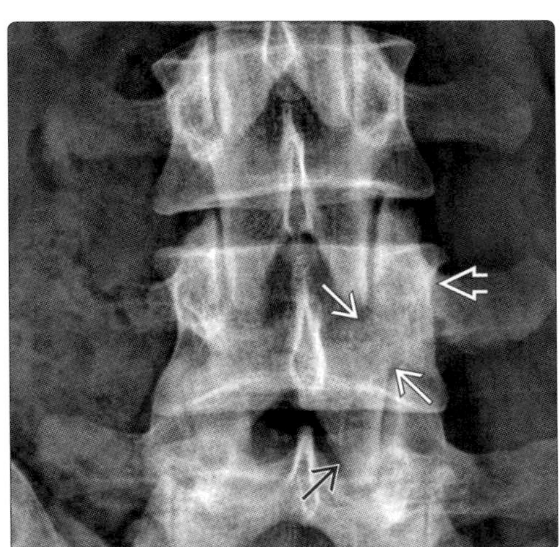

（左图）同一患者，MR横断位增强T_1WI脂肪抑制显示肿瘤非骨化成分→与瘤周水肿↷强化。（右图）前后位平片显示溶骨性肿瘤累及腰4附件左侧→、椎弓根⇨、下关节面→。对于不明确的疼痛患者，当怀疑存在骨母细胞瘤时，应该与邻近水平的后方附件密度相对比

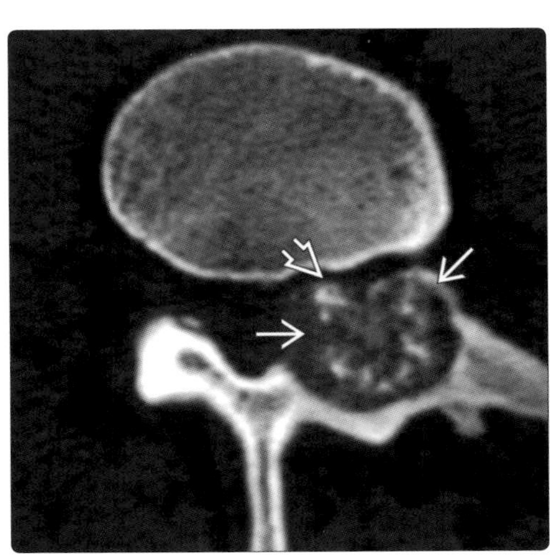

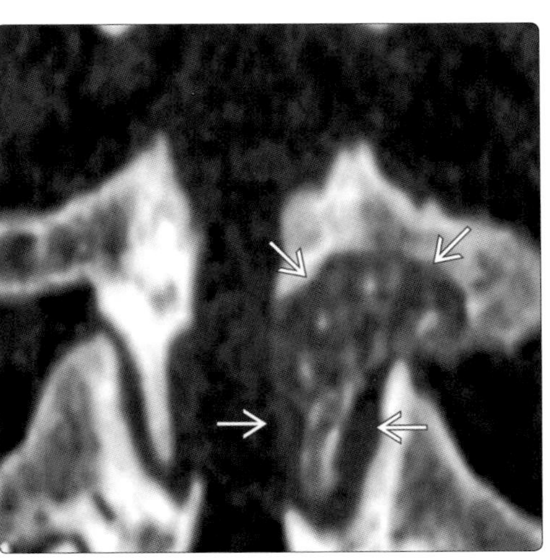

（左图）同一患者，CT显示膨胀性肿块→其内可见薄的、不规则的骨小梁⇨。尽管存在骨皮质破坏，但邻近骨的过渡区表现为狭窄及硬化。（右图）同一患者，冠状位CT有助于显示肿瘤→从横突延伸至下关节面。与后前位平片比较能更加容易理解病变的影像特征

动脉瘤样骨囊肿

关键点

术语

- 薄壁、囊内含有血液的膨胀性良性肿瘤

影像

- 起源于椎弓
  - 75%～90% 累及至椎体
- 骨质似气球样膨胀
  - 骨皮质变薄
  - 边缘有狭窄，非硬化带
  - 局灶性破坏常见
- 圆形囊肿，其内可见液 - 液平面
- 瘤体无钙化
- 肿瘤周围和囊肿之间的分隔强化

主要鉴别诊断

- 骨巨细胞瘤
- 骨母细胞瘤
- 毛细血管扩张性成骨肉瘤
- 转移瘤

病理

- 原发动脉瘤样骨囊肿表现为孤立的骨肿瘤
- 继发的动脉瘤样骨囊肿与其他肿瘤相关
  - 最常见的是骨巨细胞瘤或骨母细胞瘤
  - 占所有动脉瘤样骨囊肿的 30%

临床问题

- 颈痛伴或不伴活动受限
- 神经性症状取决于肿瘤对脊髓和（或）神经根的压迫
- 发病年龄 80%<20 岁；90%<30 岁
- 复发率为 20%～30%（如果肿瘤未能完全切除，其复发率将增加）

诊断要点

- 需要在每一个患者的前后位平片上常规评价椎弓根

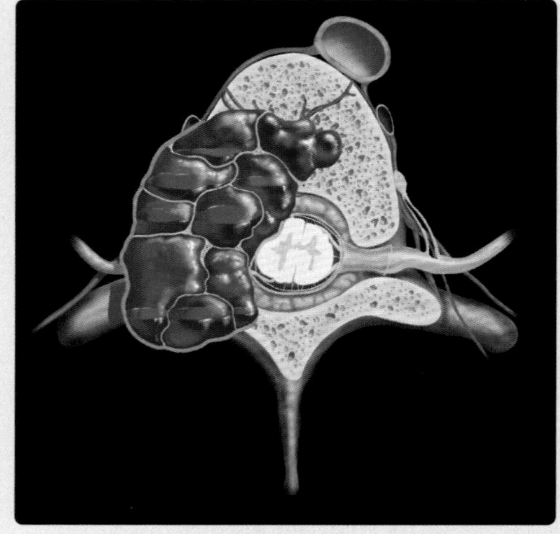

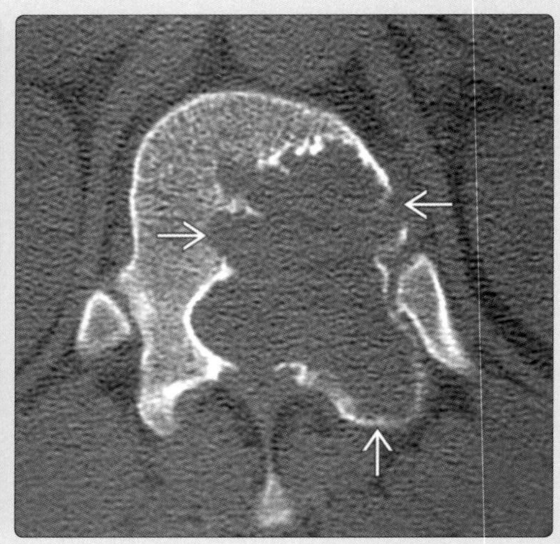

（左图）横断位示意图显示动脉瘤样骨囊肿，椎体后份及椎弓根膨胀性、多房囊性肿块➡，蔓延至硬膜外间隙。液 - 液平面是其特征性表现。（右图）CT 显示椎体内膨胀性肿块，蔓延至后方附件区。外周骨膜外新生骨呈薄的“蛋壳”样改变，肿瘤中心骨质破坏显著，累及椎管的一半

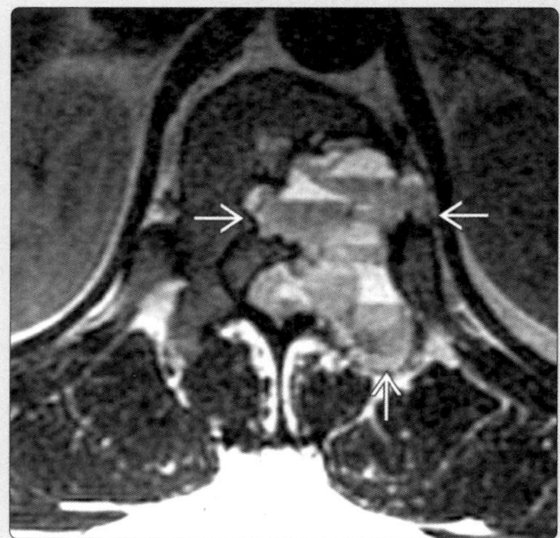

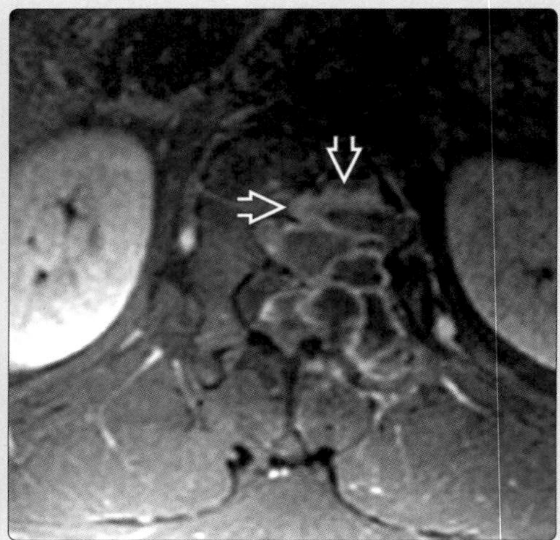

（左图）同一患者，MR 横断位 T_2WI 显示多房囊性的肿块➡，包含不同信号的多个液 - 液平面。混杂信号代表血液的不同成分。（右图）横断位增强 T_1WI 显示膨胀、充满血液囊腔的间隔显著强化。动脉瘤样骨囊肿内小的实性成分内⇨也可见小结节强化

术 语

缩写

- 动脉瘤样骨囊肿（aneurysmal bone cyst，ABC）

定义

- 薄壁、囊内含有血液的膨胀性良性肿瘤

影 像

一般特征

- 最佳诊断线索
  - 膨胀性肿块内多发液－液平面
- 位置
  - 起源于椎弓根
    - 75%～90% 累及椎体
  - 10%～20% 的动脉瘤样骨囊肿发生在脊柱
    - 2% 发生在颈椎
- 形态
  - 肿瘤膨胀性生长→骨质破坏→骨膜外新生骨（皮质）形成

平片表现

- 平片
  - 骨质气球样膨胀
    - 以椎弓为中心，蔓延至椎体
  - 骨皮质变薄
  - 局灶骨质破坏常见
  - 椎弓根缺失征：在前后位平片上显示椎弓根膨胀导致椎弓根轮廓破坏
  - 罕见的表现
    - 椎体塌陷
    - 累及超过 1 个椎体水平
    - 累及邻近肋骨

CT 表现

- 平扫 CT
  - 以附件为中心的气球样、膨胀性肿块
    - 常蔓延至硬膜外间隙，可能引起椎管的严重狭窄
    - 薄的，蛋壳样皮质
    - 常引起局灶性皮质破坏
  - 瘤体无钙化
  - 狭窄，无硬化带
  - 包含圆形“囊腔”，可见液－液平面
    - 由出血，血液成分沉积引起
    - 薄的骨性分隔分离囊肿
- 增强 CT
  - 肿瘤边缘及囊肿的间隔强化
  - 实性动脉瘤样骨囊肿呈弥漫、不同程度强化

MR 表现

- 椎弓分叶状肿块伴或不伴椎体受累
- 肿块周围边界清晰的低信号环
  - 反映骨膜和（或）假包膜
- 瘤周水肿
  - 肿瘤边缘 T_2WI 和 STIR 上高信号
  - 增强扫描有强化
- 肿块内大小不等的囊腔
  - 由于血液沉积形成液－液平面
    - 上层呈典型的水样信号
    - 其余部分在 T_2WI 上的信号强度低于 T_1WI 上
      - 信号强度随着血液成分的不同而改变
    - 囊腔由不同厚度的分隔隔开
- 部分或全部肿块可能是实性的（实性 ABC）
- 肿块对邻近软组织是推挤而不是侵犯
- 对比增强
  - 病灶的边缘及分隔
  - 实性成分弥漫增强

血管造影表现

- 血管丰富
- 病变周围富含血管，覆盖病变

核医学表现

- 骨扫描
  - 3 期骨扫描阳性
    - 在摄取区域周围存在摄取增高的轮缘（“甜甜圈”征象）

成像推荐

- 最佳影像方案
  - CT 是显示其特征及诊断的最佳手段
  - 核磁显示硬膜外的侵犯及髓内损害

鉴别诊断

骨巨细胞瘤

- 患病年龄稍大
- 起源于椎体而不是椎弓
- 膨胀性溶骨性病变伴或不伴软组织肿块
- 可能与动脉瘤样骨囊肿有关

骨母细胞瘤

- 发病年龄相同
- 椎弓的膨胀性病变
- 在平片或 CT 可见骨基质
- 可能与动脉瘤样骨囊肿有关

毛细血管扩张性成骨肉瘤

- 发病年龄相同或稍长
- 累及到椎体和（或）椎弓
- 也可见液－液平面
- 侵袭性骨质破坏明显
- 有较宽的过渡带
- 侵犯至周围软组织内

转移瘤

- 常见于老年患者
- 累及椎体和（或）椎弓
- 伴有软组织肿块的破坏性病变

- 罕见，血性转移可见液 - 液平面
- 常表现为骨质破坏而不是膨胀性改变
- 肾细胞及甲状腺癌转移可表现为膨胀性改变

浆细胞瘤

- 年老患者，常 >40 岁
- 累及椎体，通常不累及椎弓
- 可蔓延至椎体

病 理

一般特征

- 病因
  - 既往认为是由于创伤和（或）局部循环障碍引起的非肿瘤性病变
    - 自从发现 50% 以上的患者存在细胞遗传学异常，上述的因素就不再认为是发病原因
  - 分为原发及继发两种类型
    - 原发动脉瘤样骨囊肿为孤立骨肿瘤
    - 继发动脉瘤样骨囊肿常与另一肿瘤相关
      - 最常见于骨巨细胞瘤及骨母细胞瘤
      - 在所有动脉瘤样骨囊肿中，继发性占 30%
- 遗传学
  - 染色体 16q22 和（或）17p13 重排

直视病理特征

- 松软，红色肿块
- 多个含血的腔

显微镜下特征

- 典型
  - 以囊性成分为主
    - 大小不一的海绵状充血囊腔
    - 内衬成纤维细胞、巨细胞、组织细胞和（或）含铁血黄素
  - 实性成分
    - 充血囊腔内可见分隔
    - 包含伴有纤维组织、编织（未成熟）骨和破骨细胞样巨细胞的淡色基质
- 实性动脉瘤样骨囊肿罕见
  - 占所有动脉瘤样骨囊肿的 5%～8%
  - 以实性成分为主
  - 好发于脊柱

临床问题

临床表现

- 最常见的体征 / 症状
  - 颈部疼痛伴或不伴运动受限
  - 脊髓及神经根受压引起的神经性症状
- 其他体征 / 表现
  - 病理性骨折伴椎体塌陷
- 临床描述
  - 年轻患者背部疼痛症状不明显

人群分布特征

- 年龄
  - 患者 80%<20 岁；90%<30 岁
- 性别
  - 女性稍多
- 流行病学
  - 动脉瘤样骨囊肿占原发骨肿瘤的 1%～2%
- 有家族发病史的报道

自然病史及预后

- 动脉瘤样骨囊肿长期未治疗
  - 早期生长，后期稳定
  - 无恶性倾向
- 复发率为 20%~30%（肿瘤切除不完全时复发率增加）

治疗

- 主要方法
  - 首选：手术完全切除
    - 对于发生于颈椎的肿瘤全切常不可能
  - 病变内注射硬化剂；但对于颈椎病变者存在风险
  - 栓塞
    - 对于一些患者这是唯一的治疗方法
    - 可于术前应用
    - 对于颈椎病变者存在较高风险
  - 放射治疗
    - 易导致辐射性肉瘤
- 如果肿瘤破坏范围较大，无论用上述那种治疗方法，均需要器械来稳定

诊断要点

关注点

- 动脉瘤养骨囊肿、骨母细胞瘤、溶骨性成骨肉瘤、转移、外伤、先天性无椎弓根均可引起的椎弓根缺失

读片要点

- 应用前后位平片评价患者的椎弓根情况是常规诊断的一部分

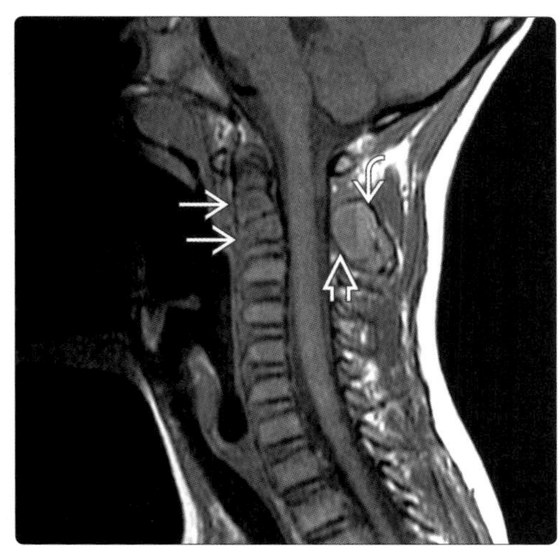

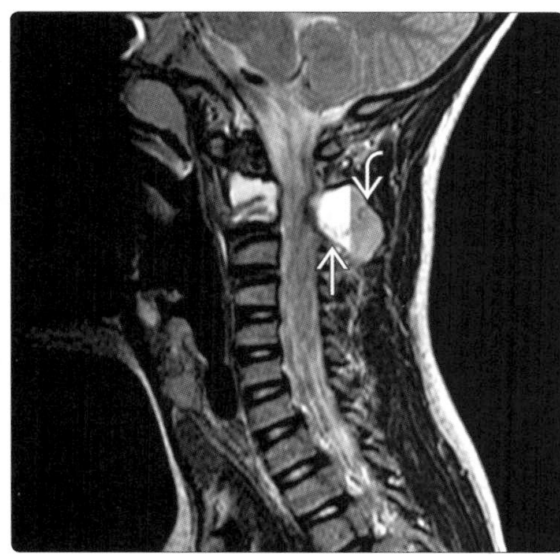

（左图）MR 矢状位 T_1WI 显示动脉瘤养骨囊肿不同成分的信号特点，与骨髓与脊髓信号相比，C_2 椎体的肿瘤实性成分➡呈低信号。与脊髓相比，位于 C_2 棘突上层囊腔呈等信号⇨，囊腔的其他部分呈稍高信号↪。（右图）同一患者，MR 矢状位 T_2WI 显示囊腔上层呈高信号（血浆成分为主）➡，而其余部分为低信号⇨

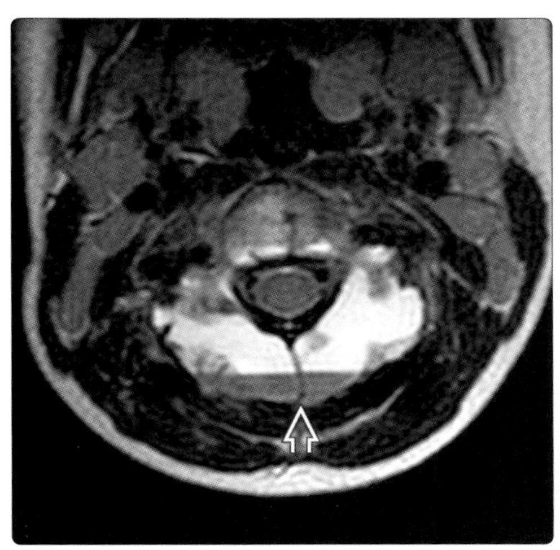

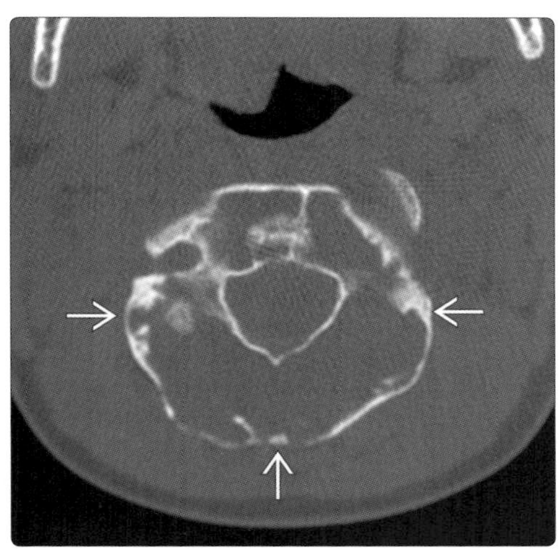

（左图）MR 横断位 T_2WI 显示巨大的膨胀性动脉瘤样骨囊肿内较大的液 - 液平面及明显分隔⇨。（右图）CT 显示较大的膨胀性肿块➡，累及到 C_2 椎体后缘及附件，但椎管保持完整

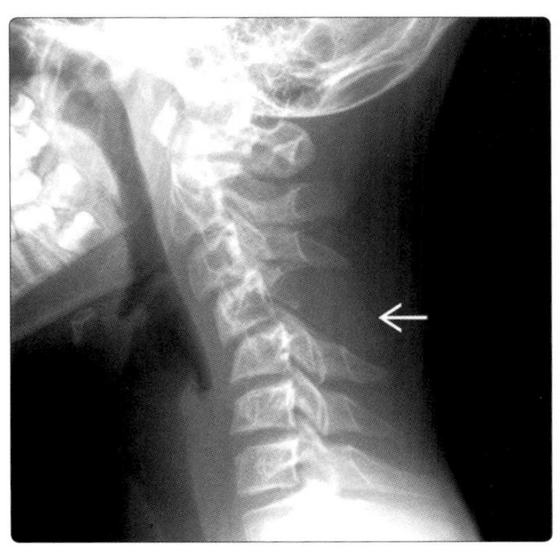

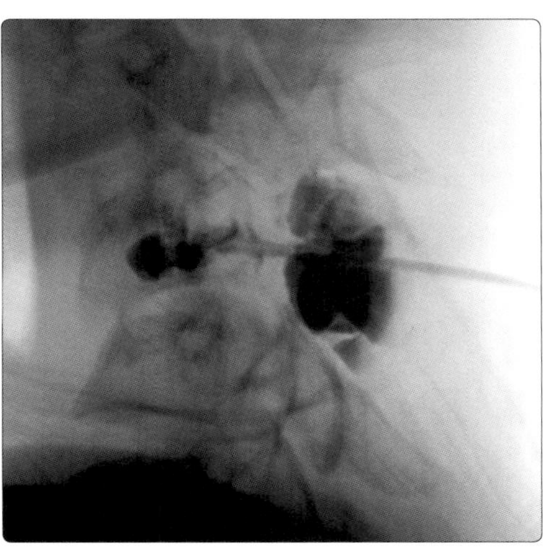

（左图）颈椎侧位平片显示 C_4 棘突透亮的膨胀性肿块➡，侧块及椎体受累不明显，棘突肿块的占位效应导致脊柱侧凸。（右图）术前硬化剂治疗时，侧位平片显示直接向动脉瘤样骨囊肿内注低射透过度的硬化剂（十四烃基硫酸钠）。对比剂注射显示椎体受累

骨软骨瘤

关键点

术语

- 骨软骨瘤
- 起源于骨软骨的外生性骨疣，外生骨疣

影像

- 无蒂或有蒂的骨性“菜花样”病变
- 病变与病变下的骨皮质和髓腔相续
- 软骨帽中可见软骨样钙化
- 在 MR 上病变中心与正常骨髓的信号一致
- 软骨帽在 T_1WI 上呈等信号，T_2WI 上为高信号，与脊髓信号相似

主要鉴别诊断

- 软骨肉瘤
- 骨母细胞瘤
- 动脉瘤样骨囊肿
- 肿瘤性钙质沉积
- 肌腱末端病

病理

- 特发性、外伤、软骨膜环缺陷
- 综合征：遗传性多发性外生性骨疣
- 骨软骨瘤少有发生于椎体；1%～5% 为偶发，1%～9% 为遗传性多发性外生骨疣

临床问题

- 常无症状；在平片上偶然发现
- 可扪及肿块
- 对关节、肌肉的机械刺激
- 脊髓压迫，神经根病变不常见
- 发病高峰年龄：10～30 岁

诊断要点

- 多发→考虑遗传性多发性外生性骨疣
- 放射学表现反映其病理特征

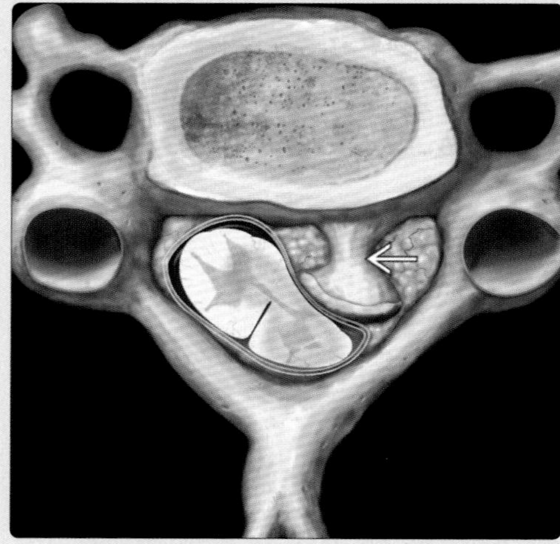

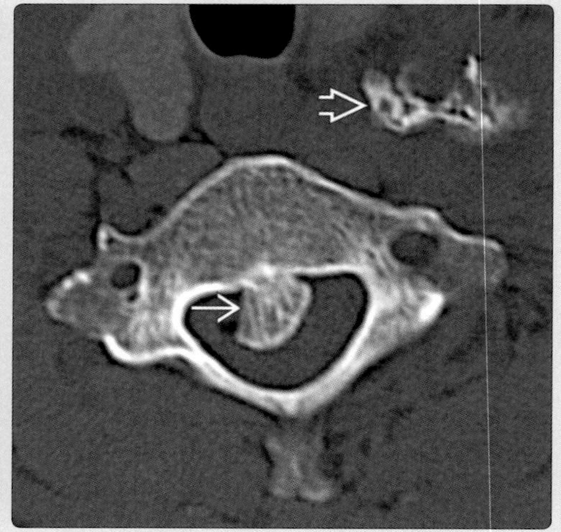

（左图）横断位示意图显示典型的骨软骨瘤（外生骨疣）➡突入颈段椎管内，导致椎管狭窄和脊髓受压。（右图）CT 显示典型的外生骨疣➡，突入到椎管中央，导致严重的椎管狭窄。与椎体相邻的骨髓连续是其典型特点。脊柱前方继发的骨软骨瘤➡没有其典型的特征

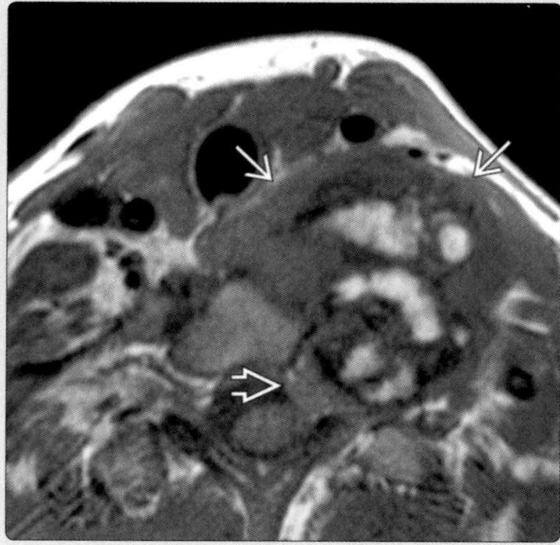

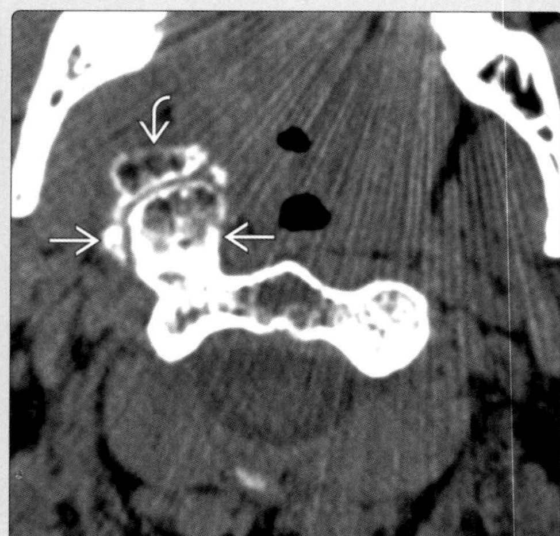

（左图）遗传性多发性外生骨疣患者，MR 横断位 T_1WI 显示颈胸段左侧巨大的骨软骨瘤➡，具有典型的影像学特征，呈现臂丛神经病变。肿瘤使左侧 C_7/T_1 椎间孔重塑，导致轻度的硬膜外腔扩张➡。（右图）平扫 CT 显示 C_2 右侧巨大的骨赘生物，向腹侧突出，其内可见软骨帽的钙化➡

术 语

缩写

- 骨软骨瘤（osteochondroma，OC）
- 遗传性多发性外生骨疣（hereditary muctiplle exostose，HME）

同义词

- 骨软骨的外生骨疣，外生骨疣
- HME，也称骨干性软骨发育不全，多发软骨外生骨疣

定义

- 软骨覆盖的骨赘，与母骨相连

影 像

一般特征

- 最佳诊断线索
  - 无柄或带蒂的“花菜”样病灶与母骨皮髓质骨相连续
- 位置
  - 通过软骨内骨化形成的骨
    - 常见于管状长骨干骺端（85%），尤其是膝部
  - 脊柱的发生率 <5%
    - 发生部位依次为颈椎（50%，好发于 C_2）、胸椎（T_8 >T_4> 其他胸椎椎体）、腰椎、骶椎
    - 棘突 / 横突的发生率大于椎体
- 大小
  - 病变的不同时期变化很大；1～10cm

平片表现

- 平片
  - 无蒂 / 有蒂的骨性突起，骨软骨瘤附着处母骨皮质呈喇叭形
  - 只有广泛骨化时才能见到软骨帽

CT 表现

- 平扫 CT
  - 无蒂或带蒂的骨样病变
  - 皮质和髓腔与附着骨连续
  - 可能看到软骨帽内软骨钙化
- 增强 CT
  - 可见软骨帽外周，分隔强化

MR 表现

- T_1WI
  - 高信号（骨髓）周围环以低信号的骨皮质
  - 透明软骨帽呈低 - 等信号
- T_2WI
  - 中心等 - 高信号的（髓腔）环以低信号皮层
  - 透明软骨帽呈高信号
- 增强 T_1WI
  - 可见软骨帽外周、分隔强化

超声表现

- 灰阶超声
  - 低回声区的软骨帽易于与相邻脂肪、肌肉相鉴别
  - 软骨帽骨化与骨柄形成后方声影

核医学表现

- 骨扫描
  - 表现多样；与软骨内骨形成直接相关
    - 放射性核素吸收增加表示代谢活跃的骨软骨瘤
    - 没有放射性核素摄取增加表示代谢不活跃的骨软骨瘤

成像推荐

- 最佳影像方案
  - MR 成像
- 推荐检查方案
  - MR 测量软骨帽，明确局部神经和肌肉骨骼组织的情况
  - CT 评估肿瘤的钙化，确认肿瘤与椎体髓腔的连续性

鉴别诊断

软骨肉瘤

- 孤立或者继发于骨软骨瘤恶变
- 溶骨性骨质破坏伴边缘硬化、软组织肿块
- 软骨样基质（“环和弓”，50%）

骨母细胞瘤

- 膨胀性病变，常累及椎体后方附件
- 溶骨性病变伴有骨基质，狭窄的过渡带

动脉瘤样骨囊肿

- 膨胀、溶骨性病变
- 多囊，液 - 液平面

肿瘤钙质沉着

- 关节周围肿块钙化
- 多不累及脊柱

肌腱端的病变

- 弥漫性特发性骨肥厚症，强直性脊柱炎，银屑病关节病，钙代谢紊乱

病 理

一般特征

- 病因
  - 特发性，创伤，软骨环缺失
    - 软骨骨骺周围部分脱出生长面
    - 刺激软骨化生；软骨内骨形成→骨柄
  - 辐射诱导骨软骨瘤
    - 最常见的放射辐射诱导的良性骨肿瘤
      - 患病率：6%～24%
    - 辐射剂量 1500～5500cGy；发生在照射野边缘
      - 在放射治疗时患者年龄 <2 岁
      - 潜伏期：3～17 年

- 病理学和影像表现与其他外生骨疣相同
- 遗传学
  - 遗传性多发性外生骨疣
    - 常染色体显性遗传
    - 外生骨疣（多个）1 基因（也称为 EXT_1）位于 8 号染色体的长臂；生成 1 个外生骨疣
    - 外生骨疣（多个）2 基因（也称为 EXT_2）位于 11 号染色体的短臂；生成 2 个外生骨疣
    - 外生骨疣（多个）3（也称为 EXT3）基因位于染色体 19 的短臂
    - 一个 EXT 基因失活→外生骨疣；随后第二 EXT 基因失活→恶性变
- 良性软骨性骨肿瘤
  - 占骨肿瘤的 9%，是最常见的良性骨肿瘤（30%～45%）
  - 快速增长，新发疼痛，骨骼成熟后软骨帽持续增长 >1.5cm，提示肿瘤向恶性软骨肉瘤转化
  - 骨软骨瘤并发症包括畸形、骨折、血管受侵，神经系统后遗症，伴有囊变和恶性变
- 椎体骨软骨瘤罕见；1%～5% 为偶发骨软骨，1%～9% 骨软骨瘤为遗传性多发性外生骨疣
  - 狭茎（有蒂的）或宽基底（无蒂）与椎体皮质、髓腔相连续
  - 透明软骨帽厚度与患者的年龄成正比
- 多数脊柱的骨软骨瘤患者无症状
  - 可能引起机械性肌肉反跳
  - 可能压迫脊髓或神经根

直视病理特征

- 骨质赘生物与母骨的皮髓质连续
- 软骨帽的范围从厚的、有隆起的、发光的蓝灰色表面（年轻患者）到几毫米厚或完全不存在（成人）

显微镜下特征

- 成熟的软骨，松质骨及骨皮质
- 软骨帽的组织学反映骨板的形成方式

临床问题

临床表现

- 最常见的体征 / 症状
  - 常无症状的，平片上偶然发现
  - 可扪及肿块
  - 关节，肌肉机械性反跳
- 其他体征 / 症状
  - 脊髓病或神经根病，常见于遗传性多发性外生骨疣
  - 椎管狭窄可导致轻度创伤性脊髓损伤
  - 脑神经的功能缺陷
  - 咽部肿块
  - 脊柱侧弯

人群分布特征

- 年龄
  - 发病高峰：10～30 岁
  - 大多数遗传性多发性外生骨疣患者在 5 岁时被确诊，几乎所有的患者在 12 岁均被确诊
- 性别
  - 男：女 =3：1
- 流行病学
  - 因为多数无症状，所以孤立性骨软骨瘤发病率不清楚
  - 在西方人群的遗传性多发外生骨疣的发病率为 1/100 000～1/50 000；查莫罗人的发病率高达 1/1000

自然病史及预后

- 术后局部复发率＜2%
- 良性病变；无转移倾向
- 孤立性病变的恶性变＜1%；遗传性多发性外生骨疣的恶变率为 3%～5%
  - 骨骼成熟后生长性或新发的疼痛，软骨帽厚度增加（在成年人＞1.5cm）

治疗

- 无症状的患者保守治疗
- 对有症状的患者行外科切除，矫正畸形

诊断要点

关注点

- 多发性病变需考虑遗传性多发性外生骨疣
- 需根据患者的年龄明确软骨厚度是否正常

读片要点

- 在成人软骨帽＞1.5cm 时需考虑恶变（软骨肉瘤）
- 病变的影像学表现反映其病理特征

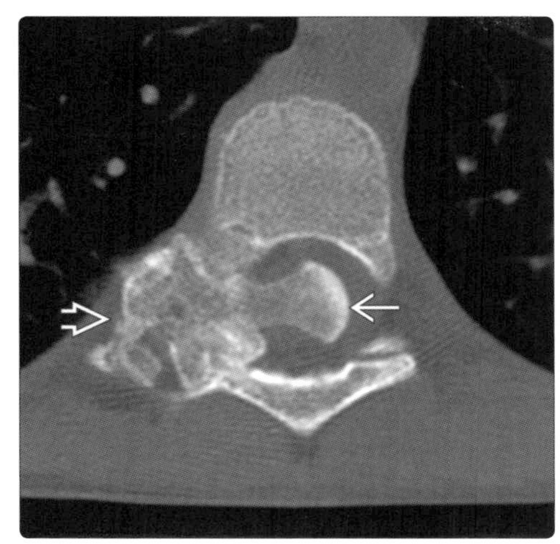

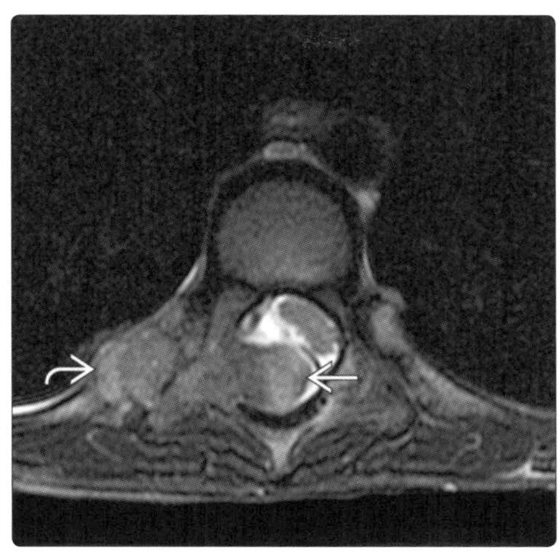

（左图）CT 示带蒂的骨质病变➡，从右侧椎间孔蔓延至椎管内，导致椎管狭窄。骨软骨瘤无蒂的部分导致右侧椎弓根及上关节面不规则扩大➡。（右图）同一患者，MR 横断位 T_2WI 脂肪抑制序列显示右侧椎弓根带蒂的骨软骨瘤，可见高信号软骨帽➡。髓腔连续➡，脊髓受压、向腹侧移位

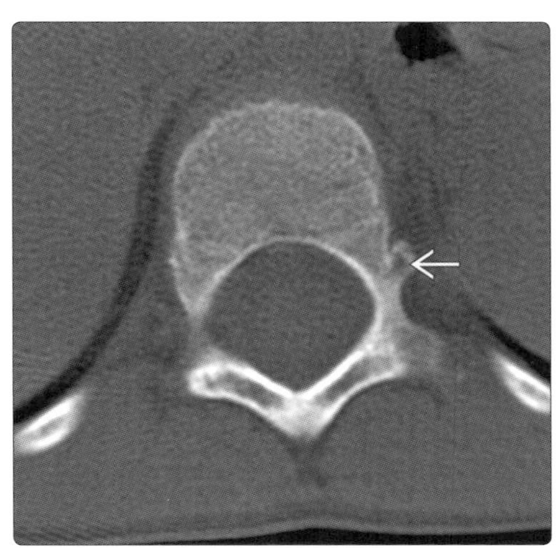

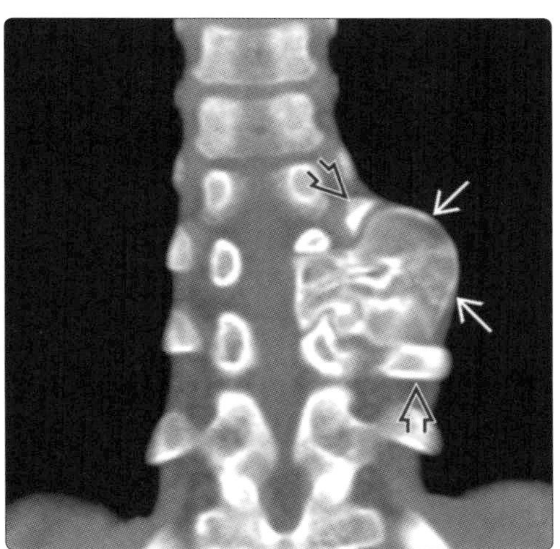

（左图）遗传多发外生骨疣患者，胸椎平扫 CT 显示起源于左侧椎弓根微小骨疣➡，与骨下皮髓质相续。（右图）冠状位重建 CT 显示起源于胸椎椎体后侧附件的骨软骨瘤➡，伴有椎孔的扩大，肿瘤皮质脊髓与底层骨相连续。临近的肋骨边缘被撑开➡（J. Lichtenberger Ⅲ，MD. 提供）

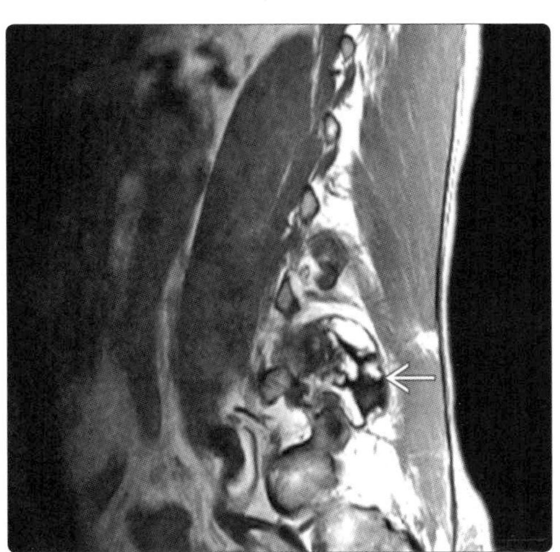

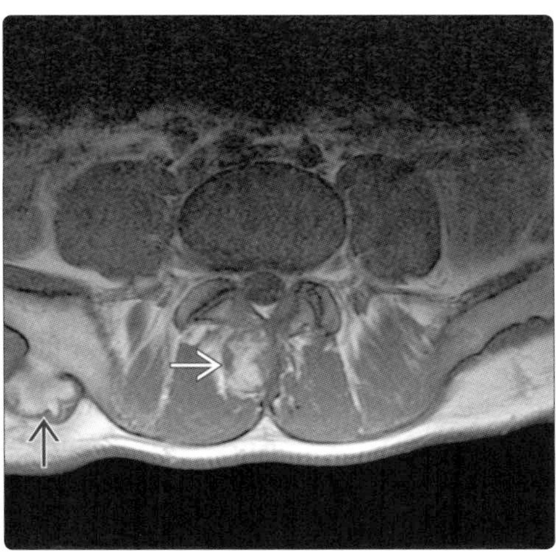

（左图）MR 矢状位 T_1WI 显示起源于 L_5～S_1 左侧椎小关节的骨软骨瘤，表现为菜花样、不均均信号➡。T_1 高信号代表髓腔。（右图）遗传多发外生骨疣患者，MR 横断位 T_1WI 显示起源于 L_4 棘突的巨大骨软骨瘤➡，中央呈高信号，周围的软骨帽呈等信号。继发于右侧髂嵴的骨软骨瘤呈典型的花菜样形状➡

关键点

术语

- 含恶性肿瘤细胞直接生成的骨样组织的肉瘤

影像

- 4% 的原发骨源性肉瘤发生于脊椎和骶骨
- 79% 起源于后部附件
- 17% 累及 2 个相邻椎体
- 84% 侵及椎管
- 渗透性或虫蚀样表现
- 由于不成熟骨生成而出现骨硬化
- 较宽的过渡带
- 穿透骨皮质
- 不连续的骨膜反应，通常为层状
- 软组织肿块
- 毛细血管扩张型骨肉瘤可见液 - 液平面

主要鉴别诊断

- 硬化性转移瘤
- 骨母细胞瘤（OB）
- 动脉瘤样骨囊肿（ABC）
- 脊索瘤
- 骨髓炎
- 尤因肉瘤
- 软骨肉瘤
- 淋巴瘤
- 恶性骨巨细胞瘤

临床问题

- 3% 的 10 年生存者会发生其他的恶性肿瘤

诊断要点

- CT 扫描是评价肿瘤基质和过渡带的最佳方法

（左图）Paget 病患者继发骨肉瘤，横断位图显示椎体的继发骨肉瘤，破坏皮质并侵及邻近软组织。骨肉瘤的软组织肿块通常有骨化。（右图）前后位平片示多发、边界不清的骨硬化，占据骶骨的大部➡。鉴别诊断包括硬化性转移瘤

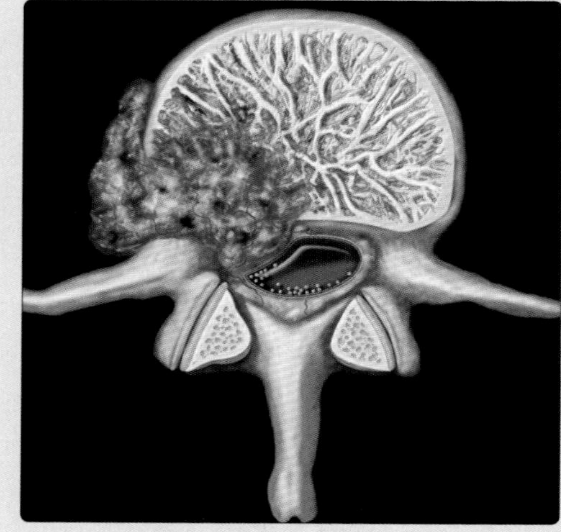

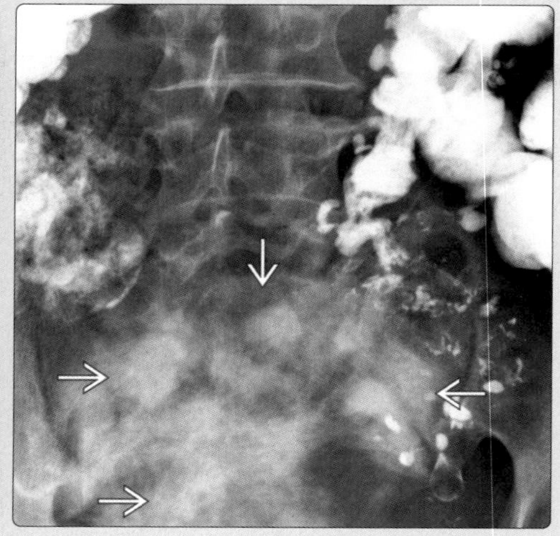

（左图）平片侧位显示腰椎转移性骨肉瘤。椎体内可见多发无定形骨基质沉积➡，正常骨结构消失。（右图）同一患者，骨扫描证实来自股骨原发灶，累及椎体，肋骨，胸膜腔和腹股沟淋巴结的广泛转移性骨肉瘤

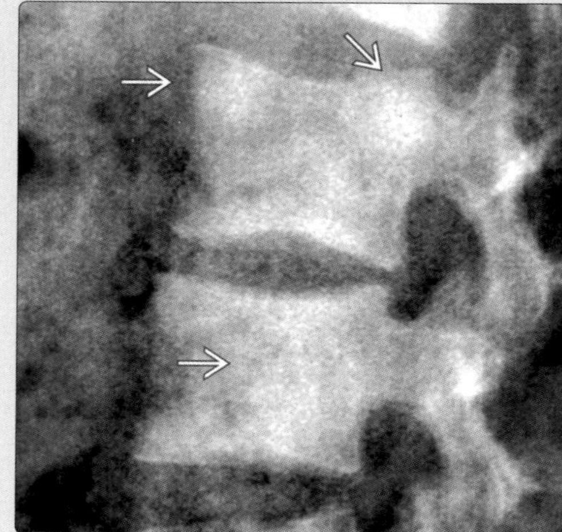

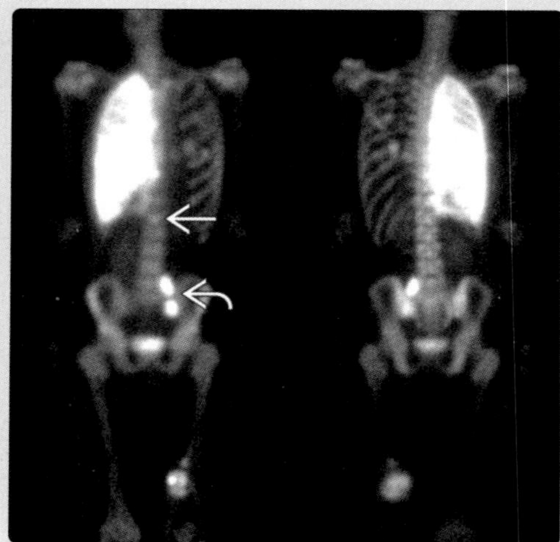

术语

缩写

- 骨源性肉瘤

定义

- 含恶性肿瘤细胞直接生成的骨样组织的肉瘤

影像

一般特征

- 最佳诊断线索
  - 含未成熟骨的侵袭性病灶
- 位置
  - 4% 的原发骨源性肉瘤发生于脊椎和骶骨
  - 79% 起源于后部附件
  - 17% 累及 2 个相邻椎体
  - 84% 侵及椎管

平片表现

- 渗透性或虫蚀样表现
  - 多发、小的骨质破坏区
  - 在肿瘤外周区域显示最清楚
- 宽的过渡带
  - 很难分清肿瘤与正常骨的边界
- 由于不成熟骨生成而出现骨硬化
  - 80%：平片和 CT 可见骨基质
  - 20%：溶骨性改变，未见骨基质
- 穿透骨皮质
  - 通常范围广泛
- 不连续的骨膜反应，通常为层状
- 软组织肿块
  - 常含不成熟骨
- 可穿过骶髂关节或椎间盘

CT 表现

- 与平片表现相同，但细节显示更好
- 评估肿瘤基质的最佳方法
  - OGS 基质呈云絮状，不成形
- 对比剂可掩盖骨基质，不建议使用

MR 表现

- 侵袭性，不均质肿块，与其他恶性肿瘤相似
- 骨基质难以显示，CT 更特异
- 肿瘤致密骨化区在所有序列上均信号减低
- 肿瘤非骨化区，T_1WI 信号减低，T_2WI，STIR 信号增高
- 毛细血管扩张型骨肉瘤可见液 - 液平面

核医学表现

- 骨扫描
  - 3 期均摄取升高
  - 用于分期，检出容易遗漏的病灶和转移

成像推荐

- 最佳影像方案
  - CT 扫描
- 推荐检查方案
  - CT 骨窗避免静脉注射对比剂，以显示肿瘤基质，
  - MRI 对评价脊髓和神经根受压有价值
  - 进行肿瘤分期时，还应包括骨扫描和胸部 CT 扫描

鉴别诊断

硬化性转移瘤

- 最常见于前列腺，乳腺和胃肠道肿瘤
- 硬化极少超越骨的边界
- 常为多发

骨母细胞瘤（OB）

- 后部附件的膨胀性，成骨性病灶
- 可延伸至椎体
- 常突破皮质
- 窄过渡带
- 影像上侵袭性骨母细胞瘤与 OGS 类似

动脉瘤样骨囊肿（ABC）

- 液 - 液平面与毛细血管扩张型 OGS 类似
- 以后部附件为中心的膨胀性病变
- 常突破皮质
- 窄过渡带

脊索瘤

- 最常见于骶骨
- 起源于中线
- 溶骨性，侵袭性肿块，无硬化

骨髓炎

- 硬化少见
- 常累及 2 个相邻椎体并侵及椎间盘

尤因肉瘤

- 有时为硬化性
- 易沿皮质侵袭而不出现大的骨破坏区

软骨肉瘤

- 环形及弧形钙化

淋巴瘤

- 虫蚀样溶骨性骨质破坏
- 硬化罕见

恶性骨巨细胞肿瘤

- 罕见，最多见于骶骨
- 无骨基质的溶骨性，侵袭性肿块
- 组织学上类似于富巨细胞性 OGS

巨大骨岛

- 髓质骨中硬化灶
- 成熟的皮质骨
- 呈“毛刷边界”：骨小梁与相邻骨移行

病理

一般特征

- 病因

- 绝大多数 OGS 病因未知，即原发性 OGS
- 与视网膜母细胞瘤相关（Rb 基因突变）
- 与以下相关的继发性骨肉瘤
  - Paget 病
  - 骨梗死
  - 辐射

分期、分级和分类

- 基于组织学的主要细胞类型分类
  - 成骨细胞型（常规型）
  - 成软骨细胞型
  - 成纤维细胞型
  - 毛细血管扩张型
  - 小细胞型
  - 巨细胞型
  - 上皮样
- AJCC 分期，基于大小，分级和转移

直视病理特征

- 含骨化和非骨化成分的不均质肿块
- 骨化区：黄白色，质硬；可与皮质骨硬度相似
- 骨化少的区域：质软，棕褐色，伴灶性出血和坏死
- 坏死常见
- 穿透皮质
- 常见大的骨外肿块

显微镜下特征

- 多潜能肿瘤
- 所有亚型恶性细胞均产生骨样组织，但可能难以发现
  - 骨样组织不成熟
- 经典：高分化，高分裂率
  - 肿瘤细胞可为纺锤形或圆形
  - 细胞大小不一
- 毛细血管扩张型 OGS
  - 排列的多核巨细胞构成的扩张的血管通道
  - 肿瘤基质生成骨样组织，但并非主要特征
- 其他恶性肿瘤（如软骨肉瘤）可有反应性骨，但骨样组织不是肿瘤细胞生成的

临床问题

临床表现

- 最常见的体征 / 症状
  - 隐袭发作的背痛，夜间最显著
  - 神经症状，包括神经根痛，无力
- 临床特征
  - 病理性骨折
  - 最常见转移部位是肝，肺，骨和淋巴结
    - 转移瘤常钙化
  - 肺转移可导致气胸
  - 血清碱性磷酸酶升高

人群分布特征

- 年龄
  - 脊柱 OGS 在 30～40 岁发病率最高
    - 迟于附件区 OGS
  - 在一项大的研究中年龄范围覆盖 8～80 岁
- 性别
  - 男女相当
- 流行病学
  - 第 2 最常见的原发性骨恶性肿瘤（仅次于多发性骨髓瘤）

自然病史及预后

- 中位生存期：最近研究结果为 23 个月
- 因手术切除困难，生存率低于外周 OGS
- 所有 OGS 10 年幸存者中 3% 发生其他恶性肿瘤
- 应严密 CT（或 PET/CT）监测

治疗

- 新辅助化疗 ± 放疗
- 大范围手术切除
- 活检应依据进一步肿瘤切除进行计划
  - 活检前，进针轨迹应与肿瘤整形外科医师讨论

诊断要点

关注点

- CT 扫描是评估肿瘤基质、过渡带的最佳方法，
- 患者可能有多发肿瘤（骨肉瘤病）

读片要点

- 平片和 CT 上，所有毛细血管扩张型 OGS 均为溶骨性，但并非所有的溶骨性 OGS 都是毛细血管扩张型

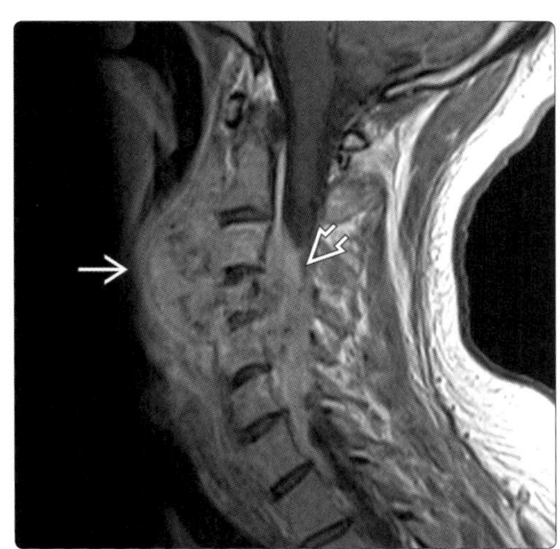

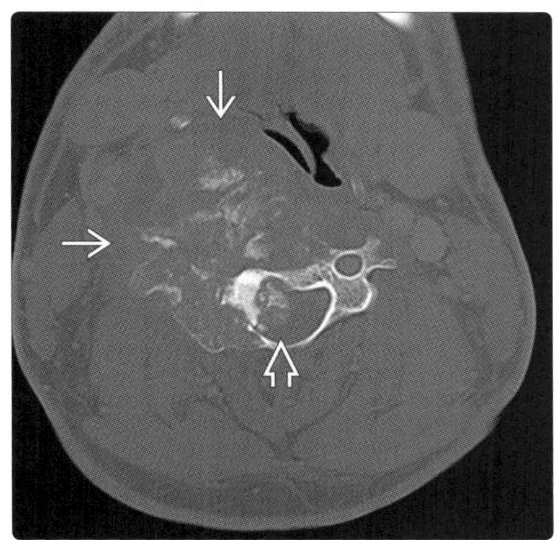

（左图）上皮样骨肉瘤患者，MR 矢状位增强 T_1WI 显示伴骨质破坏的巨大软组织肿块➡。肿块累及多个椎骨，并延伸至硬膜外⇨造成脊髓压迫。（右图）同一患者，CT 骨窗证实强侵袭性软组织肿块➡，既产生骨基质，又有骨质破坏区。硬膜外有软组织肿块压迫脊髓⇨

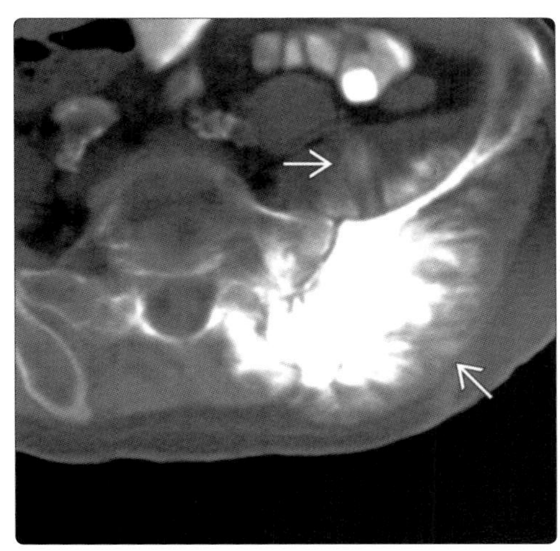

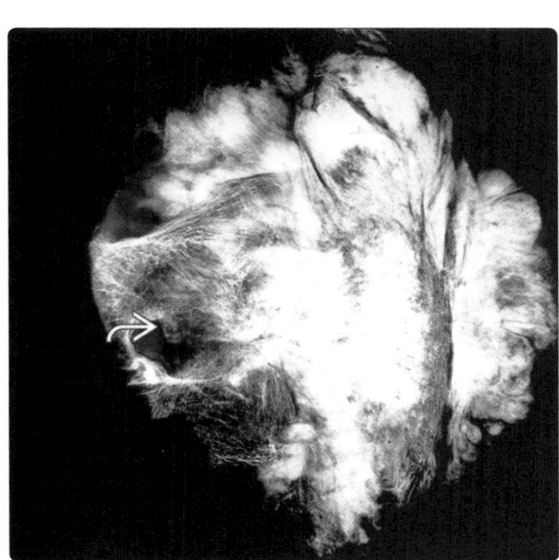

（左图）CT 骨窗示侵袭性的致密骨化肿块，符合骨肉瘤特征。肿块同时累及骶骨和髂骨，跨越骶髂关节。包括不成熟的骨化➡延伸至软组织中。（右图）同一患者，前后位标本平片显示切除的肿瘤。肿瘤延伸至 S_1 神经孔↪。虽然其他肿瘤可能会有反应性骨，但极少如骨肉瘤这样广泛

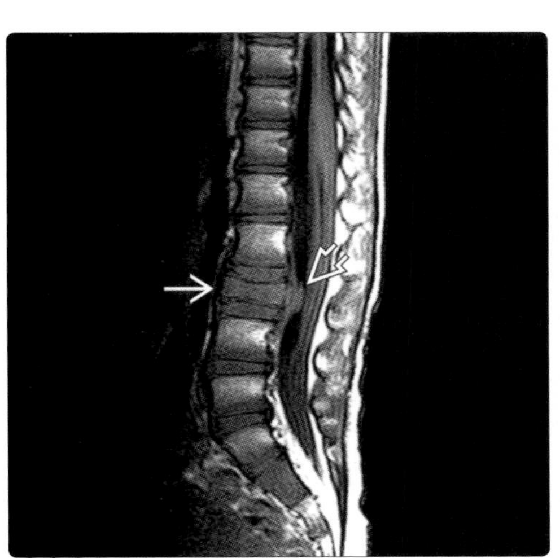

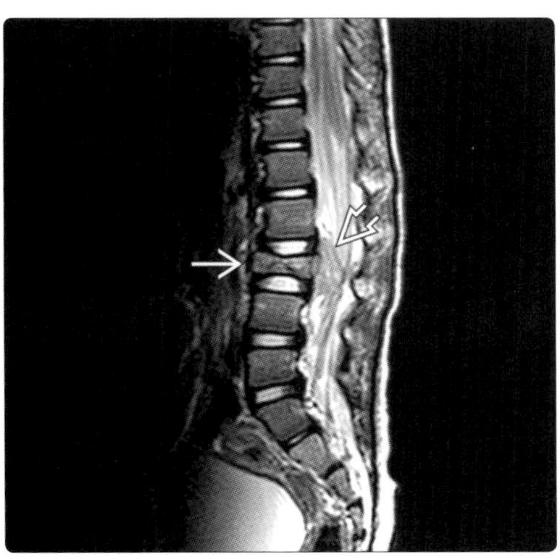

（左图）MR 矢状位 T_1WI 显示 L_3 ➡渗透性骨质破坏伴硬膜外侵犯⇨。椎体变扁。这种表现更常见于尤因肉瘤，必须注意骨肉瘤可与尤因肉瘤表现相同（反之亦然）。（右图）同一患者，MR 矢状 STIR 显示肿块信号不均匀增高➡。骨基质在 MR 上显示不佳。然而，MR 对评估硬膜外侵犯有价值⇨

脊索瘤

关键点

术语

- 起自残存脊索的恶性肿瘤

影像

- 骶尾部 > 蝶鞍（斜坡）> 活动椎
- 骨质破坏，大的软组织肿块
- 生长缓慢，局部侵袭性
- 明显 T_2 高信号
- 瘤内无定形钙化

主要鉴别诊断

- 软骨肉瘤
- 脊索残余物（罕见）
- 巨细胞瘤
- 浆细胞瘤
- 淋巴瘤

病理

- 分叶状，质软，灰色凝胶状（黏液状）肿块
- 钙化和出血区

临床问题

- 斜坡
  - 头痛，脑神经麻痹，复视（大部分为 CN6 麻痹），其他视力障碍
- 活动椎
  - 疼痛，脊髓受压，神经根病
- 骶骨
  - 下肢无力，会阴感觉异常，肠管 / 膀胱 / 性功能障碍

诊断要点

- T_2WI 高信号肿块伴分隔，强化为脊索瘤或软骨肉瘤
- 儿童脊索瘤患者应考虑结节性硬化

（左图）结节性硬化症患者，鼻咽部阻塞。MR 矢状位 T_1WI 显示大的骨质破坏性低信号肿块➡，以斜坡为中心。软组织肿块向前延伸致鼻咽部阻塞。（右图）同一患者，MR 矢状位 T_2WI 显示脊索瘤的明显 T_2 高信号。内部分隔呈低信号。注意其明显的局部扩散累及周围结构

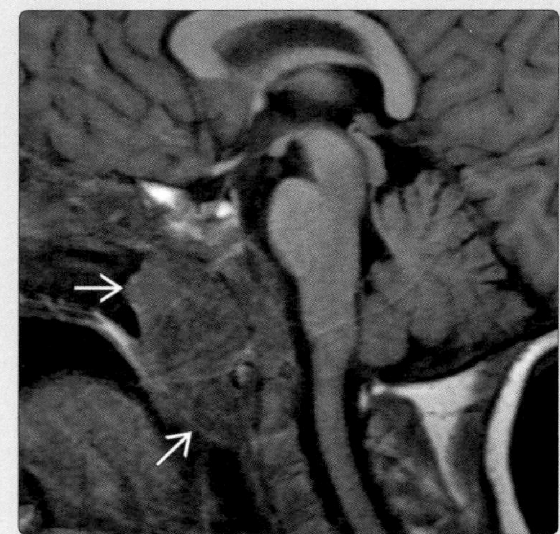

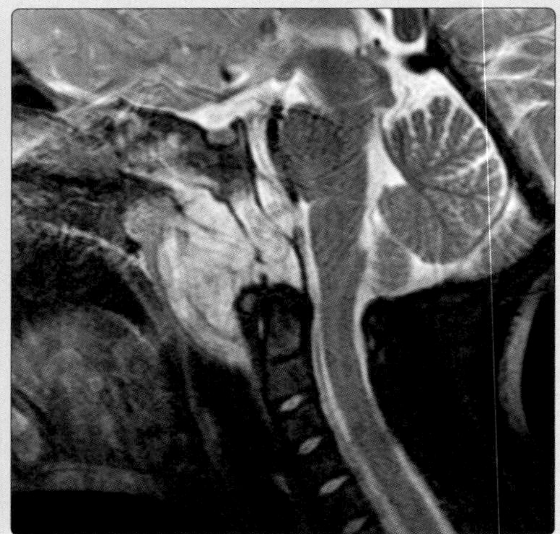

（左图）横断位增强 T_1WI 脂肪抑制显示软组织肿块➡不均匀强化。（右图）颅底 CT 显示斜坡骨质破坏➡与不规则的肿瘤边缘。相比于大的软组织肿块，骨质破坏范围相对小。病灶以斜坡为中心，岩枕裂➡未受累，倾向于脊索瘤而非软骨肉瘤

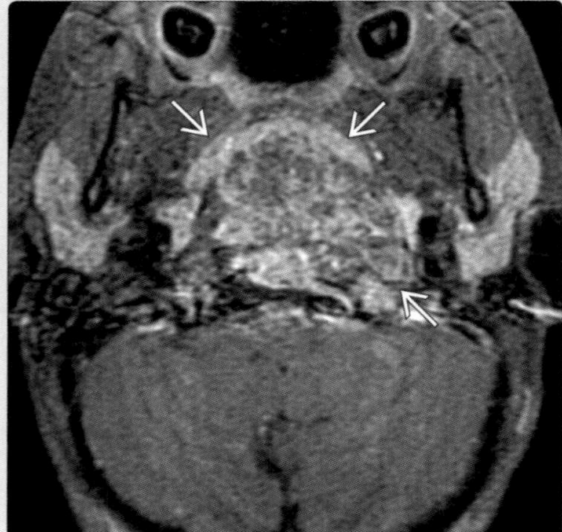

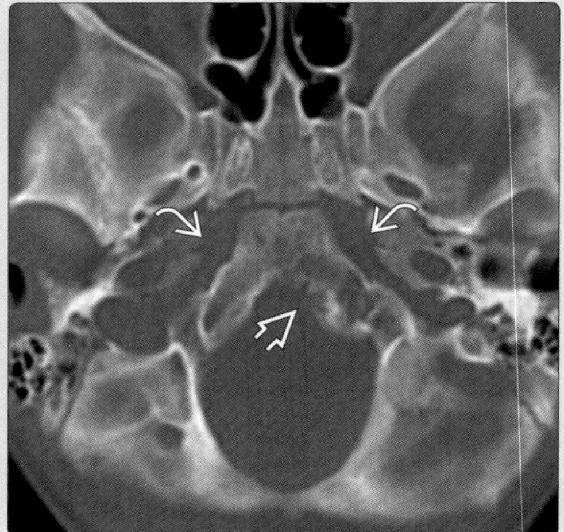

术 语

定义

- 起自残存脊索的恶性肿瘤

影 像

一般特征

- 最佳诊断线索
  - 骨质破坏与过大的软组织肿块
- 位置
  - 蝶枕部（斜坡，35%）
    - 年轻患者更常见
  - 活动椎（15%）
    - 以椎体后部为中心，不累及神经弓
  - 骶尾骨（50%）
- 大小
  - 大小不一，发现时通常很大
  - 由于位置和早期重要结构受累的原因，斜坡病变往往较小

平片表现

- 平片
  - 颅底
    - 斜坡和（或）蝶鞍骨质破坏
  - 脊柱，骶骨
    - 椎体不均质骨质破坏性肿块
    - 可累及椎间盘并且累及≥2个相邻椎体
    - 可致神经孔扩大

CT 表现

- 平扫 CT
  - 溶骨性骨质破坏
  - 出现软组织肿块
    - 相对于骨破坏通常过大
    - 除黏液样物质聚集区外，典型为稍高密度
  - 瘤内不定形钙化
    - 椎骨：30%
    - 骶骨：>70%
    - 通常有残留骨；可能由软骨样变的肿瘤产生
- 增强 CT
  - 轻至中度不均匀强化
  - 伴或不伴不均匀区域（囊性坏死，出血）

MR 表现

- T_1WI
  - 不均匀低至等信号（相对于骨髓）
- T_2WI
  - 相当于脑脊液和椎间盘的高信号
  - 低信号纤维分隔
  - 出血和矿物沉积的低信号灶
  - 常包绕邻近重要结构
- 增强 T_1WI
  - 轻度至明显强化不等
  - 黏液性物质和坏死形成的蜂窝样变

非血管性介入

- 脊髓造影
  - 大的硬膜外肿块

核医学表现

- 骨扫描
  - 摄取正常或降低

成像推荐

- 最佳影像方案
  - MR 显示软组织特征（STIR 或 T_2WI，对比增强 T_1WI）
  - CT 骨窗用于观察骨边界和骨质细节

血管造影表现

- 术前评估以确定能否累及椎动脉
- 肿瘤包绕血管而无明显变窄

鉴别诊断

软骨肉瘤

- 神经弓较椎体好发
- 软骨样基质（环状和弧状）
- 轻度外周及内部分隔强化
- MR 特征与脊索瘤相似

脊索残余物（罕见）

- 较小，良性，非肿瘤性异位脊索残余
- 常见于颅底或 C_2，但可发生在任何部位（如硬膜内）
- 无骨质破坏，软组织肿块

骨巨细胞瘤

- 发生在椎体并累及后部附件
- 可浸润至椎间隙和（或）扩散到相邻椎体

浆细胞瘤

- 与溶骨性转移表现相似的椎体骨质破坏病变

淋巴瘤

- 病灶多发；T_2 信号不均匀

转移瘤

- T_1 低信号，T_2 不同程度高信号病变
- 通常多发，累及椎体及后部附件

病 理

一般特征

- 病因
  - 起源于脊索残留
    - 脊索（神经管腹侧的细胞柱）在妊娠第3周发生，第7周消失
    - 脊索细胞残余可见于尾骨至鞍背的中轴骨内
- 遗传学
  - 染色体臂 3p（50%）和 1p（44%）缺失
  - 7q（69%），20（50%），5q（38%），12q（38%）扩增

- ◦ 与 *TSC1* 和 *TSC2* 基因相关（结节性硬化）

直视病理特征

- 分叶状，质软的灰色凝胶状（黏液状）肿块
- 钙化和出血区

显微镜下特征

- 3 种类型
  - 典型：叶状，片状和条带状的有胞浆内空泡的透明细胞（空泡细胞）；丰富的黏蛋白
  - 软骨样：透明软骨（通常位于蝶枕区）
  - 去分化型：肉瘤样成分（罕见，高度恶性）
- 免疫组化：S100，角蛋白（AE1/AE3；CK8，CK19 及通常 CK5），HBME-1，EMA 阳性；通常 CK7 和 CK20 阴性

临床问题

临床表现

- 最常见的体征 / 症状
  - 症状往往长期存在（4～24 个月）
  - 位置相关
    - 斜坡
      - 脑神经麻痹
      - 复视（最常见的是 CN6 麻痹）及其他视觉障碍
      - 头痛
      - 面部疼痛
      - 鼻咽症状（如有鼻内侵犯）
      - 吞咽困难（如有大的椎前肿块）
    - 活动椎
      - 疼痛（最常见的症状）
      - 脊髓压迫，神经根病（50%）
      - 气道阻塞，吞咽困难（颈椎肿瘤）
    - 骶骨
      - 下肢无力
      - 骶骨肿块
      - 臀骶部感觉异常
      - 肠道 / 膀胱 / 性功能障碍
- 临床特征
  - 与结节性硬化症相关

人群分布特征

- 年龄
  - 40～60 岁最高发
  - 儿童少见；儿童脊索瘤 <5%
- 性别
  - 总体上，男：女 =2：1
    - 斜坡和颈椎脊索瘤，男女比例相当
- 种族
  - 非裔美国人罕见
- 流行病学
  - 与原发性恶性骨肿瘤的 2%～4%
  - 脊柱最常见的原发非淋巴组织增生性恶性肿瘤
  - 发病率：0.08/10 万
  - 部分患者伴结节性硬化

自然病史及预后

- 生长缓慢，局部侵袭性
- 远处转移：罕见（肺，肝，淋巴结，骨）
- 局部复发常见
- 预后不良的因素
  - 体积大
  - 次全切除，局部复发
  - 镜下坏死
  - Ki-67 指数 > 5%
- 由于很难完全部切除，总体预后较差
- 与年龄大的患者相比，小儿预后更差

治疗

- 手术切除，辅助放疗
  - 完全切除可获得最佳结果
  - 化疗无效

诊断要点

关注点

- 有分隔的 T_2 高信号肿块，不同程度强化，最可能为脊索瘤或软骨肉瘤
- 儿童脊索瘤患者应考虑结节性硬化症

读片要点

- 沿手术通道的复发（种植）并不少见；调整观察野覆盖手术入路
- 评估海绵窦、视交叉、椎动脉（斜坡肿瘤）很重要

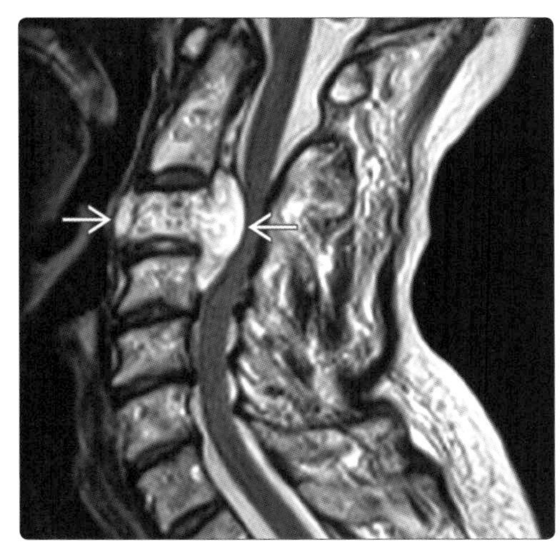

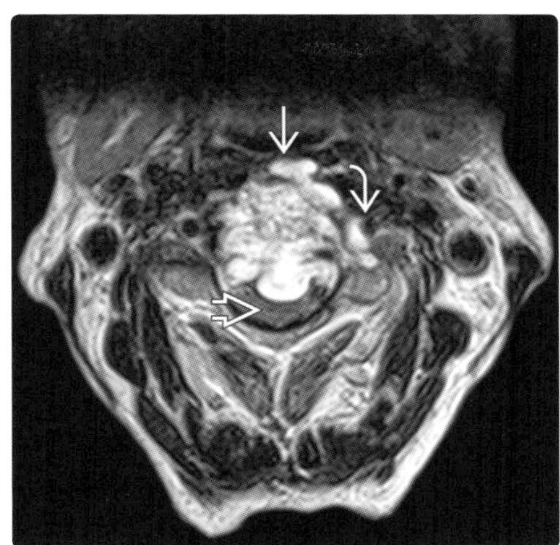

（左图）MR 矢状位 T_2WI 显示起自 C3 椎体的软组织肿块，延伸至腹侧硬膜外间隙➡并致脊髓受压。明显 T_2 高信号是脊索瘤特点。（右图）MR 横断位 T_2WI 显示脊索瘤➡取代 C_3 椎体，并延伸至硬膜外间隙，压迫脊髓。肿瘤累及左侧横突孔，并沿椎动脉延伸➦，其内可见典型的 T_2 高信号和内部分隔

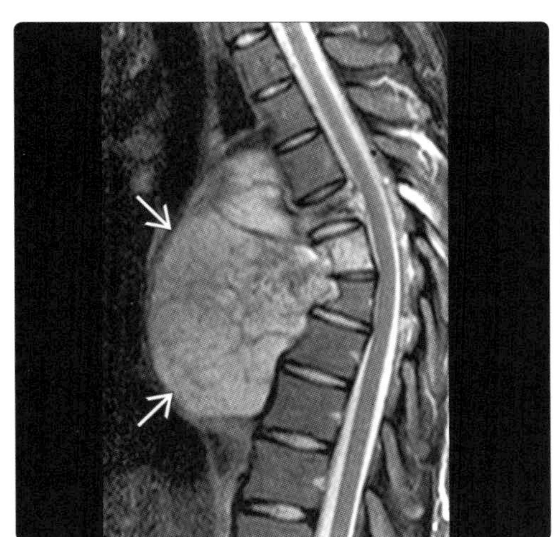

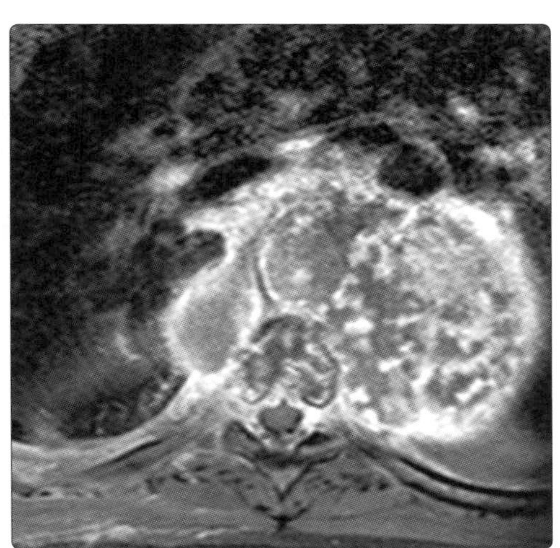

（左图）MR 矢状位 T_2WI 脂肪抑制显示大的高信号软组织肿块➡，主要位于椎前软组织内，但明显累及多个中段胸椎椎体。有病理性压缩骨折和脊髓受压。（右图）同一患者，横断位增强 T_1WI 脂肪抑制显示不均匀强化软组织肿块。注意其广泛的局部侵犯

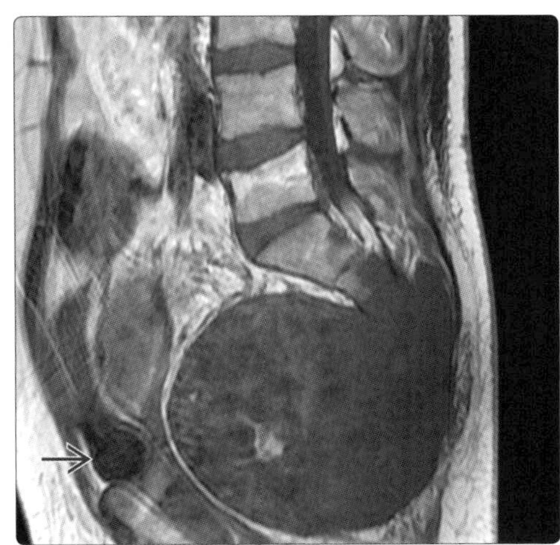

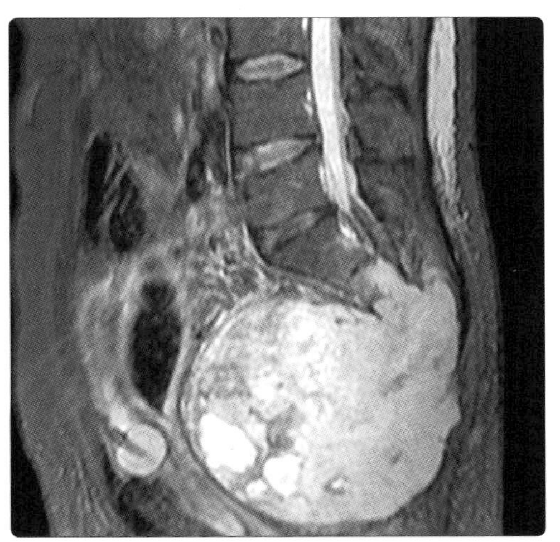

（左图）MR T_1WI 显示起自下段骶骨的巨大软组织肿块，延伸到盆腔，明显占位效应致膀胱（Foley 导管所示）受压➡。（右图）MR 矢状位 STIR 显示起自下段骶骨的巨大高信号肿块，延伸至盆腔。T_2 高信号是脊索瘤的特征

尤因肉瘤

关键点

术语
- 圆形细胞骨肉瘤
- 尤因肿瘤家族的一员

影像
- 青少年或年轻成人的椎体或骶骨渗透性溶骨性骨质破坏病变
- 累及椎体早于神经弓
- 可起自硬膜外或棘突旁软组织
- 不均匀强化，伴中心坏死区

主要鉴别诊断
- 外周型原始神经外胚层肿瘤（PNET）
- 朗格汉斯细胞组织细胞增多症
- 淋巴瘤和白血病
- 转移性神经母细胞瘤
- 骨肉瘤
- 骨髓炎

病理
- Ch22 上 *EWSR1* 基因与 Ch11 上的 ETS 样基因相互易位
- 出血，囊变和坏死区

临床问题
- 局部疼痛
- 发热，白细胞增多，ESR 升高（与骨髓炎类似）
- 90% 的尤因肉瘤患者就诊年龄 <20 岁
- 就诊时 30% 发生肺，局部淋巴结或其他骨的转移

诊断要点
- 不能可靠区分肿瘤和瘤周水肿
- 影像学鉴别诊断一定要考虑骨髓炎和其他小圆细胞肿瘤

（左图）矢状位图显示胸椎椎体被尤因肉瘤取代，致椎体塌陷。肿瘤通过骨皮质的小破孔延伸至邻近软组织和硬膜外间隙。（右图）青少年男性患者，矢状位 CT 骨窗显示 L_5 椎体➡渗透性溶骨性骨质破坏改变，致病理性骨折和椎体变扁

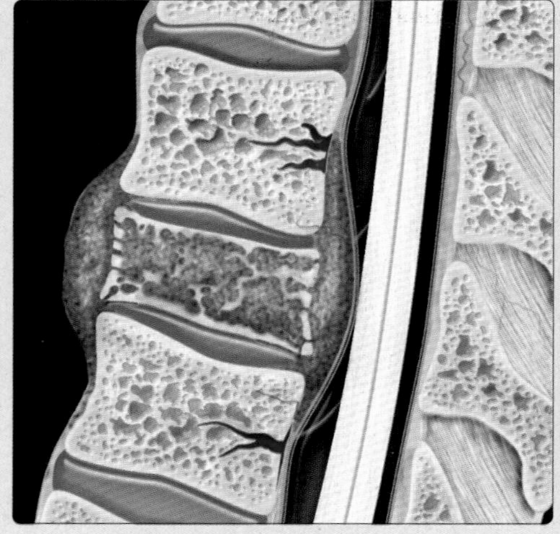

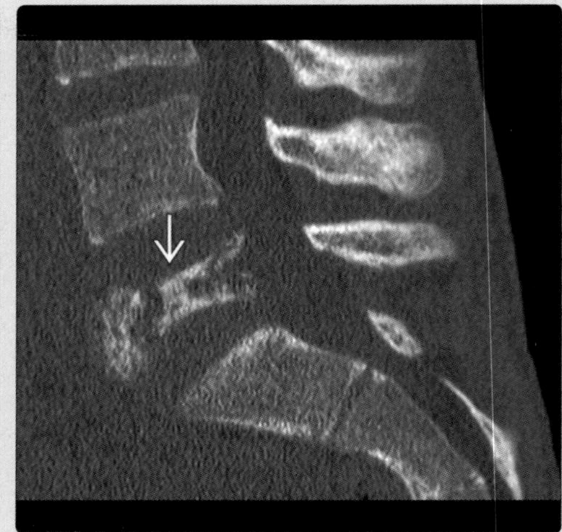

（左图）同一患者，MR 矢状位 STIR 显示 L_5 病理性骨折➡，椎体变扁并延伸至硬膜外⇨，致硬膜囊受压。注意细胞性肿瘤（“小圆蓝色细胞”）的 T_2 相对低信号特征。（右图）同一患者，MR 矢状位增强 T_1WI 脂肪抑制显示 L_5 椎体内不均匀肿瘤强化➡。注意较大的硬膜外⇨和椎前↗软组织肿块

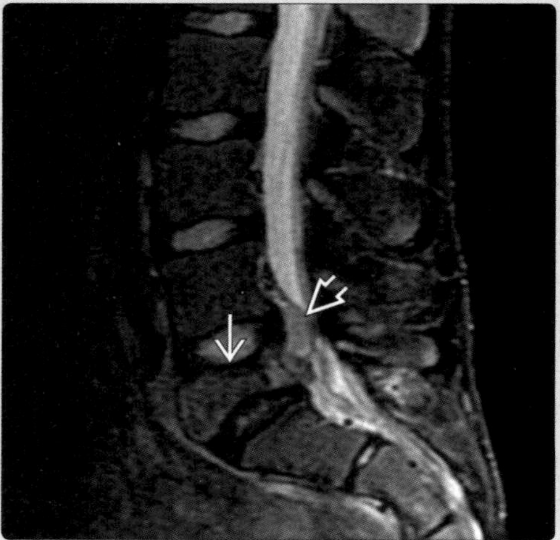

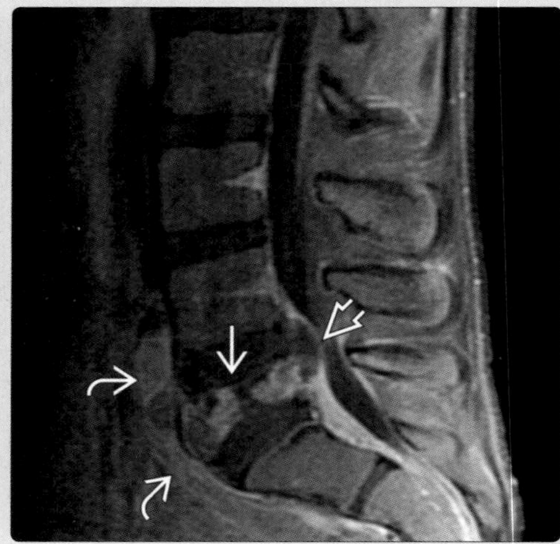

术 语

同义词
- 尤因肉瘤（Ewing sarcoma，EWS）

定义
- 圆形细胞骨肉瘤
- 尤因肿瘤家族的一员，这是起自骨或软组织，有共同特征的一组肿瘤
  - 尤因肿瘤的 3 种主要类型
    - 骨尤因肉瘤
    - 骨外尤因肿瘤
    - 外周型原始神经外胚层肿瘤

影 像

一般特征
- 最佳诊断线索
  - 青少年或年轻人的椎体或骶骨渗透性溶骨性骨质破坏病变
- 位置
  - 脊柱：占所有尤因肿瘤的 5%
    - 骶骨最常见
    - 累及椎体早于神经弓
  - 可起自硬膜外或棘突旁软组织
    - 可累及邻近骨：椎骨，肋骨或髂骨
    - 可沿周围神经扩散
- 大小
  - 软组织肿块通常较大

平片表现
- 平片
  - 以椎体或骶骨为中心
  - 渗透性 / 虫蚀样骨质破坏
    - 过渡带较宽（难以识别肿瘤边界）
    - 难以观察皮质破坏
    - 5% 发生硬化（宿主反应，而不是肿瘤基质）
  - 可累及 2 个或更多相邻骨
    - 如累及相邻椎体，无骨髓炎中所见的椎间盘变扁和终板侵蚀
  - 50% 有骨外的无钙化软组织肿块

CT 表现
- 增强 CT
  - 渗透性椎体肿块 ± 软组织肿块
  - 不均匀强化
    - 中心坏死区常见
- CT 骨窗
  - 通过微小的皮质破孔“渗透”
    - 因此通常见不到大面积皮质破坏
    - 微小的皮质破孔在 CT 上比平片显示更好
  - 硬化（反应性新生骨形成所致）少见
    - 与骨肉瘤（OGS）类似
    - 软组织成分中无骨化

MR 表现
- T_1WI
  - 起自骨或软组织的边界不清的病灶
  - 信号强度低于椎间盘或肌肉
- T_2WI
  - 可与红骨髓等信号
  - 尽管骨肿块侵及软组织，通常仍可见骨皮质
    - 由于肿瘤穿透皮质而呈“污点”样表现
- STIR
  - 中高信号强度（相对于肌肉）
- 增强 T_1WI
  - 不均匀强化
  - 常有中心坏死区
  - 不能可靠区分肿瘤和瘤周水肿
    - 瘤周水肿可强化

核医学表现
- 骨扫描
  - 3 期骨扫描均呈阳性
- PET
  - 肿瘤及转移灶 FDG 摄取增加

成像推荐
- 最佳影像方案
  - MR 显示邻近骨及软组织受累最佳，而 CT 上可能低估
    - 可因瘤周水肿高估肿瘤大小
- 推荐检查方案
  - 多平面 MR 可确定肿瘤范围，硬膜外脊髓受压情况
    - 矢状位 T_1WI，横断位和矢状位 STIR，T_1WI 增强
  - CT 骨窗可确认肿瘤基质的缺失（与 OGS 区分），确定骨质的破坏范围

鉴别诊断

外周型原始神经外胚层肿瘤
- 临床 / 影像上与尤因肉瘤相同
- 可发生于骨或软组织
- 肿瘤细胞神经外胚层分化增强更高
- 通常与尤因肉瘤共同归类为尤因肿瘤家族的一部分

朗格汉斯细胞组织细胞增生症
- 可与尤因肉瘤有相同平片表现
- 可形成不连续的地图样溶骨性病变

淋巴瘤和白血病
- 与尤因肉瘤平片表现相同
- 渗透性边界不清的溶骨性病变
- 易累及椎体而非神经弓
- 常累及多个椎骨

转移性神经母细胞瘤
- 肾上腺或肾上腺外原发

- 发生于儿童
- 发生于骨的与尤因肉瘤表现相同

骨肉瘤

- 边界不清的渗透性溶骨性病变
- 累及椎体或神经弓
- 可累及相邻椎体
- 通常破坏骨皮质而非穿透
- 在平片或 CT 上 80% 显示骨基质

骨髓炎

- 渗透性边界不清的溶骨性病变 ± 软组织肿块
- 可更具地图样表现（边缘强化的骨内脓肿）
- 累及椎体多于神经弓
- 以椎间盘为中心：从 1 个椎体经间盘侵及相邻椎体
  - 椎间盘变扁，MR 上椎间盘强化，终板侵蚀

多发性骨髓瘤

- 老年患者
- 通常是多个椎骨

脊索瘤

- 最常见于骶骨
- 起自中线
- 骨膨胀和破坏
- T_2 信号非常高

骨巨细胞肿瘤

- 起自椎体
- 过渡带窄
- 局灶性皮质破坏

软骨肉瘤

- 常有软骨样基质区（环状和弧形钙化）
- T_2 信号非常高

病　理

一般特征

- 病因
  - 向神经外胚层细胞轻度分化的间质细胞
- 遗传学
  - 22 号染色体上 *EWSR1* 基因和 11 号染色体上 ETS 样基因（E26 转化特异性）相互易位

直视病理特征

- 边界不清的灰白色肿瘤
- 出血，囊变，坏死区

显微镜下特征

- 小圆细胞（比淋巴细胞大 2~3 倍），胞浆少，细胞轮廓模糊
- 胞核圆，常有凹陷，有丝分裂率高
- 实性细胞板被纤维束分隔为不规则肿块

临床问题

临床表现

- 最常见的体征 / 症状
  - 局部疼痛
  - 发热，白细胞增多，ESR 升高（与骨髓炎相似）
- 其他体征 / 症状
  - 从神经根病变到瘫痪的各种神经系统症状

人群分布特征

- 年龄
  - 尤因肉瘤患者中的 90% 于 20 岁以前就诊
  - 第二个（较小）高峰为 50 岁
  - 脊柱和骶骨病变通常比外周尤因肉瘤患者年龄大
- 性别
  - 男：女 =2：1
- 流行病学
  - 尤因肉瘤的年发病率（所有部位）：15 岁以下白人儿童为 3/100 万
  - 第 6 常见的恶性骨肿瘤

自然病史及预后

- 就诊时 30% 转移至肺，局部淋巴结和其他骨
- 由于手术切除困难，脊柱尤因肉瘤预后比外周差
- 次发恶性肿瘤风险高
- 目前治疗可使超过 50% 就诊时病灶局限的患者长期存活
- 治疗后 5 年以上并发症常见
  - 局部复发
  - 转移
  - 治疗并发症
  - 次发肿瘤

治疗

- 手术或放疗；不进行化疗，普遍死亡
- 手术前行新辅助化疗
- 手术切除范围广
- 放疗用于手术无法切除的病变，Ⅲ 期疾病，对化疗反应差的情况

诊断要点

关注点

- 就诊时通常转移

读片要点

- 影像学鉴别诊断时必考虑骨髓炎和其他小圆细胞肿瘤

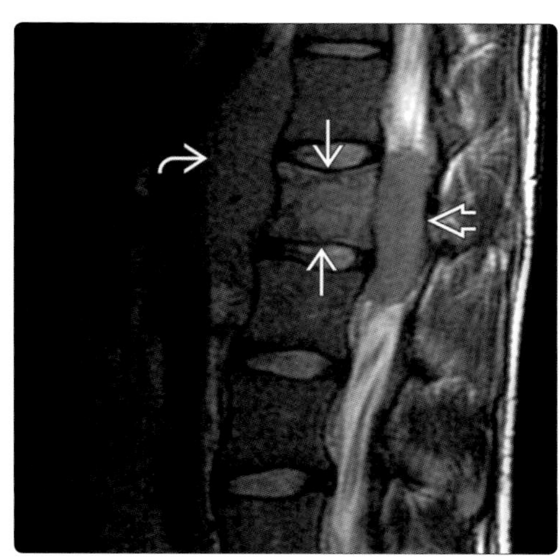

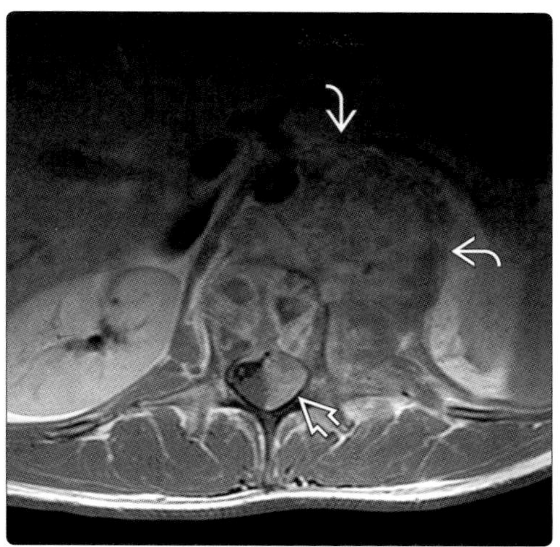

（左图）MR 矢状位 T_2WI 显示 L_1 椎体骨质破坏性肿块及椎前和硬膜外肿块。注意病理性压缩性骨折致椎体轻度变扁。肿瘤信号强度提示为细胞成分。（右图）横断位增强 T_1WI 证实肿瘤不均匀强化，伴广泛椎体骨质破坏和大的椎旁肿块。硬膜外侵犯约占据 50% 的骨性椎管

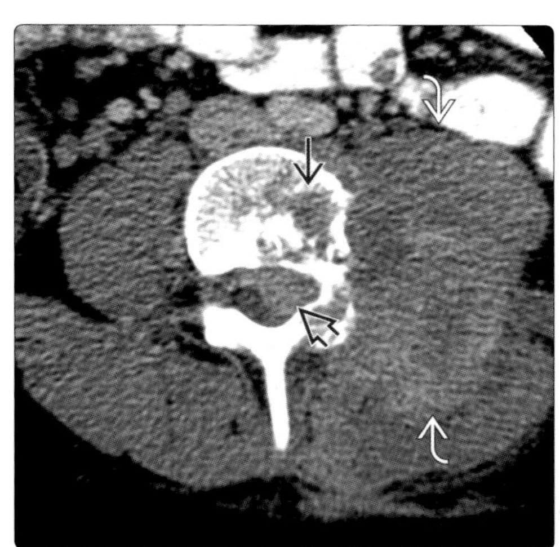

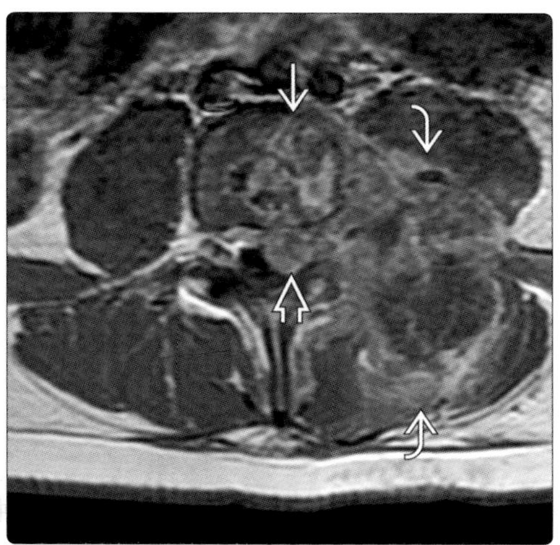

（左图）增强 CT 显示大的椎旁尤因肉瘤软组织肿块包绕左侧腰大肌并侵及背部肌肉。可见椎体骨质破坏及硬膜外侵犯，致硬膜外间隙变窄约 50%。（右图）同一患者，横断位增强 T_1WI 显示肿瘤弥漫不均匀强化，累及腰椎体左侧，硬膜外间隙，和椎旁或背侧棘突旁肌肉

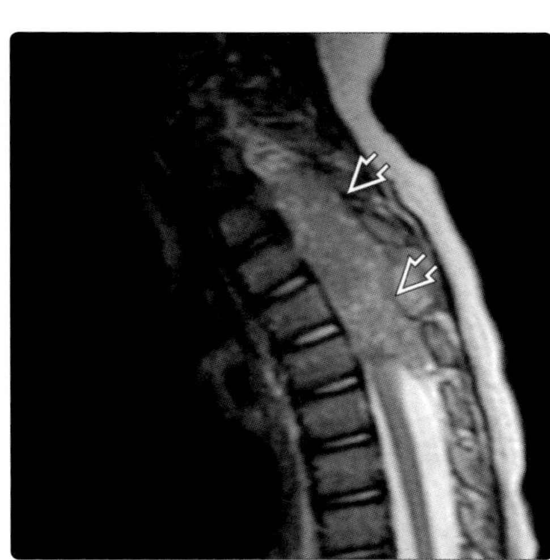

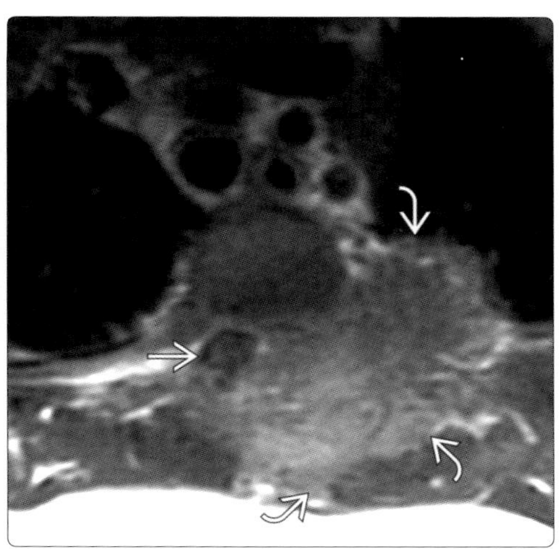

（左图）婴儿，6 月龄，MR 矢状位 T_2WI 显示起自上段胸椎（未提供图像）的大的硬膜外肿块，导致脊髓受压。（右图）MR 横断位增强 T_1WI 证实大的棘突旁、硬膜外软组织肿块明显强化，伴硬膜囊和脊髓移位。首要鉴别诊断的是神经母细胞瘤

特发性脊柱后凸

关键点

术语

- 同义词：姿势性脊柱后凸，圆背畸形
- 无基础结构异常的胸椎后凸

影像

- 胸椎后凸约大于 40°
  - 测量 T_3 上缘终板到 T_{12} 下缘终板的角度
- 主要累及上中段胸椎
- 曲度平滑，不成角
- 很少为重度
- 椎体形态通常正常
  - 可轻微楔形变而终板正常
- 过伸位侧位平片评价曲度灵活性

主要鉴别诊断

- 舒尔曼病脊柱后凸畸形
- 先天性脊柱后凸
- 创伤后脊柱后凸
- 功能不全性骨折
- 强直性脊柱炎
- 神经肌肉疾病
- 感染

临床问题

- 早发的退行性胸椎间盘疾病

诊断要点

- 排除性诊断
- 平片上可能无法显示引起脊柱后凸的先天性因素；应用 MR 评估

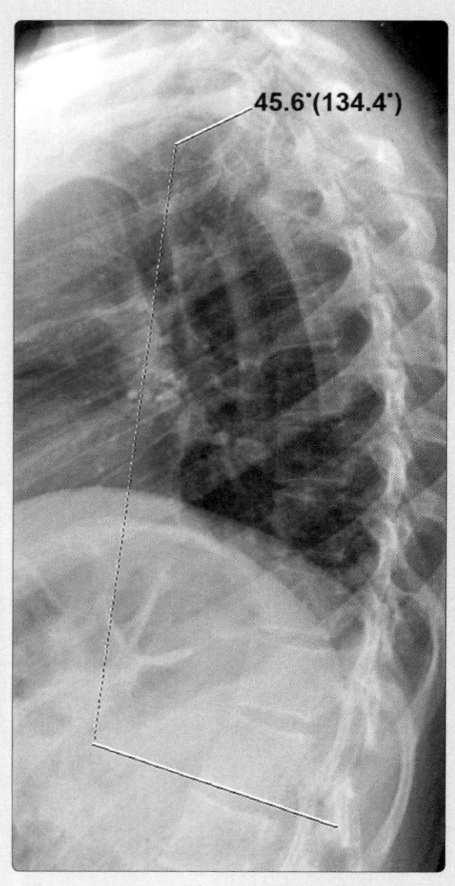

姿势性脊柱后凸患者的站立位侧位平片显示从 T_3 上缘至 T_{12} 下缘进行总体胸椎后凸测量的方法。角度为 45°（正常 <40°）

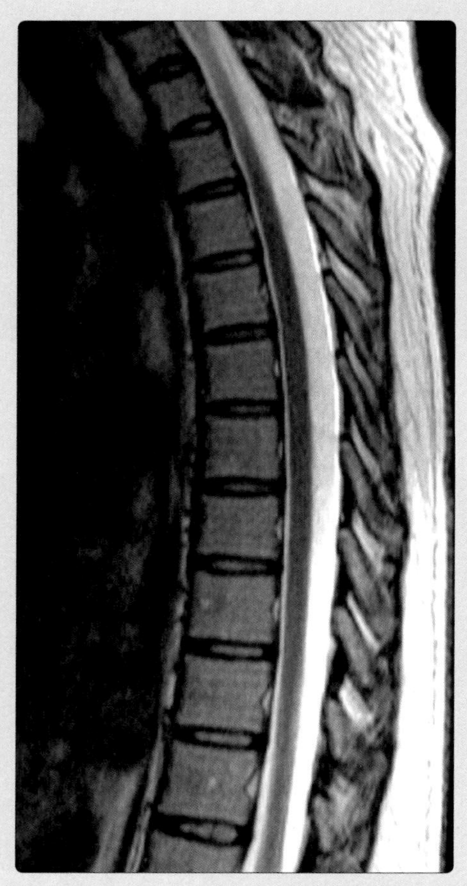

仰卧位的 MR 矢状位 T_2WI（同一患者）显示脊柱后凸程度缩小，反映了脊柱后凸曲度显著的姿势因素。未见解剖异常

术 语

同义词
- 姿势性脊柱后凸，圆背畸形

定义
- 无基础结构异常的胸椎后凸

影 像

一般特征
- 最佳诊断线索
  - 胸椎后凸约大于 40°
- 位置
  - 上中段胸椎
- 形态
  - 曲度平滑，不成角
  - 很少为重度

平片表现
- 平片
  - 后前位和侧位全脊柱或胸椎
    - 患者立位
    - 后前位排除脊柱侧弯
  - 椎体形态通常正常
    - 可轻微楔形变而终板正常
  - 测量 T_3 上缘终板到 T_{12} 下缘终板的角度
    - 正常胸椎后凸变异很大
    - 儿童的脊柱后凸通常不明显，青春期加重
    - 成人 <40° 正常
  - 过伸位侧位平片评价曲度灵活性
  - 早发的退行性胸椎间盘疾病

CT 表现
- 终板正常，无椎体异常

MR 表现
- 早发退行性椎间盘疾病

成像推荐
- 最佳影像方案
  - 平片
- 推荐检查方案
  - MR 或 CT 排除潜在的骨异常

鉴别诊断

Scheuermann 脊柱后凸畸形
- 青春期出现
- 3 个相邻的椎体楔形变 >5°，终板不规则，许莫结节

先天性脊柱后凸
- 至青春期可仍无椎间隙前部骨化

创伤后脊柱后凸
- 椎体创伤性变形

功能不全性骨折
- 椎体前部皮质变形

强直性脊柱炎（AS）
- 薄的椎间韧带骨化，小关节强直

神经肌肉疾病
- 持续存在的婴儿型脊柱后凸

感染
- 曲线短，椎体终板破坏
- 有或无棘突旁肿块

病 理

一般特征
- 病因
  - 继发于姿势不良

临床问题

临床表现
- 最常见的体征 / 症状
  - 无症状
  - 溜肩

自然病史及预后
- 早发的退行性胸椎间盘疾病

治疗
- 训练
- 使用固定器可缩小后凸畸形，但脊柱后凸易复发

诊断要点

关注点
- 排除性诊断

读片要点
- 平片上可能无法显示引起脊柱后凸的先天性因素；应用 MR 评估

第 3 章

硬膜外病变

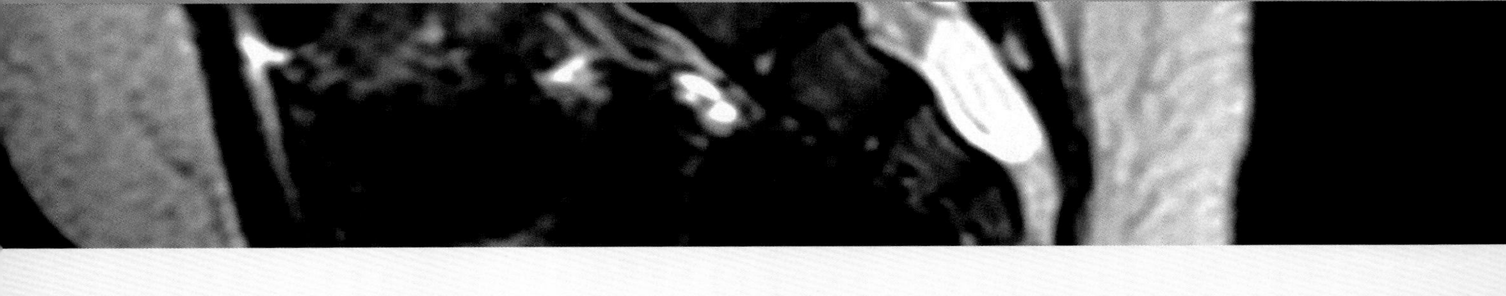

骶管硬膜外蛛网膜囊肿

关键点

术语
- 骶管硬膜外蛛网膜囊肿，位于骶管硬膜囊末端

影像
- 骶管扩大，边缘光滑
  - 骶管扩大但未超越骶骨边缘
  - 骶管无扩大或神经孔重塑
- 骶椎后缘呈扇贝征
- 囊肿壁无强化

主要鉴别诊断
- Tarlov 囊肿
- 背侧脊膜膨出
- 硬脊膜发育不良

病理
- 骶管蛛网膜下腔憩室扩张为骶管囊肿，继发骶管重塑
- 硬膜外蛛网膜囊肿；无脊膜疝出（不是真正的脊膜膨出）
- 囊肿通过细小的蒂与硬膜囊相通
- 囊肿内无神经组织存在

临床问题
- 通常无症状；大多 MR 偶然发现
  - 无症状患者无需特殊治疗
  - 手术指征包括：随访发现囊肿体积持续增大，囊肿引起临床症状

诊断要点
- 蛛网膜囊肿中心位于中线；囊肿中心越过神经孔提示 Tarlov 囊肿

（左图）腰骶椎矢状位显示骶管内硬膜外囊肿，位于 S_2 水平硬膜囊末端的下方。骶管边缘骨质重塑。（右图）MR 矢状位平扫 T_1WI 显示骶管内液性信号硬膜外小囊肿。该部位是发生隐匿性骶膜膨出最典型位置，现称为硬膜外蛛网膜囊肿。囊肿内无固体组织或脂肪存在

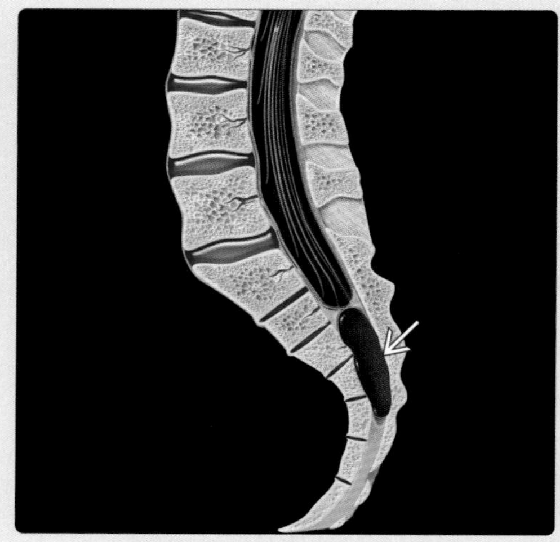

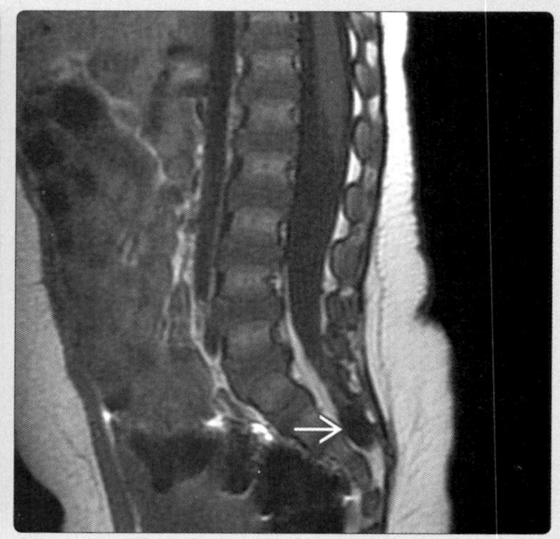

（左图）MR 矢状位平扫 T_2WI 显示椎管末端骶管硬膜外的小蛛网膜囊肿➡。圆锥末端正常⇨。注意 T_2WI 上的囊肿信号强度稍高于硬膜囊内的脑脊液信号，反映囊肿内蛋白质含量高。（右图）骶骨水平蛛网膜囊肿➡，MR 横断位 T_2WI 证实骶管骨质轻度膨胀

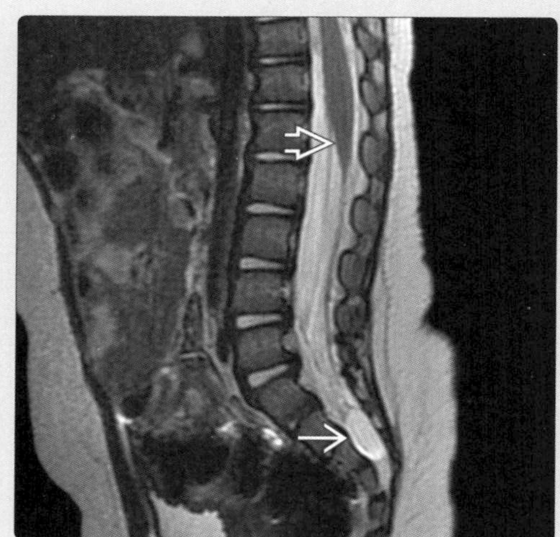

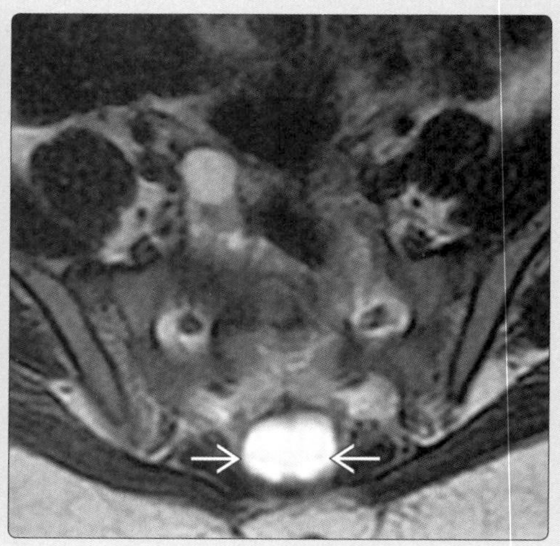

术 语

同义词

- 骶管内脊膜囊肿，IB 型脊膜囊肿

定义

- 位于骶骨的脊髓硬膜外蛛网膜囊肿

影 像

一般特征

- 最佳诊断线索
  - 骶椎管光滑、囊状扩张
- 位置
  - 骶骨
- 大小
  - 增大但不超过骶骨边缘
- 形态学
  - 骶骨硬膜外脊膜囊肿；无神经组织存在

平片表现

- 平片
  - 骶管扩大和椎体后缘呈扇形

CT 表现

- 平扫 CT
  - 与脑脊液等密度的囊肿，伴有随骶管扩张
  - 神经根被硬膜外囊肿推挤移位
- 增强 CT
  - 囊肿壁无强化
- CT 骨窗
  - 骶管重塑扩张，边缘光滑
  - 神经孔无重塑或扩张

MR 表现

- T_1WI
  - 硬膜外囊肿呈脑脊液信号，与硬膜囊末端相邻
- T_2WI
  - 囊肿与脑脊液信号相同
  - 囊肿内无神经组织
- DWI
  - 病变呈低信号，可排除表皮样囊肿
- 增强 T_1WI
  - 囊肿无强化

超声表现

- 灰阶超声
  - 骶管内囊肿呈低回声，无神经组织

非血管性介入

- 脊髓造影
  - 骶管远端扩张，远端对比剂充盈硬膜囊形成硬膜外压迫
    - 如果交通孔足够大，囊肿内因对比剂进入显示浑浊

其他影像检查表现

- 脑脊液流动敏感的相位对比成像可以监测脑脊液搏动差异，从而明确囊肿壁

成像推荐

- 最佳影像方案
  - 初步诊断最好的检查方式是 MR
  - CT 脊髓造影有助于显示囊肿与蛛网膜下腔之间的关系
    - 脊髓延迟造影成像可以显示囊肿充盈
- 推荐检查方案
  - 矢状位和横断位 T_1WI 和 T_2WI 有助于诊断囊肿，明确与相邻结构的关系

鉴别诊断

Tarlov 囊肿

- 病因学上类似于骶骨硬膜外蛛网膜囊肿；神经根鞘膜袖先天性扩张
- 囊肿体积较大时可使骶骨重塑，呈偏心性，以神经孔为中心
- 常为多发性

背侧脊膜膨出

- 真性脊膜膨出；通过背侧骨缺损突入皮下组织

硬脊膜发育不良

- 椎体扇贝征通常发生在腰椎和骶椎，± 侧方脊膜膨出
- 需要发现特征性的影像表现和临床特点

病 理

一般特征

- 病因
  - 骶管蛛网膜下腔憩室由于活瓣样机制扩张形成骶管囊肿→骶管重塑
- 相关异常
  - Tarlov 囊肿
  - 椎管后部闭合不全
  - 脊髓栓系综合征
- 硬膜外蛛网膜囊肿
  - 无脊膜疝出，因此不是真正的脊膜膨出
  - 囊肿内无神经组织
- 囊肿通过蒂连接至硬膜囊，可与脑脊液相通
- 脑脊液搏动 ± 椎管内压力增高，经狭窄的椎弓根侵蚀骨质和重塑骶管

分期、分级和分类

- Nabors 分类：IB 型脊膜囊肿

直视病理特征

- 骶椎椎板切除→骶椎椎板变薄
  - 囊肿可通过狭窄的蒂连接至硬膜囊远端，从而形成单向（大部分）脑脊液通路

  - 症状性囊肿与无症状囊肿相比，与蛛网膜下腔相通的可能性更小

显微镜下特征

- 囊肿内衬纤维结缔组织 ± 单层蛛网膜层

临床问题

临床表现

- 最常见的体征 / 症状
  - 无症状；MR 偶然发现
  - 症状：慢性下腰部痛，坐骨神经痛，会阴感觉异常和膀胱功能障碍
  - 较少见体征 / 症状
    - 间歇性，严重下腰痛
    - 非典型肠道症状，严重便秘和大便失禁
    - 脊髓栓系综合征
- 临床特征
  - 特定症状由骶部神经根受压导致
  - 可因位置改变或 Valsalva 动作而加剧

人群分布特征

- 年龄
  - 青少年→老年人
  - 儿童少见
- 性别
  - 一些报道为男性多于女性，也有报道男性少于女性
- 流行病学
  - 脊髓脊膜囊肿并不常见
    - 占所有脊柱肿瘤 1%～3%
  - 隐匿性骶脊膜膨出的发病率不确定，但低于 Tarlov 囊肿的发病率

自然病史及预后

- 大多数患者无症状，无需特殊治疗
  - 无症状囊肿通常是 MR 偶然发现就诊
- 有症状或囊肿体积较大患者可能需要手术
  - 手术适应证包括随访检查囊肿不断增大或有临床症状的囊肿
  - 手术预后良好

治疗

- 无症状囊肿尤其是囊肿体积较小，建议保守治疗
- 症状性囊肿可能需要治疗
  - 经皮囊肿抽吸可暂时缓解症状
    - 确定性治疗之前可以用作诊断测试
    - 经皮囊肿抽吸注入纤维蛋白胶治疗可长期缓解症状
  - 手术治疗→骶骨椎板切除术暴露并切除囊肿
    - 可能不需要彻底切除整个囊肿
    - 主要目标是修复硬脊膜缺损→切断与脑脊液的通道，防止囊肿复发
    - 如果因粘连不能完全切除，可部分切除后壁或囊肿造瘘进入蛛网膜下腔

诊断要点

关注点

- MR 是诊断骶管囊肿及制订术前计划的最佳方式
- 需要手术和组织学检查确定囊肿的具体特征

读片要点

- 典型表现是骶管内囊肿导致骶管扩张伴随神经根向外移位
- 蛛网膜囊肿中心位于中线；囊肿以神经孔为中心则提示 Tarlov 囊肿

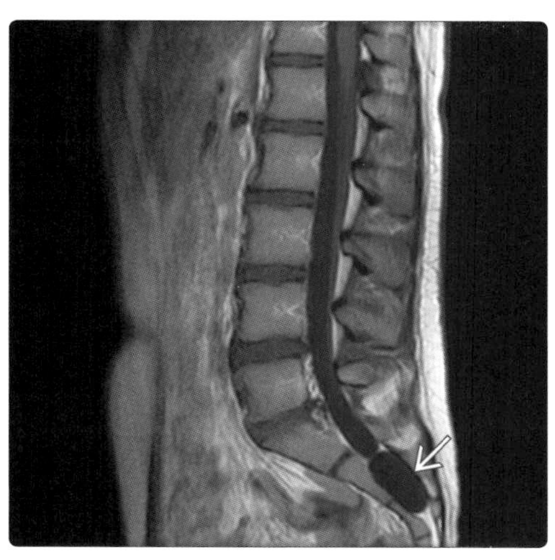

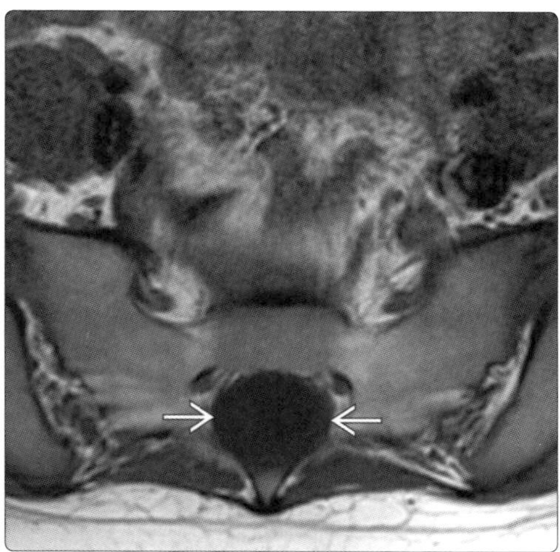

（左图）MR矢状位增强T_1WI显示硬膜外囊肿位于S_2～S_3水平椎管内➡。位于硬膜外S_2水平硬膜囊末端的远端，硬膜囊末端轻度受压，终止于S_2水平，正常硬膜囊终止于S_2～S_3之间（右图）MR横断位平扫T_1WI证实囊肿位于骶椎管正中➡。邻近椎体及后方组织有重塑、扩张

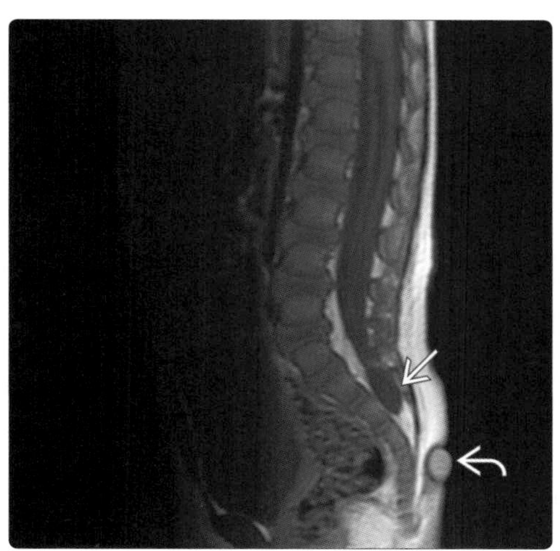

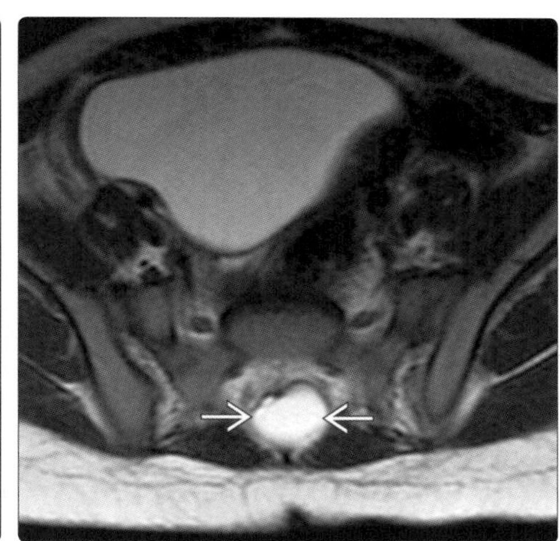

（左图）MR矢状位平扫T_1WI显示硬膜外小蛛网膜囊肿，位于骶管内上段骶骨水平➡。该患者临床症状明显但与骶窝无关（维生素E胶囊标记骶窝↪）。（右图）横断位T_2WI显示蛛网膜囊肿位于硬膜外➡，中央椎管扩张、重塑，邻近硬膜外脂肪移位

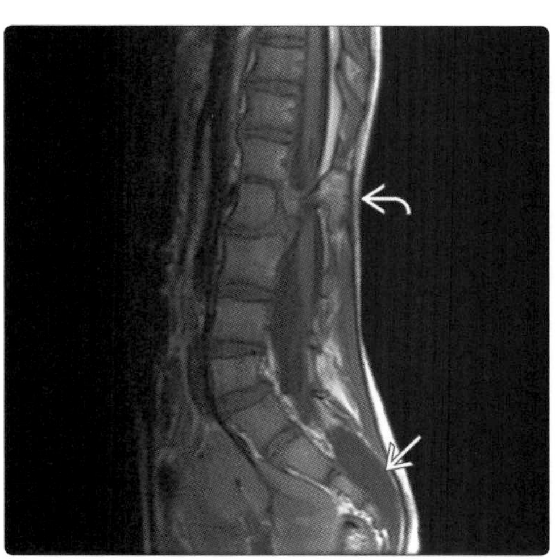

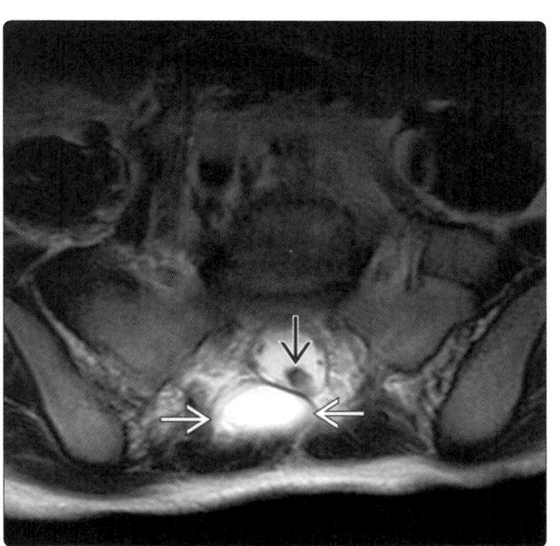

（左图）脊髓纵裂Klippel-Feil患者，MR矢状位平扫T_1WI显示低位的脊髓栓系，另可见骶管末端液体信号的囊肿➡。囊肿导致骶部的中央管重塑扩大（右图），横断位T_2WI提示骶管内低位的脊髓栓系→，位于骶管内偏心性硬膜外蛛网膜囊肿➡的前上方

骶尾部畸胎瘤

关键点

术语

- 先天性骶部肿瘤包含全部三个胚层结构

影像

- 不均质的骶部团块包含钙化、实性或囊性成分的混合物、脂肪碎屑、骨、毛发、牙齿或软骨等

主要鉴别诊断

- 骶前部脊膜膨出（ASM）
- 脊索瘤
- 皮样囊肿
- 外生型横纹肌肉瘤

病理

- 肿瘤起源于尾椎/脊索胚胎原条的原结(Hensen结)的全能细胞
- Altman/AAP 分型：基于肿瘤内生或外生占据的范围分为 4 种手术亚型

临床问题

- 新生儿背部/盆腔肿块
    - 外生性肿物（AAP 分型 Ⅰ，Ⅱ 型）易于诊断，但内生性（Ⅲ，Ⅳ 型）较隐匿→延误诊断
- 子宫内表现
    - 羊水过多，高输出量型心力衰竭伴水肿，肝大，胎盘增大

诊断要点

- 不均质的骶部肿瘤 ± 钙化、囊肿，婴儿出血高度提示该诊断
- AAP 分型影响预后以及治疗方法

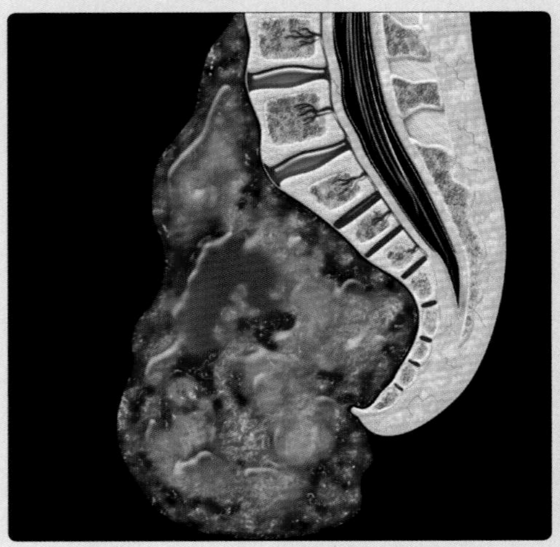

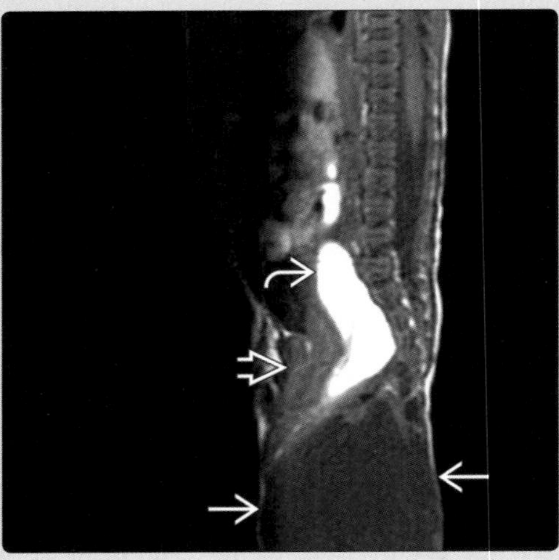

（左图）AAP Ⅱ型，矢状位图显示骶骨前方典型较大的骶尾部畸胎瘤，具有内生性和外生性特点，肿瘤不均质，部分为囊性成分。（右图）AAP Ⅰ型，MR 矢状位平扫 T_1WI 显示（骶尾部畸胎瘤→的囊性成分大部分与尾骨尖相连。肿瘤基本均为外生性。膀胱⇨没有推挤移位。直肠内的高信号内容物↷大多为胎粪

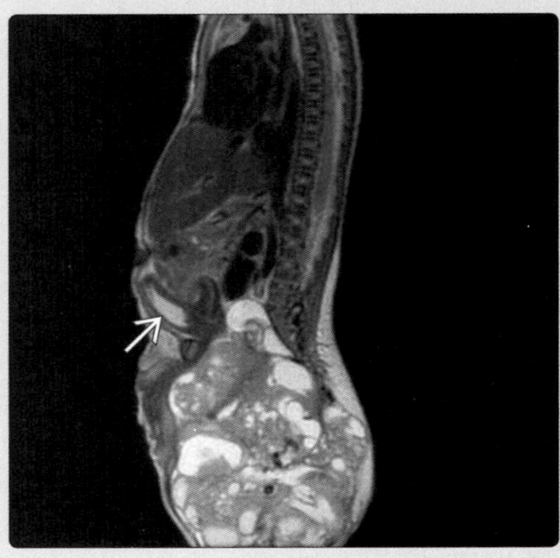

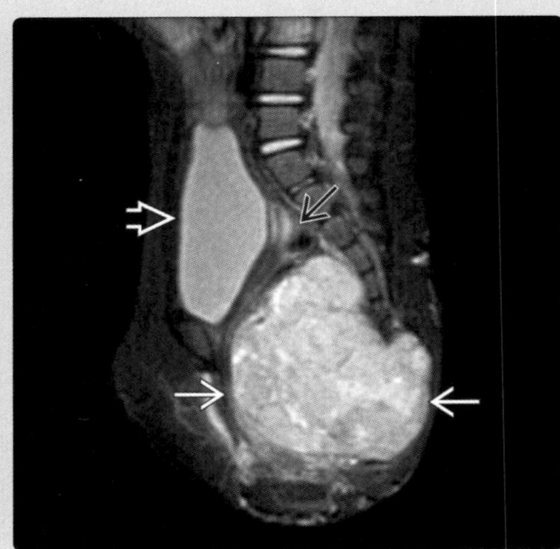

（左图）AAP Ⅱ型，MR 矢状位平扫 T_2WI 显示很大的混杂外生性骶尾部肿块，内生性与外生性成分相对均匀。肿块推挤膀胱→向前上移位。（右图）AAP Ⅲ型，较大的女婴，MR 矢状位平扫 STIR 图像显示主要为内生性的盆腔混杂团块→。肿瘤推挤直肠→和膀胱⇨向前上移位。无明显骶骨骨质破坏

术 语

同义词

- 骶椎生殖细胞瘤，尾椎生殖细胞瘤

定义

- 先天性骶椎肿瘤具有三个胚层成分

影 像

一般特征

- 最佳诊断线索
  - 婴儿骶椎较大的不均质肿块
- 位置
  - 骶骨／尾骨
- 大小
  - 诊断时一般很大
    - 成熟畸胎瘤为 7.5cm
    - 未成熟畸胎瘤为 11.6cm
- 形态
  - 不均质的骶部团块包含钙化、实性或囊性成分的混合物、脂肪碎屑、骨、毛发、牙齿或软骨等

平片表现

- 平片
  - 软组织肿块，钙化（≤ 60%）

CT 表现

- 增强 CT
  - 复杂混合密度的囊性／实性骨盆肿块，实性成分有强化
    - 钙化（≤ 60%）；小点状高密度成分→分化良好的牙齿、骨骼成分
    - 钙（高密度），液体（低密度），脂肪（极低密度）

MR 表现

- T_1WI
  - 不均质的混合信号；脂肪（高信号），软组织（等信号），囊内液体（低信号），钙化（极低信号）
- T_2WI
  - 非均质信号；脂肪（高信号），软组织（等信号），囊内液体（高信号），钙化（极低信号）
- STIR
  - 可显示黑色脂肪背景下分叶状、边缘清晰的肿瘤
- T_2* GRE
  - 显示钙化最佳；出血有相似的表现
- 增强 T_1WI
  - 实性成分不均匀强化

超声表现

- 灰阶超声
  - 复杂混合高低回声的骶部肿块
    - 产科：宫内诊断→剖宫产，可行胎儿手术或射频消融（RFA）
    - 产后：因脂肪／钙化声影、后方骨性成分、体积较大等原因显示受影响

成像推荐

- 最佳影像方案
  - 产前：产科超声 ± 胎儿 MR
  - 产后：MR
- 推荐检查方案
  - MR ± CT 确定肿块范围，治疗计划
    - MR 矢状位和横断位用于制订术前计划
    - CT 口服／静脉注射对比剂显示骨质破坏及钙化程度

鉴别诊断

骶前脊膜膨出（ASM）

- 囊性肿块；实性成分无强化
- 随 Valsalva 动作而增大

脊索瘤

- 实性／囊性混合的破坏性骶部肿块
- 儿童罕见；发病高峰年龄：5～6 岁
- T_2WI →明显高信号
- CT 骨窗→边缘呈破坏性

皮样囊肿

- 等信号／高信号（T_1WI）→高信号（T_2WI）
- 相比骶尾部畸胎瘤体积较小，较均匀

外生型横纹肌肉瘤

- 侵袭性表现的肿瘤，无钙化、骨性成分或头发

病 理

一般特征

- 病因
  - 起源于尾椎／脊索胚胎原条的原结（Hensen 结）的全能细胞
    - 全能细胞的分化程度→肿瘤类型
    - 未分化细胞→恶性肿瘤的可能大
  - 假设："结对"事件→胚胎发育过程中未完全分离

遗传学

  - 大多数病例为散发；一些病例属于综合征(Currarino 三联征)
  - 散发性家庭亲子关系的报道(常染色体显性遗传)
    - 先天性骶椎畸形，肛管直肠狭窄，膀胱输尿管反流，直肠后脓肿和皮肤凹陷
- 相关异常
  - Currarino 三联征，肛管直肠或泌尿生殖系统异常（10%）
- 最常见新生儿肿瘤
  - 80% 为成熟型，20% 为未成熟型，未成熟畸胎瘤恶性风险较高
- 足月新生儿肿瘤恶性风险为 10%；确诊年龄 > 2 个月风险增高至 65%～90%
  - 恶性的风险随确诊年龄、高手术亚型、男性、存

在坏死或出血而增高

分期、分级及分类

- 4 种手术亚型（Altman/AAP 分型）
  - Ⅰ型：外生为主（47%）→预后最好
  - Ⅱ型：哑铃形（34%），外生与内生部分相等
  - Ⅲ型：主要位于腹部或盆腔（9%）
  - Ⅳ型：完全位于内部；无外部成分（10%）→预后最差

直视病理特征

- 良性畸胎瘤（83%）
  - 不均质，无侵袭性，软组织肿块部分呈囊性或钙化；很少侵袭椎管
  - 多种组织类型表现出分期差异及不同的成熟度
- 恶性畸胎瘤（17%）
  - 向骶骨内及局部侵犯可能性大
  - 多认为恶性肿瘤起源于畸胎瘤内不同的分化细胞系→神经母细胞瘤、腺癌、横纹肌肉瘤、胚胎细胞癌或未分化癌

显微镜下特征

- 来源于 3 个胚层（内胚层，中胚层和外胚层）

临床问题

临床表现

- 最常见的体征 / 症状
  - 新生儿背部或盆腔包块
    - 外生性肿块易于诊断，但内生性（Ⅲ、Ⅳ型）隐匿→延误诊断
  - 宫内表现
    - 羊水过多，高输出量型心力衰竭伴水肿，肝大，胎盘增大
- 其他体征 / 症状
  - 尿潴留、便秘（更大肿瘤）
- 临床特征
  - 最常见：产前或分娩时发现新生儿有很大的良性骶部肿瘤
  - 较少见：婴儿臀部不对称或骶前肿瘤出现延迟 > 1 个月
- 实验室检查：血清甲胎蛋白（AFP）、β-人绒毛膜促性腺激素（HCG）水平可作为术后肿瘤检测标记物

人群分布特征

- 年龄
  - 50%~70% 在子宫内或出生第一天可确诊，80% 出生 6 个月后确诊，< 10% 超过 2 岁确诊
- 性别
  - 男 < 女（1 : 4）
- 流行病学
  - 1/40 000~1/35 000

自然病史及预后

- 良性肿瘤预后极好
  - 成熟的或大部分囊性→预后良好
  - 未成熟畸胎瘤→未完全切除则恶性风险高
- 恶性肿瘤预后不同，确诊年龄 > 1 岁，内生性肿瘤→预后较差
- 胎儿死亡率 20%~65%（2° 羊水过多、肿瘤出血、高输出量型心力衰竭）
  - 胎儿水肿提示预后不良：妊娠 30 周→ 25% 死亡率，妊娠 <30 周→ 93% 死亡率
- 产后发病率与相关先天异常、肿瘤占位效应、复发、外科手术或术后并发症有关

治疗

- 手术切除整个良性肿瘤和尾骨，尾骨未切除会引起复发
- 细胞减灭术 + 放化疗可对恶性肿瘤进行姑息治疗
  - 早期诊断和切除是治愈的最佳方法
- 一些专业中心提供的胎儿手术需要谨慎选择适应证，以达到良好效果

诊断要点

关注点

- 影像目标：确诊，确定肿块内生性 / 外生性的范围、大小、与周围毗邻组织的关系、是否有转移
- AAP 分型影响预后及治疗方式

读片要点

- 不均质性骶尾部肿瘤 ± 钙化、囊肿、出血提示诊断

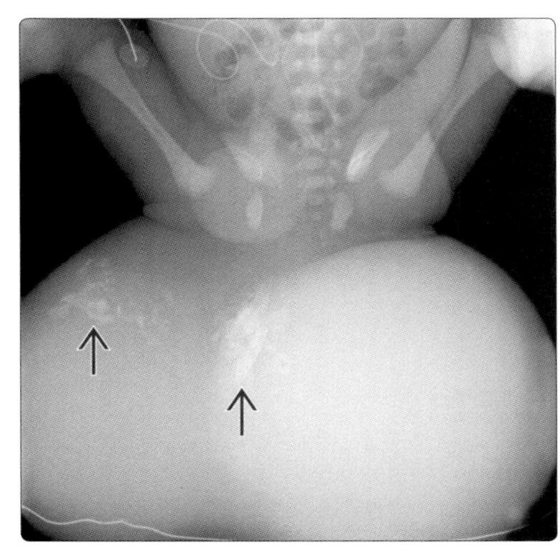

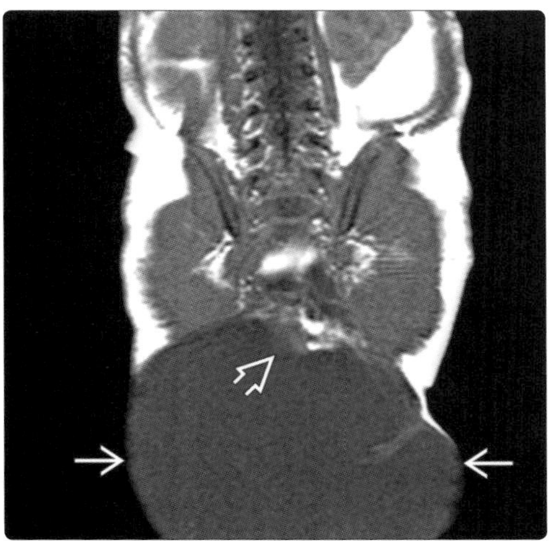

（左图）平片前后位片显示含钙化的巨大盆腔肿物（钙化来源于会阴部）。骶骨未见异常。手术切除确诊为骶尾部畸胎瘤，AAP Ⅰ型。（右图）AAP Ⅰ型，MR冠状位平扫 T_1WI 显示囊状的外生性盆腔肿块，与会阴部相连部分相对较小，无明显内生性成分。肿瘤上部边缘处有一实性小结节

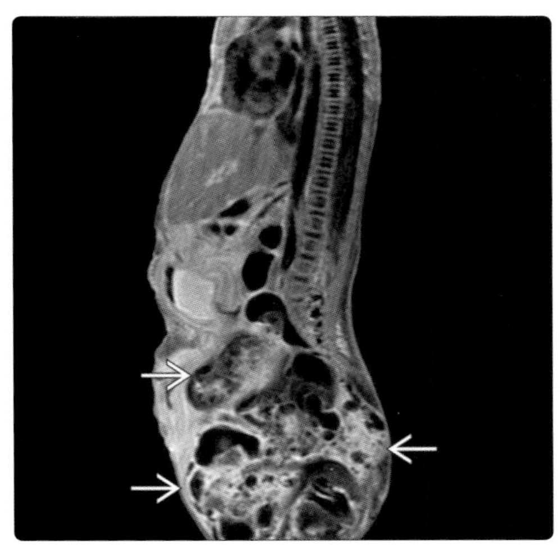

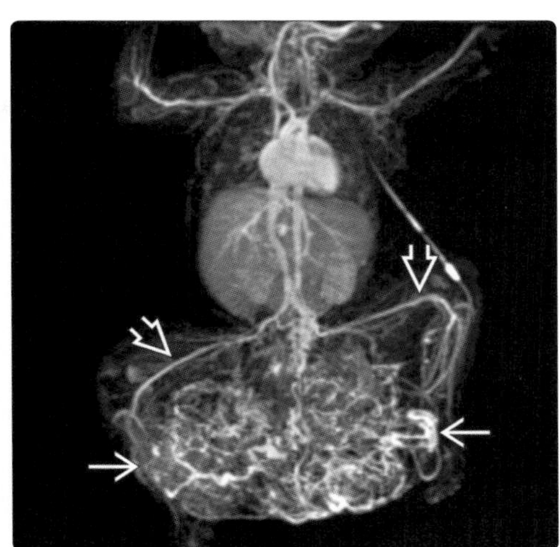

（左图）AAP Ⅱ型，MR矢状位增强 T_1WI 脂肪抑制显示一巨大不均质的外生性骶部肿块→，内外分布相对均匀。肿瘤实性部分明显强化。（右图）AAP Ⅱ型，对比增强 TRICKS MRA 冠状位显示巨大富血管的骶部肿瘤→，由髂内动脉的大分支⇨供血，滋养大量异常的迂曲肿瘤血管

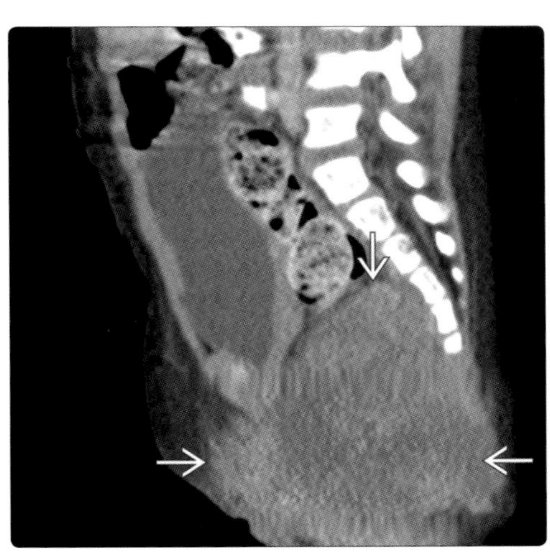

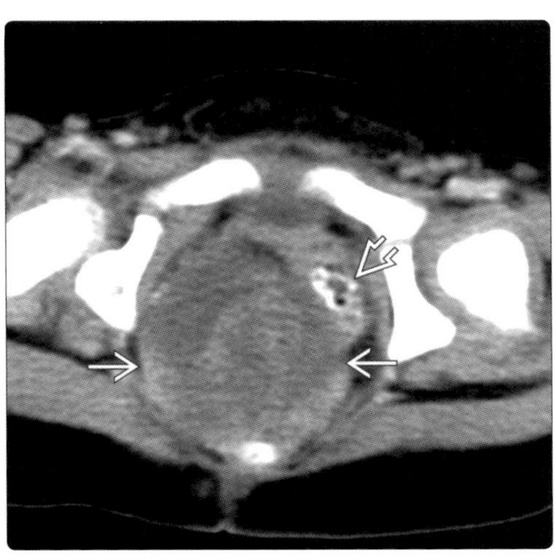

（左图）AAP Ⅲ型，较大女婴，增强CT矢状位显示不均质，轻度强化的盆腔肿块→，主要位于盆腔内，沿骶尾椎腹侧生长。骶前脂肪间隙消失，但无明显骨质破坏征象。（右图）AAP Ⅲ型，较大女婴，增强CT横断位显示主要位于盆腔内、不均质、轻度强化的肿块→，将直肠向左前方推挤移位⇨，直肠与肿块之间无清晰的脂肪间隙

硬膜外脂肪增多症

关键点

术语

- 椎管内脂肪堆积过多，压迫脊髓引起神经功能障碍

影像

- 胸椎：58%～61%
  - $T_{6\sim8}$，脂肪多在脊髓背侧
  - 硬膜外脂肪厚度≥ 7mm
- 腰椎：39%～42%
  - $L_{4\sim5}$，包绕硬膜囊
- 横断位影像可出现典型“Y”字征
- 肿块可压迫硬膜囊或神经根
- 不同序列均与脂肪信号一致
  - 脂肪抑制技术可明确脂肪组织，排除血液成分

主要鉴别诊断

- 亚急性硬膜外血肿
- 脊椎血管脂肪瘤
- 硬膜外转移瘤
- 硬膜外脓肿

病理

- 外源性或内源性类固醇
- 一般性肥胖
- 特发性

临床问题

- 症状逐渐进展
- 肢体无力：>85%
- 背痛，感觉缺失，多发性神经根病，反射改变，尿失禁，共济失调

诊断要点

- 硬膜外脂肪增多症与脂肪信号一致

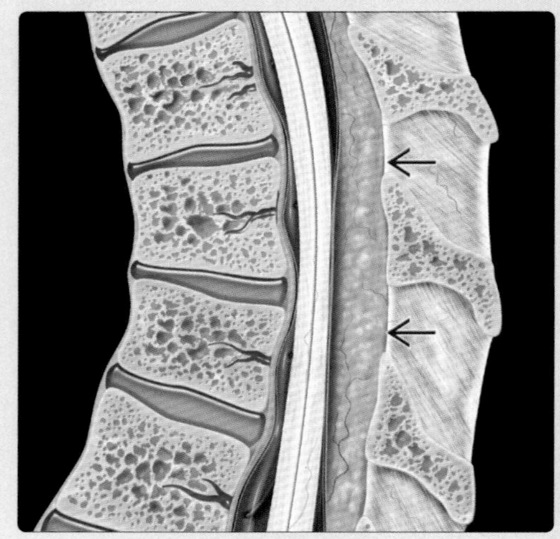

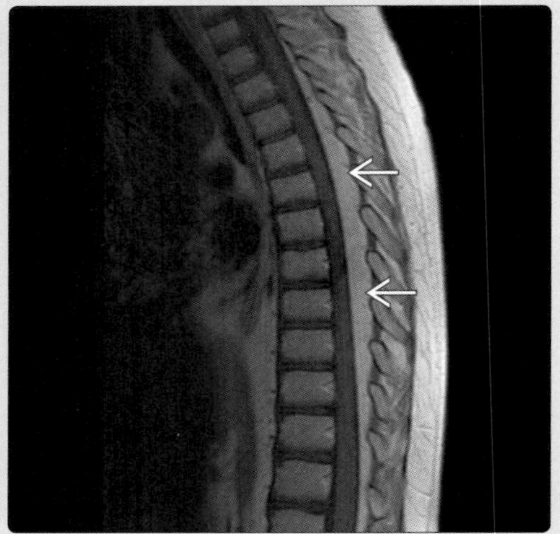

（左图）胸椎矢状位图显示胸椎椎管内硬膜外背侧大量脂肪堆积→，背侧硬膜囊消失，轻度占位效应使脊髓略向腹侧移位。（右图）胸椎 MR 矢状位 T_1WI 显示一例服用大剂量皮质类固醇的肥胖患者，背侧可见增厚的硬膜外脂肪➡。脂肪填充大部分中央椎管，使硬膜囊狭窄，尤其是胸椎段

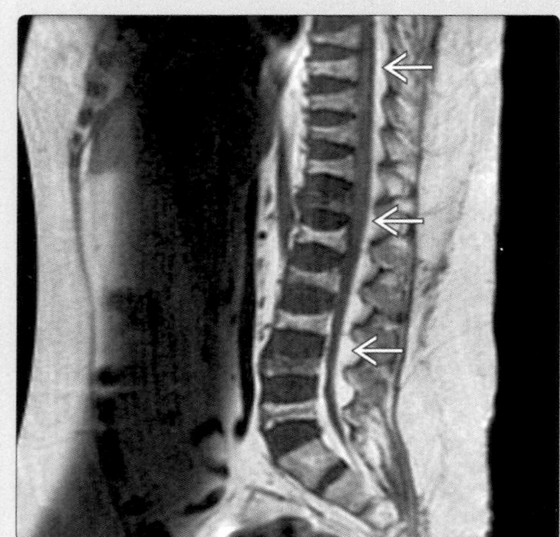

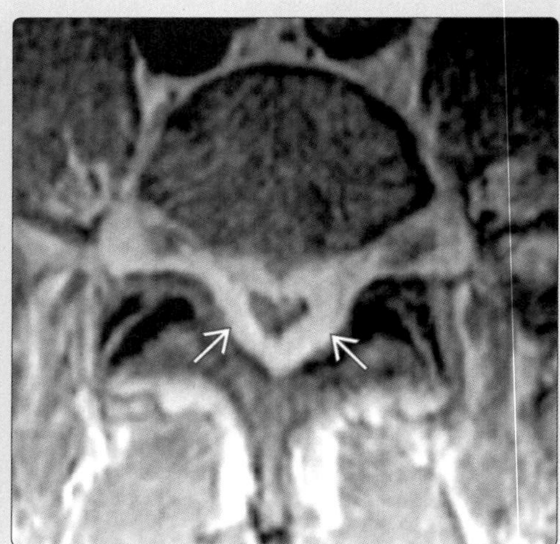

（左图）MR 矢状位平扫 T_1WI 显示由于使用大剂量类固醇治疗系统性红斑狼疮，发生骨髓脂肪替代，几乎全部椎体压缩性骨折，另外由于硬膜外脂肪过多合并压缩性骨折，导致椎管狭窄，从而引起弥漫性椎管狭窄➡。（右图）横断位 T_1WI 显示过多的硬膜外脂肪➡包绕压迫硬膜囊，表现为经典“Y”字征

术 语

定义

- 椎管内脂肪堆积过多，压迫脊髓引起神经功能障碍

影 像

一般特征

- 最佳诊断线索
  - 近期进行类固醇激素治疗或内分泌失调患者，中段胸椎和远端腰椎管大量的硬膜外脂肪压迫硬膜囊
- 位置
  - 胸椎：58%～61%
    - $T_{6\sim8}$，脊髓背侧
  - 腰椎：39%～42%
    - $L_{4\sim5}$，包绕硬膜囊
- 大小
  - 胸椎硬膜外脂肪厚度≥ 7mm
  - 多个椎体节段
- 形态
  - 横断位可见腰椎硬膜囊呈 Y 字形

CT 表现

- 椎管内脂肪增多
- 压迫脊髓或硬膜囊
- 无异常增强
- 无骨质破坏

MR 表现

- 肿块对脊髓及硬膜囊有占位效应
  - 脑脊液信号中断，脊髓受压，马尾神经聚拢
- 各序列信号与脂肪信号一致
- 无异常强化

非血管性介入

- 脊髓造影
  - 脑脊液正常或消失

成像推荐

- 最佳影像方案
  - MR
- 推荐检查方案
  - 脂肪抑制序列明确脂肪组织，排除血液成分

鉴别诊断

亚急性硬膜外血肿

- 急性起病
- T_1WI 脂肪抑制序列仍为高信号

脊椎血管脂肪瘤

- 含有脂肪和血管成分的良性肿瘤
- 局部圆形肿块
- 浸润型会侵蚀周围骨质
- 相对于脂肪，T_1WI 上病变的信号强度降低，STIR 上信号强度相对增高
  - 血管成分原因
- 注入 Gd 剂有强化

硬膜外转移瘤

- T_1WI 为低信号，T_2WI、STIR 为中等至高信号
- 注射 Gd 剂有强化

硬膜外脓肿

- T_1WI 为低信号，T_2WI 为高信号
- 注射 Gd 剂有弥漫或边缘强化

病 理

一般特征

- 病因
  - 长期使用外源性类固醇
  - 内源性类固醇分泌增多
  - 一般性肥胖
  - 特发性

临床问题

临床表现

- 最常见的体征 / 症状
  - 肢体无力：>85%
- 其他体征 / 症状
  - 背痛感觉缺失，多发性神经根病，反射改变，尿失禁，共济失调
- 临床特征
  - 症状逐渐进展

人群分布特征

- 少见，多见于中年人（男＞女）

自然病史及预后

- 术前类固醇使用剂量较低、特发性，预后较好
- >80% 患者术后症状缓解

治疗

- 纠正潜在的内分泌疾病
- 一般性肥胖者进行减肥治疗
- 多层椎板切除融合术
  - 出现脊髓压迫和神经根病变

诊断要点

关注点

- 硬膜外脂肪增多症与脂肪信号一致

朗格汉斯细胞组织细胞增生症

关键点

术语
- 异常组织细胞增殖导致肉芽肿性骨骼病变

影像
- 颅盖骨 > 下颌骨 > 长骨 > 椎骨
- 儿童脊椎受累较多
  - 胸椎 > 腰椎 > 颈椎
- 溶骨性破坏 ± 病理性骨折，脊柱旁 / 硬膜外肿块，向椎管扩展
- ± 扁平椎（相邻椎间盘，椎体后柱部分很少累及）
- 增强 MR 多平面重建可评估软组织成分以确定硬膜外受累程度
- 多平面重建的骨算法 CT 可确定骨质破坏以及椎体高度减少

主要鉴别诊断
- 尤因肉瘤
- 转移瘤
- 神经母细胞瘤
- 造血系统恶性肿瘤

病理
- 局限性 LCH
  - 只有皮肤损害
  - 骨质病变 ± 尿崩症（DI），累及邻近淋巴结或红疹
- 全身性 LCH
  - 内脏器官损害 ± 骨质病变，尿崩症，邻近淋巴结受累，± 红疹，± 造血系统功能障碍

临床问题
- 无症状或由于骨髓水肿或病理性骨折引起的局部疼痛
- ± 发热，白细胞增多

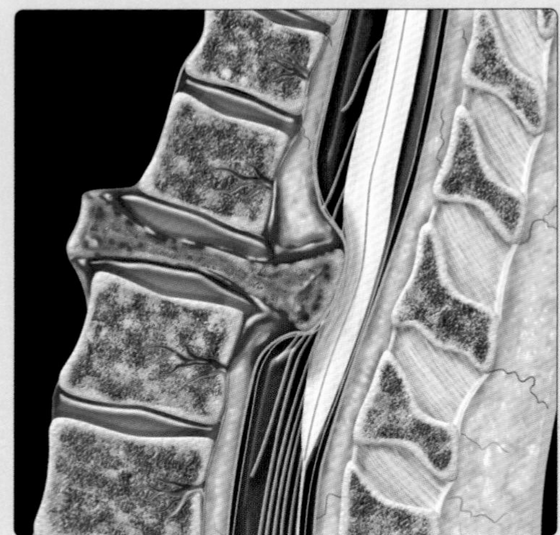

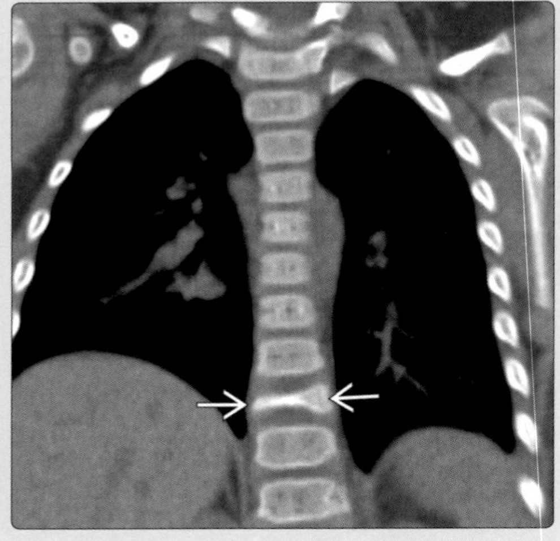

（左图）图像显示弥漫性骨髓浸润和病理性骨折，导致椎体变扁，但椎间隙存在。硬膜外累及导致脊髓的压迫症状。LCH 可被分为局灶型和弥散型，后者可根据临床过程，治疗反应以及是否累及肺、肝脏、脾、造血系统分为低危和高危两种亚型。（右图）平扫 CT 冠状位图像显示下段胸椎椎体塌陷➡（N. Lazzaro，MD. 提供）

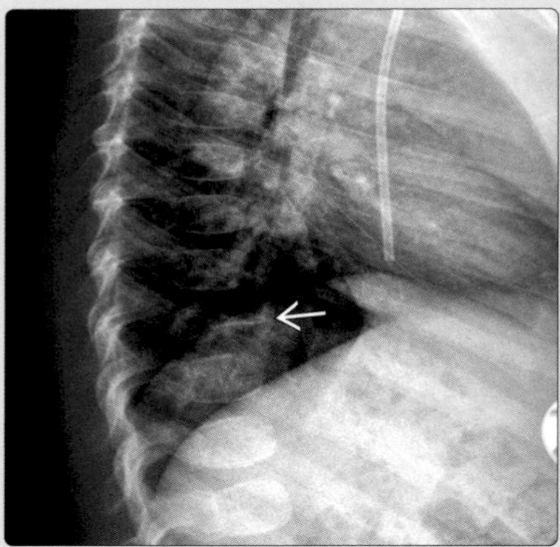

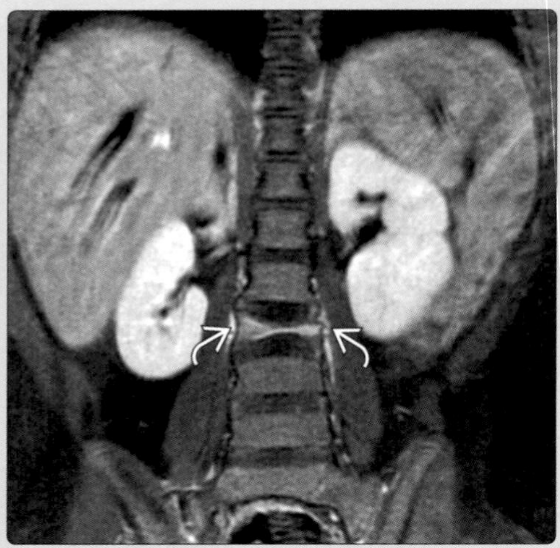

（左图）侧位平片显示下段胸椎椎体变扁➡。对于无系统性疾病或脊柱畸形的患者，这些脊柱病变无外科手术指征。随访是必要的手段以监测恢复程度和脊柱平衡（N. Lazzaro，MD. 提供）。（右图）MR 冠状位增强 T_1WI 脂肪抑制显示 L_3 椎体变扁↪。椎体明显均匀强化

术　语

同义词

- 朗格汉斯细胞组织细胞增生症（LCH），朗格汉斯细胞肉芽肿，嗜酸性肉芽肿（EG），X 组织细胞增多症

定义

- 异常组织细胞增殖导致肉芽肿性骨骼病变

影　像

一般特征

- 最佳诊断线索
  - ± 椎体变扁而椎间隙保留
- 位置
  - 颅盖骨 > 下颌骨 > 长骨 > 肋骨 > 盆骨 > 椎骨
  - 脊柱受累
    - 胸椎（54%）> 腰椎（35%）> 颈椎（11%）
    - 儿童 > 成人
- 形态
  - 溶解性骨质破坏 ± 病理性骨折，软组织肿块，椎管扩大

平片表现

- 平片
  - 溶骨性（非硬化性）椎体骨质破坏
    - ± 扁平椎（相邻椎间盘及椎体后柱很少受累）
    - ± 脊柱侧凸；脊柱后凸不常见

CT 表现

- 增强 CT
  - 溶骨性（非硬化性）椎体骨质破坏，增强的软组织肿块 ± 椎旁、硬膜外扩展
- CT 骨窗
  - 溶骨性椎体骨质破坏 ± 塌陷的椎体（扁平椎）

MR 表现

- T_1WI
  - 低信号的椎体软组织肿块 ± 病理性骨折
- T_2WI
  - 不均匀高信号软组织肿块 ± 病理性骨折
  - 椎间隙通常扩大
- 增强 T_1WI
  - 均匀增强

核医学表现

- 骨扫描
  - 摄取变化很大；骨质病灶可为热、冷和混合（环形）区
  - 常见假阴性（35%）

成像推荐

- 推荐检查方案
  - 增强 MRI 多平面重建可评估软组织成分以确定硬膜外受累程度
  - 多平面重建骨算法 CT 可确定骨质破坏以及椎体高度减少

鉴别诊断

尤因肉瘤

- 穿凿样骨破坏 ± 病理性骨折
- 比 LCH 更常见较大软组织肿块、邻近骨质破坏

转移瘤

- 原发肿瘤转移至脊柱
  - 骨质增生 > 破坏（成骨性）
  - 骨质破坏 > 增生（溶骨性）

神经母细胞瘤

- 腹部或胸椎旁肿块 ± 椎管内延伸

造血系统恶性肿瘤

- 多灶性疾病；与 LCH 难以区分
- 广泛骨髓异常信号，广泛病灶强化

化脓性骨髓炎

- 骨髓异常信号 ± 椎体塌陷
- 高信号的变扁椎间盘 ± 液体信号

骨巨细胞瘤

- 膨胀性、溶骨性椎体病变 + 软组织肿块
- 通常年龄较大（>30 岁）

病　理

一般特征

- 病因
  - 朗格汉斯细胞生长、活动以及转运失调
  - 未知原因，感染性病变（尤其是病毒），免疫系统功能障碍，肿瘤发生机制，遗传性因素，细胞黏附分子
    - 初步数据显示人类疱疹 6 型病毒可能是 LCH 发病的诱因
- 相关异常
  - 垂体 - 下丘脑轴→尿崩症
  - 化脓性中耳炎→耳聋
  - 眼眶受累→眼球突出
  - 皮肤 LCH（≤ 50%）
  - 肺部受累（20%~40%），男性为主，成年人（20~40 岁），与吸烟相关
  - 胃肠道（GI）出血，肝 / 脾异常
  - 淋巴结增大 ± 化脓，长期引流（30%）
- 骨髓腔内侵蚀性组织细胞增生
- 组织活检证实原发骨损害 <1%，椎体受累（6%）
  - 儿童最常见椎体变扁的原因
  - 数月至数年内可发生不同的椎体修复
  - 常累及椎弓根；椎体后柱以及相邻椎间盘通常不受影响
- 基于 PCR 的一系列检查表明所有 LCH 均是克隆性与以往观点一致，LCH 可能是克隆性肿瘤而不是反应性疾病

- 单发 > 多发病灶；出现新骨质病变≤ 1~2 年
- 有伴发恶性肿瘤的报道，如霍奇金淋巴瘤

分期、分级及分类

- 根据疾病累及范围修订 LCH 分类
  - 局限性 LCH
    - 皮肤病变，无其他部位受累
    - 单发性病灶 ± 尿崩症（DI），邻近淋巴结受累，或红疹
    - 多灶性病变，累及多骨或者 1 处骨骼有 2 个以上病灶 ± 尿崩症，邻近淋巴结受累，或红疹
  - 全身性 LCH
    - 内脏器官受累 ± 骨质病变，尿崩症，邻近淋巴结受累，或红疹
      - ± 肺，肝或造血系统功能障碍

显微镜下特征

- 光学显微镜→异常的肉芽肿性组织细胞（朗格汉斯细胞）表现为细胞核折叠、细胞质 S100 活跃，骨质坏死区
- EM：Birbeck 颗粒的细胞质内含物

临床问题

临床表现

- 最常见的体征／症状
  - 无症状
  - 由于骨髓水肿或病理性骨折而局部疼痛，活动能力下降，肿胀，发热，白细胞增多
  - 其他体征／症状
    - 脊髓或神经根病变
- 临床特征
  - EG（70%）
    - 局限性（仅有骨质病变），年龄较大儿童（5~15 岁），预后良好
    - 背痛，僵硬，脊柱侧弯，神经系统并发症，发热，白细胞增多
  - 韩 - 薛 - 柯病（20%）
    - 慢性播散性骨和内脏损害，年龄较小儿童（1~5 岁）预后一般（致死率 10%~30%）
    - 糖尿病、突眼、溶骨性病变三联征
  - 勒 - 雪病（10%）
    - 急性起病，内脏器官播散快，幼儿（<3 岁）预后较差
    - 发热、恶病质、贫血、肝脾肿大、淋巴结肿大、皮疹、牙龈增生
    - 大多数患者 1~2 年内死亡
  - 多系统疾病占成年 LCH 患者的比例 >2/3（68.6%）
    - 累及皮肤和肺的比例分别为 51% 和 62%

人群分布特征

- 年龄
  - 主要好发于儿童、青少年或年轻人，但任何年龄均可发病
    - 年轻患者的临床症状严重
- 性别
  - 男：女 =2：1

自然病史及预后

- 根据发病年龄，全身性疾病范围而不同
  - 单系统疾病 5 年生存率：100%
  - 肺部单发病变：生存率 87.8%
  - 多系统疾病：生存率 91.7%
- 病变常自发缓解，但也可能复发或再次激活
  - 病变通常 3 个月后开始缓解，但可能需要 2 年才能痊愈
  - 骨骼尚未发育成熟的患者复发率较低
- 扁平椎预后较好，有利于症状改善，恢复椎体高度需要进行保守矫形治疗
  - 骨骼成熟前椎体高度恢复 18.2%~63.8%，骨骼成熟后 72.2%~97%
  - ± 年龄与骨骼重建之间的关系
    - 高度的重塑与椎间盘内的软骨板骨化有关
    - 椎体重塑不完全不会导致慢性疼痛或改变结构完整性

治疗

- 早期保守治疗观察 ± 安装矫形支架
  - 多系统疾病应联合化疗
- 局限型通常预后良好，不需要全身治疗
  - 多发性骨骼受累，难治性皮肤病变，播散性或复发性器官病变需要全身治疗
- 晚期阶段：局部治疗、放射性治疗、化疗、免疫调节、肝、肺、干细胞移植
- 神经功能障碍或保守治疗失败患者，± 外科干预（部分病灶刮除，融合）、外照射放疗，化疗、类固醇治疗

诊断要点

关注点

- 儿童比成人更常见扁平椎
- 儿童或青少年不明原因的椎体压缩性骨折，需要排除 LCH 或白血病

读片要点

- 扁平椎，但无硬膜外肿块以及椎间盘异常为 LCH 的典型表现

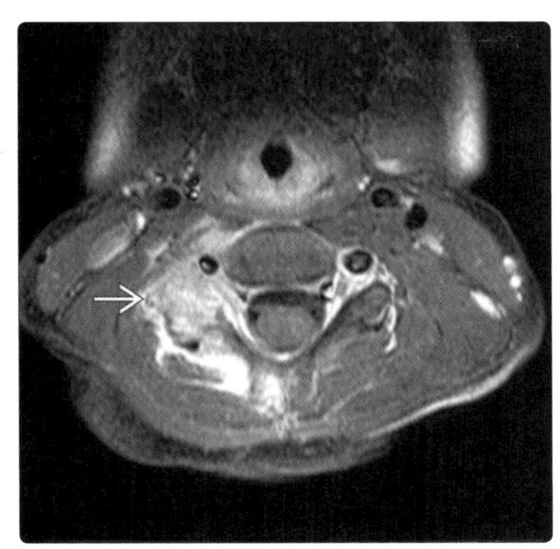

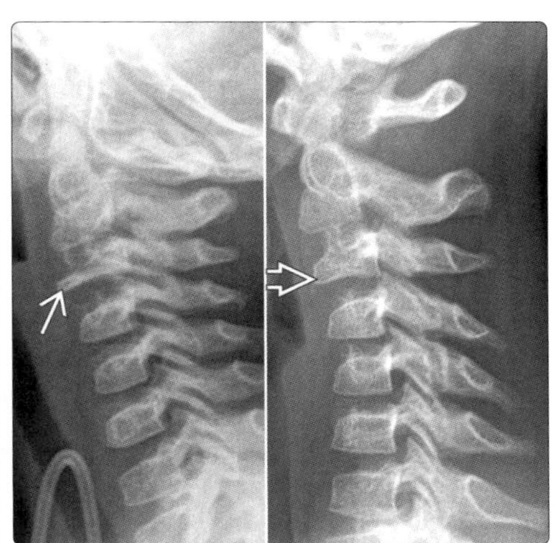

（左图）MR横断位增强T_1WI脂肪抑制显示右侧强化，扩展至周围邻近软组织→，累及脊椎后柱少见。通常早期可见大的软组织肿块，但随着病变演变而逐渐消退。（右图）侧位平片显示C_3椎体→扁平，⇨年后可见椎体形态重建。椎体高度重建源于关节软骨板的骨化

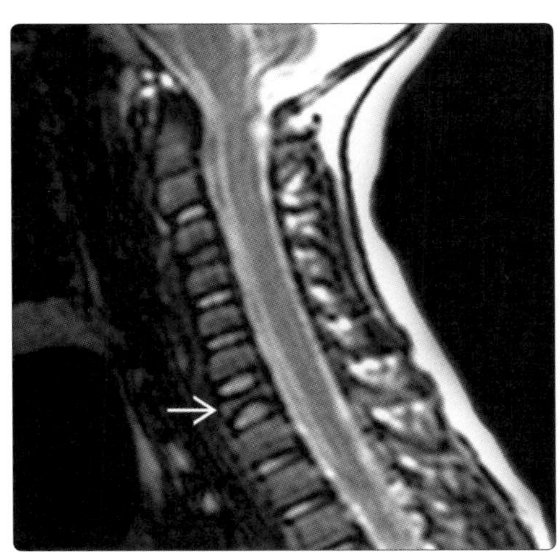

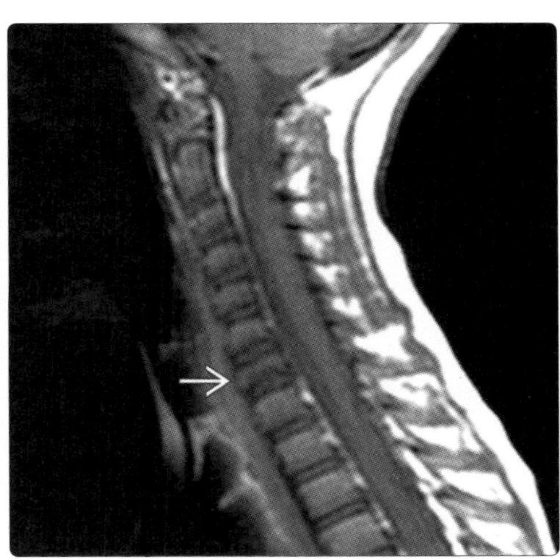

（左图）朗格汉斯组织细胞增生症治疗后，MR矢状位平扫T_2WI显示C_7椎体高度明显降低→。骨髓信号正常，无椎体前或硬膜外的肿块。（右图）同一患者，MR矢状位增强T_1WI显示C_7椎体骨髓信号正常→，没有骨髓或软组织的异常强化。尽管很多患者都有椎体高度重塑，但是这位患者经过治疗仍然为扁平椎

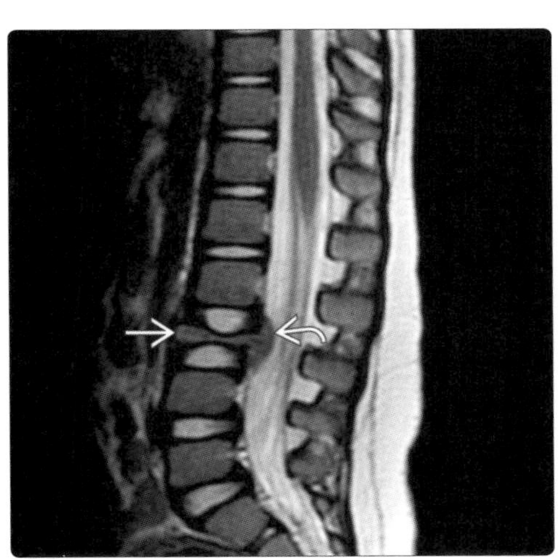

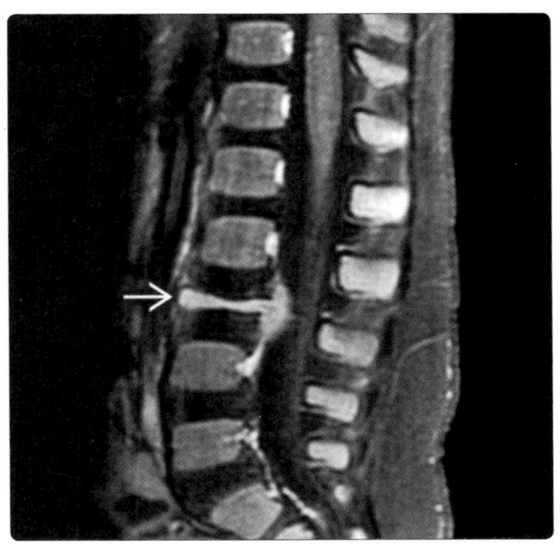

（左图）MR矢状位平扫T_2WI显示L_3椎体→变形后凸，椎体高度明显降低。LCH患者累及骨骼的7%～10%有脊椎损伤，儿童患者发生率高达20%～30%。（右图）MR矢状位增强T_1WI脂肪抑制显示L_3椎体及邻近硬膜外软组织肿块均匀强化→

髓外造血

关键点

术语
- 因慢性贫血，硬膜外 ± 椎旁造血组织反应性增生

影像
- 胸椎中段 > 颈椎，腰椎
- CT
  - 软组织密度
  - 中央椎管狭窄
  - 无骨质破坏或钙化
- MR
  - T_1：与脊髓等信号
  - T_2：与脊髓相比呈等或中等高信号
  - 极少、轻度或中度强化

主要鉴别诊断
- 硬膜外或椎旁转移瘤
- 脊椎硬膜外淋巴瘤
- 椎旁蜂窝织炎或脓肿
- 周围神经鞘瘤
- 硬膜外血肿

病理
- 慢性贫血状态刺激异位造血

临床问题
- 无症状
- 背痛 ± 神经根疼痛
- 有神经系统症状的慢性贫血患者，应考虑硬膜外髓外造血压迫脊髓

诊断要点
- 患有血红蛋白病或骨髓增殖性疾病的患者，如发现胸椎硬膜外或椎旁旁肿块考虑脊椎髓外造血

（左图）髓外造血，矢状图显示腰椎内大量的骨髓造血，延伸至椎旁➡和硬膜外间隙➡。髓外造血是慢性溶血性贫血一种常见的代偿现象。（右图）MR 矢状位平扫 T_1WI 显示卵圆形、边界清晰、等信号的硬膜外软组织肿块➡，压迫远端胸段脊髓。这是典型硬膜外软组织肿块的髓外造血表现

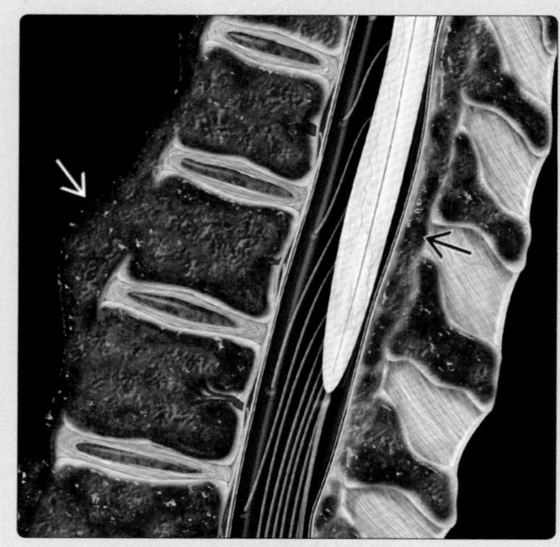

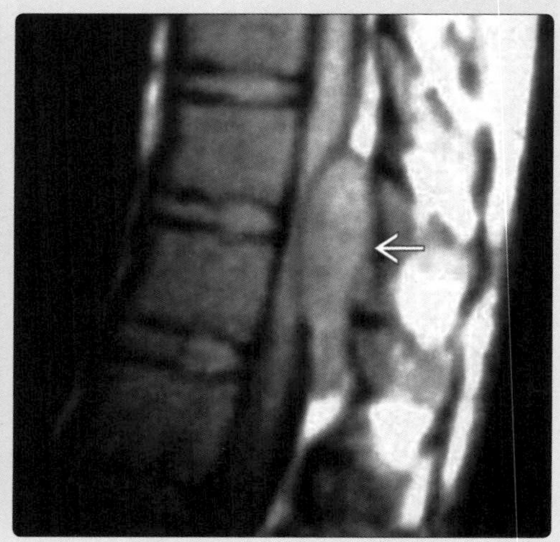

（左图）脊柱和椎旁组织 MR 冠状位增强 T_1WI 脂肪抑制，显示肋骨延伸的髓外造血➡。由于骨髓造血不足，其他部位的造血组织增殖以代偿体内循环对血液的需求。（右图）MR 横断位平扫 T_1WI 显示髓外造血从肋骨➡穿过椎板进入神经孔➡

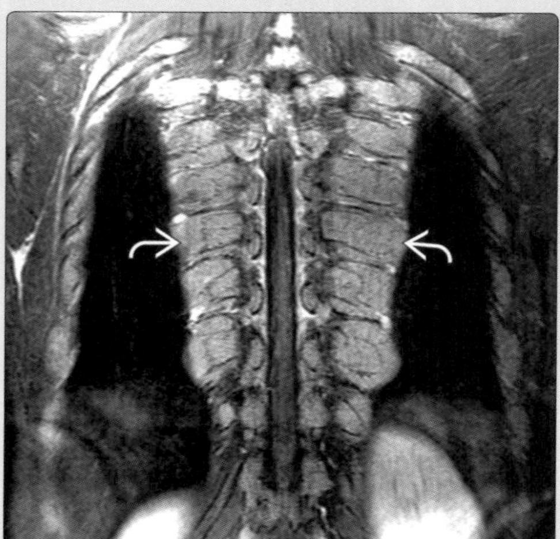

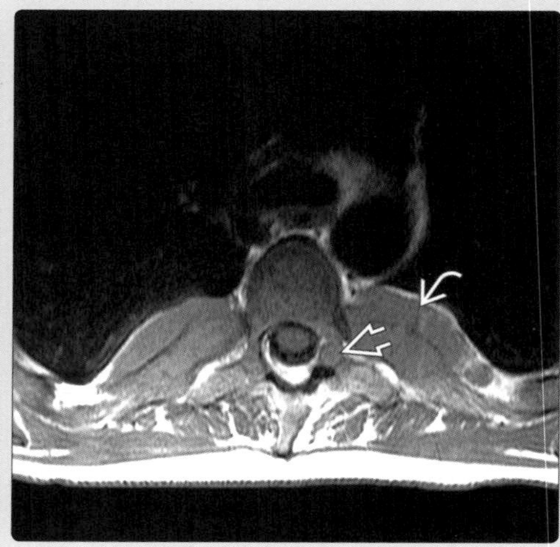

术 语

缩写

- 髓外造血（EMH）

定义

- 因重度慢性贫血，硬膜外 ± 椎旁造血组织反应性增殖

影 像

一般特征

- 最佳诊断线索
  - 极少强化、等信号的胸椎内或椎旁肿块，伴弥漫性骨髓低信号
- 位置
  - 胸椎中段 > 颈椎、腰椎
    - 硬膜外
    - 椎旁
- 大小
  - 多节段
- 形态
  - 边界清晰
  - 均质
  - 分叶状软组织肿块

平片表现

- 平片
  - 平片正位显示双侧椎旁对称性带状增宽
  - ± 肋骨、锁骨髓腔扩张

CT 表现

- 平扫 CT
  - 软组织密度
  - 脊椎管狭窄
  - 脊髓受压移位
  - ± 肋骨、锁骨髓腔扩大
- 增强 CT
  - 轻度增强
- CT 骨窗
  - 无骨质侵袭
  - 无钙化

MR 表现

- T_1WI
  - 与脊髓等信号
- T_2WI
  - 与脊髓等至轻度高信号
    - 低信号代表造血组织中铁含量增加
- STIR
  - 等或高信号
- 增强 T_1WI
  - 极少，轻度或中度强化
- 不同肿块对脊髓的影响
  - 据报道 β - 地中海贫血最常见脊髓压迫
  - 可见髓内 T_2 高信号
    - 水肿或骨髓软化症
- 神经根受压
- 椎体骨髓表现为弥漫性 T_1 低信号

非血管性介入

- 脊髓造影
  - 非特异性的低密度硬膜外肿块导致椎管消失
  - 1 例病例报道显示椎体增大，射线穿透达 86%

核医学表现

- 锝硫胶体扫描
  - 硬膜外 / 椎旁的摄取灶即为 EMH

成像推荐

- 最佳影像方案
  - MR 矢状位、横断位 T_2WI、T_1WI、T_1 增强

鉴别诊断

硬膜外 / 椎旁转移

- 相邻椎体扩展而来
  - 通常累及后部皮质
    - STIR 上高信号
  - 压缩性骨折
- 单发的硬膜外 / 脊柱旁病灶而不累及脊柱，很少见
- 中度强化

脊柱硬膜外淋巴瘤

- T_1WI 上与脊髓等信号
  - T_2WI 上等至高信号
- 注入钆剂后明显均匀强化
- ± 累及相邻椎体
- ± 弥漫性骨髓低信号

椎旁蜂窝织炎 / 脓肿

- 与感染性脊柱炎相关
  - 相邻椎体破坏性改变
- STIR 高信号
  - 尤其是液化成分
- 弥漫性（蜂窝织炎）或椎旁（脓肿）增强

椎旁神经鞘瘤

- 通常在单一水平
- 神经纤维瘤病 I 型可见多发性神经纤维瘤
- T_1WI 与脊髓等信号
  - T_2WI 高信号
- 注入对比剂后病变强化
- 椎间孔增宽

硬膜外血肿

- T_1WI 常为高信号
- T_2WI 等或高信号
- ± 注入钆剂有增强
- 突发症状

病　理

一般特征

- 病因
  - 慢性贫血状态下代偿性异位造血
    - 中间型 β - 地中海贫血：最常见
      - 由于骨髓的代偿机制而异位造血
    - 镰状细胞贫血
    - 真性红细胞增多症
    - 骨髓纤维化伴骨髓化生
  - 椎外造血来源尚有争议
    - 硬膜外腔胚胎多能造血干细胞的刺激
    - 造血骨髓从椎体直接蔓延至硬膜外腔
    - 胎儿硬脊膜造血
    - 栓塞现象
- 相关异常
  - 肋骨的髓腔扩大
  - 镰状细胞贫血患者，可见脾脏小梗死灶
    - 地中海贫血，可见脾大
  - 椎旁 EMH 与血胸
  - 实验室检查：慢性小细胞性溶血性贫血
- 正常骨髓不能满足慢性贫血需求的代偿
- EMH 的常见部位：肝、脾、淋巴结
  - 少见部位：腹膜后组织、肾脏、肾上腺、椎旁区域、胸腺、乳房、汗腺、胸膜、前列腺、阔韧带
  - 少见部位：周围神经与硬脑膜
  - 胎儿造血部位

直视病理特征

- 分散的肉色肿块

显微镜下特征

- 组织学表现类似于骨髓组织
  - 三系造血细胞
    - 红细胞和粒细胞前体细胞
    - 巨核细胞

临床问题

临床表现

- 最常见的体征 / 症状
  - 无症状
  - 背部 ± 神经根疼痛
  - 其他体征 / 症状
    - 下肢轻瘫
    - 感觉缺失
    - 步态障碍
    - 膀胱、肠功能障碍
    - 腱反射消失
    - 贫血、全血细胞减少
- 临床特征
  - 慢性贫血患者出现神经系统症状，应怀疑硬膜外 EMH 压迫脊髓

人群分布特征

- 年龄
  - 成年人更常见
    - 30～40 岁
- 种族
  - 某些种族血红蛋白疾病更常见
    - 镰状细胞贫血：非裔美国人
    - 地中海贫血：地中海东部种族（希腊、意大利、波斯等）
  - 骨髓增生性疾病：无种族差异
- 流行病学
  - EMH 累及肝脾后，常累及脊髓
    - 脊椎 EMH：27% 无肝脾受累患者
    - 髓内 EMH：11%～15% 地中海贫血患者

自然病史及预后

- 预后好：放疗 3～7 天症状消失
  - 总之，预后受潜在血红蛋白病或骨髓增生性疾病的影响

治疗

- 静脉注射类固醇
  - 减少脊髓水肿
- 放疗
  - 异位造血组织对射线敏感
  - 单独放疗或与手术联合
  - 骨髓抑制的风险
    - 可能会进一步刺激 EMH
- 手术切除椎板减压术
  - 指征为出现显著的脊髓病变
- 输血
  - 出现放疗或手术的禁忌证
  - 随着贫血的缓解造血组织退化
  - 频繁复发
- 羟基脲
  - 增加血红蛋白 F 的数量
  - 骨髓抑制作用
- 胎儿血红蛋白诱导剂可减轻造血刺激

诊断要点

读片要点

- 患有血红蛋白病或骨髓增生性疾病的患者，伴有胸椎硬膜外或椎旁等信号肿块应考虑脊椎 EMH

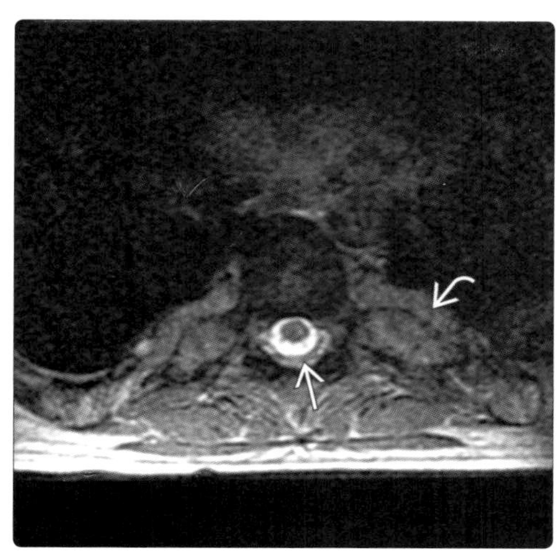

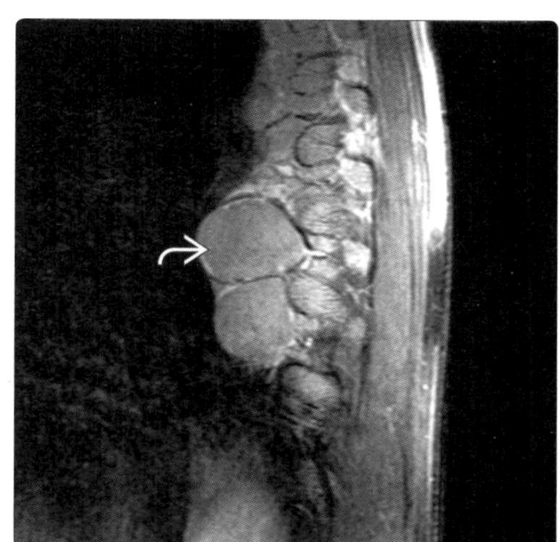

(左图) MR 横断位平扫 T_2WI 显示等信号病灶从肋骨➡穿过椎体进入硬膜外间隙➡。发病机制包括胸腔负压，增殖的骨髓干细胞通过椎体和肋骨皮质向骨膜下挤压。(右图) MR 矢状位增强 T_1WI 脂肪抑制显示椎旁髓外造血组织的弥漫性均匀强化➡

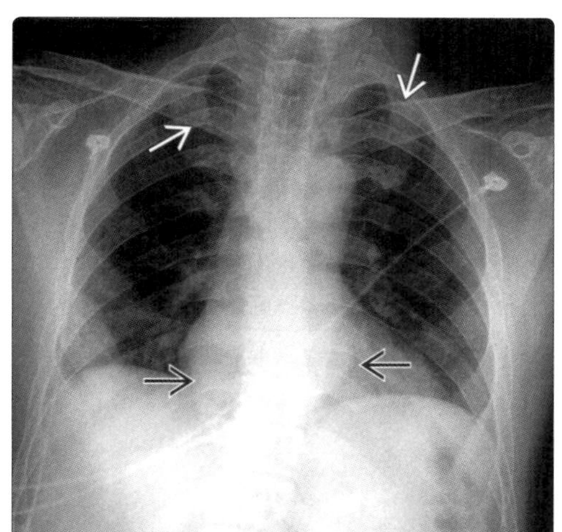

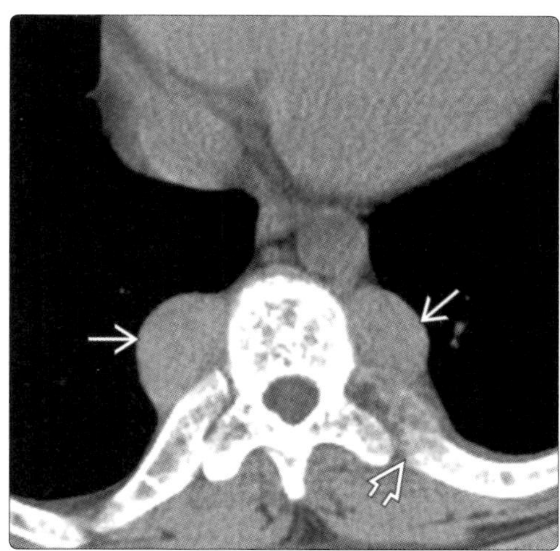

(左图) 胸片正位显示双侧锁骨和肋骨的髓腔扩大➡，并可见椎旁软组织条纹增宽➡。(右图) 下胸椎平扫 CT 显示椎旁软组织肿块➡和椎体及肋骨的髓腔扩大➡。这例髓外造血患者有严重贫血引起的髓腔扩张，髓外造血成分形成的椎旁肿块

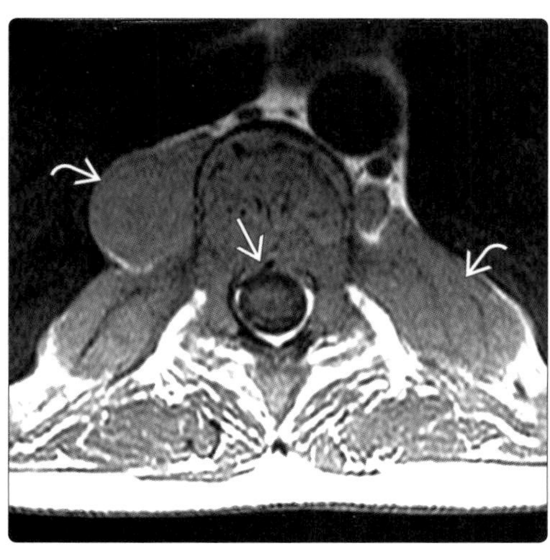

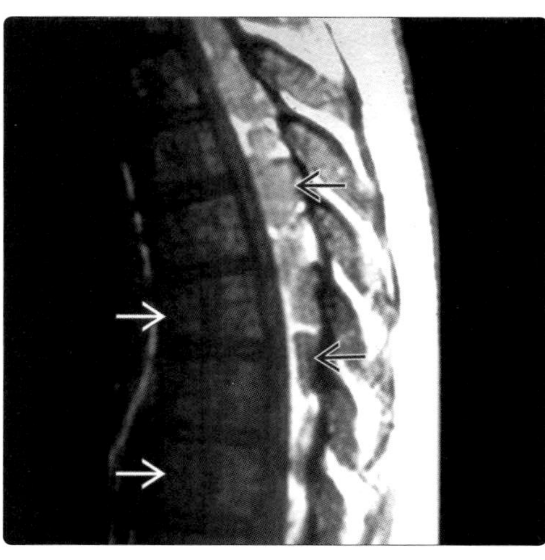

(左图) MR 横断位平扫 T_1WI 显示骨髓信号异常，EMH 从肋骨➡穿过椎体进入硬膜外间隙➡。老年患者 MR 发现硬膜外肿块的鉴别诊断有淋巴瘤，骨髓瘤和转移瘤。(右图) MR 矢状位平扫 T_1WI 显示背侧硬膜外间隙的等信号软组织肿块➡。由于增殖的造血成分，椎体的骨髓呈弥漫性低信号➡

第 4 章

髓外硬膜下病变

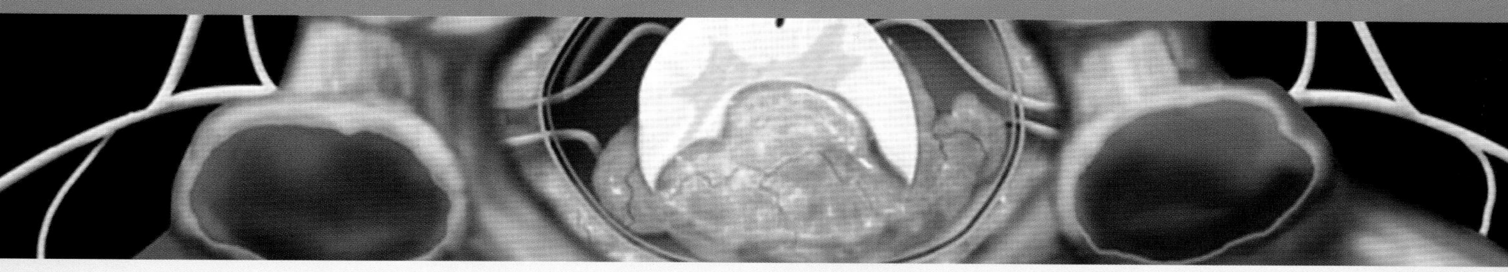

脊髓脂肪瘤

关键点

术语

- 硬膜内（邻近脊髓、软脊膜下）或脊髓末端脂肪瘤

影像

- 贴近背侧脊髓（硬膜内）或远端脊髓／终丝（脊髓末端）的鞘内脂肪瘤
- 脂肪瘤表现为脂肪信号、密度或回声

主要鉴别诊断

- 脂肪脊髓膨出／脂肪脊髓脊膜膨出
- 终丝纤维脂肪瘤
- 皮样囊肿

病理

- 在初级神经管形成过程中，神经外胚层与皮肤外胚层过早分离
    - 周围间充质伸入内衬室管膜的脊髓中央管内，阻止神经管闭合→基板开放
    - 间充质分化为脂肪组织
- 闭合性皮肤畸形（闭合性神经管缺损）

临床问题

- 症状与脂肪瘤部位及脊髓受压有关
- 小脂肪瘤在婴儿期可快速生长

诊断要点

- CT 脊髓造影呈明显低密度，T_1WI 呈高信号，为脂肪瘤特征表现
- 使用 MR 化学脂肪饱和或反转恢复技术可证实存在脂肪成分

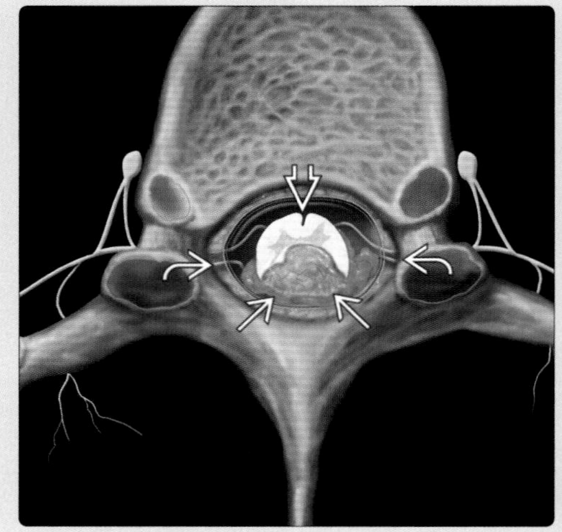

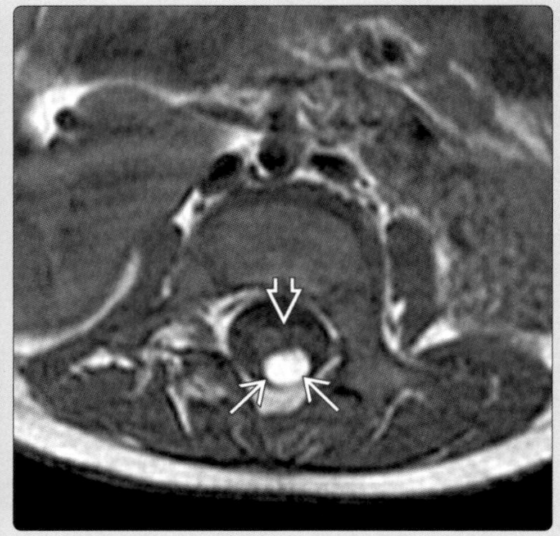

（左图）胸椎横断位示意图显示脊髓背侧不全闭合➡，周围可见贴近脊髓的圆锥脂肪瘤➡，包裹背侧脊神经根➡。（右图）MR 横断位平扫 T_1WI 显示典型的圆锥旁软脊膜下高信号脂肪瘤➡，病变位于硬膜内，与背侧脊髓圆锥神经板关系密切➡，硬膜完整

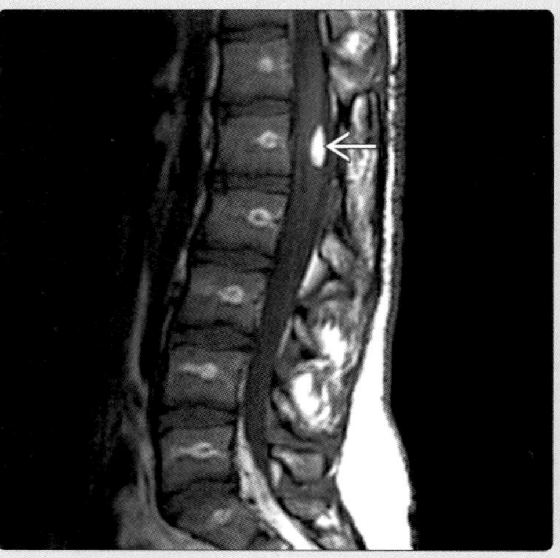

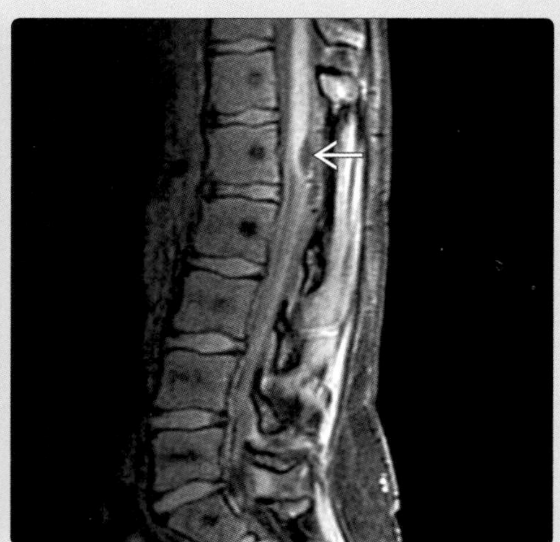

（左图）患者既往行部分脂肪瘤切除术，MR 矢状位平扫 T_1WI 显示硬膜内、脊髓圆锥背侧软脊膜下残存脂肪瘤内的高信号➡。（右图）同一患者 MR 矢状位平扫 T_1WI 脂肪抑制显示圆锥小脂肪瘤内局灶性的低信号➡，证实为病变内脂肪成分，而 T_1 高信号的表皮样囊肿或亚急性期出血（高铁蛋白）在脂肪抑制后信号不被抑制，可与脂肪瘤相鉴别

术 语

同义词

- 硬膜内（邻近脊髓，软脊膜下）或脊髓末端脂肪瘤

定义

- 脊髓脂肪瘤与脊髓（硬膜内）或远端脊髓/终丝（脊髓末端）有关

影 像

一般特征

- 最佳诊断线索
    - 硬膜内高信号（T_1WI）占位
- 位置
    - 硬膜内
        - 胸椎（30%）＞颈胸椎（24%）＞颈椎（12%）＞腰骶椎
        - 背侧（73%）＞两侧/前外侧（25%）＞前位（2%）
    - 脊髓末端
        - 腰骶椎
- 大小
    - 范围：微小至巨大
- 形态学
    - 形态多样，由简单丝状脂肪瘤至复杂畸形

平片表现

- 平片
    - 硬膜内脂肪瘤
        - 低密度肿块 ± 椎管闭合不全；椎管后部一般保持完整，但可出现局灶性二度椎管扩大至骨质破坏
    - 脊髓末端脂肪瘤
        - 低密度肿块 ± 椎管后部闭合不全

CT 表现

- 平扫 CT
    - 硬膜内脂肪瘤：局灶性、分叶状、低密度的硬膜内肿块 ± 病灶水平中央管、神经孔增宽
    - 脊髓末端脂肪瘤：终丝细长的低密度肿块；可通过缺损部位延伸至皮下脂肪

MR 表现

- T_1WI
    - 硬膜内脂肪瘤
        - 分叶状的卵圆形/圆形硬膜内高信号肿块，与脊髓密切相关
        - ± 椎管扩大，局部闭合不全
        - 脂肪饱和序列病变信号减低
    - 脊髓末端脂肪瘤
        - 高信号肿块附着于脊髓末端/终丝；通过腰骶椎管闭合不全部位延伸至皮下脂肪
        - 脊髓常常被拉长、固定 ± 脊髓空洞
- T_2WI
    - 与 T_1WI 信号特点相似
    - ± 脊髓受压（硬膜内）→脊髓内高信号
- STIR
    - 表现为信号降低，证实为脂肪
- 增强 T_1WI
    - 脂肪瘤不强化
- MR 电影成像
    - 圆锥运动受限→脊髓固定

超声表现

- 灰阶超声
    - 椎管内低回声肿块 ± 圆锥运动受限

非血管性介入

- 脊髓造影
    - 硬膜内或脊髓末端低密度肿块部分被高密度对比剂包绕
    - 大肿瘤可引起脊髓受压

成像推荐

- 最佳影像方案
    - MR 多平面成像
- 推荐检查方案
    - 婴儿行超声筛查；如果阳性，应用 MR 确诊
    - 矢状位、横断位 T_1WI 可观察脂肪瘤的范围及其与神经板、邻近组织的关系

鉴别诊断

脂肪脊髓膨出/脂肪脊髓脊膜膨出（LMMC）

- 皮肤覆盖的神经板-脂肪瘤复合体通过闭合不全部位延伸至皮下脂肪
- 可触及肿块 ± 皮肤红斑

终丝纤维脂肪瘤

- 常见；发病率为 4%~6%，大多无症状，“脊髓栓系”患者通常出现临床症状
- 终丝高信号/低密度肿块＋圆锥低位

皮样囊肿

- 混合密度/信号肿块；不均匀高信号 ± 皮毛窦，有助于鉴别

病 理

一般特征

- 病因
    - 神经胚形成过程中，神经外胚层与皮肤外胚层过早分离
        - 周围间质伸入内衬室管膜的脊髓中央管内，阻止神经管闭合→基板开放
        - 间充质分化成脂肪组织
        - 类似机制（不分离）形成皮肤窦道，二者关系密切
- 相关异常

- 硬膜内脂肪瘤：± 脂肪瘤水平椎管闭合不全；节段性异常罕见
- 脊髓末端脂肪瘤：可合并骶骨发育不良，肛门直肠畸形、泌尿生殖系统畸形(5%~10%)、脊髓纵裂、表皮样囊肿、皮毛窦、血管瘤、蛛网膜囊肿
  - 骶骨异常多伴有泌尿生殖系统、肛门直肠畸形(≥ 90%)

分期、分级和分类

- 传统分类将其分为硬膜内和脊髓末端脂肪瘤样畸形
  - 部分不明确；脂肪瘤样畸形从脂肪瘤至脂肪脊髓脊膜膨出，涉及范围较广
  - 硬膜内脂肪瘤
    - 部分包绕脊髓（55%）或外生生长（45%），完全位于硬膜内的脂肪性肿块
    - 脊髓纵裂；软脊膜下的脂肪瘤位于脊髓纵裂间隙
  - 脊髓末端脂肪瘤
    - 有包膜的脂肪性肿块，附着于脊髓 / 终丝；常通过背侧腰骶闭合不全部位与皮下脂肪相通
    - 脊髓常被固定、拉长、变细 ± 脊髓空洞症(20%)
- 2009 年提出新分类方案，根据是否存在硬脊膜缺损，将脂肪瘤分为 2 种脂肪瘤样畸形
  - 与传统分类方法相比，更好地解释了胚胎学、临床表现、手术结果、并发症以及预后方面的差异
  - 脂肪瘤无硬脊膜缺损
    - 终丝脂肪瘤，马尾脂肪瘤无硬脊膜缺损，髓内脂肪瘤
  - 脂肪瘤伴硬脊膜缺损
    - 背侧脂肪瘤、马尾脂肪瘤伴硬脊膜缺损、过渡性脂肪瘤、脂肪脊髓膨出、脂肪脊髓脊膜膨出

直视病理特征

- 由正常脂肪组织构成
  - 婴儿期脂肪细胞显著增大；新生儿微小脂肪瘤在婴儿期可快速生长
  - 如果患者体重减轻，脂肪瘤体积也会变小

显微镜下特征

- 均质的成熟脂肪肿块被纤维组织分割为球形
  - ± 钙化、骨化、肌纤维、神经、神经胶质组织、蛛网膜、室管膜

临床问题

临床表现

- 最常见的体征 / 症状
  - 颈、胸段硬膜内脂肪瘤：缓慢进行性单侧或双侧下肢轻截瘫、痉挛、皮肤感觉丧失、深感觉丧失
  - 腰骶段硬膜内脂肪瘤：下肢弛缓性瘫痪、括约肌功能障碍
  - 脊髓末端脂肪瘤：直肠 / 膀胱功能障碍、下肢无力 / 感觉异常、足畸形、脊柱侧弯
- 其他体征 / 症状
  - 妊娠可加重症状
- 临床特征
  - 硬膜内脂肪瘤：与病变部位相关的肢体无力、感觉异常
    - 病变水平皮肤通常正常；没有皮肤红斑
  - 脊髓末端脂肪瘤：患者常出现“脊髓栓系综合征”的临床表现，常伴有皮肤红斑

人群分布特征

- 年龄
  - 3 个发病高峰
    - <5 岁（24%）
    - 10~30 岁（55%）
    - 40~50 岁（16%）
- 性别
  - 硬膜内：男 ≤ 女
  - 脊髓末端：男 < 女
- 流行病学
  - 硬膜内脂肪瘤（4%）
    - <1% 原发性椎管内肿瘤
  - 脂肪脊髓（脊膜）膨出（包括脊髓末端脂肪瘤）(84%)
  - 终丝脂肪瘤（12%）

自然病史及预后

- 婴儿期脂肪瘤通常快速生长，MR 信号发生改变
- 症状性患者不治疗，症状不能自发缓解
  - 病变全切除结合神经板重建术，长期预后良好
  - 次全切除或随访观察，长期预后不好

治疗

- 手术切除，脊髓松解（如适用）

诊断要点

关注点

- 即使新生儿小的脂肪瘤也要随访观察，因为可能快速生长

读片要点

- 脂肪瘤有明显特征，CT 脊髓造影显示为低密度，T_1WI 为高信号
- 应用 MR 化学脂肪饱和或反转恢复技术可证实脂肪成分

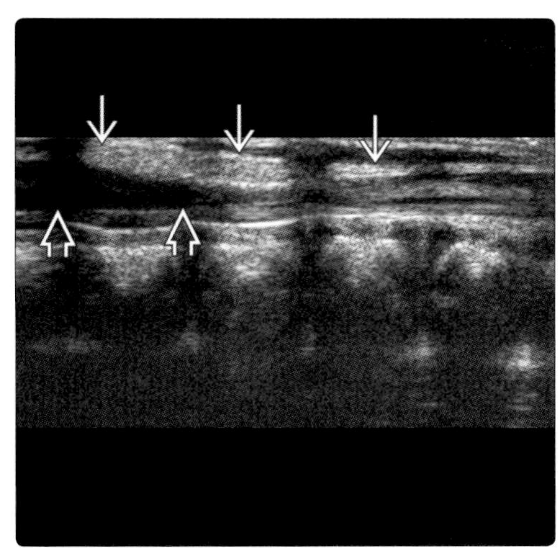

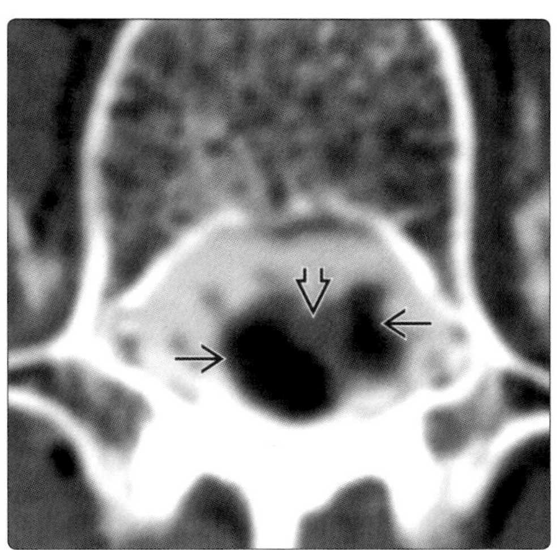

（左图）超声长横断位显示高回声的硬膜内脂肪瘤➡，沿圆锥➡背侧表面延伸，脂肪瘤回声特点与皮下脂肪相似。（右图）平扫CT椎管内注入对比剂后显示脊髓背侧典型的低密度（软膜下）脂肪瘤➡，脂肪瘤包绕并推移脊髓圆锥远端➡，椎体后缘出现扇贝状压迹

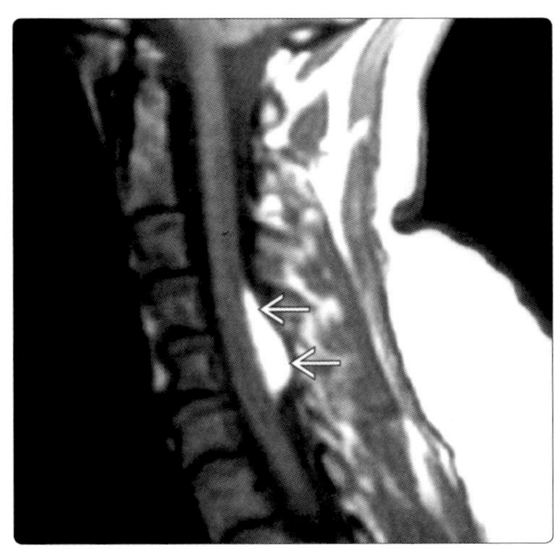

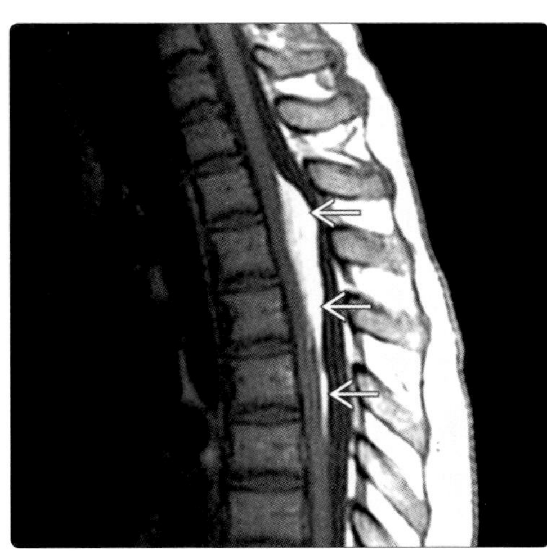

（左图）MR矢状位平扫T_1WI显示典型的硬膜内软脊膜下脂肪瘤➡，附着于颈髓背侧，脂肪瘤层面可见骨性椎管轻度重塑、扩大。（右图）MR矢状位平扫T_1WI显示较大的硬膜内胸髓脂肪瘤➡，向背侧脊髓圆锥表面陷入，背侧骨性椎管重塑，表明病程较长

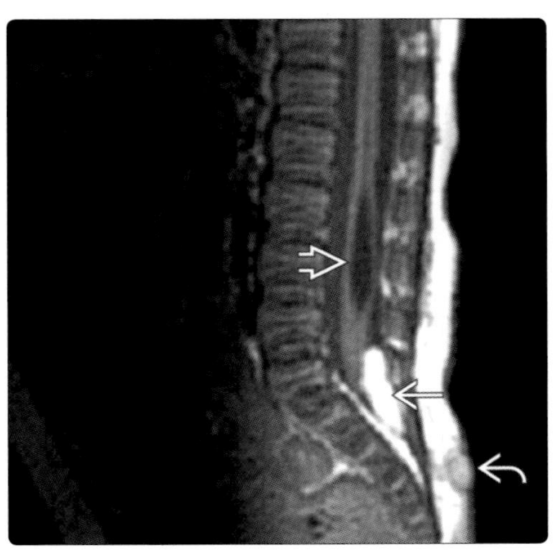

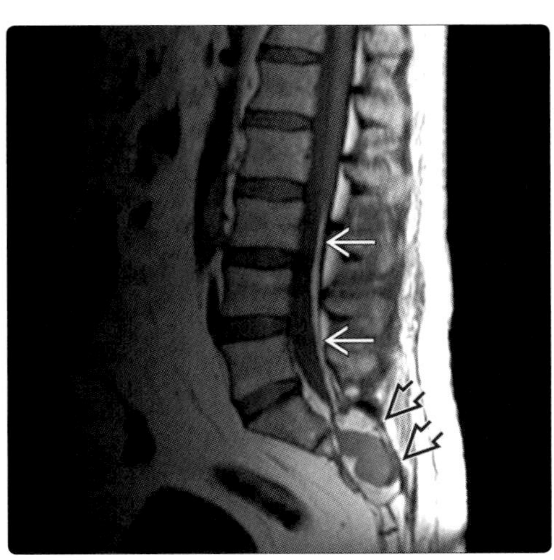

（左图）MR矢状位平扫T_1WI显示脊髓末端脂肪瘤➡，圆锥位置下降，固定于S_1水平。伴有脊髓末端空洞症➡，维生素E胶囊➡标记于皮肤缺损处皮毛窦。（右图）MR矢状位平扫T_1WI显示脊髓圆锥低位，伴细长的高信号终丝脂肪瘤➡，并进入骶椎管内的皮样囊肿内➡

终丝纤维脂肪瘤

关键点

术语

- 同义词：终丝纤维脂肪瘤、脂肪样终丝、“终丝内脂肪”
- 无临床症状，终丝中有脂肪，无其他异常表现

影像

- 终丝内线状脂肪信号／密度
- 圆锥位于正常位置
- 无脊髓栓系征象

主要鉴别诊断

- 髓内脂肪瘤
- 脊髓栓系
- 脂肪脊髓膨出
- 表皮样／皮样囊肿
- 蛛网膜下腔出血
- 伴有顺磁性效应的肿瘤

病理

- 终丝内灶状脂肪组织，无其他异常表现
  - 大体病理、显微镜下病变为典型脂肪组织
  - 偶然 4%～6% 尸检可见终丝脂肪瘤
- 无症状的终丝纤维脂肪瘤，腰骶部皮肤不出现红斑

临床问题

- 无症状，偶然发现

诊断要点

- 出现临床症状常提示椎管内脂肪瘤，而纤维脂肪瘤不引起临床症状
- 如果病变较大，引起症状；终丝厚度＞ 2mm，则考虑椎管内脂肪瘤

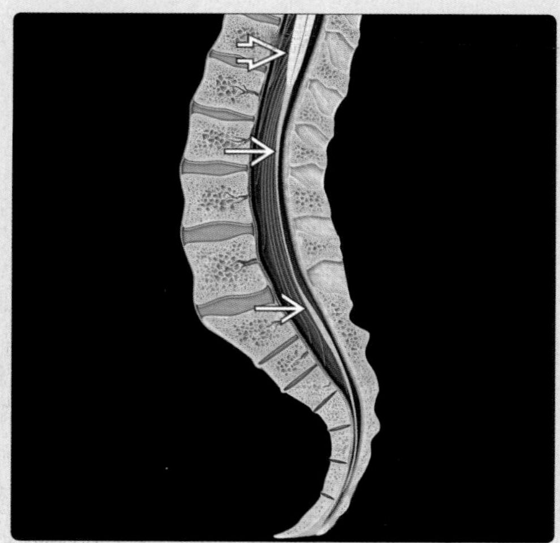

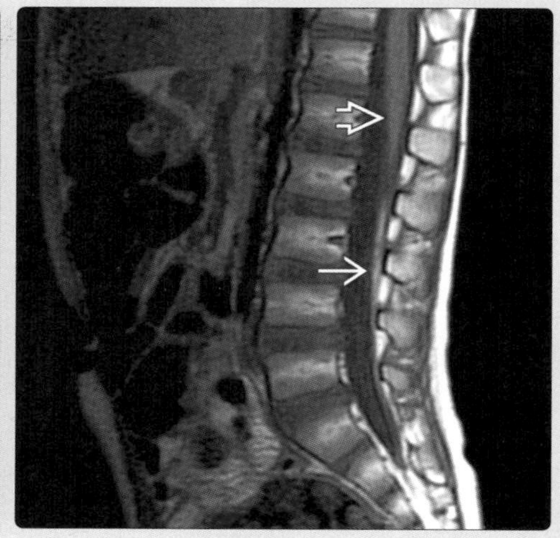

（左图）腰骶椎矢状位图显示终丝内广泛的脂肪浸润→，脊髓圆锥⇨在正常水平（L_1/L_2）。（右图）MR 矢状位平扫 T_1WI 显示终丝脂肪浸润→，圆椎⇨末端位置正常，位于 L_1/L_2 水平，容易忽略。该例纤维脂肪瘤偶然发现，患者无步态异常等临床症状

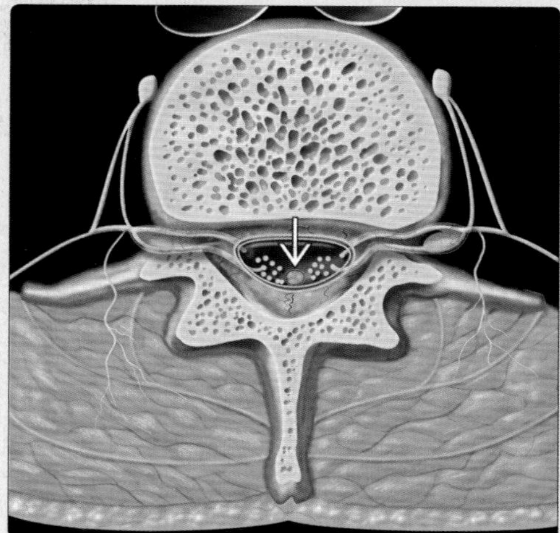

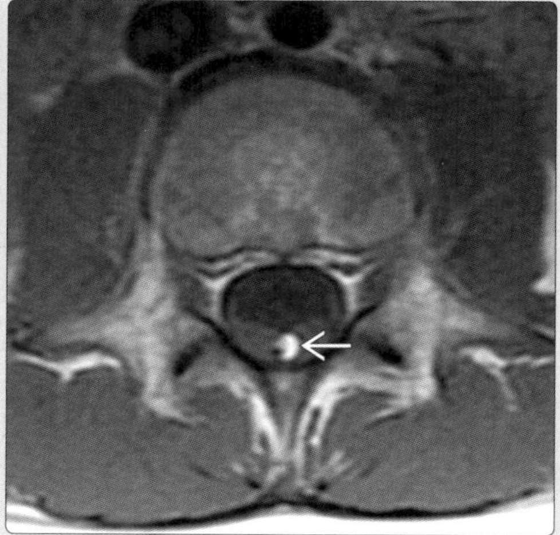

（左图）腰椎横断位图显示硬膜囊内典型的脂肪性终丝→，脂肪性终丝位于硬脊膜囊背侧，无占位效应。（右图）MR 横断位平扫 T_1WI 证实终丝脂肪浸润→，圆锥在正常位置（未提供图像），脂肪性终丝在横断位 T_1WI 容易发现

术　语

同义词
- 终丝纤维脂肪瘤、脂肪样终丝、“终丝内脂肪”

定义
- 正常终丝出现脂肪组织，但不引起临床症状
- 圆锥位于正常水平，无脊髓栓系征象

影　像

一般特征
- 最佳诊断线索
  - MRT_1WI 图像终丝内线状脂肪信号 / 密度
- 位置
  - 终丝（圆锥 - 骶骨水平）
- 大小
  - 长度不一，横径 1～5mm
    - 病变横径＞ 2mm，则称为“脂肪瘤”

CT 表现
- 平扫 CT
  - 腰骶椎背侧硬膜囊内灶状脂肪密度
  - 没有相关椎管闭合不全征象
- 增强 CT
  - 不强化

MR 表现
- T_1WI
  - 矢状位为纵向线状高信号
    - 可以出现在圆锥下方至骶骨的任何部位
  - 多分布于终丝硬膜内背侧 1/2 区域
  - 脂肪抑制序列为低信号
- T_2WI
  - 表现为脂肪信号
- 增强 T_1WI
  - 不强化

成像推荐
- 最佳影像方案
  - MR：T_1WI 显示典型的脂肪信号，圆锥位置、形态正常
- 推荐检查方案
  - 应用脂肪抑制 T_1WI 鉴别 T_1 高信号的性质

鉴别诊断

髓内脂肪瘤
- 大的脂肪瘤样团块（>5mm）
- 终丝增厚（>2mm）
- 圆锥低位或显示不清

脊髓栓系
- 终丝增厚，圆锥显示不清，平滑过渡至终丝

脂肪脊髓膨出
- 椎管背侧闭合不全

表皮样 / 皮样囊肿
- 成分复杂的硬膜内团块，脂肪抑制序列上信号变化各异

蛛网膜下腔出血
- 硬膜内液 - 液平面

具有顺磁性效应的肿瘤
- 黑色素瘤，脑膜黑色素瘤或神经鞘瘤在 T_1 表现为高信号

病　理

一般特征
- 病因学
  - 先天性
- 相关异常
  - 无症状的终丝纤维脂肪瘤，病灶背部皮肤无红斑出现
- 终丝脂肪浸润

直视病理特征
- 正常终丝内存在灶状脂肪组织

显微镜下特征
- 病变为典型的脂肪组织

临床问题

临床表现
- 最最常见的体征 / 症状
  - 无症状，常为偶然发现

人群分布特征
- 年龄
  - 儿童和成年均可发生
- 性别
  - 男性 = 女性
- 流行病学
  - 4%～6% 尸检偶然发现终丝脂肪瘤

自然病史及预后
- 正常变异

治疗
- 无症状终丝脂肪瘤无需特殊治疗

诊断要点

关注点
- 病变引起临床症状，多提示髓内脂肪瘤的诊断，而不支持无症状的纤维脂肪瘤
- 如果病变较大，引起症状，终丝厚度＞ 2mm，应考虑脊髓内脂肪瘤

血管脂肪瘤

关键点

术语

- 良性肿瘤由脂肪、血管成分组成

影像

- 平扫 T_1WI 上为高信号团块，增强 T_1WI 脂肪抑制可见强化
- 脊髓受累罕见：位于硬膜外
  - 常发生于胸椎
  - 范围常超过 1～4 节椎体节段
- CT
  - 硬膜外肿块，表现为伴有散在网状软组织的脂肪密度（−60～−20HU），轻度强化
- MR
  - T_1WI 高信号，信号不均匀
  - T_1 低信号可以评价血管成分含量
  - 增强 T_1WI 脂肪抑制最适于病灶评价，表现为不均匀强化

主要鉴别诊断

- 脂肪瘤
- 脂肪肉瘤
- 血肿
- 硬膜外或椎旁脓肿
- 硬膜外脂肪瘤

病理

- 肿瘤位于硬膜外前间隙，常呈浸润性生长，可以破坏邻近骨质
- 肿瘤位于硬膜外后间隙，常呈局限性生长，无骨破坏

临床问题

- 慢性进行性下肢轻瘫伴背疼

诊断要点

- 容易与血管平滑肌脂肪瘤混淆，血管平滑肌脂肪瘤常见于结节性硬化，并且肾脏也常伴有血管平滑肌脂肪瘤

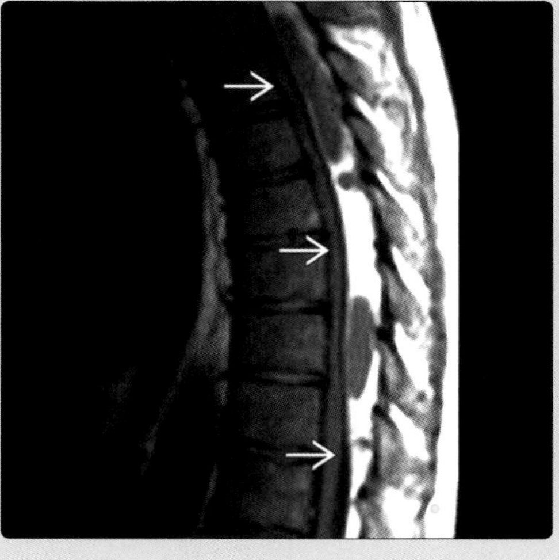

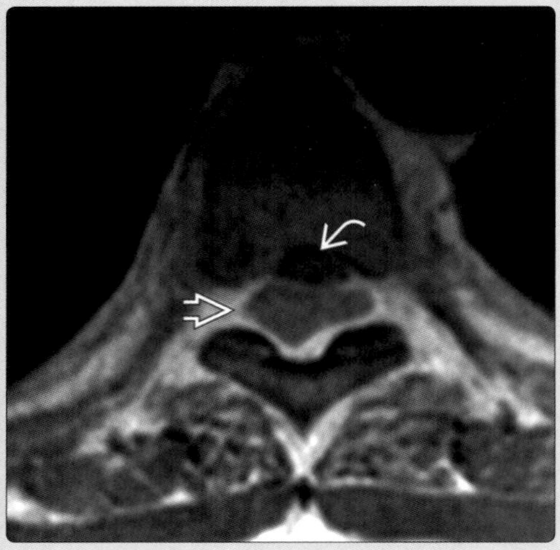

（左图）MR 矢状位平扫 T_1WI 显示长范围的以高信号为主的病变，累及胸段硬膜外间隙背侧，脊髓受压➡，T_1 呈高信号的脂肪成分内的等信号为血管成分。（右图）横断位增强 T_1WI 显示胸段背侧硬膜外血管脂肪瘤，伴有脊髓受压↗，脂肪成分病变内含血管瘤，表现为高信号内的低信号⇨

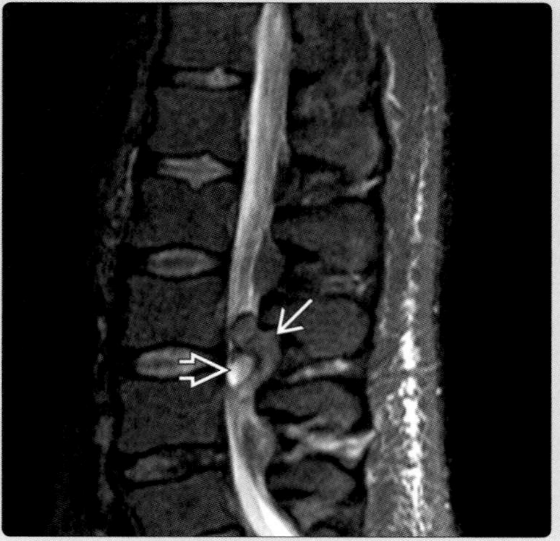

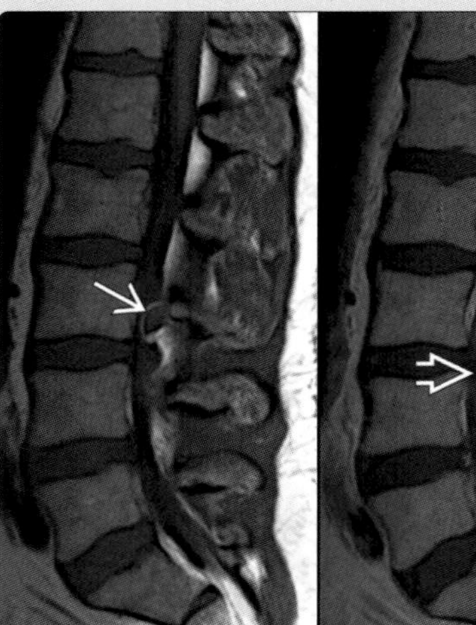

（左图）MR 平扫矢状位 STIR 图像显示分叶状、不均匀的背侧硬膜外肿块脂肪成分被抑制，血管成分仍呈高信号，脊髓血管脂肪瘤罕见，由不同比例的成熟脂肪和血管成分构成的良性肿瘤。（右图）MR 平扫矢状位 T_1WI 显示 L_3～L_4 水平背侧硬膜外间隙信号不均匀的病灶，增强后表现为轻度不均匀强化⇨

术 语

缩写

- 脊髓血管脂肪瘤（Spinal angiolopoma，SAL）

同义词

- 血管脂肪瘤、纤维肌脂肪瘤

定义

- 良性肿瘤由血管、脂肪成分组成

影 像

一般特征

- 最佳诊断线索
  - 平扫 T_1WI 为高信号团块，脂肪抑制增强 T_1WI 强化
- 位置
  - 发生于躯干，四肢，颈部的少见肿瘤
  - 脊髓受累罕见：位于硬膜外
    - 发生于胸椎最常见，可能与脊髓的阶段性供血有关
      - 胸椎中段血供最少
    - 髓内 SAL 极其罕见
  - SAL 可从椎旁延伸至椎管内
  - 罕见报道纵隔血管脂肪瘤，可伴有椎管扩大
- 大小
  - 范围常超过 1～4 节椎体节段
  - 平均长度 >2 个椎体长度
- 形态
  - 局灶性或浸润性团块，表现为不均匀的脂肪信号

平片表现

- 常阴性
- 有些病变可表现椎弓根侵蚀、椎管扩大
- 浸润性肿瘤，引起椎体小梁骨质改变

CT 表现

- 平扫 CT
  - 硬膜外肿块，伴有散在网状软组织的脂肪密度（−60～−20HU）
  - 轻度强化
  - 钙化罕见
  - 骨质重塑罕见

MR 表现

- T_1WI
  - T_1WI 高信号，信号不均匀
  - 信号不均匀与血管成分有关
  - 血管成份含量较多，表现为 T_1 等信号
- T_2WI
  - 与脑脊液相比，肿瘤为稍高信号
- PD
  - 信号比脑脊液高，但比脂肪信号低
- 增强 T_1WI
  - T_1WI 脂肪抑制最适于病灶评价，表现为不均匀强化

非血管性介入

- 脊髓造影
  - 非特异性的硬膜外团块
  - 侵袭性病变可引起造影剂受阻

成像推荐

- 最佳影像方案
  - 增强 T_1WI 脂肪抑制
- 推荐检查方案
  - 横断位，矢状位 T_1，STIR，T_2WI
  - 横断位，矢状位，增强 T_1WI 脂肪抑制

核医学表现

- PET
  - 使用 ^{18}F-FDG-PET 可以检测 SAL

鉴别诊断

脂肪瘤

- 很少或者不强化，分隔纤细
- 可以发生于硬膜内、硬膜外或皮下
- 显微镜下有助于鉴别，血管脂肪瘤内可见血管分支和纤维瘢痕

脂肪肉瘤

- 病灶内分隔不规则增厚，T_2 为高信号
- 显微镜下脂肪肉瘤细胞表现多形性、有丝分裂活性
- T_1 呈等信号的成分增多

血肿

- 脂肪抑制扫描信号不减低
- 除慢性期血肿外，病灶不强化
- T_2WI 表现为低信号

硬膜外或椎旁脓肿

- T_1WI 显示硬膜外脂肪信号不均匀，出现局灶性低信号
- 病灶边缘明显强化
- 病变表现类似血管脂肪瘤的不均匀信号，强化不均匀

硬膜外脂肪瘤

- 不均匀的脂肪信号，不强化
- ± 类固醇激素使用史
- 典型位于胸椎背侧硬膜外

病 理

一般特征

- 病因
  - 未知，有几个学说
    - 可能来源于原始的多潜能间充质细胞
    - 先天性畸形
    - 错构瘤性病变，损伤或炎症刺激下增大
- 遗传学
  - 皮下血管脂肪瘤的核型通常正常

  - 其他脂肪瘤样病变如脂肪瘤、脂母细胞瘤、冬眠瘤可有特征性染色体畸变
- 家族性血管脂肪瘤罕见
- 良性肿瘤常见于躯干、四肢和颈部
- 脊髓血管脂肪瘤罕见
- 可表现为局灶性、浸润性生长
  - 浸润性生长病变常见于硬膜外前间隙，可破坏邻近骨质
  - 局灶性生长病变常见于硬膜外后间隙，无骨破坏
    - 皮下组织内可出现多发病灶

直视病理特征

- 大体病理显示尽管病变内混有葡萄酒色或深褐色样组织，但总体表现为脂肪样组织肿物

显微镜下特征

- 存在脂肪、血管组织
  - 血管增生伴有微血栓形成
  - 镜下表现与破坏内皮细胞相关的血管内存在纤维蛋白微血栓
- SAL 与皮肤血管脂肪瘤不同，其主要血管内成分的直径远大于脂肪细胞的直径
- 血管在镜下表现多样，可表现为血窦，薄壁或厚壁平滑肌增生的形式
- 病变内无有丝分裂及细胞多形性
- 特点各异
  - 表现为含少量血管成分的脂肪瘤
  - 也可表现为含少量脂肪成分的血管团

临床问题

临床表现

- 最常见的体征 / 症状
  - 非特异性背痛
  - 其他体征 / 症状：脊髓受压
    - 渐进性下肢轻瘫
    - 妊娠后症状进展
      - 可能与体重增加有关
      - 肿瘤体积增加导致静脉引流受阻
      - 激素变化造成血管液体渗出增多
    - 肥胖可能导致瘤内脂肪成分增多从而产生症状
    - 较长的神经病程可能突然恶化
      - 血管充血
      - 血管扩张或退化
      - 发生盗血现象
      - 静脉淤血伴血栓形成
      - 病灶内出血
- 临床特征
  - 缓慢进行性偏瘫伴背痛

人群分布特征

- 年龄
  - 40～50 岁常见，也可发生于儿童
  - 平均年龄：42 岁
- 性别
  - 女 > 男
- 流行病学
  - 罕见，占所有脊髓病变 0.14%～1.2%
  - 占硬膜外肿瘤的 2%～3%
  - 常发生于胸椎中段，可以发生在脊髓的任何部位
  - CNS 受累罕见，且 90% 病例发生于脊髓

自然病史及预后

- 缓慢进展
- 骨质侵蚀提示侵袭性强，预后差治疗
- 出现疼痛或其他症状的病变，采取手术切除
  - 局灶型：有包膜，切除后复发率低
  - 浸润型：复发率 50%
    - 应考虑扩大切除后放疗
- 浸润型病灶部分切除，可以较好地缓解症状
- T_1WI 低信号的程度可以预测瘤内血管成分含量，给手术提供帮助

诊断要点

关注点

- 容易与血管平滑肌脂肪瘤混淆，后者常见于结节性硬化，肾脏常合并血管平滑肌脂肪瘤

读片要点

- 血管脂肪瘤内无血管流空信号

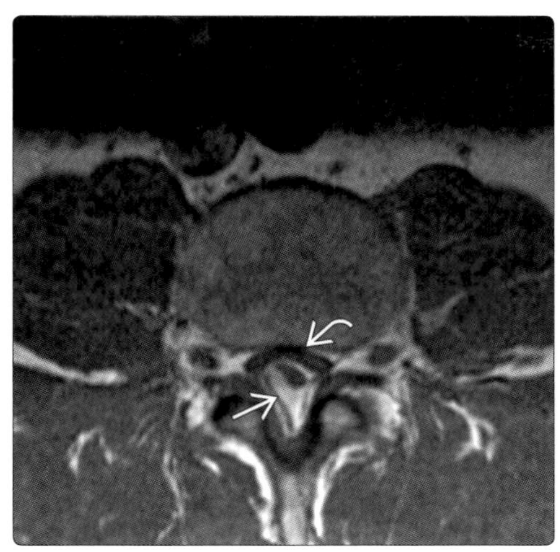

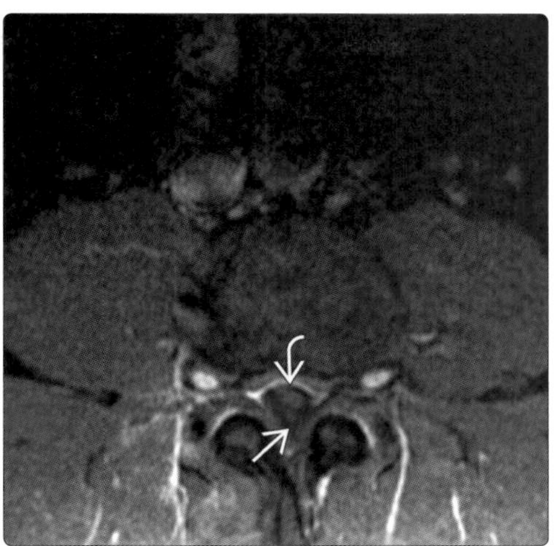

（左图）MR 横断位平扫 T_1WI 显示硬膜外 SAL ➡，信号不均匀，压迫硬膜 ↪，T_1WI 上中央低信号的程度，可预测血管成分。局灶型 SAL 常发生于硬膜外后腔，不累及周围组织。（右图）MR 横断位增强 T_1WI 脂肪抑制显示血管脂肪瘤后部边缘强化 ↪ 脂肪抑制图像脂肪成分 ➡ 为低信号

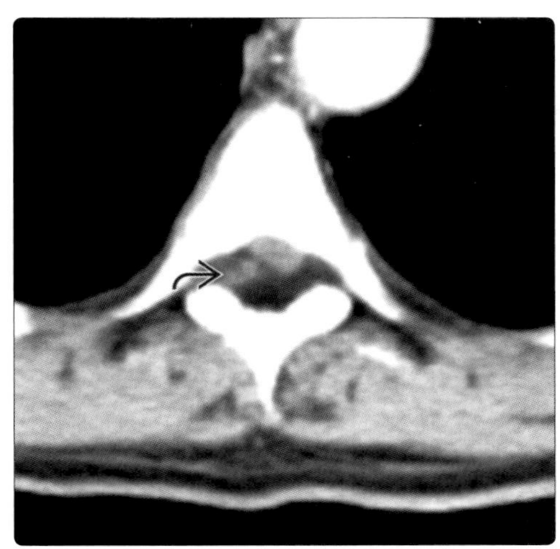

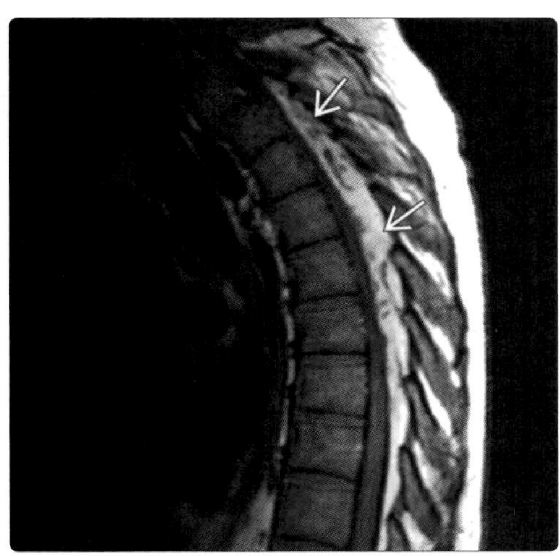

（左图）增强 CT 显示背侧硬膜外脂肪密度肿块，伴有软组织成分 ↪。（右图）MR 矢状位平扫 T_1WI 显示较大的背侧硬膜外肿块 ➡，T_1 呈不均匀高信号，伴有脊髓受压，含有血管瘤和脂肪瘤组织的肿瘤主要位于胸中段，SAL 常表现为明显强化，可与不强化的硬膜外脂肪增多症鉴别

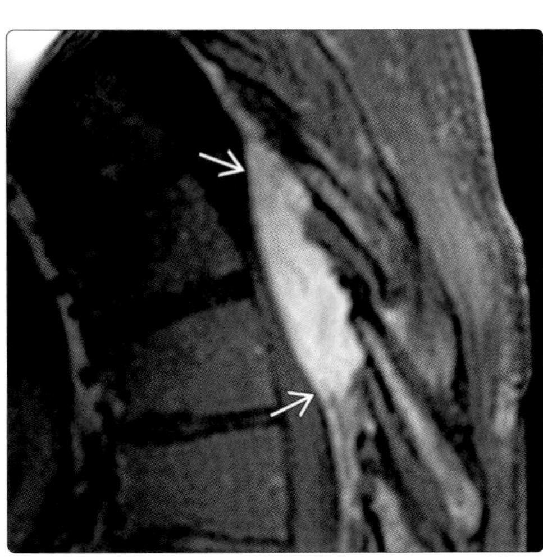

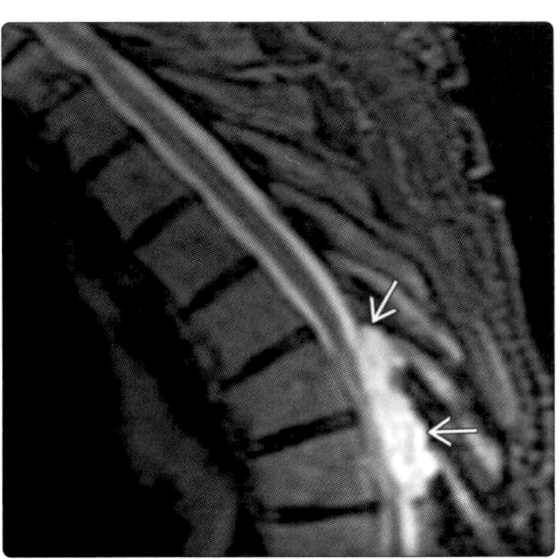

（左图）MR 矢状位增强 T_1WI 脂肪抑制显示轻度不均匀强化的硬膜外肿块 ➡，伴有上胸段脊髓受压，为硬膜外背侧肿块的非特异性表现，SAL 术前诊断比较困难。（右图）MR 矢状位平扫 STIR 图像显示硬膜外背侧肿块 ➡，呈分叶状高信号，伴上胸段脊髓受压，SAL 的临床症状与脊髓受压有关

第 5 章

髓内病变

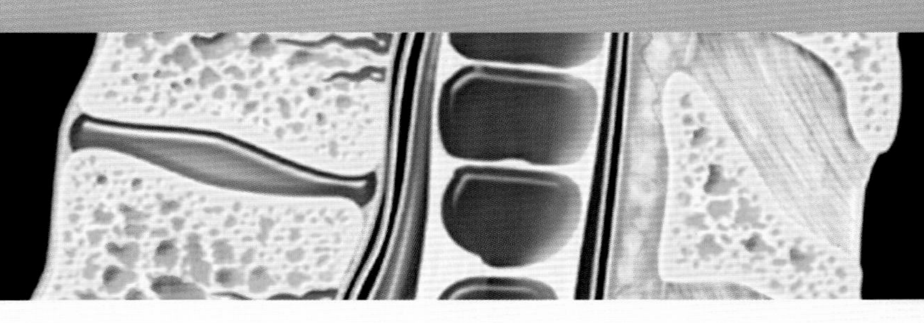

脊髓终室

关键点

术语

- 同义词：终室，第五脑室，中央管末端囊肿样扩张(CDVT)

影像

- 脊髓中央管远端轻度囊样扩张
- 无神经胶质增生或脊髓软化
- 扩张边缘无结节或强化灶

主要鉴别诊断

- 脊髓中心管短暂性扩张
- 脊髓空洞症
- 囊性脊髓肿瘤
- 脊髓软化

病理

- 在胚胎发育(第9周)时期，脊髓末端发生继发性神经损伤
- 脊髓圆锥内由脑脊液填充的囊腔被覆室管膜

临床问题

- 典型的偶然发现病变的无症状患者无需治疗
- 对于少见的症状性患者主要采取外科减压术和相关对症治疗

诊断要点

- 影像检查主要目的是与囊样脊髓肿瘤和脊髓空洞鉴别
  - 钙化、分隔、结节、强化或偏心性分布均不支持终室诊断，需进一步评估
- 排除其它异常导致脊髓栓系，才能诊断

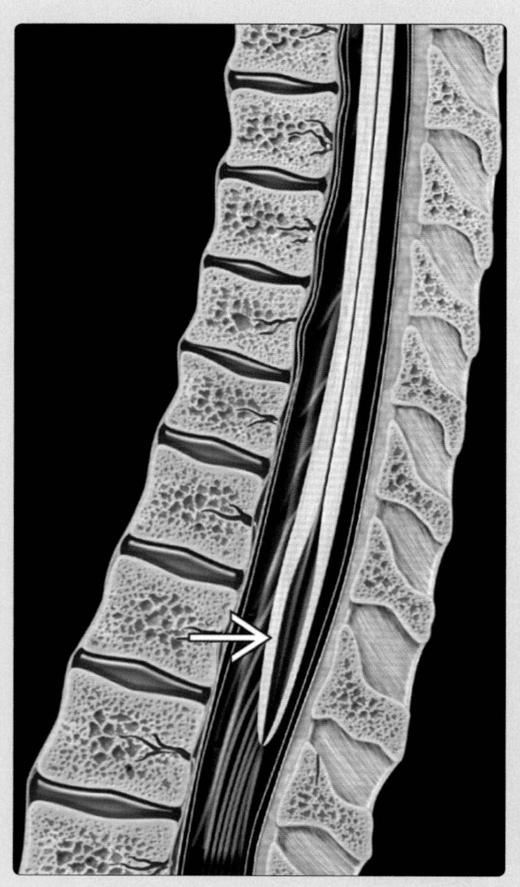

矢状位图显示典型的终室，位于圆锥内远端中央管单纯梭形扩张➡

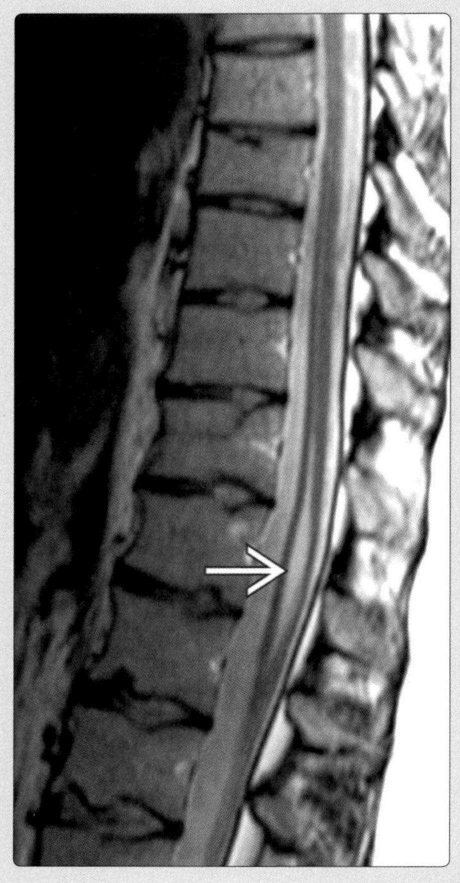

MR 矢状位平扫 T_2WI 示典型终室，即圆锥内中央管远端扩张，边缘光滑➡，可见多发椎体许莫结节，与终室无关

术 语

同义词

- 终室，第五脑室，中央管末端囊样扩张（CDVT）

定义

- 脊髓中央脑脊液样信号／密度伴有圆锥水平脊髓中央管扩张

影 像

一般特征

- 最佳诊断线索
  - 脊髓中心管远端轻度囊样扩张，脊髓信号无异常，无异常强化
- 位置
  - 脊髓远端或圆锥水平
- 大小
  - 2～4mm（横径）；长度很少超过 2cm
- 形态
  - 脊髓中央脑脊液样信号／密度，边缘光滑，规则，无肿块或结节
  - 圆锥位置正常（T_{12} → L_2）

CT 表现

- 增强 CT
  - 脊髓中央管远端脑脊液样密度病灶，局部扩张
  - 扩张囊壁无肿块，无强化

MR 表现

- T_1WI
  - 远端中央管脑脊液样信号，局部扩张
- 相位重像或截断伪影表现可类似于中央管扩张，注意鉴别
  - 圆锥位置正常（T_{12}～L_2）
  - 终丝无增粗，无脂肪瘤
- T_2WI
  - 远端中央管扩张，呈脑脊液信号
  - 扩张中央管无分隔
- 增强 T1WI
  - 病灶内无强化
    - 需与囊性肿瘤相鉴别

超声表现

- 灰阶超声
  - 圆锥位置正常，其内可见无回声病灶，中心管轻度扩张，病灶内无分隔
  - 神经根、圆锥活动不受限
  - 终丝无增粗（<2mm 正常），无脂肪瘤
- M 型超声
  - 用于评价神经根、圆锥活动是否正常

成像推荐

- 最佳影像方案
  - 多平面磁共振成像
- 新生儿
  - 超声用于筛查先天畸形
    - 鉴别终室及脊髓囊性肿瘤
    - 有异常发现时需用 MR 证实
- 儿童，成年人，婴儿（超声检查有阳性发现）
  - 薄层 MR 矢状位 T_1WI、T_2WI（层厚 3mm）
  - 轴位 T_1WI、T_2WI（层厚 3～4mm），范围脊髓远端到骶椎
    - 用于排除隐匿性闭合不全，脂肪瘤，终丝增粗
  - 应用 MR 矢状位、轴位增强 T_1WI 来排除肿瘤

鉴别诊断

短暂性脊髓中央管扩张

- 正常变异
- 新生儿中央管轻度扩张
- 出生一周后消失

脊髓空洞症

- 脊髓远端 1/3（或更长范围）的囊样扩张
- 可单独存在或合并先天性脊柱畸形（高达 30%）

囊性脊髓肿瘤

- 星形细胞瘤
- 室管膜瘤
- 血管母细胞瘤
- 可出现脊髓信号异常、增粗，病变实性成分强化

脊髓软化

- 有创伤、血管意外，或其他脊髓损伤病史
- 脊髓萎缩，± T_2 高信号

病 理

一般特征

- 病因
  - 形成于胚胎发育期间（第 9 周），脊髓末端第二神经胚形成（先前的神经管形成和退化）
    - 由初级神经胚层形成的中心管部分与次级神经胚层部分形成联合点异常
- 中央管常在出生后 1 周退化；持续存在需鉴别是儿童或成人
- 伴发异常
  - 偶尔伴有马尾萎缩及脊髓栓系

分期、分级和分类

- deMouraBatista 分类，基于症状对囊性终室进行手术分层治疗的分类
  - Ⅰ型：非特异性神经症状（腰背痛，坐骨神经痛，下肢痛）
  - Ⅱ型：局灶性神经功能缺损，轻瘫，感觉障碍，深反射异常，肌肉萎缩
  - Ⅲ型：肠／膀胱括约肌受损，尿失禁

直视病理特征

- 圆锥内由室管膜包绕的单纯脑脊液样的囊腔

- 通常以实际存在的囊腔或室管膜残留物的形式存在
- 少部分病人囊肿扩大

• 无神经胶质增生或肿瘤

显微镜下特征

• 脊髓显微结构正常
  - 囊室内衬有室管膜细胞

• 无神经胶质增生或肿瘤

临床问题

临床表现

• 最常见的体征／症状
  - 因其他疾病进行影像检查时偶然发现
  - 通常在坐骨神经痛治疗期间发现
• 其他体征／症状
  - 很少发生异常扩张或出现症状而需要治疗
    - 双侧坐骨神经痛
    - 马尾综合症
    - 下肢无力
    - 尿潴留
• 临床特征
  - 患者通常无症状或呈现非特异性神经症状

人群分布特征

• 年龄
  - 大多数确诊时 <5 岁；可发生在任何年龄
• 性别
  - 男 = 女
• 流行病学
  - 2.6% 的正常儿童（<5 岁）于 MR 检查时发现终室
  - 成年人不常见；MR 广泛应用前，主要在尸检中发现

自然病史及预后

• 大小随人体生长发育不断变化，中年时最小，幼儿时和老年时最大
• 不致死、致残
  - 大小稳定或缩小，病变增大未见报道
• 罕见的症状性病例术后症状得以改善

治疗

• 无症状患者无需治疗
  - 根据临床需要，可进行 MR 随访
• 罕见的症状性病例，需采取外科减压术以及相关对症处理
  - 开窗术 ± 囊肿引流至蛛网膜下腔、胸腔和腹腔

诊断要点

关注点

• 最重要的影像学检查目的是与囊性肿瘤或脊髓空洞鉴别
• 无症状的患者无需进一步影像学检查
• 对于症状性患者，除非囊肿扩张程度达到手术引流指征，否则需临床和 MR 随访监测

读片要点

• 圆锥位置正常，中央管远端的孤立性轻度扩张的囊腔，常偶然发现
  - 钙化、分隔、结节、强化或偏心分布均不支持终室的诊断，需进一步的评估
  - 截断伪影或相位重像伪影表现类似终室或脊髓空洞，注意鉴别
• 排除其它可能导致脊髓空洞或脊髓栓系的原因，才能诊断终室

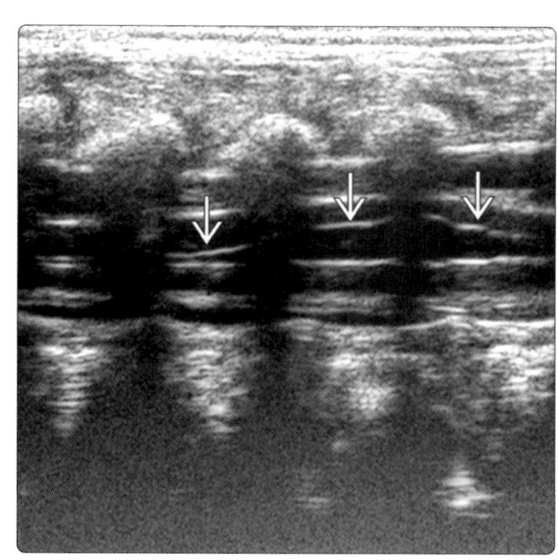

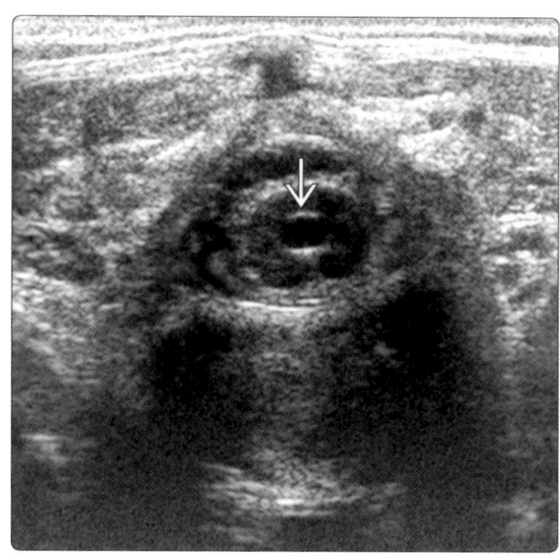

（左图）超声脊柱纵向检查显示圆锥远端脊髓中央管平滑梭形扩张➡。（右图）超声脊柱横向检查证实圆锥中央管平滑扩张➡，病灶位于中央，无偏心性空洞，无结节，若发现上述特征则排除单纯性终室

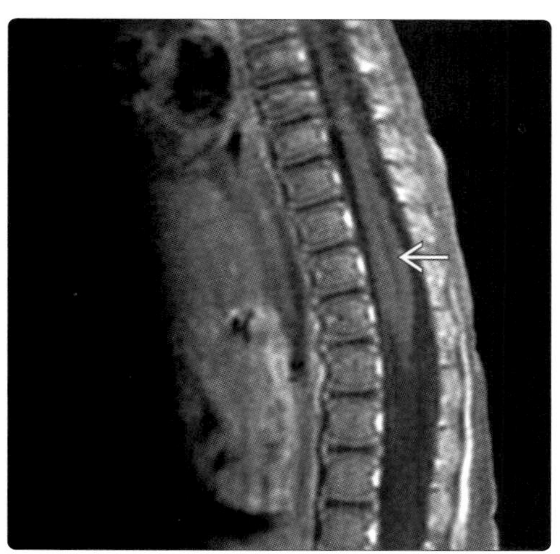

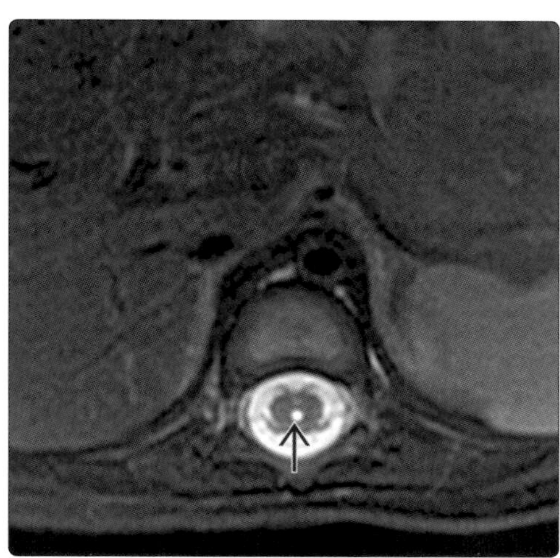

（左图）MR矢状位增强T_1WI脂肪抑制显示圆锥中央管扩张，呈液体信号➡，无异常强化灶，胸椎和颈椎正常（未显示）。（右图）无症状患者，因皮肤血管畸形进行检查，MR横断位平扫T_2WI脂肪抑制显示圆锥中央管扩张，呈脑脊液信号➡

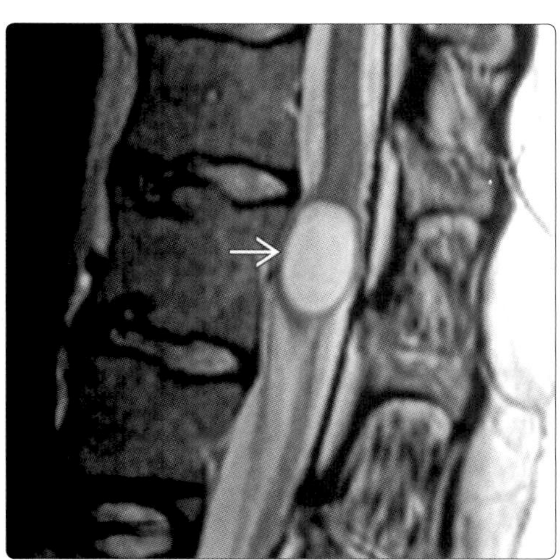

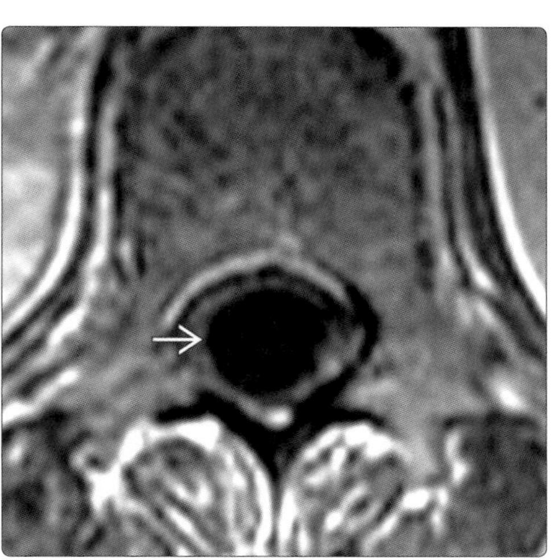

（左图）MR矢状位平扫T_2WI显示囊状扩张的终室或“第5脑室”➡，扩张区域位于中央管内，局限于圆锥水平。（右图）MR横断位增强T_1WI显示囊样扩张的终室内无强化➡，囊样扩张病变位于中心管内，局限于圆锥，支持终室诊断

脊髓空洞症

关键点

术语
- 脊髓积水：囊样中心管扩张
- 脊髓空洞症：与中央管不相通的脊髓内囊腔
- 延髓空洞症：脑干内空洞

影像
- 脊髓扩张呈串珠样或囊腔样
- 椎管正常或扩大，椎体扇贝征

主要鉴别诊断
- 终室
- 囊性脊髓肿瘤
- 脊髓软化

病理
- 可伴随脑积水，Chiari 1型或2型畸形，脊髓脊膜膨出或其他椎管闭合不全，脊髓栓系，先天性脊柱侧凸，脊髓损伤等异常

临床问题
- 隐匿性疼痛或温度/感觉消失，位置觉、本体觉、轻触感保留
- 上肢远端无力，步态不稳
- 病变向上可发生脑神经病变、延髓空洞症

诊断要点
- 尽管病灶内有分隔，但大的空洞常常相通
- 增强扫描有助于鉴别复杂性空洞与肿瘤

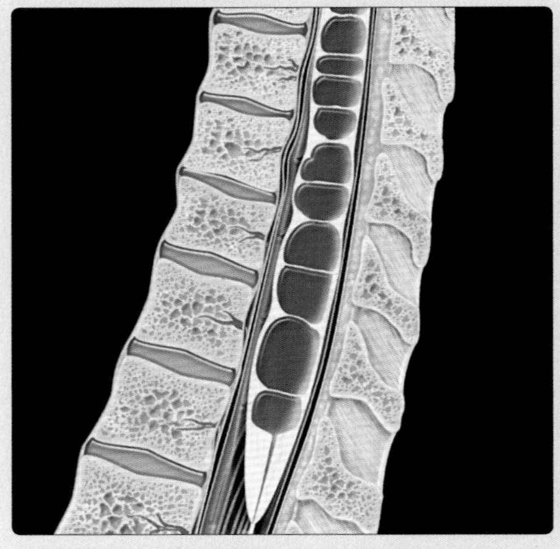
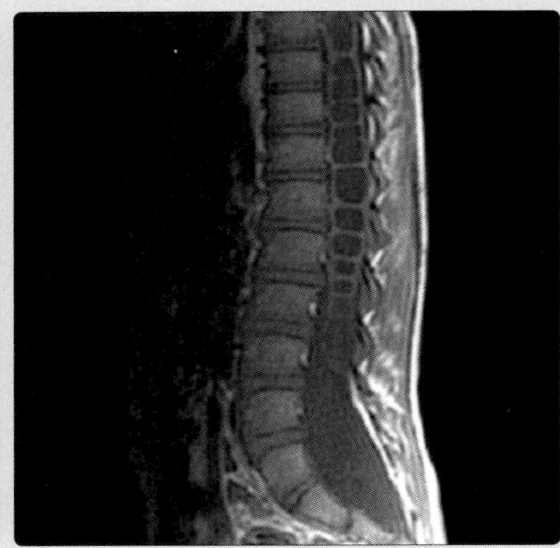

（左图）矢状位图显示长范围、串珠状的脊髓空洞，延伸至圆锥内，虽然大的囊腔可见分隔，但各囊腔相通。（右图）MR矢状位平扫 T_1WI（Chiari 2型畸形，未显示）显示较长范围囊腔，占据整个脊髓，并延伸至低位的脊髓末端（嵌入 L_4 水平硬膜闭合处）

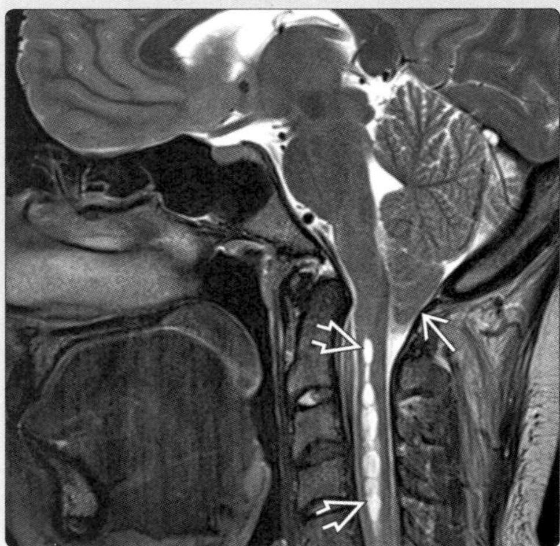
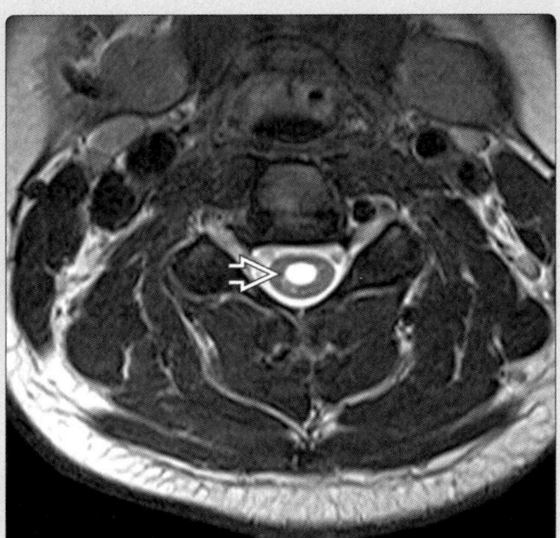

（左图）MR矢状位平扫 T_2WI脂肪抑制（Chiari 1型畸形）显示小脑扁桃体下疝，低于枕骨大孔➡，颈髓内脊髓空洞症➩。（右图）MR横断位平扫 T_2WI（Chiari 1型畸形，未显示）显示典型的颈髓空洞积水症➩，特征性的脊髓中央管扩张，壁光滑，无结节、偏心性空洞或脊髓软化

术 语

定义
- 脊髓积水：中央管囊性扩张
- 脊髓空洞症：与中央管不相通的脊髓内囊腔
  - 延髓空洞症：脑干内空洞
  - 脑空洞症：大脑／大脑脚空洞
- 脊髓空洞积水症：脊髓空洞症＋脊髓积水的特点
- “前趋状态”：脑脊液流动力学改变导致可逆性脊髓水肿

影 像

一般特征
- 最佳诊断线索
  - 脊髓扩张呈串珠样或囊腔样
- 位置
  - 脊髓内
- 大小
  - 轻度至显著扩张
- 形态学
  - 髓内囊性病变；病变较小时呈管状，病变较大时呈串珠状，内可有分隔

平片表现
- 平片
  - 骨性椎管正常或扩张
  - ± 萎缩性神经性关节病（颈髓空洞）

CT 表现
- CECT
  - 脊髓增粗，内可见不强化的脑脊液密度的囊腔
- CT 骨窗
  - 椎管正常或扩大，椎体扇贝征（严重、长期存在的脊髓空洞）

MR 表现
- T_1WI
  - 脊髓内低信号裂隙
    - 矢状位图像可显示病变纵向范围
    - 轴位图像可显示病变局部结构，明确其与相邻结构的关系
- T_2WI
  - 脊髓内高信号囊腔 ± 邻近胶质增生，脊髓软化
    - ± 蛛网膜粘连，脊髓拴系或水肿
- 增强 T_1WI
  - 囊腔不强化；出现强化提示炎症或肿瘤性病变

超声表现
- 灰阶超声
  - 低回声的髓内空洞或中央管扩张

非血管性介入
- 脊髓造影
  - 脊髓增粗 ± 椎管扩大
  - 脊髓空洞内可有延迟性对比剂渗入

其他影像学表现
- 2D MR 电影相位对比技术（PC）可观察脑脊液流动情况
  - ± 小脑扁桃体区异常的脑脊液动力学（Chiari 1）
  - 圆锥运动正常，可以排除脊髓栓系
  - 较大的脊髓空洞通常伴有脑脊液流动伪影

成像推荐
- 最佳影像方案
  - MR
- 推荐检查方案
  - 矢状位、轴位 T_1WI，T_2WI，MR 增强 T_1
  - MR 电影技术观察 CSF 流动情况

鉴别诊断

终室
- 仅有脊髓终末中央管无症状（正常）扩张

囊性脊髓肿瘤
- 脊髓增粗，囊腔被异常的 T_2 信号包绕，出现结节样强化

脊髓软化
- 脊髓体积缩小，胶质增生
- T_1WI 上无脑脊液样信号囊腔

病 理

一般特征
- 病因
  - 很多假说；2 大主要理论互斥
    - 蛛网膜下腔异常改变导致脑脊液通过血管周围间隙进入脊髓→脊髓内裂隙形成，扩张
      - 蛛网膜粘连，肿块，Chiari 畸形，椎管闭合不全，脊髓灰质炎
    - 脊髓 2° 损伤到原发性病变过程（创伤，感染或炎性脊髓炎，脊椎病）→脊髓空洞
- 伴发异常
  - 脑积水，Chiari 1 或 2 型，脊髓脊膜膨出或其他椎管闭合不全症，脊髓拴系，先天性脊柱侧凸
- 纵向分布的充满脑脊液的囊腔 ± 周围神经胶质增生，脊髓软化症
- 与脊柱侧弯相关（脊柱左凸，顶部／末端脊椎，男性，Chiari 1 或 2 型多见）
- 脊髓积水：内衬室管膜的中央管扩张
  - “脊髓脑积水”
  - 中央管的通畅性决定了空洞的位置和范围
  - 少数无症状的成年人中可发现出裂隙样的中央管剩余物
- 脊髓空洞症：与中央管不相通的内衬胶质细胞的旁中央脊髓内囊腔
  - ± 偏心性的向前连合、灰质后角延伸

- 髓内压力增加→继发神经功能障碍到长纤维束、神经元和微循环受压
- “前驱状态”：由脑脊液流体动力学改变引起的脊髓可逆水肿，不会直接导致空洞
  - 枕大孔区脑脊液流动受阻通常提示 Chiari 1 型或 2 型

大体病理及外科特征

- 扩张囊腔 ± 与中央管连续
- ± 蛛网膜粘连，占位，脊髓栓系，Chiari 畸形，血液产物／外伤性碎屑

显微镜下特征

- 中央管扩张直接与第四椎管相通
  - 空洞内衬室管膜；长度与年龄相关性中央管狭窄有关
- 无空洞区域脊髓内出现非交通性中央管扩张
  - 第四脑室以下的不同区域；脊髓空洞边界为临近中央管狭窄处
  - ± 旁中央可伴有胶质增生
- 脊髓实质空洞与中央管不连续
  - 脊髓软化症、旁中央伴有由胶质、纤维组织、中央色素沉淀、神经元吞噬、Wallerian 变性

临床问题

临床表现

- 最常见的体征／症状
  - 分离性疼痛和温度／感觉缺失，位置感、本体感觉、轻触觉保留
  - 上肢远端无力，步态不稳
  - 其他体征／症状
    - 机械性脊柱痛、神经根痛、痉挛性截瘫、脊柱侧弯
    - 脑神经病变
- 临床特征
  - 脊髓中央囊腔对称扩大，可无症状或出现非特异性神经系统症状（痉挛、无力、节段性疼痛）
  - 脊髓旁中央的囊腔引起症状，与长段或节段性脊髓空洞部位有关

人群分布特征

- 年龄
  - 常发生于青少年和成年人；儿童不常见
- 性别
  - 无性别差异
- 流行病学
  - 原发空洞常见于年轻人
    - 颅底凹陷，Chiari 1 型或 2 型发生率增高
  - 继发性空洞可发生于任何年龄：存在时间与原发疾病有关
    - 25% 脊髓损伤患者可发生脊髓空洞

自然病史及预后

- 不同；取决于潜在病因
  - 慢性脊髓空洞，常缓慢进展；偶尔急性起病
  - 自行消失者罕见
- ± 通过 Chiari 解压术，肿块切除术，粘连松懈术，或脊髓松解术，脊髓空洞可缓解
  - 长期缓解 <50%
  - 感觉障碍，感觉迟钝，疼痛相对于运动无力或步态障碍更容易改善
- 脑脊液舒张期流量决定于囊肿大小、生物学行为
  - 手术成功后舒张期流速↓；持续↑意味着预后不良
- 主要解决潜在致病病因
  - 骨性畸形矫正，减压、解除脊髓拴系，解除粘连
  - 只有不能恢复正常脑脊液动力学的情况下，才考虑留置导管引流

诊断要点

关注点

- 空洞的病因影响治疗方法的选择
- 尽管空洞内可见分隔，但囊腔通常相通

读片要点

- 单纯脊髓空洞症很容易诊断
- 增强扫描排除复杂空洞的肿瘤病灶

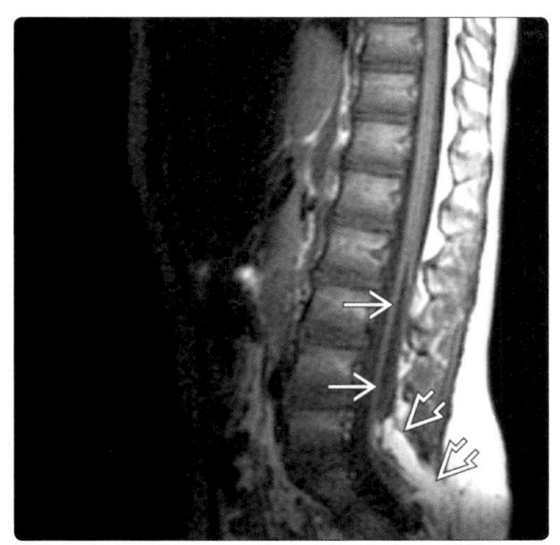

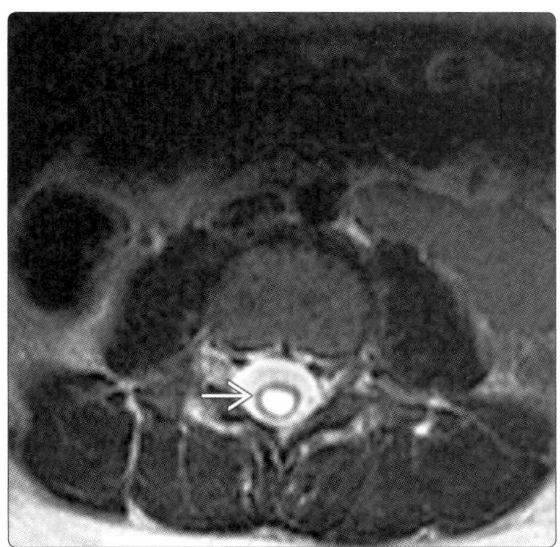

（左图）MR 矢状位平扫 T_1WI（脊髓栓系）显示脊髓低位➡，伴骶骨脊髓脊膜膨出⇨。（右图）MR 横断位平扫 T_2WI（骶骨脊髓脊膜膨出症，脊髓拴系）显示脊髓中央管扩张，呈脑脊液样信号，为脊髓空洞症的特点➡

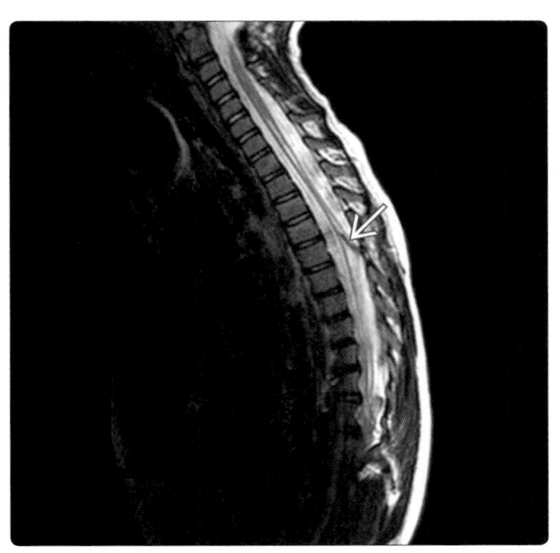

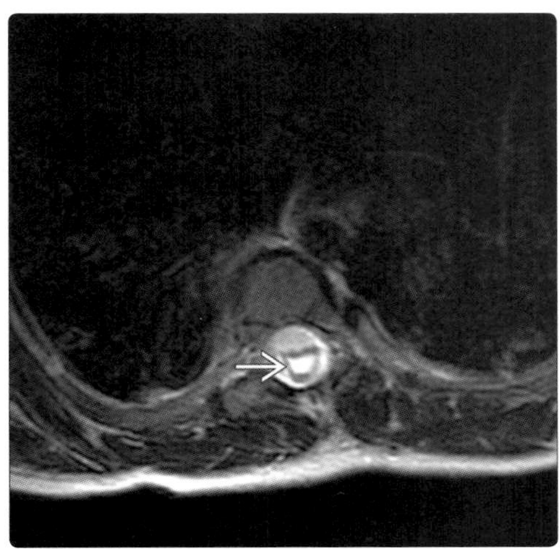

（左图）胸椎 MR 矢状位 T_2WI（Chiari 2 型畸形，脊髓脊膜膨出）显示脊髓萎缩，内可见小空腔➡。低信号分流导管延伸至空腔内。（右图）MR 横断位平扫 T_2WI（Chiari 2 型畸形，手术闭合脊髓脊膜膨出后放置分流导管，显示胸髓内不规则囊腔➡

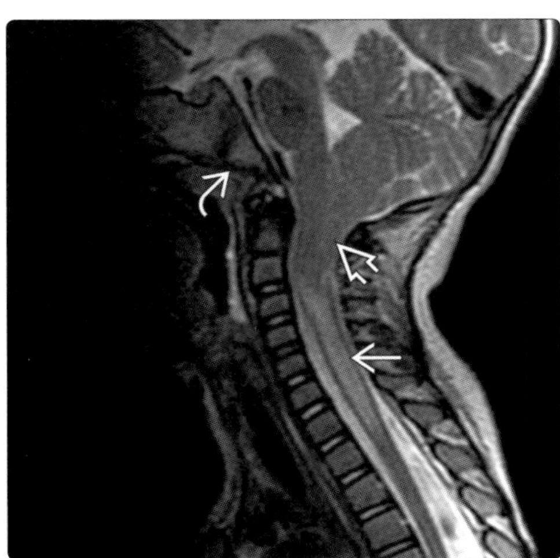

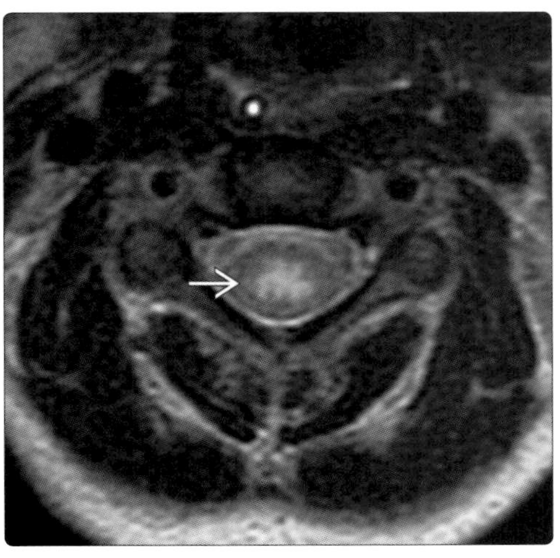

（左图）MR 矢状位平扫 T_2WI（Chiari 1 型畸形）显示小脑扁桃体下疝⇨，顶盖和第四脑室位置正常，是典型 Chiari 1 型畸形，斜坡轻度缩短⇨，髓内水肿，无明确脊髓空洞征象➡，提示脊髓空洞“前驱状态”。（右图）MR 横断位平扫 T_2WI（Chiari 1 型畸形）显示颈髓中央水肿，无明确脊髓空洞症征象，提示脊髓空洞“前驱状态”➡

吉兰-巴雷综合征

关键点

术语

- 急性炎症性脱髓鞘性多发性神经病（acute inflammatory demyelinationg polyradiculoneuropathy，AIDP）
- 周围神经、神经根、脑神经的自身免疫性感染，或疫苗接种后的急性炎性脱髓鞘

影像

- 马尾和脊髓圆锥软脑膜强化，边缘光整
  - 神经根可稍增粗
  - 圆锥不增粗
- MR 横断位增强 T_1WI 显示马尾腹侧神经根强化

主要鉴别诊断

- Miller-Fischer 综合征（MFS）
- 慢性多发性神经病
  - 亚急性炎症性脱髓鞘性多发性神经病
  - 慢性炎症性脱髓鞘性多发性神经病
  - 遗传性多发性神经病
- 癌性或淋巴瘤性脑膜炎
- 腰椎前神经根病

病理

- 70% 的 GBS 患者有前驱事件或触发事件
  - 通常病毒性疾病之后
- 空肠弯曲杆菌感染后

临床问题

- 典型表现是“上行性麻痹”
  - 上行至脑干可累及脑神经
  - 严重病例出现呼吸麻痹，需要呼吸机治疗（约 25%）
- 常出现感觉丧失，但不严重

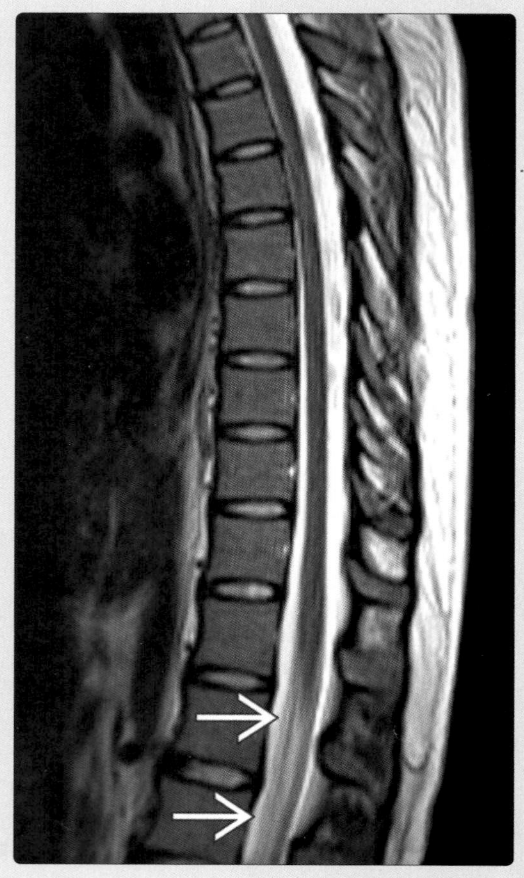

GBS 患者，MR 矢状位平扫 T_2WI 图像显示马尾增厚➡，圆锥形态和信号正常，抗神经节苷脂抗体滴度升高证实为 GBS

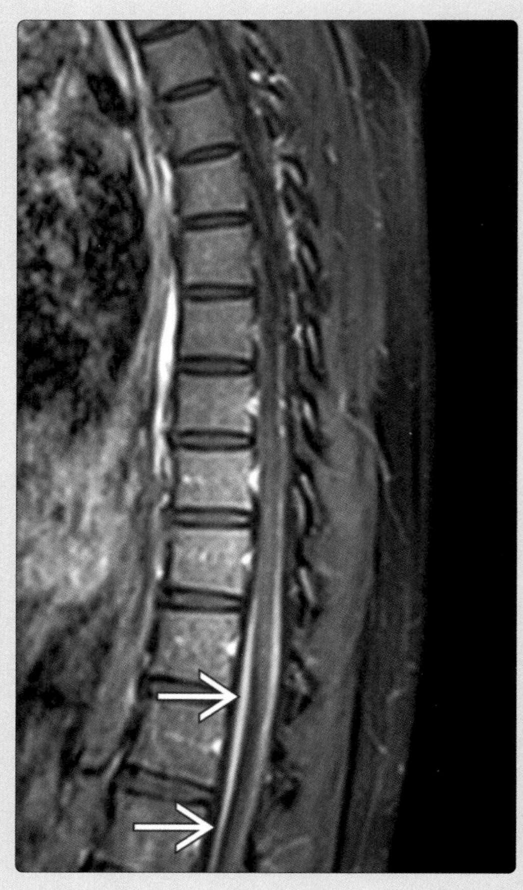

胸椎 MR 矢状位增强 T_1WI 脂肪抑制显示马尾光滑线样增厚和强化➡，该患者表现为典型急性发作性四肢远端无力、反射消失

术 语

缩写

- 吉兰-巴雷综合征(Guillain-Barré syndrome,GBS)

同义词

- 急性炎症性脱髓鞘性多发性神经病(AIDP)
- 上行性麻痹

定义

- 周围神经，神经根，脑神经的自身免疫性感染，或疫苗接种后的急性炎症性脱髓鞘

影 像

一般特征

- 最佳诊断线索
  - 马尾和脊髓圆锥软脑膜强化，边缘光整
- 位置
  - 影像学上典型部位为马尾，特别是腹侧神经根
- 大小
  - 神经根可以轻度增粗
- 形态
  - 神经根对称、光滑

CT 表现

- 增强 CT
  - 少见：可见腰神经根对称性强化
  - CT 很难诊断

MR 表现

- T_2WI
  - 可见正常圆锥
  - 可见神经根轻微增粗
- 增强 T_1WI
  - 马尾强化
    - 神经根可以稍微增厚，非结节样
  - 横断位图像显示马尾腹侧神经根强化
  - 脊髓远端和圆锥软脊膜表面强化，表现多种多样
    - 圆锥不增粗

非血管性介入

- 脊髓造影术
  - 可见马尾神经根对称性增粗

成像推荐

- 最佳影像方案
  - 矢状位及横断位 $T_1WI\pm$ 钆对比剂

鉴别诊断

Miller-Fischer 综合征(MFS)

- 与 GBS 不同：共济失调，反射消失，眼肌麻痹
- >85% 的 MFS 患者血清存在含抗 GQ1b 抗体，但不特异
- 可能有相似的触发事件

慢性多发性神经病

- 亚急性炎症性脱髓鞘性多发性神经病(SIDP)
  - 4 周至 2 个月之间发病
- 慢性炎症性脱髓鞘性多发性神经病(CIDP)
  - 两者都表现为缓慢起病，病程较长
  - 最短 2 个月病情达高峰
- 遗传性多发性神经病
  - 遗传性神经性肌萎缩(Charcot-Marie-Tooth 病)
  - 遗传性神经性肌萎缩 3 型(Dejerine-Sottas 综合征)

血管炎性神经病

- 结节性多动脉炎或 Churg-trauss 综合征最常见
- 脑神经和呼吸神经通常不受累

急性横贯性脊髓炎

- 脑神经通常不受累

细菌性或肉芽肿性脑膜炎

- 急性起病
- 发热，头痛，+LP

癌性或淋巴瘤性脑膜炎

- 结节性强化较 GBS 更常见
- 圆锥沉积物常引起 T_2 异常信号

化学性或手术后的蛛网膜炎

- 出血导致蛛网膜炎
- 全身化疗→长春新碱继发神经病变

前腰椎神经根病

- 鞘内化疗后少见的并发症：暂时性或永久性截瘫
- 马尾腹侧和圆锥软脊膜光滑的线样强化

放疗后神经根病

- 腹侧和背侧马尾神经根光滑强化
- 既往放射治疗史

生理神经根强化

- 正常神经根轻微强化
- 缺乏临床综合征
- 术后 6 周内

病 理

一般特征

- 病因
  - 炎性(自身免疫或病毒假说)脱髓鞘
    - 70%GBS 患者有前驱事件或触发事件
    - 通常病毒性疾病之后
    - 空肠弯曲杆菌感染可触发
    - 1/3 存在与空肠脂多糖成分交叉反应的神经节苷类抗体
      - 空肠弯曲杆菌感染与血清抗神经节苷脂 GM1 和 GD1a 抗体，轴突神经病和更严重的疾病有关
    - 接种疫苗(流感等)可能会致病，但较罕见

- 与近期的手术或系统性疾病有关
- 遗传学
  - 可能是基因或遗传性疾病的首发表现
    - 17p12 基因突变
    - 据报道与 HLA 分型和 Guillain-Barré 亚型有关（HLA DR2 可能）
- 病变散布于周围神经、神经根、脑神经
- 发病机制包括细胞介导和体液介导

分期、分级及分类

- 疾病谱也包括亚急性炎症性脱髓鞘性多发性神经病（SIDP）
- SIDP：是发展为慢性炎症性脱髓鞘性多发性神经病（CIDP）的中间过程
  - 两者都表现慢性发病、病程长，急性加重，脑神经受累少见

直视病理特征

- 神经根增厚

显微镜下特征

- 局灶性节段性脱髓鞘
- 血管周围和神经内膜的淋巴细胞、单核细胞（巨噬细胞）浸润
- 重症患者轴突变性伴节段性脱髓鞘
- 抗神经节苷脂抗体有致病作用
  - 神经损伤导致补体激活或电压门控、钠和钙通道功能失调

临床问题

临床表现

- 最常见的体征 / 症状
  - 典型表现为“上行麻痹”
  - 上行至脑干可累及脑神经
    - 严重患者呼吸麻痹，需要呼吸机治疗（约25%）
  - 其他体征 / 症状
    - 感觉丧失常见，但不严重
    - 麻木，刺痛
- “上行性麻痹”后出现远端感觉异常
  - 常双侧、对称
- 自主神经功能障碍
- 脑神经受累常见
  - 50% 患者出现面神经受累
  - 10%～20% 患者出现眼肌麻痹
- 由于自身调节功能丧失，因此可能与后部可逆性脑病综合征（PRES）相关

人群分布特征

- 年龄
  - 典型发人群为儿童，青年人
  - 与不良预后相关的临床因素
    - 年龄增加、疾病前期出现腹泻、疾病早期严重功能障碍
- 流行病学
  - 发病率：(0.6～2.73)/100 000 人 / 年
  - 各年龄、种族、社会经济地位人群均可受累
  - 西方国家瘫痪的最常见原因

自然病史及预后

- 快速上行性麻痹后出现急性弛缓性麻痹或远端感觉异常
- 脑神经受累常见
  - 50% 患者出现面神经受累
  - <10% 患者出现眼肌麻痹
- 病情 4 周达高峰
- 多数患者 2～3 个月内好转
  - 30%～50% 患者症状可持续一年
  - 5%～10% 患者可出现永久性损伤
  - 约 20% 患者 6 个月后无法独立行走
- 复发（2%～10%）
  - GBS 患者早期复发常发生于发病 9 周内
  - 6% 患者发展为慢性病程，类似 CIDP
  - 早期 SIDP、CIDP 与 GBS 临床难以区分
- 死亡率高达 8%

治疗

- 血浆置换或静脉注射免疫球蛋白（IVIG）
  - 难治病例可受益于 IVIG 后血浆置换术
  - 伴有轴突受累和复发或家族性 GBS 患者应尽早考虑血浆置换
- 单独给予皮质类固醇对 GBS 的恢复或影响长期预后无意义
- 重症患者需给予重症监护管理

诊断要点

关注点

- 马尾神经根强化是鉴别诊断的关键

读片要点

- 前马尾神经根和圆锥软脊膜强化，无明显增粗或结节样改变

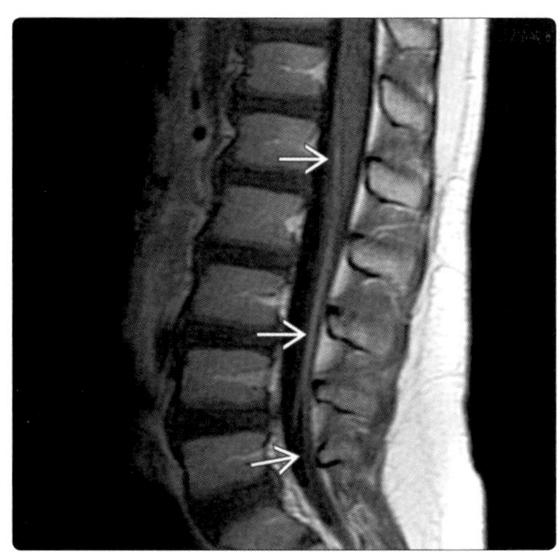

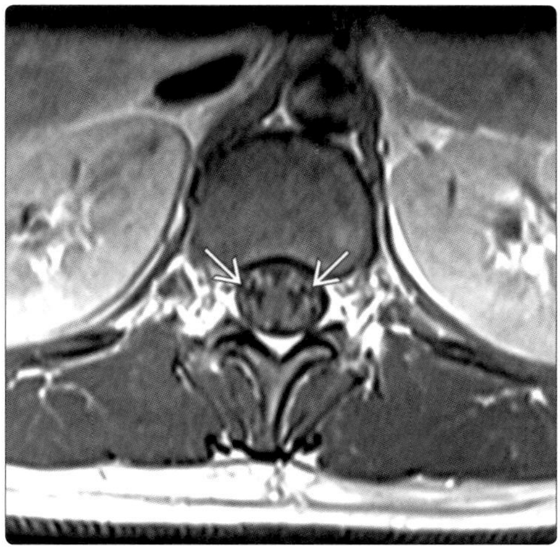

（左图）腰椎MR矢状位增强T_1WI显示腹侧圆锥软脊膜和马尾强化➡，背侧感觉神经根不受累，与CIDP相比，GBS更易累及自主神经系统，引起面部无力，存在前驱感染性疾病，需要机械通气治疗。（右图）MR横断位增强T_1WI显示腹侧马尾明显强化➡，早期脑脊液分析有助于评估生化、蛋白水平及感染情况

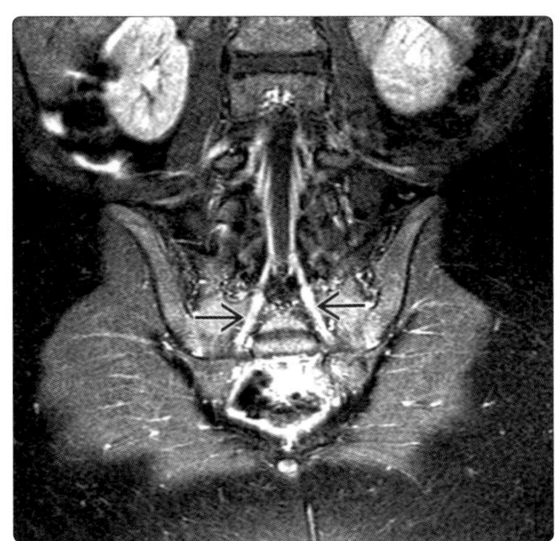

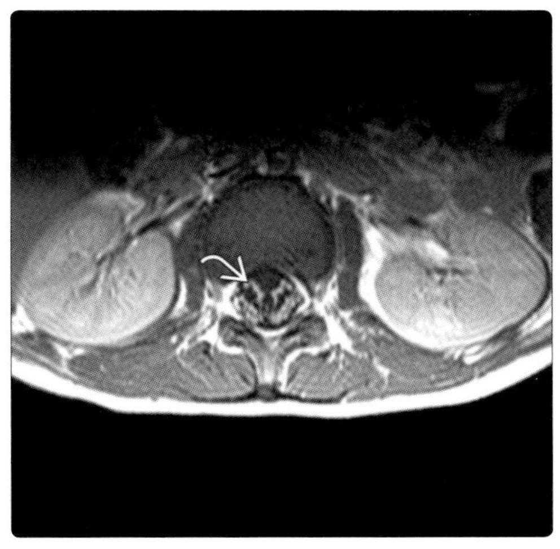

（左图）儿童GBS患者，MR冠状位增强T_1WI脂肪抑制显示脊神经及腰丛神经根强化➡。（右图）MR横断位增强T_1WI显示腹侧和背侧神经根广泛强化➡，急性和慢性多发性神经病可见鞘内和椎间孔外强化，GBS可能是慢性或遗传性疾病的首发表现

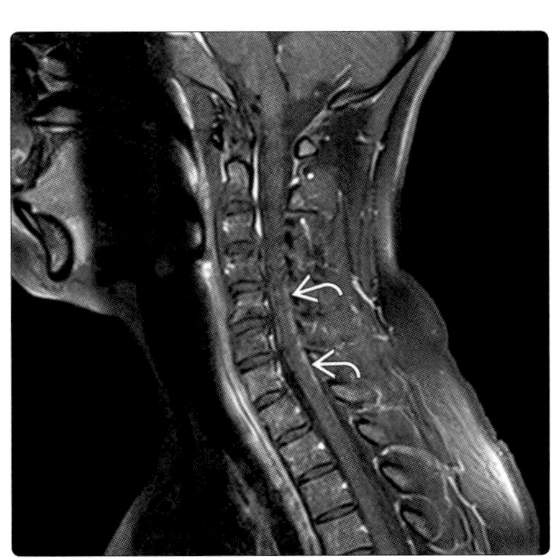

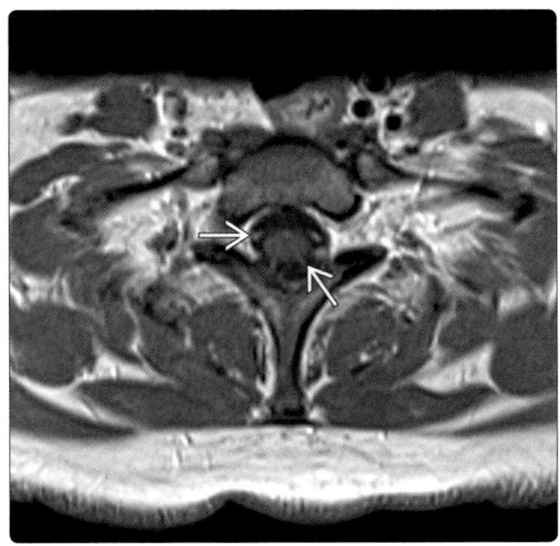

（左图）MR矢状位增强T_1WI脂肪抑制显示中段颈髓表面薄层软脑膜强化➡，此患者表现为肢体无力4周，肌肉疼痛和反射消失，四肢远端受累较近端显著，但无感觉异常。脑脊液分析显示蛋白升高，白细胞数为2➡。（右图）MR横断位增强T_1WI显示颈胸段硬膜内神经强化和轻微增厚➡

急性播散性脑脊髓炎

关键点

术语

- 感染后免疫介导白质炎性病变
  - 病原体抗体与髓鞘碱性蛋白有交叉免疫反应

影像

- 多灶性白质病变，占位效应或血管源性水肿较轻
  - 火焰状病变，伴轻度脊髓肿胀
  - 可发生于脊髓白质任何部位
  - 背侧白质更易受累
  - 可见灰质受累
  - 强化方式多样，取决于病变分期
  - 点状、环状或绒毛状强化
  - 可见神经强化
- 常有脑组织受累

主要鉴别诊断

- 多发性硬化
- 病毒性脊髓炎
- 特发性横贯性脊髓炎

临床问题

- 典型为单时相病程，通常持续 2～4 周
  - 麻痹
  - 脑神经麻痹
  - 意识模糊
- 好发于儿童或年轻人

诊断要点

- 最初检查为阴性，需复查影像
  - 临床发病至出现影像学表现常有延迟
- 急性播散性脑脊髓炎可与脊髓肿瘤表现相似

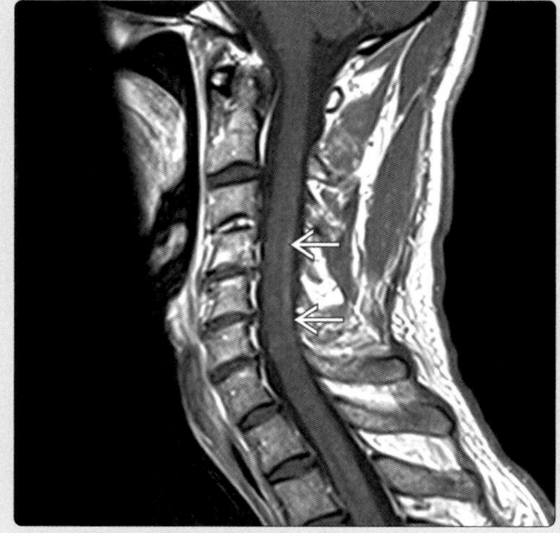
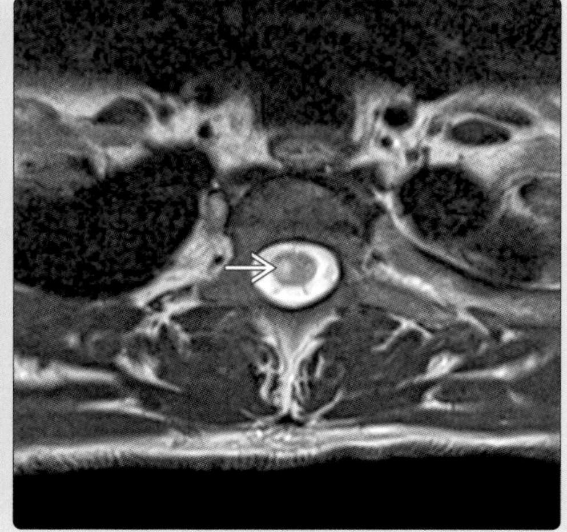

（左图）颈椎 MR 矢状位增强 T_1WI（单时相脱髓鞘疾病）显示中段颈髓背侧，表面光滑的线样强化➡，脊髓体积无改变。（右图）胸椎 MR 横断位平扫 T_2WI 显示右半脊髓中央典型的高信号病变➡，脊髓轻度肿胀

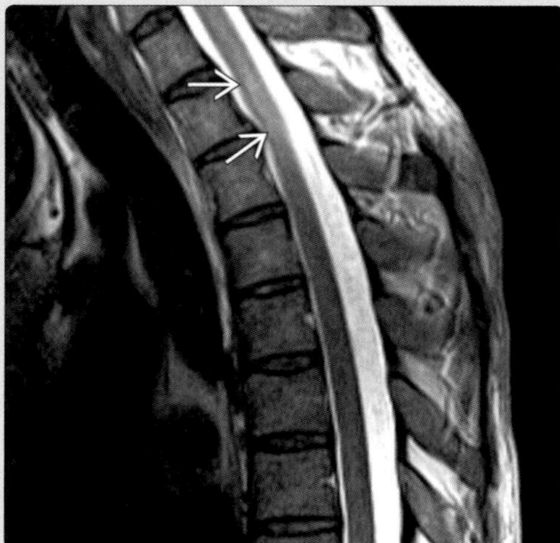
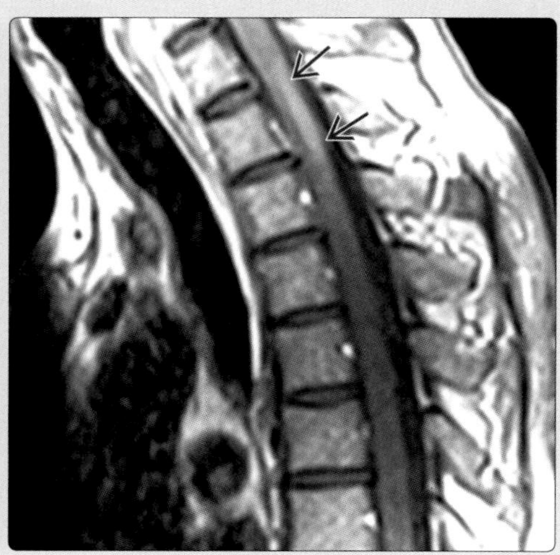

（左图）胸椎 MR 矢状位平扫 T_2WI 显示边界不清的髓内高信号病变➡，受累层面脊髓轻度肿胀。（右图）同一患者的 MR 矢状位增强 T_1WI 显示 T_2 水平胸髓内卵圆形异常强化➡）

术 语

缩写

- 急性播散性脑脊髓炎（actue disseminated encephalomyelitis，ADEM）

定义

- 感染后免疫介导白质炎性病变

影 像

一般特征

- 最佳诊断线索
  - 多灶性白质病变，占位效应或血管源性水肿较轻
- 位置
  - 脊髓白质任何部位
  - 脑组织常受累
- 大小
  - 点状、节段性
- 形态
  - 病灶形态饱满，边缘呈羽毛状

CT 表现

- 增强 CT
  - 可见（多发）局灶性髓内强化

MR 表现

- T_1WI
  - 局灶性低信号伴轻度脊髓肿胀
- T_2WI
  - 多灶性火焰状白质病变伴轻度脊髓肿胀
  - 背侧白质更易受累
  - 可见灰质受累
- 质子密度加权（PD）/ 中等信号强度
  - 显示病灶更敏感
- T_2* GRE
  - 与 T_2WI 表现相似，不敏感
- DWI
  - 高信号
    - 有报道急性期病变有扩散受限，亚急性期扩散自由
- 增强 T_1WI
  - 随病变分期不同，强化方式不同
  - 点状、环状或绒毛状强化
  - 可见神经强化
- MRS
  - 急性和亚急性期病变的 NAA/Cho 以及 Cho/Cr 比率明显不同
    - NAA/Cho 逐渐下降
- 脑部改变
  - 病变位于深部大脑半球、皮质下白质、基底节、灰白质交界处、间脑、脑干和小脑
- MR 延迟出现深部灰质和脑干病变，可能预示临床病程延长以及对糖皮质激素治疗不敏感
  - 这些病变随着时间推移，在标准分辨率的 MR 上可显示
  - 这些患者血浆置换可能是有效治疗手段

成像推荐

- 最佳影像方案
  - 平扫、增强 T_2WI 和 T_1WI MR
- 推荐检查方案
  - 怀疑脊髓病变者，应行头颅 MR
    - 矢状位 FLAIR 评估胼胝体病变

鉴别诊断

多发性硬化

- 单次检查鉴别困难
- 头颅 MR 有助于鉴别（脑神经受累 ADEM>MS）
- 复发 - 缓解的临床病程提示 MS

免疫介导性血管炎

- 系统性红斑狼疮

病毒性脊髓炎

- 由于直接病毒感染或病毒感染后免疫损伤，导致脊髓急性炎性损伤

特发性横贯性脊髓炎

- 通常为单发
- 单或多节段

脊髓梗死

- 中风样，急性发作
- 灰质局灶性、节段性病变
- 圆锥常受累

动静脉畸形（AVM）

- 高流速 AVM 表现为异常脊髓周围明显弯曲的流空血管影
- 硬脑膜动静脉瘘仅表现为远端脊髓信号增高，单发病变
  - 间断性麻痹
  - 无脑神经受累
  - 脊髓周边无信号异常
  - MRA 可显示异常血管

病 理

一般特征

- 病因学
  - 自身免疫过程导致炎症反应
    - 病原体抗体与髓鞘碱性蛋白有交叉免疫反应
  - 易感因素
    - 流行性腮腺炎，麻疹
    - 空肠弯曲杆菌，链球菌，钩端螺旋体属
    - 支原体
    - 水痘
    - 流感

- EB 病毒
  - 报道提示与疫苗接种有关
    - 脊髓灰质炎疫苗
    - 狂犬病疫苗
    - 白喉－百日咳－破伤风疫苗
    - 风疹疫苗
    - 静脉注射免疫球蛋白后
  - 可出现副肿瘤综合征
- 遗传学
  - 与 HLA-DR 相关
- 一些较大的急性病灶表现为肿块样肿胀
  - 大多数病变没有明显特征
- 逐渐被认识
  - 更敏感成像方法

直视病理特征

- 轻度肿胀至肿块样坏死

显微镜下特征

- 急性髓鞘丢失
  - 静脉周围脱髓鞘→急性播散性脑脊髓炎的病理特点；融合的脱髓鞘病变→急性多发性硬化的特点
- 淋巴细胞浸润
- 轴突不受累
- 星形胶质细胞增殖
- 典型皮质小胶质细胞激活，不伴皮质脱髓鞘→ ADEM 病理改变与抑郁程度相关

临床问题

临床表现

- 最常见的体征／症状
  - 麻痹
  - 脑神经麻痹
  - 其他体征／症状
    - 意识模糊
    - 行为改变
    - 惊厥
    - 下尿路功能障碍
      - 高达 33%，与截瘫或四肢轻瘫有关
      - 尤其伴下肢锥体束损伤
      - 排尿功能障碍，尿潴留
      - 额顶叶白质改变患者更容易出现尿失禁
- 临床特征
  - 常有前驱期
    - 发热
    - 身体不适
    - 肌痛
  - 脑脊液异常
    - 蛋白增加
    - 通常无寡克隆区带
    - 白细胞增多

人群分布特征

- 年龄
  - 儿童或年轻人
- 性别
  - 报道显示男性多发

自然病史及预后

- 常为单时相疾病，持续 2～4 周
  - 已有复发病例报道：双时相播散性脑脊髓炎或多时相性播散性脑脊髓炎
    - 临床表现多样
    - 脑脊液寡克隆区带阴性
    - MR 显示病变主要位于皮质下区域，脑室周围区域受累相对较少，但深部灰质可受累
    - 恢复期 MR 病灶完全或部分消退
    - 复发发生于 6 个月内
  - 目前诊断标准→发病 3 个月后出现新病灶提示 MS
    - 大多数儿童多发性硬化在 2 年内复发，即使无症状
- 50%～60% 可完全恢复
- 30%～40% 出现神经系统后遗症
  - 据报道，脑干或颈髓有广泛病变的患者比病变主要位于小脑或皮质下白质者损害更严重
- 死亡率（10%）
- 慢性期可见脊髓明显萎缩
- 某些线粒体疾病引起的基因突变（如聚合酶 γ 基因杂合突变）可导致预后不良

治疗

- 选择、风险、并发症
  - 免疫调节，支持治疗
    - 类固醇治疗，如静脉注射甲泼尼龙，以及免疫球蛋白治疗
  - 暴发性病例可行血浆置换
    - 潜在并发症：中心静脉脓毒症，低血压，贫血，电解质紊乱，肝素诱导的血小板减少症

诊断要点

关注点

- 早期影像学检查为阴性，需复查
  - 从临床发病至出现影像学表现常有延迟

读片要点

- 薄层颅内 T_1 增强发现脑神经强化
- ADEM 可与脊髓肿瘤表现相似

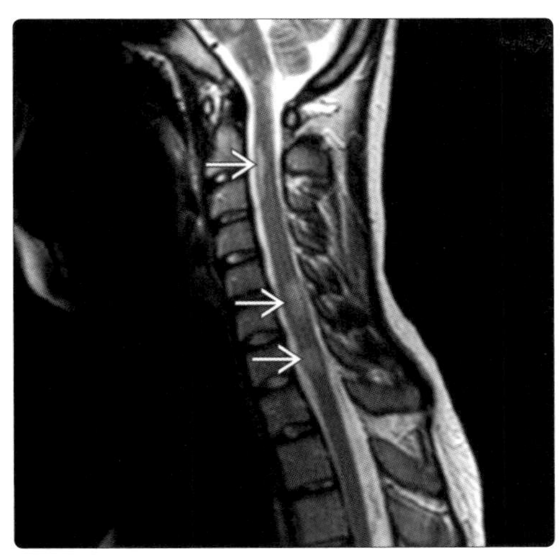

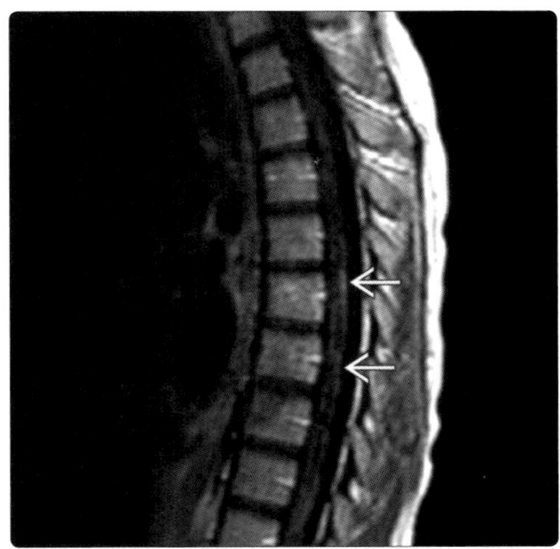

（左图）颈髓 MR 矢状位平扫 T_2WI 显示髓内散在分布的多发高信号病灶，伴局灶性脊髓肿胀➡，ADEM 和暴发性多发性硬化可具有相似表现，不同表现为 ADEM 是单时相病变，而多发性硬化具有时间和空间的多发性。（右图）胸椎 MR 矢状位增强 T_1WI 显示多发髓内强化病灶➡，反映活动性脱髓鞘和血脊髓屏障破坏

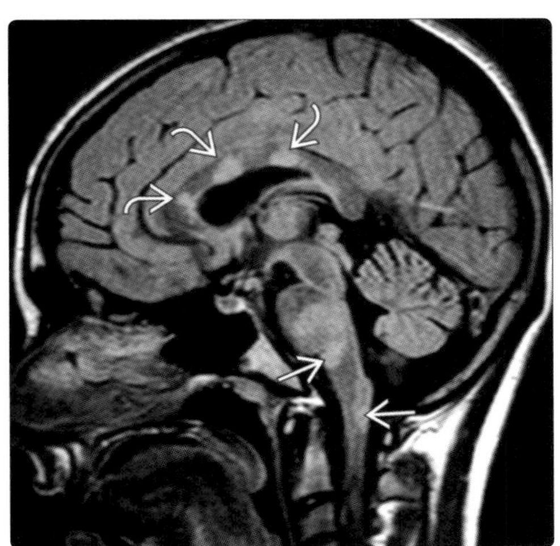

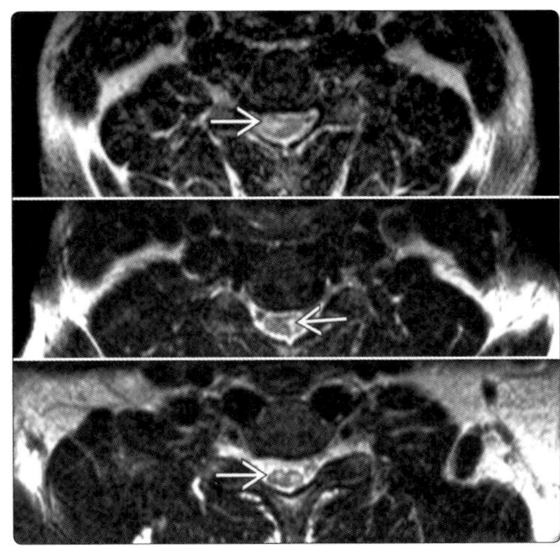

（左图）头颅 MR 矢状位 FLAIR（单时相脱髓鞘疾病，ADEM）显示胼胝体➡和脑干➡多发白质病变，影像表现类似多发性硬化。（右图）同一患者的颈椎 MR 横断位平扫 T_2WI 显示多发髓内异常高信号病灶➡

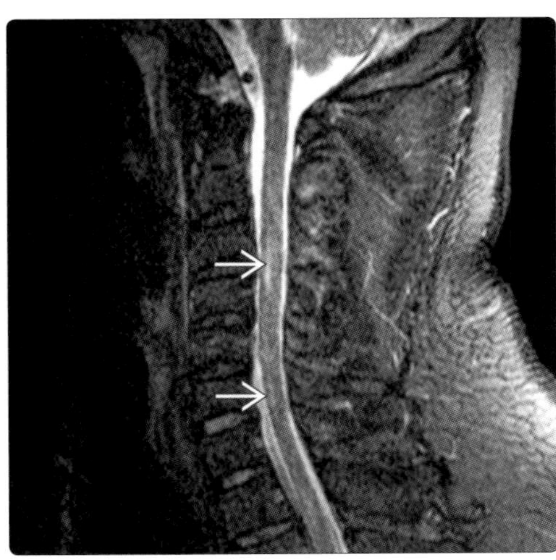

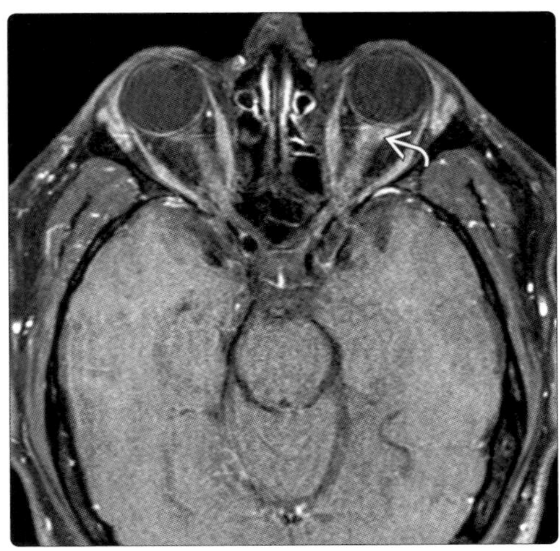

（左图）颈椎 MR 矢状位平扫 STIR（单时相脱髓鞘病变，ADEM）显示脊髓实质内模糊线状高信号➡，代表脱髓鞘病变。（右图）视神经 MR 横断位增强 T_1WI 脂肪抑制显示左侧视神经鞘的模糊强化➡，尤其球后。本例 ADEM 患者有视神经炎和上肢无力表现

关键点

术语

- 脊髓两侧的炎症性疾病，导致双侧运动、感觉和自主神经功能障碍

影像

- 脊髓中央膨胀性病变，长度>2个椎体节段，伴或不伴不同程度偏心性强化

主要鉴别诊断

- 多发性硬化
- 视神经脊髓炎
- 脊髓肿瘤
- 脊髓梗死

临床问题

- 诊断依据
  - 脊髓原因导致的感觉、运动或自主神经功能障碍
  - 双侧症状和体征，感觉异常定位明确
  - 神经影像学排除外压性病因
  - 脑脊液（CSF）细胞增多，IgG指数增高，或钆剂增强可证实

脊髓炎

- 排除标准
  - 10年内有脊髓放射史
  - 脊髓缺血／梗死，动静脉畸形
  - 结缔组织病
  - 中枢神经系统感染、结节病、系统性红斑狼疮（SLE），sjögren综合征

诊断要点

- 脊髓中央病变，长度>2个椎体节段，偏心性强化→考虑特发性急性横贯性脊髓炎
- 多发性脊髓T_2高信号、强化→多为多发性硬化的特征

（左图）颈椎MR矢状位平扫T_2WI显示轻度多节段颈髓增粗，并可见髓内T_2高信号融合➡。（右图）同一患者MR矢状位T_1WI显示轻度的颈髓增粗，伴有髓内稍低信号➡。病理基础是脑实质／血管周围的细胞流入脊髓→破坏血脊髓屏障→不同程度的脱髓鞘和神经元损伤

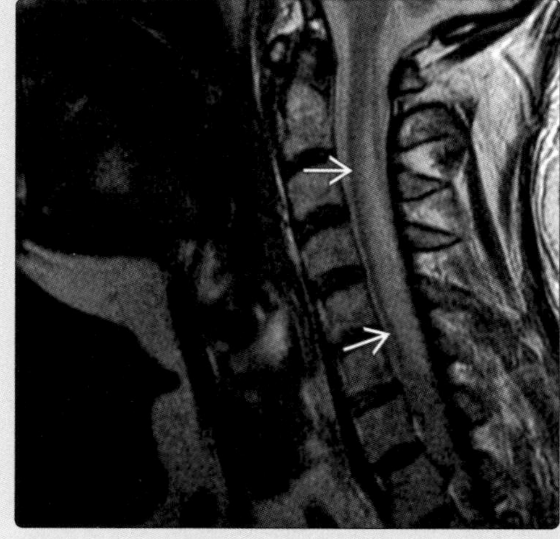

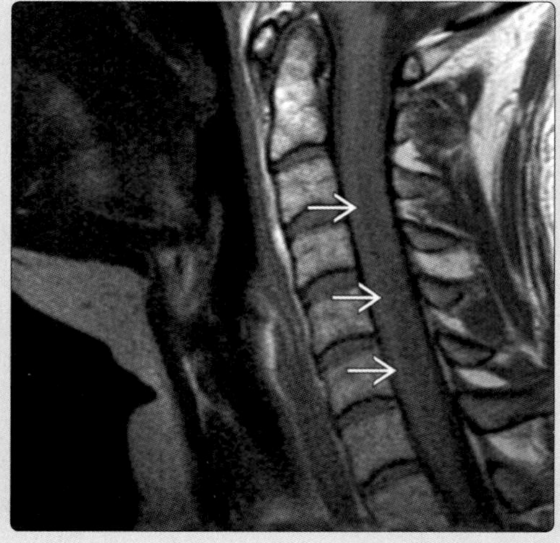

（左图）同一患者MR横断位增强T_1WI显示颈髓斑片样不均匀强化，同时累及灰、白质➡。（右图）同一患者MR矢状位增强T_1WI显示异常颈髓背侧广泛强化➡。据报道，特发性急性横贯性脊髓炎导致16%～17%的横贯性脊髓病

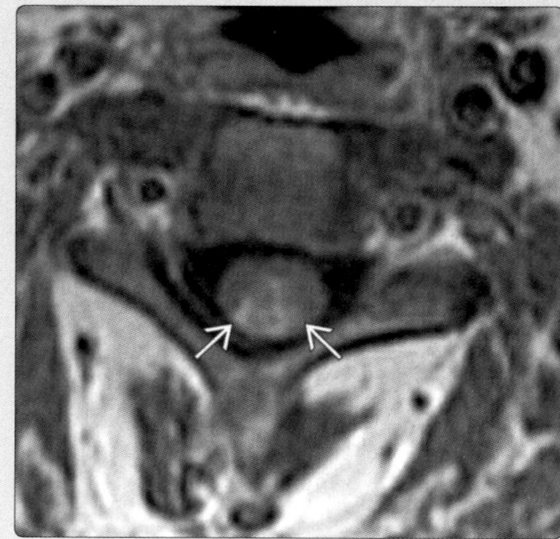

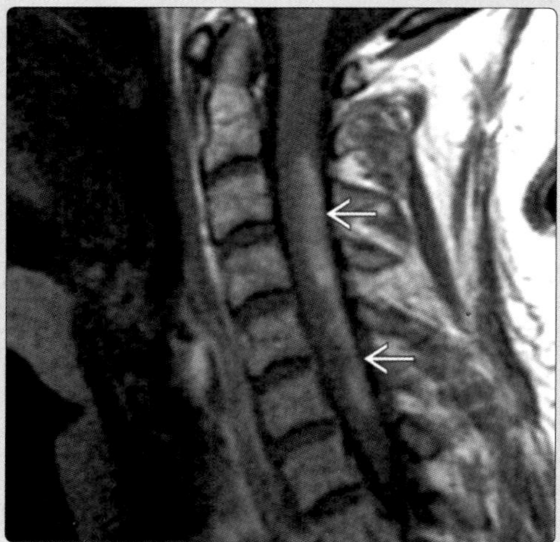

术 语

缩写

- 特发性急性横贯性脊髓炎（idiopathic acute transverse myecitis，IATM）

同义词

- 特发性横贯性脊髓病

定义

- 累及脊髓两侧的炎性疾病，导致双侧运动、感觉和自主神经功能障碍

影 像

一般特征

- 最佳诊断线索
  - 脊髓中央病变，长度 >2 个椎体节段，伴偏心性强化
- 位置
  - 胸髓更常见
  - 10% 发生于颈髓
  - 横断位图像显示病变位于脊髓中央
- 大小
  - 横断位图像显示病变 > 脊髓横截面的 2/3
  - 长度 >2 个椎体节段
    - 通常为 3~4 个节段
- 形态
  - 边界清楚

MR 表现

- T_1WI
  - 脊髓光滑增粗
    - 较 T_2 异常信号范围小
  - 后期脊髓萎缩
  - 表现等及低信号
- T_2WI
  - 高信号
  - 中央圆点征
    - 中央灰质周围水肿
- STIR
  - 高信号
- DWI
  - IATM 病变处以及远端表现正常脊髓的部分各向异性（FA）明显下降
  - 正常脊髓远端 FA 下降可能与临床预后相关
- 增强 T_1WI
  - 钆剂增强后强化多样
    - 不强化
      - 40%~50% 病例无强化
    - 脑膜强化
    - 脊髓增粗时强化更常见
      - 脊髓轮廓存在
    - 强化区域较 T_2 高信号范围小
    - 亚急性期强化多于急性期或慢性期
      - 随着时间推移强化消失
  - 强化与临床预后无相关

成像推荐

- 最佳影像方案
  - 矢状位及横断位 T_2WI 和 T_1WI+ 增强

鉴别诊断

多发性硬化

- 病变位于脊髓周边
- 长度 <2 椎体节段
- < 脊髓横截面的 1/2
- 90% 合并颅内病变

视神经脊髓炎

- 自身免疫性炎症性疾病常累及视神经和脊髓髓鞘，脑实质受累少见
- 广泛（>3 椎体节段）脊髓内 T_2 高信号 + 视神经强化

脊髓肿瘤

- 常出现脊髓肿胀
- 弥漫性或结节性强化
- 广泛瘤周水肿
- 囊变 ± 出血成分
- 临床进程缓慢

脊髓梗死

- 脊髓腹侧
- 运动障碍多于感觉障碍
- 发病突然
  - 数分钟发病，而非数小时、数天
- 早期占位效应不明显

硬脊膜动静脉瘘

- 脊髓 T_2 信号升高
- 脊髓表面流空信号增多，来自扩张静脉

病 理

一般特征

- 病因
  - 某些病例可能与既往病毒感染或疫苗接种有关
  - 抗原抗体复合物形成的自身免疫机制
  - 小血管病变导致脊髓缺血
  - 相关脱髓鞘病程
  - 肿瘤性，副肿瘤性，胶原性血管病，以及医源性因素
    - 出现这些情况不考虑“特发性”
- 相关异常
  - 抑郁
    - 危害终生（>50%）
    - 与感觉异常的严重程度相关
- 血管周炎症

- 脱髓鞘

显微镜下特征

- 灰质和白质坏死
- 神经元，轴突和髓鞘的破坏
- 星形胶质细胞增生
- 血管周围淋巴细胞浸润

临床问题

临床表现

- 最常见的体征 / 症状
  - 感觉障碍
    - 痛温觉丧失
    - 明确定位于上肢
    - 双下肢上行感觉异常
    - 感觉障碍范围呈带状
  - 其他体征 / 症状
    - 截瘫或四肢瘫
    - 后背痛 ± 神经根痛
    - 膀胱和肠道功能障碍
    - 发病初期出现肌张力低下，腱反射减弱
    - 随时间推移出现痉挛，反射亢进
- 临床特征
  - 全身疼痛的前驱症状
  - 前驱病毒性疾病
  - 数天内快速进展至最大神经功能障碍
- 横断性脊髓炎诊断依据
  - 诊断标准
    - 脊髓原因导致的感觉、运动或自主神经功能障碍
    - 双侧症状和体征
    - 感觉异常定位明确
    - 神经影像学排除压迫性病因
      - MR 或脊髓造影
    - 脑脊液细胞增多，IgG 指数升高，或钆剂增强表现，证实为脊髓炎
    - 如果发病初期炎性症状缺乏，可在 2～7 天内复查 MR ± 腰椎穿刺
    - 病情在发病 4 小时至 21 天达到高峰
    - 症状一旦出现，就会进展
  - 排除标准
    - 10 年内有过脊髓放射史
    - 脊髓前动脉血栓形成引起的脊髓缺血和梗死
    - 脊髓动静脉畸形
    - 结缔组织病
      - 系统性红斑狼疮（SLE），结节病，sjögren 综合征等
    - 中枢神经系统感染
      - 梅毒、莱姆病、支原体、HIV、HTLV-1、其他病毒感染（水痘带状疱疹病毒、EB 病毒、巨细胞病毒等）
    - 头颅 MR 提示多发性硬化
    - 临床诊断视神经炎
  - 2005 年诊断标准修改
    - 急性部分横贯性脊髓炎
      - 与多发性硬化（MS）相关的小脊髓病变
    - 急性完全性横贯性脊髓炎
      - 广泛的纵向横贯性脊髓炎病变
      - 视神经脊髓炎（NMO）谱系疾病，由于 1/2 复发的 IATM 病例抗水通道蛋白 4 抗体阳性

人群分布特征

- 年龄
  - 各年龄段均可受累
  - 2 个高峰：10～19 岁和 30～39 岁
- 流行病学
  - 每 500 000 人有 2 例
    - 美国每年每一百万人有 4.6 例 IATM 新发病例
      - 美国每年新增病例 1200 例
  - 大多数病例发生于晚冬至早春季节

自然病史及预后

- 1/3 患者恢复良好或完全康复
  - 发病后 2～12 周症状改善
  - 儿童预后较成人略好
- 1/3 患者预后一般
  - 遗留痉挛以及排尿功能障碍
- 1/3 患者恢复不良
  - 持续的完全神经功能障碍
  - 日常活动需要他人协助
- 提示预后不良因素
  - 临床症状迅速恶化
  - 背部疼痛
  - 脊髓休克：运动、感觉、括约肌控制能力丧失和反射消失
  - MR 信号改变 >10 个脊髓节段
  - 肌电图显示去神经支配电位
  - 异常躯体感觉诱发电位
  - 抗水通道蛋白 4 抗体阳性与复发有关，神经功能障碍严重，发展为 NMO 的风险增加
- 多为单时相
  - 据报道复发率在 24%～40% 之间
  - 如果复发需考虑以下疾病
    - MS：2%～8% 横贯性脊髓炎病例进展为多发性硬化
    - 系统性红斑狼疮，抗磷脂综合征
    - 血管畸形

治疗

- 静脉内大剂量类固醇冲击疗法
- 物理治疗

诊断要点

关注点

- 头颅 MR：高分辨率 T_2/FLAIR，范围包括胼胝体
  - 排除与 MS 或急性播散性脑脊髓炎相关的颅内病变

读片要点

- 外周分布的 T_2 高信号病变伴中心强化，是多发性硬化特征
- IATM 的诊断需排除其他疾病

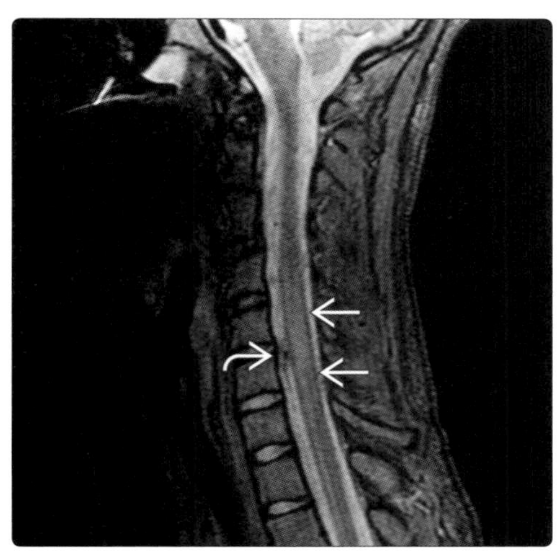

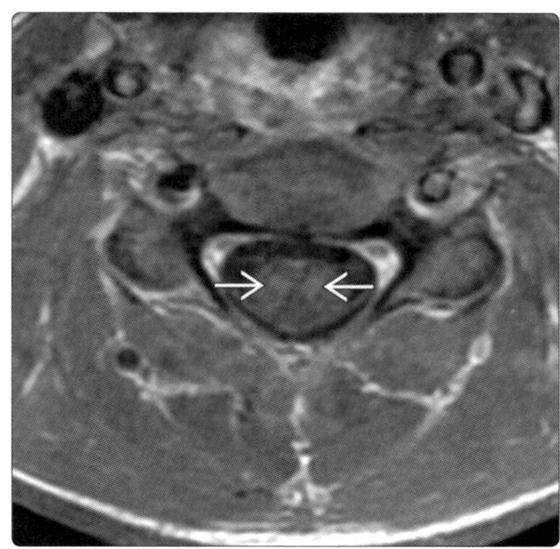

（左图）颈髓 MR 矢状位平扫 STIR 图像显示中段颈髓增粗、水肿，跨越 2 个椎体节段➡，腹侧脑脊液到脊髓的低信号代表脑脊液搏动伪影↪。（右图）同一患者 MR 横断位增强 T_1WI 显示异常增粗颈髓内的异常强化➡

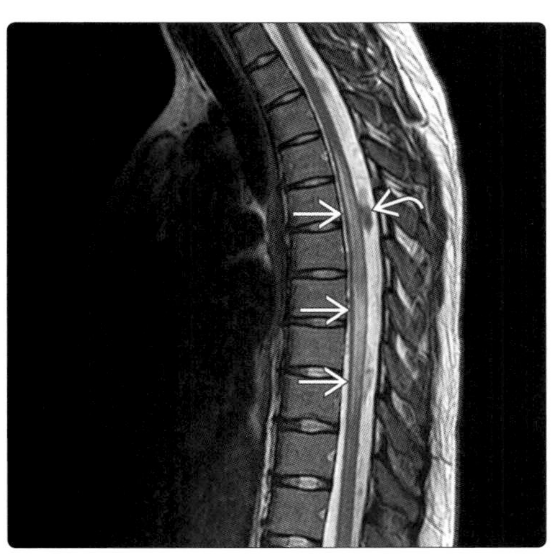

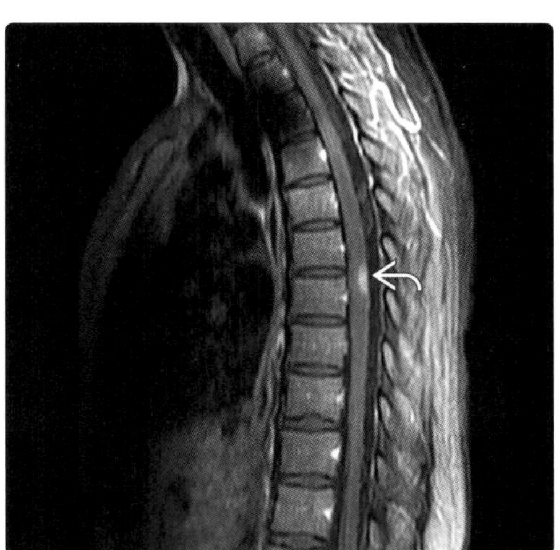

（左图）特发性急性横贯性脊髓炎，胸椎 MR 矢状位平扫 T_2WI 显示胸髓内长段 T_2 高信号➡，是 ATM 典型的中央性水肿，脊髓周边相对不受累，脑脊液流动失相位↪常见伪影，类似髓外硬膜内病变。（右图）同一患者，MR 矢状位增强 T_1WI 显示异常胸髓节段内单发的轻度强化灶↪

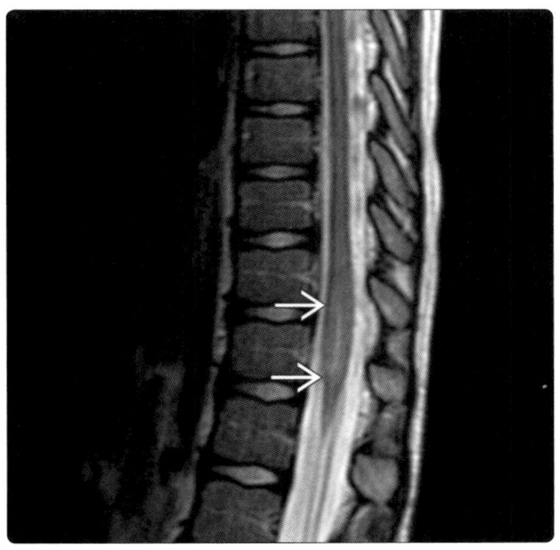

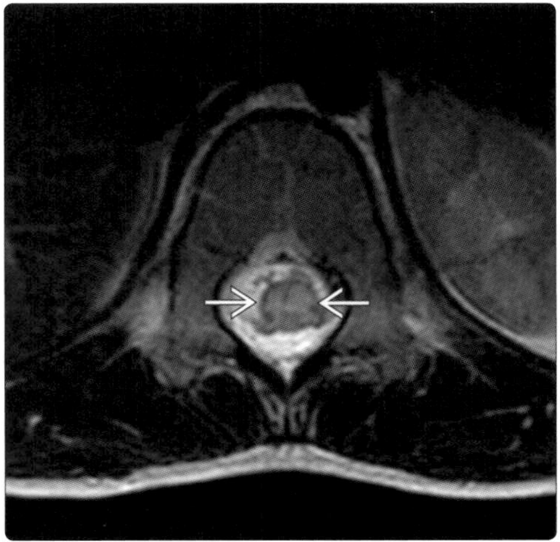

（左图）胸腰段 MR 矢状位平扫 T_2WI 显示脊髓圆锥增粗➡和异常 T_2 高信号，代表水肿，跨越 2 个椎体节段。（右图）MR 横断位平扫 T_2WI 显示圆锥内异常信号➡，主要在灰质，水肿引起脊髓圆锥增粗，中央无液体信号提示脊髓空洞症

星形细胞瘤

关键点

术语

- 脊髓内星形细胞起源的原发性肿瘤

影像

- 脊髓梭形增粗，伴不同方式强化
- 颈髓 > 胸髓
- 通常≤ 4 个椎体节段
    - 偶尔多节段，甚至全节段（常见于毛细胞型星形细胞瘤）
- ± 囊变 / 空洞（液体成分 T_1 信号较脑脊液略高）

主要鉴别诊断

- 室管膜瘤
- 节细胞胶质瘤
- 血管母细胞瘤
- 脊髓空洞症
- 自身免疫性或炎性脊髓炎

病理

- 儿童或青年人最常见的髓内肿瘤
    - 80%～90% 为低级别
    - 10%～15% 为高级别

临床问题

- 慢性发作脊髓病
- 可导致疼痛性脊柱侧弯
- 大多数生长缓慢
    - 恶性肿瘤可导致神经系统快速恶化
- 生存率取决于肿瘤组织学 / 分级以及切除率

诊断要点

- 儿童患者髓内星形细胞瘤 > 室管膜瘤

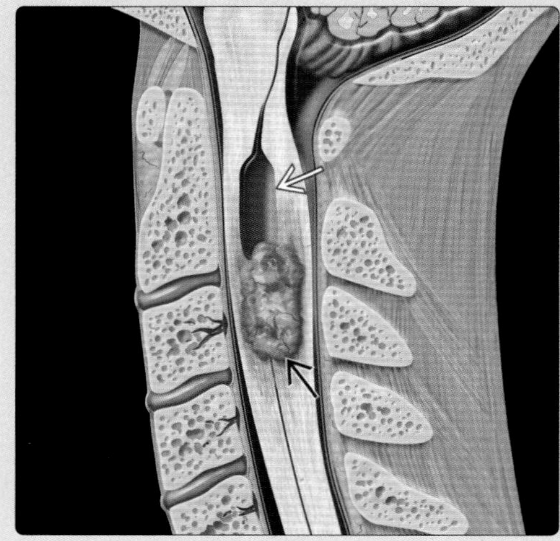

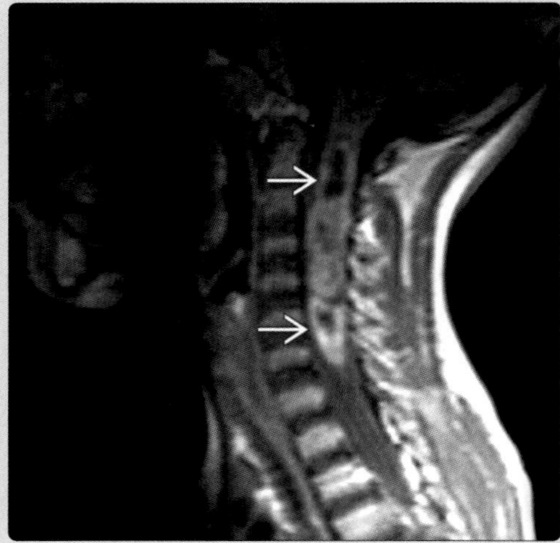

（左图）颈髓星形细胞瘤，矢状位图显示颈髓内实性肿块➡，伴有囊性成分➡。（右图）颈椎 MR 矢状位增强 T_1WI 显示颈髓内肿块不均匀强化➡，肿瘤亚型和组织学分级是最重要预后因素。成人复发性低级别胶质瘤中常见恶性转化，儿童低级别髓内肿瘤不常见

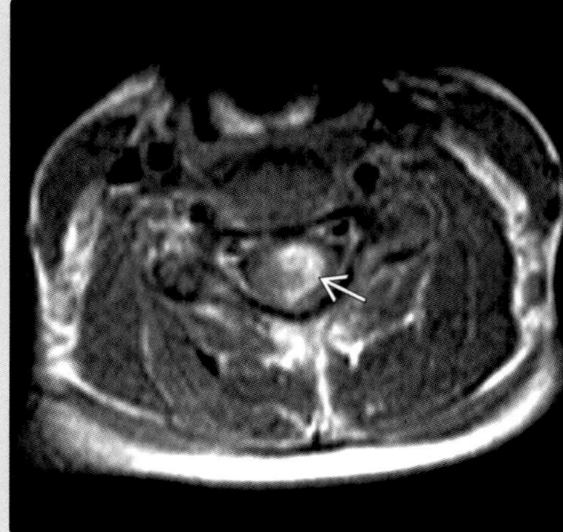

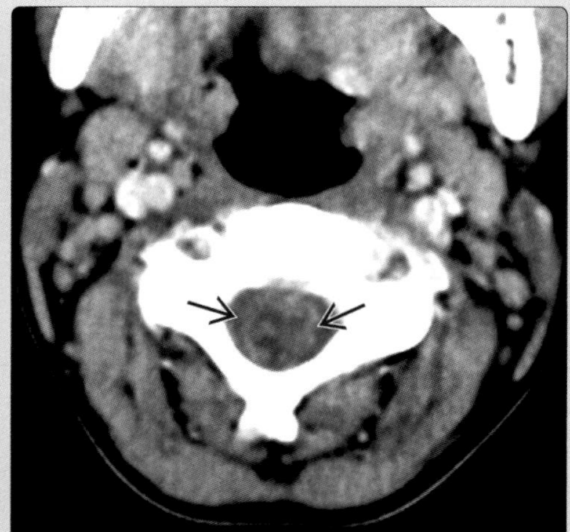

（左图）MR 横断位增强 T_1WI 显示颈髓内肿瘤强化➡，星形细胞瘤常偏心性生长，T_2 为高信号。据报道，1/3 病例没有强化，但有占位效应和脊髓增粗。（右图）颈髓星形细胞瘤增强 CT 显示椎管中央不均匀强化肿块➡，伴全脊髓水肿（未提供图像）

术 语

定义

- 脊髓内星形细胞起源的原发性肿瘤

影 像

一般特征

- 最佳诊断线索
  - 肿瘤浸润性强化脊髓增大
- 位置
  - 颈椎 > 胸椎
- 大小
  - 通常≤ 4 个脊髓节段
  - 毛细胞型星形细胞瘤范围广泛
- 形态
  - 脊髓呈梭形增大，强化部分形态变化较大
  - 偶尔不对称，甚至呈外生型
    - 偏心性生长模式 > 中心性

平片表现

- 平片
  - ± 脊柱侧弯
  - ± 椎管扩大

CT 表现

- 平扫 CT
  - 脊髓增粗
  - ± 骨性椎管扩大、重塑
- 增强 CT：轻度 / 中度强化

MR 表现

- T_1WI
  - 脊髓增粗
    - 通常 <4 个椎体节段
    - 偶尔多节段，甚至全节段 [常见于毛细胞型星形细胞瘤（PA）]
  - ± 囊变 / 空洞（液体成分 T_1 信号较脑脊液略高）
  - 实性部分呈低 / 等信号
    - 少数病例含有高铁血红蛋白，出现高信号
- T_2WI
  - 质子密度加权像和 T_2WI 上呈高信号
- T_2* GRE
  - 高信号
  - 少数病例因出血而出现低信号
- DWI
  - 由于局部细胞外水肿和(或)细胞外间隙纤维增多，肿瘤 FA 值下降
- 增强 T_1WI
  - 常可见强化
  - 轻度 / 中度 > 明显强化
  - 部分 > 完全强化
  - 不均匀 / 浸润性 > 均匀 / 轮廓清楚
  - 强化部位为活检取材靶点
- 文献报道 20%~30% 髓内星形细胞瘤可无强化

正电子发射断层显像

- 间变性星形细胞瘤表现 ^{18}F 氟代脱氧葡萄糖和 ^{11}C 甲硫氨酸的高摄取

成像推荐

- 最佳影像方案
  - MR 对比增强是评估脊髓病变的最佳手段
- 推荐检查方案
  - MR 矢状位和横断位 T_2WI 和增强 T_1WI

鉴别诊断

室管膜瘤

- 发病年龄一般较大
- 明显、边界清楚强化
- 中央性 > 偏心性生长模式
- 出血更常见
- 好发于下胸髓
- 囊变或坏死常见

其他肿瘤

- 节细胞胶质瘤
  - 由于存在实性和囊性成分，T_1 信号混杂
  - T_2WI 上，均匀 > 不均匀高信号
- 淋巴瘤
  - 髓内型表现为边界不清的强化病变
- 转移瘤（老年患者）
  - 髓内局灶性强化病变，伴广泛水肿
  - 软脊膜转移可与血管母细胞瘤表现相类似
- 血管母细胞瘤
  - 局灶性软脊膜 / 软脊膜下结节强化
  - 可出现脊髓空洞，类似星形细胞瘤

脊髓空洞症

- 囊液与脑脊液类似；无强化

自身免疫性或炎性 / 感染性脊髓炎

- 脱髓鞘疾病（急性期 ± 斑片状强化，边界不清）
  - 多发性硬化
    - 常为多灶性
    - 脊髓轻度肿胀，呈火焰状
  - 横贯性脊髓炎 / 视神经脊髓炎
    - 长节段受累
    - 斑片状强化
  - 感染性脊髓炎
    - 感染性血管炎→脊髓肿胀伴水肿
    - 起病迅速
    - 基本征象

脊髓梗死

- 起病突然
- 危险因素：动脉粥样硬化，高血压，糖尿病
- 临床特征：主动脉夹层，腹主动脉瘤，或外科手术

病 理

分期、分级及分类

- 80%~90% 为低级别
  - 毛细胞型星形细胞瘤（PA），WHO Ⅰ级
    - 局灶性或弥漫性脊髓肿胀性肿块，形态不规则，伴有囊性成分和脊髓积水
    - 不同程度强化，水扩散高
    - 好发于胸髓或颈髓
  - 纤维型星形细胞瘤，WHO Ⅱ级
  - 节细胞胶质瘤，混合性胶质瘤
  - 毛细胞黏液样星形细胞瘤与 PA 相似，但有明显的组织病理学特征
    - 比 PA 更具侵袭性
    - 脊髓内少见
    - ± 脑脊液播散
  - 多形性黄色星形细胞瘤在脊髓内罕见
    - 位置较表浅，部分向软脑膜浸润
    - 预后良好，15%~20% 病例逐渐转化为间变性
- 10%~15% 为高级别
  - 大多数是间变性星形细胞瘤（WHO Ⅲ级）
  - 胶质母细胞瘤（WHO Ⅳ级）不常见
  - 更高级别者（WHO Ⅲ~Ⅳ级）在神经系统局部和远处复发率较高

显微镜下特征

- 纤维型星形细胞瘤
  - 细胞增生，各种形态的核异形 / 核分裂象
  - 实质浸润
- 毛细胞型星形细胞瘤
  - Rosenthal 纤维，血管呈球形、伴玻璃样变性
  - 核异形性和核分裂象发生率较低
- 间变性星形细胞瘤
  - 细胞增生
  - 核异形性和核分裂象活跃
  - 缺乏微血管增生和坏死

临床问题

临床表现

- 最常见的体征 / 症状
  - 起病缓慢的脊髓病
- 其他体征 / 症状
  - 疼痛性脊柱侧弯
  - 神经根病
  - 感觉或运动障碍
  - 大小便失禁

人群分布特征

- 年龄
  - 儿童 / 青年人最常见髓内肿瘤
    - 中老年人室管膜瘤 > 星形细胞瘤
  - 星形细胞瘤占儿童髓内肿瘤 60%；室管膜瘤占 30%
- 性别
  - 男：女 =1.3：1
- 流行病学
  - 第 2 位常见髓内肿瘤
  - 髓内肿瘤占所有中枢神经系统肿瘤 5%~10%
    - 占成人椎管内肿瘤 20%
    - 占儿童椎管内肿瘤 30%~35%
  - 90%~95% 髓内肿瘤是胶质瘤
    - 小儿患者星形细胞瘤 > 室管膜瘤（2：1）
    - 脊髓 PA 好发于中老年人，占脊髓星形细胞瘤的 58%
  - 男：女 =1.3：1
  - 与 2 型神经纤维瘤病（NF2）有关

自然病史及预后

- 多生长缓慢
- 恶性肿瘤可导致神经系统迅速恶化
- 生存率与肿瘤组织学 / 分级以及切除率有关
  - 5 年生存率：低级别为 80%；高级别为 30%
- 术后神经功能恢复主要取决于术前损伤程度
- 髓内肿瘤播散至颅内罕见

治疗

- 神经功能下降患者行手术切除
- 无症状患者进行动态监测
- 显微手术切除（低级别肿瘤）
  - 术中超声和诱发电位
  - 显示肿瘤部位，与脊髓关系，以及切除后残余肿瘤大小
- 辅助治疗
  - WHO Ⅲ级和Ⅳ级星形细胞瘤
  - 没有证据显示放疗和化疗能够改善长期预后
    - 由于增殖率相对较低，化疗和放疗疗效往往不显著
  - 髓内高级别星形细胞瘤的综合治疗可延长生存时间，但不能改善神经系统功能
    - 研究表明术后脊髓或脑脊髓联合放疗，可提高肿瘤局部控制率和患者生存率
    - 据报道术后放疗患者 5 年生存率达 60%~90%
      - 与剂量无相关

诊断要点

关注点

- MR 用于评估脊髓病变

读片要点

- MR 横断位和矢状位增强 T_1WI 脂肪抑制排除硬脊膜或软脊膜病变导致的脊髓空洞症

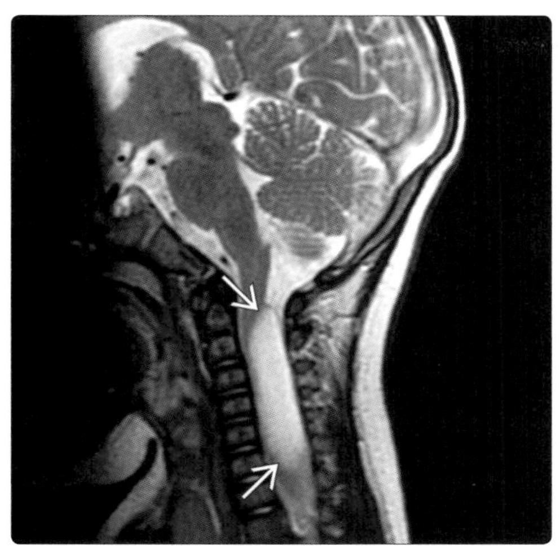

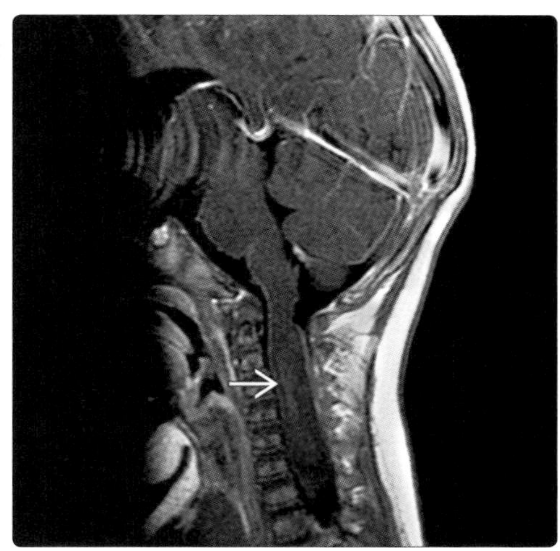

（左图）髓内星形细胞瘤，MR矢状位平扫T_2WI显示颈髓内膨胀性生长的高信号肿块➡。（右图）同一患者的矢状位增强T_1WI显示膨胀性生长的病变轻度强化➡，据报道胶质纤维酸性蛋白-δ免疫反应与脊髓星形细胞瘤的级别显著相关

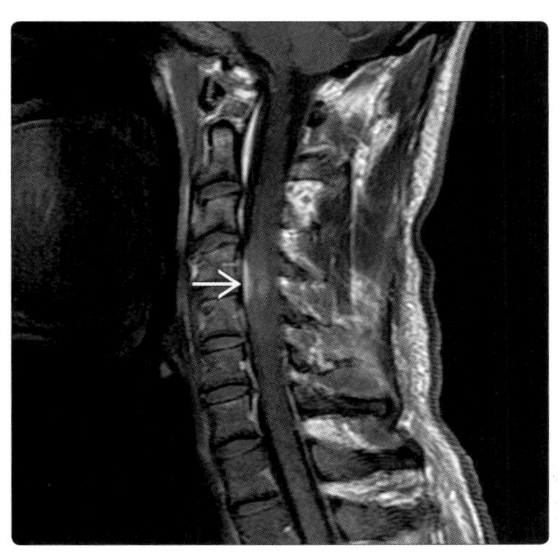

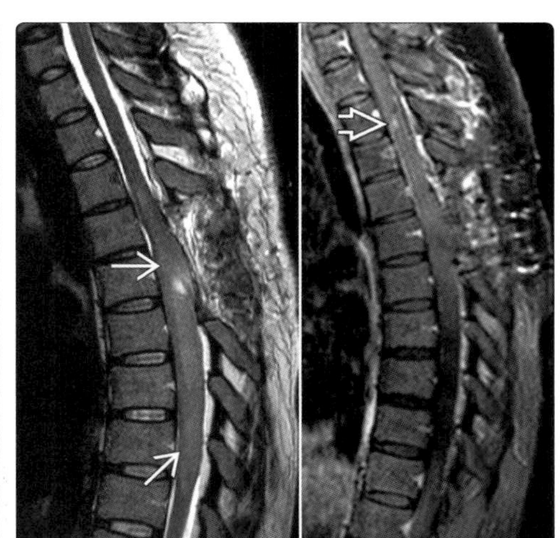

（左图）颈椎MR矢状位增强T_1WI显示颈髓梭形肿大，C_3和C_4水平脊髓内见不规则的斑片状强化➡。（右图）胸椎MR矢状位平扫T_2WI（左）显示胸髓内间变性星形细胞瘤，脊髓长节段轻度肿胀，伴高信号➡，矢状位增强T_1WI脂肪抑制（右）显示病变轻度强化➡

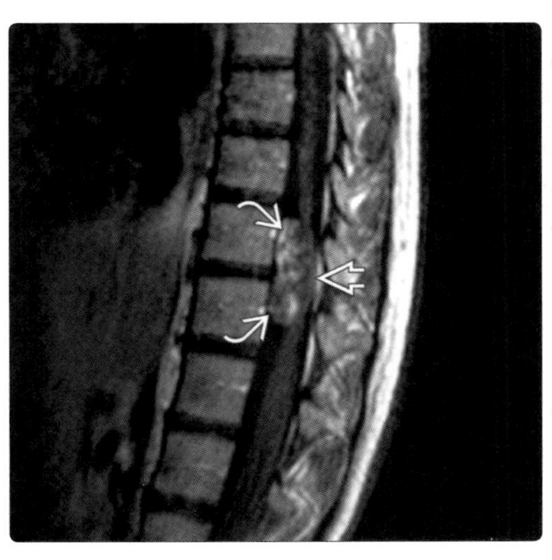

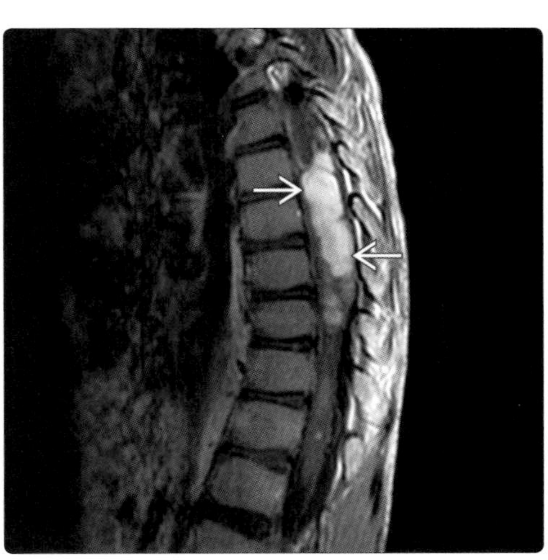

（左图）MR矢状位增强T_1WI显示髓内分叶状、向腹侧外生性生长的肿块，脊髓轻度向后移位➡，病变为斑片状强化➡。（右图）胸椎矢状位增强T_1WI显示实性为主、边界清晰、均匀强化的肿块➡，为毛细胞黏液样星形细胞瘤，与经典的低级别星形细胞瘤相比，无进展生存期较短、总体生存率较低，发生脑脊液播散率较高

细胞型室管膜瘤

关键点

术语

- 起源于脊髓中央管室管膜的肿瘤

影像

- 颈髓 > 胸髓 > 圆锥
- 通常累及 3~4 个节段
- 边界清晰
  - 离心性生长，常引起脊髓对称性增粗
- 由于生长缓慢，X 线和 CT 表现为侵袭性改变
- MR
  - T_1WI：相对于脊髓呈等信号或稍低信号
  - T_2WI/STIR：高信号
- 肿瘤性囊变；位于头部或尾端；50%~90% 伴有脊髓空洞
- “帽”征：病变头端或尾端边缘的含铁血环素沉着
- 增强 T_1WI：明显、边界清晰的均匀强化：50%

主要鉴别诊断

- 星形细胞瘤
- 血管母细胞瘤

病理

- 4 种亚型：细胞型，乳头状型，透明细胞型，伸长细胞型

临床问题

- 尽管肿瘤很小，但由于边缘囊肿或脊髓空洞，可引起脊髓广泛增粗
  - 手术入路很重要，如椎板切除术长度

诊断要点

- 边缘出血提示脊髓室管膜瘤

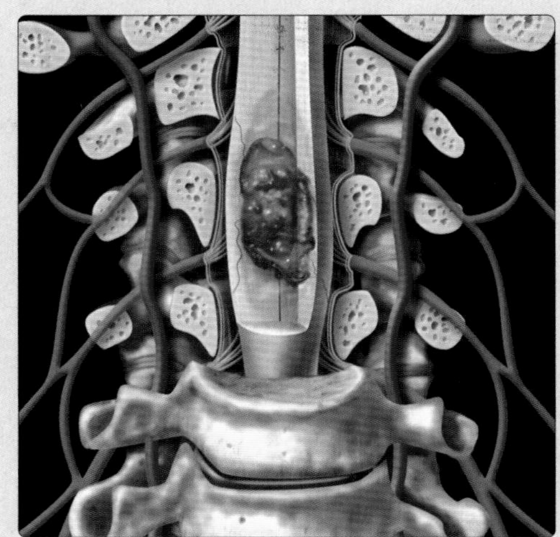

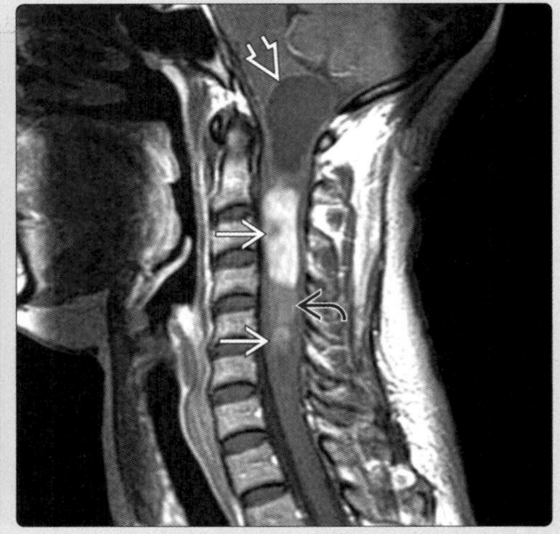

（左图）冠状位示意图显示室管膜瘤，引起颈髓轻度增粗。肿瘤导致头、尾端囊变以及出血。（右图）颈椎 MR 矢状位增强 T_1WI 显示囊实性颈髓肿块，脊髓梭形增粗，伴两处实性强化灶➡以及上方囊变⇨，向头端延伸至脑干，伴延髓增粗，局部可见轻度强化实性成分↪

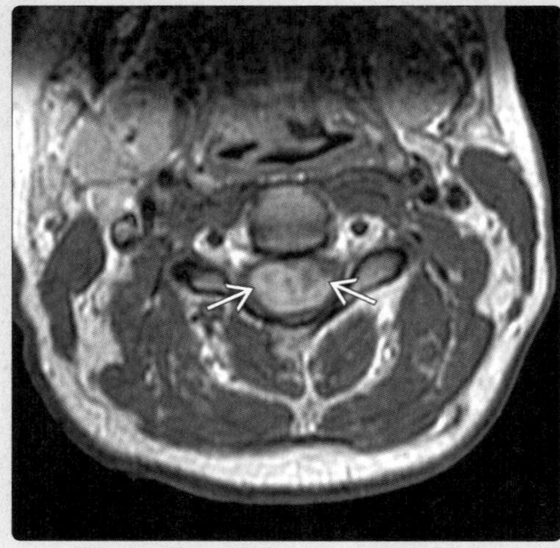

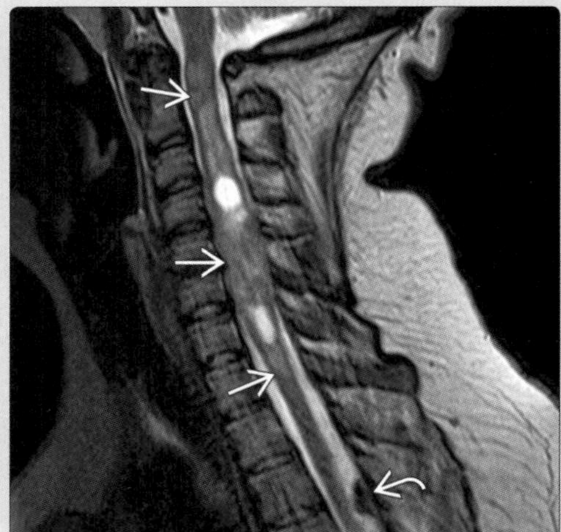

（左图）MR 横断位增强 T_1WI 显示髓内强化病变➡，脊髓室管膜瘤比脑内室管膜瘤少见，且预后较好，可能与遗传学不同有关。（右图）2 型神经纤维瘤病患者，MR 矢状位平扫 T_2WI 显示囊实混合性的颈髓室管膜瘤➡，且伴有硬脊膜为基底的髓外脊膜瘤↪

术 语

定义

- 起源于脊髓中央管室管膜的肿瘤

影 像

一般特点

- 最佳诊断线索
  - 局限性、强化的脊髓肿块伴出血
- 位置
  - 颈髓 > 胸髓 > 圆锥
- 大小
  - 多节段：通常 3~4 个节段
- 形态
  - 边界清楚
  - 对称性脊髓增粗
  - 可外生性生长

平片表现

- 平片
  - 中央管扩大：20%
  - 椎弓根内侧面受侵或椎体后缘扇贝压迹征
    - 骨质侵蚀及椎弓根和椎板变薄，下椎管及终丝室管膜瘤更常见
  - 脊柱侧弯

CT 表现

- 平扫 CT
  - 脊髓中央管扩张
    - 椎弓根变薄
    - 椎弓根间距增宽
    - 椎体后缘扇贝压迹征
- 增强 CT
  - 脊髓对称性增粗，伴边界清楚强化

MR 表现

- T_1WI
  - 相对于脊髓呈等或稍低信号
  - 出血呈高信号
  - 可出现脊髓萎缩
    - 与外科手术相关
- T_2WI
  - 高信号
  - 3 种囊肿类型：肿瘤性囊肿、肿瘤上下两端形成的囊肿和中央管反应性扩张（脊髓空洞）
    - 肿瘤性囊肿：由肿瘤内变性、坏死、液化引起结节性或片状强化
      - 含有蛋白质、陈旧性出血和肿瘤组织坏死的混合物
      - 成分不均匀→信号多样
      - 内衬异常神经胶质细胞
    - 脊髓空洞：可能与肿块阻塞部分中央管有关
      - 位于脊髓中央
      - 脑脊液信号
      - 范围超出肿瘤边缘［上和（或）下］
  - 局灶性低信号：含铁血黄素
    - “帽”征：头或尾端边缘的含铁血黄素沉着
    - 占脊髓室管膜瘤 20%~64 %
  - 周围水肿
- T_2* GRE
  - 由于出血可见低信号
    - 可继发于富血管性结缔组织基质
    - 可能由于缺乏神经组织，肿瘤与正常脊髓之间界面易受侵犯
- 增强 T_1WI
  - 明显、边界清楚的均匀强化：50%
  - 结节样、周边性、不均匀强化
  - 轻度或无强化罕见
  - 肿瘤囊肿壁强化
  - 病变上下极囊肿及脊髓空洞的边缘不强化

成像推荐

- 最佳影像方案
  - 矢状位，横断位 T_2WI 和 T_1WI+ 强化
- 推荐检查方案
  - 脂肪抑制 T_2WI 和 T_1WI+ 强化

鉴别诊断

星形细胞瘤

- 鉴别困难
- 一般范围更长
  - 可累及全脊髓
- 偏心性、浸润性生长更常见
  - 边界模糊
- 出血不常见
- 肿瘤囊变及脊髓空洞不常见
- 儿童最常见原发脊髓肿瘤

血管母细胞瘤

- 囊性成分伴明显强化血管结节
  - 可出现血管流空影
- 周围水肿更广泛
- 胸髓 > 颈髓
- 老年患者
- 1/3 伴有 Von Hippel-Lindau 综合征

脱髓鞘疾病

- 多发性硬化
- ADEM
- 常为多灶性
  - 90% 有脑部病变
- 病灶更常见于脊髓外周、后外侧
- 通常累及长度 <2 个椎体节段
- 边界不清
- 轻微结节状或斑片状强化

特发性横贯性脊髓炎

- 脊髓增粗不明显
- 病变位于中央

- 胸髓 > 颈髓
- 不同程度强化
- 排除性诊断

病理

一般特征

- 病因
  - 起源于脊髓中央管的室管膜细胞
- 遗传学
  - 脊髓室管膜瘤在遗传学上不同于颅内室管膜瘤
    - 比较基因组杂交法显示染色体拷贝数变异：2，7，12 号染色体等
    - 第 1，6，17 号等染色体结构异常
  - 室管膜瘤与 2 型神经纤维瘤病有关
    - 22 号染色体缺失、易位
- 相关异常
  - 蛛网膜下腔出血（尤其乳头状型）
  - 脊髓表浅铁质沉着症
  - 2 型神经纤维瘤病
    - 神经鞘瘤
    - 脊膜瘤
- 4 种亚型：细胞型，乳头状型，透明细胞型，伸长细胞型
  - 细胞型为最常见髓内亚型
  - 伸长细胞型：是星形胶质细胞和室管膜细胞的前体细胞
- 很少位于髓外硬膜下
  - 起源于异位的室管膜细胞
  - 胸段脊髓内有包膜的肿瘤
  - 软脊膜微血管附着
  - 无浸润或硬脊膜附着

分期、分级及分类

- 大多是 WHO Ⅱ级
- WHO Ⅲ级罕见
  - 间变性室管膜瘤

直视病理特征

- 质软的红色或灰紫色肿块
  - 肿瘤表面有小血管
- 边界清晰
  - 可有包膜
- 囊变常见
- 肿瘤周边出血

显微镜下特征

- 免疫组化：GFAP，S100，vimentin 表达阳性
- 细胞型：立方形或低柱状细胞弥漫排列
  - 血管周围假菊形团
  - 真正的室管膜菊形团少见（一些归为上皮型）
  - 中等细胞密度，较少的核分裂
- 乳头状型：乳头中央可见神经胶质基质
  - 单层立方形肿瘤细胞形成手指状突起
- 透明细胞型：好发于年轻患者，位于幕上
- 伸长细胞型：细胞呈双极伸长
  - 缺乏室管膜菊形团
  - 最常见于脊髓

临床问题

临床表现

- 最常见的体征 / 症状
  - 颈部或背部疼痛
- 其他体征 / 症状
  - 进行性下肢轻瘫
  - 感觉异常
- 临床特征
  - 由于生长缓慢，导致诊断延误
    - 诊断前症状平均持续时间：2.5 年

人群分布特征

- 年龄
  - 35～45 岁
- 性别
  - 髓内型：男性多见
  - 髓外硬膜下型：女性多见
- 流行病学
  - 室管膜瘤：占成人原发性中枢神经系统肿瘤 4%
    - 30% 室管膜瘤位于脊髓
  - 成人最常见脊髓原发肿瘤
    - 占脊髓原发肿瘤 60%
  - 儿童第二位常见的脊髓原发肿瘤

自然病史及预后

- 术前神经功能障碍越少，术后预后越好
- 胸髓肿瘤手术预后差
- 转移罕见
  - 肺、皮肤、肾脏、淋巴结
- 5 年生存率：85%

治疗

- 影像学证实肿瘤完全切除后，WHO Ⅱ级室管膜瘤仍需仔细观察
- WHO Ⅲ级肿瘤需要辅助放疗
- 手术切除
  - 总体切除率 >85%
  - 局部和颅内复发的风险较低
- 放疗适用于次全切除或复发病例
  - 放射治疗剂量范围常为 4000～5400cGy
  - 无剂量 - 反应关系
- 化疗适用于不能手术和放疗的患者
  - 化疗的获益未经证实
- 大多数报道显示，手术结合术后放疗患者的 5 年和 10 年生存率达 50%～100%

诊断要点

读片要点

- 周边出血提示脊髓室管膜瘤

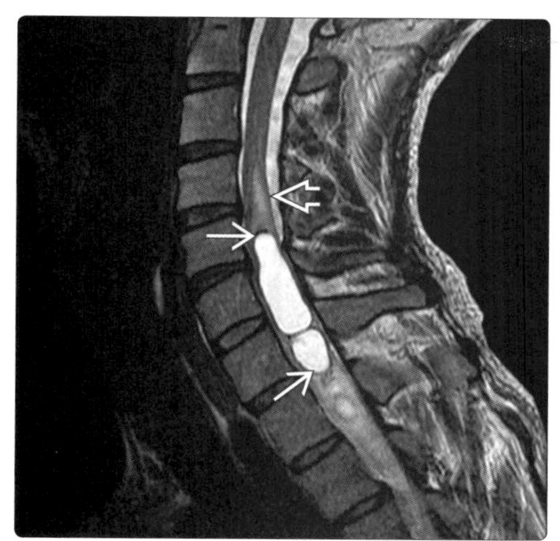

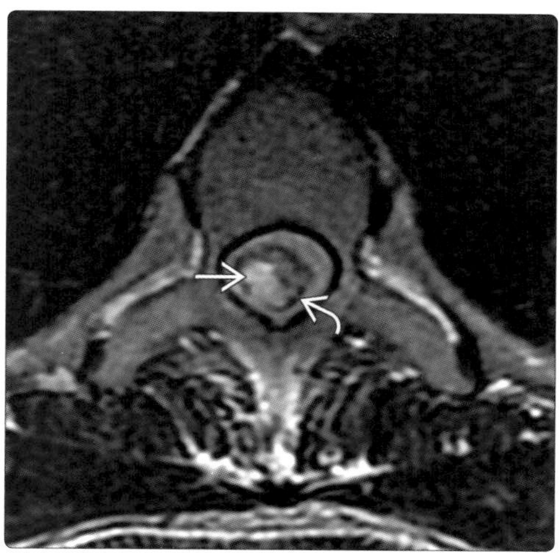

（左图）颈胸段MR矢状位平扫T_2WI显示大的不均匀肿块，累及颈、胸髓，伴有脊髓增粗和囊肿，低信号区域代表出血后的含铁血黄素沉积。含铁血黄素覆盖于病灶边缘➡，伴有广泛的脊髓水肿⇨，病变上缘呈火焰状。（右图）MR横断位平扫T_2WI显示囊肿形成➡、水肿和陈旧出血↷

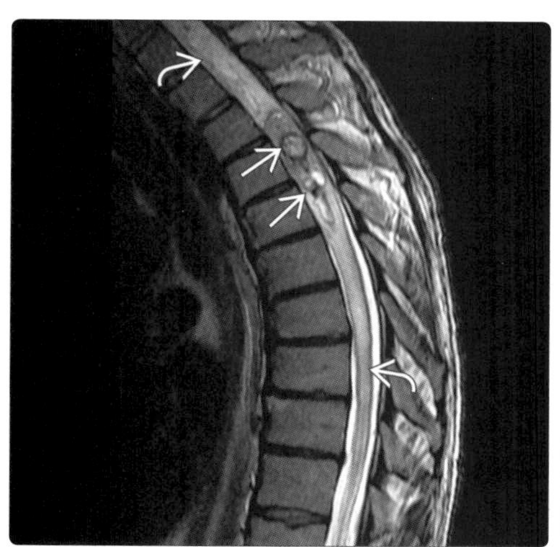

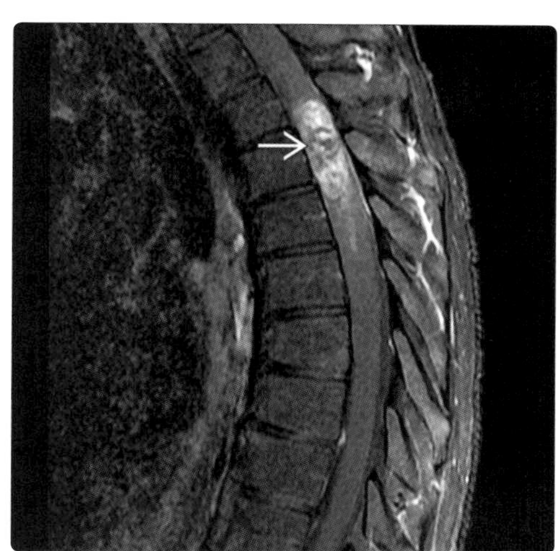

（左图）胸椎MR矢状位平扫T_2WI显示典型的脊髓室管膜瘤，伴有囊肿形成和陈旧出血，肿块信号不均匀，延伸至胸髓，低信号区代表出血的含铁血黄素沉积➡，有广泛脊髓水肿↷。（右图）胸椎MR矢状位增强T_1WI脂肪抑制显示胸髓内信号不均匀肿块，伴脊髓增粗及囊肿形成，肿瘤中央可见大范围的异常强化➡

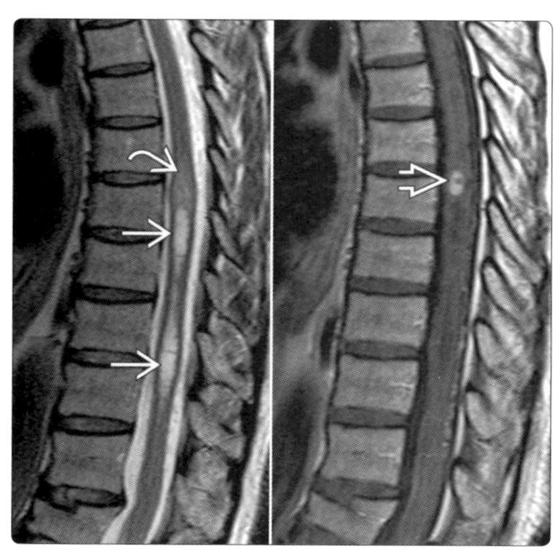

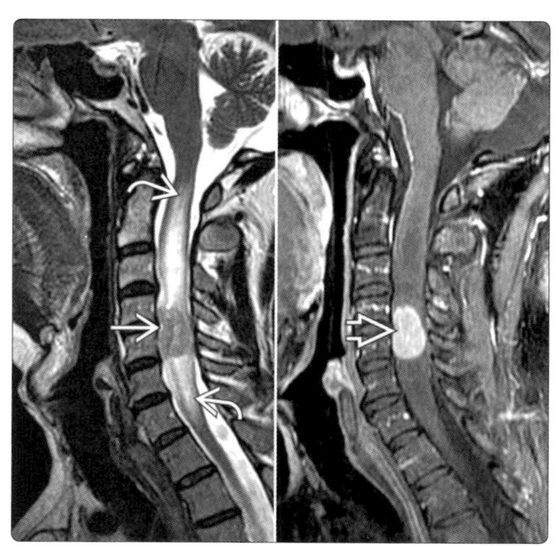

（左图）椎体MR矢状位平扫T_2WI（左）显示信号不均匀的肿块，伴中段胸髓增粗和囊变➡、水肿↷，MR增强（右）显示肿块上部局灶性结节样强化⇨。（右图）MR矢状位（左）平扫T_2WI显示$C_4 \sim C_5$水平髓内圆形、低信号➡病变，伴脊髓轻度增粗，T_2高信号向肿瘤头端和尾端延伸↷。MR矢状位增强T_1WI脂肪抑制（右）显示病变明显强化⇨。此病例为伸长细胞型室管膜瘤

第 6 章

脊柱其他病变

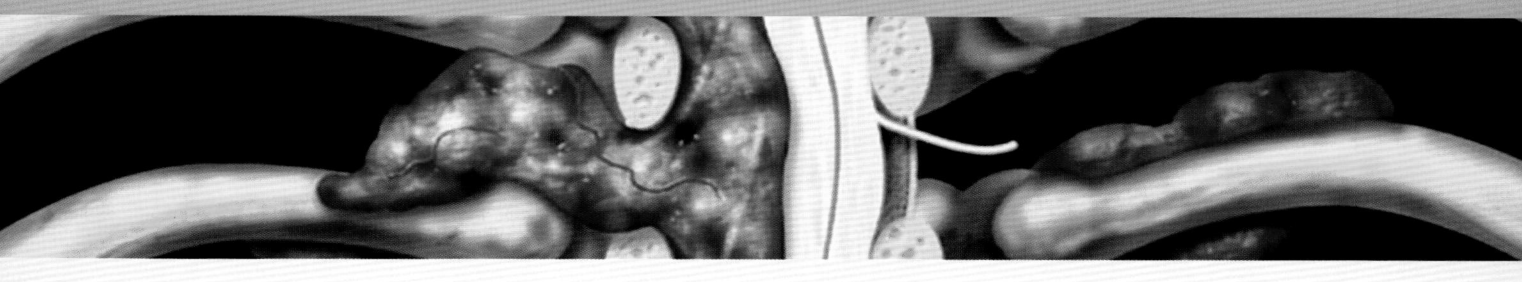

脊髓脊膜膨出

关键点

术语
- 同义词：脊髓脊膜突出，开放性脊柱畸形，脊柱裂孔裂孔，囊性脊柱裂

影像
- 腰骶椎（44%）＞胸腰椎（32%）＞腰椎（22%）＞胸椎（2%）
- 术前：后部脊柱缺乏皮肤覆盖→神经组织，脑脊液和脑膜暴露于空气中
- 术后：闭合不全，脊髓／神经根低位，皮肤闭合改变

主要鉴别诊断
- 背侧脑脊膜膨出
- 闭合（隐匿性）脊柱闭合不全
- 术后假性脊膜膨出

病理
- 神经管闭合失败
  - 基板可能是分段的或终末的
- 与母体叶酸缺乏或叶酸代谢异常有关
- 通常伴有多种神经和骨科并发症

临床问题
- 关闭后预期会出现稳定的神经缺陷
- 随后的神经系统退化提示对栓系的脊髓，硬膜环缩窄，脊髓缺血或脊髓空洞积水的影像学评价

诊断要点
- 脊髓栓系是最常见的延迟退化原因

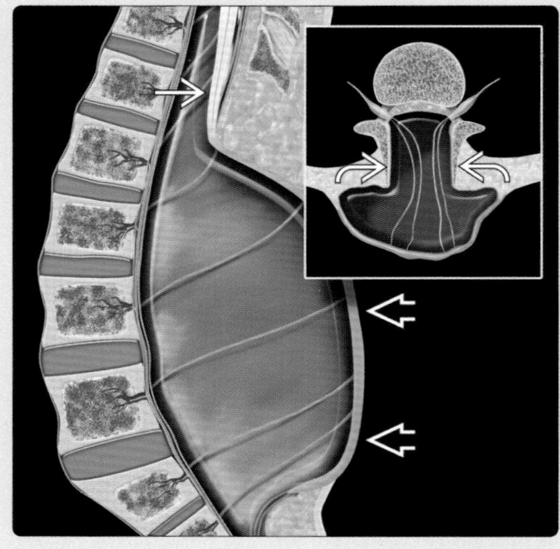

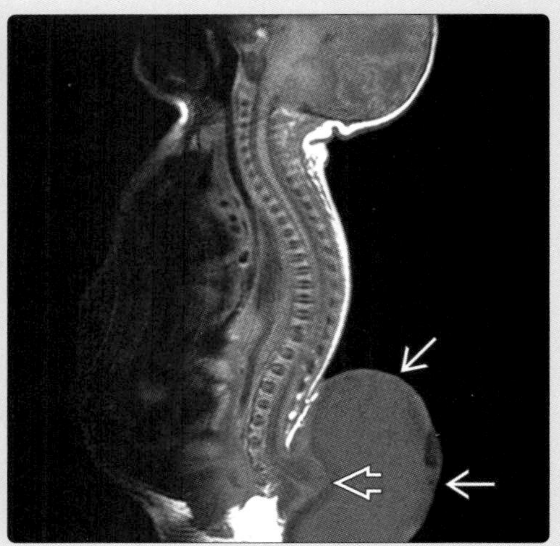

（左图）矢状位示脊膜通过脊柱缺陷性膨胀，并低位脊髓➡终止于红色的神经基板➩。插入的横断位图示自腹侧基板起源的脊 髓神经根以及脑膜和基板通过发育不全的脊椎后附件区向后突出↪。（右图）矢状位 T_1WI 示大的腰骶部脊髓脊膜膨出➡。经脊椎后部发育不良导致的缺损向后突出。可见神经成分突入囊内➩

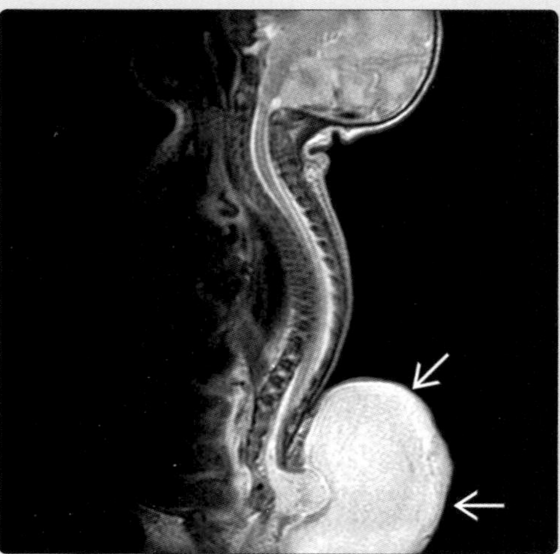

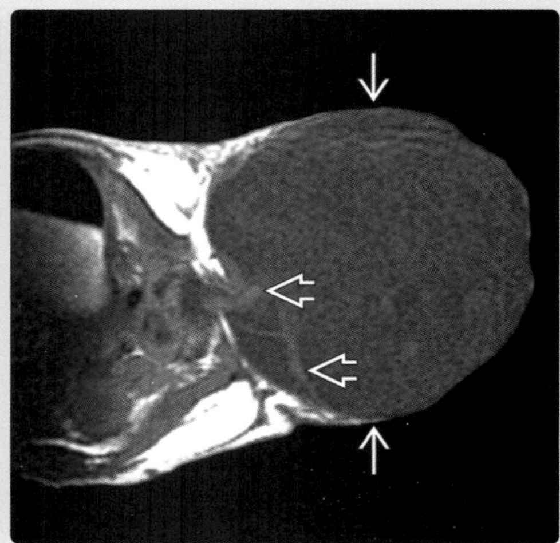

（左图）矢状位 T_2WI 示典型的颅后窝 Chiari 2 型畸形。腰骶部囊状脊髓脊膜膨出➡尚未经过手术修复，并且通过脊椎后部发育不良性缺损向背侧突出。（右图）横断位 T_1WI 示未修复的腰骶部脊髓脊膜膨出➡形成一个向外突出的脊膜囊以及发育不良的神经组织➩通过骨性脊柱缺损延伸至脊髓脊膜膨出囊内

术语

同义词

- 脊髓脊膜突出（meningomyelocele，MMC），开放性脊柱畸形（open spinal dysraphism，OSD），脊柱裂孔，囊性脊柱裂

定义

- 缺乏皮肤覆盖的后部脊柱缺陷→神经组织，脑脊液和脑膜暴露于空气

影像

一般特征

- 最佳诊断线索
  - 广泛的骨质不良，低位脊髓 / 神经根，术后皮肤闭合改变
- 位置
  - 腰骶椎（44%）＞胸腰椎（32%）＞腰椎（22%）＞胸椎（2%）
- 大小
  - 小→大，取决于神经管缺陷的程度
- 形态学
  - 暴露的脑脊液囊 + 神经元素通过广泛的背侧闭合不全突出

平片表现

- 平片
  - 脊柱后外侧裂，伴广泛椎板外翻
  - 大部分正常侧板 = 上缘局部缺陷

CT 表现

- 平扫 CT
  - 广泛的后部骨性不良，皮肤覆盖的脑脊液囊（术后）
  - 伴有异常，术后并发症
    - 脊柱 CT：椎管狭窄，硬膜狭窄或脊髓缺血后遗症（突然终止）
    - 头部 CT：来自 VP 分流失败的脑积水

MR 表现

- T_1WI
  - 广泛脊柱闭合不全，扩张椎板，低位脊髓 / 根；皮肤覆盖的 CSF 囊（术后）
  - 异常水平，正常后部硬膜外脂肪的缺失（矢状位成像）
    - 硬膜外脂肪≥ 2 个邻近水平→可疑的发育不良
- T_2WI
  - 神经根起源于腹面基板表面；腹侧根走行于背侧神经根的内侧

超声检查结果

- 灰阶超声
  - 产科超声→产前诊断
    - 神经弓开放，椎板扩张，突出的脊髓脊膜囊和脑部的 Chiari 2 型畸形表现（“柠檬”征，“香蕉”征，脑积水）

非血管干预

- 脊髓造影
  - ± CSF 分隔，基板和硬膜之间无 CSF，低位脊髓

其他形态发现

- 矢状电影相位对比 MR →减少的圆锥形脉动可能表明栓系

成像推荐

- 最佳影像方案
  - MR
- 推荐检查方案
  - 产科超声：最初的MMC诊断，分娩计划（剖宫产），胎儿手术
  - 头部 CT：脑积水评估
  - MR：矢状位和横断位 T_1WI 和 T_2WI；必须包括整个骶骨

鉴别诊断

背侧脊膜膨出

- 脑膜通过背侧的发育不良不对称突入皮下脂肪
- 蒙皮覆盖；通常不包含神经组织

闭合性（隐匿性）脊柱畸形

- 背侧骨化障碍；可有脊髓低位
- 皮肤或其他皮肤衍生物（例如脂肪瘤）覆盖神经组织

术后假性脊膜膨出

- 病史，临床检查可资鉴别
- 寻找手术椎板切除缺损，无脊柱裂骨质改变

病理

一般特征

- 病因
  - 在神经外胚层细胞表面缺乏复杂的碳水化合物分子表达→神经管闭合障碍
  - 慢性机械损伤，羊水化学创伤加重了神经管缺陷（NTD）
- 遗传学
  - PAX3 配对盒基因紊乱
  - 亚甲基四氢叶酸还原酶（*MTHFR*）突变与叶酸代谢异常有关
    - *MTHFR* 突变 + 叶酸缺乏→ NTD 风险增加
  - 13，18 三体（占 NTD 胎儿的 14%）
- 相关的异常
  - 脊柱侧弯：神经肌肉失衡 ± 椎体分段异常
    - 发育性（65%）：神经肌肉失衡，脊柱伸肌前方移位
    - 先天性（30%）：先天性骨性异常（半椎体，骨性分隔）
  - 脊髓纵裂，皮毛窦（31%~46%）
    - 脊髓分裂高于 MMC 水平（31%），低于 MMC

水平（25%）或位于（22%）MMC 水平
    - 半脊膜膨出变异（10%）→不对称缺陷
  - 瘘管（30%～75%）
  - Chiari 2 型畸形（约 100%），需要分流的脑积水（80%）
  - 骨骼异常（80%）为肌肉不平衡
- 不连接 = 神经管闭合期间正常神经管与上覆外胚层分离
- 开放性 NTDs 来自分节障碍→神经基板
  - 前基板表面→脊髓表面的软膜
  - 后基板表面→神经管内部室管膜
- 基板可能是分段的或终末的
  - 节段性（腰椎，胸腰椎，胸廓）→脊索延伸至远端
  - 末梢（腰骶，骶骨）→脊髓末端基板

直视病理特征

- 红色，暴露的神经基板渗漏的 CSF 通过骨质中线缺陷突出
- 脊髓始终物理性（生理性）栓系；± 临床神经系统退变

显微镜下特征

- 浦肯野细胞丢失，与 Chiari 2 型畸形相关的疝入后窝组织硬化

临床问题

临床表现

- 最常见的体征 / 症状
  - 关闭后预期会出现稳定的神经缺陷
    - 神经功能退变→栓系索，硬膜环缩窄，脐带缺血或脊髓空洞积水症影像学评估
- 其他体征 / 症状
  - 乳胶过敏反应常见；使用非乳胶手套
- 临床特征
  - 新生儿：中线原始，红色，暴露的神经基板
    - 病变水平决定了神经缺陷的严重程度
    - 2 度脑积水至 Chiari 2 型畸形
  - 术后：与缺损平面有关的固定性截瘫和感觉缺失，头大（脑积水），神经系统异常及骨质异常，神经原性膀胱（90%），± 脊柱后侧凸
- 实验室检查结果：孕妇血清甲胎蛋白（AFP）升高

人群分布特征

- 年龄
  - 在出生时出现
- 性别
  - 男 < 女 =1 : 3
- 种族
  - 多见于在爱尔兰 / 威尔士人群（4～8x）其他受影响的儿童家族（7～15x）
- 流行病学
  - 发生率为（0.17～0.6）/1000 活产儿
  - 母体叶酸缺乏，肥胖，抗癫痫治疗（降低叶酸生物利用度）
  - 由于叶酸强化使用，产前诊断终止受影响胎儿的妊娠以及其他未知因素导致全球性脊髓脊膜膨出的发生率下降

自然病史及预后

- 稳定的术后缺损预计可能获得最佳结果
  - 脑积水和栓系确定退变的预后
  - 神经退变提示并发症
    - 通过瘢痕或第二（无法识别）畸形进行栓系→最常见
    - 收缩术后硬膜环
    - 表皮样癌 / 皮样瘤或蛛网膜囊肿导致脊髓受压
    - 脊髓缺血
    - 脊髓空洞积水症（29%～77%）
- Chiari 2 型畸形是 MMC 患者最常见的死亡原因
- 较高的脊髓水平与更严重的残疾相关

治疗

- 叶酸补充孕妇 / 准备受孕的妇女
- MMC 封闭 <48 小时以稳定神经缺陷，预防感染
  - 一些三级中心在子宫手术修复中进行；可能会减少 Chiari 2 型畸形，神经功能缺损的严重程度，并需要进行脑室分流术
  - 目前没有确切证据表明 MMC 的产前修复改善了未来的神经功能
- 随后的管理围绕治疗术后并发症展开
  - 脊髓栓系松解，脑积水管理，后凸畸形的治疗

诊断要点

关注点

- 未经治疗的 MMC 很少需要影像检查
- MMC 患者经常有其他 CNS 异常；神经系统退变需要评估整个颅脑轴
- 脊髓栓系 = 最常见的脊柱延迟退变原因

读片要点

- MR 成像中的低位栓系并不总是等同于临床栓系

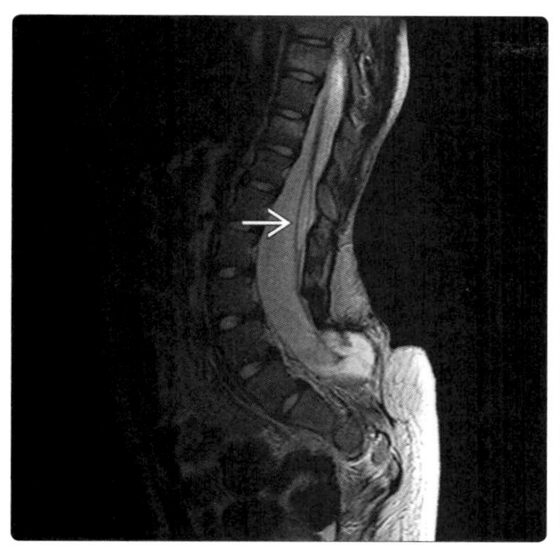

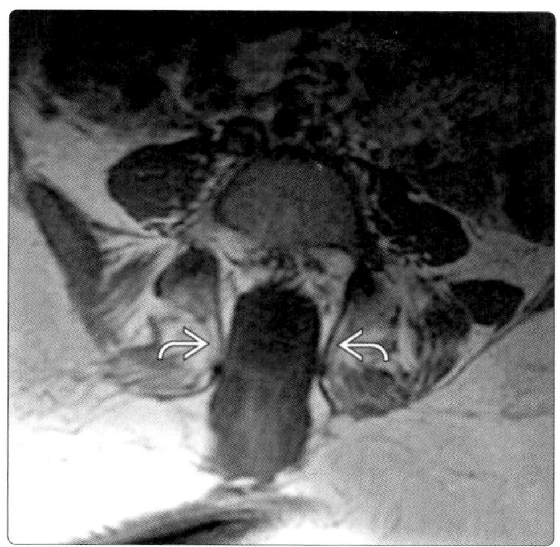

（左图）矢状位 T_2WI 示扩张的远端鞘囊和脊髓脊膜膨出闭合后的后部软组织典型外观。逐渐变细延长的脊髓➡通常伸入手术切口的闭合处，并可见小的末端空洞。（右图）横断位 T_1WI（修复的脊髓脊膜膨出）示手术闭合部预期的术后外观。注意平行走行的椎板➡，这是脊柱闭合不全的典型表现

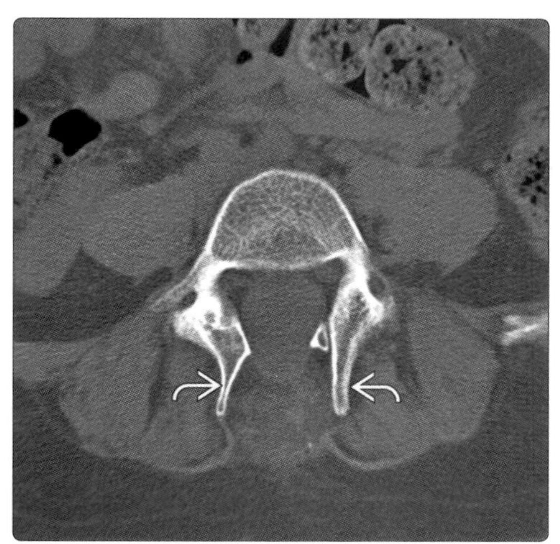

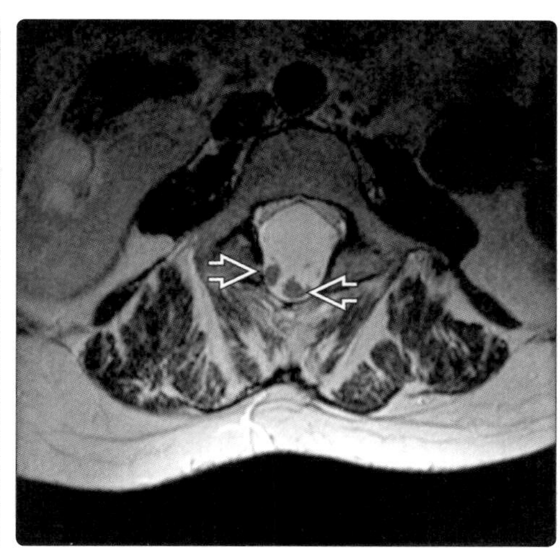

（左侧）横断位 CT 骨窗（手术修复的脊髓脊膜膨出）示脊柱后方不完整，可见特征性平行走行的不规则未融合椎板和棘突➡。（右图）横断位 T_2WI（修复的脊髓脊膜膨出）评估静止性神经功能缺陷期后迟发性神经功能退变的情况，表现为胸段脊髓纵裂➡，反映先前未确诊的 2 型脊髓纵裂畸形

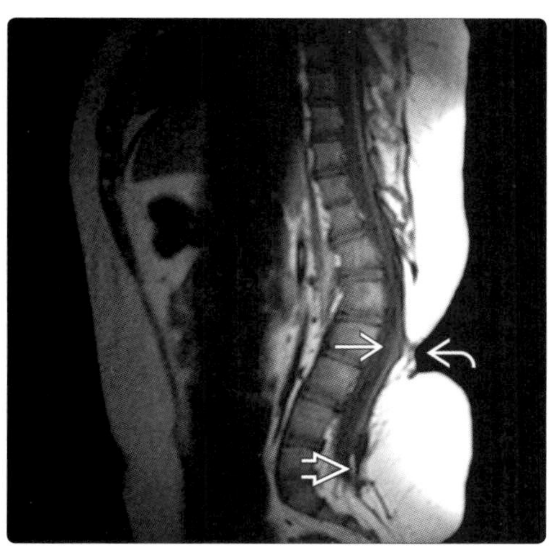

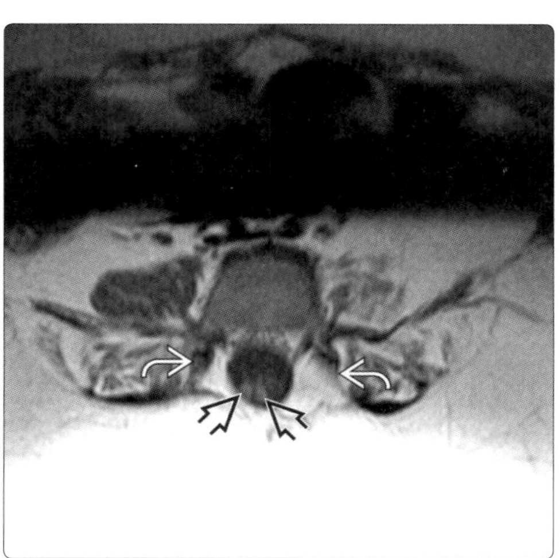

（左图）矢状位 T_1WI（修复的节段性腰椎脊髓脊膜膨出）示逐渐细长的脊髓➡与脊髓脊膜膨出闭合部位部分粘连➡。脊髓继续通过神经基板终止于小的远端脂肪瘤➡。（右图）横断位 T_1WI（修复的节段性腰椎脊髓脊膜膨出）示广泛的后部附件闭合不全➡及以前未被诊断的 2 型脊髓纵裂畸形➡

脂肪性脊髓脊膜膨出

关键点

同义词

- 脂肪性脊髓脊膜膨出，脂肪细胞鞘膜囊肿，脊柱脂肪瘤畸形

影像

- 皮下脂肪团与神经基板／脂肪瘤通过后部脊柱裂相连
    - 大小从几乎不可察觉到巨大
- 脊柱后方脊柱裂，基板水平扩张的通道
- 脊髓栓系、低位脊髓 ± 脑脊膜膨出通过缺陷插入脂肪瘤

主要鉴别诊断

- 末端脂肪瘤
- 硬膜内（近髓）脂肪瘤
- 背侧脑膜膨出
- 脊髓膨出／脊髓脊膜膨出

病理

- 皮肤外胚层的神经外胚层过早分离→间充质诱导形成脂肪（脂肪瘤）
- 脊髓始终栓系
- 与椎体异常，骶骨发育不全，肛门直肠和泌尿生殖系统异常相关

临床问题

- 臀部以上的中线或中线旁由皮肤覆盖的肿块
- 背部／腿部疼痛，脊柱侧弯，下肢轻瘫，膀胱／肠功能障碍

诊断要点

- 术后栓系的诊断主要依赖临床诊断；影像学用来检测并发症

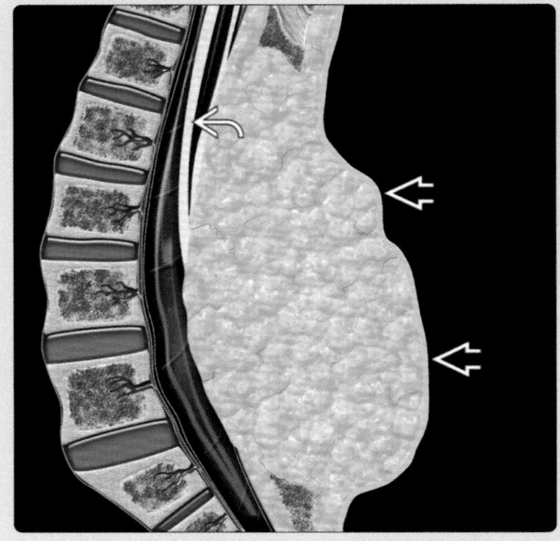

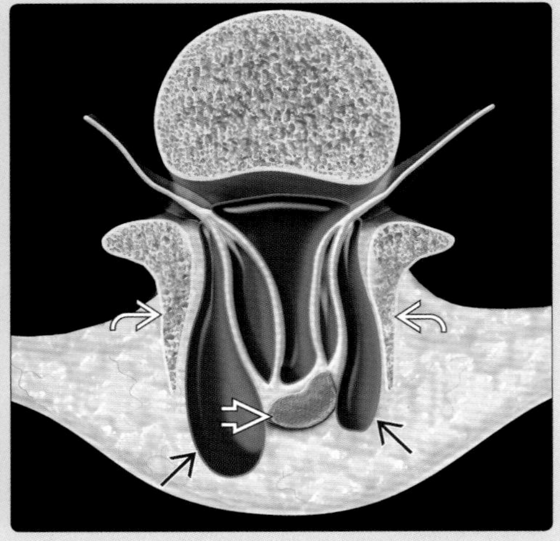

（左图）腰骶部矢状位图示经典脂肪脊膜膨出的解剖结构。脊髓低位↪且马尾神经根黏附于通过后部附件缺损延伸的巨大脂肪肿块。脂肪瘤被皮肤覆盖并且与皮下脂肪⇨连续。（右图）脂肪脊髓膨出的横断位图示鞘囊→神经根及神经基板⇨通过后部附件的闭合不全↪向后突入至有皮肤覆盖的囊

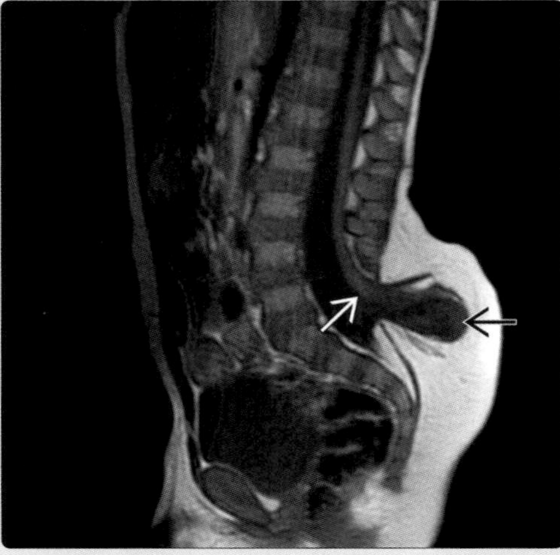

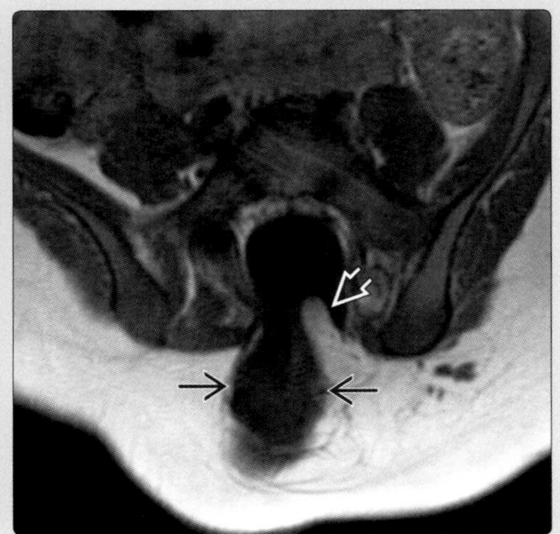

（左图）矢状位 T_1WI 示低位栓系的脊髓和马尾神经根→附于脂肪肿块，穿过脊柱背侧的不规则缺损，延伸进入皮下脂肪，止于有皮肤覆盖的囊性突出→。（右图）横断位 T_1WI 示脂肪脊膜脊膨出的囊性突出→以及偏心的脂肪瘤⇨。通过平行走行的后部附件闭合不全进入皮下脂肪（临床上表现为皮肤覆盖的脂肪块）

术 语

缩略语

- 脂肪性脊膜脊膨出(lipomyelomeningecele,LMMC)

同义词

- 脂肪脊髓膨出(lipomyelode,LMC),脂肪性脊髓裂,脂肪瘤畸形

影 像

一般特征

- 最佳诊断线索
  - 皮下脂肪团与神经基板/脂肪瘤通过后部的闭合不全相连
- 位置
  - 腰骶部
- 大小
  - 皮下肿块大小不一,变化较大
- 形态学
  - 低位栓系的脊髓通过闭合不全处插入脂肪瘤

平片表现

- 平片
  - 多层面脊柱背侧闭合不全 ± 低密度软组织肿块

CT 表现

- 平扫 CT
  - 腹侧神经基板/栓系+末端脊髓积水,脊髓裂畸形
  - 低密度背部脂肪瘤通过后部脊柱裂与皮下脂肪相连
- CT 骨窗
  - 层面闭合不全,基板层面管道扩大

MR 表现

- T_1WI
  - 与皮下脂肪连接的高信号脂肪瘤,栓系/基板
    - 基板-脂肪瘤复合体疝入背部缺损上方的椎板下缘
    - 脂肪瘤可能会旋转(40%)
    - ± 髓内,硬膜内或硬膜外脂肪瘤;实际上是 LMMC 的隐匿延伸,而不是孤立的第二种病变
  - 脊髓束缚 ± 脊髓水肿,终末脊髓积水
- T_2WI
  - 高信号脂肪瘤;神经元在高信号脑脊液背景上呈等信号
- STIR
  - 脂肪→低信号,确认脂肪成分

超声表现

- 灰度超声
  - 硬膜内脊髓肿块通过背侧闭合不全与栓系的脊髓相联系

非血管干预

- 脊髓造影
  - 背侧闭合不全+扩张的硬膜囊;低位的脊髓圆锥插入低密度脂肪瘤

成像推荐

- 最佳影像方案
  - 多平面 MR
- 推荐检查方案
  - STIR 或化学脂肪饱和技术,确认脂肪成分

鉴别诊断

终端脂肪瘤

- 低脂圆锥体,拉伸脊髓;通过骶脊柱裂与皮下脂肪相连
- 没有椎管扩大
- 脂肪瘤旋转,椎体分节和融合异常(SFA)罕见

硬膜内(近髓)脂肪瘤

- 封闭完整的硬脊膜;皮肤表现异常
- 后部附件没有广泛的闭合不全
- 颈椎,胸椎最常见

背侧脑脊膜突出

- 皮肤覆盖,没有脂肪样的元素
- 闭合不全缺损更为局限

脊髓膨出脊髓脊膜膨出

- 临床明显的开放性闭合不全;没有皮肤或皮下脂肪覆盖,没有脂肪瘤

病 理

一般特征

- 病因
  - 神经管通常在第 3 周和第 4 周时通过神经外胚层的融合和闭合而形成,因为它与皮肤外胚层分离→神经和异常接合
    - 在 LMMC 中,神经外胚层从皮肤外胚层→间充质组织直接进入不完全闭合神经管的早期分离
    - 间充质介于神经皱之间
    - 神经皱保持开放,在早期分离部位形成神经基板
    - 原始神经管的室管膜内层诱导间充质形成脂肪→脂肪瘤
- 相关的异常
  - ± 髓内,硬膜内或硬膜外脂肪瘤→ LMMC 的隐蔽扩展
  - 蝴蝶椎骨,半椎体,融合椎体(≤ 43%)
  - 骶骨异常(≤ 50%);融合骶孔和部分骶骨发育不全
  - 肛肠和 GU 异常(5%~10%);如果并发骶骨异常增加到 90%
  - 终末脊髓纵裂(≤ 10%)

  - (表) 皮样瘤，皮毛窦，血管瘤，蛛网膜囊肿 (罕见)
  - 动静脉畸形 (非常罕见)
- 除脂肪瘤外，LMC 和 LMMC 分别类似于脊髓膨出和脊髓脊膜膨出附着于背基板表面并且完好的皮肤覆盖损伤
- 脊髓总是栓系

分期、分级及分类

- 脂性脊髓突出 = 通过遗传缺陷与皮下脂肪邻接的神经基板 - 脂肪瘤复合体，附着并束缚脊髓
- 脂肪性脊髓脊膜膨出 = 脂性脊髓突出 + 脊膜膨出，蛛网膜下腔扩大，椎管外神经基板移位
- 新近提出的脊柱脂肪瘤畸形分类根据是否存在硬膜缺损将脊柱脂肪瘤分为两组
  - 阐述胚胎学，临床表现和预后的相关差异

直视病理特征

- 基板水平管道扩张，脊柱裂水平
- 脂肪瘤可能包裹背侧和腹侧神经根，仅背侧神经根，或终丝 / 圆锥
- 脊柱裂区缺陷→不伴有神经管横向附着于神经基板，当它们从脊髓出现时，位于背侧神经根的后面
- 脂肪瘤可能是不对称的 (40%)，在一侧旋转基板和伸长的根，在另一侧缩短
  - 倾向于手术损伤，不完全的栓系松解

显微镜下特征

- 靠近脂肪瘤的背基板表面没有室管膜衬里；由结缔组织覆盖，并与胶质细胞岛，平滑肌纤维混合

临床问题

临床表现

- 最常见的体征 / 症状
  - 背部 / 腿部疼痛，脊柱侧弯，下肢轻瘫，骶部感觉丧失，膀胱 / 肠功能障碍
- 其他体征 / 症状
  - 肢体萎缩，矫形足畸形
- 临床特征
  - 臀部以上的中线或中线旁皮肤覆盖的肿块
    - 腰骶部肿块：临床上通常在 6 个月内发现
    - 没有肿块：存在神经功能缺陷时可有表现 (5 岁→成年)
  - 皮肤表现 (50%)：血管瘤，凹陷，真皮窦，皮赘，毛状斑

人群分布特征

- 年龄
  - 婴儿期 (最常见) →成年
- 性别
  - 男 < 女
- 流行病学
  - 20%~56% 的隐性脊髓闭合不全症；20% 的皮肤覆盖的腰骶部肿块
  - 发病率不受补充叶酸对孕妇的影响 (不像 MMC)

自然病史及预后

- 潜在的不可逆转的进行性神经功能障碍 (脊髓栓系，扩大脂肪瘤)
  - 脂肪瘤与婴儿一起生长
  - 如果不及早手术，膀胱功能障碍通常会持续存在
- ≤ 45% 的儿童在诊断时神经系统正常
  - 如果不治疗，16%~88% 会出现神经症状
  - 如果不治疗，大多数有症状的患者会进展
- 长期随访时，手术中神经功能完好的患者通常保持完好
- 纵向生长不应使术后检查恶化；神经系统功能下降应怀疑再次栓系的发生，应进行影像复查
- 症状性再次栓系常见；初次手术后的数周至数年后出现
  - 初次手术和再次栓系的中位间隔时间→ 52 个月

治疗

- 目前正在重新考虑干预的时机
  - 大多数提倡早期手术 (<1 岁) 预防外科手术，切除脂肪瘤并重建硬脑膜
  - 有人提倡更加保守的管理，推迟第一次手术直到症状出现

诊断要点

关注点

- 是否存在基板旋转是重要的术前信息

读片要点

- 确定手术后脊髓栓系；使用影像来寻找并发症

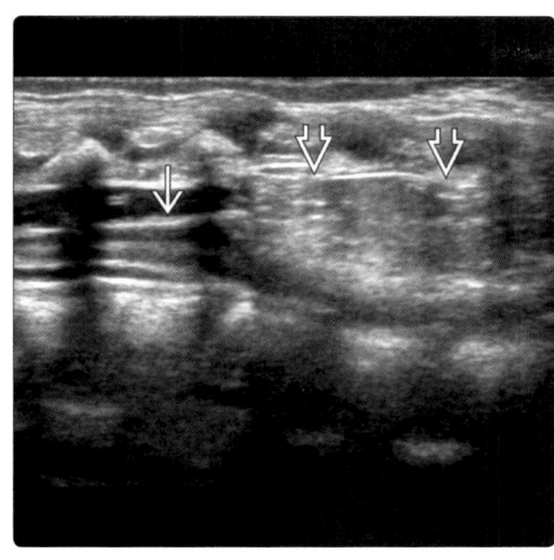

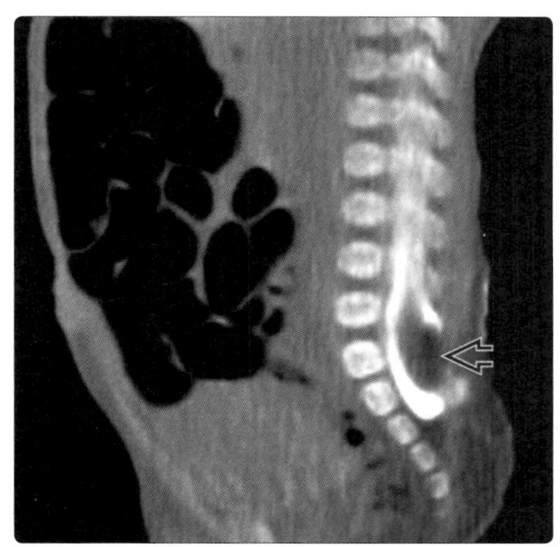

（左图）脂肪脊髓脊膜膨出患者的纵向脊柱超声检查示终末脊髓➡在 L_2 层面直接插入硬膜内脂肪肿块中➡。（右图）鞘内脊髓造影对比剂注射后矢状位 CT 示扩张的硬膜囊和低位的脊髓终止于大的低密度脂肪瘤肿块⇨。皮下脂肪通过闭合不全的后部附件与脂肪瘤相连

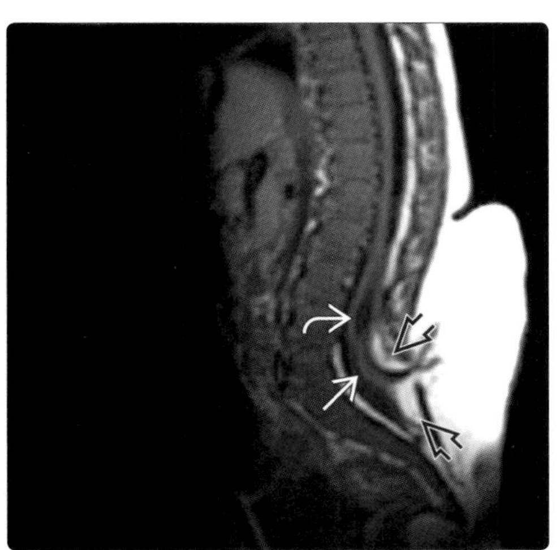

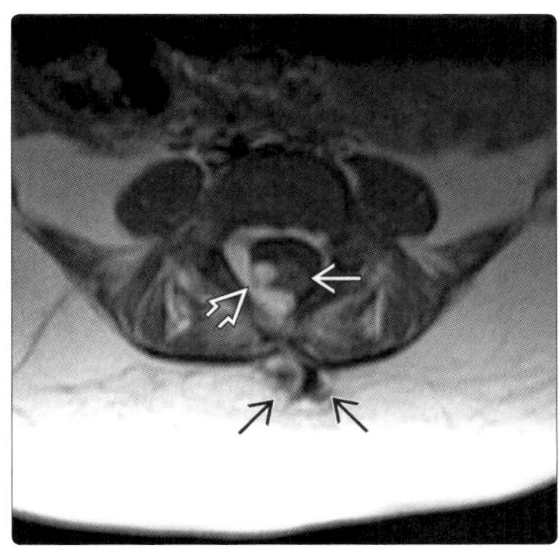

（左图）矢状位 T_1WI 示低位脊髓基板➡直接插入腰骶脂肪瘤团块内⇨，其与邻近的大的皮下脂肪瘤相连。脊髓远端显示脊髓空洞积水症➡。（右图）横断位 T_1WI 示远端脊髓➡进入旋转的神经基板和脂肪瘤➡。脂肪脊髓膨出穿过闭合不全的后部附件进入皮下脂质瘤块➡

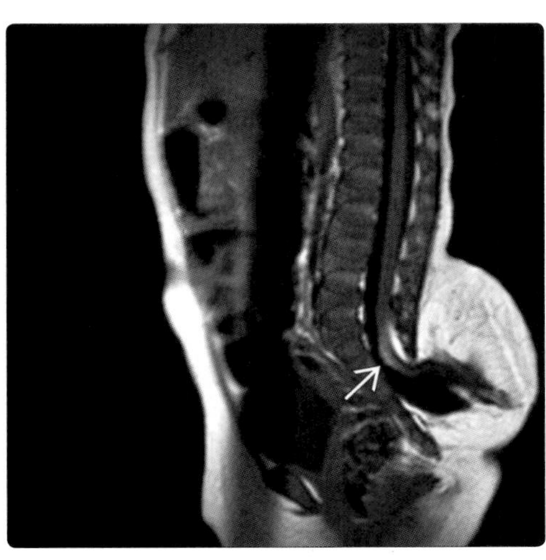

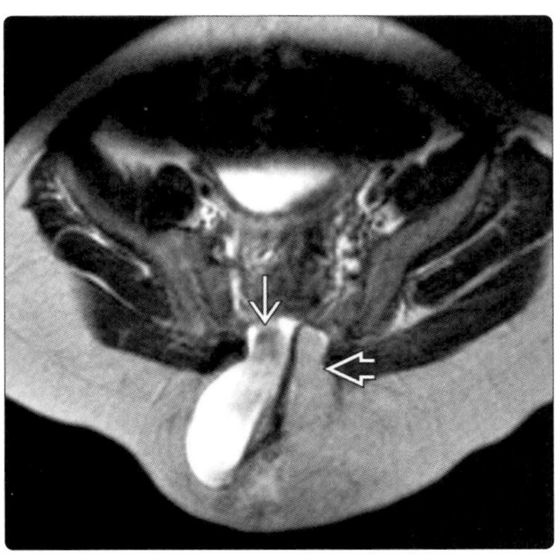

（左图）矢状位 T_1WI 示低位脊髓➡直接进入大的脂肪性肿块，通过脊椎后部闭合不全性缺损与皮下脂肪相连。完整的椎体后部附件的最低层面位于 S_1 层面。（右图）骶骨上段的横断位 T_2WI 示脂肪脊髓膨出的低位脊髓/基板➡与脂肪瘤➡的关系。脂肪瘤中的化学位移伪影可确认内部脂肪的存在

背部皮毛窦

关键点

术语

- 同义词：真皮窦道（DST）
- 中线／旁正中区由层状鳞状上皮内衬的窦道
- 从皮肤表面向内延伸的距离不等

影像

- 在皮肤脂肪背景映衬下，窦道易于识别
- 通常终止于脊髓圆锥（腰骶部）或脊髓中央管（颈椎，胸椎）

主要鉴别诊断

- 尾骨下端中线区凹陷
- 藏毛窦
- 不伴真皮窦的（表皮样）皮样囊肿

病理

- 在外胚层分离时，在某特定位置，局部皮肤外胚层与神经外胚层结合→局灶性节段性粘连
- 脊髓相对于椎管上升，将粘连延拉伸成长的管状束带

临床问题

- 婴儿期至 30 岁
- 临床表现无症状（偶然可见皮肤凹陷）或感染；神经系统缺陷 2°，致脊髓栓系或压迫

诊断要点

- 必须区分 DST 与单纯的骶部凹陷或藏毛窦
- 确定窦道走行，最终手术治疗

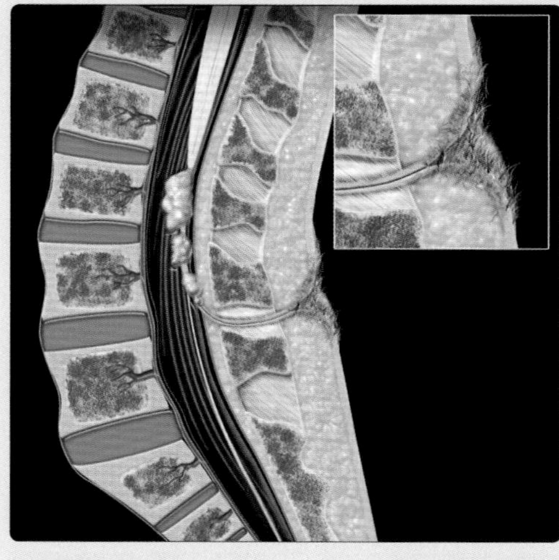

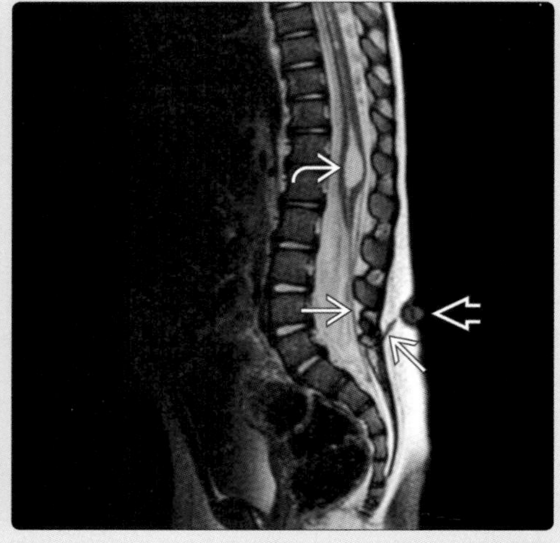

（左图）矢状位图示从皮肤表面延伸到椎管内的真皮窦，终止于有表皮样囊肿的脊髓圆锥，伴毛细血管瘤和毛簇（皮肤标记）的皮肤凹陷指示窦的开口。（右图）矢状位 T_2WI 示低信号的真皮窦➡穿过 L_5 后部附件并沿硬膜内延伸，在 $L_{2/3}$ 水平栓系于低位圆锥的脊髓积水↪。已经放置维生素 E 胶囊以标记鼻窦的皮肤开口⇨

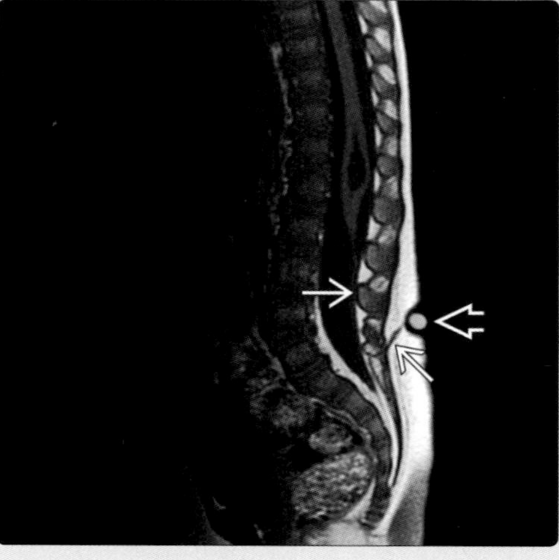

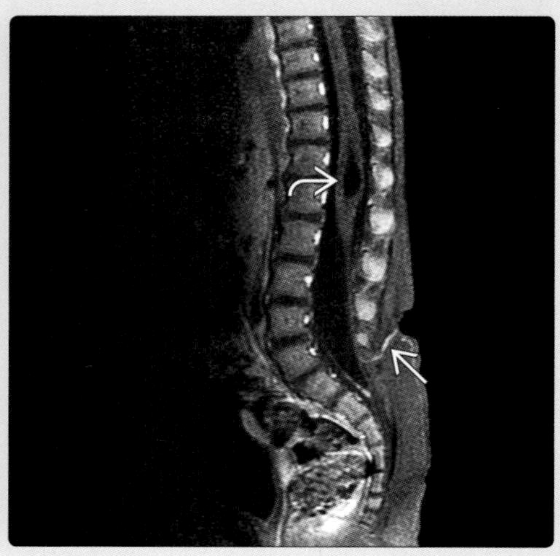

（左图）MR 矢状位 T_1WI 显示低信号真皮窦穿过 L_5 后部附件并在硬膜下延伸➡，在 $L_{2/3}$ 处栓系于低位圆锥。维生素 E 胶囊标志着鼻窦的皮肤开口⇨。（右图）MR 矢状位增强 T_1WI 脂肪抑制示轻度 DST 强化，没有脓肿形成➡。脊髓下端中央管的扩张↪，由于低位脊髓和皮肤窦的存在，可能代表了脊髓空洞积水而不是终室

术 语

同义词

- 皮肤窦道（dermal sinus tract，DST）

定义

- 中线/旁中线区层状鳞状上皮内衬的窦道，从皮肤表面向内延伸，距离不一

影 像

一般特征

- 最佳诊断线索
  - T_1 低信号窦道（在高信号皮下脂肪映衬下）
- 位置
  - 腰骶部（60%）＞枕部（25%）＞胸椎部（10%）＞颈椎（1%）
- 大小
  - 细的管道（数毫米）；长度不一
- 形态
  - 皮下管道 ± 闭合不全
  - 管道的长度不一；可能止于皮下组织或延伸至终点
    - 终点通常为脊髓圆锥（腰骶）或椎管中央（颈椎，胸椎）

平片表现

- 平片
  - ± 闭合不全，层状缺损

CT 表现

- 增强 CT
  - ±（表皮样）皮样囊肿，± 环形增强（脓肿，蛛网膜炎）或神经根聚集（粘连性蛛网膜炎，感染前，（表皮样）皮样囊肿破裂
- CT 骨窗
  - 骨性表现：正常→椎板/棘突沟槽形成→多层面闭合不全

MR 表现

- T_1WI
  - 窦道低信号至皮下脂肪
    - 椎管外管道经下方和腹侧向腰背筋膜走行，转而在椎管内上升
  - 背侧硬脊膜隆起表明硬膜穿透处
    - 硬膜内窦道几乎无法跟踪；与马尾终丝无法区分
  - ±（表皮样）皮样囊肿
    - 皮样囊肿：低信号到高信号（脂肪）
    - 表皮样囊肿：低密度
    - 硬膜外病变表现不明显；寻找神经根或脊髓移位
    - 破裂表皮样及皮样难以检测；寻找神经丛状聚集，CSF“模糊”
  - ± 栓系
    - 腰骶窦→栓系，低位圆锥
    - 胸椎，颈椎窦通常正常的圆锥位置
- T_2WI
  - 低信号窦道至皮下脂肪，除非充满液体
  - ± 高信号表皮样囊肿
  - ± 丛簇状神经根（粘连性蛛网膜炎）
- DWI
  - ± 高信号表皮样囊肿
- 增强 T_1WI
  - ± 髓内/髓外脓肿，传染性或化学性蛛网膜炎
- MR 电影
  - 自由流动性脑脊液实性表皮样肿瘤之间的对比增加
  - 失去正常的圆锥处脑脊液搏动

超声检查结果

- 灰度超声
  - 显示从皮肤到脊髓的整个长度
    - 皮下血管轻度低回声，难以检测
    - 在无回声 CSF 内，蛛网膜下腔清晰显示
  - ± 低位圆锥，终丝增粗，↓神经活动能力，鞘内肿块

非血管介入

- 脊髓造影
  - 背侧硬膜隆起 ± 表皮样、皮样囊肿，神经根聚集

成像推荐

- 最佳影像方案
  - 多平面 MR
- 推荐检查方案
  - 矢状位和横断位 T_1WI，T_2WI
    - 调整窗宽、窗位，以最好地显示皮下窦道
  - 对 6 个月以下的婴儿，超声是 MR 的补充；使用 MR 确认超声检查异常结果

鉴别诊断

低尾骨中线凹陷

- 2%～4% 的婴儿
- 小（<5mm），低（距肛门 <25mm），向下或向下延伸至尾骨
- 通常不合并其他占位，其他皮肤红斑

藏毛窦

- 常见；几乎总是偶然发现
- 低的开口，不进入椎管

表皮样皮样囊肿不伴真皮窦

- 没有皮肤红斑或窦道

脊柱真皮窦状道

- 看起来像真皮窦，但没有口
- 可合并脊髓栓系；感染不会发生

病 理

一般特征

- 病因
  - 皮肤外胚层、神经外胚层在分离过程中局部融合

→局部节段性粘连
- 脊髓相对于椎管上升，将粘连处拉伸成长的管状带
- 相关异常
  - 表皮样囊肿（30%~50%）
    - 中线窦口：通常皮样囊肿
    - 旁中线窦口：表皮样囊肿多见
    - 可能是多个；最常见于脊髓圆锥
  - 硬膜外／硬膜下脓肿，脑膜炎或髓内脓肿至葡萄球菌或大肠菌群
  - 脂肪瘤（15%~20%）
  - 皮肤红斑：血管瘤，色素异常，多毛症，脂肪瘤，皮赘，尾巴或（很少）多发窦道
- 3 种临床重要的窦道类型
  - 骶尾部真皮窦形成，不同的胚胎学组成；总是终止于骶骨或尾骨筋膜，不会延伸到蛛网膜下腔
  - 藏毛窦：低位开口，不进入椎管
  - 先天性背侧真皮窦 + 不典型凹陷［大（>5mm），远离肛门（>25mm），并伴有其他病变］
- 中线凹陷在小儿神经外科最常见
  - 无论深度如何，凹陷低于臀间折痕的顶端，且为盲端，并且不会伸展到椎管内
  - 窦开口的皮肤水平与同位脊髓附着水平相关

直视病理特征
- 窦道长短不一；可能会终止于脊柱外
- 窦道的椎管内延伸≥ 50%
  - 可能会终止于蛛网膜下腔，脊髓圆锥，终丝，神经根，脊髓表面纤维结节或表皮样、皮样囊肿
- 可触及的窦道
- 表皮样、皮样囊肿
  - ± 奶酪样，油性物质（皮样囊肿）或离散的珍珠瘤（表皮样囊肿）
  - 囊通常粘附于周围的神经结构上

显微镜下特征
- 由层状鳞状上皮被覆的窦道
- 表皮样皮炎：脱皮上皮
- 皮样囊肿：皮肤附属物

临床问题

临床表现
- 最常见的体征／症状
  - 无症状；偶然发现的皮肤凹痕
  - 窦道层面下方，可有继发于脊髓栓系或脊髓受压的神经功能缺陷
  - 其他体征／症状
    - 脑膜炎，椎管内脓肿（病原体逆行进入）
- 临床特征
  - 臀裂上方非典型凹陷，针尖样口，± 皮肤红斑

人群分布特征
- 年龄
  - 婴儿期至 30 岁
- 性别
  - 男 = 女
- 流行病学
  - 骶尾部下部凹陷：2%~4% 的婴儿
  - 藏毛窦：常见
  - DST：不常见，中线 > 中线旁开口

自然病史及预后
- 脊髓进行性神经功能退变，表皮样、皮样囊肿增大，压迫脊髓或马尾神经，脑膜炎／脓肿后遗症
  - 早期手术干预→正常的神经系统发育可能
- 影响结果的最重要的因素是在感染发展、神经压迫之前彻底切除窦道

治疗
- 手术切除窦道，栓系释放解压，治疗并发症
- 长期抗生素治疗（如果感染）

诊断要点

关注点
- 背侧真皮窦必须与单纯的骶窝或藏毛窦区分开来
- 无论深度如何，凹陷位于臀尖折痕的顶端，切位盲端，并且不会伸展到椎管内
- 对臀上窝以上的所有凹陷要高度怀疑

读片要点
- 鉴别真皮窦道并手术治疗至关重要
- 多达 50% 的皮肤窦与（表）皮样囊肿相关
- 矢状位图像上的硬膜“乳头”表示硬膜穿透

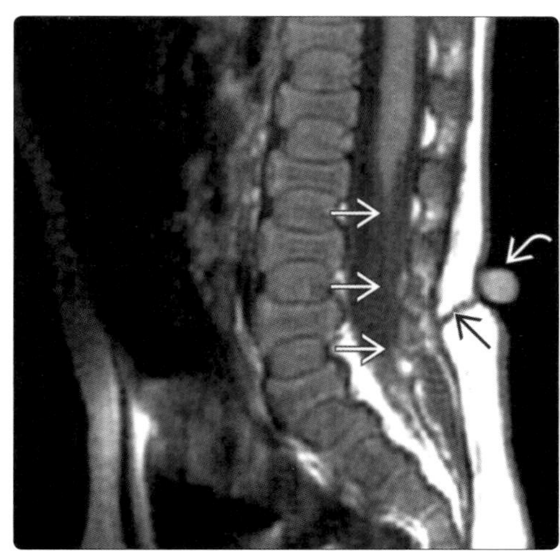

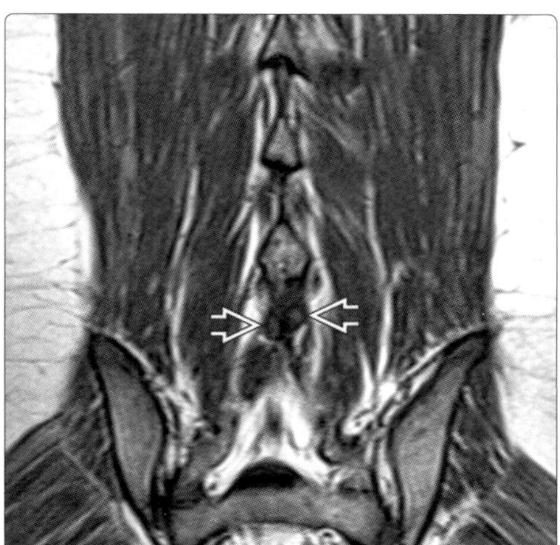

（左图）矢状位 T_1WI 示典型的真皮窦道在 $L_{4/5}$ 处进入硬膜囊并向颅侧延伸，终止于低位的脊髓圆锥。维生素 E 胶囊标志皮肤的开口。（右图）腰椎真性窦道患者的冠状位 T_1WI 示 L_5 棘突分叉。这种轻微的不良性缺损代表背侧皮毛窦的脊柱进入点

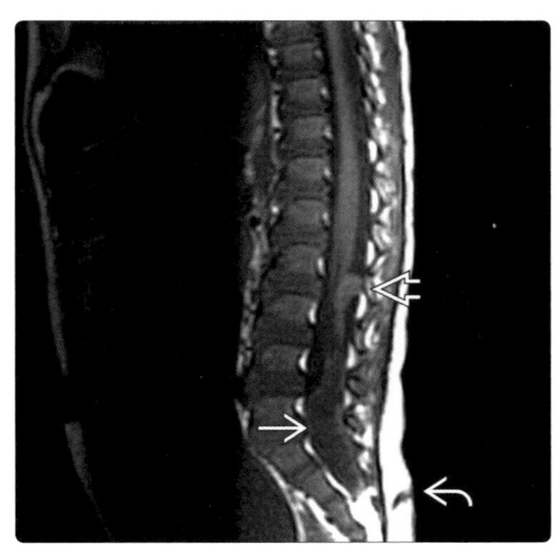

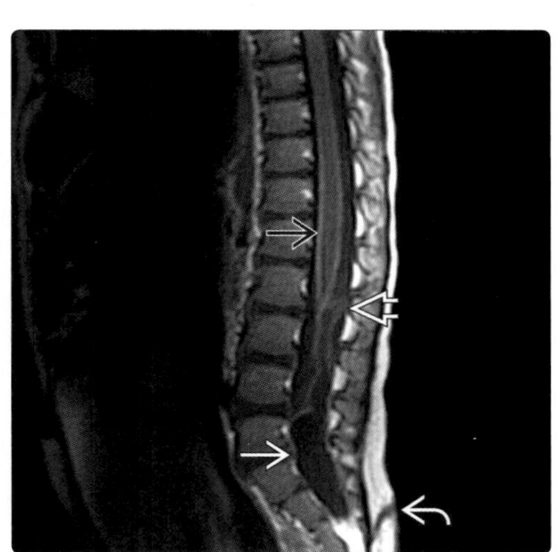

（左图）矢状位 T_1WI 示 $L_{2\sim3}$ 和 L_5 骶骨水平低信号或等信号硬膜内肿块（表皮样囊肿）及从骶部下部区域向背侧延伸的真性窦道。（右图）背侧皮肤窦道合并临床脑膜炎患者的 MR 矢状位增强 T_1WI 示软脑膜和马尾神经弥漫性异常强化。注意腰部、骶部表皮样囊肿的环状强化

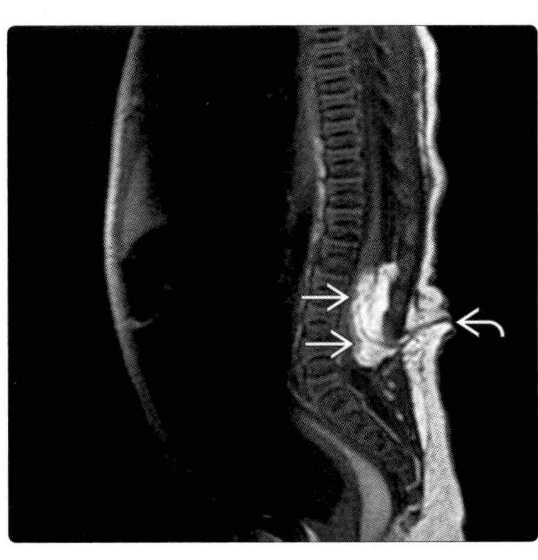

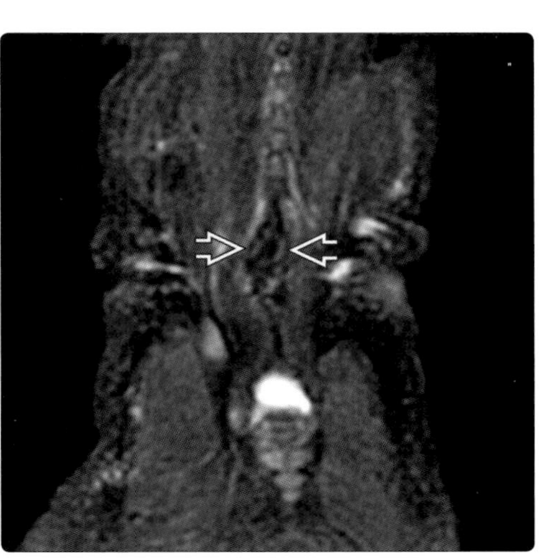

（左图）矢状位 T_1WI 示腰部脂肪脊髓脊膜膨出，可见皮肤窦道皮肤开口向脂肪性肿块延伸。脊髓低位并进入脂肪性肿块，即影像学上的脊髓栓系。（右图）冠状位 STIR T_2WI 示 L_5 棘突分叉，提示后部附件轻度闭合不全，有利于真性皮窦道向椎管走行

皮样囊肿

关键点

术语

- 同义词：皮样瘤，“皮样”
- 由胚胎期细胞构成，包括皮肤及其附件

影像

- 腰骶部或马尾脑脊液等信号 / 等密度 ± 散在脂肪信号强度 / 密度
- 局灶性骨质侵蚀，椎管扩大，脊椎占位平面的椎弓根和椎板变平
- 不大可能像表皮样囊肿一样扩散受限

主要鉴别诊断

- 蛛网膜囊肿
- 神经管原肠囊肿

病理

- 囊肿充满黏稠的，油脂样，黄油状，淡黄色物质（脱屑角蛋白，脂质）
- 伴发的异常包括真皮窦，椎骨分节异常，闭合性闭锁不全

临床问题

- 最常见的无症状或表现为缓慢进行性压迫性神经根病 / 脊髓病
- 与真皮窦相关的感染性脑脊膜炎
- 继发于囊肿破裂的急性化学性脑膜炎，炎性胆固醇结晶排入脑脊液

诊断要点

- CT 和 MR 常常难以诊断；脂肪的存在有助于诊断

（左图）颈胸椎矢状位图示大的背侧皮样囊肿➡并真性皮窦道形成⇨，有明显的脊髓压迫。（右图）矢状位 T_2WI 示（脊髓病）高信号的皮样囊肿，髓内➡及髓外部分相连，并可见皮毛窦⇨延伸至皮肤表面

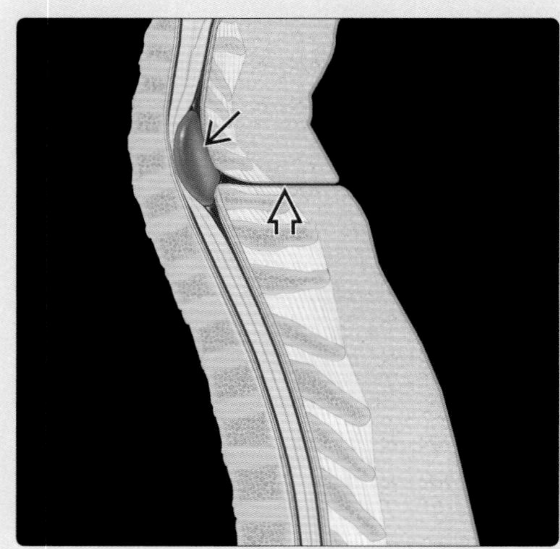

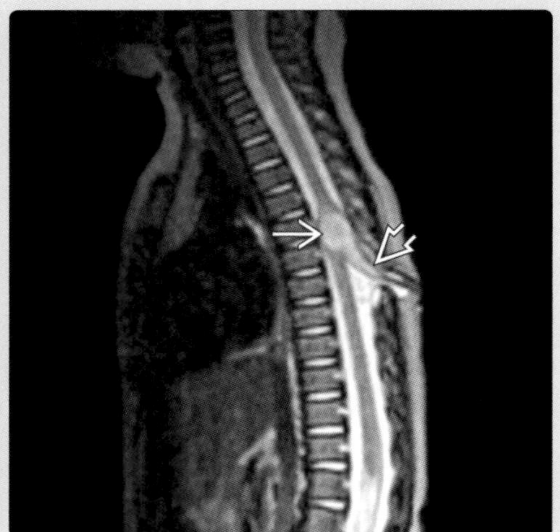

（左图）MR 横断位 T_1WI（脊髓病）示皮样囊肿➡明显的髓内部分，且几乎完全位于脊髓内。（右图）横断位 T_1WI（脊髓病）显示皮样囊肿沿真皮窦道⇨连续延伸到皮肤表面。在真皮窦道有一小的皮样囊肿➡

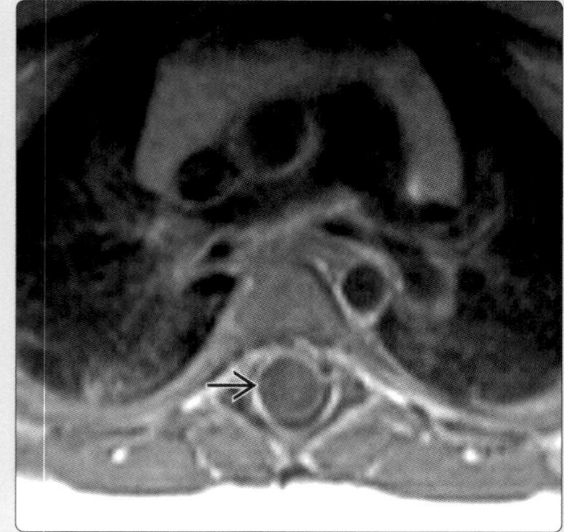

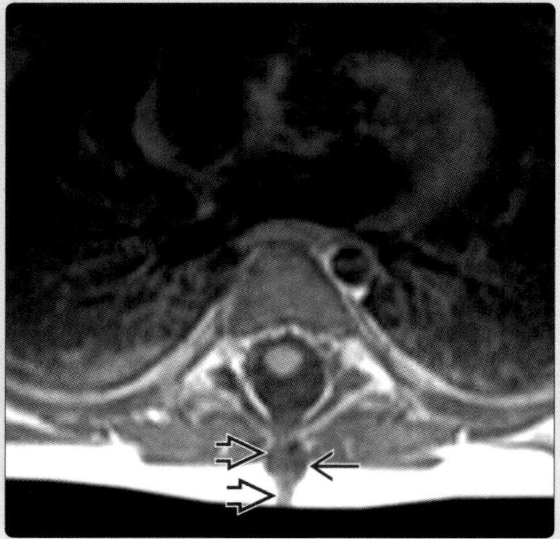

术 语

同义词

- 皮样肿瘤，“皮样”

定义

- 良性脊柱肿块
- 由胚胎包含皮肤及其附属物（毛囊，汗腺和皮脂腺）的细胞组成

影 像

一般特征

- 最佳诊断线索
  - 腰骶部或马尾脑脊液等信号 / 等密度质量 ± 散在脂肪信号强度 / 密度
- 位置
  - 腰骶部（60%），马尾神经（20%）
    - 40% 髓内，60% 髓外；硬膜外罕见
  - 罕见于颈椎和胸椎
- 大小
  - 范围：小而多的肿块→巨大肿块
- 形态
  - 单叶或多叶性圆形 / 卵圆形肿块

平片表现

- 平片
  - 局灶性椎骨骨质侵蚀
  - 椎管扩大
  - 椎弓根和椎板的变平
  - ± 发育不良的后部元素

CT 表现

- 增强 CT
  - 边界清楚的不均质肿块 ± 脂肪性低密度区域，钙化
    - ± 轻微增强
- CT 骨窗
  - 局灶性骨质侵蚀，椎管扩大，肿块平面椎弓根和椎板变平

MR 表现

- T_1WI
  - 低信号到高信号肿块
    - 低信号可能反映汗腺分泌物含水量增加
    - 脂肪高信号对皮样囊肿最为特异，但最不常见
      - 内部 T_1 高信号可以鉴别皮样囊肿和表皮样囊肿
- T_2WI
  - 高信号肿块
- FLAIR
  - 脑脊液轻度高信号可能有助于发现隐匿性皮样囊肿，区别于蛛网膜囊肿
- DWI
  - 弥散受限的可能性小于表皮样囊肿
- 增强 T_1WI
  - ± 轻度环形增强；如果合并感染，周边强化更为明显

超声表现

- 灰度超声
  - 有内部回声的低回声肿块，局灶性强回声区域（如果存在脂肪）

非血管介入

- 脊髓造影
  - CSF 或脂肪密度肿块，与亮 CSF 相邻
  - 如果有症状，脊髓造影阻滞常见
  - 结合 CT（CT 脊髓造影）
  - 大部分由 MR 成像代替
    - 主要用于 MR 禁忌证患者（起搏器、设备等）

成像推荐

- 最佳影像方案
  - MR；为 MR 禁忌证或不确定 MR 研究的患者保留 CT 脊髓造影
- 推荐检查方案
  - MR 矢状位和横断位 T_1WI 和 T_2WI 包括整个圆锥和马尾至尾骨尖

鉴别诊断

蛛网膜囊肿

- 遵循所有序列上的 CSF 信号强度 / 密度
- DWI MR 有助于区分蛛网膜囊肿（与脑脊液等信号）与皮样弥散降低（高信号）

肠源性囊肿

- 硬膜内囊肿；通常位于脊髓的腹侧，但可能是背侧或髓内
- ± 椎体异常，高密度 / 高信号蛋白质含量
- 明确的诊断是病理性诊断

病 理

一般特征

- 病因
  - 先天性
    - 从皮肤残留或皮肤窦内衬的细胞成分的局灶性扩张中产生
  - 后天
    - 医源性损害
    - 腰椎穿刺术（非套管针）或手术后（脊髓脊膜膨出闭合），导致真皮和表皮成分不同程度的植入
    - 细胞生长缓慢，直至足以引起症状
    - 新生儿时期，腰椎穿刺与随后的表皮样或皮样囊肿之间的联系尤为密切
- 相关异常
  - 皮肤窦（20%）

- 椎骨异常（脊髓纵裂，半脊椎畸形，脊柱侧弯）
- 闭合性闭锁不全（骶前脊膜膨出，“脊柱裂闭塞性”）：罕见

- 良性“肿瘤”
- 来源于皮肤及其附件的细胞（毛囊，汗腺，皮脂腺）

直视病理特征

- 边界清楚的、光滑的单叶或多分叶肿块
- 囊肿壁可能因皮肤附属物或钙化而变厚
- 囊肿充满黏稠的，芝士样，黄油状，淡黄色的物质

显微镜下特征

- 外层结缔组织胶囊内衬层状鳞状上皮，包含毛囊，皮脂腺和汗腺
- ± 炎症（如果破裂）
- 内部包含脱落的上皮角蛋白，脂质物质

临床问题

临床表现

- 最常见的体征 / 症状
  - 无症状
  - 缓慢进行性压迫神经根病 / 脊髓病
- 其他体征 / 症状
  - 马尾综合征
  - 感染性脑膜炎；最常见的与真皮窦相关
  - 急性化学性脑膜炎，继发于破裂、炎性胆固醇结晶排入 CSF

人群分布特征

- 年龄
  - 通常在 20 岁以前出现症状
- 性别
  - 男 = 女
- 流行病学
  - 表皮样皮肤占所有脊髓肿瘤的 1%～2%，在 15 岁以下的脊髓肿瘤占 10%
  - 脊柱中皮样囊肿和表皮样囊肿大致均匀发生；40% 单一表皮样囊肿，35% 单一皮样囊肿和 5% 多发性皮样或表皮样囊肿

自然病史及预后

- 如果未经处理，症状缓慢进展
- 完整的手术切除为良好的神经系统结局提供了最佳机会
  - 不完全切除经常复发；恶变非常罕见破裂并椎管内脂质播散

治疗

- 标准治疗是完全手术切除

诊断要点

关注点

- 通常在儿童 / 青春期期间出现的先天性病灶

读片要点

- CT 和 MR 常常难以诊断；脂肪的存在有助于提示诊断
  - 需要高度怀疑的指标；寻找对局部结构的占位效应

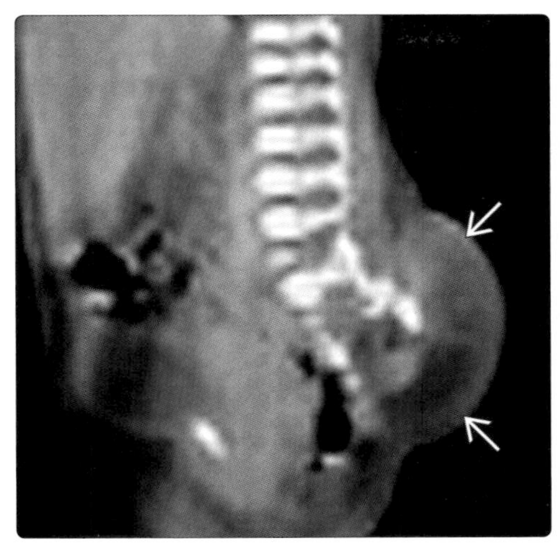

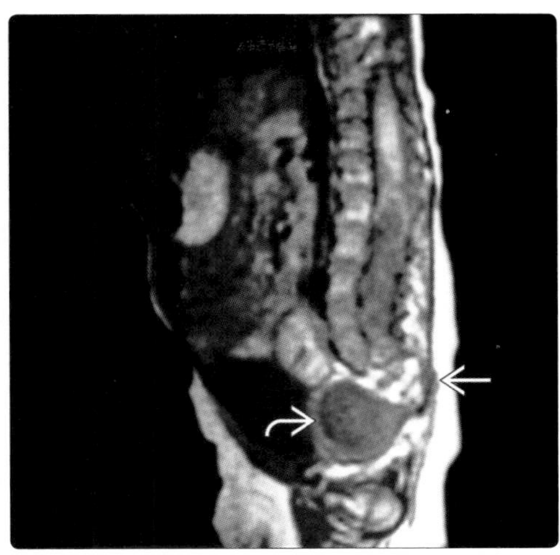

（左图）Currarino 三联征婴儿的矢状位平扫 CT 示尾部退化和混合密度的皮样囊肿➡，通过较宽的后部闭合不全性缺损与椎管连续。（右图）Currarino 三联征的婴儿的矢状位 T_1WI 示小的混杂信号的皮样囊肿➡，合并典型的骶前先天性脊膜膨出↪

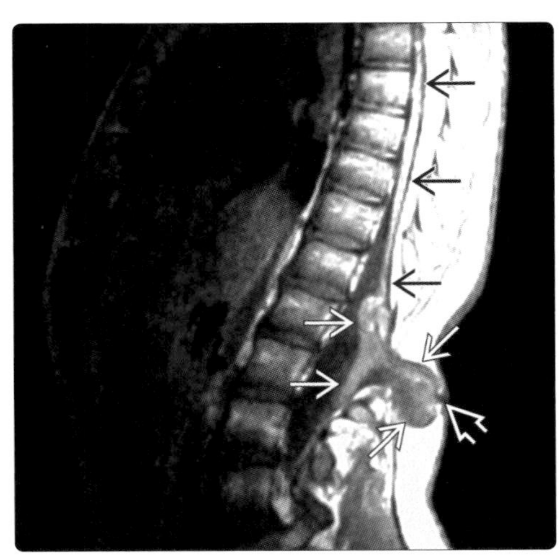

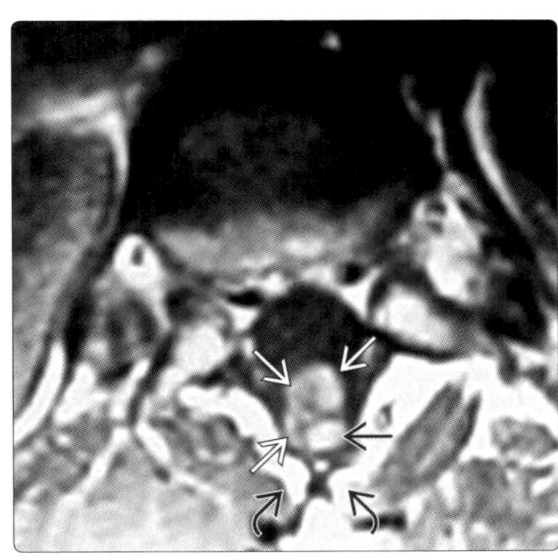

（左图）矢状位 T_1WI 示大的呈分叶状、轻度不均质性皮样囊肿➡，充盈皮肤窦道从它的皮肤起源处➡延伸到脊髓圆锥，细长的脊髓➡直接插入皮样囊肿。（右图）横断位 T_1WI 示远端脊髓栓系➡与皮样囊肿➡占据尾椎管的大部分。脊柱后部的闭合不全↪反映了真性皮窦道的存在

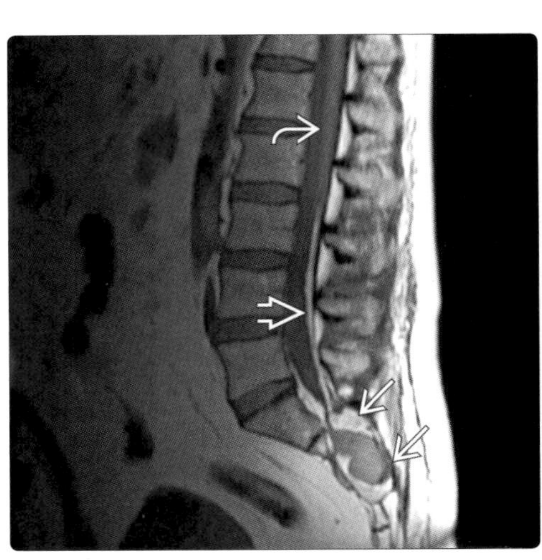

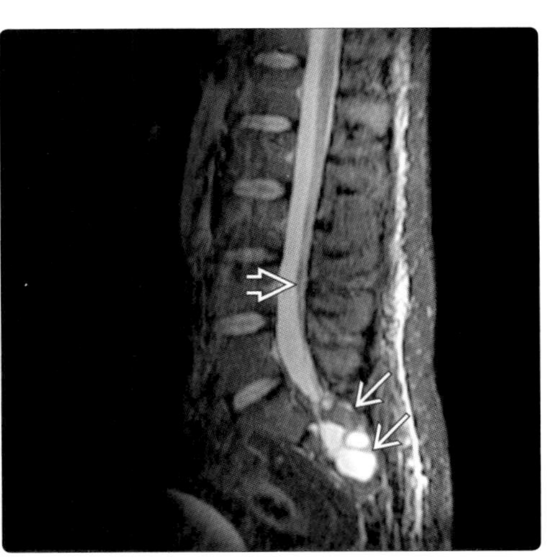

（左图）矢状位 T_1WI 示混杂信号强度硬膜外骶部皮样囊肿➡内部信号不均匀。低位脊髓↪并由长的脂性终丝所栓系➡。（右图）MR 矢状位 STIR（骶部皮样囊肿）示皮样囊肿脂肪成分的信号丢失➡，亦可见脂性终丝的信号抑制➡

表皮样囊肿

关键点

术语

- 同义词：表皮样囊肿，表皮样“肿瘤”
- 良性非肿瘤性脊柱肿块，来源于胚胎期表皮（皮肤）成分

影像

- 与 CSF 等信号 / 等密度肿物
  - 通常存在内部成分的异质性
  - 40% 髓内，60% 髓外
  - 先天性表皮样囊肿沿脊柱轴线发生（CVJ 罕见）
  - 获得性表皮样囊肿几乎总是发生在马尾神经

主要鉴别诊断

- 蛛网膜囊肿
- 神经管原肠囊肿

病理

- 先天性（60%）
  - 起源于表皮残留或真皮窦
- 获得性（40%）
  - 医源性，在腰椎穿刺或手术后可能的表皮成分植入（脊髓脊膜膨出闭合）
- 具有醒目的白色珍珠光泽的囊，含有奶油状、蜡质状、珍珠状的物质

临床问题

- 无症状或缓慢进行性压迫神经根病 / 脊髓病（未治疗情况下）
- 完整的手术切除为良好的神经系统结局提供了最佳机会

诊断要点

- 可能是先天或后天性
- 颅颈交界区先天性表皮样囊肿罕见

（左图）胸腰椎矢状位图示“珍珠白”样硬膜内表皮样囊肿➡邻近脊髓圆锥，紧贴马尾神经。（右图）矢状位 T_1WI 示低信号硬膜内表皮样囊肿➡位于马尾神经内，邻近神经根受压移位。囊肿内的信号强度略高于 CSF

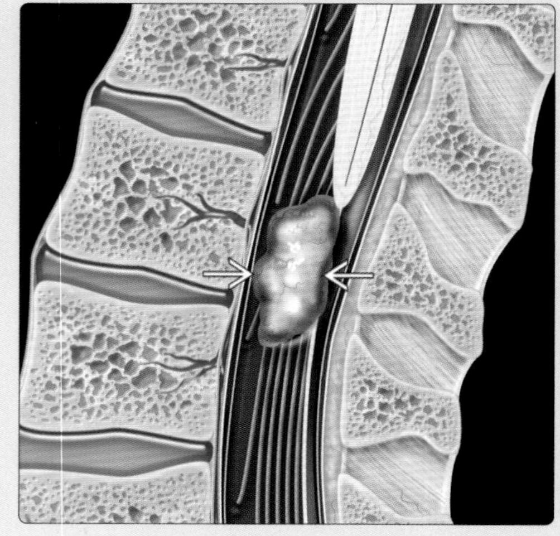

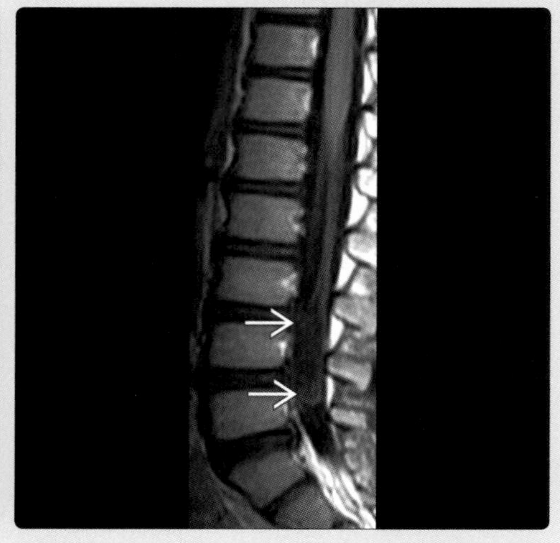

（左图）MR 矢状位 T_2WI 示高信号的硬膜内肿块➡从 L_3 上缘延伸至尾 L_4 下缘，信号强度与 CSF 稍有不同，即表皮样囊肿。这是之前腰椎穿刺术后获得性表皮样囊肿的典型位置。（右图）横断位 T_2WI 示腰椎轻度不均匀高信号表皮样囊肿➡，硬膜下神经根向周围移位↪

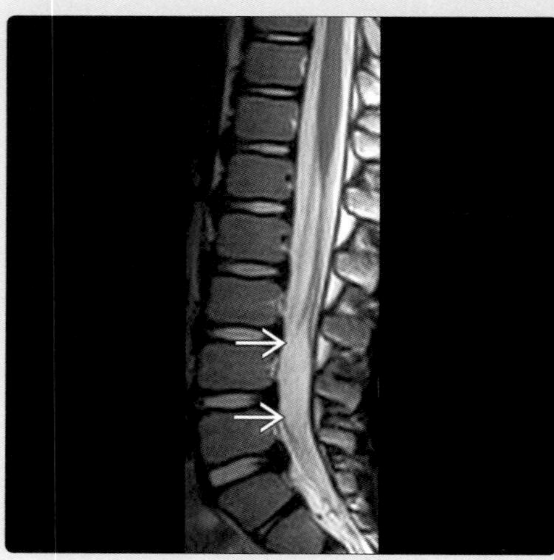

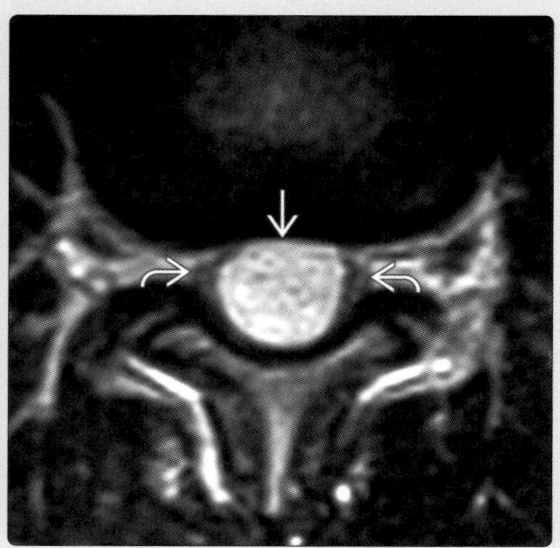

术语

同义词

- 表皮样囊肿，表皮样“肿瘤”

定义

- 良性非肿瘤性脊柱肿块由来源于表皮（皮肤）成分的胚胎性细胞组成

影像

一般特征

- 最佳诊断线索
  - 与脑脊液等信号／等密度，弥散受限
- 位置
  - 40% 髓内，60% 髓外；硬膜外罕见
    - 上胸部（17%），下胸部（26%），腰骶部（22%），马尾（35%），颅颈交界处（CVJ，罕见）
  - 先天性表皮样囊肿可能发生在脊柱轴线的任何地方，但在 CVJ 很少见
  - 获得性表皮样囊肿几乎总是发生在马尾神经
- 大小
  - 范围：小的多发肿块→巨大肿块
- 形态学
  - 单叶或多叶圆形／卵圆形肿块

平片表现

- 平片
  - 局部骨质侵蚀（在囊肿部位）
    - 椎弓根变薄
    - 椎体扇形改变

CT 表现

- 增强 CT
  - 边界清楚的低密度肿块，与 CSF 密度相似 ± 钙化（罕见）
    - 在非增强图像上表现为高密度非常罕见，反映了蛋白质含量高，出血或细胞碎片
    - 轻微或没有增强（除非合并感染）
- CT 骨窗
  - 局灶性骨质侵蚀，表皮样囊肿水平，椎管扩大
  - ± 后部闭合不全（真皮窦道）

MR 表现

- T_1WI
  - 通常与 CSF 等信号
  - 偶尔表现为相对于 CSF 的高信号，反映了蛋白质或细胞碎片（“白色”表皮样囊肿）
- T_2WI
  - 相对于 CSF 稍高信号强度
- FLAIR
  - 与 CSF 相比，轻微高信号，不均匀
    - 可帮助检测隐匿性表皮样肿瘤，区分蛛网膜囊肿（在所有序列上均为 CSF 信号）
- DWI
  - 弥散受限呈高信号，并 ADC 图低信号
    - 区分表皮样囊肿与蛛网膜囊肿（相对于脑脊液的等信号）
- 增强 T_1WI
  - ± 轻度的环形强化
  - 如果合并感染，可以明显强化

超声表现

- 灰度超声
  - 低回声肿块并轻微的内部回声

非血管介入

- 脊髓造影
  - 明显的 CSF 密度肿块，与明亮的 CSF 相邻
    - 与骨骼 CT 一起使用最佳
  - 已经在很大程度上被无创 MR 成像所取代

成像推荐

- 最佳影像方案
  - 多平面磁共振成像
    - 对 MR 禁忌证患者、MR 不能明确诊断的患者，进行 CT 检查
- 推荐检查方案
  - MR 矢状位和横断位 T_1WI 和 T_2WI
  - DWI 评估扩散受限

鉴别诊断

蛛网膜囊肿

- 所有序列上的均为 CSF 信号强度／密度
- 对区域结构的占位效应常见
- DWI MR 有助于区分蛛网膜囊肿（与 CSF 等信号）与表皮样癌（相对于 CSF 的高信号）

肠源性囊肿

- 硬膜内囊肿；通常是脊髓的腹侧，但可能是背侧或髓内
- ± 椎体异常，高密度／高信号蛋白质内容物
- 需病理明确诊断

病理

一般特征

- 病因
  - 先天性（60%）
    - 由持续的表皮残留或真皮窦局灶性扩张引起
  - 获得性（40%）
    - 在腰椎穿刺（非套管针）或手术（脊髓脊膜膨出闭合）后植入有活力的表皮成分，所导致的医源性损伤
    - 细胞慢慢生长，直到足以产生症状
    - 新生儿期间腰椎穿刺与随后的表皮样囊肿发育之间的联系最为密切
- 相关异常

- 真皮窦道（20%）
- 椎骨异常（例如，脊髓纵裂，椎骨分节异常，脊柱侧凸）
- 修复的脊髓脊膜膨出

直视病理特征

- 醒目的白色珍珠光泽的囊（“美丽的肿瘤”）
  - 可能是光滑的，分叶状的或结节状的
- 囊肿充满奶油样、蜡质样、珍珠样的物质
- 可能很容易剥离或牢固地固定在局部结构上（通常是局部炎症）

显微镜下特征

- 外层结缔组织囊，内衬层状鳞状上皮；钙化少见
- 中心包含脱落的上皮角蛋白，胆固醇晶体；用抗 EMA 和细胞角蛋白的抗体进行阳性染色

临床问题

临床表现

- 最常见的体征 / 症状
  - 无症状
  - 慢性进行性，压迫性脊髓病
- 其他体征 / 症状
  - 传染性脑膜炎；最常见于皮肤窦道
  - 化学性脑膜炎继发于破裂并将炎性胆固醇结晶排入 CSF

人群分布特征

- 年龄
  - 比皮样囊肿生长缓慢
  - 症状通常表现在成年早期（3～5 年）
- 性别
  - 男 > 女
- 流行病学
  - 表皮样囊肿占所有脊柱肿块的 1%～2%，<15 岁患者占脊柱肿块的 10%
  - 脊柱皮样囊肿和表皮样囊肿大致相同
    - 约 40% 单一表皮样囊肿，35% 单一皮样囊肿和 5% 多发性皮样或表皮样囊肿

自然病史及预后

- 如果未经处理，症状缓慢进展
- 恶性转化极为罕见
- 完整的手术切除为良好的神经系统结局提供了最佳机会
  - 不完全切除常常导致局部复发

治疗

- 标准治疗是完全手术切除
- 尚无针对表皮样囊肿的放射疗法
  - 对于无法接受手术的患者可能是另一种选择

诊断要点

关注点

- 表皮样囊肿可以是先天性的或后天性的
  - 获得性表皮样囊肿几乎总是发生在马尾神经，在 CVJ 上非常罕见
- 通常晚于皮样囊肿（3～5 年）

读片要点

- 通常难以使用 CT 或 MR 识别
  - 诊断需要很高的怀疑指数；寻找对局部结构的占位效应
  - FLAIR 和 DWI 可区分表皮样囊肿和脑脊液，蛛网膜囊肿

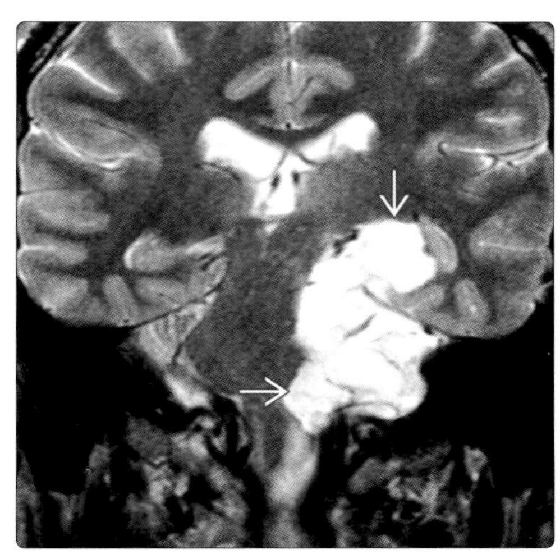

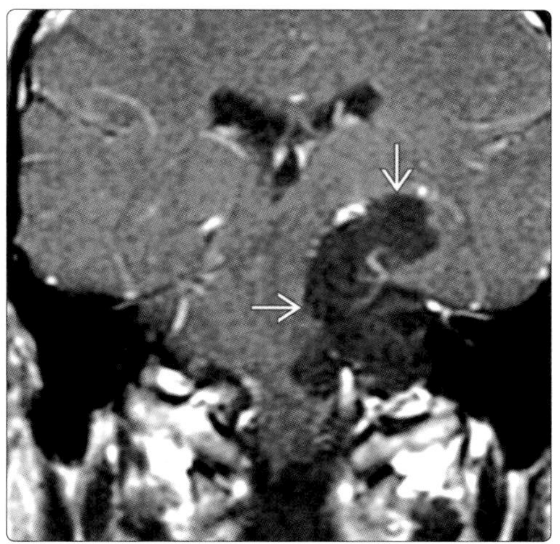

（左图）冠状位 T_2WI 示明显高信号的分叶状颅颈交界处肿块→位于左侧环池和桥小脑角池内。尽管与脑脊液信号强度相似，内部可见分隔、信号不均，提示表皮样囊肿。（右图）MR 冠状位增强 T_1WI 示分叶状、低信号、无强化的颅颈交界处肿块→位于左侧环池 CPA 区，并向周围延伸，信号强度略高于 CSF

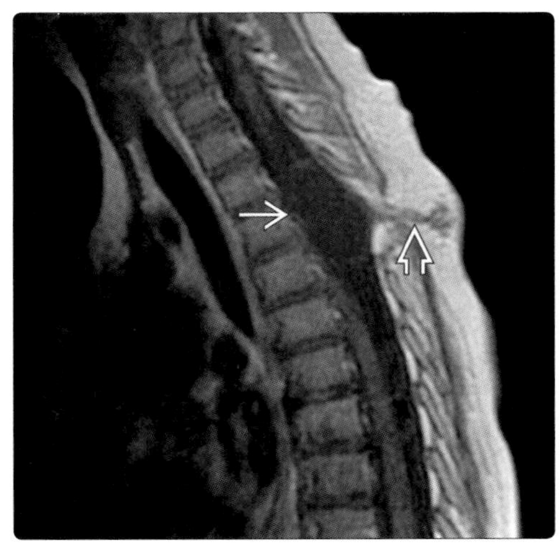

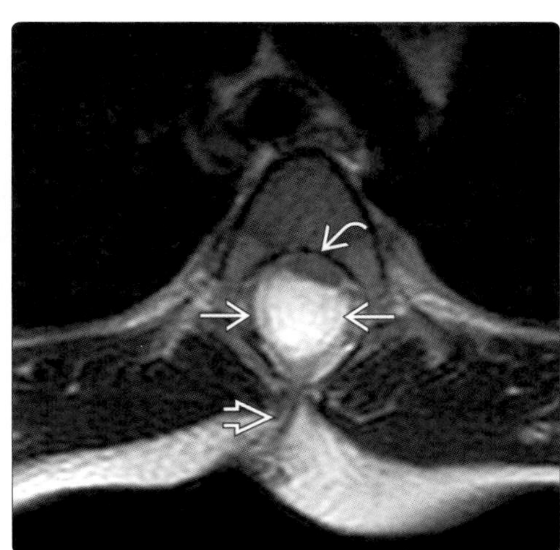

（左图）矢状位 T_1WI 示胸段背侧硬膜内表皮样囊肿→伴皮毛窦⇨。囊肿引起相邻脊髓受压和扭曲。（右图）横断位 T_2WI 示表皮样囊肿内相对于 CSF 的稍高信号→。伴中线真性皮窦道⇨延伸至皮肤表面。注意脊髓移位和受压↷

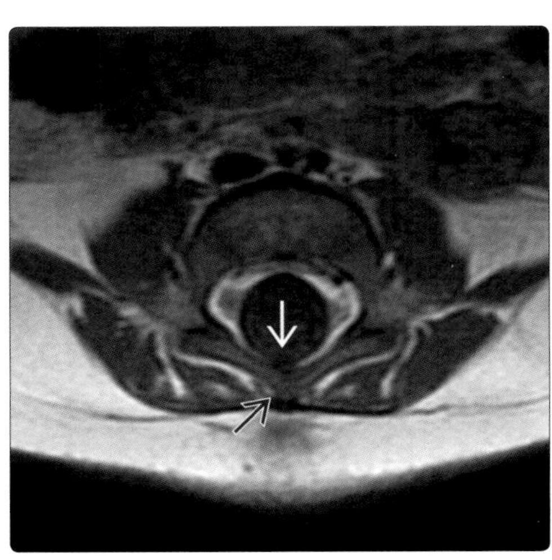

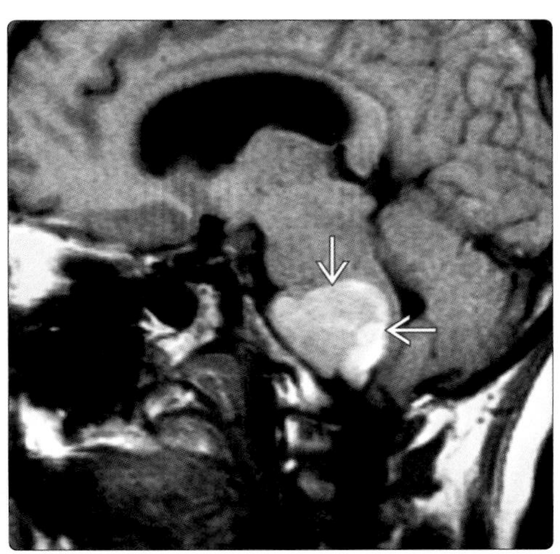

（左侧）背侧皮毛窦患者（未展示）的横断位 T_1WI 示与 L_4 棘突分叉→相邻的小的低信号中线肿块→，可见窦道进入硬膜囊。（右图）矢状位平扫 T_1WI 示（变异的“白色”表皮样囊肿）大的多叶状桥前池高信号肿块→，脑干受压

节段性脊柱发育不全

关键点

术语
- 节段性脊柱发育不全，尾部退化综合征

影像
- 局部节段性腰椎或胸腰段脊椎，脊髓发育不良或发育不全
- 先天性急性脊柱后凸或后凸畸形
- 通常脊柱远端骨质结构正常（除非并发 CRS）

主要鉴别诊断
- 多发椎体分节障碍（MVSD）
- 先天性椎体移位（CVD）
- 内侧中央脊柱发育不良（MSA）
- 尾部退变综合征

病理
- 特征性节段性椎体，脊髓异常
  - 正常上部脊髓
  - 脊柱发育不良或无脊髓，在脊柱后凸成角处脊椎发育不全
  - 发育不良以下椎管内可见体积增大，增粗，低位的脊髓节段

临床问题
- 胸椎或腰椎后凸畸形
- 在脊柱后凸成角处可触及骨性凸起
- 痉挛性下肢轻瘫或截瘫
- 极少出现正常或轻度受损的下肢功能 - 随后恶化

诊断要点
- SSD 和 CRS 可能代表沿着单一畸形谱的 2 种不同表型
- 形态学严重程度与残余脊髓功能，临床缺陷的严重程度相关

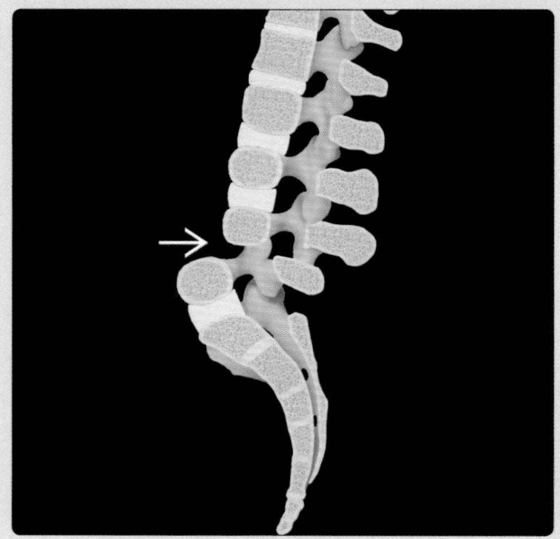

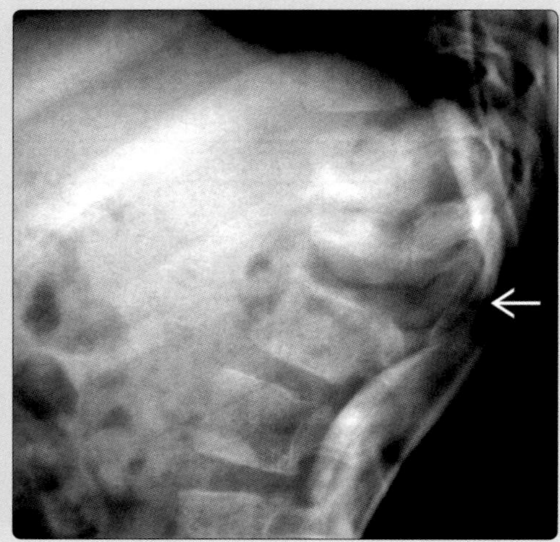

（左图）矢状图示腰椎下段节段性脊柱发育不全(SSD)，上腰椎相对于发育不良的下方腰椎向后半脱位➡。在发育不良层面可见闭合不全，但后凸畸形尚未形成。（右图）胸腰椎侧位脊髓造影显示相对轻微的节段性脊柱发育不良，伴局灶性脊柱后凸以及在发育不全层面严重的硬膜囊狭窄➡

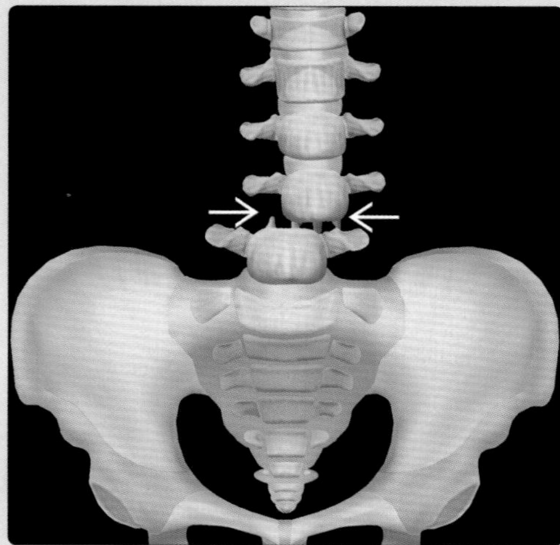

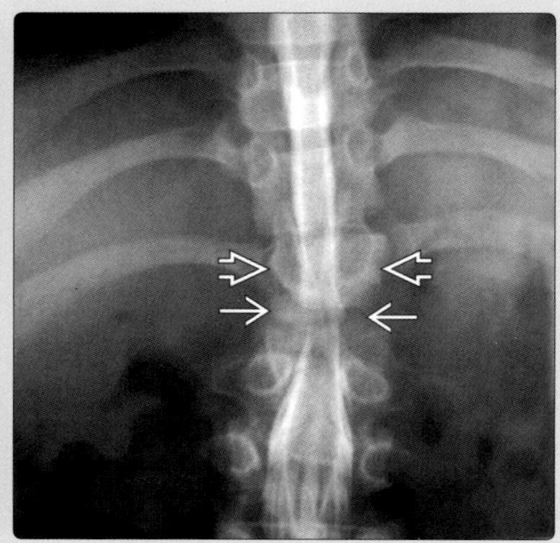

（左图）冠状图示腰椎下段脊柱发育不全并上部脊柱相对于腰骶部发育不全层面➡的侧方半脱位。（右图）正位脊髓造影示下胸椎椎体发育不良➡及继发于椎管狭窄➡所致的脊髓造影剂柱的狭窄。也有轻度局灶性侧弯，可能与节段性不稳定有关

术 语

缩略语

- 节段性脊柱发育不全(segmental spinal dysgenesis, SSD)

定义

- 复杂的先天性脊柱畸形
  - 腰椎或胸腰椎局部节段性发育不全，脊髓发育不全
  - 通常脊柱远端骨质结构正常（除非同时发生尾部退行综合征[CRS]）

影 像

一般特征

- 最佳诊断线索
  - 局限性节段性脊柱发育不良或伴发严重先天性脊柱后凸或后侧弯畸形，节段性脊髓变细
- 位置
  - 胸腰椎，腰 > 腰骶
- 大小
  - 范围不一
- 形态
  - SSD 是形态学上的连续改变而不是单一改变
    - 严重：急性成角性后凸畸形或后侧凸畸形，发育异常层面难以分辨的脊髓，顶端可触及的突起
    - 轻度：不太严重的后凸畸形，节段性脊髓变细，发育不良的椎管与发育不全的节段内相续
  - 经典的脊髓形态
    - 上部脊髓正常
    - 脊髓变薄或闭锁，在发育异常时缺乏神经根
    - 低于发育不全层面的下部脊髓增粗、低位
      - 神经根向上走行

成像推荐

- 最佳影像方案
  - 多平面 MR
- 推荐检查方案
  - 矢状位和冠状位 MR 成像对评估脊髓最有帮助
  - 多平面和三维 CT 骨窗有助于发现特征性的椎体异常和制订手术计划

平片表现

- 平片
  - 中度至重度先天性后凸畸形或后侧凸畸形
    - 顶点标志着脊椎畸形的发育不良水平
  - 在发育异常水平发生节段骨性异常
    - 局灶性管狭窄，发育不全或发育不全的椎体，脊柱半脱位（意味着不稳定）
  - 在畸形水平出现椎管狭窄或中断
    - 椎管表面定位位于后突顶端
  - ± 肋骨异常（分叉，融合或缺失肋骨）
  - ± 椎体形成和其他层面的分节异常

CT 表现

- CT 骨窗
  - 与 X 线相类似，但更容易发现特征性椎骨异常

MR 表现

- T_1WI
  - 硬膜囊明显缩小，脊髓异常，病变部位无神经根
  - 脊髓总是异常
  - 低位脊髓圆锥终止于 L_3 或以下以下
  - 在腰骶部 SSD 中，发育不全的脊髓节段与终丝融合
- T_2WI
  - 与 T_1WI 相同

超声表现

- 灰度超声
  - 与 MR 研究结果类似
  - 诊断作用有限；对于不能进行 MR 成像的新生儿可能有用

鉴别诊断

多椎体分节障碍（MVSD）

- 短躯干侏儒症，与肋骨异常不同程度相关
  - Jarcho-Levin 综合征，胸段脊柱发育不良和脊柱肋骨发育不良
- 整个脊柱异常而不是局灶性发育不全

先天性椎体移位（CVD）

- 单椎椎体脱位→突然的椎管偏移
- CVD 中存在椎弓根，在 SSD 中不存在
- 脊髓拉伸 / 受压，也正常发育
- 闭合性脊柱闭合不全不常见
- 神经功能缺损通常轻微，2° 脊柱不稳 ± 脊髓受压

内侧（中线）脊柱发育不良（MSA）

- 孤立的脊柱节段（主要是胸腰椎，下腰椎）
- 先天性后侧凸畸形 + 截瘫
- 可能代表严重的 SSD；不鼓励使用术语“MSA”

骶尾部综合征

- 由尾部细胞团发育紊乱所致的畸形
- 尾部脊柱及脊髓发育不良或缺失
- 单独发生或与 SSD 同时发生

病 理

一般特征

- 病因
  - 原因不明确，可能的机制包括
    - 与妊娠糖尿病、药物、毒素相关
    - 与异常节段性血管供应有关
  - 胚胎学上，可能代表在原肠形成过程中在发育不良层面定位细胞凋亡的诱导激活

- 指定的细胞被错误地消除→在主要的神经形成过程中，很少或没有预期的神经外胚层细胞诱导形成神经板
- 原发性神经异常→发育不良或发育不全脊髓节段
  - 在异常节段处缺少神经根，可能继发于体细胞运动神经元的凋亡消除
- 神经板中的神经行为在畸形水平以下进行→通常存在下部的脊髓节段
- SSD 和 CRS 可能代表单节段脊柱 / 脊髓畸形的不同表型
  - 沿着胚胎纵轴的紊乱节段位置决定了畸形类型
    - 中间节段→ SSD
    - 尾段→ CRS
    - 2 个异常段→双层 SSD 或 SSD+CRS
- 相关异常
  - 椎体形成和分割异常
  - 闭合性脊柱不全（脊髓纵裂，皮毛窦，终末脊髓脊膜膨出，脂肪瘤，增粗的终丝）
  - 内脏异常（肾脏，心脏，神经源性膀胱）
  - 骨科异常（马蹄足，下肢畸形）
  - 皮肤红斑（血管瘤，皮毛窦，毛簇）

分期、分级及分类
- 诊断标准
  - 腰椎或胸腰椎脊柱发育不良伴后凸畸形
  - 局灶性脊髓发育不全或不存在走出的神经根
  - 下肢畸形伴下肢轻瘫或截瘫

直视病理特征
- 上部脊髓正常
- 脊髓，脊椎畸形位于后凸顶点处
  - 椎骨表现为上部或下部的异常
- 椎管内发育不全层面以下可见体积增大、增粗、低位的脊髓节段

临床问题

临床表现
- 最常见的体征 / 症状
  - 胸椎或腰椎后凸伴有在后凸顶点处可以触摸到的骨突
  - 痉挛性下肢轻瘫或截瘫
  - 神经源性膀胱
- 其他体征 / 症状
  - 偶尔出现正常或轻度受损的下肢神经功能→随后恶化
- 临床特征
  - 婴儿有严重的营养不良，下肢畸形，髋关节屈曲外展，膝关节屈曲马蹄足→“佛”坐姿
  - 中度至重度运动障碍

人群分布特征
- 年龄
  - 在婴儿期诊断
- 流行病学
  - 很罕见

自然病史及预后
- 渐进性后凸
- 神经功能缺损的程度取决于发育不全的严重程度，残余脊髓的功能
  - 几乎所有患者最终都会出现严重的运动障碍

治疗
- 目标包括保持脊柱稳定性，阻止进行性后凸畸形
  - 早期脊柱融合术 - 脊髓减压术可使患者在没有支持的情况下站立
  - 为了阻止神经功能减退，背带支撑不如手术固定有效
- 有限使用的解压措施
  - 神经功能障碍归因于节段性发育不全或脊髓、神经根缺失所致，而不是脊髓栓系

诊断要点

关注点
- 形态紊乱的严重程度与残余脊髓功能，临床缺陷的严重程度相关
- SSD 和 CRS 可能代表沿着单一畸形谱的 2 种不同表型

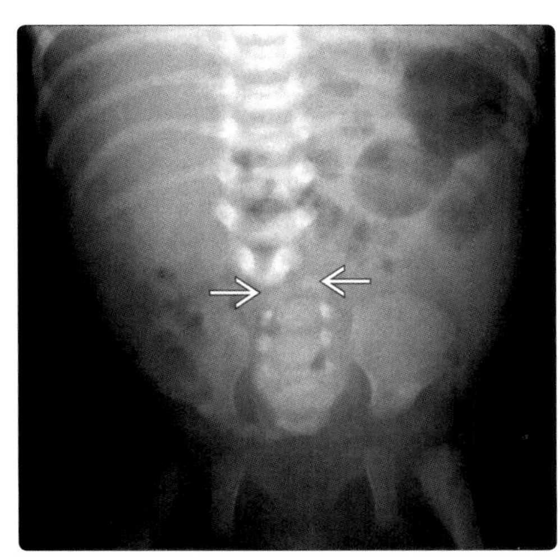

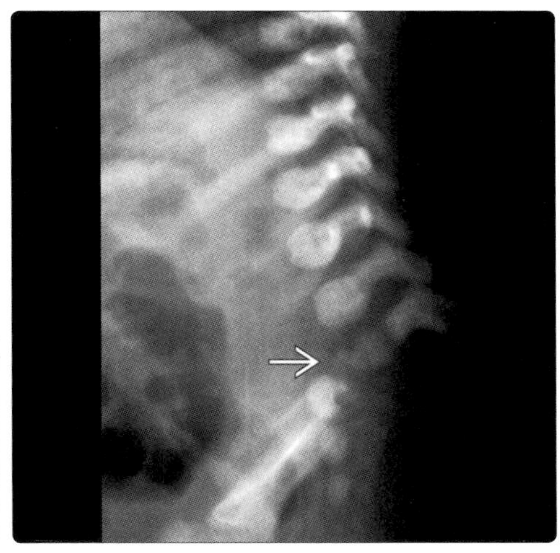

（左图）前后位平片（腰骶部SSD）示上部相对于下部脊柱节段的横向半脱位➡，与不稳定性有关。（右图）腰骶部脊柱侧位平片示发育不良的腰椎相对于骶骨向后半脱位➡。在发育异常部位的移行椎可见畸形

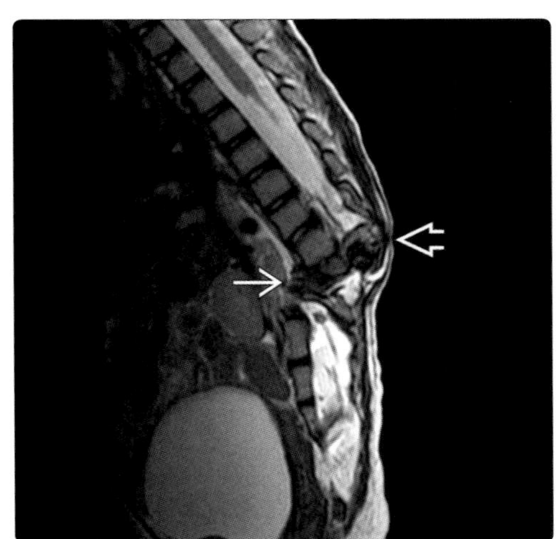

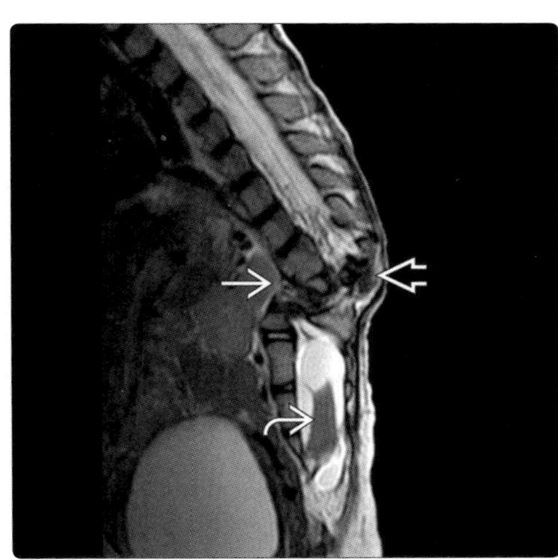

（左图）矢状位 T_2WI 示发育不全处椎管完全断离➡、明显后凸及近端脊髓变细。临床上可触及的骨突➩在后凸顶点处最明显。（右图）矢状位 T_2WI 示在发育异常水平椎管完全断离➡，可见明显的后凸以及后凸顶点处突出的骨突➩，远端脊髓体积增大↪并与胸髓分离

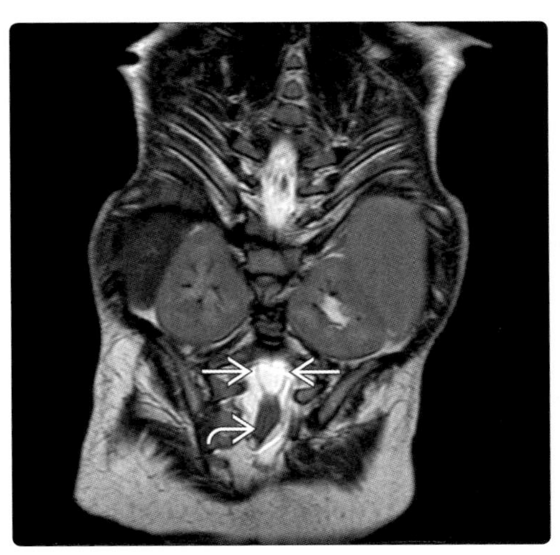

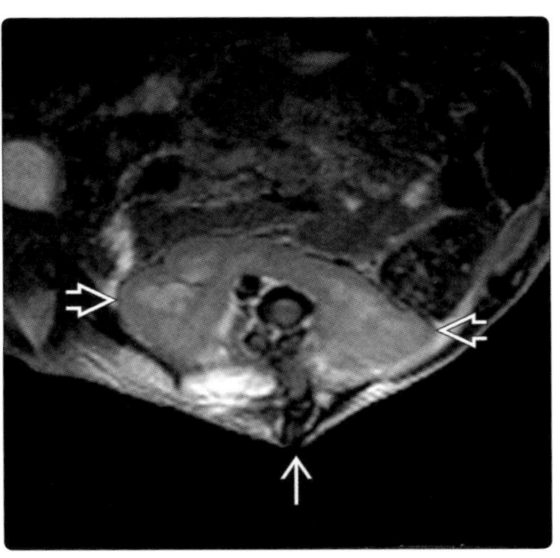

（左图）冠状位 T_2WI（严重腰骶椎SSD）示发育不良层面以上的胸髓（未展示）远端脊髓分离↪。腰骶椎SSD通常可以观察到向头侧走行的神经根➡。（右图）横断位 T_2WI（严重腰骶椎SSD）示合并的异常马蹄肾➩。中线骨突比较明显➡，并在后凸顶点处向背侧突出

尾部退化综合征

关键点

术语

- 尾部退化综合征，骶骨发育不全，腰骶部发育不良

影像

- 一系列尾部生长发育异常和相关的软组织异常
- 疾病谱的范围从无尾骨到腰骶发育不全
- 2 种主要类型
  - 第 1 组：远端脊髓发育不全，重度骶骨骨质异常
  - 第 2 组：缩短的、低位，远端脊髓拉长伴栓系，骶骨异常不太严重

主要鉴别诊断

- 脊髓栓系
- 闭合性脊柱闭合不全
- 隐匿性骶部脊膜膨出（OIM）

病理

- 第 1 组：更严重的尾部发育不全，高位，球杆状脊髓末端（前角细胞数量减少）
- 第 2 组：不严重的发育不全并脊髓低位、变细，脊髓栓系，终丝紧张，脂肪瘤，脂肪性脊髓膨出或终末脊髓脊膨出

临床问题

- 临床疾病谱范围从神经正常→严重受损
- 有症状的患者表现为轻度足部疾病→完全性下肢麻痹和远端小腿萎缩

诊断要点

- 对泌尿生殖器或肛门直肠畸形患者要检查尾部脊柱异常

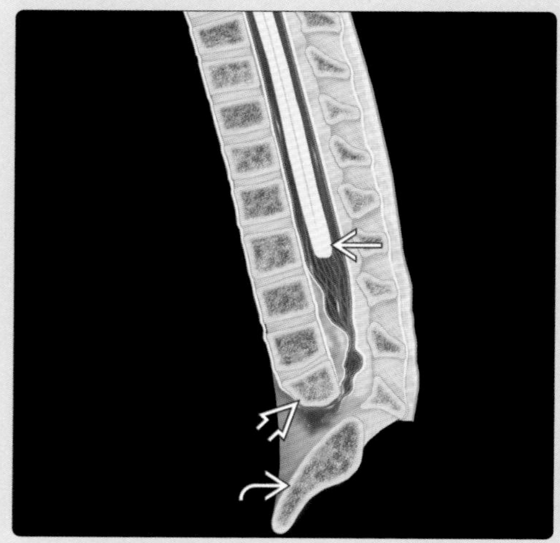

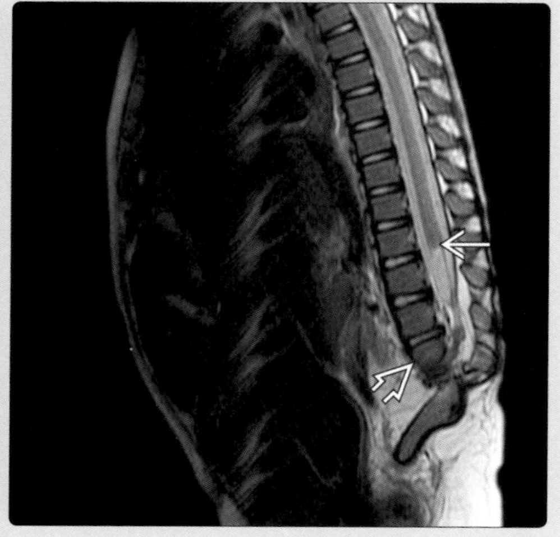

（左图）严重 1 型尾骶退行综合征（CRS）腰骶椎矢状位图显示骶骨➡和髂骨翼内侧↪高位截断。脊髓圆锥异常止于高位➡，呈圆钝状、楔状。（右图）矢状位 T_2WI（1 型 CRS）示骶骨严重截断➡，脊髓高位终止于 $T_{12}\sim L_1$ 水平，呈典型的钝圆状、楔状➡

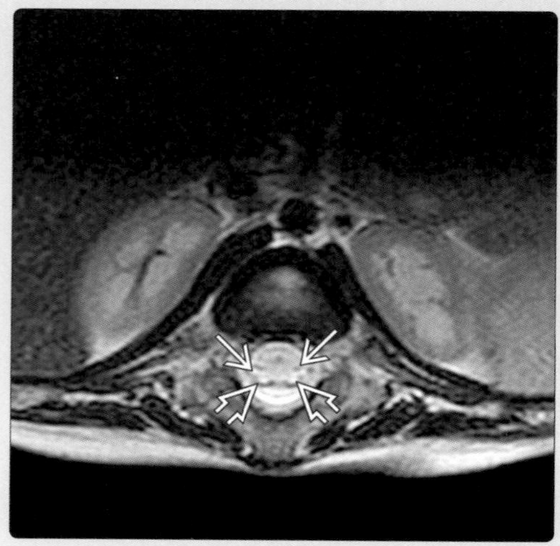

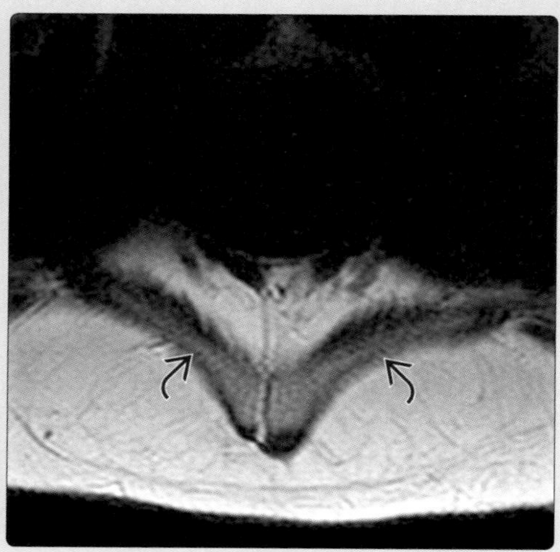

（左图）圆锥水平以下的横断位 T_2WI（1 型 CRS）示相对正常的腹侧➡和背侧➡马尾神经根，圆锥突然截断。（右图）骨盆横断位 T_2WI（重度 1 型 CRS）示双侧异常的髂骨翼发育不良↪并紧密接近中线，这是因为在此水平完全没有正常的骶骨

术 语

缩略语

- 尾部退化综合征（caudal regression syndrome，CRS）

同义词

- 骶骨发育不全，腰骶部发育不良

定义

- 一系列的尾部发育生长异常和相关的软组织异常

影 像

一般特征

- 最佳诊断线索
  - 不完全的腰骶椎形成
  - 远端脊髓异常
- 位置
  - 腰骶椎
- 大小
  - 尾椎不同程度的缩短
- 形态
  - 病变范围从严重尾骨缺失到腰骶发育不全
    - 部分或完全的单侧发育不全与斜形骶髂关节
    - 双侧完全腰骶发育不全；脊柱终止于胸椎
  - 骶骨椎体通常是融合的
  - 严重的椎管缩窄延伸至完整的椎骨
    - 骨性椎体赘生物，连接分叉棘突的纤维带或严重的远端硬膜囊狭窄

平片表现

- 平片
  - 腰骶部骨质发育不良

CT 表现

- 增强 CT
  - 腰骶部发育不全伴远端椎管狭窄
  - ± 明显的神经 /DRG 增强

MR 表现

- T_1WI
  - 椎体发育不良 / 发育不全
  - 第 1 组：远端脊髓发育不全（楔形脊髓末端），严重的骶骨骨异常
    - ± 扩张的中央管，圆锥脑脊液囊肿
  - 第 2 组：变细、低位的远侧脊髓延长并栓系，骶骨异常不太严重
- T_2WI
  - 与 T_1WI 相同的发现；最适合显示硬脑膜狭窄
- 增强 T_1WI
  - 肥大的 DRG/ 神经根可能增强

超声表现

- 灰度超声
  - 组 1：圆钝的脊髓终止于 L_1 水平以上；中央管可很明显
  - 第 2 组：圆锥延长并终丝增粗，椎管内脂肪瘤

非血管介入

- 脊髓造影
  - 骶管发育不全 - 硬膜囊狭窄；与 CT 一起使用最有用

成像推荐

- 推荐检查方案
  - 如果 MR 不可能，请考虑进行婴儿 US 筛查
  - MR 确认 US 调查结果，治疗计划
    - 矢状位 MR 显示腰骶部缺陷的程度，远端脊髓形态，以及是否存在栓系 / 脂肪瘤
    - 横断位 MR 检测骨性脊柱狭窄，脊髓积水和相关病变

鉴别诊断

脊髓栓系

- 低位脊髓 ± 终丝增粗或脂性终丝，无尾部发育不全
- 临床上难以与轻度骶骨发育不良相鉴别
  - ± 相关的成像异常，可能有助于区分

闭合性脊柱畸形

- 没有脊柱发育不良的背侧闭合不全（例如脂肪性脊髓膨出症）

隐匿性骶内脊膜膨出（OIM）

- 骶骨变薄和重塑，有时类似于尾部倒退
- 目前认为是硬膜外蛛网膜囊肿，而不是真正的脊膜膨出

病 理

一般特征

- 病因
  - 正常的尾部脊柱发育→管道形成和退行性分化(继发性神经胚形成)
    - 在邻近解剖结构区，同时可见肛门直肠和泌尿生殖器结构的形成
  - 妊娠的第 4 周前损伤→尾部细胞团发育异常
    - 高血糖，感染性，中毒性或缺血性损伤，被认为会损害脊髓和脊椎的形成
    - 胚胎发生和原肠胚形成期间，由视黄酸和音猬因子所致的信号缺陷
    - 异常的神经管，脊索发育→神经元和中胚层细胞的迁移受损
- 遗传学
  - 大多数情况是散发的
  - 最近描述的主要遗传形式；*HLXB9* 同源盒基因缺陷（7 号染色体）
    - *HLXB9* 也在胰腺中表达→可能是糖尿病高血糖和骶管退化之间的关联
- 相关异常

- 栓系
  - 约 100%CRS 患者的圆锥终止于 L_1 以下水平
  - 终丝增粗（65%）± 皮样或脂肪瘤
- 其他脊柱异常
  - 椎体异常（22%），脊髓纵裂，终末脊髓积水（10%），脊髓脊膜膨出（35%～50%），脂肪瘤脊髓脊膜膨出（10%～20%），末端脊髓囊肿（15%），骶前脊髓脊膜膨出，末端脂肪瘤（<10%）
- 先天性心脏缺陷（24%），肺发育不良
- 泌尿生殖系统异常（24%）
  - 肾发育不全／异位，肾盂积水，苗勒管畸形，膀胱畸形
- 肛门直肠异常（特别是肛门闭锁）
  - 肛门闭锁程度越高→腰骶部发育不良越严重，泌尿生殖系统异常
- 整形外科异常；极端情况→下肢融合（并腿畸形）

• 尾部细胞团发育不良伴有严重程度的后遗症
• 下肢畸形，腰骶发育不全，肛门直肠异常，肾／肺发育不良特征
  - 最严重的情况→并腿畸形（“美人鱼综合征”）
  - 20% →皮下病变栓系（组 2）

分期、分级及分类

• 第 1 组：更严重的尾部发育不全与高位，球杆状脊髓末端（↓前角细胞数量）
  - 发生部分或完全发育不全和脊髓终止 L_1 以上水平，所有患者均可见到楔形发育不良
  - L_1 以上的圆锥终止与终止于 S_1 或以上的骶骨畸形高度相关
• 第 2 组：不太严重的发育不全，低位、变细的远端脊髓并被紧张终丝所栓系，脂肪瘤，脂肪样脊膜膨出或终末脊髓囊肿
  - 在 L_1 以下的圆锥终止与在 S_2 或以下终止的骶骨畸形高度相关
  - 脊髓栓系更常见于轻度的骶骨发育不全

直视病理特征

• 椎体发育不良的存在／不存在，以及骨管直径影响手术计划

临床问题

临床表现

• 最常见的体征／症状
  - 神经性膀胱功能障碍（几乎所有患者）
  - 感觉运动障碍（组 2> 组 1）
    - 运动缺陷的严重程度 > 感官
    - 骶部感觉保留常见，即使在严重的情况下
• 其他体征／症状
  - 神经系统无症状（组 1> 组 2）
• 临床特征
  - 范围广泛，从神经学正常到完全腰骶发育不全以及下肢融合（并腿畸形）
    - 总是伴有狭窄的臀部，发育不全的臀部肌肉，浅的臀间裂
  - 有症状的患者表现为从轻度足部疾病到完全性下肢瘫痪和远端小腿萎缩
    - 运动水平通常高于感官水平
    - 椎体发育不良的水平与运动相关，但与感觉水平无关

人群分布特征

• 年龄
  - 在妊娠期（产科 US）或出生时发现严重病例
  - 轻度病例可能直到成年才被识别出来
• 性别
  - 男 = 女
• 流行病学
  - 1/7，500 新生儿（轻度形式 > 严重形式）
  - 15%～20% 为母亲是糖尿病的婴儿；1% 的糖尿病母亲后代受到影响
  - 与 VACTERL（10%），脐膨出，膀胱外翻，肛门闭锁，脊柱异常（10%）和 Currarino 三联综合征相关

自然病史及预后

• 因严重程度而异

治疗

• 如果有临床症状，则手术松解、解压
• 手术解压／硬膜成形术可能改善远端椎管狭窄患者的神经功能
• 改善下肢功能的整形外科手术

诊断要点

关注点

• MR 是最有用的成像工具，用于显示病变特征和制订手术计划

读片要点

• 泌尿生殖器或肛门直肠异常的患者应寻求骶管棘突异常，反之亦然

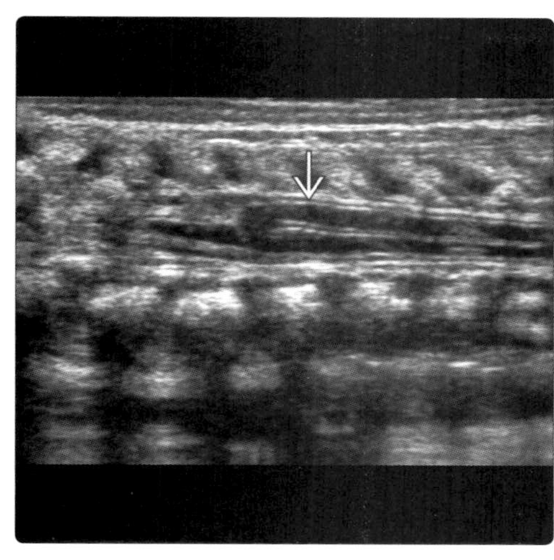

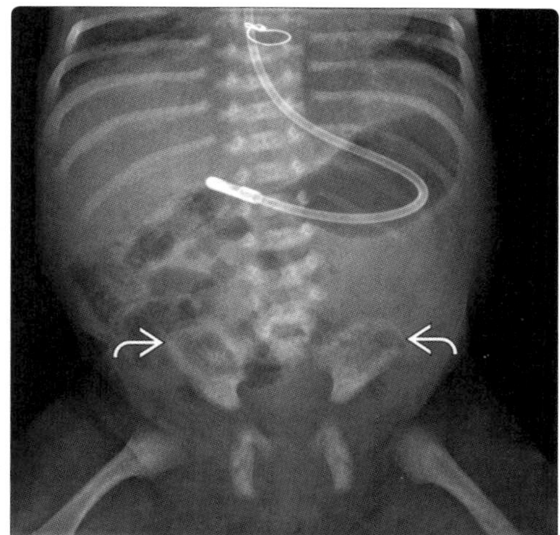

（左图）长横断位脊柱超声（组1 CRS）示远端脊髓轻度变薄细呈楔状、棒状改变➡（在 T_1 水平，通过放射检查证实）。（右图）前后位平片（组1 CRS）示髂骨翼和 S_1 椎骨对称性发育不全➦，余骶尾椎未见发育。注意先天性心脏病手术后的胸骨内固定，这是一种伴发的异常

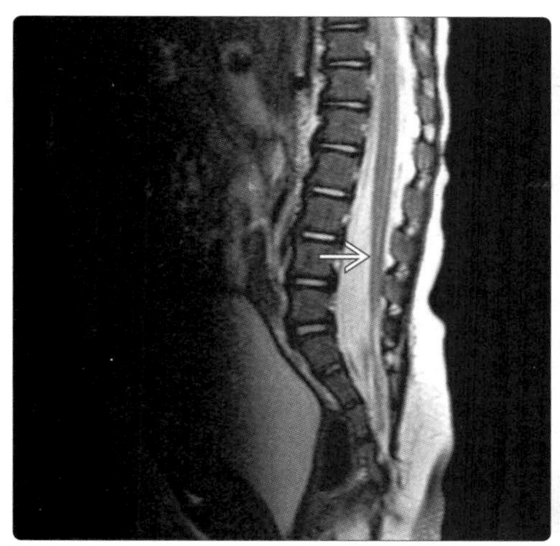

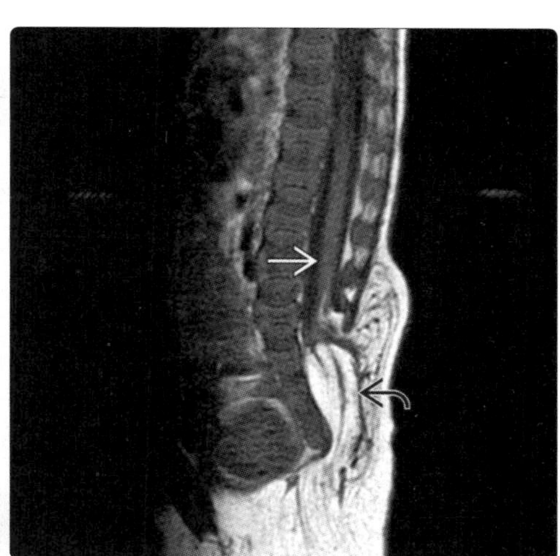

（左图）矢状位 T_2WI（组2 CRS）示 CRS 的轻度变体。在这种情况下，有4个骶椎，没有 S_5 和尾骨。脊髓低位、绷紧➡，提示可能存在栓系。（右图）矢状位 T_1WI（组2 CRS）示骶骨轻度发育不全和后部脊柱闭合不全，伴异常低位变细的脊髓圆锥➡进入大的终末脂肪瘤➦

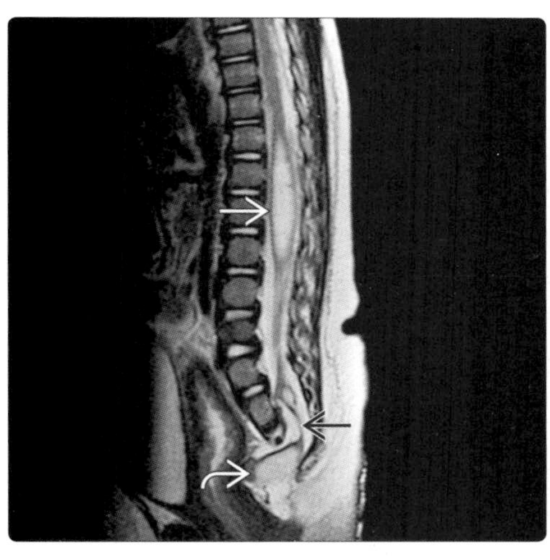

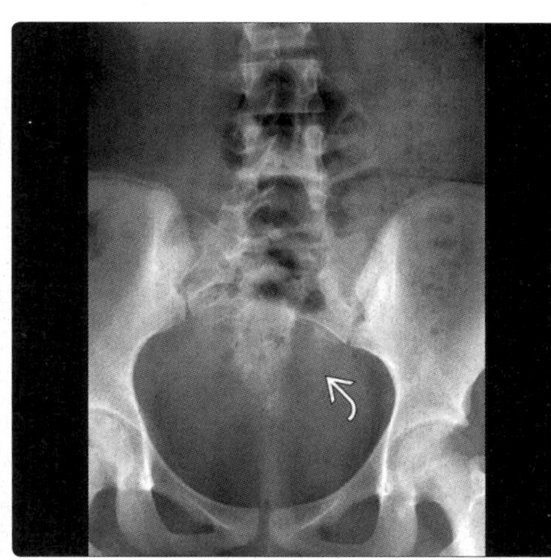

（左图）矢状位 T_2WI（组2 CRS）示骶骨发育不全，仅有2个骶椎。脊髓低位➡，并明显的圆锥处空洞形成。还可见一个旁矢状前位骶前囊性肿块（骶前脊膜膨出）➦及窄的、充满液体的管道➡连通到鞘膜囊。（右图）尾部退化（伴骶骨发育不全亚型）患者的骨盆前后位片示左侧骶骨翼部分缺失➦

关键点

术语

- 同义词：脊髓栓系综合征（TCS），终丝紧张综合征（TFTS）

影像

- 脊髓拉长变细，圆锥低位，终丝增粗 ± 纤维脂肪瘤／终末脂肪瘤，椎管闭合不全，椎体分节和融合畸形
- 脊髓运动↓

主要鉴别诊断

- 正常发育变异的圆锥低位
- 开放性或闭合性椎管闭合不全
- 手术后的圆锥低位

病理

- 栓系延伸拉长了神经纤维，小动脉和小静脉－损伤了脊髓圆锥和神经根的氧化代谢－脊髓空洞／脊髓软化
- 即使脊髓圆锥末端位于正常水平，被栓系的终丝也存在组织学方面的异常

临床问题

- 下背痛和腿痛，步态和感觉异常，膀胱功能障碍
- 躯体快速生长阶段，症状表现更为明显（青春期或学龄期生长加速时）或者继发于脊柱后凸（老年人）

诊断要点

- 即使脊髓圆锥位置正常，也可能存在脊髓栓系的临床表现
- 脊髓栓系综合征是临床诊断；影像的作用是发现圆锥低位和终丝增粗，以及相关解剖学异常，帮助手术决策

（左图）腰骶椎矢状位示意图示脊髓栓系综合征的多种表现：低位、积水的脊髓圆锥由增粗的终丝和纤维脂肪瘤栓系，纤维脂肪瘤伸入终末脂肪瘤，并通过背侧闭合不全的脊柱（脊柱闭合不全）与皮下脂肪相接。（右图）矢状位 T_2WI（临床脊髓栓系表现）示脊髓延长、低位，圆锥位于 S_2 水平，末端可见一体积很小的终末脂肪瘤➡，同时可见骶管后部局灶性闭合不全

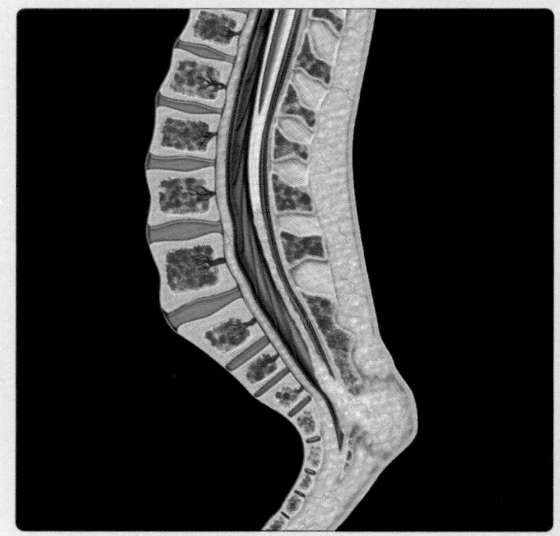

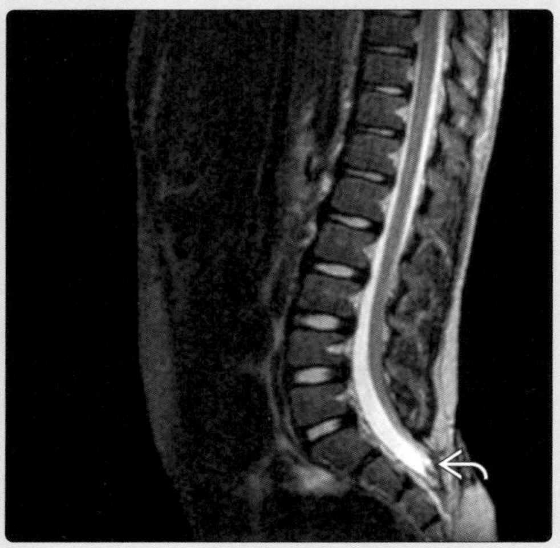

（左图）矢状位 T_1WI（临床脊髓栓系表现）示脊髓延长、低位，圆锥位于 S_2 水平，末端可见一体积很小的终末脂肪瘤➡。骶管后部局灶性闭合不全也清晰可见。总体而言，脂肪瘤在 T_1WI 比 T_2WI 更明显。（右图）腰骶交界层面横断位 T_1WI 示异常延长、低位的脊髓➡延续至骶管水平

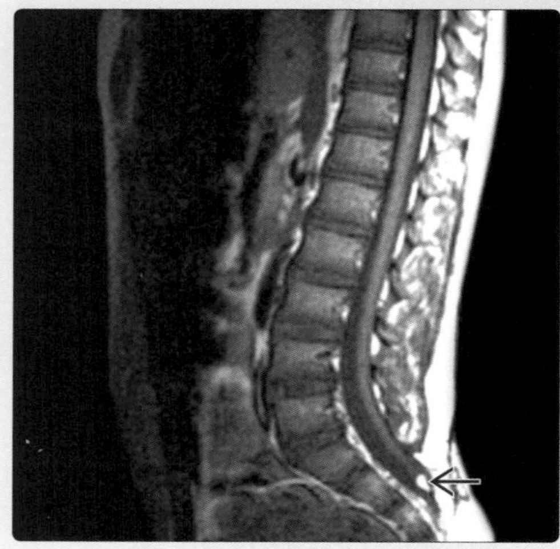

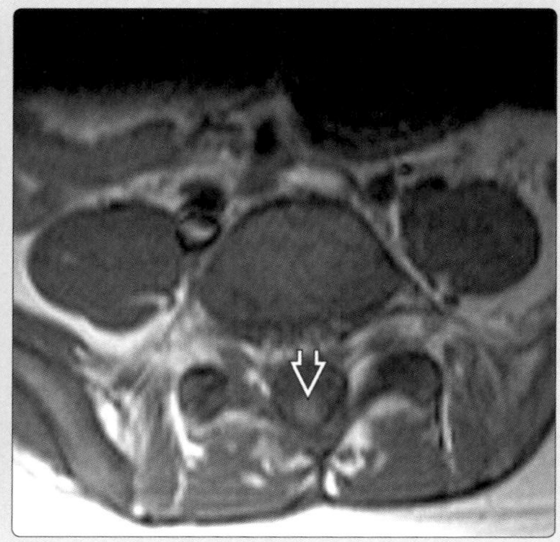

术 语

同义词

- 脊髓栓系综合征（tethered cord syndrome，TCS），终丝紧张综合征（tight filum terminale syndrome，TFTS）

定义

- 脊髓圆锥低位，被缩短增粗的终丝牵拉所产生的症状和影像表现

影 像

一般特征

- 最佳诊断线索
  - 圆锥位于腰2椎体下缘以下；被增粗的终丝 ± 纤维脂肪瘤，终末脂肪瘤所牵拉
- 位置
  - 胸腰段连接处→骶骨
- 大小
  - 终丝增粗（横断位MR图像，L_5～S_1水平终丝直径＞2mm）
- 形态
  - 圆锥逐渐变细，末端位置低于正常水平

平片表现

- 平片
  - 可能无异常，有时也表现为局部椎管闭合不全或脊柱后部融合不完全
  - ± 脊柱侧弯（20%）

CT表现

- 平扫CT
  - 脊髓拉长变细，圆锥低位，终丝增粗 ± 纤维脂肪瘤，椎管闭合不全，椎体分节和融合畸形

MR表现

- T_1WI
  - 终丝增粗 ± 高信号的脂肪瘤
    - 终丝>2mm（L_5～S_1，横断位MR）
  - ± 圆锥低位；圆锥和增粗终丝的过渡区可能难以区分
  - 在硬膜囊内，脊髓圆锥和终丝的位置偏于背侧（椎管后部）
    - 注意即使在俯卧位也会出现上述情形；正常人群中，俯卧时，脊髓圆锥位于椎管的前2/3部分
- T_2WI
  - 表现与T_1WI相似
  - ± 圆锥中央管扩张，呈高信号，继发于脊髓空洞或者脊髓软化（25%）
  - 终丝脂肪化→化学位移伪影
  - 硬膜囊增宽；背部硬膜紧张；增粗的终丝向后方形成帐篷状突起
- MR电影
  - 脊髓运动↓；在松解术后，即使症状缓解，只有不到1/3的患者能够恢复正常脊髓运动

超声表现

- 灰阶超声
  - ± 圆锥低位，终丝增粗，脊髓运动减弱或缺失

成像推荐

- 最佳影像方案
  - MRI
- 推荐检查方案
  - 6个月以下婴儿采用超声检查；发现阳性结果者进一步MR检查
  - MR薄层矢状位、横断位T_1WI和T_2WI、相位对比MR电影；横断位扫描需要包括至硬膜囊末端

鉴别诊断

正常发育变异的圆锥低位

- 患者无症状，终丝厚度正常

开放性或闭合性椎管闭合不全

- 脊髓脂肪瘤
- 脊髓脊膜膨出
- 脊膜膨出
- （表）皮样囊肿
- 脊髓纵裂
- 皮毛窦

手术后的圆锥低位

- 影像学检查发现圆锥低位，患者可以有症状或无症状；仅凭影像学检查无法排除是否发生了“再栓系”
  - 超声和相位对比法MR检查有助于评估圆锥的运动
  - 诊断“再栓系”必须使用临床标准

病 理

一般特征

- 病因学
  - 栓系延伸拉长了神经纤维，小动脉和小静脉→损伤了脊髓圆锥和神经根的氧化代谢→脊髓空洞/脊髓软化
  - 脑脊液检查发现乳酸和其他代谢物水平增高→在成功松解后可恢复正常
- 相关异常
  - 皮肤异常（50%）
  - 腰骶部发育不全，VACTERL综合征
  - 开放性或闭合性椎管闭合不全，脊柱后部融合不全（高达100%）
    - 脊髓纵裂，脊髓脂肪瘤，骶内脊膜膨出或背侧脊膜膨出，脂肪脊髓脊膜膨出，脊髓脊膜膨出
  - 脊柱侧弯（为了缩短脊髓走行长度、降低髓内压力所做出的功能性适应）
  - 脊髓空洞/脊髓软化（25%）

- 退行性分化未完成，表现为脊髓末端无法正常收缩变细或终丝无法正常拉长
- 正常人群 98% 以上，圆锥末端位于 L_2 下缘水平或其上方
  - 在出生后至 2 月龄，圆锥就应当位于其正常位置
  - 在出生后的任何时期，圆锥末端都不应该低于 $L_{2/3}$
- 某些情况下，脊髓延长、末端直接连接至小型终丝脂肪瘤，此时可能无法识别终丝结构

直视病理特征

- 增粗的纤维化的终丝（55%），增粗的终丝伴有小纤维脂肪瘤（23%），或纤维囊肿（3%）
- 硬膜囊增宽；增粗的终丝与硬膜囊紧密附着或者与硬膜囊分界不清

显微镜下特征

- 即使脊髓圆锥末端位于正常水平，被栓系的终丝也存在组织学方面的异常
  - 正常的终丝→主要由胶原纤维构成
  - 栓系的终丝→↑含有致密胶原纤维的结缔组织、玻璃样变、扩张的毛细血管

临床问题

临床表现

- 最常见的体征 / 症状
  - 下背部痛和腿痛；早晨更重，用力后加重
  - 痉挛性步态，无力，肌肉萎缩
  - 感觉减退，下肢腱反射异常
  - 膀胱功能障碍
- 其他体征 / 症状
  - 皮肤异常（< 50%）；皮肤小凹，毛簇或血管瘤
  - 足部异常（通常是马蹄内翻足）
- 临床特征
  - 成人和儿童表现不同
    - 成人：最初表现为疼痛（继发于退行性改变），随后表现为无力 ± 失禁
    - 儿童：失禁、脊柱侧弯，无力
  - 终丝紧张综合征（TFTS）：具有脊髓栓系的临床表现，而脊髓圆锥位置正常

人群分布特征

- 年龄
  - 在下述特定时期，症状最常见
    - 儿童生长加速期（4～8 岁）
    - 青春期生长加速期
    - 老年人，脊柱后凸日益加重时
  - 成人患病率可能被低估
- 性别
  - 男 = 女
- 流行病学
  - 患病率不详；实际患病率可能比预计更高

自然病史及预后

- 渐进的、不可逆转的神经功能损伤
  - 大多数患者在手术松解后神经功能缺陷有所改善或稳定
    - 运动无力（12%～60%）
    - 感觉障碍（40%～60%）
    - 疼痛（50%～88%）
    - 膀胱功能障碍（19%～67%）
  - 如果症状持续时间较短或手术后圆锥位置更接近正常水平，则预后较好
- 术后症状复发罕见；如果复发，则需要考虑再次松解手术

治疗

- 有症状的患者：早期预防性手术
  - 切除栓系圆锥的肿瘤，松解圆锥并修补硬膜
- 影像学上存在栓系的无症状患者：治疗存在争议
  - 有些学者提倡预防性手术 - 降低发病率；无症状患者预后比有症状患者更佳
  - 另外一部分学者建议预防性手术只适用于那些无症状、但生活方式更经常参与运动的患者

诊断要点

关注点

- 即使脊髓圆锥位置正常，也可能存在脊髓栓系的临床表现
  - 脊髓栓系综合征是临床诊断；影像的作用是发现圆锥低位和终丝增粗，以及相关解剖学异常，帮助手术决策
- 鉴别继发于终丝紧张 / 增粗的脊髓栓系和继发于其他病变的脊髓栓系

读片要点

- 在 L_5/S_1 水平测量终丝粗细；在更靠近头侧的位置测量，可能测得数值偏细，从而误认为是“正常”尺寸
- 在横断位图像上确定圆锥位置；在矢状位图像上，马尾神经可能与圆锥尖端分界不清—看起来像是圆锥延长

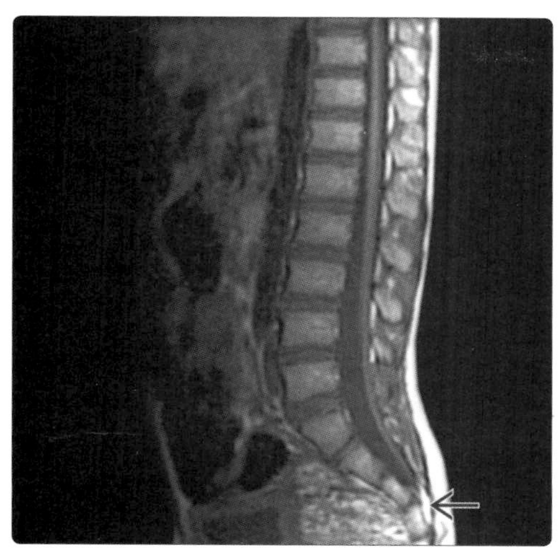

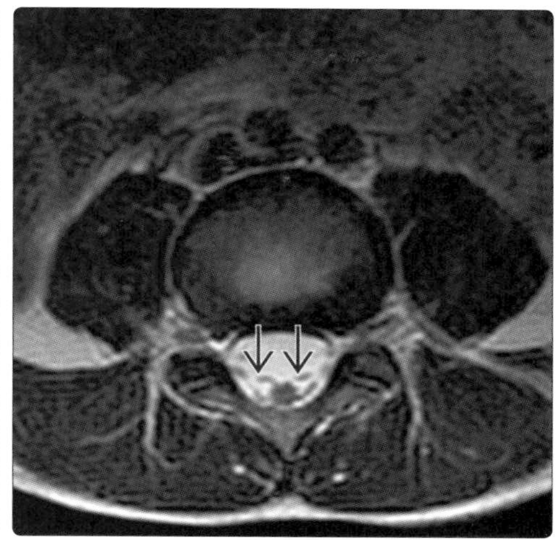

（左图）矢状位 T_1WI（临床脊髓栓系）示脊髓异常延长至少达 L_5，随后隐约过渡成增粗的终丝，并插入一较小的终末脂肪瘤➡。本例中正确区分脊髓圆锥末端与终丝起点非常重要。（右图）同一患者横断位 T_2WI 示神经根➡自 L_5 发出，证明该节段存在脊髓低位（而不是终丝）

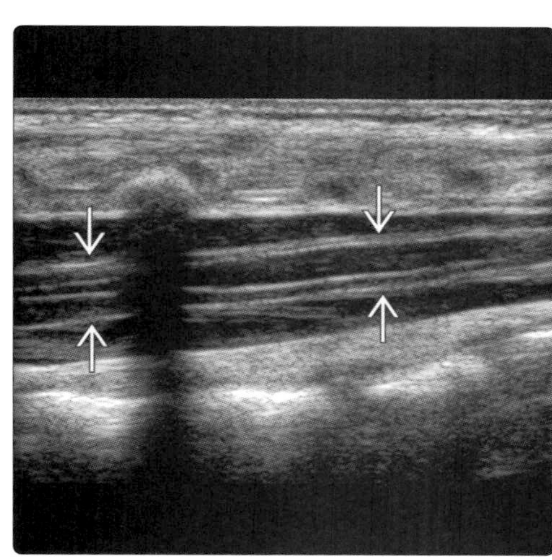

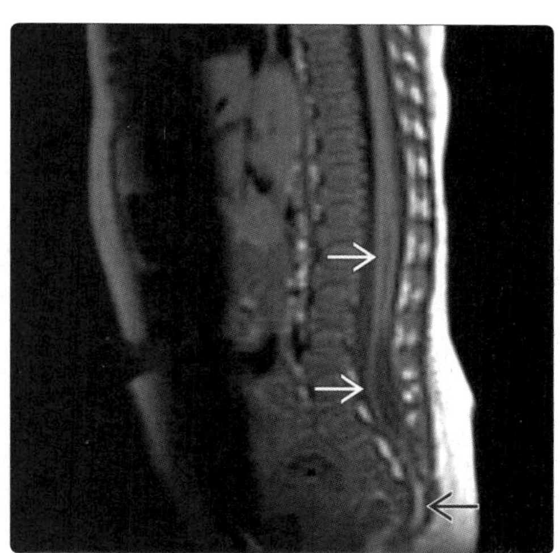

（左图）纵轴超声（怀疑脊髓栓系的新生儿）示低位、积水的脊髓➡延伸至 S_1 椎体水平。超声检查很好地显示了脊髓空洞与脊髓中央管相接。（右图）矢状位 T_1WI（怀疑脊髓栓系的新生儿）示异常低位的脊髓伴有脊髓空洞积水➡，还可见缩短增粗的终丝插入远端硬膜囊的终末脂肪瘤➡

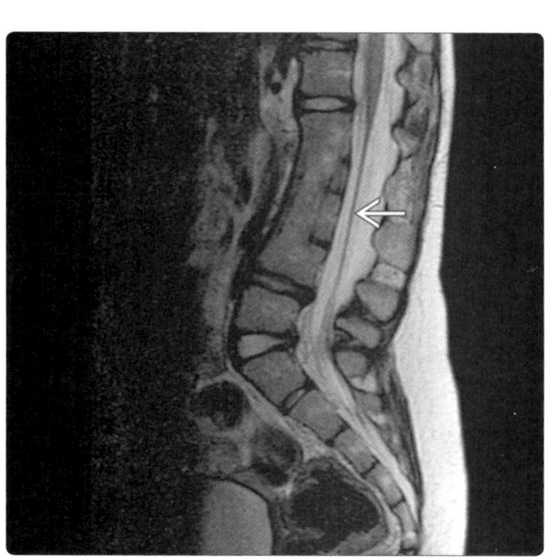

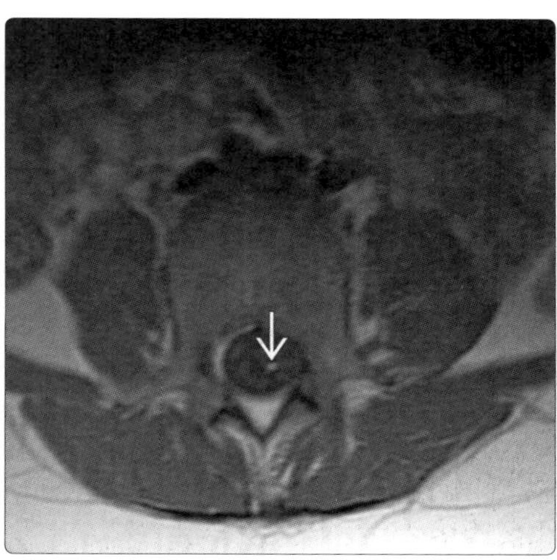

（左图）矢状位 T_2WI（椎体分节异常，临床脊髓栓系症状）示 L_1～L_4 先天性分节异常，造成腰椎局部后凸畸形。脊髓末端虽然位于 $L_{1\sim2}$ 水平，但异常变尖，并伴有终丝增粗、僵直➡。（右图）横断位 T_1WI（同一患者）示终丝脂肪浸润➡，中央硬膜囊内位置异常

非终末脊膜膨出

关键点

术语

- 颈部脊髓囊状膨出，胸部脊髓囊状膨出

影像

- 扩张的脊髓中央管（内囊）沿着椎管闭合不全处的骨性缺损突入扩张的蛛网膜下腔（外囊）
- 可以有蒂或无蒂
- 颈段、颈胸段 > 胸段

主要鉴别诊断

- 颈部脊膜膨出 / 脊髓脊膜膨出
- Chiari 3 型畸形
- 末端脊髓囊状膨出

病理

- 积水的脊髓中央管突入脊膜，形成内部“囊中囊”
    - 内囊与扩张的脊髓中央管相连续
    - 脊髓背侧形成囊的后壁
- 扩张的蛛网膜下腔形成“外囊”
    - 外囊与蛛网膜下腔相连续

临床问题

- 患者出生时通常神经功能正常
- 1 岁之内逐渐出现神经功能障碍→肢体痉挛 / 无力
    - 运动功能障碍常见；感觉和泌尿系统障碍不常见
- 在 10 岁之前，骨科问题逐渐凸显

诊断要点

- 脊髓囊状膨出的特点是“囊中囊”

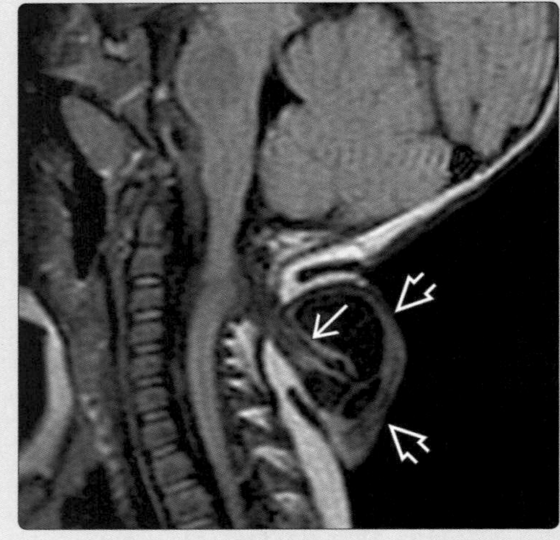

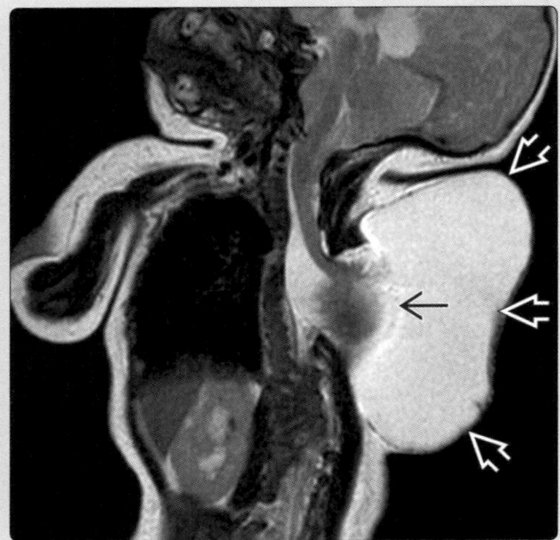

（左图）矢状位 FLAIR 示较小的内囊➡代表扩张的脊髓中央管，伸入背侧的“脊膜膨出”➩，符合非末端颈部脊髓囊状膨出的表现。脊髓的其他部位没有积水表现（C. Hoffman, MD. 供图）。（右图）矢状位 T_2WI 示胸部脊髓囊状膨出伴有 Chiari 1 型畸形。注意内囊信号失相位（囊壁➡），外层是较大的外囊➩

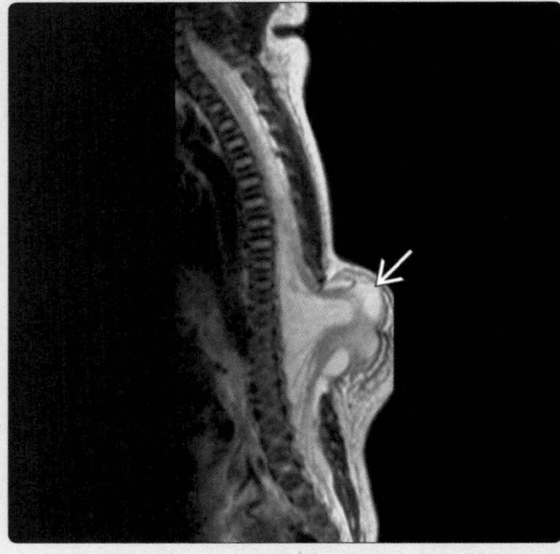

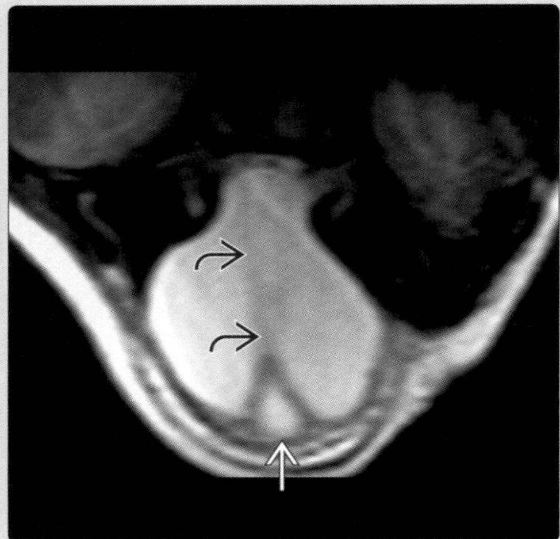

（左图）矢状位 T_2WI（胸部脊髓囊状膨出）可见脊髓沿背部局灶性脊柱闭合不全处向外延伸形成皮肤覆盖的囊性肿物。注意存在广泛的脊髓积水，特征性“囊中囊”的表现，在扩张的蛛网膜下腔囊肿中有局部脊髓积水➡。（右图）横断位 T_2WI（同一患者）证实“囊中囊”的形态。脊髓积水形成的囊➡伸入扩张的蛛网膜下腔。注意纤维神经血管组织↗将脊髓栓系于背侧囊肿

术 语

同义词

- 颈部脊髓囊状膨出，胸部脊髓囊状膨出

定义

- 先天性脊柱畸形，扩张的脊髓中央管沿着背部脊柱闭合不全处向外突出，表面有皮肤覆盖

影 像

一般特征

- 最佳诊断线索
  - 扩张的脊髓中央管（囊）沿着椎管闭合不全的缺损处突入背部皮下组织
- 位置
  - 颈段、颈胸段 ＞胸段
- 形态
  - 正常→基底部皮肤增厚，顶部皮肤变薄和变色
  - 有蒂或无蒂

CT 表现

- 平扫 CT
  - 液体密度的囊肿沿着背部脊柱闭合不全处向外突出

MR 表现

- T_1WI
  - 脊髓中央管沿着脊柱闭合不全的缺损处突出，形成背部皮下囊肿
  - 脊髓空洞症
- T_2WI
  - 与 T_1WI 表现相似

超声表现

- 灰阶超声
  - 积水的脊髓中央管突入脊膜，形成“囊中囊”表现

成像推荐

- 最佳成像技术
  - 多平面 MR

鉴别诊断

颈部脊膜膨出 / 脊髓脊膜膨出

- 颈部脊膜膨出
  - 有时含有一些神经胶质组织
  - 神经功能缺陷不常见
- 颈部脊髓脊膜膨出
  - 该疾病是独立疾病还是脊膜膨出或脊膜囊状膨出的变异形式还存在争议
  - 神经功能缺陷常见

Chiari 3 型畸形

- 异位的小脑组织突入囊内
- 病理学上不同于颈部脊髓囊状膨出

末端脊髓囊状膨出突出

- 发生于脊髓远端终末处
- 与脐膨出、膀胱外翻、肛门闭锁、尾部细胞团异常等有关

病 理

一般特征

- 病因
  - 背部神经褶融合不全→神经外胚层和表皮外胚层分离失败
  - 积水的脊髓延伸至扩张的蛛网膜下腔→内囊
    - 脊髓背侧形成囊的后壁
  - 外囊与蛛网膜下腔相连续
  - 由于脊髓裂是有限的，浅表组织获得皮肤覆盖→被覆皮肤的畸形
- 相关异常
  - 皮窦，脊髓纵裂，椎体分节异常，Chiari 2 型畸形，脑积水，皮肤特征标记

直视病理特征

- 大部分囊性肿块有全层皮肤覆盖
- 囊肿尖部有坚韧的紫色薄膜覆盖

显微镜下特征

- 外囊由蛛网膜和纤维组织构成
- 内囊内衬室管膜；囊壁含有神经元、胶质组织和室管膜

临床问题

临床表现

- 最常见的体征 / 症状
  - 新生儿发现表面有皮肤覆盖的背部中线区肿块
  - 神经系统检查通常是正常的
- 其他体征 / 症状
  - 婴儿，出现轻度力弱，肌张力异常
  - 脑脊液漏（颈部病变罕见）
- 临床特征
  - 甲胎蛋白（AFP），乙酰胆碱酯酶正常

自然病史及预后

- 比脊髓脊膜膨出预后更佳
- 患者出生时通常神经功能正常
- 1 岁之内逐渐出现神经功能障碍→肢体痉挛 / 无力
- 在 10 岁之前，骨科问题逐渐凸显

治疗

- 手术切除囊性病变，硬脊膜内探查，切除黏连带
- 肢体运动障碍需要骨科 / 矫形治疗

诊断要点

关注点

- 对全脊柱进行影像学检查，明确有无其他相关异常

读片要点

- 脊髓囊状膨出的特点是“囊中囊”

终末脊膜膨出

关键点

术语
- 同义词：末端空洞性脊髓膨出

影像
- 复杂的脊髓脊柱畸形→闭合性脊柱裂，较大的被覆皮肤的肿物
- 扩张积水并栓系的脊髓圆锥穿过背侧的脊膜膨出，末端形成扩张的终末囊肿（脊髓囊状膨出）
- 多平面 MR 显示伴发的其他异常症候群为最佳

主要鉴别诊断
- 骶前脊膜膨出
- 背部单纯性脊膜膨出
- 骶尾部畸胎瘤
- 脊髓脊膜膨出

病理
- 尾部细胞团二次神经化排列混乱所致
- 伴发的异常：泄殖腔外翻、肛门闭锁、脐膨出、骨盆畸形、马蹄内翻足、模糊不清的生殖器发育不良，肾脏异常

临床问题
- 出生时可见背部有较大的被覆皮肤的肿物
- 出生时通常神经功能正常；随后可能出现下肢感觉运动障碍

诊断要点
- 尽早诊断和手术→获得正常神经功能的最佳时机
- 非神经功能方面的预后主要与伴发异常的严重性有关

(左图) 矢状位示意图示低位积水的脊髓➡穿过扩张的蛛网膜下腔（脊膜膨出➡），终止于脊髓囊状膨出➡。(右图) 矢状位 T_1WI 示低位积水的脊髓➡穿过脊膜膨出，扩张成一较大的终末囊肿。注意背侧纤维带➡。注意在本例中背部肿物是由脊膜膨出和脊髓囊状膨出共同形成的

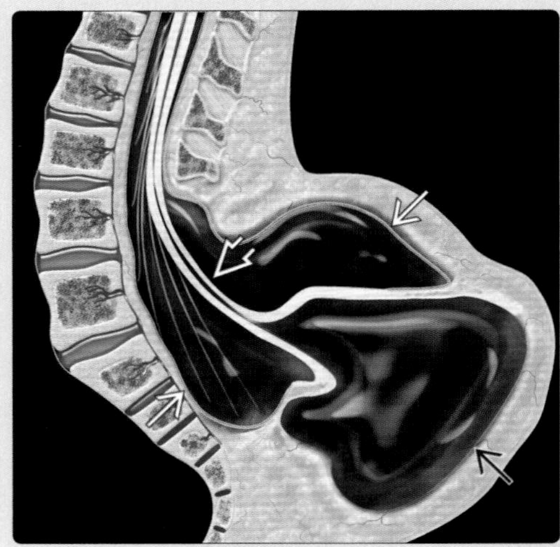

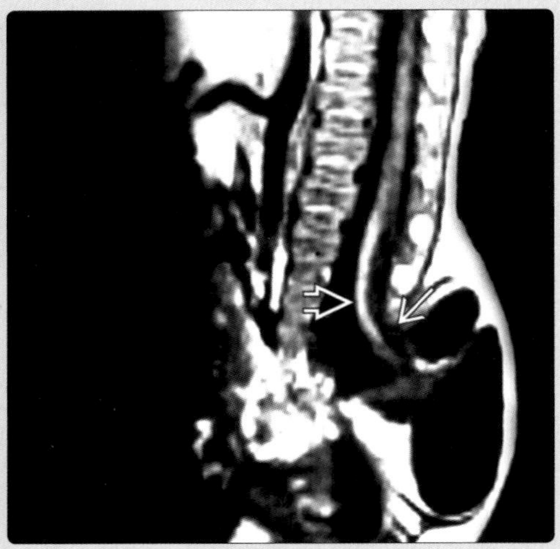

(左图) 冠状位 T_1WI 示末端脊髓囊状膨出畸形的脊膜膨出成分➡。可见唯一的形态肥大的右肾➡。冠状位图像特别有助于评估伴发的内脏畸形。(右图) 横断位 T_1WI 示分叉、低位且积水的脊髓➡穿过内衬蛛网膜的脊膜膨出➡末端形成脊髓囊状膨出➡。脊髓末端形成特征性的"喇叭口形"

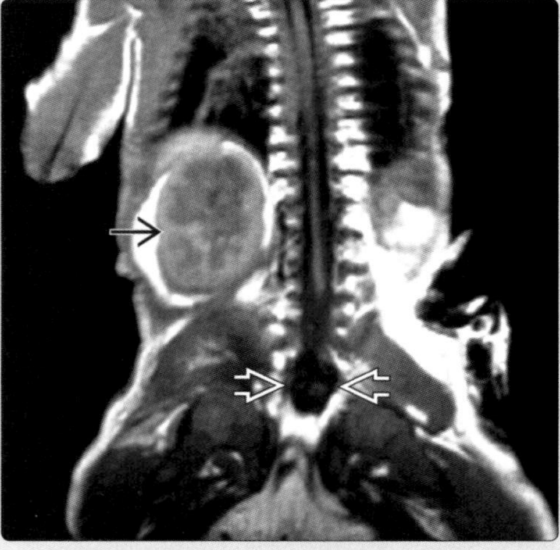

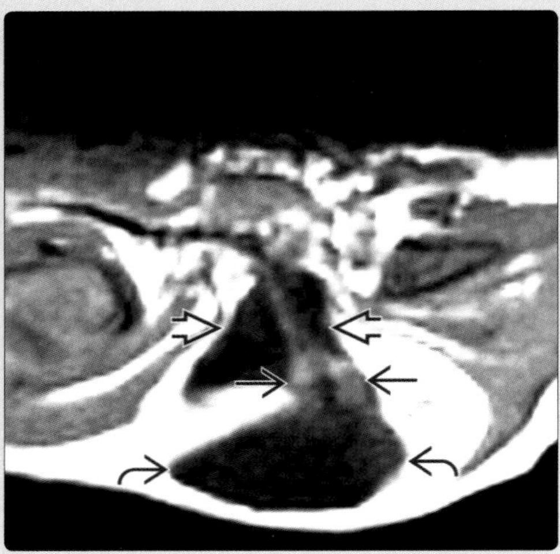

术 语

同义词
- 末端空洞性脊髓膨出

定义
- 复杂的脊髓畸形→扩张积水并低位栓系的脊髓圆锥穿过脊膜膨出，末端形成脊髓囊状膨出

影 像

一般特征
- 最佳诊断线索
  - 扩张积水并栓系的脊髓圆锥穿过背侧的脊膜膨出，末端形成扩张的终末囊肿
- 位置
  - 骶部／尾部
- 大小
  - 肿块可以很小，也可以很大（直径 >10cm）
- 形态
  - 闭合性脊柱裂，较大的被覆皮肤的肿物，终末脊髓囊肿穿过脊膜膨出

平片表现
- 平片
  - 腰骶部脊柱裂 ± 软组织肿块
  - ± 耻骨联合分离（通常 + 膀胱外翻）

CT 表现
- 平扫 CT
  - 腰骶部脊柱裂
  - 积水扩张的脊髓穿过脊膜膨出形成的囊，终止于尾部的终末囊状结构内

MR 表现
- T_1WI
  - 头侧背部的脊膜膨出（呈低信号）→背部肿物
  - 栓系的脊髓远端像喇叭口状进入尾部的终末囊（呈低信号）
- T_2WI
  - 在脊膜膨出的头侧边缘背侧存在纤维带（呈低信号），限制脊髓
  - 纤维脂肪组织环绕两个囊

超声表现
- 灰阶超声
  - 矢状位：脊髓穿过低回声的扩张的蛛网膜下腔（脊膜膨出），终止于脊髓囊肿
  - 横断位：脊膜膨出中可见分叉脊髓的背部

非血管内介入检查
- 脊髓造影
  - 积水的脊髓穿过脊膜膨出，末端终止于独立的囊，位于脊膜膨出（其内充填对比剂）的尾侧
  - 延迟造影→ ± 对比剂吸入至脊髓／终末囊肿内

成像推荐
- 最佳成像技术
  - 多平面 MRI
- 推荐检查方案
  - 矢状位 MR 用于诊断和估计脊髓积水的长度，测量囊肿大小以及识别相关异常
  - 横断位 MR 用于清楚显示脊柱裂的范围，评估相关异常

鉴别诊断

骶前脊膜膨出
- 脊膜沿着扩大的骶神经孔向前方突出至盆腔

背部单纯性脊膜膨出
- 脊膜沿着脊柱闭合不全处局部向背侧突出
- 很少合并脊髓栓系或脊髓积水

骶尾部畸胎瘤
- 与皮肤肿物的临床表现相似
- 鉴别的要点在于囊内存在实性肿瘤成分，钙化

脊髓脊膜膨出
- 开放性椎管闭合不全；没有皮肤覆盖，临床上显而易见

病 理

一般特征
- 病因
  - 据推测是尾部细胞团二次神经化排列混乱所致；通常与其他尾蘖裂畸形伴发
    - 脑脊液无法从早期神经管中正常流出→终末脑室膨胀呈囊状→阻碍了表面覆盖的背侧间充质发育，但浅表外胚层的发育未受阻碍
    - 脊柱后部无法正常形成→脊柱裂伴有完整皮肤
    - 终末脑室扩张→膨胀处内衬脊髓蛛网膜→脊膜膨出
    - 囊肿的占位效应阻碍了脊髓正常上升→脊髓栓系
    - 脊髓远端进行性膨胀，在脊膜膨出下方、尾侧形成喇叭口状的囊状结构，位于蛛网膜外间隙
    - 尾部运动节段受损→进行性症状，在出生时出现或随后出现
  - 某些学者推测→此病是永存终末脑室疾病谱中的最严重形式
- 相关异常
  - 泄殖腔外翻、肛门闭锁、脐膨出、骨盆畸形、马蹄内翻足、模糊不清的生殖器发育不良，肾脏异常
  - 相关综合征
    - 尾部退化综合征
    - OEIS 症候群（脐膨出、膀胱外翻、肛门闭锁和脊髓异常）

- Chiari 1型和2型畸形，脑积水和椎体分节异常（罕见）
- 典型病理学三联征
  - 有皮肤覆盖的腰骶部脊柱闭合不全
  - 内衬蛛网膜的脊膜膨出，直接与脊髓蛛网膜下腔相连续
  - 低位而积水的脊髓，穿过脊膜膨出，扩张呈大囊状结构，内衬室管膜，称为终末囊肿

直视病理特征

- 腰骶部脊柱闭合不全，局部椎板发育不良，广泛外翻
- 近端的囊（较小，位于嘴侧）与典型的脊膜膨出类似，内表面衬有蛛网膜和较厚的纤维层
- 脊柱闭合不全处的椎板在最头侧广泛分开，内侧有纤维带连接，脊髓远端在纤维带下方疝出，穿过脊膜膨出→终末囊肿（较大，位于尾侧）
  - 脊髓在通过纤维带穿出椎管处变窄，随后远端由于脊髓积水而扩张
  - 远端脊髓的神经根起源于脊髓蛛网膜内段的腹侧面，穿过脊膜膨出，再次进入椎管，随后沿着神经根鞘或经骨质裂隙发出
- 终末囊肿不与蛛网膜下腔直接相通

显微镜下特征

- 脊膜膨出内衬蛛网膜和较厚的纤维层
- 终末囊肿内衬室管膜、发育不良的胶质细胞；直接与脊髓中央管相接
- 脊髓外表面的软脊膜、蛛网膜与脊膜膨出相连

临床问题

临床表现

- 最常见的体征／症状
  - 表现为出生时可见背部有较大的被覆皮肤的肿物
    - 皮肤表现正常或有血管瘤、色素痣或多毛症
    - 极少数患者没有背部肿物，随后表现出进行性神经功能障碍
  - 大多数患者在确诊时没有神经功能障碍
- 其他体征／症状
  - 症状出现较晚的患者或未治疗的患者可能出现进行性下肢麻痹
- 临床特征
  - 出生时通常神经功能正常；随后可能出现下肢感觉运动障碍
  - 较大肿块使臀沟消失，并从会阴部向上延伸，距离不等
  - ± 同时存在中线区域盲肠外翻或旁中线区域膀胱外翻，或其他外表可见的畸形

人群分布特征

- 年龄
  - 婴儿
- 性别
  - 女 > 男
- 发病率
  - 罕见：占腰骶部被覆皮肤肿物的1%～5%
    - 泄殖腔外翻的患者中更常见
  - 散发；无家族性
  - 与致畸剂维甲酸、乙内酰脲、盐酸洛哌丁胺等可能有关
  - 与糖尿病没有已知的关联（与尾部退化综合征不同）

自然病史及预后

- 可能具有正常智力水平
- 随着时间进展，肿块大小和缺损趋向于增大，及时手术修复可以使病情部分性或完全性逆转
  - 神经外科手术干预的主要目标是缩小肿物和松解脊髓栓系
  - 确诊后需尽快手术，预防神经功能异常恶化和囊肿增大
  - 持续性的神经功能障碍通常是永久的
- 总体预后主要与伴发的其他相关症状有关（OEIS症候群）
  - 不合并腹壁缺损的患者比合并腹壁缺损的患者的神经功能预后更好

治疗

- 早期诊断和手术修复能增加获得正常神经功能的可能性
- 未能早期诊断和手术则增加发病和下肢麻痹恶化的概率

诊断要点

关注点

- 尽早诊断和手术→获得正常神经功能的最佳时机
- 非神经功能方面的预后主要与伴发异常的严重性有关

读片要点

- 扩张积水并栓系的脊髓圆锥穿过脊膜膨出，末端形成单独的尾部囊肿→终末脊髓囊状膨出的唯一、特征性表现

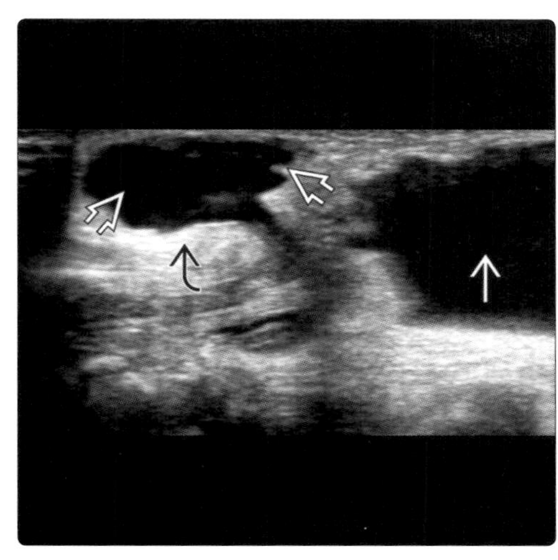

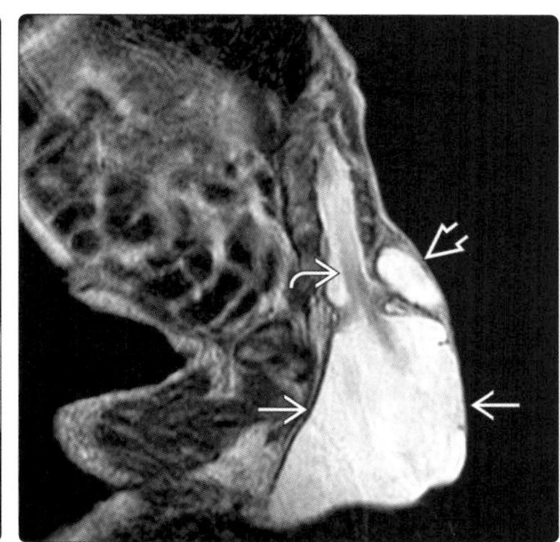

（左图）纵轴超声示低位脊髓➡中央管末端终止于终末囊肿➡。脊髓穿过扩张的蛛网膜下腔➡代表脊膜膨出部分。（右图）矢状位 T_2WI 示低位脊髓➡穿过"脊膜膨出➡"终止于一个较大的脊髓囊状膨出囊肿➡，此病例中临床上明显可见的背部皮肤覆盖的肿物主要是由后者构成的

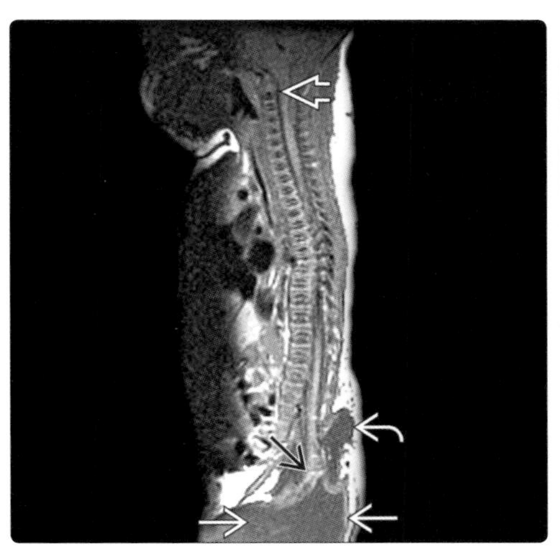

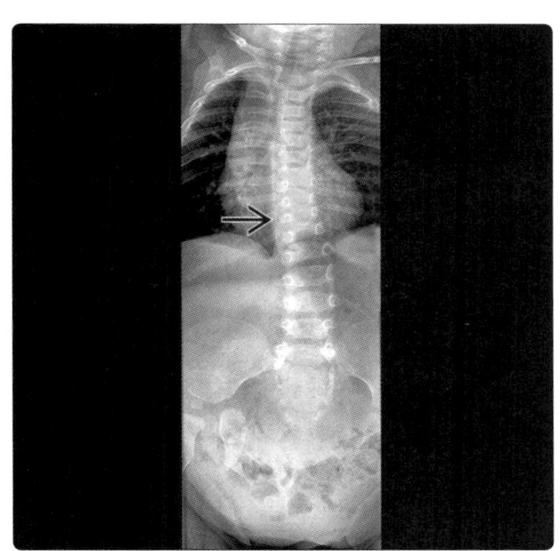

（左图）矢状位 T_1WI 示低位脊髓的中央管穿过脊膜膨出➡，随后扩张成一个较大的终末囊肿➡。注意脊髓末端成"喇叭口"状张开➡。此婴儿还伴有 Chiari 1 型畸形➡。（右图）终末脊髓囊状膨出患者后前位平片示伴发的骶骨发育不良，耻骨联合增宽（膀胱外翻），骶骨后部未融合，中胸段半椎体畸形➡

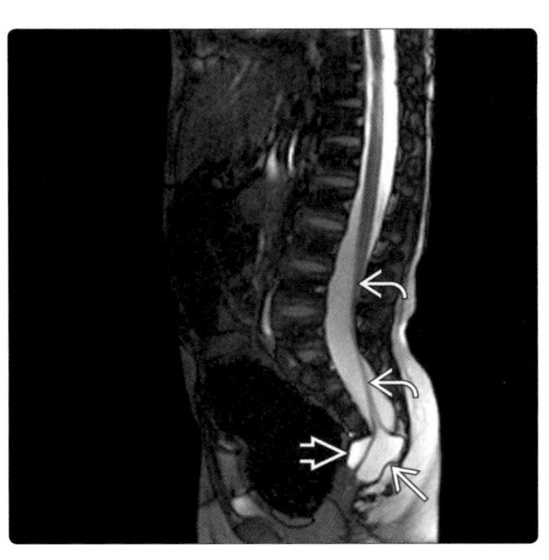

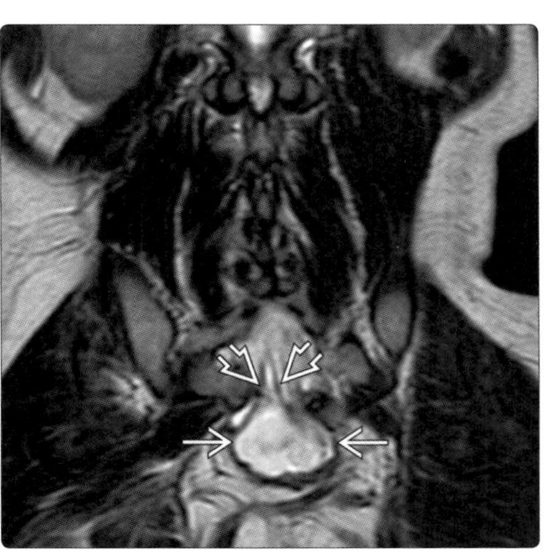

（左图）MR 矢状位 FIESTA 电影序列示骶骨截断。脊髓低位，逐渐变细➡并穿过骶部囊肿➡（脊膜膨出）向尾侧伸长。脊髓末端成"喇叭口"状形成脊膜膨出内的第二个终末囊肿➡（"囊中囊"）。这是终末脊髓囊状膨出畸形的完整形式。（右图）冠状位 T_2WI 示脊髓末端➡形成"喇叭口"，以及中央管过渡成末端脊髓囊状膨出➡

骶前脊膜膨出

关键点

术语

- 骶前脊膜膨出
- 骶部脊膜沿骶部 ± 尾部椎体的局灶侵蚀或发育不良向前方疝入盆腔

影像

- 骶前囊肿，与硬膜囊相接，沿着前部骨质缺损区突出
- 骶骨缺损 ± 弯曲（弯刀）形

主要鉴别诊断

- 骶尾部畸胎瘤
- 骶部脊索瘤
- 神经肠源性囊肿
- 囊性神经母细胞瘤
- 卵巢囊肿

病理

- Currarino 三联征：肛门直肠畸形，尾部退化综合征，表皮样囊肿／皮样囊肿或其他脊髓栓系病变

临床问题

- 便秘、尿频、失禁、痛经、性交痛、下背部／骨盆疼痛

诊断要点

- 囊肿与硬膜囊相接是明确诊断所必需的征象
- 如果合并软组织肿物或钙化，则提示是其他肿瘤性病变
- 成像推荐
  - 对 NICU 婴儿进行超声筛查
  - MR 用于证实骶前囊肿的位置，并显示囊肿成分

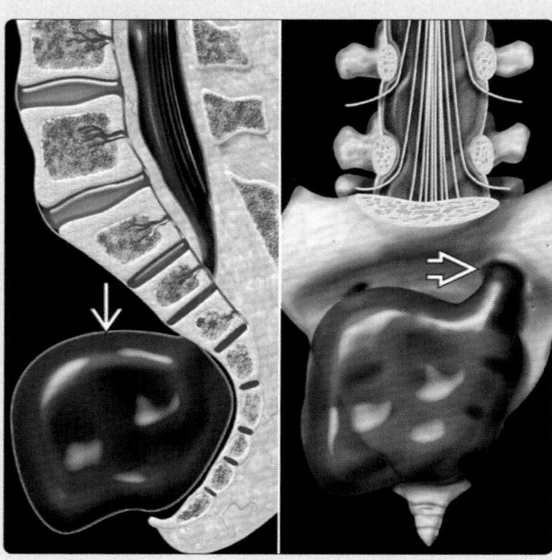
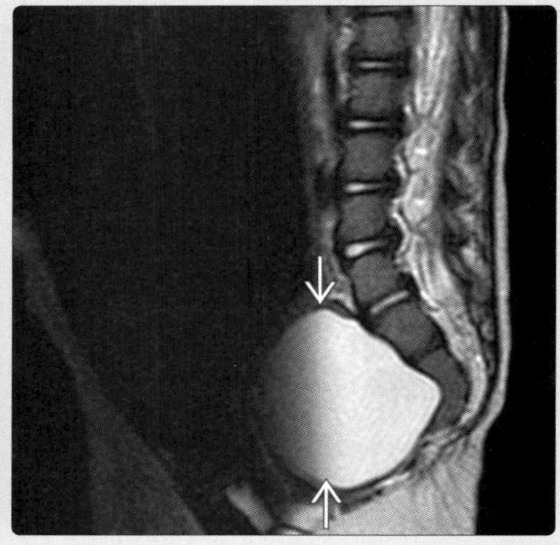

（左图）矢状位示意图示骶骨前部被较大的骶前脊膜膨出囊肿➡压迫重塑形成特征性的“弯刀状”形态。冠状位示意图（右）示骶前脊膜膨出囊肿起源于扩大的神经孔⇨。（右图）正中矢状位 T_2WI 示特征性的“弯刀”形骶骨和邻近骶前囊肿（骶前脊膜膨出）的典型位置关系➡

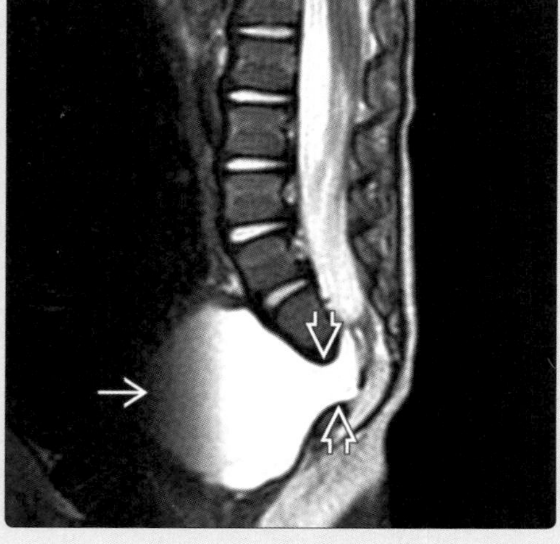
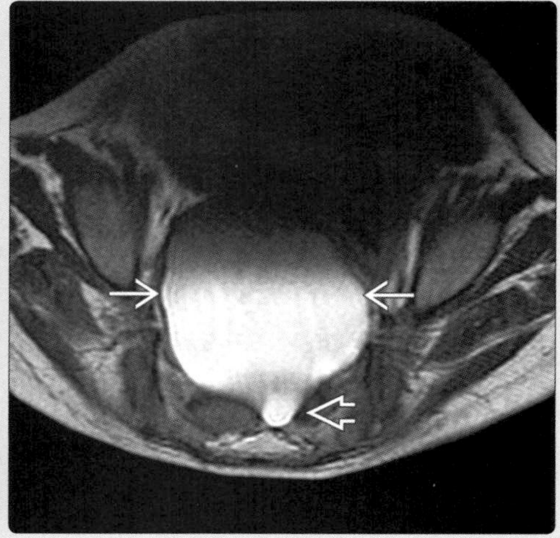

（左图）旁中线矢状位 T_2WI 示一较大的骶前囊肿➡与脊膜相接，从硬膜囊通过扩大的神经孔延伸进入盆腔⇨。（右图）横断位 T_2WI 证实左侧骶神经孔扩大使得脊膜可以向腹侧疝出至盆腔，形成典型的骶前脊膜膨出➡

术 语

缩写

- 骶前脊膜膨出（anterior sacral meningocele，ASM）

定义

- 骶部脊膜沿骶部 ± 尾部椎体的局灶破坏或发育不良向前方疝入盆腔

影 像

一般特征

- 最佳诊断线索
  - 骶前囊肿，与硬膜囊相接，沿着前部骨质缺损区突出
- 位置
  - 骶部 / 尾骨
- 大小
  - 不定
- 形态
  - 单房或多房囊肿；通常不含有神经组织，但有时会有神经管穿行
  - 骶骨缺损，继发于神经孔扩大
    - 可为单侧或双侧，对称性或不对称，单一平面或多个平面

平片表现

- 平片
  - 骶管和神经孔扩大
  - 骶骨前壁受压改变
    - 侧位片可见弧形的“弯刀”状骶骨
  - ± 脊柱侧凸

CT 表现

- 增强 CT
  - 骶骨缺损，伴有大小不定的前部囊肿
    - ± 骶骨缺损区神经根穿行
  - ± 脂肪瘤 / 皮样囊肿（低密度）
  - 无强化

MR 表现

- T_1WI
  - 骶骨缺损，伴有大小不定的骶前囊肿
    - 矢状位图像证实囊肿 / 硬膜囊相接
  - ± 脊髓栓系，脂肪瘤 / 皮样囊肿（高信号）
- T_2WI
  - 均匀的高信号囊肿（信号类似于硬膜囊内的脑脊液信号）
  - 显示神经根穿行于骶骨缺损的最佳序列
- T_2* GRE
  - 囊肿壁无低信号（钙化）
    - 有助于鉴别骶尾部畸胎瘤
- DWI
  - 低信号（无弥散受限）证实为脑脊液成分，排除表皮样囊肿（高信号）
- 增强 T_1WI
  - 无强化

超声表现

- 灰阶超声
  - 盆腔内骶骨前方的囊性肿物，呈低回声
  - 如果之前或当前存在炎症或感染，则内部将出现复杂回声

非血管内介入检查

- 脊髓造影
  - 硬膜囊与囊肿相通
    - 硬膜囊内注射对比剂后，进行 CT 检查更为常用
  - 如果患者存在 MR 检查禁忌证或无法确诊，才考虑做此项检查

成像推荐

- 最佳成像技术
  - MR 证实囊肿与硬膜囊相接
    - T_1WI 可以显示可能伴发的表皮样囊肿，脂肪瘤 / 皮样囊肿
    - T_2WI 可以证实内部是否包裹神经组织
  - CT 检查能更好地显示骨质缺损、病变边缘没有钙化（病变边缘钙化高度提示为骶尾部畸胎瘤）
- 推荐检查方案
  - 使用超声对 NICU 的婴儿进行筛查
  - MR 矢状位和横断位图像可以证实超声检查的阳性结果、用于术前评估和术后监测

鉴别诊断

骶尾部畸胎瘤

- 囊性的骶尾部畸胎瘤和骶前脊膜膨出可能很难区分
- 寻找可能存在的软组织肿物，强化病变和钙化

骶部脊索瘤

- 实性 / 囊性的混合性肿物，伴有骶骨破坏
  - 不与硬膜囊相通
- 儿童少见；发病高峰：50~60 岁
- CT 骨窗图像显示病变边缘骨质破坏

神经肠源性囊肿

- 囊肿通常位于椎管内 ± 脊柱裂，椎体形成异常
- 囊液通常含有蛋白成分；T_1 为高信号

囊性神经母细胞瘤

- 寻找钙化，转移的病灶

卵巢囊肿

- 超声可以显示囊肿周围的卵巢组织，以此明确诊断

病 理

一般

- 病因
  - 胚胎发生机制不完全明确；分类上属于尾部肿瘤

病变的一种
- 骶／尾部存在骨质侵蚀破坏或发育不全，使得硬膜囊向前疝入盆腔
- 占直肠后肿瘤的 5%

◦ 可能伴发的病变
- 单纯型：马方综合征，神经纤维瘤病 1 型
- 复杂型：家族性，部分骶骨发育不全、肛门闭锁、肛门狭窄、脊髓栓系

• 遗传学
◦ 散发（大部分患者）
◦ 少数患者存在遗传倾向
- Currarino 三联征：常染色体显性遗传，外显率不同（*HLXB 9* 基因，染色体 7q36）
- 存在硬膜显著扩张的情况（神经纤维瘤病 1 型，马方综合征，高胱氨酸尿症）

• 相关异常
◦ Currarino 三联征：肛门直肠畸形，尾部退化综合征，表皮样囊肿／皮样囊肿或其他脊髓栓系病变
- 1837 年首次描述

直视病理特征
- 较大的脊膜膨出会使骶骨重塑→经典的“弯刀”形
- 增宽的骶部硬膜囊与盆腔囊肿经骶骨缺损处的窄颈相通
- 囊内 ± 神经组织

显微镜下特征
- 镜下特点具有硬膜组织的特征
- 镜下特点可能显示之前发生过炎症

临床问题

临床表现
• 最常见的体征／症状
◦ 便秘、尿频、失禁、痛经、性交痛、下背部／骨盆疼痛
- 继发于盆腔脏器受压的表现

• 其他体征／症状
◦ 坐骨神经痛，直肠／膀胱逼尿肌张力下降，下骶部皮节区域麻木／感觉异常（神经根的压力）
◦ 间歇性的体位性高颅压／低颅压性头痛，由于骶前脊膜膨出和脊髓蛛网膜下腔之间发生液体交换所致
◦ 超级感染 ± 脑膜炎（不常见）

• 临床特征
◦ 大多数患者表现为泌尿道或消化道的症状；影像学检查发现骶前脊膜膨出
◦ 极少数患者是因为（低颅压性）头痛而被发现

人群分布特征
• 年龄
◦ 症状出现于 20～30 岁

• 性别
◦ 男 = 女（儿童）
◦ 男 < 女（成人）

• 发病率
◦ 罕见；发病率低于背侧脊膜膨出

自然病史及预后
- 手术成功修补后预后良好

治疗
• 开放性的经骶骨后部入路手术，对脊膜膨出 - 硬膜囊连接处进行修补
◦ 如果囊肿内不含神经成分，则手术更容易，单纯结扎囊肿颈部即可

• 内镜治疗→降低发病率

诊断要点

关注点
- 对婴儿进行超声筛查
- MR 用于显示囊肿位置、成分，证实超声的阳性发现
- CT 骨窗用于显示特征性的骨质病变特点

读片要点
- 囊肿与硬膜囊相接是明确诊断所必需的征象
- 囊肿内是否存在神经组织对于术前评估非常重要
- 如果合并软组织肿物或钙化，则提示是其他肿瘤性病变

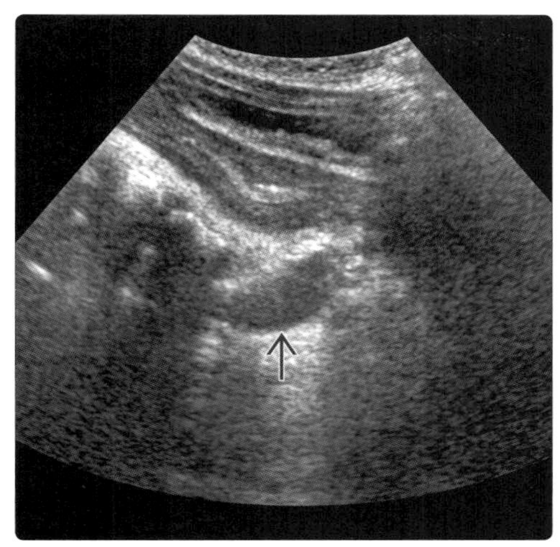

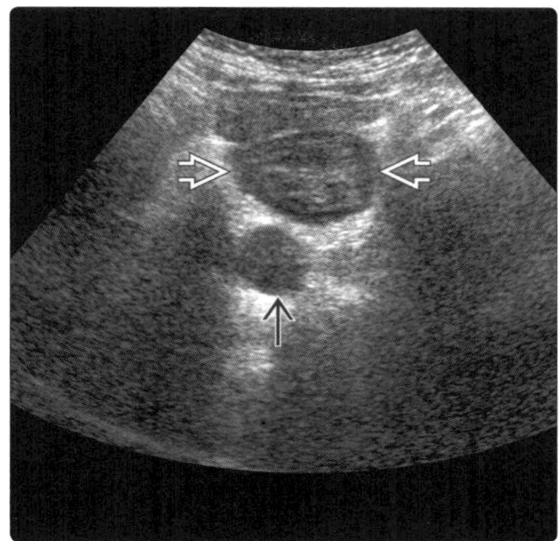

（左图）纵轴超声（仰卧位，临床表现为便血，行超声排除肠套叠）意外发现腹膜外、骶骨前方的含液囊性包块→，代表骶前脊膜膨出，位于直肠后方和腹膜反折下方。（右图）横轴超声（同一患者）证实骶骨前方的骶前脊膜膨出→位于直肠⇨后方和腹膜反折下方

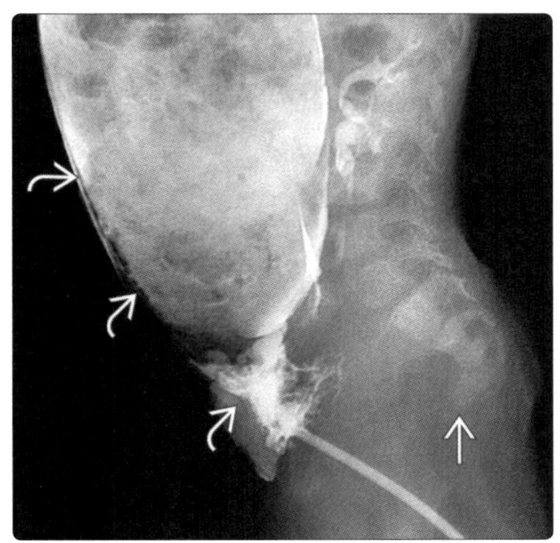

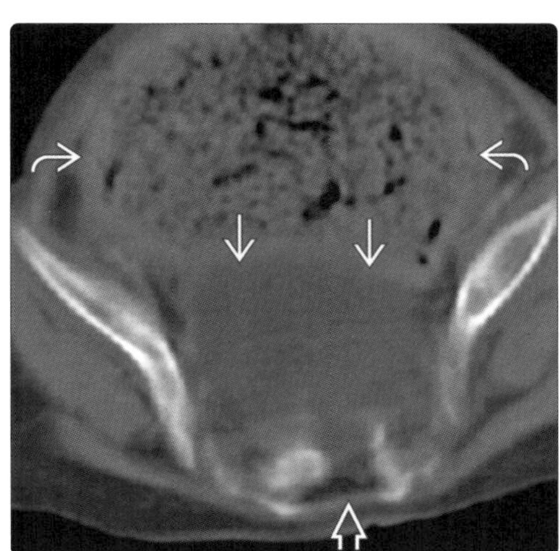

（左图）钡灌肠之后拍摄的侧位平片（临床表现为严重便秘）显示骶前脊膜膨出伴发的特征性的“弯刀”形骶骨→。注意大肠↪明显扩大梗阻 其内含钡呈高密度。（右图）横断位 CT 骨窗示一较大的骶前囊肿→与单侧扩大的左侧骶神经孔⇨相接。注意此严重便秘患者的直肠明显扩张、前移↪

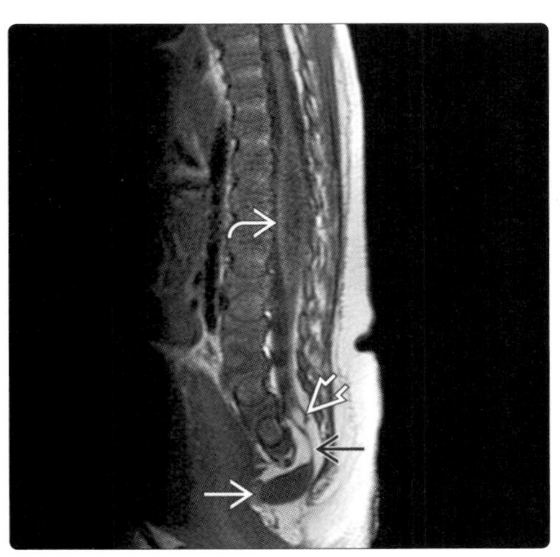

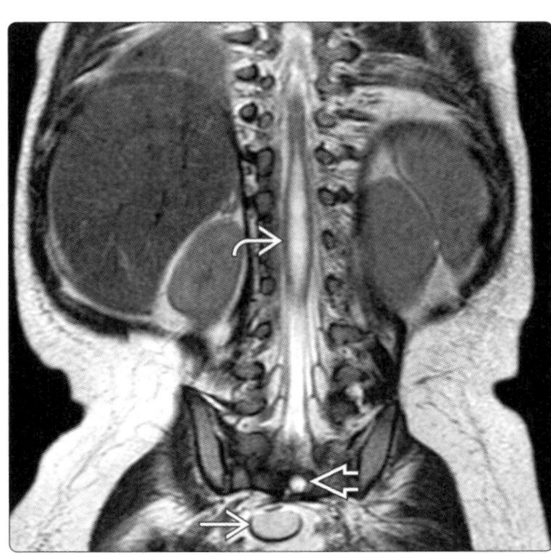

（左图）矢状位 T_1WI 示骶骨发育不良，仅有 2 节骶椎。脊髓低位、伴有脊髓空洞↪和末端脂肪瘤⇨。还可见一旁正中矢状位的骶前囊性肿物→经扩大的骶神经孔里细小的充满液体的窦道→与硬膜囊相通。（右图）冠状位 T_2WI 示骶前囊性肿物→经扩大的左侧 S_2 神经孔⇨与硬膜囊相通。脊髓圆锥末端可见脊髓空洞↪

脊髓纵裂

关键点

术语
- 脊髓纵裂畸形（split cord malformation，SCM）

影像
- 脊髓沿矢状分成两个半脊髓，每个半脊髓含有 1 个中央管，1 个背角和 1 个腹角
  - 半脊髓通常在裂隙上方和下方重新联合在一起
  - ± 纤维性或骨性突起
- 通常和椎体分节异常相关

主要鉴别诊断
- 脊髓重复（脊髓双干）

病理
- 脊索裂隙综合征是包括脊髓纵裂，背肠瘘 / 窦，背肠囊肿 / 憩室的一组疾病
- 脊髓分裂成对称性或不对称性的半脊髓
- 存在一个（Ⅱ型）或两个（Ⅰ型）硬膜管

临床问题
- 不存在皮肤异常时，往往与其他病因引起的脊髓栓系在临床表现上难以区分
  - 皮肤异常的位置提示着脊髓纵裂的水平（>50%）；最常见的表现是“小鹿尾巴”样的毛发片

诊断要点
- 对于存在皮肤异常、脊柱后部节段融合、临床有脊髓栓系症状的患者，进一步检查是否存在脊髓纵裂畸形
- 存在突起为Ⅰ型脊柱纵裂；症状和发育异常更为严重，预后更差

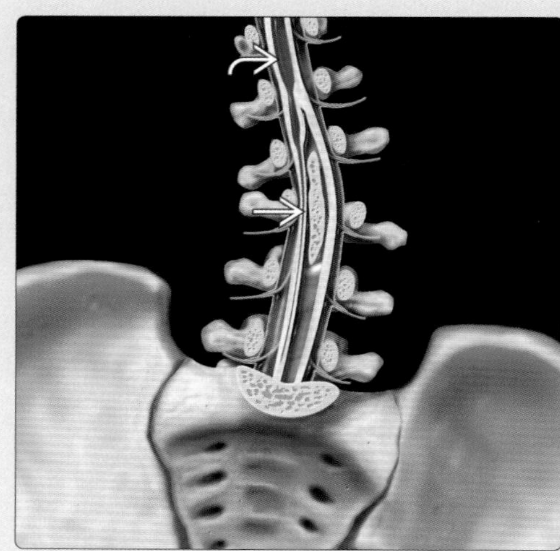
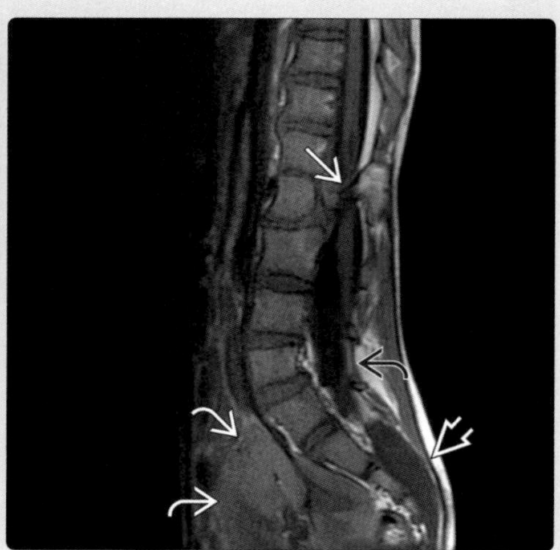

（左图）腰椎的冠状位示意图示 SCM Ⅰ型，骨性突起➡将低位且空洞的脊髓↱分成两半。两个半脊髓均延伸进入骶骨。（右图）矢状位 T_1WI（SCM Ⅰ型）示一较大的骨性突起➡，从 L_2 椎体伸至发育不良的脊柱后部。脊髓低位并脂肪瘤↱和硬膜外蛛网膜囊肿➡栓系。注意骶骨前方可见单个盆腔肾↱

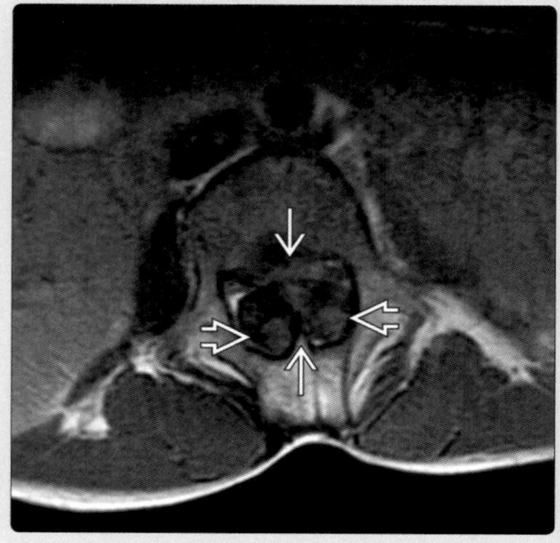
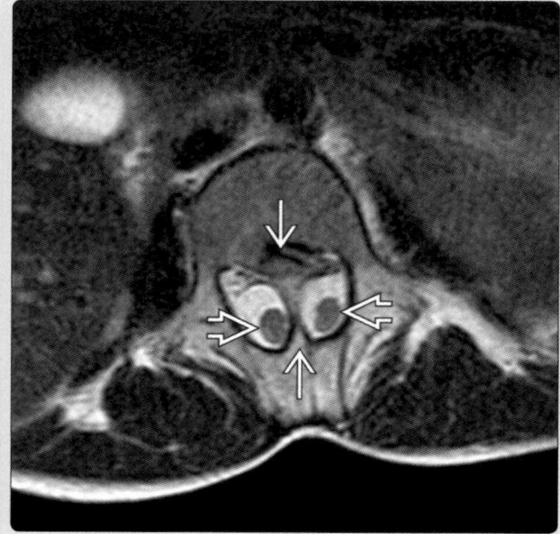

（左图）横断位 T_1WI（SCM Ⅰ型）示脊髓分裂成 2 个对称的半脊髓➡通过较大的骨性突起➡。（右图）横断位 T_2WI 示脊髓分裂成 2 个对称的半脊髓➡。因为存在明显骨性突起➡，所以此患者属于 SCM Ⅰ型

术 语

同义词

- 脊髓纵裂畸形

定义

- 脊髓沿矢状分成两个半脊髓，每个半脊髓含有一个中央管、1个背角和1个腹角

影 像

一般特征

- 最佳诊断线索
  - 纤维性或骨性突起将脊髓分裂成2个半脊髓
    - 脊髓纵裂和突起通常多节段融合一起发生
- 位置
  - 胸腰部裂隙(85%发生于T_9和S_1之间)>>上胸部，颈部裂隙
- 大小
  - 范围：从局灶性→广泛性
- 形态
  - 半脊髓通常在裂隙的上方和下方重新联合起来
  - ± 突起（纤维性，骨软骨性，或骨性），终丝增粗，脊髓栓系

平片表现

- 平片
  - 量化脊柱侧后凸畸形，“数清”椎体分节异常的节段
  - 仅在<50%的病例中能发现突起

CT表现

- 平扫CT
  - 骨性突起通常可见；纤维性突起通常隐匿不可见
  - 椎体分节异常

MR表现

- T_1WI
  - 2个半脊髓 ± 脊髓空洞积水（50%）
  - ± 等信号（纤维性）突起或高信号（骨性）突起
- T_2WI
  - 2个半脊髓 ± 脊髓空洞积水（50%），脊髓空洞积水可发生于其中1个半脊髓或全部2个半脊髓，周围环绕明亮的CSF信号
  - 低信号（纤维性或骨性）突起；纤维性突起在横断位／冠状位平面的CISS或磁敏感加权序列上显示最好
- T_2* GRE
  - 脊髓造影效果使得CSF呈明亮的高信号，邻近骨质呈低信号，以此突出显示低信号的突起

超声表现

- 灰阶超声
  - 产科超声→“额外”的后部回声灶，使得胎儿的脊柱后部分开
  - 新生儿影像→突起，脊髓栓系

非血管内介入检查

- 脊髓造影
  - 脊髓纵裂；1个或2个硬膜囊
  - 很好地显示突起位置和脊膜膨出缺损（如果有）；与CT相结合最常用

成像推荐

- 最佳成像技术
  - MRI
- 推荐检查方案
  - 对于具有皮肤小凹和皮肤标记的婴儿，考虑使用超声进行筛查
  - MR检查可以明确诊断
    - 冠状位、横断位图像显示半脊髓、突起为最佳
    - T_1WI用于评估终丝病变（比如纤维脂肪瘤）和椎体异常
    - T_2WI用于确定硬膜囊的数目，± 脊髓空洞
    - T_2* GRE用于发现突起
- CT骨窗 ± 脊髓造影作为辅助手段，可以更好显示突起的解剖结构用于术前评估
  - 矢状位，冠状位重建有助于显示骨性结构、突起范围

鉴别诊断

脊髓重复（脊髓双干）

- 2条完整的脊髓，每条脊髓都有2个前角、2个后角和神经根
  - 非常罕见，仅见于存在椎管重复畸形的情况；很多学者认为脊髓重复畸形并不存在，而只是脊髓纵裂畸形的严重形式

病 理

一般特征

- 病因
  - 脊索裂隙综合征疾病谱
    - 先天性脊索裂隙→脊索裂隙综合征疾病谱；脊髓纵裂，背肠瘘／窦，背肠囊肿／憩室
  - 脊索直接影响椎体形成→分节异常
    - 侧面的凹痕引起半椎体畸形
    - 裂隙引起蝴蝶椎畸形
- 遗传学
  - 散发；家族性病例有罕见报道
- 相关异常
  - 其他脊索裂隙综合征（20%）
  - 先天性脊柱脊髓畸形（85%）
    - 分节和融合异常（SFA）
    - 节间椎板融合（60%）；实际上可以据此诊断脊髓纵裂
    - 脊柱闭合不全（脊膜膨出／脊髓脊膜膨出15%～25%，半脊髓膨出15%～20%）

- 脊髓栓系（75%）；终丝增粗（40%～90%）
- 1 个或 2 个半脊髓内脊髓空洞（50%），通常位于脊髓纵裂上方
- 先天性脊柱侧弯（79%）
- 占 Chiari 2 型畸形的 15%～20%
- 脊髓脂肪瘤（26%）
- 皮样囊肿（13%）

• 分隔在活动中妨碍脊髓的正常活动→症状进展
• 脊髓损伤是通过直接压迫或者牵拉所造成的→脊髓缺血
• 分隔处脊髓分裂成两半，在分隔上方或下方仍为一条脊髓
  ◦ 大多数（91%）半脊髓在尾侧重新结合，终止于一条终丝
• 神经根可能与硬膜黏连→脊膜膨出“失败”（meningocele manque）

分期、分级及分类

• Pang Ⅰ型 SCM
  ◦ 每条半脊髓有单独的硬膜囊、蛛网膜下腔环绕
  ◦ 骨性／纤维性突起
  ◦ 症状比Ⅱ型更常见
• Pang Ⅱ型 SCM
  ◦ 单独的硬膜囊，蛛网膜下腔
  ◦ 没有骨性突起；± 纤维条索粘连引起脊髓栓系
  ◦ 除非并发脊髓积水、脊髓栓系，否则很少出现症状

直视病理特征

• 脊髓沿矢状方向分裂成对称的或不对称的两条半脊髓，位于 1 个或 2 个硬膜管内
  ◦ 对称性：每个半脊髓含有 1 个中央管，1 个背角／背根和 1 个腹角／腹根，由软膜包裹
  ◦ 不对称性：分为前部或后部半脊髓（“部分性脊髓纵裂”）
• 2 个硬膜管，每条都有软脊膜，蛛网膜和硬膜鞘，延续数个脊髓节段（50%）
  ◦ 分隔下方有骨性或软骨性突起，起源于椎体或椎板
  ◦ 椎体异常更严重（阻滞椎、蝴蝶椎、半椎体、后部脊柱裂）
  ◦ 脊髓积水常见
• 1 个硬膜管和蛛网膜下腔（50%）
  ◦ 没有骨性突起；通常为纤维索条沿分隔下方穿行并插入硬膜→脊髓栓系
  ◦ 椎体异常不严重（通常为蝴蝶椎）
  ◦ 神经根可能粘连于硬膜囊或栓系的脊髓→脊膜膨出“失败”（meningocele manque）

显微镜下特征

• 每个半脊髓均有 1 个内衬室管膜的中央管，1 个背角／背根和 1 个腹角／腹根
• 分隔突起可以主要由皮质骨构成（最常见），也可以主要由松质骨或骨质 + 软组织构成

临床问题

临床表现

• 最常见的体征／症状
  ◦ 临床表现难以与脊髓栓系的其他病因进行区分
  ◦ 位于背部较高水平的皮肤异常提示了脊髓纵裂的水平（>50%）；最常见的表现是“小鹿尾巴”样的毛发片
  ◦ 其他体征／症状
    ▪ 年龄较大的儿童、成人出现渐进性脊柱侧后凸畸形
    ▪ 骨科足部问题（50%）；特别是马蹄内翻足
    ▪ 泌尿功能障碍
• 临床特征
  ◦ 轻微病例表现正常 ± 皮肤异常
  ◦ 严重的病例→侧后凸畸形，神经系统和骨骼肌肉系统异常

人群分布特征

• 年龄
  ◦ 儿童期得到诊断；成人起病不常见
• 性别
  ◦ 儿童：女 >> 男
  ◦ 成人：男 < 女（1∶3.4）
• 流行病学
  ◦ 占先天性脊柱侧凸畸形的 5%

自然病史及预后

• 稳定或未治疗逐渐发展为残疾
  ◦ 症状出现晚或先前症状稳定的患者，可能因为相对轻微的背部损伤或接受脊柱相关手术而出现症状
• >90% 的患者在手术后症状稳定或得到改善
  ◦ 注意：脊柱侧凸几乎不能通过手术松解而获得改善

治疗

• 手术松解脊髓栓系、切除突起、修补硬膜，适用于症状逐渐加重的患者，或者在脊柱侧凸手术之前的预防性手术（特别是 SCM Ⅰ型）

诊断要点

关注点

• 仔细彻底观察影像，寻找是否存在突起；SCM Ⅰ型通常症状和发育异常更为严重，预后更差
• 对于存在皮肤异常、脊柱后部节段融合、临床有脊髓栓系症状的患者，进一步检查是否存在脊髓纵裂畸形

读片要点

• 表现为椎板融合的椎体分节异常几乎是脊髓纵裂畸形的特征性表现

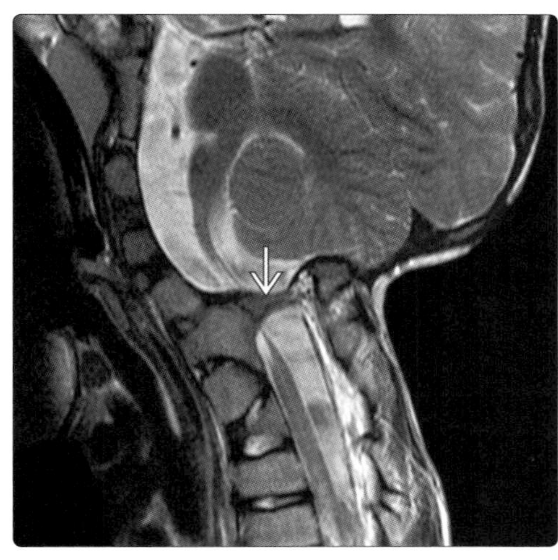

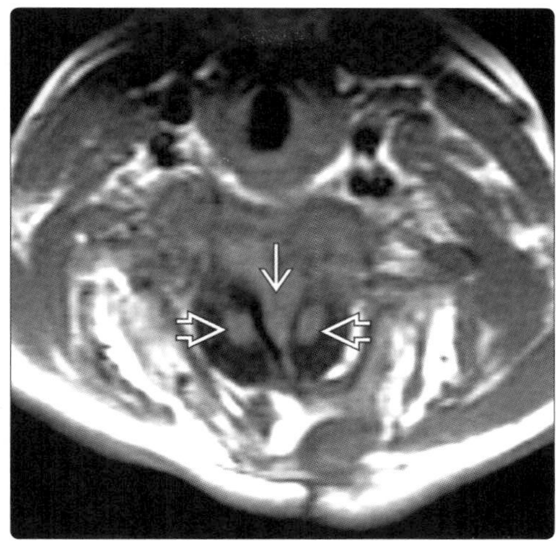

（左图）矢状位 T_2WI（SCM Ⅰ型）示严重的颅颈部椎体分节障碍和明显的骨性突起➡穿过高位颈段的硬膜管。2个半脊髓位于椎管两侧，本层面未显示。（右图）横断位 T_1WI（SCM Ⅰ型）示明显的颈段骨性突➡起穿过硬膜囊，将颈髓分成2个半脊髓➩

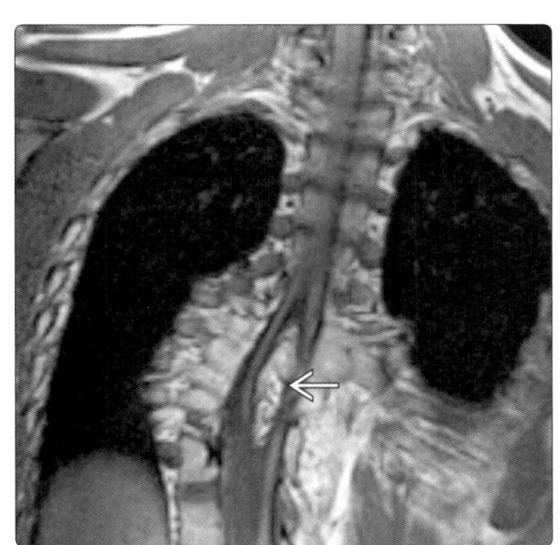

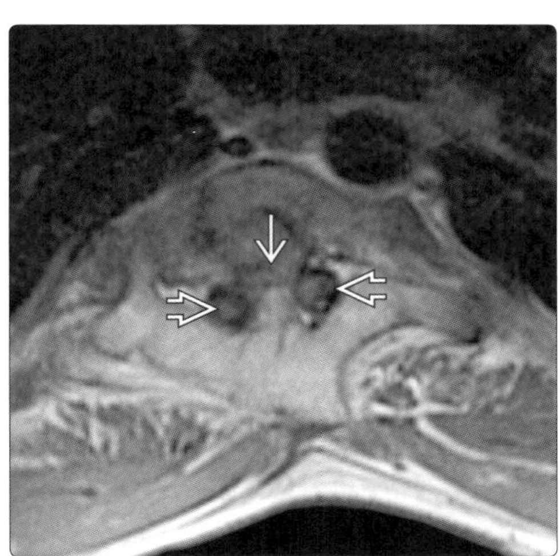

（左图）冠状位 T_1WI（SCM Ⅰ型）示椎体多节段分节异常，伴有一较大的中线区骨质突起➡将胸髓分成2个半脊髓。注意多个节段椎管后部和肋骨相互融合。（右图）横断位 T_1WI（严重的SCM Ⅰ型）示增厚的中线区骨质突起➡将脊髓分成2个半脊髓➩。每半脊髓都位于独立的硬膜管内

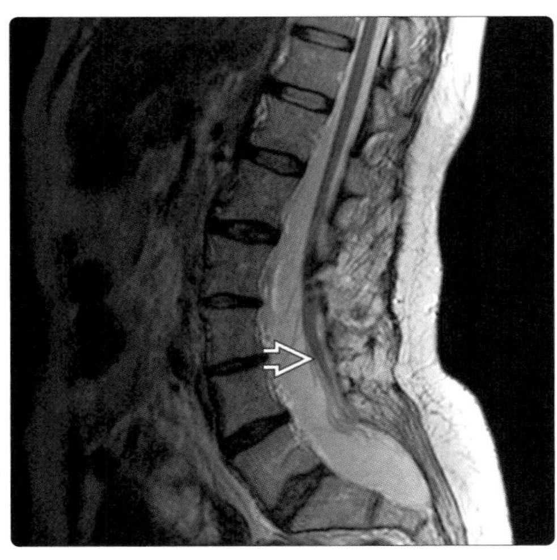

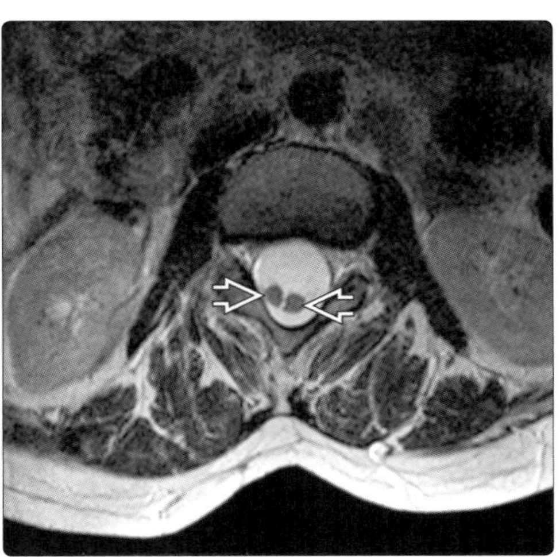

（左图）矢状位 T_1WI（SCM Ⅱ型，出生时脊髓脊膜膨出闭合）示腰椎呈脊髓脊膜膨出闭合术后改变，远端硬膜囊扩张，脊髓基板延长➩并粘连至 $L_{4/5}$ 水平背侧硬膜囊闭合处。（右图）横断位 T_2WI（SCM Ⅱ型，脊髓脊膜膨出）示胸髓分裂成2个半脊髓➩，未见相应骨性或纤维性突起

肠源性囊肿

关键点

术语

- 同义词：脊髓肠源性囊肿，脊髓肠囊肿，脊髓背-肠囊肿

影像

- 椎管内囊肿 ± 椎体异常（永存 Kovalevsky 管，椎体异常）
- 胸段（42%）> 颈段（32%）>> 腰段脊柱，颅内 / 基底池（罕见）

主要鉴别诊断

- 蛛网膜囊肿
- （表）皮样囊肿
- 胸前脊膜膨出

病理

- 脊索裂综合征疾病谱的亚群
  - 散发，或属于某些综合征（Klippel-Feil，VACTERL，OEIS 综合征等）
  - 伴发椎体异常，脊髓纵裂、脂肪瘤、皮肤窦道和脊髓栓系

临床问题

- 常见症状：背部疼痛 / 神经根性疼痛，瘫痪 / 感觉异常、步态障碍、脑膜炎
  - 儿童常见表现为皮肤特征标记和脊柱闭合不全的症状
  - 成人主要表现为疼痛和脊髓病
- 一部分患者没有症状，大多数患者表现为神经系统症状逐渐加重

诊断要点

- 影像表现反映囊肿成分
- 寻找伴发的纵隔或腹部囊肿，相连瘘管或椎体异常

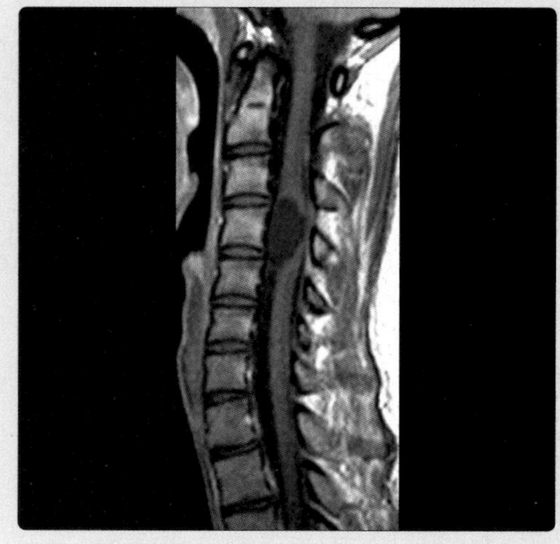

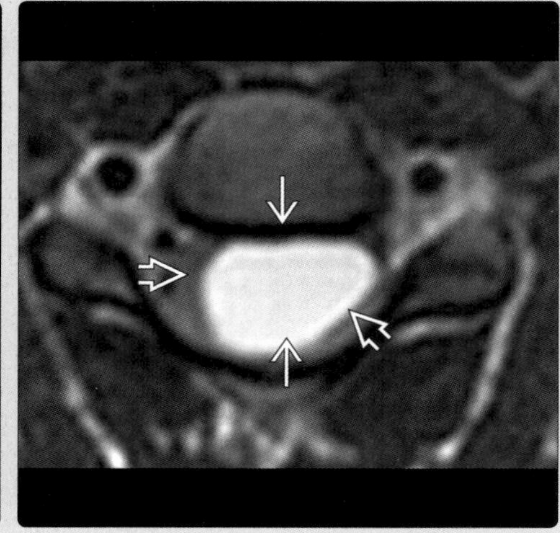

（左图）增强矢状位 T_1WI 扫描示 C_4 水平边缘清楚的囊性病变。该囊肿内陷入脊髓腹侧，无异常强化，无邻近椎体重塑。（右图）横断位 T_2WI 示神经肠源性囊肿➡呈高信号反映囊肿内部含有蛋白成分。囊肿使邻近脊髓⇨移位

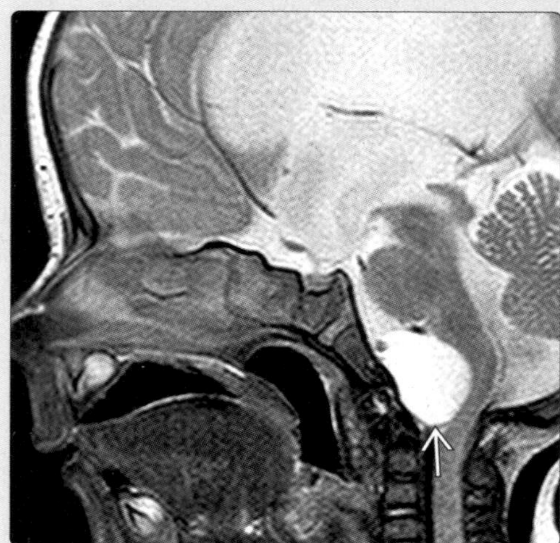

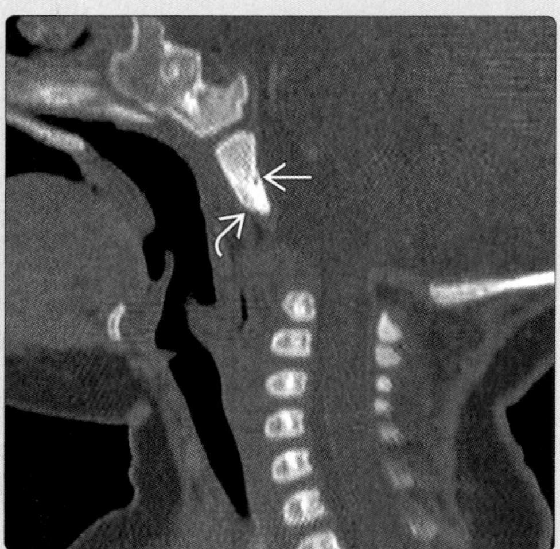

（左图）矢状位 T_2WI 示幕上脑积水以及位于脑实质外的神经肠源性囊肿➡，囊肿呈高信号，压迫延髓腹侧和延颈交界区。囊肿信号比 CSF 高，反映囊肿内部含有蛋白成分。（右图）矢状位 CT 骨窗示枕骨大孔前缘边缘圆钝、骨质硬化骨质↗内可见小窦道➡

术 语

同义词

- 脊髓肠源性囊肿，脊髓肠囊肿，脊髓背 - 肠囊肿

定义

- 内衬肠黏膜的椎管内囊肿

影 像

一般特征

- 最佳诊断线索
  - 椎管内囊肿 + 椎体异常（永存 Kovalevsky 管，分节或融合异常）
- 位置
  - 胸段（42%）> 颈段（32%）>> 腰段脊柱，颅内 / 基底池（罕见）
- 大小
  - 范围：从小至大
- 形态
  - 椎管内或哑铃状腹腔或纵隔肠 / 脊髓囊肿；腹侧 > 背侧，髓外（80%～85%）> 髓内（10%～15%），中线区 > 旁中线区

平片表现

- 平片
  - 椎管扩大，椎弓根间距增宽
  - ± 椎体分节或融合异常，中线区圆环形椎体缺损（Kovalevsky 管）

CT 表现

- 增强 CT
  - 低密度的椎管内囊肿，无强化或轻度强化
- CT 骨窗
  - 局部骨性椎管扩张，椎管弓根间距增大
  - 椎体异常（<50%，儿童患者常见）；椎体裂隙，蝴蝶椎，分节异常

MR 表现

- T_1WI
  - 边界清楚，液体信号的病变 ± 椎体异常
    - 根据蛋白 / 黏液含量的不同，呈等至高信号（相对于脑脊液信号）
- T_2WI
  - 边界清楚，液体信号的囊性病变
    - 根据囊内蛋白 / 黏液含量的不同，信号范围从低至高不等（相对于脑脊液信号）
  - ± 脊髓裂，局部脊髓萎缩
- 增强 T_1WI
  - 轻度至无边缘强化

超声表现

- 灰阶超声
  - 低回声的椎管内囊肿

非血管内介入检查

- 脊髓造影
  - 局部椎管扩大，对比剂充盈缺损
    - 内陷的囊肿类似于髓内病变

核医学表现

- 囊肿摄取 ^{99m}Tc（胃黏膜）证实该诊断

成像推荐

- 最佳成像技术
  - 多平面 T_1WI，T_2WI，用于评估椎体异常，脊髓压迫，囊肿与周围结构的关系
  - CT 骨窗 / 三维 CT，用于显示骨质异常，进行术前评估

鉴别诊断

蛛网膜囊肿

- 在所有检查 / 序列上都表现为脑脊液密度 / 信号
- 椎管背侧 > 腹侧
- 合并椎体异常不常见

表皮样囊肿

- 颅颈交界区不常见
- 圆锥 / 马尾神经水平最常见
- ± 窦道，圆锥栓系，皮肤小凹

胸前脊膜膨出

- 前部哑铃形，与硬膜囊相接
- 伴有腹侧骨质缺损

病 理

一般特征

- 病因
  - 一般认为，本病是胚胎第 3 周时原始内胚层和外胚层之间的异常连接所致
    - 正常情况下，脊索将位于背侧的外胚层（皮肤和脊髓）与位于腹侧的内胚层（前肠）分离
    - 分离失败→“分裂的”脊索或脊索偏向一侧发生粘连
    - 脊索层从内胚层（原始前肠）的不完全分离将阻碍中胚层的发育；原始肠管的一小部分残留内嵌于发育中的椎管内
    - 在胚胎生长过程中，异常连接有可能延长，也有可能部分消失；在严重病例中，肠管和脊柱脊髓结构会通过永存 Kovalevsky 管相连接
- 相关异常
  - 椎体异常（<50%），前部或后部闭合不全，椎体小、发育不良，椎体融合、蝴蝶椎或半椎体
    - 与不合并椎体异常的病例比较，合并椎体异常的病例提示在发育过程的更早期“出错”
    - 如果存在纵隔囊肿或腹腔囊肿，则更常见
  - 脊髓纵裂（31%）、脂肪瘤（31%）、皮肤窦道，或脊髓栓系（23%）

- Klippel-Feil 综合征
- 皮肤特征标记
- 消化道重复畸形或瘘，VACTERL 综合征

- 囊肿不局限于脊柱；也可能位于脑内、纵隔、腹腔、盆腔和皮下组织
- 神经肠源性囊肿是脊索裂综合征疾病谱的一个亚群
  - 背肠憩室：从肠管背侧肠系膜边缘发生的憩室
  - 背肠肠源性囊肿：位于椎体前、椎管内、椎体后、纵隔或肠系膜
  - 背肠窦道：一端为盲端，另一端开口于背部皮肤表面
  - 背肠瘘（最严重）：肠腔和背部皮肤表面相通，穿过软组织和脊柱

分期、分级及分类

- 世界卫生组织（WHO）分类：其他发育畸形的肿瘤和类肿瘤病变
- 组织学分为 3 型
  - A 型：单层或假复层上皮，类似呼吸道上皮占 17%，类似胃肠道上皮占 50%，两者皆有占 33%
  - B 型：A 型特点 + 黏液腺或浆液腺、平滑肌结缔组织、淋巴组织、神经组织
  - C 型：A 型特点 + 室管膜或其他胶质成分

直视病理特征

- 单发，表面光滑的单房（很少多房）囊肿，内含清亮或含蛋白成分的液体（乳白色，米色，淡黄色，黄色）
  - 经证实囊肿与脊髓或椎体或两者同时相连
  - 可见椎体小、发育不良，内有 Kovalevsky 管穿过，该管内衬软骨，中间有背部脊—肠窦道通过

显微镜下特征

- 薄壁囊肿，内衬单层、假复层或复层的立方上皮或柱状上皮 ± 纤毛上皮细胞，杯状细胞
- 超微结构类似脑内的 Rathke 裂囊肿和胶样囊肿

临床问题

临床表现

- 最常见的体征 / 症状
  - 颈部疼痛 / 神经根性疼痛
  - 进展性四肢轻瘫 / 感觉异常
  - 步态障碍
  - 脑膜炎
    - Mollaret →破裂进入脑脊液
    - 细菌性→肠道微生物种植
- 其他体征 / 症状
  - 慢性发热和脊髓病，分泌 TNF-a（婴儿常见）
  - 先天性手部镜像运动（非常罕见，见于合并脊髓纵裂时）
- 临床特征
  - 儿童常见表现为皮肤特征标记和脊柱闭合不全的症状
  - 成人主要表现为疼痛和脊髓病

人群分布特征

- 年龄
  - 20～40 岁（范围：8 天至 72 岁）
    - 伴发其他发育畸形的囊肿发病早于单纯性囊肿
- 性别
  - 男：女 =（2～3）:（1～2）
- 流行病学
  - 罕见：占脊柱“肿瘤”的 0.3%～0.5%

自然病史及预后

- 一部分患者没有症状→尸检发现
- 大多数患者表现为神经系统症状逐渐加重
- 许多患者术后症状显著改善

治疗

- 治疗的主要目的是手术完全切除
  - 在无法完全切除的情况下，进行引流和部分切除
  - 次全切除→复发

诊断要点

关注点

- 脊髓受压程度、囊肿大小和相关异常的严重程度决定病程和预后

读片要点

- 影像表现反映囊肿成分
- 寻找伴发的纵隔或腹部囊肿，相连瘘管或椎体异常

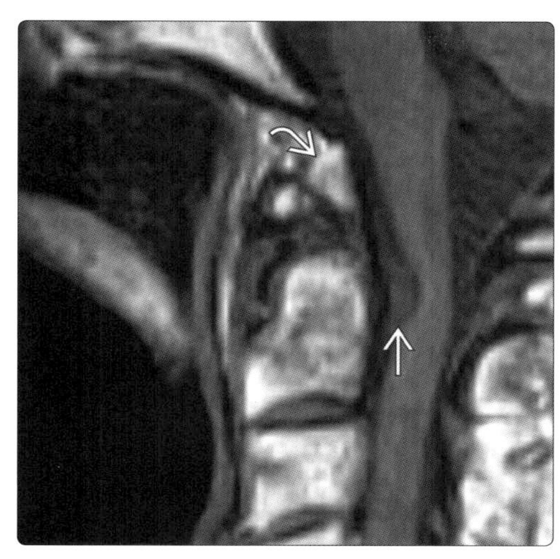

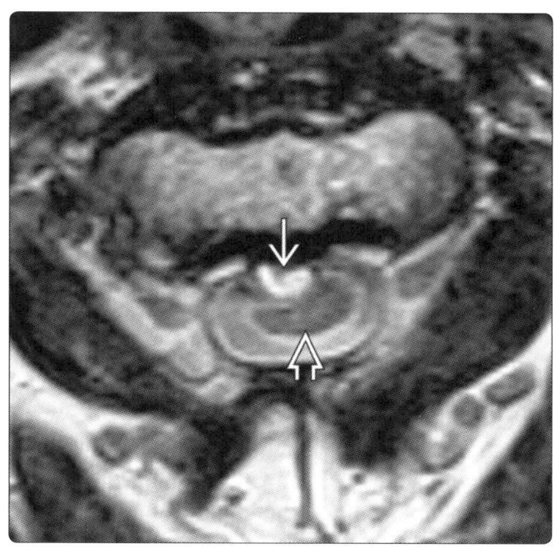

（左图）矢状位 T_1WI（Klippel-Feil 综合征）示位于脊髓腹侧的髓外硬膜内神经肠源性囊肿➡压迫脊髓腹侧。伴有游离齿状突➡。（右图）Klippel-Feil 综合征患者的横断位 T_2WI 示一较小的、高信号髓外硬膜内神经肠源性囊肿➡颈髓➡受压变形并后移

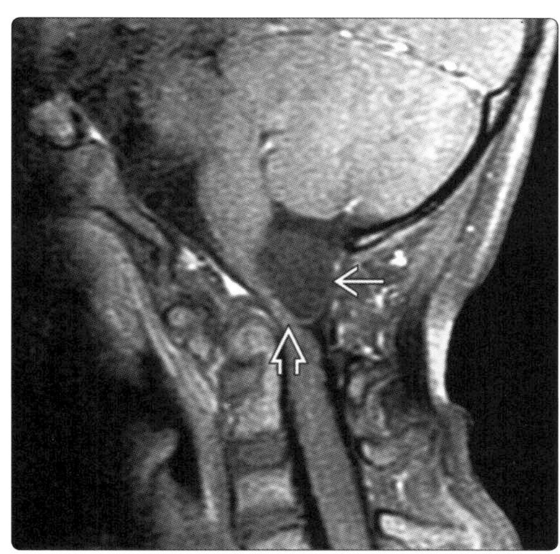

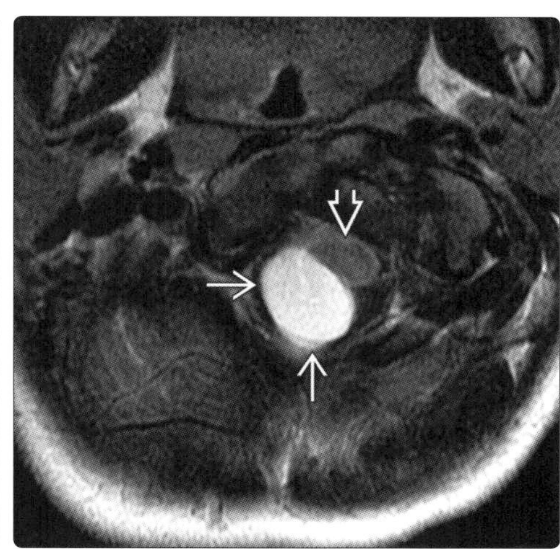

（左图）矢状位增强 T_1WI 脂肪抑制序列示延颈交界区后方硬膜外囊性肿物➡，不强化，邻近脊髓➡受压。注意同时伴延颈交界区先天性椎体发育异常。（右图）横断位 T_2WI 示神经肠源性囊肿➡位于椎管后部和右侧，造成颈髓➡向腹侧和左侧移位

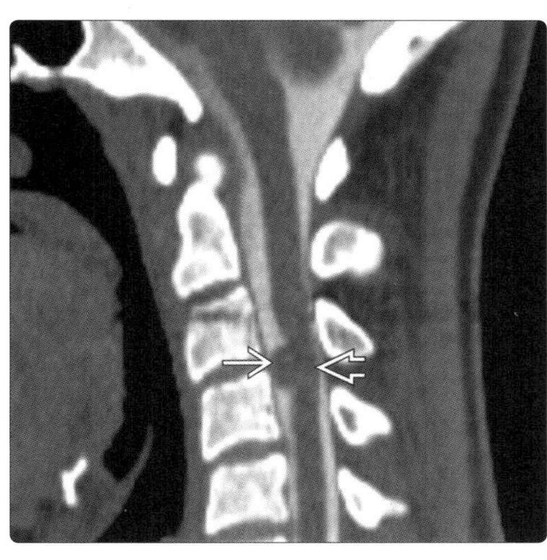

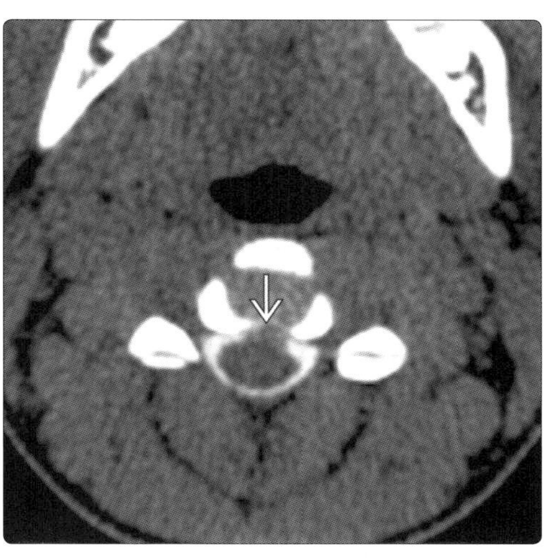

（左图）鞘注脊髓造影对比剂后的矢状位平扫 CT 示 $C_{3/4}$ 水平椎管腹侧的髓外硬膜内占位➡，造成轻度脊髓占位效应➡（M. Brandt-Zawadzki，MD. 供图）。（右图）鞘注脊髓造影对比剂后横断位 CT 示腹侧硬膜内占位➡，代表神经肠源性囊肿。未见椎体分节异常（M. Brandt-Zawadzki，MD. 供图）

脊柱旁脊膜膨出

关键点

术语
- 侧方脊膜膨出，侧方胸部脊膜膨出，侧方腰部脊膜膨出

影像
- 充满脑脊液的硬膜 / 蛛网膜囊经神经孔向侧方突出
- 椎弓根受侵蚀，神经孔扩大，硬脊膜发育不良
- 双侧脊膜膨出：要考虑是否合并神经纤维瘤病 1 型，马方综合征

主要鉴别诊断
- 神经鞘肿瘤
- 神经根（脊膜）囊肿
- 慢性炎性脱髓鞘性多发性神经病
- 前肠重复囊肿

病理
- 脊膜膨出继发于原始脊膜发育不良
- 脊膜膨出附近的椎弓根、椎板和椎体呈扇形
- 椎管、神经孔扩大

临床问题
- 无症状（最常见）或非特异的运动或感觉症状，由于脊髓 / 神经根受压所致
- 除非病变很大或脊柱侧凸导致症状，否则大多数患者无症状
- 非常大的脊膜膨出可能引起呼吸窘迫（脊膜膨出填满半侧胸腔）

诊断要点
- 侧方脊膜膨出提示进一步追问病史，检查有无神经纤维瘤病 1 型或结缔组织病的特征

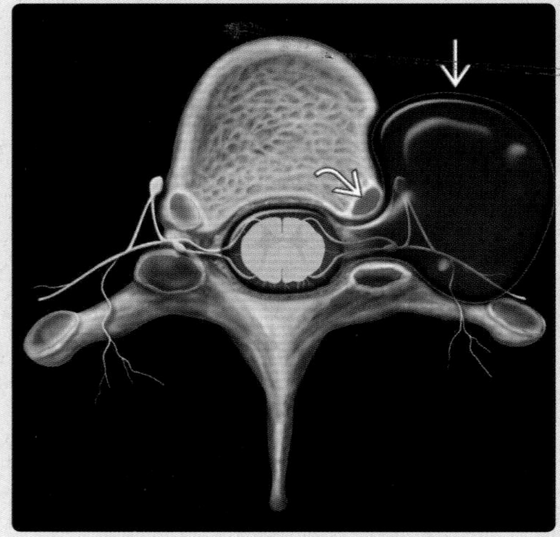

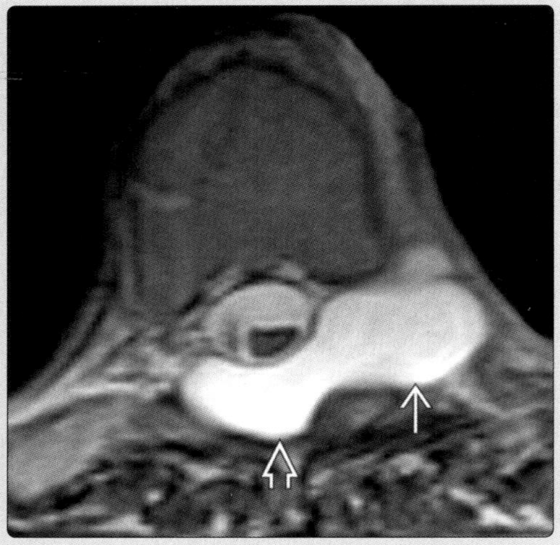

（左图）横断位示意图示一较大的左侧方胸段脊膜膨出→造成椎弓根骨质侵蚀↷，横突骨质重塑和神经孔扩大。（右图）横断位 T_2WI（马方综合征）示一较大的左侧方胸段脊膜膨出经增大重塑的神经孔外突。脊膜膨出→相互延续的椎管内硬膜外成分⇨使硬膜囊向前移位

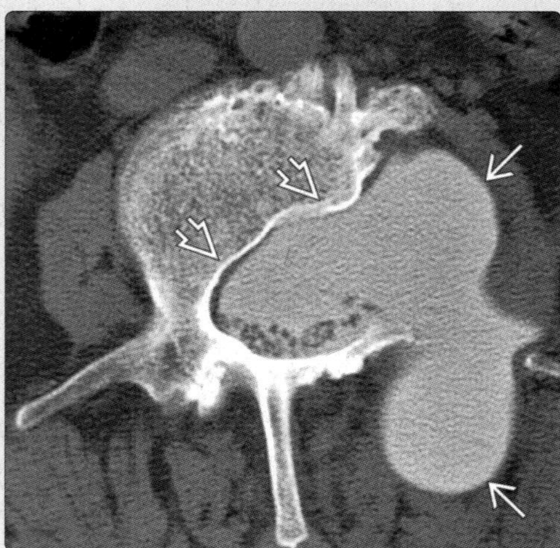

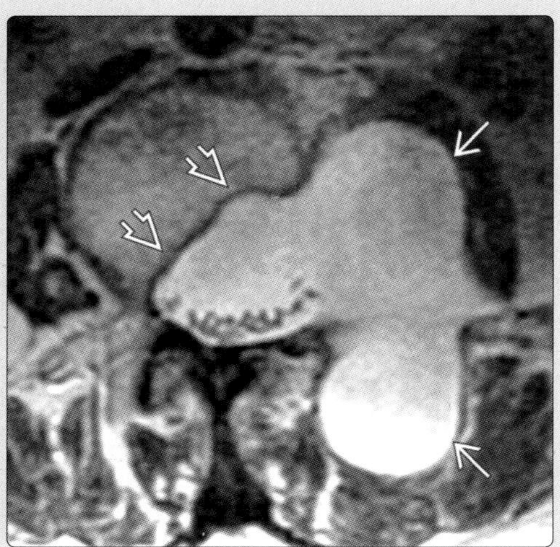

（左图）在脊髓造影之后进行的横断位 CT（神经纤维瘤病 1 型）示一较大的左侧方腰段脊膜膨出→，左侧椎弓根明显受侵蚀，同侧神经孔扩大，硬膜发育不良⇨造成椎体广泛扇形外缘。（右图）横断位 T_2WI（神经纤维瘤病 1 型）示一较大的左侧方腰段脊膜膨出→，伴有广泛硬膜发育不良和椎体重塑⇨。左侧椎弓根明显受侵蚀

术 语

同义词

- 侧方脊膜膨出，侧方胸部脊膜膨出，侧方腰部脊膜膨出

定义

- 脊膜发育不良→充满脑脊液的硬膜／蛛网膜囊经神经孔向侧方突出

影 像

一般特征

- 最佳诊断线索
  - CSF 信号／密度的脊膜膨出，通过神经孔突出至邻近的肋间／胸膜外间隙
- 位置
  - 胸部病变在神经纤维瘤病 1 型中常见
  - 腰部和骶部病变几乎均见于马方综合征，Ehlers-Danlos 综合征
  - 胸部病变右侧多于左侧，腰部病变双侧更常见
- 大小
  - 典型者为 2～3cm；病变范围从极小到巨大均可
- 形态
  - 脊柱旁脑脊液信号／密度的“囊肿”
    - 与神经孔相接
    - ± 在脊膜膨出水平，脊柱侧弯呈锐角

平片表现

- 平片
  - 椎弓根侵蚀 ± 神经孔扩大
    - 通常合并椎体后缘呈扇形边缘（硬脊膜扩张）
    - ± 脊柱后凸／侧凸呈锐角（脊膜膨出位置靠近脊柱凸出一侧的顶点）

CT 表现

- 增强 CT
  - CSF 密度的病变通过扩大的神经孔生长
  - 无强化；有助于与神经鞘肿瘤，神经炎（CIDP）相鉴别
- CTA
  - ± 主动脉动脉瘤，夹层（伴发系统性结缔组织病时）
- CT 骨窗
  - 神经孔扩大；± 椎弓根变细，椎体后缘呈扇形边缘（通常情况下）
  - 重建图像可以显示局部脊柱侧凸（冠状位）和硬脊膜扩张（矢状位）

MR 表现

- T_1WI
  - CSF 信号的病变（低信号），邻近硬膜囊
  - 椎弓根变细，神经孔扩大 ± 椎体后缘呈扇形边缘
- T_2WI
  - CSF 信号的病变（高信号），邻近硬膜囊；在膨出的脊膜内，神经成分罕见
- 增强 T_1WI
  - 无强化；可与神经鞘肿瘤或神经炎（CIDP）相鉴别

超声表现

- 灰阶超声
  - 纵隔后或腰部脊柱旁的低回声囊性病变，邻近扩张的椎管
    - 使邻近脊髓受压和移位
  - 超声是产前检查和新生儿筛查的主要手段
- 脉冲多普勒超声
  - 无血液流动模式
- 彩色多普勒
  - 无血管的低回声病变

非血管内介入检查

- 脊髓造影
  - 囊肿通过扩大的神经孔与硬膜囊相通，其内充满鞘注的对比剂
    - 证实与硬膜囊相接
    - 可能需要延迟成像才能显示
    - 需要根据患者脊膜膨出的位置将患者摆放相应体位（使病变位于下方），以便病变内更好充填对比剂

成像推荐

- 最佳成像技术
  - MR
- 推荐检查方案
  - 新生儿筛查考虑使用超声；超声检查阳性病例使用 MR 进一步检查
  - MR 检查用于诊断和术前评估
  - CT 骨窗用于评估椎弓根和椎体情况（特别是考虑手术治疗时）

鉴别诊断

神经鞘肿瘤

- 在 T_2WI 上，信号强度低于 CSF；在 T_1WI 上，信号强度高于 CSF
- 病变强化提示肿瘤
  - 提示：一部分神经鞘瘤是囊性的，一部分神经纤维瘤仅轻微强化

神经根（脊膜）囊肿

- 神经孔内 CSF 信号／密度的囊肿
  - 囊肿不与硬膜囊相通，不同于脊膜膨出
- 神经根是位于囊肿内或囊肿周围可识别的独立结构

慢性炎性脱髓鞘性多发性神经病

- 神经根实性、梭形增大，有强化
- 有典型的临床和实验室检查特点

前肠重复囊肿

- 支气管来源最常见；可能含有胃肠道黏膜
  - 很少与神经孔相接
- 靠近椎管 ± 椎体异常 = 神经肠源性囊肿

病 理

一般特征

- 病因
  - 脊膜膨出继发于原始脊膜发育不良
    - 硬膜囊在 CSF 重复搏动的作用下沿脊膜薄弱处局部拉长→神经孔扩大
    - 继发产生的骨质重塑使得硬膜囊进一步疝出
  - 椎体后缘呈扇形伴硬膜发育不良→同样的病因
- 遗传学
  - 与神经纤维瘤病 1 型（NF1）高度相关（85%）
    - 最常见表现为后纵隔病变
  - 有时与 Ehlers-Danlos，马方综合征有关
    - Ehlers-Danlos，马方综合征相关的侧方脊膜膨出几乎均位于腰骶部
- 相关异常
  - 有时为单独的发现
  - ± 合并腰部和胸部的侧方脊膜膨出
  - ± 遗传性疾病特定的表现
    - 神经纤维瘤病 1 型：硬膜囊扩张、神经鞘肿瘤、中枢神经系统肿瘤，嗜铬细胞瘤，肺间质纤维化，皮肤和皮下神经纤维瘤
    - 马方综合征：硬膜囊扩张、血管夹层 / 动脉瘤、晶状体脱位、关节松弛
- 硬膜囊憩室，椎弓根侵蚀，神经孔扩大，椎体后缘扇形

直视病理特征

- 脊膜膨出附近的椎弓根、椎板和椎体呈扇形
- 椎管、神经孔扩大
- 脊髓位置不定；通常被脊膜膨出推挤移位
- 脊柱侧凸，凸面朝向脊膜膨出

显微镜下特征

- 向外突出的硬膜囊，内衬硬膜 / 蛛网膜

临床问题

临床表现

- 最常见的体征 / 症状
  - 无症状（最常见）
  - 非特异的运动或感觉症状，由于脊髓 / 神经根受压所致
- 其他体征 / 症状
  - 呼吸窘迫（新生儿）；非常大的脊膜膨出填满了胸腔
- 临床特征
  - 无症状患者（偶然发现）
  - ± 脊柱侧弯评估
  - 神经纤维瘤病 1 型：皮肤牛奶咖啡斑，皮肤和皮下神经纤维瘤，± 脊柱侧后凸畸形
  - 结缔组织疾病：个高，关节活动过度，晶状体脱位，± 智力正常，± 脊柱侧凸

人群分布特征

- 年龄
  - 最常见起病年龄为 40～50 岁
- 性别
  - 男 = 女
- 流行病学
  - 在神经纤维瘤病 1 型和遗传性结缔组织病中不常见，但相对而言比孤立病变更为普遍

自然病史及预后

- 除非病变很大或脊柱侧弯导致症状，否则大多数患者无症状
- 大多数病变大小保持不变；偶尔缓慢长大
- 脑积水分流术后可能消失
- 手术切除后预后良好

治疗

- 选择、风险、并发症
  - 手术结扎硬膜囊颈部，切除脊膜膨出
  - 脊柱侧凸的矫正 / 固定

诊断要点

关注点

- 侧方脊膜膨出提示进一步追问病史，检查有无神经纤维瘤病 1 型或结缔组织病的特征

读片要点

- MR 表现为不强化的 CSF 信号 / 密度病变，沿扩大的神经孔延伸

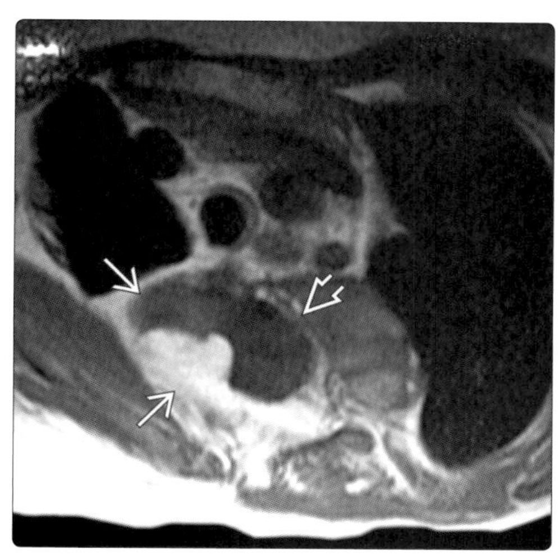

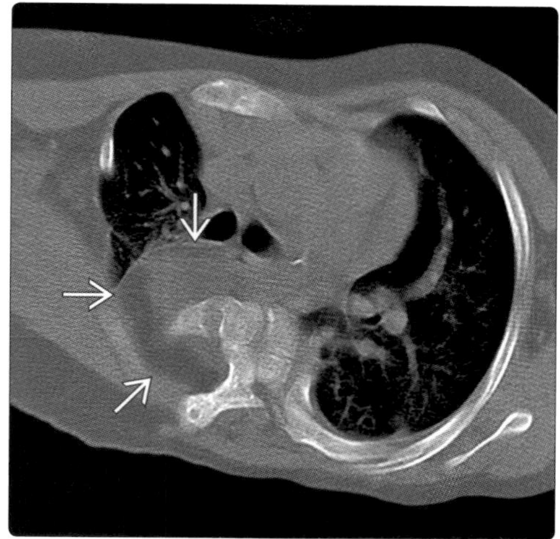

（左图）横断位 T_1WI 示一成分复杂含有脂肪的侧方胸段脊膜膨出➡，延伸至右侧椎旁组织。注意椎体后部呈扇形边缘⇨和右椎弓根缺失。（右图）横断位 CT 骨窗示椎体周围可见一成分复杂含有脂肪的侧方胸段脊膜膨出➡，在脊膜膨出水平伴有神经孔扩大和右侧胸椎椎弓根缺失

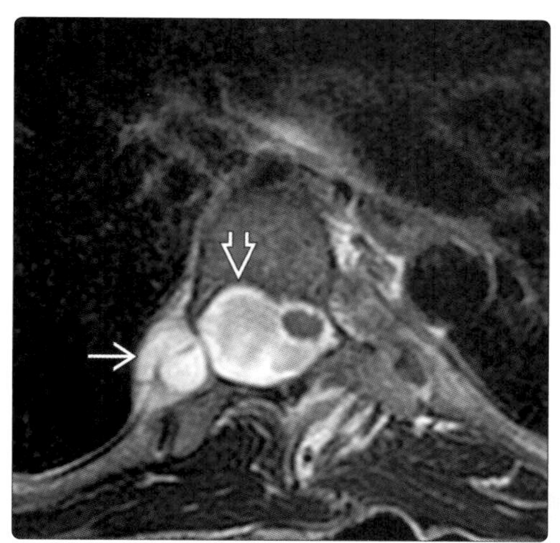

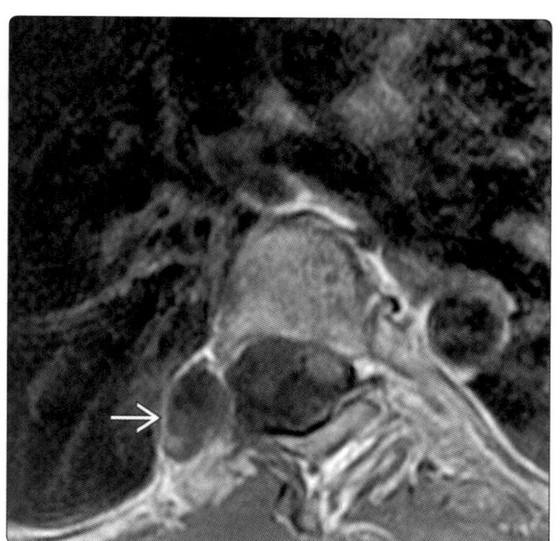

（左图）横断位 T_2WI（神经纤维瘤病 1 型）示右侧方胸段脊膜膨出➡经扩大的神经孔伸入右侧椎旁软组织，可见中胸段硬膜囊扩张⇨所形成的特征性骨质重塑。（右图）横断位 T_1WI 增强扫描（神经纤维瘤病 1 型）示经扩大的神经孔伸出的侧方胸段脊膜膨出➡。未见异常强化，提示未见神经纤维瘤

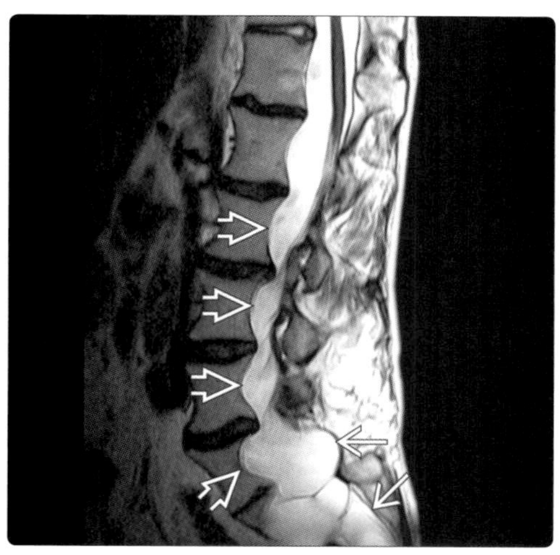

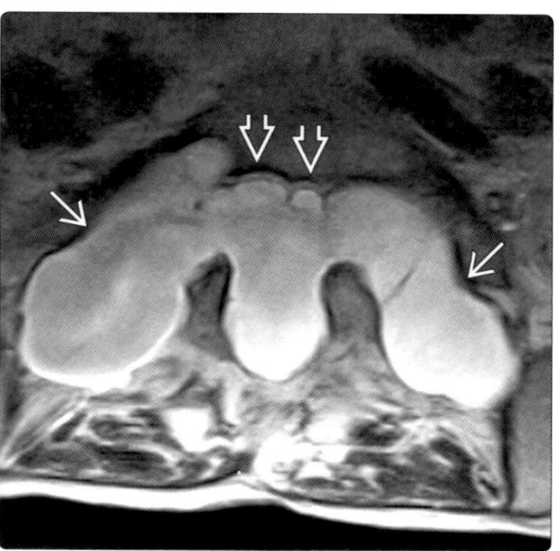

（左图）矢状位 T_2WI（马方合征）示双侧侧方腰段脊膜膨出➡。此处也可见严重硬膜发育不良造成的特征性椎体后部扇形边缘⇨。（右图）横断位 T_2WI（马方综合征）示广泛较大的双侧侧方腰段脊膜膨出➡延伸至邻近椎旁组织。注意明显的椎体扇形边缘⇨反应了伴发的严重硬膜发育不良

脊柱背侧脊膜膨出

关键点

术语

- 同义词：单纯性脊膜膨出，后部脊膜膨出

影像

- 硬膜囊沿后部骨质缺损突出，被覆皮肤
  - 硬膜、蛛网膜和脑脊液向背侧突出至椎管外皮下组织
  - 有时终丝和神经根也突出至缺损区
- 脊髓圆锥位置降低或正常

主要鉴别诊断

- 脂肪脊髓脊膜膨出
- 末端脊髓囊状膨出
- 脊髓脊膜膨出

病理

- ± 脊髓积水、脊髓栓系、脊髓纵裂
- 脊膜膨出表面均有皮肤覆盖；皮肤可能存在发育不全或溃疡

临床问题

- 可触及皮肤覆盖的肿块或其他病因做影像检查时偶然发现
  - 患者通常神经功能正常
- 其他症状／体征包括背部疼痛，脊膜炎，脊柱性头痛
- 颈部、胸部脊膜膨出比腰部脊膜膨出更有可能出现症状

诊断要点

- 影像学目标是检出病变、确定病变是单纯型还是复杂型，以及排除其他脊髓、脊柱异常

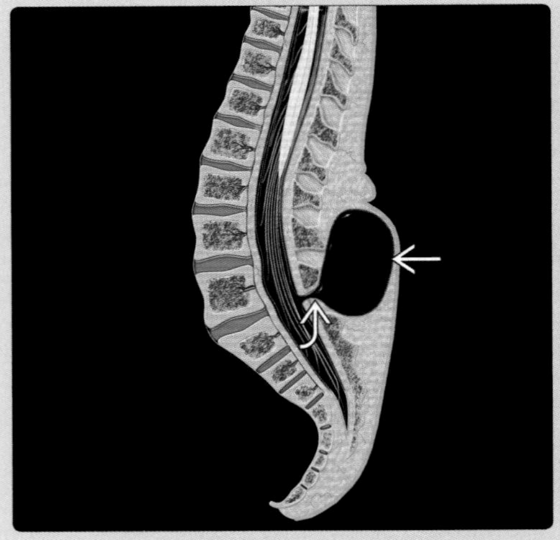

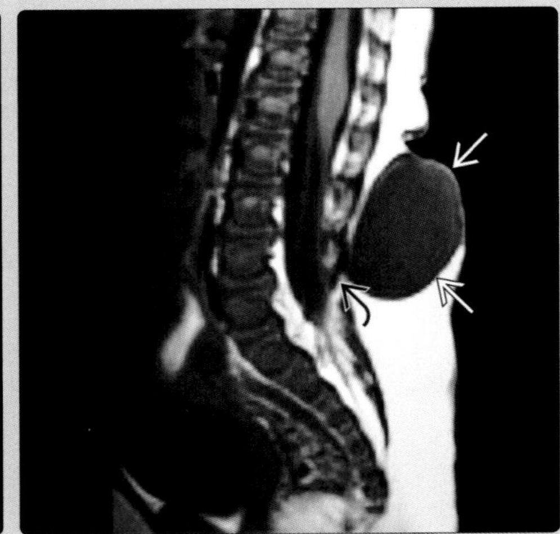

（左图）腰骶椎的矢状位示意图示典型的背部脊膜膨出的囊➡沿着脊柱后部闭合不全处外突，通过细小的峡部↪与硬膜囊相连。（右图）矢状位 T_1WI 示脊髓圆锥位于临界低位（L_2 水平），皮下组织内有一个较大的被覆皮肤的 CSF 信号肿物➡。肿物（背部脊膜膨出）通过一个非常细小、穿过脊柱后部↪、呈液体信号的蒂与硬膜囊相通

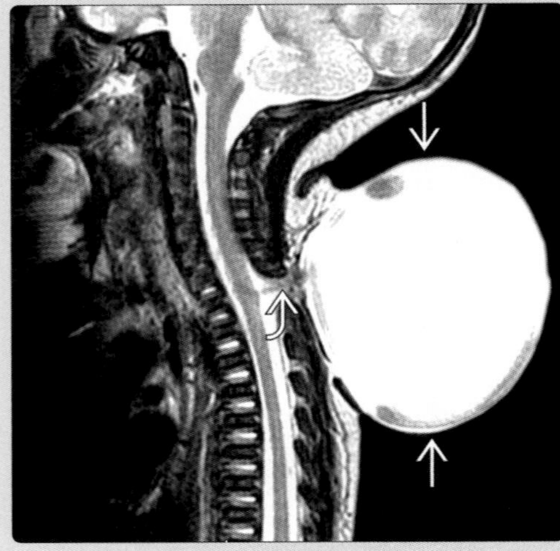

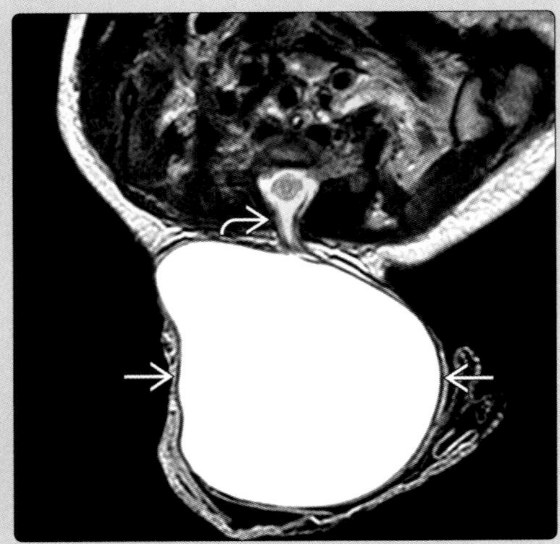

（左图）矢状位 T_2WI 示一个较大的颈胸段背部脊膜膨出➡通过细小的未闭合的峡部延伸至皮下组织。低信号的 CSF 喷射流↪通过峡部进入囊内。（右图）横断位 T_2WI 示一个较大的颈胸段背部脊膜膨出通过细小的未闭合的峡部↪延伸至皮下组织。囊➡内不含有神经成分，颈髓正常，符合严格的定义

术 语

同义词

- 单纯性脊膜膨出，后部脊膜膨出

定义

- 硬膜、蛛网膜和脑脊液向背侧突出至椎管外皮下组织

影 像

一般特征

- 最佳诊断线索
  - 硬膜囊沿后部骨质缺损突出，被覆皮肤
- 位置
  - 椎管背侧任何部位均可发生；腰骶部连接处，骶骨 >> 颈，胸
- 大小
  - 小而局限，大而包括多个脊髓水平均可
- 形态
  - 宽基底或窄颈的 CSF 信号 / 密度的囊，伴椎管闭合不全
  - 可以含有神经组织（复杂性）或不含神经组织（单纯性）

平片表现

- 平片
  - 背侧脊柱裂；缺损通常局限性 1～2 椎体水平
  - 椎管扩大，椎弓根间距增大

CT 表现

- 平扫 CT
  - 低密度（CSF 密度）的硬膜囊
  - 表面覆盖的皮肤完整；也可以有溃疡
- CT 骨窗
  - 椎管闭合不全 ± 椎管扩大，椎弓根间距增大
    - 轻微病例可能仅表现为棘突缺失或局限性脊柱裂
    - 严重病例表现为多节段脊柱裂，椎管扩大

MR 表现

- T_1WI
  - 低信号的硬膜囊，表面皮肤覆盖
  - 脊髓圆锥位置降低或正常
  - 终丝或神经根有时可见疝入
- T_2WI
  - 高信号的硬膜囊
  - 脊髓圆锥位置降低或正常
  - ± 终丝或神经根进入

超声表现

- 灰阶超声
  - 低回声的、充满 CSF 的囊，沿背部缺损区突出 ± 包裹神经组织
  - 显示圆锥末端位置和周期性运动
  - 主要用于产前检查或新生儿筛查
    - 产科超声可能在产前发现大的脊膜膨出→改变分娩计划
    - 在年龄较大的儿童 / 成人中不常用，由于脊柱骨化存在后方声影

非血管内介入检查

- 脊髓造影
  - 背部椎管闭合不全，椎管扩大，椎弓根间距增大
  - 硬膜囊沿椎管背侧缺损区疝入
    - 硬膜囊与蛛网膜下腔相通 - 大小会随着位置、Valsalva 动作而变化
    - ± 缺损区可见神经成分、终丝
  - 脊髓造影几乎已被 MR 所取代
    - 主要用于 MR 检查存在禁忌证时，也用于 MR 检查结果和临床表现不符时明确诊断

成像推荐

- 最佳成像技术
  - MR 检查显示硬膜囊特点、伴发椎体和脊髓异常为最佳
- 推荐检查方案
  - 矢状位和横断位 T_1WI 和 T_2WI
    - 矢状位图像有助于评估脊髓情况
    - 横断位 T_1WI 最有助于显示脊柱闭合不全的大小，并排除脂肪瘤
    - 横断位 T_2WI 显示囊内的神经组织为最佳

鉴别诊断

脂肪脊髓脊膜膨出

- 除了囊肿，骨质缺损区还存在神经组织和脂肪

末端脊髓囊状膨出

- 积水并低位的脊髓圆锥突出至脊膜膨出内

脊髓脊膜膨出

- 开放性脊柱闭合不全；临床表现具有诊断价值

病 理

一般特征

- 病因
  - 未知
    - 没有公认的统一理论来解释发病机制
- 相关异常
  - ± 脊髓积水、脊髓栓系、脊髓纵裂
  - Chiari 2 型畸形；不如伴有脊髓脊膜膨出常见
- 经典情况下，单纯性脊膜膨出被认为是一种单独存在的疾病，圆锥末端位置是正常的
  - 然而；一些作者报告了脊膜膨出伴有圆锥低位和其他脊柱脊髓异常的情况，并质疑脊膜膨出是否真的是一种单独存在的疾病
- 脊膜膨出表面总有皮肤覆盖
  - 皮肤可能存在发育不全或溃疡
- 颈部病变属于颈部脊髓囊性膨出疾病谱

直视病理特征

- 手术时，大体病理几乎总是含有异常的神经根、神经节细胞和（或）胶质结节
- 突出的脊膜膨出囊内含有硬脊膜和蛛网膜
- 被覆组织完好，除非继发皮肤溃疡

显微镜下特征

- 脊膜膨出内衬蛛网膜和薄壁血管
  - 蛛网膜粘连有可能阻塞囊的颈部
- 被覆的皮肤表现为表皮萎缩，缺少钉突和正常皮肤附属物

临床问题

临床表现

- 最常见的体征 / 症状
  - 可触及皮肤覆盖的肿块
    - 可能是因其他病因做影像检查时偶然发现
- 其他体征 / 症状
  - 背部疼痛
  - 脊膜炎（脊膜膨出破裂或渗漏）
  - 头痛，高颅压、低颅压交替引起的其他体征 / 症状
- 临床特征
  - 患者通常神经功能正常，由于背部可触及肿块而就诊
  - 颈部、胸部脊膜比腰部脊膜膨出更有可能出现症状

人群分布特征

- 年龄
  - 子宫内至成年人
- 性别
  - 男 = 女
- 流行病学
  - 占活产儿的 1/10 000

自然病史及预后

- 不定；取决于囊肿大小和内容，被覆皮肤的状况，是否存在脑膜炎
- 由于存在皮肤覆盖，所以采用择期手术的可能性更大
  - 大多数的新生儿在出院回家之前需要接受手术

治疗

- 无症状患者可以采用保守观察
- 有症状的患者需要手术切除并修补硬膜缺损

诊断要点

关注点

- 婴儿超声用于确定脊髓水平，脊膜膨出内是否存在神经成分
- MR 是最佳检查方法，可以明确脊膜膨出的特点，评估其他脊柱脊髓病变
  - 使用稳态技术（CISS/FIESTA）观察神经根粘连 / 占位病变最佳

读片要点

- 影像学目标是检出病变、确定病变是单纯型还是复杂型，以及排除其他脊髓脊柱异常
  - 在手术前，确定囊内是否残存神经成分非常重要
  - 脊膜膨出可能是最明显的病变，因此掩盖了其他不明显但临床上更为重要的病变

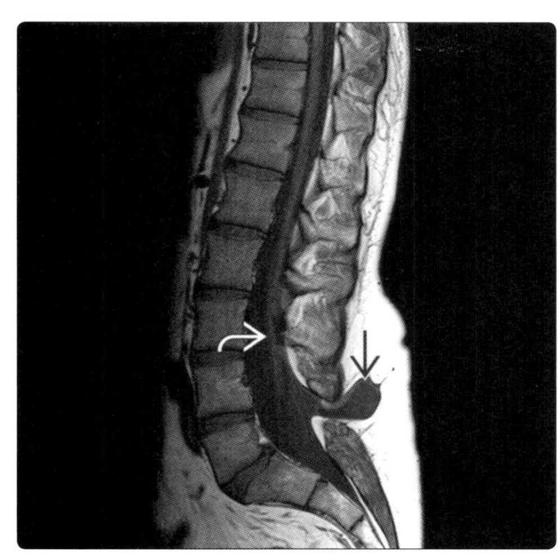
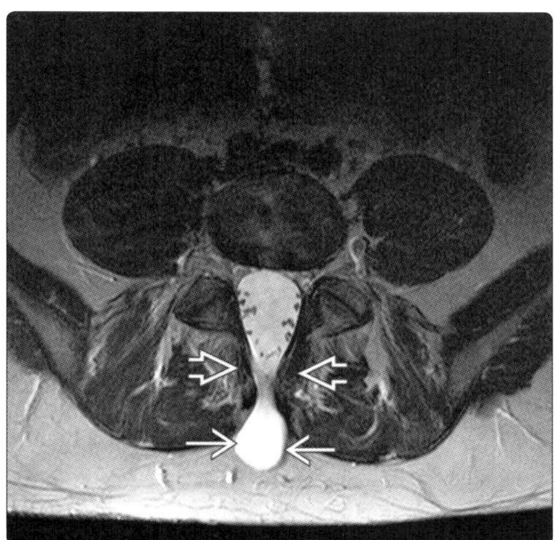

（左图）矢状位 T_1WI 示一个小的背侧脊膜膨出➡通过 $L_{4\sim5}$ 水平的脊柱闭合不全缺损进入后部皮下脂肪内。远端骨性椎管轻度扩大，增粗的终丝➡局部存在脂肪，终丝栓系于疝囊的颈部。（右图）横断位 T_2WI 示单一节段脊柱后部闭合不全缺损➡，脊膜膨出的囊➡突出至皮下脂肪

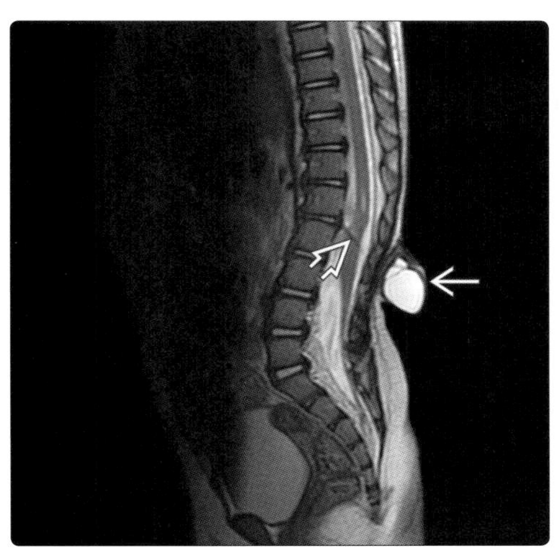
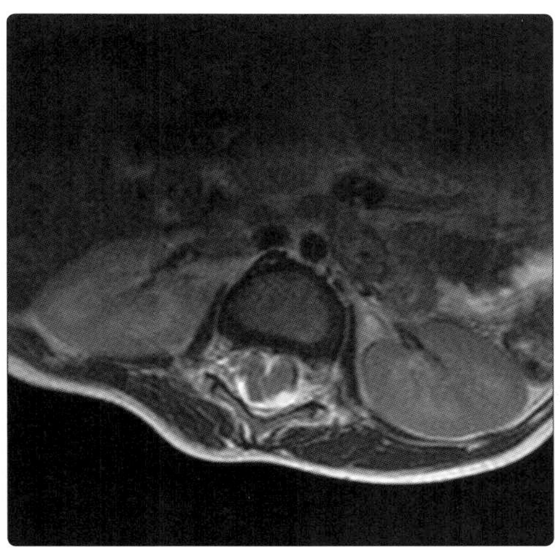

（左图）矢状位 T_2WI 示下腰段皮肤覆盖的囊性肿物➡。脊髓低位，脊髓圆锥止于 L_5 水平。可见斜形的低信号纤维带➡穿过脊髓进入背部囊性肿物。（右图）横断位 T_2WI 示纤维带穿过脊髓处脊髓扭曲（在脊膜膨出水平上方），存在一较短的脊髓纵裂（手术证实）

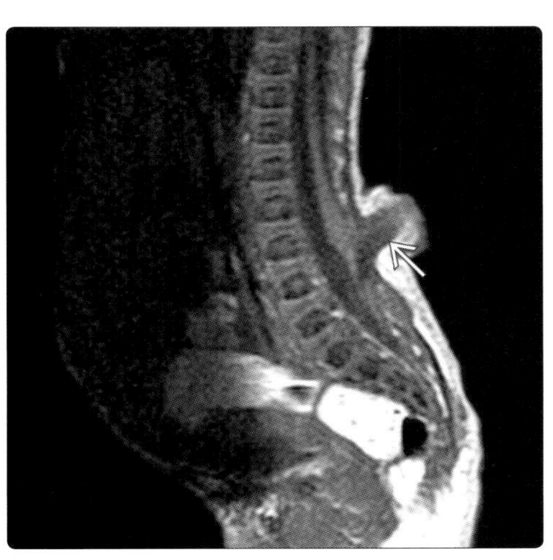
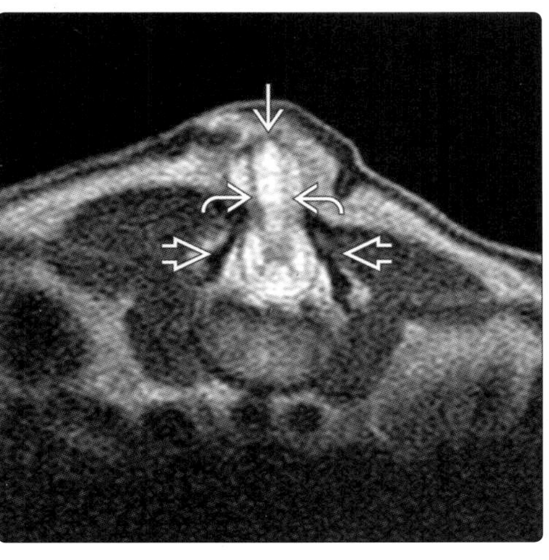

（左图）矢状位 T_1WI 示圆锥位置异常降低，位于 L_4。圆锥轻度扭曲、位置后移，背侧神经根位于脊膜膨出的囊➡内，脊膜膨出沿着脊柱后部闭合不全处外突至皮下软组织内。（右图）横断位 T_2WI 示表面被覆皮肤的背侧脊膜膨出➡，囊内包含走行变异的神经成分➡。脊柱后部➡广泛闭合不全

神经纤维瘤病 1 型，脊柱

关键点

术语
- 同义词：von Recklinghausen 病，周围神经纤维瘤病
- 中胚层发育不良和多发神经纤维瘤、脊柱畸形、肿瘤性和非肿瘤性脑部病变、以及皮肤红斑

影像
- 脊柱后凸侧弯 ± 多发神经根肿瘤、丛状神经纤维瘤、脊髓肿瘤、硬脊膜扩张 / 侧脊膜膨出

主要鉴别诊断
- 神经纤维瘤病 2 型（NF2）
- 神经鞘瘤病
- 慢性炎症性脱髓鞘性多神经病（CIDP）
- 先天性肥大性多发性神经根神经病

病理
- 常染色体显性遗传
- 虽然特征性病变是丛状神经纤维瘤，但是在 NF1 中存在以下 3 类脊柱神经纤维瘤
  - 局限性神经纤维瘤（占全部神经纤维瘤的 90%）
  - 弥漫性神经纤维瘤
  - 丛状神经纤维瘤（NF1 的特征性病变）

临床问题
- 色素异常（牛奶咖啡，腋窝斑点，Lisch 结节）
- 局部的后呈锐角的脊柱后凸侧弯 ± 脊髓疾病
- 可触及的脊柱或皮肤肿块

诊断要点
- 多发神经鞘瘤，>1 个神经纤维瘤，伴有椎骨畸形的脊柱后凸侧弯 - 考虑 NF1

（左图）颈椎冠状位示神经纤维瘤病 1 型的多种表现，包括一个大的脊髓髓内肿瘤和双侧臂丛神经丛状神经纤维瘤。（右图）矢状位 T_2WI 示一个大的膨胀性生长的髓内原发性脊髓肿瘤（星形细胞瘤）延伸到脑干，并伴有明显脊髓空洞。提示颈椎反弓，可能是继发于脊髓活检术的椎板切除

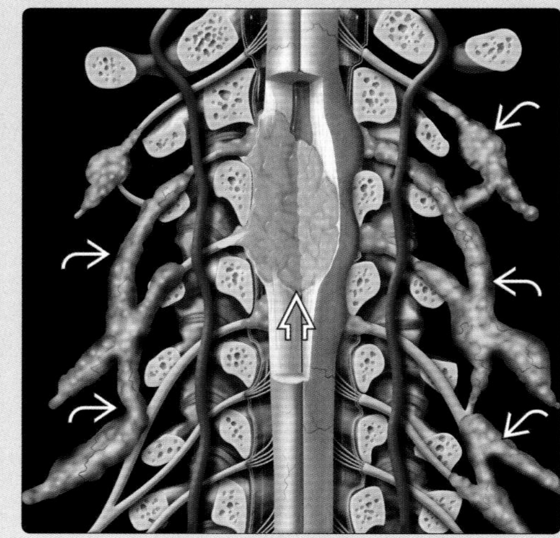

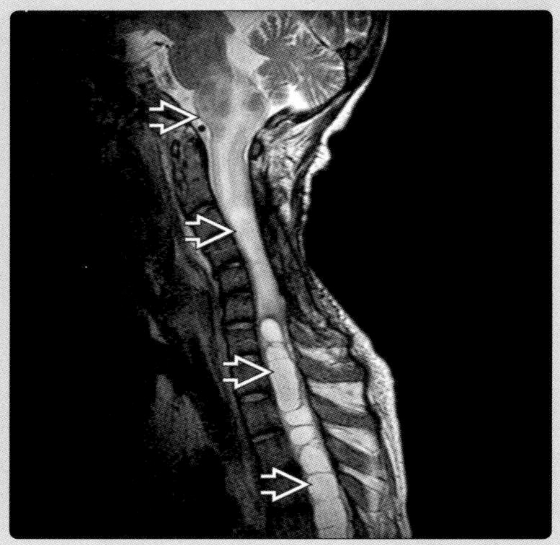

（左图）冠状位 STIR 序列示胸椎向右侧弯合并左侧延交感神经干分布的大的椎旁丛状神经纤维瘤。还有一个发生在左侧 T_1 腹主支的神经纤维瘤。（右图）颈胸段脊柱冠状位 STIR 序列示无数的丛状纤维神经瘤累及双侧交感神经链和双侧臂丛神经

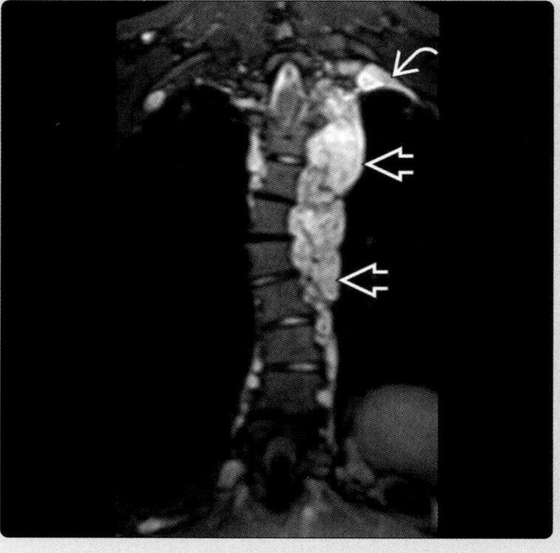

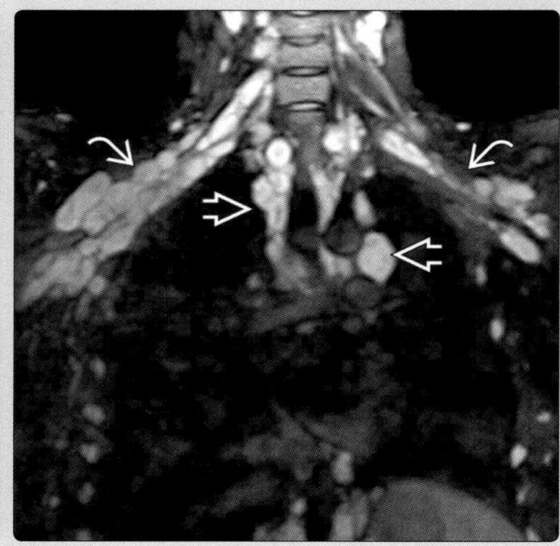

术　语

缩写
- 神经纤维瘤病 1 型（NF1）

同义词
- von Recklinghausen 病，周围神经纤维瘤病

定义
- 中胚层发育不良为特征的常染色体显性遗传疾病，包括
  - 丛状和神经根的神经纤维瘤
  - 恶性周围神经鞘瘤（MPNST）
  - 脊柱畸形
  - 肿瘤和非肿瘤性脑部病变
  - 皮肤红斑

影　像

一般特征
- 最佳诊断线索
  - 脊柱后凸侧弯 ± 多发神经根神经纤维瘤（NF）、丛状神经纤维瘤（PNF）、硬脊膜扩张 / 侧脊膜膨出
- 位置
  - 全脑脊髓轴
- 大小
  - 肿瘤大小从微小到非常大
- 形态
  - 脊柱后凸 / 脊柱后凸侧弯畸形常很严重
  - 神经源性肿瘤既可以局限在神经根，也可以发生在丛状神经和皮肤

平片表现
- 平片
  - 脊柱后凸 / 侧弯，扇形椎，发育不全的椎弓根和后附件，带状肋

CT 表现
- 平扫 CT
  - 低密度的梭形或局部神经根增大 ± 不均质的脊髓增粗（胶质瘤）
  - 硬脊膜扩张 ± 脑脊液密度的侧脊膜膨出
- 增强 CT
  - 轻度或中度的肿瘤强化
- 骨窗 CT
  - 脊椎的表现类似平片；继发于硬脊膜扩张 ± 脊髓肿瘤的椎管和椎间孔增宽

MR 表现
- T_1WI
  - 神经纤维瘤，髓内胶质瘤较正常脊髓、神经根、肌肉呈低或等信号
- T_2WI
  - 神经纤维瘤，脊髓肿瘤较正常脊髓、神经根呈高信号
    - 神经纤维瘤"靶征"（高信号环，中心低或等信号）提示神经源性肿瘤；丛状神经纤维瘤 > 神经纤维瘤 > 恶性周围神经鞘瘤
- STIR
  - 神经纤维瘤，脊髓肿瘤较正常神经根、脊髓、肌肉呈高信号
- 增强 T_1WI
  - 神经纤维瘤，脊髓肿瘤呈不同程度的轻到中度强化

核医学表现
- PET
  - FDG 标准摄取值（SUV）恶性周围神经鞘瘤 > 良性肿瘤

成像推荐
- 最佳影像方案
  - 多方位磁共振
- 推荐检查方案
  - 平片用于测量和随诊脊柱后凸和侧弯畸形
  - 多方位增强 MR（特别是 STIR 序列，脂肪抑制 T_2WI 和 T_1 增强 MR）用于评价脊髓、神经病变
  - 骨窗 CT 能够很好地显示骨性解剖，利于制订手术方案

鉴别诊断

神经纤维瘤病 2 型
- 颅内多发神经鞘瘤和脑膜瘤、脊髓神经鞘瘤和脑膜瘤
- 脊柱畸形不常见
- 临床、实验室和基因检测显著区别于神经纤维瘤病 1 型

神经鞘瘤病
- 多发的累及皮肤的脊髓神经鞘瘤，不伴有前庭神经鞘瘤和其他 NF1 和 NF2 的特征
- 肿瘤抑制基因 SMARCB1 的杂合突变（染色体 22q11）
- 年龄有助于鉴别：诊断年龄很少＜30 岁

慢性炎性脱髓鞘性多发性神经根神经病（CIDP）
- 反复发作的脱髓鞘和髓鞘再生→"洋葱皮"脊髓，周围神经肿大
- 影像表现类似丛状神经纤维瘤
- 没有 NF1 的特征性皮肤表现

先天性肥厚性多发性神经根神经病
- Charcot-Marie-Tooth 病，Dejerine-Sottas 病
- 影像表现为类似于丛状神经纤维瘤的神经根肿大
- 没有 NF1 的特征性皮肤表现

病　理

一般特征
- 病因
  - NF1 肿瘤抑制基因被"关闭"- 组织增殖，肿瘤形成
- 遗传学

- 常染色体显性遗传；染色体位点 17q12，外显率 100%
  - NF 基因产物（神经纤维瘤蛋白）是肿瘤抑制剂
- 约 50% 为新突变（父系来源；父亲年龄大于 35 岁，新突变发生率为正常的 2 倍）
- 相关异常
  - 脑畸形：小头畸形、局灶性异常信号（FASI）、蝶骨翼发育不良、胶质瘤、智力障碍、癫痫、脑积水、中脑导水管狭窄
  - 增加其他神经内分泌肿瘤风险（嗜铬细胞瘤、类癌）、慢性粒细胞白血病
  - 先天性胫骨和前臂假关节弯曲，严重的肢端肥大
  - 纤维肌性发育不良、颅内动脉瘤、多发性硬化
- 丛状神经纤维瘤是 NF1 的标志
- 脊柱后凸侧弯畸形是 NF1 最常见的骨质异常；畸形程度从轻度至严重
  - 营养不良性脊柱侧弯：短节段，呈锐角，<6 个脊椎节段，逐渐发展成严重的畸形
  - 非营养不良性脊柱侧弯：类似于青少年特发性侧弯，通常 8～10 个脊椎节段，右凸
  - 严重的颈椎后凸高度提示 NF1
- 硬脊膜扩张：1° 骨发育不良，一些病例 2° 骨质被椎管内肿瘤压迫侵蚀
- “带状”肋 2° 骨发育不良 ± 肋间神经纤维瘤

分期、分级及分类

- 神经纤维瘤病共识（美国国立卫生研究院，1987）
  - 下列病变大于 2 个可确诊 NF1
    - >6 个牛奶咖啡斑，色斑大小要求成人 >15mm，儿童 >5mm
    - >2 个任何类型的神经纤维瘤，或 >1 个丛状神经纤维瘤
    - 腋窝或腹股沟区雀斑
    - 视神经胶质瘤
    - >2 个 Lisch 结节（虹膜错构瘤）
    - 特征性骨病（蝶骨大翼发育不全、长骨弯曲 ± 假关节）
    - 一级亲属患有 NF1

直视病理特征

- NF1 存在 3 类脊柱神经纤维瘤
  - 局限性神经纤维瘤（占全部神经纤维瘤 90%）
    - 在 NF1 患者和非 NF1 患者中都很常见
    - 皮肤和深部神经，脊髓神经根
    - NF1：较大的，多发的，经常累及大的深部神经（坐骨神经，臂丛神经）
    - 恶变少见
  - 弥漫性神经纤维瘤
    - 浸润性皮下肿瘤；很少累及脊髓神经，大多数（90%）与 NF1 无关
  - 丛状神经纤维瘤（NF1 的特征性病变）
    - 主要神经干和分支弥漫性肿大 - 粗绳样（虫带状）神经膨大伴周围组织变形
    - 经常累及较大的，双侧的，多水平的坐骨神经和臂丛神经
    - 恶变风险约 5%

显微镜下特征

- 施万细胞肿瘤 + 沿神经束膜生长的神经纤维母细胞瘤
  - 胶原纤维，黏液样基质，肿瘤，神经束膜混合
  - S100 阳性，除恶性病变外核分裂罕见

临床问题

临床表现

- 最常见的体征 / 症状
  - 骨骼畸形常见（25%～40%）
    - 呈锐角的脊柱后凸侧弯畸形 ± 脊髓疾病
    - 四肢弯曲或过度生长
  - 可触及的脊柱或皮肤肿块
  - >90% NF1 患者存在 色素异常（牛奶咖啡斑、腋窝雀斑、Lisch 结节）
- 临床特征
  - 临床症状的严重程度变化很大
  - 经典 NF1 三联征：皮肤病变、骨骼畸形和智力缺陷

人群分布特征

- 年龄
  - 典型病例童年即可诊断；轻微病变的患者可能成年后才能诊断
- 性别
  - 男 = 女
- 种族
  - 在阿拉伯 - 以色列人群中高发
- 流行病学
  - 发病率 1 ∶ 4000

自然病史及预后

- 脊柱后凸、脊柱侧弯通常会逐渐加重
- 神经纤维瘤通常生长缓慢，加快生长是因为妊娠、青春期或肿瘤恶变

治疗

- 保守观察；根据临床症状、肿瘤表现决定是否干预
- 手术切除有症状的局限性神经纤维瘤、脊髓肿瘤
- 丛状神经纤维瘤呈侵袭性生长，很少切除；观察 ± 生物制剂治疗或化疗（沙利度胺、抗组胺药、成熟剂、抗血管生成药物）
- 对有症状的或严重的脊柱后凸侧弯畸形行脊柱融合术治疗

诊断要点

关注点

- 多发神经鞘瘤，>1 神经纤维瘤，伴有椎骨畸形的脊柱后凸侧弯 - 考虑 NF1
- 没有可见的体征不能除外 NF1

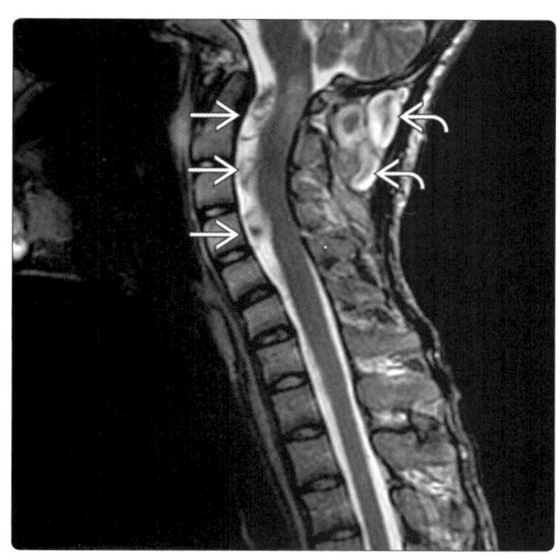

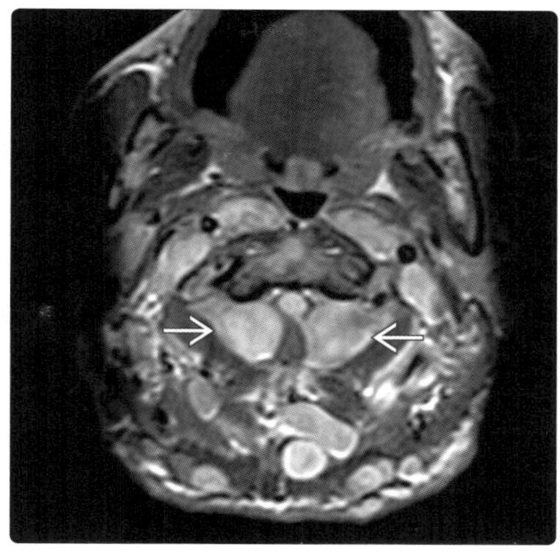

（左图）矢状位 T_2WI 示硬膜下髓外多发神经纤维瘤➡延伸至脊髓腹侧，脊髓受压后移。髓内局部 T_2 异常信号示脊髓受压水肿。颈后部可见明显的软组织内多发神经纤维瘤➡。（右图）上段颈椎横断位增强 T_1WI 示多发软组织内及脊髓神经纤维瘤。C_2 水平双侧神经纤维瘤➡使得脊髓明显受压

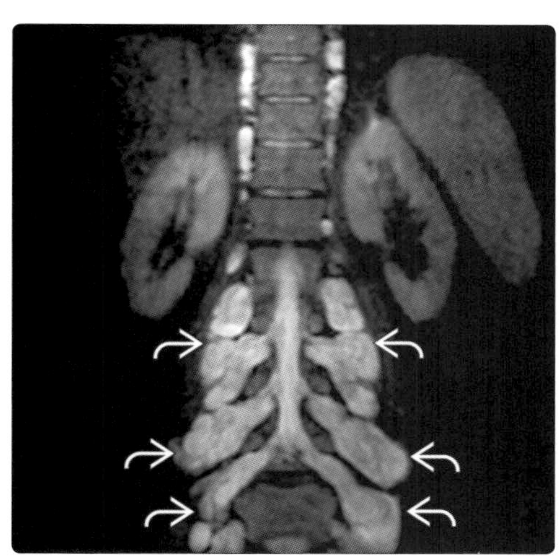

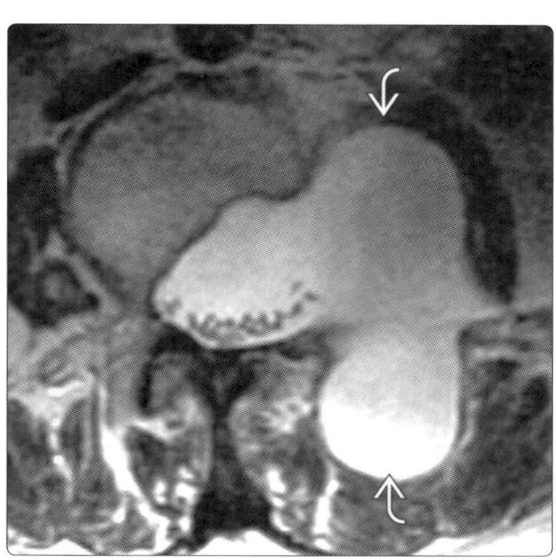

（左图）冠状位 STIR 序列示多发腰神经根神经纤维瘤➡通过椎间孔沿着腰丛和腰骶丛生长至椎旁组织。神经纤维瘤在 STIR 序列呈中度高信号，这使得该序列被认为是筛查 NF1 的首选序列。（右图）横断位 T_2WI 示左侧脊膜向外膨出➡。侧脊膜膨出导致临近椎体受压变形，椎体重塑

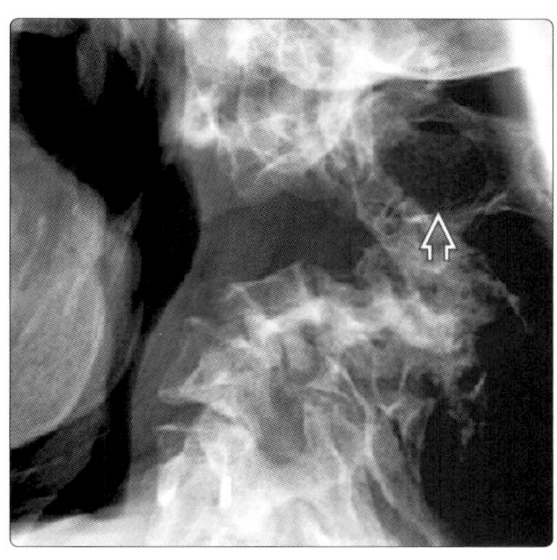

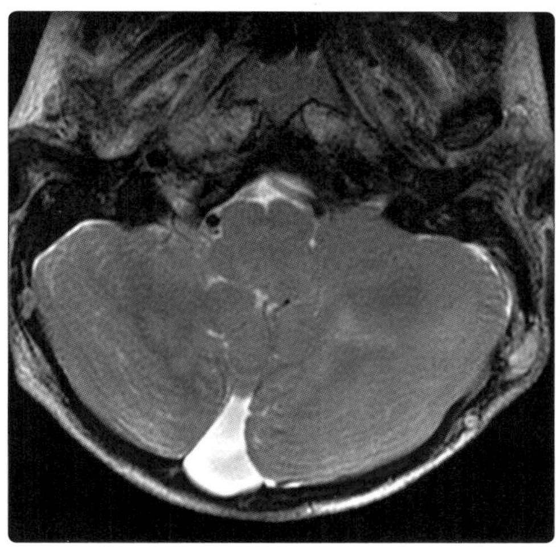

（左图）颈椎侧位平片示特异的呈锐角的颈椎后凸畸形，可见硬脊膜扩张和椎间孔增大➡是 NF1 的特征性表现。颅颈交界区结构很可能存在异常，但是在平片很难测量。（右图）横断位 T_2WI 示延伸和上段颈髓轻度增粗并呈小片状 T_2 高信号。这些是 NF1 特有的局灶性非肿瘤性白质发育不良

神经纤维瘤病 2 型，脊柱

关键点

术语

- 罕见的常染色体显性遗传病（22 号染色体），所有患者都有中枢神经系统肿瘤

影像

- 不同组织学类型的多发脊柱肿瘤 + 内听道肿瘤
- 继发于肿瘤的椎管和椎间孔骨质侵蚀或扩大

主要鉴别诊断

- 转移瘤
- 血管母细胞瘤
- 非综合征型神经鞘瘤
- 非综合征型脊膜瘤
- 非综合征型室管膜瘤
- 淋巴瘤

病理

- 22q12 的缺失导致缺乏 *NF2* 基因产物 merlin（又名神经鞘蛋白）
- NF2 确诊标准
  - 双侧第 8 对脑神经（前庭神经）神经鞘瘤
  - 1 级亲属有 NF2 和任意一侧早发前庭神经鞘瘤（年龄 <30 岁）或以下 2 类疾病：脑膜瘤、胶质瘤、神经鞘瘤、青少年囊下晶状体混浊

诊断要点

- 出现多个不同病理类型的脊柱肿瘤提示考虑 NF2
- 有助记忆神经纤维瘤病 2 型（NF2）肿瘤：多发遗传性的神经鞘瘤，脑膜瘤、室管膜瘤（MISME）

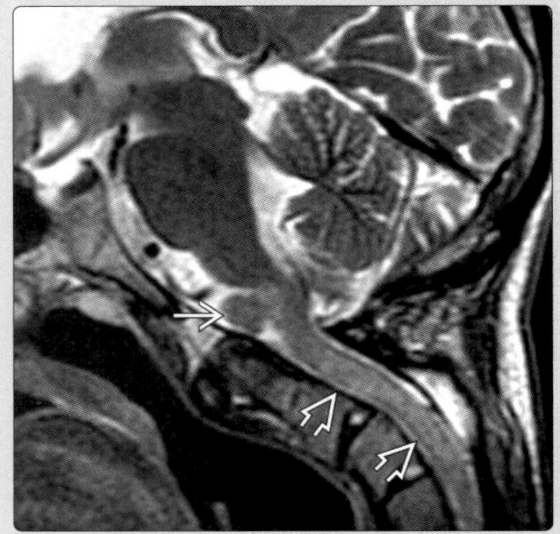

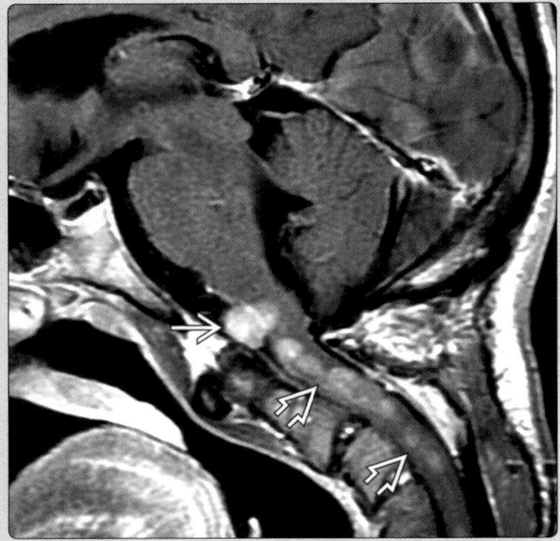

（左图）矢状位 T_2WI 示位于枕大孔区延髓前方的髓外神经鞘瘤➡和颈髓增粗⇨、其内高信号提示可能存在髓内病变。同时存在由于多阶段椎板切除术导致的“天鹅颈”畸形。（右图）矢状位增强 T_1WI 证实了髓外神经鞘瘤➡和上颈段脊髓的多发髓内室管膜瘤⇨（病理证实）

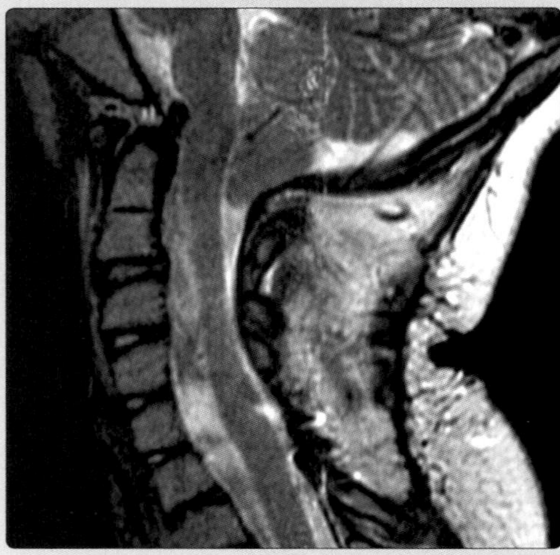

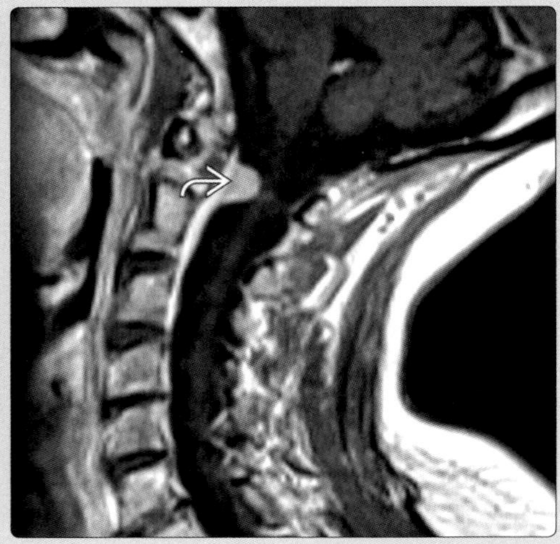

（左图）矢状位 T_2WI 示由于脊髓畸形导致的椎管骨质改变。脊髓肿瘤在 T_2WI 不明显，但是在增强 T_1WI 可以被证实（未显示）。后部可见椎板切除术后改变。（右图）矢状位增强 T_1WI 示一个 C_1 水平局灶性、以硬脊膜为基底的肿块↪，相当于 NF2 患者的颅颈交界区脑膜瘤。多发神经根神经鞘瘤（未显示）也同样可以发生在这类患者中

术 语

缩写

- 神经纤维瘤病 2 型（NF2）

同义词

- 双侧听神经纤维瘤病，中枢型神经纤维瘤病（都是过时的术语）

定义

- 22 号染色体缺陷引起的罕见常染色体显性遗传疾病，所有患者都有中枢神经系统肿瘤

影 像

一般特征

- 最佳诊断线索
  - 不同组织学类型的多发脊柱肿瘤 + 内听道肿瘤

CT 表现

- CT 骨窗
  - 肿瘤导致的骨质膨大和 2° 破坏

MR 表现

- T_1WI
  - 神经鞘瘤
    - 边界清楚的，圆形的，中等信号肿块
    - 可能发生出血或囊变
    - 罕见位于髓内中心区
  - 脊膜瘤：中低信号
  - 室管膜瘤
    - 等至轻度高信号
    - 位于中心区，脊髓膨大
- T_2WI
  - 神经鞘瘤
    - 边界清楚的，圆形的，高信号肿块
    - 可能发生出血或囊变
  - 脊膜瘤
    - 可能为混杂信号
    - 常发生脊髓受压
  - 室管膜瘤：高信号；位于中心区伴脊髓膨大
  - 边界不清的高信号病变可能是低级别星形细胞瘤
  - 任何髓内病变均可伴发脊髓空洞
- 增强 T_1WI
  - 室管膜瘤：明显强化；小肿瘤强化均匀，大肿瘤和囊变则强化不均匀
  - 脊膜瘤：均匀明显强化（通常强化程度较神经鞘瘤略低）
  - 室管膜瘤：不均匀强化

非血管性介入检查

- 脊髓造影
  - 硬膜下充盈缺损 ± 脊髓膨大
  - 能够发现完全性脊髓阻滞

成像推荐

- 最佳影像方案
  - 多方位增强磁共振
- 推荐检查方案
  - 筛查可使用头颅和全脊柱增强磁共振
  - 脊柱肿瘤患者的影像随诊应该在了解肿瘤位置、数量和可疑组织学类型的基础上

鉴别诊断

转移瘤

- 脊髓病变常伴有广泛水肿
- 肿瘤常位于偏中心的位置，而很少位于中心区

血管母细胞瘤

- 常与 von Hippel-Lindau 综合征相关
- 起源于软脑膜，常为囊性

非综合征型神经鞘瘤

- 局灶性，常为单发病变

非综合征型脊膜瘤

- 孤立的以硬膜为基底的肿块

非综合征型室管膜瘤

- 常为单发，影像表现与综合征型肿瘤相同

淋巴瘤

- 可以包绕在脊髓、马尾神经表面

病 理

一般特征

- 病因学
  - 22 号染色体缺陷最终导致 merlin 蛋白功能失活
    - 首先是 22 号染色体缺失
    - 剩余的单一 *NF2* 基因拷贝发生突变（二次打击学说）；绝大多数是无效突变
    - 最终导致 merlin 蛋白截短、功能下降或无功能
- 遗传学
  - 常染色体显性遗传疾病
  - 22q12 的缺失导致缺乏 *NF2* 基因产物 merlin（又名神经鞘蛋白）
- NF2 大多伴发神经鞘瘤和脊膜瘤

分期、分级及分类

- 确诊 NF2
  - 双侧第 8 对脑神经（前庭神经）神经鞘瘤
  - 1 级亲属有 NF2 和任意一侧早发前庭神经鞘瘤（年龄 <30 岁）或以下 2 种疾病
    - 脑膜瘤、胶质瘤、神经鞘瘤、青少年囊下晶状体混浊
- 疑诊 NF2
  - 早发单侧第 8 对脑神经神经鞘瘤（年龄 <30 岁）和以下 1 类疾病
    - 脑膜瘤、胶质瘤、神经鞘瘤、青少年囊下晶状体混浊

 - 多发脑膜瘤（>2）和单侧前庭神经鞘瘤或 以下 1 类疾病
   - 胶质瘤、神经鞘瘤、青少年囊下晶状体混浊
- 种系研究结果支持肿瘤分级的基因型与表型的相关性
  - 无义突变和移码突变
    - 经常与严重的疾病表型同时发生
    - 这些患者大多有髓内肿瘤
    - 很多患者同时有髓内和髓外肿瘤
    - 年轻发病，产生临床症状，诊断为 NF2，并有影像改变
  - 轻微表型存在错义突变和大段基因缺失
  - 剪接位点突变；严重或轻微表型
    - 依赖于内含子的参与和它对蛋白功能的影响
- NF2 脊柱肿瘤的影像学分类
  - 硬膜下、髓外肿瘤
    - 神经鞘瘤：圆形，位于神经根附近
    - 脊膜瘤：以宽基底附着于硬脊膜
  - 髓内肿瘤的 3 个基本特征
    - 位于脊髓中心位置
    - 明显强化
    - 多发，经常数不清

直视病理特征

- 不同组织学类型的多发肿瘤

显微镜下特征

- Merlin 聚集在细胞膜附近的细胞骨架，抑制细胞增殖、附着和迁移
- Merlin 单克隆抗体免疫组化染色显示雪旺氏细胞一致的免疫染色
- NF2 除了是多发肿瘤以外，其组织病理学与非综合征型肿瘤一样

临床问题

临床表现

- 最常见的体征 / 症状
  - 近半数患者最初表现为听力下降
  - 超过 45% 髓外肿瘤患者表现为脊髓受压的体征 / 症状
    - 取决于病变位置
    - 病变或以下水平肢体无力或感觉丧失
    - 痉挛状态，疼痛，二便失禁
- 临床特征
  - 基因检测检出率约 65%
  - 青少年囊下晶状体混浊常见
  - 10%～20% 患者有视网膜和脉络膜错构瘤
  - 小于 50% 患者有牛奶咖啡斑
  - 极少或没有皮肤神经纤维瘤
  - 2/3 患者有皮肤神经鞘瘤

人群分布特征

- 年龄
  - 基因病变出现在胚胎期
  - 20～30 岁出现临床症状
- 性别
  - 男 = 女
- 种族
  - 没有人种差异
- 流行病学
  - 全世界活产儿发病率 1 ∶ 50 000
  - 高达 65% 患者最初影像表现为硬膜下脊柱肿瘤
    - 84% 有髓内肿瘤
    - 87% 有硬膜下髓外肿瘤

自然病史及预后

- 可能有相对正常的寿命
- 少数患者需要干预治疗髓内肿瘤，因为肿瘤多为静止状态
- 硬膜下髓外肿瘤常常需要外科手术治疗
  - 髓外肿瘤患者的手术率是髓内肿瘤患者的 5 倍
  - 高手术率是因为肿瘤数量多并且经常压迫脊髓
  - 总体来说神经鞘瘤比脊膜瘤更常见，并且更多通过外科手术治疗
  - 脊膜瘤的数量和其引起症状的病变不成比例
    - 脊膜瘤约占髓外肿瘤的 12%，但是占需要切除的髓外肿瘤的 37%
    - 提示 NF2 的脊膜瘤更多为侵袭性
  - 室管膜瘤比在非 NF2 患者中的散发肿瘤生长缓慢

治疗

- 肿瘤切除是 NF2 唯一的治疗方法
- 髓内肿瘤：规律影像随访和适当的结合临床
  - 大多数髓内肿瘤生长缓慢，必须考虑到其他脊柱和颅内肿瘤的预期负担
  - 常规的积极治疗可能不是必要的，尽管是在有症状的患者中
- 硬膜下髓外肿瘤：早期切除生长迅速或有症状的肿瘤
- 1 级亲属需要检查有无该类疾病

诊断要点

关注点

- 出现多个不同病理类型的脊柱肿瘤高度提示 NF2
- 有助记忆神经纤维瘤病 2 型（NF2）肿瘤：多发遗传性的神经鞘瘤，脑膜瘤、室管膜瘤（MISME）

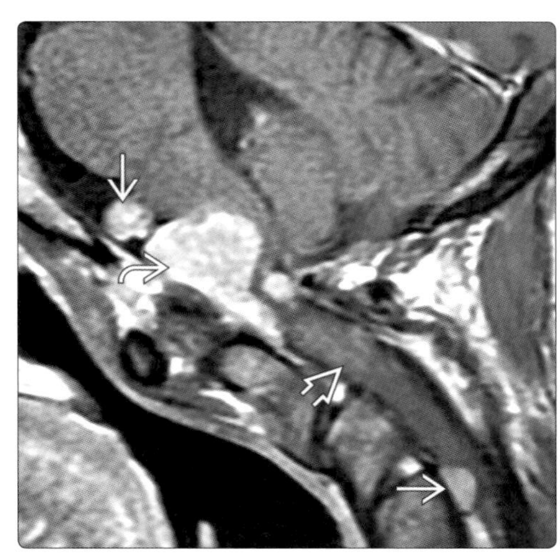

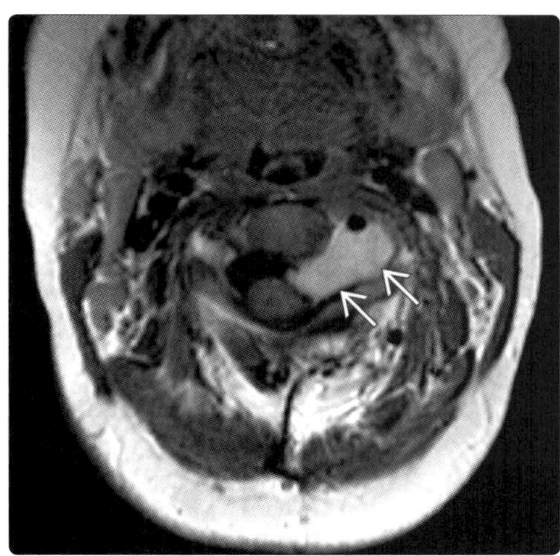

（左图）矢状位增强 T_1WI 示延颈交界区多发硬膜下髓外肿块，这些是脊膜瘤和神经鞘瘤。髓内还可见一个轻度强化的室管膜瘤。（右图）横断位增强 T_1WI 示典型的“哑铃形”神经鞘瘤位于硬膜下和硬膜外，“腰部”是因为硬膜袖套的束缚

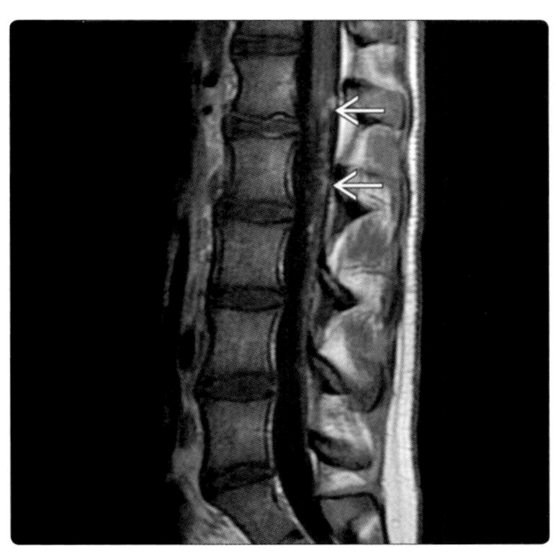

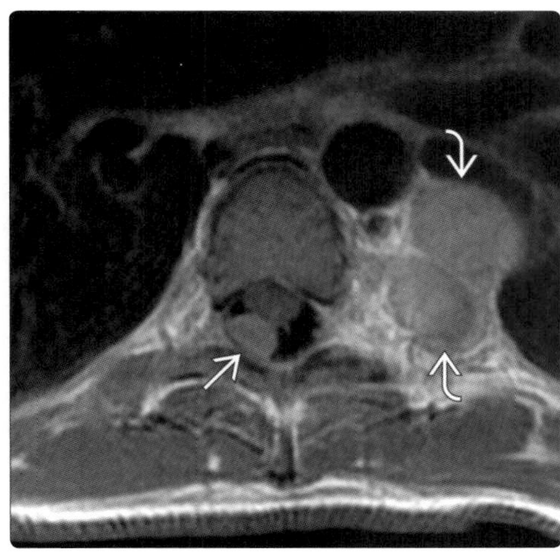

（左图）矢状位增强 T_1WI 示多发增强的硬膜下结节为马尾神经的小的神经鞘瘤。（右图）横断位增强 T_1WI 胸椎水平（同一患者）示不均匀强化的巨大椎旁肿块。该图像既可以是神经鞘瘤，也可以是恶性周围神经鞘瘤。同时还可以看到一个典型的硬膜下髓外神经鞘瘤伴脊髓轻度受压

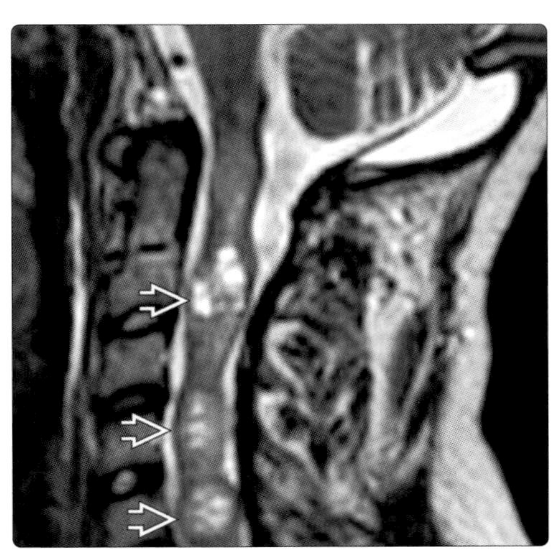

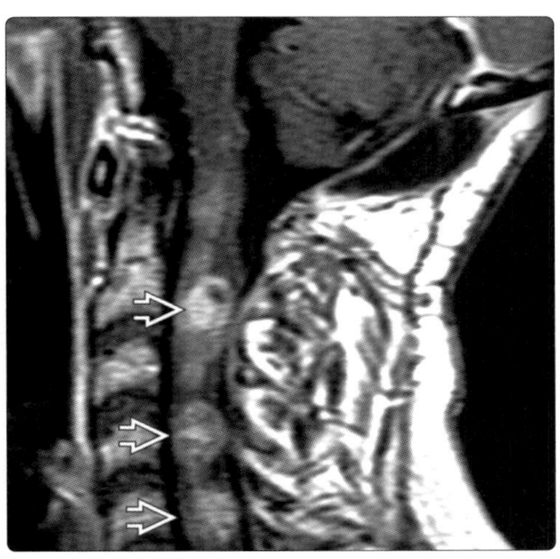

（左图）矢状位 T_2WI 示多发局灶性脊髓病变为室管膜瘤（病理证实）。病变边界清楚，周围有轻度脊髓水肿。该患者曾因后颅窝脑膜瘤切除而行枕下减压术。（右图）矢状位增强 T_1WI 证实因多发髓内室管膜瘤而导致的严重的 NF2 脊髓受累。该患者同时还有多发神经根神经鞘瘤（未显示）

硬脑膜发育不良

关键点

术语

- 同义词：硬脊膜扩张

影像

- 椎体后缘光滑受压变形，骨性椎管扩大，± 脊柱后凸侧弯畸形
  - 椎弓根变细，椎弓根间距增宽，前后附件受侵蚀
- 硬膜囊膨大
- 矢状位图像显示最好

主要鉴别诊断

- 先天椎骨发育不良
- 脊髓肿瘤或脊髓空洞
- 强直性脊柱炎引起的马尾神经综合征（CES-AS）

病理

- 病因包括 NF1，结缔组织病（马方综合征、Ehlers-Danlos 综合征、Loeys-Dietz 综合征、高胱氨酸尿症），原发性

临床问题

- 最常见的症状是后背痛 ± 神经根病
- 其他主诉包括头痛、二便失禁、骨盆症状
- 由于病因不同，该病可发生在任意年龄

诊断要点

- 重要的是制订治疗计划、遗传咨询和判断预后的潜在危害

（左图）腰骶椎矢状位示意图示椎体后缘扇形改变和椎管扩大。注意硬膜囊通常填充椎体后缘产生的凹陷。同时可见明显的双侧侧脊膜膨出（插图）。（右图）矢状位 CT 骨窗（神经纤维瘤病 1 型）示由于椎管增宽而导致的特征性的椎体后缘重塑和扇形改变➡

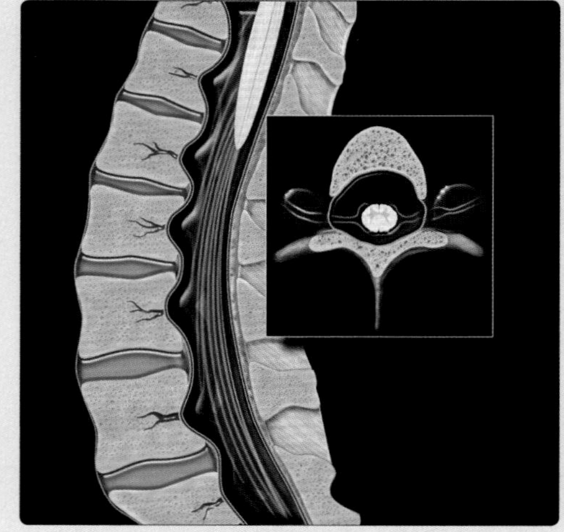

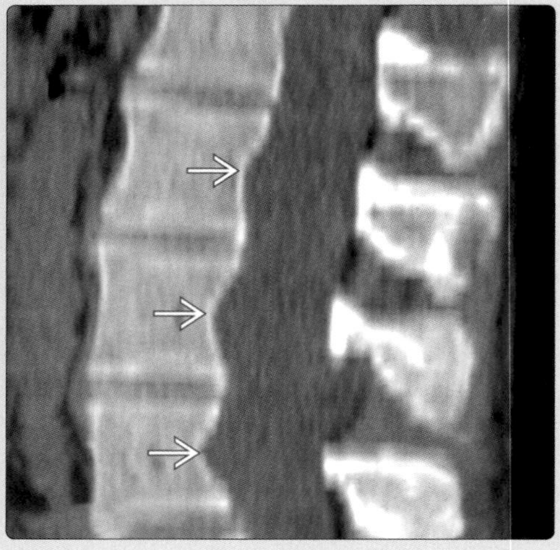

（左图）矢状位 T_2WI（神经纤维瘤病 1 型）示特征性的椎体后缘扇形改变和从 L_2 到 S_2 的硬膜囊扩大。没有发现硬膜下或椎间孔神经纤维瘤。（右图）横断位 STIR 序列（神经纤维瘤病 1 型）示由于硬脊膜发育不良导致的椎体后缘的重塑➡。同时要注意腰椎背侧皮下浸润性生长的高信号的丛状神经纤维瘤↪的典型表现，影像学的临床征象

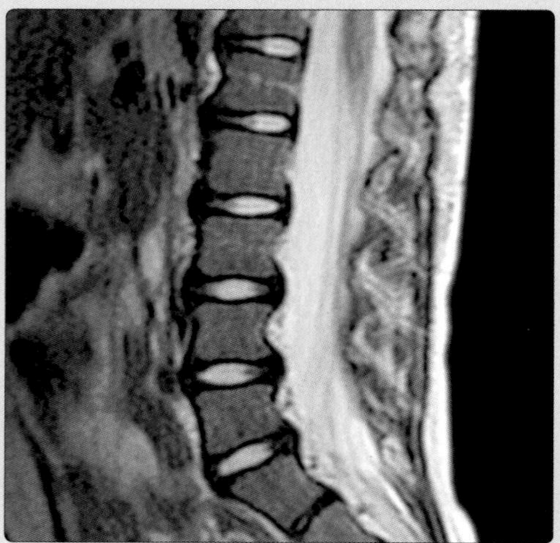

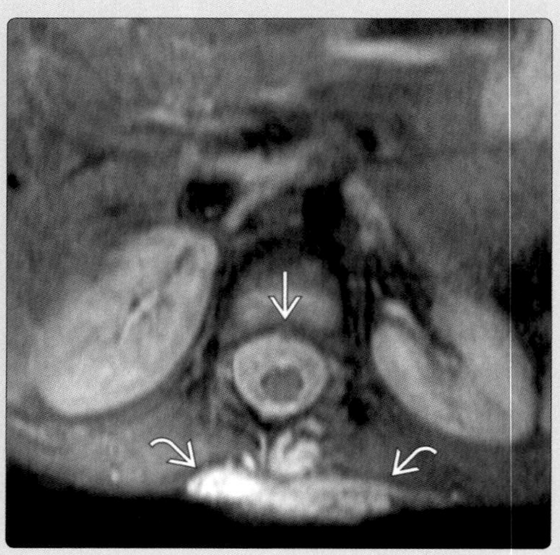

术 语

同义词

- 硬脊膜扩张

定义

- 硬膜囊扩大伴椎体后缘扇形改变

影 像

一般特征

- 最佳诊断线索
  - 椎体后缘光滑的 C 形改变伴有硬膜囊扩大
- 位置
  - 腰椎 > 颈椎、胸椎
- 大小
  - 轻度至重度畸形
- 形态
  - 硬膜囊扩大，椎管重塑伴椎体后缘扇形改变

平片表现

- 平片
  - 椎体后缘光滑重塑，骨性椎管扩大 ± 脊柱后凸侧弯畸形
  - 骨质疏松（高胱氨酸尿症）

CT 表现

- 增强 CT
  - 椎体后缘扇形改变→椎管扩大
    - 矢状位图像便于显示
  - 椎弓根变细，椎弓根间距增宽，前后附件受侵蚀，脑脊液密度硬膜囊扩大
- CTA
  - ± 动脉夹层或动脉瘤，病因学上和马方综合征或 Ehlers-Danlos 综合征有关

MR 表现

- T_1WI
  - 椎体后缘扇形改变，骨性椎管扩大，硬膜囊扩大，± 脊柱后凸侧弯畸形
  - ± 椎弓根变细，侧脊膜膨出
- T_2WI
  - 与 T_1WI 相似
  - 最大价值在于显示与硬脊膜扩张相关的神经元状态
- MRA
  - ± 动脉夹层或动脉瘤（马方综合征，Ehlers-Danlos 综合征）

超声表现

- 灰阶超声
  - 低回声的硬膜囊扩大，椎管增宽

血管造影表现

- 常规检查
  - 对于显示脊柱畸形没有帮助；最主要的作用检测相关的血管异常
  - 升主动脉瘤（“郁金香球茎结构”）提示马方综合征

非血管性介入检查

- 脊髓造影
  - 椎体后缘扇形改变，造影剂充填扩大的硬膜囊 ± 侧脊膜膨出

成像推荐

- MR 显示骨性病变较好
- 另外，MR 能够在诊断硬脊膜扩张前除外脊髓空洞或肿瘤引起的椎管扩大

鉴别诊断

先天性椎骨发育不良

- 软骨发育不全
- 黏多糖贮积症
- 成骨不全（迟发性）
- 需找相关家族史和临床特征

脊髓肿瘤或脊髓空洞

- 星形细胞瘤
- 室管膜瘤
- 神经鞘来源肿瘤
- 脊髓空洞
- 典型的影像学表现有助于正确诊断

强直性脊柱炎引起的马尾神经综合征（CES-AS）

- 不规则的腰椎管扩大
- 硬脊膜扩张的可能病因；滑膜炎性增生 - 马尾神经综合征
- 存在强直性脊柱炎的典型影像学和临床特征

病 理

一般特征

- 病因
  - 基因紊乱
    - NF1：原发间质细胞紊乱
    - 马方综合征：原发性结缔组织未知缺陷
    - Ehlers-Danlos 综合征：>10 种不同类型的胶原代谢缺陷
    - 高胱氨酸尿症：胱硫醚合成酶缺乏
  - 特发性
- 遗传学
  - NF1：常染色体显性遗传（染色体 17q12）
  - 马方综合征：常染色体显性遗传
  - 高胱氨酸尿症：常染色体隐性遗传
  - Ehlers-Danlos 综合征：常染色体显性遗传
- 相关异常
  - 胸段或腰段侧脊膜膨出，骶部前脊膜膨出
  - 脊柱后凸侧弯畸形
  - 关节活动过度，晶状体异常，动脉瘤，动脉夹层（结缔组织病）

- 周围和中枢神经肿瘤（NF1）
- 遗传倾向→原发性脊膜发育不良→脊膜薄弱→扩大，继发性椎体后缘重塑和椎弓根变细→进一步硬膜囊扩大

直视病理特征
- 脑脊液鞘囊扩大，椎体后缘重塑
- 扩张区域的硬膜非常薄且易破

显微镜下特征
- 扩张区域的硬膜变薄

临床问题

临床表现
- 最常见的体征／症状
  - 背痛→神经根病
    - >50% 的马方综合征患者有中度至重度的背痛；严重程度取决于硬脊膜扩张的程度
    - 在马方综合征患者中有很大比例的硬脊膜扩张患者（41%）没有背痛；所以说硬脊膜扩张不一定使患者有症状
  - 其他体征／症状
    - 头痛
    - 二便失禁，骨盆症状
- 临床特征
  - NF1：丛状神经纤维瘤，脊柱后凸侧弯畸形，视神经胶质瘤和其他星形细胞瘤，牛奶咖啡斑，腋窝雀斑，四肢假关节
  - 马方综合征：身高高，关节过度活动，蜘蛛指，脊柱后凸侧弯畸形，关节和晶状体半脱位
  - 高胱氨酸尿症：身高高 ，蜘蛛指，脊柱侧弯，智力低下，癫痫，晶状体半脱位
  - Ehlers-Danlos 综合征：± 身高高，皮肤弹性过强，关节松弛，结缔组织薄弱

人群分布特征
- 年龄
  - 根据严重程度不同可以任意年龄发病
- 性别
  - 男 = 女
- 种族
  - NF1：所有种族；在阿拉伯 - 以色列人群中高发
  - 马方综合征：所有种族
  - 高胱氨酸尿症：北欧人种发病率低
  - Ehlers-Danlos 综合征：高加索人和欧洲人发病率低
- 流行病学
  - NF1：1/4000，50% 为新突变；硬脊膜扩张常见
  - 马方综合征：1/5000（美国）；>60% 患者有 硬脊膜扩张
  - 高胱氨酸尿症：1/344 000 全世界；硬脊膜发育不良较马方综合征少见
  - Ehlers-Danlos 综合征：1/400 000（全世界）；硬脊膜发育不良较马方综合征少见

自然病史及预后
- 不同病因预后不同
- 发病率和死亡率主要取决于血管病理改变
  - 血管脆弱→容易发生动脉夹层或动脉瘤→过早死亡

治疗
- 针对潜在病因的治疗
- 重症患者可行脊膜膨出修补术，脊柱侧弯手术

诊断要点

关注点
- 3 类疾病可导致椎体后缘扇形改变
  - 硬脊膜扩张
  - 椎管内压力增加
  - 先天性椎骨发育不良
- 确定病因对于制订治疗计划、基因咨询和判断预后很重要

读片要点
- 识别特征性影像线索，同时结合临床特征做出特异性诊断
- 寻找病因疾病的影像特点
  - "郁金香球茎"主动脉瘤→马方综合征
  - 骨质疏松症→高胱氨酸尿症
  - 假关节，中枢神经系统／周围神经系统肿瘤→ NF1

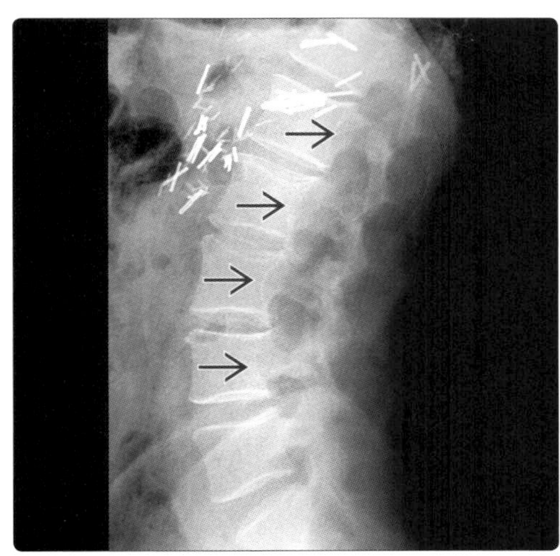

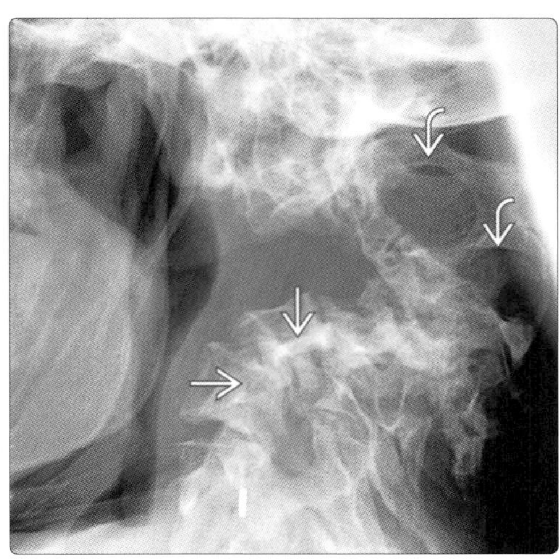

（左图）侧位平片（神经纤维瘤病1型）示多个腰椎水平的硬脊膜发育不良特征性表现椎体后缘弯曲变形➡。血管夹显示原嗜铬细胞瘤切除部位。（右图）侧位平片（神经纤维瘤病1型）示明显的椎体后缘扇形改变➡，极度脊柱后凸，神经孔显著扩大➡

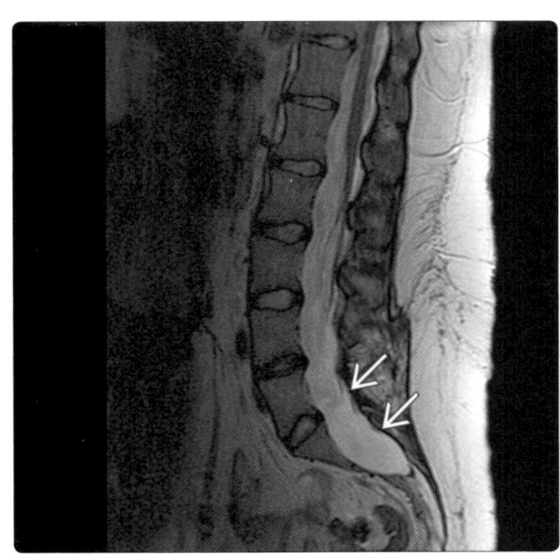

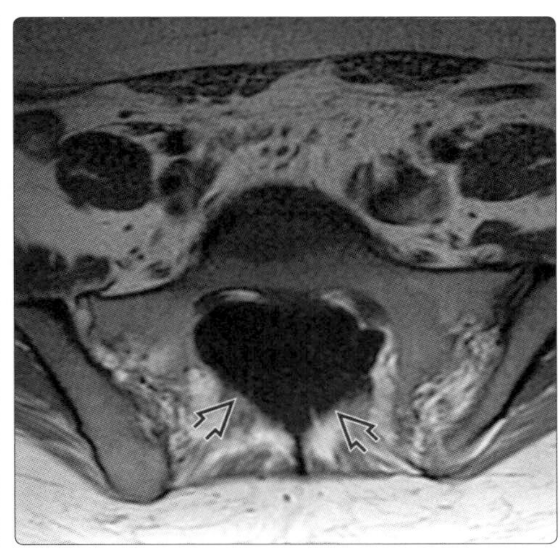

（左图）腰骶椎矢状位 T_2WI（脊柱侧弯，Loeys-Dietz 结缔组织综合征）示椎体后缘明显扇形改变和鞘囊扩大➡，伴骶椎明显变薄和后缘扇形改变。（右图）同一个患者磁共振横断位 T_1WI（脊柱侧弯，Loeys-Dietz 结缔组织综合征）显示硬脊膜发育不良的鞘囊扩大➡伴特征性骶骨椎管重塑

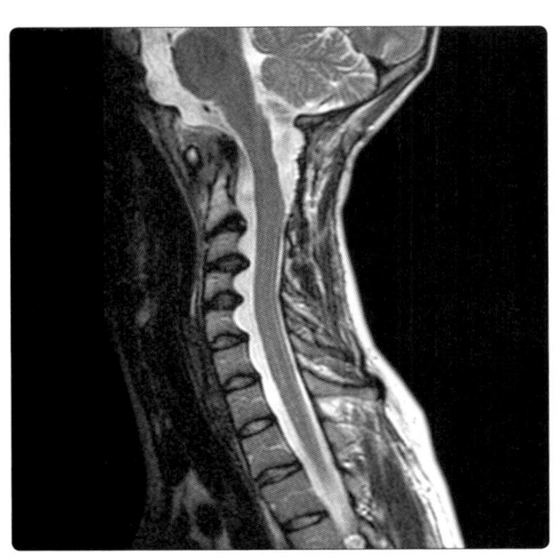

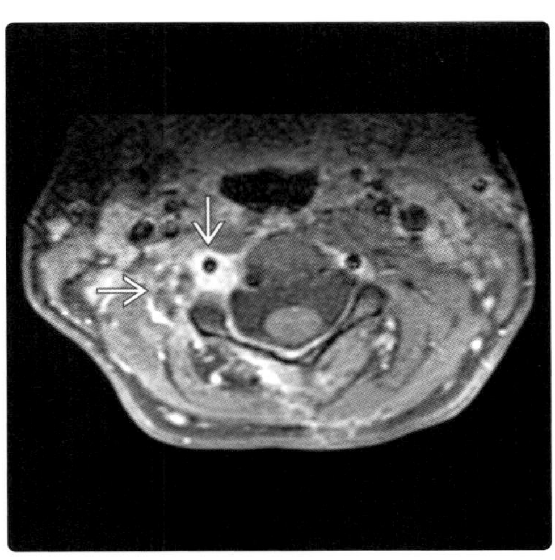

（左图）矢状位 T_2WI（神经纤维瘤病1型）示硬脊膜发育不良导致的椎体后缘明显扇形改变（$C_{2\sim6}$），使椎管前后径增大。受累水平没有发现硬膜下或椎间孔神经纤维瘤。（右图）磁共振横断位增强脂肪抑制 T_1WI 示椎管前后径增大，同时显示浸润性生长的强化的丛状神经纤维瘤➡诊断为神经纤维瘤病1型

白血病，脊柱

关键点

术语

- 脊柱受累的急性或慢性髓系或淋巴系白细胞肿瘤，是全身性疾病的一部分

影像

- 平片／CT
  - 弥漫性骨质疏松伴多发椎体骨折 ± 溶骨性脊柱病变
  - 不同强化程度的软组织肿块伴邻近骨质破坏
- MR
  - T_1WI：骨髓低信号 + 局灶性肿块
  - T_2WI：骨髓高信号 ± 局灶性椎骨肿块，脊髓信号异常
  - 增强 T_1WI：骨髓异常强化，局灶性病变，或软脊膜病变

主要鉴别诊断

- 转移瘤
- 淋巴瘤
- 尤因肉瘤
- 朗格汉斯细胞组织细胞增生症

临床问题

- 局部或弥漫性骨痛
- 有症状的患者可以有发热，红细胞沉降率增快，肝脾肿大，淋巴结肿大，关节积液，瘀点和视网膜出血，贫血，经常感染

诊断要点

- 儿童骨髓浸润伴骨质疏松应高度怀疑白血病
- 患者有不能解释的压缩性骨折应考虑白血病

(左图)颈椎矢状位 T_1WI(左图) 和 T_2WI（右图）示椎体内弥漫性异常低信号。信号低于相邻椎间盘。(右图)腰椎 MR 矢状位 T_1WI（左图）和 T_2WI（右图）示椎体内弥漫性相对于相邻椎间盘的异常低信号。该异常信号是由于肿瘤的骨髓浸润和贫血继发的骨髓增生

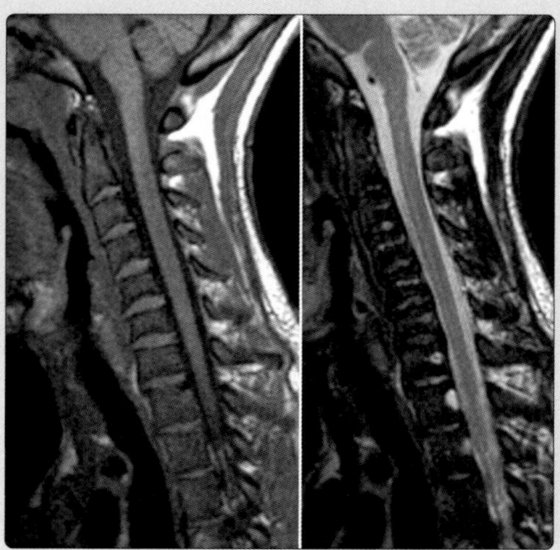

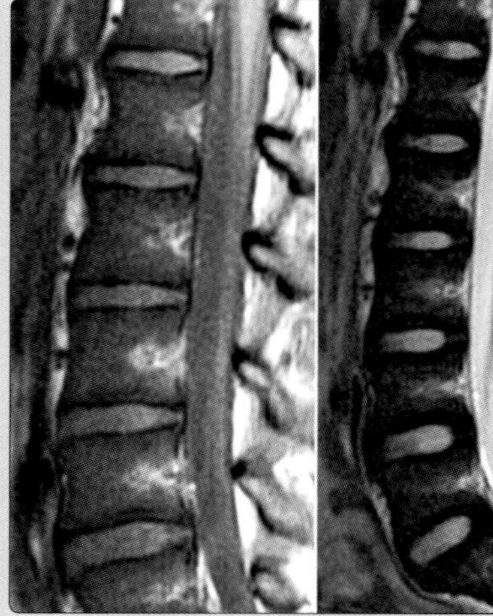

(左图）冠状位骨扫描显示右侧骶骨翼➡摄取异常增加，表示该病例白血病病灶转移至中轴骨。骨扫描可能低估病变范围，特别是在没有骨皮质显著破坏的情况下。(右图）同一位患者的横断位 T_1WI 示右侧骶骨转移病灶➡。没有明显的骨皮质破坏

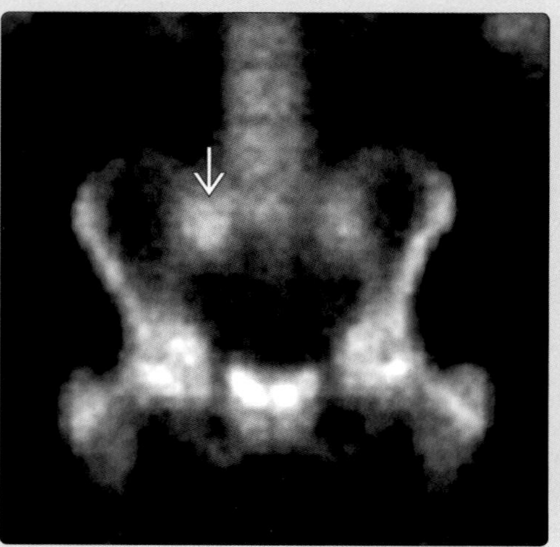

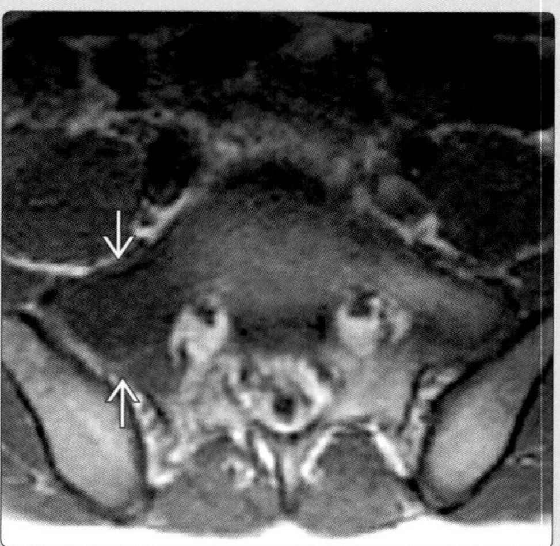

术语

同义词

- 急性淋巴细胞白血病（ALL），慢性淋巴细胞白血病（CLL），急性髓性白血病（AML），慢性髓性白血病（CML），粒细胞肉瘤（GS），绿色瘤，髓样肉瘤（MS）

定义

- 脊柱受累的急性或慢性髓系或淋巴系白细胞肿瘤，是全身性疾病的一部分

影像

一般特征

- 最佳诊断线索
  - 弥漫性骨质疏松伴多发椎体骨折 ± 溶骨性脊柱病变
- 位置
  - 儿童：多发长骨和脊柱（14%）
  - 成人：主要为中轴骨
    - 脊柱粒细胞肉瘤：多发髓外肿瘤伴弥漫性白血病骨髓浸润
- 形态
  - 骨质疏松 ± 多发椎体虫蚀样骨质破坏，软脊膜强化，局灶性肿块（绿色瘤）

平片表现

- 平片
  - 弥漫性椎体、长骨骨质疏松
    - 松质骨骨小梁增粗 ± 椎体病理性压缩骨折
    - 有时虽然有大面积病变但平片显示正常
  - ± “白血病线”（水平椎体带）
  - 粒细胞肉瘤：局灶性溶骨性肿块

CT 表现

- 平扫 CT
  - 等密度软组织肿块伴临近骨质破坏
  - 软脊膜病变：蛛网膜下腔密度增加伴腰神经根肿大
  - 粒细胞肉瘤：相对于肌肉等密度
- 骨窗 CT
  - 侵蚀性骨质破坏 ± 局灶性溶骨性病变，椎体病理性压缩骨折

MR 表现

- T_1WI
  - 白血病样骨髓，局灶性肿瘤呈相对低信号
  - 粒细胞肉瘤：等信号
- T_2WI
  - 白血病样骨髓信号升高 ± 局灶性椎体肿块，脊髓信号异常
  - 粒细胞肉瘤：高信号（中度至轻度）
- STIR
  - 高信号白血病样骨髓
- 增强 T_1WI
  - 骨髓异常强化，局灶性病变，或软脊膜病
  - 粒细胞肉瘤：不同程度强化；类似脓肿样环形强化
  - 动态增强 MR（DCE-MR）根据时间 - 信号曲线能够鉴别细胞密集的造血骨髓和肿瘤浸润

核医学表现

- 骨扫描
  - ± 放射性示踪剂摄取增加；常常低估病变范围，特别是在没有骨皮质显著破坏的情况下
- PET/CT
  - 报道在髓外急性髓性白血病中有 FDG 的摄取增加

成像推荐

- 推荐扫描方案
  - 磁共振多方位的 T_1WI，T_2WI（FS）或 STIR，增强 T_1
  - 全身磁共振 STIR 序列建议用于评估肿瘤分期和病变严重程度
  - 多方位重建骨窗 CT 用于显示骨病变，测量压缩骨折

鉴别诊断

转移瘤

- 转移的神经母细胞瘤或横纹肌肉瘤
- 多灶性骨质受累与白血病相似

朗格汉斯细胞组织细胞增生症（LCH）

- 溶骨性病变伴骨膜反应，骨内扇形改变，软组织肿块
- 可能有类似白血病的系统性症状

化脓性骨髓炎

- 椎体和椎间盘化脓性细菌感染
- 软组织肿胀
- 可能有类似白血病的系统性症状

肉芽肿性骨髓炎

- 椎体后凸，椎间盘相对不受累，大的椎旁脓肿

淋巴瘤

- 老年患者伴大的软组织肿胀；好发于椎旁，硬膜外
- 全身性淋巴瘤转移或椎体原发病变

尤因肉瘤

- 明显的骨膜反应 + 软组织肿块
- 没有干骺端的透亮线
- 可能有类似白血病的系统性症状

病理

一般特征

- 病因
  - 外因：烷化药物，电离辐射，化学药品（苯制剂）
  - 内因：染色体畸变
  - 血液病倾向：再生障碍性贫血，慢性脊髓增生性疾病
  - 粒细胞肉瘤：骨受累是由于白血病细胞通过穿哈

弗管从骨髓转移至骨膜和硬膜
    - 中枢神经系统受累是通过血管周围或神经周围路径从相邻硬膜扩散或通过毛细血管转移
- 遗传学
  - 与染色体畸变有明确关系
    - 急性淋巴细胞白血病：21 三体，染色体易位
    - 慢性淋巴细胞白血病：12 三体
    - 慢性髓性白血病：90% 有费城染色体 t（9；22）
- 相关异常
  - 确诊的急性白血病骨穿显示至少 30% 原始细胞
  - 长骨骨膜炎（12%～25%），“白血病样”干骺线
  - 扁平骨 / 管状骨局灶性骨质破坏，病理性骨折
- 神经病理表现包括
  - 原发病的脊柱表现：骨折，骨髓或脊膜浸润
    - 脊柱白血病可能累及一个或多个椎体
      - 最常见的脊柱表现→多发压缩性骨折
  - 治疗反应（放疗，化疗，骨髓移植）：继发性肿瘤（常为恶性中枢神经系统肿瘤），出血，前部腰骶神经根病（鞘内注射甲氨蝶呤毒性反应）
  - 免疫抑制剂并发症：真菌或其他机会性感染
    - 在治疗期间中性粒细胞减少伴发热
- 粒细胞肉瘤 / 髓样肉瘤（绿色瘤）：不成熟粒细胞的髓外肿瘤→局灶性溶骨性肿块
  - 急性髓性白血病最常见（同时出现在小于 9.1% 急性髓性白血病患者中）
  - 中枢神经系统、皮下组织和泌尿生殖系统多发软组织肿块

显微镜下特征

- 低分化血液细胞弥漫性骨髓浸润
  - 急性淋巴细胞白血病：小蓝细胞浸润
  - 急性髓性白血病：Auer 小体（溶酶体凝结而成，细胞质中的棒状结构）有助诊断
  - 慢性髓性白血病：白细胞增多，主要为嗜酸性粒细胞、嗜碱性粒细胞，中性粒细胞增多，费城染色体 t（9；22）
  - 慢性淋巴细胞白血病：成熟淋巴细胞，不典型细胞 <55%
- 3 个主要的粒细胞肉瘤 / 髓样肉瘤变种取决于优势细胞类型和成熟程度

临床问题

临床表现

- 最常见的体征 / 症状
  - 局部或弥漫性骨痛
  - 复发性关节旁关节痛（75%）
- 其他体征 / 症状
  - 肿瘤性脊膜炎患者脑脊液检查显示有关中枢神经系统渗透性、肿瘤细胞嗜性和血管生成的分子升高
  - 粒细胞肉瘤：软组织病变的占位效应可能产生症状，例如马尾受压综合征
- 临床特征
  - 慢性白血病可能没有症状
  - 有症状的患者会出现发热、红细胞沉降率增快、肝脾肿大、淋巴结肿大、关节积液、瘀点和视网膜出血、贫血、经常感染

人群分布特征

- 年龄
  - 急性淋巴细胞白血病：发病高峰年龄 2～10 岁
  - 急性髓性白血病：发病高峰年龄 >65 岁
  - 慢性髓性白血病：儿童罕见（<5%），发病高峰年龄 >40 岁
  - 慢性淋巴细胞白血病：发病高峰年龄 50～70 岁
- 性别
  - 男：女 =1：1
- 流行病学
  - 儿童常见恶性肿瘤（ALL：75%，AML：15%～20%，CML：5%）
  - 是 20 岁人群肿瘤致死的主要原因（全年龄组）

自然病史及预后

- 5 年生存率（所以白血病）：25%～30%
  - 儿童急性淋巴细胞白血病：90% 完全缓解，80% 5 年无病存活
  - 成人急性淋巴细胞白血病：60%～80% 缓解，20%～30% 5 年无病存活
  - 急性髓性白血病：5 年生存率 45%
  - 慢性淋巴细胞白血病：中位生存期 6 年
  - 慢性髓性白血病：中位生存期 5 年

治疗

- 化疗：诱导期，巩固期，维持治疗期
  - 阿糖胞苷和氨甲喋呤系统性化疗
  - 中枢神经系统受累患者用鞘内化疗
  - 化疗使骨密度下降，骨折风险增加
- 放疗
- 骨髓移植

诊断要点

关注点

- 儿童骨髓浸润伴骨质疏松应高度怀疑白血病
- 软脑膜转移的检查脑脊液实验室检查敏感性远大于磁共振
  - 脑脊液细胞学检查有较高特异性（>95%）但是敏感性较低 <50%
    - 脑脊液流式细胞仪可提高血液肿瘤性脊膜炎检查的敏感性

读片要点

- 患者有不能解释的压缩性骨折应考虑白血病

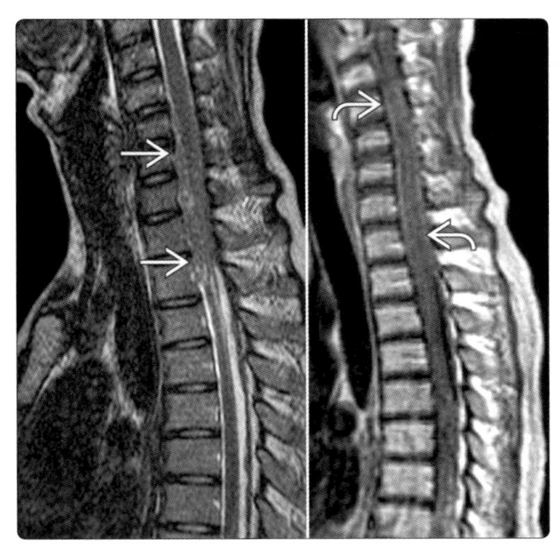

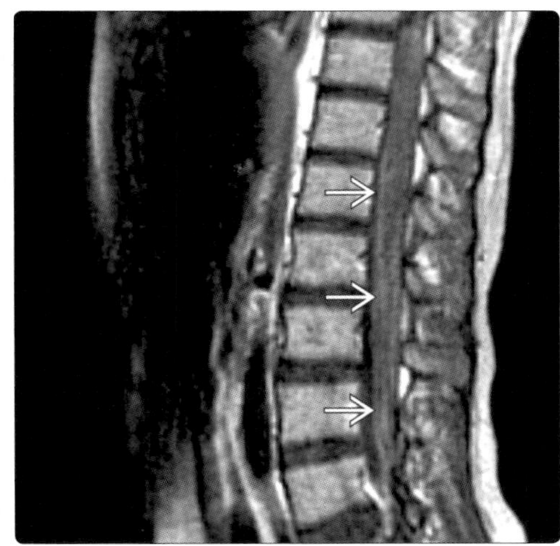

（左图）矢状位示异常软组织包绕颈胸段脊髓➡。矢状位增强 T_1WI 示白血病的硬膜下播散导致环绕脊髓的弥漫性柔脊膜强化➡。（右图）矢状位增强 T_1WI 示白血病的硬膜下播散导致环绕脊髓和浸润马尾➡的弥漫性柔脊膜强化。马尾神经根异常增粗

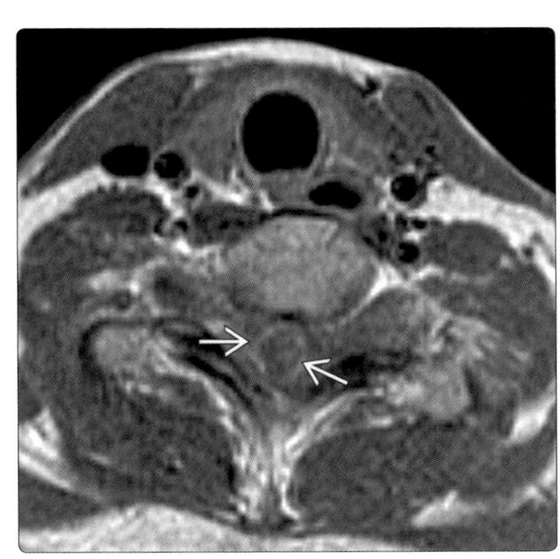

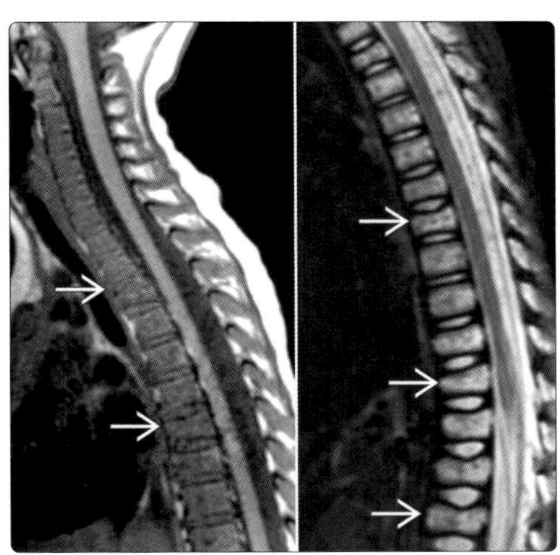

（左图）横断位增强 T_1WI 示白血病的脑脊液播散导致环绕脊髓的弥漫性柔脊膜强化➡。（右图）矢状位 TIWI（左图）和 STIR 序列（右图）分别示骨髓异常低信号和高信号。可见多个椎体压缩骨折➡。这是一例白血病骨髓浸润导致初期白血病表现为压缩性骨折的病例

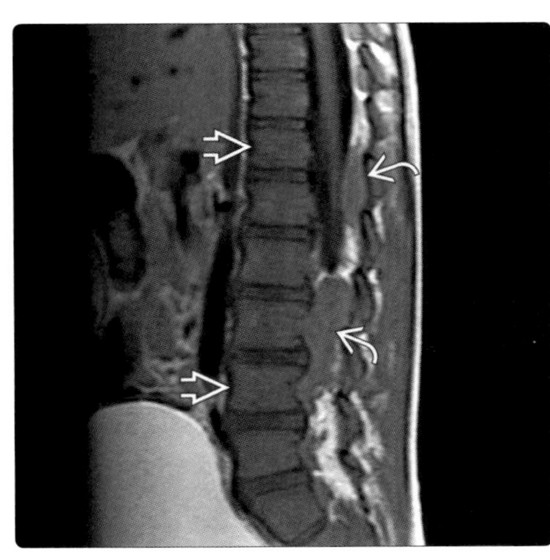

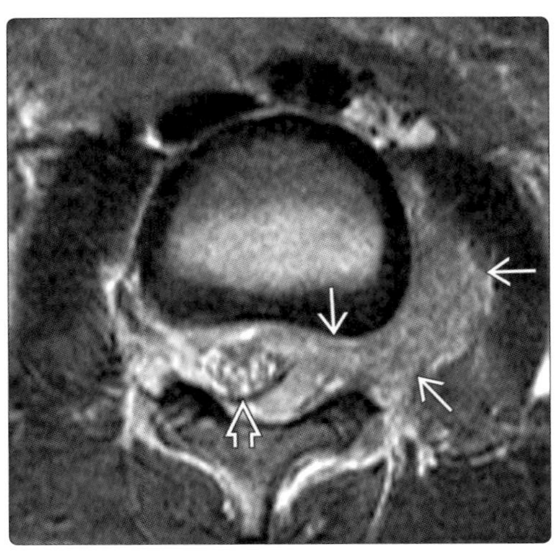

（左图）矢状位 T_1WI 示椎体骨髓➡弥漫性异常低信号。低信号硬膜外肿块➡表示白血病累及了硬膜外间隙。（右图）横断位可见一软组织肿块➡，较肌肉呈轻微高信号，从左侧椎旁浸润到硬膜外腔。该肿块对硬膜囊产生轻度占位效应➡，导致硬膜囊向中间移位

神经母细胞瘤

关键点

术语

- 神经母细胞瘤（NB），节细胞神经母细胞瘤（GNB），和神经节细胞瘤（GN）是不同成熟度的起源于形成交感神经系统的原始神经嵴细胞 肿瘤

影像

- 腹部（肾上腺，椎旁神经节）> 胸部 > 盆腔 > 颈部
- 平片
  - 椎旁软组织影增宽 ± 脊柱侧弯
  - ± 腹部或纵隔点状钙化
- CT
  - 神经孔和肋间隙增宽，椎弓根侵蚀，临近肋骨张开（神经节细胞瘤，节细胞神经母细胞瘤）或破坏（神经母细胞瘤）
- MR
  - T_1WI：低或等信号椎旁肿物
  - T_2WI：低或高信号椎旁肿物
  - ± 通过神经孔向硬膜外延伸
  - 不同程度强化 ± 肿瘤内出血、坏死
- 间碘苄胍检查用于神经母细胞瘤的分期、治疗后随访

主要鉴别诊断

- 尤因肉瘤
- 椎体转移瘤
- 淋巴瘤

临床问题

- 腹部肿块 / 疼痛，骨痛，疲劳，体重下降，皮下结节黄化现象
- 轻截瘫 / 截瘫（脊髓压迫）

诊断要点

- 重点判断肿瘤是否延伸至椎管或神经孔

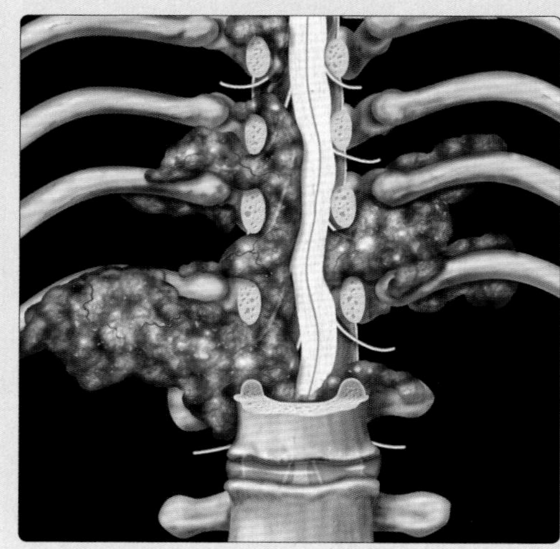

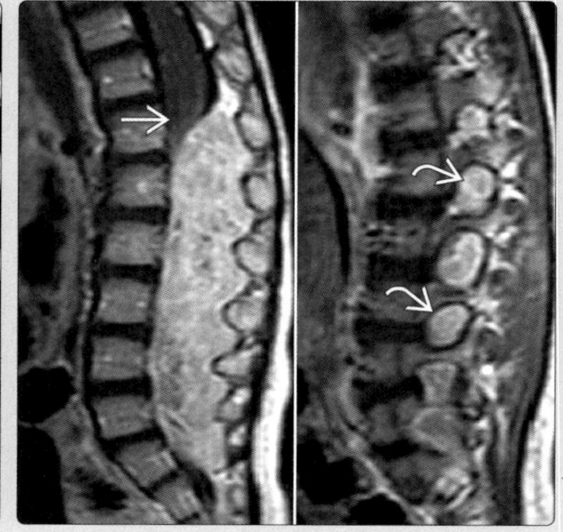

（左图）冠状位示意图示椎旁神经母细胞瘤（NB）起源于右侧，通过邻近神经孔跨中线延伸至左侧（3 期）。（右图）矢状位增强 T_1WI 示巨大的肿块累及全腰段硬膜外腔，伴硬膜囊和脊髓圆锥➡严重受压。该神经母细胞瘤肿块明显均匀强化，并且通过多个腰椎椎间孔↪延伸至腹膜后腔

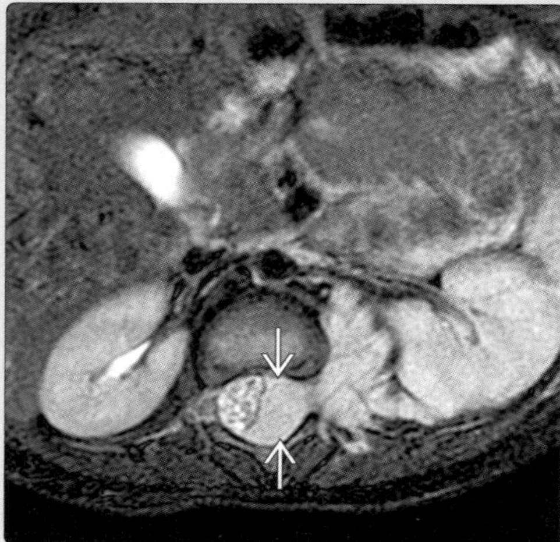

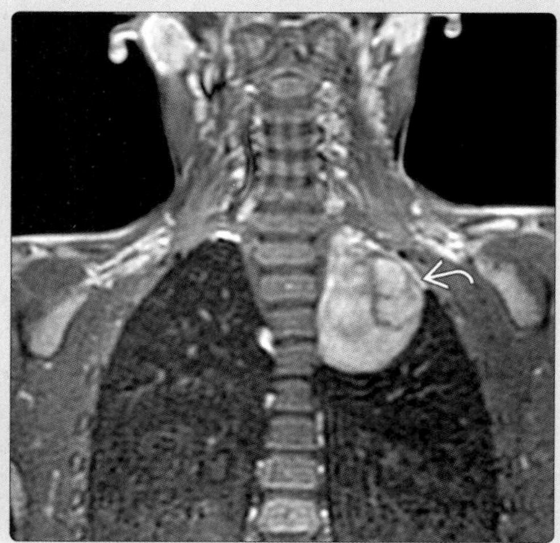

（左图）横断位 STIR 序列示椎旁神经母细胞瘤通过神经孔延伸至硬膜外腔➡并且是硬膜囊向内侧受压。要明确肿瘤是否延伸至椎管或神经孔，因为硬膜外延伸使得外科处理复杂化。（右图）矢状位增强抑脂 T_1WI 示明显强化的后上纵隔肿瘤↪。该节细胞神经母细胞瘤直接接触邻近的椎体和肋骨但并没有显示肿瘤浸润的异常骨髓强化

术 语

定义

- 神经母细胞肿瘤 = 神经节细胞瘤（GN），节细胞神经母细胞瘤（GNB），和神经母细胞瘤（NB）
  - 神经嵴细胞来源的胚胎性肿瘤

影 像

一般特征

- 最佳诊断线索
  - 腹部或胸部椎旁肿物 ± 向椎管内延伸，钙化
- 位置
  - 肾上腺（40%）> 椎旁神经节（25%）> 胸部（15%）> 盆腔（5%）> 颈部（3%）；其他（12%）
- 大小
  - 直径 1～10cm 不等
- 形态
  - 骨髓浸润，“哑铃形”椎旁 - 椎管内肿瘤

平片表现

- 平片
  - 椎旁软组织影增宽 ± 脊柱侧弯
    - 对于骨骼未发育完全的青少年出现僵硬的进展性的侧弯和不典型的左侧弯，应进一步检查
  - ± 腹部或纵隔点状钙化

CT 表现

- 增强 CT
  - 强化的椎旁肿物 ± 向硬膜外延伸，细小斑点状钙化
- CT 骨窗
  - 神经孔和肋间隙增宽，椎弓根侵蚀，临近肋骨张开（神经节细胞瘤，节细胞神经母细胞瘤）或破坏（神经母细胞瘤）

MR 表现

- T_1WI
  - 低或等信号椎旁肿物 ± 经神经孔向硬膜外延伸
  - ± 低信号骨髓浸润
- T_2WI
  - 低或高信号椎旁肿物 ± 向硬膜外延伸，脊髓受压
- DWI
  - 神经母细胞瘤的 ADC 值和神经节细胞瘤 / 节细胞神经母细胞瘤的 ADC 值有显著差异
    - 没有神经节细胞瘤 / 节细胞神经母细胞瘤的 ADC 值 $<1.1\times10^{-3}mm^2/s$
- 增强 T_1WI
  - 不同程度强化 ± 肿瘤内出血、坏死

核医学表现

- 骨扫描
  - 骨转移灶有 ^{99m}Tc MDP 摄取
- PET
  - FDG 高摄取
- MIBG（间碘苄胍）
  - 被交感神经细胞摄取
    - ^{123}I 标记的 MIBG 用于神经母细胞瘤的分期、治疗后随访
    - ^{123}I 标记的 MIBG 显示神经母细胞瘤治疗的早期治疗反应

成像推荐

- 最佳影像方案
  - 磁共振用于诊断，术前评估
  - MIBG 用于分期、治疗后随访
- 推荐检查方案
  - 多方位的增强磁共振用于肿瘤评估
  - 多方位重建 CT 骨窗用于评估骨质病变，发现钙化灶

鉴别诊断

骨外尤因肉瘤 / 外周性原始神经外胚层肿瘤

- 高度恶性的“小圆蓝细胞”肿瘤；T_2WI 呈相对低信号
- 可以发生在脊柱、肾上腺、其他棘突旁组织，类似神经母细胞瘤

椎体转移瘤

- 不同的信号强度；影像特征根据原发肿瘤而定
- 常为多灶性病变

神经鞘来源肿瘤

- 紧邻神经孔 ±“哑铃形”形态

淋巴瘤

- 系统性转移或原发椎体病变；多发生在椎旁、硬膜外

肾母细胞瘤（Wilms 瘤）

- 多数起源于肾实质；特征性组织病理学表现，发病年龄略大，有助于与神经母细胞瘤鉴别

病 理

一般特征

- 病因
  - 没有明确的环境暴露或危险因素
- 遗传学
  - 70%～80% 的神经母细胞瘤患者有 1p 染色体缺失
  - *MYCN*（Myc-N 原癌基因染色体 2p）扩增→肿瘤进展快，预后差
  - 获得染色体臂 17q 与晚期肿瘤相关
  - *ERBB2*（HER2/neu 基因）肿瘤基因过度表达提示预后不良
  - CD44（神经母细胞瘤细胞表面糖蛋白）的升高和 TrkA（神经生长因子）的表达提示预后良好
- 相关异常
  - 眼眶、颅骨、下颌骨、硬膜转移，“从头到脚”骨膜炎，原发性脑神经母细胞瘤（PNET）

- 起源于形成交感神经链的原始神经嵴细胞
  - 神经节细胞瘤 = 大多数良性，分化的基质和细胞成分，成熟的神经节细胞（100%）
  - 节细胞神经母细胞瘤 = 中等恶性，不同比例的神经母细胞瘤和成熟神经节细胞（>50%）
  - 神经母细胞瘤 = 恶性的“小圆蓝细胞”，<50% 分化元素

分期、分级及分类

- 神经母细胞瘤 Evans 解剖学分期（总生存率）
  - 局部病变（包括 1～3 期）
    - 1 期：局限于原发器官（90%）
    - 2 期：向器官外延伸但没有过中线（75%）
    - 3 期：延伸过中线（包括脊椎）（30%）
  - 4 期：系统性的、广泛的远处转移（10%）
  - 4S 期：小于 1 岁患儿；肿瘤转移局限于皮肤、肝脏和骨髓；可自行消退（几乎 100% 生存率）
- 国际神经母细胞瘤分期系统
  - 根据手术可切除性，X 线表现和淋巴节、骨髓受累情况

直视病理特征

- GN，GNB：硬灰白色结节
- NB：软灰褐色结节 ± 出血、坏死、钙化

显微镜下特征

- GN：成熟神经节细胞，施万细胞，神经炎进程
- GNB：介于 GN 到 NB 之间
- NB：未分化的成神经细胞，神经节细胞
  - 小的、均匀的、蓝染的圆形细胞包含致密深染的细胞核深染，胞浆少
  - 肿瘤细胞围绕中心的神经毡形成 Homer Wright 假菊形团（15%～50%）

临床问题

临床表现

- 最常见的体征 / 症状
  - 腹部肿块 / 疼痛、骨痛、疲劳、体重下降、皮下结节黄化现象
  - 轻截瘫 / 截瘫（脊髓压迫）
- 其他体征 / 症状
  - 血管活性肠肽（VIP）导致的腹泻
  - 眼球突出，眼睑 / 结膜瘀斑（“浣熊眼”）
  - 眼球斜视痉挛综合征（OMA）副肿瘤综合征（2%～3%）
  - 霍纳（Horner）综合征（颈部 NB）
  - 马尾受压综合征
  - 恶性肿瘤患儿肋骨异常比例较高（18%）
    - 同源异形盒基因，参与脊椎和肋骨排列，在许多不同的恶性肿瘤中异常表达
  - 实验室表现
    - >90% 尿液中高香草酸（HVA）升高 ± 香草扁桃酸（VMA）
- 临床特征
  - Kerner-Morrison 综合征：由于分泌血管活性肠肽（VIP）导致的顽固的分泌性腹泻 2（GN，GNB>NB）
  - Pepper 综合征：婴儿肝脏巨大神经母细胞瘤转移灶 - 呼吸受限
  - “蓝莓玛芬”婴儿：皮下神经母细胞瘤转移灶
  - Hutchinson 综合征：广泛的骨转移→骨痛、跛行、病理性骨折
  - 非创伤性改变：转移的眼球后神经母细胞瘤 - 快速进行性无痛性突眼，眶周瘀斑

人群分布特征

- 年龄
  - 确诊时 40%<1 岁，35% 1～2 岁，25%>2 岁；很少 10 岁后确诊
- 性别
  - 男 > 女（1.3：1）
- 流行病学
  - 7～10 新发 NB 病例 / 百万儿童（美国）；GNB 和 GN 准确的发病率尚不知道，因为有很多患者无症状

自然病史及预后

- GN 手术切除后预后良好
- GNB 的预后取决于 GN 和 NB 的比例
- NB 5 年生存率，婴儿约 83%，1～5 岁儿童约 55%，>5 岁儿童约 40%
  - 预后良好：局部病变，4S 期，MYCN 扩增降低，超二倍体 DNA
  - 预后不良：4 期，眼睛和中枢神经系统受累，胞浆中神经元特异性烯醇化酶和铁蛋白升高，尿液中 VMA/HVA 升高

治疗

- 化疗，手术，放疗，类固醇激素治疗
- 单纯放疗、椎板切除或单纯化疗对于脊髓压迫患者的神经功能改善治疗效果无差异

诊断要点

关注点

- NB 的表现取决于患者年龄、原发部位、转移负担、代谢活性产物
- 婴儿多为胸部、颈部肿瘤；年龄较大的儿童为腹部肿瘤

读片要点

- 术前明确肿瘤是否延伸到椎管或神经孔，硬膜外延伸导致手术处理困难

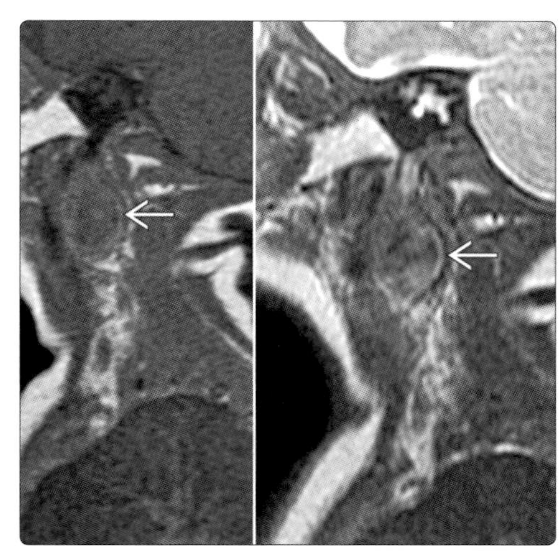

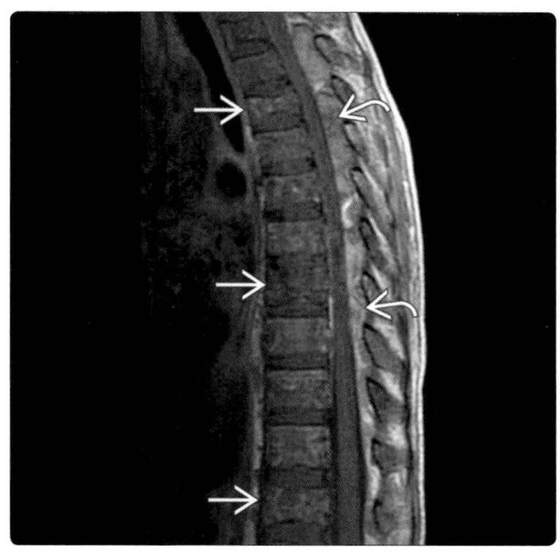

(左图)矢状位增强 T_1WI(左图) & T_2WI（右图）示圆形的、轻度强化的肿块位于舌骨上颈动脉间隙。患者表现为 Horner 综合征。该颈部 NB 在 T_2WI 为低信号，提示细胞密集。(右图)矢状位增强 T_1WI 示椎体骨髓不均匀浸润，符合 NB4 期表现。箭头指出病理性压缩性骨折。背侧硬膜外不均匀强化的肿块向腹侧推挤硬膜囊

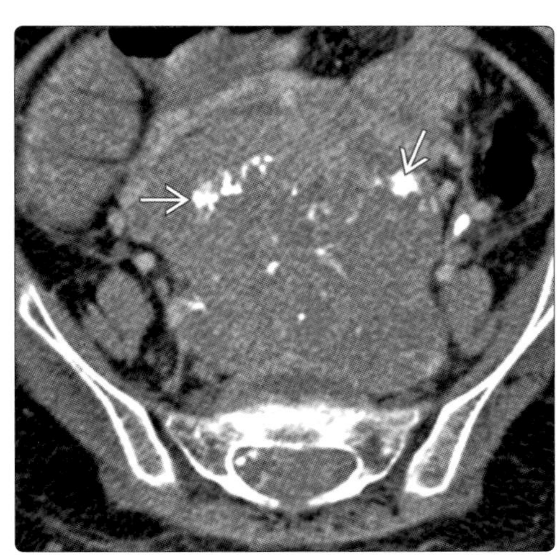

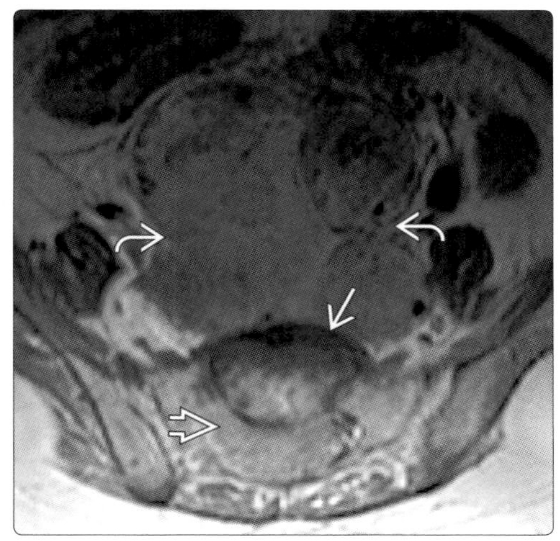

（左图）横断位增强 CT 示巨大盆腔肿块内的钙化灶。>80% 的 NB 在 CT 上可见到钙化灶。小肿瘤通常密度均匀。大肿瘤由于出血和坏死而密度不均，但是瘤内不包含脂肪。(右图）同一患者横断位增强 T_1WI 示巨大的骶骨前肿块伴骶骨受累和硬膜外延伸

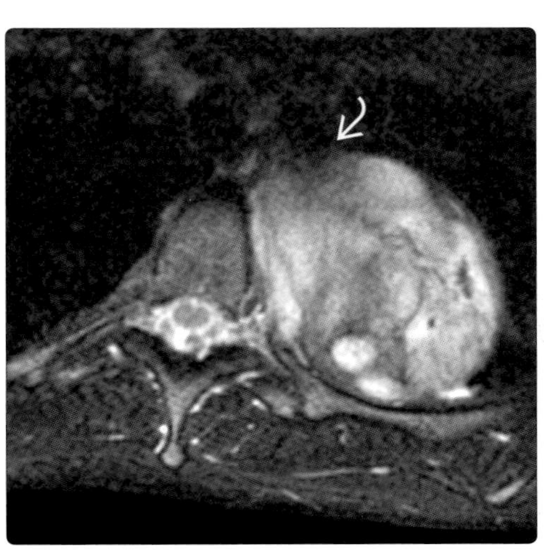

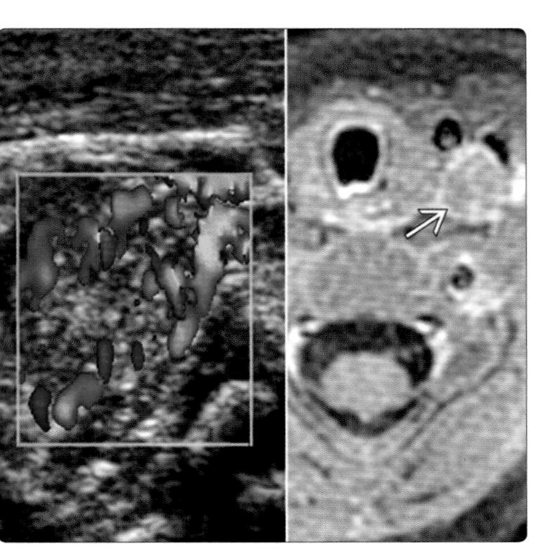

（左图）横断位 STIR 示后纵膈 GN 附着在邻近肋骨和椎骨，但没有提示直接浸润的髓异常信号。注意没有神经孔受累。对邻近结构的广泛附着和与主动脉没有清晰的分界对于制订手术计划是很重要的。(右图）彩色多普勒超声示血管强回声肿块位于左侧颈动脉间隙。该 NB2 在增强 T_1WI 显示轻度强化

内固定失败

关键点

术语
- 机械断裂或内固定故障

影像
- 金属植入物骨折或移位
- 沿种植体或椎体植骨界面的透亮线 ± 硬化边
- 相邻水平骨质可能会承受生物力学压力，导致骨髓水肿和加速退行性改变
- 平片检查在评估椎体序列、内固定完整性、融合状态等方面具有优势
- 如果出现内固定失败可以用屈伸位图像
- CT 用于怀疑植入物断裂但是平片没有证实的患者
    - 特别是对于复杂的结构和（或）骨质疏松患者
    - 能够准确评估骨融合程度，但手术探查仍是评价融合的参考标准
- 软组织并发症，骨髓水肿（提示节段不稳定），或脊髓损伤

病理
- 纤维联合可在无放射状骨融合的情况下提供令人满意的稳定性

临床问题
- 疼痛，压痛，神经根病

诊断要点
- 与多个老片进行比较，以发现细微的渐进变化
- 融合失败可能提示存在因外伤或肿瘤复发或进展引起的韧带损伤

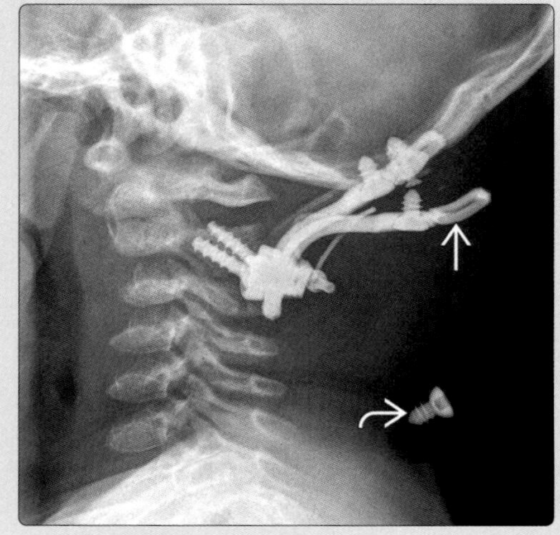
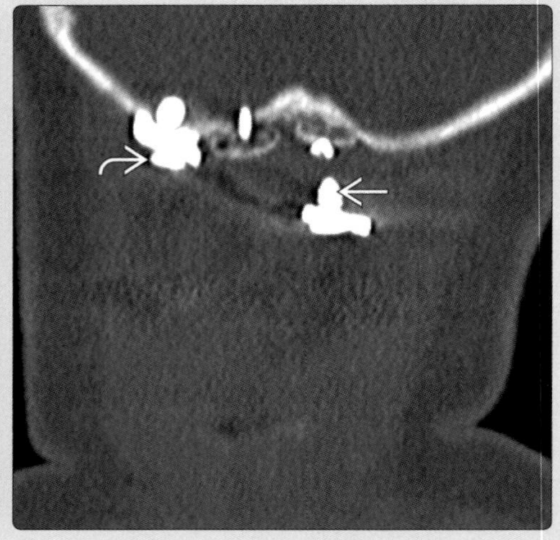

（左图）侧位平片（Hurler 综合征，MPS-IH）示枕部手术金属板➡固定失败，它从枕骨中脱出。一个固定螺丝➡掉落到手术伤口处。（右图）冠状位骨窗 CT [Hurler 综合征（MPS-IH）] 证实枕部的固定螺丝➡和金属板从枕骨脱出。右侧枕部固定螺丝➡在预期位置

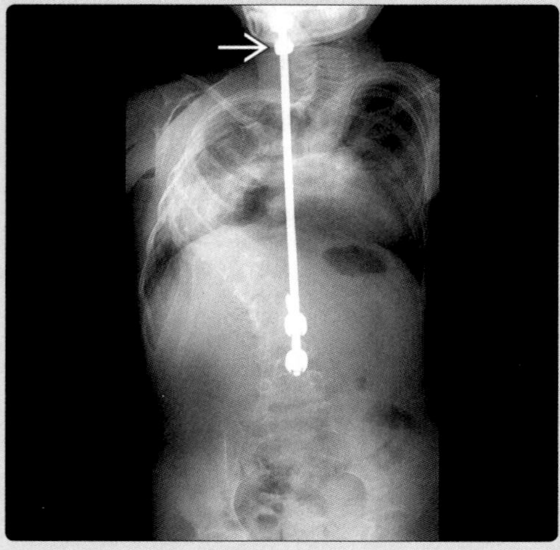
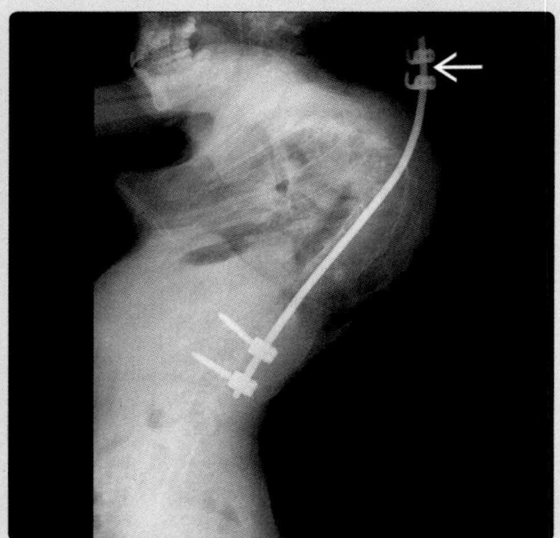

（左图）前后位平片（神经纤维瘤病 1 型）示巨大的 C 形成角神经肌肉型脊柱侧弯伴后部融合，突然出现上部椎板钩➡向口侧移位至颈椎右侧。（右图）侧位平片拍摄于患者出现上胸椎内固定可见突出时，证实椎板钩➡有分离以及上移，穿透皮肤

术 语

同义词

- 植入物或假体失败

定义

- 机械断裂或内固定故障
  - 假关节，植入物下沉

影 像

一般特征

- 最佳诊断线索
  - 金属植入物骨折或移位
  - 沿种植体或椎体植骨界面的透亮线 ± 硬化边
- 位置
  - 可发生在任意脊柱节段
    - 相邻水平骨质可能会承受生物力学压力，导致骨髓水肿和加速退行性改变

平片表现

- 平片
  - 颈椎
    - 沿着空心螺钉的透亮线桥接到Ⅱ型齿状突骨折
    - 螺丝断裂、脱出
    - 金属板骨折、腹侧移位
    - 异体植入物脱落
    - 颈后金属丝断裂、分离
  - 胸腰椎和腰骶椎
    - 椎板下或峡部下金属丝断裂
    - 椎弓根螺钉弯曲、松动或断裂
    - 钩松动
    - 杆断裂、脱落
    - 椎间融合器 / 异体植入物移位
  - 假关节
    - 骨移植物和临近椎体间的透亮线
    - 环绕未融合骨的硬化边
  - 发生或渐进的椎体序列不齐
  - 渐进的植骨块塌陷和后凸畸形

透视表现

- 屈曲位 / 伸直位图像中出现假关节
  - 相邻椎体间平移 4mm 或活动角度 >10°
    - 小于 3mm 的平移为正常的
  - 屈曲和伸直位的椎间距变化 >2mm

CT 表现

- CT 骨窗
  - 植入物周围透亮线（提示松动）
  - 颈椎皮质螺钉伸展过度超过椎体后缘皮质
  - 腰椎椎弓根螺钉位置欠佳导致穿透内侧骨皮质
  - 隐匿性骨折
    - 融合引起的生物力学的改变可能会导致相邻水平应激反应
  - 骨质不连接
    - 假关节

MR 表现

- 通常不会很好地显示内固定的位置或完整性
  - 由于来自金属内固定物的广泛伪影使得图像不能诊断
  - 钛内固定物产生伪影较少
- 用于显示内固定物对周围软组织和脊髓形态的影像
  - 由于应激反应，相邻水平椎体后部结构可见 T_2/STIR 高信号

核医学表现

- 骨扫描
  - 融合位置摄取增加提示不连接
    - 术后 1 年内的非特异性表现
    - 6～12 个月后融合阶段应为“冷”
    - 也可用于检测感染

成像推荐

- 最佳影像方案
  - 平片检查在评估椎体序列、内固定完整性、融合状态等方面具有优势
    - 成本效益
    - 屈伸位图像
    - 不能明确除外骨转移或马尾神经受压
  - CT 用于怀疑植入物断裂但是平片没有证实的患者
    - 特别是对于复杂的结构和（或）骨质疏松患者
    - 矢状位和冠状位重建
    - 能够准确评估骨融合程度，但手术探查仍是评价融合的参考标准
  - MR 用于辨别软组织并发症，骨髓水肿，提示节段不稳定或脊髓损伤
- 推荐检查方案
  - MR 技术使得磁敏感伪影最小化
    - 低场强
    - 快速自旋回波技术；避免梯度回波序列
      - 更高的接收器射频带宽
      - 更短的 TE 时间
      - 更小的体素
    - SE/FSE 磁敏感伪影（信号丢失和变形）设计为沿着频率编码方向
      - 频率编码方向应选择沿着内固定物长轴方向
  - 增加 CT 扫描的管电压千伏峰 / 管电流毫安值可以减少线束硬化

病 理

一般特征

- 病因
  - 植入物承载压力过大
    - 手术时植入物位置不正
    - 严重的脊柱不稳定

- 融合失败导致假关节
  - 骨质疏松
    - 植入物周围骨质吸收
    - 骨质疏松症
    - 骨髓炎
    - 肿瘤残存或复发
  - 多节段结构
  - 无约束颈椎融合钢板：Orozco 及 Casper 钢板
    - 螺钉未锁定在钢板上
    - 螺钉脱出的风险
  - 假关节的风险
    - 合并症：老年，吸烟，肥胖，糖尿病
    - 多阶段脊柱手术
    - 多部位融合
    - >3 度前滑脱
  - 椎间盘假体磨损颗粒疾病
    - 磨损颗粒引起的巨噬细胞活化和吞噬作用→连接处松动和植入物失败
    - 边界清楚的溶骨性病变 - 类似肿瘤
  - 成骨蛋白（BMP）在颈椎前融合术过程中与较高的合并症风险相关
    - 主要增加伤口相关并发症及吞咽困难或声音嘶哑
  - BMP，尤其在经椎间孔腰椎椎间融合术和后路腰椎椎体间融合术，与严重的术后神经根炎相关
    - 在神经根袖套和椎间孔附近炎性反应 ± 异位骨形成
- 相关异常
  - 假关节
  - 脊柱不稳定
  - 骨折
  - 硬膜撕裂
  - 神经损伤
- 内固定用于稳定融合结构，以等待成功的骨融合
  - 如果融合没有及时发生，所有的内固定最终都会失败
  - 直流电刺激改善融合率
  - 融合发生在 6~9 个月后，直到 18 个月
- 纤维性连接可以在没有 X 线骨融合的情况下提供满意的稳定性
  - 通过动态屈曲伸直图像能够很好确认

临床问题

临床表现

- 最常见的体征 / 症状
  - 可能为偶然发现
- 其他体征 / 症状
  - 疼痛
  - 压痛
  - 乏力
  - 感觉异常
  - 神经根病
  - 颈椎钢板导致吞咽困难 / 食管穿孔
- 临床特征
  - 术后早期内固定失败
    - 表现为持续的严重脊柱不稳定
  - 神经系统症状发生或进展
    - 应该考虑到骨不连接和（或）内固定失败

人群分布特征

- 流行病学
  - 植入物失败的再手术率为 2%~45%
  - 脊柱侧弯手术中的内固定失败
    - 占前路手术的 31%
    - 占后路手术 1%
  - 无约束颈椎融合术系统
    - 失败率 22%~46%，而有约束系统失败率 18%
  - 腰椎融合术及无约束椎弓根螺钉系统
    - 失败率 22%
    - 75% 是由于假关节形成

自然病史及预后

- 即使内固定失败，也可以发生骨融合
  - 如果从临床角度和 X 线检查脊柱稳定，损坏的内固定不需要取出
- 没有 X 线骨融合的纤维性连接也可以令人满意
  - 通过动态屈曲伸直图像能够很好确认
- 再次手术融合可能是必要的
  - 特别是术后早期就发生内固定失败

治疗

- 保守观察
- 外科修正术用于预防不联合和不稳定

诊断要点

关注点

- 参考描述预期的内固定表现

图像解释核心

- 重要性不止在于评价内固定失败，还要发现并发的不稳定或骨折
- 重要的是认识疑似植入物失败的最初融合征象
  - 外伤的融合失败可能表示明确的韧带损伤
  - 肿瘤的融合失败可能表示肿瘤复发或进展

读片要点

- 重要的是比较现在的平片与先前的多次检查，以确定微妙的渐进性变化（例如脊柱序列和内固定装置的位置）

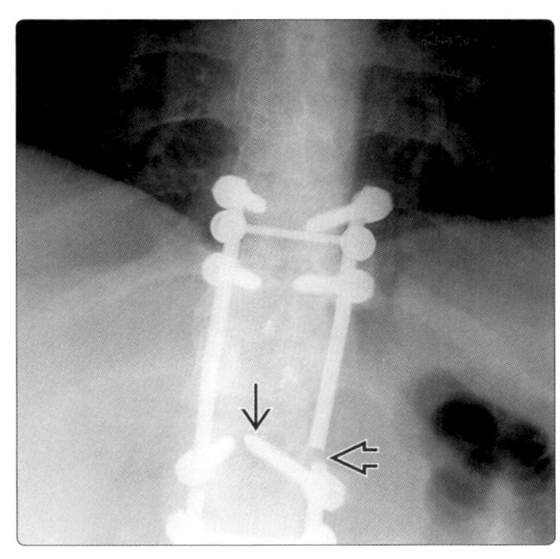

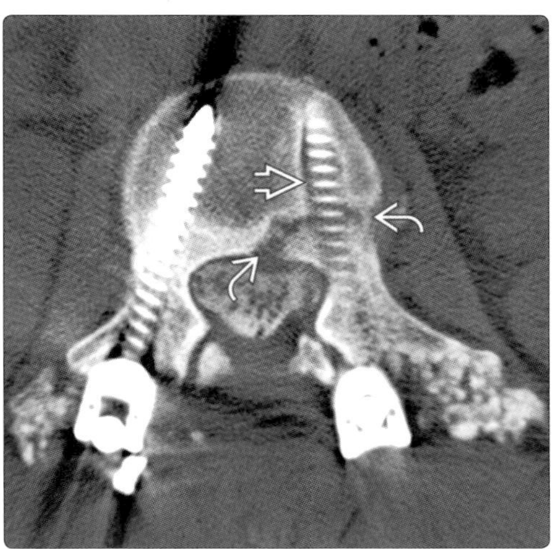

（左图）胸腰椎前后位平片示后路脊柱固定棒⇨断裂以及相邻的椎弓根螺钉向内侧移位→。（右图）脊髓造影术后腰椎横断位骨窗CT示左侧椎弓根螺钉内侧轻微的透亮线➡，提示植入物移动。左侧椎弓根基底部骨折↗是由失败的植入物产生的异常应力引起的

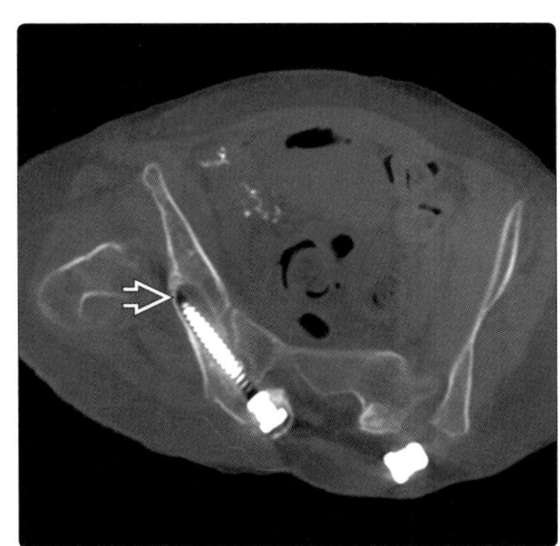

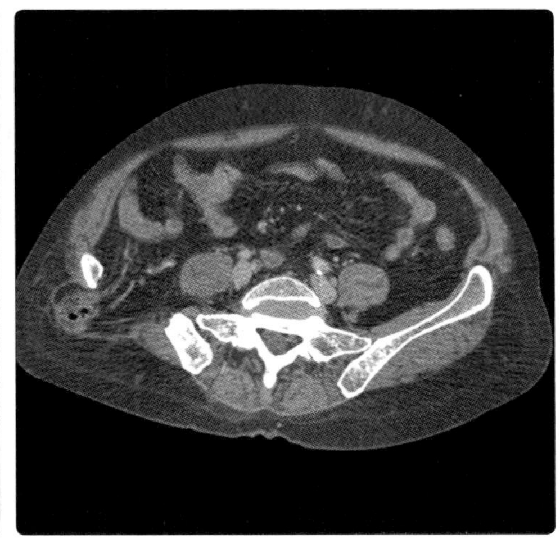

（左图）横断位骨窗CT示右骶骨固定螺钉周围异常透亮线➡。尖端附近骨量减少较明显，提示螺钉来回活动。右侧髂骨翼外侧骨皮质变薄，容易导致患者骨折。（右图）横断位平扫CT可见巨大的髂骨植骨取出术后右侧腹肿块说明结肠和肠系膜通过移植骨的获取部位疝入右侧腹软组织

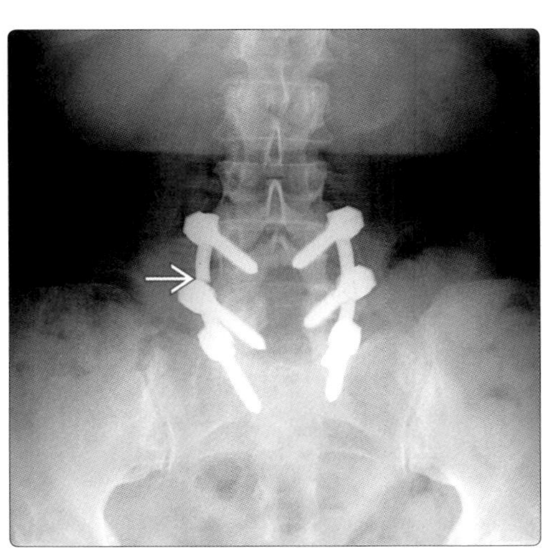

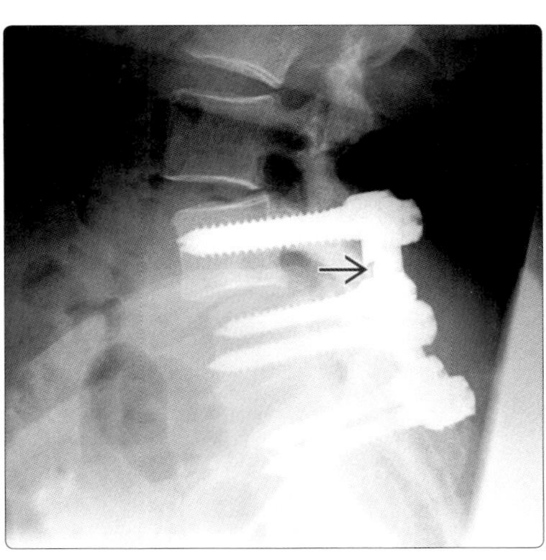

（左图）$L_4 \sim S_1$椎板切除术和后部融合术术后患者的腰骶椎前后位平片示右侧固定棒➡轻微不连续提示内固定断裂。（右图）术后背痛的患者腰骶椎侧位平片示后部脊柱固定棒断裂→，伴断端轻度错位

参考文献详见：